THIRD EDITION

LANGUAGE
INTERVENTION
STRATEGIES
IN
ADULT
APHASIA

EDITOR
Roberta Chapey

失語症言語治療の
理論と実際

第3版

監修
河内十郎
河村 満

創造出版

監修

河内 十郎　東京大学名誉教授　日本女子大学家政学部教授
河村　満　昭和大学医学部神経内科教授

訳者

竹内 愛子　　　　　1, 7, 8, 33 章
北里大学医療衛生学部
言語聴覚療法学専攻非常勤講師

高橋 伸佳　　　　　2 章
君津中央病院神経内科医長

福井 俊哉　　　　　3 章
昭和大学横浜市北部病院内科講師

木島 理恵子　　　　4, 21 章
横浜市立脳血管医療センター
リハビリテーション部

石坂 郁代　　　　　5, 15, 32 章
福岡教育大学障害児教育講座助教授

渋谷 直樹　　　　　6, 18, 19 章
新潟医療福祉大学医療技術学部
言語聴覚学科教授

堀田 牧子　　　　　9, 29, 31 章
七沢リハビリテーション病院
脳血管センター

溝渕 淳　　　　　　10, 11 章
汐田総合病院リハビリテーション科

田中 美奈　　　　　12, 22 章
横浜市総合リハビリテーションセンター
機能訓練室

細川 惠子　　　　　13, 17, 27 章
東北厚生年金病院言語・心理部係長

佐藤 佳也子　　　　14, 23 章
七沢リハビリテーション病院
脳血管センター

井掘 奈美　　　　　20, 28, 30 章
川崎協同病院リハビリテーション科

毛束 真知子　　　　24 章
青山病院リハビリテーション主任

望月 聡　　　　　　25 章
筑波大学心理学系講師

吉野 眞理子　　　　26, 31 章
筑波大学心身障害学系助教授

Authorized translation edition of the original English edition
Roberta Chapey : Language Intervention Strategies in Adult Aphasia third edition
Copyright © 1994 by Williams &Wilkins, Baltimore, U.S.A.
All rights reserved.

© First Japanese edition 2003 by Sozo Shuppan, Tokyo
Published by arrangement with Lippincott Williams &Wilkins Inc.,U.S.A.
through Tuttle-Mori Agency, Inc.,Tokyo

献辞

本書を亡父 Robert (Bob) Chapey に捧げる。父は限りなく寛大でやさしく、慈愛に満ち、また人をよく理解し、支持し、ユーモアに富んだ人間味溢れる人であった。また本書を父のみごとな生き方にも捧げたい。彼は優れた父であった。

R. C.

訳者序

　本書は、Roberta Chapey博士編 Language Intervention Strategies in Adult Aphasia第三版（Williams & Wilkins; 1994）の翻訳である。初版は1981年に出版され、その翻訳が当時七沢病院院長であられた横山巖博士と河内二人の監訳というかたちで1984年に出版されたが、その訳者序で横山博士が述べておられるように、Intervention Strategiesに適合する日本語が無かったために、内容を考えて訳本には「失語症言語治療の理論と実際」という題をとり、第三版の翻訳でもそれを踏襲している。

　本書の第一版が出版された時は、失語症言語治療法を、言語病理学の枠を越えて心理学、言語学、情報理論などさまざまな観点から論じた包括的な内容の教科書の出現として失語症治療の世界に大きな衝撃をもたらしている。失語症患者に対するさまざまな治療モデルが臨床的、実験的データに基づいて提唱されており、さらにそれぞれの治療法に従った治療計画や訓練課題が具体的に例示され、言語療法士が自身の治療活動の中に直接利用することができるかたちで記述されていたからである。事実、わが国でも強い関心を呼び、1984年に出版された邦訳は、大著であるにもかかわらず、かなりの売れ行きを示している。

　原著は1986年に第二版が出版されたが、第一版が4部18章、本文366頁であったのが、第二版は5部31章、本文506頁と大幅に増訂されており、本書の原著に当たる1994年の第三版では5部33章、本文590頁とさらに大部となっている。（33章のうち、第16章「失語症治療におけるコンピュータの使用」は、わが国における使用には適さないと判断して、訳書では省略した）。Chapey博士も含めた共同執筆者も、第一版が19名、第二版37名、第三版46名と増加し、第三版は、アメリカを中心とした失語症治療界の重鎮の総力を結集した著作とみることができる。第二版で増訂された主な内容は、第1部「基本的考察」で言語処理の神経学的基礎、失語症治療の歴史、失語症治療のための研究デザインが扱われるようになったこと、第2部「失語症治療への刺激法アプローチ」で取り扱われる治療法の種類が増えていること、第4部「特異的障害」で扱われる障害の種類が増えていること、第5部「失語症に関連する障害の治療」が新たに加わったこと、などである。第二版と第三版とでは、章数はほとんど増加していないが章の立て方が大きく変化しており、それに伴って執筆者も大幅に入れ替わり、第二版からの継続者は20名にすぎず、新たに26名が参加している。

　こうした第三版の各部の内容については、Chapey博士が前書きで述べられているのでここではふれないが、失語症治療の領域で現在考えられる全ての問題

が網羅されたかたちになっており、しかも各章が初版のポリシーを維持して書かれているので、失語症言語治療にたずさわるすべての人にとって、直接役に立つ著書とみることができる。

　翻訳は、初版の評判がよかったこともあって、原著第三版が出版されて間もなく作業が始められたが、大著であることから訳者が15名という数になったことに加えて監訳者の怠慢もあって遅々として進まず、今日に至ってしまった。その間、辛抱強く待ち続け、絶えず励まして下さった創造出版編集部の押切寛子氏には、こころからお礼とお詫びの意を表したい。また、早くに翻訳を提出して下さった訳者の方々にもお詫びしたい。監修は、医学関係の用語と記述については昭和大学医学部神経内科教授河村満博士があたり、心理学関係の用語と記述などその他の部分を河内が担当した。訳文は、正確かつ読みやすくと努力したつもりだが、監訳者の非力のために十全とは言い難い。読者の叱責をお願いする次第である。

　本書が失語症言語治療にたずさわる方々の良き教科書として、また、失語症患者に接する機会のある医師や医学生、保健師、看護師、理学療法士、作業療法士などの方々の良き参考書としてお役に立つことを期待するものである。

2003年10月　河内十郎

まえがき

　本書は初版が1981年に出版され、第二版は1986年に出版された。初版と第二版は、失語症治療をめぐる議論が臨床失語症学に関する文献の主要なテーマになってきてはいるが、多数の治療法や治療方略が明確になったのはごく最近のことにすぎないという認識に基づいて編纂されたものであった。本書も含めた三つの版はすべて、成人言語障害患者の治療のために適用可能な多数のアプローチプが次々に出現しているなかで、それらをまとめ、整理する必要があるとの信念に基づいている。また、失語症治療という言語治療士が担う仕事の質を高めるためには、さまざまな異なる治療原理やアプローチプを蒐集し、相互に関係するものは接合し、適用可能なものは適用し、批判すべきものは批判しなければならないという認識を基盤としている。この第三版の主要な目的は、成人失語症患者の治療にとって有効な考え方を紹介し、治療の発展を刺激することにある。しかし、本書で提示されているモデルの中には、今後の統制された研究や長期にわたる臨床適用の結果による支持を必要としているものが含まれていることを忘れてはならない。

　第三版は、33章から構成されている。第一部は、脳卒中や失語症の出現率、失語症の定義、失語症学の役割、失語症の医療水準保障、脳卒中リハビリテーションの医学的側面、脳画像法とそのリハビリテーションへの適用、失語症の評価と鑑別診断といった、基礎にあたる問題を扱っている。

　第二部は、本書で最大の頁数を占めており、成人失語症患者のリハビリテーションに対する言語的、コミュニケーション的治療アプローチに15の章が割かれている。その中の幾つかの章では、特定の刺激に対する特定の反応を教えるのではなく、刺激や課題解決を用いて皮質活動を活性化させることによる言語の再組織化をめざす、刺激アプローチとして分類される治療法が述べられている。また他の章では、刺激に対する特定の反応を教える方法も記述されている。流暢性失語、Broca失語、読み書きの障害、発語失行といった特異的な障害に対する言語コミュニケーション治療法については、第三部で解説されている。

　第四部では、失語症に随伴することが多い障害や、失語症と混同されやすい障害、すなわち嚥下障害、右半球損傷、痴呆、閉鎖性頭部外傷などの治療法に関する提言が述べられている。さらに第五部では、成人失語症患者の治療にとって重要な職業的考察が議論されている。それらの章では、治療のための研究の適用、学際的チームによる治療、臨床失語症学の現在および将来の職業上の問題がふれられている。

「失語症言語治療の理論と実際」第三版は、言語病理学を学ぶ学生や大学院生を対象とした授業のテキストとして用いることができる。また、すでに学生として学ぶ機会は持てないが専門分野の新しい知見を得たいと願っている臨床失語症治療士も、本書に深い興味を示すであろう。さらに、看護学、医学その他健康に関連した学問領域の学生や専門家にとっても役に立つことが期待できる。

Roberta Chapey, Ed. D.

謝　辞

　過去から現在までを通じて、私の個人的な生活と職業上の経歴に貢献して下さった多くの方々に、心から感謝の意を表したい。また、本書での引用を快く承諾して下さった多数の論文の著者や出版社にも深謝したい。

　本書の完成にあたっては、多数の方々が関係し、全員がひたむきな努力で援助して下さった。そうした方々すべてにも心からお礼を申しあげる。なかでも特に、私の夫であり最良の友であるKris Thiruvillakkatには、心からの支持と愛に対して、また常に優しい眼差しを注いでくれて私の心を温め、気持ちにゆとりをもたせてくれたことに対して、心から感謝したい。本書を完成させるまでの間、夫は私にとって英雄であり、光り輝く鎧を着たナイトであり続けてくれた。また、私の義理の息子たち、Kris, Micheal, Davidの三人も、私を応援してくれ、友好的な態度で毎日の生活を楽しいものにしてくれた。この点についても心から感謝している。

　Marymount Manhattanカレッジとそのスタッフたちに対しても、学生たちを教育するすばらしい機会を与えて下さったことに、心から感謝している。また、私に高等教育の機会を惜しみなく提供してくれた私の両親にも感謝している。

　コロンビア大学言語病理学聴能学部の前学部長のEdward Mysak博士のご逝去により、言語病理学聴能学の分野は卓越した指導者を失うこととなった。私も、博士論文のための研究と研究者としての経歴に関して非常な支持を頂いた大切な友人を失ったことになる。ここで、博士のご逝去に、心から哀悼の意を表したい。

　コロンビア大学の教授であられるElenor Morrison博士とSeymour Riggrodsky博士のお二人には、私の学問上の発展と成長の点でのご援助に、心から感謝している。

　Laura Brodsky, Jerry Crump, Joseph Chapey, Sr. Williams Daley, R.S.H.M., Sandra Dupuy, Sandy MiltonさらにMilton SalzbergとArlene Salzbergにも、私の気持ちを支え続けてくれたことに感謝したい。

共同執筆者

Judith B. Amster, Ph. D.
ニューヨーク工科大学教育学部準教授
兼
学習障害プログラム管理官
Old Westbury, New York

Walter W. Amster, Ph. D.
ニューヨーク市立大学ブルックリン・カレッジ
言語学部教授
Brooklyn, New York
兼
ニューヨーク市立大学
言語聴覚科学プログラム大学院センター教授
New York, New York

James L. Aten, Ph. D.
ロング・ビーチ退役軍人医療センター前主任
カリホルニア大学イルヴィン校臨床助教授
Long Beach, California

Donna L. Bandur, M. Cl. Sc.
ウエスタンオンタリオ大学言語病理学部
マネージャー
London, Ontario, Canada

Kathryn A. Bayles, Ph. D.
アリゾナ大学言語聴覚科学部準教授
兼
国立神経因性コミュニケーション障害センター
補助管理官
Tuscon, Arizona

David R. Beukelman, Ph. D.
ネブラスカ-リンカン大学
特殊教育・コミュニケーション障害学部教授
Lincoln, Nebraska

Roberta Chapey, Ed. D.
ニューヨーク市立大学ブルックリン・カレッジ
言語学部教授
Brooklyn, New York

Sandra B. Chapmann, Ph. D.
テキサス大学ダラス校カリアセンター研究員
兼
テキサス大学ダラス校南西医療センター神経内科
補助指導員
Dallas, Texas

Chris Code, Ph. D.
シドニー大学コミュニケーション障害学部
健康科学部門
Lidcombe, New South Wales, Australia

John W. Deck, Ph. D.
退役軍人事業センター言語病理サービス部門
Indianapolis, Indiana

Joseph R. Duffy, Ph. D.
メイヨクリニック神経内科言語病理学部門顧問
兼
メイヨ大学大学院医学研究科教授
Rochester, Minnesota

Neva L. Frumkin, Ph. D.
退役軍人医療センター言語病理学研究員
兼
ボストン大学医学部神経内科講師
Boston, Massachusetts

Kathryn L. Garett, Ph. D.
ネブラスカ-リンカン大学
特殊教育・コミュニケーション障害学部
Lincoln, Nebraska

Argye Elizabeth Hillis, M.A.
ジョンホプキンス大学医学部
認知科学部門研究員
Baltimore, Maryland

Jennifer Horner, Ph. D.
デューク大学医学部外科
言語病理学センター助教授兼主任
Durham, North Carolina

Monica Strauss Hough, Ph. D.
東カロライナ大学言語聴能病理学部助教授
Greenville, North Carolina

Karen Hux, Ph. D.
ネブラスカーリンカン大学
特殊教育・コミュニケーション障害学部
Lincoln, Nebraska

Richard C. Katz, Ph. D.
カール・ティー・ハイデン退役軍人医療センター
聴能言語病理学サーヴィス主任
Phoenix, Arizona

Kevin P. Kearns, Ph. D.
ノースイースタン大学言語学部長
Boston, Massachusetts

Michael L. Klimbarrow, Ph. D.
ミシガンリハビリテーション研究所
言語病理学部門管理官
　　　　　兼
ウェイン州立大学医学部
理学療法医学リハビリテーション部門準教授
Detoroit, Michigan

Jeri A. Legemann
ノースウェスタン大学耳鼻咽喉科学・神経学
教授
　　　　　兼
同大学コミュニケーション障害学部
教授兼学部長
Evanston, Illinois

Russell J. Love, Ph. D.
ヴァンデルビット大学医学部
ビル・ウェルカーソンセンター聴覚言語科学部
教授
Nashville, Tennessee

Felice L. Loverso, Ph. D.
ブレインツリー病院
リハビリテーションネットワーク臨床事業部門
行政副部長
Braintree, Massachusetts
　　　　　兼
ボストン大学神経内科準研究教授
　　　　　兼
ノースイースタン大学言語病理学部助教授
Boston, Massachusetts

Rosemary Lubinski, Ed. D.
バッファロー大学コミュニケーション障害科学部
準教授
Amherst, New York

Robert C. Marchall, Ph. D.
オレゴン健康科学大学退役軍人事業センター
聴能言語病理学部門主任
　　　　　兼
同大学神経内科準教授
Portland, Oregon

Ruth E. Martin, Ph. D.
トロント病院西分院科学研究員
　　　　　兼
トロント大学歯学部頬口腔運動制御実験室
ポスドク研究員
Toronto, Ontario, Canada

E. Jeffrey Metter, M. D.
国立加齢研究所老人学研究センター
バルティモアー加齢縦断研究部門診療所員
Baltimore, Maryland

Anthony G. Melcoch, Ph. D.
ハイネス退役軍人事業センター聴能言語病理部門
Hines, Illinois

Penelope S. Myer, Ph. D.
メイヨクリニック神経学部門言語病理学科
Rochester, Minnesota

Margaret A. Naesser, Ph. D.
ボストン大学医学部神経内科準研究教授
　　　　　兼
ボストン退役軍人医療センター
失語症研究センター
Boston, Massachusetts

Carole L. Palumbo, B. A.
ボストン大学医学部神経内科
失語症研究センター研究員
Boston, Massachusetts

Rechard K. Peach, Ph. D.
ラッシュ医学カレッジ耳鼻咽喉科学・
気管支食道科学・神経学準教授
　　　　　兼

ラッシュ長老派教会聖ルーク医療センター
ラッシュ大学健康科カレッジ
コミュニケーション障害科学部
Chicago, Illinois

Robert S. Pierce, Ph. D.
ケント州立大学言語病理学・聴能学部教授
Kent, Ohaio

Bruce E. Porch, Ph. D.
ニューメキシコ大学言語聴覚センター
コミュニケーション障害学部準教授
Albuquerque, New Mexico

Paul R. Rao, Ph. D.
国立リハビリテーション病院
言語病理サーヴィス部門管理官
兼
同病院卒中回復プログラム共同管理官
兼
ガラウデット大学
聴能言語病理学部準教授
Washington, DC
兼
ラヨラカレッジ言語病理学部準教授
Baltimore, Maryland
兼
メリーランド大学パークカレッジ
聴覚言語科学部準教授
College Park, Maryland

Leslie Gonzalez Rothi, Ph. D.
ゲインスヴィレ退役軍人事業医療センター
言語病理学士
兼
フロリダ大学神経内科学・臨床健康病理学・
コミュニケーション障害学準教授
Gainsville, Florida

Scott S. Rubin, Ph. D.
ジョージア大学コミュニケーション科学・
障害学部助教授
Athens, Georgia

Gynthia M. Wheman, Ph. D.
アメリカ理学療法協会研究分析・発達部門
上級副会長
Alexandria, Virginia

Robert W. Sparks, M. Sc.
ボストン退役軍人事業医療センター
言語病理学/聴能学主任（退職）
Boston, Massachusetts

Paula A. Square, Ph. D.
トロント大学医学部言語病理学大学院主任
Toronto, Ontario, Canada

Shirley F. Szekeres, Ph. D.
ロチェスターナザレスカレッジ準教授
Rochester, New York

Cynthia Thompson, Ph. D.
ノースウェスタン大学
コミュニケーション科学・障害学部準教授
Evanston, Illinois

Connie A. Tompkins, Ph. D.
ピッツバーグ大学コミュニケーション学部
準教授
Pittsburg, Pennsylvania

Hanna K. Ulatowska, Ph. D.
ダラステキサス大学カリアーセンター教授
Dallas, Texas

Wandas G. Webb, Ph. D.
ヴァンデルビット大学聴能言語科学部助教授
兼
ヴァンデルビット大学医療センター
言語病理学部門管理官
Nashville, Tennessee

Mark Ylvisaker, Ph. D.
セントローズガレッジ
コミュニケーション障害学部助教授
Albany, New York

目次

5 訳者序
7 まえがき
9 謝辞
11 共同執筆者

第 1 部

基本的考察
BASIC CONSIDERATIONS

第 1 章　成人失語症の言語治療を開始するにあたって ………… 3
　　　　Introduction to Language Intervention Strategies in Adult Aphasia
　　　　R. Chapey

第 2 章　脳卒中リハビリテーションの医学的側面 ………… 39
　　　　Medical Aspects of Stroke Rehabilitation
　　　　A. G. Mlcoch and E. J. Metter

第 3 章　脳画像診断と失語症リハビリテーションへの応用 ………… 65
　　　　：CT と MRI
　　　　Brain Imaging and Its Application to Aphasia Rehabilitation: CT and MRI
　　　　N. L. Frumkin, C. L. Palumbo, and M. A. Naeser

第 4 章　成人における言語障害の評価 ………… 103
　　　　Assessment of Language Disorders in Adults
　　　　R. Chapey

第 5 章　失語症の鑑別診断 ………… 179
　　　　Differential Diagnosis in Aphasia
　　　　S. B. Chapman and H. K. Ulatowska

第2部
成人失語症者に対する言語・コミュニケーション治療アプローチ
LANGUAGE AND COMMUNICATION INTERVENTION APPROACHES IN ADULT APHASIA

第6章 失語症の治療モデル ……………………………………………… 195
  Models of Aphasia Treatment
  J. Horner, F. L. Loverso, and L. G. Rothi

第7章 Schuellの刺激法 …………………………………………………… 209
  Schuell's Stimulation Approach to Rehabilitation
  J. R. Duffy

第8章 PICAの結果にもとづく失語症言語治療 ……………………… 255
  Treatment of Aphasia Subsequent to the Porch Index of Communicative Ability (PICA)
  B. E. Porch

第9章 言語を主体とした訓練法：失語症への心理言語的アプローチ …… 269
  Language-Oriented Treatment: A Psycholinguistic Approach to Aphsia
  C. M. Shewan and D. L. Bandur

第10章 認知分析の役割 ……………………………………………………… 299
  Contributions from Cognitive Analyses
  A. E. Hillis

第11章 認知療法：認知・記憶・収束的思考・発散的思考・評価的思考の刺激 …… 317
  Cognitive Intervention: Stimulation of Cognition, Memory, Convergent Thinking, Divergent Thinking, and Evaluative Thinkig
  R. Chapey

第12章 語用論と治療 ………………………………………………………… 355
  Pragmatics and Treatment
  M.S. Hough and R. S. Pierce

第13章 成人失語症者への環境システムアプローチ …………………… 387
  Environmental Systems Approach to Adult Aphasia
  R. Lubinski

第14章 機能的コミュニケーション訓練 ………………………………… 421
  Functional Communication Treatment
  J. L. Aten

第15章 失語症のグループ訓練：理論的、実践的考察 ………………… 439
  Group Therapy for Aphasia: Theoretical and Practical Considerations
  K. P. Kearns

第 17 章　失語症者の拡大・代替コミュニケーション ……………… 467
　　　　　Augmentative and Alternative Communication for Persons with Aphasia
　　　　　K. Hux, D. R. Beukelman, and K. L. Garrett

第 18 章　失語症者によるアメリンドコードの使用 ………………… 495
　　　　　Use of Amer-Ind Code by Persons with Aphasia
　　　　　P. R. Rao

第 19 章　メロディックイントネーションセラピー ………………… 511
　　　　　Melodic Intonation Therapy
　　　　　R. W. Sparks and J. W. Deck

第 20 章　失語症治療における右半球の役割 ………………………… 531
　　　　　Role of the Rigth Hemisphere in the Treatment of Aphasia
　　　　　C. Code

第 3 部

特異的障害に対する言語方略
LANGUAGE STRATEGIES FOR SPECIFIC IMPAIRMENTS

第 21 章　流暢性失語症者のマネージメント ………………………… 543
　　　　　Management of Fluent Aphasic Clients
　　　　　R. C. Marshall

第 22 章　非流暢な Broca 失語の治療 ………………………………… 571
　　　　　Treatment of Nonfluent Broca's Aphasia
　　　　　C. K. Thompson

第 23 章　全失語の治療 ………………………………………………… 603
　　　　　Treatment of Global Aphasia
　　　　　R. K. Peach and S. S. Rubin

第 24 章　後天性読字障害の訓練 ……………………………………… 627
　　　　　Treatment of Acquired Reading Disorders
　　　　　W. G. Webb and R. J. Love

第 25 章　失語症患者における書字障害の治療 ……………………… 645
　　　　　Treatment of Writing Disorders in Aphasia
　　　　　W. W. Amster and J. B. Amster

第 26 章　失語に伴う神経運動性発話障害の性質と治療 …………… 659
　　　　　The Nature and Treatment of Neuromotor Speech Disorders in Aphasia
　　　　　P. A. Square and R. E. Martin

第 4 部
失語症に関連する障害の治療
REMEDIATION OF RELATED DISORDERS

第 27 章　脳卒中による嚥下障害の治療 ································ 701
　　　　　Management of Dysphagia Poststroke
　　　　　J. A. Logemann

第 28 章　右半球損傷に合併するコミュニケーション障害 ··········· 715
　　　　　Communication Disorders Associated with Right-Hemisphere
　　　　　Brain Damage
　　　　　P. S. Myers

第 29 章　痴呆に関連した神経性コミュニケーション障害の管理 ···· 747
　　　　　Management of Neurogenic Communication Disorders Associated
　　　　　with Dementia
　　　　　K. A. Bayles

第 30 章　閉鎖性頭部外傷に随伴するコミュニケーション障害 ······· 763
　　　　　Communication Disorders Associated with Closed Head Injury
　　　　　M. Ylvisaker and S. F. Szekeres

第 5 部
成人失語症治療をめぐる職業的考察
PROFESSIONAL CONSIDERATIONS

第 31 章　研究原理の言語治療への応用 ································ 799
　　　　　Applying Research Principles to Language Intervention
　　　　　C. A. Tompkins

第 32 章　さまざまな職種の提携によるチーム治療 ···················· 817
　　　　　Interdisciplinary Team Intervention
　　　　　M. L. Kimbarow

第 33 章　エピローグ：未来 ― 優れたものへの不断の挑戦 ······· 825
　　　　　Epilogue: The Future ― A Continued Commitment to Excellence
　　　　　R. Chapey

827　人名索引
843　事項索引

第1部
基本的考察
BASIC CONSIDERATIONS

第 1 章

成人失語症の言語治療を開始するにあたって

ROBERTA CHAPEY

　国立健康研究所（National Institute of Health, NIHと略す）によれば、脳卒中はアメリカにおける死亡原因の第3位を占めており、また成人の障害をひき起こす最も一般的な原因となっている（Zivin & Choi, 1991）。ZivinとChoi（1991, p.56）によれば〝毎年約50万人が脳卒中をひき起こしそのうちの約30％は死亡、20〜30％は永続的な重度障害を残す″という。すなわち脳卒中後遺症者の少なくとも40％は明らかな麻痺をもち、同時にコミュニケーション障害を合併している。身体障害はゆがんだ顔面、ブラブラした腕、不恰好な歩き方として現れ、またコミュニケーション障害は、失語症、つまり思考や感情を理解したり他者とそれらを交換したりする目的で、ことばを使用する能力が障害されるという形でしばしば観察される。失語症者は、口頭言語の障害のほかに読み・書きや数の操作が困難であり、また適切なジェスチャーをおこなうことにも問題があることが多い（Brody, 1992）。アメリカでは毎年8万人が失語症をひき起こしており、この重篤な障害を持った患者の総数は100万人以上にのぼる（Brody, 1992）。

　脳卒中や失語症はほんの短い期間で患者の生活を完全に変えてしまい、彼らは自分自身のからだや心の面で囚われ人のごとくになってしまう。彼らは動きたいのだが動けない。考え、話し、コミュニケーションをしたいのだが、そうした能力は非常に制限されたものになってしまうのである。

　アメリカやその他の国々おいて、現在でもコミュニケーション障害者や身体障害者に対して拒絶的態度をとる傾向がある。そうした態度が彼らになお一層の障壁をもたらし、彼らの社会的地位をおし下げ、また彼らに対する疑惑、拒否、不信、非難、軽蔑の感情をひきおこしている。人は脳卒中が原因となって、浮浪者のような生活を強いられたり社会的に拒絶・排斥されたり、あるいはまた最も近しい人々を除くすべてのものから孤立させられることも多い（Brody, 1992 ; Love, 1981 ; Post & Leith, 1983 ; Sahs & Hartman, 1976）。

　脳卒中や失語症の患者は、〝やりなれた仕事ができなくなり、やむを得ず引退せざるをえなくなるかも知れない。この場合さらに孤立感、欲求不満、無価値の感情がつのり、彼らの自我に対する脅威となるだろう″（Brody, 1992, p. C13）。失語症者の多くは孤独で、絶望的で時には自殺にいたる人もいる（Brody, 1992）。

　脳卒中の発症に関連する最も一般的な要因は加齢である（Sahs & Hartman, 1976）。この点で心配なのは合衆国国勢調査機関による人口統計がア

メリカ人口の今後の老齢化を示唆していることである（Herbers, 1981）。実際、西暦2025年までに、アメリカ人の年齢は中央値で42歳、全人口の22%が65歳以上になると推測されている（Fein, 1983）。人口の老齢化に伴って成人の失語症などの突発的な疾患や障害が生じるリスクが増大する（Marge, 1991）。こうした傾向に対抗するためには、脳卒中の予防や、脳卒中や失語症のリハビリテーション、治療効果の増強などに貢献する新しい方法の開発や発見をおこなっていく必要があるだろう。

本書は、現在使われている言語治療法を正確で一貫性のある方法で収集し、それらを実際に役立つものにしたいという編集者の意図を形にしたものである。特に編集者が望んだことは言語治療の考え方で重要なものをまとめ、個々のアプローチの効果に関する研究がさらに発展するように、この領域を刺激することである。

しかし、それぞれの治療技法の考察に移る前に、臨床失語症学上の諸問題を概観するのが有効だろう。具体的には、成人失語症の定義、失語症者に対する言語治療の理論的根拠、言語治療を実施する場所の特定化、臨床失語学者の役割、効果的な失語学者の特徴、失語治療の実施に影響する主要な問題、について検討を加えていく。

成人失語症の定義

文献上では、成人失語症の定義の方法は多数存在する。以下にこれらの定義のいくつかを提示しよう。

命題の概念に基づく定義

Jacksonの失語症の概念は彼のいう命題言語と深く結びついている（Head, 1915）。これは知的、意図的、理性的言語であり、高度に特殊化された固有の観念や関係を伝達する言語表象の使用にかかわっている。命題において重要なのは、単語それ自体とそれらが関係づけられてお互いを参照しあう方法である。Jacksonが命題言語と対比させるのは非命題言語であり、これはより下位に位置づけられる自動的な過剰学習反応として特徴づけられる（Head, 1915）。

Jacksonによれば、失語症とは命題を形成する能力の障害である。失語症者が最も困難とするのは特定の意味を伝えたり、特定の関係を表現するために語を一定の文脈に統合したりすることである。ある患者は、語は知っているかもしれないが、いつもそれらの単語を不正確に使い、またそれらをさまざまな文に埋め込むことができない。Jacksonは多くの患者が命題言語は障害されていても、非命題的・自動的言語は保たれていることに注目している。患者は1週間の曜日をいうことができ、〝草は＿＿＿〟のような文完成ができ、あるいは〝どう、お元気？〟のような高度に学習した反応は表出できるであろう。

命題言語が障害された患者は特定の意味を伝えるために自発的に言語を使用することができない。伝達しなければならない内容が特殊化すればするほど患者は困難が大きくなるだろう。

この定義の文脈からみれば、失語症の評価は、特定の観念を命題化しあるいは伝達するために患者が使用する自発的な発話の能力を分析することが中心となる。また言語治療では、そのような観念を伝え、あるいは命題言語を使用する患者の能力を刺激することに焦点が置かれるであろう。

具象—抽象の概念による定義

Goldstein（1948）の観察によれば、抽象的態度の使用とはものごとに対して概念的に反応できることを意味している。個々のものに感覚的印象で対処するのではなく、さまざまなものから共通性をひき出したり、なんらかの概念を形成するためには抽象的態度が必要である。またこの能力は外界のものごとやできごと間の関係を理解するためにも使われている。抽象的態度は軽薄に行動したり反応することを抑制し、過去の経験を利用する力を人に与える。過去の経験は知覚ルールを組織化するのに貢献し、ひいては、人との相互作用つまり人と関係しあう方法を創造し、またその関係を持続させるのに役立っている。

抽象的態度を反映する言語は命題言語である。それと対照的な具象的態度では人は現実に対して受身的に反応し、ものごとや状況の直接的経験にしばられてしまう。具象的言語は自動語、感情的

表1-1 失語症の抽象—具象の概念によるモデル

抽　　象	具　　象
○適応行動	○適応行動
○命題的	○非命題的（自動的、系列的内容、社会的・日常的なジェスチャー）
○意図的・意志的に精神的構えをとり、概念的枠組みを選択する	○精神的構えをとることができず……妨害によって行動が崩壊する
○先導的である（行動を開始する）	○場当たり的で受身的
○行為はそれについて考えた後に決定される	○行為は対象によって決定される
○状況のある側面から他の側面へと意図的・選択的に移行する	○反応的で、新しい状況に移行できず、保続的（規則的な変化なし）
○状況の複数の側面を心に同時に保つ	○1つの特性に気をとられ、その特性だけを経験し、それに反応する
○本来共通性をもたない2つの刺激に反応する	○本来固有の関係をもたない2つの刺激に反応できない
○意識的、自覚的、意志的、理性的、推論的	
○与えられた全体において本質を把握する	○与えられた全体において本質を把握できない
○規則をつくりそれを維持するために過去経験を利用することができる	○〝今ここ〟にのみ反応する
○全体を部分に分解して、それらを意図的に個別化し、また全体に結合する	○与えられた全体を構成するいくつかの本質を把握することができない
○共通特性を抽象し、直接的な感覚表象を越えることができる	○〝今ここ〟を扱い、特殊なあるいは直接的な感覚表象を扱う
○頭の中で前もって計画を立てる	○〝今ここ〟にかかずらい、規則的な変化なし
○単なる可能性に対して態度をとることができる	○思考や行為は、対象・状況の特定側面から来る直接的な要求によって規定される
○自分の行為を自分に対して、また言葉で説明できる	
○象徴的に思考し行動する	
○外界や内的経験から自我を分離する	○内的経験から自我を分離できず、〝今ここ〟の直接的な感覚印象に反応する
○抑制ができる	○〝今ここ〟に反応する

Goldstein, K. (1948) Language and language disturbance. New York: Grune & Strattonより

発話、音韻、語彙、系列語などによって構成される（Goldstein, 1948、表1-1参照）。

通常、抽象的態度の障害は命題言語に反映される。もし抽象化が不可能であれば、人はシンボルの使用が困難となり、あるいは多数の特殊な関係の中にシンボルを埋め込むことができなくなる。つまりその人は、さまざまな概念を産出したり、今のところ現実ではなく可能性にとどまっているものごとを考えたり、ある状況のさまざまな側面を同時に心に想いえがいたり、本来共存しない2つの刺激に同じ反応をしたり、反応を抑制したり、あるいは1つの全体から観念的に部分を抽出したりすることができなくなるであろう。

GoldsteinとScheerer（1941）および共同研究者たちは〝抽象的態度をとる能力のテスト〟をいくつも開発した。彼らがモノグラフに発表したのはGoldstein－Scheererの立方体テスト、Gelb－Scheererの色彩分類テスト、Gelb－Goldstein－Weigl－Scheererの物品分類テスト、Weigl－Goldstein－Scheererの色・形テスト、Goldstein－Scheererのスティック・テスト。たとえば物品分類テストでは、被検者が物品の色、形、使い方（機能）、材質などによってそれらの物品を分類できるかどうかをみることができる。そこでの質問事項として考えられるのは、どの分類が具象的（知覚的）で、どれが抽象的（概念的）なのか、被検者は自分の分類（抽象性）をことばで説明できるのか、被検者は検者によって提示された分類（抽象性）をことばで説明できるのか等である。

この具象—抽象による定義が言語治療面に示唆するのは、より抽象的・命題的な言語理解や表出が次第に増進するように患者を刺激せよということであるだろう。つまり患者は、より多種多様なカテゴリーを産出し、現在は可能性にとどまって

いるものごとを考え、1つの刺激のさまざまな側面を同時に心に想いえがく等の目標に沿って、刺激をうけることになる。

単一次元による定義

言語行動を単一の共通基準のもとに説明し、また言語機構を単一過程とみた場合、失語症の定義は、言語の表出と受容、意味と統語といった側面が連続的なものであるとする考え方を支持している。この定義に従えば、そのようなメカニズムの損傷によって障害されるのは言語全般であり、言語のすべての側面で同程度、つまり対称的であるということになる。こうした定義は、言語過程や失語症についてブローカ失語—ウェルニッケ失語、感覚—運動、受容—表出、入力—出力といった2分法による定義に対立するものとなっている。

深層レベルの単一次元によって失語を定義する方法でもっともよく知られているのは、Schuellと共同研究者たち（1964）によって提出されたものである。そこでは、失語症はすべての言語様式すなわち話す、聞く、読む、書くにわたる全般的な言語の障害と定義される。Schuellらによれば、失語症で障害される行動は運動反応の組織化や外向性の系路だけにかかわっているわけではなく、むしろより高次のレベルの統合に依存する能力の使用に関連がある、とされる。

この定義によれば、失語症では特定の言語様式だけが障害をこうむるのではなく、コミュニケーションのために獲得した言語の語彙や規則を呼び出すことができなくなる（Schuellら、1964）。患者は、コミュニケーションをおこなうために当該言語の確立された慣習にしたがって機能的、自発的に言語を使用することができず、また言語単位を結合して使用する能力を消失してしまっている。

こうした全般的な言語崩壊——言語系列の聴覚イメージを保持あるいは分析し結合する能力の障害（Schuellら、1955）——を原因とするSchuellの失語症観には、同時に言語過程についての広範でダイナミックな考え方が反映されている。またこの考え方の射程は、高度に学習された入力—出力反応だけを生成できる言語機構を超えてはるかに大きなメカニズムにも及んでいるということができるであろう。

この定義を失語症評価の側面からみると、4種のすべての言語様式内で、患者の理解と表出能力を分析すること、つまり獲得した言語の語彙や規則を検索し、機能的・自発的な言語単位の連鎖をコミュニケーションの目的で使用する能力を分析することが重要となる。Schuellの検査であるミネソタ失語症鑑別診断検査（the Minnesota Test for Differential Diagnosis of Aphasia: MTDDA: Schuell, 1973）はこうしたモデルにもとづいて作成されている（第4、5、7章参照）。

またこの定義に基づく言語治療は、評価の際と同様に単一次元的・多様式的である。つまりそこでの焦点は、患者が言語を再組織化するのを最大限にするために、障害された表象系に対して強力でコントロールされた聴覚刺激をくりかえし与えることにおかれている。臨床家は、脳内に複雑な事象を生じさせつつ、患者がそれに最大限の反応をおこなうよう援助するという目的の下、刺激の特定の面を操作しコントロールする。

臨床失語症学の文献にみられる治療アプローチや、また本書で提示されるアプローチの多くは、この刺激法に依っている。

多次元による定義

成人失語症の患者の中には、ブローカ失語—ウェルニッケ失語、流暢—非流暢、意味—統語のような2分法によって概念化された失語症状を示す者がいる。これらの定義は、しばしば失語症の大脳局在と関連づけられている（図1-1）。しかしこれらの定義について議論する前にまず"錯語"という用語について定義をおこなおう。

A. Damasio（1981）によれば**錯語**は失語の中核症状であり、"それは正しい語や音にかわって生じる誤った非意図的な語や音から成り立つ"（p.55）。この著者はさまざまな異なったタイプの錯語に言及しているが、たとえば**全錯語**あるいは**語性**錯語はすべての語が置換されるものをいい、この場合の錯語は目標語に関連があったり無関連であったりする。語が同じ意味野に属する場合は、**意味性**錯語、全くの新造語に置換されている場合は、**語新作**錯語と呼ばれる。正しい音素に対して音素の置換や付加がおきている場合は**音素性**あるいは**字性**錯語となる。全錯語が発話の中にかなり多数あ

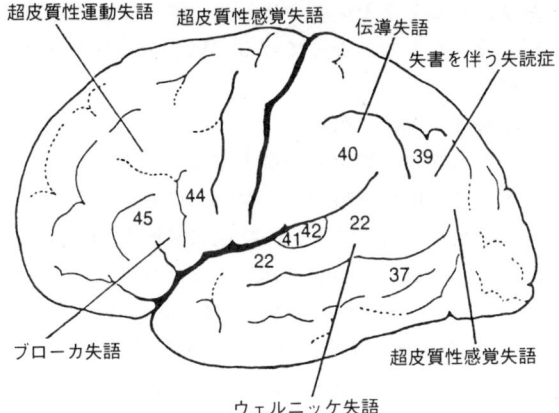

図1-1 基本的な失語症タイプの主たる損傷部位を示す模式図。ブロードマンの44野と45野は古典的なブローカ失語に、22野はウェルニッケ失語に対応する。41野と42野は一次聴覚皮質に対応し、これらはシルビウス溝の深部に拡がっている。40野は縁上回、39野は角回。37野は基本的には第2側頭回後部に位置し、特に名称はつけられていない。

らわれる場合は**ジャーゴン**と呼ばれる。

流暢性失語

流暢性失語には基本的な3つのタイプ、すなわち伝導失語、ウェルニッケ失語、超皮質性感覚失語（TSA）がある（図1-1参照）。

伝導失語 伝導失語の発話は流暢であるが、ウェルニッケ失語ほど発話量が多くない（Damasio A., 1981）。またその流暢性は短い表出に限られてしまう（Goodglass & Kaplan, 1983）。語や文の復唱は"自発語の流暢性のレベルに比較して、不釣り合いに重度に障害されている。聴覚的理解は健常者のレベルに近い"（Goodglass & Kaplan, 1983, p.86）。多くの患者は"語の復唱で音素性錯語を示すが、語自体を省略したり置換することも多い。また名詞に比べて特に機能語の復唱を誤る傾向がある"（Damasio A., 1981, p.61）。このようにこのタイプの患者の主な障害は音素の選択と系列化にあり（Goodglass & Kaplan, 1983）、彼らの発話はくりかえし出現する字性錯語によって中断されるだろう。

ウェルニッケ失語 ウェルニッケ失語の重要な特徴は聴覚理解の障害、流暢な構音、文構造が保たれている中での錯語の多い発話などである（Goodglass & Kaplan, 1983）。錯語は音の転置や語の置換のかたちをとる（Goodglassら, 1964）。

患者はちょっとした日常会話は非常に流暢なのに、呼称は不釣合いに重度に障害されている（Goodglassら, 1964）。また彼らは語の復唱や語の読み・書きでも困難を示す（Damasio A., 1981）。

超皮質性感覚失語（TSA） TSAの患者は"流暢で錯語の多い発話（音素性錯語よりも全錯語が顕著）、および（聴覚的）理解の重度の障害"（Damasio A., 1981, p.61）を示す。彼らの発話は構音面に問題はないものの、語新作を含む無関連錯語を含んでいる（Goodglass & Kaplan, 1983）。絵や物品の呼称障害は明らかで、患者は無関連反応をおこなったり、検者が言う語を反響的にくりかえしたりする（Goodglass & Kaplan, 1983）。復唱は障害されていない。

非流暢性失語

非流暢性失語には基本的な3つのタイプがある。すなわちブローカ失語、超皮質性運動失語（TMA）、全失語の3型である。

ブローカ失語 ブローカ失語の基本的な特徴は"努力性の構音、語彙の制限、最も単純で過剰学習したパターンへの文法制限、比較的優れた聴覚的理解"（Goodglass & Kaplan, 1983, p.75）などである。書字は少なくとも発話と同程度に障害されているのがふつうだが、読みの障害は軽い。

超皮質性運動失語（TMA） "超皮質性"という用語は、発話が制限されている中で復唱だけが特に良い、という意味合いをもっている（Goodglass & Kaplan, 1983, p.94）。このタイプの患者は音素性錯語、全錯語、保続を示し（Damasio A., 1981）、会話を開始したり、反応を組織化したりするのも困難である（Goodglass & Kaplan, 1983）。絵や物品の呼称は通常保たれており、聴覚的理解は障害されている。

全失語 このタイプの患者は刺激に対して口頭では反応しないか、自動的な語や句、また音素系列で反応するといった言語障害を示す。患者はどの感覚経路を使っても殆どあるいは全く理解できず、コミュニケーションをおこなう能力が殆ど、あるいは全くない（Wepman & Jones, 1961）。

失語症についての多次元的定義にはほかにもWepmanとJones（1961）による方法がある。この著者たちは、5種の失語タイプを区別している。すなわちプラグマティック失語、意味性失語、統

語性失語、ジャーゴン失語、全失語である。

プラグマティック失語 このタイプの失語患者は入ってくる信号を適切な概念に連合することができず、結果的に入力信号の認識・理解が障害される。患者の発話は殆ど意味を伝えられない。つまり彼らの語彙は非常に限定されていて、低頻度語はいっそう使われにくくなる。その他、過度の語新作を示す、すべての言語様式でフィードバックが不適切である、自分の誤りを殆ど認知しない、などの症状をもつ。しかし言葉の流れは保たれており、健常者の発話と同様にメロディーやピッチの変化がある。失文法を示すことは殆どない（Wepman & Jones, 1961）。

意味性失語 これは記号の形成の障害であり、患者はすでに獲得している概念に意味のある言語記号を関連づけたり、また概念を表出するのに適切な言語パターンを想起したり使用したりすることが困難である。患者は実質語（名詞、動詞、形容詞）を想起し使用するのが困難なため、適切な語を想起しようとして発話の休止、反復、迂回的表現などをしばしばおこなう。しかし機能語（冠詞、指示詞、代名詞、前置詞など）や高頻度の実質語は保たれており、発話のメロディやピッチは健常者同様である（Wepman & Jones, 1961）。

統語性失語 このタイプの患者の障害も記号の形成にあるが、このタイプではすでに獲得した文法構造を使用することができない。患者は機能語（冠詞、指示詞、代名詞、前置詞、助動詞）や文法的な語形変化（時制、複数などの標識）を誤用したり省略したりする。文を構成することができず、前置詞句、名詞句、動詞句のような小さな統語構造をつくることができない。彼らの発話には殆ど抑揚がない。しかし実質語（名詞、動詞、形容詞）はかなり保たれている（Wepman & Jones, 1961）。

ジャーゴン失語 これは記号の形成と表出の障害であり、このタイプの患者は明瞭な発話単位を構成する音素系列をもはや使用できず、理解不能な単位（すなわちジャーゴン）を使用する。患者はすでに獲得した言語の中のいかなる語とも似ていない音素系列を使うが、その系列は、その言語の全体的な音素パターン（すなわち子音、母音、やそれらの結合したもの）にはそれらしく合っており、またアクセントやピッチパターンもその言語に即したものとなっている（Wepman & Jones, 1961）。

全失語（上記参照）

多次元的失語観をもつ臨床家は、評価において、まず患者の症状を特定し、次いで患者をカテゴリーに分類する。ボストン失語症診断検査（BDAE: Goodglass & Kaplan, 1983）、ウェスタン失語症バッテリー（Kertesz, 1982 ; Kertesz & Poole, 1974）、失語症言語様式検査（Wepman & Jones, 1961）はこうした分類システムを反映したものである。この失語観のもとでの言語治療は、特定された障害に向けられるだろう。すなわち臨床家は障害されている特定の言語様式（たとえば話すこと）や行動（たとえば呼称、音素表出）の改善をこころみようとする（Cubelliら, 1988参照）。

微小発生の概念に基づく定義

Wernicke（1874）は大脳皮質を〝(基本的な精神機能の）のモザイク〟とみなし、それらの諸機能は〝身体の末梢部分と解剖的な連絡をもつことによって特徴づけられる〟とした（Brown & Perecman, 1986）。Brown（1972, 1977, 1979）、BrownとPerecman（1986）はこの古典的モデルに挑戦し、皮質にモザイク的にいくつかの言語中枢を仮定して、1つの処理中枢から他の処理中枢へと記憶イメージの「小包」を次々と送っていく回路の結合によって言語表出を説明する考え方を拒否している。これらの著者たちはそれにかわる概念的枠組として、言語処理は横断的に皮質間でおこなわれるよりむしろ、持続的に進化してきた脳のさまざまなレベルを縦断して出現する事象であるという仮説を提出している。具体的には、心理・言語表象の初期段階を媒介するのは辺縁系であり、認知・言語処理の最終段階には進化が比較的遅い大脳領域つまり、言語が側性化、局在化する左半球皮質（ブローカ野、ウェルニッケ野を含む）が介在してくる（図1-2参照）。第二に言語は神経インパルスが樹状突起を通じて搬送されることによって処理されるのではなく、大脳の前部および後部領域の相補的なシステムによって同時的に処理される。これらの前部および後部の言語領域は両方とも共通の辺縁核から発達したものであり、2

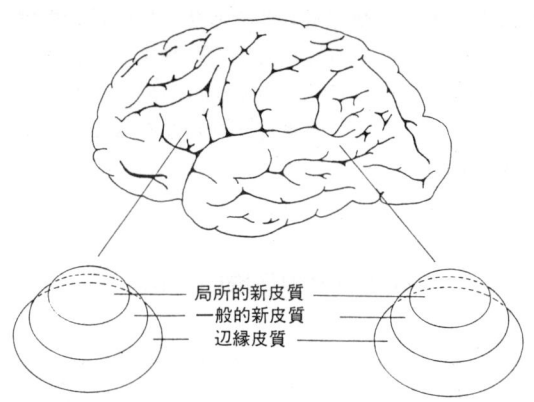

図1-2 言語機構の微小発生モデル。ブローカ領・ウェルニッケ領（局所的新皮質）は、周辺にある一般的新皮質から特殊化したもので、また一般的新皮質は辺縁系新皮質から進化してきた。進化と成熟の方向性によって、大脳半球前部と後部に言語処理の各段階にかかわる階層システムが形成される。

つのシステムは基本的に1つの統一体を確立している。両システムに依存して言語は発生し、そこで言語情報は次第に詳細化・特殊化することになる。したがって言語発生の最終段階を媒介する大脳構造の損傷は、これらの個々のシステムがおこなう言語の差異化の諸段階に対応した失語症をひき起こす。第三に神経回路は情報の搬送ではなく、脳の異なった領域間の〝位相を保つ〟役割をになっている。つまり同じ半球内の前部および後部システムの対応するレベル間にある神経回路は、反対半球の対応する前部または後部レベルが脳梁によって結合されるのと同様、異なった大脳領域の対応する等質レベルを時間的に結合し、その位相を一定に保持するのに役立っている。言語処理は前部および後部の領域で同時におこる。皮質－皮質間線維はそれぞれ円錐状に組織された2つのシステム間の時間調整、位相調整に関わっており、言語情報の転送のための導管の役割をおこなっているのではない。

BrownとPerecman（1986）によれば、大脳の言語野の1つが損傷をこうむると、連続体としての言語処理過程は1つの段階から他の段階への活動の流れが変更される。すなわち、大脳損傷によって言語処理機構のより基底レベルの段階が相対的に優位となる。失語症状とは、損傷領域が健常な時に媒介しておこなっていた処理事象が増幅して現れたものと考えられる。

このアプローチは脳内における言語の組織化について暗黙のうちに2つのことを主張している。すなわち、(a)発話の表出と理解は、その最終型は非常に異なったものであるが、基底においては同じ機構に依存し、そこから分化してくるということ、(b)幼児期の脳構造と機能レベルでは、失語症が出現するには大脳の両側の損傷が必要である、ということである。大脳の組織化が機能面でますます分化するにつれて、また言語の一側半球への側性化が進むにつれて、失語症状は一側の局所的な損傷によって出現するようになる。この場合言語治療は、BrownとPerecman（1986）によれば、微小発生的な系列の中で1つの段階から次の段階へと言語情報を搬送するのを促進することにある。

思考過程を重視した定義

Wepman（1972a）の観察によれば失語症者はしばしば産生しようとする目標語をその関連語に置換し、そのあとさらに目標語に近づけようとくりかえし努力する。さらには、失語症者の不正確な言語表出によって変容した情報が思考過程にフィードバックされ、その表出に合うように思考過程そのものが変更してしまう可能性もある。例えば〝円〟と言おうとして〝四角〟といってしまった場合、その患者の円についての概念は発語に合わせて変化し、円を四角として考えはじめるだろう。Wepman（1972a）は、失語症は思考過程の障害であり、彼らの意味表出の障害は〝口頭表出の触媒の役割を担っている〟思考過程に障害が生じた結果であると示唆している（p.207）。

文脈に最も適切な語彙記号を検索できない患者は、多くのさまざまな命題的観念をコミュニケーションする能力が障害されている。それ以外のコミュニケーション過程で、目標語ではなく関連語が出てくる場合、自発言語はさらに障害されたものになるだろう。というのは、この場合、失語症者は学習した記号を自身の本当の感情や思考を伝えるために使用することができないからである。

思考過程重視の失語症の定義の立場にたつと、評価においては、患者がコミュニケーションや自発言語において思考を持続させることができるかどうか、また話題や観念を発展させていけるかど

うかを決定することが重要となる。Wepman (1972b, 1976) の言語治療において初期段階では思考中心・内容中心の話し合いが重視され、患者は自分の思考に注意を向けて1つの話題を保持するように教示される。治療の第2段階では、患者はさまざまな話題について詳しく述べるようにはげまされる。

言語心理学的定義

言語は認知的、言語学的、伝達的側面という3つの高度に関連し合い、統合している要素をもっている（Muma, 1978）。

1. 認知的側面とは人が外界の知識を獲得し、この知識を処理していく方法についていうものである。成人の言語に関わる最も重要な2つの認知過程は思考と記憶である。思考は観念を心にえがき、推論する行為、あるいは過程である。一方記憶とは想起の力、行為、処理過程である。
2. 言語学的側面とは言語の形式と内容に関するものである。形式は意味を伝達するための規則の体系である。言語には音韻、形態、統語の3つの規則系がある。言語の内容とは発話に含まれる意味、話題、主要な事柄を指している。
3. 伝達的側面とは特定の発話がその時々におこなっている言語の使用のしかた、発話の目的、機能に関連している。たとえば "いかがですか？" という同じ内容と形式の発話でも、発言について質問するものであったり、情報を求めるものであったり、友達に対する挨拶であったりとさまざまに使われることができる。

Chapey (1986) によれば、失語症は獲得した言語と言語の基底にある認知過程の障害として定義づけることができる。失語症は大脳の器質的損傷によってひき起こされ、その特徴は、言語内容あるいは意味、言語形式あるいは構造、言語使用あるいは機能、そして認識・理解・記憶・思考などの言語の基底にある認知過程の減退あるいは機能不全である。この障害は聞く、話す、読む、書くことによって明らかになるが、重症度は必ずしも同じではない。

Chapey (1986) は、評価とは患者の認知、言語、伝達面の残存能力と障害を分析することに関わるものであると考えている。また言語治療はこれらの能力を刺激することであり、特に言語理解と表出の基底にある認知過程を刺激することである。言語の基礎は意味であるから治療では意味のコミュニケーションが重視されねばならない（第11章参照）。

言語治療の理論的根拠

失語症者に対する言語治療の理論的根拠は、言語は人間存在の本質をなすものであり、また治療によって多くの患者の言語行動が変化し効果をあげることができるという信念におかれている。

言語：人間の本質

社会的存在でありたいという欲求は人間存在の核をなすものであり、また他者とコミュニケーションしたいという欲望が人の社会化の本質をなしている。言語はこのコミュニケーションの基本型であり、Chomsky (1972) が人間の本質と呼ぶところのものである。言語は人間だけに特有の精神の特質であり、これが人間をユニークな存在にしている。"言語を持つということが他のいかなる特性よりもヒトと他の動物を区別している" (Fromkin & Rodman, 1974, p.1) と言えるだろう。言語は人の生命と力の源泉である。それは知能の最も基本的な特性であり、精神は言語を手段として成長し発達する。人は言語によって自分自身や他者に対して自分の考えを述べることができ、明確化することができる (Fromkin & Rodman, 1974)。

人の経験や相互作用は言語と密接に結びついている。Goodman (1971) によれば、言語を通じて経験を共有する能力は、人が生存していくための均衡を維持・回復させるホメオスターシスの手段となっている。Goodman (1971) はまた、言語は性格の基礎をなし、性格の大部分はその人の言語習慣からきていることを観察している。彼によれば言語は我々の内面を明らかにし、また我々の心を世界に結びつけている。

言語はまた、人が他者と、つまり他者の目標、願望、希望と心暖かく親密につき合うのに必要な能力と定義される人間的成熟の本質をなす。たとえば言語は個人的、社会的責任の自覚や保持に関

与している。成熟した個人は自己を信用し、自己を実現するが、自己志向的ではなく課題志向、他者志向である。このように成熟の概念の定義には言語を効果的に使用する能力が含まれており、また実際、成熟はこの能力を基礎として出現してくる。

　失語症は言語の障害である。失語症者は、言語使用の能力が障害されている点で、人間の本質つまり人間であるための能力が障害されているということもできる。失語症では人間存在の中核である社会化および他者とのコミュニケーションの欲求が衰退する。人格のある部分は消失し、人間関係を維持する能力、欲求や要求を伝達する能力、自信をもちつつ自己実現を果たす成熟した人間である能力が障害される。個人が言語を喪失した時、人は充分に機能し成熟した成人としての存在が減ぜられ、均衡は破壊されることになる。

　失語症を治癒させることはできない。しかし言語治療によって多くの患者は言語を理解し表出する力が改善し、より効果的にコミュニケーションがおこなえるようになる。言語治療は環境の中で患者が最大限に機能するための潜在能力を高める試みであり、患者の自尊感情の回復を促進し、威厳をとりもどすという目標をもつ。

　さらに言語治療の最終目標は、患者が障害を持ちながら人生に目的を見出すように援助することである。その実現のためには、一つには、患者に目標志向的となる機会、自分に責任をもつ機会を与えることが必要である。したがって、失語症臨床家は患者のために、また患者と共に目標を確立し、この目標達成のために患者が積極的な役割を果たすことを期待する。責任をもつこと、そして成功することは患者の自尊心を高めることにつながり、自尊心の高まりがさらなる責任感と成功を呼び起こす。言語障害がわずか軽減するだけでも、患者が自身の人格、成熟、威厳などのある部分を再獲得するのにかなり役立つのを臨床家たちはしばしば経験しているだろう。逆に言語治療をおこなわないと、患者は幼児化し、短気になり、まわりの人々から拒絶されることにもなる (Wepman, 1972a)。

　不幸なことに外傷後や脳卒中後のリハビリテーションの可能性のある患者たちが治療せずに放置されている例がある。こうした患者の多くはかなり効果的にコミュニケーションをおこなう潜在能力があるのだが、コミュニケーションするように促されることが全くない。質の高い医療サービスは、基本的な身体保持のための援助の提供を越えて、人間の生に質と威厳を与えるものであるということをリハビリテーション医学の領域の人々は認識しなければならない。リハビリテーションは、患者の言語機能・コミュニケーション機能が最大限に到達するまで可能な限り続けられるべきである。患者は、最大限の能力を引き出すべくその社会で最高のテクニックを駆使した治療を受ける権利をもっている (Keith, 1975)。我々は質の高いリハビリテーションを通じて患者により大きな自立性を与え、威厳を持って生きる生を与えなければならない。なぜなら患者は、コミュニケーション能力を最大限までとり戻せなければ、人間としての生を奪われることになるからである。もっとも治療を望まない患者の場合には、誰でも意志決定の権利をもっているのであるから、患者の意志を尊重すべきである。

言語治療を実施する場所

　言語治療士たちはさまざまな場所で成人失語患者のリハビリテーションをおこなっている。病院、リハビリテーションセンター、特殊養護施設、老人ホーム、クリニック、開業している場合は自分の事務所、患者の家などがその例である。

病　院

　多くの地域の病院は脳卒中後のリハビリテーションを総合的におこなっており、リハビリテーション・チームは医師、リハビリテーション専門看護婦、ソーシャルワーカー、理学療法士、作業療法士、言語治療士などによって構成されている。さらにこれらのメンバーのほかにリハ専門医、心理士、リハビリテーション・カウンセラーがチームに加えられると理想的である。脳卒中直後の急性期の患者は急性期医療が可能な施設に入院することが多く、そのベッドサイドで言語の評価、治療、カウンセリングを受ける場合がある。また回

復期の脳卒中患者の多くは、急性期の患者や手術後の患者とは区別され、病状に合った注意が払われるようリハビリテーション・サービス部門に近いところの病棟に移されるだろう。その病棟には手すりがあり、洗面所や浴室も特別に設計されている。多くの病院はリハビリテーションの設備を備えた特別の病棟をもつが、この病棟では〝失語症者のかかえる複雑な問題に対応すべく言語障害のリハビリテーションに必要な設備やスタッフがそろうように特別の注意がはらわれている″(SahsとHartman, 1976, p.210)。そこではまた入院患者、外来患者の両方を対象として質の高い評価、治療、カウンセリングがおこなえるように、適切なスペースや設備が与えられているのが普通である。

こうした病院環境において言語治療サービスを提供するメリットは、脳卒中や失語症のために統合的、協調的、包括的なチームマネージメントを病院が提供できるということである。この点についてはリハビリテーションセンターでも同じだろう。

リハビリテーションセンター

リハビリテーションセンターは病院の一部として建てられていることもあれば、独立した別の施設として複数の病院と協力関係を保っている場合もある。いずれの場合も、入院患者や外来患者に対しチームによる総合的なリハビリテーションを提供するのが普通である（SahsとHartman, 1976)。脳卒中後の急性期を脱した患者は、外来あるいは入院したままリハビリテーションを受けるか、他の施設へ移送するかが決定される。その際に考慮されるのは障害の範囲（例えば言語障害）、したがって総合的な治療の必要性、経済状態、家族がかかわれる程度、利用可能な経済的・人的資源の性質などである（SahsとHartman, 1976)。

特殊養護施設

特殊養護施設で行なわれるサービスは病院やリハビリテーションセンターほど密度の濃いものではないが、老人ホームよりはまとまったサービスがおこなわれる。こうした場所は、訓練がまだある程度必要な患者で、病院に入院するほど重度でないか、あるいは外来で治療を受けるのが困難な人にもっとも適している（SahsとHartman, 1976)。これらの施設では通常、作業療法、理学療法、言語治療をおこない、患者の社会的・情動的欲求を満たそうとする。

老人ホーム

老人ホームでおこなわれるサービスのレベルはホームによってさまざまである。あるところでは単に管理的なケアだけだが、別のホームは〝リハビリテーションサービスをおこなう努力をしており、脳卒中患者の機能レベルを保持・改善する目的で長期的な訓練計画を立て、サービスを提供することができる″(SahsとHartman, 1976, p.211)。こうした老人ホームでは患者を社会的・環境的に刺激して、患者の社会的・情動的欲求を満たそうとする例が多い。

独立した言語聴覚センター：言語臨床家のオフィス

多くの場合、独立した言語聴覚クリニックは大学の中におかれている。また、開業している言語臨床家は、自分のオフィスで個人的に訓練をおこなっている。いずれの場合もさまざまなコミュニケーション障害を対象としている。こうした所には患者の評価・訓練・カウンセリングに適した部屋があり、必要な備品がそなえられているのが普通である。

たいていの場合、こうした場所には正規のリハビリテーションチームは置かれていない。しかし言語臨床家たちは、必要とあれば患者を他の適当なリハビリテーション専門家に紹介し、そうした専門家たちと密接に連絡しあっていく。さらに個人営業の言語治療は他の専門家と提携しておこなわれる場合が多く、他のリハビリテーション専門家が開業している建物の中でいっしょに開業することも多い。

患者の家

多くの脳卒中患者や失語症者は急性期の危機が去った後か、リハビリテーションセンターで訓練を受けた後自宅に帰る。この場合、地域に基礎をおく在宅医療サービスの代理業者が組織的・協調的にまとめられたプログラムを通して、さまざま

なサービスを患者に提供する。高齢者に対する在宅医療サービスは急速に増えつつあるが、これは医療費を削減させるための病院への圧力によるものである（ASHA, 1986 ; Hamilton, 1991）。こうしたサービスの方がコスト面で効率的だという理由で保険業者に好まれており、また多くの高齢者たちも自宅でサービスを受けられるという点で在宅医療サービスを好んでいる（ASHA, 1986）。Kerr（1992）によれば、地域に基礎を置くプログラムは質的に高いサービスを廉価で提供しており、長期的にみても、入院や入所施設におけるより良好な結果を出している。その理由は、患者に必要な技能の訓練が家庭環境の中で行われるため、訓練で獲得した技能を再び家庭環境へ般化する必要がないからである。さらに患者の側でも独立心や自己に対する信頼が促進される。在宅サービスには医師の訪問治療や看護婦による訪問看護、理学療法、作業療法、言語の評価と治療、精神科・心理評価と治療、ソーシャルワーカーによる評価と治療、特殊な補助具、医療リハビリテーションおよび生活必需品に対する経済的援助、食事についての相談、家事の援助などがある。

サービス提供者の役割

臨床家たちの活動する場所が病院、老人ホーム、大学、地域のクリニック、患者の家庭、いずれの場合でも、失語症臨床家たちがおこなう機能は、大体同じである。すなわちもっとも共通な機能とは (a)患者の鑑別と選択、(b)評価、(c)治療、(d)患者管理、(e)チーム内コミュニケーション、(f)カウンセリング、(g)教育、(h)研究などである。

患者の鑑別と選択

失語症者を見出す仕方は場所によってさまざまである。多くの場合は、リハビリテーションチームのメンバーが失語症臨床家に紹介してきて失語症が確認されることになる。チーム内で患者を紹介しあうこの方式は、いくつかの場所で広く採用されているが（Chapeyら, 1979）、この方法は、チームメンバーが言語障害を認識する能力を備えているか、それを言語臨床家に報告することに関心

があるかという点に依存する。したがってこの方法に頼ると効果的に目標の患者を発見できない可能性もある。

入所施設では施設に入ってくる患者1人1人に、スクリーニングをおこなう場合がある（Chapeyら, 1979）。スクリーニングの目的は言語障害を持つ患者を鑑別することにある。発見された失語症者にはさらに詳しい検査が実施される。治療対象とするかどうかの患者の選択は治療に対する患者、家族、他の人達たちの欲求の程度、患者と臨床家の数の比率、経済的要因、予後要因などに基づいている。

評　価

評価と治療は失語症臨床家の重要な機能である。評価の目的は、個々の患者の問題の存在を鑑別し、治療の目標を決定し、また患者の言語使用を刺激する際に考慮すべき因子を決定することであり、そのために患者の認知、言語、コミュニケーション行動が詳細に記述される（第4、5章参照）。

言語治療

通常、脳卒中後のリハビリテーションは、
　総合的でダイナミックな過程を含む患者のケアであり、脳卒中直後の急性期に開始され、個々の患者が身体的、心理的、社会（言語）的、職業的機能が最大限に回復するまで続けられる。脳卒中患者のリハビリテーションの背景となっている考え方は、患者は可能な限り最大限の範囲で再び社会参加するために、使用できる最高のテクニックで治療される権利をもつというものである（SahsとHartman, 1976, p.205）。

言語治療もまた複雑、柔軟、系統的であり、目標志向のダイナミックな過程であって、治療や訓練を通じて患者の病前の言語能力を回復、再獲得することを目的としている。この過程は臨床場面だけでなく日常生活においても言語行動を変化させるために計画される。またそれは、言語反応が崩壊し始めるまさにその困難度のレベルで刺激を提示し、それによって脳を刺激すること、そして直接的には現実生活の状況へ言語反応を転移させることを必要とする過程である。この場合、回復

とはライトが点くたびに新しい語を1つ2つ言うといった刺激—反応の行動ではなく、自発的、意図的に言語表現を使用することである (Wepman, 1972b)。その最終目標は言語を通じて失語症者に力を与えることである。

また治療行為は言語やコミュニケーションの問題にとどまらない。臨床家は患者が積極的態度をとりもどし、やる気を回復し、社会的接触を保ち、自分の障害に対する洞察力を高め、受容的な感情・悲観的でない考え方・情動的安定を獲得するための援助をおこなわなければならない (Darley, 1982)。したがって"治療計画は個々の患者に応じて立てられ、また個々の患者に適したユニークな方法で提示され、進歩の徴候、失敗の徴候に応じて常に変更が加えられなければならない" (Darley, 1982, p.238)。

言語治療は個々の患者の神経学的、言語学的、社会的ニーズに応える革新的な過程である (Wepman, 1972b)。それは頭部外傷あるいは脳卒中が起きたときにはじまり、患者の身体面、心理面、社会面、職業面、コミュニケーション面などの機能が最大限に達成されるまで続く総合的な患者援助である (Keith, 1975)。焦点は機能面におかれており、言語治療はまた言語リハビリテーションあるいは言語セラピーとも呼ばれている。

管理業務

リハビリテーション管理あるいはマネージメントには、記録保存、記録作成、患者のスケジュールの作成、患者の群分け、必需品の注文などの仕事が含まれるのがふつうである。

記録と**報告**は失語症治療プログラムにおいて重要な役割を果たす。記録保存の目的は基本的には、提供された臨床サービスの総量を示し、また将来の評価や治療目標の立案を支えることにある。記録保存のシステムを選択する場合、他の専門家たちが容易に解釈できるものでなければならない。使用される可能性がある記録や報告書には、評価記録、治療計画（治療目標、訓練方法、そのタイプ、および患者の反応を含む）、カンファレンス記録、情報公開の認可状、紹介状、訓練スケジュール、患者統計、症状改善についての報告書、四半期ごとの退院報告書などがある。報告書を作成する目的は、基本的には、患者の情報を伝えることにある。正確、明瞭、そして時を得た記録や報告書は、サービスの連続性を保つのに重要であるし、また、患者1人1人の障害と残存能力、および治療を通じての改善を累積的に提示するのにも役立つ。加えて、こうした事務作業書は、他の専門家が言語臨床の効果を評価する際に唯一の基礎となり、また訓練プログラムの立案やその有効性の証明に必要となることもしばしばある。報告書はまた、サービスを受ける人々の満足度を評価し（付録1-1参照）、言語臨床家や施設の質の良否、経費と収益の比率、効率、生産性、競争力などの評価を促進するのに役立っている。

さらにこうした詳細な記録は社会保障給付金やその他の保険による補償金を決定する手段としても使われる。治療を終了する場合の言語評価は、患者の完全な病歴、障害についての明確な記述、記録可能な長期・短期の目標を含む今後の対応策、訓練課題・様式・予測される治療結果に言及しなければならない。治療結果の記述は、自立的な行動を促し、うつ状態を減少させ、自信を高めるための技能と能力に関するものであることが望ましい (Slominski, 1985a)。ADL (activities of daily living) の機能回復、自立的行動の促進、うつ状態の減少は特に重要である (Slominski, 1985a)。保険の給付の条件となるのは改善の可能性があることである。実際、リハビリテーションサービスの実施が保険会社に拒否される場合に共通する理由は、障害があまりにも慢性期にあったり進行性のものであったりすることである。加えて、言語臨床家は、患者に対する保険業者の目標を知り、その目標に患者の記録を関連づけておくことも必要になる (Slominski, 1985a)。

治療を続けるためには、改善についての詳細な記録が必要である。たとえば変化を示す際に視覚化した資料をつけると報告内容がいっそうわかりやすくなる (Slominski, 1985a)。また報告書には、動機づけは変化したか、以前に存在していた障害に変化は見られたか、など患者が知的、情動的、社会的な面でいかに改善したかの記述も含める必要がある (Slominski, 1985a)。

記録作成は論理的、継時的におこなう必要がある。個々の報告はそれと前後して書かれた報告と

内容的に密接に関連しあったものでなければならない。患者や家族あるいは患者をとり巻く人々の発言も、改善に関する記述の一部として、または訓練目標や方法を再検討する資料としてできる限り加えるべきである (Slominski, 1985a)。保険の給付を受けるための記録作成はさらに細心の注意を払っておこなわれねばならない。というのも、我々は、患者がリハビリテーションを続行する資金を得るために唯一の援助者となることがしばしばだからである (Slominski, 1985a)。しかしながら記録が保険の給付を可能にするとは言っても、我々はまた、保険会社が治療目標や治療手続きを左右するのを許してはならない。

スケジュールの作成は、年単位や週単位のスケジュールをつくることに関わっている。年単位のスケジュールの作成に際しては、法定の休日、専門家集団の学会・カンファレンスの日程を考慮しながら、スタッフ研修期間、スタッフそれぞれの有給休暇日などを決定していかなければならない。週単位のスケジュールの立案に当たっては、旅行、カンファレンスの開催、報告書の作成、言語訓練の準備、各種のリハビリテーション活動の調整、スタッフの教育、最近の文献購読、などの時間を確保しておく必要がある。もっとも長い時間が割りあてられるのはもちろん患者の評価と治療である。個々の患者の訓練スケジュールは障害の重症度、地域的な利便性、患者と臨床家の人数比、患者の経済的な能力などによって異なってくる。

臨床家はまた、必要とされる備品、資材、日々の必需品など、それらの必要性や予算に応じて注文していく必要がある。たとえばよく利用されるものとしては、標準的なテスト類、教科書、ワークブック、市販の訓練材料、テープレコーダー、カセットテープ、ビデオデッキ、ビデオテープ、コンピューター、用紙類などがある。

チーム内コミュニケーション・協調的援助

失語症臨床家は、リハビリテーションの評価と治療をおこなうチームの一員として働き、作業療法士、理学療法士、看護婦などの専門職や家族と知識や情報を交換する。リハビリテーションチームでは意志決定や各職種間の協調関係を作り上げていくために、チームの成長と真のパートナーシップを必要としている。話し合いのテーマは特定の患者のマネージメント、各種臨床サービスの実施やその協調関係、失語症全般、食事の栄養評価や改善、備品の選択、投薬のしかたなど一般的な高齢者問題、アルコール中毒のような行動障害の取扱い、人間的経験の理解など広範囲にわたるであろう。

こうした相互作用的な過程を通じて、臨床家は、個々の患者が最大限の潜在能力を発揮できるように援助をおこなう。スタッフ研修プログラムやチーム全体の前での報告も含めて、メンバーがそれぞれの専門を超えて相互に相談しながらリハビリテーションをおこなっていく時、患者についての知識や理解あるいは協調関係が向上し、結果的によりよい患者マネージメントが生み出されるであろう。

カウンセリングと教育

カウンセラーあるいは助言者は、患者、家族、他の専門家たちや地域の関係者たちと意見やアイディアを交換したり、あるいは話し合いをおこなったりする役割を担っている。個別カウンセリングやグループカウンセリングの内容は、そのカウンセリングを受ける個々の患者に適切なものが選択される。そこで話題となるのは、脳卒中の原因、患者にサービスを提供できる医学的・外科的・言語的リハビリテーションのタイプ、脳卒中の心理面・情動面への影響、死や死ぬことなどについてである。

教育家としての失語症臨床家の役割は、たとえば、学生の臨床実習やパラメディカルの人々を指導することおよび、在宅介護者、その他のケア援助スタッフ、患者の家族などのために研修・訓練をおこなうことである。患者の教育では、医学、コミュニケーション、環境、社会それぞれの面についての選択肢を患者に知らせ、そのことによって患者を意志決定の主体として力づけてゆく (Winslow, 1992)。患者たちは自分自身のケアに関する決定に多くかかわるほど、それだけ後になって不満を訴えることが少なく、また自分からケアに参加することが多くなる (Winslow, 1992)。さらに患者の権利について情報を与えたり、希望をもつことの重要性 (Goleman, 1991)、ストレス

の軽減法、自尊心、高齢者にとっての生きることの意味といった話題を話し合ったりすることは治療にとっても有効である。

また失語症臨床家は一般の人々の教育もおこない、そのことによって、脳卒中の危険因子となる習慣的行動から人々が自己を防衛し、自己調節するのを援助する。"毎年100万人もの人々が、自分の行動パターンを変えれば治癒あるいは回復できる病気で苦しんだり亡くなったりしている"(Ewart, 1991, p.931) という。そこで言語障害学者 (SLP) たちは、人々の"自己コントロールの感覚、達成感、変化をひきおこす力の感覚"(Ewart, 1991, p.940) を刺激し、人々の中に自己変革をおこなう自信を育てていく。さらに言語障害学者は、教育を通じて地域により健康的な行動パターンを普及させ、また、地域の共有資産に関して適切な決定をおこなえるよう、地域全体を活性化していくことができる (Ewart, 1991)。

言語障害学者は、専門家としてよりすぐれた能力を獲得するために自己の教育もおこなわなければならない。一般的に、知識や技術は、専門誌を読んだり、学会・ワークショップ・講習会コースに出席したりすることによってより豊かなものになる。内容としてはたとえば、失語症の国際的な展望、知覚運動・認知・言語・情緒障害の評価・治療における進歩、医療管理の進歩、地域への再参加や再就職システム、失語症の回復と倫理に関する今日的な問題、効果的なコミュニケーションを通じた協調関係の樹立の方法、意見・利害対立の対処法、他の人々を動機づけるコツ、アルコール・薬物の濫用をやめさせる訓練、患者の個人的問題に即した訓練の方法（例：市場での取引、ビジネスに関する法律、契約の交渉、簿記と経理、人事管理）、ストレスの処理、自尊心を確立する方法、失語症の法律的側面、治療計画の刷新、健康管理の専門家の援助による質的な自己管理の促進、などが挙げられる。

研　究

臨床家には研究によってのみ産み出すことができる知識や治療技法が必要である。実際Minifie (1983) は、我々の分野では研究と臨床の両者は強く結びついており治療実施者が臨床科学の発展に大きな役割を担うので、これらが分離されたところからはすぐれた研究は産み出されないとしている。研究は臨床活動から分離できないものなのである (Goldstein, 1984)。それゆえ、失語症学者は自分の臨床上の成功や失敗を記録しておく責任があり、またこうした作業を行うためには、臨床家は科学的な研究計画、測定、分析の技法に通じておくことが必要である。

治療研究は、より洗練された計画をもつと同時に、治療に関する特定の行動・認知・コミュニケーション・言語モデルに直接的に明確に関係づけられる必要がある (Kearns & Thompson, 1991)。今日、我々の研究はあまりにも多くのものが専門性に押し流されており、ますます専門的になるにつれ、概念的には貧弱なものになってきている (Kearns & Thompson, 1991)。KearnsとThompson (1991) によれば、失語症の回復についての研究はあまりにも記録志向的であり、そのために語用論や意味の問題よりもむしろ測定可能だが瑣末な問題にかかずらっているという。もっと効果的で、強力で、有意味で機能的な特徴を保証した評価方法を我々は早急に開発する必要がある。

治療技法は、時間・人間・その他必要な資源に照らして効率的で、コストに見合ったものでなければならないし、また治療の結果、日常場面に般化できるコミュニケーション能力が獲得されなければならない (Warren & Rogers-Warren, 1985)。特定の語彙や統語項目をコミュニケーション機能から分離して訓練をおこなう伝統的モデルでは普通、訓練によって得た知識は新しい文脈には般化されない。したがって我々に必要なのは社会的妥当性に関するデータ、つまり訓練された特定の行動・時間・文脈を超えて、失語症者が以前より上手にコミュニケーションできることを示すデータである (Thompson & Kearns, 1991)。"どの治療技法がどの程度最良であったか、そして、どのような変化が重要な治療効果を構成するのか"(Thompson & Kearns, 1991, p.52)。を明らかにすることが基本的に重要なのである。

実施される研究の種類や質は、施設や被検者を得られるかどうか、また、管理部門やスタッフの間に協力的雰囲気があるかどうかにかかっているが、また一方では、個々の臨床家が自分の仕事の

効果を分析しようとする意志に大きく依存している問題でもある。さらに、質的にすぐれた研究にとって本質的に重要な要素は、ある程度の危険を冒すことが可能な環境を創り上げることである。つまり研究の質に影響するのは、研究スタッフの質・やる気・人間関係のほか、創造性を支持するかあるいは新しいアイデアを批判するかといったマネージメントのスタイルであろう（Ringel, 1982）。

有能な失語症臨床家の特徴

有能な失語症臨床家とは、高度な能力に裏打ちされた評価と治療テクニックによって、質的に高いケアをおこなうことを主な目標として患者に接し、また責任感があり、ものごとに敏感で才能のある人をいう。こうした臨床家はアメリカ言語聴覚協会（American Speech-Language-Hearing Association、ASHA）が授与した臨床技能証明書（Certificate of Clinical Competence、C. C. C.）、そして多くの州では州の発行するライセンスを保持している。こうした臨床家は知的にすぐれ、データを正確に分析・統合し、問題を明らかにし、また仮説を立ててそれを検証するために論理的にくりかえし調べることができる。彼らは有効な知識を見出して利用し、自立的に考え学習し、群や関係を理解し、さまざまな選択肢を通して考える。また彼らは、単純であったり複雑であったりする患者の治療計画を立て、マネージメントをおこなうために、それらに関連する知識、アプローチの方法、洞察、モデルなどを発展させる能力を持っている（Falck, 1972）。

有能な臨床家は高度なレベルで安定してなおかつ柔軟な臨床行動を示す。治療手続きは効率よく実施され、それらの治療手続きがなぜ効果があったか、また失敗した場合にはなぜ効果がなかったかなどが正確に説明されるだろう。治療セッションの目標や手続きは、評価結果や最近の文献を充分に理解して反映させたものとなる。治療は時間的制約、患者の性格特徴、利用できる教材や道具などを考慮して現実的に計画されるだろう。さらに患者が適切に反応する機会を得るように治療は現実にあったペースで進められることになる。

有能な臨床家は、自分のおこなうことすべてについて理論的根拠を持っており、必要に応じて患者にそれを説明して、意思の疎通をはかる。また臨床家は、目標を選択しそれに到達すること、学習に対する個人の責任など適切な態度や技能を身につけることなどについて責任をもって参加するよう患者をに促していく。

有能な臨床家となるために基本的に重要な問題として挙げられるのは、心の底から他者を援助したいという動機づけをもつこと（Minifie, 1983）、他者に対して親密な感情とやさしさを抱けること、さらに、忍耐強い態度・熱意・ユーモアのセンス・言語治療を楽しく、おもしろくする能力があることなどである（Post and Leith, 1983）。

有能な失語症臨床家は、目標達成へと患者を導く際、個々の患者の応答や反応や欲求に敏感で、それらに適切に対応する。また、彼らの基本的な責任は患者に対してあり、患者が最大限に自己決定をおこなえるようにあらゆる努力をすることだと認識している（CormierとCormier, 1991）。彼らは適当な学習環境と自由を患者に与え、また治療関係にプラスに働く感情状態を保つように心がける（Rogers, 1969）。彼らは患者の態度面・行動面での成長を促し、またインスピレーション、やる気、勇気、リーダーシップへの意欲を患者に与えるだろう。

有能な臨床家は現在のシステムを創造的に更新し、再編成することができる。Rogers (1969) は有能な臨床家とは、いかに学ぶか、いかに適応・変化するかを学んできた人だとしている。こうした臨床家たちは、確実な知識というものはなく、知識を探求する過程だけが確実性の基礎となることを認識している。彼らはできあいの知識ではなくむしろその知識探求過程に依存している（Rogers, 1969）。また彼らは常に学び続ける人々の中にあって自分や患者の好奇心を開放し、探究心を解き放ち、すべてに対して疑問を持ったり説明したりする（Rogers, 1969）。

有能な言語障害学者は自己変革・自己管理の能力を持っている。彼らの理解するところによれば、人は絶えず職業上の目標や個人的な目標を立て、その目標を達成するための方法を考え出していか

なければならないのである。彼らは自分自身の私的部分と科学的部分をうまく統合しており、また、対人関係と技術面の能力のバランスをとることにも成功している (CormierとCormier, 1991)。彼らが自分自身について、また対人関係についてもっている知識は、関連領域に関する**能力**に関与しており、また**力とやさしさ**の適切な使用にも影響する (CormierとCormier, 1991)。有能な臨床家は、自分自身の行動を客観的・批判的に眺めて評価し、モニターし修正することができるため、自分の長所と短所に対して自覚的である。彼らは、有能な失語症臨床家になるとは、決して終わることがない学習の連続であることを知っている。そして自分の臨床行動を計画・実行し評価する能力および自己の臨床経験を広げ深めようとする。そのために彼らがおこなうのは、(a)自己評価、(b)専門家としての目標の明確な定義と確立、(c)評価、治療、学生の指導などに関するモデルの使用、(d)専門的な学会に出たり、専門誌を読むなどによる持続的な自己教育、(e)同僚の臨床家の観察、(f)様々な専門分野にまたがるチーム内での意見交換、などである。

　有能な臨床家は、リハビリテーションチームのすべてのスタッフと効果的に交流することができる。彼らは同僚に対して尊敬の念をもち、礼儀正しく、公平で、誠実に接する (CormierとCormier, 1991)。彼らは正確・完全に記録をとり、報告書を作成し、それらに新しい情報を付け加え続ける。臨床家は常に患者のプライバシーや秘密を守り、適切な紹介や推薦をおこない、また適切なフォローをおこなうだろう。

失語症治療に影響する主な問題

　我が国の保健医療システムは過渡期にある。現在および将来におけるサービスに関連して、いかなる臨床現場においても次のような問題が重要となってくるだろう。

脳機能についての研究：言語はどのように組織されているのか

　脳についての最近の研究は、言語の組織化の問題等、脳機能の理論を組み立てることに焦点がおかれている。そのような理論の1つとして、Gerald Edelman (Hellersteinより引用、1988) は、脳には実に多様な神経─細胞の連絡があるが、その連絡は〝特定の機能あるいは意味をもつように生得的に決定されているわけではない〟という理論を提出している (Hellerstein, 1988, p.61, col.3)。細胞群はその入力に応じてさまざまな機能を遂行しうるし、また急速に再組織化されることもある。特定の細胞群内部でいくつかの細胞間結合の組合せを強めるのは、入力すなわち経験である。しかしながら、時間経過に伴ってシナプス結合の強度は変化するが情報の流れはもはやランダムではない (Hellerstein, 1988)。Edelman (Hellerstein, 1988, p.61, cols. 1, 2より引用) によれば〝シナプス結合がおこなわれた後に選択が生じ、その結合の強度は変化する。しかし結合のパターン自体が変わることはない〟という。

　こうした選択の過程は生涯を通じて続き、あらゆる経験が各個人の脳や細胞結合の強度を変化・形成してゆく。このようにして人々は〝知覚することを学ぶ〟のである。

　人の言語を組織化する脳パターンはそれぞれ個人によってユニークなものである。というのはそのパターンは個人の経験やそれに続く知覚に基づいているからである (Blakeslee, 1991)。言語は脳の左半球に側性化していることが多いが、言語の中枢は一箇所だけでない。むしろ言語処理機構は、広範囲にわたって脳内に分散している (Blakeslee, 1991)。言語の異なる側面 (たとえば、規則動詞／不規則動詞、固有名詞／普通名詞、語の読み、意味理解、語想起、外国語の語彙や文法の処理など) に関与する脳領域は、大脳の離れた部位にある多くの別の領域と結合している。しかしながら、〝これらの領域は統合に向けて共通の目的地へとそれぞれのシグナルを送っているわけではない。むしろ言語やおそらくすべての認知は、脳の様々な領域を場所的にではなく時間的に結びつけるような未発見のメカニズムに支配されている〟(Blakeslee, 1991, p.C1, col.5)。

　Edelmanによれば、脳はその様々な領域に機能的な〝地図〟あるいは細胞配列 (たとえば触覚や視覚に関連するものなど) をもつ。この地図は神

経線維の広範なネットワークによって他の地図と連結されており、これによって地図どうしお互いに情報伝達しあっている——これは再入力と呼ばれる過程である（Hellerstein, 1988）。我々が概念を形成することができるのは再入力によるコミュニケーション、すなわち黄色さや丸さといった異なる属性を表現する地図の間のコミュニケーションによる。たとえば人がりんごを認知する場合、"今見ているものがりんごであると結論する前に、赤を見る脳の部位は端点や丸みを見る脳部位とコミュニケートしなければならない"（Hellerstein, 1988, p.61, col.2）。Edelmanの考え方に従うなら、知覚と運動の協応つまり複数感覚の平行的処理のような状態が"すべてをまとめ上げる脳の中心部分を想定せずに"（Hellerstein, 1988, p.61, col.2）説明することができる。

Blakeslee（1991）の報告によると、Damasio夫妻をはじめとする何人かの研究者たちは、最も基本的な言語野を語や事物の要素間結合のための鍵が貯えられている"収束領域"とみている。語や概念についての知識は"大脳の広範な部位に散在しており、それらの知識を再活性化する場合、情報をまとめ上げるために仲介役の第三者—収束領域—が必要となる"（Blakeslee, 1991, p.C10, col.5）。たとえばテニスボールとはどんなものか考えよといわれた場合、人はその特徴（黄色い、丸い、はずむ、手であつかえる、投げられる）からテニスボールの内的イメージを構成する（Blakeslee, 1991）。ある概念や名前が再活性化される場合、それの特徴それぞれについての知識が別個に貯えられている離れた場所のニューロン群が呼び出される。"これらのニューロン群は収束領域からのフィードバックによって同時的に賦活される"（Blakeslee, 1991, p.C10, col.5）という。

この文献は語の使用頻度が言語の想起と使用の能力に影響するとする我々の直感を裏づけるものであるように見える。また同時に、大脳のいくつかの領域が場所的にではなく時間的に統合されること示唆した、BrownとPerecmanの微少発生理論を補強するとも思われる。この文献は、言語は大脳の特定の部位からあらわれるとする厳密な言語局在論は支持していないといってよいだろう。またこの考え方に従えば、我々臨床家は、事物・できごと・関係の属性や特徴を刺激する課題（たとえば"柔らかくて動くものをできるだけ多く考えてもらえませんか？"といった拡散的思考課題）をもっととり入れていくことが必要になる。なぜなら、そうした特徴は概念の形成・同定・使用にとって重要だからである。我々は失語症臨床家として、脳における言語の組織化はどうあるのか学び続け、さらに、こうした知識が失語症治療の新しいアプローチの成長と展開にどのように影響するか考え続ける必要があるだろう。

老人学：健常高齢者の研究

過去20年間、成人の加齢による変化に関心が高まってきた。この目的に沿う形で、加齢に伴って変化する因子、変化しない因子を特定しようと、多くの専門家が認知、知覚、感覚、運動、コミュニケーション、その他の神経・心理システムの測定をおこなってきた。

こうした研究の中には、加齢によるプラスの変化や高齢者の機能性に焦点をおいたものがある。「年をとる脳：回復しうる心、回復できないからだ」と題した論文で、Kolata（1991）は"加齢自体が認知や知的活動の低下や喪失を招くと信じる理由はない"（Kolata, 1991, p.C1）と報告している。"年齢をとることは病気にかかり、性欲を失い、もうろくしてしまうことだ、というのは神話にすぎない"（Fradyら, 1985）。こうした神話はほとんどの場合、事実と一致しないのである。高齢者の健康について革命が起きている。85歳以上の老人の大半は他人の世話にならずに生活を続けており（Fradyら, 1985）、今日では、かつて以上に多くの高齢者がかつて以上に活力にあふれ、自立して暮らしている（Fradyら, 1985）。精神機能テストであまり成績が芳しくない老人は、うつ病、健忘症、アルツハイマー症、ビタミン欠乏症、アルコール中毒などなんらかの疾患を合併しているのが普通である。あるいは鎮静剤や非ステロイド系の抗炎症剤などの薬品、環境汚染やストレスのような環境要因によって成績低下が生じる場合もある（Allison, 1991; Kolata, 1991）。

加齢に伴うプラスの変化を支持する証拠は動物研究から得られたものであり、それによれば年とったネズミの脳が脳細胞間の新しい結合を成長さ

せる可能性は若いネズミの脳と同程度であるという。研究者たちはこの結果は人間の脳にあてはまるという仮説を立てている (Kolata, 1991)。また他の実験は、若いネズミを弱い慢性的なストレスにさらした場合、脳の変化が加速して海馬のニューロン間の情報伝達（学習や記憶に重要）が阻害されるものの、細胞自体が死んでしまうわけではないと指摘している (Allison, 1991)。一方、年とったネズミでは、慢性のストレスによってこれらのニューロンが信号を送る能力は障害されないが、ニューロンがいくらか死滅する (Allison, 1991)。これは〝脳が加齢に順応する〟(Allison, 1991, p.7)ことを示唆している。実際アセチルコリンエステラーゼという酵素（細胞間の情報伝達に必要な燃料を燃やすのを助ける役割をもっている）を含むタイプの脳細胞は〝確かに成人期に増大し、健康な場合には老人でも保たれている〟(Allison, 1991, p.7)。高次の思考過程にはこのタイプのニューロンが関与しているので、Mesulam (Allison, 1991に引用)は、年齢に伴うこうした脳細胞数の変化こそ〝賢明さ〟の基礎をなしているのではないかと考えている。〝細胞の計画的な死と新しい細胞間連絡の発生は、新しくてよりよい神経回路を脳が形成する方法であるらしい〟と彼は示唆する (Allison, 1991, p.8)。実際Mesulam (Allison, 1991に引用)によれば、健康老人では樹状突起（ニューロンの分枝）の成長がはっきり認められたという。

もっとも、高齢者では脳内の細胞間連絡が少なくなっていることを示す研究もある。たとえば〝判断、言語、および時間や場所の見当識をコントロールする大脳新皮質の諸領域の連絡は悪くなっている〟という (Kolata, 1991, p.C10)。これに対してKolata (1991)はこれを説明する仮説として、高齢者は大脳での注意集中がうまくなっている可能性を示唆している。精神機能は使えば使うほど保たれるという、Kolataが名づけるところの〝使用かさもなくば消失〟仮説を支持している研究者もある (Kolata, 1991)。一方Kolata (1991)やFradyら(1985)は、高齢者は一般に良好な状態にあり、マイナスの変化は標準的なものではないと述べている。

動物や人の脳の研究は、〝病気が進行するのをくい止め、健康な脳のパワーを発揮させるテクニック〟(Allison, 1991, p.8)の開発を促進するだろうと期待される。たとえば認知力増強剤などの実験的薬物——これは通常〝ニューロン結合に関与する化学的伝達回路であるコリン系の回路に作用する〟(Allison, 1991, p.8)ものである——がいつか効果を発揮するかも知れない。しかし現在のところそうした薬物の効果は限定されたものでしかない。研究者たちはまた、脳内に存在するグルコース（記憶などの認知活動に必要とされる）を脳が使用する能力を増大させる薬品の開発と完成にも期待をかけている (Allison, 1991)。精神面で長寿であるかどうかの秘密は大部分遺伝によるが、脳損傷を回復させ、さらに高齢者の脳の力を維持し増大させるような研究が今後のぞまれるだろう (Mesulam；Allison, 1991に引用)。

老人学研究には、どのようにすれば個人が健康に年をとることができるかという問題に焦点をあてているものもある。たとえばコネチカット大学ファーミントン校の保健センターはトラベラーズ社基金から100万ドルの援助を受け、健康に老いるためのライフ・スタイル行動（超高齢者の栄養状態や人生の意味の発見など）や、医学的標準の確立を目標として研究を精力的に推し進めている。

健康老人に関する多くの研究は、食餌・運動・ストレスのコントロールが若さを保つ秘けつであることを示している。これらのライフ・スタイルをコントロールすることによって、寿命を延ばすことができる場合が多い (Dunbar & Most, 1991；Robins, 1987, 1991)。実際Krinsky (1991)は、ストレスを上手に操作することが老化に〝成功〟する鍵になるという。また、活動的な高齢者は絶えず目的意識を見出しており、そのことによって上手に年をとる (Krinsky, 1991)。精神的に積極性を保つためには、人は家族や友人・他人と関わり続ける必要がある。逆に〝孤独、退屈、知的刺激の欠如はしばしば精神の劣化の牽引力となる〟(Krinsky, 1991, p.12)。

こうしたことから、精神医学の一分野として老人精神医学が発達してきた。その目的は、加齢に伴う一般的な心理的・人格的変化（たとえば自立性・誇り・自己価値あるいは自尊心・動機づけ・親密な関係・性欲・社会活動や仕事への関心など

の減退）に高齢者が対処するのを援助することである（Fox, 1991）。また老人精神医学は、気分の落ちこみ・身体上の不平不満・絶望感・空虚感・拒絶感などを軽減しようと試みている。そこで評価の対象となるのは、生物学的・宗教的・社会的・心理的諸問題であり、これらは個々の老人が日常生活の中で用いる情動面の技能の問題でもある（Fox, 1991）。老人精神医学の目標は、高齢者が社会の一員として重要な生産的存在であり得ること、〝人生は80歳からでも始まり得る〟こと（Fox, 1991）、生活の質の重要な部分は個人の精神と心の中にあることを、高齢者の問題解決や意思決定の能力を用いながらひとりひとりが納得できるように援助することである。

しかし加齢が機能の上でなんらかの低下をもたらすことは避けられない。したがって老人学の文献の一部は加齢の臨床的側面に焦点をおき、高齢者における疾病その他の問題を概観している。例えば、『メルク老年医学マニュアル』（Abrams & Berko, 1990）が議論するのは以下の諸問題である。(a)老化過程および心臓血管、肺、胃腸、泌尿器、血液、筋肉・骨、代謝、内分泌など諸系への影響、(b)伝染性疾患、(c)神経障害、(d)皮膚、目、耳、鼻、咽頭の障害、(e)転倒、歩行障害、(f)電解質のバランス不調の問題、(g)骨折、(h)排尿抑制障害、(i)痛み、(j)睡眠障害、(k)床ずれの問題、(l)サービス利用法、ケアの連続性、ヘルスケアの財源等社会的問題、(m)治療過誤および劣悪なケア、(n)蘇生指示の拒否、家族の問題、長期ケア等法律上の問題、(o)倫理上の問題、(p)人的・物的資源の配分、(q)評価用具。

我々は言語障害をもつ高齢者にヘルスケアを提供する者として、自分の患者や地域の人々が健康的に年をとるよう援助してゆく必要がある。また我々の患者をよく理解し、必要があれば他の専門家に紹介してゆくために、加齢の臨床的側面を鑑別することも必要になる。

疾病予防

国立健康研究所によっておこなわれた、42年間の長期にわたるFramingham研究の最近のデータによれば（They're Not Kidding, 1992）、脳卒中は朝6時から正午までの時間帯に他の時間帯より2倍も起こりやすく、またその半数以上が（特に脳出血）月曜日に起きているという。この研究結果は、雇用者たちに仕事のストレス・レベルを明確化する課題分析の実施を勧めることになる。さらに、ストレス・レベルの高い仕事を午後にまわしたり、1日の労働開始時間を遅くする（特に月曜日）ことなども考慮していくべきだろう。この研究結果はまた、50歳をすぎた人々に、特に日曜日の夜と月曜日の朝できるだけストレス・レベルを低下させるようにと勧めている。同時にこのデータは、〝致命的である場合も多い脳卒中の発現に先行し、それに影響する危険因子および行動〟を神経学者たちがよりよく理解するための刺激となるであろう（They're Not Kidding, 1992, p.113）。

老人学：人口と社会の動向が及ぼす影響

アメリカは高齢化の進んだ社会であるが、退職・ヘルスケア・長期ケアに対処する現在の政策は、急速に拡大しつつある高齢者人口に対して十分なものではない（Fradyら，1985）。

退職

早期退職の気運は、コストを削減しようとする企業および政府の欲求によって盛り上がってきたものである。高齢の労働者は高い賃金を得ている場合が多く、早期退職を勧告されたり解雇されたりしている。その結果、多くの高齢労働者が依存的で非生産的な生活を余儀なくされることになった。彼らの多くは離職後20～30年生き長らえ、かつては予想もしなかった無為の時間に囲まれながら、経済的にも貧しい自分を発見することになるかもしれない（Fradyら，1985）。さらに就職募集・雇用・昇進のための制度は若年層に有利なものであるため、45歳以上の人々の失業期間の平均はより若い労働者に比べて35％長くなっている（Fradyら，1985）。つまり年齢による差別の結果多くの高齢者が労働現場から閉め出されているのである。また彼らの多くは年金を受けておらず、65歳以上の人々の方が貧困を判断する基準と同じレベルか、それよりわずか上の生活をしていると推定されている（Fradyら，1985）。

高齢者の貧困を救う1つの方法は、強制退職（通常70歳）という時代おくれの制度を変更することである。高齢者を社会に再統合することによって、

社会的交流や交際に対する彼らの欲求はいくぶん満たされるだろうし、また自分が社会にのぞまれる、活動的、生産的な存在であるという感情も得られるだろう。退職は今後固定した人生からの脱出、人生の転機、レジャーと仕事の両方を享受するためのチャンスといった意味をもつものになるべきである。つまりそれは、社会に貢献するための時が来たということであって、社会からしりぞき、除外されるための時が来たということではない（Fradyら、1985）。

ヘルスケア

退職者を対象とした医療ヘルスケア保険はあまり普及していない。中産階級や貧困階級の人々の多くは、医療健康保険（Medicare health insurance 65歳以上の老人を対象とする）の保険料を支払い続ける余裕がない。さらにヘルスケアのコストの急速な上昇のため、医療保険（Medicare）や医療扶助（Medicaid. 低所得者を対象とする）はもはや質の高いケアの代価を払うには不十分となり、供給されるケアは制限され始めている（Fradyら、1985）。また同時に、医療システムは高齢者に対して関心が薄く多くの老人が無視され、不適切な診断名をつけられ、薬づけにされたりあるいは逆に薬なしで放置されたりしている。つまり彼らは危険なほどに不適当でお粗末なケアを受けており、あるいはまた、ヘルスケア・システムの中で忘れられてしまっている（Fradyら、1985）。医療の専門家たちの多くは、高齢者の治療を〝訓練されておらず、またそれに興味もない〟（Fradyら、1985，p.13）という。その理由は、老齢の患者の治療には〝時間がかかるし、また治療があまり高価になる場合、しばしば代価を請求できない〟（Fradyら、1985，p.13）ためである。医療業界は経済的動機によって動いている。それゆえ、高齢者に対するヘルスケアは慎重に再検討され、全国レベルで計画が立てられる必要がある。

ヘルスケア保険の償還

保険の償還に関連して、ヘルスケア全般、および言語障害に対するサービス提供に影響する問題がいくつか存在する。

1. 類縁診断群：連邦政府は保険の償還に関連して、コストを削減する手段である類縁診断群（DRG－Diagnostically Related Group）システムを制定した。これは医療保険の受給者を診断名で分類し、それぞれの診断群ごとに一定の料金を病院に支払う方法である。このシステムは病院が出費を抑えようとする強力な誘因となり、そのことによって医療サービスの質は全般的に低下することとなった。たとえば、多くの高齢患者がまだ病気が完治しないうちに退院させられているが、これは病院が患者の入院費を日割で医療保険に請求できないからである（Gilbert、1990）。患者の中には入院が許可されない者もいるし（たとえば患者の病気が非常に重く複雑で入院が長びくことが予想され、病院側のコストが高くなりすぎる場合、あるいは患者がDRGに〝ぴったり〟あてはまらないような症状を示す場合）、その一方、特定の種類の治療が受けられない患者もいる（たとえば、認知・コミュニケーションの訓練、サイン・ジェスチャーによるコミュニケーションの指導、集団言語治療（ASHA、1990）のような特殊な治療サービスは、償還額が非常に低いので、病院にとっては金銭的な損失となるだろう）。いくつかの州では、貧困者を対象に連邦政府と州の両者が管掌するヘルスケア・システムである医療扶助を執行する場合もDRGによる方法を採用している（Gilbert、1990）。

2. 保険の償還：現在the TravelersやAetna Life and Casualtyなどの民間の保険会社の中には、政府のDRGシステムに類似の支払いシステムを使用しているところがある（Gilbert、1990）。そのため外来患者の場合、言語治療を含めて多くのサービスが保険の適用範囲から除外されたり、制限を受けたりしている（ASHA、1990）。

3. HMOsとPPOs：Health Maintenance Organizations（HMOs）やPreferred Provider Organizations（PPOs）は、適用除外や人工的な制限を設けており、これは失語症者の言語治療を含めて多くのサービスに影響している（ASHA、1990）。

4. 償還のための書類：現在の支払い請求金額のコード・システムは、言語障害の評価や治療を含めて多くの領域で、サービスの範囲を適切に反映したものではない（ASHA、1990）。その上、言語障害学者を含めて多くの専門職は、支

払い請求機関が保険の適用を決定するために要求する記録の特徴について、充分な情報を与えられていない場合が多い（ASHA, 1990）。このことはある種のサービスはもともと保険の対象にならないことを意味しているのかもしれない。

今日のこうした償還システムには多くの欠陥がある。例えば以下のものが挙げられるだろう。
1．このシステムは患者よりも数字に配慮したものである（Fradyら、1985）。
2．このシステムは治療の有効性よりも、"合理性"や事務処理に配慮したものである。合理性とはコストの抑制やコスト計算を意味するものとなっており、治療の適切さとは無関係である。
3．提供される医療サービスは標準以下である場合がしばしばある。
4．このシステムは合併症のリハビリテーションには支払いをおこなわず、支払われるのは一次的な疾病に対してだけだろう。基本的サービスではないとみなされた場合支払いはなされないのだが、しかし合併症の治療や"非基本的"なサービスもまた、多くの患者の機能を改善させるために必要である。
5．病院や老人ホームが重症の患者に対して医療サービスを提供したがらないのは、こうした患者は理学療法、作業療法、言語治療といった多くのサービスを必要とするために、医療保険が認めた治療期間の範囲を越えるであろうし、またサービスのためのコストも高くつくからである。

患者が彼らにふさわしいすぐれたサービスを受けることができ、また臨床家や医師が専門職として尊重され、自由な意志決定をおこなう権利をもつためには、現在のシステムは明らかに改訂が必要である。行く手には困難な決定がいくつも横たわっている。

ヘルスケアにおける倫理的決定：最終的な選択
21世紀になるとヘルスケアの専門家は、患者・家族・他のヘルスケア従事者などと相互交流することが多くなり、生きる権利・安楽死・蘇生させないことの指示・生活の質・ヘルスケアを無制限に受ける権利などについて決定をおこなう機会も増大するだろう。その時"最終的に残るジレンマ は、誰が生きようとしており、誰が死のうとしており、誰が一定額しかないヘルスケア財源に手をつけられるのか、という問題である"（Fradyら、1985、p.18）。今後我々はいくつかの非常に答えにくい疑問に直面しなければならないだろう。たとえば、患者の生存期間を決定する権利は誰がもっているのか、限りある我々財源は延命のためにどの程度使用されるべきか、またそれは予後の良い患者にどの程度割当てられるべきなのか（Fradyら、1985；PBS, 1991a）。

長期ケア
アメリカの老人の中には、食べ物の買い出し・料理・掃除・その他の日常生活に必要な活動といった基本的な生活管理で援助が必要な人がいる。65歳以上でそうした老人が占める割合は小さいが、85歳までは半数近くの人々が長期ケアを必要とするようになる（Fradyら、1985）。その多く（70％）は家族によって介助がおこなわれており、残りの人々はデイケア・センターや退職者のための長期ケア共同体、老人ホームなどでケアを受けている（Fradyら、1985）。

今日、高齢者が老人ホームに入居するのはむずかしくなっている。その理由は質の良いケアで定評があるホームの空席率は5％にすぎないからである（Fradyら、1985）。こうしたホームは自分たちがのぞむ老人、つまり、非常に健康で性格も良く、裕福であるか長期のケア保険をもつ患者を選ぶことができる。これに対して病弱ですぐ寝こんでしまうような手間のかかる患者や貧しい患者、行動上の問題がある患者は、入居者を乱暴に扱ったり無視したりするなどの悪評が高いホームに行くことになるおそれがある（Fradyら、1985）。Fradyら（1985）は、家族や地域社会がこうした標準以下のホームの問題を監視することが基本的に重要だとしている。

施設収容は患者や家族にとって、感情的にも経済的にも衝撃的な効果をもつ。ケアのコストは高く（PBS, 1991a）、医療保険は長期のケアに対しては支払いをおこなわないのが現状である（Fradyら、1985）。医療扶助を受けるための現行のガイドラインは、収入や資産に応じて制限を設けている。それゆえ多くの人々は老人ホームに入居する前に自分の資産を"費い切る"か、誰かに贈与する

必要がある。でなければケアの支払いのために自分の資産を切りくずしてゆくことになる (Freudenheim, 1992)。この結果施設に収容された老人の三分の二は生活保護受給者として死ぬことになるだろう (Fradyら, 1985)。

多くの高齢者は、家庭や成人対象のデイケア・センターで日常的な援助を受けることによって施設収容という事態を避けることができるだろう。家族の世話を受けている老人のうち約半数は夫婦のもう片方がそのケアをおこなっており、残りの半分は娘や息子の嫁など成人した子供たちが担当している。しかし西暦2000年までに、80歳以上の人口は60歳以下の成人の人口と同程度までふくれあがり、その結果ケアを提供できる成人した子供の数は限定されることになろう (Fradyら, 1985)。

高齢の両親や親族を長期にわたってケアする中年の勤労者の数は明らかに増加している。実際、Miller (1991)によれば、米国の労働者の40～50％が、この先5年間のうちに高齢の両親や親族のケアをおこなうことになると予測されている。

女性は、子供と年老いた両親の両方のケア提供者として最も大きな責任を担い続けている (ASHA, 1990)。事実、平均的なアメリカの女性は17年間を子供の養育に、次の18年間を年老いた両親の世話に費やすという (Miller, 1991 ; Weinstein, 1989)。彼女たちは家族の世話、仕事、友人との交際のスケジュールをこなしていったあげく、過労、気分の落ちこみ、情動的緊張などからしばしばストレス関連の病気にいたる。また長期欠勤、遅刻、仕事の生産性の低下などが現れてくることもある (Miller, 1991)。

そこでこうした子供と高齢者のケアから来る危機に対応して、近年は多くの企業が柔軟な仕事のスケジュールや休暇制度をとるようになり、また扶養家族のケアに使える企業内預金 (FSAs = Flexible Spending Accounts) や情報提供と紹介のサービス、カウンセリング、従業員と家族のための長期ケア保険などを提供しつつある (Miller, 1991)。"扶養家族ケア事務所" (Miller, 1991) を創立している企業さえある。このような家族にやさしい制度をもっている企業は、長期欠勤・遅刻・転職の減少、ヘルスケア・コストの低下、仕事や雇用者に対する従業員の積極的態度、志気の向上などによって生産性が高まり、結果的には会社自身が利益を得ることになる。

アメリカ連邦政府は残念なことに高齢者のケアを支えるための総合的な政策を持っていない。そうした政策があれば、Miller (1991)が報告するように、税収の増加による支出の節減、福祉や失業保険支出の減少、そしておそらくは刑事裁判システムの経費の削減が可能だろう。その政策は多くの女性の利益ともなるだろう。彼女たちは、家族のケアをおこなうために外では責任の軽い仕事しかできず、その結果、高賃金のみならず高額の年金や社会保障、保険給付金からも見放されているからである (Miller, 1991)。今のままでいくとそうした女性が高齢になった場合、政府が彼らのほとんどの面倒を見なければならないだろう (Miller, 1991)。

今日、退職後の収入、ヘルスケア、地域社会・会社・政府レベルでの長期ケアなどについて、総合的で一貫した現実的な政策を育てる必要性がかつてなかった程高まっている。その政策が目的とするのは、患者が受けるに足る質の高い最良のケアを受け、また彼らが威厳と自尊心をもって生きることができるようにすることである。若い人々もまたそのような政策を必要とする。なぜなら、"老いは我々である。それは将来のあなたや我々自身の姿である"(Butler博士；Fradyら, 1985, p.31に引用) からである。

サービス対象からはずれてきた人々

文献によると、近年、次の3種の患者群に対するサービスの提供がますます求められるようになってきている。すなわち後天性免疫不全症候群 (AIDS) による痴呆患者、複数の言語や文化をもつ失語症者、聾あるいは難聴の失語症者たちである。

AIDSによる痴呆患者

エイズ (AIDS) 患者の60％以上は症状の進行によって思考や記憶になんらかの障害をもつに至るため (Kolata, 1990)、我々の患者の中にもエイズに起因した痴呆患者が増加しつつある。その障害の重症度は軽度から重度までと範囲が広い (Kolata, 1990)。患者はさらに "脳腫瘍、脳膿瘍、

寄生虫性伝染病、ウィルス性伝染病"（Kolata, 1990）などを患っている場合があり、その結果AIDSによる痴呆症状は複雑なものになる。現在急速に増加しているこの患者群に対しても、我々は治療法を開発し、治療を提供していく必要がある（ASHA, 1989a；FlowerとSooy, 1987）。

肝炎、HIVおよびAIDS　世界中で、そして我が国で肝炎・ヒト免疫障害ウィルス（HIV）・エイズ（AIDS）は急速に蔓延しており、おそらくは我々の患者も多く感染しているであろう。CDC（Center for Disease Control 疾病対策センター）によれば、HIVはふつう血液や精液を通じて感染するのでヘルスケアの従事者がその労働現場でHIVに感染する危険性はほとんどない（Frattali, 1991）。しかしながら、これらの疾病は死にいたるものなので、臨床家は患者や自分自身が伝染病にかかるのを予防するために、全世界的に実施されている伝染病予防措置やCDCが出しているガイドラインを熟知しておくことが必須である。すべての体液はウィルスの媒介として扱われるべきであり、またすべての患者について予防措置をとることがのぞましい。

これらの疾病に関してはまた、2つの法的・倫理的問題が存在する。1つは秘密保持であり、もう1つは治療拒否の問題である。具体的には、専門上の必要性があり、かつ患者の利益となる場合を除いて、臨床家は感染者の診断名を他人に漏らしてはいけない。また、臨床家は感染者の治療を拒否することはできない。

複数の文化や言語をもつ患者
Webster（1977）によると、文化とは"思考、言語、行為、芸術活動、などを含む人間行動の統合的パターン"である（Webster, 1977, p.277）。それは"1つの人種・宗教・社会グループの慣習的信念、社会形態、物質的特性"である（Webster, 1977, p.277）。文化は人のライフスタイルの重要な決定因の1つであり、疾病・障害・医療・死についての考え方にも影響を及ぼす。今日アメリカの家族は、文化・言語・人種の面でますます多様になりつつある。失語症臨床家も、黒人・ヒスパニック・アジア人・アメリカ先住民など少数民族を含めて、さまざまなグループの人たちを相手にしている。

差異についての感受性　臨床家は個人的、文化的類似性と差異性に慣れておく必要がある。これらの変数は言語治療の利用や実施に影響を与え得るからである。臨床家が患者に適切に対応するための一助として、文化間の心理学（つまり様々な文化・民族グループにおける個人心理や社会的機能の類似性、差異性の研究）についての講習会や講座が役立つであろう（ASHA, 1988, 1992b；Castro, 1992）。

偏見　臨床家は自分自身のあるいは他者による偏見に敏感かつ慎重であらねばならないし、不合理な判断の歪曲の原因を検討しなければならない。偏見は、教育・被差別グループとの接触・感受性訓練などを通して解決しうる場合もある。

複数言語を使う臨床家　失語症者が2カ国語を話す場合も多く、言語治療で患者たちが望むことは、臨床家が彼らの母国語を彼らと同程度、あるいは殆ど同程度に話すことができ（ASHA, 1989b）、母国語で言語評価や治療サービスが受けられるということである（ASHA, 1992b；Grosjean, 1989；Lebrun, 1988；Mumby, 1988；Paradis, 1983, 1987）。現在ASHAの会員で臨床家としての認定されている人々のうち少数民族出身者はわずか3.7%である（ASHA, 1992b）。我々の領域がこのように文化的多様性に欠ける傾向をもつことは大きな問題である（ASHA, 1992b；Terrellら, 1991）。少数民族出身の患者に必要なサービスを最大限提供するために（Wallace & Freeman, 1991）、少数民族に理解が深い臨床家を"見つけ、訓練し、支持・維持するべく、積極的に工夫・努力する"ことが強くのぞまれている（Wallace & Freeman, 1991, p.60）。

疫学　Kutzke（1985）によれば、少数民族において神経学的障害の出現率が高いことを示唆する要因はいくつか存在する。しかし今日神経学的障害をもち言語治療サービスを受けている成人のうち少数民族に属する人々は非常に少ない（WallaceとFreeman, 1991）。この問題の解決のためには、こうした人々を対象としたサービスの充実が必要であり、複数の文化・言語をもつ臨床家の増加もまたこのジレンマの解決に役立つであろう。

聾と難聴
手話言語の失語症者を対象として、彼らの言語

能力の認知・コミュニケーション面を刺激するのに必要な評価や治療法の開発が強く望まれている（Coelho, 1989 ; Handelman, 1990）。手話に明るい学生を臨床家に育てたり、現在の臨床家に手話の学習を勧め、またこうした患者の治療法を熟知しておくよう彼らを指導したりする必要があるだろう。

専門職としての地位

言語障害学の領域がすぐれた人材をひきつけるのは困難になりつつある（ASHA, 1991 ; KovachとMoore, 1992）。その理由は、

> 現在我々の専門職がおかれている状態は良いものではない。我々がおこなうサービスは評価されておらず、社会の中であまり知られていない。我々の経済的、社会的地位は、我々の受けた訓練に見合ったものではないし、専門職としての我々の裁量権は医師によっておかされる場合があまりにも多い。…つまり我々は不当に低く評価され、低賃金に甘んじ、さらに必要以上に規制を受けているわけである（Cooper, 1982, p.931）。

我々はこうした状態におかれているから、エネルギッシュで豊かな才能に恵まれた人（Carey, 1992a）や想像力に富む創造的思索家（Kovach & Moore, 1992）を新しい専門家として獲得する必要がある。Ringelによれば"すぐれた科学者とは、個性的で心が広く、自由を愛し、非常に意欲があり、とても自立的で想像力に富み、慣習に従うのではなく、現状に普段から批判的であるような人である"という（1982, p.401）。我々はこうした性格特徴をもつ人を見出し育てる必要がある。また我々の専門集団の中で、すぐれた指導力の発揮が可能となるべく効果的に個別指導するプログラムをつくりあげる必要があるだろう（Kovach & Moore, 1992）。

給料

賃金のレベルは基本的にはその職業の男女の構成比によって影響を受ける（Butlerら、出版年不詳）。事実Signer（1988）は、女性が多い職業は給料が低く社会的地位も低い傾向にあることを観察している。性差にもとづいて財源を配分するやり方はアメリカの伝統であり、その場合女性の仕事は低く評価され、彼女たちはこの乏しい経済的基盤をどうコントロールすることもできないでいる（Butlerら、出版年不詳）。

ヘルスケアの働き手は75％が女性で構成されており（Butlerら、出版年不詳）、それゆえ、ヘルスケアの仕事はすべて給料が低い。臨床家やクリニックの中には最低の報酬でサービスを提供し続けているところもある。性差と社会的地位の間にも強い関連があることは驚くに当たらない（Butlerら、出版年不詳）。よく知られた話だが、ヘルスケアの従事者の間には地位と権力の階層構造があって、地位の高い労働者と低い労働者の間には富と権力の大幅な乖離が見られるのが特徴である（Butlerら、出版年不詳 ; Signer, 1988）。たとえばASHAの会員は88.8％が女性だが、男性会員の17％が治療プログラムの指揮者あるいはリーダーであるのに対して、女性会員で管理職についているのは6.2％にすぎない（Signer, 1988）。女性は時に、家庭の収入に関して副次的な役割しか担っていないために、彼女ら自身のトレーニングや専門職としての地位に見合った給料を受けとる権利を強く主張しないようである。また我々の給料の低さには、業務内容の不適切なマーケティングやサービスへの評価も関連している（Holley, 1988）。

女性問題

現在我々に必要なのは、この職業や社会における女性差別的態度をなくしていくことであり、またできれば、我々の職業における男性の比率を増加させることである。ASHAはほとんどが女性で占められる組織であるから、我々は女性問題についても指導的役割を果たしていくべきだろう。たとえば、職場や宗教・政治組織での女性の役割や地位、女性に対する適切な賃金の補償、老人や子供のケアの必要性 ——ASHAの会員の三分の二は、成人か子供のどちらかに扶養家族を持っており（ShewanとBlake, 1991）、ASHAの会員は扶養家族のケアに平均週20時間以上を費やしている——、社会の中でリーダーシップの役割を引き受けるように女性を力づけていくなどの問題である。

個人開業

1992年、ASHAの会員の53.1％が教育施設で、38.8％が医療関連施設で働いており（全体で91.9％）、また会員の73.6％は臨床サービスの提供者と

して雇用されている (ASHA, 1992c)。そのために我々の分野では個人的に開業する基盤があまりないように見える。しかし個人開業はすべてのヘルスケア関連職の背景をなすものである。公的サービスの根拠となるのは、その職業が社会の中で生き延びうるということであり、経済的に成り立っていくことが必要がになる。そこで、言語治療サービスを個人的に開業し発展させていく方法に関して情報を提供してほしいという要望や、医療保険 (Medicare) の直接的な提供者になりたいという要求などが出されれている。また、我々にはもっと強力なマーケティングが必要である。

マーケティング

マーケティングとは、潜在的な消費者が望み必要としているものは何かを明らかにし、そのためのサービスを工夫し、そしてそのサービスが購入可能であることを人々に知らせる過程のことである (Mathews, 1988)。この場合に焦点となるのは、消費者の感覚・欲求・ニーズ（彼らにとって重要なものや、彼らが本当に望んでいること）を詳しく分析すること、さらに、そのサービス業務における競争状況などサービスの実施に影響する外的なさまざまな変数を理解することである (Mathews, 1988)。たとえば消費者の感覚を分析する方法の1つとして、付録1-1に例示したように患者の満足度調査を実施してみることがある。ここで消費者とは、サービスの利用者自身である場合もあるし、また、あるいは第三者的な支払機関など、利用者の意思決定に影響する人々のためのさまざまな紹介先である場合もある (Mathews, 1988)。

プロモーションとは、彼らの欲しいものがほかならぬ自分の手もとにあることを、目標としている市場に対して知らしめる活動である (Mathews, 1988)。そこでおこなわれるのは、そのサービスを実際に売り、あるいはそのサービスについて人に話して自分のサービスを選ぶよう説得すること、説明書・ニュースレター・教育用のパンフレットやスライドの映写などを通して自分のイメージを強調・維持する広報活動をおこなうこと、また新聞・雑誌・職業別電話帳・ラジオ・テレビに広告を載せるなど宣伝をおこなうことである (Mathews, 1988)。

製品＝サービスの開発、価格、流通はマーケティングの重要な要素である。効果的なマーケティング戦略こそが職業やビジネスをつくりあげる。またそうした戦略によって仕事量の増大、関連資源の増大、利用者の満足度の上昇といった結果を得ることができるだろう (Mathews, 1988)。

まじめに働くだけでは充分ではない。我々は自分のサービスがどこで利用できるか宣伝し、自己満足を避け、サービスの成果を示し続けなければならない。我々は公共情報キャンペーンを広範囲に展開し、それらに個人として参加していく必要がある (ASHA, 1990 ; Cooper, 1982)。これは、自分達のサービスの範囲や価値について、また脳卒中や失語症の病因・症状・特徴などについて、一般の人々、他の専門職の人々、第三者の支払機関を教育するためである。

マーケティングの総体的な目標は、脳卒中の予防とケアについて、患者自身について、それから我々の職業全体について、情報を広めると同時に、それらに対する人々の態度や行動を変化させるための効果的で効率的なテクニックを展開することである。

燃えつき症状

燃えつき症状とは〝身体的、情動的、精神的疲労に特徴づけられる、仕事に関連した慢性的ストレスに対する反応〟(Bucci, 1991, p.18) である。それは〝個人の心理的資源と仕事の要求の間におけるバランスの崩れ〟である (Bucci, 1991, p.18)。燃えつき症状は、不安・疲労・緊張・消耗によって特徴づけられる (Bucci, 1991, p.18)。そのほかに燃えつき症状の原因として、患者の家族を相手にするところから来るストレス、不適切なスタッフ配置と過重な仕事量、他人に対する責任の重さの自覚とそれに平行する能力不足や不安定さの感情、他のヘルスケア担当職員や施設管理者に対する個人的な葛藤などがあげられる (Bucci, 1991)。

最初の兆候は、個々の人間に対する敬意が失われ、他者が疎遠に見えたり非人間的に見えたりすることである (Tilke, 1990)。第2段階は達成感の減少であり、第3段階は情動的な完全な消耗である (Tilke, 1990)。

燃えつき症状の予防のために最も効果的な方法

としては、仕事内容の多様化と役職による責任の明確化が考えられる。これを通じて我々は、事務作業を減少させ、同時に効率性を高める方法を工夫してゆく必要がある。その他燃えつき症状の緩和をうながしうるのは、魂の成長・リラクゼーション・休暇による自己再生、自己養育、希望や積極的な心的態度の維持（Goleman, 1991）、他者に対する寛容、笑い、人格的成長、人間関係の技術の発達（Carnegie, 1952）、社会的・職業的な友人関係とサポートのシステム、教育の持続、自己評価、ヨーガ、運動などである。

役に立つ参考資料として、Farber (1983) Goldmanら（1992）や、ビデオのCatch the Creative Spirit「創造的な魂をつかめ」ビデオ・シリーズ（1992）がある。Slominski (1985b) のテープは、長続きする心の平安を見出す方法、危機における感情状態、職場での創造性の必要などについて述べているので特に有効である。またCatch the Creative Spiritの本とビデオも、この問題に関してすぐれた資料を提供してくれる。ストレスを減らして、燃えつき症状を避けるには、自分の人生を"満たすものと消耗させるもの"が何であるかを常に定期的に評価していくプロセスが必要である（Tilke, 1990）。そして、"あなたの人生をよりよくしたいと思うなら、今すぐそれを始めなさい"（Slominski, 1985b）。

サービスの質の保証

予算の大幅削減や他のビジネス・職種との競合増加のなどを背景に、社会では個人領域、公的領域のどちらにおいても"突然、質の保証に目が向けられる"ようになった（Even Uncle Sam, 1991, p.137）。ここ10年来サービスの質の問題が呪文のように唱えられている（Even Uncle Sam, 1991）。社会のあらゆる領域で、より良質で競争力のある製品やサービスがより効率的に、少なくとも笑顔で、消費者のもとに届けられようとしている（Even Uncle Sam, 1991）。質の向上とは競争の結果得られるものと考えられる。

全体的な品質管理（TQM : Total Quality Management）を推進するためには、サービスの施行や製品の生産に関連するすべての過程に注意をはらい、被雇用者をこれらのすべての過程に関与させ、消費者にも注意を向ける必要があるだろう（Even Uncle Sam, 1991）。ここで強調されるのは、生産性、柔軟性、効率性、効果的なコミュニケーション、消費者主体のサービスなどである。

TQMの"全体（total）"という語は、サービスや製品が競争に勝ち残っていこうとする場合に起こるべき無数の変化を強調したものである（Underhill, 1991）。TQMは組織の中核的な部分に質の高さを確立しようとする試みであるから、単にそれがあるかどうかを調査しようとするのとはわけが違う（Labovitz, 1991）。TQMは組織全体、つまり全体的過程や、それらのすべての要素と部門に影響し"事業計画にはすべての人が積極的に参加"することになっている（Underhill, 1991）。TQMの事業では、明確に定義づけられた目標や指針がすべての参加者に与えられ、情報に通じた積極的な人々によって指導される。TQMをおこなう団体の信念は、違いを生み出すのは人であるということなのである。

Bemowski (1991) は"Big Q at Big Blue"という題名のTQMに関する最近の論文において、IBMの成功（最近Congressional Baldridge Award賞を受けたことも含めて）の鍵は、その技術革新・マーケティングの技術・経済的資源よりも創設者のビジネス哲学であったと示唆している。Tom Watson Sr. の経営の原則は次の通りである。

1. いかなる組織においても、最も大きな資産は人である。それゆえ、個人は尊重され、また自信を持たなければならない。企業は"従業員に変化を生みだすのは彼ら自身だと知らしめ、企業内で昇進させ、すぐれた業績には報酬を与え、また民主的な労働環境（管理職用洗面所を置かない ドアに肩書をつけない等）を作っていく"必要がある（Bemowski, 1991, p.19）。企業は従業員に教育を施したりモデルを提示したりして彼らの自信を高め、また率先してことにあたる人々を英雄として遇しなければならない（Bemowski, 1991）。

2. "消費者には可能な限り、最良のサービスが与えられなければならない"（Bemowski, 1991, p.19）。組織は消費者に対して彼らがいかに重要な存在であるかを知らしめ、個々の消費者の要求を満足させなければならない。これを達成す

るために、"すべての従業員の仕事内容はこの目標に関連づけられ、またすべての従業員は目標達成のために適切な訓練や教育を受けなければならない"（p.19）。
3．"優秀なすぐれた業績が常に追い求められなければならない"（Bemowski, 1991, p.19）。目標は完全ということである。優秀な業績を上げるために、企業は教育水準が高くやる気のある人材を獲得し、次いで、そのために必要な訓練や環境を提供しなければならない（Bemowski, 1991）。
4．研究と発展のための強力な投資は、変化に対する準備能力と受容能力の高さを保つのに必須であると同時に、品質の維持のための基本でもある。

どんな組織においてもTQMの考え方が導入される前にコミュニケーション・ネットワークが開かれていなければならない（McLaurin & Bell, 1991）。全体的な品質管理の過程が成功するには、良好なコミュニケーションが不可欠なのである（Varian, 1991）。実際しばしば、全メンバー間のコミュニケーションの質の高さによって、全体的な品質管理過程が最終的に成功するかどうかが決定される（Varian, 1991）。支持的なコミュニケーション環境はTQMを促進し、逆に防衛的なそれはTQMを遅らせる（表1-2を参照）。Varian（1991）の指摘によると、TQMのためのコミュニケーション手段として有効なのは賞賛を与えることで、その理由はそうすることによってメンバーに計画や目標に向かってどれだけ進歩したか知らせることができるからである。

Bemowski（1991）によれば、合衆国は"完成したビジネス・行政・教育システムをもたないならば世界のリーダーにはなれないだろう。世界のリーダーになるためには秘訣も近道もない"（Bemowski, 1991, p.21）という。彼女は、"そのために

表1-2　支持的コミュニケーションと防衛的コミュニケーション

支持的コミュニケーション行動	防衛的コミュニケーション行動
1．記述的：客観的な知覚に基づく。	1．判定的：批判的行動の形をとる。
2．問題志向的：協調的で問題解決を志向する。	2．統制志向的：命令的で相手を支配しようとする。
3．自発的：誠実に話す。	3．戦略的：相手を操作しようとする。
4．共感的：相手を気づかう。	4．中立的：相手に無関心である。
5．等質的：他者を対等な存在として尊重する。	5．優越的：より大きな力・高い知性をもちたいという欲求をもつ。
6．柔軟性	6．剛直性

必要なのは、教育水準の高い献身的な労働力、優秀性への重視、質の高さや完全性の重視、およびすべての点において第一級の業績"だという（p.21）。

行政に目を向けると、たとえば、カリフォルニアのフェアフィールド市などいくつかの市では、市役所の各部門が消費者の要求をどの程度満たしているかを見定めるために、市民に毎年"満足度"の調査をおこなっている（Even Uncle Sam, 1991）。

教育の領域においてTQMとは、教育上の決定をおこなう際により多くの発言権を教師・両親・校長に与えることであり、またさまざまな教育の選択肢を用意することである（Readin', Writin' and Reform, 1991）。単に1900年代の流れ作業的な教育が改善されているだけではなく、社会問題の解決や改革を求める声を反映して教育は再構築されている（Readin', Writin' and Reform, 1991）。たとえば多肢選択テストは、個人が学んだことを利用・応用できるかどうか明らかにするものではないという理由で、別種のテストに取り替えられつつある（Readin', Writin' and Reform, 1991）。社会はそうした技能をもった人々を必要としているのである。

大学では学生が消費者であり、教育は製品である。したがって、質の高い教育実践が大学側の関心であり、どのようにすれば学生たちがよりうまくスケジュールを組み、大学施設を使用し、人的資源を利用することができるかなどについて大学は学生たちに質問する（A New Lesson Plan,

1991)。TQMを実施する大学は、それぞれ特定領域の教育においてすぐれた教育提供者になろうとする。こうした大学では教授に対する批評が週単位でおこなわれ、講義が目的にかなっていたか、学生の要求に合っていたかどうかが迅速に大学側にフィードバックされる（A New Lesson Plan, 1991）。さらにTQMに基づく教授陣の調査はより生産的で、消費者の欲求や関心に応えるものであり、特定領域内でおこなわれるサービスの質の改善を目標とする。

言語障害学者（speech-language pathologists；SLPsと略称）の勤務するヘルスケアの関連施設は、言語障害学者・作業療法士（OTs）・理学療法士（PTs）などの専門職がそれぞれの施設において非常に貴重な存在であることを示す必要がある。そのためには彼らの職業的特権を尊重しなくてはならない。こうした専門職に必要なのは、患者・治療方法・設備に関する意志決定においてより広範な専門的裁量をおこないうることであり、それは州や施設や保険会社によって決定される問題ではないのである。質の高いサービスのためにはまた、SLP・OT・PTたちが自立的・創造的に考えるように励ますことも重要である。TQMにとって本質的なのは、人を通して達成される生産性（Peters & Waterman, 1982）である。すなわちすべてのSLP・OT・PTが、彼らこそ物事を変えてゆく主体であること、最良の努力をすることが基本的に重要なこと、また彼らがその施設やその領域における成功を担っていることを自覚させる必要がある。

ヘルスケアのTQMにとって非常に重要な部分は、実際にTQMの過程を扱う人々とコミュニケーションし、彼らを巻きこみ、彼らに意志決定の力を与えることによって問題を解決していくことである（Labovitz, 1991）。人々をその過程に関与させることによってその解決は持続し、より効果的になる場合が多い（Labovitz, 1991）。Labovitz (1991) によれば、このタイプのTQM過程はリハビリテーションよりもむしろ予防医学に近い。すべての職員の間で相互のコミュニケーションが基本的に重要であり、すべての職員に対してその施設の機能の諸側面をできるだけ多く教えておくことが必要になる。相互コミュニケーションは職員を〝雇われ手から雇われ頭脳へ〟（Labovitz, 1991, p.47）変えることができる。〝人的資源は現在・将来にわたって組織の成長の鍵であり競争上の剣が峰である〟（Labovitz, 1991, p.47）。

ヘルスケアの分野一般において、また特に言語障害学の分野において、何がTQMプログラムを構成するかはっきりさせておかなければならない（表1-3参照）。我々は我々の消費者を定義するのに、非常に特殊な用語を使う必要がある。サービスの対象となるのは誰か――保険会社か、施設か、州か、患者か？　彼らのニーズは具体的に何か？　どのようにすれば我々は彼らのニーズにもっと応えることができるか？　TQM施設で成功するための要因は何か？　我々は何を求めているのか？　我々のゴールは何か？

すぐれたサービスを提供するためには、消費者に接近して彼らの好みを知り、彼らの欲求を満たしていかなければならない（PetersとWaterman, 1982）。我々は認知・言語・コミュニケーションに関するサービスの適切な提供者となるために、利用者の満足度を評価するばかりでなく（付録1-1参照、Chapey, 1977）、どのようにすれば彼らのスケジュールを改善でき、彼らの利益となるように施設をうまく活用し、我々の人的資源をより適切に利用できるか、彼らに問い尋ねてみる必要がある。利用者には可能な限り最良のサービスが与えられなければならないし、卓越した優秀な実践が追求されねばならない。そのようなサービスをおこなうことが利用者をひきとめ、また新しい利用者を引きつける方法となる（If the Service, 1992）。実際、今日の市場で効果的に競争していくためには、あなたは〝利用者が不満を言えるように勇気づける環境を創造する〟（If the Service, 1992, p.9）必要がある。そうした不満の解決によって利用者の信用を育成することができる（If the Service, 1992）。消費者は常に正しいということをビジネスが再発見するにつれて、1990年代にはサービスという語がどんな場所でも聞かれるようになりつつある（If the Service, 1992）。

一つの専門分野として、我々もまた、研究と開発に強力な資本投下をおこなう必要がある。それを通じて患者の複雑な言語・認知機能やこうした患者に対する治療効果とか成功の程度を評価する

表I-3 施設、組織におけるTQMの調査

あなたが提供するサービスをどのように定義しますか？
あなたの組織のめざしているものは何ですか？　それは協同で見出されたものですか？　すべての人がその一貫した目的を共有していますか？
あなたの組織内のすべての人は、サービスの質と生産性を高めるための地図や道標を見つけ、はっきり述べることができますか？
この施設や組織は質の高さ、優秀性、サービス性をふまえてつくられていますか？
この組織の文化は、倫理的行動、優秀性への期待、"仲間の職員"に対する尊敬に培われたものですか？
あなたはたとえば予算の抑制など他の重要領域についてもっているように、質の高さについても特定の目標を持っていますか？
あなたは質の向上や完成のために、持続的に努力していますか？
あなたは職員によってなされた質の改善に対して、どんな報償を与えますか？
職場環境は優秀性に貢献するものですか？
この施設は本当に楽しく働ける場所ですか？
この施設で人々は働くのを楽しみつつ質の向上を目ざしていますか？　そこは心配のない環境ですか？
この組織は必要な教育や訓練を継続的に与えていますか？　そこでは管理のための階層はいくつありますか？
上級レベルの管理職は職員にとって近寄りやすい存在ですか？
その会社は民主的環境をつくってきましたか(特定の肩書を掲げたドア、管理職専用トイレなどはありませんか)？
その組織は人々に勇気や自信を与えますか？
消費者にもっとも近い人が意志決定をおこなっていますか？
部下にあたる人は何か事をなす前に常に上司にあたる人といっしょにチェックをおこなわなければなりませんか？
"我々"志向、つまり競争的でなく協調的な態度はありますか？
職員間に本当の対等参加の関係がありますか？　お互いの信頼関係がありますか？
あなたの会社はできる限り積極的に職員に責任を委譲していますか？
問題が起きた場合、その団体は問題解決のために資源を活用して自らを組織化しますか？
あなたの組織はその方向性や勢いを失っていませんか？
人が組織の中で最大の価値であることは明瞭ですか？
この施設は職員に対して、彼らが尊重されていること、彼らが何よりも優先されること、彼らが変化を産み出す主体であることをどのようにして伝えていますか？
この組織は職員の成長をどのようにして援助していますか？
この施設は、やる気があって教育程度が高く有能な専門職を獲得していますか？
職員は消費者を満足させ、喜ばせるために創造的エネルギーを使っていますか？
すべての職員は職務を完璧に遂行しようと考えていますか？
仕事を単純化し、余分な仕事を排除し、業務過程を改善するために努力し続ける手段が組織の中にありますか？
その組織の人々は他の誰もが自分と同様に一生懸命働いていると感じていますか？
この施設／組織が隆盛であるという信頼が人々にありますか？
あなたはどんな手段を用いて、人々が自分の仕事に誇りを持つようにしていますか？
組織のすべてのメンバーが質的向上の努力をおこなっていますか？
すぐれた業績に対してはどのような報償が与えられますか？
人々はよいタイミングで効果的に質の高い方法を用いて、自分の課題を達成していますか？
あなたは消費者中心の文化をつくり上げてきましたか？
すべての職員が消費者を喜ばせることにとりくんでいますか？
あなたは消費者の満足度についてどのくらい頻繁に調査していますか？　この消費者の満足度調査の結果はどうでしたか？　調査の結果からどういう領域を改善の目標にしようとしていますか？　あなたのサービスを再計画する中に消費者のニーズをどのようにして盛り込みますか？
消費者はあなたの（供給者の）システムの質の高さに信頼をおいていますか？
消費者と供給者の間にパートナー関係がありますか？
サービス実施、マーケティング、代金請求、アフターサービスの過程は、それらが改善できるかどうかを決定するために定期的に見直され、分析されていますか？
他に負けない利益を創造するために、あなたはサービスの変化を探求していますか？
消費者がサービスに関して抱く期待の優先順位（たとえば、利便性、タイミング、確実性、個々の使用結果）を明確化したことがありますか（Lawton, 1991）？

質的な保証の尺度を創造するのである。我々は流れ作業的な仕事や事務的に書かれただけのゴールや、書類の処理業務から離れて、専門職としての意志決定や改革の実行を目ざす必要がある。なぜなら後者の方が我々の利用者により効果的に役立つからである。

さらに、仕事場にかかわらずすべてのSLPは、専門家としての適切な訓練を受けたことを示す修士号、臨床技能証明書や州のライセンスを持つことが義務づけられるべきである。我々にはグループとしてのまとまりが必要であり、"子供だけ"あるいは"成人だけ"を対象として仕事をしている場合にはこうした認証書は重要ではないという考え方にだまされてはならない。我々はこれらの認証書を持っていない人々は"スピーチ助手 (speech aides)"と呼び、言語障害学者ではないと主張すべきである。各々の専門家が継続して教育を受け、発展を続けることの重要性も強調されねばならない。我々の患者は複雑で多面的な障害を持っており、資格をもつ専門家から治療を受けるのが当然である。これこそTQMの本質的な特徴なのである。

TQMに基づくなら、我々はASHAが組織の階層性に責任をもつ以上に会員制や利用者に対して一層の責任をもつことを求めていかねばならない。ASHAは、会員または利用者にとって重要な問題（たとえば、ニューヨーク州の施設の90％が、専門職認証書として学部卒業レベルの資格であるニューヨーク州言語聴覚障害児（者）教員証を採用していることに対し、もっと強力にもっと効果的に働きかけることなど）に焦点をあてる必要がある。ASHAは現在、ASHA自身の運営方針の領域以外に上のような州の問題も検討しているが、我々はそのようなASHAの立場に対する会員の満足度をコミュニケートしていく必要がある。基本的な疑問は、患者が学部卒レベルの臨床家から言語治療サービスを受けた場合、最高のサービスを受けているといえるのか、それはサービスの利用者を尊重しているといえるのか、それは優秀な人材とすぐれた実践を追求した結果を反映しているといえるのか、ということである。ASHAに手紙を書き、彼らのやり方に対するあなたの満足・不満を協会側に知らせるべきである。ひとりひとりの会員はASHAにとって消費者である。"きしむ車輪には油が必要"ということばを思い出していただきたい（If the Service, 1992, p.9）。

TQMに基づく組織においては、ものごとにかかわることが影響力の獲得につながる。あなたが自分の施設、州、専門家組織に積極的にかかわらなかったならば、あなたのかわりにそれをしてくれる人はいないだろう。あなたはこうした団体の意思決定過程に対して影響力をもっている。あなたが無気力だとしたらそれは自分自身や患者に関心を持たず、質の高さを望んでいない証拠である。あなたが積極的にかかわれば影響力は行使できる。あなたはASHAであり、州であり、あなたの働く施設である。あなたの手と足と頭を使って質の高いサービスを追求しなくてはならない。人間は実際、変化を産み出すことが可能なのである。

ヘルスケアおよびそのコストの抑制は21世紀の政治課題となるであろう。この競争の勝者となるのは、"もっとも安価なヘルスケア施設とは限らず、質的にすぐれたケアによって利用者の欲求を満たす施設であろう"（Labovitz, 1991, p.46）。我々は、TQMを利用しながら、最高の質のサービスに不可欠と思われる種類の変化を決定していく必要がある（表1-3参照）。

成人失語症の言語治療法

本書の主たる目的は、成人失語症者および関連障害を持つ患者を対象としたさまざまな治療モデルを明らかにすることである。そうしたモデルは、治療の焦点を決め、訓練課題を作り、リハビリテーション訓練の効果を科学的に分析するための枠組みを提供してくれるだろう。

これらの治療方法のいくつかは、すでに文献中で部分的あるいは全体的に発表されたものだが、すべてがそういうわけではない。もっとも本書の目的はこれらのモデルをひとつひとつ評価したりこれらのアプローチ間にみられる不一致を解決したりすることではない。そうした機能は適当な専門誌上や更なる実験を通しておこなわれるであろう。私の希望は、本書が理論的な思弁を喚起し、概念的に豊富な各章がいっそうのデータの収集を

促して、新しい治療アプローチを産み出すことである。本書は、読者がこの分野を全体的に理解しやすいよう、いくつかのセクションに分けて構成してある。しかし本書のセクション、そして実際は各章はどのような順序でも読み進めることができるであろう。

References

Abrams, W. and Berko, R. (1990). *The Merck manual of geriatrics.* Rahway, NJ: Merck, Sharpe & Dhomme Research Laboratories.
Allison, M. (1991, October). Stopping the brain drain. *Harvard Health Letter, 16*(12), 6–8.
American Speech-Language-Hearing Association. (1986). The delivery of speech-language and audiology services in home care. *ASHA, 28*(5), 49–52.
American Speech-Language-Hearing Association. (1988). Definition: Bilingual speech language pathologists and audiologists. *ASHA, 30*(5), 53.
American Speech-Language-Hearing Association. (1989a). AIDS/HIV: Implications for speech-language pathologists and audiologists. *ASHA, 31*(6-7), 33–37.
American Speech-Language-Hearing Association. (1989b). Committee on the status of racial minorities. Definition: bilingual speech language pathologists and audiologists. *ASHA, 31*(3), 93.
American Speech-Language-Hearing Association. (1990). Women, stress, karoski. *ASHA, 2*, 11–12.
American Speech-Language-Hearing Association. (1991). Omnibus survey results. Rockville, MD: American Speech-Language-Hearing Association.
American Speech-Language-Hearing Association. (1992a). ASHAs proposed long-range strategic plan. *ASHA, 34*(5), 32–36.
American Speech-Language-Hearing Association. (1992b). Our multicultural agenda. *ASHA, 34*(5), 37–53.
American Speech-Language-Hearing Association. (1992c). ASHA facts. *ASHA 34*,(3), 20.
Bemowski, K. (1991, May). Big Q at big blue. *Quality Progress, 24*, 17–21.
Blakeslee, S. (1991, September 10). Brain yields new clues on its organization for language. *New York Times*, p. C1, cols. 1–5, p. C10, cols. 3–5.
Brody, J. (1992, June 10). When brain damage disrupts speech. *New York Times*, p. C13.
Brown, J. W. (1972). *Aphasia, apraxia and agnosia: Clinical and theoretical aspects.* Springfield, IL: Charles C. Thomas.
Brown, J. W. (1977). *Mind, brain and consciousness.* New York: Academic Press.
Brown, J. W. (1979). Language representation in the brain. In H. Steklis and M. Raleigh (Eds.), *Neurobiology of social communication in primates.* New York: Academic Press.
Brown, J. W. and Perecman, E. (1986). Neurological basis of language processing. In R. Chapey (Ed.), *Language intervention strategies in adult aphasia.* Baltimore MD: Williams & Wilkins.
Bucci, E. (1991, May 13). Stress of health care employees gains increased attention. *Advance for Physical Therapists*, pp. 18–19.
Butler, I., Carpenter, E., Kay, B., and Simmons, R. (n.d.). *Sex and status in the workforce.* Washington, DC: American Public Health Association. Carey, A. (1992a). Leadership. *ASHA, 34*(1), 32. Carnegie, D. (1952). *How to win friends and influence people.* New York: Simon & Schuster.
Castro, N. (1992). Cultural issues in the treatment of head injury. *NHIF Newsletter for the New York City Region, 1*(1), 3.
Catch the creative spirit video series: Inside creativity, creative beginning, creative work, creative community. (1992). Alexandria, VA: PBS Video (1-800-343-4727).
Chapey, R. (1977). Consumer satisfaction in speech-language pathology. *ASHA, 19*, 829–832.
Chapey, R. (1986). An introduction to language intervention strategies in adult aphasia. In R. Chapey (Ed.), *Language intervention strategies in adult aphasia.* Baltimore, MD: Williams & Wilkins.
Chapey, R., Lubinski, R., Salzberg, A., and Chapey, G. (1979). Survey of speech, language and hearing services in nursing home settings. *Long-Term Care Health Services Administration Quarterly, 3*, 307–316.
Chomsky, N. (1972). *Language and mind.* New York: Harcourt, Brace & World.
Coelho, C. A. (1989). Communication skills in an aphasic deaf adult. *Archives of Physical Medicine and Rehabilitation, 70,* (2), 159–161.
Cooper, E. (1982). The state of the profession and what to do about it. *ASHA, 24,* 931–936.
Cormier, W. H. and Cormier, L. S. (1991). *Interviewing strategies for helpers* (3rd ed). Pacific Grove, CA: Brooks/Cole.
Cubelli, R., Foresti, A., and Consolini, T. (1988). Reeducation strategies in conduction aphasia. *Journal of Communication Disorders, 21,* 239–249.
Damasio, A. (1981). The nature of aphasia signs and syndromes. In M. T. Sarno (Ed.), *Acquired aphasia.* New York: Academic Press.
Damasio, H. (1981). Cerebral localization of the aphasias. In M. T. Sarno (Ed.), *Acquired aphasia.* New York: Academic Press.
Darley, F. L. (1982). *Aphasia.* Philadelphia: W. B. Saunders.
Dunbar, L., and Most, S. (1991). *Healthy aging.* Lifeguides Video. Los Angeles, CA: KCET.
Even Uncle Sam is starting to see the light. (1991). *Business Week*, pp. 133–137.
Ewart, C. (1991). Social action theory for a public health psychology. *American Psychologist, 46*(9), 931–942.
Falck, V. (1972). The role and function of university training programs. *ASHA, 14,* 307–310.
Farber, B. (Ed.). (1983). *Stress and burnout in the human service professions.* Palo Alto, CA: Consulting Psychologists Press.
Fein, D. (1983). Population data from the U.S. Census Bureau. *ASHA, 25,* 47.
Flower, W., and Sooy, C. (1987). AIDS: An introduction for speech language pathologists and audiologists. *ASHA, 29*(11), 25–30.
Fox, S. (1991, March 25). Gero-psychiatry. Life can begin at 80. *Advance for Occupational Therapists,* p. 15.
Frady, M., Gerdau, R., Lennon, T., Sherman, W. and Singer, S. (1985, December 28). *Growing old in America.* ABC News Close-Up.
Frattali, C. (1991). Professional practices perspectives on infection control. *ASHA, 33*(5), 10.
Freudenheim, M. (1992, May 3). Medicaid plan promotes nursing-home insurance. *New York Times*. p. 1, cols. 1–2; p. 45, col. 1.
Fromkin, V., and Rodman, R. (1974). *An introduction to language.* New York: Holt, Rinehart & Winston.
Gilbert, S. (1990, April 29). "Is America abandoning sick patients?" *New York Times, Good Health Magazine,* pp. 22, 30.
Goldman, D. Kaufman, P., and Ray, M. (1992). *Catch the creative spirit.* Dalton, Penguin.
Goldstein, K. (1948). *Language and language disturbances.* New York: Grune & Stratton.
Goldstein, K., and Scheerer, M. (1941). Abstract and concrete behavior in experimental study with special tests. *Psychological Monograph, 53,* 2.
Goldstein, R. (1984). To be or not to be? Kansas City, Missouri, Luncheon Address, Silver Anniversary Convention, Missouri Speech, Language, Hearing Association.
Goleman, D. (1991). Hope emerges as key to success in life. *New York Times*, p. C1, cols. 3–5; p. C7, cols. 1–5.
Goodglass, H., and Kaplan, E. (1983). *The assessment of aphasia and related disorders,* (2nd ed). Philadelphia: Lea & Febiger.
Goodglass, H., Quadfasel, F., and Timberlake, W. (1964). Phrase length and type and severity of aphasia. *Cortex, 1,* 133–153.
Goodman, P. (1971). *Speaking and language: Defense of poetry.* New York: Random House.
Grosjean, F. (1989). Neurolinguistics beware! The bilingual is not two monolinguals in one person. *Brain and Language, 36*(1), 3–15.
Hamilton, M. (1991, May 6). Cost containment program in U.S. health care system under fire. *Advance for Physical Therapists,* p. 22.
Handelman, D. (1990). *Sign language aphasia.* Brooklyn, NY: Brooklyn College student term paper.
Head, H. (1915). Hughlings Jackson on aphasia and kindred affections on speech. *Brain, 38,* 1–27.
Hellerstein, D. (1988, May 22). Plotting a theory of the brain. *New York Times Magazine,* pp. 16–20, 27, 28, 55, 61, 64.
Herbers, H. (1981, May 24). Rise of elderly population in 70's portends vast changes in nation. *New York Times*, p. 1, cols. 5–6; p. 44. cols. 3–6.
Holley, S. (1988). Marketing your services. President's page. *ASHA, 30*(9), 37–38.
If the service is poor, don't get mad, get even. (1992, September 5). *New York Times*, p. 9.
Kearns, K. and Thompson, C. (1991). Technical drift and conceptual myopia. In T. Prescott (Ed.), *Clinical Aphasiology Conference Proceedings,* 19. Austin, TX: Pro-Ed.
Keith, R. (1975). The effectiveness of treatment in aphasia. Discussion. In R. Brookshire (Ed.), *Clinical Aphasiology Conference Proceedings.* Minneapolis, MN: BRK.
Kerr, P. (1992, April 3). Cutting costs of brain injuries. *New York Times,* p.

D1, col. 3; p. D2, cols. 1–4.
Kertesz, A. (1982). *Western Aphasia Battery*. New York: Grune & Stratton.
Kertesz, A., and Poole, E. (1974). The aphasia quotient: The taxonomic approach to the measurement of aphasic disability. *Canadian Journal of Neurological Science, 1*, 7–16.
Kolata, G. (1990, December 14). AIDS researchers find clues to how virus attacks brain. *New York Times*, p. A34, cols, 1, 2.
Kolata, G. (1991, April 16). The aging brain: The mind is resilient, it's the body that fails. *New York Times*, p. C1, col. 1; p. C10, cols. 2–6.
Kovach, T., and Moore, S. (1992). Leaders are born through the mentoring process. *ASHA, 34*(1), 33–34.
Krinsky, R. (1991, June 10). Getting old—is it all in your mind? *Advance for Occupational Therapists*. p. 12.
Kutzke, J. (1985). Epidemiology of cerebrovascular disease. In F. McDowell and L. Caplan (Eds.), *Cerebrovascular survey report*. pp. 1–34. Bethesda, MD: National Institute of Neurological and Communicative Disorders and Stroke.
Labovitz, G. (1991). The total quality health care revolution. *Quality Process, 24*(9), 45–50.
Lawton, R. (1991). Creating a customer-centered culture in service industries. *Quality Process, 24*(9), 69–74.
Lebrun, Y. (1988). Multilingualism and aphasia. *Review of Laryngology, Otology and Rhinology*(Bard), *109*(4), 299–306.
Love, R. J. (1981). The forgotten minority: The communicatively disabled. *ASHA, 23*, 485–490.
Mathews, C. (1988). Marketing your services: Strategies that work. *ASHA, 30*, 22–25.
McLaurin, D., and Bell, S. (1991). Open communication lines before attempting total quality. *Quality Process, 24*(6), 25–28
Miller, C. (1991). Dependent care in the 1990's: Business and government share the working family's burden. Part 1. Defining the need. *Current Contents*, pp. 5–10.
Minifie, F. (1983). ASHA from adolescence onward. *ASHA, 25*, 17–24.
Muma, J. (1978). *Language handbook: Concepts, assessment and intervention*. Englewood Cliff, NJ: Prentice-Hall.
Mumby, K. (1988, December 23). An adaptation of aphasia screening test for use with Panjabi speakers. *British Journal of Disorders of Communication, 3*, 267–292.
A New Lesson Plan for College (1991). *Business Week*, 144-145.
Paradis, M. (Ed.). (1983). Readings on aphasia. In *Bilinguals and Polyglots*. Quebec: Didier.
Paradis, M. (1987). *The assessment of bilingual aphasia*. Hillsdale, NJ: Lawrence Erlbaum.
PBS. (1991a). *The cost of caring*. Lifeguides Video. Los Angeles, CA: KCET.
PBS. (1991b). *Final choices*. Lifeguides Video. Los Angeles, CA: KCET.
Peters, T., and Waterman, R. (1982). *In search of excellence*. New York: Warner Books.
Post, J., and Leith, W. (1983). I'd rather tell a story than be one. *ASHA 25*, 23–26.
Readin', Writin', and Reform. (1991). *Business Week*, pp. 140–141.
Ringel, R. (1982). Some issues facing graduate education. *ASHA, 24*, 399–404.
Robins, J. (1987). *Diet for a new America: Your health, Your planet*. Walpole, NH: Stillpoint Publishers.
Robins, J. (1991). *Diet for a new America: Your health, Your planet*. Lifeguides Video. Los Angeles, CA: KCET.
Rogers, C. (1969). *Freedom to learn*. Columbus, OH: Charles E. Merrill.
Sahs, A. L., and Hartman, E. C. (Eds.). (1976). *Fundamentals of stroke care*. Washington, DC: U.S. Department of Health, Education and Welfare.
Schuell, H. (revised by J. Sefer) (1973). *Differential diagnosis of aphasia with the Minnesota test*. Minneapolis, MN: University of Minnesota Press.
Schuell, H., Carroll, V., and Street, B. (1955). Clinical treatment of aphasia. *Journal of Speech and Hearing Disorders, 20*, 43–53.
Schuell, H., Jenkins, J. J., and Jiminez-Pabon, E. (1964). *Aphasia in adults*. New York: Harper Medical Division.
Shewan, C., and Blake, A. (1991). Caregiving: A common role for ASHA members. *ASHA, 33*(2), 35.
Signer, M. (1988). The value of women's work. *ASHA, 30*, 24–25.
Slominski, T. (1985a). *Medicare and speech pathology: Reimbursement strategies* (an audiocassette tape). Gaylord, MI: Northern Speech Services.
Slominski, T. (1985b). *The speech and language pathologist: Emotions at risk*. (an audiocassette tape). Gaylord, MI: Northern Speech Services.
Snyder, M., and Ware, J. (n.d.). *A study of twenty-two hypothesized dimensions of patient attitudes regarding medical care*. Pub. No. PB 239-518/AS. Springfield, VA: National Technical Information Service.
Terrell, S., Mueller, P., and Conley, L. (1991). Sister programs: Historically black and majority white universities. *ASHA, 33*(9), 45–48.
They're not kidding when they say "Blue Monday". (1992, May 18). *Business Week*, p. 113.
Thompson, C., and Kearns, K. (1991). Analytical and technical directions in applied aphasia analysis: The Midas touch. In T. Prescott (Ed.), *Clinical aphasiology*, (Vol. 19, pp. 41–54). Austin, TX: Pro-Ed.
Tilke, B. (1990, April 23). Administrators, OTs can reduce stress, potential burnout factors. *Advance for Occupational Therapists*, p. 17.
Underhill, B. (1991). "Total" remains bread and butter of total quality management. Letter to editor. *Quality Process, 24*, 8.
Varian, T. (1991). Communicating total quality inside the organization. *Quality Progress, 6*, 30–31.
Wallace, G., and Freeman, S. (1991). Adults with neurological improvement from multicultural populations. *ASHA, 33*(6–7), 58–60.
Ware, J., and Snyder, M. (1975). Dimensions of patient attitudes regarding doctors and medical care services. *Medical Care, 13*, 669–682.
Ware, J., Snyder, M., McClure, E., and Jarrett, I. (n.d.). *The measurement of health concepts*. Pub. No. PB 239-508/AS. Springfield, VA: National Technical Information Service.
Ware, J., Snyder, M., and Wright, W. (1973). *Patient perceptions of health care services. Implications for the academic medical community*. Technical Report No. MHC 73-2. Carbondale, IL: Southern Illinois University School of Medicine.
Warren, S., and Rogers-Warren, A. (1985). *Teaching functional language: Generalization and maintenance of language skills*. Austin, TX: Pro-Ed.
Webster. (1977). *Webster's New Collegiate Dictionary*. Springfield, MA: G. & C. Mirriam Co.
Weinstein, G. W. (1989, October). Help wanted—the crises of elder cares. *Ms.* 18(4), 72–79.
Wepman, J. (1972a). Aphasia therapy: A new look. *Journal of Speech and Hearing Disorders, 37*, 203–214.
Wepman, J. (1972b). Aphasia therapy: Some "relative" comments and some purely personal prejudices. In M. Sarno (Ed.), *Aphasia—selected readings*. New York: Appleton-Century-Crofts.
Wepman, J. (1976). Aphasia: Language without thought or thought without language. *ASHA, 18*, 131–136.
Wepman, J. and Jones, L. (1961). *Studies in aphasia: An approach to testing: The Language Modalities Test for aphasia*. Chicago: Education-Industry Service.
Wernicke, C. (1874). Der aphasische Symptomenkomplex. Cohen and Weigart, Breslau. Also as the Symptom Complex of Aphasia. (1969). In R. Cohen and M. Wartofsky (Eds.), *Studies in the philosophy of science*. (Vol. IV). Durdrecht, Reidel.
Winslow, R. (1992, February 25). Videos, questionnaires aim to expand role of patient in treatment decisions. *Wall Street Journal*, p. B1, cols. 3–5.
Zivin, J., and Choi, D. (1991, July). Stroke therapy. *Scientific American, 265*(1), 56–63.

付録1-1a
言語治療における利用者の満足度

Roberta Chapey

質 問 紙

　以下に示される質問項目のリストは、Wareとその共同研究者によって開発された患者満足度質問紙 (the Patient-Satisfaction Questionnaire、PSQ、Snyder and Ware, n.d.；Ware and Snyder, 1975；Ware, Snyder, and MaClure and Jarrett, n.d.; Ware, Snyder, and Wright, 1973) を改作したものである。

1. 言語臨床家は患者の感情を思いやってくれる。
2. 私は質問があれば、言語臨床家にコンタクトできる。
3. 言語臨床家は、患者に対しておこなう治療がどんな効果をもち得るかていねいに説明してくれる。
4. 私が言語臨床家から受けたケアには必要なすべてのことが含まれている。
5. 言語臨床家は患者の応答・反応・態度・欲求に対して敏感である。
6. 言語臨床家は自分で質問に答えられない場合には、私が答えを見つけ出すのを援助してくれるだろう。
7. 言語臨床家は周到に準備し、完全な診断的評価をおこなう。
8. まわりには充分な数の言語臨床家がいる。
9. 言語臨床家は私が以前から抱いていた疑問を調べてくれる。
10. 言語治療セッションは慎重に計画が立てられ特定の目標に基づいておこなわれる。
11. 言語治療の費用は適切である。
12. 言語臨床家は、家族と面接して患者の障害の性質を理解させる。
13. 言語臨床家は私が受けた治療記録を保存している。
14. 言語臨床家は患者の必要に応じて専門家（たとえば、医師、歯科医）を紹介する。
15. 言語臨床家はある種のコミュニケーション形態（報告書、患者のインタビュー、テスト成績）を特に尊重する。
16. 言語臨床家は事務所やクリニックに自分の言語障害学に関する免許証をかかげている。
17. 言語臨床家は患者の発話や言語だけではなく、彼らの人格全体を気にかけているいるように見える。
18. 言語臨床家は患者に他の専門家を紹介したり推薦したりする場合、その理由を説明する。
19. 言語臨床家の事務所で働いている人は、礼儀正しく、親切である。
20. 私は自分が受けているスピーチのケアに満足している。
21. 人は自分が受け得る言語治療の支払いを全額おこなってくれる医療保険プランを得ることができる。
22. 言語臨床家は患者の問題を決定する前に慎重に検査をおこなう。
23. 私の言語臨床家の事務所は、必要なすべての設備を完全に備えている。
24. 言語臨床家の事務所に行くと、人はいつも長く待たされる。
25. 言語臨床家は、患者が好きでよく理解する本当にすぐれた人である。
26. 言語臨床家は、様々な言語障害についてさらに学ぶために研究をおこなっている。
27. 言語臨床家は、地理的に非常に便利な場所に事務所をかまえている。
28. 言語臨床家は、患者の言語に関して問題の所在を説明するのが普通である。
29. 言語臨床家は、宿題をどのようにして、いつまでにやったらよいか明確に説明する。
30. 言語臨床家は、その地域で利用できる様々なヘルスケア・サービスを知っており、患者にそれらを紹介する。
31. 言語臨床家は暖かく、やさしく、話しやすい。
32. 言語臨床家はあなたを心配させないために最善をつくす。

33. 言語臨床家は彼らにふさわしく綿密で完璧である。
34. 言語臨床家は家族面接をおこない、患者が受ける治療のタイプを家族が理解できるようにする。
35. 言語臨床家は質問に対する答えを知らない場合には、知らないことを素直に認めるだろう。
36. 言語臨床家は尊敬の念をもって患者に対する。
37. 言語臨床家は患者に、セッションや宿題のすべてについてその目的を説明する。
38. 言語臨床家は患者が自分の障害の変化をどのようにみているかについて、鋭敏な意識を持っている。
39. 言語臨床家は、患者のどこが問題なのか不確かな場合は患者を他の専門家に紹介する。
40. あなたが自分の言語臨床家に会いたい場合、すぐに予約をとりつけることができる。
41. 言語臨床家は患者に対して常に不必要な出費を避けさせている。
42. 言語臨床家は、地域の人々に正常な言語発達についての情報を提供する。
43. 私はクリニックに行くたびに、同じ言語臨床家にみてもらっている。
44. 言語臨床家は患者が心配しないように治療で使用する手続きについて説明しようと心がけている。
45. 言語臨床家は自分の分野の最近の研究成果をすべて知っている。
46. 言語臨床家は、患者が重要と思っていることはすべて話させる。
47. あなたは医療保険で支払うだけのことは獲得している。
48. 言語臨床家は治療期間中に期待できるものは何かを患者に話す。
49. あなたが言語治療サービスを受けられるクリニックの開業時間はほとんどの人に適切なものである。
50. 言語臨床家は、家族メンバーに患者の進歩について知らせるために彼らに面接する。

a Chapey, R (1977) ASHA, 19, 826-832より許可を得て転載

クライエント質問紙の項目のまとめ

	項目	内容
アクセスと利便性		
アクセスのしやすさ	2	いつでも疑問に答えてくれる
	4	自由に予約できることが多い
利便性	27	便利な場所にある
	49	事務所が便利な時間に開いている
	24	待たされる
人的資源の量	8	臨床家の数は充分か
	43	毎セッション同じ臨床家が接する
経済的問題		
ケアのコスト	11	ケアのコストは適切である
	41	不必要な出費をさける
保険	21	保険の適用範囲が適切である
	47	保険で支払われる場合サービスは適切である
言語臨床家の態度		
患者中心主義と人間性		
患者の尊重	15	患者の私的情報を尊重する
	36	患者に敬意の念をもって対する
患者に対する敏感さ	5	患者の反応、態度、欲求に敏感である
	38	治療が患者にどのような影響を与えるかについて敏感である
臨床家の人間性	25	本当に才能があり患者が好きでよく理解している
	31	暖かく、親切で話しやすい
障害以外の側面の考慮	1	患者の気持ちを考える

		17	全体的な人格にかかわる
		32	患者の不安を取り除こうと努力する
		46	患者の心配ごとを聞く

質／能力の高さ
診断・治療の質の高さ
		7	完璧な診断をおこなう
		9	既往歴を調べる
		10	目標志向的な治療計画を立てる
		13	記録を保持する
		22	慎重に診断のための検査をおこなう
		29	宿題について明確な指示を与える
		37	治療についての理論的根拠を説明する
		44	治療の手続きを説明する

紹介の質の高さ
		24	必要に応じて専門家を推薦する
		30	利用可能なヘルスケア・サービスを知っている
		39	適切な紹介をおこなう

患者への情報
		3	治療結果を説明する
		6	患者が情報を確認するのを援助する
		16	免許証を置いている
		18	紹介する場合、その理由を説明する
		28	患者にその障害を説明する
		35	知識の不足を認める
		48	治療経過について説明する

家族や地域への情報
		12	障害の性質について家族にカウンセリングをおこなう
		34	治療のタイプについて家族にカウンセリングをおこなう
		42	地域の教育をおこなう
		50	治療による進歩について家族にカウンセリングをおこなう

専門家的活動
| | | 26 | 研究をおこなう |
| | | 45 | 最近の研究結果を知っている |

言語治療の設備
適切性
| | | 19 | スタッフは礼儀正しくやさしい |
| | | 23 | 事務所は完璧である |

全体的な満足度
適切性
		4	ケアには必要なすべてが含まれている
		20	ケアには満足している
		33	全体としてみて完璧である

採 点 法

　各項目は患者によって次のように段階評価方式で採点される。すなわち、全くその通り：5、その通り：4、不確か(あるいはわからない)：3、ちがう：2、全くちがう：1。得点は次に示すように、各項目のスコアがカテゴリー別に単純に集計される。たとえば、言語臨床家の設備に関するスケール（SPFS）は、50項目のうちからつぎのように構成されている。すなわち、SPFS＝項目19＋23。SPFSは項目19と23のスコアの単純合計である。

50項目質問紙から構成される16カテゴリーと全般的な5カテゴリー

カテゴリー名	カテゴリー変数	カテゴリー項目構成
アクセスのしやすさ	変数1	項目2＋項目40
利便性	変数2	項目27＋項目49＋項目24
人的資源の量	変数3	項目8＋項目43
アクセスと利便性全般	変数17	変数1＋変数2＋変数3
ケアのコスト	変数4	項目11＋項目41
保険	変数5	項目21＋項目47
経済的問題全般	変数18	変数4＋変数5
患者の尊重	変数6	項目15＋項目36
患者に対する敏感さ	変数7	項目5＋項目38
臨床家の人間性	変数8	項目25＋項目31
障害以外の側面の考慮	変数9	項目1＋項目17＋項目32＋項目46
全体的にみた患者中心主義と人間性	変数19	変数6＋変数7＋変数8＋変数9
診断と治療の質の高さ	変数10	項目7＋項目9＋項目10＋項目13＋項目22＋項目29＋項目37＋項目44
紹介の質の高さ	変数11	項目14＋項目30＋項目39
患者への情報	変数12	項目3＋項目6＋項目16＋項目18＋項目28＋項目35＋項目48
家族や地域への情報	変数13	項目12＋項目34＋項目42＋項目50
専門家的活動	変数14	項目16＋項目45
質／能力の高さ全般	変数20	変数10＋変数11＋変数12＋変数13＋変数14
言語治療の設備	変数15	項目19＋項目23
全体的な満足度	変数16	項目4＋項目20＋項目33
総合的満足度	変数21	変数15＋変数16＋変数17＋変数18＋変数19＋変数20

第 2 章

脳卒中リハビリテーションの医学的側面

ANTHONY G. MLCOCH and E. JEFFREY METTER

　脳卒中は、失語症の原因として最も一般的なものである。「卒中(Stroke)」という言葉は特殊な医学用語ではなく、数多くの関連疾患に用いる一般的な医学用語である。Webster's New World Dictionary (1973)によれば、卒中とは「突然の行動または事件」であり、Dorland's Illustrated Medical Dictionary (1965)には、「脳卒中や運動麻痺などの突然かつ重篤な発作」とある。この言葉は、顕著でしばしば持続性の神経障害が突発することをいい、特に、脳の循環障害の結果生ずる疾患をさす。別のよく用いられる言葉に「脳血管障害 (cerebrovascular accident ; CVA)」がある。この言葉は血管性の病因を意味し、突発性に発症するが循環障害には起因しない他の脳障害と区別して用いられる。

　全ての脳卒中が血管性疾患に起因するとは限らないので、医師以外の医療従事者にとっても、疾患とその表現様式との違いについて基本的な理解を持つことは重要である。こうした医療従事者が、ある患者が通常と異なる、すなわちCVAとして非典型的であることに最初に気づくかもしれない。

　失語症の適切な治療には、迅速、安全かつ効率的な治療によって回復の速度や程度を最善のものとするために、医師とその他のリハビリテーションチームのメンバーとの緊密な連絡が必要とされる。こうした連絡が、患者の幸福をおかす変化や問題が生じた時、それを医師に気づかせる手段にもなり得る。このように、リハビリテーションチームの全てのメンバーが脳卒中の病態生理、診断、治療の基本的な面を完全に理解する必要がある。

　医師がリハビリテーションチームの責任者となるべきである。それは、脳卒中患者にはしばしば複雑な医学的問題があり、そのため所定の時間に行い得る治療の程度や性質が制限されるからである。ある状況下、特に病気の急性期に引き続くような状況下では、医師が中心的かつ積極的な役割をになうことになる。

　脳卒中患者に対する言語療法士の第一の役割は、失語および構音障害の治療である。これは、患者の発話および言語の技術をできるだけ早く回復させることだけではない。障害の程度や性質、患者とより効果的にコミュニケーションをとる手段について、患者の家族、医師、看護婦、その他の医療従事者に教育や助言することも含まれている。これは特に脳卒中の急性期に重要である。というのは、この時期には患者はしばしば混乱状態にあり、さらに失語症を伴えば、患者は自分の希望や要求を示せない状況に直面しているからである。

急性期の神経病棟あるいは内科病棟では、医師と看護職員は非常に多忙なことが多く、家族に助言したり、患者に現在の環境や状況を教えることが困難である。この責務は言語療法士が負い、患者が自分の障害にうまく対処するのを助けなくてはならない。また言語療法士は、家族に現在および今後予期すべきことを助言したり、回復過程において患者を援助する最良の方法について指導しなければならない。さらに言語療法士は、患者に働きかける最善の方法について他の医療従事者に助言しなければならない。

言語療法士は、患者のリハビリテーションに加えて、患者の意志伝達障害の初期診断に対しても責任がある。失語症の場合には、理解面、表現面の言語技術の注意深い検査を行い、その症状群が失語症の診断と矛盾しないこと、失語症と類似した別のタイプの神経障害（すなわち、急性錯乱状態、痴呆、閉じ込め症候群、無動無言症など）ではないことを確認する必要がある。そして、今度はこの情報によって医師は脳損傷の広がり（すなわち、局所性またはびまん性）を決定し、障害の神経解剖学的部位に関する手がかりを得る。詳細な評価は脳卒中患者の全体的な予後を決定する助けにもなる。重篤な理解面、表出面の言語障害を持つ患者の予後は悪いが、ある特定のタイプの失語症を呈した患者の予後は良い。いずれにせよ、発話および言語の完全な評価が、患者の予後を測る基線を確立するのに必要とされる。

患者、患者の家族、医療従事者に診断的、治療的、助言的なサービスを提供するために、言語療法士は脳卒中の医学的管理についても見識をもたなければならない。言語療法士は脳卒中の症状、病因、治療方法、医師が脳卒中を診断・治療するための検査装置についても知らなければならない。この章の残りの部分ではこれらの点について述べる。

疫　学

アメリカ合衆国において、脳卒中は心疾患とガンに続く死因の3番目に位置づけられている。最近の脳卒中による死亡率は、年間およそ人口1000人当たり1人であり、死亡総数の10〜12%を占めている（Bonita, 1992）。年間の発症率は人口1000人当たり1〜2人であり、罹患率は1000人当たり4〜6人である（Kurtzke, 1980）。これらの数字は2億3千万の人口のうち、およそ100万人が脳卒中に罹患後生存しており、年間新たに25万から50万人が脳卒中に罹患し、このうち半数が脳卒中に関連して死亡することを意味している。President's Commission（1964）によると、脳卒中にかかる全費用は10億ドル以上であった。今日の貨幣価値と科学技術の進歩から考えると、最近の年間の社会的損失は少なくとも50億ドルから100億ドルにのぼると思われる。

脳卒中は加齢とともに発症率が幾何学的に増加し、主として老年者の疾患となっている。50歳以下では、発症率は毎年1000人当たり1人以下であるが、70歳までには1000人当たり10人になり、80歳までには1000人当たり約20人に達する（Kurtzke, 1980）。45歳の男性のおよそ4人に1人、女性の5人に1人が85歳までに脳卒中にかかることになる（Bonita, 1992）。

最近の疫学的研究によると脳卒中の発症率は過去50年にわたって減少し続けていた（Whisnant, 1983参照）。しかし、1980年からは増加に転じている。たとえば、Rochester Minnesotaでは脳卒中の発症率は1980年から1984年にかけて増加した（Broderickら, 1989）。著者らは、この増加はCTスキャンの導入により診断方法が向上したためであるとしている。この増加の一部分は、脳出血の発症が増加したことによる（Mayoら, 1991）。

予防法が進歩すれば重篤な障害の発生は低下する。生活様式の変化、正しい助言、自分の健康状態の変化を早期に知ることなどもこうした傾向を加速させる。脳出血の割合が過去数年にわたって減少していることを示すいくつかの証拠がある（Mayoら, 1991）。長期にわたる減少傾向の大きな要因の一つは、高血圧に対する、あるいは高血圧と脳卒中発症との関連に対する社会的警告の増加である。高血圧症に対する降圧療法の改善が脳卒中や心筋梗塞の発症を減少させたとみられている（Veterans Administration Cooperative Study Group on Antihypertensive Agents, 1967, 1970）。その他の危険因子としては、心疾患（Kannel, 1971)、不整脈(Wolfら、1978)、糖尿病(Lavyら、1973)、喫煙、肥満、食生活における不摂生があげられる。一過性脳虚血発作（これについては後述する）を認識することによって、切迫する脳卒中を防ぐことが可能となった。これらの危険因子が認識され、治療法が改善されたことによって、脳卒中の発生が減少することになった。

　脳卒中関連の死亡は、他の血管性疾患、特に虚血性心疾患およびその関連疾患によるものが最も多い。死亡率は、最初の入院時、発症後3週から4週以内、あるいはそれ以降の死亡をあらわしている。初期の死亡率は、脳卒中発症後1カ月間に17%から34%とばらつきがある（Bonita, 1992)。初期の死亡率に関係する最も重要な要素は、意識障害(脳卒中の範囲が広範であることを意味する)や年齢である (Truscottら、1974)。いくつかの研究によると心筋梗塞、うっ血性心不全、高血圧症の存在は初期死亡率と相関があった（Ford and Katz, 1966)。後期の死亡率は初回の入院後のもので、一般的な年齢調節人口よりはるかに高率である。Terent (1989) によると、1983年から1987年の間で、1年間の致命率は33%、3年間の致命率は34%であった。これは、1975年から1979年までの致命率（1年間の致命率は41%）より改善されている。Marquardsen (1969) は、3週以上生存した患者のその後3年間の致命率は46%であったと報告している。毎年の致命率の平均は、脳卒中後少なくとも10年間は一定のままであり、平均17%である。この数字は約10年後の一般人口の数字に近い（Eisenbergら、1964 ; Pincock, 1957)。

　脳卒中後の生存者がどうなるかを調べると、問題の範囲はより明らかになる。Marquardsen (1969)が脳卒中後の転帰に関する多数の文献を検索したところ、1%から25%は職場復帰可能、50%から75%は独歩可能で自宅退院、20%から30%は療養の継続を要した。この研究では、407人の生存者のうち、52%は完全に自立するまで回復し、15%は独歩可能であるがいくらか介助を要し、33%は歩行や生活に介助を要した。脳卒中発症以前に仕事に従事していた患者のうち、約1/3は仕事に復帰した。ThorngrenとWestling (1990) も、1986年に脳卒中を発症した患者の1年後の家庭生活について、同様の数字であったとしている。Held (1975) は、「賃金を得る能力を回復できた脳卒中患者の割合は、身体的あるいは知的障害をもつ他のすべての人々と比べて低い」と述べている。これらの観察から、脳卒中は患者およびその家族全員に重大な影響を及ぼすことが明らかである。

脳卒中の病因

　脳卒中様疾患の最も一般的な原因は血管性障害である。毎分およそ800mlの血液が脳を循環する。それは臓器に供給される全血液量の15%から20%、体重の1%から2%にあたる。血液の循環がとだえると、脳神経の正常な機能が急速に阻害され、もしそれが重度で持続性ならば神経組織の死をもたらす。その結果生ずる症状は、障害された脳の領域自体と、その領域が残りの脳に与える影響によってきまる。

　脳への血液循環は、二組の動脈、すなわち内頸動脈と椎骨動脈から供給される。総頸動脈は頸部の前面を通り、甲状軟骨の上界のレベルで外頸と内頸の二つの枝に分岐する。内頸動脈は頭蓋内に入り、前大脳動脈と中大脳動脈に分かれ、大脳の前方部分全体と外側面のほとんどを栄養する (Gray, 1967 ; Truax and Carpenter, 1969)。

　椎骨動脈は鎖骨下動脈の最初の枝で、6番目の頸椎の横突孔に入り、そのまま各頸椎の横突孔を上行し、大孔を通り後頭蓋窩に入る。2本の椎骨動脈は橋延髄境界部で合流し、脳底動脈となる。脳底動脈は橋の中央部を進み、橋の最上端で2本の後大脳動脈に分かれ大脳半球の下内側面を通って後頭葉に至る。これらの動脈はその通過する領域、すなわち脳幹、大脳半球の下内側面、後頭領域に血液を供給する。

　大脳の底部では内頸動脈と椎骨動脈との相互連絡があり、前方と後方の血液循環が混合する循環路を形成する。この連絡はウイリス輪とよばれ、大脳の側副循環の大きな源を形成する。

　側副循環とは、血液が個々の脳動脈から他の動脈支配領域に再分布する能力をいう。大脳はウイリス輪、外頸動脈と内頸動脈の結合、左右の前大脳動脈の前交通動脈を介する結合、3つの大脳動脈間の結合など多くの側副血行路をもつ。このこ

とはある領域の主要な動脈が虚血に陥った時、特に重要である。もし側副血行路が十分ならば、脳障害は起こらない。内頸動脈が閉塞しても重篤な機能障害をおこさない人がいることは確かである。これは障害された内頸動脈に側副動脈から十分な血液が供給されることで説明される（Gillilan, 1980）。脳卒中は典型的には2つのタイプに分けられる。梗塞と出血である。脳梗塞は脳への血液供給が遮断され、脳血流が突然とだえることによって生ずる。脳出血は頭蓋内での動脈からの出血によって生ずる。

脳梗塞

脳梗塞は動脈の完全または不完全閉塞によって生ずる。ある部位の血流が、細胞の機能を維持し毒性物質（たとえば乳酸など）を除去するのに必要な臨界点以下にまで減少すると、細胞は死滅しはじめ、壊死と組織喪失をともなって、梗塞が生ずる（Plum and Posner, 1980 ; Raichle, 1983）。血流がその部位にもどると、身体機構は死滅した組織を取り除き、のう包性の空洞を残す。内頸動脈の完全閉塞は、中大脳動脈領域の末梢血管の閉塞と比べ大きな障害を引き起こす。虚血に陥った部位への側副循環の量が十分ならば梗塞の発生を防ぐことができる。典型的な場合、虚血部位では、内側に梗塞層がありその周囲を虚血層が取り巻いている。治療に関する研究のほとんどは、虚血層を保護し、内側の梗塞層の拡大を防ぎ、機能障害を最小に抑えようとするものである。

脳梗塞の最も一般的な原因は、動脈硬化に関連した血栓または塞栓による動脈の閉塞である。動脈硬化とは、動脈壁の内膜における平滑筋細胞の増殖であり、結合織内の脂肪の膨張や沈着を伴っている（Ross, 1980 ; Ross and Glomset, 1973）。動脈壁内の粥腫沈着は、動脈の狭窄や閉塞を引き起こす。狭窄が臨界点に達すると（通常約70％以上と考えられる）、それより末梢の血液流量に変化が生ずる。狭窄が増し、血流が停滞するにしたがって、動脈内の血栓形成の危険も増加する。二番目の変化は動脈硬化部位の傷から生ずる。この傷は潰瘍形成を伴ない、もろく、障害されやすい。血液は動脈壁内のあらゆる傷に反応し、フィブリン層が形成され、血小板や血球が沈着する。この沈着は血栓とよばれる。血栓は血栓症とよばれる血管閉塞も起こし得るし、はがれて血流にのり、塞栓となってさらに末梢の動脈を閉塞することもある。塞栓はいかなる原因であれ血栓から生じ、動脈壁の潰瘍から直接生ずることはない。塞栓はまた、心室が心筋梗塞によって重度に障害された時、左心室内にも生じ得る。これら2つの機序——血栓と塞栓——が脳梗塞の主要な原因である。

脳梗塞の臨床像は、他の神経疾患と同様に、脳の障害部位と障害された血管によってきまる。内頸動脈閉塞症は典型的な場合、中または前大脳動脈灌流域の梗塞を引き起こす。中大脳動脈領域の梗塞では、対側の完全または不完全片麻痺、半身感覚障害、同名性半盲、失語、認知障害のうちのいくつかまたはこの全部の症状を呈する。前大脳動脈の閉塞は、前頭葉の前部または内側部の梗塞を引き起こす。この場合、患者は上肢よりも下肢に強い片麻痺を起こす。このパターンは中大脳動脈閉塞でみられる症状とは反対である。さらに、患者はしばしば自発的な活動が乏しくなり、無言になったり周囲に無関心になったりする。

脳幹および小脳の梗塞は椎骨動脈、脳底動脈あるいはその分枝の閉塞によって生ずる。臨床症状は多彩であり、多くの組み合わせが起こり得る。四肢のさまざまな組み合わせの運動麻痺や感覚障害、めまい、視覚異常、呼吸パターンの異常、嚥下障害、構音障害、運動失調、昏睡、眼球運動障害などが起こる。最も特徴的な症状は脳神経麻痺であるが、これは脳神経が脳幹を起始部としているからである。

脳出血

脳出血は頭蓋内の血管の破裂によって生ずる。出血は3つの異なったスペースに起こる。脳実質内、クモ膜下腔、硬膜下腔である。言語療法士がコンサルトを受ける頻度が最も多い出血は脳実質内出血である。このタイプの出血は、脳内の小血管の破裂によって生ずるが、ときには動静脈奇形とよばれる血管形成異常からの出血によって生ずることもある。脳実質内出血は被殻(60％)、視床(10％)、橋(10％)、そして小脳(10％)に生ずることが最も多い。脳実質内出血は脳組織の圧排、近接したあるいは離れた脳部位における脳圧の亢

進、出血部位での組織の破壊によって症状を引き起こす。過去には、脳実質内出血患者の生命予後は、全死亡率が80％から90％（Gilroy and Meyer, 1975）であり、極めて悪いと考えられていた。この観察は小出血を同定することが困難であったことに基づいている。予後が悪いことで、大きく広範な出血であると診断されていた。X線CTの出現によって、現在では予後の良い小出血が同定されるようになっている。

臨床症状は出血のタイプと部位によって比較的異なっている。発症はしばしば活動時あるいは運動時である。患者は突然、激しい頭痛と急速な意識障害にみまわれる。被殻出血では対側半身の片麻痺、感覚障害と同名性半盲を生ずる。典型的には、回復とともに、言語、空間知覚、認知などの皮質機能は障害を免れていることがわかる。基底核や視床を含む大脳深部病変で、時に言語障害が生ずることがいくつかの研究で示されている（Alexander and LoVerme, 1980；Damasioら, 1982；Naeserら, 1982）。視床出血では垂直性の注視障害、瞳孔縮小、重篤な感覚障害、片麻痺が生ずる。橋出血では、急速な昏睡、四肢麻痺が生じ、眼球運動は消失するか重篤な障害をうける。小脳出血では突然のめまい、悪心、嘔吐と四肢の協調運動障害が生ずる。数時間後に意識が徐々に低下することがあり、このことを認識することは重要である。小脳出血では初期の血腫ドレナージが回復に有効な場合があるからである（Ottら, 1974）。

一過性脳虚血発作

言語療法士が一過性脳虚血発作（transient ischemic attacks；TIAs）について理解することは重要である。この発作を有する患者は脳卒中にかかる率が高いからである。実際、1年以内に10％から20％、5年以内に30％から60％の人が脳卒中に罹患する。TIAを有する患者の脳卒中発症率は、研究者（Brust, 1977参照）によってかなり違いがみられる。この違いのある部分はTIAの定義に起因する。そのため、TIAに関する論文を読むときにはTIAの判断基準を注意深く読み、実際にどういう患者群が研究対象となっているかを理解することが極めて重要である。TIAとは急速に起こる短い、局所性の脳症状である。発作の持続時間は2分から30分、長くとも24時間であり、ほとんどは2～3時間以内である。患者はある期間内にこうした発作を2回以上繰り返すことが多い（Joint Committee for Stroke Facilities, 1974）。TIAの間、脳の一部分は一過性に虚血に陥り、症状が発現する。虚血の解消とともに症状は消失する。

内頸動脈領域のTIAは次に示す症状のいくつかを呈する（Joint Committee, 1974）。(a)片麻痺、一側の上下肢の筋力低下、(b)半身感覚障害、(c)一過性の失語、(d)一過性黒内障、片眼の一過性の視力消失、(e)同名性半盲、一過性の半側視野障害。

椎骨脳底動脈領域のTIAでは、この動脈群から血流を受ける脳部位の機能に応じて、さまざまな症状の組み合わせが生ずる。それは次の通りである：(a)一肢またはそれ以上の運動障害、(b)通常顔面を含む、一肢またはそれ以上の感覚障害、(c)全部または部分的な視力消失、(d)運動失調、平衡障害、めまいによらない不安定さを伴う歩行・姿勢障害、さらに、(e)複視、嚥下障害、構音障害、めまいが上記の症状と組み合わさって出現することがある。

次の症状は、脳卒中と関係なく一般に起こり得るのでTIAとは考えられない：(a)意識の変化または失神、(b)めまい感、(c)健忘のみ、(d)混乱状態のみ、(e)てんかん、(f)運動感覚症状の伝播（進行）、(g)めまいのみ、(h)複視のみ、(i)嚥下障害のみ、(j)構音障害のみ、または(k)尖輝暗点のような片頭痛に関連した症状（Joint Committee, 1974）

TIAの治療は切迫梗塞の危険を減少させることにある。それは、血栓の形成と塞栓の遊離を防止することである。主に2つの方法がとられている。外科的な方法は内頸動脈内の血栓性物質の除去である。これは血栓内膜摘除術とよばれる。最近の研究では、内頸動脈血栓内膜摘除術は大脳半球や網膜の一過性脳虚血発作の患者に有効であるとされている（Barnettら, 1991；European Carotid Trialists' Collaborative Group, 1991；Mayberg ら, 1991）。内頸動脈の内腔の70％以上の狭窄を有する患者では、血小板凝集抑制剤（アスピリンなど）のみを用いるよりも血栓内膜摘除術を受けた方が脳梗塞になる危険は少ないものと思われる。しかし、血管の形態をみるための血管撮影は危険を伴うし、手術そのものにも危険がある（Whisnant

ら，1983)。血栓内膜摘除術は、血管撮影や手術によるすべての合併症が5％以下のとき初めて正当と評価される（Sundtら，1975)。血管撮影施行者および外科医の技術と経験に応じて、合併症が少ないかどうかがきまる。その率は20％にのぼるとする報告もある（Easton and Sherman, 1977)。

2番目の治療方法は内科的なもので、血栓形成の予防からなる。患者は最初のTIAの直後からヘパリンで治療され、その後ある期間、抗凝固療法がとられる（Sandokら，1978)。抗凝固剤は血栓の形成を防ぎ、塞栓の遊離を防止する。抗凝固剤の副作用は出血であり、これは出現率が高い。抗凝固剤を使用する際には、血液凝固系のパラメーター、主にプロトロンビン時間を注意深く検査し、調整する必要がある。一般的に医師は出血の危険が最小である、正常値の1.5倍から2.0倍にプロトロンビン時間を保つようにする。出血の危険が大きいので、抗凝固剤は3カ月から6カ月間使用することが多い。第二の内科的治療は、アスピリンなどの血小板凝集抑制剤を用いることである。アスピリンは血小板の粘着性を低下させるため、血小板が動脈硬化部位に付着しにくくなる。アスピリンの使用が、特に男性において、その後のTIA、脳梗塞、死亡の危険を減少させたという研究結果がある（Canadian Cooperative Study Group, 1978 ; Fieldsら，1977)。現在では、一日あたりアスピリン1錠またはそれ以下が適量と考えられている。アスピリンは、消化器系の症状以外の合併症が少ないため、治療法として推奨されている。

その他の原因

他の多くの疾患が脳卒中様症状の原因となり得る（Levine and Swanson, 1969)。その中には脳腫瘍、慢性硬膜下血腫（Mosterら，1983)、脳の感染、多発性硬化症、他の頭部外傷が含まれる。時には、脳卒中と思われる症状が他の疾患によって生じているという臨床的な手がかりがみられることもある。その鍵は、時間がたつにつれて患者が正常な回復をみせずむしろ悪化することである。その場合の臨床症状には、緩徐に進行する筋力低下、けいれん、意識障害や失語症の進行、以前は目立たなかった新たな症候の出現などがある。

診　　断

診断とは「ある疾患を他の疾患と区別する技術」あるいは「個々の疾患の性質を決定すること」である（Dorland's Illustrated Medical Dictionary, 1965)。ここでのキーポイントは、診断とは「技術」であり、患者から情報を得るためのある程度の技術と能力を必要とする、ということである。時には、患者が自分の症状をうまく表現できず、そのため診断が困難となる場合もある。診断は病歴、理学的所見、検査所見に基づいてなされる。病歴が評価の中で最も重要である。適切な情報がなければ、医師は何を調べればよいかわからないことが多い。

神経学的な診断を行うには、いくつかの鍵となる質問があり、それに対する解答が必要である。最初の質問は、その症状が神経系の機能障害に基づくものか否かである。例えば、2、3分続く突然の意識消失はてんかんの可能性がありこれは神経系の異常であるが、失神は神経系の障害ではなく心血管系の異常のことが多い。第二の質問は神経系のどこに異常がおこっているかである。その臨床症状が単一の病巣によるのか、複数の病巣によるのか？　第三の質問は病因は何かということである。これら3つの質問に対する答が病変の性質と広がりを示してくれる。

病　　歴

病歴は神経学的な評価の最も重要な部分である。病歴は、医師にその患者の問題点を示し、評価や治療に関する指針を与える。病歴を聞いた後で、医師は通常正確な診断をつけることができる。評価のうちの残りの部分は、初めの印象を証明したり、反証したり、ときには修正したりすることである（DeJong, 1980)。

まず、患者が医師のもとを訪れた理由を知ることからはじまり、その後に全体の病歴を聞く。患者が自分自身の言葉で問題点を述べるためには、多くの質問が必要である。患者に重要な情報を保持させるのは大変であるが、一般的には、患者が全体像を述べた後で、詳細を理解するために特別な質問をする。次に、患者の訴えに直接あるいは間接的に関係する他の問題をみつけるために、神

経系および他の身体部位についての質問がなされる。服薬状況、職歴、既往歴などが患者を理解するのに必要である。

時には、患者が病歴を言えなかったり、知らなかったりすることがある。こうした状況のもとでは、医師は家族やその症状を見ていた周囲の人から情報を得なければならない。例えば、高齢の男性が数秒から1分続く、目の前が薄暗くなるような視力障害を訴えた。彼はTIAと診断され、頚動脈の血栓内膜摘除術を受けた。手術の後も彼の症状は持続した。患者の話からは、TIAの様に聞こえるが、彼の妻の話も合わせて判断すると、視力障害の間、彼は他の刺激に反応していないことがわかった。この患者の診断は明らかである。患者はてんかん性の疾患と診断され治療された。

理学的検査

理学的検査の目的は病歴を確認することである。理学的検査は神経系全体の診察、一般内科的診察、精神状態の診察からなる。神経学的診察は脳神経系、運動系、感覚系、小脳系、反射からなる。一般内科的診察には心臓、肺、腹部、直腸、血管系、四肢が含まれる。精神状態の診察には意識状態、見当識、会話、言語、記憶、認知、知覚が含まれる。

診断的検査

脳卒中患者における診断的検査の役割は、問題となっている症状の部位、病因、病態生理の確定を助けることである。脳卒中は他臓器の多くの疾患と関連し、他の内科的異常によって引き起こされる。例えば、抗生物質の出現以前には、脳卒中様の疾患の原因の多くは梅毒であった（Holmesら、1984）。現在では、梅毒は脳卒中の原因としては稀であるが、全ての脳卒中患者に対して検査されるべきである。

臨床検査

さまざまな非動脈硬化性の原因で脳卒中様症状が発現し得る（Levine and Swanson, 1969）。ルーチーン検査は通常、血液疾患、結合織疾患、炎症性疾患を決定するために行う。典型的な血液検査は赤血球、白血球数の測定である。スクリーニングとして、血中電解質（ナトリウム、カリウム、クロール、重炭酸、カルシウム）、糖、肝・腎機能の検査が行われる。その他の血液検査として、結合織疾患のスクリーニングとともに血清梅毒検査がある。ルーチーン検査には、心機能の評価のための心電図、胸部X線も含まれる。これらの検査がなされるのは、低価格、安全性、他の検査からは得られない情報価値の高さなどの理由による。

非侵襲性頚動脈検査

頚動脈の血栓内膜摘除術が、動脈硬化性疾患に関連した非出血性脳卒中の適切な治療法となって以来、頚動脈分岐部の狭窄の程度を評価する技術が必要とされている。狭窄の程度を100％正確に決定し、しかも危険性がない方法が理想的である。現在行われている方法は脳血管撮影であるが、この方法には危険をともなう。80〜90％の正確さをもち、危険性がより少ない頚動脈分岐部の評価法が開発されてきている。この評価法の実験施設における偽陽性は3〜5％である。非侵襲的検査は、血管の構造を詳細に決定するための頚動脈撮影（後述する）を施行すべきかどうか問題があるような患者の場合に、その評価をするのに最も適している。

頚動脈分岐部を検査するためには、主に二つの非侵襲的検査がある。一つはドップラー法を用いるもので、ドップラー効果に基づいている。すなわち、音源が近づいていれば、止まっている時に比べて高い音が生じ、音源が離れていく時には低い音が生じる（Borowitz and Beiser, 1966）。ドップラー法では、血流速度に応じた超音波の反射を記録する。それは血管腔、特に血流状態を表す。二つ目は、組織の音響インピーダンスのばらつきに応じた反射波を記録するBモードウルトラソノグラムを用いる方法である（Ackerman, 1980）。これは、血管壁の時間ごとの像を作ることができる。現在の装置を用いると、ドップラー法によって血流速度を、また超音波によって動脈形態を同時に評価できる。非侵襲的検査は、血管撮影の適応の有無を決定する必要のある患者において、頚動脈の評価をする無理のない手段である。

近年、ドップラー法は頭蓋内動脈の検査にも用いられるようになってきた。この方法は、頭蓋内動脈の狭窄、動脈瘤、動静脈奇形の有無を評価するためのものである。また、脳血管上の複数の問

題を持つ患者の血流動態をみる際にも役立つ（Asslid, 1992）。

脳血管撮影

脳血管撮影は、現在、脳血管異常の性質と程度を決定するための「gold standard」とされている。血管撮影は特に、手術を考えているときや臨床診断が確定していないときに必要となる。その方法は通常、鼠径部の大腿動脈から細いカテーテルを入れ、それを大動脈弓まで上げて、さらに両側の内頸動脈と椎骨動脈内に入れる。その場所で、カテーテルを通して造影剤を血管内に注入し、その間10秒から20秒の間連続してX線写真を撮る。X線写真はいくつかの面で撮影し、血管の三次元構成をする（Peterson and Kieffer, 1976）。熟練者の手によると、血管撮影の危険性は通常、死亡率1％以下であり、最も多い合併症は、撮影中または撮影直後の脳卒中の発生である。

digital subtraction angiographyはコンピュータを用いることによって、画像の分解能や画質を改善し、動脈循環を調べる方法である。この方法は約10年前から利用されており、特定の血管（例えば、頸動脈、椎骨動脈など）へカテーテルを挿入しなくてもよいという利点があるため、血管撮影の合併症としての脳卒中や死亡の危険を減らせるが、未だ標準的な血管撮影ほどには普及していない。造影剤の静脈内への注入に引き続き、一連のX線写真が撮影され、コンピュータに入れられる。写真の画質はさまざまであるが、頭蓋外血管は十分にみえることが多い。頭蓋内血管も検査できるが信頼性に乏しい。この方法の最も大きな問題点は、静脈内へ注入する造影剤の量が多いことである。造影剤は腎を通って体外へ除去されるが、その際腎毒性をもつことがある。患者の体内の水分が十分であるときに施行されれば、腎に関する合併症は最も少ないとする報告が多い（DeFilippら, 1983； Kempczinskiら, 1983； Littleら, 1982）。近年、磁気共鳴画像の原理を利用したdigital subtraction angiographyが普及してきている（下段および本書第3章を参照）。この技術を用いると、造影剤を使用せずに頸動脈や頭蓋内動脈の情報を得ることができるが、実際の臨床での役割は現在まだ確立されてはいない（Ruggieriら, 1991）。

脳画像 Brain Imaging

これまでの検査は血管内で何が起こっているかをみるための検査であった。医師にとって重要な問題は脳損傷の種類と性質である。過去10年以上にわたって、脳の形態的あるいは生理学的な変化をみるための方法が発展してきた。これらの技術を用いて、二つのタイプの神経画像法があらわれ、それによって医師は中枢神経系の三次元像を得ることが可能となった。CTのように組織を通過するエネルギー伝達を測定する方法と、MRI、PET、SPECTといった、もともと体内にある、あるいは外から体内に注入されたエネルギー源をもとに画像を作る方法である（図2-1）。

トランスミッション断層法は外部から与えたエネルギーの吸収値が組織間で異なることを利用したもので、これには単純X線撮影やCTがある。単純X線撮影では脳にX線が照射される。脳に吸収されずに通過したX線は高感度フィルムまたはビデオ画像装置に記録される（透視）。この方法で平面的あるいは二次元的な画像ができるが、空間的な解像力は良いがコントラスト（すなわち、白質と灰白質とを区別する能力）は悪い。CTは、脳の三次元画像を得るために医師が受け入れた唯一のトランスミッション法である。これは、脳の周囲を回転する多数の検出器を用いて通過する放射線の量を測定する方法である。断層面のそれぞれの点（pixel）を通過した放射線の量はコンピュータを用いて計算される。この情報から脳の三次元像が構成される。

CTでは、脳の構造、病理、解剖を調べる。構造物間のコントラストは、吸収されたX線の量・構造物の厚さ・密度・原子番号によって決まる。例えば骨は高濃度のカルシウムを含み、他の組織よりX線の吸収が極めて速いため、従来の放射線検査でもCTでも輪郭は明瞭に描出される。脳内の特殊な構造物は、隣接した構造物との間の重量に違いが少ないため非常に描出しにくい。CTでは吸収値のわずかな違いで組織を区別することができる。標準的放射線検査では解像力は基本的に一定であるが、CTでは解像力はpixelの大きさによる。というのは、各pixelはその境界内を通過した放射線の体積の平均を示すからである。現在のスキャナは1mm単位の解像力をもつ（Oldendorf,

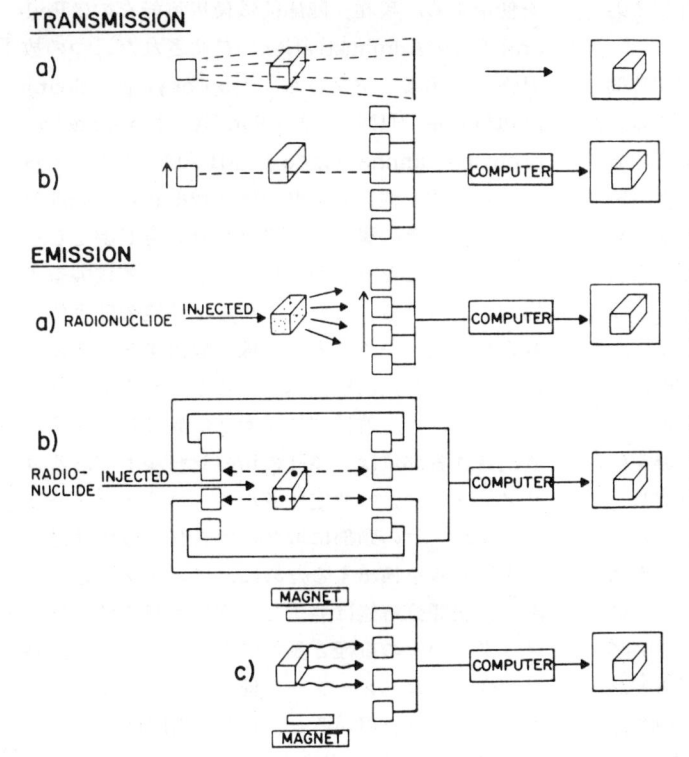

図2-1 神経画像法のトランスミッション法とエミッション法。トランスミッション：(a)単純X線撮影：(b)X線CT。エミッション：(a)single photon emission computed tomography (SPECT：(b)positron emission tomography (ポジトロンCT、PET)；(c)magnetic resonance imaging (磁気共鳴画像、MRI) radionuclide：放射性核種 injected：注入 magnet：磁石 computer：コンピュータ transmission：トランスミッション emission：エミッション

1981；Peterson and Kieffer, 1976)。

　エミッション断層法は内部のエネルギー源からのデータを用いて画像を作る。こうしたエネルギー源は経静脈的、経動脈的、または吸入によって体内に入れられた放射性核種と脳の電子生理学的特徴からなる。エミッション法には、magnetic resonance imaging (MRI)、positron emission tomography (PET)、single photon emission computed tomography (SPECT)、brain electrical activity mapping (BEAM) がある。

　MRIはbrain imagingの中で最も最近開発された。MRIは放射性物質を用いずに、広い磁気フィールドに反応する選択的な元素の応答を調べるものである。現在の技術は、主にプロトンの分布、すなわち水の検索と関係している。MRIはCTと類似した解像力をもつが、白質と灰白質とを区別する際のコントラストにおいて、CTよりすぐれている。また、MRIはCTでは検査が困難な後頭蓋窩の検索に特に有用である。

　MRIは、核の動きを小電極あるいは非常に弱い磁石として利用するなど、非常に異なった物理学的特性を用いる。正常な状況下では核の軸はランダムな方向を向いている。強力な磁場内では、核は磁場の方向またはその反対の方向を向いて並ぶ。核はエネルギーの吸収やラジオ波の放出があると、磁場に平行に前後に向きを変える。MRIはこの性質を用いて、固定した磁場にラジオ周波数パルスを送ることによって、核の向きを磁場に平行な位置で前後に変えさせ（共鳴）、この過程で放出されたラジオ波を測定する。(Bradley, 1982；Crooksら、1981)

　磁場内の各元素は、その元素に特有な物理的特性に従って、特定の周波数に共鳴する。水素は、すぐれた共鳴能と、水やすべての臓器の分子の構成成分として組織内に豊富に存在することから、最も一般的に用いられている。

　通常、緩和時間として、T_1とT_2の2つが測定される。これらは原子核とその周囲にある分子の作用によって生ずる。T_1は「熱関連」反応時間、または「スピンー格子」反応時間であり、核が磁場内におかれた時、同調し磁化する時間をあらわしている。T_1はサンプルの物理的特性に左右され

る。例えば、液体は固体より弱い力で結合しており、速く磁化されるため、T_1は短くなる。

T_2は「スピン-スピン」または「横」緩和時間である。核はコマのように回転する傾向がある。コマの回転は安定状態のもとでは地面に垂直の方向を向く。もし次のエネルギー源が加わると（例えばコマに触れた時のように）、ぐらつきはじめる。このぐらつきはトルクを示し、コマの2番目の回転軸を形成する。強い磁場内にある核は、ラジオ周波数パルスを受けた時同様の動きをする。T_2はラジオ周波数パルスの後に、このぐらつきがどのくらい長く続くかを測定したものである。固体のT_2は分子が堅固な構造をしているため、非常に短いが、一方液体のT_2は長い（Bradley, 1982）。

MRIではすぐれたコントラストが得られる。MRIの主な利点は、白質と灰白質とのコントラストと後頭蓋窩の検索能力である。コントラストはCTの10倍すぐれている（Crooksら, 1981）。脳卒中においては、MRIは血管閉塞後90分で梗塞と浮腫をとらえることができる（Spetzlerら, 1983）。MRIとCTに関する方法および文献の広範囲にわたるレビューは第3章でなされる。

PETとSPECTは、静脈内に注入された放射性同位元素からのガンマ線の放出をとらえる技術に基づいた断層法である。本質的に脳の形態的変化をとらえることに限定されたCTやMRIと異なり、PETとSPECTは局所の脳血流（rCBF）や脳代謝などの機能的変化を測定するように作られている。これらの方法は、使用される核種や装置の種類によって区別されている。PETは、放射性同位元素を用いて、異なる神経生理学的または生化学的過程において、脳循環代謝量を数値として測定できる点でユニークである。これらの放射性同位元素の生成にはサイクロトロンを使用する必要があるが、通常半減期が短いため、かなりの費用がかかる。放射性同位元素は、電子の崩壊の過程で、互いに180度の角度で放出される二つのガンマ線を産生する。これらの光子の検出には、平行ガンマ線検出装置のあるガンマカメラを用いる。コンピュータを用いて、光子が放出された部位が正確に位置づけられる。現在のPET装置は3～4mmの空間分解能をもつ。

SPECTも静脈内に注入された放射性同位元素を使用する。現在、臨床的に使用可能なのはFederal Drug Administrationで是認された二つの放射性同位元素、すなわちN-isopropyl-p-iodoamphetamine (IMP) と、99mTc hexamethyl-propylene amine oxade (HMPAO) のみである。これらの放射性トレーサーは比較的長い半減期をもつため、その場にサイクロトロンを必要としない。これらはキットから作られるか、直接製造工場から送られる。また、これらは特定の受容体と結合した後、一つのガンマ線を放出する、あるいはニューロン内に取り込まれるという点で、PETで使用される放射性同位元素とは異なる。光子が放出される部位は、多孔の鉛のシールドであるコリメーターによって定位される。コリメーターはガンマカメラの頭部に取り付けられ、直接通過した光子のみを検出するために、フィルターとして働く。空間分解能は発生したガンマ線の数とコリメーターの穴の直径と長さによる。現在では、高い解像力のコリメーターを備えた、単一検出器型ガンマカメラを用いると、1.5cmの解像力がえられる。最新の3検出器型ガンマカメラでは、7～9mmの解像力がえられるようになった。

脳波（electroencephalolography, EEG）はさまざまな形態的、機能的脳病変の診断に長く用いられてきた。この技術を脳障害発見のために用いる場合、その効果は疑問である。というのは、測定された脳の電気活動は非常に大量なので、目で見るだけで理解するのは不可能だからである。脳電気活動地図BEAM (Brain activity electrical mapping) は、EEGから直接派生した検査法である（Duffyら, 1979）。この方法では、標準的な頭皮電極から記録された、EEGや誘発電位（すなわち、感覚または認知刺激から誘発される脳の電気活動）が統計的処理される。この情報が、カラービデオスクリーン上に、脳の水平断面として時間毎に図示される。その画像は、脳の領域が賦活されないか（すなわち、脳梗塞）、賦活が弱いか（虚血、機能不全）、あるいは賦活されるか（てんかん、感覚刺激）によって色分けされる。現在、BEAMは、脳卒中診断の手段として、医師にあまり使用されていない。その代わり、てんかん（Gregory and Wong, 1984）、読字障害（Duffy and McNulty, 1990）、発声障害（Finitzo and Freeman, 1989）、

アルツハイマー病（Duffyら，1984）、精神分裂病（Poolら，1988）のような大脳の形態的病変がない神経疾患の研究に用いられている。

X線CT　CTは、脳の形態異常と発話・言語の異常との相関をとらえる有力な武器である。CTは長期に経過した比較的小さい脳血管病変をも検出することができる。脳内出血の大きさと部位は、CTによって従来になく正確に同定できるようになった（Walsheら，1977）。CTの出現以前には、臨床的に出血と同定できたのは、大きくそして通常致命的な出血のみであった。現在では、以前ならば梗塞とされたような脳卒中が、CTによって出血と診断されることもある。

CTによって明らかにされた病変部位と、失語症のタイプとの関係についての研究がなされている（Haywardら，1977；Kerteszら，1979；Mazzocchi and Vignolo, 1979；Naeser and Hayward, 1978；Noelら，1980）。古典的な記載通りに、特定の病変部位の障害で特定の失語症候群が生ずる。中心溝の前後で流暢性失語と非流暢性失語とが分離されることは、CTによってよく支持されている（Kerteszら，1979；Naeser and Hayward, 1978）。モデルにあてはまらない症例も多い（Mazzocchi and Vignolo, 1979；Metterら，1981）。失語型から脳病変の部位は十分予測可能であるが、逆は必ずしも真ではない（Noelら，1980）。一般的に、小病変に比べて大病変では予後の悪い重篤な失語症が生ずる（Kerteszら，1979；Yarnellら，1976）。大きさとは別に、病変の局在も失語症の回復にとって重要である。例えば、言語理解の悪さと関係する、側頭葉の後上部やシルビウス裂を囲む上下の領域を含む病巣では予後が悪い（Selnesら，1983）。重要な部位にある小病変のほうが、大病変よりも重い障害を引き起こすこともある。失語症患者の回復能力を予測する際に、脳の病変部位を知ることは重要である（Selnesら，1983）。こうした情報は失語症患者の言語治療をする際に役立つ。特別な部位に病変のない患者は、回復を促進するための早期からの集中的な治療が有用であろう。このことは第3章で詳細に述べる。

一連の研究から、いったんCTでとらえられた梗塞の大きさはほとんど変化しないことが知られている（Kerteszら，1979）。発症後数時間以内では、CTで病変がみられないことがしばしばある。これは、急性期の脳卒中におけるCTの限界である。24～48時間で浮腫が出現し、これによって病巣の境界があいまいとなる。MazzocchiとVignolo（1979）は、失語症は21～60病日の間、病巣の影響を最も忠実に反映させると指摘している。病巣が明確になり、部位を同定しやすくなるのはこの時期である。

CTは皮質下病変の同定および皮質下病変と言語障害との関連をみるのに特に有用である。基底核を含む優位半球の皮質下梗塞によって引き起こされる失語症は、喚語困難、字性錯語、良好な復唱、急速な回復を特徴とする（Brunnerら，1982）。さらに重篤で長期にわたる失語症状は皮質下病変が皮質病変を伴うときに観察される。優位半球の内包前脚や線状体の非出血性梗塞は、皮質障害による失語症の古典的記載に一致しない失語症状群をおこす（Damasioら，1982）。こうした病変をもつ失語症状群は速やかに回復する傾向がある。特殊な失語型である「視床失語」は、CT上に視床に病変をもち、自発話の減少、声量低下、喚語困難、保続、語新作、良好な言語理解と復唱を特徴とするとされる（Alexander and LoVerme, 1980）。さらに、失語における皮質下構造の役割に関する報告がNaeserら（1982）によってなされた。彼らの報告によると、内包および被殻とその前上方の白質病変を有する患者には、良好な言語理解、構音の異常を伴う遅い発話、持続性の右片麻痺がみられる。一方、内包および被殻とその後上方の白質病変を有する患者では、言語理解の障害、流暢なウェルニッケタイプの発話がみられる。特殊な症状群を確定することが、さらに良い特殊な治療法を生むことになると研究者は期待している。

ポジトロンCT（PET）　PETは最も進歩した放射性核種走査技術である。現在、PETは実験段階にある。PETを広く利用するための制限となっているのは、放射性核種の半減期が短いことである。放射性核種から放射性同位元素を産生するためにはサイクロトロンを必要とする。定型的にはいくつかのパラメーターを検索することになる（すなわち、rCBF、局所脳酸素代謝量[LCMRO2]、局所脳グルコース代謝量[LCMRGlc]）（Phelpsら，1982b参照）。

PETの空間分解能はCTやMRIには及ばないが、将来は1〜2mm単位まで可能になると予想される（Phelpsら，1982a）。深部の構造についての解像力はよくない（Hoffmanら，1979；Mazziottaら，1981b）。構造物の解像力は、大きさ、形、隣接する構造物からの影響によって変わる。これらの要因は、報告されたデータを理解する際に考慮しなければならない。

　PETは健常人の発話や言語機能の研究に使用される。検査の間、これらの人々は安静にしているか、特殊な課題を行っている。安静状態での研究は神経疾患を有する患者にも施行される。LC-MRGlcはフルオロデオキシグルコース（FDG）を用いて測定され、FDGを放射性核種とともに注入し、40分後からスキャンを始める。FDGが脳に取り込まれる40分の間、被験者は安静にしているかまたは特殊な課題を行う。FDGの取り込みに長い時間が必要なため、脳が特殊な行動課題にどのように反応するかを研究する際に制限が生ずる。このため、脳の賦活を調べる際には、脳血流量の測定をH₂¹⁵Oを用いた短時間のスキャンによって行うことが理想的である。健常人では、脳血流量の変化は脳代謝率の変化および神経活動と強い相関関係にある（DesRosiersら，1974；Freygang and Sokoloff，1985；Roy and Sherrington，1990；Salfordら，1973）。

　感覚遮断のない安静状態では、脳グルコース代謝は左右の大脳半球で対照的であり、加齢とともにやや減少する（Kuhlら，1982）。感覚を遮断した研究（Mazziottaら，1982a）では、両側の耳に栓をし、両側の目を覆うと右大脳半球の代謝低下がみられた。この代謝低下は目と耳のいずれか片方の遮断では明らかではなかった。この結果は、生理学的研究がどのような状況で行われているかを知ること、そして安静状態がすべて同一の状態を意味しないことを知ることの重要性を物語っている。視覚入力の複雑さを変化させながら施行した実験でみられるように、視覚入力の程度もまた重要と考えられている（Phelpsら，1981a；Phelpsら，1981b）。

　聴覚刺激では、刺激の内容に応じて（Mazziottaら，1982b）、またはある被験者では課題を行う際の視覚的構想力に応じてグルコース代謝に違いがみられた。言語刺激では、左前頭部、視床とともに両側の横側頭回、側頭葉後部の代謝が増加した。弦を用いた非言語刺激では、右側全体と両側の頭頂葉下部が賦活された。連続音刺激では、被験者の視覚的構想力に応じてさまざまな反応がみられた。視覚的構想力のある被験者では、左側の側頭葉後部に賦活がみられ、視覚的構想力のない被験者では右側が賦活された。これらの研究から、FDGを用いて、課題や構想力に応じた代謝地図を作成可能なことが予想される。

　ほとんどの脳賦活法では、脳代謝よりも脳血流が用いられている。その利点は、これらのスキャンは終了まで数分で済むことである。短時間のスキャンでは空間分解能が犠牲にされる。PET装置が改善され、コンピュータや技術が進歩すると画質は向上する。ある画像から他の画像を差し引く技術を使うと、言葉を見る時としゃべる時の脳機能の差など二つの脳機能を直接比較することができる。情報処理が増加している脳部位では、脳血流が直線的に増加すると仮定される。こうした研究を解釈する上での最も大きな問題は、特定の脳部位や特定の課題に対する血流変化の特徴と意味を理解することである。血流増加の直線性は、すべての脳部位にはあてはまらない可能性がある。言葉の処理に関して角回と縁上回が重要であるとする説に対する反論がある（Petersonら，1988；Zatorreら，1992）。それらの報告では、視覚的または聴覚的な言葉の認知は、直線性の仮定に従って頭頂葉を賦活しないとしている。こうした観察は、頭頂葉の限局病変は言葉の処理と明らかに関係しているとする従来の失語症研究からは奇妙に思われる。

　FDG PET検査では、脳卒中患者の脳グルコース代謝はCTでみられた梗塞部位を越えて拡大していることが示された（Kuhlら，1980；Metterら，1981）。図2-2は、脳梗塞でみられた遠隔効果の例を示している（Metterら，1985）。この症例では、発症後1カ月と死亡1週間前のCTで、左右の内包と基底核にラクナ梗塞がみられた。脳解剖所見でも、同一の病巣がみられた。FDGスキャンでは、その部位に同様ではあるがとらえにくい変化があった。さらに、CTや病理所見では構造上の変化は明らかではないが、FDGスキャンでは左前頭部に

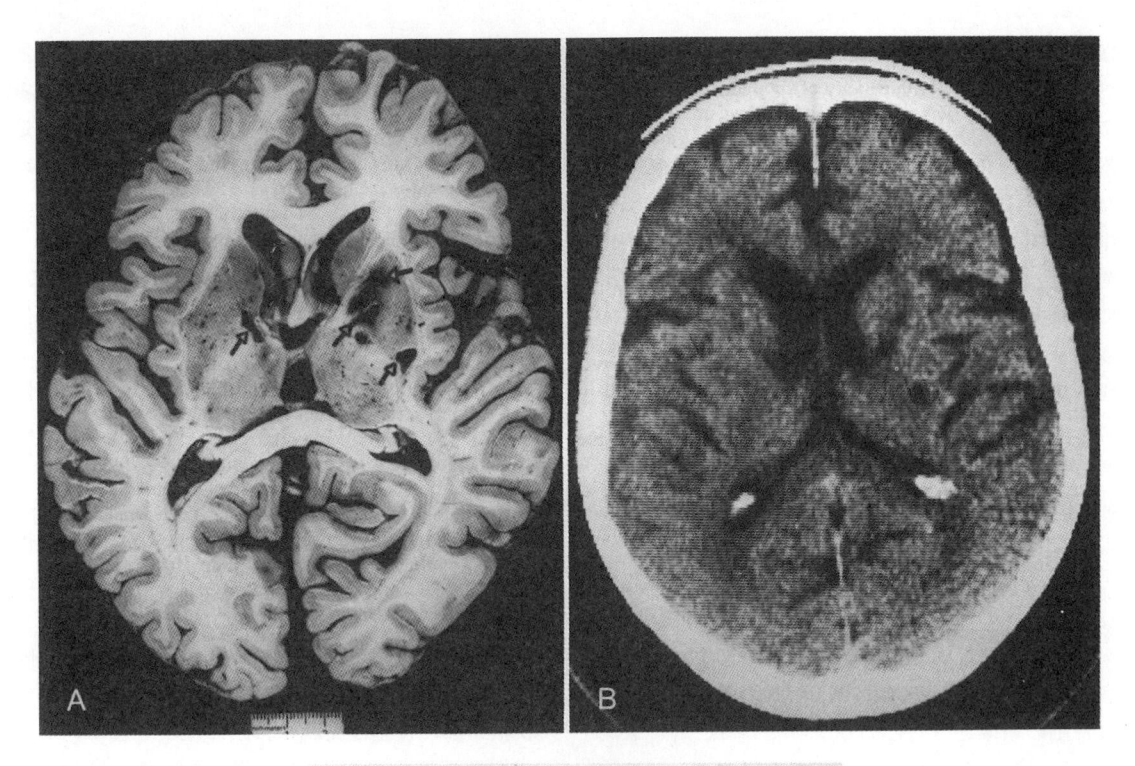

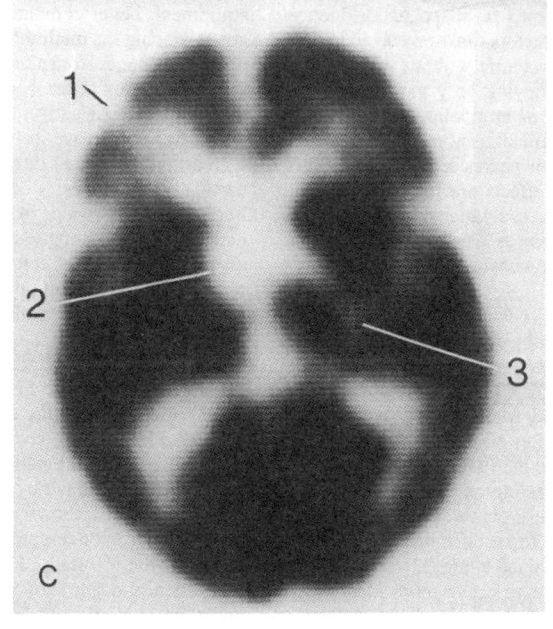

図2-2　多発性脳梗塞患者における画像法の比較。3つの断面は脳の同一のレベルを示している。A, 肉眼的病理解剖所見。矢印は4箇所のラクナ梗塞の部位を指している。この断面における大脳皮質は正常であることに注目。B, 同一レベルのCTスキャン。病理解剖でみられたラクナ梗塞はCTでも検出可能であることに注目。AとBは解剖学的に近接した部位であるC, 同一レベルのFDG PETスキャン。2と3の矢印はAとBでみられたラクナ梗塞の部位を指す。さらに、左前頭葉に異常がみられる（矢印1）。この代謝異常は病理解剖(A)およびCTスキャン(B)でみられた形態異常のどれとも一致しない。矢印1の代謝異常は、左内包病変（Aの左側の矢印）によって左前頭部がその入力、出力から離断されていることを示す。PETスキャンは、CTでみられる形態的病変の影響を理解するための生理学的情報を提供する。

顕著な代謝低下があった。この症例は左前頭部が内包を通る入力と出力から離断されることによって、離断症候群を呈しているように思われた。左内包は、同部のラクナ梗塞によって破壊されていた。同様の遠隔変化は、検査されたすべての脳卒中患者で見いだされている。遠隔効果は、脳卒中急性期、慢性期ともに、同側の視床、同側の病巣に隣接、あるいは離れた位置にある皮質、皮質病変と反対側の小脳半球、テント上の脳梗塞と反対側の大脳半球での代謝低下として報告されている（Baronら、1981；Kuhlら、1980；Lenziら、1981；Martin and Raichle、1983；Metterら、1981；Metterら、1987）。遠隔部の代謝低下は障害を受けていない組織の機能低下を示し、これによって、失語症の言語症状のある面を説明し得るかも知れない。

失語症の病理解剖のモデルは、脳卒中による言語障害の性質と、梗塞または出血によって障害された脳の領域との対応に基づいている。脳の血流と代謝に関する研究は、脳のある部位が、脳の他の部位に対する明白な影響力をもつことを示している。こうした観察が、脳卒中後の失語症の進展に関する、さらに統一的な見解を形成するものと思われる。例えばFDG PETを施行した失語症患者は、失語症の原因となる病巣の部位とは無関係に、基本的にはすべて左側頭・頭頂部の代謝異常を呈した（Metterら、1990）。さらに、ウェルニッケ失語、ブローカ失語、伝導失語は、前頭前野における代謝異常の範囲が異なっていることがわかった（Metterら、1989）。前頭前野は、ほとんどの失語症と直接関係ないと考えられている領域である。このデータは、言語機能の異常は単に形態的な病巣によって引き起こされるのではなく、シルビウス裂の周囲が形態的に障害された時、脳の他の領域に発現する異常にも影響されることを示している。これらの失語症患者に残されている言語機能にとって、隣接する言語領域の役割がさらに重要となるであろう（Metter、1987）。

脳代謝の研究は、失語症における脳の皮質下構造の役割を明らかにした（Metter、1992）。皮質下の障害部位が異なれば、それを覆う皮質において変化の生ずる部位も異なってくる。図2-2に示すように、内包前脚病変は前頭葉の代謝低下を引き起こす。中大脳動脈領域の梗塞のほとんどは、梗塞が皮質下に広がると前頭葉の代謝低下に関与する。こうした代謝の変化とそれに関連する皮質下構造の変化は、失語症の表出面と関係している（Metterら、1988）。失語症患者における左尾状核の代謝の変化と、Porch Index of Communicative Ability (PICA) 言語測定との相関が見いだされている。そこでは、尾状核の言語機能は、簡単な構文や低レベルの文章を含む単純で何度も学習された言語の音韻認知、および音韻的言語と意味的言語の同定や順序づけと関係があることをが示唆されている。尾状核の役割は、ブローカ野や前頭葉下部と関連をもちながらも、独立したものと思われる。尾状核の機能には、計画された運動についての皮質統御機能があるという別の見解がある（Metterら、1988）。これらの研究から、尾状核頭部はブローカ野や前頭葉下部が他の脳部位とともに働く際に特に重要な意味をもつことがわかった。この尾状核頭部の役割は発話や言語に反映されている可能性がある。この関係は、尾状核頭部の解剖学的結合についての知見と一致している（Yeterian and Van Hoesen, 1978）。

Single Photon Emission Computed Tomography(SPECT)　SPECTは、初期にはrCBFを測定するために用いられていた。歴史的に見ると、脳血流を最初に測定したのは1948年のKetyとSchmidtであった。被験者が酸化窒素を吸入した後で、両側の頸静脈で酸化窒素濃度が測定された。不幸にして採取された血液は脳内と脳外の両組織からのものだったので、各静脈での値は異なっていた。1961年、IngvarとLassenはガンマエミッターKrypton'79を用いて、脳の灰白質と白質での血流の違いを観察した。しかし単一のガンマ線検出器を使用したので、脳部位の決定は難しかった。

1975年、複数のカメラ型検出器とキセノン（Xe）ガスを用いて、大脳皮質の二次元矢状断像が作られた（Obristら、1975）。これは吸入でも静脈注入でも施行できた。この方法で両半球皮質のrCBFの異なる賦活パターンをみるために、読み・文字理解・会話などの異なる発話・言語課題が作られた（Larsenら、1978）。ひとつの重大な所見は、従来の解剖学的研究からは予見不可能な、前頭葉上部と右半球の賦活であった。これは、言語に関す

る脳内機構の解剖学的モデルの限界を示している。健常人の聴覚処理課題では、シルビウス裂の左後方領域全体の高度の血流増加を呈し、言語課題では非言語課題より賦活領域が広い傾向があった（Knopmanら，1980）。

多検出器キセノン法は、脳卒中によって失語を呈した患者の研究にも用いられた（Malyら，1977；Sohら，1978）。こうした研究から、rCBFの減少がみられる領域は予想されたよりも広く分布し、こうした減少パターンは古典的失語理論と一致する領域に存在する傾向があることがわかった。左半球の平均血流は失語症のタイプによって異なり、全失語患者で最も低く、失名詞失語患者で最も高い。一般的に、ウェルニッケ失語患者はブローカ失語患者より、局所および大脳半球血流が高い（Malyら，1977）。

失語症の予後は、心理生理学的賦活テスト施行時のrCBFの測定値と強く関係している（Yamaguchiら，1980）。Yamaguchiら（1980）は次のように指摘している。予後の悪さは、発語（数唱）・会話・音楽鑑賞による賦活の間、両側前頭・側頭部で血流増加がみられないことと関係している。予後の良さは、安静状態での非優位半球のブローカ野に相当する領域での血流増加と関係しており、このことは、失語の回復の良い患者では非優位半球に言語機能がいくらか移行している可能性を示唆している。Knopmanら（1983）は、予後の悪い失語症患者は3〜9カ月間にわたる言語訓練に反応して、右前頭葉下部の血流が増加することを見いだした。この増加は予後の良い失語症患者にはみられない。

多検出器キセノン法は、一般的な発話および言語過程の神経解剖学的基礎、特に失語に関係する重要な情報を提供したが、この方法には、臨床での使用に際して制限があった。というのは、これでは一つの大脳半球の外側面の二次元像しか得られないからである。また、発話や言語過程に重要とされる、皮質深部領域および皮質下領域からの脳血流情報が観察できなかった。

1975年、SPECTは発展した。頭部の周囲を360度回転しながら、静脈注射されたテクネシウム99m（^{99}mTc）からのガンマ線の放出を検出できるカメラを用いて、Kuhlら（1975）は皮質下も含めた脳の三次元断層画像を得ることに成功した。この発展によって、SPECTという神経画像法は、CT、MRI、キセノン法では得られない脳卒中に関する重要な情報を提供した。急性期の脳梗塞症例では、SPECTは、CTでみられるよりも早期にそして通常範囲の広いrCBFの減少領域を示す（Haymanら，1989；Hillら，1984）。PETと同様に、CTで同定された病巣から離れた低灌流領域がしばしば観察される。これは、皮質下の梗塞による皮質の低灌流や、前頭・頭頂葉皮質病変による対側小脳のdiaschisisのことがある（Bogousslavskyら，1988；Vallarら，1988）。慢性期の脳梗塞では、SPECTで二つの異常層を同定できる。CTで梗塞巣としてみえる、rCBFが著名に減少した中心層と、中心層のすぐ周囲にある虚血性ペナンブラとよばれる低灌流領域である。虚血性ペナンブラはCTでは見ることができず、おそらく機能不全の結果であろうと考えられている（Raynaudら，1987）。時に梗塞の周囲に血流増加領域が観察される（Bushnellら，1987）。

SPECTを梗塞後の回復を予測するために利用することも検討されている（Bushnellら，1989；Deferら，1987；Giubileiら，1990；Guptaら，1991；Leeら，1984；Limburgら，1991；Mountzら，1990）。こうした研究の大部分は、rCBF損失の大きさが脳卒中回復と逆相関するとしている。すなわち、損失が大きければ大きいほど、患者の回復は良好ではなくなる。SPECTの他のパラメーター、例えば、低灌流領域のガンマ線数、再分布パラメーター、SPECTとCTでの障害範囲の違いなどが脳卒中回復の予測に有用であるかどうかに関しては、確かな結論は得られていない。

SPECTは、健常人における発話および言語情報の処理過程の研究にはあまり利用されていないが、Goldenbergら（1987）による興味深い研究がある。彼らはIMPによるSPECTを施行中の患者で、言語記憶課題に反応して記録されたrCBFのパターンが記憶手順のタイプによって異なることを見いだした。聴覚的に呈示された言葉を記憶するのに、患者が視覚的なイメージによる方法を用いる時には、左側頭葉上部と両側の前頭葉上部が賦活される傾向があった。一方、視覚的なイメージによる方法を用いない時には、右大脳半球が賦

活された。他の分析からは、言葉を記憶する課題はすべて両側の海馬および側頭葉内側部の活動とも強く関係していることが示された。これらの結果から、一般的に言葉の記憶は両側の大脳で処理されており、左半球は特に言葉の視覚的イメージに関係が深いことがわかる。Langら(1987)も健常人での言語記憶に関連するrCBFのパターンを研究するために、IMPによるSPECTを用いている。彼らはいくつかの語形変化を使用したが、それには被験者がメンタルイメージを用いる課題も含まれていた。イメージを用いる課題に反応して、両側の前頭葉上部にrCBFの高度の増加がみられた。

失語においてもSPECTによる研究がなされている。Tikofskyら(1985)は、脳卒中発症1年後に、言語機能に改善を示した患者と示さなかった患者計5人の安静時のパターンを研究した。Western Aphasia Batteryの失語指数でほとんど変化のなかった2人の患者は、梗塞部に一致したrCBFの大きな欠損を示したが、その周囲の虚血は伴わなかった。失語指数の改善した残りの3人は、左半球の言語野皮質の脳血流が減少しているもののゼロではなかった。Tikofskyらは、改善した患者の中には、右大脳半球に軽度のrCBFの増加がみられたものがいることも指摘している。彼らは一連の研究のなかで、認知刺激に対するrCBFの反応で、改善を続けている慢性期の失語症患者と改善がみられない患者とを区別できるかどうかを調べた(Tikofskyら、1988)。Boston Naming Testを用いた検査で、物品の呼称時と安静時でrCBFのパターンに変化は認められなかった。しかし、改善がみられる患者では、呼称課題に反応するrCBFの活性は健常人と比べて大きく、一方、改善がみられない患者では健常人より小さかった。

Walker-Batson (1987, 1988, 1989)とその共同研究者は、一連の研究で、失語症研究におけるSPECTおよびキセノンの有用性について検討した。その中に、健常人と失語症患者について、安静時、被験者に一連の音節を聞かせる受動的聞き取り課題施行時、聞かされた特定の音韻をあてさせる音韻検出課題施行時に、それぞれrCBFのパターンを検討したものがある。各課題施行時に半球間の差はみられなかった。しかし、健常人の大部分は音韻検出課題で、両側前頭葉内側部が賦活された。一方、失語症患者では、皮質、皮質下に明らかな賦活はみられなかった。興味深い所見として、失語症患者は音韻検出課題で同側または対側の小脳に賦活が認められた。Walker-Batsonは、このことは前頭葉運動系または皮質小脳路が音韻検出課題施行時に賦活されたことを示すと考えている。また別の研究で、Walker-Batsonら(1988)は、10年間で顕著な改善を示した交差性失語(右利き患者に右病変で生じた失語)の男性のrCBFパターンを検討した。彼らは安静時の反応、Wechsler Adult Intelligence Scale (WAIS)の質問を黙って考える時の反応、暗算課題・音韻検出課題に対する反応をみた。脳の賦活はまず右大脳半球に生じ、このことは、この患者が言語情報を右半球で処理していることを示している。暗算課題では、rCBFは右頭頂葉と右側頭葉で増加した。WAIS課題で中心部と右側頭葉の賦活がみられ、音韻検出課題では両側前頭葉が賦活された。

SPECTが急性発症の失語症からの回復を説明または予測するのに有用かどうかをみた研究は、現在まで2つしかない。Vallarら(1988)は皮質下病変による失語症の回復について検討した。皮質下に限局した虚血性または出血性病変をもつ6人の失語症患者について、発症後33日以内と3カ月後に神経学的診察とSPECTが施行された。患者はすべて顕著な言語症状の回復を示した。最初のSPECTではすべての患者で皮質の低血流がみられた。3カ月後のSPECTでは全部と中部の皮質に高度の血流増加があり、これは皮質下失語の回復は皮質の低血流の改善による可能性が高いことを示している。Bushnellら(1989)は10人の失語症患者に発症後30日以内と3カ月後にPICAを施行した。SPECTは失語症の回復を予想可能かどうか決めるために、最初のテスト施行時に行われた。体積、r線密度、IMP欠損の再分布など、測定されたすべてのパラメーターのうちで、欠損体積のみが失語症の回復に関係していると考えられた。すべてのPICAスコアーの少なくとも50％の回復を示した患者では、IMP欠損は10％あるいはそれ以下と少ないが、回復の悪い患者では、rCBFの減少は比較的広い範囲にわたっていた(障害された大脳半球の25％あるいはそれ以上)。発症後3カ月の

時点では、rCBFの欠損が大きいほど失語症患者の言語回復は悪く、高度の負の相関がみられた。

これまでの研究は、言語には多くの高度に統合された脳内システムの相互作用を必要とすることを示している。この相互作用は両半球の皮質および皮質下構造にある。皮質下領域は覚醒、注意、反応への連続的思考と関係し、特に言語と発話に重要である。SPECT、PETおよび他の画像検査を用いた今後の研究は、正常あるいは病的状態での脳機能を理解する際に役立つであろう。

脳電気活動地図 約13年前に開発されて以来（Duffyら、1979）、BEAMは、病因がCTやMRIではわかりにくい神経学的、神経精神学的疾患の研究に最初に使用された。これらの疾患には、発達性読字障害（Duffy and McNulty, 1990；Duffyら、1980）、アルツハイマー病（Duffyら、1984）、精神分裂病（Poolら、1988）、てんかん性疾患（Gregory and Wong, 1984）、発声障害（Finitzo and Freeman, 1989）がある。BEAMを用いた脳卒中研究はあまり行われていない。BEAMについての数少ない研究からは、BEAMは他の神経画像法ではわからない局所的脳異常を検出できることが多いことが示されている（Jonkmanら、1985；Nagataら、1986；Nuwerら、1987）。例えば、Nagataら（1986）は、BEAMを用いた電気生理学的測定値はPETを用いたrCBFの測定値と相関が強いが、PETではわからない脳の異常をBEAMで検出できることが多いとしている。全失語とブローカ失語の2人の患者で、PETでは左半球全体、特に左前頭葉にrCBFの顕著な減少がみられた。一方、電気生理学的異常は2人とも両側前頭葉にあった。感覚性失語を呈した3番目の患者では、BEAMはびまん性の異常を示したが、PETでは左側頭葉に限局したrCBFの欠損がみられた。著者らは、これらのPETでは検出できない異常は、求心的な情報から大脳が遮断されている、あるいは孤立していることを示すと考えている。

BEAMを用いた失語症研究は二つしかない。Chapmanら（1989）は、100人の失語症患者を対象とした研究から、BEAMから得られた電気生理学的情報は失語を診断するのに有用であり、それは確立された臨床解剖学的原則におおむね一致していたとしている。失語症患者には左シルビウス裂周囲の電気生理学的異常がみられることで、非失語症患者と区別でき、一方、左側頭・頭頂葉の異常は全失語の患者をそれ以外の患者から区別するのに役立つ。重度の非流暢性失語の患者は左前頭葉下部と側頭葉前部に異常がみられ、重度の聴覚的理解と表出障害のある患者は左側頭・頭頂葉皮質の後部に異常があった。同じ人数を対象として、Finitzoら（1991）は、BRAMから得られた情報は失語症の存在を予測できると考えた。失語の存在は、電気生理学的異常が左頭頂葉にあり右側頭葉が正常である時、全体の96％で予測可能であった。同様に、理解障害の存在は左頭頂葉の異常と関係していた。重度の理解障害を呈した失語症患者の86％はこの基準で正確に分類された。それに対して、左前頭葉下部と側頭葉前部に電気生理学的異常がみられた患者では、重度の非流暢性失語として分類された。この基準は患者全体の89％にあてはまった。

治　療

脳卒中患者の治療は2つの部分に分けられる。初期の、すなわち急性期の治療は生命を保護し、脳卒中に関連した障害の拡大を防ぐことである。治療の第二段階は、できるだけ正常な生活様式を再確立するためのリハビリテーションである。一旦脳卒中が起こると、治療は急性期、慢性期とも比較的限られている。脳内出血の治療も脳梗塞の治療と同様であり、別個に議論はできない。脳卒中の最善の治療は予防である。予防についてはTIAとの関連ですでに述べてある。

急性期治療

医学的治療は限られており、その大部分は生命の保持である（Byer and Easton, 1980）。適切な治療は、病因や心筋梗塞、うっ血性心不全、不整脈などの関連疾患の確定に依存する部分が大きい（Moss, 1984；Shermanら、1984）。根底にある問題を正しく見きわめ治療することで死亡率は減少する。多くの脳卒中患者は脳障害と直接関係しな

い原因によって死亡する。これらの原因の大部分は心疾患である。このように、心疾患の有無を評価することは重要である (Brott and Reed, 1989)。現在、心源性塞栓に由来する脳卒中患者には再発予防のために抗凝固療法が行われる。こうした治療が、罹患率と死亡率を全体的に減少させることが確認されている (Easton and Sherman, 1980)。

急性期の間は症状が進行することがあるので、患者の状態を注意深く再評価することが重要である。これは、「脳卒中の進展」または「進行性脳卒中」と呼ばれる。抗凝固剤、特にヘパリンの使用が障害の進行を防ぐことが確かめられている (Millikan, 1980)。抗凝固剤を使用する際には、医師は常にCTで、状況によっては腰椎穿刺で、脳内出血を否定しておかなければならない。出血がある場合には、再出血の危険が増すため抗凝固剤の使用は絶対的な禁忌である。

脳梗塞では、梗塞部は虚血層に取り囲まれており、虚血層の組織は回復する場合もあるし、梗塞に進展することもある。虚血に陥った部分を保護し血流を改善するために、多くの方法がとられてきた。血管拡張剤は血管を開き、血流を増加させる薬であるが、使用しても大きな効果はなかった。これは血管拡張剤が虚血部の血管を拡張し、血流をとりもどすという考えに基づいているが、実際には、虚血組織の血管は正常の活動性を失い、他の血管とは異なりこうした薬剤に反応しない。これは、血液が虚血組織に供給されずむしろ虚血組織から奪われるという「steal」現象による。別の試みとして、平均動脈血圧を上げることによって灌流圧を増し、それによって虚血部に血液を送る方法があるが、これに関する検討は少ない。カルシウムチャンネル阻害剤も同様に、特に有用とは考えられていない。他に循環血液量を増加させる方法があるが有効性は証明されていない。

多くの脳卒中患者で、発症してから1〜3日後におこる問題は水分の蓄積による脳浮腫の増大である。浮腫は初期には、梗塞に陥った組織内に壊死が始まることと関係している。水分の蓄積は脳内で大きな塊として作用し、症状の進行や意識状態の変化を引き起こす (Anderson and Cranford, 1979)。浮腫が強ければ、脳ヘルニアとなり死に至る。副腎皮質ホルモンは、脳腫瘍による浮腫を取り除くのに非常に有効であることが知られている。この場合の浮腫は、透過性亢進による血管の二次的変化に基づくものである。不幸にして、梗塞のときの浮腫はこうした血管性の要因によるのではなくて、細胞毒性の要因（細胞の崩壊）に基づくものである。梗塞による浮腫は副腎皮質ホルモンにはあまり反応しないが、興味深いことにこの種の薬が脳卒中の治療に幅広く用いられている。梗塞による浮腫に効果的な薬には、高浸透圧性製剤、尿素、マニトール、過換気などがある。これらは一過性に脳の腫大を減少させる。困ったことに、浮腫の増大に伴うリバウンド現象が生ずることがあり、医師がこうした治療を躊躇する原因となっている。

脳卒中急性期の外科的治療はかなり制限されている。近年、症例を選んだ急性期の手術療法が新たな注目を集めている。内頚動脈閉塞後1〜2時間以内の患者に対しては、新しい血栓を取り除くための緊急の血栓内膜摘除術が、全体的な回復を改善するといわれている (Goldstone and Moore, 1976)。頭蓋内出血の患者では、症状の悪化がみられたり血腫が比較的脳表にある場合には、患者の生命を救うために血塊を除去することがある。

慢性期治療

慢性期の治療は急性期治療の途中から、または急性期治療後から始まる。患者が脳卒中に罹患後できるだけ早期にリハビリテーションを始めるべきである。重症患者では、初期には拘縮と褥創を予防することが目標となる。麻痺した上下肢の受動運動を一日に数回行なうべきである。この際、肩や股の軟部組織の障害を防止するために丁寧に行なうことが重要である。こうした運動は、理学療法士や看護婦が行なうのが一般的である。患者には、骨の突起部や体重のかかる部位に、褥創の原因となる過度の刺激が生じないようベッド上で時間毎に体位交換をすべきである。

患者が医学的に安定した後、できるだけ早期にベッドからはなして、歩行させるかまたは車椅子に移すことが大切である。初めは一回数分間でよいが、次第に時間を増やしていく。患者が医学的に安定し、疾患の急性期をすぎたら、本格的なリ

ハビリテーションプログラムを開始する。このプログラムは医師、看護婦、理学療法士、作業療法士、ソーシャルワーカー、心理士、言語療法士、ボイスセラピストの協同作業である。リハビリテーションプログラムはこの本の別の箇所でもとりあげられる。ここでは、患者の転帰と回復に影響する因子に焦点をあてる。

リハビリテーションチームの問題解決の鍵の一つは、特に最近強調されている費用効率の点からも、回復のための手がかりとなる要因をみつけることである。二つの問題が最も重要と思われる。第一は、患者のリハビリテーション能力を評価する際にどのよう兆候を最も重視すべきかである。改善可能な範囲が十分予測できればできるほど、個々の患者の適切なプログラムの確立が実現性を増してくる。第二は、最も少ない費用で最大限の改善を成し遂げるために、どんなタイプの治療やリハビリテーションのプログラムが用いられるべきかである。回復に関連する一つまたはそれ以上の要因についての研究は多い。それらは、麻痺の改善、協調性、年齢、合併症、知覚・認知面の異常、同名性半盲、持続性の失禁などである（Adler and Tal, 1965；Feigensonら，1977；Gerstenら，1970；Gordonら，1978；Held, 1975；Lehmannら，1975）。

回復全体にとっての最も重要な要因は、筋力の回復の程度であり、それは痙性の程度とも関係している（Gerstenら，1970；Lorenzeら；1958）。片麻痺は脳卒中では極めて頻繁にみられる。一般的に、上肢は症状が重く回復の程度も少ない（Held, 1975）。上肢の筋力低下や機能障害の割合が高い理由は、大脳皮質では、上肢は中大脳動脈灌流領域の中央部に位置するが、下肢はほとんど前大脳動脈から灌流を受けているためと考えられている。他の要因として、上肢は巧緻運動を要求されるが、下肢は歩行という粗大な運動のみでよい点があげられる。

Twitchell（1951）は片麻痺からの回復について研究し、筋力低下出現の直後に、反射の低下または消失と筋緊張の欠如とともに随意運動の消失があるとしている。48時間以内に反射が徐々に増加する。そのすぐ後に抵抗が徐々に増し、上肢の内転と屈曲、下肢の内転と伸展とともに、初めに手掌と足底の屈曲が起こる。随意運動は6〜30日以内に出現し始め、肩関節と股関節の軽い屈曲とともに次第に近位部から遠位部に向かって回復する。筋力の改善とともに、すべて関節における運動の全体的な屈曲パターン、いわゆる「屈曲性共同運動」が生じ、これに伸展性共同運動が続く。次第に痙性が増し、屈曲性・伸展性共同運動が減少して、単一の関節の動きが出てくる。Twitchellは運動の回復は3つの段階に分かれると考えている：(a)固有感覚反応、これに(b)収縮反応が続き、さらに、(c)分離運動が起こる。回復について検討する際に、予後の良い兆候として最も信頼できるのは、固有感覚の促通と近位部の牽引反応の出現である。固有感覚の促通は、手指反射のような固有感覚反応の間の意図的運動からなる。意図的運動は正常では存在しない反射を引き出す。近位部の牽引反応は各関節が一度に屈曲できる範囲まで、手指、手首、肘、肩の屈曲が増加することからなる。片麻痺からの回復は、それぞれの患者で停止し、さらに進行しないという単一のパターンに引き続いて起こることがTwitchellの研究から明らかである。

片麻痺からの回復は、多くの要因に支配されているように思われる。不全麻痺の患者は完全麻痺の患者より短時間で大きな改善がみられる（Grayら，1990；Sternら，1971）。本質的に、すべての神経症状の改善は発症後14週以内に起こが、全体的な回復過程はその後何年にもわたる（Dombovy and Bach-y-Rita, 1988）。回復は早ければ最初の週に、遅くとも7週までに始まる。80％の回復に要する平均期間は6週である。同様の所見は上肢に関しても認められる。

感覚障害もほとんどの患者にある程度はみられる。感覚障害をもつ患者は入院が長期にわたり、回復が悪い傾向がある。感覚障害の影響は、認知面の問題と密接に結びついているように思われる。

薬物療法

失語に対する薬物療法は、十分な検討がなされていない分野のひとつである。古代では、神経疾患の治療には、ワイン、ベリー、植物の根、ハーブなど異なるさまざまな治療薬が用いられていた（LaPointe, 1983）。中世には、失語症の言語回復

に影響する薬物が研究された。これらの薬物には、アミタール・ナトリウム塩（Bergman and Green, 1951 ; Billow, 1949 ; Linn and Stein, 1946）、メプロバメートなどの刺激剤（West and Stockel, 1965）、リタリン、抑制剤リブリウム（Darleyら, 1977）などがある。これらの薬はあいまいな効果しかないか、あるいは全く役に立たなかった。しかし、過去5年間に2つの薬、d-アンフェタミンとブロモクリプチンが失語症の治療にいくらか有効と考えられた。

d-アンフェタミンは中枢神経系の神経伝達物質であるノルエピネフリンの共同薬である。実験的に病変を作った動物に早期にd-アンフェタミンを投与すると、運動機能に有意な改善をもたらしたと報告されている（Boyeson and Feeney, 1984 ; Feeneyら, 1982 ; Feeney and Hovda, 1983 ; Hovda and Feeney, 1984）。興味深いことに、この改善はアンフェタミンを運動訓練と同時に投与した時だけ出現した。d-アンフェタミン療法単独では運動機能を改善しなかった。同様の所見は人間でも観察されている。Crisostomoら（1988）は、理学療法とともにd-アンフェタミンの投与を受けた脳卒中患者は、理学療法とプラシーボの患者より40％高い改善率を示したと述べている。

Walker-Batsonとその共同研究者（1991, 1992）は、小グループの脳卒中患者で、失語症の回復に対するアンフェタミンの効果について検討した。この検討には、動物実験やヒトでの研究に用いたものと同じ実験形式を使用した。脳卒中発症後30日以内の6人の患者に10〜15mgのアンフェタミンを投与し、その後1時間の集中的な発話・言語治療を4日毎に計10回行なった。PICAを治療開始の3日前に施行して、治療後1週間で終了し、発症後3カ月の時点で再び施行した。3カ月の時点でのPICAの全スコアと、6カ月の時点で予想される全スコアが比較された。6人の患者のうち4人は、d-アンフェタミン療法と言語治療を行なった10週の最後に、6カ月後に予想されるスコアの94％以上を獲得した。発症後3カ月の時点で、6人のうち5人の患者は、6カ月後に予想されるスコアの100％以上を示した。これらの結果はあくまで予備的なものであるが、d-アンフェタミンが失語症の言語の回復率を増加させた可能性を示している。この薬剤が失語症の全体的な回復の程度を増すかどうかは不明である。

一方、ブロモクリプチンはパーキンソン病患者の運動の開始や停止を改善する目的で、長年にわたって使用されてきた薬剤である。ブロモクリプチンは、ドーパミン受容体を興奮させる作用がある。ドーパミン受容体は辺縁系の一部である内側前頭葉皮質に主に存在する。言語の回復における辺縁系の役割はあまり知られていない。しかし、辺縁系が発話の産生を促すという間接的な証拠がある。例えば、Robinson（1976）は、躁うつ病の既往のある非流暢性失語の患者について報告している。躁状態では患者の発話は流暢になる。それに対して、躁状態を抑える薬剤を用いると再び非流暢になる。

失語を起こす病変部位は通常ローランド溝やシルビウス裂周辺の領域に限られ、内側前頭葉皮質は含まれていない。ブロモクリプチンは内側前頭葉皮質内の受容体を興奮させ、辺縁系の機能を増大させて、失語症患者の発話や言語の産生を促すと考えられている。Albertら（1988）は治療前3.5年にわたって超皮質性運動失語を呈している男性で、ブロモクリプチンの効果について報告している。43日後、一日最大30mgの時点で、患者は反応時間と休止数の減少を含む発話の流暢性の改善を示した。内容のある言葉や文法的形態素の数も薬物療法中、正常にまで増加したと報告されている。しかし、ブロモクリプチンを中止して28日後、患者の言語機能は治療前のレベルまでもどってしまった。BachmanとMorgan（1988）は2人の患者でブロモクリプチンの効果をみた。1人は混合性の前方型失語、他の一人はブローカ失語である。患者はBoston Diagnostic Aphasia Examination（BDAE）ではなんら変化を示さなかったが、2人とも連続した会話中での発語間の休止数が減少した。さらに、患者とその妻は、新しい言葉の使用や会話の開始がスムーズになったと述べている。こうした結果はこの薬の将来性を期待させるが、BachmanとMorganは、これらの変化は言語を処理する分野以外での改善、例えば認知機能や情緒などの改善を反映している可能性があると警告している。

失語症に対するブロモクリプチン療法はGupta

とMlcoch (1992) も臨床的な公開形式で検討している。この検討では、2人の患者、1人は18カ月の経過のブローカ失語の患者、もう1人は10年の経過の超皮質性運動失語の患者に、3カ月にわたるブロモクリプチンの漸増大量療法を行なった。発話と言語の評価はブロモクリプチン療法施行前と施行後に4週間隔でおこなった。評価はそれぞれの患者の会話サンプルとBDAEおよびBoston Naming Testからなる。ブローカ失語の患者は検査の全経過を通じて流暢性の安定した改善を示した。治療前には、この患者は間をおかなければ話すことができなかった。ブロモクリプチン30mg投与中は、患者の発話の長さの平均は4.25語に達した。さらに、文の復唱と動物名の列挙能力が著名に改善した。超皮質性運動失語の患者にも改善がみられた。興味深いことに、これらの変化は用量依存性のようであった。10mgでは患者のMLUは治療前の2.82語から4.77語へと1.95語増加した。30mgでは、患者の発話は3.08語まで悪化した。しかし、ブロモクリプチンの量を10mgに減量すると、再び4.44語と顕著に改善した。これらの結果は印象的であるが、著者らは失語症に対するブロモクリプチン療法の効果を判定するには、統計的に有意な患者数での二重盲検法を施行する必要があると結論している。

唯一のブロモクリプチン療法の単一盲検法がMacLennanら（1991）によって施行されている。この研究では、4年前の左側の脳梗塞によって超皮質性運動失語を呈した63歳の男性に、4週間のプラシーボ投与期間の後、最大15mgのブロモクリプチンが7週間投与され、さらにその後4週間の薬物除去期をおいた。検査は視覚反応時間、聴覚的理解、喚語、流暢性、連想会話からなり、薬物投与のそれぞれの期間に2週間ずつ施行した。ブロモクリプチン投与時には、視覚反応時間、Token Test、Boston Naming Test、Word Fluency Measureの結果はプラシーボ投与時と本質的にかわらなかった。発語の総数と正確、適切で、聞き手にとって意味のある発語の数は、ブロモクリプチン投与時には目立って他と異なっていた。ブロモクリプチン投与時には、投与前やプラシーボ投与時と比べて発語の総数および内容のある発語数が増加していたのである。しかしMacLennanらはこうした変化はプラシーボ投与中から始まり、ブロモクリプチン投与中も増加の割合が不変であったことから、ブロモクリプチンによる効果ではないと考えている。彼らはこれらの所見が生じた理由を考察しているが、失語症治療にブロモクリプチンを使用することは、この時点ではまだ尚早であることを示唆している。

これまでの研究では、d-アンフェタミンもブロモクリプチンも失語症の治療に有効であるという決定的な証拠を見いだせなかった。ほとんどの研究は単一症例での反復検査形式がとられ、実験を行う際の適切な手段、例えばプラシーボを用いたり、患者にも検者にも患者が何を服用しているかを伏せておくなどの手段がとられていない。これらの単一症例での検討は、うわべは強固な神経生理学的および理論的土台に基づいているように見える。しかし、コントロール群と実験群の両者を対象としたり、それぞれの患者が自分自身のコントロールとなる反復形式を用いて、多数例での研究が行われて初めて、失語症治療に対するこれらの薬物の効果が確かめられるであろう。近い将来、この臨床的に重要な問題に対する二重盲検法が施行されることを期待したい。

将来の動向

脳卒中研究の動向は、発症率、罹患率、および死亡率を減少させるためにたゆまず努力することであろう。予防法は、生活様式の改善と脳卒中の危険因子の同定に向けられるであろう。動脈硬化の病態生理を解明することによって、脳卒中に罹患する患者の予防法が向上する。アスピリンやその他の血小板凝集抑制剤を用いた日々の治療、食習慣の改善、規則的な運動、禁煙は予防の手段として重要である。

脳卒中に関連する機能障害の程度を減少させるために、多くの努力がはらわれつつある。現在、こうした治療的手段の価値は限られてきている。虚血に陥る過程についての病態生理の解明によって、この努力はむくわれるであろう。急性期治療の一部として、脳の生理を研究する画像技術を用いることで、脳卒中患者の中に、ある種の治療が

有効なサブグループが見つかるかもしれない。こうしたサブグループが見つかるまで、十分な有効性を示す治療法を見いだすことは困難である。

　障害を受けた脳に何が起こっているか、回復の間にそれがどのように変化するかを十分に理解してはじめて、リハビリテーションの技術が大きく改善されるように思われる。PET、SPECT、BEAMおよびその他の画像技術を用いた研究によって、機能回復の十分な理解や形態的障害との関連が明らかにされるであろう。受容体や薬剤の分布などの脳の生化学的側面を評価するための解像力と技術が進歩すれば、脳卒中の影響に関するさらに複雑な理解が可能となる。形態的および生化学的マーカーの分布の変動パターンを知ることによって、ある特定の形式のリハビリテーションに最も反応する患者を決定することができるであろう。

References

Ackerman, R. H. (1980). *Non-invasive diagnosis of carotid disease.* In Cerebrovascular Survey Report for Joint Council Subcommittee on Cerebrovascular Disease. National Institute of Neurological and Communicative Disorders and Stroke, and National Heart and Lung Institute.

Adler, E., and Tal, E. (1965). Relationship between physical disability and functional capacity in hemiplegic patients. *Archives of Physical Medicine and Rehabilitation, 46,* 745–752.

Albert, M. L., Bachman, D. L., Morgan, A., and Helm-Estabrook, N. (1988). Pharmacotherapy for aphasia. *Neurology, 38,* 877–879.

Alexander, M., and LoVerme, S. R. (1980) Aphasia after left hemispheric intracerebral hemorrhage. *Neurology, 30,* 1193–1202.

Anderson, D. C., and Cranford, R. E. (1979). Corticosteroids in ischemic stroke. *Stroke, 10,* 68–71.

Asslid, R. (1992). *Transcranial Doppler sonography.* New York: Springer-Verlag.

Bachman, D. L., and Morgan, A. (1988). The role of pharmacotherapy in the treatment of aphasia: preliminary results. *Aphasiology, 2,* 225–228.

Barnett, H. J. M., Taylor, D. W., Haynes, R. B., Sackett, D. L., Peerless, S. J., and Ferguson, G. G. (1991). Beneficial effect of carotid endarterectomy in symptomatic patients with high-grade carotid stenosis. *New England Journal of Medicine, 325,* 445–453.

Baron, J. C., Bousser, M. G., Comar, D., Duquesnoy, N., Sastre, J., and Castaigne, P. (1981). Crossed cerebellar diaschisis: A remote functional depression secondary to supratentorial infarction in man. *Journal Cerebral Blood Flow Metabolism, 1* (Suppl. 1), S500–S501.

Bergman, P. S., and Green, M. (1951). Aphasia: Effects of intravenous sodium amytal. *Neurology, 1,* 471–475.

Billow, B. W. (1949). Observation of the use of sodium amytal in the treatment of aphasia. *Medical Records, 162,* 12–13.

Bogousslavsky, J., Miklossy, J., and Regli, F. (1988). Subcortical neglect: Neuropsychological correlations with anterior choroidal artery territory infarction. *Annals of Neurology, 23,* 448–452.

Bonita, R. (1992). Epidemiology of stroke. *Lancet, 339,* 342–344.

Borowitz, S., and Beiser, A. (1966). *Essentials of physics: A text for students of science and engineering.* Reading, MA: Addison-Wesley.

Boyeson, M. G. and Feeney, D. (1984). The role of norepinephrine in recovery from brain injury. *Society of Neuroscience Abstracts, 10,* 638.

Bradley, W. G. (1982). *NMR tomography.* Diasonic Interactive Education Program. Militas, CA: Diasonics Inc.

Broderick, J. P., Phillips, S. J., Whisnant, J. P., O'Fallon, W. M., and Bergstralh, E. J. (1989). Incidence rates of stroke in the eighties: The end of the decline in stroke. *Stroke, 20,* 577–582.

Brott, T., and Reed, R. L. (1989). Intensive care for acute stroke in the community hospital setting. *Stroke, 20,* 694–697.

Brunner, R. J., Kornhuber, H. H., Seemuller, E., Suger, G., and Wallesch, C. W. (1982). Basal ganglia participation in language pathology. *Brain and Language, 16,* 281–299.

Brust, J. C. M. (1977). Transient ischemic attacks: Natural history and anticoagulation. *Neurology, 27,* 701–707.

Bushnell, D. L., Gupta, S., Mlcoch, A. G., and Barnes, E. (1989). Prediction of language and neurologic recovery after cerebral infarction with SPECT imaging using N-isopropyl-p-(I123) iodoamphetamine. *Archives of Neurology., 46,* 665–669.

Bushnell, D. L., Gupta, S., Mlcoch, A. G., Romyn, A., Barnes, E., and Kaplan, E. (1987). Demonstration of focal hyperemia in acute cerebral infarction with iodine-123 iodoamphetamine. *Journal of Nuclear Medicine, 28,* 1920–1923.

Byer, J. A., and Easton, J. D. (1980). Therapy of ischemic cerebrovascular disease. *Annals of Internal Medicine, 93,* 742–756.

Canadian Cooperative Study Group. (1978). A randomized trial of asp sulfinpyrazone in threatened stroke. *New England Journal of Medicine, 299,* 53–59.

Chapman, S. B., Pool, K. D., Finitzo, T., and Hong, T. (1989). Comparison of language profiles and electrocortical dysfunction in aphasia. In T. E. Prescott (Ed.), *Clinical aphasiology* (Vol. 18). Boston: College Hill.

Crisostomo, E. A., Duncan, P. W., Propst, M. A., Dawson, D. V., and Davis, J. N. (1988). Evidence that amphetamine with physical therapy promotes recovery of motor function in stroke patients. *Annals of Neurology, 23,* 94–97.

Crooks, L., Herfkens, R., and Kaufman, L. (1981). Nuclear magnetic resonance imaging. *Progressive Nuclear Medicine, 7,* 149–163.

Damasio, A. R., Damasio, H., Rizzo, M., Varney, N., and Gersch, F. (1982). Aphasia with nonhemorrhagic lesions in the basal ganglia and internal capsule. *Archives of Neurology, 39,* 15–20.

Darley F. L., Keith, R. L., and Sasanuma, S. (1977). The effect of alerting and tranquilizing drugs upon the performance of aphasic patients. In R. H. Brookshire (Ed.), *Clinical aphasiology: Conference proceedings 1977.* Minneapolis, MN: BRK.

Defer, G., Moretti, J. L., and Cesaro P. (1987). Early and delayed SPECT using N-isopropyl-p-iodoamphetamine iodine 123 in cerebral ischemia: A prognostic index for clinical recovery. *Archives of Neurology., 44,* 715–718.

DeFilipp, G. J., Pinto, R. S., Lin, J. P., and Kricheff, I. I. (1983). Intravenous digital subtraction angiography in the investigation of intracranial disease. *Radiology, 148,* 129–136.

DeJong, R. N. (1980). Case taking and the neurologic examination. In A. B. Baker and L. H. Baker (Eds.), *Clinical neurology.* Philadelphia: Harper & Row.

DesRosiers, M. H., Kennedy, C., and Potlak, C. S., (1974). Relationship between local cerebral blood flow and glucose utilization in the rat. *Neurology (Minn), 24,* 389.

Dombovy, M. L., and Bach-y-Rita, P. (1988). Clinical observations on recovery from stroke. *Advances in Neurology, 47,* 265–276.

Dorland's illustrated medical dictionary (24th Ed.) (1965). Philadelphia: Saunders.

Duffy, F. H., Albert, M. S., and McNulty, G. (1984). Brain electrical activity in patients with presenile and senile dementia of the Alzheimer type. *Annals of Neurology 16,* 439–448.

Duffy, F. H., Burchfiel, J. L., and Lombroso, C. T. (1979). Brain electrical activity mapping (BEAM): A method for extending the clinical utility of EGG and evoked potential data. *Annals of Neurology, 5,* 309–321.

Duffy, F. H., Denckla, M. B., Bartels, P. H., and Sandini, G. (1980). Dyslexia: Regional differences in brain electrical activity by topographic mapping. *Annals of Neurology, 7,* 412–420.

Duffy, F. H., and McNulty, G. (1990). Neurophysiological heterogeneity and the definition of dyslexia: Preliminary evidence for plasticity. *Neuropsychologia, 28,* 555–571.

Easton, J. D., and Sherman, D. G. (1977). Stroke and mortality rate in carotid endarterectomy: 228 consecutive operations. *Stroke, 8,* 565–568.

Easton, J. D., and Sherman, D. G. (1980). Management of cerebral embolism of ca origin. *Stroke, 11,* 433–442.

Eisenberg, H., Morrison, H. T., and Sullivan, P. (1964). Cerebrovascular accidents. Incidence and survival rates in a defined population, Middlesex County, Connecticut. *JAMA, 189,* 833–888.

European Carotid Trialists' Collaborative Group MRC/European Carotid Surgery Trial. (1991). Interim results for symptomatic patients with severe (70–99%) or with mild (0–29%) carotid stenosis. *Lancet, 1,* 1235–1245.

Feigenson, J. S., McCarthy, M. L., Meese, P. D., Feigenson, W. D., Greenberg, S. D., Rubin, E., and McDowell, F. H. (1977). Stroke rehabilitation. I. Factors predicting outcome and length of stay—an overview. *New York State Journal of Medicine*, 77, 1426-1434.

Feeney, D., Gonzales, J., and Law, W. (1982). Amphetamine, haloperidol and experience interact to affect rate of recovery after motor cortex injury. *Science*, 217, 855-857.

Feeney, D., and Hovda, D. A. (1983). Amphetamine and apomorphine restore tactile placing after motor cortex injury in the cat. *Psychopharmacology*, 79, 67-71.

Fields, W. S., Lemak, N. A., Frankoski, R. F., and Hardy, R. J. (1977). Controlled trial of aspirin in cerebral ischemia. *Stroke*, 8, 301-315.

Finitzo, T., and Freeman, F. J. (1989). Spasmodic dysphonia, whether and when: Results of seven years of research. *Journal of Speech and Hearing Research*, 32, 541-555.

Finitzo, T., Pool, K. D., and Chapman S. B. (1991). Quantitative electroencephalography and anatomoclinical principles of aphasia. In R. A. Zappulla, F. LeFever, J. Jaeger, and R. Bilder (Eds.), *Windows on the brain: Neuropsychology's technological frontiers*. New York: New York Academy of Sciences.

Ford, A. B., and Katz, S. (1966). Prognosis after strokes. *Medicine*, 45, 223-246.

Freygang, W. H., and Sokoloff, L. (1958). Quantitative measurement of regional circulation in the central nervous system by use of radioactive inert gas. *Advanced Biology, Medicine and Physiology*, 6, 263-279.

Gersten, J. W., Ager, C., Anderson, K., and Cenkovich, F. (1970). Relation of muscle strength and range of motion to activities of daily living. *Archives of Physical Medicine Rehabilitation*, 51, 137-142.

Gillilan, L. A. (1980). *Anatomy of the blood supply to the brain and spinal cord*. In Cerebrovascular Survey Report for Joint Council Subcommittee on Cerebrovascular Disease. National Institute of Neurological and Communicative Disorders and Stroke, and National Heart and Lung Institute.

Gilroy, J., and Meyer, J. S. (1975). *Medical neurology*, (2nd ed.). New York: Macmillan.

Giubilei, F., Lenzi, G. L., and Dipiero, V. (1990). Predictive value of brain perfusion single photon emission computed tomography in acute ischemic stroke. *Stroke*, 21, 895-900.

Goldenberg, G., Podreka, I., Steiner, M., and Willmes, K. (1987). Patterns of regional cerebral blood flow related to memorizing of high and low imagery words—an emission computed tomography study. *Neuropsychologia*, 25, 473-485.

Goldstone, J., and Moore, W. S. (1976). Emergency carotid artery surgery in neurologically unstable patients. *Archives of Surgery*, 111, 1284-1291.

Gordon, E. G., Drenth, V., Jarvis, L., Johnson, J., and Wright, V. (1978). Neurophysiologic syndromes in stroke as predictors of outcome. *Archives of Physical Medicine Rehabilitation*, 59, 399-403.

Gray, C. S., French, J. M., Bates, D., Cartilidge, N. E., James, O. F., and Venables, G. (1990). Motor recovery following stroke. *Age and Ageing*, 19, 179-184.

Gray, H. (1967). *Anatomy of the human body, (28th ed.)*. Philadelphia: Lea & Febiger.

Gregory, D. L., and Wong, P. K. (1984). Topographic analysis of the centrotemporal discharges in benign rolandic epilepsy. *Epilesia*, 25, 705-711.

Gupta, S., Bushnell, D., Mlcoch, A. G., Eastman, G., Barnes, W. E., and Fisher, S. G. (1991). Utility of late N-isopropyl-p-(I 123)-iodoamphetamine brain distribution in the predictive recovery/outcome following cerebral infarction. *Stroke*, 22, 1512-1518.

Gupta, S. R., and Mlcoch, A. G. (1992). Bromocriptine treatment of nonfluent aphasia. *Archives of Physical Medicine and Rehabilitation*, 73, 373-376.

Hayman, L. A., Taber, K. H., Jhingran, S. G., Killian, J. M, and Carroll, R. G. (1989). Cerebral infarction: Diagnosis and assessment of prognosis using 123 IMP-SPECT and CT. *American Journal of Nuclear Research*, 10, 557-562.

Hayward, R. W., Naeser, M. A., and Zatz, L. M. (1977). Cranial computed tomography in aphasia. *Radiology*, 123, 653-660.

Held, J. P. (1975). The natural history of stroke. In S. Licht (Ed.), *Stroke and its rehabilitation*. Baltimore, MD: 1975.

Hier, D. B., Mondlock, J., and Caplan, L. R. (1983). Behavioral abnormalities after right hemisphere. *Neurology*, 33, 337-344.

Hill, T. C., Magistretti, P. L., Holman, B. L., Lee R. G., O'Leary, D. H., and Uren, R. F. (1984). Assessment of regional cerebral blood flow (rCBF) in stroke using SPECT and N-isopropyl-(I-123)-p-iodoamphetamine (IMP). *Stroke*, 15, 40-45.

Hoffman, E. J., Huang, S. C., and Phelps, M. E. (1979). Quantitation in positron emission tomography. 1. Effect of object size. *J. Computer Assisted Tomography*, 3, 299-308.

Holmes, M. D., Brant-Zawadzki, C., and Simon, R. P. (1984). Clinical features of meningovascular syphilis. *Neurology*, 34, 553-556.

Hovda, D. A., and Feeney, D. (1984). Amphetamine and experience promotes recovery of locomotor function after unilateral frontal cortex injury in the cat. *Brain Research*, 298, 358-361.

Ingvar, D. H., and Lassen, N. A. (1961). Quantitative determination of regional cerebral blood flow in man. *Lancet*, 2, 806-807.

Joint Committee for Stroke Facilities. (1974). XI. Transient focal cerebral ischemia: Epidemiological and clinical aspects. *Stroke*, 5, 276-287.

Jonkman, E. J., Poorvliet, D. C., Veering, M. M., De Weerd, A. W., and John, E. R. (1985). The use of neurometrics in the study of patients with cerebral ischemia. *Electroencephalography Clinical Neurophysiology*, 61, 333-341.

Kannel, W. B. (1971). Current status of the epidemiology of brain infarction associated with occlusive arterial disease. *Stroke*, 2, 295-318.

Kempczinski, R. F., Wood, G. W., Berlatzky, Y., and Pearce, W. H. (1983). A comparison of digital subtraction angiography and noninvasive testing in the diagnosis of cerebrovascular disease. *American Journal of Surgery*, 146, 203-207.

Kertesz, A., Harlock, W., and Coates, R. (1979). Computer tomographic localization, lesion size and prognosis in aphasia and nonverbal impairment. *Brain and Language*, 8, 34-50.

Kety, S. S., and Schmidt, C. F. (1948). The nitrous oxide method for quantitative determination of cerebral blood flow in man: Theory, procedure and normal values. *Journal of Clinical Investigation*, 27, 476-483.

Knopman, D. S., Rubens, A. B., Klassen, A. C., Meyer, M. W., and Niccum, N. (1980). Regional cerebral blood flow patterns during verbal and nonverbal auditory activation. *Brain and Language*, 9, 93-112.

Knopman, D. S., Rubens, A. B., and Selnes, O. (1983). Right hemisphere participation in recovery from aphasia: Evidence from xenon-133 inhalation rCBF studies. *Cerebral Blood Flow Metabolism*, 3, (Suppl. 1), S250-S251.

Kuhl, D. E., Metter, E. J., Riege, W. H., and Phelps, M. E. (1982). Effects of human aging on patterns of local cerebral glucose utilization determined by the (18FDG) fluorodeoxyglucose method. *J. Cereb Blood Flow Metabolism*, 2, 163-171.

Kuhl, D. E., Phelps, M. E., Kowell, A. P., Metter, E. J., Selin, C., and Winter, J. (1980). Effect of stroke on local cerebral metabolism and perfusion: Mapping by emission computed tomography of 18FDG and 13NH3. *Annals of Neurology*, 8, 47-60.

Kuhl, D. E., Reivich, M., and Alavi, A. (1975). Local cerebral blood volume determined by three dimensional reconstruction of radio nuclide scan data. *Circulatory Research*, 36, 610-619.

Kurtzke, J. (1980). *Epidemiology of cerebrovascular disease*. In Cerebrovascular Survey Report for Joint Council Subcommittee on Cerebrovascular Disease. National Institute of Neurological and Communicative Disorders and Stroke, and National Heart and Lung Institute.

Lang, W., Lang, M., and Goldenberg, G. (1987). EEG and rCBF evidence for left frontocortical activation when memorizing verbal material. In R. Johnson, J. W. Rohrbaugh, and R. Parasuraman (Eds.), *Current trends in event related potential research* (pp. 328-334). New York: Elsevier.

LaPointe, L. L. (1983). Aphasia interventions with adults: Historical, present and future approaches. In J. Miller and D. Yoder (Eds.), *Contemporary issues in language intervention: ASHA reports 12*. Rockville, MD: American Speech-Language-Hearing Association.

Larsen, B., Skinhoj, E., and Lassen, N. A. (1978). Variations in regional cortical blood flow in the right and left hemispheres during automatic speech. *Brain*, 101, 193-209.

Lavy, S., Melamed, E., Cahane, E., and Carmon, A. (1973). Hypertension and diabetes as risk factors in stroke patients. *Stroke*, 4, 751-759.

Lee, R. G., Hill, T. C., and Holman, B. L. (1984). Predictive value of perfusion defect size using N-isopropyl-(I-123)-p-iodoamphetamine emission tomography in acute stroke. *Journal of Neurosurgery*, 61, 449-452.

Lehmann, J. F., DeLateur, B. J., Fowler, R. S., Warren, C. G., Arnhold, A., and Schertzer, G. (1975). Stroke rehabilitation: Outcome and prediction. *Archives of Physical Medicine and Rehabilitation*, 56, 383-389.

Lenzi, G. L., Frackowiak, R. S., and Jones, T. (1981). Regional cerebral blood flow (rCBF), oxygen utilization (CMRO2) and oxygen extraction ratio (OER) in acute hemispheric stroke. *Journal of Cerebral Blood Flow Metabolism*, 1 (Suppl. 1), S504-S505.

Levine, J., and Swanson, P. D. (1969). Nonatherosclerotic causes of stroke. *Annals of Internal Medicine*, 70, 807-816.

Limburg, M., Royen, E. A., Hijdra, A., and Verbeeten, B. (1991). rCBF-SPECT in brain infarction: When does it predict outcome? *Journal of Nuclear Medicine*, 32, 382-387.

Linn, L. (1947). Sodium amytal in treatment of aphasia. *Archives of Neurology and Psychiatry*, 58, 357-358.

Linn, L., and Stein, M. (1946). The use of sodium amytal in the treatment of aphasia. *Bulletin of the U.S. Army Medical Department*, 5, 705-708.

Little, J. R., Furlan, A. J., Modic, M. T., and Weinstein, M. A. (1982). Digital subtraction angiography in cerebrovascular disease. *Stroke*, 13, 557-566.

Lorenze, E. J., DeRosa, A. J., and Keenan, E. L. (1958). Ambulation problems in hemiplegia. *Archives of Physical Medicine and Rehabilitation, 39,* 366–370.

MacLennan, D. L., Nicholas, L. E., Morley, G. K., and Brookshire, R. H. (1991). The effects of bromocriptine on speech and language function in a patient with transcortical motor aphasia. In T. E. Prescott (Ed.), *Clinical aphasiology* (Vol. 20, pp. 145–156). Boston: College Hill.

Maly, J., Turnheim, M., Heiss, W., and Gloning, K. (1977). Brain perfusion and neuropsychological test scores: A correlation study in aphasics. *Brain and Language, 4,* 78–94.

Marquardsen, J. (1969). The natural history of acute cerebrovascular disease. *Acta Neurologica Scandinavia, 45,* (Suppl. 38), 1–192.

Martin, W. R. W., and Raichle, M. E. (1983). Cerebellar blood flow and metabolism in cerebral hemisphere infarction. *Annals of Neurology, 14,* 168–176.

Mayberg, M. R., Wilson, S. E., Yatsu, F., Weiss, D. G., Messina, L., and Colling, C. (1991). Carotid endarterectomy and prevention of cerebral ischemia in symptomatic carotid stenosis. *JAMA, 266,* 3289–3294.

Mayo, N. E. Goldverg, M. S., Leve, A. R., Danys, I., and Korner-Bitensky, N. (1991). Changing rates of stroke in the province of Quebec, Canada. *Stroke, 22,* 590–595.

Mazziotta, J. C., Phelps, M. E., Carson, R. E., & Kuhl, D. E. (1982a). Tomographic mapping of human cerebral metabolism: Sensory deprivation. *Annals of Neurology, 12,* 435–444.

Mazziotta, J. C., Phelps, M. E., Carson, R. E., and Kuhl, D. E. (1982b). Tomographic mapping of human cerebral metabolism: Auditory stimulation. *Neurology, 32,* 921–937.

Mazziotta, J. C., Phelps, M. E., Miller, J., and Kuhl, D. E. (1981a). Tomographic mapping of human cerebral metabolism: Normal unstimulated state. *Neurology, 31,* 503–516.

Mazziotta, J. C., Phelps, M. E., Plummer, D., and Kuhl, D. E. (1981b). Quantitation in positron emission computed tomography. 5. Physical-anatomical effects. *Journal of Computer Assisted Tomography, 5,* 734–743.

Mazzocchi, F., and Vignolo, L. A. (1979). Localization of lesions in aphasia: Clinical–CT scan correlation in stroke patients. *Cortex, 15,* 627–653.

Metter, E. J. (1987). Neuroanatomy and physiology of aphasia: Evidence from positron emission tomography. *Aphasiology, 1,* 3–33.

Metter, E. J. (1992). Role of subcortical structures in aphasia: Evidence from resting cerebral glucose metabolism. In G. Vallar, S. F. Cappa, and C. W. Walesch (Eds.), *Neuropsychological disorders associated with subcortical lesions* (pp. 478–500). New York: Oxford University Press.

Metter, E. J., and Hanson, W. R. (1985). Brain imaging as related to speech and language. In J. Darby (Ed.), *Speech evaluation in neurology* (pp. 123–160). New York: Grune and Stratton.

Metter, E. J., Hanson, W. R., Jackson, C. A., Kempler, D., Van Lancker, D., and Mazziotta, J. C. (1990). Temporoparietal cortex in aphasia: evidence from positron emission tomography. *Archives of Neurology, 47,* 1235–1238.

Metter, E. J., Kempler, D., Jackson, C., Hanson, W. R., Mazziotta, J. C., and Phelps, M. E. (1989). Cerebral glucose metabolism in Wernicke's, Broca's, and conduction aphasias. *Archives of Neurology, 46,* 27–34.

Metter, E. J., Kempler, D., Jackson, C. A., Hanson, W. R., Riege, W. H., and Camras, L. R. (1987). Cerebral glucose metabolism in chronic aphasia. *Neurology, 37,* 1599–1606.

Metter, E. J., Mazziotta, J. C., Itabashi, H. H., Mankovich, N. J., Phelps, M. E., and Kuhl, D. E. (1985). Comparison of x-ray CT, Glucose metabolism and postmortem data in a patient with multiple infarctions. *Neurology, 35,* 1695–1701.

Metter, E. J., Riege, W. H., Hanson, W. R., Phelps, M. E., and Kuhl, D. E. (1988). Evidence for a caudate role in aphasia from FDG positron computed tomography. *Aphasiology, 2,* 33–43.

Metter, E. J., Wasterlain, C. G., Kuhl, D. E., Hanson, W. R., and Phelps, M. E. (1981). 18FDG positron emission computed tomography in a study of aphasia. *Annals of Neurology, 10,* 173–183.

Millikan, C. H. (1980). *Treatment of occlusive cerebrovascular disease.* Cerebrovascular Survey Report for Joint Council Subcommittee on Cerebrovascular Disease National Institute of Neurological and Communicative Disorders and Stroke, and National Heart and Lung Institute.

Moss, A. J. (1984). Atrial fibrillation and cerebral embolism. *Archives of Neurology, 41,* 707.

Moster, M. L., Johnston, D. E., and Reinmuth, O. M. (1983). Chronic subdural hematoma with transient neurological deficits: A review of 15 cases. *Annals of Neurology, 14,* 539–542.

Mountz, J. M., Modell, J. G., Foster, N. L., & Dupree, E. S. (1990). Prognostication of recovery following stroke using comparison of CT and technetium-99m HMPAO SPECT. *Journal of Nuclear Medicine, 31,* 61–66.

Naeser, M. A., Alexander, M. P., Helm-Estabrooks, N., Levine, H. L., Laughlin, S. A., & Geschwind, N. (1982). Aphasia with predominantly subcortical lesion sites. *Archives of Neurology, 39,* 2–14.

Naeser, M. A., and Hayward, R. W. (1978). Lesion localization in aphasia with cranial computed tomography and the Boston Diagnostic Aphasia Exam. *Neurology, 28,* 545–551.

Nagata, K., Tagawa, K., Shishido, F., and Uemura, K. (1986). Topographic EEG correlates of cerebral blood flow and oxygen consumption in patients with neuropsychological disorders. In F. H. Duffy (Ed.), *Topographic mapping of brain electrical activity.* Boston: Butterworth.

Noel, G., Bain, H., Collard, M., and Huvelle, R. (1980). Clinicopathological correlations in aphasiology by means of computerized axial tomography: Interest of using printout and prospective considerations. *Neuropsychobiology, 6,* 190–200.

Nuwer, M., Jordan, S., and Ahn, S. (1987). Evaluation of stroke using EEG frequency analysis and topographic mapping. *Neurology, 37,* 1153–1159.

Obrist, W. D., Thompson, H. K., and King, C. H. (1975). Determination of regional cerebral blood flow by inhalation of 133 XE. *Circulatory Research, 20,* 124–135.

Oldendorf, W. H. (1981). Nuclear medicine in clinical neurology: An update. *Annals of Neurology, 10,* 207–213.

Ott, K. H., Kase, C. S., Ojemann, R. G., and Mohr, J. P. (1974). Cerebellar hemorrhage: Diagnosis and treatment. *Archives of Neurology, 31,* 160–167.

Peterson, H. O., and Kieffer, S. A. (1976). Neuroradiology. In A. B. Baker and L. H. Baker (Eds.), *Clinical neurology.* Philadelphia: Harper & Row.

Peterson, S. E., Fox, P. T., Posner, M. I., Mintum, M., and Raichle, M. E. (1988). Positron emission tomographic studies of the cortical anatomy of single-word processing. *Nature, 331,* 585–589.

Phelps, M. E., Hoffman, E. J., Ricci, A., and Huang, S. C. (1982a). A new high resolution technology for positron CT: The signal amplification technique (SAT). *Journal of Cerebral Blood Flow Metabolism, 3* (Suppl. 1), S113–S114.

Phelps, M. E., Kuhl, D. E., and Mazziotta, J. C. (1981). Metabolic mapping of the brain's response to visual stimulation: Studies in humans. *Science, 211,* 1445–1448.

Phelps, M. E., Mazziotta, J. C., and Huang, S. C. (1982b). Study of cerebral function with positron computed tomography. *J Cerebral Blood Flow and Metabolism, 2,* 113–162.

Phelps, M. E., Mazziotta, J. C., Kuhl, D. E., Nuwer, M., Packwood, J., Metter, J., and Engel, J. (1981b). Tomographic mapping of human cerebral metabolism: Visual stimulation and deprivation. *Neurology, 31,* 517–529.

Pincock, J. G. (1957). The natural history of cerebral thrombosis. *Annals of Internal Medicine, 46,* 925–930.

Plum, F., and Posner, J. B. (1980). *The diagnosis of stupor and coma* (3rd ed.). Philadelphia: Davis.

Pool, K. D., Finitzo, T., Paulman, R. G., Judd, C., Gregory, R. R., and Raese, J. D. (1988). Brain electrical activity mapping in paranoid schizophrenia and related disorders. *Journal of Clinical and Experimental Neuropsychology, 10,* 332.

Presidents Commission on Heart Disease, Cancer and Stroke. (1964) Report to the President: A National Program to Conquer Heart Disease, Cancer and Stroke.

Raichle, M. E. (1983). The pathophysiology of brain ischemia. *Annals of Neurology, 13,* 2–10.

Raynaud, C., Rancurel, G., and Samson, Y. (1987). Pathophysiologic study of chronic infarcts with I-123 isopropyl iodoamphetamine (IMP): The importance of peri-infarct area. *Stroke, 18,* 21–29.

Robinson, R. G. (1976). Limbic influences on human speech. *Annals of the New York Academy of Science, 280,* 761–771.

Ross, R. (1980). *Atherosclerosis.* In Cerebrovascular Survey Report for Joint Council Subcommittee on Cerebrovascular Disease. National Institute of Neurological and Communicative Disorders and Stroke, and National Heart and Lung Institute.

Ross, R., and Glomset, J. A. (1973). Atherosclerosis and the arterial smooth muscle cell. *Science, 180,* 1332–1339.

Roy, C. S., and Sherrington, M. B. (1990). On the regulation of the blood supply of the brain. *Journal of Physiology, 11,* 85–108.

Ruggieri, P. M., Masayk, T. J., and Ross, J. S. (1991). Magnetic resonance angiography: Cerebrovascular applications. *Current Concepts of Cerebrovascular Disease and Stroke, 26,* 29–36.

Salford, L. G., Duffy, T. E., and Plum, F. (1973). Altered cerebral metabolism and blood flow in response to physiological stimulation. *Stroke, 4,* 351–362.

Sandok, B. A., Furlan, A. J., Whisnant, J. P., and Sundt, T. M. (1978). Guidelines for management of transient ischemic attacks. *Mayo Clinic Proceedings, 53,* 665–674.

Selnes, O. A., Knopman, D. S., Niccum, N., Rubens, A. B., and Larson, D. (1983). Computed tomographic scan correlates of auditory comprehension

deficits in aphasia: A prospective recovery study. *Ann. Neurol., 5,* 558–566.
Sherman, D. G., Goldman, L., Whiting, R. B., Jurgensen, K., Kaste, M., and Easton, D. (1984). Thromboembolism in patients with atrial fibrillation. *Archives of Neurology., 41,* 708–710.
Soh, K., Larsen, B., Skinhoj, E., and Lassen, N. A. (1978). Regional cerebral blood flow in aphasia. *Archives of Neurology, 35,* 625–632.
Spetzler, R. F., Zabramski, J. M., Kaufman, B., and Yeung, H. (1983). NMR imaging: Preliminary laboratory and clinical evaluation of focal cerebral ischemia. *Journal of Cerebral Blood Flow Metabolism, 3,* (Suppl. 1), S87–S88.
Stern, P. H., McDowell, F., Miller, J. M., and Robinson, M. (1971). Factors influencing stoke rehabilitation. *Stroke, 2,* 213–218.
Sundt, T. M., Sandok, B. A., and Whisnant, J. P. (1975). Carotid endarterectomy: Complications and preoperative assessment of risk. *Mayo Clinic Proceedings, 50,* 301–306.
Terent, A. (1989). Survival after stroke and transient ischemic attacks during the 1970s and 1980s. *Stroke, 20,* 1320–1326.
Thorngren, M., and Westling, B. (1990). Rehabilitation and achieved health quality after stroke. A population-based study of 258 hospitalized cases followed for one year. *Acta Neurological Scandinavia, 82,* 374–380.
Tikofsky, R. S. (1988). SPECT brain studies: Potential role of cognitive challenge in language and learning disorders. *Advances in Functional Neuroimaging, Spring,* 12–15.
Tikofsky, R. S., Collier, B. D., Hellman, R. S., Sapena, V. K., Zielonka, J. S., Krohn, L., and Gresch, A. (1985). Cerebral blood flow patterns determined by SPECT I-123 iodoamphetamine (IMP) imaging and WAB AQs in chronic aphasia: A preliminary report. Poster presented at the Academy of Aphasia, Nashville, TN.
Truax, R. C., and Carpenter, M. B. (1969). *Human neuroanatomy,* (6th ed.). Baltimore, MD: Williams & Williams.
Truscott, B. L., Kretschmann, C. M., Toole, J. F., and Pajak, T. F. (1974). Early rehabilitative care in community hospitals: Effect on quality of survivorship following a stroke. *Stroke, 5,* 623–629.
Twitchell, T. E. (1951). Restoration of motor function following hemiplegia in man. *Brain, 74,* 433–480.
Vallar, G., Perani, D., Cappa, S., and Messa, C., Lenzi, G. L., and Fazio, F. (1988). Recovery from aphasia and neglect after subcortical stroke: Neuropsychological and cerebral perfusion study. *Journal of Neurology, Neurosurgery, and Psychiatry, 51,* 1269–1276.
Veterans Administration Cooperative Study Group on Antihypertensive Agents. (1967). Effect of treatment on morbidity in hypertension. I. Results in patients with diastolic blood pressure averaging 115 through 129 mm Hg. *JAMA, 202,* 116–122.V
Veteran's Administration Cooperative Study Group on Antihypertensive Agents. (1970). Effect of treatment on morbidity in hypertension. II. Results in patients with diastolic blood pressure averaging 90 through 114 mm Hg. *JAMA, 213,* 1143–1152.
Walker-Batson, D., Devous, M. D., Bonte, F. J., and Oelschlaeger, M. (1987). Single-photon emission tomography (SPECT) in the study of aphasia: A preliminary report. In R. H. Brookshire (Ed.), *Clinical aphasiology: Conference proceedings* (pp. 313–318) Minneapolis, MN: BRK.
Walker-Batson, D., Devous, M. D., Curtis, S. S., Unwin, H., and Greenlee, R. G. (1991). Response to amphetamine to facilitate recovery from aphasia subsequent to stroke. In T. E. Prescott (Ed.), *Clinical aphasiology* (Vol. 20). Boston: College Hill.
Walker-Batson D., Devous M. D., Millay K. K., Reynolds S., Ajamani A. J., Grant D. E., and Bonte F. (1989). Tomographic regional cerebral blood flow activation during phoneme detection in normal and aphasic subjects. In T. E. Prescott (Ed.), *Clinical aphasiology* (Vol. 18, pp. 75–89). Boston: Little, Brown.
Walker-Batson, D., Unwin, H., Curtis, S., Allen, E., Wood, M., and Smith, P. (1992). Use of amphetamine in the treatment of aphasia. *Restorative Neurology and Neurosciences, 4,* 47–50.
Walker-Batson, D., Wendt, J. S., Devous, M. D., Barton, M. M., and Bonte, F. J. (1988). A long-term follow-up case study of crossed aphasia assessed by single photon emission tomography (SPECT), language, and neuropsychological testing. *Brain and Language, 33,* 311–322.
Walshe, T. M., Davis, K. R., and Fisher, C. M. (1977). Thalamic hemorrhage: A computed tomographic-clinical correlation. *Neurology, 27,* 217–222.
Webster's new world dictionary. New York: World Publishing Co. (1973).
West, R., and Stockel, S. (1965). The effect of meprobamate on recovery from aphasia. *Journal of Speech and Hearing Research., 8,* 56–62.
Whisnant, J. P. (1983). The role of the neurologist in the decline of stroke. *Annals of Neurology, 14,* 1–7.
Whisnant, J. P., Sandok, B. A., and Sundt, T. M. (1983). Carotid endarterectomy for unilateral carotid system transient cerebral ischemia. *Mayo Clinic Proceedings, 58,* 171–175.
Wolf, P. A., Dawber, T. R., Thomas, E. H., and Kannel, W. B. (1978). Epidemiologic assessment of chronic atrial fibrillation and risk of stroke: The Framingham Study. *Neurology, 28,* 973–977.
Yamaguchi, F., Meyer, J. S., Sakai, F., and Yamamoto, M., (1980). Case reports of three dysphasic patients to illustrate r-CBF responses during behavioral activation. *Brain and Language, 9,* 145–148.
Yarnell, P., Monroe, P., Sobel, L. (1976). Aphasic outcome in stroke: A clinical neuroradiological correlation. *Stroke, 7.*
Yeterian, E. H., and Van Hoesen, G. W. (1978). Cortico-striate projections in the rhesus monkey: The organization of certain cortico-caudate connections. *Brain Research, 139,* 43-e.
Zatorre, R. J., Evans, A. C., Meyer, E., and Gjedde, A. (1992). Lateralization of phonetic and pitch discrimination in speech processing. *Science, 256,* 846–849.

第 3 章

脳画像診断と失語症リハビリテーションへの応用：CTとMRI

NEVA L. FRUMKIN, CAROLE L. PALUMBO,
and MARGARET A. NAESER

はじめに

脳画像診断の歴史的概略

身体や頭の解剖を画像化できる方法として、1960年代の終わりに知られていたものは陰影放射線撮影である単純X線写真であった。放射線撮影法、つまりX線写真は身体を透過したX線量を画像化するものである。放射線が透過する身体構造の密度によって、妨害され減弱するX線の量が決定される。この密度の違いによって解剖学的構造を視覚的に区別できるのである。

中枢神経系疾患の診断手段としての単純放射線撮影の意義は、しかし常に限定されたものであった（Straub, 1984；Trapnell, 1967）。脳の放射線撮影では、減衰値の違いが2％以下のものを分離することはできない（Katz, 1984；MartinとBrust, 1985）。軟部組織の密度が異常に濃い部分や薄い部分以外は、密度の微妙な違いを単純放射線撮影では描出できない（Trapnell, 1967）。たとえば、脳の灰白質と白質のX線の吸収値は同等なために、この両者を区別できない。中枢神経系の大部分を構成する脳脊髄液と軟部組織は類似した放射線学的密度を有しているため、これらを区別することには限度がある。構造物の重なりも単純放射線撮影法の欠点である（Katz, 1984）。

最近20年の間に、神経放射線学領域の革命的な2つの画像手段が臨床的に応用可能となった。特にコンピュータ断層撮影法（CT）と磁気共鳴画像法（MRI）は、脳をはじめとする身体構造を視覚化する能力を実質的に高めてきたといえる。この章では特に失語症の研究に焦点を当て、CTとMRIによる神経解剖学的画像方法について概説する。

コンピュータ断層撮影法

コンピュータを用いた再構築スキャナの最初の実用的モデルは、英国のGodfrey Hounsfieldのグループによって1960年代後半に開発された（Katz, 1984）。Hounsfieldはコンピュータを用いた画像再構築方法に興味を持ち、実用的に使える最初のCTスキャナを開発した（Seeram, 1982）。この重要な画像方法の発展に対して、Hounsfieldは1979年に生理医学部門でノーベル賞を授与された（MartinとBrust, 1985）。CTの開発から約5年経過した1973年に、最初の脳CT装置がメイヨクリニックとマサチューセッツ総合病院に設置された（Seeram, 1982）。

CTでは、選択された身体の断面の内部構造をコ

ンピュータが再構築する方法が用いられる（Weisbergら，1984）。選択された身体部位をめがけて、多くの細いX線ビームが多方向から照射される。種々の密度を持つ組織によって吸収された放射線量を数学的に再計算し、コンピュータ演算法を用いてその断面における吸収値が求められる（Villafana, 1983）。コンピュータによって、吸収量に関する情報が数値として蓄積され、最終的に白黒画像に転換される（Oldendorf, 1985）。コンピュータ断層撮影法における断層撮影法という語句は、関心のある解剖構造物に他の構造物が重なって邪魔をしないように、X線管や身体部分、または、X線受容器を動かす方法を言う（Carroll, 1985）。このコンピュータ処理画像は、身体の断面を単純放射線で直接撮影した画像とは全く異なる。

物体を通過するときのX線の減弱度を示す吸収度は物体の密度によって決まる（Carroll, 1985）。CT画像上の吸収度は、水の吸収度を基準とした相対的な尺度によって決められる（De Groot, 1984）。CT装置技術の発展に対するHounsfieldの功績に因んで、この尺度はHounsfield単位（HU）と呼ばれ用いられている。この尺度の両極端に位置するのは骨と空気であり、それぞれは＋1000と－1000のHounsfield単位を有している。数値によるX線吸収度は白黒の画像に転換される。CTのX線ビームは、密度が高い骨によってほとんど吸収されるため、骨は白く表わされ、X線ビームは密度の低い空気や脳脊髄液によりほとんど吸収されないためそれらは黒く表わされる。他のすべての吸収度は中間の灰色の種々の色調で表わされる（Seeram, 1982）。

スキャンしている物体の吸収係数は、ある量単位や部位ごとに再構築される（Seeram, 1982）。この量単位をボクセル（voxels）と呼ぶ。CTで典型的な量単位は深さ10mm、幅0.5mm、長さ0.5mmである。このように1つのボクセルは深さ、幅、長さの3寸法を有する。深さはスキャンされた組織のスライス厚を言う。通常10mmだが数mmまで薄くすることができる。

ピクセル（pixel）は幅と長さの2寸法のみを有する。ピクセルとは、新聞の写真を構成するときに用いられる点々に類似した画像の微小要素である。CT画像自体はピクセルを用いて再構成されている。現在、最も汎用されているピクセルは幅0.5mm×長さ0.5mmである。このように構成されたCT画像は、たとえば512×512マトリックスを有するといわれ、CTの縦軸に512ピクセル、横軸に512ピクセルあることを意味する。個々のピクセルは幅0.5mm、長さ0.5mmである。256×256マトリックスで再構成されたCTのピクセルの大きさは1.0mm×1.0 mmである。512×512マトリックスで再構成された画像は256×256マトリックスで再構成された画像よりも鮮明であるのは、512×512マトリックスのピクセルの方がより小さく（0.5mm×0.5mm）、画像の解像能により優れているからである。

このようなCTの技術に特有な固有変数の他に、操作者が操作できるいくつかの付帯的変数もある。失語症患者のCT検査に際して、最も重要な付帯的変数は、画像スライス厚をいくつに定めて、どのスライス面を切るかということである。CT検査において解剖学的情報を得るためのスライス厚は多様である。スライスが厚いほど、その部位において平均化されてしまう情報量が多くなる。しかし、スライス厚を非常に薄くすることは、一般的には技術的な限界があり不可能であり、また、放射線量が多くなることからも推奨できない（Alexanderら，1986）。CT検査のスライス厚は通常10mmであるが、1から10mmの間で変えることが可能である。CTスライスは通常連続しており、スライスとスライスの間にすき間はない。標準CT像のスライス面は通常横断面である。断層面の標準として一般的な合意があるわけではないが、面の角度は外眼角外耳孔線に対して25°であることが多い（Hanawayら，1980）。

CT撮像は造影剤を用いても用いなくても施行できる。造影法とはヨウ化造影剤を用いることによって、ある構造物や組織をより鮮明に見えるようにする方法である（Seeram, 1982）。造影CT検査ではCT撮影に先立ち、造影剤を静脈内注射する（MartinとBrust, 1985）。造影剤を注射すると、血管が増生したり血管脳関門が障害されている脳の部分が造影される。造影された部位は明るい白い領域として描出される。造影CTは脳梗塞の発症後約5日から第3、4週までの病巣描出に非常に有用である（Yock, 1985 ; Zulch, 1985）。

磁気共鳴画像法

MRIが医学領域で利用されるようになったのは最近のことであるが、科学者たちは50年近くも前から核磁気共鳴の技術を用いてきている（Gademann, 1984；MartinとBrust, 1985）。最近、MRIを医学的に応用することに対して関心が高まったのは、1970年代に2つの研究が行われた以降のことである。Damadian (1971)はラットを用いた研究で、悪性腫瘍と正常組織の区別にMRIが有用であることを見い出した。Lauterbur (1973)は、いくつかの磁界を組み合わせた後に、ある磁界を選択的に強調すると物体の像を作成できることを発見した。年余にわたりMRI装置が集中的に開発された後、1980年代初期には関心の中心は機器の開発から臨床的応用に移った（Gademann, 1984）。1984年、食品医薬局は2つのアメリカの会社に、病院や医師に対してMRI機器を販売する許可を与えた（BydderとSteiner, 1982）。

MRIとは、身体内に固有に生じている磁力を基本とした概念である（Gademann, 1984）。身体内のある核（陽子が奇数のもの）はそれぞれ個々に磁気的資質を有している。これらの核は自転することによって、不均一な小さな磁界を作っている。MRI装置の主たる構成物である巨大な超伝導磁石は、外界に強い磁界を作っている。この磁界の中にヒトを置くと、個々に自転している核は主磁界の方向に揃うように並ぶ。核が揃ってから、ある周波数の電磁波を磁界に与えると、共鳴する核はある角度だけ傾く。核は主磁界からさらに傾いた軸を中心に自転することになる。電磁波を切ると核は弛緩して核固有の特異的電磁波を放出する。MR画像はこの電磁波によって放出される情報を画像として表わしたものである。

MR画像で構造を描出する際には、個々の組織に関与する4つの特有な固有変数がある（Bradley, 1987；BregerとKneeland, 1987）。検査する身体部位に磁力が与えられると、結果として得られる像はこれらの4変数により大体決定される。組織の4つの固有変数とは、(a)検査されている身体部位の自転核の密度（自転密度）、(b)軸が傾いた状態から元の主磁界の方向に再び揃うまでに要する核弛緩時間（T1）、(c)核が非同調化しお互いの一致性が失われるのに要する時間（T2）、(d)物質の流動的特徴（流動性）。これらの値は検査の対象になっている解剖学的部位の組成によって異なる。

身体組織のこれらの固有の特徴に加えて、検査部位に与える電磁波の種類とタイミングを操作することによって、MR画像を調整、つまり「強調」できる（Crooksら, 1982）。与える電磁波の連続性を調整して自転密度を種々に強調すると、最終画像でT1ないしはT2情報を得ることができる。特定の調整をすることによって、組織のいろいろな特徴を強調することができる。例えば、「T1強調画像」は灰白質と白質の区別に優れており、一方、「T2強調画像」は液体の量変化と病的変化を敏感に描出する。さらに、T1とT2強調の程度もいろいろに調整できる。たとえば、軽いT2強調画像と強いT2強調画像は、ある組織の異なった特徴を表わすことができる。

商品化されているMRI装置ではスライス厚は2～10mmに至る（Elster, 1986）。CTと同様、スライス厚、信号強度、スキャン時間が相互に関係する。スライス厚が薄くなると解剖学的な詳細はより明瞭に描出されるが、スキャン時間が長くなる。信号に対する雑音の比率である信号雑音比は、スライス厚が薄くなるほど悪化する。しかしスライスが厚くなると、より多くの解剖学的情報が画像の中で平均化されてしまう。典型的にはスライス厚として3、5、7、10mmが選択できる。標準的なCTとは異なり、MR画像のスライスは通常お互いに連続していない。検査部位の外側の近接した組織もある程度惹起されるため、漏出した磁力を修正するためには、スライス間に間隙を設けることが必要であるとされている。典型的には実際のスライス厚の25～50％の間隙が必要であるので、5mmスライス厚で検査する場合にはギャップは2.5mmである（FieldとWehrli, 1990）。スライス間隙を必要としないMRI像の撮像法もある。

どのMRI装置でも、ヒトの頭部を検査するときに互いに直角の面を選ぶことができる（Gademann, 1984）。MRI検査中に集積されたデジタルデータから直接軸状断、矢状断、冠状断の画像を得ることが可能で、患者の位置を変えたり、コンピュータによる再構築は不要である（Elster, 1986）。各々のMRI装置のコンピュータのソフトウエアの能力によっては、特定に制限しない面や斜めの面に

沿っての検査も可能である。

　MRI装置によって磁界強度が異なる。使用される磁石の強さは画像の質に対して、直接に影響を及ぼす。このことは細かな解剖学的詳細を描出したり、灰白質／白質の区別を明白にする際には重要なことである（Jackら，1990）。「テスラ」とはMR撮像法に用いられる磁界強度の単位を意味する用語である（Elster, 1986）。1テスラ（T）は10,000ガウス、つまり地球上の磁界強度の約10,000倍に等しい。0.5T以上の磁界強度を使うMRI装置を高磁場装置、0.5T以下のものを低磁場装置と呼ぶ。

　そのほか、パルス系列、パルス時間間隔（電磁波の繰り返し時間［TR］とエコー時間［TE］）、マトリックスサイズ、信号平均の数（NEX）など、MRI撮像者が操作する変数についての詳細な説明についてはElster（1986）、FieldとWehrli（1990）を参照されたい。

CTとMRIの技術的側面の比較

　既に述べたことであるが、CTでは選択された身体のある断面の内部構造をコンピュータが再構築する。つまり、身体を透過した放射線を受け止め、その吸収値をコンピュータ演算して、数学的に断面図を再合成する方法を用いている。減衰とは、X線が物体を透過する際にその強さが減少することをいうが、その程度は唯一、構造物の密度によって決まる。MRIは、身体内で自転する原子核に固有に備わっている資質を利用して情報を得る方法である。種々の磁力によって最初刺激された核が緩和する際にMR画像が得られる。自転している核の密度と、検査している組織の磁力的性質に従って、緩和しつつある核は信号を放出する。CTとMRIの2つの画像手段には固有の違いがあるため、脳卒中の研究にこれらの方法を用いるときにはその差異を認識する必要がある。

　CTはX線を用いることを基本にしているため、CT検査の間、患者は少量の放射線に暴露される。一般的に放射線量は画像のスライス厚、X線束の平行性の度合、X線受容器の効率など、画像化に関するCT装置の基本的な変数によって決まる。標準的な頭部CT撮像における最大の被爆量は大体0.5から1.5radである（Shapiro, 1990）。

　MR画像法はイオン化作用のある放射線は用いずに、その過程で利用するものは強力な磁石のみである。外科的なクリップ、人工弁膜、整形外科的な埋没物、蝸牛の埋没物などのように体内に埋め込まれていて磁性を帯びる物体（鉄を含有するもの）はMR撮像に対して禁忌である。しかしほとんどの外科的クリップ、最近使用されている種類の心弁膜と整形外科的埋没物の磁性はあってもごく弱いため、MR検査には問題ない（Pavlicek, 1988；ShellockとSchatz, 1991）。心ペースメーカはMR検査には特に危険であることが知られている（Laakmanら，1985；Pavlicekら，1983）。ペースメーカで最も心配されるのは、MRの強力な磁化力の結果、電子部品が破損する可能性である（Pavlicek, 1988）。

　MRでは骨によって画像が不鮮明にならない。骨には自転する核がないため、脳に磁力をかけても骨は影響されないので信号は出ない（Gademann, 1984）。骨が信号を出さないため、脳のほかの部位の描出を不鮮明化することはなく、皮質上や皮質近く、または、小脳、脳幹にある梗塞巣はMRIできれいに描出される（Kinkelら，1986）。他方、骨からは信号が発せられないので、MRはCTで示されるような脳内の石灰化の範囲と程度を表わすことはできない。

　現在、脳のCT検査には2、30分かかる。通常の脳MRI検査には、撮像変数（スライス厚、検査するスライス数、パルス系列など）にもよるが大体1時間かかる。協力が得られない患者、状態が不安定な患者、たえず生命的補助が必要な患者、閉所恐怖症の患者などにとっては、MR装置の中にいなければならない時間ゆえに検査はほとんど不可能に等しい。しかし、MRI装置内に留まる時間を短縮すべく、高速画像化の技術が現在研究されている（CohenとWeisskoff, 1991）。

　1991年4月現在アメリカ合衆国内では約2,000台のMRI装置が稼働している（Pollack, 1991）。これとは対照的に、CTを所持していたり利用できる病院数ははるかに多い。MRI装置は現在100から200万ドルする。現在では、MRI検査にかかる費用もCT検査に比べて高い。これらの要因を考えると、現在ではまだ脳卒中患者にはMRI検査ではなく、CT検査を行った方がより実用的であろう。

成人の脳卒中としての脳梗塞の特徴

コンピュータ断層撮影所見

　脳卒中発症後8時間までは、CT所見には全く異常がなく、ほとんど正常に見えることが多い（Wangら，1988）。梗塞巣の大きさや場所にもよるが、脳卒中発症約8時間後に最初の虚血の変化が出現する。単純CTでは、発症8から24時間後に境界が不鮮明で、多少吸収度の低い（黒い）部分が斑状に出現する（Goldberg，1983）。浮腫により、皮質の脳溝はならされて消えたように見える（Weisberg，1984）。この最初の24時間では、脳腫大や圧排効果はほとんどない（Goldberg，1983）。強い浮腫を伴わない小さな病巣は、慢性期に至り嚢胞性病変が形成されるまで明らかには見えないこともある（Goldberg，1983）。

　2、3日経つと、梗塞部位の低吸収域はより明確になる。閉塞血管や障害された血管支配領域によっては、梗塞巣は三角、長方形、台形、円形、楕円形などの形をとるようになる（Boriesら，1985）。発症後、3から5日経つと、低吸収域はより均一化して明確な境界を持つようになり、その範囲は広がる（Goldberg，1983）。この期間内に浮腫と組織壊死の程度は増大し、そして最大に至る。脳梗塞の大きさによっては脳腫大と圧排効果が出現する。ある程度の圧排効果は梗塞の21％から70％に認められ、3から5病日に最も顕著である（Goldberg，1983）。圧排効果を生じる脳腫大と浮腫は最初の週以降減少し、脳卒中発症後、第12から21病日には完全に緩解する（Goldberg，1983；Weisberg，1984）。

　脳卒中発症後2〜3週目には梗塞巣の周囲や内部にバンド状の高吸収（明るい白）か等吸収（周囲の脳と同じ吸収度）の線が生じる（Goldberg，1983）。このバンド状の線は新生した毛細血管、改善した血液循環、梗塞巣内の出血などによって生じる。このようなバンド状の線のため、病巣の境界はそれ以前の画像ほど明確ではなくなる。この時期にCTの病巣の吸収度が上がるために病巣は等吸収となって見えにくくなる。発症後2〜3週目に生じるこの現象は霧状効果（fogging effect）と言われる（Boriesら，1985；Weisbergら，1984）。

　脳卒中発症後約1カ月から吸収過程が始まり、2〜3カ月続く（Weisbergら，1984）。梗塞巣の境界線は鋭くなり、壊死組織が吸収されて浮腫がさらに減少するために、低吸収域は次第に小さく見えるようになる（Weisbergら，1984）。梗塞巣の大きさと部位にもよるが、壊死した脳組織が萎縮することによって側脳室が拡大し、梗塞を生じた領域のほうへ側脳室が偏移する。脳の正中線が梗塞側に偏移することもある。脳組織の体積減少と脳溝の拡大によって示される萎縮性変化は、梗塞巣を覆っている皮質に見られることもある。発症後5週目には、壊死した梗塞巣の多くは液体を含んだ嚢胞になり、CTでは脳脊髄液に近い低吸収度を呈する（Wangら，1988）。通常、3カ月目の終わりには慢性的な脳の変化は終了する（Goldberg，1983；Weisbergら，1984）。図3-1には、例として慢性期（発症3.5カ月）の脳梗塞のCTを示す（同じ梗塞巣のMRIを次項で図示する。図3-1）。

磁気共鳴画像所見

　脳虚血とその後に梗塞が生じている間に、MR画像の信号強度の変化を決定する最も強力な因子は、組織内に急速に増加する水分の含有量である（Brant-Zawadzki，1988）。水は主に水素でできており（水分子1個には水素核が2つある）、水素は磁気共鳴の領域では良く研究されている（Bradley，1987）。水は組織の個々の体積単位から得られるMR信号に最も寄与している物質である（Bradley，1987）。

　虚血を生じるような出来事から数時間で脳内の水分濃度に変化が始まる（Brant-Zawadzki，1988）。障害された部位の細胞内に水分が蓄積した状態は細胞性浮腫と呼ばれる（Brant-ZawadzkiとKucharczyk，1987）。細胞性浮腫は虚血の結果であり、急性梗塞に際して見られる（Bradley，1987）。虚血が生じて最初の30分で、その領域の水分の含有量は3〜5％増加する（Brant-ZawadzkiとKucharczyk，1987）。このような水分の含有量の変化があるので、血管閉塞の1〜2時間以内にMRIで病変を発見できる（Brant-Zawadzki，1988）。6時間までには通常、脳血管関門の破綻が始まり、血管腔内から水分や蛋白がさらに漏れ出てくる（Brant-ZawadzkiとKucharczyk，1987）。この2段階目の浮腫は血管性浮腫と呼ばれ、脳卒中発症

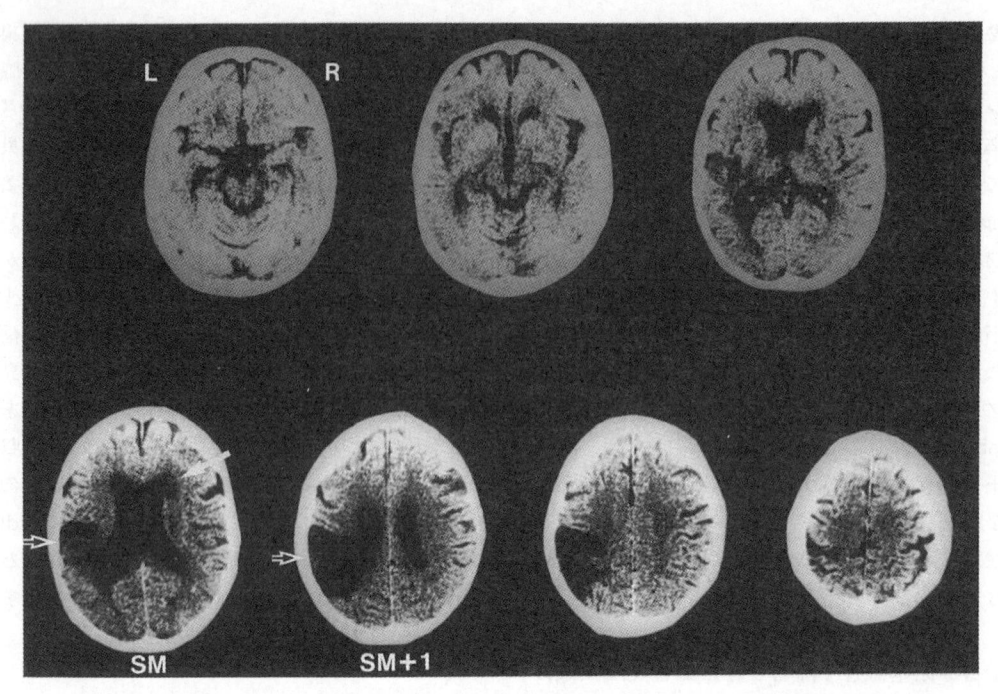

図3-1 発症後3.5カ月目のCTでは両側性の病変が見られる。左半球の病巣の中心は縁上回と角回領域にあり、皮質に近接する白質が含まれる（SMとSM＋1のスライスの白黒の矢印）。右半球の側脳室周囲白質の前方部で、口の運動領域に相当する皮質の深部には小病変がある（スライスSMの白矢印）。左半球は図の左側である（最初のスライスのL、Rを見よ）。この71歳の女性の言語症状は伝導失語に一致した。

後数日間続き、梗塞部位やその周囲の圧排効果を生じる。

虚血の初期段階では、T1緩和時間（核が傾いた状態から主磁界の方向に揃い直るまでの時間）とT2緩和時間（核同士の一致性が崩れ非同調化するのに要する時間）の両者が延長するが、これらは水分の蓄積を意味する（Kinkelら、1986）。T1強調画像で緩和時間が延長すると虚血部分が低信号（黒い）領域に見える。T2強調画像では虚血部位は高信号（明るい白）領域として描出される。脳卒中発症直後のごく早期の変化（細胞性浮腫）にはT2強調画像の方がより鋭敏である（Moseley、1988；Sipponenら、1983）。梗塞の進展や圧排効果は最初の3～7日続き、通常、2週間には落ち着く（Kinkelら、1986；Sipponenら、1983）。

出血を合併する梗塞もある。当初、虚血性梗塞を呈した患者の42%までが二次的な出血を生じる（Brant-Zawadzki、1988）。梗塞により圧排効果が出現して、それが改善する兆しの見える発症後2週目には、障害部位から少量の血液が漏れることがある。これらの出血は臨床的には無症状である。

梗塞部の急性出血は、極度に短縮したT2緩和時間、つまり、T2強調画像上の低信号（黒い）領域として示される。

出血の有無に関わらず、おおよそ2週目以降に梗塞巣は典型的な経過をたどる（Brant-Zawadzki、1988）。第3週目から脳梗塞の慢性期にかけて圧排効果と浮腫の消退が始まり、続いて萎縮が生じる（Brant-ZawadzkiとKucharczyk、1987；Kinkelら、1986）。壊死を生じた脳の部分の細胞は死滅し、水分の含有量が多いため、その部分は軟化する。T2強調画像では、「柔らかい脳」を意味する脳軟化は高信号（白い）領域として描出され、これは脳脊髄液の見え方に似ている。この明るい信号強度の部分には陳旧性脳梗塞の中心部分とそれを包囲する浮腫の両者が含まれている。T1強調画像では、陳旧性脳梗塞は脳脊髄液に似た低信号（黒い）域として描出され、周囲の浮腫は区別しにくくなる。

慢性期（発症3.5カ月）の梗塞のMRIの例を図3-2に示す。この梗塞のT1とT2強調画像を図3-2に示す（図3-2、それぞれ上図と下図）。

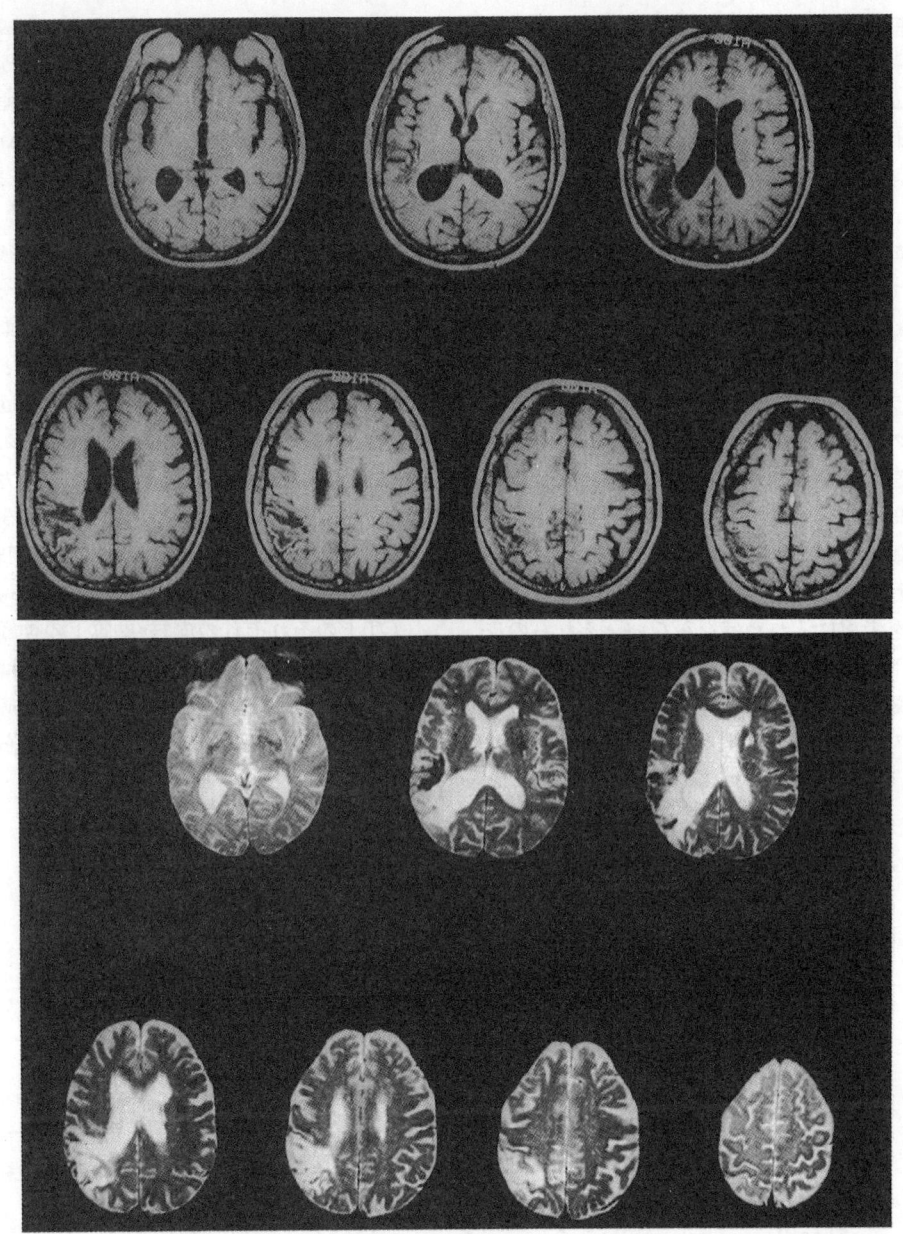

図3-2 図3-1と同じ患者にCT検査の翌日に行ったMRI検査(発症3.5カ月後)。このMRIは磁界強度1.5テスラで撮像された。上段、T1強調水平断画像 (TR500msec, TE20msec) では図3-1のCTと大体同じような両側性病変が示されている。病巣はT1強調画像上、黒く示される。左半球の病巣は縁上回と角回に集中している。右半球の病巣は、口に対する皮質運動野下部の深部白質にある。それらの両側性病変はT1強調画像上のほうがCTよりも小さく見える。それはT1強調画像は基本的には病巣の空洞化している部分のみを描出するからである。下段、T2強調水平段画像 (TR2.500msec, TE80msec) では、図3-1のCTとこの図の上段のT1強調画像と同様な両側性病変が描出されている。T2強調画像では、病変は白くみえる。左半球の病変は縁上回と角回に中心がある。右半球の病巣は、口に対する皮質運動野下部の深部白質にある。これらの両側性の病巣がT2強調画像上で大きく見えるのは、T2強調画像では病巣に加えて、実際の病変ではない周囲の線維化も描出するからである。従って、T2強調画像は病変の境界をより大きく誇張させて見せる。注：ヘモシデリン(血液の分解産物)がT2強調像の左半球、頭頂葉病変の前方部に見られる。ヘモシデリンはMRI上、黒く見える。この症例においてヘモシデリンが存在することは、今回の脳卒中発作後の初期3カ月間に部分的出血があったことを意味する(発症後3日目のCTでは出血は認められなかった)。

言語領域の局在性と病巣部位解析

コンピュータ断層撮影所見

われわれの研究に用いるほとんどのCTの条件は、外眼角外耳孔線からの角度を約20°、スライス厚を10mm、スライスの重なりを3mmと設定して、造影剤は用いずに、鞍上槽のレベルから側脳室の上までの撮像を行う。CT画像は連続性であり、水平断画像として得られる。図3-3はCTスライスに擬して外眼角外耳孔線に対して20°になるようにスライス線を入れ、脳側面像における皮質言語領野の部位と脳室系との関係を示した（図3-3）。この図の数字はBrodmann領域を意味しており、44と45はBroca領域、22はWernicke領域、40は縁状回領域、39は角回領域である。CTによる病巣分析を行う場合には、皮質言語領野とともに皮質下領域を考慮に入れねばならない。それらの皮質、皮質下領域は図3-4のCT水平断上に表わされている（図3-4）。

これらの水平断面を見ると、外眼角外耳孔線に20°の角度でCT撮影を行った時の、皮質と皮質下の言語領域の部位と脳室系の位置関係がわかる。多くのCTスキャン図譜にはこれらの神経解剖学的領域の大部分は示されている（DeArmondら, 1976; Hanawayら, 1980; Matsui と Hirano, 1978）。

境界が定まった梗塞巣の像は、発症後2～3カ月目に撮られた慢性期CTにて最も良くわかる。発症後2～3カ月以内に撮影された急性期CTでは、梗塞巣の最終的な境界を正確に知ることはできないため、脳卒中後の言葉と言語の長期回復の見通しをたてるためには役に立たない。この章の情報を活用するためには、上で述べたやり方に従って、発症後2～3カ月経ってからCTを撮る必要がある。このような方法で撮られたCTは図3-4に示したCTスライス像と一致するはずである。

CT上のそれぞれの皮質・皮質下の神経解剖学的領域における病巣範囲（脳梗塞の量）は視覚的に0－5点段階法にて評価される。0＝病変なし、1＝不明確な病変、2＝小さい、まだら状、また

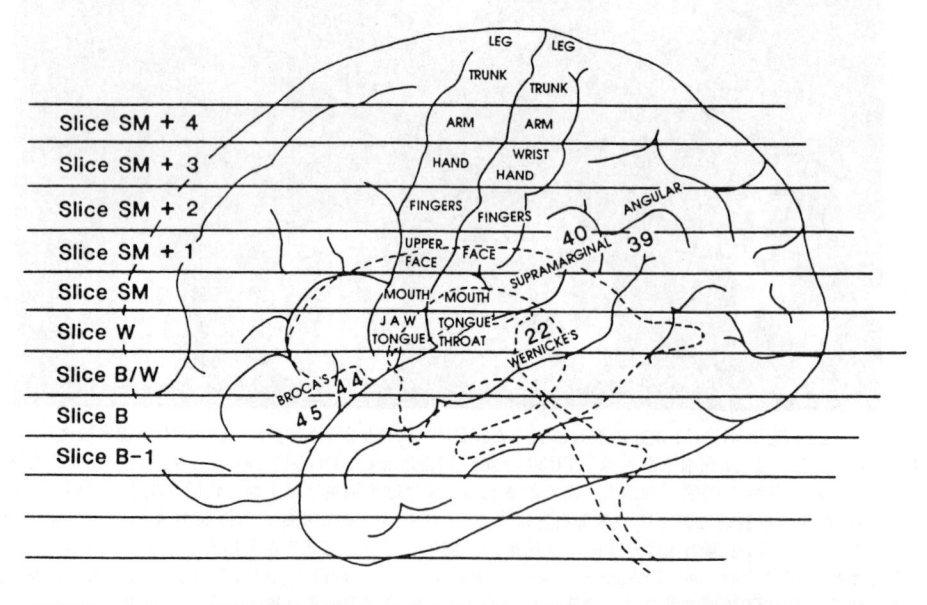

図3-3 脳側面像における皮質言語領野の位置と脳室系（点線）の関係。CTスライスが外眼角外耳孔線に対して20°で示されているが、これは実際にCTが撮影される角度に近い。数字はBrodmannの領域を意味しており、44と45はBroca領域、22はWernicke領域、40は縁上回領域、39は角回領域である。身体の各所を支配する運動と感覚の皮質領域は、それぞれのCTスライスに記されている。注：口に対する皮質運動領野はCTスライスSMにある。
図中の単語 LEG＝下肢、TRUNK＝体幹、ARM＝上肢、HAND＝手、FINGERS＝手指、UPPER FACE＝顔上部、MOUTH＝口、JAW＝下顎、TONGUE＝舌、THROAT＝喉、BROCA'S＝Broca領域、WERNICKE'S＝Wernicke領域、SUPRAMARGINAL＝縁上回、ANGULAR＝角回

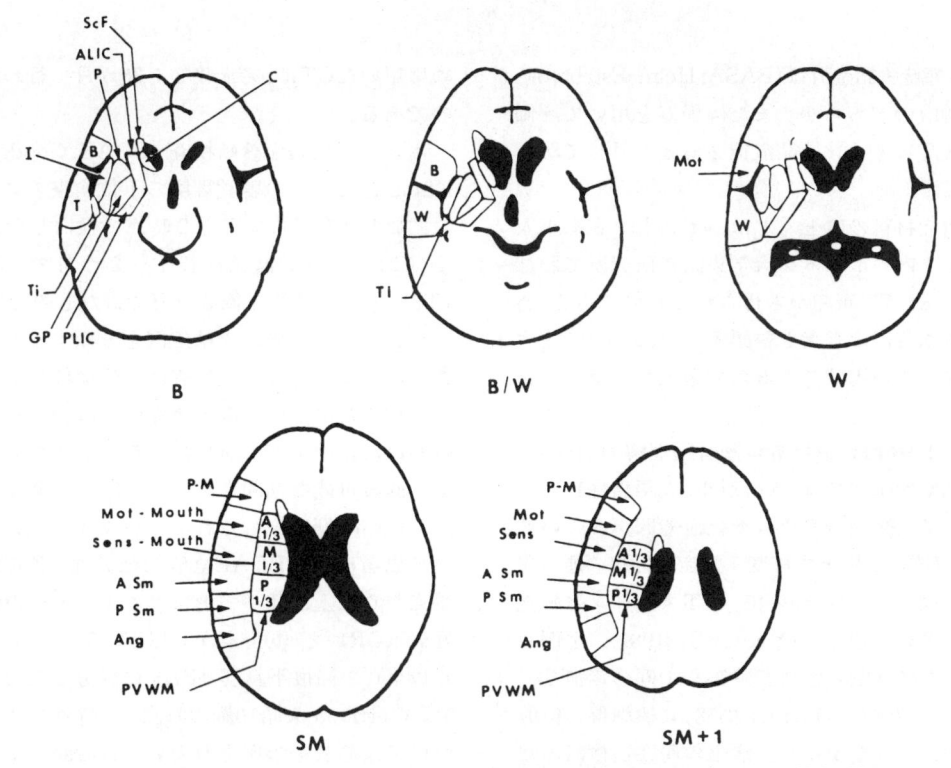

図3-4　CTによる病巣分析の際に用いる個々の神経解剖学的領域の場所。B、B/W、W、SM、SM+1といったCTスライス面の命名法はNaeserとHayward（1978）による。各々の神経解剖学的領域の損傷の範囲は0-5点段階法を用いて評価された（0＝病変なし、5＝領域全体に一様に病変を認める。詳細は本文参照）。B＝Broca領域（スライスBで45、スライスB/Wで44）、T＝スライスBにおけるWernicke領域の前下方の側頭葉、Ti＝側頭峡、I＝最外包、前障、外包、島を含む島構造体、P＝被殻、GP＝淡蒼球、ALIC＝内包前脚、PLIC＝内包後脚、Sc F＝内側梁下線維束、C＝尾状核、W＝Wernicke領域(22)、Mot＝運動野、PM＝運動前野、Sens＝感覚野、A Sm＝前縁上回、P Sm＝後縁上回、Ang＝角回、PVWM＝脳室周囲白質領域（A1/3＝前1/3、M1/3＝中1/3、P1/3＝後1/3）。

は、部分的な病変、2.5＝領域の半分以下が含まれるまだら状病変、3＝領域の半分に病変がある、3.5＝領域の半分以上が含まれるまだら状病変、4＝領域の半分以上が一様な病変に含まれる、5＝全領域が一様な病変で占められる。この病巣範囲スコアが3以上（ある部分の半分以上に病変があることを意味する）のときが特に重要で、言語症状の重症度と相関することが観察されている（Naeserら，1987；Naeserら，1989；Naeserら，1990）。

MRIを用いた言語領域の局在と病変部位の分析に関しては、この章の最後の「脳画像法の将来像」を参照されたい。

臨床的CT研究とその結果

ここでは、失語症からの言語回復に関する2つの特別な分野、つまり、(a)Wernicke失語や全失語患者における口頭言語理解の回復、および(b)言語産生が高度に制限された患者における実用的自発話の回復に対して、CT上の特別な皮質・皮質下領域がどのような関係を有するかについて焦点を当てた。失語症そのものについて強調するのではなく、上で述べた、口頭言語理解と自発話という言語活動の2つの面における回復について強調したい。ここでの「回復」という言葉は、前のスコアから後のスコアへの「変化の量」や「変化の早さ」を意味するのではない。ここでいう「回復」とは、発症後少なくとも6カ月後に患者が実際に獲得した言語スコアをさす。言語的能力はボストン失語症診断検査（BDAE: GoodglassとKaplan, 1983）、

ボストン重症失語症評価(BASA: Helm-Estabrooks ら，1989b)のどちらか，または両方を用いて評価された。CTスキャンは発症後2～3カ月してから行われた。

この研究材料のほとんどは，ボストン在郷軍人医療センタ内のボストン大学失語症研究所でわれわれが行ったCT研究から得られたものである。われわれの原著には言葉と言語データ，およびCTデータのすべてが掲げてあるので参照されたい。

Wernicke失語における口頭言語理解の回復

この回顧的研究では，Wernicke失語男性10例を対象にして，発症後6カ月で軽症で回復のよい群（反応良好群）5例と中等度ー重症で回復の悪い群（反応不良群）5例について，CTスキャンと聴覚理解スコアを調査した(Naeserら，1987)。全例右利きで，左半球閉塞性血管障害を1回のみ被り，発症年齢は47歳から71歳（平均58.4，標準偏差6.9）で2群間に差はなかった。病巣の局在性検討のために用いたCTは，発症後3～36カ月で行われたものである。

ボストン失語症診断検査（BDAE: GoodglassとKaplan，1972）の聴覚理解の下位検査スコアと全般的聴覚理解Zスコアを2時点で検討した。時点1（T1）スコアは発症後1～2カ月で，時点2（T2）スコアは発症後6カ月で得たものである。

時点1スコアのみでは症例を分類することはできなかった。時点2の検査は，軽症群では発症後6～13カ月に，中等度・重症群では12～38カ月で行われた。中等度・重症群の時点2スコアの評価は，回復可能な期間を延ばす目的で，発症後なるべく遅い時期に施行された。時点2スコアに基づいて患者は，(a)BDAE全般的聴覚理解Zスコアの得点が0以上（50パーセンタイル以上）の改善良好群（GR）と(b)得点が0以下（50パーセンタイル以下）の回復不良群（PR）に区分された（図3-5）。Wernicke失語10例の時点1、時点2スコアについては原著を参照されたい（Naeserら，1987）。

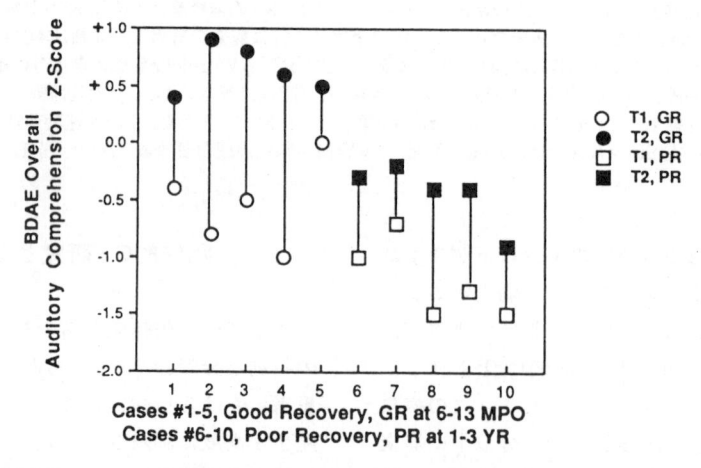

図3-5 時点1（発症後1～2カ月）と時点2（発症後6カ月から1～3年）の、Wernicke失語症患者10例における全般的聴覚理解Zスコア。時点1スコアは回復良好群（GR）と回復不良群（PR）の間で重なり合いがあることをグラフは示している。従って、個々の症例の回復が発症後6カ月以降に良好なのか不良なのかを予測する際には、時点1スコアは有用ではなかった。(縦軸 BDAE全般的聴覚理解Zスコア、横軸 症例1～5、発症後6～13カ月にて回復良好（GR）。症例6～10、発症後1～3年にて回復不良（PR）。)

CTスキャンは次の2つの方法で解析された。(a)上で述べた0－5病巣範囲スケールを用いてそれぞれの皮質・皮質下領域の損傷程度（梗塞の量）を段階づけして，CTの病巣解析を行う方法と(b)コンピュータを用いた病巣の大きさ解析で，左半球の側頭頭頂葉病変の大きさの割合を定量化する方法（Jerniganら，1979 ; Naeserら，1981）である。

Wernickeの時代より、いわゆる「Wernicke領域」の正確な部位とその範囲に関してはいくつもの解釈があった（BogenとBogen，1976）。今回の研究では、Wernicke領域とは左の上側頭回の後ろ2/3の領域と定義された。CT上、Wernicke領域の

前半部（上側頭回の中1/3）はスライスB/Wで第3脳室の幅が最大になるところの外側に位置する（図3-4）。さらに、上側頭回の後ろ1/3に相当するWernicke領域の後半部はスライスWの第3脳室の天井の外側に位置する（図3-4）。頭頂葉の縁上回と角回もまた、スライスSMとSM＋1上で検討された（図3-4）。

時点2の全般的聴覚理解Zスコアが0以上であった反応良好群に属するWernicke患者の全例において、病変はWernicke領域の半分、ないしは半分以下しか占めていなかった。時点2の全般的聴覚理解Zスコアが0以下の反応不良群に属するWernicke患者の全例では、病変はWernicke領域の半分以上を占めていた（図3-6上をみよ）。時点2検査時の全般的聴覚理解ZスコアとWernicke領野内の病巣の範囲の相関係数は－0.91（p<0.001）であった。

左側頭頭頂葉の病巣の占める割合の合計を用い

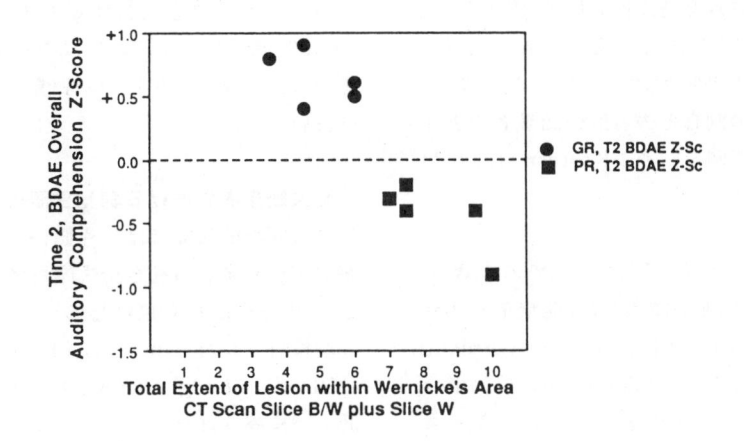

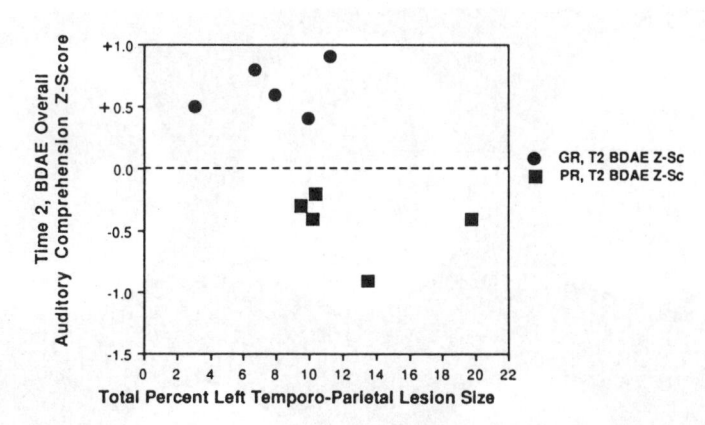

図3-6　上段、Wernicke失語症患者10例において、CTのスライスB/WとスライスWのWernicke領域内の病巣範囲と、時点2のBDAE全般的聴覚理解Zスコアの間には強い逆相関（r＝－0.91、p<0.001）がみられた。総合病巣範囲スコアが10であることは、CTスライスB/WとスライスWの両者で病巣範囲スコアが5（完全な一様な病変）であることを意味する。総合病巣範囲スコアが6以下の患者では、Wernicke領域の半分かそれ以下の損傷に留まり、発症後6カ月目での回復は良く、時点2のBDAEのZスコアは0以上、つまり50パーセンタイル以上である。総合病巣範囲スコアが6を超える患者は、Wernicke領域の半分以上を占める病変を有しており、これらの患者は発症後1～3年目でもまだ回復は悪かった。(縦軸　時点2のBDAEのZスコア、横軸　CTスライスB/WとスライスWのWernicke領域の病巣範囲スコアの合計)

下段、Wernicke失語症患者10例における、CTスライスB、B/W、W、SM、SM＋1における左側頭頭頂葉病変の占める面積の割合と時点2のBDAEの全般的聴覚理解Zスコアの間には有意な相関は見られない（r＝－0.56、n.s.）。病変が占める割合が10％前後では、反応良好群と反応不良群には重なり合いがある。病変の大きさをすべて合計したものは、時点2における反応良好群と反応不良群の区分には有用でなかった。時点2で反応良好群と反応不良群を区分するのに唯一有用であったものは、Wernicke領域内の病変の範囲であった（図3-6上段を見よ）。(縦軸　時点2のBDAEのZスコア、横軸　左側頭頭頂葉病変の占める割合（％）)

る方法は、時点2における回復良好群と回復不良群を区別するためには有用ではなかった（図3-6下段）。時点2検査時の全般的聴覚理解Zスコアと左側頭頭頂葉病巣の割合の合計の相関係数は－0.56（n.s.）であった。また、時点1と時点2間の変化量は、Wernicke領野内の病変の範囲に対しても（r＝－0.494、n.s.）、また、左半球側頭頭頂葉病変の割合の合計に対しても（r＝－0.013、n.s.）、有意な相関関係を示さなかった。しかし、左側頭頭頂葉病変の割合は時点2時点におけるBDAEの視覚性呼称検査スコアと有意な相関があった（－0.88、p<0.001）。この呼称検査における結果は、左側頭頭頂葉病変の割合と失名辞失語患者の重症度の間に最も強い相関を認めたKertesz（1979）の結果にほぼ一致する。

代表症例

図3-7のCTは、スライスWにおいてのみWernicke領域の皮質に病変が認められ、発症7～10カ月後に聴覚理解に良好な回復を示したWernicke失語患者のものである（Wernicke全領域の約半分を占める病変。図3-7）。図3-8のCTは、スライスB/WとスライスWの両者にまたがるWernicke領域を完全に破壊する病変を有し、発症後14カ月目の聴覚理解の回復が不良なWernicke失語患者のものである（病変がWernicke領野全域にかかっている）。

この研究から得られた結果は、慢性期（発症2～3カ月）のCTを用いてWernicke領域の病変の範囲を詳細に調べることは、Wernicke失語患者の聴覚理解の長期予後を的確に予知する良い方法であるという意見を支持するものであった。Wernicke領域の半分かそれに満たない病変を有する患者では、発症1年以内の聴覚理解の回復はさらに良い。

全失語患者における聴覚言語理解の回復

この回顧的研究では、片側性の左半球虚血性梗塞病変を有する右利き全失語患者14例（男12、女2、50～66歳）を対象にして、CTと聴覚理解スコアが検討された（Naeserら，1990）。すべての患者はBDAE（GoodglassとKaplan，1972）を用いて最低2回検査された。時点1の検査は発症1～4カ

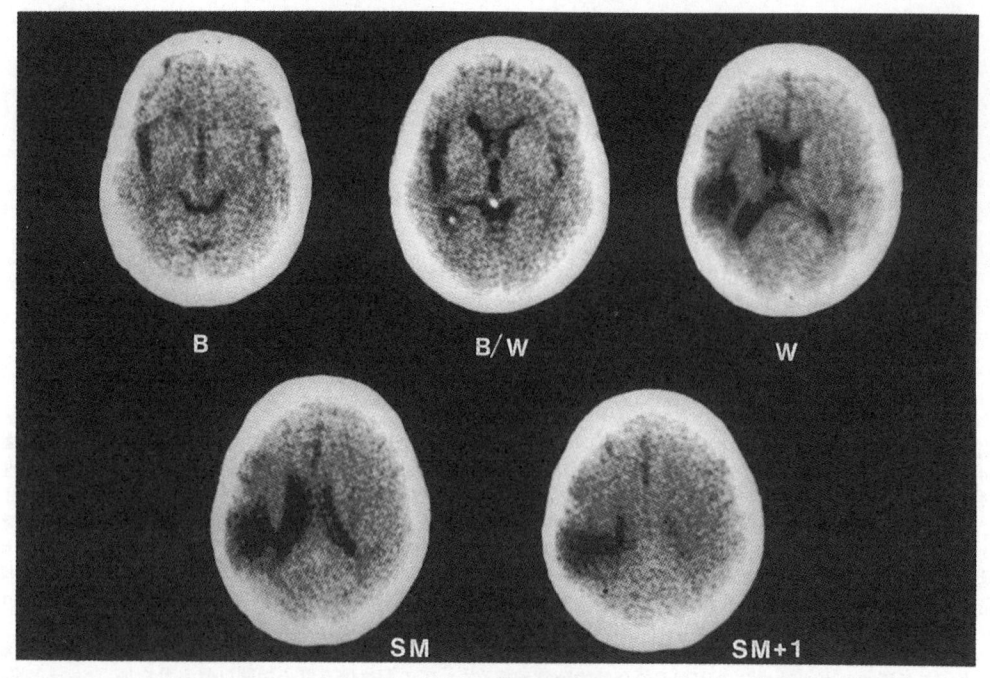

図3-7　時点2（発症7カ月後）で良好な回復（BDAEの全般的聴覚理解Zスコアで＋0.9）を示した軽度のWernicke失語症患者（症例2）の発症24カ月後のCT。病変はスライスWにおいて、Wernicke領域の後方の半分のみに存在した（病巣範囲スコア4.5）。さらに、縁上回の前部と後部に頭頂葉病変があり、皮質と深部の両者を含んでいる。

月の間に行われた。すべての患者は時点1でBDAEに基づいて全失語と分類された。時点1のBDAE全般的聴覚理解Zスコアは全員-1.0以下であり、これは、重度な聴覚理解障害を意味する。時点2の検査は発症1～2年後に行われた。

すべての患者で発症2カ月以降（2～110カ月）にCTが撮像され、病巣部位の解析が行われた。図3-4に示したような皮質・皮質下の領域に関して、視覚的に前頭葉、頭頂葉、側頭葉、皮質下領域別にその範囲の広さが検討された。特に、CTスライスB/WとスライスWのWernicke領域（および、直下の白質）と、CTスライスBとB/Wの側頭葉皮質下、つまり側頭峡の部位における病変の広がりに重点がおかれた。

側頭峡皮質下領域には、内側膝状体からHeschl回へ至る聴覚路を含んでいる。Nielsen（1946）以来、側頭峡領域の病変は聴覚的言語理解の障害と関連があるとされている。その場所はシルビウス裂／島領域の下で側頭下角よりも上の白質を指す（Naeserら，1982；Nielsen，1946）（図3-9）。

Nielsen（1946, pp.119-120）は、小さな側頭峡領域の測定法について、次のような記述を行った。「幅は10～15 mmでその高さは視床とほぼ同じ…支配動脈は前脈絡叢動脈である」。側頭峡の後半部は視覚路を含むため、今回の検討では、聴覚路の病変の範囲の評価を側頭峡の前半部で行った。

CTを用いた病変部位の解析結果に基づいて、対象患者を2群に区分した。全失語患者第1群は前頭葉、頭頂葉、側頭葉の皮質・皮質下の病変を有し、Wernicke皮質領域を含む。1群（9例）の各々の患者はWernicke領域の少なくとも半分に病変があった。1群の対象患者は前頭葉（f）、頭頂葉（p）、側頭葉（t）の皮質・皮質下病変を有することを反映してFPT症例と命名した。

全失語患者第2群（5例）もまた前頭葉と頭頂葉の皮質・皮質下病変を有するが、側頭葉では側頭峡皮質下領域（Ti）を含む皮質下の部分のみに病変が限局している。第2群患者は、前頭葉（f）と頭頂葉（p）の皮質・皮質下病変と側頭峡を含む側頭葉皮質下病変を有することを反映して、FPTi

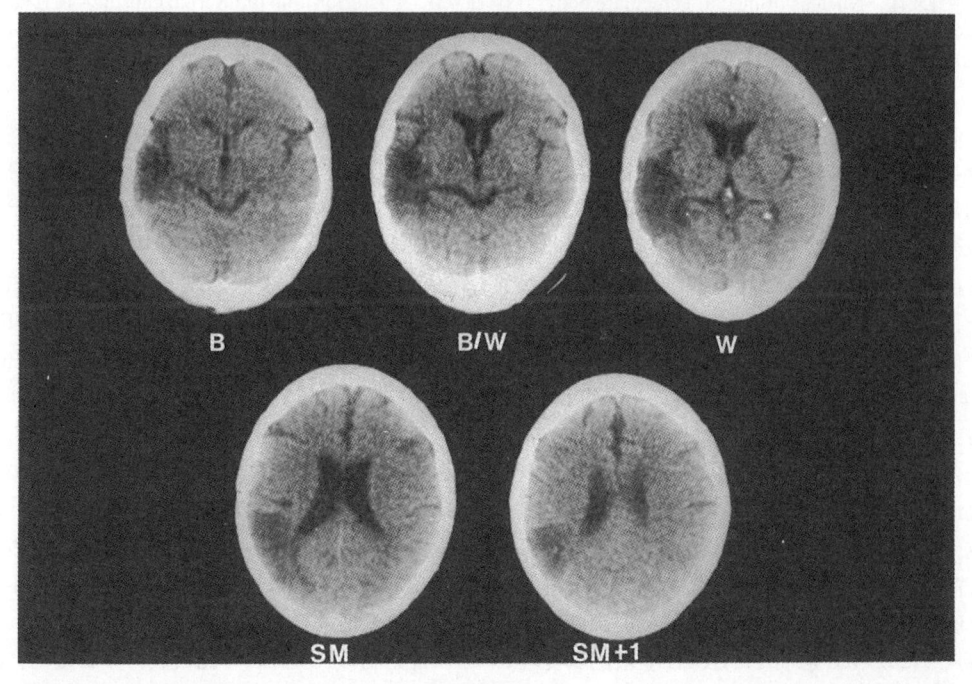

図3-8 時点2（発症14カ月後）にて回復が不良な（BDAEの全般的聴覚理解Zスコアで-0.9）重症Wernicke失語症患者（症例10）の発症7カ月後のCT。Wernicke領野全域にわたる病変がスライスB/WとスライスW上にある（病変範囲スコアは各々のスライスで5であるので、総合病変範囲スコアは10になる）。Wernicke領域の前下部には大きな側頭葉病変がスライスBにある（病巣範囲スコア4.5）。さらに、縁上回領域の前・後部、皮質・深部に頭頂葉病変もある。さらには、スライスSMとSM+1の角回にも多少病変がある。

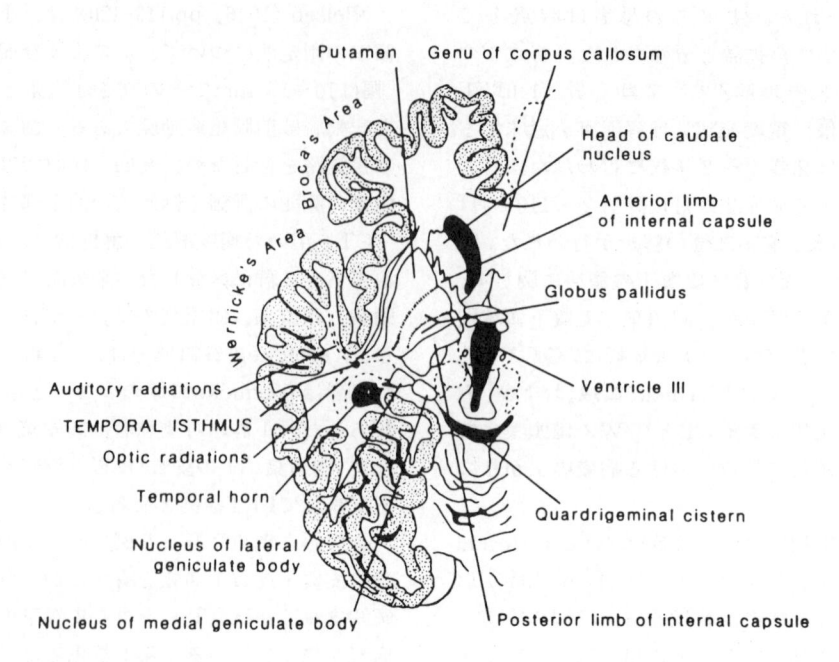

図3-9 側頭峡（Ti）の前半部における聴放線の部位を示した、CTスライスB/W（左半球）の模式図。Tiはシルビウス裂の下方、側頭下角の上方の白質に位置している。図中の単語（反時計回り） Putamen＝被殻、Broca's Area＝Broca領域、Wernicke's Area＝Wernicke領域、Auditory radiation＝聴放線、TEMPORAL ISTHMUS＝側頭峡、Optic radiation＝視放線、Temporal horn＝側頭葉下角、Nucleus of lateral geniculate body＝外側膝状体、Nucleus of medial geniculate body＝内側膝状体、Posterior limb of internal capsule＝内包後脚、Quadrigeminal cistern＝四丘体槽、Ventricle III＝第3脳室、Globus pallidus＝淡蒼球、Anterior limb of internal capsule＝内包前脚、Head of caudate nucleus＝尾状核頭、Genu of corpus callosum＝脳梁膝部

症例と命名された。前頭葉、頭頂葉、皮質下Ti領域を含む皮質下領域の病巣範囲スコアの平均は両群で同等であった。FPT群全員ではWernicke皮質領域の半分以上が障害されており、FPTi群の中にはWernicke皮質領域に病変を持つものはいなかった。

2群間で脳卒中発症年齢に有意差はなかった（FPT群：平均58.2歳、標準偏差4.2；FPTi群：平均57.8歳、標準偏差5.0）。それぞれの群には女性が一人づつ含まれ、時点1、時点2の検査施行時の発症後月数にも有意差はなかった。

時点2の検査施行時の聴覚理解Zスコアは、FPTi群5例中4例で－0.5以上であり、FPT群9例中8例で－0.5以下であった（図3-10）。時点1から時点2にかけて見られたBDAE全般的聴覚理解Zスコアの回復の程度は、FPTi群ではFPT群よりも有意に（p<0.01）大きかった。FPTi群の時点1から時点2までの平均変化量は＋1.58であり、FPT群では、わずか＋0.65であった。

また、時点1から時点2までの単語レベルの理解力（下位検査のうち、単語分別検査と身体部位同定検査）の回復程度はFPT群よりもFPTi群で有意に大きかった（p<0.01）。時点2における身体部位同定検査の粗点はFPT群よりもFPTi群の患者で有意に（p<0.01）高かった（時点2のFPTiの平均値14.3、標準偏差3.6、FPTの平均値5.7、標準偏差4.5）。

従って、Wernicke皮質領域の少なくとも半分が含まれ、側頭葉病変を有する全失語患者では、発症1ないし2年後の聴覚理解の回復は悪い。一方、皮質下の側頭峡を含む側頭葉皮質下にのみ病変を有するほとんどの全失語患者では、発症1～2年後の聴覚理解の回復はより良好である。

自発話の一文節の単語の数、単語復唱、呼称検査においては、時点1から時点2にかけての回復程度に2群間で有意の差はなかった。両群のほとんどの患者では、これら3つの言語機能面は時点2でも重度に障害されていた。時点1と時点2の

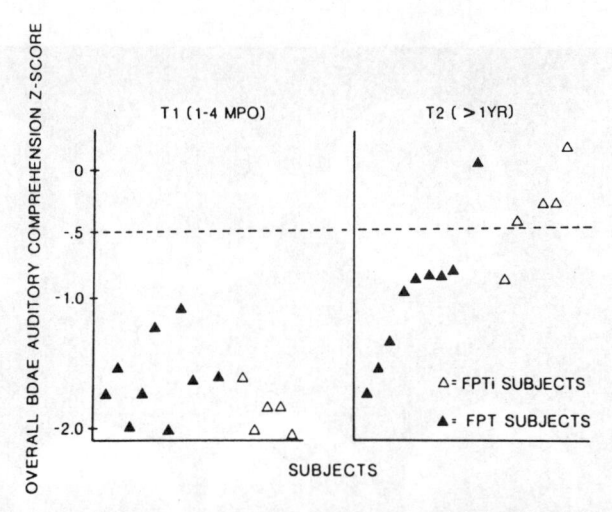

図3-10 検査時点1（T1）と検査時点2（T2）における全例のBDAE全般的聴覚理解Zスコアのグラフ。時点1の検査時には、FPT群（前頭葉、頭頂葉、側頭葉の皮質・皮質下病変を有し、Wernicke皮質領域が含まれる）の中にも、FPTi群（前頭葉、頭頂葉の皮質・皮質下病変と、側頭峡を含む側頭葉皮質下のみの病変を有する）の中にも、－1.0より良いZスコアを得点した症例はいなかった。時点2の検査施行時、FPTi群5例中4例は－0.05より良いZスコアを得点し、FPT群9例中1例のみが－0.5以上のZスコアを得点した（縦軸 BDAE全般的聴覚理解Zスコア、横軸上 時点1（発症後1－4カ月）、時点2（1年を超える）、横軸下 症例、白抜き三角 FPTi症例、黒塗三角 FPT症例）。

正確なデータに関しては原著（Naeserら，1990）を参照されたい。

代表症例

図3-11に、発症1年後の聴覚理解の回復が比較的良好であったFPTiの1症例のCTとBDAE全般的聴覚理解Zスコアを示す。図3-12は、発症後8年目でも聴覚理解の回復が不良であったFPT症例のCTとBDAE全般的聴覚理解Zスコアである。この研究の結果によると、CT上で側頭葉の皮質と皮質下の病変を注意深く対比検討することによって、全失語の一部症例の発症1年以降の聴覚的言語理解（特に単語理解）の回復の可能性に関する情報が得られることが示唆される。（側頭葉Wernicke領野の皮質病変を有する症例に比べて）側頭峡の皮質下に限局する病変を有する患者のほとんど（大体80%）は、発症1年後の単語理解において、より良好な回復を示す。

この結果は、全失語患者は均一のグループをなしていないとするSarnoとLevita（1979，1981）の意見を支持するものである。これらの結果は、側頭葉の皮質と皮質下の病変を注意深く検討すると、発症1、2年後において聴覚理解が良好に回復する可能性を持った1群の全失語患者を予測できることを意味する。

自発話の回復

われわれや他の研究者の検討によると、CT上のある部位の皮質下白質に病変は、自発話の制限という重篤な結果をもたらす（Alexanderら，1987；Hierら，1977； Naeserら，1982； Naeserら，1989）。例えば、われわれは1989年の研究において、自発話の回復に関連するものは、(a)スライスBとB/Wでみられる、Broca領野の深部に相当する内側梁下線維束領域と、(b)スライスSMでみられる、口に対する皮質運動／感覚野の深部に相当する側脳室周囲白質の中1/3の2カ所の白質領域に存在する病変の程度であることを見い出した。この2つの重要な領域についてはこの章の後半で述べる。

この回顧的研究にて、左半球の血管閉塞による発作（血栓塞栓性梗塞）が1回だけ生じた右利き失語患者27例（男24例、女3例）を対象にして、CT所見と自発話の1文節中の単語数について検討した（Naeserら，1989）。発症時の平均年齢は57.6歳（標準偏差7.6；範囲35～69歳）であった。CTは発症後2カ月から9年の間に撮影された。

自発話における1文節中の単語数は、BDAE（GoodglassとKaplan，1972）のクッキー泥棒の絵を自発的に説明させて決定した。発症後、最も最

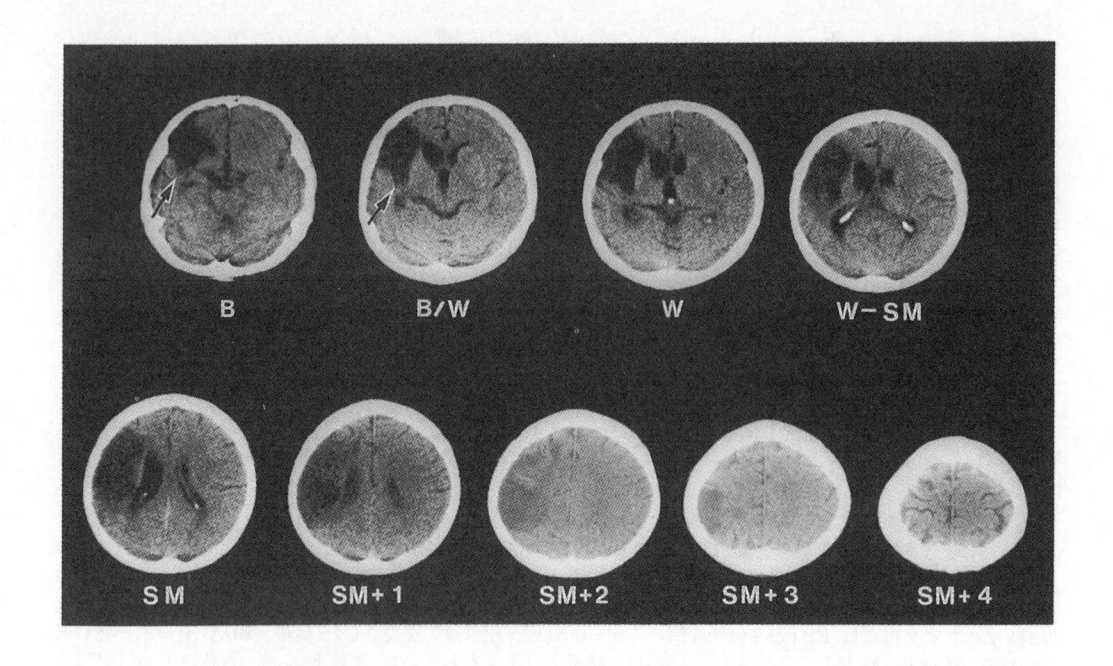

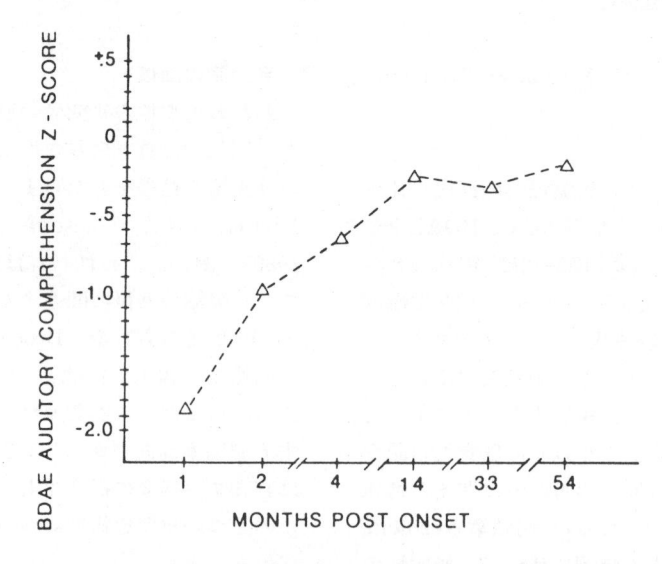

図3-11　上段、FPTi症例（61歳）の発症後33カ月のCTでは、前頭頭頂葉の広範な皮質／皮質下の病変が見られるが、側頭葉にはスライスBとB/Wでは側頭峡に皮質下病変が認められるに過ぎない。スライスB/WとWにおいて、Wernicke皮質領野が完全に保たれていることが注目される。下段、この患者の発症数カ月間のBDAE全般的聴覚理解Zスコアをグラフ化したものである。発症2～4カ月後から聴覚理解が良好に回復することに注意せよ。発症14、33、54カ月後のBDAE全般的聴覚理解Zスコアは-0.24、-0.33、-0.18であった（縦軸　BDAE全般的聴覚理解Zスコア、横軸　発症後月数）。

近に検査された結果を用いて（発症6カ月後から9年）、また自発話の障害の程度によって患者を4群に区分した。自発話の障害の程度による患者分類は、CTスキャンの分析とは別々に行われた。

第1群：発話が全くないか、無関連語を2～3語発する群。1群には7例（男6例、女1例）おり、クッキー泥棒の絵の表現に際し、発話が全くみられないか、2～3の無関連語を発するのみであった（表3-1に発話例を示す）。これらの患者の発話例は、発症後9カ月から8年間に得られたも

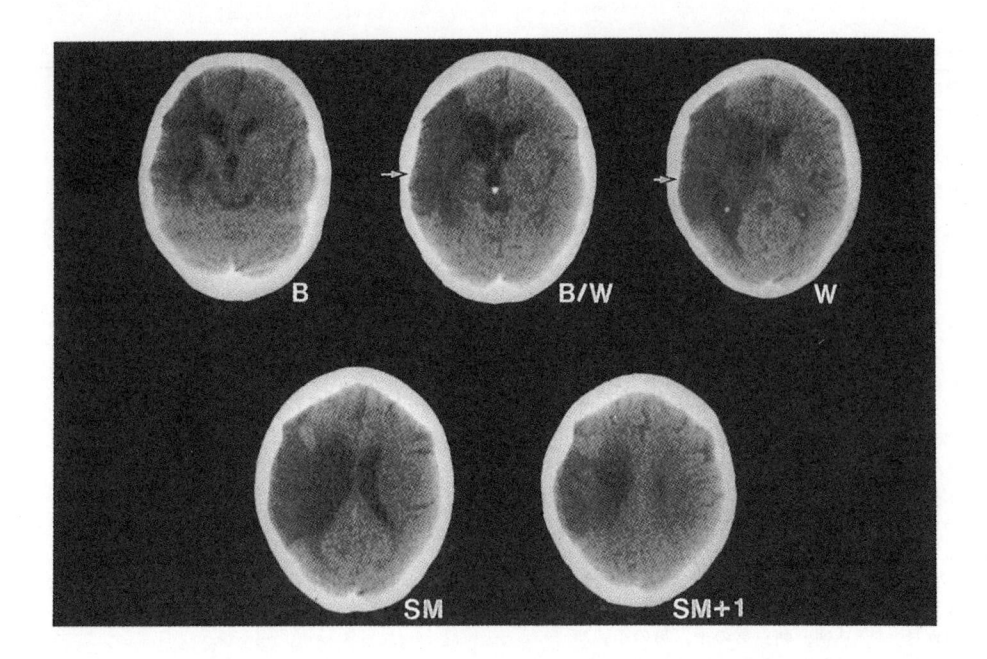

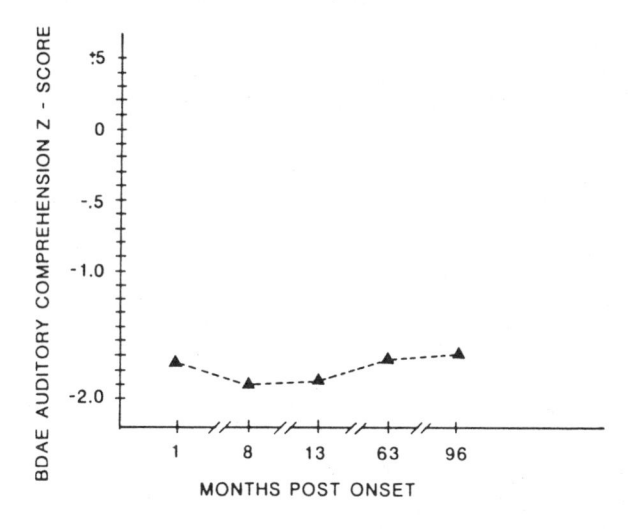

図3-12　上段、FPT症例（61歳）の発症8年後のCTでは、前頭頭頂側頭葉に広範な皮質／皮質化病変があり、Wernicke皮質領野が含まれており、この患者の失語症が全失語であることに一致する。直下の白質も含み、スライスB/WとWにはWernicke皮質領野を完全に破壊する病変がある（矢印）。下段のグラフは、この患者の発症後数カ月間のBDAE全般的聴覚理解Zスコアを示す。発症後12年経っても聴覚理解は高度の障害されている（縦軸　BDAE全般的聴覚理解Zスコア、横軸　発症後月数）。

のである。それぞれの症例の聴覚理解、復唱、呼称に関しては、表3-2を見よ。すべての症例が、言語のすべての領域で全失語状態にあるのではない。

第2群：紋切り型反応のみがみられる群。第2群には10例おり（全例男）、クッキー泥棒の絵を表現するのに際し、紋切り型表現のみが発せられる群である（発話例は表3-1を見よ）。発話例は発症後6カ月から9年の間に得られたものである。この群には第1群と同様、言語のすべての領域において全失語状態である症例だけが含まれているのではない。各症例の情報に関しては表3-2を見よ。

第3群：2、3単語や記憶にある文節、およびその両者が用いられる群。第3群には5例おり（男4例、女1例）、クッキー泥棒の絵を表現するの

表3-1 自発話の改善に関する研究の症例の自発話例

症例	発症後期間	クッキー泥棒の絵を説明する自発話
第1群		
1	27カ月	「はい、はい」
2	8年	発語なし
3	9カ月	発語なし
4	47カ月	「ジャ‥アー‥ジュ‥ジャジャ‥アペ‥アヌアー」
5	2.5年	発語なし
6	15カ月	「いいえ‥」（後はうめき声）
7	9カ月	発語なし
第2群		
8	6年	「ブーム、ブーム」
9	18カ月	「アイ‥ダツ‥デイデイデイ」
10	13カ月	「セニーフェニー」
11	9年	「わからん‥よしよし‥はい、はい‥ツーツ‥ちがう、ちがう」
12	4年	「ワ、ワ‥まったく!」
13	15カ月	「グデイ、グデイ‥ワツ、ワツ」
14	2カ月	「はち、はち‥バイバイ」
	（2年）	この時点ではほとんど自発語なし。
15	6カ月	「はい、はい」
16	33カ月	「朝、朝‥男の子、男の子」
17	13カ月	「1,2,3,4,5…ブーム、ブーム」
第3群		
18	35カ月	理解できない母音、「シアル‥そう、下に‥ウン‥クッキー、流しエート、エート‥洗‥エー‥違う‥ここには水がなくてフェーここはうまく行かないんだ」
19	7カ月	「ちくしょう、まったく、わすれてしまった、ちくしょう」
20	15カ月	「そこも‥そこも‥ア‥わかんないな‥想像しても、わからない‥それでおしまい‥えーと、そして、そこ、そこ。」
21	52カ月	「えーと、ア、ダア‥コップが‥流れて」
22[a]	8カ月	「何にもない。子供が破って‥それを。取ろうとして. ガ‥。流れている。ひとつもらって、あげて‥。彼女は皿洗う‥」
第4群		
23	7カ月	「おむな(女)の人が皿洗いしている。流しの‥上‥窓が開いていて‥外は変な天気で‥ウー‥子供たちが‥男の子と女の子」
24	7カ月	「子供が‥クッキー‥そして、ア、ア、落ちて‥皿洗い‥水が流れて‥フィッシュ、ファッシュ‥ア、床‥彼が‥女の子がクッキー」
25	24カ月	「女の子が‥男の子が落ちて‥い、いす、男の子‥クッキー‥男の子‥女性が‥皿をういて（拭いて）いる」
26	17カ月	「えーと、ウイス‥みう‥水‥ア‥この瓶が‥ア‥ドウ‥イー‥デイーデイージー‥ア、アニ、アニ、ア、ホー‥港‥バール‥違う‥女の子‥男‥女の子‥わか（ん）ない」
27	6年	「これは‥そと芝生に蜂が‥この子‥落ちて‥この子はここで目がさめて。」

[a] この時点では、この患者の言語表出は非流暢性ブローカ失語にほぼ一致するが、この症例の理解力は高度に障害されていたのでブローカ失語とは考えられなかった。

に、2～3の単語、または、記憶にある文節、およびそれらの両者が発せられる群である（発話例は表3-1を見よ）。この群の自発話を分類することは難しく、第1群や2群の最も重度な症例と、第4群の最も障害が軽い症例の間の「境界領域」をなすと考えられる。この群の発話例は発症後7カ月から4.5年の間に得られた。この群においても、言語のすべての領域で全失語状態である症例のみではない点で、第1群と2群に類似している。各症例の情報に関しては、表3-2を見よ。

第4群：非流暢性Broca型。第4群には5例おり（男4例、女1例）、クッキー泥棒の絵の内容に見合った言語的情報は伝えられるが、発話の量は少なく、発話開始困難があり、構音と文法に誤りがある（発話例に関しては表3-1を見よ）。これらの症例の発話例は、発症後7カ月から6年の間に

表3-2 自発話の回復に関して検討した症例、第1-4群の患者情報とボストン失語症診断検査の点数

症例	性	発症年齢（歳）	検査施行時期（発症後時間）	BDAE聴覚理解 Zスコア	聴覚理解 単語(72)	命令(15)	単語復唱(10)	視覚性呼称(105)
第1群								
1 (SF)	女	66	27カ月	-1.60	28.5	2	5	0
2 (LP)	男	61	8年	-1.70	30.0	1	8	6
3 (HJ)	男	35	7カ月	-0.21	51.5	10	0	0
4 (TF)	男	65	4年(TF)	-1.19	15.5	9	5	0
5 (MW)	男	68	2.5年	-0.58	42.5	10	7	19
6 (LN)	男	52	15カ月	-1.0	22.5	6	0	0
7 (HL)	男	53	9カ月	-0.11	60.0	13	1	0
第2群								
8 (WC)	男	53	3カ月	-1.90	11.0	4	0	0
9 (DA)	男	54	18カ月	-1.34	47.0	4	0	0
10 (DE)	男	56	13カ月	-0.60	53.0	7	1	0
11 (GP)	男	55	9年	+0.05	60.0	12	5	24
12 (HM)	男	58	8年	-0.90	35.0	9	5	4
13 (AG)	男	64	15カ月	-0.94	43.0	4	0	0
14 (JN)	男	53	2年	-0.21	50.0	9	0	0
15 (EH)	男	55	6カ月	-1.95	13.5	4	4	0
16 (KM)	男	59	33カ月	-0.33	60.0	8	0	0
17 (GJ)	男	59	13カ月	+0.09	57.0	10	7	0
第3群								
18 (HD)	男	63	35カ月	+0.29	57.0	12	6	42
19 (CA)	男	69	7カ月	-2.10	10.5	2	0	0
20 (KW)	男	61	15カ月	-0.90	55.5	5	0	4
21 (AA)	男	58	52カ月	-0.70	41.0	8	9	13
22 (ZJ)	女	64	11カ月	-0.44	57.0	5	6	0
第4群								
23 (WA)	男	50	7カ月	+0.75	66.5	14	9	83
24 (ME)	男	58	5カ月	+0.55	60.0	13	6	62
25 (ML)	女	56	24カ月	+0.93	71.0	15	9	85
26 (BJ)	男	67	17カ月	+0.84	70.0	15	DNT	101
27 (TH)	男	42	6年	+0.38	58.5	12	7	58

得られた。すべての言語領域において、この群の障害はほかの群よりも軽い。各々の症例の情報は表3-2を見よ。

T検定を用いて群間のBDAEの点数を比較すると、第4群では1、2、3群に比較して、BDAE全般的聴覚理解Zスコアと視覚性呼称検査の得点が有意に（$p<0.005$）高かった。さらに、第4群の患者は第2群の患者よりも単語復唱検査の得点が有意に（$p<0.005$）高かった。ほかには、聴覚理解、単語復唱、呼称検査に群間に有意の差はなかった。

CTスキャンにより病巣を検討した。各々の症例において病巣の範囲を調べる際、検討対象とした皮質と皮質下の領域は図3-4に示してある。

発話のない失語群（第1群）と紋切り型表現の群（第2群）の間には、それぞれの病巣の範囲に有意差はなかった（Mann-Whitney U検定、$p<0.01$）。従って、これら2群を発話なし／紋切り型表現群（17例）として、病巣部位のデータを非流暢性Broca群（5例）と比較した（2～3単語か記憶にある文節を使う群［第3群］の病変部位については、後で考察する）。

各症例において個々の部位の病巣の範囲を調査したが、単一の神経解剖学的部の病巣範囲によって、発話なし／紋切り型表現群17例と非流暢性Broca群5例を区別できるような特定の部位はなかった。しかし、ある2つの部位を合わせて考慮した場合には、発話なし／紋切り型表現群の症例

と非流暢性Broca群の症例は重複しなかった。それらの2つの病巣部位はいずれも皮質下の白質領域であり、それぞれ、(a)スライスBとスライスB/Wから平均して求めた内側梁下線維束領域(M Sc F)と、(b)スライスSMで見られる側脳室周囲白質の中1/3 (M 1/3 PVWM)である。これらの2つ

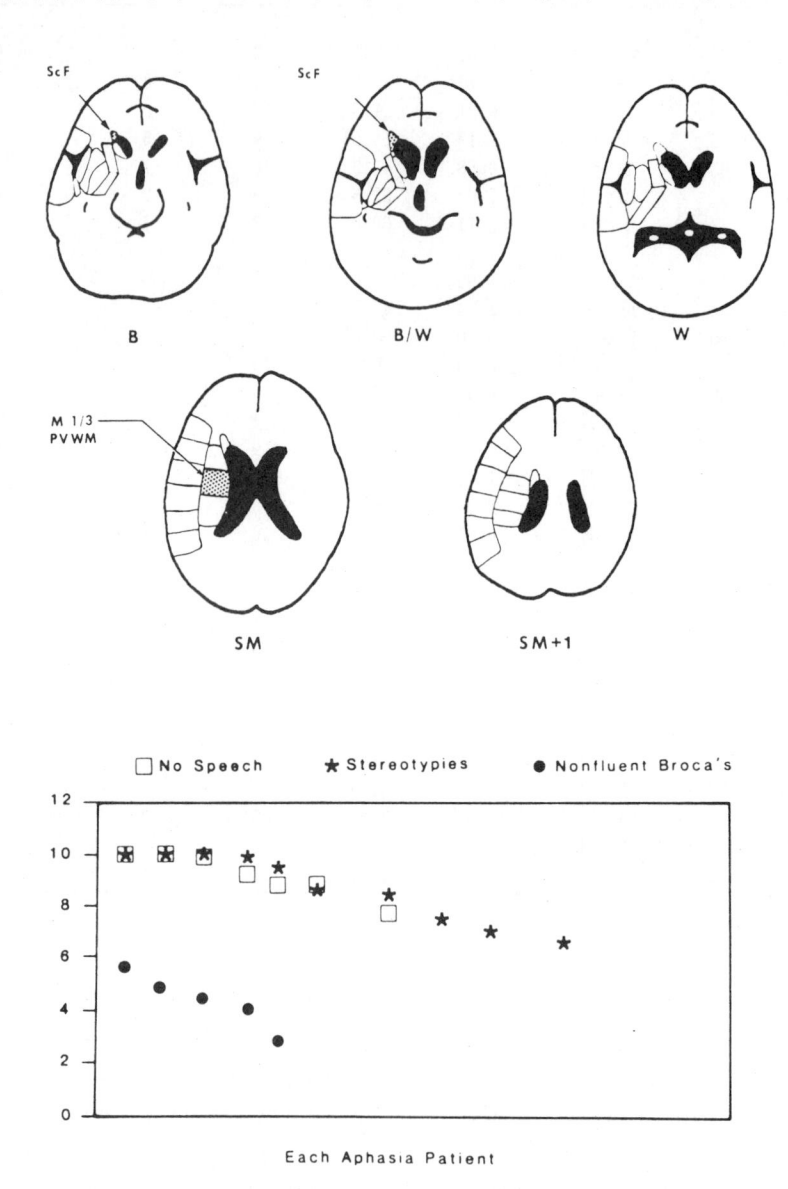

図3-13 上段、病巣の範囲を合計して検討することによって、発話なし／紋切り型表現群の症例と非流暢性Broca群の症例を区別できる2つの皮質下白質領域の場所を示したCTスキャン。これらの2カ所の皮質下白質は、(a)スライスBとスライスB/Wに見られる内側梁下線維束領域（M Sc F）の病巣範囲スコアの平均と、(b)口に対する皮質運動／感覚野の深部白質の相当し、スライスSMで見られる側脳室周囲白質の中1/3(M 1/3 PVWM)である。下段、各群のそれぞれの症例の、(a)内側 Sc F（スライスBとB/Wにおける病巣範囲の平均）と、(b)口に対する皮質運動／感覚野の深部白質の相当し、スライスSMで見られるPVWMの中1/3の2つの皮質下白質領域を合わせた部位のCT上の病巣範囲スコア。高度の発話障害を有するすべての症例（第1群と2群）では総合病巣範囲スコアは7以上であり、発話障害がより軽度な症例（第4群、Broca失語）では、総合病巣範囲スコアが6以下であった。グラフ上の病巣範囲スコアの合計の最大値（10）は、それぞれの皮質下白質領域の病巣範囲スコアが5（領域全体がびまん性病変にて占められる）であることを意味している。中空き四角＝発話なし、星印＝紋切り型発話、塗つぶし円＝非流暢性Broca失語。

の部位のCT上の場所は、図3-13（上段）にて陰りをつけた部分である（図3-13）。

　グラフは発話なし／紋切り型発話群と非流暢性Broca失語群における、これらの2つの白質領域の病巣範囲スコアを合計したものを対比して示している（図3-13下段）。発話なし／紋切り型発話群すべての病巣範囲スコアの合計は7以上であり、非流暢性Broca失語群ではすべて6以下であった。ほかのどの病巣を併せてみても、22例を2グループに区分することはできなかった。

　M Sc Fの平均病巣範囲スコアだけでは患者をこの2群に区分できなかった。またM1/3 PVWMの病巣範囲スコアだけでも患者をこれらの2群に区分できなかった。CTによる病巣範囲スコアに基づいて2グループをうまく分けられるのは、これら2つの病巣部位（スライスBとB/WのM Sc FとスライスSMのM 1/3 PVWM）の病巣範囲スコアを合計した時のみであった。以下に、これらの2つの白質線維束に含まれる神経解剖学的連絡路について簡単に触れることにする。

内側梁下線維束領域（M Sc F）

　M Sc Fは前角の外側角を取り巻く細い白質領域で、補足運動野（SMA）や帯状回24野と尾状核を結ぶ連絡路が含まれている。梁下線維束領域はMuratoff（1893）により、犬の脳で「梁下線維束」（fasciculus subcallosus）として最初に記載された。それは脳梁の下に位置している。Dejerine（1895）はヒトの脳でこれを図示し、その内側部分を上衣下灰白質（substance grise sous-ependymaire：Sge）と命名した。M Sc Fの内側部分は非常に狭く、実際に、前角の外側と皮質の距離の1/10しかない（これはCT上で大体1ミリに相当する）。YakovlevとLocke（1961）は、猿の脳においてSMAや帯状回から尾状核に至る投射系を詳細に図示した。彼らはこの仕事の中で、梁下線維束の最も内側の部分を梁下層（St Sbc）と命名し

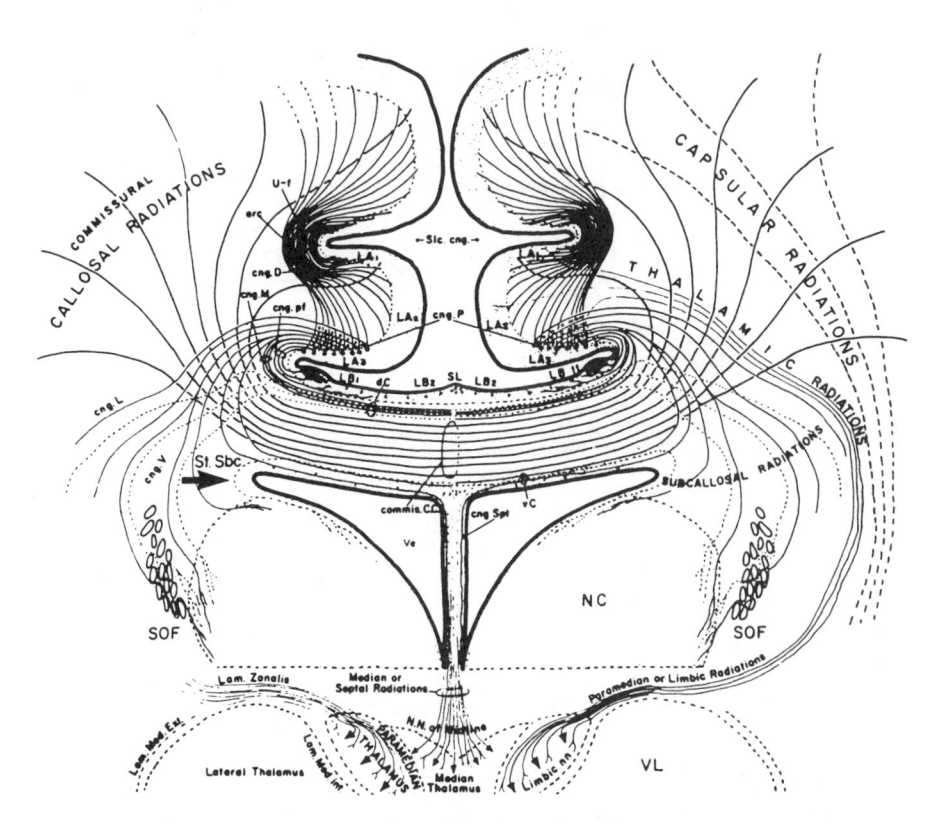

図3-14　YakolevとLocke（1961、図6）による冠状断の図。前角外側角（矢印）にある内側梁下線維束（梁下層、St Sbc）の場所を示す。帯状回と補足運動野から尾状核頭へ至る連絡路はSt Sbc内を通り、それは前角のすぐ外側であることが注目される。

た（図3-14）。BenjaminとVan Hoesen (1982) が猿の脳に西洋わさびペルオキシダーゼを注入して行った研究では、帯状回24野とSMAの間には相互に強い連絡があることが明らかにされた。SMAが「行動の意図を作り出す」ことに重要であることについて、Goldberg (1985) は総説を著した。猿の脳でオートラジオグラフィーを用いたBarnesら(1980)の研究では、帯状回から尾状核へ至る直接投射系（および、帯状回—SMA間の強力な相互連絡によるSMAからの間接投射系）の主な侵入点は、前角外側角を取り巻く白質の最も内側・頭側の部分である。Jurgens (1984) はSMAから尾状核に至る直接連絡路があることを観察した。これらの内側前頭葉皮質からの投射路は、尾状核の腹外側に拡散して達し、被殻の外側部に至る。従って、前角の最も頭側の外側角周囲の白質で、最も内側に位置する部分（M Sc F）の病変は、帯状回24野やSMAから尾状核と被殻に至る連絡路を断つことになる。これが発話開始、発話運動の準備、および自発話に関与する辺縁系に影響を与えるのであろう。

脳室周囲白質中1/3領域

CT上でスライスSMの側脳室に接しているM 1/3 PVWMの領域は、口に対する運動／感覚連絡路を部分的に含んでいると考えられている。これらの連絡路は図3-15の冠状断図に描かれている。最近、ベンガル猿における前向性染色の実験結果に従って、口に対する皮質運動野からの投射路は、側脳室体部に接するPVWMの中2/4を通ることがわかった（Schulzら, in preparation）。従って、内包膝部に下行する直上の部位において、おそらくM 1/3 PVWMには口に対する運動／感覚投射路が含まれているのであろう。口に対する運動／感覚投射路以外に、M 1/3 PVWMは尾状核

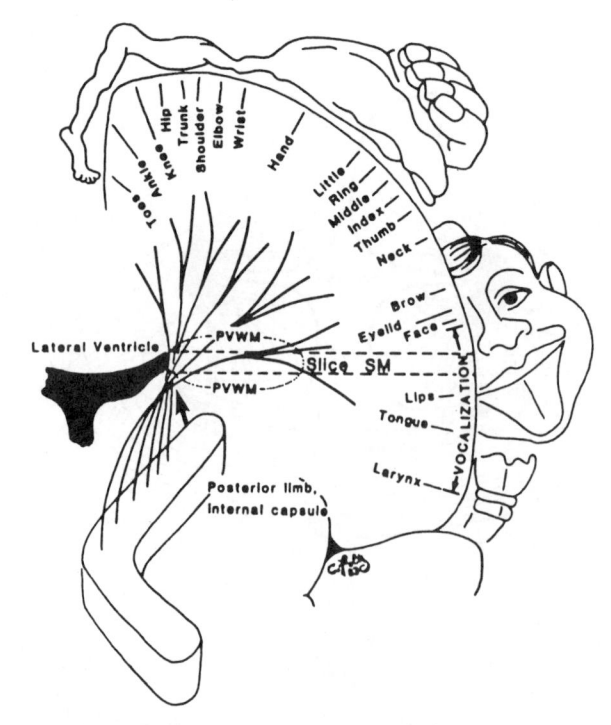

図3-15　下行性の錐体路は最も深部の皮質下脳室周囲白質（PVWM）にあり、側脳室の体部（矢印）にすぐ接していることを示す冠状断図。CT上ではこれらの下行性錐体路はスライスSMとスライスSM＋1において、PVWMの中2/4と3/4に位置している。それよりも下のスライスでは、錐体路は内包後脚に位置する（図3-4に示したCTスライスW、B/W、B）。
図中の単語（時計回り）　Toes＝足趾、Ankle＝足首、Knee＝膝、Hip＝臀部、Trunk＝体幹、Shoulder＝肩、Elbow＝肘、Wrist＝手首、Hand＝手、Little＝小指、Ring＝薬指、Middle＝中指、Index＝人さし指、Thumb＝親指、Neck＝首、Brow＝まゆげ、Eyelid＝眼瞼、Face＝顔、Lips＝口唇、Tongue＝舌、Larynx＝喉頭、VOCALIZATION＝発声、Posterior limb internal capsule＝内包後脚、Lateral ventricle＝側脳室

体部と半球内、半球間との多くの連絡路を含んでいる。部分的にはこれらの連絡路には、(a)下肢と上肢に対する下行性錐体路（Ross, 1980；Schulzら，in preparation）、(b)脳梁中部経路、(c)SMAや帯状回から尾状核体部へ連絡する内側梁下線維束（Dejerine, 1895；Muratoff, 1983；YakovlevとLocke, 1961）、(d)後頭前頭線維束（Dejerine, 1895）、(e)視床背内側核や前核から帯状回へ至る投射路である上外側視床脚（MufsonとPandya, 1984）、および、腹外側核から皮質運動野への投射路などが含まれる。

　口に対応して低い位置を占める皮質運動／感覚野の深部に位置するM 1/3 PVWMに病変があると、運動を行うことに必要な連絡路と感覚のフィードバックに必要な連絡路が断たれてしまうであろう。発話開始、運動施行、感覚フィードバックのために用いることのできる経路をほかに求めることができないため、M Sc FとM 1/3 PVWMの2つの皮質下白質の両者を含む病変によって自発話が障害される。

　片麻痺の有無は自発話の長期的な回復の可能性を予測することに対して、必ずしも有用な指標にはならない（症例16、表3-1、3-2）（Naeserら，1989）。たとえば、下肢に対する下行性錐体路はCTでPVWM領域の中2/4、3/4の最も内側で、側脳室体部に直接接する部位にある（スライスSMとSM＋1）（Naeserら，in press；Schulzら，in preparation）。上肢に対する下行性錐体路は、PVWM内のやや前外側にある。従って、上下肢に対するより上位の皮質運動神経路や下位の皮質下運動神経路（内包や脳幹）に病変がないと仮定して、PVWMの病巣が運動麻痺の原因であるとすると、それは側脳室体部に接するPVWM病巣の深さに直接の関連がある（Naeserら，in press）。

　自発話のない患者でも、病変がM Sc FとM 1/3 PVWM領域の半分以上を含み、かつ、M 1/3 PVWM領域の最も深い部分で側脳室体部にすぐ隣接する部位に病変がないと運動麻痺は出現しない。運動麻痺はないが自発話も全くない患者のCTを、この章の図3-11（上段）に示す（症例16、Naeserら，1989）。これらの事実より、自発話の障害の程度と運動麻痺の重症度はそれぞれ別の病巣によるものであることが示される。通常、運動麻痺の回復と自発話の回復は各々独立したものである。

　まとめると、自発話の回復が最も悪い症例群、つまり、自発話なし／紋切り型自発話群（第1群と2群）の症例では、M Sc FとM 1/3 PVWM領域の病巣範囲スコアの合計が7以上である。自発話の回復がより良い非流暢性のBroca失語患者（第4群）では、M Sc FとM 1/3 PVWM領域の病巣範囲スコアの合計が6以下である。2、3語ないしは記憶にある文節を話す症例は、自発話の障害の程度がこれら2群の間に位置するが、病巣範囲スコアも基本的にはこの2群の間に位置する（6前後）。この群には、数値がこの範囲から逸脱する例外的な症例もある。以下に、代表的な症例とCTを示す。

　第1群の代表例：発話が全くないか、関連のない単語を発する症例。症例3、HJは35歳の男性で、脳卒中発症9カ月後でも発話は全くなく、唸り声様の音を出せるのみであった。右片麻痺は重度で、回復も悪い（PVWMの中2/4と3/4にある病変はスライスSMで側脳室体部にすぐ近接していた）。図3-16のCTでは、基本的には皮質下梗塞があり、それがスライスBとB/WではM Sc Fに、また、スライスSMでM 1/3 PVWMに広く及んでいた。これらの2つの領域を合わせた病巣範囲スコアは9.95であった（図3-16）。症例3、HJは基本的に皮質下病巣で失語症を生じた症例である。この患者では自発話は全くなく、中等度の理解障害があった（発症7カ月後のBDAE聴覚理解Zスコアは-0.21。表3-1と3-2を見よ）。この中等度の理解障害はスライスBとB/Wにおける側頭峡前部の皮質下の病巣によるものである（「全失語患者の聴覚言語理解の回復」の章を参照せよ。）。

　第4群の代表的症例：非流暢性Broca失語。症例23、WAは50歳の男性で、脳卒中発症後7カ月では、非流暢性で失文法を伴った発話がみられ、それはBroca失語と考えられた（表3-1と3-2を見よ）。当初、軽度の片麻痺があったが、その改善は良好であった（スライスSMとSM＋1で側脳室体部にすぐ接するPVWMの中2/4と3/4の領域には病変はなかった）。図3-17のCTでは、スライスBとB/WでM Sc Fに広範な病巣があるが、スライスSMのM 1/3 PVWMにはほとんど病巣がない（小斑状病巣のみ）。2つの領域を合わせた病巣範囲ス

コアは5.88であった（図3-17）。この症例は長時間持続するBroca失語に関連が深い、典型的な病巣分布を有している（この研究で対象にしたBroca失語患者は発症後7カ月から6年経っても、非流暢で失文法を伴っていた）。普通、この病巣分布はBroca領域で皮質から側脳室前角の縁に至る部分（スライスBやB/WでM Sc Fを含む）に加えて、さらに上方に伸びて口に対する下部皮質運動野を含み、またそれは深部に進展して前1/3 PVWMと、しばしばM 1/3 PVWMの一部を含む（スライスSM）。症例によっては、下部皮質運動野の病巣がない場合もある（スライスWとSM）。しかし、深部の前1/3 PVWMの皮質下病変はほとんどいつも存在する。この病巣分布の皮質部分は、以前にMohrら（1978）によって発表された持続性Broca失語症例の病巣部位と一致する。

発症後9カ月経っても発話のなかった症例3のCT（図3-16）と発症後7カ月で非流暢ながらも実用的な自発話のあった症例23（図3-17）を比較すると、より重症の症例3は、Broca領域と口に対する下部皮質運動野のどちらにも皮質病変を有さなかったが、より軽症な症例（症例23）の方で皮質損傷が多かった（スライスBとB/WのBroca領域とスライスSMの口に対する下部皮質運動野が含まれる）。これら2症例のCTを比較することによって、自発話の重症度に関連するのは皮質内の病変の広がりではなく、2カ所の皮質下白質領域（M Sc FとM 1/3 PVWM）内の病巣の広がりであることがわかる。自発話がなかった症例3では、スライスBとスライスB/WにおいてM Sc Fが完全に破壊されており、スライスSMではM 1/3 PVWMが完全に破壊されていた。非流暢ではあるが実用的な自発話のあった症例23では、スライスBとスライスB/WにおけるM Sc Fはその半分以上が病変に侵されていたが、スライスSMのM 1/3 PVWMでは、病変はその小さな部分（半分以下）を占めるに過ぎなかった。

1989年、Naeserらは自発話に焦点を絞った研究を行い、第1群と2群では全症例の自発話が高度に障害されているが、発話が完全になくなっているのではないことを示した（例えば、第1群と2群の17例中10例は2、3語を復唱することが可能で、4例は視覚的に提示されたいくつかの絵の名を正しく呼称することができた）。Jurgens（1984）、KirzingerとJurgens（1982）、Smithら（1981）の研究によると、SMAの病変は内部的に触発された「自発的な」運動行動様式の開始には直接的な影響を与えるが、外界の刺激によって触発された行動には影響しないことがわかった。例えば、KirzingerとJurgens（1982）は、リス猿のSMAを切除して、これらの動物を隔離しておくと、身体構造的に正常であっても、聴覚的刺激に対して猿が発する「孤独の叫び」の数が減少した。従って、SMAからの投射系のみを直接侵すような病変あると、場合によっては、外的な刺激に対する発話（単語復唱、呼称）がみられても、内的な刺激に対する発話（自発話）がない状態が生ずる。さらに、意味のある自発話がみられない症例が、一方では単語復唱や呼称にさまざまな能力を示すことは、他部位の損傷以外に、SMAからの投射系を含む病巣の範囲に様々な違いがあることが反映された結果であろう。この点についてはさらに検討を要する。

この研究によりわかったことは、左中大脳動脈（LMCA）の各分枝領域に梗塞巣があり、重度の非流暢性を呈する血管障害患者における自発話の長期回復の可能性を評価するためには、基本的にはM Sc F領域とM 1/3 PVWM領域をまず注意深く調べることが必要である。LMCAの支配領域以外の領域、特に左前大脳動脈（LACA）領域に病変を持つ症例では、異なる構造物について検討する必要がある。例えば、LACA梗塞の症例では、SMAや帯状回、またはその両者の皮質病変にM 1/3 PVWMの皮質下病変が加わると、スライスBやB/WでM Sc Fに病変がなくても長期にわたって言語の障害が生じる可能性がある。また、ほかの皮質病変と皮質下病変が一緒に生じると、自発話が高度に制限されることもある。

失語症治療における治療決定

上で述べたような失語症回復に関するCTを用いた研究を応用して、われわれは最近、自発話が高度に障害されている失語症患者の治療に関する研究を2つ終了した。第1の研究では自発話が障害されており、旋律抑揚治療法（MIT）と呼ばれる口頭言語治療法により治療を受けた患者のCT上の病巣部位に焦点を当てた。第2の研究では実

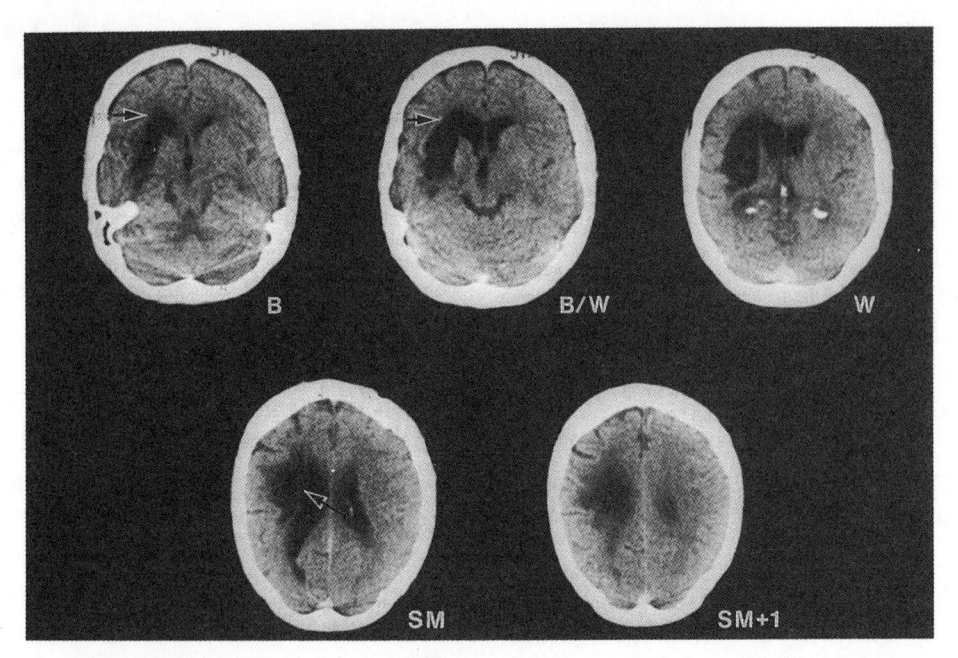

図3-16 発症7カ月後、および、2年後にも自発話がない（第1群）、35歳、男性例（症例3）の発症9カ月後のCT。重篤な右片麻痺を有していた。左半球病変はCTの左側にある。M SC Fの病巣範囲スコアはスライスBで5、スライスB/Wでも5で、平均は5であった（矢印）。M 1/3 PVWMにおける病巣範囲スコアは、スライスSMで4.95（矢印）であり、総合病巣範囲スコアは9.95であった。病巣は基本的に皮質下のあることに注意せよ。

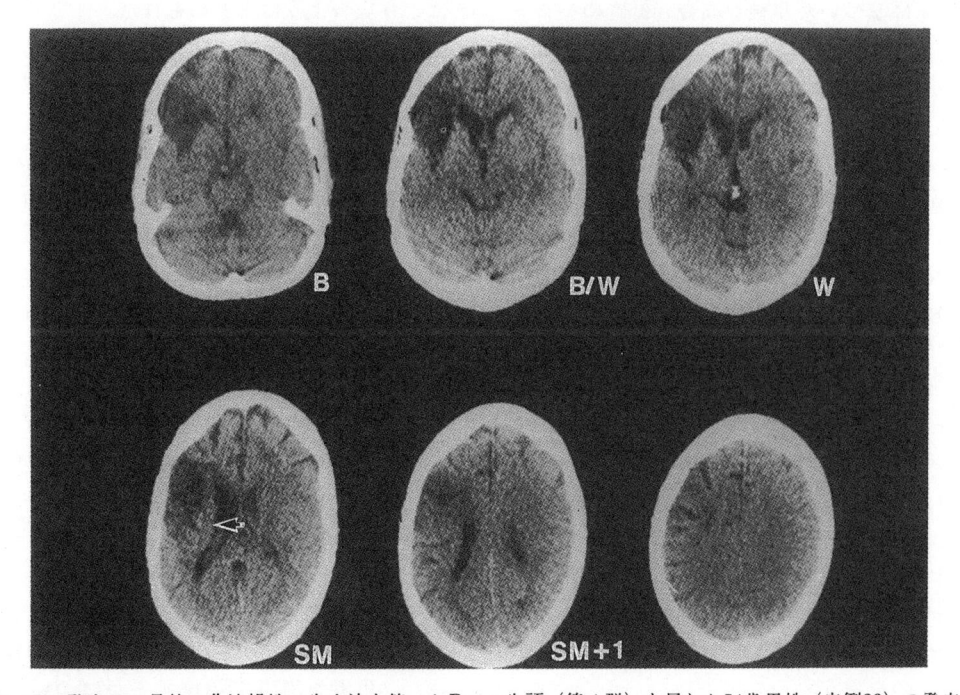

図3-17 発症7カ月後に非流暢性の失文法を伴ったBroca失語（第4群）を呈した54歳男性（症例23）の発症44カ月後のCT。軽度の片麻痺があったが、回復は良好であった。M Sc Fの病巣範囲スコアはスライスBで4、スライスB/Wで3.75、平均3.88であった。スライスSMのM 1/3 PVWMの病巣範囲スコアは2と低く、総合では5.88であった。スライスSMの矢印はM 1/3 PVWMに病変がほとんどないことを示しており、それは総合病巣範囲スコアが6以下になったことと、この症例の発話障害が軽度であったことの理由である。また、この症例の片麻痺が軽度で回復が良かったのは、スライスSMとSM＋1で側脳室体部にすぐに接するPVWMの最も深部の領域が無傷に保たれたためである。PVWMの最も深部は、下行性錐体路を部分的に含んでいる。

用的な自発話がなく、コンピュータ視覚伝達プログラム（C-ViC）といわれる非言語的治療法によって治療を受けた症例のCT上の病巣部位に焦点を当てた。将来さらに検討が進んだ場合には、失語学者が重症の失語症患者の治療計画をたてる際に、これらのMIT言語的治療法とC-ViC非言語的治療法におけるCT研究が役に立つであろう。

メロディックイントネーションセラピーに対する反応良好群と不良群

メロディックイントネーションセラピー（MIT）は、自発話が制限されている失語症患者の治療法である。この回顧的研究では、8人の慢性期脳血管障害患者を対象にして、CT上の病巣とMITに対する反応の良好性を検討した（Naeserら，submitted，1992b）。

MIT療法は発話が高度に制限された患者や非流暢性発話の患者における口頭言語表出を改善させるために企画された治療法である（Albertら，1973，SparksとHolland，1976）。この治療法は、ゆっくりとした調律の句や文、また、正常の発話プロソディに基づいた単純な高音／低音のパターンを用いて、連続的に声を出す方法を用いる（Helm-Estabrookら，1989a）。口頭言語の表出が障害されている患者のすべてがMITに良く反応するわけではないことを示した研究が2つある（Helm，1978，Sparksら，1974）。ここでいうMITに対する良い反応とはBDAE（GoodglassとKaplan，1983）のクッキー泥棒の絵を表現させたときに、1文節内の単語の数が増えることを言う。

言語学的データはボストン退役軍人メディカルセンターの聴覚言語障害サービスにて、MITを用いて治療を受けた患者の記録より集められた。すべての患者を、反応良好群（GR）と反応不良群（PR）の2群に区分した。MITの反応良好群とは、何回かMIT治療を行った後、クッキー泥棒の絵を描出する自発話の中で、1文節中で少なくとも2単語が増加したものをさす。反応不良群とは何回かMIT治療を行っても、1文節中の単語数が増えないものを言う。

MITのみで治療され、慢性期のCTが分析可能であった8人の男性患者のデータを検討した。それぞれの患者は右利きで、24歳から65歳（平均49、標準偏差14.2）の間に左半球の閉塞血管による卒中発作を1回だけ蒙った患者である。1例では、さらに右頭頂葉に小さな病変を有していたが、それは失語症の原因と考えられるほど大きくなかった（症例WF）。CT病巣検討に用いたCTは、発症後3～36カ月後に撮像された。8例全例が卒中後3～51カ月後の慢性期にMITによる治療を受けた。4例がMITに良好な反応を示し、他の4例ではMITに対する反応が悪かった。反応良好症例と反応不良症例では、発症時の年齢やMITが開始された発症後月数には有意の差はなかった。反応良好症例の平均発症年齢は49.5歳（標準偏差12.3）であり、発症後平均8.75カ月（標準偏差6.9）でMITが開始された。反応不良症例の平均発症年齢は48.75歳（標準偏差17.75）であり、発症後平均16.25カ月（標準偏差23.17）でMITが開始された。

MITによって良好に治療できる失語症患者の言語的特徴については、初期の論文（Albertら，1973；Sparksら，1974）の頃から次第に明らかにされてきている。これらのMITを受ける前の言語的特徴は、最近Helm-EstabrooksとAlbert（1991）により次のようにまとめられた。

1. 構音が悪く、非流暢で言語表出が高度に制限されており、意味をなさない紋切り型表現に限られる（例、「ピカピカ」）。
2. 聴覚理解は少なくとも中等度には保たれ、BDAE評価スケールで45パーセンタイルを超える。
3. 単語レベルでも復唱が困難。
4. 構音障害があり、BDAEの発話特徴の側面（BDAE Profile of Speech Characteristics）による構音巧緻性が3点以下。

MIT治療が成功しやすいこれらの4つの言語学的特徴は、ボストン退役軍人メディカルセンターにおけるMIT治療の数年にわたる経験に従って、さらに詳細に検討されてきているが、この研究における数例は、最終的にこれらの4つの特徴が出揃う前にMITによって治療された。今回の検討では、MIT治療を受けた症例は、MIT治療前の4つの言語特徴のうち、最低でも3つは満たしていた。患者をMITで治療するかについての判断は、その時点で患者の治療に当たっていた言語療法士によって行われ、CT上の病巣部位は治療法の決定の手段としては用いられなかった。

MIT治療プログラムは階層的な構造をしてお

り、3段階に分けて考えることができる。ある患者をMIT治療プログラムの中で治療続行にするか、あるいはやめるかについては、このプログラムの各段階の点数に基づいて言語療法士が決めた（Helm-Estabrooksら、1989）。行われたMIT治療の総回数は反応良好群と反応不良群で広い幅があった（6から115回）。このばらつきは、1段階を完遂できない患者の治療はそこで中止になることにもよる。

MIT治療前　MIT治療前の反応良好群と反応不良群の自発話のデータについてMann-Whitney U検定を行った。反応良好群では、MIT治療前の自発話の1文節内の単語の数と文法形態が反応不良群よりも有意に良かった（表3-3の下段）。反応良好群では、反応不良群に比べてMIT治療前の自発語スコアが有意に良かった。しかし、反応良好症例と反応不良症例のいずれも、MIT治療が奏効しやすい対象が有するMIT治療前の4つの言語学的特徴のうち、少なくとも3つを有していることを忘れてはならない（Helm-EstabrooksとAlbert, 1991）。

MIT治療後　この2群におけるMIT治療後の自発話のデータをMann-Whitney U検定にて処理した。期待された通りに、反応良好群のMIT治療後の自発話スコアは反応不良群よりも有意に良かった（表3-3下図を見よ）。反応良好群の時点1と時点2における自発話のデータを対応のあるT-testで検定した。反応良好群では、MIT治療後の1文節中の単語数（p<0.006）と構音巧緻性（p<0.03）に有意な改善が見られた。反応不良群では、MIT治療後の自発話スコアはどの領域においても有意な改善は示さなかった。

CTによる病巣部位の分析を行った。図3-4は、病巣の広がりに関して検索を行った皮質と皮質下のCT上の領域を示す。

反応良好群の4例では、M Sc F領域とM 1/3 PVWM領域を合わせた総合病巣範囲スコアは7以下（3.75から7の範囲）であった。表3-4の「M Sc F + M 1/3 PVWMの総合病巣範囲スコア」の列を参照のこと。反応不良群4例では、総合病巣範囲スコアが7以上（7.48から9.9の範囲）であった。実際に、8例を対象にしたこの小規模な研究でも、反応良好患者と反応不良患者はM 1/3 PVWMの病巣範囲スコアだけでも区別可能であり、M Sc FとM 1/3 PVWMを合わせた病巣範囲スコアでも区別可能であったことは興味深い。反

表3-3　旋律抑揚治療法に対する反応良好群と反応不良群の自発話統計量

反応良好群と反応不良群のMIT治療前後の自発話スコアの平均値と標準偏差

	治療前 平均値	治療前 標準偏差	治療後 平均値	治療後 標準偏差	治療前後変化 平均値	治療前後変化 標準偏差
反応良好群						
1文節中単語数	3.00	2.30	5.8	1.9	+2.8	1.5
構音器官機敏性	1.50	1.00	3.3	1.0	+1.8	1.9
文法形態	3.80	3.20	5.0	2.8	+1.3	1.9
反応不良群						
1文節中単語数	0.30	0.50	0.3	0.5	0	0
構音器官機敏性	0.50	1.00	0.8	1.5	+0.3	0.5
文法形態	0.30	0.50	0.3	1.5	0	0

反応良好群と反応不良群のMann-Whitney Uテストによる比較

	治療前 同順位を補正したZ変換値	治療前 片側検定p値	治療前 同順位を補正したZ変換値	治療前 片側検定p値
1文節中単語数	2.14	.016	2.38	.008
構音器官機敏性	1.52	.064	1.95	.025
文法形態	2.12	.017	2.25	.012

表3-4 旋律抑揚治療法(MIT)に対する反応良好群と反応不良群のCT上の病巣部位と病巣の範囲についてのデータ

症例	CT (発症後月数)	内側脳梁下線維束 (B,B/Wの平均)	傍側脳室白質 中1/3(SM)	MScF＋M1/3PVWM の総合病巣範囲値 (7以下反応良好群)	Wernicke領域 (B/W,Bの平均)	側頭峡 (B,B/Wの平均) (3未満反応良好群)	後頭葉長 の左右差
反応良好群							
ME	3.50	3.00	2.00	5.00	1	0.50	右
WA	44.00	3.25	2.50	5.75	0	0	左
TH	77.00	1.75	2.00	3.75	2	1.25	左
MJ	72.00	5.00	2.00	7.00	0	0	同等
反応不良群							
GNJ	4.00	4.00	4.50	8.50	1.87	4.50	同等
SF	3.50	5.00	4.90	9.90	2.87	4.00	左
RP	18.00	3.63	3.85	7.48	4.50	3.75	同等
WF	100.00	4.90	4.80	9.70	5.00	5.00	右

応良好群4例はすべてM 1/3 PVWMの病巣範囲スコアは3以下であり、反応不良群4例のM 1/3 PVWMの病巣範囲スコアは3以上であった。

反応良好群の4例中4例で、病変はWernicke領野の半分に満たなかったが、反応不良群の4例中2例でも、やはり病変はWernicke領域の半分以下しか占めておらず、Wernicke領域における病変の広がりからは、反応良好症例と反応不良症例を区別できなかった（表3-4「Wernicke領域」の列を見よ）。

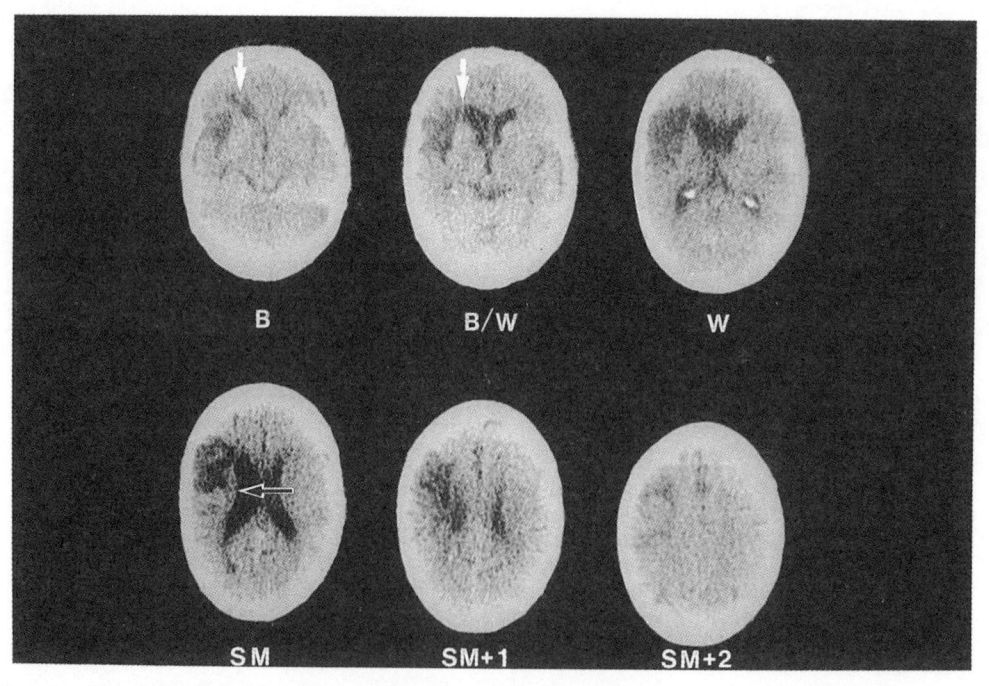

図3-18 58歳、男性(症例ME)のCT。この患者では発症後3カ月で旋律抑揚治療法(MIT)が開始された。MITの開始後3カ月で、1文節の長さは1単語から3単語に増加した。M Sc FとM 1/3 PVWMの病巣範囲スコアの合計は5であった。この総合病巣範囲スコアは次のように計算された。(a)スライスBのM Sc Fのスコアは2.5(範囲の半分以下に斑状の病変がある、白矢)、スライスB/WのM Sc Fのスコアは3.5(範囲の半分以上に斑状の病変がある、白矢)、スライスBとB/WのM Sc Fのスコアの平均は3。(b)スライスSMのM 1/3 PVWMのスコアは2(斑状の部分的な小病変、白黒矢)。M Sc F(スコア3)とM 1/3 PVWM(スコア2)の総合病巣範囲スコアは5。CTは発症後3.5カ月で撮像された。この患者では、スライスB/WとスライスWのWernicke領域にほとんど病変がなく(平均病巣範囲スコアは1)、また、スライスBとスライスB/Wの側頭峡にもほとんど病変がない(平均病巣範囲スコアは0.5)ことに注意せよ。

側頭峡皮質下領域の病巣範囲スコアは、反応良好群の4例では3以下であったが、反応不良群の4例では3以上であった。反応良好群のMIT治療前のBDAE聴覚理解Zスコアは、-0.46、+0.46、+0.75、+1.0であった。反応不良群のMIT治療前のBDAE聴覚理解Zスコアは、-2.33、-1.48、-0.4であった（反応不良群の1例はBASAで検査されたため、BDAE聴覚理解Zスコアのデータはない）。聴覚理解に関して完全にデータが得られた症例はほとんどないため、統計学的な比較はできなかった。しかし、MIT治療前には反応良好群の4例中4例で、BDAE聴覚理解Zスコアは-0.5よりも良かったが、反応不良群でBDAE聴覚理解Zスコアが-0.5よりも良かったのは1例のみであった。反応不良症例で聴覚理解の障害が比較的大きいのは、おそらく、反応不良群の4例中4例で側頭峡の皮質下に病変があり、また、2例でWernicke領域に病変があるためであろう。

病巣の広がりにより反応良好群と反応不良群を区分できるような単一の皮質病変はBroca領域、Wernicke領域、縁上回、角回、SMAなどにはなかった。

代表例 MITに良好な反応を示した患者のCTを図3-18に、MITに反応の悪かった患者のCTを図3-19に示す。

この最も新しい研究の結果は、CTとMITを検討したNaeserとHelm-Estabrooks（1985）の結果をより発展させ、また一部を訂正することになった。今回の検討の結果によると、M Sc FとM 1/3 PVWMを合わせた領域の病変の広がりをみれば、MITに対する反応良好患者と反応不良患者を100

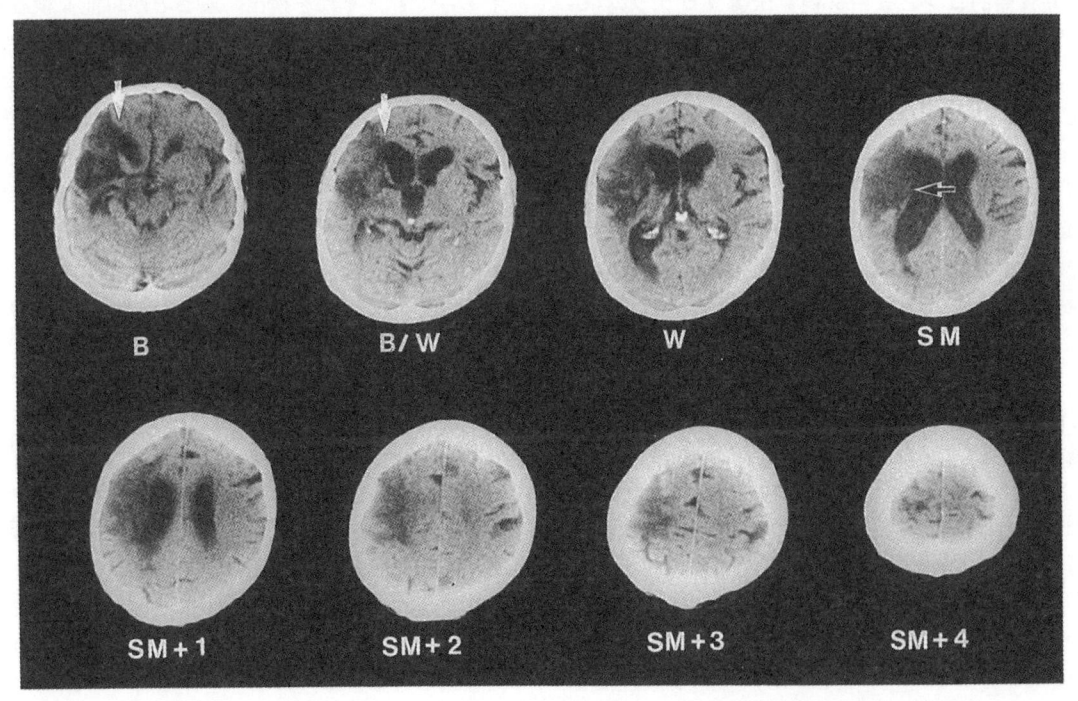

図3-19 65歳、男性（症例SF）のCTで、この患者では発症後5カ月で旋律抑揚治療法（MIT）が開始されたが、治療反応性は不良であった。M Sc FとM 1/3 PVWMの病巣範囲スコアを合計したものは9.9であった。これらの2つの領域の総合病巣範囲スコアは次のように計算された。(a)スライスBのM Sc Fのスコアは5（領域全体に一様な病変がある、白矢）、スライスB/WのM Sc Fのスコアは5（領域全体に一様な病変がある、白矢）、スライスBとB/WのM Sc Fのスコアの平均は5。(b)スライスSMのM 1/3 PVWMのスコアは4.9（領域のほとんど全体に一様な病変がある、白黒矢）。M Sc F（スコア5）とM 1/3 PVWM（スコア4.9）の総合病巣範囲スコアは9.9。CTは発症後3.5カ月で撮像された。この患者では、スライスB/WとスライスWでWernicke領域の半分以下に部分的な小病変がある（平均病巣範囲スコアは2.87）。しかし、スライスBとスライスB/Wでは、側頭峡皮質下領域の半分以上を占める病変がある（平均病巣範囲スコアは4）ことに注意せよ。

%区別できることがわかる。これは発症後4年も経ってから治療された患者も含まれた研究の結果である。1985年にわれわれがMITとCTに関する論文を出した時には、自発話の回復（または回復しないこと）に対するこれら2カ所の皮質下白質領域の重要性にはまだ気がつかれていなかった。

われわれが最近行ったMITに関連したCT研究では、MITによって治療した場合、どの非流暢性失語症患者において最も良い結果がみられるかという点について、言語的な基準とCT画像の基準を提示した。(a)言語的な基準:患者はこの章の最初の示したMIT治療前の4特徴（Helm-EstabrooksとAlbert, 1991）のうち、少なくとも3つを満たす。(b)CT画像の基準：M Sc FとM 1/3 PVWMを合わせた領域の総合病巣範囲スコアが7以下であり、さらにWernicke領域と側頭峡皮質下領域の病巣の範囲が、それぞれの半分に満たない。

非言語的コンピュータ視覚伝達プログラム（C-ViC）に対する反応良好群と不良群

非言語的コンピュータ視覚伝達治療プログラム（C-ViC）とは、自発話のない患者（読み書きの能力もない患者）を対象にして、コンピュータの画面上で絵やアイコンを用いて、必要なことや自分の考えを伝達する方法である。1つの回顧的研究では、自発話、読み、書きの能力のない7例の重症失語患者を対象にして、CT上の病巣部位とC-ViCプログラムに対する反応性の関係が検討された（Naeserら, submitted, 1992a）。これらの患者では、慢性期になってからC-ViCによる治療が開始された。

任意のアイコンをシンボル的に用いることを基本とした代理言語を、体系立てて活用する試みについて報告されたのは、今から20年前のことである（Bakerら, 1975; Gardnerら, 1976）。ミニコンピュータに読み込んで、そこで取り扱うことのできるアイコンを用いたC-ViC「言語」が最近になって開発された（Steeleら, 1989; Weinrichら, 1989a; Weinrichら, 1989b）。これらの研究者によると、どんなに重篤な失語症の患者でも、マウスを用いたり、ボタンを操作することは可能で、表意に関する成り立ちの基本を理解することも可能であるという。患者はC-ViCの「絵画言語」を用いて、複雑な「文章」を構成したり理解することを学ぶ。しかし、失語症が重篤な患者のすべてが、C-ViC伝達システムの表意的基本や音韻的基本を把握した上で、それらを活用して独立した形で意思伝達を始められるようになったわけではない。

われわれの研究では、7例の脳血管障害患者を対象にして、CT上の病巣の部位とC-ViC療法に対する反応性について検討した（Naeserら, submitted, 1992a）。左半球の血管性病変は7例全例に認められた。脳血管障害の発症年齢は43歳から65歳に範囲にあった（平均56、標準偏差7.5）。1例が左利きであった。7例全例が重篤な右片麻痺を有していた。1例は左の主病巣のほかに右半球に小さな梗塞巣を有していた。

C-ViC治療の直前と直後にBASA（Helm-Estabrooksら, 1989b）を施行した。BASAは重篤な失語症患者のために開発されたものであり、聴覚理解と言語表出の改善がどんなにわずかなものであっても、それを検出することが可能な検査法である。また、ほとんどの患者においてBDAE（GoodglassとKaplan, 1983）の下位検査項目も施行された。C-ViCを開始する前の失語症診断は、会話や絵画説明において、口頭でも書字でも自発話が全くないという重篤な失語症である。聴覚理解も実質上、障害されていた。表3-5に言語能力をまとめた。

7例すべては、以前に他のいくつかの伝統的な治療法を受けてきたが、いずれも成功しなかった。それらの治療法のなかには、旋律抑揚治療法（Albertら, 1973; SparksとHolland, 1976）などの言語的治療プログラム、重度の口舌失行を有した患者に、口腔の筋肉を用いて意味を有するジェスチャーを作るように訓練する頬顔面視覚動作療法（RamsbergerとHelm-Estabrooks, 1988）などの非言語的治療プログラム、重度の失語症と肢節失行を有した患者に、手と腕を用いて目的に沿った意味のあるジェスチャーを作るように訓練する肢視覚動作療法（Helm-Estabrooksら, 1982）などの単独、または併用療法が含まれていた。

発症後3カ月以上（4カ月から6年）の慢性期に、すべての患者でC-ViCによる治療が開始された。患者は通常週2回、1回につき30分の訓練を外来で受けた。すべての患者はコンピュータの画面上で、客体と絵画化したアイコンと結び付ける

表3-5　コンピュータ視覚伝達治療プログラム（C-ViC）によって治療された対象患者に関するデータと言語検査成績[a]

症例	性	発症年齢（歳）	C-ViC開始時発症後月数	治療月数		BDAE I文節単語数	BDAE聴覚理解Zスコア	BASA聴覚理解粗点(16)	BASA総合粗点(61)	BASA口頭ジェスチャ表現粗点(21)	C-ViC反応ステップ5段階2 PICAスケール-16[b]
反応良好											
BJ[c]	男性	43	7	3	前	0	−0.8	13	49	14	
					後	1−2	+0.5	14	51	14	15.0
DJ	男性	54	6	6	前	0	−1.75	8	36	9	
					後	0	NA	7	39	14	14.5
SH	女性	65	4	18	前	0	NA	7	26	3	
					後	0	NA	10	37	5	14.0
CA	男性	49	72	9	前	0	−0.63	13	40	7	
					後	0	NA	13	40	8	12.5
反応不良											
RR	男性	59	21	28	前	0	−0.61	6	25	3	
					後	0	NA	6	38	13	9.0
FW	男性	59	7	7	前	0	−1.60	9	31	6	
					後	0	−0.33	13	41	7	8.5
SM	男性	60	60	7	前	0	−1.74	4	24	7	
					後	0	−1.61	8	29	7	8.0

[a] VICプログラムのステップ5、第2段階の反応によって患者のランクづけを行った。最後の列で、13点以上のものはC-VICプログラムで、独立してコミュニケーションを開始できる能力を備えたものである。
[b] C-VICプログラムのステップ5、第2段階の最後の段階では、患者は自立で質問や命令を出すことを要求される。8から9点の点数は、自力で質問や命令を出せる能力を反映している。
[c] 左利きではあるが、左半球病変により失語症を呈す。
NA：情報を得られず。

ことが可能で（その逆も可能）、左手でコンピュータのマウスを操作することも容易であった。

C-ViC訓練は2つの段階よりなっている（BakerとNicholas, submitted）。第1段階では、コンピュータのマウスを用いてC-ViCにより提示された命令を施行すること（理解）、質問に答えること、そして最後に単純な行動の表現型を作り上げること（作成）について訓練がなされる。第2段階では実生活での伝達動作に焦点が絞られており、必要なことを表現したり、依頼（命令）したり、質問することなどが含まれている。今回の検討でC-ViC治療期間が異なるのは、プログラムが現在も開発途上であること、および検討可能な患者の有無が反映されたためである。

C-ViCの第1段階と第2段階を経た患者の伝達能力の質は、ポーチ伝達能力評価スケール（PICA）を用いて臨床家が点数づけをしたが、それは1点から16点までの幅を有している（Porch, 1967）。PICA点数が13点かそれ以上の患者は、有効な伝達を自ら始めることが可能である。また、13点以上の患者ではC-ViC効果が良いと考えられ、13点以下ではC-ViC効果が悪いと考えられる。

第1段階の終りに評価基準に達し、また、第2段階の終りに反応良好患者と評価されるためには、C-ViCを用いて達成されたコミュニケーションがPICAスケールで最低13になっていなければならない。C-ViCの第2段階の点数が13以下のものは反応不良群であると考えられる。反応良好群には3例おり、第2段階の点数は14と15の範囲の間にあった。1例は境界領域の反応を呈し、点数は12.5点であった。反応不良群には3例おり、点数は8と9の範囲の間にあった（表3-5の最後の列を見よ）。

脳卒中発症時の年齢とC-ViC第2段階の点数の間には有意の相関はなく（$r=-0.482$）、また、C-ViCプログラムを開始した時点の発症後月数とC-ViC第2段階の点数の間にも有意の相関はなかった（$r=-0.352$）。また、C-ViC治療を受けていた月数とC-ViC第2段階の点数の間にも有意な相関はなかった（$r=-0.275$）。

C-ViCに対する反応が良かった1例（症例SH）は、C-ViC訓練の成果によって得られた伝達能力

の結果、老人ホームに送られることなく、配偶者と共に自宅にいることが可能となった。この患者においては、コミュニケーションの方法と患者管理が非常に難しかったため、C-ViC訓練を受ける以前は、患者を老人ホームに移すことも考慮されていた。C-ViC訓練が非常にうまくいったため、マッキントッシュコンピュータを自宅に設置して、薬の追加が必要になったときなどにこのシステムを用いた。また彼女が必要と感じることを夫に伝達することができた。

PICAによる点数法を用いると、C-ViC療法に対して反応不良群と考えられる患者においても、会話や書字では不可能であった交渉にC-ViCを用いることによって、それが可能になることが認められた。症例RRは第2段階の訓練を終えても、C-ViCを用いて自らはコミュニケーションを始めることができなかったため反応不良群と考えられた。しかしながら、C-ViCを用いることによって、他人から尋ねられた質問に答えることができた。たとえば、症例RRは自宅にマッキントッシュコンピュータを備えており、それを用いて「朝食に何が食べたい？」などの妻の口頭の質問に答えることができた。

C-ViC治療前のBASA点数はC-ViC治療に対する反応の程度と大体の対応が見られた。反応良好群4例では、C-ViC治療前のBASAの総合点数は61項目中26点から49点であり、BASAの口頭言語理解の点数は16項目中7点から13点であった。反応不良群3例では、C-ViC治療前の総合BASA点数は61項目中24点、25点、32点であり、口頭言語理解の点数は16項目中4点、6点、9点であった。C-ViC訓練後の時期にBASAの有意の改善が見られたのは、総合BASA点数（$p<0.01$）、口頭言語理解点数（$p<0.05$）、口頭ジェスチャー表現点数（$p<0.05$）が高い群であった。

CTの病変部位の解析を行った。病巣範囲を検討した脳皮質と皮質下の領域は、図3-4に示した通りである。病巣検討に用いたCTは発症後3カ月から36カ月の間に撮像された。

C-ViC治療に対する反応性と、CT上の単一の神経解剖学的部位の病巣範囲とは何ら関係はなかった。Naeserらによる1989年の研究では、M Sc FとM 1/3 PVWMの両者にまたがる広範な病巣があると自発話は改善しないとされた。実際に、このC-ViCに関した検討では、7例全例に自発話はみられず、M Sc FとM 1/3 PVWMを合わせた領域の病巣範囲スコアは7以上であった（表3-6の「M Sc FとM 1/3 PVWMの総合病巣範囲」の列を見よ）。しかし、反応良好群と不良群では、これらの2つの白質領域の総合病巣範囲スコアにはかなりの重なりがあった。

他の2カ所の病巣の程度をさらに加味するとC-ViCに対する反応良好群と不良群を完全に区分することが可能であった。これらの2つの部位とは、(a)追加領域1：SMAや帯状回24野を含む側脳室上部領域、(b)追加領域2：Wernicke領域と側頭峡皮質下を含む側頭葉領域、の2カ所である。反応不良群はこれら2つの領域のそれぞれにおいて広範な（病巣範囲スコアが3以上）の病巣を有していた。反応良好群は広範な病巣（病巣範囲スコアが3以上）がないか、または広範な病巣があっても、2つの領域のうち1つのみに限局していた（表3-6）。

代表症例 C-ViC訓練に対して反応が良かった症例のCTを図3-20に示す。C-ViC訓練に対して反応が悪かった症例のCTを図3-21に示す。この研究からわかることは、自発話がおそらく回復しないであろうと思われる重症失語症患者の中から、非言語的C-ViC治療プログラムや類似の非言語的治療プログラムが奏功する症例を見い出そうとした時に、CT上による病巣検討が有用であるということである。C-ViC治療法はM Sc FとM 1/3 PVWMを合わせた部位の総合病巣範囲スコアが7を超える症例に適切であるように思われる。

さらに、2つの追加領域（追加領域1はSMA／帯状回24野を含む側脳室上部領域領域、追加領域2はWernicke領域と皮質下側頭峡を含む側頭葉領域）に広範な病巣を有する症例は、C-ViCを用いても自らはコミュニケーションを始めることができないようである。これらの患者には、きっかけや指示を繰り返して与えるといった介助が必要である。

C-ViC治療に反応が悪い患者に対しては、C-ViCを使えるように訓練する必要がないとは言えない。「反応不良」という語は、患者のコミュニケーションをPICA法で点数化すると13点以下であ

表3-6 コンピュータ視覚伝達治療プログラム(C-ViC)により治療を受けた患者のCT上の病巣部位と病巣範囲値

症例 (発症後月数)	CT	内側脳梁下線維束 (B,B/Wの平均)	傍側脳室白質中1/3	MScF + M1/3PVWM の総合病巣範囲値 (基礎病巣が7を超える値の場合、自発話の改善はない)	2ヵ所の追加領域				右半球病巣	後頭葉長左右差
					追加領域1		追加領域2			
					側脳室上部領域		側頭葉			
					補足運動野	帯状回24野	ウェルニッケ領域 (B/W,Wの平均)	側頭峡 (B,B/Wの平均)		
反応良好群										
BJa	12	5.00	4.90	9.90	0	0	0	0	なし	同等
DJ	13	5.00	4.25	9.25	深部	深部	1.00	0	あり、右前頭葉高位	同等
SH	6	4.90	4.75	9.65	0	0	3.25	4.37	なし	右
CA	72	3.50	5.00	8.50	0	0	4.55	4.50	b	右
反応不良										
RR	49	4.75	4.90	9.65	皮質と深部	皮質と深部	2.50	4.50	なし	左
FW	13	4.25	5.00	9.25	皮質と深部	皮質と深部	2.37	4.37	なし	右
SM	60	2.37	4.75	7.12	深部	深部	4.90	5.00	なし	左

a 左利きであるが、左半球損傷で失語症を呈した。
b 右側脳室にシャント設置。

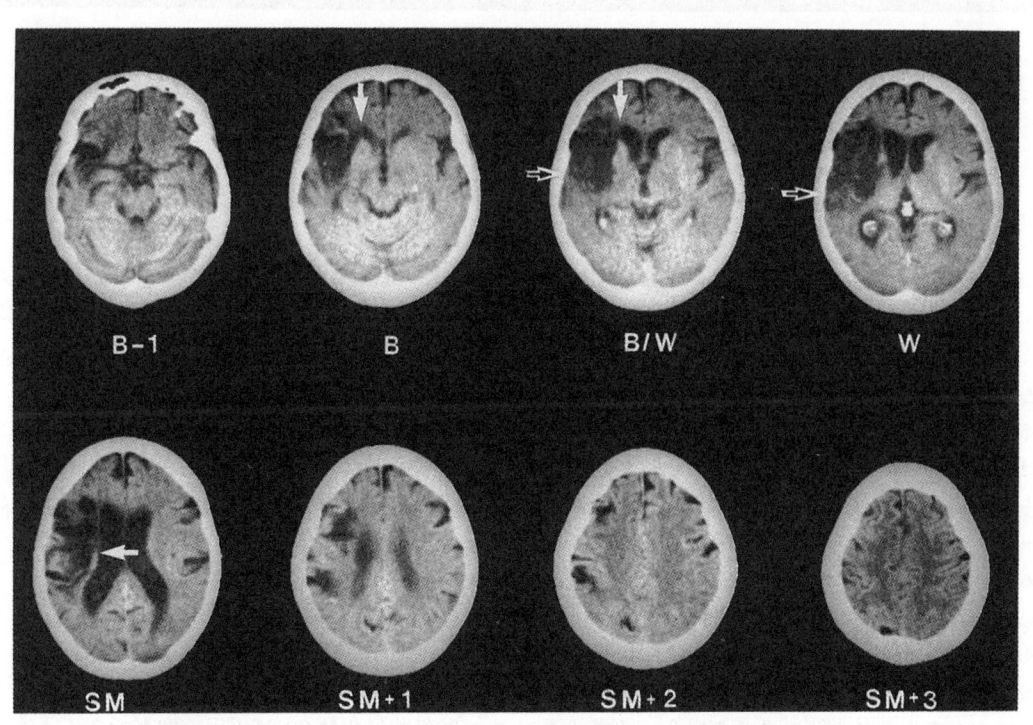

図3-20 症例SH、65歳、女性のCT。発症後4カ月でC-ViCプログラムが開始され、治療反応性は良好であった。スライスBとB/WのM Sc F（白矢）とスライスSMのM 1/3 PVWM（白矢）には、基本的に自発話の回復が期待できないパターンを示す病巣がある。M Sc FとM 1/3 PVWMの総合病巣範囲スコアは9.65であった。さらに、広範な病巣がみられたが、それは2つの追加病巣領域のうち1つに限局していた。その病変は追加領域2の側頭葉にあり、スライスB/WとWのWernicke領域（白黒矢）とスライスB-1とBの側頭峡が含まれる。SMAや帯状回はスライスSM＋2とスライスSM＋3で観察されるが、それらを含む追加領域1が位置している側脳室上部領域には病変はない。

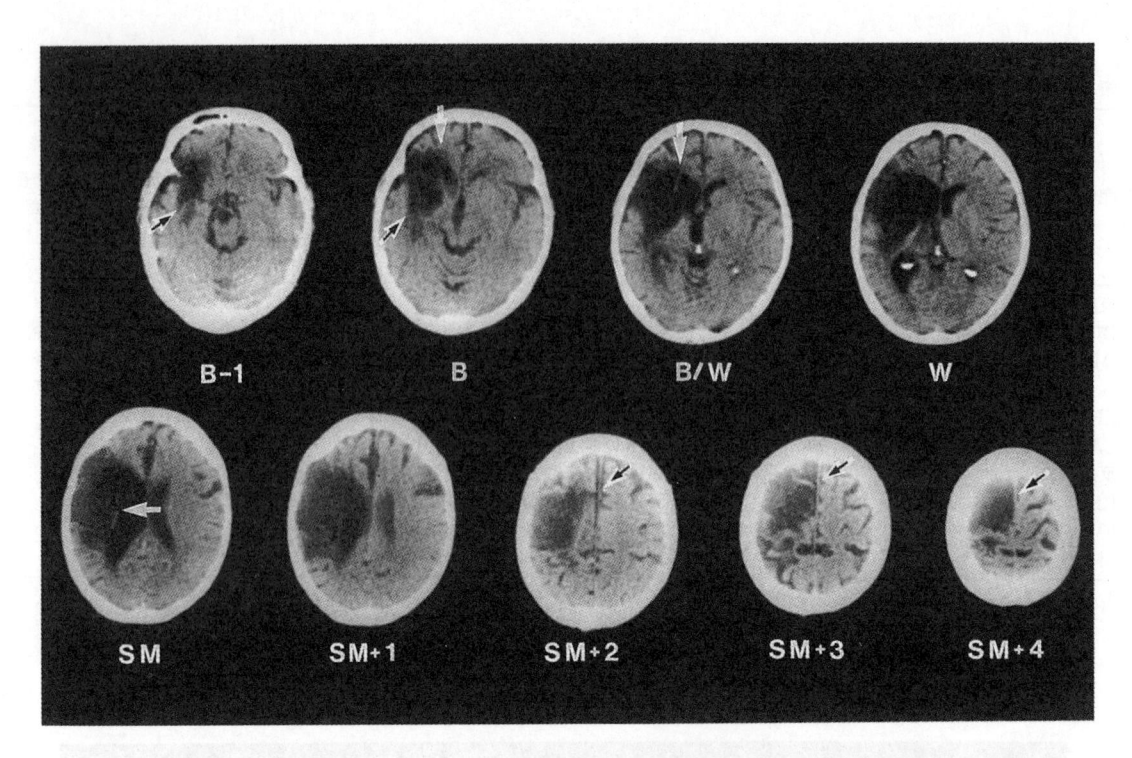

図3-21　症例RR、60歳、男性のCT。発症後21カ月でC-ViCプログラムが開始されたが、治療反応性は不良であった。スライスBとB/WのM Sc F（白矢）とスライスSMのM 1/3 PVWM（白矢）には、基本的に自発話の回復が期待できないパターンを示す病巣がある。M Sc FとM 1/3 PVWMの総合病巣範囲スコアは9.65であった。さらに、2つの追加病巣領域の両者に広範な病巣があった。その病変は、スライスSM＋2、SM＋3、SM＋4で観察されるSMAや帯状回などの追加領域1が位置する側脳室上部領域（黒白矢）とスライスB-1とBで側頭峡が含まれる追加領域2の側頭葉（黒白矢）にあった。CTは発症後4年目に撮られたものである。

り、第2段階において、C-ViCを用いても自らはコミュニケーションを開始できないことを意味する。コミュニケーションを自ら始めることができなくても、介助があればC-ViCを用いて質問に答えられるような患者では、それらの患者の重症度にあわせてC-ViCプログラムの治療目的を低く設定してもよい。従って、C-ViCプログラムを家庭や老人ホーム、リハビリテーションの環境下で実際に用いるときには、個々の患者に基づいて使い方を決定しなければならない。

　SarnoとLevita（1981）は、重症の失語症患者の回復が発症後6〜12カ月から始まることを観察した。重症の表出型の失語症患者の場合、治療計画をたてることが困難なことが多いが、発症後3カ月でCTを撮像することは、自発話や聴覚理解の長期回復の可能性について理解を深めることに有用と言えるであろう。従って、発症後6〜12カ月、さらにそれ以降の治療方針決定の補助的手段として、CTによる病巣検討の結果を用いることができるかもしれない。もちろん、重症の失語症患者に対しては、より早期から他の治療的試みを行うべきであり、それらには、基本的な伝言板、絵画（MorganとHelm-Estabrooks, 1987）、ジェスチャー（Rao, 1986；Skellyら，1974；Skellyら，1975）などを患者が用いることを介助するという方法が含まれる。

脳画像法の将来の傾向と失語症研究に対する応用

　20年前に生体の脳をCTで検査できるようになってから、病巣検討と失語症研究の領域は目覚しく発展した。われわれの現在の研究は、CT上の皮質や皮質下の特定の病巣部位と、口頭聴覚理解と自発話の回復という、失語症における言語回復の一面との関係に焦点を絞って行なわれた。われ

われの研究室で行われたさらに最近の研究は、どの患者が言語的治療プログラムに適しており、どの患者が非言語的治療プログラムに適しているかを見分けるために、発症後2カ月から3カ月に撮像されたCTが有用であることを示してきた。この様に、脳の画像化の技術を失語症研究に応用することに関した興味ある方向性として、失語症の自然予後や種々の失語症治療プログラムを用いた場合の予後と解剖学的事項との関連についての研究を続けることが考えられよう。

病巣検討にMRIを用いた失語症研究は未だに数少ない（CaplanとDeWitt, 1988；DeWittら, 1985；Murdochら, 1991；Poncetら, 1987；Tranelら, 1987）。MRIを用いた病巣検討に有用と思われる水平断と冠状断像の雛型が使われるようになってきており、それにはBrodmannの脳皮質領野と血管支配領域が記されている（DamasioとDamasio, 1989；Frumkinら, 1989a；Palumboら, 1990）。

失語症研究では、画像検討を行うタイミングが非常に重要である。脳血管障害患者のCT上の病巣部位に関しては、発症後2～3カ月経ってからその情報を求めるべきである（Naeser, 1985；Poeckら, 1984）。MRI上の梗塞巣の境界は、発症後3カ月経たないと最終的には決まらない（Alexanderら, 1991）。この研究では、MRIを発症後1カ月から3カ月目に行って、同一の患者で発症後3カ月目に撮像したCTと比較した（n=15）。亜急性期（発症後1カ月以内）のMRIでは、T1強調でもT2強調画像でも、脳梗塞巣の大体の場所は把握可能であった。しかし、1カ月未満のT1強調MR画像の病変の大きさは、発症後3カ月目のCT程には大きくなかった。1カ月未満のT2強調MR画像の病変の大きさは、発症後3カ月目のCTよりも大きく描出された。発症3カ月目のMRI上の病巣部位は、発症3カ月目のCT上の病巣部位と大体一致していた。発症3カ月目のT1強調MR画像は病巣の空洞化した部分のみを描出する傾向があったが、発症3カ月後のT2強調画像は病巣の境を実際よりも大きく見せる傾向があった。

最初の15例の結果に基づき、失語症患者の長期回復の可能性を予測する目的で詳細な病巣検討を行うためには、1カ月以内のMR画像の鮮明度は十分でないと結論された（Alexanderら, 1991）。しかし、梗塞巣の存在に関して、早期の（1カ月以内）MR画像から得られる一般的な情報量は、早期の（1カ月以内）CTから得られる情報よりも多いことには疑う余地はない（Shuaibら, 1992）。

まとめると、現時点では失語症の長期回復の可能性に関して最も情報が得られる神経画像法は発症後3カ月目のCTである。将来、特に冠状断画像を用いた場合、より詳細な病巣部位の検討にMRIを用いた研究が役に立つであろう（Alexanderら, 1991；Frumkin, 1989；Frumkinら, 1989b）。

病巣マッピングやその分析に関する将来の傾向は、開発されつつあるコンピュータや脳画像技術とMRI技術を組み合わせたものになるであろう（SiliconGraphics, 1991）。そのような組み合わせの1つとして3次元MRIの開発が挙げられる（DamasioとFrank, 1992）。この方法では、特別なMRIのプロトコールを用いて生データを収集して、脳の全体像や半球像を再合成後、3次元的に画像化したり、または、任意の2次元断面像を得ることができる。特定の解剖学的構造を中心にしたり、さらに具体的に、特定の病巣に焦点を絞って再合成画像を作ることができる。各々の症例において、皮質、皮質下別に病巣の部位とその範囲を検討することができる。

将来、期待できるMRI研究の領域として、局所脳血流量（CBF）の研究領域へのMRIの技術の応用が挙げられる（Belliveauら, 1991）。このような研究方法を用いると、安静時と活動時の脳の局所脳血液量の分布を示すことができる。この研究は、認知過程に関与する脳部位を高解像度の脳地図として表わす際に、MRIが有用である可能性を示している。

過去20年の、主にCTやMRIなどの脳画像方法の発展によって、失語症と神経解剖学的な関連性は遥かに深く理解されるようになってきた。病巣部位の決定とその分析が将来発展することによって、言語欠落症状と局所的脳損傷との関連性についてのわれわれの理解はさらに深まるであろう。臨床データに関連のある神経画像情報を研究することによって、長期のリハビリテーションに関わる全体の時間と経費を削減しつつ、失語症患者に対してより良い言語的介入ができるようになろう。

謝　辞

データ収集をしていただいた Sulochana Naidoo, M.S.、原稿を準備していただいたClaudia CassanoとRoger Ray方の貴重な援助に対して感謝する。さらに、ボストンDVA医療センタ放射線科のA. Robbins、R.N. Samaraweera両先生と医療メディアサービス、ボストンDVA医療センタ内の写真と図表係り（John DykeとMary Burke）に感謝する。この研究の一部は退役軍人事業部医療研究サービスとUSPHS補助金DC00081によって行われた。

References

Albert, M. L., Sparks, R., and Helm, N. (1973). Melodic intonation therapy for aphasia. *Archives of Neurology, 29,* 103–131.
Alexander, J., Kalender W., and Linke, G. (1986). *Computed tomography: Assessment criteria, CT system technology, clinical applications.* Berlin, Germany: Siemens Aktiengesellschaft.
Alexander, M. P., Naeser, M. A., and Palumbo, C. L. (1987). Correlations of subcortical CT lesion sites and aphasia profiles. *Brain, 110,* 961–991.
Alexander, M. P., Naeser, M., and Sweriduk, S. (1991, October). *Comparison of lesion profiles with CT and early and late MRI: Implications for aphasia research.* Paper presented at the 29th annual meeting of the Academy of Aphasia, Rome, Italy.
Baker, E., Berry, T., Gardner, H., Zurif, E., Davis, L., and Veroff, A. (1975). Can linguistic competence be dissociated from natural language functions? *Nature, 254,* 609–619.
Baker, E. H., and Nicholas, M. Computer-assisted visual communication (C-ViC) for severe nonverbal aphasia patients: A training manual. Submitted.
Barnes, C. L., Van Hoesen, G. W., and Yeterian, E. H. (1980). Widespread projections to the striatum from the limbic mesocortices in the monkey. *Society for Neuroscience Abstracts, 6,* 271.
Belliveau, J. W., Kennedy, D. N., McKinstry, R. C., Buchbinder, B. R., Weisskoff, R. M., Cohen, M. S., Vevea, J. M., Brady, T. J. and Rosen, B. R. (1991). Functional mapping of the human visual cortex by magnetic resonance imaging. *Science, 254,* 716–719.
Benjamin, D., and Van Hoesen, G. W. (1982). Some afferents of the supplementary motor area (SMA) in the monkey. *Anatomical Record, 202,* 15A.
Bogen, J. E., and Bogen, G. M. (1976). Wernicke's region: Where is it? *Annals of the New York Academy of Science, 280,* 834–843.
Bories, J., Derhy, S., and Chiras, J. (1985). CT in hemispheric ischaemic attacks. *Neuroradiology, 27,* 468–483.
Bradley, W. G. (1987). Pathophysiologic correlates of signal alterations. In M. Brant-Zawadzki and D. Norman (Eds.), *Magnetic resonance imaging of the central nervous system* (pp. 23–42). New York: Raven Press.
Brant-Zawadzki, M. (1988). MR imaging of the brain. *Radiology, 166,* 1–10.
Brant-Zawadzki, M., and Kucharczyk, W. (1987). Vascular disease: Ischemia. In M. Brant-Zawadzki and D. Norman (Eds.), *Magnetic resonance imaging of the central nervous system.* New York: Raven Press.
Breger, R., and Kneeland, J. B. (1987). Basic physics of magnetic resonance imaging. In D. L. Daniels, V. M. Haughton, and T. P. Naidich (Eds.), *Cranial and spinal magnetic resonance imaging. An atlas and guide.* New York: Raven Press.
Bydder, G. M. and Steiner, R. E. (1982). NMR imaging of the brain. *Neuroradiology, 23,* 231–240.
Caplan, L. R. and DeWitt, L. D. (1988). Determining the cause of aphasia. *MRI Decisions, 2,* 2–13.
Carroll, W. B. (1985). *Fuchs's principles of radiographic exposure, processing and quality control.* Springfield, IL: Charles C. Thomas.
Cohen, M. S., and Weisskoff, R. M. (1991). Ultra-fast imaging: A review. *Magnetic Resonance Imaging, 9,* 1–37.
Crooks, L. E., Mills, C. M., Davis, P. L., Brant-Zawadzki, M., Hoenninger, J., Arakawa, M., Watts, J., and Kaufman, L. (1982). Visualization of cerebral and vascular abnormalities by NMR imaging. The effects of imaging parameters on contrast. *Radiology, 144,* 843–852.
Damadian, R. (1971). Tumor detection by nuclear magnetic resonance. *Science, 171,* 1151–1153.
Damasio, H., and Damasio, A. R. (1989). *Lesion analysis in neuropsychology.* Oxford and New York: Oxford University Press.
Damasio, H., and Frank, R. (1992). Three-dimensional in vivo mapping of brain lesions in humans. *Archives of Neurology, 49,* 137–143.
DeArmond, S. J., Fusco, M. M., and Dewey, M. M. (1976). *Structure of the human brain: A photographic atlas* (2nd ed.). New York and London: Oxford University Press.
De Groot, J. (1984). *Correlative neuroanatomy of computed tomography and magnetic resonance imaging.* Philadelphia: Lea & Febiger.
Dejerine, J. (1895). *Anatomie des centres nerveux* (Vol. 1). Paris: Rueff.
DeWitt, L. D., Grek, A., Buonanno, F., Levine, D. N., and Kistler, J. P. (1985). MRI and the study of aphasia. *Neurology, 35,* 861–865.
Elster, A. D. (1986). *Magnetic resonance imaging: A reference guide and atlas.* Philadelphia: J. B. Lippincott.
Field, S. A., and Wehrli, F. W. (1990). *SIGNA applications guide.* Milwaukee: General Electric Co.
Frumkin, N. L. (1989). *MRI and CT analysis of occlusive infarct in adult stroke.* Unpublished doctoral dissertation, Michigan State University, East Lansing, Michigan.
Frumkin, N. L., Palumbo, C. L., Naeser, M. A., Stiassny-Eder, D., and Lydon, J. (1989a). *Location of cortical language areas on MRI scans versus CT scans.* Poster presented at the annual meeting of the Academy of Aphasia, Sante Fe, New Mexico.
Frumkin, N. L., Potchen, E. J., Aniskiewicz, A. S., Moore, J. B., and Cooke, P. A. (1989b). Potential impact of magnetic resonance imaging on the field of communication disorders. *ASHA, 31,* 95–99.
Gademann, G. (1984). *NMR-tomography of the normal brain.* Berlin: Springer-Verlag.
Gardner, H., Zurif, E. B., Berry, T., and Baker, E. H. (1976). Visual communication in aphasia. *Neuropsychologia, 14,* 275–292.
Goldberg, G. (1985). Supplementary motor area structure and function: Review and hypothesis. *Behavioral and Brain Sciences,* 567–615.
Goldberg, H. I. (1983). Stroke. In S. H. Lee and K. C. V. G. Rao (Eds.), *Cranial computed tomography* (pp. 583–658). New York: McGraw-Hill.
Goodglass, H., and Kaplan, E. (1972). *The assessment of aphasia and related disorders.* Philadelphia: Lea and Febiger.
Goodglass, H., and Kaplan, E. (1983). *The assessment of aphasia and related disorders* (2nd ed.). Philadelphia: Lea & Febiger.
Hanaway, J., Scott, W. R., and Strother, C. M. (1980). *Atlas of the human brain and the orbit for computed tomography.* St. Louis: Warren H. Green.
Helm, N. A. (1978). *Criteria for selecting aphasia patients for melodic intonation therapy.* Paper presented at the symposium, Language Rehabilitation in Aphasia, annual meeting of the American Association for the Advancement of Science, Washington, DC.
Helm-Estabrooks, N. A., and Albert, M. L. (1991). *A manual of aphasia therapy.* Austin, TX: Pro-Ed.
Helm-Estabrooks, N., Fitzpatrick, P., and Barresi, B. (1982). Visual action therapy for global aphasia. *Journal of Speech and Hearing Disorders, 47,* 385–389.
Helm-Estabrooks, N., Nicholas, M., and Morgan, A. (1989a). *Melodic intonation therapy program.* San Antonio, TX: Special Press.
Helm-Estabrooks, N., Ramsberger, G., Morgan, A., and Nicholas, M. (1989b). *Boston Assessment of Severe Aphasia.* San Antonio, TX: Special Press.
Hier, D. B., Davis, K. R., Richardson, E. P., and Mohr, J. P. (1977). Hypertensive putaminal hemorrhage. *Annals of Neurology, 11,* 152–159.
Jack, C. R., Berquist, T. H., Miller, G. M., Forbes, G. S., Gray, J. E., Morin, R. L., and Ilstrup, D. M. (1990). Field strength in neuro-MR imaging: A comparison of 0.5 T and 1.5 T. *Journal of Computer Assisted Tomography, 14,* 505–513.
Jernigan, T. L., Zatz, L. M., and Naeser, M. A. (1979). Semiautomated methods for quantitating CSF volume on cranial computed tomography. *Radiology, 132,* 463–466.
Jurgens, U. (1984). The efferent and afferent connections of the supplementary motor area. *Brain Research, Amsterdam, 300,* 63–81.
Katz, M. (1984). Principles and techniques of image reconstruction with CT. In L. Weisberg, C. Nice, and M. Katz (Eds.), *Cerebral computed tomography: A text atlas.* Philadelphia: W. B. Saunders.
Kertesz, A. (1979). *Aphasia and associated disorders: Taxonomy, localization and recovery.* New York and London: Grune & Stratton.
Kinkel, P. R., Kinkel, W. R., and Jacobs, L. (1986). Nuclear magnetic resonance imaging in patients with stroke. *Seminars in Neurology, 6,* 43–52.
Kirzinger, A., and Jurgens, U. (1982). Cortical lesion effects and vocalization in the squirrel monkey. *Brain Resarch, Amsterdam, 233,* 299–315.
Laakman, R. W., Kaufman, B., Han, J. S., Nelson, A. D., Clampitt, M., O'Block,

A. M., Haaga, J. R., and Alfidi, R. J. (1985). MR imaging in patients with metallic implants. *Radiology, 157,* 711–714.

Lauterbur, P. C. (1973). Image formation by induced local interactions: Examples employing nuclear magnetic resonance. *Nature, 242,* 190–191.

Martin, J. H., and Brust, J. C. M. (1985). Imaging the living brain. In E. R. Kandel and J. H. Schwartz (Eds.), *Principles of neural science* (pp. 259–283). New York: Elsevier.

Matsui, T., and Hirano, A. (1978). *An atlas of the human brain for computerized tomography.* Tokyo: Igaku-Shoim.

Mohr, J. P., Pessin, M. S., Finkelstein, S., Funkenstein, H. H., Duncan, G. W., and Davis, K. R. (1978). Broca aphasia: Pathologic and clinical. *Neurology, 28,* 311–324.

Morgan, A., and Helm-Estabrooks, N. (1987). Back to the drawing board: A treatment program for nonverbal aphasia patients. In R. H. Brookshire (Ed.), *Clinical Aphasiology Conference proceedings.* (pp. 64–72). Minneapolis: BRK.

Moseley, I. (1988). Acute disturbances of cerebral function: Stroke and cerebrovascular disease. In I. Moseley (Ed.), *Magnetic resonance imaging in diseases of the nervous system.* Oxford: Blackwell Scientific.

Mufson, E. J., and Pandya, D. N. (1984). Some observations on the course and composition of the cingulum bundle in the rhesus monkey. *Journal of Comprehensive Neurology, 225,* 31–43.

Muratoff, W. (1893). Secundare degeneration nach durchschneidung des balkens. *Neurologisches Centralblatt, 12,* 714–729.

Murdoch, B. E., Kennedy, M., McCallum, W., and Siddle, K. J. (1991). Persistent aphasia following a purely subcortical lesion: A magnetic resonance imaging study. *Aphasiology, 5,* 183–197.

Naeser, M. A. (1985). Quantitative approaches to computerized tomography in behavioral neurology. In M. M. Mesulam (Ed.), *Principles of behavioral neurology* (pp. 363–383). Philadelphia: F. A. Davis.

Naeser, M. A., Alexander, M. P., Helm-Estabrooks, N., Levine, H. L., Laughlin, S. A., and Geschwind, N. (1982). Aphasia with predominantly subcortical lesion sites—description of three capsular/putaminal aphasia syndromes. *Archives of Neurology, 39,* 2–14.

Naeser, M. A., Alexander, M. P., Stiassny-Eder, D., Galler, V., Hobbs, J., and Bachman, D. (in press). Real versus sham acupuncture in the treatment of paralysis in acute stroke patients—a CT scan lesion site study. *Journal of Neurologic Rehabilitation.*

Naeser, M. A., Frumkin, N. L., Baker, E. H., Nicholas, M., Palumbo, C. L., and Alexander, M. P. *CT scan lesion sites in severe nonverbal aphasia patients appropriate for treatment with a computer-assisted visual communication program (C-VIC).* Manuscript submitted for publication, 1992a.

Naeser, M. A., Frumkin, N. L., Fitzpatrick, P., and Palumbo, C. L. *CT scan lesion sites and good response versus poor response with melodic intonation therapy—a report of eight cases.* Manuscript submitted for publication, 1992b.

Naeser, M. A., Gaddie, A., Palumbo, C. L., and Stiassny-Eder, D. (1990). Late recovery of auditory comprehension in global aphasia: Improved recovery observed with subcortical temporal isthmus lesion versus Wernicke's cortical area lesion. *Archives of Neurology, 47,* 425–432.

Naeser, M. A., and Hayward, R. W. (1978). Lesion localization in aphasia with cranial computed tomography and the Boston Diagnostic Aphasia Exam. *Neurology, 28,* 545–551.

Naeser, M. A., Hayward, R. W., Laughlin, S. A., Becker, J. M. T., Jernigan, T. L., and Zatz, L. M. (1981). Quantitative CT scan studies in aphasia II: Comparison of the right and left hemispheres. *Brain and Language, 12,* 165–189.

Naeser, M. A., and Helm-Estabrooks, N. (1985). CT scan lesion localization and response to melodic intonation therapy with nonfluent aphasia cases. *Cortex, 21,* 203–223.

Naeser, M. A., Helm-Estabrooks, N., Haas, G., Auerbach, S., and Srinivasan, M. (1987). Relationship between lesion extent in "Wernicke's area" on CT scan and predicting recovery of comprehension in Wernicke's aphasia. *Archives of Neurology, 44,* 73–82.

Naeser, M. A., Palumbo, C. L., Helm-Estabrooks, N., Stiassny-Eder, D., and Albert, M. L. (1989). Severe non-fluency in aphasia: Role of the medial subcallosal fasciculus plus other white matter pathways in recovery of spontaneous speech. *Brain, 112,* 1–38.

Neilsen, J. M. (1946). *Agnosia, apraxia, aphasia: Their value in cerebral localization* (2nd ed., pp. 119–120). New York, NY: Hoeber.

Oldendorf, W. H. (1985). Principles of imaging structure by NMR. In L. Sokoloff (Ed.), *Brain imaging and brain function* (pp. 245–257). New York: Raven Press.

Palumbo, C. L., Naeser, M. A., and Verfaellie, M. (1990). *Location of memory areas and cortical language areas on MRI scans vs. CT scans.* Paper presented at the International Neuropsychological Society Meeting, Kissimmee, Florida.

Pavlicek, W. (1988). Safety considerations. In D. D. Stark and W. G. Bradley (Eds.), *Magnetic resonance imaging* (pp. 244–257). St Louis: C. V. Mosby.

Pavlicek, W., Geisinger, M., Castle, L., Borkowski, B. P., Meaney, T. F., Bream, B. L., and Gallagher, J. H. (1983). The effects of nuclear magnetic resonance on patients with cardiac pacemakers. *Radiology, 147,* 149–153.

Poeck, K., de Bleser, R., and von Keyserlingk, D. G. (1984). Computed tomography localization of standard aphasic syndromes. In F. C. Rose (Ed.), *Advances in neurology: Vol. 42. Progress in aphasiology* (pp. 71–89). New York: Raven Press.

Pollack, A. (1991, April 29). Medical technology "arms race" adds billions to the nation's bills: Concern over costs prompts limits on scanners. *New York Times,* pp. A1, B8.

Poncet, M., Habib, M., and Robillard, A. (1987). Deep left parietal lobe syndrome: Conduction aphasia and other neurobehavioral disorders due to a small subcortical lesion. *Journal of Neurology, Neurosurgery, and Psychiatry, 50,* 709–713.

Porch, B. E. (1967). *Porch Index of Communicative Ability.* Palo Alto: Consulting Psychologists Press.

Ramsberger, G., and Helm-Estabrooks, N. (1988). Visual action therapy for bucco-facial apraxia. *Clinical Aphasiology Conference proceedings.* San Diego: College Hill Press.

Rao, P. R. (1986). The use of Amer-Ind code with aphasic adults. In R. Chapey (Ed.), *Language intervention strategies in adult aphasia* (pp. 360–367). Baltimore: Williams & Wilkins.

Ross, E. D. (1980). Localization of the pyramidal tract in the internal capsule by whole brain dissection. *Neurology, 30,* 59–64.

Sarno, M. T., and Levita, E. (1979). Recovery in aphasia during the first year post stroke. *Stroke, 10,* 663–670.

Sarno, M. T., and Levita, E. (1981). Some observations on the nature of recovery in global aphasia after stroke. *Brain and Language, 31,* 1–12.

Schulz, M. L., Pandya, D., and Rosene, D. (in preparation). *The somatotopic arrangement of motor fibers in the periventricular white matter and internal capsule in the rhesus monkey.* Doctoral dissertation, Department of Behavioral Neuroscience, Boston University School of Medicine and Graduate School.

Seeram, E. (1982). *Computed tomography technology.* Philadelphia: W. B. Saunders.

Shapiro, J. (1990). *Radiation protection—a guide for scientists and physicians* (p. 88). Cambridge, MA: Harvard University Press.

Shellock, F. G., and Schatz, C. J. (1991). Metallic otologic implants: In vitro assessment of ferromagnetism at 1.5 T. *American Journal of Neuroradiology, 12,* 279–281.

Shuaib, A., Lee, D., Pelz, D., Fox, A., and Hachinski, V. C. (1992). The impact of magnetic resonance imaging on the management of acute ischemic stroke. *Neurology, 42,* 816–818.

SiliconGraphics: Computer Systems. (1991). A. M. Gambelin (Ed.), *Biomedical imaging: Brain surface mapping.* Mountain View, CA.

Sipponen, J. T., Kaste, M., Ketonen, L., Sepponen, R., Katevuo, K., and Sivula, A. (1983). Serial nuclear magnetic resonance (NMR) imaging in patients with cerebral infarction. *Journal of Computer Assisted Tomography, 7,* 585–589.

Skelly, M., Schinsky, L., Smith, R., Donaldson, R., and Griffin, J. (1975). American Indian Sign: Gestural communication for the speechless. *Archives of Physical Medicine and Rehabilitation, 56,* 156–160.

Skelly, M., Schinsky, L., Smith, R., Donaldson, R., and Griffin, J. (1974). American Indian Sign (Amerind) as a facilitator of verbalization for the oral-verbal apraxic. *Journal of Speech and Hearing Disorders, 39,* 445–456.

Smith, A. M., Bourbonnais, D., and Blanchette, G. (1981). Interaction between forced grasping and a learned precision grip after ablation of the supplementary motor area. *Brain Research, 222,* 395–400.

Sparks, R., Helm, N., and Albert, M. (1974). Aphasia rehabilitation resulting from melodic intonation therapy. *Cortex, 10,* 303–316.

Sparks, R., and Holland, A. L. (1976). Method: Melodic intonation therapy for aphasia. *Journal of Speech and Hearing Disorders, 41,* 287–297.

Steele, R. D., Weinrich, M., Wertz, R. T., Kleczewska, M. K., and Carlson, G. S. (1989). Computer-based visual communication in aphasia. *Neuropsychologia, 27,* 409–426.

Straub, W. H. (1984). Current diagnostic imaging methods: Relative strengths and limitations. In W. H. Straub (Ed.), *Manual of diagnostic imaging* (pp. 13–16). Boston: Little, Brown.

Tranel, D., Biller, J., Damasio, H., Adams, H. P., and Cornell, S. H. (1987). Global aphasia without hemiparesis. *Archives of Neurology, 44,* 304–308.

Trapnell, D. H. (1967). *Principles of x-ray diagnosis.* London: Butterworths.

Villafana, T. (1983). Physics and instrumentation. In S. H. Lee and K. C. V. G. Rao (Eds.), *Cranial computed tomography* (pp. 1–46). New York: McGraw-Hill.

Wang, A. M., Lin, J. C. T., and Rumbaugh, C. L. (1988). What is expected of CT in the evaluation of stroke? *Neuroradiology, 30,* 54–58.

Weinrich, M., Steele, R., Carlson, G. S., Kleczewska, M., Wertz, R. T., and Baker, E. H. (1989a). Processing of visual syntax in a globally aphasic patient. *Brain and Language, 36,* 391–405.

Weinrich, M., Steele, R., Kleczewska, M., Carlson, G. S., Baker, E. H., and Wertz, R. T. (1989b). Representation of "verbs" in a computerized visual communication system. *Aphasiology, 3,* 501–512.

Weisberg, L., Nice, C., and Katz, M. (1984). *Cerebral computed tomography: A text atlas.* Philadelphia: W. B. Saunders.

Yakovlev, P. I., and Locke, S. (1961). Limbic nuclei of thalamus and connections of limbic cortex. III. Corticocortical connections of the anterior cingulate gyrus, the cingulum, and the subcallosal bundle in monkey. *Archives of Neurology, 5,* 364–400.

Yock, D. H. (1985). *Computed tomography of CNS disease: A teaching file.* Chicago: Year Book Medical Publishers.

Zulch, K.-J. (1985). *The cerebral infarct: Pathology, pathogenesis, and computed tomography.* Berlin: Springer-Verlag.

第 4 章

成人における言語障害の評価

ROBERTA CHAPEY

　言語には三つの相互関連の高い統合された要素がある。すなわち、認知的要素（訳注：初版では「要素」ではなく「過程」と訳されている）、言語的要素、コミュニケーション的要素である (Muma, 1978)（図4-1）。**認知的要素**とは、個人が世界についての知識を獲得し、この知識を処理し続けるやり方のことをいう。それによって感覚入力が変形、縮小、精緻化、蓄積、発見、使用されるすべての処理のことをいう (Neisser, 1967)。認知的処理を通して、われわれは世界についての知識と展望とを達成する——つまり、情報を処理するのである。Chapey (1983) によれば、これらの処理は、認知または認識／理解、記憶、収敛性の思考、拡散性の思考、評価的思考として、操作的に定義することができる。

　言語的要素とは、言語の形式と内容のことをいう。形式とは意味を伝達するための規則体系のことである。言語の三つの規則体系が音韻論、形態論、統語論である。言語内容とは、発話に含まれる意味や話題や主題のことである。**コミュニケーション的要素**とは、意味伝達のための言語使用のことをいい、異なる相手との異なる状況での会話の仕方についての知識を意味する (Craig, 1983)。すなわち談話維持の基盤にある権利や義務、予期についての知識であり (Ochs & Schieffelin, 1979)、誰が、何を、誰に対して、どのように、どこで、いつ、どんな意味で言うことができるのか、ということについての知識である (Prutting, 1979)。また、ある特定の発話がどんな時でも与える効用や目的や機能のこともいう。例えば、同じ"How are you?"という内容と形式であっても、言説に疑いをはさんだり、情報を要請したり、友人にあいさつをしたりするために使用することができる。

　この文脈内においては、**成人失語**とは、脳の器質的損傷によって引き起こされる言語および言語の基盤にある認知機能の後天性障害として定義される。その特徴は、言語内容や意味、言語形式や構造、言語効用や機能、さらに認知や理解、記憶、思考のような言語の基盤にある認知処理、それぞれの縮小と機能障害である。この障害は、聞き取り、発話、読み、書字に現れるが、必ずしも各々の程度が同じというわけではない。

　失語には、例えば後天性の視覚処理だけの障害のような、単一モダリティの障害は含まれない (Darley, 1978)。例えば、視覚に対して聴覚とかジェスチャーに対して口頭などの場合において、一方のモダリティの方がもう一方よりも良いような

単一モダリティの障害がある者は、失認とか失行と呼ばれる伝達型の問題があることになる（Darley, 1978；Wepman & Jones, 1961；Wepman & Van Pelt, 1955）。一方失語は、言語的（内容および形式）、コミュニケーション的(使用)、そして言語に関連した認知システム（認知、理解、思考、記憶）の障害であり、どの入力または出力モダリティが使用されているかは関係ない（図4-1）。

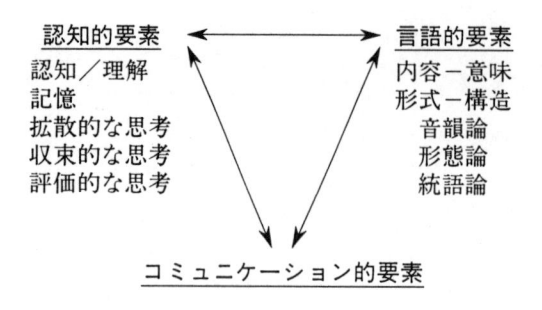

```
認知的要素 ←——————→ 言語的要素
認知／理解              内容－意味
記憶                    形式－構造
拡散的な思考            音韻論
収束的な思考            形態論
評価的な思考            統語論
        ↘        ↙
      コミュニケーション的要素
```

図4-1 相互に関連する統合された言語の要素

失認と呼ばれる伝達性の障害では、その感覚モダリティの知覚障害はないが、入ってくる感覚情報について、模倣したり模写したり、あるいはその意味を認知したりすることができない（Darley, 1978；Wepman & Jones, 1961）。つまり、患者はたとえ視知覚が障害されていないとしても、円を認知できないかもしれないのである。これに対し、**失行**とは、筋コントロールの障害がない随意的な運動の位置調節、および系列化の障害である（Darley, 1978；Wepman & Jones, 1961）。中枢性運動プランニングの崩壊によって、変動的で一定性のない音韻の誤りを生じるのが運動発話障害である。運動発話の欠損が筋コントロールの障害による場合はdysarthriaと呼ばれる。この場合、音韻の誤りは一定である。

失語、失認、失行、dysarthriaは一人の患者で生じるので、評価にはこれらの障害のうち、もし、あるとしたならばどれが存在するのかを見極めることと、次にその特定の障害の性質と程度を明らかにすることが含まれている。

評 価

評価とは、上に引用した三つの相互に関連する統合された言語要素の多様性を、組織的、目標指向的に判断すること、として定義される。そのような判断は患者の能力と障害、およびその障害がどの程度回復しうるかを見極めるために実施される。そこでは「言語障害の性質」を精査し、「言語行為のどの側面が治療に最も適切であるかを示す」べきである（Byngら，1990，p.67）。Byngら（1990）によると、Schuell（1970）は次のような知識を源として、セラピーの根本について述べている。「(1)臨床家はどの脳処理が障害され、どれが障害されていないのかを知らなければならない。(2)臨床家は各言語モダリティにおいて行為が崩壊しているレベルを知らなければならない。(3)臨床家は行為が崩壊している場合には、その理由を知らなければならない」（p.67）。

行動パターンを見て、患者の言語行動の複雑さを記述し、各患者に適切な特定の段階的セラピー目標を発展させようとするならば、徹底的で明確な詳細にわたる評価が不可欠である。とりわけ、言語についての個人の定義と、患者の言語についての個人の記述と、セラピーのために確立された目標との間には強いつながりがあるはずである。

したがって本章では、三つの相互に関連した統合された言語要素に関連して、失語における言語障害の評価に焦点をおき、それとともに、言語セラピーを組織化する際に知見がどのように使用されうるかということについて特に言及する。関心が示されているのは、自発言語の正確な分析と、標準的な失語症検査のような課題の見識ある呈示に関してである。最初の部分では、評価の目標と収集されたデータを分類するための枠組み、それから性質評価の際に目印とみなされうるものの一覧を示す。これらの次に、評価で使用される要素または手続きについて考察を行なう。最後に、評価の目標それぞれについての分析を取り上げる。

評価の目標

 評価の目的は、言語行動を記述して存在する問題を同定し、治療目標を決定して、言語の回復を促進する要因を明らかにすることである。具体的な目標は、病因論的な目標と認知的／言語的／コミュニケーション的目標と治療目標とに分けられる。ここでの議論では、特に、聴覚理解と口頭言語産出の評価に重点をおく。なぜなら、これらは最も本質的な言語要素であり、それゆえ通常では、セラピー行為の焦点となるからである。

病因論的な目標
 病因論的な目標は以下の通りである。
1．失語の存在を見極めること。
2．障害を促進したりあるいは維持している要因について、それらを排除したり、減少させたり、または変化させたりできるかどうかを見極めるために、それらを同定し明らかにすること。

認知的／言語的／コミュニケーション的目標
 以下のそれぞれの目標では、特定の行動における能力と障害の性質および程度を明らかにするために行動が分析される。
3．認知行動を産出する能力の分析
4．口頭言語の内容を理解する能力の分析
5．口頭言語の形式を理解する能力の分析
6．口頭言語の内容を産出する能力の分析
7．口頭言語の形式を産出する能力の分析
8．多様な機能のために言語を伝達または使用する能力の分析

治療目標
 治療目標は以下の通りである。
9．セラピー適応資格とセラピーによる予後の見極め
10．一連の治療目標の明確化と優先順位づけ

性質評価の目印

 失語性の言語障害の性質には、質の高い徹底的な評価を実施する必要性が要求される。性質評価の典型となる特徴のいくつかに次のようなものがある。(a)失語症における言語障害の重要な特徴とパターンについての最新の知識が含まれている。この知識は、直接的な患者経験と失語および言語に関する重要文献の完全な知識とを基盤としている。(b)多様な難度レベルの課題を遂行している患者の包括的で詳細な言語サンプルに基づいている。(c)反復的な観察と行動パターンの抽出、それから不完全な行為を説明するための理論の形成とから成る。(d)セラピーの過程、程度、範囲に関する情報を生み出すために、量的かつ質的または記述的な行為の説明を伴う。(e)その人の過去や教養も含めた各患者に対する配慮が含まれている。

評価過程における相互に関連した要素

 失語の評価には、三つの相互に関連した過程が含まれている。すなわち、データ収集と仮説の形成と仮説の検証である。データ収集は、個人の言語能力および障害に直接的または間接的につながる情報を獲得する過程である。仮説の形成には、収集された情報のなかに観察される規則性や類似性に基づいて、データを分類したり分類法を形成したりすることが含まれる。またデータを解釈して、失語の存在やセラピー適応資格、予後、治療目標に関する決定を行なうことも伴っている。第三の過程は、仮説の検証あるいは評価の続行とセラピーにおける目標、方法、進歩の分析とから成っている。

データ収集
 収集されたデータは、何らかの方法で各患者の言語能力と障害に結びついている。この情報は報告された観察または直接的な観察から獲得することができる。
 報告された観察には、その人の行動のさまざまな側面を評価したとか、あるいはその人の経歴に詳しいような他の専門家からデータを集めることが含まれる。また、患者と一緒に生活したり頻繁に接触したりしている人も、言語に関する貴重な情報を供給してくれる。このような人々には、日記をつけることや、あるいは患者の認知的、言語

的、および／またはコミュニケーション的行動で気付いたことに関するチェックリストまたは評価尺度に記入することを頼んでもよいだろう。例えば、配偶者ならば、毎日のある一定時間帯に必要となる事柄を概して夫がどのように要求してくるかということについて、日々の記録を集めることができるだろう。報告された観察ではインタビューや書簡という形式もとることができる。そのような手段の優れた例としては、Communicative Effectiveness Index（CETI）がある（Lomasら，1989）（表4-1）。これは、いくつかの機能的コミュニケーション状況におけるパートナーの行為を重

表4-1 Communicative Effectiveness Index（CETI）[a] の最後の16項目

―――――さんの能力を以下の点について評価して下さい。
1. 他人の注意を引く。
2. 自分のことを皆が話しているところに参加する。
3. 適切に　はい・いいえ　の応答をする。
4. 自分の感情を伝達する。
5. 自分に対して言われていることは理解しているということを示す。
6. 友人や付近の人と（ベッドの周辺や家庭で）茶飲み話をする。
7. あなたと1対1の会話をする。
8. 自分の目の前にいる人の名前を言う。
9. 痛みのような肉体的な問題を伝達する。
10. 自発的な会話をする（つまり、会話を始めたり、話題を変えたりする）。
11. 言葉を使わずに（はい・いいえを含めて）どんなことでも答えたり、伝えたりする。
12. 家族と親しい人以外の人と会話を始める。
13. 書字を理解する。
14. 多くの人が参加している速い会話に加わる。
15. 知らない人との会話に参加する。
16. 何かについて、深く述べたり論じたりする。

[a] 出典：Lomas, J., Pickard, L., Bester, S., Elbard, H., Finlayson, A., and Zoghaib, C.(1989). The Communicative Effectiveness Index: Development and psychometric evaluation of a functional communication measure for adult aphasia. Journal of Speech and Hearing Disorders, 54, 113-124. 許可を得て転載 ©1989, The American Speech-Language-Hearing Association.

要な他者が評価できるようになっている。さまざまな時間間隔で使用できるため、機能的なコミュニケーション能力の変化を測定できる。報告された観察を用いるもうひとつの尺度として、失語症のパートナーに対する配偶者の態度を、**成熟**（要因1：48.9）、**独立**（要因2：19.5）、**好ましさ**（要因3：9.5）、**従順**（要因4：8.4）、**自己中心性**（要因5：4.6）、**社会性**（要因6：3.7）に関して評価するものがある（Zraich & Boone, 1991）。表4-2は、ZraichとBooneによって研究された三つの配偶者グループについての、この尺度の最初と最後の10項目の順位を示している。

　直接的な観察では、臨床家がクライエントの行動を観察する。そのような評価は、患者の反応能力を最大にし、かつ疲労やストレスや失敗を最小にするために、いくつかのセッションの間に行なう。失語患者の言葉の複雑さと言語的な誤りとは異なるコミュニケーション状況や内容や課題によって独立に変化するので、いくつかのサンプルを得ることも必要である（Glosserら，1988）。それゆえ検査者は、例えば非構造的な状況や、やや構造的な状況、高度に構造的な状況などいくつかの状況で言語を引き出し、その引き出された言語に関してサンプリング方法の影響を考慮したいと思うだろう。

非構造的な自発言語の観察

　非構造的な観察では、統制や干渉が最も少ない自然な状況での患者の認知的、言語的、コミュニケーション的行動を臨床家が記述する。この状況は、クライエントに馴染み深く、彼が他人と言葉

表4-2 失語症者に対する配偶者の態度：配偶者の生(なま)の得点データに基づく1-10および61-70の項目順位[a]

配偶者グループ

順位	流暢性失語 (N=15)	非流暢性失語 (N=15)	対象群 (N=30)
1	要求的	要求的	成熟
2	怒りっぽい	怒りっぽい	親切
3	心配	未熟	敏感
4	神経質	心配	性質の良い
5	感情的	神経質	親しい
6	未熟	適応的	楽しい
7	むら気	没頭	温かい
8	いらいら	混乱	セクシー
9	混乱	偏狭な	思慮深い
10	礼儀正しい	いらいら	偏狭な
61	楽観的	自己制御的	頑固な
62	攻撃的	楽観的	心配
63	冷たい	信頼	神経質
64	不快な	愛情深い	憂うつな
65	自己満足	思考深い	混乱
66	自己中心的	セクシー	冷たい
67	知的	知的	ゆっくり
68	成熟	成熟	不快な
69	セクシー	有能な	要求的
70	独立的	独立的	未熟

[a] 出典：Zraich, R.J., and Boone, D.R.(1991). Spouse attitude toward the person with aphasia. Journal of Speech and Hearing Research, 34(1), 123-128. 許可を得て転載。
©1991, The American Speech-Language-Hearing Association.

でやりとりをする機会を与えるようなものである必要がある。

やや構造的な自発言語の観察

時には、観察者が、観察を組織立てる際にやや積極的な役割を演じて、自発的な言語を引き出すためにあらかじめ決められた質問や課題を使用することがある。例えば、クライエントは、物語を話したり、絵の説明をしたり、さらに「コーヒーをどのようにして入れますか」、「どうやって電話をかけますか」、「鍵を忘れた場合、どうやって家に入るか説明してください」というような直接的な質問や要望に答えるよう要求されることがある。臨床家とクライエントもまた、特定の状況、例えば(a)レストランで注文をして勘定を払う、(b)医者の予約日時を話す、(c)電話に出て伝言を伝える、というような状況で役割を演じることがある。Wambaughら(1991)によると談話のタイプが失語症者のコミュニケーション機能使用に有意に影響するため、可能な場合には、物語タイプ、手続きタイプ、会話タイプ、説明タイプの談話を得るべきである。

やや構造的な観察を用いることによって、臨床家は、そうでない場合よりも多くの言語サンプルを引き出して観察すること、および／または、完全に自然で非構造的な状況では現れなかった自発言語の特定の側面を調査すること、が可能となる。

高度に構造的な自発言語の観察

「空は____」とか「この物品の名前を言ってください」というような、非常に刺激－反応的な課題の使用を含む直接的な観察が、すべての評価の一部となっている。多くの場合、標準的な失語症検査が高度に構造的な観察の主要部分を形成している。

最も頻繁に使用されている包括的な三つの言語

能力検査は、Minnesota Test for Differential Diagnosis of Aphasia (MTDDA)(Schuell, 1965)、Boston Diagnostic Ahasia Examination(BDAE)(Goodglass & Kaplan, 1983)、Porch Index of Communicative Ability (PICA)(Porch, 1967)である。

MTDDAはHildred Schuell (1965)によって開発されたもので、最も包括的な失語症検査であり、治療目標の選択を容易にするために全言語モダリティ（発話、聞き取り、読み、書字）における患者の能力と弱点の評価を焦点としている。

検査そのものは、5つのセクションに分けられる46の下位検査から成っている。視覚と読み能力に関する下位検査が9、発話と言語に関する下位検査が15、視覚運動と書字能力に関する下位検査が10、そして数字と計算処理に関する下位検査が4つである。各セクション内では、下位検査の長さは5項目から32項目に及び、項目は簡単なものから難しいものへと並んでいる。4つのモダリティにおける行為を定量化するために、0から6までの臨床的な評価尺度が使用できる。

この検査では、5つの主要グループおよび2つの非主要グループのうちのどれかひとつに分類することが可能となっている。分類区分は、単純失語、視覚障害を伴う失語、持続的な非流暢性を伴う失語、まばらな喚語を伴う失語、感覚運動障害を伴う失語、断続的な聴覚無知覚を伴う失語、不可逆的な失語症候群である（第7章）。この分類体系は、解剖学的な基盤がなく、むしろ、失語は複数モダリティの一次元的な障害であるというSchuellの考え方を反映しているもので、独特なものである。さらに、このような分類は、時々失語に随伴する知覚障害や失行やdysarthriaのような付加的な問題の存在を同定するのに役立つ。結果はまた、回復の見込みに関しても解釈することができる。

BDAEはHarold GoodglassとEdith Kaplan (1972, 改訂1983)によって開発された。この検査では、広範囲にわたるコミュニケーション能力の包括的な調査が可能となっている。27の下位検査を含み、会話的および説明的発話、聴覚理解、口頭表出、書字言語の理解、書字のセクションに分けられている。補足的な検査も準備されている。

会話的および説明的発話セクションの採点は、1から7の失語重度評価尺度と発話特徴プロフィールで行なわれる。発話特徴プロフィールは、抑揚線（音調曲線）、句の長さ（時々見られる最も長い連続的な単語の流れ）、構音敏捷性（音素および音節レベルにおける容易さ）、文法的形式（文法構造の多様性。不完全であってもよい）、発話中の錯語、復唱（見込みの高い下位検査における得点）、喚語（流暢性に関連する情報内容）、聴覚理解（四つの聴覚理解下位検査におけるパーセンタイルの平均）から成っている。

聴覚、口頭、読み、書字のセクションの採点は、プラスーマイナス得点と4点尺度と口頭表出下位検査の錯語数の総計によって変化する。総合得点は各下位検査で異なる。したがって、得点は下位検査の要約プロフィール形式上にまとめられる。これらの得点を出すことにより、患者のプロフィールを標準的グループの成績と比較できるようになっている。結果はまた、特定の局在に基づく失語症候群、すなわちブローカ失語やウェルニッケ失語、失名辞失語、伝導失語などを同定するためにも使用される（第1章）。

この検査は予後に関して結果を解釈することはしていない。しかしながら、上記の症候群のそれぞれについては、固有の特徴的な回復が示されてきている。それゆえ、個々の臨床家は、これらの分類を回復の程度とパターンを予測するための基盤として使用することができる (Davis, 1983)。

PICAはBruce Porch (1967)によって開発、標準化された。この検査はMTDDAやBDAEほど包括的ではなく、限られた数の言語行動をサンプルとしている。しかしながら、「障害程度と回復量に関して敏感で信頼できる測定法」である (Davis, 1983, p.160)。この検査は18の下位検査を含み、言語性が4検査、ジェスチャーが8検査、図形が6検査となっている。10個の共通物品があり、したがって各下位検査内には10の課題がある。各課題に対して、患者の行動は16点の他次元的な得点体系で評価され、この得点体系は各反応の完全性、正確さ、敏捷性、反応性、有効性について敏感なように作られている（表4-3）。下位検査中の各反応につけられた数字を平均して、18の下位検査得点を出す。これらの得点をさらに平均して言語性、

表4-3 多次元スコアのカテゴリー[a]

得点	レベル	内容
16	複雑	検査項目に対する反応は迅速、的確で、応答性があり（最初から正反応が生ずる）、内容も複雑で念入りである。
15	完全	検査項目に対する反応は迅速、的確で、応答性があり、完全である。
14	歪み	検査項目に対する反応は的確で、応答性があり、完全であるが、発話の産生に運動面での困難がある。
13	完全－遅延	検査項目に対する反応は的確で、応答性があり、完全であるが、明らかに遅く、遅延がみられる。
12	不完全	検査項目に対する反応は的確で、応答性があるが、完全性に欠けている
11	不完全－遅延	検査項目に対する反応は的確で、応答性があるが、不完全で、明らかに遅く、遅延がみられる。
10	自己修正	検査項目に対する反応は当初誤っているが、指摘なしに自己修正が可能である。
9	刺激の繰り返し	患者の要求によるか、反応が出ないために刺激を繰り返して、初めて的確な反応が出る。
8	ヒント	ヒントや情報の追加、他の検査項目との関連などによって、初めて的確な反応が出る。
7	関連	検査項目に対する反応は誤っているが、明らかに的確な反応と関連している。
6	誤り	検査項目に対する反応は誤っている。
5	明瞭	検査項目とは関連がないが、明瞭な反応、たとえば保続、自動的応答、反応することが不可能であることの表示など。
4	不明瞭	不明瞭、あるいは理解不能な反応ではあるが、他の反応とは区別できる。
3	最少	他の反応から区別できない不明瞭な反応。
2	注意	患者は検査項目に対して注意を示すが、反応できない。
1	無反応	検査項目に対して注意を示さない。

[a] 出典：Porch, B.(1971). Multidimensional scoring in aphasia testing. Journal of Speech and Hearing Research, 14, 776-792. 許可を得て転載。
©1971, The American Speech-Language-Hearing Association.

ジェスチャー、図形の平均が得られる。また、パントマイムや読み、聴覚、視覚、書字、模写などの言語機能の得点も得ることができる。反応レベルの総平均が患者のコミュニケーション能力の全体的なレベルを表している。パーセンタイル得点は、患者が多数の標準的な失語患者とどのように比較されるかを示すもので、予後に関する解釈が可能である。

その他の包括的な言語機能検査としては、Neurosensory Center Comprehensive Examination for Aphasia (Spreen & Benton, 1969, 改訂1977)、Language Modalities Test for Aphasia (Wepman & Jones, 1961)、Western Aphasia Battery (Kertesz, 1982；Kertesz & Poole, 1974, 改訂1982) がある。言語使用を測定する検査のうちの2つとして、Functional Communication Profile (Sarno, 1969)、Communicative Abilities in Daily Living (Holland, 1980) がある。

最近の失語臨床家の調査（Jackson & Tompkins, 1991）によると、使用頻度が減少しているものの最も多く使用されている9つの補足的な失語検査は、Boston Naming Test (Goodglass & Kaplan, 1972, 改訂1983)、Reading Comprehension Battery for Aphasia (LaPointe & Horner, 1979)、Word Fluency Test (Borkowskiら, 1967)、Coloured Progressive Matrices (Raven, 1965)、Revised Token Test (McNeil & Prescott, 1978)、Peabody Picture Vocabulary Test－Revised (Dunn & Dunn, 1981)、Auditory Comprehension Test for Sentences (Shewan, 1979)、Nelson Reading Skills Test (Hannaら, 1977)、Reporter's Test (De Renzi & Ferrari, 1978) である。また別の最近の発表（Helm-Estabrooks & Nicholas, 1991）では、いくつかの新しい検査原案が重度失語症者に使用されていると報告された。それらは、Boston Assessment of Severe Aphasia (Helm-Estabrooksら, 1989)、Aphasia Diagnostic Profiles (Helm-Estabrooks, 1991a)、Test of Oral and Limb Apraxia (Helm-Estabrooks, 1991b) である。

どの失語症検査を用いる場合でも、臨床家は、その測定法から得られる特定の認知的、言語的、コミュニケーション的データを明らかにするべきである。この過程を容易にするために、上記の検査のいくつかについて、各検査から確認されるような認知的、言語的、コミュニケーション的行動

に関する分析を付録4-1に示してある。

非標準的な観察もまたデータとして使用される。これらの観察は高度に構造的な観察であるが、公の規準を持っていない。一般には、実験的な調査研究や博士学位論文で課題として引用されるもので、評価目的で採用することが容易である。このような測定手段により、個人の言語およびコミュニケーションの能力と障害について多様な洞察が生み出される。

例えば、Shewan（1988a，1988b）は、絵の説明課題の反応における自発言語サンプルを分析するための包括的かつ徹底的な方法を開発した（表4-4）。このような説明課題は、Western Aphasia Battery（WAB）（Shewan & Kertesz, 1980）

表4-4　Shewan Spontaneous Language Analysis (SSLA) System[a]

1. 発話の数。患者が話した発話の総数を測定する。ひとつの発話は完全な思考を表し、しばしば完全な文に一致する。しかし、この一致は1対1のものではない。サンプルを発話に分節する時に使用される基準は、Shewan（1988a）に詳述。
2. 時間。言語サンプルに要した発話総時間を、最初の音節から始めて最終音節が終わるまで測定する。検査者による間投詞や促しの言葉のような発話は、患者の発話時間だけが含まれるようにするため、全体の時間から引き算する。
3. 速度。発話速度は1分間に患者が発する総音節として定義される。
4. 長さ。長さの程度は、5単語以下から成る発話の数を全発話数で割ることにより計算され、パーセンテージで表される。
5. メロディー。メロディーという変数には、発話のリズム、使用されている強勢パターン、表出される音調曲線などが含まれており、音韻論の超分節的側面を部分的に扱うものである。しかし、評価に途切れは関係しない、というのは、途切れはプロソディ障害そのものよりも、喚語困難の結果と思われるからである。BDAEで用いられているものに似た7点メロディー評価尺度が使用される。
6. 構音。構音は、構音の正確さについての全体的な判断で評価される。ここには、不正確な発話や発語失行も含まれる。誤りの表すものが構音障害なのか音韻障害なのか、あるいはその両方なのかについての判断は行わない。BDAEの構音能力評価に類似した7点構音評価尺度が使用される。
7. 複文。この統語的変数は、サンプル中の発話総数に対する複文の数を測定するもので、患者によって発話数が異なることを説明するために、パーセンテージとして表現される。複文は、少なくとも1つの独立した節と少なくとも1つかそれ以上の従属節を含む文と定義される。結合文や補足的な不定詞構文、非補足的な不定詞構文は複文とはみなされない。
8. 誤り。この変数は、統語的な誤りと形態論的な誤りを測定するもので、発話数に対して産出された誤りの数を反映しており、パーセンテージで表される。したがって、患者が1発話につき1つ以上の誤りをした場合は、パーセンテージは100を越えることになる。
9. 内容単位。この尺度は、Yorkston & Beukelman（1977）によって記述されたものに非常に類似している。内容単位は、健常話者によってひとつの単位として表現された情報のまとまり、と定義される。内容単位数は話し手によって伝えられた情報の総量の尺度である。2つの主要な段階によって内容単位は確立される（付録4-1）。健常話者が表現した主要な各概念が最初に挙げられた。これらには、例えば、家、少年、少女、池などの概念が含まれていた。これらは、子供の言語文献の中で記述されるような話題にたとえられるかもしれない。主要な概念を記述したり修正したりする付加的な情報の各まとまりが内容単位として付け加えられた。
10. 錯語。錯語の尺度は、第1に、失語患者が正しい内容を産出できない時に述べることを捉えるために、置換行為を測定することである。錯語のパーセンテージは、発話総数に対する錯語数の尺度である。誤りの変数と同様に、患者が、1発話につき1つ以上の錯語を産出した場合は、パーセンテージは100を超えることがある。錯語には、いくつかの種類が含まれる：字性（音素性）錯語、語性（意味性）錯語、新造語、ジャーゴンである。
11. 復唱。復唱は単純に数えられて、パーセンテージが算出される。
12. コミュニケーション能力。この変数は、Yorkston & Beukelman（1977）からとられたもので、単位時間あたりの伝達された情報量、すなわち、情報伝達の速度という尺度である。これは、言語サンプルに対して、内容単位の総数を時間で割ることにより算出される（付録4-1参照）。

[a] 出典：Shewan, C.(1988). The Shewan Spontaneous Language Analysis(SSLA) system for aphasic adults: Description, reliability and validity. Journal of Comminication Disorders, 21, 103-138.

とMinnesota Test for Differential Diagnosis of Aphasia (Schuell, 1965) に含まれている。付録4-2に、SSLA (Shewan Spontaneous Language Analysis) システムを使用した言語サンプル用採点システムの一部を示す。

失語症検査の内容妥当性

検査の内容妥当性を判定するということは、その検査が測定すべきものを測定しているかどうか決定することを意味する。重要なのは、何について評価しているのかという点である（Kerlinger, 1964）。分析は次のような質問によって導かれる。検査内容は、コミュニケーションに積極的に携わっている成人が話したり聞いたりするような言語を反映しているか。検査は、基盤にある障害の性質について有益な情報を与えているか（Byngら、1990；Kayら、1990）。標準的な失語症検査は、この基準について疑問視されてきた（Byngら、1990；David, 1990；Kayら、1990；Martin, 1977；Weniger, 1990）。それはひとつには、評価されているものについての明確な操作的定義と、検査構成の基盤として使用される特定の言語モデルがないためである。検査の基盤にある概念的な図式は言語中の複雑要因を無視したもので（Byngら、1990；David, 1990；Kayら、1990；Martin, 1977；Weniger, 1990）、文を創造する機会をほとんど与えていない（Taylor, 1965）。意味の伝達が言語の本質であるという事実を検査が反映しておらず（Goodman, 1971）、発話の内容、文脈、意図、構造、適切さ、有意味性などについての十分な情報が結果から提供されていないのである。

実際、Byngら（1990）は標準的な検査は「患者のどこが悪いのかを明確にすることも、どの治療を行なうべきかを特定することもしていない」（p.67）と示唆している。さらにByngら（1990）は、正式な失語症検査は先に引用したSchuell（1970）の必要条件を充たせないと述べている。

David（1990）、Kayら（1990）、Weniger（1990）は、標準的な検査について、「大部分のものは、敏感で信頼できる測定を考慮するに足るだけの項目が各下位検査に含まれていない」（David, 1990, p.105）ため、（時間による）変化の測定には明らかに不適であると述べている。事実、言語機能の特定分野における患者の実際の変化は、検査得点全般には表れないことがあり、それゆえ特定の治療の有効性を十分に測定できないこともある（Kayら、1990）。David（1990）は、不十分な評価手段や手続きから得た知見に基づく治療は「ほぼ確実に焦点を欠くか、あるいは誤った方向に進むであろう」（p.106）から、失語症者の治療には最高質の手段が必要であると述べている。

それでもなお、主要な心理言語学的な変数を考慮して適切に構成された妥当な検査が評価には含まれるべきである（Kayら、1990）。このような検査により、臨床家は比較的短時間で失語症者の言語能力をふるいにかけ、特定の言語機能について明確な情報を客観的に得ることができる。さらにその結果から、臨床家は各患者を客観的な規準や他の失語症者と比較することが可能となる。しかしながら、失語症者に用いる検査を選択する前に、その検査の目標と視野を概観しなければならない：

・その検査は、積極的にコミュニケーションに携わっている時の患者の観察を考慮しているか。
・どの言語モデルが検査構成の基盤を形成しているのか（Byngら、1990）。
・その検査は言語障害の性質を明らかにしているか（Byngら、1990；Kayら、1990；Weniger, 1990）。
・検査中の各課題の理論的根拠は何か。
・複雑で動的な（あるいは変化する）言語の構成要素が検査サンプルとなっているか（Muma, 1983）。
・言語処理システムの構成要素の機能、すなわちモジュールごとのサブシステムとそれらの結びつきを、検査が評価しているか（Byngら、1990；Kayら、1990）。
・その検査は、言語の決定的かつ代表的側面をサンプルとしているか（Snyder, 1983）。
・検査中のどの項目が、音韻、形態、統語、意味の評価を考慮しているのか。
・検査結果は、クライエントの言語の文脈、内容、適切さ、形式、有意味性、使用を表しているか。
・言語理解と産出が促進される状況が、結果から明らかになっているか（例：そのような促進が生じる文脈、話し相手など）。
・語彙状況、単語使用頻度、発話の一部、具象性、

項目間の意味的関連のような言語の規則性や予測可能性を、検査は評価しているか（Byngら，1990）。これらは体系的にコントロールされているか。
・検査は生活環境学的に妥当か（すなわち、自然な環境における言語をサンプルとしているか）（Muma, 1983）。
・学習能力や言語セラピーを有効利用する能力を、検査は評価しているか。検査内容は、治療的にどのように関連しているか（Byngら，1990）。

仮説の形成

データ収集の過程で得られた情報は、有意味な方法で組織化し、体系化し、要約する必要がある。評価におけるこの決定過程で、診断専門医は、得られた情報すべてを通して、慎重にデータを比較、融合し、患者の行動全体の一貫した理解へと到達する。そこで、収集された情報に適用される洗練された臨床的判断である仮説の形成が行なわれる。これは、患者が産出する行動の型や頻度やパターンの評価であり、多様な行動の相互関連の調査である。重要な決定はこの過程で行なわなければならない。ひとつは、セラピーへの患者の適応可能性の決定である。さらに、診断的知見の統合により、治療プログラムの優先順位と明確な計画が示されるだろう。

仮説の特徴づけ

多くの臨床家は、失語文献の中で使用されている解剖学的な基盤をもつ分類体系のひとつ（流暢対非流暢とか、Broca失語、Wernicke失語、失名辞失語など）を用いて、評価結果を類別、分類する。しかしながら、普遍的に受け入れられた分類体系は未だ存在していない（Hollandら，1986；Kertesz, 1979）。さらに、そのような分類体系の妥当性は、次のようないくつかの理由から疑問視されている（Binder, 1984；Byngら，1990；Caramazza, 1984；David, 1990；Hollandら，1986；Marshall, 1984；Metterら，1984；Schwartz, 1984；Swindellら，1984；Trupe, 1984；Weniger, 1990；Whitaker, 1984）：(a)分類のどれかひとつに当てはまらない患者がいる、(b)同じ範疇に分類される患者でも、障害が同様であるとは言えないことがある、(c)回復の過程で、ひとりの患者がある分類から別の分類へと進展しうる、(d)特定の反応の割り当て方や重み付けの方法に関する一致がないことから、判定者間信頼性に食違いが生じる可能性がある、(e)損傷部位よりもむしろ重篤度および、または教養が、患者の行動の多様性の原因となっているかもしれない、(f)分類は言語障害の性質を明らかにするものではない、(g)症候群分類それ自体は、いかなる包括的治療プログラムに対しても基盤を与えるものではない。さらに、Hollandら（1986）によれば、二次的な問題の性質、型、程度についての判断は、「専門家」にとってさえ、患者の分類を混乱させることがある。

いくつかの政府機関は、Functional Independence Measure（FIM）のような評価尺度に基づいて患者のデータをまとめることを臨床家に奨めている（Research Fundation, 1990）（表4-5）。FIMは医療リハビリテーション用Uniform Data Setの一部で、政府による費用抑制努力に応じて、返済率を決める手段として一部開発されたものである（Frattali, 1992）。このような未熟で概念的に欠陥のある測定法だけに基づいた短い記述のために、この検査は信頼性、妥当性、感度について疑問視されている。患者の職業上および住環境上のコミュニケーション必要性と、さまざまな文脈における患者のコミュニケーション行動とに関するもっと徹底的な記述から、より妥当で機能的な個々の測定手段が生まれるのだとFrattali（1992）は信じている。また、十分な範囲の行為を含み、臨床的状況外の機能にも関連する検査が、時間による変化にもっと敏感であることが望まれる（Frattali, 1992）。

2つか3つの得点で評価結果をまとめるよりも、情報処理モデルの視点から評価にアプローチする、つまり、基盤にある障害のどれが表層レベルの症候群の原因となっているかを分析する、という傾向が臨床家の間には増えてきている。すなわち、臨床家は障害の性質を理解しようと徐々に努めていて（Weniger, 1990）、言語障害をその基盤にある処理の問題の観点から考察できるように課題を調査している（Byngら，1990）。

具体的には、障害の性質についての仮説に到達するために、さまざまな適切な課題に対する行為を評価する必要がある。つまり、誤りのタイプと

表4-5 Functional Independence Measure(FIM)[a]

7．完 全 自 立（タイミング良く、安全）		な し
6．不完全自立（工夫）		
レ　　　不完全依存		
5．　監　視		
ベ　4．　最小介助（本人＝75％）		
3．　中度介助（本人＝50％＋）		介助者
ル　　　完 全 依 存		
2．　最大介助（本人＝25％＋）		
1．　全 介 助（本人＝ 0 ％＋）		

セ ル フ ケ ア　　　　　　　　　　追調査

A．食　　　事
B．整　　　容
C．入　　　浴
D．更　　　衣──上半身
E．更　　　衣──下半身
F．ト　イ　レ

排泄コントロール

G．排　　　尿
H．排　　　便

可 動 性

移動：
I．ベッド、椅子、車椅子
J．ト　イ　レ
K．浴槽、シャワー

運　　動

L．歩行／車椅子　　　　　　　　　　　　　歩　行
　　　　　　　　　　　　　　　　　　　　　車椅子

M．階　　　段

コミュニケーション

N．理　　　解　　　　　　　　　　　　　　聴　覚
　　　　　　　　　　　　　　　　　　　　　視　覚
O．表　　　出　　　　　　　　　　　　　　口　頭
　　　　　　　　　　　　　　　　　　　　　非口頭

社 会 的 認 知

P．社会的関係
Q．問題解決
R．記　　　憶　　　　　　　　　合計FIM：＿＿＿＿＿＿＿

　　注意：空欄のないようにしてください。危険があって調べられない場合はIを記入して
　　下さい。

[a] 出典：Research Foundation.(1990). Guide for use of the Uniform Data Set for Medical Rehabilitation. Buffalo, NY: Research Foundation, State University of the New York.

患者が課題を行なうやり方とを評価するべきである（Byngら、1990）。また、課題（例えば、文理解、一単語の音読、ジェスチャー、バスを止める、小切手の記入、役割交替など）を構成要素に分解して、それらの過程ひとつひとつの機能を詳細に調べ（Byngら、1990）、言語障害の基盤にある処理の問題の性質について仮説を引き出すことも必要である。このような仮説は、後にセラピーの中で

検査することができる。

　また、失語症は変動的な障害で、患者の症状学が時間により変化することがあるので、臨床家の多くは、David (1990)のように、障害パターンが回復中に変化する様子を記述することが不可欠だと信じている。David (1990)は、この知識がセラピーの方向を計画する際に不可欠な情報を提供すると示唆している。

　したがってここでは、各患者の実際の認知的、言語的(内容と形式)、コミュニケーション的能力と障害を記述しまとめることが、臨床的により適切であるということを強調しておく（表4-6）。なぜなら、この種の情報は治療目標の選択を明確にして、容易にするからである。課題に答えるために必要なその基盤にある処理と障害されている要素的処理が評価によって示されるべきである。また、記述的なまとめによって、(a)患者が間違いなく遂行できるレベル、(b)遂行が崩壊し始めるレベル、(c)遂行が完全に崩壊するレベル、が示されるべきである。例えば、非構造的な自発言語では患者は決して「フォーク」という単語を産出できなくても、「私はナイフと＿＿＿で食べる」というような自由な形式で答えられる文では、相反して言えるかもしれない。その同じ患者は、一貫して「フォーク」という単語を認知できるかもしれない。このように、特定の能力と障害が記述され、まとめられて、これらの行動の回復を促進したり遅らせたりする要因が同定される。

　すでに述べたように、検査の結果は量的な得点で表されることがある。しかしながら、データを特徴づけるこの方法はしばしば疑問視されてきた(Frattali, 1992 ; Goldstein, 1948 ; Martin, 1977)。というのは、数値得点では患者ができることとできないことについての洞察がほとんど得られず、セラピーの目標をたてるために最も有意味な情報ではないからである。

　より適切なデータ記述としては、行動をさまざまなカテゴリーに分節、区分することである。例えば、臨床家は、動くものすべてをひとつのカテゴリーとして、動かないものすべてをまたひとつのカテゴリーにすることができる。身体部分、食べ物、偶発的発話、談話修正なども、それぞれひとつのカテゴリーとするのである。知見がこのようなカテゴリーに分けられる場合はタクソノミーと呼ばれる。各タクソノミーの頻度がそれから表にされて、各カテゴリーが産出される回数が決定される。

　その次に、失語症学者は、各タクソノミー内の特定行動の生起を促進したり遅らせたりすると思われる要因について、仮説をたてることを試みる。例えば、ある患者は"is"と"are"という単語を"How is everything?"とか"How are you?"のようなあいさつでは使用できても、"This is mine."のような文に含まれていることは示せないかもしれない。また別の患者では、絵があれば単語の復唱ができるが、視覚的手がかりがないと復唱できないということがあるかもしれない。

　また、タクソノミーは各患者の行動をあらかじめ決められた標準的行為と比較することによっても記述される。そのような基準は操作的に定義され、参照基準となるかもしれない。例えば、記述には次のようなものが含まれると考えられる：常に一般的な名詞とともに前置詞"on"を使用；周囲にいる重要人物の名前を50％の割合で産出；動詞"come"と"eat"を不定形で適切な発話の25％で使用。このような記述の目的は、どの程度特定の行動が可能かを判断することである。それゆえこれらの記述は、最初のセラピー目標を決定する時と、いつ目標が達成されるかを判断するために患者を再評価する時に有効である (Bloom & Lahey, 1978 ; Lahey, 1988)。このように、言語のまとめの記述が正確に書かれていて、よく組織化されており、理解しやすく、専門的な意味不明の語や俗語やあいまいな用語がない場合、セラピーの目標と方略の選択が明確となり容易になる。

仮説の検証

　仮説形成の結果と、とりわけ確立される治療目標は、新たな証拠が得られた場合には、試験的で柔軟なものであり変更可能なのだと考えるべきである。そして仮説の検証により、臨床家は、各患者の言語能力および障害についての付加的なデータを獲得し、形成された仮説の妥当性、正確さ、適切性を判定することができる。評価と治療の分離によって、組織化されたやり方での情報の提示が可能となる。しかしながら実際には、評価は進

表4-6 言語サマリーの概要

I．認知行動

思　考
　a．産出される認知（認識／理解）、収束的な思考、拡散的な思考、評価的な思考
　b．行為が崩壊し始めるレベル
　c．行為が完全に崩壊するレベル
　d．行為を促進したり妨害したりする要因

記　憶
　a．実証される記憶能力
　b．行為が崩壊し始めるレベル
　c．行為が完全に崩壊するレベル
　d．行為を促進したり妨害したりする要因

II．言語行動

聴覚的理解
　内　容
　　a．理解される内容
　　b．行為が崩壊し始めるレベル
　　c．行為が完全に崩壊するレベル
　　d．行為を促進したり妨害したりする要因
　形　式
　　a．理解される形式
　　b．行為が崩壊し始めるレベル
　　c．行為が完全に崩壊するレベル
　　d．行為を促進したり妨害したりする要因

言語産出
　内　容
　　a．産出される内容：語彙の選択／使用、話題の選択／使用、具体性／正確性
　　b．行為が崩壊し始めるレベル
　　c．行為が完全に崩壊するレベル
　　d．行為を促進したり妨害したりする要因
　形　式
　　a．産出される形式
　　b．行為が崩壊し始めるレベル
　　c．行為が完全に崩壊するレベル
　　d．行為を促進したり妨害したりする要因

III．コミュニケーション行動

　a．産出される発話行為
　b．話題の選択、紹介、維持、変更
　c．順序交替の開始、応答、修復／修正、間（ま）の時間、中断／重複、話し手へのフィードバック、近接的発話、依存的発話、質／簡潔さ
　d．産出される文体の多様性
　e．与えられる新しい情報と関連づける能力
　f．産出される非言語的コミュニケーション
　g．行為が崩壊し始めるレベル
　h．行為が完全に崩壊するレベル
　i．行為を促進したり妨害したりする要因

IV 言語の有効性の全般的印象
内容／形式／使用と産出／理解に関連する、患者の相互作用と行動のまとめ

行中の治療の一部であり、リハビリテーションのあらゆる段階で行なわれる。

目標1：失語の有無の決定

失語の有無は、しばしば最初の観察や患者とのやりとりの間に決定することができる。言語障害が重度または中度の場合、失語の存在は明らかであり、短時間のうちに診断がなされる。それから、評価の残りの部分で障害の性質と程度が明らかにされる。しかしながら症状が軽度の場合、言語障害の存在を確認するのがもっと困難なことがある。つまり、会話が限られていて予想される反応が一点に集中している時は、言語の問題は明らかとならないかもしれない。そのような場合、家族や医師によって気づかれているような失語が存在するにもかかわらず、患者は非常に障害が軽いため、伝統的または標準的な失語症検査では満点か満点に近い得点を得ることがある。このような患者では、表面に現れる認知的、言語的、コミュニケーション的障害の記述によって失語の診断がくだされる。例えば、ある患者は自分が住んでいる都市の名前"Tarrytown"のようなあまり使われないある種の話し言葉の産生には困難を感じるが、「ナイフ」や「フォーク」や「ペン」のようなよく使われる言葉は困難なく産生できるかもしれない。時には、障害が軽度な患者では失語の存在についての最終決定は仮説的なものであり、注意深く記された観察と臨床的判断に基づくこともある。

失語の有無の決定に加えて、失語における言語障害と別の病因による言語障害を弁別することもしばしば臨床家の責務となる。言語症状が、右半球障害や痴呆や閉鎖性頭部損傷（第5、28、29、30章）あるいはその他の神経学的、薬理学的、情動的障害を反映するものではないという事実を確認するためには、症例の既往について注意深く分析しなければならない。

右半球障害Right-Hemisphere Impairment(RH)

Myers (1984)によると、RH患者は表面上のコミュニケーションレベルでは十分に機能できるが、より複雑で洗練されたコミュニケーション状況では困難を経験する。Myers (1984)は、患者は次の4分野で障害を示すと示唆している：(a)低次の知覚的な問題、(b)感情とプロソディに関する問題、(c)言語障害、(d)高次の知覚および認知障害（第28章）。

低次の知覚障害には、さまざまな視空間的障害（例えば、視覚的弁別、視覚記憶、視覚的統合、視覚性イメージ、相貌認知、地誌的および空間的見当識、左側無視、視覚性構成障害など）と、刺激が埋め込まれている外的状況を正しく認識して内的関連と統合することができないために感覚情報から意味を抽出するのが困難なことが含まれている（Myers, 1984）。また患者は、知覚的および、または言語的に基盤をもつ、読みと書字の障害も有することがある。

感情が障害されると、患者は多様な情動を表わす正常範囲の顔の表情を弁別したり産出したりするのが困難になるかもしれない。プロソディ障害も一般的で、患者は単調に話しているように聞こえることがある（Myers, 1984）。

RH患者に共通する言語障害は失語患者のものとは似ていない。実際、RH患者は、失語患者にとって容易な課題が難しかったり、失語患者にとってより難しい課題が難しくなかったりする（Myers, 1984）。失語症検査に現れる障害は、言語障害それ自体よりもむしろ、視空間的つまり無視の障害や、視覚的統合の障害や、高次の認知的および知覚的処理の問題を表わすもので、そのためRH患者はさまざまな聴覚的理解や言語産出課題で基準より低い成績となり、複雑さ（例えば、言語的、言語外的、認知的複雑さ）が増すと最も困難を感じるのである。高次の認知障害は、患者が自由に答える形式の、より洗練されたコミュニケーションにおいて最も明らかとなる（Myers, 1984）。

課題がより非具象的で複雑になるにつれ、患者は次のような障害を一層顕著に表わすであろう：(a)有効かつ有意味な方法で情報を組織化することが困難、(b)隣接的で関連はあるが不必要な細かい事柄ばかりの衝動的な応えをする傾向、(c)重要なものとそうでないものを区別するのが困難、(d)文脈的な手がかりを理解したり使用したりすることの障害、(e)外的な出来事を過度に個人化する傾向、

(f)比喩的な言語を文字通りに解釈する傾向、(g)コミュニケーション状況および語用論的または言語外的なコミュニケーションの側面に対して感度が低い (Myers, 1984)。

RH患者は、関連情報の組織化、構造化、分離、統合、解釈などが困難である。どの部分や細部が問題なのかを判断できないため、適当な重要でない付随的事実を並べる (Myers, 1984；Wapnerら, 1981)。患者は、話のキーポイントや基本的な図式を順序立てて適切に把握することができず、意訳したりまとめたりせずに逐語的に話を伝えることがしばしばある。

またRH患者は、文脈的な手がかりを理解したり、関連づけたり、そこから意味を抽出したりすることも困難である。例えば、Rivers と Love (1980) によれば、RH患者は単語を定義して読むことはできるけれども、文の手がかりを使用して無意味語に対して実在語を置換することができず、連続的な絵に基づいて話を作り上げることができない。RH患者はまた、文字通りにだけ意味をとり、ニュアンスや微妙な意味がわからず、意図された言外の意味を見落とす傾向がある (Myers, 1984)。意図された意味と言語外的な手がかりに対する感受性が鈍いようであり、話し手の意図ややりとりの目的、聞き手が必要としていることなどを十分に正しく認識することができないと思われる (Myers, 1984)。

痴　呆

痴呆は器質性脳症候群とも呼ばれ、「器質的脳病変の結果生じる、知性、記憶、コミュニケーション機能の」(Bayles, 1984, p.209) 慢性的な進行性変性の状態である。症候は、目立たない初期痴呆の微妙な変化から、患者が社会的または作業的に機能できない後期の重い変化へと様変わりする (Bayles, 1984)。

Foley (1972) は病因によって痴呆を分類している (表4-7)。これらの痴呆はすべて神経変性が随

表4-7　痴呆の種類 (Foley〔1972〕の分類に、☆ を付けた部分の修正を加えたもの)[a]

　　　治療性の非血管性原因
　　　　　中毒
　　　　　感染症
　　　　　代謝性疾患
　　　　　栄養欠乏 (コルサコフ症候群)☆
　　　　　硬膜下血腫
　　　　　良性頭蓋内腫瘍
　　　　　ごく微量の水頭症 (正常圧水頭症〔NPH〕)
　　　　　感覚欠如
　　　　　うつ病
　　　運動障害を伴う不可逆性の非血管性痴呆
　　　　　パーキンソン病☆
　　　　　ハンチントン舞踏病
　　　　　クロイツフェルト・ヤコブ病
　　　　　進行性核上性麻痺
　　　　　進行性皮質下神経膠症
　　　運動障害を伴わない不可逆性の非血管性痴呆
　　　　　アルツハイマー病
　　　　　ピック病
　　　　　老年性脳萎縮
　　　血管性痴呆
　　　　　多発性梗塞

[a] Bayles, K.(1984)による修正．Language and dementia. In A. Holland(ed.), Language disorders in adults : Recent advances. San Diego, CA : College Hill Press.

伴している。これら病因が異なる痴呆患者それぞれの言語プロフィールは、Bayles (1984) によって論じられている（第29章）。

Albert (1978) は皮質性および皮質下性痴呆の言語障害を論じている。彼はこれらの痴呆患者は、発話開始の欠如、保続、呼称障害などの障害を共有しているが、それぞれに特有のその他の障害も有すると示している。特に皮質下性痴呆患者は、発話速度が遅くて、声が小さく、口頭流暢性検査で発話が減少し（拡散的な思考）、失書があり、口頭で抽象化する能力が障害され、リズム・ピッチ・構音が障害される。

対照的に、皮質性痴呆患者の場合はアルツハイマー病がその主要なタイプであり、語漏、内容のない発話、錯語、呼称障害、理解障害を示し、復唱が保たれ、話題が脱線する (Albert, 1978；Bayles, 1984)。OblerとAlbert (1981) によると、皮質性痴呆患者には皮質下性患者の言語障害すべてに加え失認と失行と失語があり、ウェルニッケ失語や失名辞失語にたとえられる (Bayles, 1984)。

Bayles (1984) は痴呆性の疾病が進行していく時の言語障害について記述している。彼女によると、初期の段階では、患者は時間に関して忘れっぽく失見当的になるが、一般に場所や人に関しては大丈夫であり、長期記憶と短期記憶の両方が冒される。しかし、言語障害は自然な会話では普通気づかれない。特に、Bayles (1984) は次のように述べている：

そのような談話の内容は単語の境界が腐食されているために、幾分不適切かもしれないが、痴呆患者は統語論および音韻論の規則をきちんと守っている。わずかな認知的失見当と意味的語用論の障害との相乗効果によって、ユーモアや皮肉を探知できなくなるのかもしれない。言語を産出して理解する能力が低下するにつれ、決まり文句に頼ることがより多くなる (Bayles, 1984, p.227)。

また、初期の段階では、患者は会話中に話題から脱線して長々ととりとめのないことを話すこともある。

痴呆の中期の段階では、患者は「時間と場所に関して失見当的になるが、自分自身に関しての見当識は保たれている」(Bayles, 1984, p.228)。長期記憶と短期記憶の両方とも障害されるようになる。もはや患者は、個人的な金銭管理や仕事や投薬が不可能である (Bayles, 1984)。会話はあいまいで内容がなく、しばしば不適切となり、意味に影響する統語形式が誤用されるようである。

意味性錯語の方が音素性錯語よりも一般的で、単語のより特定的で抽象的な意味的特徴が明らかに失われている。もはや患者は、意味をもって関連している概念を言葉の連なりに産出することができず、徐々に他者や環境に対して無関心になる。言語は自己中心的となり、正常の会話を支配している会話原理を守ることが少ない。患者は会話の相手に質問することも、相手の発言に意見を述べることもしない。言語性の保続が頻繁で、特に、ひとつの概念を別の概念の後に繰り返すという概念的な繰り返しが示されている (Bayles, 1984, pp.228-229)。

痴呆の後期の段階では、患者は時間と場所と人に関して失見当的になる。

もはや患者は自分自身の世話ができなくなり、着衣、入浴、食事、排泄の介助が必要である。重度痴呆患者の多くはあてもなく歩き回るため、保護的な環境に置く必要がある。新しい永続的な記憶を形成できないため、生活は常に消え続けていく夢のように思われるだろう。患者は緘黙状態や反響言語や同語反復を示したり、ジャーゴンだけを使用したり、奇妙な無意味語を産出したりする。症候の多様性は、おそらく神経損傷の分布の違いを反映するものであろう。言語の語用論的能力が重く障害されるため、これらの痴呆患者が話しかけられているのだということを認識する前に、アイ・コンタクトを確立しなければならない。統語論と音韻論は、特にジャーゴン患者と同語反復患者でひどく崩壊している (Bayles, 1984, pp.229-230)。

閉鎖性頭部損傷Closed Head Injury（CHI）／頭部外傷

"CHI"は、脳損傷の主な原因が頭蓋骨への鈍い外傷であることを示すために用いられる用語であ

る。「頭蓋骨骨折および、または神経器質の断絶が同時に生じる場合とそうでない場合とがある」（Hagen, 1984, p.250）。この用語には、脳貫通性の損傷、脳血管傷害、占拠性病変は含まれない（Hagen, 1984）。

CHI患者の75%かそれ以上で言語障害があると見積もられている（McKinley, 1981）。しかし、典型的な失語のようには言語は障害されていない。Darley（1982）によると、この「意識不鮮明の言語」は「かなり内容は不適切だが、逆説的に統語法と流暢性は十分であり、これによって意識不鮮明な患者の言語行為と失語患者の言語行為とは見分けられる」（p.25）。両グループとも、話す、聞く、読む、書くが障害されるが、Holland（1982）は、失語患者は形式が障害され、一方CHI患者は言語使用すなわち語用論が障害されると述べている。CHI患者が有する問題は、「脱線しがちであること、衝動性や抑制が効かないことなどを含む自己統制の困難、話題についていくことの困難、無秩序、発話開始困難とその逆の問題――一度始めると、発話を止めるのが難しい――、話題を変えることの困難」（p.347）である。

会話言語はしばしば断片的で脱線したものとなり、無関係な話題になることが多い（Levinら, 1979）。思考内容は混乱していて、議論に関連していることはめったになく、長さも不適切である。Hagen（1984）によると、絶対的な言語障害があるということよりも言語の無秩序化の方がコミュニケーション能力の障害の原因となっていることが多い。しかし、患者に語の表出障害があるということも事実である。このような呼称の誤りは失語患者の呼称の誤りとは質的に異なる。両者に典型的な迂言や錯語や語の流暢性の低下などに加えて、CHI患者は個人的な状況や刺激の性質に関連した呼称の誤りをしたり、作話的な誤りをする（Holland, 1982）。

CHI患者の障害は認知的な問題が中心である。これらの患者が経験するのは、
　　集中力、注意、記憶、非言語的な問題解決、部分的／全体的分析および統合、概念的な組織化、抽象的思考、処理の速さの障害である。これらの認知能力は言語の組み立てと処理に密接に関わっているので、CHI後の言語機能障害が認知的機能障害によってひどく影響されたり、時には造り出されたりしていると仮定するのは当然のように思われる（Hagen, 1984, p249）。

Hagen（1984）は、このような認知的－言語的無秩序化によって7つの認知処理、すなわち、注意、記憶、刺激の弁別および系列組織化、刺激の分類、刺激の連合／総合、刺激の分析／統合、思考、の崩壊が生じると示唆している（第30章）。The Rancho Los Amigos Scale（Hagen & Malkmus, 1979）は、これらの領域における重篤度に関して各患者を分類している。

Level I ：反応なし
Level II ：漠然とした反応
Level III ：限定的な反応
Level IV ：錯乱し興奮した反応
Level V ：錯乱した不適切で興奮していない反応
Level VI ：錯乱した適切な反応
Level VII ：自動的で適切な反応
Level VIII ：意図的で適切な反応

より詳細な失語の鑑別診断についての議論は第5章に書かれている。

目標2：障害を引き起こし持続させている要因を明らかにし、それらの除去、減少、変化が可能かどうかを見極めること

臨床家は、どのような要因が言語障害を引き起こし持続させているのかを見極める手助けをする。この評価の目的は、言語の回復を促進するために、どの変数を減少させ、除去し、変化させることが可能かを見極めることである。

言語障害を引き起こし持続させている要因を決定するために、臨床家は、教育歴、病歴、家族歴、心理歴、知覚－運動歴、職歴、過去および現在のコミュニケーション環境などの領域を評価するべきである。この種の情報を得るための書式は多くの教科書に掲載されている。

患者の医療カルテや、本章の付録4-3と4-4のようなインタヴュー前に記入してもらう書式または紹介状も家族や医師、時には患者本人（付録4-5）

などの治療に関わる他のメンバーから情報を得るために使用できる。情報交換のためにこのような書式を使用することは、しばしば時間の節約となり、後に続くインタヴューの焦点と方向性とを与えてくれる。

　次に行なわれるインタヴューでは、不明瞭に思われたりさらに明らかにする必要がある特定の領域について調査することになるだろう。インタヴューによって、インタヴュー前の書式で得られた情報を確かめて明らかにする機会や、各患者のコミュニケーション障害の性質に関連しているが書式には含まれていないデータを追求する機会が与えられる。例えば臨床家は、患者の環境内における言語行動と非言語行動がどの程度言語の回復を促進または妨害しているか、見極めようとするだろう。他に記述される可能性がある領域としては、環境内の人間関係、失語症後の患者と家族の社会的役割の変化、失語とリハビリテーションに対する患者および家族の態度、治療に関しての必要性と期待、これらの期待は現実的なものか非現実的なものか、などである。

　障害を引き起こし持続させている要因を決定しようとする場合、臨床家は患者の身体的、心理的、感情的機能の側面を見極める評価—治療チームのメンバーと緊密に仕事をすることが多い。このようなチームの構成員となるのは、担当の医師と看護婦、神経学者、物理療法専門医、作業療法士、理学療法士、心理学者、家族などである。彼らがともに働く目的は、除去したり減少させたり変化させたりすることが可能な要因を見極め、それから、質の高い評価と治療のプログラムを患者に提供することである。

　臨床家は患者と最初のコンタクトをとる前に、患者の個人歴と病歴に関する情報を多く手に入れるべきである。これによって失語症学者は、検査中にさらに明らかにする必要があるかもしれない領域について、見解を明確にすることができるのである。

合併している障害の解明

　失語患者の検査中、評価者は行為全般の重篤度に概ね対応するとは思われないような領域の機能障害の出現に注意しなければならない。これは、回復の妨げとなる異常があるかどうかを見極めるために行なわれる。続いてこのような領域についてより詳細な評価を行い、障害に合併している領域の有無を見極めなければならない。このような分類に含まれる検査としては、視覚機能、空間機能、非言語的機能などの右半球機能に関連することが多い行動があるだろう。また、聴覚的感受性と聴覚刺激の認知能力も評価される。

右半球機能

　患者の視力と視野が、リハビリテーションのプログラムにとって重大な問題にはならないだけ十分に保たれているかを判断することは重要である。このような障害が疑われる時は眼科医に検査を依頼する。

　また、音楽のリズムや形式を認知できないというような非言語的な障害もセラピーの妨げとなることがある。その他しばしば目につく障害としては、(a)構成失行、すなわち三次元的な図形の描画、構成能力の障害（Goodglass & Kaplan, 1972，改訂1983)、(b)相貌失認、すなわち顔の認知能力の障害（Brookshire, 1973)、(c)自己身体部位失認（訳注：本文ではautopagnosiaとなっているが、autotopagnosiaとみなして訳した）、すなわち身体部分の認知障害（Brookshire, 1973）などがある。

聴覚的感受性

　聴覚的感受性の評価にはいくつかの測定法がある。例えば、(a)音を認識する閾値、(b)標準純音の閾値—気導と骨導の両方、(c)発話の受容閾値、(d)発話弁別得点、などがある。失語は聴覚的感受性の障害ではなく言語理解の障害である。末梢性の聴覚損失は言語障害を説明するものではない。しかしながら、患者の多くが高齢者で、それゆえ末梢的な聴覚障害の危険性が高いという事実から、聴覚的感受性検査の必要性は明らかである（ASHA, 1989；Bessら, 1989；Cranfordら, 1990；Helfer & Wilber, 1990；Orchik, 1981；Ventry & Weinstein, 1983)。また、失語患者では、言語障害が重度なために検査指示や要求される反応が理解できない場合、聴力検査が非常に困難なことがあるということも留意しなければならない。

聴覚性失認

　時折、失語患者は、同じ刺激を他のモダリティでは認知できるにもかかわらず、聴覚の刺激では

認知できないということもある。例えばある患者は、「帽子」という活字単語は認知できるが、「帽子」と発話された単語は認知できない。この障害は聴覚の受容障害がない場合にも生じる。失認を診断する際には、(a)障害されているモダリティの感覚障害、(b)理解障害、(c)表出障害、(d)検査刺激に対する不慣れ、を取り除くことが重要である（Brookshire, 1973）。

卒中後の臨床的うつ病

患者の中には、卒中の後、臨床的なうつ病になる者もおり、これは、発話―言語セラピーも含めたリハビリテーション過程全般の障害となりうる深刻な医療問題である（Hammons & Swindell, 1987）。したがって、発話―言語病理学者は、臨床的うつ病の可能性があるかもしれない卒中患者を同定し、心理的な評価と治療への紹介を適切に行なう必要がある。

目標3：認知行動の分析

「認知」とは、有機体が物体を認識し、それについての知識を獲得する処理過程すべてに対して用いられる一般的な用語であり（English & English, 1958）、「感覚入力が変形、減少、精緻化、貯蔵、回復、使用される処理過程すべてのことをいう」（Neisser, 1967, p.4）。それは、われわれが世界についての知識と支配を獲得する一群の処理過程、すなわち情報処理の手段であり、「知るという行為、つまり知識を獲得し組織化して使用すること」（Neisser, 1967, p.1）である。

Chapey（1983）は、Guilford（1967）の知の構造 structure-of-intellect（SOI）モデルを再解釈して、認知とは、このSOIモデル内の5つの心理的操作を使用することとして操作的に定義されると提唱した（第11章）。

心理的操作

5つの心理的操作とは、認知、記憶、収束的な思考、拡散的な思考、評価的な思考または判断である。

認知

認知には、知識、意識、瞬時的発見または再発見、さまざまな形式での情報の再認、把握または理解が含まれる。再認とは、何かを以前に見たことがあるとか前に知覚したことがあるという知識のことである（Guilford, 1967）。

記憶

記憶とは、新しく獲得した情報を貯蔵する力、行為、過程である。また、新しい情報を記憶に挿入し、それを維持する能力も含まれる（Guilford, 1967）。

収束的な思考

収束的な思考とは与えられた情報から論理的結論を生み出すことであり、そこで強調されるのは慣例的に最も良い結果を成すことである（Guilford & Hoepfner, 1971）。収束的な産出は論理的な演繹や強制的な推論などの分野にあり、論理的必然性の生成も含まれる。

拡散的な思考

拡散的な産出とは与えられた情報から論理的整合性のある反応を生み出すことであり、そこで強調されるのはその同じ情報源から生じる反応の多様性や量や適切さである。この能力は、論理的可能性を生み出すことや、考えが素早く流れ出ることや、反応の方向をたやすく変えることなどに関連している（Guilford, 1967）。また、ある特定の話題について見解を拡散させることが必要な状況で意見を出すことも含まれる。このような行動には、記憶貯蔵を広く探索することと、可能な問題解決法を多様に産出することが必要である。これは、すでにある経験と知識を拡大し、存在している概念を広げる能力でもある（Cropley, 1967）。拡散的な行動は新しい反応へと向かうものだが、「新しい」というのは、その特定方向の思考を始める前はその反応に当人が気付いていなかったという意味である（Gowanら, 1967）。

拡散的な疑問には制限がなく、唯一の正答というものがない。反応は、産出された見解の数（流暢性）と示された見解の多様性（柔軟性）にしたがって得点化される。また、反応の独創性とか奇抜性や、計画や決定をする時の精緻化とか多くの重要な細部を具体化する能力などによって得点化することもできる（Guilford, 1967）。

評価的な思考または判断

Guilford（1967）によれば、判断とは、正確さ、

完全性、同一性、関連性、適切性、有効性、安全性、一貫性、論理的可能性、実行可能性、社会的習慣などのよく知られた細目や規準に関して、評定や比較をしたり評価を形成したりするために個人が知識を使用する能力のことである。

また、GuilfordのSOIモデルには内容と産出物も示されている（第11章）。

内　容

有機体が弁別する情報や資料や内容には、広範にわたる実質的で基本的な4つの種類（または分野）がある。それらは図像的なもの、象徴的なもの、意味的なもの、行動的なものである。失語の評価に関連するものは2つで、意味的なものと行動的なものである。

意味的内容

意味的内容は「単語がしばしば当てはめられる概念や心的構造という形で、情報に」付随する。したがって、そこには思考や言語コミュニケーションが含まれるが、必ずしも単語に基づいている必要はない（Guilford & Hoepfner, 1971）。

行動的内容

行動的内容は心理的側面——本質的には非図像的で非言語的な情報——に付随し、人間の相互作用に関連している。ここには、他者や自分自身の態度、要求、願望、気分、意図、知覚、思考などが含まれる。人間が他人の注意や知覚、思考、感情、情動、意図について獲得する手がかりの中には、非言語的な手段を通して間接的に得られるものもある。

産　出　物

産出物には、単位、分類、関係、体系、変形、含意の6種類がある。これらの産出物は、連合という昔ながらの概念に置き代わるものと考えられる。つまり、産出物は物事が連合するやり方を表している（第11章）。著者は産出物を単純から複雑へ、そして具体的から抽象的へと連なる連続体として考えている。

単位：単位とは、「『物事』の特徴をもつ情報を」比較的「分離、制限した項目や『チャンク』」である（Guilford & Hoepfner, 1971）。単位は、名詞がしばしば当てはめられるものである。

分類：分類とは、「共通の属性によってまとめられた1組の情報項目の基盤にある概念」である（Guilford & Hoepfner, 1971）。すなわち、それらは組内部の共通属性を含んでいる。

関係：関係とは有意味なつながり、すなわち「それらに適合する変数や接触点に基づいた情報項目間のつながり」である（Guilford & Hoepfner, 1971）。

体系：体系とは組織化されたパターン、すなわち「情報項目の構造化された集合体、相互に関連し作用する部分の複合体」である（Guilford & Hoepfner, 1971）。

変形：変形とは、現存の情報における多様な変化（例えば再定義、変遷、移動、変更など）である。

含意：含意とは、「隣接によるような情報項目間の状況的なつながり、あるいは『所属』を促進するあらゆる状況」である（Guilford & Hoepfner, 1971）。含意には、他の情報から期待されたり、予期されたり、示唆されたり、予測されたりする情報も含まれる。

認知の評価

認知は言語が学習され使用される方法や過程であるため、個々の認知過程を評価するべきである。さらに、失語患者の意味的および行動的な単位、分類（概念）、体系、関係、変形、含意を産出能力が徹底的に調査されなければならない。Guilfordと彼の同僚によって開発された検査は、この目的で使用することができる（第11章）。また、これらの能力に関する検査を使用することも可能である。例えば、認知（あるいは認識／理解）と収束的な思考は、多くの標準的な失語症検査で評価されている。Test of Problem Solving (Zachman, 1983) は子供の推論能力を測定するために開発されたものだが、成人失語患者に対しても、推理の説明や、理由の決定、否定的な質問への回答、解決の判断、問題の回避などの認知的―意味的行動の諸側面を記述するために使用することができる。

目標4：口頭言語の内容を理解する能力の分析

言語内容とは、会話に含まれる意味、話題、主

題であり、異なるメッセージの中でそれらが互いにどのように関連し類似しているかにしたがって話題を特徴づけ、概念化することである。話題とはメッセージの中で表現される特定の見解のことであり、例えば、特定の物品（例：パイプ）、特定の行為（例：昼食を食べる）、特定の関係（ハリーと彼のパイプとか、患者と彼の靴とか）などについての説明である（Bloom & Lahey, 1978；Lahey, 1988）。また、話題には次のような内容カテゴリーも含まれる。所有すなわち物品、品質、能力を有していることについての説明、再現すなわち事物や出来事が再び現われることについての言及、拒絶すなわち行為や事物に対して反対を示す意見、などである（付録4-6）。

　臨床失語症学の文献には、口頭言語の内容を理解する能力は失語では常に障害されると書かれている。このような欠陥は、入ってくる聴覚的メッセージや、物品、人物、思考、経験などに関連する単語の理解に意味を当てはめることの障害である。多くの患者で、この障害は、聴覚記憶すなわち刺激を保持したり思い出したりする能力の長さの増大に伴う障害と混在している。それゆえ評価は、聴覚記憶と言語内容の理解を分析することが中心となる。

聴覚的把持力

　聴覚記憶や把持の評価には、数字記憶課題（例えば、「まねしてください：7、2、9、5」など）、単語記憶課題（例えば、「円、四角、三角を指さしてください」など）、文想起課題（例えば「まねしてください：猫が本を飛び越えた」など）が用いられる。多くの場合、提示刺激の数や長さ、刺激間の連想性の強さ、反応前の遅延の長さなどのいくつかの変数が操作される。思い出せる項目の数と長さおよび項目が維持される時間の長さという点から能力が測定される（付録4-2と表4-8）。反応は分析され、刺激の最初または最後だけしか覚えられないとかランダムな誤りをするなどの障害パターンが同定される。

個々の単語の内容の聴覚的理解

　語彙の理解は、具体的・抽象的事物、事象、関係、また事物、事象、関係のカテゴリーなどの実物や絵を患者に指差してもらうことにより評価する（例えば、「自動車を指差してください」「果物はどれですか」「走っているのを指差してください」など）。また、言語カテゴリーの知識も、ある特定の分類や単語グループに属する単語を患者に指差してもらったり（例えば、「次の中で、どの単語が仲間になっていますか：りんご、家、バナナ、なし」）、同韻語、同意語や反意語を同定してもらうことによって評価される（付録4-1と表4-8）。単語の使用頻度、長さ、具象性は、これら各々の変数が理解に及ぼす影響を評価するために、さまざまに変えられる。

文およびパラグラフの内容の聴覚的理解

　事物、事象、関係の名称と、事物、事象、関係のカテゴリーについての理解は、文やパラグラフのような構造の中でも評価される（付録4-1と表4-8）。失語症学者は、患者が一般的な物品の機能を聞いて、それを指差す能力（例えば、「食べる時に使うものを指差してください」）や、指示や命令に従う能力（例えば、「書くのをやめてください」）を評価する（付録4-1と表4-8）。検査にはまた、具体的・抽象的な文を理解する能力の評価も含まれる。例えば具体的な文の評価では、臨床家は「これは鉛筆ですか」などと尋ねる。抽象的な文の理解には、「氷は雪に融けますか」、「泳ぎの上手な人が溺れることもありえますか」、「あなたのお母さんのお兄さんはあなたのおばさんですか」などの項目がある（付録4-1と表4-8）。内容カテゴリーに関する文の理解能力を評価するには、所有理解の検査として「その女性のコートを指差してください」とか、否定理解の評価として「黄色でないカップを指差してください」などの項目がある（表4-8）。

　内容と形式の両者を高度に構造化された形で評価する時には、要求する反応を注意深く統制して、成功・失敗が刺激の特性に基づくものであり、反応不能によるものではないということを確認する。そのため患者は、単語や絵を指差したり、「はい／いいえ」や「正しい／間違い」のような1語の応答をするなどの反応が要求される。このようにして、能力と障害は、体系的に統制されている特定の入力パラメーターによるものとされるのである。

表4-8 聴覚的把持力と理解の課題

課題	例	入力	出力
聴覚的把持力と課題			
数字の認知と復唱	指さして下さい：8、4、2	聴覚	動作
	私のあとについて言って下さい：9、3、7	聴覚	言語
語の認知と復唱	赤い四角と青い丸にさわって下さい。	聴覚	動作
	私のあとについて言って下さい：人、コップ、帽子、犬	聴覚	言語
名詞句の認知と復唱	指さして下さい：男の人。	聴覚	動作
	私のあとについて言って下さい：男の人。	聴覚	言語
動詞句の認知と復唱	指さして下さい：昼食を食べる。	聴覚	動作
	私のあとについて言って下さい：昼食を食べる。	聴覚	言語
文の認知と復唱	指さして下さい：男の人がサンドイッチを食べる。	聴覚	動作
	私のあとについて言って下さい：男の人がサンドイッチを食べる。	聴覚	言語
聴覚的理解の課題			
言われた事物の認知	帽子を指さして下さい。	聴覚	動作
言われた事象の認知	走っているのを指さして下さい。	聴覚	動作
言われた関係の認知	家族を指さして下さい。	聴覚	動作
言われた2つあるいはそれ以上の事物、事象、関係の認知	25セントと櫛を指さして下さい。	聴覚	動作
	洗濯をしているのと食べているのを指さして下さい。	聴覚	動作
	家族と正面を指さして下さい。	聴覚	動作
言われたカテゴリーの認知	果実を指さして下さい。	聴覚	動作
言われた2つあるいはそれ以上のカテゴリーの認知	衣類と食べ物を指さして下さい。	聴覚	動作
事物の機能を与えられた時の事物の認知	書く時に使うものを指さして下さい。	聴覚	動作
2つ以上の事物の機能を与えられた時の事物の認知	買う時に使うものと、とかす時に使うものを指さして下さい。	聴覚	動作
説明された事象の認知	毎晩行なうのを指さして下さい（眠る）。	聴覚	動作
説明された2つの事象の認知	食べ物が調理されているのと、仕事に取りかかっているのを指さして下さい。	聴覚	動作
意味的に似ている事物、事象、関係の認知（2、3、4）	同じ仲間を指さして下さい：買物をしている、歩いている、料理をしている。	聴覚	動作
同音語の認知	エンドウ豆（peas）と同じ音を表わしていることばの絵を指さして下さい。	聴覚	動作
反対語の認知	上の反対を指さして下さい。	聴覚	動作
同意語の認知	すすり泣きと同じ意味を表わすことばを指さして下さい。	聴覚	動作
指示に従う	ベルを鳴らして下さい。	聴覚	動作
具体的な文の理解	これはコップですか？	聴覚	動作
抽象的な文の理解	石は水に沈みますか？	聴覚	動作
文の複雑な、あるいは抽象的な関係の理解（WiigとSemel、1976から適用）			
a．比較関係	町は市よりも大きいですか？	聴覚	動作／言語
b．所有関係	その帽子は女の子のものですか？	聴覚	動作／言語
c．空間関係	男の人は猫の前を歩いていますか？	聴覚	動作／言語
d．時間関係	昼食は朝食の前にとりますか？	聴覚	動作／言語
e．推理関係	男の人はステーキを切ります。男の人はナイフを使いますか？	聴覚	動作／言語
f．家族関係	あなたのお母さんの兄弟はあなたのおばさんにあたりますか？	聴覚	動作／言語
g．部分－全体関係	牛乳は牛からとれますか？	聴覚	動作／言語
h．事物と行為の関係	車は運転されることができますか？	聴覚	動作／言語
i．原因－結果関係	喫煙は火事の原因になりますか？	聴覚	動作／言語
j．連続関係	この国には白人が来る前にインディアンがいましたか？	聴覚	動作／言語
k．程度関係	インチはフィートより大きいですか？	聴覚	動作／言語
l．反対語関係	夜の反対は昼ですか？	聴覚	動作／言語
m．同意語関係	すすり泣きは泣くと同じ意味をもちますか？	聴覚	動作／言語
内容カテゴリーの理解			
a．存在	帽子を指さして下さい。	聴覚	動作／言語
b．不在	指さして下さい：パイは全部ない。	聴覚	動作／言語
c．再現	指さして下さい：男の人がもどる。	聴覚	動作／言語
d．拒絶	指さして下さい：彼は入浴したくない。	聴覚	動作／言語
e．否定	指さして下さい：コップは黄色ではありません。	聴覚	動作／言語
f．所有	婦人のコートを指さして下さい。	聴覚	動作／言語
g．属性	大きな赤い丸を指さして下さい。	聴覚	動作／言語
パラグラフの理解	（パラグラフを読んだ後）質問：この話でルーシーは島を見つけましたか？	聴覚	動作／言語

また、話の理解についても検査が行なわれる。例えば、患者の理解が話の構造レベルで障害されているかどうか——つまり、その話の構造にとって周辺的な情報ではなく中心的な情報の大部分を伝える能力があるかどうか——を見極めようとする場合もある（Ernest-Baronら，1987）。

自発言語中の内容の聴覚的理解

非構造的な自発言語における意味理解能力は、会話での適切な反応に示されるような、理解していると思われる内容に留意することで見極められる。例えば、患者が「いや、これは看護婦さんのものです」とか「これは彼女のものですか」とか「これは私のですから、私にください」などの言葉を聞いて適切に反応した場合、観察者は、その患者が所有の関係を理解していると仮定し始める。患者が理解しているさまざまなタイプの内容に対して分類表を作成することもできる（表4-9と付録4-6）。

表4-9 事物、事象、関係の分類の1例

事　物	事　象	関　係
動くもの	料　理	種類間関係
動かないもの	スポーツ	種類内関係
生　物	旅　行	事象間関係
無生物	仕　事	事象内関係
身体部位	ニュース	空間関係
家　具	招　待	時間関係
食　物	感　情	順序関係
衣　服	日常生活行動	家族関係
色		
幾何図形		
個人的関心事		
健　康		
台所道具		
人		
場所と位置		
輸　送		
職　業		
自　然		

目標5：口頭言語の形式を理解する能力の分析

言語形式には、考えを表現するために語と語を関連づける規則体系である統語が含まれる（Pei & Gaynor, 1954）。失語症では、統語理解能力の障害は一般的である。単語と統語構造の両方で理解能力の低下が見られる。単語は、実質語と関係語の2種類に分けられる。実質語には、動詞、名詞、代名詞、形容詞、副詞などが含まれる。関係語は、前置詞、接続詞、冠詞のような単語である。統語構造の使用とは、能動文、受動文、否定文、受動否定文などを構成するために、発話内部で単語を配列したり規則を使用したりすることである。評価には、単語と統語構造の両方の理解能力を分析することが含まれる。

単語の理解

実質語と関係語の両者の意味理解能力は、まず患者が絵を見て、単語や句を聞き、それからその単語や句に最も適した絵を指差すという絵の照合課題によって評価される。例えば、前置詞理解を評価する絵の照合課題で使用される刺激としては、

(a)カップがテーブルの上にある、(b)カップがテーブルの下にある、(c)カップがテーブルの近くにある、に対して指差しをしてもらうなどがある（表4-10）。それぞれの場合について、患者が理解できる単語の種類と使用頻度、理解される刺激の長さ、理解に要する時間の長さである反応潜時、などの観点から反応が分析される。

統語構造の理解

患者の基本的文型理解能力についても見極めを行なう。通常、評価は絵と文の照合課題という形式をとり、患者は句や文の正誤を判断したり、あるいは、はい／いいえの判断をする。例えば、患者は、女の子を押している男の子の絵を呈示される。そして、「男の子が女の子を押している」、「女の子が男の子を押している」、「男の子は女の子を押していない」、「女の子は男の子を押していない」などの文それぞれについて、「正しい」または「誤り」と書かれた単語を指差すように求められる。時には、患者は、最もよく当てはまる単語を指差したり、2～4枚のカードを動かして文法的に正しい句や文になるよう並べかえることを要求される場合もある。

患者が理解できる構造がどの程度の複雑さを見極めるには、本章付録4-7に示した統語的複雑性の5つのレベルが役立つであろう。これらのレベルは、Bloom (1970)、Brown (1973) などによる健常児の発達心理言語学的調査に基づくもので、失語患者に対してはさらなる実験的研究が必要であるけれども、患者が理解できる構造を記述したり、患者が機能している大体のレベルを同定したりするのに可能な枠組みとして使えるかもしれない（付録4-7）。しばしば評価される構造は、2単語、形態論的語尾変化、句構造規則、変形、複文などの理解である。

聴覚的理解を制限したり促進したりする状況

内容と形式の理解は、刺激の抽象性、知的複雑性（Shewan & Canter, 1971；Siegel, 1959）、長さ、使用頻度、意味的関連性、イメージ可能性 (Kayら, 1990)、特徴と度合い（Nicholas & Brookshire, 1986）、個人的重要性のレベルに反比例する。また、文脈（Darley, 1977）、会話の話題、文法的種類や発話の一部も、理解に影響する。Nicholas & Brookshire (1986) は、すべての被験者が細部よりも主要部分の方をよく理解し、暗に示された細部よりも明確に示された細部の方をよく理解することを見出した。さらに、文が始まる前に「何か私に話してください」と注意を促したり (Green & Boller, 1974)、非常に直接的で具体的かつ明確な教示を与えたりすると、反応が促進されることがある。これらの変数ひとつひとつの影響や、例題、繰り返し、冗長性の影響も明らかにされている。

また、誤りを聴覚的に分析して役立てる能力も評価される。さらに臨床家は、見本を呈示したり、促したり、発展させたりすることによって、理解がどのように変化するか、と自問自答することがある。例えば、ある物品の見本や写真を示したり、使い方を示すというような、象徴的な刺激や現実的な刺激によって理解が促進されるだろうか？

理解の成功と失敗に関与する非言語的行動も、同様に明らかにされる。特にジェスチャー、声の調子、強さ、強勢、速さ、語と語の間隔、単語の引き伸ばし、聴覚と視覚の同時刺激などによって、どの程度理解が促進または妨害されるかが見極められる。

目標6：口頭言語の内容を産出する能力の分析

言語内容を産出する能力の障害は失語に常に随伴している。事物、事象、関係、内容カテゴリーなどに関わる語彙の適切な使用で低下が観察される。患者は、喚語、呼称、分類や、ある単語に対して別の適切な語を自発的に選択したり置換したりすることに困難を覚える。これは単なる名詞の喪失ではなく語彙の減少で、語の使用頻度と反比例の関係にある (Howes, 1964)。したがって評価には、高度に構造的な課題への反応として事物や事象や関係の名前を言う、すなわち呼称する能力と、自発言語において同じ内容を産出する能力の分析が含まれる。

高度に構造的な課題での呼称

内容評価の重要な要素として、多様な難易レベルと使用頻度に渡って、事物、事象、関係の呼称

表4-10 統語の聴覚的理解の評価に用いる課題

課題	例	入力	出力
	実質語の理解		
代名詞			
a. 人 称	指さして下さい：彼女はケーキを食べる。	聴覚	動作
b. 再帰人称	指さして下さい：彼女はとっておきました。	聴覚	動作
c. 不 定	指さして下さい：いくらか残っていますか？	聴覚	動作
d. 指 示	指さして下さい：これはケーキです。	聴覚	動作
e. 疑 問	指さして下さい：レースで勝ったのはどちらですか？	聴覚	動作
f. 否 定	指さして下さい：誰も興味をもっていない。	聴覚	動作
形容詞（限定詞）			
a. 色	青いものを指さして下さい。	聴覚	動作
b. 大きさ	大きいものを指さして下さい。	聴覚	動作
c. 形	四角いものを指さして下さい。	聴覚	動作
d. 長 さ	短いものを指さして下さい。	聴覚	動作
e. 高 さ	高いものを指さして下さい。	聴覚	動作
f. 幅	狭いものを指さして下さい。	聴覚	動作
g. 年 代	新しいものを指さして下さい。	聴覚	動作
h. 味 覚	すっぱいものを指さして下さい。	聴覚	動作
i. 速 さ	遅いものを指さして下さい。	聴覚	動作
j. 温 度	冷たいものを指さして下さい。	聴覚	動作
k. 距 離	近くにあるものを指さして下さい。	聴覚	動作
l. 比較級	大きいものを指さして下さい。	聴覚	動作
m. 最上級	一番大きいものを指さして下さい。	聴覚	動作
副 詞			
ly 副詞	好ましいものを指さして下さい。	聴覚	動作
	関係語の理解		
前置詞			
a. 位 置	箱の中に帽子を置いて下さい。	聴覚	動作
b. 方 向	テーブルの下に本を押し込んで下さい。	聴覚	動作
c. 時 間	あなたは日曜日に教会へ行きますか？	聴覚	動作
接続詞	アイスクリームとケーキを指さして下さい。	聴覚	動作
冠 詞	一個のケーキを指さして下さい。	聴覚	動作
	（男の子が女の子をたたいている絵）		
a. 能動平叙	男の子は女の子をたたいています。	聴覚	動作／言語
b. はい／いいえ 応答	男の子は女の子をたたきましたか？	聴覚	動作／言語
c. wh 疑問	男の子は誰をたたいていますか？	聴覚	動作／言語
d. 否 定	男の子は女の子をたたいていません。	聴覚	動作／言語
e. 否定疑問	男の子は女の子をたたいていませんか？	聴覚	動作／言語
f. 受 動	女の子は男の子にたたかれています。	聴覚	動作／言語
g. 受動疑問	女の子は男の子にたたかれていますか？	聴覚	動作／言語
h. 受動否定	女の子は男の子にたたかれていません。	聴覚	動作／言語
i. 受動否定疑問	女の子は男の子にたたかれていませんか？	聴覚	動作／言語
j. 複 文	この文は完全ですか、不完全ですか： "朝に来る看護婦さん"	聴覚	動作／言語

能力を見極めることが含まれる。呼称の難易レベルとしては、(a)対象の定義、(b)対面呼称、(c)文完成方法による呼称、(d)自動的系列呼称、(e)認知、(f)復唱がある（付録4-1）。それぞれのレベルに対して、呼称語の使用頻度、具象性、抽象性を変えることで、失語症学者は障害の質と程度を明らかにすることができる。

対象の定義：単語を定義する能力は、患者に、「こまどりとはどのようなものですか」とか「歴史とはどのようなことですか」のような質問をして評価する。反応は分析され、産出された説明の種類が、使用法、位置、分類などのどれによる定義なのか判断される。また、定義される単語の呼称能力も調べられる。

対面呼称：視覚呈示による呼称は、使用頻度とカテゴリーの種類が異なる事物、事象、関係、あるいはそれらの絵を呈示して評価する。例えば、物品、幾何図形、文字、動物、色、身体部位、動作などの呼称は、ほとんど常に評価される。

文完成方法による呼称：「空は___」のような自由回答形式の文完成能力も、しばしば評価される。

自動的系列呼称：機械的に暗記しているものを産出する能力が評価される。例えば患者は、20まで数えたり、曜日を言ったり、よく知られているお祈りや詩を暗唱するように求められる。

認知：患者が項目を呼称できない場合、正しい語を呈示して、患者が呼称できない語を認知できるかどうか見極める。聴覚的に名前を認知する能力の証拠は、ほとんど常に集められている（例：「自動車はどれですか」、「自動車を指差してください」）。ここには内容の理解も含まれている。

復唱：単語の復唱は、患者が呼称できない語を復唱できるかどうか見極めるために評価される。例えば、検査者は、「では、真似をしてください：男」のように言う。

関連する言語内容の評価

非構造的な自発言語において、事物、事象、関係に対し正確な単語を思い出す能力は、意味の伝達にとって重要である。したがって、発話の分析は、そのような呼称の的確性、反応性、完全性、迅速性、有効性などを見極めるために行なわれる。失語患者の自発言語を定量化するふたつの優れた体系が、Yorkston & Beukelman (1977, 表4-11) とShewan (1988a, 1988b) によって開発された（表4-4および付録4-2）。

また、評価には分類やカテゴリーの形成も含まれており、多様な事物、事象、関係について発話の使用頻度と複雑性が見極められる。考えられる分類の例は、表4-9と付録4-6に示してある。これらの分類のそれぞれが産出される頻度は、ある特定の話題についての発話数を数えることで決定される。例えば、ある患者は食べ物について8発話と料理について2発話を産出するであろう。内容複雑性の現象は、さらにわかりにくい主観的な概念であり、ある特定の状況に対する語の適切さと明確さに関連している。例えば、「棚」という単語の代わりに「物を置くところ」と言う患者は、最も適切で明確な語彙を選べていないのである。単語の使用頻度や長さのような数理言語的な現象も、抽象性と同様、内容複雑性を明らかにするために使用される。単語の使用頻度は、Carrollら (1971)、Kucera (1967)、Thorndike-Lorge (1944) などの語数測定に基づいて算出された英語における語の生起頻度である。「男」や「帽子」は、頻繁に使用される単語の例である。一方、抽象性は定義の難しい概念である。Brown (1958) は、例えば、りんご対果物というような、上位—下位の関係を示すために、この用語を使用した。Spreen (1968) は、抽象性は感覚経験の欠如にも関連していると示しており、例えば、自由は抽象性にあたるが、10セント銀貨は具体性にあたる。

その他の客観的記述が使用されることもある。例えば、事物、事象、関係についての患者の記述は、次のようにも分類できる：

1．列挙（人、物品、物理的環境の呼称）
2．直接的記述（関連性や連続性を確立しようとせずに単純に視覚刺激を再生）
3．想像的記述（話の中に組み込まれている見たことのない形や物品を導入）
4．説明的記述（動機や行為を説明しようとする試み；分析と統合の形式を導入）(Berry, 1969 から翻案)

それぞれの分類に対して、刺激の関連性が見極められる。つまり知覚的には存在しないが、存在することが予測される、あるいは存在していた（つ

表4-11 「クッキーどろぼう」の絵の説明で、健常者から引き出される概念[a]

2人	小さな	母親
子供たち	女の子	女の人（女性）
小さな	妹	女の人の後ろの子供たち
男の子	立っている	流しのそばに立っている
兄	男の子によって	洗っている（している）
立っている	手を伸ばしている	お皿
椅子の上に	頼んでいる	乾かしている
ぐらぐらしている	クッキー	蛇口を開けて
（バランスを崩して）	指を口にあてる	一生懸命
3本足の	「しーっ」と言っている	気づいていない
落ちる	（男の子を静かにさせている）	（空想にふけっている）
床の上に	手伝おうとしている	水
ケガをする	（手伝おうとしていない）	流れ出している
手を伸ばしている	笑っている	床の上に
とっている（盗んでいる）		足がぬれている
クッキー		汚れたお皿が残っている
自分のために		水たまり
妹のために		
水さしから		
高い棚の上に		
食器棚の中に		
ドアを開けたまま		
妹に渡している		

台所で（中で）
災難についての全般的な陳述
芝生
隣りの家
開いた窓
カーテン

[a] 出典：Yorkston, K., and Beukelman, D. (1977). A system for quantifying verbal output of high-level aphasic patients. In R. Brookshire (ed.), Clinical Aphasiology Conference proceedings. Minneapolis, MN: BRK 許可を得て転載。

まり過去または未来）事物、事象、関係について話す能力が見極められる。臨床家は次のように自問自答する。言語はどの程度進行中の行為に関連しているか？ 患者は、事物そのものよりも事物に関わる思考について話をするか（Goldstein, 1948）？ 言語はどのくらいの頻度で、事物、事象、関係のグループに関連しているか？

カテゴリー

意味的に関連のある単語や概念（例えば、「りんご」、「バナナ」、「いちご」など）を分類する能力は、さまざまな単語使用頻度カテゴリー内で評価される。患者の自分自身の言語における分類能力は、**知覚的**（「形」や「色」のように、刺激の感覚的特質に関連）あるいは**概念的**（「果物」のように、事物の種類という一般的概念に関連）、**具体的**あるいは**抽象的**（例えば、「帽子」に対して「平和」や「希望」）、**上位**あるいは**下位**（例えば、「家具」に対して「椅子」）として記述されることが多い。概念的よりは知覚的で、抽象的よりは具体的である説明の例として、次のようなものがある。

検査者：あなたは3日ごとに服装を変えますか。
被験者：明日、・・・あー茶色、全部茶色、それから赤茶のズボン。あー茶色、あーあーあー黄色、あーあーオレンジ色・・・

そうかな？ 茶色、そうだ。
　カテゴリーの上位よりは下位の部分を産出する患者は、「それから、シャーロット、あーアーチー、あースーザン、あーあースペイン、イスラエル、カリブ海、ロンドン、すばらしい・・・」というようなことを言うだろう。
　患者がカテゴリーについて話す能力を調べようとする場合、Goldstein (1948) によって記述された事物分類課題の変形版が使用されることがある。患者は事物をカテゴリーに分類し、それから、それらの分類の理論的根拠を説明するように求められる。時には、患者は検査者が行なった分類を説明するように求められることもある。説明は、物品の使用（例えば、たばこを吸う道具）、状況（例えば食事のような、ある特定の文脈でまとまっているもの）、色（例えば、赤）、形（例えば、長方形）、その物品が作られている材料（例えば、木材）などにしたがってグループ分けされる（Goldstein, 1948）。
　また、カテゴリーの観察には次のようなことも含まれる。(a)事物カテゴリーの名称を見つける（例えば、「次の物すべてを含めて言う場合の名前は何ですか：りんご、バナナ、ぶどう」）、(b)あるカテゴリーに属する単語をできるだけ多く呼称する（例えば、「料理をする時に使われる物をすべて思い浮べることができますか」）、(c)連想語を産出する（例えば、「『家』と言った時に最初に思い浮べる単語は何ですか」）（Albertら、1973）。

反応の分析

　臨床家は単語の使用能力を、それぞれの難易度レベルで、多様な単語使用頻度グループ内において比較する（Kayら、1990）。語性錯語、すなわち不適切な語や不正確な語への目標語の置換の有無と、産出された誤りのパターンや種類が分析される。例えば、患者が特定の単語を思い出すことができない時、臨床家はそれが(a)**音韻的**な混乱、つまり音が似ている単語の混乱なのか、(b)**意味的**な混乱、つまり意味や経験において関連している単語の産出なのか、(c)目標語に直接関連しない**無関連**反応なのか、を判断する。意味的な混乱が生じている場合には、誤り単語を分析して、それが**反意語**（「売る」に対して「買う」）なのか、**同意語**（「美しい」に対して「かわいい」）なのか、目標語と同じカテゴリーに属するもの（「足」に対して「腕」）なのかを判断する（Rinnert & Whitaker, 1973）。
　可能な場合には必ず誤りは次のカテゴリーのうちのひとつに当てはめられる：**カテゴリー／実例**（「イースター」に対して「休日」）、**事物／記述**（「少年」に対して「ぬれている」）、**部分／全体関係の混乱**（「部屋」に対して「ドア」）、**行為と結果の混乱**（「目的地に到着」に対して「歩く」）、**空間的近接の混乱**（「頭」に対して「髪」）、**道具と機能の混乱**（「マッチ」に対して「火をつける」）、**形や大きさの類似による混乱**（「スプーン」に対して「シャベル」）（Rinnert & Whitaker, 1973）。
　また、多くの臨床家は、患者の語想起能力や自己修正能力も評価する。Marshall (1976) によると、語想起能力は効率性に関して階層的順序に並べることができる。各能力の成功によって意図された単語の産出が促進されるわけだが、それが成功するかどうかは、失語の重症度に強く関連していると思われる。各能力の効率性の順序は次のようになっている：**遅延**、すなわち患者は単語を産出するために余分に時間を必要とする。**意味的関連**、すなわち患者は目標語に意味的に関連する単語をひとつかそれ以上産出する。**音韻的関連**、すなわち患者は目標語に音韻的に類似した単語を産出する。**記述**、すなわち患者は自分が話しているものについて記述することで目標語を産出しようとする。**一般化**、すなわち患者は目標語の代わりに一般的な語や空語句を産出する。自己修正の方略も同様の階層を用いて分析することができる。

一般的記述

　事物、事象、関係、内容カテゴリーについての発話の頻度と複雑性の分類に加えて、言語内容の質的側面に関する一般的な記述も行なわれる。これらの記述のいくつかは言語の使用や機能に関連している。観察は次のような質問に関連しているであろう：
　患者はどの程度、
・意味のある会話を行い、また会話中に意味を保ち続けられるか。
・特定の考えを伝達したり、特定の反応を引き出

すために、発話を使用することができるか。
・明確かつ多様に考えを表現し、目的に向かって系列的に考えを順序だてることができるか。
・主要な内容を同定するために、心の中に話の筋道を維持して、関連情報と無関連情報を区別できるか。
・多様な可能性と見通しを言語化できるか。
・役割を演じたり、相手の観点を理解することができるか。

結合分析

Lemmeら（1984）を含むさまざまな著者たちが、成人失語患者の自発話における意味的結合を調査するべきだと提案している。これらの著者たちは結合を、言語学的項目（例えば、ひとつの主節と、それにつながったり埋め込まれたりしている従属節および節以外の要素すべて、など）を互いに結びつける意味的関係と定義し、それによってテクスト（例えば物語など）中の単語間に有意味な相互依存が生まれるもの、としている。また結合は、一貫性に関与する表層構造にも関連することがある。これらの著者たちは、5種類の結合的結びつきを引用している：

1. 言及―言及項目は、それ自体の解釈のために他の事柄に言及する
   a．代名詞　　I, me, we, us, you
   b．定冠詞　　the
   c．指示詞　　this, these, those
   d．比較　　　same, more, better
2. 辞書的―語彙の選択
   a．繰り返し／復唱
   b．同意語
   c．上位概念
   d．連語
3. 接続詞
   a．付加　　　and
   b．時間的　　then
   c．原因　　　so
   d．連続的　　now, after, all
4. 置換―ある項目を別の項目と置き換える
   a．名詞　　　「この箱は小さい」
   　　　　　　「私は大きいのが欲しい」
   b．動詞　　　「ジョンはマラソンで走りますか」
   　　　　　　「皆そうすると思います」
   c．原因　　　「雨が降りそうですか」
   　　　　　　「そうですね」
5. 省略―先行する文脈から予測される項目を省く
   a．名詞
   b．動詞
   c．語彙
   d．機能語
   e．節

口頭言語における節の結合の程度を分析するために、Gutierrez-Clellen & Iglesias（1992）は、叙述サンプルに対し、次のような記号化の取り決めを用いることを薦めている：A＝動作 action、PS＝身体的状態 physical state、MS＝精神的状態 mental state、R＝結果 resultant、I＝模倣 imitation、G＝目標 goals、UR＝無関連な陳述 unrelated statements、E＝可能化 enablement。これらの記号は、失語患者の言語の分析に役立つであろう。

患者の言語における結合の量は適切か不適切のどちらかである（Piehler & Holland, 1984）。それゆえ、メッセージの明瞭さおよび明晰さの質とメッセージに含まれている結合の量との関係を調べる必要がある。

言語内容の産出を促進あるいは妨害する変数

言語内容の産出を促進したり妨げたりする変数が見極められる。例えば、有意味な発話、ジャーゴン、新造語の量を増加させたり減少させたりする話題が注目され、それらの話題の抽象性、知的複雑性、長さ、使用頻度のレベルが確認される。

また失語症学者は、内容の産出が課題の要求に関連しているかどうかを見極める。例えば、穴埋め文の完成（例：「空は＿＿」）がより容易で、次に容易なのは絵の呼称で、最も困難なのはその物についての描写を聞いてその項目を呼称することなのだろうか。患者は、物品がより写実的であったり色彩に富んでいる時には呼称できるのだろうか。象徴的性質や実際的性質という刺激（例えば、その物品の見本、写真、使用法の呈示）が言語内容の産出を促進するだろうか。

評価にはまた、次のような患者の能力の分析も含まれる：臨床家が与えたり患者自身が産出した

りする語頭音や関連語のような手がかりを使用する能力（Berman & Peelle, 1967）、聴覚に代わって視覚というような代替モダリティを使用する能力、弱い聴覚刺激よりも大きく強い刺激に反応する能力、正しい目標語を産出するために、聴覚刺激と視覚刺激を合わせて使用する能力。

目標7：口頭言語の形式を産出する能力の分析

言語形式には統語と音韻が含まれる。

統　語

口頭表出における統語障害は失語患者では一般的である。実際、Schuellら（1969）によれば、失語症患者は単文と複雑な構文のどちらの場合でも、単語を組み合せて関係を表現することに困難を感じる。患者は使用する文の種類が限られており、文の変形も使用されることはあっても少ない。また、冠詞、前置詞、接続詞のような関係語の使用や人称代名詞の産出にも低下が見られる。さらに、複数の/-s/や所有の/-s/のような形態論的語尾変化も損なわれることが多い。この障害は音韻的な複雑さよりも文法的な複雑さの順序で生じる（Goodglass & Berko, 1960，付録4-7）。また何人かの患者は、語尾変化した動詞の形の代わりに不定詞の動詞語幹を用いることがある（Goodglass & Berko, 1960）。

評価では、さまざまな統語構造の使用可能性、複雑性、頻度、一貫性を見極めるために、言語の分析に焦点が当てられる。

使用可能性と複雑性

臨床家は、それぞれの患者に使用可能な特定の統語構造を見極める。各患者が産出した言語の規則を記述する過程は複雑であり、これを行なう簡単な手続きがないために困難になっている。それゆえ失語症学者には、基本的文型とそれらの文型の修正型を記述した教科書が必要である。このような過程の手助けになる情報源として、Government-Binding Theory and Some of its Applications（Leonard & Loeb, 1988）、English Transformational Grammar（Jacobs & Rosenbaum, 1969）、Syntax, Speech and Hearing（Streng, 1972）の3つがある。頻繁に評価される構造は、2語文、形態論的語尾変化、句構造規則、変形、複文である（付録4-7）。

また、内容や意味を表現するために使用される特定の形式を同定することで統語を評価する臨床家もいる。つまり、内容分類を確立して、それから次に、異なる話題について話す時に使用される言語規則を記述するのである。この評価方法により、失語症学者は内容と形式の相互作用を調べて、特定の内容分類が特定の形式の産出を促進するのかどうかを見極めることができる。

産出された誤りの種類は、それが目標構造の置換なのか省略なのかを失語症学者が見極めることで明らかにされる。省略による誤りには、例えば、呼応や時制のない動詞不定形の産出や、関係語や実質語のような単語グループ全体の省略などが含まれるだろう。置換による誤りとしては構成要素の相互交換が考えられる。例えば、患者は名詞を形容詞や副詞と混乱するかもしれない。分析には、省略や置換に関わらず、文が理解できるものかどうかの見極めが含まれる。

頻度

さまざまな統語構造の産出頻度も評価され、どの構造がしばしば使用されるのか、まれに使用されるのか、あるいは決して使用されないのかが判断される。例えば、検査の3時間中、患者は複数形/-s/を18回、過去形の/-ed/を2回使用したが、形態素/-er/と/-est/は一度も使われなかった。

一貫性

各構文が産出される一貫性も明らかにされる。失語症学者は、規則が一貫して使用されていない場合、意味的な複雑性、単語の使用頻度、文脈などが産出に影響するのだろうかと疑問に思うかもしれない。例えば患者は、質問をする時は、疑問変形すなわちwhの質問よりも疑問のイントネーションすなわち尻上がりの抑揚をほとんどの場合使用したが、検査者が言っていることやしていることを理解できない時は、"what"という単語を使用した。

音　韻

音韻にはふたつの要素がある。音素と音節から成る分節的部分と、イントネーション、強勢、間

分節的音韻

失語には、分節的音韻の障害、すなわち標準的なやり方で単語や音節の弁別的語音要素を産出する能力の障害が随伴することが多い。分節的音韻の障害は、しばしばdysarthriaや発語失行（訳注：原文ではapraxiaのみ）と診断される。両障害とも、よく失語に随伴するものである。Darley (1978) によると、dysarthriaは、

……中枢神経系や末梢神経系の運動領域の損傷により生じる表出性発話障害の大きな群を包括する総称的用語である。この損傷のために、障害された神経から刺激を受ける筋肉は有効に働かず、筋力低下（重篤な場合は麻痺と呼ばれる）、運動速度の低下、協調運動の障害、筋緊張の異常、あるいはこれらの障害のいくつかの組み合せを示す。これらの機能異常は発話の実行に含まれる基本的過程－呼吸、発声、共鳴、構音、プロソディーのいくつか、あるいはすべてに現われるだろう。患者の発話を本質的に喪失させてしまうような運動機能の重度な障害は構音不能anarthriaと呼ばれる（Darley, 1978, p. 493）。

dysarthriaの特質は、特定の筋群の神経支配になんらかの障害があることである（Darley, 1978）。検査によって、呼吸、発声、共鳴、構音、プロソディーに関与する筋の速度低下、筋力低下、非協調運動、筋緊張の障害が明らかとなる（Darley, 1978）。音韻的な誤りには一貫性があり、通常は構音運動の単純化である。

Kentら（1989）は、dysarthricな患者用の単語明瞭性検査を開発した。この検査は「(a)dysarthria障害に敏感で、(b)発話の明瞭性に有意に関与すると思われる19項目の音響的－音韻的対比を調べるために考案されている」(p.482)（表4-12）。著者たちは、この検査のセラピー上の示唆についても論じている。

一方、**発語失行** apraxia of speech（AOS）は、自発的な発話産生のために筋運動の定位と系列化をプログラムする能力の構音上の障害である。この障害では、dysarthriaが共存している場合には筋力低下、運動速度の低下、非協調運動などの困難がみられることもあるが、これらの障害が明らかに随伴する必要はない。そして、反射や自動的な行為では同じ筋を困難なく使えるであろう

表4-12 音韻対比による対単語の明瞭度検査の項目[a]

特徴カテゴリー	対1	対2	対3
語頭有声音	bee-pea	do-two	goo-coo
語尾有声音	add-at	buzz-bus	need-neat
母音持続	eat-it	gas-guess	pop-pup
☆閉鎖音 vs 摩擦音	see-tea	sew-toe	do-zoo
声門音 vs 無音	high-eye	hit-it	has-as
摩擦音 vs 破擦者	shoe-chew	shop-chop	ship-chip
閉鎖音 vs 鼻音	dough-no	bee-me	buy-my
歯茎音 vs 口蓋音	see-she	sew-show	sip-ship
舌の高さ	eat-at	soup-soap	eat-eight
舌の前進	hat-hot	tea-two	day-dough
閉鎖位置	pan-can	dough-go	bow-go
二重母音	buy-boy	high-how	aisle-oil
r/l	ray-lay	rip-lip	raw-law
w/r	way-ray	row-woe	won-run
流音 vs 母音	string-stirring	spring-spurring	bring-burring
割り込み母音のあるもの	blow-below	plight-polite	claps-collapse

[a] 出典：Kent, R., Weismer, B., Kent, J., and Rosenbeck, J.(1989). Toward phonetic intelligibility testing in dysarthria. Journal of Speech and Hearing Disorders, 54(4), 493.

☆訳注：表は原文通りに訳したが、閉鎖音－摩擦音の順通りに並べるならば、
対1→tea-see、対2→toe-sew となる。

(Darley, 1964 ; Johns & Darley, 1970)。AOSは、筋力が完全であるにもかかわらず生じる熟練した運動の障害である（Darley, 1978)。誤りは多様で一貫性がなく、しばしば構音行為の単純化よりも、むしろ複雑化となるようである（Darley, 1978 ; Shankweiler & Harris, 1966)。

主にタイミングの異常による子音の歪みは、音の置換などのその他すべてのタイプの誤りよりも多くなっている（Odellら、1990)。単語の医学的見地においては、誤りが優勢である（Odellら、1990)。より多くの誤りを生じるのは「構音様式や声よりも構音点に関するものであり、最も障害されやすい構音点は歯音と口蓋音、最も置換されやすいと思われる構音点は歯茎音で、置換および歪んだ置換の大半は目標にかなり近いものであった」(Odellら、1990, p.356)。歪みは、運動処理の末梢段階の障害によるものである。実際、Odellら（1990）によれば、「置換は、音の前置・後置および転位という系列化の誤りの例外はあり得るが、伝統的には、発話産生のプランニング段階に関わる言語の障害を反映するものと考えられてきた」(p.355)。

AOSにおける音韻の多様性は語の長さ（Darley, 1978)、語の使用頻度（Goodglass & Kaplan, 1972, 改訂 1983)、語の意味（Martin & Rigrodsky, 1974)、発話の文脈、実行されている課題の性質、などに関連づけられることがある。努力が増すにつれ障害は悪化していく傾向があり、そのため患者が要求に応じて個々の反応を産出しようと試みる場合に困難が生じる。

発語失行かdysarthriaのどちらかがある場合は、音韻の評価を詳細に行なう。収集されたデータに含まれるのは、(a)非構造的な自発言語中に産出される音素の誤りと、それらの誤りが生じる音韻的文脈、(b)標準的な構音検査で産出される誤り、(c)患者の刺激可能性、すなわち聴覚刺激や視覚刺激にしたがって誤った音素の産出を修正する能力についての結果、(d)末梢の発話メカニズムの評価結果、である。

超分節的音韻

失語症患者においては、音韻の超分節的な要素であるイントネーション、強勢、間などもしばしば障害される。

イントネーションとは、声、ピッチ、音質の抑揚、つまり発話の音楽的な流れのことである（Pei & Gaynor, 1954)。正常なメロディーのイントネーションやプロソディーを産出する能力が評価され、例えば句や文の終わりなどで、文法的分節の指標としての発話メロディーを患者が失っていないかどうかが見極められる（Goodglass, 1968)。

強勢は、特定の音を強めたり、強調することである（Pei & Gaynor, 1954)。失語症学者は、患者が正常な強勢パターンを使用しているかどうか、誤ったところに強勢が置かれて、その結果、通常ならば強勢されたはずの母音が減少していないかどうかを判断する。また、評価者は、患者が強勢のない単語で発話を始められるかどうか、すなわち、名詞や主動詞など最初に強勢が置かれて目立つ単語に引き寄せられてしまっているのかどうか、もついても問題にする（Goodglass, 1968)。

間（ま）とは、書字ならば句読点が使われるような場所で通常生じる言語の流れの中断のことである（Osgood & Miron, 1963)。臨床家は、間の適切性と単語のつながりの連続性を分析する。特に、言葉のある間（あー、うーん、など）、言葉のない間、繰り返し、開始の誤りや修正などの適切性が判断される。例えば、患者は不適切に間を使用し、しばしば動作を表す単語すなわち動詞のところで言葉のある間と言葉のない間を使用した：

検査者：コーヒーはどのようにして入れますか。
患　者：水と、あー・・・カップ・・・あー・・・サバランと、あー・・・10分・・・あー・・・それで、コーヒー、一杯。クリーム・・・それと、あー・・・砂糖ふたつ。

単語のつながりの連続性は、発話速度、つまり1分間の語数を数えて評価する。

患者が産出できる、あるいは刺激されれば産出できるような特定の超分節的音韻変数が決定される。そして、発話の明瞭性や意味伝達を促進したり増加させたりするために使用可能な変数は、セラピーの目標をたてる際に考慮される。

目標8：さまざまな機能のために意志伝達したり言語を使用したりする能力

コミュニケーションは対処という断定的行為である。それは、メッセージの内容、形式、容認可能性をさまざまに変える絶え間ない試みである。また、話題が変化するのにともなって一連の陳述を転換したり移したり (Muma, 1975)、コミュニケーション相手とコミュニケーションが生じている物理的文脈の影響に対して感受性を高め (Prutting & Kirchner, 1983)、最もうまく当てはまるメッセージと、それゆえ効果的で効率的なコミュニケーションを達成しようとする試みである (Muma, 1975)。

コミュニケーション能力には、異なる相手と異なる文脈で会話をする方法についての知識 (Craig, 1983) と、談話維持の基盤となる権利、義務、予期についての知識 (Ochs & Schieffelin, 1979) が含まれる。これは、誰が、何を、誰に対して、どのように、どこで、いつ、どうやって、言うことができるのか、についての知識である (Prutting, 1979)。

語用論とは、このような会話上の知識と意味規則の習得および使用のことであり、これらは、聞き手の態度、信念、行動に影響を与える意志伝達に必要なものである (Lucas, 1980)。この意味的な知識は発展していき、**発話行為**という文脈内で使用される。発話行為とは、話し手と聞き手の間のコミュニケーションの理論的単位である (Lucas, 1980)。Searleら (1969) によると、発話行為に含まれるのは、話し手が意味するもの、発せられた文（またはその他の言語的要素）が意味するもの、話し手が意図するもの、聞き手が意図するもの、聞き手が理解するもの、言語的発話を支配する規則となっているもの、である。発話行為には、約束、申し立て、要求、主張などをすることも含まれる。Searle (1969) の理論では、命題propositionとは産出された単語や文のことであり、この命題の発語内力illocutionary forceがその発話を産出した話し手の意図である。

このように、語用論にはコミュニケーションの相互作用的な側面が含まれ、社会的文脈の多様な側面に対する感受性も含まれている (Prutting & Kirchner, 1983)。それはコミュニケーションのための言語使用についての分析である。重要なのは文の構造ではなく、どのようにして意味が伝達されるか、どのように談話において言語機能の単位が伝達されるか、である (Prutting & Kirchner, 1983)。

多くの認知的／語用論的産出物、すなわち談話の構造が同定されている。そこに含まれるのは、物理的文脈の変数、コミュニケーション相手の変数、意図的なコミュニケーション、順番規則（話題の選択、維持、変更と、切り替え）である（表4-13）。

表4-13 談話構造

1．物理的文脈の変数
2．コミュニケーション相手の変数
3．意図的なコミュニケーション

命名	あいさつ	注意
応答	繰り返し	予測(Dore, 1974)
要求	記述	
要求	命令	警告(Searle, 1969)
主張	説得	
質問	忠告	

☆4．順序取り
　A．発話行為の開始
　B．コミュニケーションの維持
　　i．役割切り替え／役割取り
　　ii．話題の持続
　　　(a) 依存的発話
　　　(b) 近接的発話
　　　(c) 話し手へのフィードバック
　　　(d) 修復/修正
　　　(e) 記号切り替え

☆訳注：原文では4でなく3になっている。

物理的文脈の変数／話し手の変数：コミュニケーション環境の定義

コミュニケーションは、情報を送ったり受けたりする相互的な行為で、それが使用される環境によって大きく影響される。つまり、コミュニケーションの文脈とコミュニケーション相手は両方とも、コミュニケーションそれ自体の動的な要素である。

コミュニケーションの**文脈**は動的であるため、

言語は各文脈とともに変化する。実際、ある人が産出した言語はどのような時点で産出されたものでも、文脈的な変数とその人の構造言語的な知識との相互作用の産物であろう（Gallagher, 1983）。さまざまな会話状況が、発話の長さ、複雑性、冗長性、流暢性、反応性（発話を推敲するなど）、意味的関連性に影響するであろう。

興味深いことに、Glosserら（1988）は、言葉の複雑性と言語の誤りがコミュニケーションの内容と文脈の違いによって有意に変化することを見出した。例えば、話し手と聞き手の間の通常の接触を制限した状況では、失語患者はコミュニケーション的なジェスチャーをより少なく、複雑な言語化をより多く産出する。このように、「失語患者は非言語的な社会的文脈の変数に応じて、適切で予測可能な言語の変更を示す」（p.115）。

したがって評価には、患者の言語行動が多様な文脈によってどのように変化し、特定の文脈が患者のコミュニケーション行動の数と種類にどのように影響するか、についての分析が含まれる。どの文脈がコミュニケーションを促進するのだろうか。どの文脈がコミュニケーションの妨害となるのだろうか。患者はさまざまな文脈に対してどんな規則をもっているのだろうか。

特定の**コミュニケーション相手**もまた、発話の長さ、複雑性、冗長性、流暢性、反応性（発話の推敲など）に影響することがある。また、発話の意味的関連性や、発話中のアイコンタクトの量（Gallagher, 1983）などにも影響する。相手の年齢、性別、親密度、地位などの特徴はコミュニケーションに影響するであろう。それゆえ、患者に話し相手がいるのかどうかを見極めて、頻繁なコミュニケーション相手が誰で、頻繁でない相手が誰なのか、そしてそのような相手がコミュニケーション行動にどのように影響するのかを同定する必要がある。異なるコミュニケーション相手によって、内容と形式はどのように変化するのだろうか。

成功したコミュニケーションには、コミュニケーションをする機会があるということが含まれている。成功したコミュニケーションというのは、意味的—統語的な発話の長さや複雑さとは関係ない。むしろ、「メッセージを送ったり受け取ったりする時に得られる達成感である」（Lubinski, 1981, p.351）。それは非常に個人的な感情を伝える機会であり、伝えられたメッセージが重要なのだと気づくことである。コミュニケーションの成功によって、患者は社会と結びついているという感情を得ることができる（Lubinski, 1981）。反対に、コミュニケーションが損なわれた環境とは、成功した有意味なコミュニケーションの機会がほとんどない環境である。そこでは人と人のコミュニケーションの価値に対する感受性が欠落しており、話す動機がほとんどない。プライバシーは欠如していて、コミュニケーションの相手となる人もなく、一般に刺激が欠落している（Lubinski, 1981）。したがってわれわれは、患者に与えられるコミュニケーションの機会とそのようなコミュニケーションの妨げとなるものについて評価する。Lubinskiによって開発されたCommunication Environment of the Adult Aphasicのプロフィール（第13章参照）は、コミュニケーション環境の機会と妨げの両方に関する有効な評価手段である。

コミュニケーション環境や相互作用を評価するその他の手段としては、Florence（1981）によるFamily Interaction Analysis（表4-14）とLoversoら（1982）によるProcess Evaluation Form（表4-15）がある。このような非標準的評価テクニックの使用により、失語症学者が、成功したコミュニケーション相互作用を促したり、コミュニケーションの損なわれた環境に関わったりするような物理的または文脈的要因と心理社会的要因を同定することが容易になるであろう。これに続いて失語症学者は、さまざまな興味深いコミュニケーション相手を含み、活動を刺激するような、積極的で価値あるコミュニケーション環境を患者とその重要なコミュニケーション相手が造り出すのを手伝うことができるのである。

意図的なコミュニケーション

言語はさまざまな意図を伝えるために使用される手段である。Dore（1974）は、次のような意図を特定している：

命名：事物や動作に名前をつけようとする意図、しかし、この行為は聞き手に話されるものではない。

応答：他者の発話に留意しようとする意図

表4-14　家族相互作用の分析：評価書式[a]

重要なその他の行動	成功	不成功	拒否
非促進的			
1．無頓着な態度	──	──	──
2．不適当な影響	──	──	──
3．長い応答	──	──	──
4．自己中心	──	──	──
5．不適切な話題変更	──	──	──
6．忠告を与える	──	──	──
7．評価的な応答	──	──	──
8．時機尚早の対面	──	──	──
9．遮る	──	──	──
10．推測する	──	──	──
11．くり返す	──	──	──
12．単純な言語	──	──	──
13．大声	──	──	──
14．突然の話題変更	──	──	──
15．患者に代わって話す	──	──	──
促進的			
16．閉じた質問	──	──	──
17．後について言う	──	──	──
18．励まし手が少ない	──	──	──
19．開かれた質問	──	──	──
20．内容を言いかえる	──	──	──
21．感情を反映する	──	──	──
22．内容をまとめる	──	──	──
23．感情をまとめる	──	──	──
24．共有する	──	──	──
25．対面	──	──	──
26．解釈	──	──	──
27．口頭の手がかり	──	──	──
28．ジェスチャー	──	──	──
29．指示	──	──	──
30．命名	──	──	──
31．手本の作成	──	──	──
32．物理的手がかり	──	──	──
33．注意を求める	──	──	──

[a] 出典：Florence, C.(1981). Methods of communication analysis used in family interation therapy. In R. Brookshire(ed.), Clinical Aphasiology Conference proceedings. Minneapolis, MN: BRK.

要求：他者に助けを求めて話しかけようとする意図

あいさつ：慣例的なあいさつを伝えようとする意図

抗議：他人の行動に異議を唱えたり、他人の行為、発言、命令に拒絶や抵抗を示そうとする意図

繰り返し：他人の発話や行為を真似しようとする意図

記述：見たり聞いたりしたものの心的なイメージを与えようとする意図

注意：他人に何かを指摘しようとする意図

Searle（1969）が特定した意図は以下のようである：

要求：この意図は、話し手が他者に助けを求める時に生じる。

主張：この意図は、話し手が他者になんらかの陳述や命題が正しいということを指摘する時に生じる。この意図には、断言と呼ばれる部分集合も含まれており、これには、話し手がある命題に賛成したり、それを確認したりしている場合が含まれる。

質問：この意図は、話し手が、その命題が正しいのかどうかを知らなかったり、必要な情報をもっていなかったりして、聞き手がその情報を与えてくれるかもしれないと考える時に生じる。また、話し手が、聞き手が答えを知っているのかどうかを知りたいと考える時にも生じる。

命令：この意図は、話し手が、聞き手はその行為を行なう能力があるが自然の成り行きにまかせては行なわないかもしれないと考えている場合で、かつ、話し手が自分は聞き手に対して権力を地位にあるということを自覚している時に生じる。

説得：この意図は、話し手がなんらかの命題を信じていて、その命題が正しいことを知らないと思われる聞き手にもそれを信じてほしいと望む時に生じる。

忠告：この意図は、話し手が、なんらかの行為が聞き手にとって利益になると信じていて、自然の成り行きにまかせていては聞き手がその行為を行なわないであろうということが明らかな時に生じる。

警告：この意図は、話し手が、聞き手の関心に入っていない事柄が起きるだろうと信じていて、聞き手にとってその事柄が起きるだろうということが明らかでない時に生じる。

表4-15 課題、維持、非機能性の役割記述子の統合に基づく過程評価書式[a]

役割	記述子	個人番号							
		1	2	3	4	5	6	7	8
課題	評価する	───	───	───	───	───	───	───	───
	開始する	───	───	───	───	───	───	───	───
	精巧にする	───	───	───	───	───	───	───	───
	まとめる	───	───	───	───	───	───	───	───
	情報を与える	───	───	───	───	───	───	───	───
	情報を求める	───	───	───	───	───	───	───	───
維持	励ます	───	───	───	───	───	───	───	───
	調和する	───	───	───	───	───	───	───	───
	見張る	───	───	───	───	───	───	───	───
	規準を設定する	───	───	───	───	───	───	───	───
	従う	───	───	───	───	───	───	───	───
非機能性	遮る	───	───	───	───	───	───	───	───
	自分に向かう	───	───	───	───	───	───	───	───
	分裂させる	───	───	───	───	───	───	───	───
	ゆがめる	───	───	───	───	───	───	───	───

評価する＝グループの困難を見極め、グループの前進を評価する
開始する＝考え、問題の新しい定義を提案する
精巧にする＝考えが採用される場合に、それを明確にし、具体化する
まとめる＝議論の後、考えを再表現する
情報を与える＝事実や意見を提出する、経験を再表現する
情報を求める＝考えを求め、フィードバックを要求する
励ます＝他者の話を進んで聞き、グループを支える
調和する＝議論を和らげ、譲歩する
見張る＝メンバー全員が聞いていることを確認する
規準を設定する＝討議の後、グループの規範を示す
従う＝グループの規範と討議に協調する
遮る＝考えを聞く前に議論し、拒否する
自分に向かう＝秘密主義、自己の増大
分裂させる＝グループの道化役、冗談好き
ゆがめる＝事実、考え、決定をゆがめる

コメント：

[a] 出典：Loverso, F., Young-Charles, H., Tonkovich, H.(1982). The application of a process evaluation form for aphasic individuals in small group setting. In R. Brookshire(ed.). Clinical Aphasiology Conference proceedings. Minneapolis, MN : BRK

　これらの意図の多くは、Lomasら（1989）によって提案された4つのコミュニケーションカテゴリーのうちのひとつかそれ以上で用いられている（表4-1参照）。
1．**基本的要求**：コミュニケーションは基本的要求を満たすために必要である（例えば、トイレ、食事、身だしなみ、姿勢など）。
2．**健康のおびやかし**：身体が良好であること、つまり健康は、効果的なコミュニケーションに頼っている（例えば、倒れた後に助けを求める、自分の医学的状態についての情報を与えたり、受け取ったりする、など）。
3．**生活能力**：日常生活を果たすために必要な情報を与えたり受け取ったりする（例えば、買物、家事、電話の使用、交通標識の理解、など）。
4．**社会的必要性**：コミュニケーションはもとも

と第一に社会的なものである（例えば、夕食時の会話に参加する、カード遊びをする、友人に手紙を書くなどの、それ自体を目的とする他者とのコミュニケーション）(p.123)。

すべての言語意図は、意味的－統語的発話を通して、あるいは先行する発話や後に続く発話によって、伝達され理解されるだろう。さらに、顔の表情や、付随する行為、ジェスチャー、声の調子などによっても、意図は表現され（そして理解され）るだろう。言葉に出して言わなくても、意図を伝達できるだろう。また、ひとつのことを言って、他のことを意味することもできる。患者は、しばしば物理的文脈の変数とコミュニケーション相手の変数に関する知識を使って、言われていることと意味されていることとの間で解読を行なう手助けとする。

評価には、さまざまな発話行為や意図を伝達し理解する能力の分析が含まれる。患者は多種多様な意図を伝達し、理解しているか。している場合は、どのようにしてか。言われていることと意味されていることを区別できるか。文の含蓄を理解し、新しい情報や古い情報と適切に関連づけることができるか。意図を伝えるために非言語的な手段を使用することができるか。

役割交替

コミュニケーションの相互的性質には、発話行為の開始やコミュニケーションの維持などを含む多くの側面がある。

発話行為の**開始**（話し手として）には、話題の選択と紹介、話題の変更が含まれる。コミュニケーション行為には、新しい、関連のある、本当に必要な情報と判断されるものが含まれるべきである。話し手は、もしあるならば、どんな情報が多様な聞き手によって共有されているのかを見極めなければならない。したがって話題や関連事項の同定には、自分の長期記憶を探索して、相手に関係があり、相手に望まれていて、たぶん興味深いだろうと判断されるような情報を見付けることが含まれている。

コミュニケーションの**維持**には、役割取り、すなわち話し手－伝導者と聞き手－応答者としての役割の変更が含まれる。聞き手の役割は話し手のメッセージを理解することである。これは、うなづく、身を乗り出すというような非言語的応答や、「はい」などの短い、普通は肯定的な言語的応答で示され、凝視を避けるよりは、むしろ視線の方向で特徴づけられる(Davis, 1981)。メッセージを伝えている最中の話し手の補助には、聞き手が話し手のメッセージを傍受して評価し、その有効性や容認可能性を聞き手にフィードバックする能力が含まれる。

役割の維持や変更の希望を表示するために、通常、非言語的な手がかりが相手によって使用される（Harrison, 1974 ; Rosenfeld, 1978）。話し手は普通、音韻的な節の結合では維持されなかったり休止状態に戻ってこなかったりする役割を、凝視の回避や手のジェスチャーによって維持する(Rosenfeld, 1978)。話し手が聞き手の反応を求める時は、「節と節の間の間（ま）で」、あるいは「音韻的な節（訳注：原文ではphonemic clause となっている）末部のピッチの抑揚で」表示する(Davis, 1981, p.171)。聞き手は、話し手への視線の方向で自分の役割を維持する。

役割切り替えは、その役割を放棄したいという話し手の希望の結果として生じるだろう。したがって聞き手は、話し手が役割切り替えを望んでいるのかに関して、判断を行なう必要がある。話し手の交替準備ができていないうちに役割切り替えが生じる時は、大声を出したり、話し手から顔を背けたりということが伴うだろう (Davis, 1981)。**修復**や**修正**も、談話の維持と規則の一部である。これには、聞き手が与えた手がかりに対する話し手の敏感さと、必要があればメッセージを繰り返したり修正したりすることでそのような手がかりに対して応える能力が含まれる。話し手と聞き手が、系列を修復して、明確化を求める要求のような調整装置に応えようとして動くことは、コミュニケーションの維持にとって不可欠である(Fey & Leonard, 1983)。修復の変数は、Purcell & Liles (1992)によって提案された次のカテゴリーにしたがって、分類され、分析されるだろう：(a)修復のタイプ：文法的と文脈意味、(b)結合の修復：カテゴリー（個人的、提示的、比較的、語彙的、結合）、頻度、成功、位置。

また、コミュニケーションの維持には、話題を支える反応——発話行為に対する特定の反応（聞き手として）を含むもの——も含まれている。例えば、**依存的発話**とは、先行する発話と同じ話題を共有していて、前のコミュニケーション行為に情報を付加する発話である。これは、話し手の話題を精巧化することである。話題を系列的に組織化することも、コミュニケーション維持の構成要素である。したがって**近接的発話**も使用される。これは、相手の発話の直後に生じるが、相手の話題には関連していない発話である。このような発話は、話し手のコミュニケーションを論理的にするもの、または技巧的にする可能性のあるものと考えられるだろう。

　記号切り替えは、やや役割取りに関連している。記号交替とは、役割演技能力のような状況の要求を満たす特定行為の形式や頻度の中で、文体の多様性を生み出す程度のことである（Fey & Leonard, 1983）。

　1975年に書かれた論文で、Mumaは役割取りと記号切り替えの問題を取り上げた。彼はコミュニケーションの方法の中で2種類を弁別した。ひとつを彼は「放り投げる」、もうひとつを「演じる」と呼んだ。放り投げは記号化されたメッセージの放出に関連している。演じることには、メッセージの適切な解読のために必要な変更を確認して、特定の状況と聞き手に「最も適合する」メッセージを達成するために必要な調整を行なうことが含まれる。役割取りは、「特定の努力のために特定の人に対して意図したメッセージを伝えるのに、最も適切な形式でメッセージを」(p.299)出す能力である。役割取りにおいては、「意図したメッセージを伝えるために、形式、指示内容、心理的距離、そして容認可能性において必要な調整が行なわれるまで、話し手と聞き手の両者は、メッセージの形成、知覚、修正に積極的に参加する」(p.299)。本当のコミュニケーションの目的は、効果的で有効なコミュニケーションを達成するために最も適合するメッセージを確定することに向けられている（Muma [1975] は、メッセージとともに「演じる」能力の発達を認知的発達と結びつけた）。

　成人失語症の評価には、患者が多様な状況において多様な相手とコミュニケーションを開始し、それを維持する能力の分析が含まれる。以下の点が問題となる：

1．患者は、話し手として、コミュニケーション上の責務の役割分担を進んで受け入れることができるか。
2．患者はさまざまな発話行為を開始できるか。それはどれか。
3．発話行為の何パーセントが失語患者によって、あるいは相手によって、開始されているか。
4．どんな話題が選択されるか。
5．話題の同定は多様な聞き手にとって適切なものか。また、興味深いものか。
6．患者は、コミュニケーションの潜在的に共有されている情報の側面を評価できるか。
7．患者は、新しく、関連があり、本当に必要とされている情報を含む会話を開始しているか。
8．患者は依存的発話や近接的発話を産出するか。それはどの程度か。
9．患者は、会話の中で系列的に話題を組織できるか。
10．患者は話題を精巧にすることができるか。どの程度か。
11．言語は複雑さにおいて低下しているのか、量においてか。
12．技巧的な要素が選択的に減少しているために、最も本質的な要素が伝達されているのか。
13．言及能力はコミュニケーションの維持に適切か。
14．患者は言及的なジェスチャー（例えば、世の中の物事について情報を伝達するジェスチャー）を使用するか、非言及的なジェスチャーを使用するか。
15．記号切り替えの能力は、形式、指示内容、容認可能性において必要な調整を行い、最も適合するメッセージを確認するまで、メッセージを形成、知覚、修正するのに有効かつ効果的であるか。
16．患者が携わっているコミュニケーションは、有効で効果的なコミュニケーションを達成するにはそのメッセージが最も適しているという患者の考えを反映しているか。
17．患者は、状況と相手の要求を満たすために、多様な文体を産出することができるか。

18. 患者は文脈情報を適切に使用しているか。
19. 患者は最も適合するメッセージを達成するために、形式、指示内容、容認可能性などのコミュニケーション上の障害を積極的に解決しようとしているか。
20. 患者は不明瞭なメッセージを明確にしているか。
21. どんな要素が崩壊と修復に影響するか。
22. 自分のコミュニケーションを修正するために手がかりに応える時、患者はどの程度効果的か。
23. 患者は、コミュニケーションの維持と調整を試みる時に、コミュニケーションを修復・修正するか。
24. 患者は、明確化を求めるというような調整手段を用いるか。
25. 会話の修復、修正、調整のために、どんなテクニックが使用されているか（話題や意図のヒント、ジェスチャー、wh-質問、訂正、拒絶）。
26. どのような修正の方略が使用されているか（繰り返し、部分的な繰り返し、意味的修正、統語的修正、音韻的修正、情報の付加、情報の削除、自己修正、無関連）。
27. 修正の方略は成功しているか。
28. 患者は、聞き手として、コミュニケーション上の責務の役割分担を進んで受け入れることができるか。
29. 患者は、聞き手としてどの程度有効か。
30. 患者は話し手のメッセージを理解できるか。話題の変更についていけるか。
31. 患者は、話し手がメッセージを伝達するのをどの程度援助できるか。
32. 患者は、話し手に対し、その人の有効性と容認可能性について適切なフィードバックをしているか。
33. 患者は、役割を切り替えたい時、合図を出せるか。
34. 患者は、話し手が話し手としての役割を放棄したいと思っている時、その願望に気付くか。
35. 役割交替は適切か。
36. 話し手の役割の移行は成功するか。

最近では、機能的な評価や日常生活行為の遂行能力が、社会保険の観点から「返済率設定の方法の供給、奉仕を受ける資格の見極め、長期的なリハビリテーション・ケアの性質の測定」(Frattali, 1992, p.63) など、さらに重要になっている。しかし、Frattali (1992) によると、綿密で信頼できる妥当な方法で機能的コミュニケーションを測定する手段はほとんどない。この問題に対する解決策として、Frattali (1992) は、多次元的な機能評価を構成する核となる要素は何かということについて、広い分野で一致した意見に達することを提案している。さらに、開発される測定法は次のような特質を合わせもっていなければならない：「時間による変化に対する感度、評定者内および評定者間の尺度の信頼性、閾値効果を妨げるために十分な範囲の行為が測定されること、リハビリテーションの異なる段階における有用性、臨床状況外での機能への依存」(Frattali, 1992, p.79)。機能的コミュニケーションは日常生活の核となる行為なので (Chapey, 1992；Frattali, 1992)、この課題は最も優先されるものである。

目標9：治療の適応と予後の見極め

予後の形成は発話―言語病理学者が直面する主要な課題のひとつである (Tompkinsら, 1990)。適切な予測者や予後を測定する最善の方法は依然として限られているが、文献において最も一般的に示唆されている予後の指標には次のようなものがある：「自伝的変数、たとえば年齢、性別、教育歴および病前の知能、職歴、生活状況など。医学的変数、たとえば失語の病因と持続期間、脳損傷の部位と程度、全般的健康状態、神経学的障害の既往歴など。（言語の）行動的変数、たとえば言語障害の重症度、失語のタイプ、…（そして）共存している神経学的コミュニケーション障害など」(Tompkinsら, 1990, p.398)。

自伝的変数
年齢
年齢と結果には有意な相関がある。特に患者が若ければ若いほど、より多くの回復が期待されるだろう (Darley, 1977；Sandsら, 1969)。しかし、患者の姿勢や重症度のような他の要因によって、

しばしば例外が生じる(Darley, 1977 ; Emerick & Hatten, 1974)。最近の論文でTompkinsら(1990)はKimmel (1980)を引用して、少なくとも4種類の異なる「年齢」があると主張している。それは身体的年齢、心理的年齢、社会的年齢、知覚される年齢である。彼らは活動レベルや全般的健康状態の指標などの身体的特徴と「パーソナリティ、社会との関わり、生活に対する満足などの心理社会的要因が…実年齢よりも、認知能力、生活への適応、心意気などの予測に役立つ」(p.399)と述べている。

性別
いくつかの研究では、性別と結果が有意に相関し、男性の方が良好であると示している(Hollandら、1989)。しかし、言語回復における予測的変数としての性別の本質を解明するためには将来の調査が必要である(Hollandら、1989)。

教育歴と病前の知能
多くの臨床家が失語における予後要因として教育水準を用いているが、Tompkinsら(1990)は、正式な教育年数は必ずしも病前の知的能力に一致しないと指摘している。その代わりにWilsonら(1979)によって開発された病前知能の多面的評価を薦めているが、これは年齢、教育歴、性別、職業カテゴリー、人種を含めた標準的な人口統計データに重点を置いたものである。というのは、この尺度の方が教育水準だけの場合よりも予測力が高いだろうと彼らが信じているからである。

医学的変数
病因／卒中のタイプ
予後は、病因が脳血管障害の場合よりも外傷性の場合の方が良好である(Darley, 1977 ; Kertesz & McCabe, 1977)。

発症からの時間経過
失語の発症から治療開始までの期間が長ければ長いほど、予後はますます期待できなくなる(Sands, 1969)。

損傷の部位と程度
概して、優位半球の損傷が広汎であるほど、予後は悪くなる。複数の小さな損傷も予後を悪くする。優位半球言語野の中枢部、中大脳動脈により血液供給される領域の損傷は、たとえ小さなものであっても、しばしば重度の失語をもたらす(Darley, 1982)。左側損傷の場合、一般に、右側損傷の場合よりも言語回復の予後が悪い(Hollandら、1989)。また両側の損傷も、小さなものであっても、不良な予後をもたらす。しかし、これらの一般化にもかかわらず、Darley(1982)は、損傷の部位と程度から予後が悪い患者であっても、良好な回復を示す者もいることを示唆している。

重症度
初期の重症度と結果には有意な相関がある(Kertesz & McCabe, 1977 ; Sandsら、1969)。特に、初期の発話能力は患者の最終的な発話成績と明らかに関連する(Keenan & Brassell, 1974)。同様に、聴覚的認知と理解に重度の障害をもつ患者は、予後が好ましくない(Schuellら、1964 ; Smith, 1971)。入院期間は短い方が好ましく、回復に影響を与える(Hollandら、1989)。

複雑な健康問題
失語に加えてその他の健康問題がある場合、しばしば予後は不良となる。

薬物
ある種の薬は、患者の課題に反応する能力に対し逆の影響を与えることがある。したがって臨床家は、各患者がどのような薬物を服用しているかということと、それぞれの薬物が個々にもたらす影響と組み合わさってもたらす影響について知る必要がある。

言語変数
聴覚処理
純音や発話の弁別閾値のような末梢性の聴力障害は、しばしば高齢になるにつれ伴うものであり、したがって失語にも随伴する。さらに、聴覚情報の処理は失語では常に障害されている。たとえば、聞き手として入力情報に注意を向ける能力も、中枢の聴覚処理と同様に、通常失語においては障害される。これらの聴覚処理の側面はすべて、予後に負の影響を与えうる(Tompkinsら、1990)。

自己修正
患者の発話困難の自覚と自己修正能力は、発話能力の改善と正の相関をもつ(Wepman, 1958)。

言語とコミュニケーションを学習して、維持し、般化する能力

言語とコミュニケーションを学習する患者の能力が、予後の本質的要素である。訓練は評価に必須の部分である。実際、評価に対するひとつの見方として、成績が改善される方法を明らかにするために、産出物よりもむしろ学習や機能化の過程に強調点を置く介入－評価過程とするものがある。例えば、患者と臨床家が課題の習得を共に追求するようになることもあるだろう。まず最初に、学習される行動と獲得の規準が決定される。それから、言語に関連した要素を学習して、維持し、移行させる、あるいは般化する能力が評価される。言語行動は修正されることが可能か、という点が問題となる。この過程を促進したり妨害したりする状況も分析される。しばしば評価される分野のいくつかを以下で取り上げる。

注意／意識

患者は、課題を学習するのに十分な時間、注意を向けていることができるか。課題の本質的要素に注意を向けているか。患者は障害に対する洞察力をもち、状況を意識しているか(van Harskamp & Visch-Brink, 1991)。

動機づけ

セラピーの「中核」は、学習過程に積極的に参加して練習したいという患者の意欲を刺激することである (van Harskamp & Visch-Brink, 1991)。「患者の動機づけが最重要である：患者は進歩するように努力する必要がある」(van Harskamp & Visch-Brink, 1991)。患者を学習する気にさせるのは何か。患者が使っているのは内的（自己誘発的）な動機づけか、外的（強制的）な動機づけか。患者は課題に専念できるか (van Harskamp & Visch-Brink, 1991)。

題材

どのような題材が学習を促進するのか。例えば、明るい色や大きいものを使用した方が、より適切で正確な行為の産出を刺激するのか。

速度

呈示速度は成績に影響を与えるか。持続時間の増加は学習を容易にするか。

モダリティ

どのモダリティを通して、患者は最もよく学習するか（視覚か、聴覚か、触覚か）。

内容

患者が学習するのに最も有意味な内容や話題は何か。

手続き

臨床家が、再聴覚化、刺激、手本の呈示、拡大、誤りの直接分析などを使用した場合、成績は大幅に改善するか。どれが最も効果的か。

手がかり

手がかりの使用は学習を増加させるか。正反応を引き出すのに成功する手がかりはどのタイプか：語頭音、単語の書字表現、単語の最初の文字、同意語、反意語、同韻語、誤反応の使用(Berman & Peelle, 1967)。手がかりに階層性はあるか。患者は自分自身で手がかりを産出することを学習できるか。口頭、ジェスチャー、視覚ではどの手がかりがより効果的か。手がかりは、学習されるべきものの関連する側面よりもむしろ無関連な側面の方に注意を呼ぶのか。

強制

強制は成績にどのように影響するか。反応パターンは、強制の予定（連続的、断続的、直後、遅延）、強制のタイプ（口頭かジェスチャーか象徴か、肯定的か否定的か）、強制の執行者（自分、臨床家、配偶者）などの変化によって影響されるか。

練習／リハーサル

患者は練習の機会をもっていたか。自主的に練習できるか。連続的で中断のない復唱は行動を促進するか。心の中のリハーサルは学習を容易にするか。集中的な（つまり一度に全部の）練習と分散した練習では、どちらがより効果的に学習を増加させるか。患者が題材のリハーサルから気をそらされた場合、その一部は維持されるのか。

成績のパターン

成績はランダムになっているか、それとも、一貫した改善や成績変動の減少で表される一定の方略を反映しているか (Carsonら, 1968)。学習は、全面的かそれとも皆無かどちらかの過程なのか、あるいは、徐々に進む過程なのか。患者はどのくらい速く学習するのか。

学習の水準

患者は自分が産出できない反応の認知を学習できるか。もし患者が特定の行動を学習できないと

したら、その行動の代わりとなる代償の形式を学習することはできるか。患者は、代わりの視覚性または手動性コミュニケーションシステムの操作を学習できるか。

維持と移行または般化

患者は新しい題材を学習して、それをしばらくの間維持し、その拾い集められた知識を別の文脈や相手に対して統合させることができるか。つまり、学習したことをそれ以降の別個の行為や相手に対し応用することがあるか (Hillis, 1989)。

失敗の分析

患者が目標行動を学習しなかった場合、困難の原因は何だったのか。課題が難しすぎたためなのか、その行動内の構成要素能力が十分明らかでなかったためなのか。手がかりが弱すぎたのか。指示が十分でなかったのか。例題は与えられたか。題材は患者にとって意味あるものだったか。

治療の長さ、質、強度

Tompkinsら（1990）によると、治療の長さ、質、強度が将来のコミュニケーション状態の重大な決定要因である。また臨床家の能力もセラピーの成り行きと結果に影響するだろう。

パーソナリティ／社会的変数

患者の態度

患者の改善への願い、動機づけや願望の水準は、失語症訓練の経過と結果に影響を及ぼす (Darley, 1977)。実際、Tompkinsら（1990）は、パーソナリティの変数と社会的な支えが、卒中など多様な健康状態における健康全般と病的状態および死亡とに結びついていて、同様にセラピーにおける予後にも結びついていると述べている。この著者たちは、パーソナリティの変数を測定する妥当性と信頼性のある心理社会的尺度によって、治療に対する患者の反応の理解が豊かになることで、予後が容易になる可能性があると述べている。

家族の態度

家族が患者に関心をもち、言語能力の改善を見たいと願うことは、訓練中の進歩に影響を与えるだろう。実際、卒中後の最適な予後を予測する要因を評価している論文の中で、Evansら（1991）は、第一介助者が気落ちしていなくて、結婚しており、卒中のケアについての知識があって、非機能的な家族より機能的な家族の出である場合、患者は有意に良くなることを見出した。この著者たちは、世話をする人に関連した問題がリハビリテーションの結果に集合的影響を与えうること、それゆえ治療では、世話をする人の気落ちを減少させ、家族の非機能を最小にして、卒中のケアについての家族の知識を高めるべきだということ示唆している。Tompkinsら（1990）とTompkinsら（1987）は、予後について述べることを容易にするために、社会ネットワークと支援力に関するより信頼性と妥当性のある尺度を開発することの重要性を強調している。

まとめると、上に述べた要因のうち、一貫してセラピーの予後と成功を決定するものはひとつもないということに注目しなければならない。したがって、治療の終了について最終的な決断に至る前に、それぞれの患者に対し試行的なセラピー期間を設けるべきである。

セラピーの終了

Wertz（1991）はわれわれは「何が臨床上重要な変化なのかを特定する時、われわれの問題によって不利な状態に置かれている」(p.313)と述べている。つまり、治療を継続するか終了するかの決定を容易にするために、「臨床上重要な」変化を測定する明確で有意味な方法を明らかにする必要がある。治療によって言語行動の改善が続いていることを示すためには、客観的な基準を使用するべきであり、患者が治療から利益を被っていないと思われる場合には、セラピーを終了するべきである。終了の決定は、患者の特徴、評価と治療のデータ、治療目標の相互関係から明らかになる (Dixon, 1980 ; Warren, 1976)。この決定に影響を及ぼす可能性のあるその他の要因としては、継続的な治療を行なう背景、臨床的・経済的準備、失語症学者の患者についての関心などがある (Warren, 1976)。

目標10：治療目標の特定と優先順位

「評価から治療へ：問題と解決法」と題する優れた章の中で、Snyder（1983）は、評価から治療へ

の移行はパズルを解こうするようなものだと述べている。「パズルを解くことに成功するためには、われわれがピースをすべて持っていることが必要なようだ。また、正しいピースだけしか持っていないということも必要だ。誤ったピースを見極めて取り除くには時間と努力を要する。さらに、ピースがどのように互いに当てはまり、どのように全体として作用するのかということを思い描くことができなければいけない。このパズルは、互いに適合し作動して、初めて本当に解決されるのだ」(p.160)。時々われわれは、ピースを無くしたりピースが誤っていたりするにもかかわらず、パズルを解くことがあるとSnyderは述べている。彼女は、評価－治療パズルにはひとつも解決法がないと警告する。むしろ、われわれは、「言語障害者一人一人の違いはとても大きいので、ひとつのパズルに対する解決法は他のパズルには応用できないだろう」(p.161)ということを覚えておかなければならない。

われわれは評価というデータ収集段階でパズルのピースを集め、それから次に、そのデータを有意味なやり方で組織し、体系化して、要約しようと試みる時、パズルを組み立てる。言語の複雑で動的な側面のいくつかを要約する方法の一例として、表4-16にチェックリストを示す。この種のチェックリストは仮説の形成すなわち評価の決定段階で役立つことがあるが、ここには、患者の行動全体の一貫した理解に到達するために、得られた情報すべてを通って、微妙にバランスをとり、データを混ぜ合わせることが含まれている。この評価の段階には、収集された情報に適用される洗練された臨床上の判断が含まれる。それは患者によって産出される行動の型、頻度、パターンについての評価であり、治療目標を特定して優先順位をつけるために、多様な行動の相互関係を調査することである。

失語症のセラピーは、しばしば一連の手法を必要とする多次元的な過程である（van Harskamp & Visch-Brink, 1991）。しかし、通常セラピーの焦点となるのは聴覚的理解と言語産出である。なぜなら、これらは言語の最も本質的な要素だからである。読みと書字は、聴覚的理解と言語産出の促しや手がかりとして使用されることもあるが、セラピーの中心的焦点となることはめったにないはずである。ある場合には、初期の治療は聴覚処理だけに限るべきである。というのは、それがすべての言語能力の基盤となっているからである（Schuell, 1955）。また、多くの患者は産出できない言語でも認知したり理解したりすることはできるので、聴覚処理に焦点を当てることは、ある程度の成功と励みを与える行動の強化にも役立つかもしれない。セラピーの強調点は、常に意味や情報内容の理解と産出に置かれるべきである。言語形式がセラピーの焦点となるのは、言語の意味と言語が使用されうる機能を増加させるためにそれらが必要な時だけである。実際、言語の形式的な言語学的側面に注意を向けすぎると、コミュニケーション行為が妨げられてしまう（van Harskamp & Visch-Brink, 1991）。典型的な訓練では、認知的目標、言語的目標、コミュニケーション的目標が統合されているけれども、意味の促進が言語セラピーの核心と考えられている。

患者の言語についての記述を分析し、最も治療が必要な分野を決定することによって、特定の治療目標が形成される。能力と障害のパターンが同定され、より複雑な反応を組み立てる際に基盤として使用される可能性がある行動が見極められる。この分野内では、患者が、行動の正確さ、敏感さ、完全さ、機敏さ、効率において困難を感じ始めるレベルから治療が開始される。また、セラピー中、想起を促すのに使用できるよう、より正確な言語を刺激する状況が明らかにされる。例えば、ある患者は聴覚刺激よりも視覚刺激に対してより正確に反応するかもしれないし、あるいは、口頭よりもジェスチャーで応答する方が容易だと思うかもしれない。セラピーにおいては、常に患者の長所から初めて、それを基盤としなければならない。「これは、最も障害されていないモダリティに限った訓練や刺激と、最も良好なコミュニケーション行為の強化を意味する」（Rosenbeckら, 1989, p.138）。そうすると、一度患者の「長所が高められたならば、それらは弱点と組み合わせて使用することができる」（Rosenbeckら, 1989, p.138）。

それから、一貫性の有無にかかわらず患者がすでに産出できる行動、刺激されれば産出できる行動、困難を感じ始める時点の行動を示す評価結果

に基づいて、目標と方略が選択される。すると、課題の階層があきらかとなり（例えば、認知、復唱、文章完成、対面呼称、自発話産出）、成功を保証できるだけ単純ではあるが、十分に学習を刺激するだけ複雑でもあるような特定の行為が選択される。こうして、課題と期待される成績の基準が同定される。

しかし、実際に選択されるセラピーのタイプは、特定の患者の障害に最も適切と思われるものや、臨床家の失語の定義に一致するものに依存するだろう。これまでのところ最も多いアプローチで、最も広く受け入れられているものは、刺激アプローチとして記述できるものである。この概念は、Schuellら（1955）によって初めて提案されたもので、回復過程は、高度に特殊化された言語反応の再学習というより、むしろ崩壊した言語過程の再組織化と修復であるということを強調した。

このような刺激アプローチとその他のアプローチの具体的な例は、このテキストの後の章に示してある。多くの場合、これらのアプローチのうち、2つか、おそらく3つを含む、折衷的な「多次元的」アプローチが使用される。この見解は、得られている知識と適切な道具を使って患者の治療法を確立する時の、発話病理学者の専門知識、能力、判断の重要性を認めるものである。

治療に対する口頭性アプローチの主な目的は、情報交換に発話を使用して成功することの増加と、最終的には、実生活におけるコミュニケーションの改善である（van Harskamp & Visch-Brink, 1991）。つまり目的は、事物、事象、関係についての情報を伝達する手段として、能力の最大限まで言語を理解して使用できるように、患者にできるだけ多くの言語とコミュニケーションの獲得を可能にすることと、獲得されない言語については、どんな方法であれ、代償を行なう能力を促進することである。それから、リハビリテーション過程の目的は、自発的なコミュニケーションにおいて可能な最高水準まで、認知構造、言語構造、コミュニケーション構造の産出的使用を増加させることである。

今後に向けて

評価について学ぶべきことは依然としてたくさんある。この長い道のりをわれわれは、より正確で徹底した、臨床上適切な評価の試案——標準化されたもの・標準化されていないもの、非構造的なもの・やや構造的なもの・高度に構造的なもの、信頼性があるもの、修正できるもの、など——を開発することから始めることができるだろう。われわれには、われわれの実践範囲を反映する、性質を確認するための道具が必要である。これらの測定法には、言語の認知的側面と言語的側面についてのより綿密な分析と、これらの要素が各患者の機能的にコミュニケーションする能力にどのように入り込んでいるのかについての分析が含まれるべきである。

このような測定法の開発が過去において非常に限られていたのには、いくつかの理由があるかもしれない。まず最初に、関連した役に立つ伝えられるべき内容があるような、十分に概念化された徹底的で臨床上適切な測定法の開発は、時間がかかり、たいへん困難で、非常に費用がかかる仕事である。常勤で教職や臨床に携わっている専門家は、そのような仕事に必要な膨大な時間を割り当てることはできないし、大学や病院や診療所は、かなりの量の放出時間をこれらの手続きの開発に当てることに利益を見出せなかったり、あるいは見出そうとしなかったのである（Chapey, 1992）。

補助金やその他の財源を通しての財政的支援も非常に限られたものであった。成人失語症を調査する組織的資金はほとんどないし、代表的に調査を行なっているわずかな組織には、補助金配当の検討委員会に関わっている発話—言語病理学者は多くは、あるいは、おそらく全く、いない。さらに、この分野の調査に割り当てられる助成金は、政治的によく関係があるものに与えられることが多く、必らずしも概念的によく関係があるものに与えられているわけではない。しかし、新法、PL101-613によって提出されるような助成金は、機能的で臨床的に関連のある試案の開発にとって好ましい刺激を与えてくれるだろう。もしも、想像性とは同じ課題に対して多くの多様な反応を作り出すことだ（Guilford, 1967）と考えるなら、そ

のような金が、異なる評価技術を開発するために多様な状況で非常に多くの専門家たちの後ろ盾として使われることを望むであろう。さまざまな展望からの多くの反応を促すことが、評価のジレンマに対し、本当に想像的な解決法を——われわれの臨床的洞察力に磨きをかけることを可能にする解決法を——われわれが作り始める手助けとなるであろう (Chapey, 1992)。

次に、このような測定法は、言語／コミュニケーション治療へのさまざまなアプローチの有効性を比較、対照して、多様な評価試案の信頼性と妥当性見極めるためにも使用することができるだろう (Chapey, 1992)。

臨床的に適切な特質確認評価尺度を開発することにとって重要性を持つもうひとつの要因は、多くの発表者たちが、成人失語症における言語／コミュニケーションの評価や治療への考え得るさまざまなアプローチについて、多くの多様な論文を発表することに熱意をもっていないようだということであるが、これは特に、そのような示唆が本質において経験的というよりはむしろ理論的な場合や、考え方が現状の概念と相違する場合に言えるようだ。実際、何人かの雑誌発表者は、個別の、非常に測定しやすい、しかし必ずしも臨床的には関連がなかったり、概念的には豊かでない行動を評価する論文を好むようである。したがって、臨床家の中には、発表される可能性がほとんどないとわかった場合、有意味な評価手続きの開発に時間と労力を投資することについて気が進まない者もいるかもしれない (Chapey, 1992)。

臨床的に適切な評価技術の開発に対して不利に作用している最も強い要因のひとつは、責務accountabilityに対する最近の定義と圧力であり、これは適応訓練やリハビリテーションの公共資金と保険金の提供という問題から生まれてきたものである。「accountability 責務」という用語は、「to account 説明する、責任をもつ」という単語から派生しており、「正当化する分析や説明を行なうこと」を意味する (Webster, 1977)。自分の仕事に対して責任をもっていることは賞賛すべきことである。しかし、最近現れてきている「責務」のシステムは「cost accounting 原価計算」であり、これは、有意味で機能的なコミュニケーションを育てるものではないし、言語、コミュニケーション、学習についての最近の定義を反映するものでもない。今日では、セラピーの効果ではなく会計責任accountabilityに強調点が置かれることがしばしばある。

特に政府機関は、セラピーにおいて患者が産出するだろうと予想される行動を、前もって書類に詳述しなければならないと指示している。つまり、そのような目標が通常操作的に書かれるわけである。たとえば行動的な目標として、「このセッションの終了までに、ジョンは3種類の果物を呼称できるようになるだろう」などである。これは、Frattali (1992) が治療への障害志向的アプローチと呼んだものにつながっている。最近の責務には、しばしば、患者が「基準」、つまり期待される成績水準に達したかどうかの評価が含まれている。それゆえ責務というこの枠組みの中では、評価と治療は、より測定が困難な意味のある文脈内での機能的なコミュニケーションを目標とするよりも、前もって予測できる、個別の、非常に測定しやすい、表層構造的行動を目標とするのであり、これがすなわち、治療への「能力アプローチ」(Frattali, 1992) なのである。

測定可能な表層構造の観点から言語とコミュニケーションを定義することは、言語とコミュニケーションとは何かということのまさに核心部分を見逃してしまうように思われる。このような定義は、意味が言語の本質である (Goodman, 1971) という事実を無視しており、言語とコミュニケーションは氷山のようなものであるということ、つまり、意味され伝えられるものの大部分は表層の下にあって、コミュニケーションのほんの小さな部分だけが、話されたり、書かれたり、聞かれたり、読まれたりするのだということに気付いていない。言語とコミュニケーションに対するこの考え方は、Chomsky (1957) の深層構造と表層構造という概念に根付いている。「深層構造」は、誰が誰に対して何をしたかという、表現されている基本的な関係を特定するもので、意味関係を記述する。「表層構造」は、話されたり書かれたりする実際の文のことである (Chapey, 1992)。

したがってChomskyのモデルでは、しばしば意味というものは、耳に聞こえたり、目に見えたり

するものではない。むしろ、聞き手や読み手は、伝達されたり記述されたりしている事象に対して、概念関係を同定しなければならない。メッセージの理解はコミュニケーションに関わっている人々の記憶構造に頼っている。情報の受け手がすでに特定の基本的概念を理解していると仮定される場合には、構造全体が伝えられることはない。つまり、いくつかの関係は周知であるとか、非常にわかりやすいとみなされていて、それゆえ言及される必要がないのである。たとえば、「コーヒーをいただけませんか」と私が言う場合、コーヒーとは何かとか、どうやって入れるのかとか、カフェテリアで売られているのか、それとも食堂のワゴンから取ってくるのかとか、買うのに小銭が必要だとか、カップに入れなければいけないのか、それともある種の容器に入れるのかとか、そのようなことを説明する必要はないのである。もしあなたが私をよく知っているならば、私はミルクと砂糖が好きだということさえ付け足す必要がないだろう。それにもかかわらず、このような意味は伝達されるのである（Chapey, 1988, 1992）。

Chomskyによれば、われわれが文について知っているすべてのことが、表層的な単語の連なりの中に示されているわけではない。つまり、発話処理のためのすべての情報が観察可能な行動の中に現れているわけではない。意味は、われわれに聞こえる音とわれわれが読む単語の中に直接表現されてはいない。われわれの文を解釈する能力は、深層構造の知識によるものなのである。われわれは、一連の発話つまり表層構造を学習するのではない。むしろ、発話を処理する方法を学習するのである。われわれは、文を発したり理解したりすることを可能にする豊かな認知構造をもっている。毎日のコミュニケーションの中では、表層構造はしばしば不完全で、誤解の恐れがあり、情報量が少ない。例えば、省略が多く、代名詞やあいまいな指示内容も多い。それにもかかわらず意味構造は伝達されるであろう。それゆえ言語はコミュニケーションの助けとなるのである（Chapey, 1988）。

Chomskyの深層構造と表層構造という考え方は、言語とコミュニケーションには、命題つまり産出される単語や文と、この命題の発語内的な力つまりその発話を産出した話し手の意図が含まれているという、Searle (1969)の信念に繰り返されている。

言語と語用論についてのこのような定義やその他の最近の定義は、意味、深層構造、意図に焦点を当てており、コミュニケーションが言語の第一の機能であるという事実を強調している（Muma, 1975）。コミュニケーションは、対処という断言的行為——積極的な問題解決作業——と見られる（Chapey, 1986）。それは、メッセージの内容、形式、容認可能性を変化させ、話題が変わるにつれ一連の言及を切り替えたり移行させようという絶え間ない試みである（Muma, 1975）。そして、最も適合するメッセージと、それゆえ効果的で有効なコミュニケーションを達成するために（Muma, 1975）、コミュニケーション相手の影響とコミュニケーションが生じている物理的文脈に敏感であろうとすることである（Prutting & Kirchner, 1983）。

評価と治療は、言語とはコミュニケーションであり、考えをやりとりすることであるという事実を反映するべきである。それらは、意味が言語の本質であって、コミュニケーションは（志向される単語ではなく）志向される考えと志向される目的／意図であるという信念を反映しなければならない。発話行為には想像的で新しい表現が含まれているということが認識されなければならない。これが言語の核心である。言語はコミュニケーションを助けるものである（Chapey, 1992）。

ひとつの分野として、機能的なコミュニケーションを構成する核となる要素は何かということについて一致した見解に達するために、われわれはFrattali (1992)の呼び掛けに応えて、臨床的な状況以外の機能に関連した定義を作り出さなければならない。そして、Frattaliが述べているように、われわれは、徹底的で（それゆえ広範な行為を測定する）信頼性があり、時間による変化に敏感な多次元的評価の試案を開発するために、この定義を使用しなければならない。また、われわれはこの定義を治療の目標と手続きに応用することもしなければならない。これが本当の責務である。われわれは、機能的なコミュニケーションが日常生活の中心的行為であるというFrattaliのメッセ

ージに拍手を送らねばならない。なぜなら、それがわれわれを人間たらしめているものの核心だからである。われわれは患者に提供するにふさわしい最高のケアを行えるように、政治的・財政的政策の立案者に対し、このメッセージを明らかにすることに専念するべきである。

表4-16　Chapeyによる発話と言語のチェックリスト

```
名前 _____  年齢 _____     生年月日
住所 _____         教育歴
                                                  電　話 _____
                                                  母　語 _____
                                                  検査年月日 _____
                                                  機　関 _____
```

	得点[a]
	1　2　3　4　5　6　7

全体的運動の模倣／産出
1. 舌の突出
2. 舌を鼻／顎／口角につける
3. 唇をすぼめる／微笑む／口を開ける
4. 嚥下

認知：意識／認識／理解
1. 時間と空間の意識
2. 発話の意識
3. 情動的な声の調子に対する意識
4. 自分の名前を認識
5. 家族の名前の認識
6. 一般的な高頻度物品の認識
7. 一般的に高頻度事象の認識
8. 一般的な命名された関係の認識
9. 文字／色の名前の認識
10. 形／数の名前の認識
11. 音韻の類似した単語の認識
12. 1つの部分的な命令／指示に従う
13. 2つの部分的な命令／指示に従う
14. 系列的な項目の同定
15. 2つ以上の物品の認識
16. 2つ以上の事象の認識
17. 高頻度カテゴリーの認識
18. 低頻度カテゴリーの認識
19. 2つ以上のカテゴリーの認識
20. 物品の認識／機能を示された場合
21. 2つの物品の機能による認識
22. 描写される1つの事象の認識
23. 描写される2つの事象の認識
24. 意味的に類似した物品／事象／関係の認識
25. 同韻語の認識
26. 同意語の認識
27. 反意語の認識

	得　点[a]						
	1	2	3	4	5	6	7
28．単純な文の理解	───	───	───	───	───	───	───
29．1人の人間との単純な会話の理解	───	───	───	───	───	───	───
30．2人の人間との単純な会話の理解	───	───	───	───	───	───	───
31．具体的な発話行為の理解	───	───	───	───	───	───	───
a．要求	───	───	───	───	───	───	───
b．命令	───	───	───	───	───	───	───
c．忠告	───	───	───	───	───	───	───
d．警告	───	───	───	───	───	───	───
e．質問	───	───	───	───	───	───	───
f．描写	───	───	───	───	───	───	───
g．あいさつ	───	───	───	───	───	───	───
h．くり返し	───	───	───	───	───	───	───
i．抗議	───	───	───	───	───	───	───
32．物品についての陳述の理解	───	───	───	───	───	───	───
a．存在	───	───	───	───	───	───	───
b．不在	───	───	───	───	───	───	───
c．再帰	───	───	───	───	───	───	───
d．拒否	───	───	───	───	───	───	───
e．否定	───	───	───	───	───	───	───
f．所有	───	───	───	───	───	───	───
g．属性	───	───	───	───	───	───	───
h．家具	───	───	───	───	───	───	───
i．食べ物	───	───	───	───	───	───	───
j．衣類	───	───	───	───	───	───	───
k．身支度用品	───	───	───	───	───	───	───
l．健康	───	───	───	───	───	───	───
m．台所用品	───	───	───	───	───	───	───
n．家族	───	───	───	───	───	───	───
o．その他の人々	───	───	───	───	───	───	───
p．場所／位置	───	───	───	───	───	───	───
q．その他	───	───	───	───	───	───	───
33．事象についての理解	───	───	───	───	───	───	───
a．遊び／娯楽	───	───	───	───	───	───	───
b．食事	───	───	───	───	───	───	───
c．日常生活行為	───	───	───	───	───	───	───
d．料理	───	───	───	───	───	───	───
e．感情	───	───	───	───	───	───	───
f．スポーツ	───	───	───	───	───	───	───
g．学校／仕事	───	───	───	───	───	───	───
h．旅行	───	───	───	───	───	───	───
i．時間	───	───	───	───	───	───	───
j．ニュース	───	───	───	───	───	───	───
k．その他	───	───	───	───	───	───	───
34．抽象的な発話行為の理解	───	───	───	───	───	───	───
35．複雑／抽象的な関係の理解	───	───	───	───	───	───	───
a．比較関係	───	───	───	───	───	───	───
b．所有関係	───	───	───	───	───	───	───

	得点[a]						
	1	2	3	4	5	6	7
c．空間関係	──	──	──	──	──	──	──
d．時間関係	──	──	──	──	──	──	──
e．家族家族	──	──	──	──	──	──	──
f．部分－全体関係	──	──	──	──	──	──	──
g．対象 対 動作の関係	──	──	──	──	──	──	──
h．動作 対 対象の関係	──	──	──	──	──	──	──
i．因果関係	──	──	──	──	──	──	──
j．系列関係	──	──	──	──	──	──	──
k．程度関係	──	──	──	──	──	──	──
l．推論関係	──	──	──	──	──	──	──
36．複雑な口頭命令の理解	──	──	──	──	──	──	──
37．主要概念を心の中で同定し議論の道筋を維持する	──	──	──	──	──	──	──
38．会話の中で関連／無関連情報を区別する	──	──	──	──	──	──	──
39．テレビ／映画の理解	──	──	──	──	──	──	──
40．ユーモアの理解	──	──	──	──	──	──	──
41．問題の認識	──	──	──	──	──	──	──
42．自分の誤答の認識	──	──	──	──	──	──	──
43．代名詞の理解	──	──	──	──	──	──	──
a．人称	──	──	──	──	──	──	──
b．再帰	──	──	──	──	──	──	──
c．不定	──	──	──	──	──	──	──
d．指示	──	──	──	──	──	──	──
e．疑問	──	──	──	──	──	──	──
f．否定	──	──	──	──	──	──	──
44．形容詞の理解	──	──	──	──	──	──	──
a．色	──	──	──	──	──	──	──
b．大きさ／形	──	──	──	──	──	──	──
c．長さ／高さ／広さ	──	──	──	──	──	──	──
d．年齢	──	──	──	──	──	──	──
e．味／温度	──	──	──	──	──	──	──
f．速さ／距離	──	──	──	──	──	──	──
g．比較級／最上級	──	──	──	──	──	──	──
45．-lyのついた副詞の理解	──	──	──	──	──	──	──
46．接続詞の理解	──	──	──	──	──	──	──
47．前置詞の理解：位置／時間／方向	──	──	──	──	──	──	──
48．冠詞の理解	──	──	──	──	──	──	──
49．形態的な屈折語尾	──	──	──	──	──	──	──
a．複数の/s//z/；所有の/s//z/	──	──	──	──	──	──	──
b．-ing	──	──	──	──	──	──	──
c．過去の/t/と/ed/	──	──	──	──	──	──	──
50．名詞句の理解	──	──	──	──	──	──	──
51．動詞句の理解	──	──	──	──	──	──	──
52．能動文の理解	──	──	──	──	──	──	──
53．受動文の理解	──	──	──	──	──	──	──
54．否定文の理解	──	──	──	──	──	──	──

	得点[a]						
	1	2	3	4	5	6	7
55. はい／いいえー正しい／間違いの質問を理解する	─	─	─	─	─	─	─
56. whの疑問の理解							

マッチング読み

1. 形／文字／絵のマッチング	─	─	─	─	─	─	─
2. 単語と絵のマッチング	─	─	─	─	─	─	─
3. 活字単語と絵のマッチング	─	─	─	─	─	─	─
4. 文字の認識	─	─	─	─	─	─	─
5. 文字の読み	─	─	─	─	─	─	─
6. 高頻度語の読み	─	─	─	─	─	─	─
7. 低頻度語の読み	─	─	─	─	─	─	─
8. 具体的な文の読み	─	─	─	─	─	─	─
9. 抽象的な文の読み	─	─	─	─	─	─	─
10. 単純な指示を読み、それに従う	─	─	─	─	─	─	─
11. 複雑な指示を読み、それに従う	─	─	─	─	─	─	─
12. 題材の系列の理解	─	─	─	─	─	─	─
13. 単純で短いパラグラフの理解	─	─	─	─	─	─	─
14. より長く、より複雑なパラグラフの理解	─	─	─	─	─	─	─
15. 主要概念を見つける	─	─	─	─	─	─	─
16. 意味理解のために文脈を使用する	─	─	─	─	─	─	─
17. 事実を得る	─	─	─	─	─	─	─
18. 答えを見つける	─	─	─	─	─	─	─
19. 読むことから結論を導く	─	─	─	─	─	─	─
20. 読むことから関係を見出す	─	─	─	─	─	─	─
21. 読むことから推論を導く	─	─	─	─	─	─	─
22. 通りの標識を読む	─	─	─	─	─	─	─
23. 新聞の見出しを読む	─	─	─	─	─	─	─
24. 新聞の内容を読む	─	─	─	─	─	─	─
25. 新聞の広告を読む	─	─	─	─	─	─	─
26. 映画／テレビの予定を理解する	─	─	─	─	─	─	─
27. カタログ／通信販売形式を理解する	─	─	─	─	─	─	─
28. 薬／家庭用品のラベルを理解する	─	─	─	─	─	─	─
29. メニューを理解する	─	─	─	─	─	─	─
30. 目次／索引の表を理解する	─	─	─	─	─	─	─
31. 辞書の使用	─	─	─	─	─	─	─
32. 電話帳の使用	─	─	─	─	─	─	─

意味記憶

1. 視覚性直線的記憶	─	─	─	─	─	─	─
a. 1−9の文字を、系列的に思い出す	─	─	─	─	─	─	─
b. 1−9の単語を、系列的に思い出す	─	─	─	─	─	─	─
c. 1−9の絵を、系列的に思い出す	─	─	─	─	─	─	─
2. 聴覚性直線的記憶							
a. 1−9の音を系列的に思い出す	─	─	─	─	─	─	─
b. 1−9の単語を系列的に思い出す	─	─	─	─	─	─	─
c. 3−8単語の文を思い出す	─	─	─	─	─	─	─

	得点[a]						
	1	2	3	4	5	6	7
d．呼称された物品を系列的に思い出す	―	―	―	―	―	―	―
e．呼称された事象を系列的に思い出す	―	―	―	―	―	―	―
f．名詞句を思い出す	―	―	―	―	―	―	―
g．動詞句を思い出す	―	―	―	―	―	―	―
3．階層的／構造的記憶							
a．カテゴリー別に項目を分類する／並べ変える	―	―	―	―	―	―	―
b．反応をまとめる	―	―	―	―	―	―	―
c．文の意味を思い出す	―	―	―	―	―	―	―
d．短い物語の意味を思い出す	―	―	―	―	―	―	―
e．より長い物語の意味を思い出す	―	―	―	―	―	―	―
収束的な意味的行動							
口頭での復唱							
1．1音節の物品名の復唱	―	―	―	―	―	―	―
2．2音節の物品名の復唱	―	―	―	―	―	―	―
3．1音節の事象名の復唱	―	―	―	―	―	―	―
4．2音節の事象名の復唱	―	―	―	―	―	―	―
5．高確率の句の復唱	―	―	―	―	―	―	―
6．低確率の句の復唱	―	―	―	―	―	―	―
自動的な発話							
1．20まで数える	―	―	―	―	―	―	―
2．曜日名を言う	―	―	―	―	―	―	―
穴埋め式の呼称							
1．高確率の句の完成	―	―	―	―	―	―	―
2．低確率の句の完成	―	―	―	―	―	―	―
自発的な1単語の応答							
1．高頻度物品の対面呼称	―	―	―	―	―	―	―
2．低頻度物品の対面呼称	―	―	―	―	―	―	―
3．高頻度事象の対面呼称	―	―	―	―	―	―	―
4．低頻度事象の対面呼称	―	―	―	―	―	―	―
5．身体部位／動物の対面呼称	―	―	―	―	―	―	―
6．高頻度物品の自発的産出	―	―	―	―	―	―	―
7．低頻度物品の自発的産出	―	―	―	―	―	―	―
8．事象（動作語）の自発的産出	―	―	―	―	―	―	―
9．機能説明からの物品呼称	―	―	―	―	―	―	―
10．カテゴリー呼称（食べ物／衣類／家具／乗り物）	―	―	―	―	―	―	―
11．カテゴリー内の物品の呼称	―	―	―	―	―	―	―
12．自分/家族についての単純な質問に答える	―	―	―	―	―	―	―
13．日常生活についての単純な質問に答える	―	―	―	―	―	―	―
自発的なより長い反応							
1．高頻度物品の説明	―	―	―	―	―	―	―

	得点[a]						
	1	2	3	4	5	6	7
2．高頻度事象の説明	──	──	──	──	──	──	──
3．単純な関係の説明	──	──	──	──	──	──	──
4．物品の機能を伝える	──	──	──	──	──	──	──
5．単語を定義する	──	──	──	──	──	──	──
6．絵の説明をする	──	──	──	──	──	──	──
7．単純な考えを表現する	──	──	──	──	──	──	──
8．指示を与える	──	──	──	──	──	──	──
9．相違点／類似点を述べる	──	──	──	──	──	──	──
10．イディオム／多様な意味／同意語を説明する	──	──	──	──	──	──	──
11．毎日の問題について話し合う	──	──	──	──	──	──	──
12．目的に向かって系列的に概念を順序づける	──	──	──	──	──	──	──
13．課題における段階を論理的に並べる	──	──	──	──	──	──	──
14．概念同士の関係を表現する	──	──	──	──	──	──	──
15．事実の論理的結果を予測する	──	──	──	──	──	──	──
16．情報の修正を表現する	──	──	──	──	──	──	──
17．推論する／結論を導く	──	──	──	──	──	──	──
18．概念を明確に表現する	──	──	──	──	──	──	──
19．特定の概念を伝えるために言語を使用する	──	──	──	──	──	──	──
20．特定の反応を引き出すために言語を使用する	──	──	──	──	──	──	──
21．物語（基本的な物語風の命題）を話す	──	──	──	──	──	──	──
22．物語（文字通り詳細に、誰が／いつ／何を／どこで）を話す	──	──	──	──	──	──	──
23．文における関係語の産出							
a．冠詞	──	──	──	──	──	──	──
b．前置詞	──	──	──	──	──	──	──
c．接続詞	──	──	──	──	──	──	──
d．人称代名詞	──	──	──	──	──	──	──
24．形態的な屈折語尾の産出							
a．複数の/s//z/；所有の/s//z/	──	──	──	──	──	──	──
b．-ing	──	──	──	──	──	──	──
c．過去の/t/と/ed/	──	──	──	──	──	──	──
25．動作主－動作　構文の産出	──	──	──	──	──	──	──
26．動作－対象　構文の産出	──	──	──	──	──	──	──
27．名詞句の産出	──	──	──	──	──	──	──
28．動詞句の産出	──	──	──	──	──	──	──
29．変形文法の使用							
a．受動変形	──	──	──	──	──	──	──
b．否定変形	──	──	──	──	──	──	──
c．疑問変形	──	──	──	──	──	──	──
30．複雑な構文の産出（埋めこみ、従属節）	──	──	──	──	──	──	──
31．自己修正方略の使用							
a．遅延	──	──	──	──	──	──	──
b．意味的関連	──	──	──	──	──	──	──
c．音韻的関連	──	──	──	──	──	──	──
d．記述	──	──	──	──	──	──	──

	得点[a]
	1 2 3 4 5 6 7

模写／書字
1. 文字／単語の模写　―　―　―　―　―　―　―
2. 形式や形の模写　―　―　―　―　―　―　―
3. 自動的な書字　―　―　―　―　―　―　―
　a. 自分の名前の書字　―　―　―　―　―　―　―
　b. 自分の住所の書字　―　―　―　―　―　―　―
　c. 20までの数字の書字　―　―　―　―　―　―　―
4. 書き取り　―　―　―　―　―　―　―
　a. 文字／単語　―　―　―　―　―　―　―
　b. 文／パラグラフ　―　―　―　―　―　―　―
5. 名前／高頻度物品の自発書字　―　―　―　―　―　―　―
6. 低頻度物品の自発書字　―　―　―　―　―　―　―
7. 説明／物品使用の自発書字　―　―　―　―　―　―　―

拡散的な意味的思考
1. 多くの論理的可能性／見通し／そこで適　―　―　―　―　―　―　―
　切な概念の産出
2. そこで適切な多様な概念の産出　―　―　―　―　―　―　―
3. 反応の方向性の変形　―　―　―　―　―　―　―
4. 特定の文字、たとえば/s/や/p/で始ま
　る単語の列挙
　流暢性　―　―　―　―　―　―　―
5. グループ内の物品の呼称
　流暢性　―　―　―　―　―　―　―
　柔軟性　―　―　―　―　―　―　―
6. 一般的な物品の使用法の列挙
　流暢性　―　―　―　―　―　―　―
　柔軟性　―　―　―　―　―　―　―
7. 一般的な状況に固有な問題の列挙
　流暢性　―　―　―　―　―　―　―
　柔軟性　―　―　―　―　―　―　―
8. 考えられる多様な問題解決法
　流暢性　―　―　―　―　―　―　―
　柔軟性　―　―　―　―　―　―　―
9. 産出物を改善する方法の提案
　流暢性　―　―　―　―　―　―　―
　柔軟性　―　―　―　―　―　―　―
10. 行事の計画／決断／手続きの説明におい
　　て、細部を明らかにする
　　技巧性　―　―　―　―　―　―　―
11. 物語の中の複数のエピソードや下位段階
　　を明らかにする
　　技巧性　―　―　―　―　―　―　―

評価的な意味的思考

	得点[a]						
	1	2	3	4	5	6	7
1. 値踏み／比較／評価を、正確さ／同一性／一貫性に関して行う	——	——	——	——	——	——	——
2. 陳述が完全な思考を表現しているかどうか判断する	——	——	——	——	——	——	——
3. 分類を行うために単語を選択する	——	——	——	——	——	——	——
4. 最も奇妙な物品の使用法を選択する	——	——	——	——	——	——	——
5. 単語／概念の定義的属性を選択する	——	——	——	——	——	——	——
6. 特定の状況で言えること／言えないことを示す	——	——	——	——	——	——	——
7. 特定の状況でできること／できないことを示す	——	——	——	——	——	——	——
8. 事象の解釈	——	——	——	——	——	——	——

複合能力：問題解決／決断／計画／伝達

	1	2	3	4	5	6	7
1. 問題解決	——	——	——	——	——	——	——
2. 決断	——	——	——	——	——	——	——
3. 計画	——	——	——	——	——	——	——
4. 有意味な会話	——	——	——	——	——	——	——
5. 会話が進む中で意味を維持する	——	——	——	——	——	——	——
a．話し手として話題を開始する	——	——	——	——	——	——	——
b．話題が開始されるパーセンテージ	——	——	——	——	——	——	——
c．話題の維持／話題の精緻化	——	——	——	——	——	——	——
d．依存的発話のパーセンテージ	——	——	——	——	——	——	——
e．近接的発話のパーセンテージ	——	——	——	——	——	——	——
6. 発話行為の産出	——	——	——	——	——	——	——
a．要求／命令	——	——	——	——	——	——	——
b．伝達／説明／報告	——	——	——	——	——	——	——
c．修正	——	——	——	——	——	——	——
d．質問	——	——	——	——	——	——	——
e．賛成	——	——	——	——	——	——	——
f．不賛成	——	——	——	——	——	——	——
g．抗議／説得	——	——	——	——	——	——	——
h．断言	——	——	——	——	——	——	——
i．忠告	——	——	——	——	——	——	——
j．警告	——	——	——	——	——	——	——
k．交渉	——	——	——	——	——	——	——
l．くり返し	——	——	——	——	——	——	——
m．あいさつ	——	——	——	——	——	——	——
n．感謝	——	——	——	——	——	——	——
7. 物品について論じる	——	——	——	——	——	——	——
a．存在	——	——	——	——	——	——	——
b．不在	——	——	——	——	——	——	——
c．再帰	——	——	——	——	——	——	——
d．拒否	——	——	——	——	——	——	——
e．否定	——	——	——	——	——	——	——
f．所有	——	——	——	——	——	——	——
g．属性	——	——	——	——	——	——	——

	得点[a]						
	1	2	3	4	5	6	7
h．食べ物	——	——	——	——	——	——	——
i．家具	——	——	——	——	——	——	——
j．衣類	——	——	——	——	——	——	——
k．個人の身仕度用品	——	——	——	——	——	——	——
l．健康	——	——	——	——	——	——	——
m．台所用品	——	——	——	——	——	——	——
n．家族	——	——	——	——	——	——	——
o．その他の人々	——	——	——	——	——	——	——
p．場所／位置	——	——	——	——	——	——	——
q．乗り物	——	——	——	——	——	——	——
r．職業	——	——	——	——	——	——	——
s．自然	——	——	——	——	——	——	——
8．事象について論じる	——	——	——	——	——	——	——
a．料理	——	——	——	——	——	——	——
b．スポーツ	——	——	——	——	——	——	——
c．旅行	——	——	——	——	——	——	——
d．仕事	——	——	——	——	——	——	——
e．感情	——	——	——	——	——	——	——
f．日常生活行為	——	——	——	——	——	——	——
g．ニュース	——	——	——	——	——	——	——
h．娯楽	——	——	——	——	——	——	——
i．その他	——	——	——	——	——	——	——
9．複雑な／抽象的関係について論じる	——	——	——	——	——	——	——
a．比較関係	——	——	——	——	——	——	——
b．所有関係	——	——	——	——	——	——	——
c．空間関係	——	——	——	——	——	——	——
d．時間関係	——	——	——	——	——	——	——
e．家族関係	——	——	——	——	——	——	——
f．部分―全体関係	——	——	——	——	——	——	——
g．対象 対 動作の関係	——	——	——	——	——	——	——
h．因果関係	——	——	——	——	——	——	——
i．系列関係	——	——	——	——	——	——	——
j．程度関係	——	——	——	——	——	——	——
k．推論関係	——	——	——	——	——	——	——
10．特定の概念を伝えるために言語を使用する	——	——	——	——	——	——	——
11．特定の反応を引き出すために言語を使用する	——	——	——	——	——	——	——
12．概念を明確かつ多様に表現する	——	——	——	——	——	——	——
13．会話の中で概念を系列的に組織する	——	——	——	——	——	——	——
14．多様な可能性と見通しを口頭表現する	——	——	——	——	——	——	——
15．文脈に応じて言語を変化させる	——	——	——	——	——	——	——
16．状況の要求に見合うように多様性のある形式を産出する	——	——	——	——	——	——	——
17．相手に応じて言語を変化させる	——	——	——	——	——	——	——
18．他者の役割と交替したり、他者の考え方に立ってみる	——	——	——	——	——	——	——
19．会話の中で障害を乗り超える	——	——	——	——	——	——	——

	得点[a]						
	1	2	3	4	5	6	7
20. 会話の修復／修正	─	─	─	─	─	─	─
21. メッセージのくり返しや修正のために手がかりに応じる	─	─	─	─	─	─	─
22. 話し手に（聞き手として）フィードバックを与える	─	─	─	─	─	─	─
a．メッセージの明確化／くり返し／再表現を求める	─	─	─	─	─	─	─
b．コミュニケーションの速度低下を求める	─	─	─	─	─	─	─
c．代替形式（書字）でのメッセージを求める	─	─	─	─	─	─	─
e．メッセージについて理解／賛成／不賛成を示す	─	─	─	─	─	─	─
23. 電話帳の使用	─	─	─	─	─	─	─
24. 電話で話す	─	─	─	─	─	─	─
25. 辞書の使用	─	─	─	─	─	─	─
26. 通り／店の標識の使用	─	─	─	─	─	─	─
27. 地図の使用	─	─	─	─	─	─	─
28. 調理法に従う	─	─	─	─	─	─	─
29. テレビ番組欄の使用	─	─	─	─	─	─	─
30. 分類された広告を読んで従う	─	─	─	─	─	─	─
行動能力							
1. 言葉で表されない態度、必要、気分／希望、意図、知覚、思考の理解	─	─	─	─	─	─	─
2. ジェスチャーによる指示の理解	─	─	─	─	─	─	─
3. 物品使用のジェスチャーによる説明の理解	─	─	─	─	─	─	─
4. 適切なジェスチャーの使用	─	─	─	─	─	─	─
5. 適切な視線の使用	─	─	─	─	─	─	─
6. 言及物を指摘するためのジェスチャー使用	─	─	─	─	─	─	─
7. 説明するためのジェスチャー使用	─	─	─	─	─	─	─
8. 適切な表情の使用	─	─	─	─	─	─	─
日常生活の行為							
1. 食事の仕度	─	─	─	─	─	─	─
2. 食料の買い物	─	─	─	─	─	─	─
3. 衣類の手入れ（洗濯、アイロンかけ、繕い）	─	─	─	─	─	─	─
4. 衣類の買い物	─	─	─	─	─	─	─
5. 自動車の運転／公共の乗り物の利用	─	─	─	─	─	─	─
6. 生活場所の掃除	─	─	─	─	─	─	─

[a] 1＝正しい；2＝軽度に障害／不完全；3＝軽度に障害／修正；4＝中度に障害／てがかり；5＝中度に障害／関連；6＝重度に障害／誤り；7＝重度に障害／無反応

References

Albert, M. L. (1978). Subcortical dementia. In R. Katzman, R. D. Terry, and K. L. Bick (Eds.), *Alzheimer's disease: Senile dementia and related disorders* (Aging, Vol. 7, pp. 173–180). New York: Raven Press.

Albert, M., Yamadori, A., Gardner, H., and Howes, D. (1973). Comprehension in alexia. *Brain, 96*, 317–328.

ASHA. (1989, August). Guidelines for the identification of hearing impairment/handicap in adult/elderly persons. *ASHA, 31*, 59–63.

Bayles, K. (1984). Language and dementia. In A. Holland (Ed.), *Language disorders in adults: Recent advances*. San Diego, CA: College Hill Press.

Berman, M., and Peelle, L. (1967). Self generated cues. *Journal of Speech and Hearing Disorders, 32*, 372–376.

Berry, M. (1969). *Language disorders in children*. New York: Appleton-Century-Crofts.

Bess, F., Lichtenstein, M., Logan, S., and Burger, M. (1989). Comparing criteria of hearing impairment in the elderly: A functional approach. *Journal of Speech and Hearing Research, 32*, 795–802.

Binder, G. M. (1984). Aphasia: A social and clinical appraisal of pragmatic and linguistic behaviors. Unpublished master's thesis, University of California, Santa Barbara, CA.

Bloom, L. (1970). *Language development: Form and function of emerging Grammars*. Cambridge, MA: MIT Press.

Bloom, L., and Lahey, M. (1978). *Language development and language disorders*. New York: John Wiley & Sons.

Borkowski, J. G., Benton, A. L., and Spreen, O. (1967). Word fluency and brain damage. *Neuropsychologia, 5*, 135–140.

Brookshire, R. (1973). *An introduction to aphasia*. Minneapolis, MN: BRK.

Brown, R. (1958). How shall things be called? *Psychological Review, 65*, 14–21.

Brown, R. (1973). *A first language: The early states*. Cambridge, MN: Harvard University Press.

Byng, S., Kay, J., Edmundson, A., and Scotts, C. (1990). Aphasia tests reconsidered. *Aphasiology, 4* one, 67–91.

Caramazza, A. (1984). The logic of neuropsychological research and the problem of patient classification in aphasia. *Brain Language, 21*, 9–20.

Carroll, J. B., Davies, P., and Richman, B. (1971). *The American heritage word frequency book*. Boston, MA: Houghton Mifflin.

Carson, D., Carson, E., and Tikofsky, R. (1968). On learning characteristics of adult aphasics. *Cortex, 4*, 92–111.

Cazden, C. B. (1976). How knowledge about language helps the classroom teacher—or does it? A personal account. *Urban Review, 9*, 74–91.

Chapey, R. (1983). Language based cognitive abilities in adult aphasia: Rationale for intervention. *Journal of Communication Disorders, 16*, 405–424.

Chapey, R. (1986). Cognitive intervention: Stimulation of cognition, memory, convergent thinking, divergent thinking, and evaluative thinking. In R. Chapey (Ed.), *Language intervention strategies in adult aphasia* (2nd ed.). Baltimore, MD: Williams & Wilkins.

Chapey, R. (1988). Aphasia therapy: Why do we say one thing and do another? In S. Gerber and G. Mencher (Eds.), *International perspectives on communication disorders*, Washington, DC: Gallaudet University Press.

Chapey, R. (1992). Functional communication assessment and intervention: Some thoughts on the state of the art. *Aphasiology 6*, 85–93.

Chomsky, N. (1957). *Syntactic structures*. The Hague, Netherlands: Mouton.

Craig, H. (1983). Applications of pragmatic language models for intervention. In T. M. Gallagher and C. A. Prutting (Eds.), *Pragmatic assessment and intervention issues in language*. San Diego, CA: College Hill Press.

Cranford, J., Boose, M., and Moore, C. (1990). Effects of aging on the precedence effect on sound localization. *Journal of Speech and Hearing Research, 33*, 654–659.

Cropley, A. (1967). *Creativity*. London: Longman.

Darley, F. (1964). *Diagnosis and appraisal of communication disorders*. Englewood Cliffs, NJ: Prentice-Hall.

Darley, F. (1977). A retrospective view: Aphasia. *Journal of Speech and Hearing Disorders, 42*, 161–169.

Darley, F. (1978). Differential diagnosis of acquired motor speech disorders. In F. Darley and D. Spiestersbach (Eds.), *Diagnostic methods in speech pathology*. New York: Harper & Row.

Darley, F. (1982). *Aphasia*. Philadelphia, PA: W. B. Saunders.

David, R. M. (1990). Aphasia assessment: The acid test. *Aphasiology, 4*(1), 103–107.

Davis, A. (1981). Incorporating parameters of natural conversation in aphasia treatment. In R. Chapey (Ed.), *Language intervention strategies in adult aphasia*. Baltimore, MD: Williams & Wilkins.

Davis, A. (1983). *A survey of adult aphasia*. Englewood Cliffs, NJ: Prentice-Hall.

De Renzi, E., and Ferrari, C. (1978). The Reporter's Test: A sensitive test to detect expressive disturbances in aphasia. *Cortex, 14*, 279–293.

Dixon, M. (1980). Terminating treatment: A round table discussion. In R. Brookshire (Ed.), *Clinical Aphasiology Conference proceedings*. Minneapolis, MN: BRK.

Dore, J. (1974). A pragmatic description of early language development. *Journal of Psycholinguistic Research, 3*, 343–350.

Dunn, L. M., and Dunn, L. M. (1981). *Peabody Picture Vocabulary Test—Revised*. Circle Pines, MN: American Guidance Service.

Emerick, L., and Hatten, J. (1974). *Diagnosis and evaluation in speech pathology*. Englewood Cliffs, NJ: Prentice-Hall.

English, H. B., and English, A. C. (1958). *A comprehensive dictionary of psychological and psychoanalytic terms*. New York: McKay.

Ernest-Baron, C., Brookshire, R., and Nicholas, L. (1987). Story structure and retelling of narratives by aphasic and non brain damaged adults. *Journal of Speech and Hearing Research, 30*, 44–49.

Evans, R., Bishop, D. and Haselkorn, J. (1991). Factors predicting satisfactory home care after stroke. *Archives of Physical Medicine and Rehabilitation, 72*, 144–147.

Fey, M., and Leonard, L. (1983). Pragmatic skills of children with specific language impairment. In T. A. Gallagher and C. A. Prutting (Eds.), *Pragmatic assessment and intervention issues*. San Diego, CA: College Hill Press.

Florence, C. (1981). Methods of communication analysis used in family interaction therapy. In R. Brookshire (Ed.), *Clinical Aphasiology Conference proceedings*. Minneapolis, MN: BRK.

Foley, J. M. (1972). Differential diagnosis of the organic mental disorders in elderly patients. In C. M. Gaitz (Ed.), *Aging and brain*. New York: Plenum Press.

Frattali, C. (1992). Functional assessment of communication: Merging public policy with clinical views. *Aphasiology, 6*, 63–83.

Gallagher, T. (1983). Pre-assessment: A procedure for accommodating language variability. In T. M. Gallagher and C. A. Prutting (Ed.), *Pragmatic assessment and intervention issues in language*. San Diego, CA: College Hill Press.

Glosser, G., Wiener, M., and Kaplan, E. (1988). Variations in aphasic language behaviors. *Journal of Speech and Hearing Disorders, 53*, 115–124.

Goldstein, K. (1948). *Language and language disturbances*. New York: Grune & Stratton.

Goodglass, H. (1968). Studies on the grammar of aphasics. In S. Rosenberg and J. Koplin (Eds.), *Developments in applied psycholinguistic research*. New York: MacMillan.

Goodglass, H., and Berko, J. (1960). Agrammatism and inflectional morphology in English. *Journal of Speech and Hearing Research, 3*, 257–267.

Goodglass, H., and Kaplan, E. (1972, rev. 1983). *The assessment of aphasia and related disorders*. Philadelphia, PA: Lea & Febiger.

Goodman, P. (1971). *Speaking and language: Defense of poetry*. New York: Random House.

Gowan, J., Demos, G., and Torrance, E. (1967). *Creativity: Its educational implications*. New York: John Wiley & Sons.

Green, E., and Boller, F. (1974). Features of auditory comprehension in severely impaired aphasics. *Cortex, 10*, 133–145.

Guilford, J. (1967). *The nature of human intelligence*. New York: McGraw-Hill.

Guilford, J., and Hoepfner, R. (1971). *The analysis of intelligence*. New York: McGraw-Hill.

Gutierrez-Clellen, V., and Iglesias, A. (1992). Clausal coherence in the oral narratives of Spanish-speaking children. *Journal of Speech and Hearing Research, 35*, 363–372.

Hagen, C. (1984). Language disorders in head trauma. In A. Holland (Ed.), *Language disorders in adults: Recent advances*. San Diego, CA: College Hill Press. Hagen, C., and Malkmus, D. (1979). *Intervention strategies for language disorders secondary to head trauma*. Short course presented at the annual convention of the American Speech-Language-Hearing Association, Atlanta, GA.

Hammons, J., and Swindell, C. (1987). Poststroke clinical depression: Neurologic, diagnostic and treatment implications. *ASHA, 29*(10), 115.

Hanna, G., Schell, L. M., and Schreiner, R. (1977). *The Nelson Reading Skills Test*. Chicago, IL: Riverside Publishing.

Harrison, R. P. (1974). *Beyond words: An introduction to nonverbal communication*. Englewood Cliffs, NJ: Prentice-Hall.

Helfer, K., and Wilber, L. (1990). Hearing loss, aging, and speech perception in reverberation and noise. *Journal of Speech and Hearing Research, 33*, 149–155.

Helm-Estabrooks, N. (1991a). *Aphasia diagnostic profiles*. Chicago, IL: Riverside Publishing.

Helm-Estabrooks, N. (1991b). *Boston Assessment of Severe Aphasia*. Chicago, IL: Riverside Publishing.

Helm-Estabrooks, N., and Nicholas, M. (1991). *Severe aphasia: New directions in assessment and treatment*. Paper presented at the annual convention of the American Speech-Language-Hearing Association, Atlanta, GA.

Helm-Estabrooks, N., Ramsberger, G., Morgan, A., and Nicholas, M. (1989). *Boston Assessment of Severe Aphasia*. Chicago, IL: Riverside Publishing.

Hillis, A. E. (1989). Efficacy and generalization of treatment for aphasic naming. *Archives of Physical Medicine and Rehabilitation, 70*(8), 632–636.

Holland, A. (1980). *Communicative abilities in daily living*. Baltimore, MD: University Park Press.

Holland, A. (1982). When is aphasia aphasia? The problem of closed head injury. In R. Brookshire (Ed.), *Clinical Aphasiology Conference proceedings*. Minneapolis, MN: BRK.

Holland, A., Fromm, D., and Swindell, C. (1986). The labeling problem in aphasia: An illustrative case. *Journal of Speech and Hearing Disorders, 51*, 176–180.

Holland, A., Greenhouse, J., Fromm, D., and Swindell, G. (1989). Predictors of language restitution following stroke: A multivariable analysis. *Journal of Speech and Hearing Research, 32*, 232–238.

Howes, D. (1964). Application of the word-frequency concept to aphasia. In A. V. S. de Reuck and M. O'Connor (Eds.), *Disorders of language*. Boston, MA: Little, Brown.

Johns, D., and Darley, F. (1970). Phonemic variability in apraxia of speech. *Journal of Speech and Hearing Research, 13*, 556–583.

Jackson, S., and Tompkins, C. (1991). Supplemental aphasia tests: Frequency of use and psychometric properties. In T. Prescott (Ed.), *Clinical Aphasiology*, (Vol. 20, pp. 91-97). Austin, TX: Pro-Ed.

Jacobs, R., and Rosenbaum, P. (1969). *English transformational grammar*. Walton, MA: Xerox College Publishers.

Johns, D. and Darley, F. (1970). Phonemic variability in apraxia of speech. *Journal of Speech and Hearing Research, 13*, 556–583.

Kay, J., Byng, S., Edmundson, A., and Scott, C. (1990). Missing the wood *and* the trees: A reply to David Kertesy, Goodglass and Weniger. *Aphasiology, 4*(1), 115–122.

Keenan, J., and Brassell, E. (1974). A study of factors related to prognosis for individual aphasic patients. *Journal of Speech and Hearing Disorders, 39*, 257–269.

Kent, R., Weismer, B., Kent, J., and Rosenbeck, J. (1989). Toward phonetic intelligibility testing in dysarthria. *Journal of Speech and Hearing Disorders, 54*(4), 482–499.

Kerlinger, F. (1964). *Foundations of behavioral research*. New York: Holt, Rinehart & Winston.

Kertesz, A. (1979). *Aphasia and associated disorders*. New York: Grune and Stratton.

Kertesz, A. (1982). *Western Aphasia Battery*. New York: Grune & Stratton.

Kertesz, A., and McCabe, P. (1977). Recovery patterns and prognosis in aphasia. *Brain, 100*, 1–18.

Kertesz, A., and Poole, E. (1974, rev. 1982). The aphasia quotient: The taxonomic approach to the measurement of aphasic disability. *Canadian Journal of Neurological Science, 1*, 7–16.

Kimmel, D. C. (1980). *Adulthood and aging* (2nd ed.). New York: John Wiley & Sons.

Kucera, H. (1967). *Computational analysis of present-day American English*. Providence, RI: Brown University Press.

Lahey, M. (1988). *Language disorders and language development*. New York: Macmillan.

LaPointe, L., and Horner, J. (1979). *Reading Comprehension Battery for aphasia*. Tigard, OR: C. C. Publications.

Lemme, M., Hedberg, N., and Bottenberg, D. (1984). Cohesion in narratives of aphasic adults. In R. Brookshire (Ed.), *Clinical Aphasiology Conference proceedings*. Minneapolis, MN: BRK.

Leonard, L., and Loeb, D. (1988). Government-binding theory and some of its applications: A tutorial. *Journal of Speech and Hearing Research, 31*, 515–524.

Levin, H. S., Grossman, R. G., Rose, J. E., and Teasdale, J. (1979). Long term neuropsychological outcome of closed head injury. *Journal of Neurosurgery, 50*, 412–422.

Lomas, J., Pickard, L., Bester, S., Elbard, H., Finlayson, A., and Zoghaib, C. (1989). The Communicative Effectiveness Index: Development and psychometric evaluation of a functional communication measure for adult aphasia. *Journal of Speech and Hearing Disorders, 54*, 113–124.

Loverso, F., Young-Charles, H., and Tonkovich, H. (1982). The application of a process evaluation form for aphasic individuals in a small group setting. In R. Brookshire (Ed.), *Clinical Aphasiology Conference proceedings*. Minneapolis, MN: BRK.

Lubinski, R. (1981). Speech, language and audiology programs in home health care agencies and nursing homes. In D. Beasley and G. A. Davis (Eds.), *Aging: Communication processes and Disorders*. New York: Grune & Stratton.

Lucas, E. (1980). *Semantic and pragmatic language disorders: Assessment and remediation*. Rockville, MD: Aspen.

Marshall, R. (1984). Greetings from CAC chairperson. In R. Brookshire (Ed.), *Clinical Aphasiology Conference proceedings*. Minneapolis, MN: BRK.

Marshall, R. (1976). Word retrieval behavior of aphasic adults. *Journal of Speech and Hearing Disorders, 41*, 444–451.

Martin, A. D. (1977). Aphasia testing: A second look at the Porch Index of Communicative Ability. *Journal of Speech and Hearing Disorders, 42*, 547–562.

Martin, A. D., and Rigrodsky, A. (1974). An investigation of phonological impairment in aphasia. *Cortex, 10*, 317–328.

McKinley, W. W. (1981). The short term outcome of severe blunt injury as reported by relatives of the injured persons. *Journal of Neurological Neurosurgical Psychiatry, 44*, 527–533.

McNeil, M. R., and Prescott, T. E. (1978). *Revised Token Test*. Baltimore, MD: University Park Press.

Metter, J., Hanson, W., Riege, W., Kuhl, D., and Phelps, M. (1984). Commonality and differences in aphasia: Evidence from BDAE and PICA. In R. Brookshire (Ed.), *Clinical Aphasiology Conference proceedings*. Minneapolis, MN: BRK.

Muma, J. (1975). The communication game: Dump and play. *Journal of Speech and Hearing Disorders, 40*, 296–309.

Muma, J. (1978). *Language handbook: Concepts, assessment, intervention*. Englewood Cliffs, NJ: Prentice-Hall.

Muma, J. (1983). Speech-language pathology: emerging clinical expertise in language. In T. M. Gallagher and C. A. Prutting (Eds.), *Pragmatic assessment and intervention issues in language*. San Diego, CA: College Hill Press.

Myers, P. S. (1984). Right hemisphere impairment. In A. Holland (Ed.), *Language disorders in adults: Recent advances*. San Diego, CA: College Hill Press.

Neisser, U. (1967). *Cognitive psychology*. New York: Appleton-Century-Crofts.

Nicholas, L., and Brookshire, R. (1986). Consistency of the effects of rate of speech on brain damaged adults' comprehension of narrative discourse. *Journal of Speech and Hearing Research, 29*, 462, 470.

Obler, L. K., and Albert, M. L. (1981). Language in the elderly aphasic and dementing patient. In M. T. Sarno (Ed.), *Acquired aphasia*. New York: Academic Press.

Ochs, E., and Schieffelin, B. (Eds.). (1979). *Developmental pragmatics*. New York: Academic Press.

Odell, K., McNeil, M., Rosenbeck, J., and Hunter, L. (1990). Perceptual characteristics of consonant production by aphasic speakers. *Journal of Speech and Hearing Disorders, 55*, 345–359.

Orchik, D. (1981). Peripheral auditory problems and the aging process. In D. Beasley and G. A. Davis (Eds.), *Aging: Communication processes and disorders*. New York: Grune & Stratton.

Osgood, D., and Miron, M. (1963). *Approaches to the study of aphasia*. Urbana, IL: University of Illinois Press.

Pei, M., and Gaynor, F. (1954). *Dictionary of linguistics*. New York: Philosophical Library.

Piehler, M., and Holland, A. (1984). Cohesion in the language of aphasia. In R. Brookshire (Ed.), *Clinical Aphasiology Conference proceedings*. Minneapolis, MN: BRK.

Porch, B. (1967). *The Porch Index of Communicative Ability*. Palo Alto, CA: Consulting Psychologists Press.

Porch, B. (1971). Multidimensional scoring in aphasia testing. *Journal of Speech and Hearing Research, 14*, 776–792.

Prutting, C. A. (1979). Process/pra/,ses/n: The action of moving forward progressively from one point to another on the way to completion. *Journal of Speech and Hearing Disorders, 44*, 3–30.

Prutting, C. A., and Kirchner, D. (1983). Applied pragmatics. In T. M. Gallagher and C. A. Prutting (Eds.), *Pragmatic assessment and intervention issues in language*. San Diego, CA: College-Hill Press.

Purcell, S., and Liles, B. (1992). Cohesion repairs in the narratives of normal-language and language-disordered school-age children. *Journal of Speech and Hearing Research, 35*, 354–362.

Raven, J. C. (1965). *The Coloured Progressive Matrices*. New York: Psychological Corporation.

Research Foundation. (1990). Guide for use of the Uniform Data Set for Medical Rehabilitation. Buffalo, NY: Research Foundation, State University of New York.

Rinnert, C., and Whitaker, H. (1973). Semantic confusions by aphasic patients.

Cortex, 9, 56–81.
Rivers, D. L., and Love, R. J. (1980). Language performance on visual processing tasks in right hemisphere lesion cases. *Brain Language, 10*, 348–366.
Rosenbeck, J., LaPointe, L., and Wertz, R. (1989). *Aphasia: A clinical approach*. Boston, MA: College Hill Press.
Rosenfeld, N. M. (1978). Conversational control function of nonverbal behavior. In A. W. Siegman and S. Feldstein (Eds.), *Nonverbal behavior and communication*. Hillsdale, NJ: Lawrence Erlbaum.
Sands, E., Sarno, M., and Shankwilder, D. (1969). Long term assessment of language function in aphasia due to stroke. *Archives of Physical Medical Rehabilitation, 50*, 202–207.
Sarno, M. T. (1969). *Functional Communication Profile Manual of Directions* (Rehabilitation Monograph 42). New York: University Medical Center.
Schuell, H. (1965). *The Minnesota Test for Differential Diagnosis of Aphasia*. Minneapolis, MN: University of Minnesota Press.
Schuell, H. E. (1970). *Aphasia in adults*. In NINDS Monograph 10, Human Communication and Its Disorders. Washington, DC: U.S. Department of Health, Education and Welfare.
Schuell, H., Carroll, V., and Street, B. (1955). Clinical treatment of aphasia. *Journal of Speech and Hearing Disorders, 20*, 43–53.
Schuell, H., Jenkins, J., and Jiminez-Paron, E. (1964). *Aphasia in Adults*. New York: Harper & Row.
Schuell, H., Shaw, R., and Brewer, W. (1969). A psycholinguistic approach to study the language deficit in aphasia. *Journal of Speech and Hearing Research, 12*, 794–806.
Schwartz, M. (1984). What the classical aphasia categories can't do for us, and why. *Brain Language, 21*, 3–8.
Searle, J. (1969). *Speech acts*. London: Cambridge University Press.
Shankweiler, D., and Harris, K. (1966). An experimental approach to the problem of articulation in aphasia. *Cortex, 2*, 277–292.
Shewan, C. M. (1979). *Auditory Comprehension Test for Sentences*. Chicago, IL: Biolinguistics Clinical Institutes.
Shewan, C. (1988a). Expressive language recovery in aphasia using the Shewan Spontaneous Language Analysis (SSLA) system. *Journal of Communications disorders, 21*, 155–169.
Shewan, C. (1988b). The Shewan Spontaneous Language Analysis (SSLA) system for aphasic adults: Description, reliability and validity. *Journal of Communication Disorders, 21*, 103–138.
Shewan, C., and Canter, G. (1971). Effects of vocabulary, syntax and sentence length on auditory comprehension in aphasic patients. *Cortex, 7*, 209–226.
Shewan, C., and Donner, A. (1988). A comparison of three methods to evaluate change in the spontaneous language of aphasic individuals. *Journal of Communication Disorders, 21*, 171–176.
Shewan, C., and Henderson, V. (1988). Analysis of spontaneous language in the older normal population. *Journal of Communication Disorders, 21*, 139–154.
Shewan, C. M., and Kertesz, A. (1980). Reliability and validity characteristics of the Western Aphasia Battery (WAB). *Journal of Speech and Hearing Disorders, 45*, 308–324.
Siegel, G. (1959). Dysphasic speech responses to visual word stimuli. *Journal of Speech and Hearing Research, 2*, 152–160.
Smith, A. (1971). Objective indices of severity of chronic aphasia in stroke patients. *Journal of Speech and Hearing Disorders, 36*, 167-207.
Snyder, L. S. (1983). From assessment to intervention: Problems and solutions. In J. Miller, D. Yoder and R. Schiefelbush (Eds.), *Contemporary issues in language intervention*. Rockville, MD: American Speech-Language-Hearing Association.

Spreen, O. (1968). Psycholinguistic aspects of aphasia. *Journal of Speech and Hearing Research, 11*, 467–480.
Spreen, O. and Benton, A. L. (1969, rev. 1977). *The Neurosensory Center Comprehensive Examination for Aphasia*. Victoria, British Columbia: Neuropsychology Laboratory, University of Victoria.
Streng, A. (1972). *Syntax, speech and hearing*. New York: Grune & Stratton.
Swindell, C., Fromm, D., and Holland, A. (1984). WAB type vs. clinical impression. In R. Brookshire (Ed.), *Clinical Aphasiology Conference proceedings*. Minneapolis, MN: BRK.
Taylor, M. (1965). A measurement of functional communication in aphasia. *Archives of Physical Medicine and Rehabilitation, 46*, 101–107.
Thornkike, E., and Lorge, I. (1944). *The teacher's book of 30,000 Words*. New York: Columbia University Press.
Tompkins, C., Jackson, S., and Schulz, R. (1990). On prognostic research in adult neurologic disorders. *Journal of Speech and Hearing Research, 33*, 398–401.
Tompkins, C., Rau, M., Schutz, R., and Rhyne, C. (1987). Post-stroke depression in primary support persons: Predicting those at risk. *ASHA, 29*(10), 79.
Trupe, E. (1984). Reliability of rating spontaneous speech in the Western Aphasia Battery: Implications for classification. In R. Brookshire (Ed.), *Clinical Aphasiology Conference proceedings*. Minneapolis, MN: BRK.
van Harskamp, F., and Visch-Brink, E. (1991). Goal recognition in aphasia therapy. *Aphasiology, 5*(6), 529–539.
Ventry, I., and Weinstein, B. (1983). Identification of elderly people with hearing problems. *ASHA, 25*, 37–42.
Wambaugh, J., Thompson, C., Doyle, P., and Camarata, S. (1991). Conversational discourse of aphasic and normal adults: An analysis of communicative function. In T. Prescott (Ed.), *Clinical aphasiology* (Vol. 20, pp.343–353). Austin, TX: Pro-Ed.
Wapner, W., Hamby, S., and Gardner, H. (1981). The role of the right hemisphere in the appreciation of complex linguistic material. *Brain Language, 14*, 15–33.
Warren, L. (1976). Termination and follow up. In R. Brookshire (Ed.), *Clinical Aphasiology Conference proceedings*. Minneapolis, MN: BRK.
Webster's New Collegiate Dictionary. (1977). Springfield, MA: Mirriam-Webster.
Weniger, D. (1990). Diagnostic tests as tools of assessment and models of information processing: A gap to bridge. *Aphasiology, 4*(1), 109–113.
Wepman, J. (1958). The relationship between self-correction and recovery from aphasia. *Journal of Speech and Hearing Disorders, 23*, 302–305.
Wepman, J., and Jones, L. (1961). *The Language Modalities Test for Aphasia*. Chicago, IL: University of Chicago Education Industry Service.
Wepman, J., and Van Pelt, D. (1955). A theory of central language disorders based on therapy. *Folia Phoniatrica* (Basel), *7*, 223–235.
Wertz, R. (1991). Aphasiology 1990: A view from the colonies. *Aphasiology, 5*(4-5), 311–322.
Whitaker, H. (1984). Two views on aphasia classification. *Brain Language, 21*, 1–2.
Wilson, R. S., Rosenbaum, G., and Brown, B. (1979). The problem of premorbid intelligence in neuropsychological assessment. *Journal of Clinical Neuropsychology, 1*, 49–53.
Yorkston, K., and Beukelman, D. (1977). A system for quantifying verbal output of high-level aphasic patients. In R. Brookshire (Ed.), *Clinical Aphasiology Conference proceedings*. Minneapolis, MN: BRK.
Zachman, L., Jorgensen, C., Huisingh, R., and Barrett, M. (1983). *Test of Problem Solving*. Moline, IL: Linguisystems.
Zraich, R. J. and Boone, D. R. (1991). Spouse attitude toward the person with aphasia. *Journal of Speech and Hearing Research, 34*,(1), 123–128.

付録4-1

市販されている失語症検査で測定可能な認知的、言語的、コミュニケーション的情報

I. ミネソタ失語症鑑別診断検査（THE MINNESOTA TEST FOR DIF-FERENTAL DIAGNOSIS OF APHASIA）

著　者：H. Schuell
発行者：University of Minnesota Press, Minneapolis, Minnesota 55455
内　容
　言語産生
　　視覚過程および読みの障害　　　検査8－音読；単語
　　構音と発話の障害　　　　　　　検査3－単音節語の復唱；検査5－20まで数える；検査6－1週間の曜日名を言う；検査7－文章完成；検査13－絵の呼称；検査14－定義
　　視覚運動と書字の障害　　　　　検査2－数字を20まで書く；検査5－文字の書取り；検査6－単語の書取り；検査7－単語の綴りを言う
　　数概念と計算の障害　　　　　　検査1－釣銭課題
　言語理解
　　聴覚過程の障害　　　　　　　　検査1－単語の認知；検査2－1対の単語の弁別；検査3－文字の認知；検査4－単語の把持
　　視覚過程および読みの障害　　　検査1－図形のマッチング；検査2－文字のマッチング；検査3－文字単語と絵のマッチング；検査4－文字単語と言われた名称のマッチング

内容／形式
　言語産生
　　構音と発話の障害　　　　　　　検査4－句の復唱；検査8－簡単な質問に答える；検査9－自己に関した情報を伝える；検査10－考えを述べる；検査11－文をつくる；検査12－絵の説明；検査15－パラグラフを繰り返す
　　視覚運動と書字の障害　　　　　検査8－文をつくる（書字）；検査9－文の書取り；検査10－絵の書字説明
　言語理解
　　聴覚過程の障害　　　　　　　　検査5－文の理解；検査6－指示に従う；検査7パラグラフの理解
　　視覚過程および読みの障害　　　検査5、6－文の理解；検査7－パラグラフの理解；検査9－文の音読
　記　憶
　　聴覚過程の障害　　　　　　　　検査8－数字の復唱；検査9－文の復唱

反応の特性づけ：聴く、話す、読む、書くの言語様式における患者の反応を数量化するために、0～6の評価尺度が使用されている。各々の患者をその成績から5つの大症状群と、2つの小症状群に分類することができる。大症状群としては、単純失語、聴覚障害性失語、感覚運動障害失語、一般的脳損傷に適合した散在病巣性失語、不可逆性失語症候群がある。

II. ボストン失語症診断検査（THE BOSTON DIAGNOSTIC APHASIA EXAMINATION）

著 書：H. Goodglass and E. Kaplan
発行者：Lea & Febiger 600 Wasshington Square, Philadelphia, Pennsylvania19106
内 容
　言語産生
　　検査III　口頭表出：B－系列語；D－単語の復唱；F－単語の音読；G－反応的呼称；H－視覚的呼称；J－身体部位の呼称；K－動物名の列挙
　　検査V　書字：B－書字記号の想記；C－文字の単語の想記
　言語理解
　　検査II　聴覚的理解：A－語弁別；B－身体部位の識別
　　検査IV　文字の理解：A－文字記号および語の視覚的弁別；B－音声と文字単語のマッチング；C－文字単語と絵のマッチング
形 式
　言語産生
　　検査III　口頭表出：A－発語器官の敏捷性
内容／形式
　言語産生
　　検査I　会話および説明的発話
　　検査V　書字：A－書字動作のメカニックス；D－文字の書字
　言語理解
　　検査I　会話および説明的発話
　　検査II　聴覚的管理：C－口頭命令；D－概念課題
　　検査IV　文字言語の理解：D－文の読みの理解

反応の特性づけ：採点基準は、各々の反応が正常の反応からどの程度はずれているかに基づいている。得点は、種々の下位検査についての患者の反応を、標準化された失語症集団の成績と比較できるように計算される。検査の結果から各々の患者をブローカ失語、ウェルニッケ失語、健忘失語、伝導失語の4つに分類することができる。

III. Porchコミュニケーション能力インデックス（THE PORCH INDEX OF COMMUNICATIVE ABILITY）

著 書：Bruce Porch
発行者：Consulting Psychologists Press 55 College Avenue, Palo Alto, California 94306
内 容
　同じ10個の日常物品が、18の下位検査すべて使用される
　言語産生
　　下位検査IV　物品名の自発的呼称
　　下位検査IX　文章完成方式による物品名の呼称
　　下位検査XII　物品名の復唱
　　下位検査B　物品名の自発的書字
　　下位検査C　物品名を書取り

下位検査D　物品名をスペルをきいて書く
　　下位検査E　物品名の写字
　　下位検査F　図形と無意味綴りの模写
　言語理解
　　下位検査X　名称をきいて物品を指さす
　　下位検査Ⅷ　物品と絵のマッチング
　　下位検査Ⅺ　物品と物品のマッチング
内容／形式
　言語産生
　　下位検査Ⅰ　物品の用途の口頭説明
　　下位検査A　物品の用途の書字説明
　言語理解
　　下位検査Ⅱ　物品の用途の動作による説明（実物なし）
　　下位検査Ⅲ　物品の用途の動作による説明（実物使用）
　　下位検査Ⅵ　用途をきいて物品を指さす
　　下位検査Ⅴ　書かれた用途説明を読んで物品を指さす
　　下位検査Ⅶ　文字単語と物品のマッチング
反応の特性づけ：採点基準は、言語産生の的確性、迅速性、有効性に関して、各々の反応が正常反応からどの程度はずれているかに基づいている。さらにパーセンタイル得点は、検査の標準化に用いられた大きな失語症集団の成績と、各々の患者の成績との比較を示すものである。平均点は、まず下位検査ごとに算出され、次に発話、ジェスチャー、書字の様式ごとにまとめて算出される。さらに全体の平均点が計算される。

Ⅳ. 失語症言語モダリティ検査（THE LANGUAGE MODALITIES TEST FOR APHASIA）

著　者：J. Wepman
発行者：Education-Industry Service 1225 East 60 Street Chicago, Illinois 60637
内　容
　言語産生
　　スクリーニング課程　　検査1〜9、11
　　標準化課程　　　　　　検査1〜9のA、B、C
　　　　　　　　　　　　　検査14〜19のA、B、C
　言語理解
　　標準化課程　　　　　　検査1〜9のC
　　　　　　　　　　　　　検査14〜19のC、D
内容／形式
　言語産生
　　標準化課程　　　　　　検査10、11、12のA、C
　　　　　　　　　　　　　検査20〜22のA、C、D
　　　　　　　　　　　　　検査13、23
　言語理解
　　標準化課程　　　　　　検査10〜12のA、C
　　　　　　　　　　　　　検査20〜22のC、D

反応の特性づけ：この検査で使用している採点基準にはいくつかのタイプがある。口頭と書字反応は6段階尺度で採点される。マッチング反応は正誤で採点される。自発話項目13と23では、反応にみられる患者の障害を検者が要約する。検査の結果から、各々の患者を統語性(syntactic)失語、意味性(semantic)失語、運用性(pragmatic)失語、ジャーゴン(Jargon)失語、全(global)失語の5つに分類することができる。

V．機能的コミュニケーションプロフィール（FUNCTIONAL COMMUNICATION PROFILE）

著　者：M.T. Sarno
発行者：Institute of Rehabilitation Medicine, New York University Medical Center
　　　　400 East 34th Street, New York, New York 10016

内　容
言語産生
　　動　作　　"はい"、"いいえ"を表示する能力
　　話　す　　エレベーターガールに階を示す
　　　　　　　ことばで挨拶する
　　　　　　　自分の名前を言う
　　　　　　　名詞を言う
　　　　　　　動詞を言う
　　読　む　　単語を読む

言語理解
　　理解する　自分の名前を理解する
　　　　　　　話しことばに注意する
　　　　　　　家族の名前を認知
　　　　　　　日用品の名称を認知

形　式
言語産生
　　話　す　　名詞と動詞の組み合わせを言う
　　　　　　　句を言う（非自動的）
　　　　　　　完全な短文を言う（非自動的）
　　　　　　　長い文を言う（非自動的）

言語理解
　　理解する　声の感情的な調子に気づく
　　　　　　　動詞を理解する

内容／形式
言語産生
　　話　す　　指示を与える
　　　　　　　電話で話す

言語理解
　　理解する　口頭指示を理解する
　　　　　　　1対1の簡単な会話を理解する
　　　　　　　テレビを理解する
　　　　　　　2人以上との会話を理解する

	映画を理解する
	複雑な口頭指示を理解する
	速い、複雑な会話を理解する
読　　む	リハビリテーション予定表を読む
	道路標識を読む
	新聞の見出しを読む
	手紙を読む
	新聞の記事を読む
	雑誌を読む
	本を読む

反応の特性づけ：行動が正常、良い、やや良い、悪い、無反応であるかどうかを示すために、採点基準は9段階尺度がとられている。全体の言語能力を示すため、パーセンタイル得点が算出される。

VI. 日常生活コミュニケーション能力（COMUNICATIVE ABILITIES IN DAILY LIVING（CADL））

著　者：Audrey L. Holland
発行者：University Park Press, 233 East Redwood St. Baltimore, Md. 21202
内容／形式
　言語産生
　　書く
　　社会的風習と挨拶ことば
　言語理解
　　読む
　　社会的風習と挨拶ことば
認　知
　思　考
　　因果関係を解く
　　見積り、計算、時間の判断に数を使用する
　　ユーモア、不合理、隠喩
　　拡散的思考
使　用
　　役割を演ずる
　　言語行為：説明する
　　　　　　　情報の誤りをなおす
　　　　　　　知らせる
　　　　　　　要求する
　　　　　　　交渉する
　　　　　　　忠告する
　　　　　　　報告する
　　言語的、非言語的材料を説明するために、言語的、非言語的前後の関係を使用する。
　　指し示すこと（動作に関連した、あるいは依存的コミュニケーション）

反応の特性づけ：コミュニケーションに失敗する、いくらか成功する、成功する、のどれにあたるかを示すために、採点基準は3段階（0、1、2）尺度がとられている。68頁の最高得点は136点である。

付録4-2

SSLA System for Analyzing a Language Sample[a]の第9部と第12部

内容単位（第9部）

(a)内容単位は、健常話者によってひとつの単位として表現される情報のまとまりとして記述される。絵に対する内容単位を、主要テーマをとともに以下に挙げる。健常話者によって使用される修飾語を付記してある。

(b)各内容単位は一回のみ数えられる。たとえば、

アヒルがいる。
アヒルが池の中にいる。

(c)ふたつの内容単位に同じ動作が含まれる場合、その動作はそれぞれの指示対象についてひとつの内容単位として採点することができる。たとえば、

女の子が男の子を見ている。
犬が見ている。

(d)ある指示対象がひとまとまりの情報の文脈の中だけで生じている場合、独立した主要な内容単位としてではなく、そのまとまりの一部として採点される。以下の例では、「木」は独立した内容単位としては採点されない。たとえば、

凧が木にひっかかった。

内容単位

男の子（または等価物）	子供たち
若い男性、紳士、男	遊んでいる
凧を取ろうとしている	よく世話をされて
凧を上げている（引っ張っている）	洋服
探している	すりむいている
もうひとつの凧で	立っている
家のそばで（前で）	子供たちと遊んでいる
木の上に	気をつけて
木に登っている	凧
ズボンをはいている	木の外に（から）
黒い	ひっかかって（つかまって）
白いシャツ	何本かの枝
遠くに	木に（何本かに）
名字	糸
スミス	弓形
若い（小さい）	白い
二人	黒い
両方	ひとつ（もうひとつ）
一人（もう一人）	ふたつ
友達（弟）	木

前の芝生の外に
　　　大枝
　　　非常に簡単に折れる
小道（歩道、細道）
　　　前のドアまで（から）
　　　そこへ（家、道路）
　　　家まで続いている
　　　小さい
　　　使い古した
家（住まい、住居）
　　　近くに
　　　田舎の外れに（田舎）
　　　J．スミスさん所有の
　　　スミス
　　　4つの窓とドア
　　　2階
　　　シャッター
　　　見た目の良い（すばらしい）
　　　よく手入れされた（よく管理された）
　　　普通の
　　　素敵な（温かい、住心地のよい）
犬
　　　彼と一緒に
　　　近くに（彼の足の近くに、そばに）
　　　前の芝生の上に
　　　彼を見ている
　　　待っている
　　　彼の後を追っている（走り回っている）
　　　着ている
　　　遊んでいる
　　　左へ（方向を示すものであれば何でも）
　　　家の前から遠く離れて
　　　手（右腕、指）
　　　ない
　　　スカート
　　　白い
　　　ブラウス（セーター）
　　　黒い
　　　小さい
　　　距離
　　　色
　　　興奮して（楽しい時を過ごしている、おもしろがって）
　　　小さい
イグサ（アシ、ヨシ）
　　　水の中に

　　　まっすぐ立っている
情景（状況）
　　　田舎
　　　かなり基本的な（基本的な小さい）
　　　農場（田園）
　　　幸せな
　　　家庭を築くにはすばらしく、温かい
　　　春（秋）
　　　木に葉がない
　　　涼しい日
不連続
　　　生活している
男の人（お父さん、父親、青年）
　　　凧を上げている
　　　凧を救い出している
　　　新しいのを始めている
　　　もうひとつ
　　　スミス氏
　　　黒いズボンをはいている
　　　地面に落ちて
女の子（女の人、妹）
　　　彼らに何をしたらよいか伝えている
　　　手を振っている（指差している、何かくるくる回している、使っている）
　　　見ている（見つめている）
　　　立っている
　　　池のそばに（横に、周りに）
　　　木の前に（そばに、後に）
　　　家の中に
　　　暖炉の中に
郵便箱
　　　名前
　　　J．スミスと書いて
　　　その家に住んでいる人々
　　　外で
　　　突き当たりに（道路）
　　　歩道の横に
　　　田園
低木（潅木、植え込み）
　　　少し（いくらか）
　　　生えている
丘（山）
　　　頂上
草
ガレージ（物置、ベランダ）

家からつながっている
建てられて
仕切られて
火（暖炉）
　燃えている
煙（アンテナ、無線アンテナ）
　テレビ
　出ている
　煙突の
　まっすぐ立って
　家の
池（生け簀、水溜まり、水）
　小さい
　家の前に（前庭）
さざ波
　水面に
アヒル（ガチョウ）
　池の中に（周りに）
　泳いでいる
　アシの近くに
　漂っている
　小さい
　マガモ
　一羽だけ
風のある（かなり風のある、風のある日）
　吹いている
　どんな方向でも
土地（田舎）
　起伏と坂
　南のオンタリオではない（バーモントのような）
　良い時が過ぎている
　家の中に誰か

コミュニケーション能力 Communication Efficiency（第12部）

　コミュニケーション能力は情報伝達能力の尺度である。したがって、話し手によって伝えられる情報の割合を反映するものであり、内容単位の総数を言語サンプルにかかった時間（分）で割ることにより算出される。

$$CE = \frac{内容単位数}{時間（分）}$$

[a]Shewan, 1988

付録4-3

患者のインタビューの前に行なう病歴と医学的状態に関する質問書式

患者氏名 _____　　生年月日 _____
住　　所 _____　　記 入 日 _____
電話番号 _____　　記 入 者 _____

医師の方へ：以下の情報は患者を理解する助けとなるもので、各カテゴリーの所見や各質問への答えをできるだけ詳しく記入してくださるようお願いします。余白が足りない場合は裏面をご使用下さい。よろしくお願いします。

Ⅰ部

1. 患者の一般的身体状態とスタミナを記載して下さい
   _____
   _____

2. 患者の問題点は何でしょうか（記載して下さい）
   _____
   _____

3. 問題点の病因は何ですか _____

4. 損傷（事故、卒中、病気）の発症はいつですか _____
   発症からの経過月数 _____

5. 損傷部位はどこですか _____
   _____

6. 損傷の範囲はどのくらいですか _____
   _____

7. 損傷の型は何ですか（血管性、外傷性、腫瘍）
   _____

8. 損傷部位の数はいくつですか _____
9. 損傷は安定していますか。不安定ですか
   _____

10. この情報を決定するために、どのような診断検査を行いましたか _____

11. 患者に一過性の見当識障害、意識の錯乱あるいは喪失がありましたか _____

12. 患者はこれまでに何らかのTIA（一過性虚血発作）を起こしていますか _____
13. これまでに起こした卒中発作の回数を書いて下さい _____
    その発症年月日を書いて下さい _____
14. 脳障害は両側性ですか _____

Ⅱ部

15. どの感覚性脳神経が障害されましたか _____
    どの運動性脳神経が障害されましたか _____

16. 患者の視力は正常ですか _____
    眼鏡はかけていますか _____
    かけている場合は理由を書いて下さい _____
    _____
17. 患者は視覚障害をもっていますか
    複視 _____
    斜視 _____
    眼振 _____
    視野欠損 _____
    視野欠損の領域 _____
    右同名半盲 _____
    左同名半盲 _____
    片眼の全盲 _____
    その他 _____
18. 患者は見たものを理解できますか _____
    _____
19. 患者は聴覚の障害をもっていますか _____
    _____
    耳の感染、耳からの排膿、耳の切開をしたことがありますか _____
    その他 _____
    患者は聴いたことを理解しますか _____
    補聴器を装用していますか _____
20. 患者の感覚運動機能を記載して下さい（感覚、筋力、可動域、巧緻性、あるいは萎縮、変形、不随意運動、感覚の過敏あるいは鈍麻などの身体障害の程度）
    a．躯幹 _____
    b．上肢 _____
    c．下肢 _____
21. 患者は歩行可能ですか _____
22. 以下のものがありますか
    他動運動に対する抵抗 _____
    運動時の痛み _____
    痙縮 _____
    固縮 _____
23. 反射機能は正常ですか _____
24. 感覚と運動の能力に関して身体の両側の機能は対照的ですか _____

III 部

25. 患者の発話と言語に関する経歴を記載して下さい _____
    _____
    _____

	はい	いいえ
患者はことばでコミュニケーションを試みますか	_____	_____
患者は自分の名前や出身地を言うことができますか	_____	_____
患者の会話は明瞭ですか	_____	_____
患者は短い文を言うことができますか	_____	_____

患者は単語を復唱できますか　　　　　　　　　　　　　　　　　　　　＿＿＿　＿＿＿
　　　自動言語がありますか　　　　　　　　　　　　　　　　　　　　　　　＿＿＿　＿＿＿
　　　よだれがでますか　　　　　　　　　　　　　　　　　　　　　　　　　＿＿＿　＿＿＿
26. 失語症の発症からこれまでに言語訓練を受けたことがありますか ＿＿＿＿＿＿＿＿＿＿
　　ある場合は：
　　　a．訓練者の名前と住所 ＿＿＿＿＿＿＿＿＿＿＿＿＿＿＿＿＿＿＿＿＿＿＿＿＿＿
　　＿＿＿＿＿＿＿＿＿＿＿＿＿＿＿＿＿＿＿＿＿＿＿＿＿＿＿＿＿＿＿＿＿＿＿＿＿＿＿
　　　b．訓練の量とタイプ ＿＿＿＿＿＿＿＿＿＿＿＿＿＿＿＿＿＿＿＿＿＿＿＿＿＿＿
　　＿＿＿＿＿＿＿＿＿＿＿＿＿＿＿＿＿＿＿＿＿＿＿＿＿＿＿＿＿＿＿＿＿＿＿＿＿＿＿
　　　c．訓練による改善の程度 ＿＿＿＿＿＿＿＿＿＿＿＿＿＿＿＿＿＿＿＿＿＿＿＿＿

27. 高次皮質機能の障害を記載して下さい ＿＿＿＿＿＿＿＿＿＿＿＿＿＿＿＿＿＿＿＿＿
　　　a．思考 ＿＿＿＿＿＿＿＿＿＿＿＿＿＿＿＿＿＿＿＿＿＿＿＿＿＿＿＿＿＿＿＿＿
　　　b．記憶 ＿＿＿＿＿＿＿＿＿＿＿＿＿＿＿＿＿＿＿＿＿＿＿＿＿＿＿＿＿＿＿＿＿
28. 患者の心理的な状況と経歴を記載して下さい ＿＿＿＿＿＿＿＿＿＿＿＿＿＿＿＿＿＿
　　＿＿＿＿＿＿＿＿＿＿＿＿＿＿＿＿＿＿＿＿＿＿＿＿＿＿＿＿＿＿＿＿＿＿＿＿＿＿＿
29. 患者の家族歴を記載して下さい ＿＿＿＿＿＿＿＿＿＿＿＿＿＿＿＿＿＿＿＿＿＿＿＿
　　＿＿＿＿＿＿＿＿＿＿＿＿＿＿＿＿＿＿＿＿＿＿＿＿＿＿＿＿＿＿＿＿＿＿＿＿＿＿＿

IV 部

30. 患者はこれまで外科手術をうけたことがありますか ＿＿＿＿＿うけたことがある場合はその種類と日付けを書いて下さい ＿＿

31. 患者は薬を服用していますか ＿＿＿＿＿＿＿＿＿＿＿＿＿＿＿＿＿＿＿＿＿＿＿＿＿
　　服用している場合は種類を記載して下さい ＿＿＿＿＿＿＿＿＿＿＿＿＿＿＿＿＿＿
　　　1日の服用量 ＿＿＿＿＿＿＿＿＿＿＿＿＿＿＿＿＿＿＿＿＿＿＿＿＿＿＿＿＿＿
　　　服用期間 ＿＿＿＿＿＿＿＿＿＿＿＿＿＿＿＿＿＿＿＿＿＿＿＿＿＿＿＿＿＿＿
　　　言語を含めた患者の行動に対する期待される効果と実際の効果 ＿＿＿＿＿＿＿＿

32. 患者は他に重い病気（心臓病、内分泌機能や代謝機能障害などのような合併症）を持っていますか ＿＿＿＿＿＿＿持っている場合は種類、特徴、生じた日付けを書いて下さい ＿＿＿＿＿＿＿＿＿＿＿＿＿＿＿＿＿＿＿＿＿＿＿＿＿＿＿＿＿＿＿＿＿＿＿＿＿＿

33. 患者はアレルギーがありますか ＿＿＿＿＿＿＿＿＿＿＿＿＿＿＿＿＿＿＿＿＿＿＿＿
　　　アレルギーがある場合は何に対してですか ＿＿＿＿＿＿＿＿＿＿＿＿＿＿＿＿＿
　　＿＿＿＿＿＿＿＿＿＿＿＿＿＿＿＿＿＿＿＿＿＿＿＿＿＿＿＿＿＿＿＿＿＿＿＿＿＿＿

付録4-4

患者のインタビュー前に行なう家族歴と家族の状態についての質問書式

患者氏名 _____ 出 生 地 _____
住　　所 _____ 生年月日 _____
電話番号 _____ 記 入 日 _____
記 入 者 _____ 患者との関係 _____

この質問紙に記入して下さる方へ：この質問紙は患者を理解する助けとなるものです。できるだけ詳しく記入して下さい。余白が足りない場合は裏面をご使用下さい。よろしくお願いします。

1．患者のことでどのようなことが問題だと思いますか _____
   _____

2．失語症の原因は何ですか（事故、卒中、病気）_____
   _____

3．損傷（事故、卒中、病気）が起きたのはいつですか _____
   _____

4．卒中の場合は、発作の前1カ月間に次の症状がありましたか
   激しい頭痛 _____
   視覚障害 _____
   痙れん _____

5．患者がこれまでかかっていた医師は誰ですか _____
   _____
   電話番号は _____
   _____

6．肉親の構成を書いて下さい
   　　　氏　名　　　年令　　続柄　　　電　話　　　　　　同居者には印をつけて下さい
   　　_____ _____ _____ _____ _____
   　　_____ _____ _____ _____ _____
   　　_____ _____ _____ _____ _____

7．患者が家庭をもっている場合肉親以外に他の人が住んでいますか _____
   _____
   家庭をもっていない場合はどこに住んでいますか _____

8．患者の家系に、発話と言語について同じような障害を起こした人がいますか _____ いる場合はそれは誰ですか _____

9．患者の母語は何語ですか _____
   英語でない場合は患者は何才から英語を話していますか _____

10．患者の最終学歴は何ですか _____
    その学校名は何と言いますか _____
    患者の職業は何ですか（何でしたか）_____
    患者の雇用者は誰ですか（誰でしたか）_____
    患者は現在働いていますか _____
    患者の職歴を記して下さい（たとえば職種と、だいたいの期間）_____
    _____

11. 患者の母親の氏名 _____ 生存 _____ 死亡_____
    患者の父親の氏名 _____ 生存 _____ 死亡_____
    婚姻関係について：独身_____ 配偶者死亡_____ 別居_____
    　　　　　　　　　既婚_____ 離婚_____ 再婚_____
    (該当欄に期日を書いて下さい)
12. 患者には子供がいますか _____ 孫がいますか _____
    いる場合は下記に記入して下さい
    子供：氏名 _____ 住所 _____ 年令 _____
    　　　　　　 _____ 住所 _____ 年令 _____
    　　　　　　 _____ 住所 _____ 年令 _____
    孫： 　　　　 _____ 住所 _____ 年令 _____
    　　　　　　 _____ 住所 _____ 年令 _____
    　　　　　　 _____ 住所 _____ 年令 _____
13. (該当する場合は答えて下さい)
    配偶者の氏名は何と言いますか _____
    配偶者の最終学歴は何ですか _____
    配偶者の職業は何ですか（何でしたか）_____
    配偶者の雇用者は誰ですか（誰でしたか）_____
    配偶者は現在、働いていますか _____
    働いている場合は仕事のスケジュールを書いて下さい _____
    _____
    配偶者の母語は何語ですか _____
    英語でない場合はいつから英語を話すようになりましたか _____
14. 患者は常に介助を必要としていますか _____
    その場合は誰が世話をしていますか _____
15. 患者はどの程度自分でできますか（更衣、食事、洗面）_____
    _____
16. 患者の発話と言語の問題がなんらかの点で家族に影響を及ぼしていますか _____
    及ぼしている場合はどのようにですか _____
    _____
17. 患者のコミュニケーションの能力を記述して下さい _____

18. 患者が話すことに困難があると最初に気付いたのはいつですか _____
19. 患者は今、どのくらい話せますか _____
20. 家族は患者の発話をどの程度理解できますか _____

21. 他人は患者のコミュニケーションをどの程度理解できますか _____

22. 患者は自分の発話と言語についてどのように感じていると思いますか _____
23. 家族は患者の発話を助けるために何かしていますか _____
    している場合はどのようなことですか _____
    　　　　　　　　　　　　　　　　　　　　　　　　　　　　　　　　はい　　いいえ
24. 患者はことばでコミュニケーションしようとしますか 　　　　　　　_____　_____
25. 氏名と住所を言うことができますか 　　　　　　　　　　　　　　　_____　_____
26. 患者はわかるように話せますか 　　　　　　　　　　　　　　　　　_____　_____

27. 短い文を言うことができますか　　　　　　　　　　　　　　　　　　　　　＿＿＿　＿＿＿
28. 短い句を言うことができますか　　　　　　　　　　　　　　　　　　　　　＿＿＿　＿＿＿
29. 単語を復唱することができますか　　　　　　　　　　　　　　　　　　　　＿＿＿　＿＿＿
30. 自動言語がありますか　　　　　　　　　　　　　　　　　　　　　　　　　＿＿＿　＿＿＿
31. あなたは失語症について読んだり、聞いたりしたことがありますか ＿＿＿＿＿＿＿＿＿＿＿
　　ある場合はどういうことをどこでですか ＿＿＿＿＿＿＿＿＿＿＿＿＿＿＿＿＿＿＿＿＿＿＿
32. 以下に性格と行動についての状態が列挙してあります。患者の現在の状態にあてはまるものを丸で囲んで下さい

幸福	時々争いをする	悲しみに沈む	熱狂的
非常に友好的	活発	自主的	エネルギッシュ
むら気	批判的	依存的	孤独
しっと深い	権威主義者	支持的	気短か
内気	鋭敏な感受性	横暴	不安
感動しやすい	協力的	寛大	活動的
無関心	放棄的	反抗的	敵意を持つ
心配	取り乱す	外向的	指導性
緊張	気乗りしない	冷淡	不眠
情が深い	平静な性質	けんか腰	課題に集中する
精力旺盛	疲労しやすい	好奇心が強い	勤勉
かんしゃく持ち		感情のコントロールを示す	
他人の手本に従う		自立を示す	
承認を待つ		心配の種が多い	
ほとんど恐れない		先に立って活動する	
眠りながら歩く		社会的関係を得ようとする	
注意を要求する		喜んで未知に臨む	
根気がある			

33. (配偶者と患者)、(家族と患者)の関係はどの状態にあたりますか（1つを丸で囲んで下さい）
　　うまくいっている　　　緊張がある　　　敵意を持っている　　　無関心
34. 患者の興味や得意な活動は何ですか ＿＿＿＿＿＿＿＿＿＿＿＿＿＿＿＿＿＿＿＿＿＿＿＿＿
　　＿＿＿
35. 患者はテレビを見ますか ＿＿＿＿＿＿＿＿＿＿＿＿＿＿＿＿＿＿＿＿＿＿＿＿＿＿＿＿＿＿
　　見る場合は好きな番組は何ですか ＿＿＿＿＿＿＿＿＿＿＿＿＿＿＿＿＿＿＿＿＿＿＿＿＿＿
36. 患者は以下のものを受けたことがありますか
　　　　　　　　　　　　　　期日　　　受けた施設　　　　　住所
　　a. 言語訓練　　　　　＿＿＿＿　＿＿＿＿＿＿＿＿＿　＿＿＿＿＿＿＿＿＿＿＿＿＿
　　b. 運動訓練　　　　　＿＿＿＿　＿＿＿＿＿＿＿＿＿　＿＿＿＿＿＿＿＿＿＿＿＿＿
　　c. 作業訓練　　　　　＿＿＿＿　＿＿＿＿＿＿＿＿＿　＿＿＿＿＿＿＿＿＿＿＿＿＿
　　d. 心理的カウンセリング＿＿＿＿　＿＿＿＿＿＿＿＿＿　＿＿＿＿＿＿＿＿＿＿＿＿＿
　　e. その他のリハビリテーション＿＿＿＿　＿＿＿＿＿＿＿＿＿　＿＿＿＿＿＿＿＿＿＿

付録4-5

患者のインタビュー前に行なう患者への質問書式

1. あなたは　電話をかけますか
   あなたは　電話のベルが鳴ったら電話に出ますか
   あなたは　自分で電話のダイヤルを回しますか
   あなたは　電話帳で番号を調べますか
   あなたは　電話番号をいくつか覚えておくことができますか
2. あなたは　毎日の新聞を読みますか
   あなたは　新聞のどの部分を読みますか
   あなたは　どんな雑誌を読みますか
3. あなたは　いつもテレビを見ますか
   あなたは　どんな番組が一番楽しいですか
4. あなたは　買い物に行きますか
   あなたは　自分のお金をきちんと扱えますか
5. あなたは　友人を訪ねますか
   あなたは　話すのと聞くのとどちらが多いですか

付録4-6

内容カテゴリーの定義[a]

　存在. 事物が環境内に存在し、人が存在するものに対して述べる。たとえば人は「これ」、「あれ」、「これは何ですか」、「コップを見てください」などと言う。

　不在-消滅. 存在が多少とも期待される文脈の中で事物の消滅、事物や行為の不在について述べる発話がこのカテゴリーに入る。「なくなった」「もはや～でない」、「離れて」のような用語が用いられる。

　再現. 事物が再びあらわれることや、事物の他の状況が再びあらわれることに関する発話がこのカテゴリーにはいる。

　拒絶. もし人が行為に反対したり、文脈に含まれる事物や状況の中で差し迫っている事物を拒絶し、否定の形式を使用する場合、その発話は拒絶とみなされる。

　否定. もし人が他者の発話や彼自身の前の発話に表わされた本質、状態、事象を否定する場合、否定として分類される。

　属性. このカテゴリーにはいる発話は以下のような事物の性質に関係したものである。(1)事物の固有の状態（たとえば「割れた」、「鋭い」など）(2)他の種類から区別できる事物の特性（例えば「赤い」、「大きい」など）

　所有. 事物、性質、能力を持っていることに関する発話がこのカテゴリーに属する。

---

[a] Bloom and Lahey, 1978から改編した。他の内容のカテゴリーはBloom and Laheyの本文に含まれている。(Bloom and Lahey, Language Development and Language Disorders. New York, John Wiley and Sons, 1978より許可を得て転載)

付録4-7

失語症者が示す統語構造の困難度の断層モデル

レベル1 — 2語

レベル1は2語から成る文や句の理解と産生である。
これには以下のような文や句が含まれる：

動作主＋動作	John eat
動作＋対象	Eat lunch
動作主＋対象	John pipe
属性＋対象	Dirty table

レベル2 — 形態論的語尾変化の理解と産生

レベル2は名詞、動詞、形容詞の形態学的語尾変化の理解と産生を含んでいる。GoodglassとBerko (1960)によると、失語症者の産生の困難の順序は音韻論的類似性よりもむしろ文法的機能に基づいている。その順序は以下のとおりである：

1. 複数の (-z) と (-s)
2. 複数の (-z)
3. 比較級の (-r)
4. 最上級の (-st)
5. 現在の (-s) と (-z)
6. 過去の (-d)
7. 過去の (-t) と (-z)
8. 所有の (-s) と (-z)
9. 現在の (-z)
10. 所有の (-z)

レベル3 — 句構造規則の理解と産生

レベル3は句構造規則の理解と産生を含んでいる。句構造規則の2つの基本的タイプとしては：名詞句 (Np) と動詞句 (VP) がある。名詞句は "the man" のような冠詞 (Art)＋名詞 (N) を含んでいる (NP→Art＋N)。動詞句は "ate the lunch" のような動詞と名詞句を含んでいる。このように文は名詞句＋動詞句と書きかえることができる (S→NP＋VP)。主語名詞句、目的語名詞句、動詞はこのレベルで産生され、処理される。この段階の他の構造には次のようなものがある：

動作主＋動作＋対象	Girl eating the sandwich
属性(修飾語)＋動作主＋動作	Happy lady walking
対象＋関係＋対象	Rain over the house
動作主＋接続詞＋動作主＋動作	John and Joe eating
対象＋前置詞＋対象	Hat under the coat

レベル4－理解と産生

変形文を理解し、産生する能力はレベル4の特徴である。文を変形することは文の1部分を再配列することを含んでいる。たとえば平叙文の"John can dance ?"に変形され、再配列される。変形のいくつかの例としては次のようなものがある：

a．**疑問形**．疑問形は助動詞と主語を逆にすることを含んでいる。例えば、John can dance. → Can John dance ?

b．**do変形**．do変形は助動詞がない場合に疑問変形をするためにdoを補うことである。たとえば、John dances. → Does John dance ?

c．**否定変形**．否定変形では否定要素が文に組み込まれ助動詞に付加される。たとえば、John can dance. → John can't dance.

d．**受動変形**．受動文は動詞によって示された動作が主語に先行するものである。たとえば、John ate lunch. → The lunch was eaten by Jone.

e．**付加変形**．現存する文に構造を付加する過程は付加変形といわれる。たとえば、Jone can read. → Jone can read and write.

f．**削除変形**．削除変形は前の文や同じ文の前の部分に表現されていたり、聞き手の理解されると思われる文の成分を削除することである。たとえば、Jone can fix the painting. → Jone can.

レベル5－1文に2つ以上の構造が結合している複文の理解と産生

レベル5は1文に1つ以上の構造が結合している複文を含んでいる：

a．**付加疑問文**．付加疑問文は語形変形や外部標識のどちらかにより特徴づけられた平叙文である（Muma, 1978）。たとえば、It's raining outside, isn't it ?

b．**等位接続文**．等位接続文は接続詞で2つの文をまとめたものを含んでいる。たとえば、He ran a mile and then he ate his dinner.

c．**関係節**．関係節は名詞句を修飾する文である。たとえば、The man who came to dinner, stayed late,

d．**目的名詞句補語**．目的名詞句補語は動詞の目的の位置に置かれた完全文である。単文の中の名詞句に相当する場合もある（Dale, 1976）、たとえば、I see you sit down.

e．**wh節**．wh節はある1つの文に他の文の役割（主語、動詞など）を実際に与えることを行なう非常に一般的な機構である。（Dale, 1976）、たとえば、Whoever did this, will pay for it.

f．**右辺繰り返し文**．繰り返し文は規則を繰り返して適用することを意味する（Muma, 1978）、右辺繰り返し文は複合目的名詞句の産生である。たとえば、Fido ate a can of liver chunks and a can of spaghetti.

g．**左辺繰り返し文**．左辺繰り返し文は複合目的名詞句の産生である。たとえば、The young slim and short freshman ran.

h．**埋め込み文**．埋め込み文は他の文り1部を修飾し、文中に構造的な組み込まれた文である。たとえば、The man that has the red and white scarf on stole the cake.

第 5 章

失語症の鑑別診断

SANDRA B.CHAPMAN and HANNA K. ULATOWSKA

　成人のグループ——たとえば脳血管障害、痴呆、閉鎖性頭部外傷などさまざまな神経疾患を持つ患者や健康な高齢者——においては、言語機能は、障害されている場合もあれば保持されている場合もあって、さまざまである。障害されている場合、各疾患の言語障害にかなり共通した部分があるのは、不思議なことではない。その共通性は、次のようないくつかの要因から生じてくる。最も重要なのは(A)言語システムの構築のされ方、(B)言語の神経生物学的基盤（局所的に構成されるのかあるいは散在性に構成されるのか）、そして(C)複数の過程が共有する神経学的基盤、である。たとえば脳血管障害と痴呆にみられる言語障害は、もっとも基本的な医学的状態に基づけば、直観的には比較的容易に鑑別できそうに見える。しかし、症候が重複しているのみならず疾患も合併しているため、鑑別診断は複雑になる。たとえば、脳卒中と痴呆の合併は、特に高齢者では稀なことではなく、脳卒中が痴呆の引き金になることもある。また、左半球損傷の患者では、同時に右半球の機能が低下していることも珍しくない (Chapman et al., 1989)。

　臨床では、さまざまな神経疾患を持つ成人のグループの言語プロフィルに共通の特徴があるので、「失語症」という用語を適切に使用しようとしても混乱をきたしてしまう。そこでこの章では、ある言語プロフィルが失語症を表わしている、と決定する際に生じる問題に焦点を当てることにしたい。失語症か否かの決定は、失語症をどう考えるかによって左右される。そこでまず、失語症の主要な観点2つと、その経験的基盤を論じるが、どちらの観点にもそれぞれ価値があることはほぼ認められている。失語症学者には、失語症は他の疾患の言語障害と区別すべきであるという立場をとる者が多い。これは、失語症学者が失語症のマネージメントにおいて担う役割に由来している。その役割とは、言語行動の特徴を明らかにするだけではなく、予後を予測し、リハビリテーションの計画をたて、訓練を実施するというゴールの責任までも持つことである。そのため鑑別診断には、言語能力の特徴の検査に加え、言語障害に影響を及ぼしている背景の検索も含まれてくる。こうした検索を通じて、適切な治療法を決定するにあたっての洞察を得ることができるであろう。この章の最後では、失語症を失語症であると決定するための方法論的アプローチを述べ、失語症検査に談話課題を組合せると効果的であることを例示する。談話的尺度を加えることにより、失語症か否かの決

定に必須の要因を選び出すための、価値ある情報を得ることができる。

失語症の有無の決定

失語症の有無の決定は、失語症の概念、あるいは診断を下す場合の目的などに左右される。成人の失語症にはさまざまな定義がある（第1章参照）が、大きな観点は2つである。その1つでは、失語症を一次的診断ととらえ、もう一方では、失語症を行動のあらわれとみなしている。この2つの観点を裏づけるのは、臨床におけるさまざまな患者の言語障害に明らかに共通した特徴があるという事実である。

失語症の主要な観点
失語症：一次的診断

多くの失語症学者は、失語症は一次的障害で、原因と言語障害の性質という2つの意味が包含されると考えている。まず、原因について考えてみよう。失語症を一次的障害と定義する研究者たちは、言語障害が脳血管障害後急性に発症した場合に、「失語症」という用語が使用されるべきだとしている（第2章参照）。あるいは伝統的には、患者に限局した脳損傷がある場合に使用される（Holland, 1992）。McNeil (1982) は、失語症は、左半球の比較的独立した中枢神経システムの損傷によって起こる頻度の高い特定の障害で、そこから脳と行動の関係を推定することができる、と述べている（交叉性失語は含まない）。脳と行動の関係は、一側性の損傷からだけではなく（左対右）、左半球の限局した病変からも導かれる（前方対後方）。つまり、患者を言語障害の特徴の類似性に基づいていくつかのグループに分けた場合、その分かれ方は左半球の損傷部位と関連し、もっとも一般的なレベルでは、前方損傷群と後方損傷群に二分されるということである（本書第1章、第2章、第3章を参照）。

一方、言語障害の性質という観点では、障害の根本は言語の処理障害であると考えられている。また、言語障害はコミュニケーションを妨げる第一の要因であるとも考えられている。この考え方に従えば、失語症の患者は、言おうとすることはわかっているのに言葉が探せず、文章で言いたいことを表現することができないのである (Golper, 1988)。言語処理の障害は、聞く、話す、読む、書く、ジェスチャーをするなど言語機能のすべての様式で現われる (Chapey, 1986 ; Darley, 1982 ; 本書第1章、第7章参照）。

失語症が言語処理の一次的障害であるからといって、他の認知領域の障害の可能性がなくなるわけではない。しかし、失語症を一次的障害と考えている研究者が失語症であると診断する場合は、言語障害が他の知的機能の障害と比較して不釣り合いに重度なことを意味している (Darley, 1982)。この線にそって考えれば、痴呆、右半球損傷、閉鎖性頭部外傷に伴う言語障害を失語症と名付けることは論議を呼ぶであろう。というのは、これらの疾患では言語より認知の方が重度に障害されているからである。

とはいえ、失語症を一次的障害とみなす研究者は、失語症でも言語以外の認知過程が低下している場合があることを認めている。McNeil (1982) は、失語症では、情報処理能力が障害された象徴機能にどれだけ依存していたか、あるいは援助されていたかに応じて影響を受けるであろうと述べている。

失語症における認知能力に関する研究においては、失語症患者は認知テストで成績の低下が認められるとされることが多い (Darley, 1982)。成績のパターンは用いる検査や患者によりさまざまである。言語と認知は複雑に結びついた過程で分離は操作的なものであるため、言語の一次的障害が他の認知過程の障害と合併しても不思議はない。Johnston (1992) は、「言語は、認知の産物であると同時に、その道具ともなる」とはっきり述べている。失語症では、言語を通じて表わす認知能力も障害されるであろう (Lebrun and Hoops, 1976)。

失語症：行動的特徴

一方、失語症という名称は、総称的な意味でも使用される。この考え方に従えば、「失語症」という用語が患者に使用されても、そこには原因や言語障害の性質という特定の意味は含まれていない。原因としては失語症は神経系の疾患と関連があり、たとえばBenson (1979) は、失語症は脳損傷に起

因する言語の喪失あるいは障害である、と述べている。意味の広いこの定義をとるなら、脳卒中、閉鎖性頭部外傷、痴呆などさまざまな原因による言語システムの崩壊も失語症ということができる。実際、Rosenbekら（1989）は、種々の神経系の障害による言語障害を、一次的障害と定義した場合、失語症と類似した面があることを認めている。このように、患者の行動プロフィルにおいて言語あるいは認知の問題のどちらの比重が重いかは問題にされず、言語障害が簡単に記述されて失語症と名付けられる場合もあるであろう。

「失語症」という用語を使用する目的

失語症という名称が、特定の脳血管障害に随伴する一次的言語障害の患者のためだけのものか、あるいはすべての脳損傷に起因する言語障害の患者にも該当するものなのかという問題は、まだ解決されていない。この2つのアプローチは、観点を変えて言語障害を考えることから生じてくるが、どちらも、言語の脳内機構という重要な知見に貢献していることに変わりはない。

ある言語障害が失語症か否かを決定する際に専門家がとる立場は、診断の背後にある目的に左右されている。専門家は誰でも、失語症という名称を使用する際には、基本的には次に述べたような目的の一方を選択している。たとえば言語病理学者にとって、失語症の有無を診断する第1の目的は、予後を決定してマネージメントを計画する基盤を得るためであろう。他の分野の専門家が失語症か否かを診断するのは、言語障害を、検査の対象としている行動全体の一側面として位置づけるためとみることができる。

鑑別診断の問題点

この節では、失語症という一次的診断を受けた患者の言語障害と、その他の成人の言語障害を鑑別する問題を扱う。その他の成人とは、たとえば正常な高齢者、痴呆、進行性失語症、右半球損傷、閉鎖性頭部外傷などの患者である。鑑別診断の基本的問題は、他の障害と鑑別できる特徴的なプロフィルが失語症にあるか否かであるが、その過程は以下の3つの大きな要因によってさらに複雑になっている。第1の要因は、失語症の症候と他の成人患者の行動症候の重複である。第2の要因は失語症と痴呆のような障害の合併であり、第3の要因は、それぞれの障害の神経生物学的基盤の共通性の影響である。

失語症と関連障害の共通性

失語症と関連障害の言語プロフィルは、本書の各章で詳述されているので、ここでは言及しない。しかし鑑別診断で直面する問題点を明らかにするために、さまざまな障害に共通する行動のいくつかには注目したい。図5-1は、失語症、高齢者、痴

図5-1 失語症、高齢者、アルツハイマー型痴呆、進行性失語、右半球損傷、閉鎖性頭部外傷患者の言語障害に関する文献のまとめ

	失語症	高齢者	アルツハイマー型痴呆	進行性失語	右半球損傷	閉鎖性頭部外傷
失名詞	×	×	×	×	×	×
錯語的誤り	×		×	×		×
錯文法的誤り	×		×	×		
流暢性	×		×	×		
統語	×	×	×	×		×
復唱	×		×	×		
保続	×		×	×		
冗長性	×	×	×		×	
ジャーゴン	×		×			
指示関係の誤り	×	×	×	×	×	
内容の乏しさ	×	×	×	×	×	×
逸脱化	×	×	×	×	×	×

呆、進行性失語症、右半球損傷、閉鎖性頭部外傷の患者の言語障害の共通特徴を要約したものである。

健常な高齢者

健常な高齢者の言語障害と失語症患者の言語障害では、主として産生面と理解面の一部に共通性がある。健常な高齢者の産生面の障害は、呼称障害（Bowles and Poon, 1985 ; Obler and Albert, 1981 ; Schow et al., 1978）、動詞形の減少と統語形態の簡素化(Kemper, 1988)、指示関係の崩壊を含む談話の障害（Ulatowska et al., 1986）、曖昧な語の増加（North et al., 1986 ; Obler and Albert, 1984）、冗長性の増加（Obler and Albert, 1981）があげられる。年齢によって左右される談話の特徴としては、情報内容の減少と逸脱化の増加（Obler and Albert, 1984 ; Ulatowska and Chapman, 1991）などがある。理解面では、複雑な統語の理解力の低下（Kemper, 1988）という問題が認められる。以上の側面は、失語症、特にウェルニッケ失語にも共通して認められるものである。

痴呆

アルツハイマー型痴呆（AD）は研究がもっとも進んでおり、他のタイプの痴呆と比較して罹患率が1番高い。したがって痴呆の言語障害についての以下の議論では、このタイプの痴呆をとりあげる。アルツハイマー患者はさまざまな障害パターンを示すが、必ず言語障害を合併し（Davis, 1983）、そのパターンは語彙から緘黙症までの幅がある（Obler and Albert, 1981）。失名詞は、健常な高齢者や失語症患者と同様、アルツハイマー患者でもよくみられる（Appell et al., 1982 ; Bayles and Tomoeda, 1983 ; Huff et al., 1986）。談話レベルでは、指示関係と話の一貫性が障害される(Chapman and Ulatowska, 1992 ; Ripich and Terrell, 1988)。その他、保続、錯語、錯文法的誤り、ジャーゴン（Obler, 1983）、逸脱化と冗長性(Obler, 1983)、迂回（Bayles, 1986）、内容の乏しさ（Bayles, 1982; Ulatowska and Chapman, 1991）などがあげられる。また、手続き的、自発的談話より会話能力のほうが良好に保たれている（Ripich and Terrell, 1988）。

失語症でも上述のような問題が生ずるので、鑑別診断は混乱する。事実、Appellら（1982）は、痴呆の患者は流暢と非流暢の失語症候群に二分できると述べている。アルツハイマー患者は流暢だが空虚な発話、語性錯語的誤り、呼称の誤り、理解障害という点で、ウェルニッケ失語と失名詞失語に似ている（Albert, 1978 ; Obler and Albert, 1981）。Darley（1982）は、軽度言語障害の患者が、失語症なのかあるいはより包括的な「思考」の問題（痴呆の初期）なのかを決定するのは、難しいと述べている。

進行性失語症

「進行性失語症」は、初期は言語システムのみが障害され、痴呆に見られるような明らかな知的障害や行動障害がない、進行性の患者に用いられる用語である（Mesulam, 1982）。Duffy（1987）は、進行性失語症の言語障害は古典的失語に比べ、潜行性に発症して徐々に進行し、長い経過をたどると述べている。しかし最近は、結果的には明かな痴呆に至る前兆であると提唱されている（Assal et al., 1984 ; Holland et al., 1985 ; Poeck and Luzzatti, 1988）。どちらにせよ言語障害が初発で、進行性で、（少なくともある期間は）日常生活動作や判断力、内省などは比較的保たれている特徴を持つ症候群が存在するという点で、見解はほぼ一致している。

進行性失語症のもっとも一般的な特徴は、重度の失名詞、錯語的あるいは錯文法的誤り、空虚化である。流暢ではあるが空虚で時に逸脱した語の多い発話が、徐々に崩れていき、つかえがちで非流暢な発話になり、緘黙に至るという経過をたどる（Neary and Snowden, 1991）。結果的に言語は電文体になりやすく、さらに復唱障害も報告されている(Duffy, 1987)。進行性失語症の言語障害は、広い意味では左半球の急性限局病変による失語症と類似点がある。

右半球損傷

右半球損傷の患者は、失語症検査の理解課題、表出課題の双方で問題があらわれる。失語症患者と同様、呼称、口頭命令に従うことや、単語および文レベルでの読み書きに問題がある（Myers, 1984 ; 本書第20章を参照）。さらに、右半球損傷の患者には談話レベルの障害、つまり冗長性、逸脱化、指示関係の誤り、内容の乏しさも認められる

(Glosser et al., 1992 ; Joanette and Goulet, 1990)。

閉鎖性頭部外傷

閉鎖性頭部外傷は、頭蓋への外傷であるが、穿孔性脳外傷（例：銃弾）、脳血管障害、占拠性病変は含まない（Hagen, 1984）。閉鎖性頭部外傷の言語障害の罹患率については見解が一致していない。明らかな失語症は750例中2％のみに認められたとする報告（Heilman et al., 1971）や、50例中14％に認められたとする報告（Levin et al., 1976）がある。Sarnoら（1986）は、閉鎖性頭部外傷の患者の大部分は古典的な失語症と共通の特徴を持つ「不顕性の(subclinical)」失語症パターンを示すと述べている。しかし、McKinely（1981）は、閉鎖性頭部外傷患者のおよそ75％あるいはそれ以上に言語障害がみられると主張している。

閉鎖性頭部外傷の患者には、語の回収障害、語の流暢性の低下、錯語、迂回が認められ、会話は断片的でよく脱線する（Levin et al., 1976）。また、GlosserとDeser（1990）は、統語的誤り、錯語、談話における一貫性の障害が認められると述べている。

閉鎖性頭部外傷の言語障害が失語症か否かについては、意見が一致していないが（Braun and Baribeau, 1987 ; Holland, 1982 ; Sarno et al., 1986)、少なくとも表面的にはなんらかの類似点があることは、多くの研究者が認めている。

障害の合併

失語症が他の障害に合併する可能性が高いことは、別に驚くにはあたらない。脳血管障害や脳の変性症などの疾病の罹患率は、年齢があがるにつれて確実に増加する。したがって、正常な加齢や痴呆の過程の変化に失語症が合併する可能性は高い。さらに、脳への血液供給の性質から、普通は左半球が変化すると、右半球も機能低下をきたす可能性が考えられる（Chapman et al., 1989）。さらに、失語症と抑うつの合併も報告されることが多いプロフィルである（Fromm et al., 1984）。抑うつは、器質的要因、薬の副作用、環境的要因などにより起こると考えられる。

このように、さまざまな疾病と正常な加齢による変化とが合併しているために、成人の鑑別診断は複雑化しているので、高齢患者では判断に迷う症状が重なっている。また、高齢の失語症患者の言語は若い失語症患者のプロフィルと異なっていることが多い。この違いは、正常な加齢による変化や「域値効果」による変化など、混乱をもたらす要因に由来すると思われる。この「域値効果」とは、急性の局所性脳損傷により、表面上も実際にも、痴呆レベルまで脳の機能に混乱が起きた状態をさす。

さて、以下ではある高齢患者の鑑別診断の複雑性について述べる。患者は84歳の脳卒中患者で痴呆と失語が認められると診断された。この患者のプロフィルは、高齢者の診断と治療で生ずる複雑な問題を浮き彫りにしている。臨床的な問題は、この患者の一次的診断は失語なのか痴呆なのか、あるいはその両方なのかということである。

ある高齢の脳卒中患者のプロフィル

病歴 マイクは、評価時84歳の白人男性で、2年前に左半球の側頭—頭頂—後頭接合部に梗塞を起こした。既往歴は心臓血管障害と高血圧で、脳卒中と診断された時点ですでに梗塞は多発性であった。3カ月の入院期間中、6～8週の言語治療を受けた。脳卒中の後遺症として右の視野欠損があり、左眼は病前から失明していた。病前はエンジニアとして働き、老人ホームに入所していた。

ミニメンタルステートテスト（MMS）の成績は、見当識、注意、言語の顕著な障害を呈したが、これは、記憶障害と呼称障害によって、さらに複雑な様相を呈していた。

記憶 マイクは重度記憶障害により失見当になっていると思われた。近時記憶や遠隔記憶（例：通学した時期、働いた場所）、日付の見当識（例：年月日）、親しいと思われる人の名前と顔（例：彼の運転手や治療者）の記憶も低下していた。彼の作業記憶はある一定の時間は比較的保持されていて、話題についていったり短い物語のあとの問いに答えたり、綴りを言われて文字列が語を形成するまで、心の中に文字列を保っておくことができた（2字から8字まで）。

視知覚 視覚入力は左眼の失明と右視野の欠損のため、極端に制限されていた。マイクはページをながめまわして視野欠損を代償しようと試みた。しかし視知覚は著しく障害されているようであっ

た。その一方で、マイクはひとつひとつの視覚シンボルは、ある程度区別できるのに、図―地形態に埋め込まれた図形を識別することは顕著に障害されていた。無意味的な図―地刺激は解読が困難であるにもかかわらず、意味のある文脈で刺激を使用すると知覚が改善した点は注目に値する。たとえば、ヒントなしでは、個々の文字や単語はまったく同定できないも同然なのに、呼称できない絵カードと音読できない文字単語をマッチングすることができたのである。彼の絵の視知覚は、文脈的な状況がある場合に、強く促通された（線描画よりもノーマン・ロックウェルの詳細な絵の方が良好）。同様に、日付の見当識も、単語や単一の数字あるいは週ごとのカレンダーを使った場合よりも、月ごとのカレンダーを使った場合にもっとも正確になった。

表現 マイクのコミュニケーションは、物品や絵に対する重度の失名詞により、かなり制限されていた。彼の会話には、重度の語彙アクセス障害が表われていた。また、彼は自分から会話を開始することはめったになく、充分な内容が与えられたときにのみ返答することができた。表出の減少は重度なのに、ことわざ、寓話、絵などの抽象的思考は伝えることができた。語の回収を促通するのは、語頭音ヒントと穴埋めであった。語の回収を助けるその他の方略として、単語のつづりを言い聞かせたり文字を模写させると有効であった。関連語のヒントはあまり有効ではなかった。

マイクは書字運動を実行することはできた。しかし自発書字は、発話よりもさらに減少していた。ほとんどの場合、単語の書き取りでもどこからどのように書きはじめたらよいかわからなかったが、模写はできることがあった。その模写は意味にアクセスするヒントになっているようであった。時には、自発的に書いたり、口頭で言えない単語が書けることもあり、語回収を促進する方略として役に立つように思われた。たとえば自分で自由に文を書くように指示すると、書いたあとでそれを音読することができた。

診断を導く

医学的な病歴に沿ったマイクのプロフィールの特徴からは、失語症、アルツハイマー型痴呆、多発性脳梗塞型痴呆、抑うつ、加齢に関連する要素などが、単独あるいは組合わさって生じている可能性が考えられる。発作以前に無症候性脳卒中があったことで、多発性脳梗塞が疑われる。しかし発病の前に何回脳卒中があったかという問題は、起こした脳卒中の数が不明というより、ただ単に多発性の脳梗塞であることを意味するにすぎない。なんらかの痴呆である可能性は、医学的、神経行動学的なすべての評価から生じてくるが、抽象的な返答をする能力が保持されているという点から、決定的ではない。痴呆という臨床的印象は「より高齢の」脳に起こった脳卒中から受けるもので、それが混乱状態を引き起こしているとみることもできる。うつ状態が痴呆様症候を生むという別の可能性も考えられる。

患者の全体的行動プロフィールに基づけば、彼の一次的診断は失語症であるというのが我々の下した結論である。以下は、診断の印象の要旨である。

臨床的印象

マイクは重度の呼称障害、記憶障害、視知覚障害、さまざまなモダリティーで意味を連合することの障害を呈していた。こうした障害は、多発性脳梗塞の結果とみることもできる。記憶障害は、病前の情報も新しい情報も障害されている。しかしマイクは少しの間も情報を保持できないように見えたのに、新しい情報を処理することができた。彼は、情報のギャップを埋めるために全体レベルの方略を使うことができた。彼の問題は、側頭―頭頂―後頭接合領域の連合皮質に損傷を被った失語症の患者によくみられるものであった。時間と場所に関する見当識の乏しさや、近時記憶と遠隔記憶の著明な障害は、脳卒中に起因する痴呆が合併している可能性を示していた。しかし、深いレベルの意味を抽象化する能力は痴呆とは一致していなかった。検査時には、その原因となる抑うつの兆候があるように思われた。モチベーションにはかなり浮動性があり、感情の鈍麻が見られた。このような行動面については彼の主治医に相談した。

共通の神経生物学的基盤

鑑別診断が困難なのは、さまざまな疾患や随伴症状を持つ成人グループの言語行動の障害が重複しているためだけではなく、多くの障害が、同じ

神経生物学的基盤を共有していることも原因となっている。たとえば、アルツハイマー型痴呆の一次的な神経学的マーカーは、構造的脳画像（例：核磁気共鳴画像［MRI］）、機能的脳画像（例：単一フォトン断層撮影法［SPECT］）によって同定される、両側性の後部病変である。流暢性失語では、左後方1/4が損傷される。この神経学的な病巣の共通性は、ある程度は流暢性失語とアルツハイマー型患者の類似性の原因となっていると考えられる。

　進行性失語の患者は、主として左シルヴィウス溝領域（Duffy, 1987）に神経学的病変を示すが、これは興味深いことに、脳血管障害による失語症と同じ領域に相当している。これに対して、閉鎖性頭部外傷では、損傷部位はあまり鮮明ではないが、最近の研究では、閉鎖性頭部外傷患者の多くは、びまん性損傷と同時に巣症状も呈していると報告されている（Mendelsohn et al., 1992）。前頭葉あるいは前頭葉以外に損傷が認められる閉鎖性頭部外傷患者と、同じ損傷部位をもつ失語症患者を比較してみると、ある下位グループには共通する特徴があることが明らかにされている。実際、閉鎖性頭部外傷患者と前頭葉に損傷がある失語症患者の間の、いくつかの点での明白な対応も報告されている（Chapman et al., 1992）。

失語症対その他の言語障害

　古典的な失語症プロフィルを呈する脳血管障害患者の言語障害と、それ以外の疾患を持つ成人患者グループの言語障害とを鑑別できるか否かは、論理的で価値ある議論となろう。

類似点は重要である

　失語症が一次的障害であるとする立場の中にも、意見の相違がある。たとえばAuら（1988）は、痴呆の言語障害は失語症に見られるものの変形であると述べている。彼らは言語障害を継続してフォローすることは、痴呆の過程を知り、脳と行動の関係を明らかにするのに有益であると提案している。閉鎖性頭部外傷の言語障害を特徴づけるためにSarno（1986）が「不顕性（subclinical）失語」という用語を使用しているのは、閉鎖性頭部外傷の言語障害と失語症を同じ枠組みで捉えるとよく理解できる。Duffy（1987）は、進行性失語の患者は、行動学的、神経解剖学的側面では、古典的失語症候群と共通の特徴を持っていると指摘している。彼は進行性失語の存在は、古典的失語症の定義の中に進行性という面を含めるという変更もありうることを示唆した。

類似点は表面的である

　一方、他の神経系の疾患を原因とする成人患者グループの言語の低下は、失語症の言語障害とは異なるメカニズムによると考えている研究者たちもいる。この場合、患者は単に表面的に類似した言語障害の特徴を示すだけで、診断上は異なる症候群を呈すると考えられる。

　実際、失語症の言語障害の性質が、他の神経系の疾患による患者グループの言語障害と異なっていることを示すかなりの記録が明らかにされている。一部に類似点があっても、症候の全体の特徴のプロフィルは疾患群ごとに明白に異なっている。鑑別診断でその違いを尊重することは、リハビリテーションにとっても重要な意味を含んでいる。

　もっとも重要な相違点は、言語と認知の関係に表われる。失語（後期に至るまでの進行性の失語もおそらく）症候群では、言語機能は他の知的機能に比較して、不釣り合いに低下することが多い（Darley, 1979）。これに対し、痴呆、閉鎖性頭部外傷、右半球損傷患者では、言語能力は他の認知機能に比べ、良好に保たれている。Holland（1982）は、閉鎖性頭部外傷患者に見られる言語の問題は、「見た目も聞いた感じも、しぐさも、印象も、においも、味わいも」失語症とは似ても似つかないと強い調子で述べている。したがって、伝統的な失語症の治療法はこの患者たちには無効である。また、痴呆についてBayles（1986）は、「失語症」という用語を痴呆の言語障害に使うのは以下の3つの理由で不適切である、と述べている。痴呆患者は失語症患者と異なり、1）潜行性にコミュニケーション機能を喪失し、2）知的機能の障害の方が顕著で、3）慢性的かつびまん性の脳病変を持つからである。失語症と痴呆とは、類似点よりも相違点の方が多い（Wertz, 1982）。閉鎖性頭部外

傷患者と同様痴呆患者においても、言語の特徴、予後、適切な臨床マネージメントが異なるので、「失語症」という用語を使用してもほとんど意味がない。(Wertz, 1982)。

多くの失語症学者は失語症の言語障害と他の神経疾患による言語障害を区別する大切さを、明確に認識している。これは、臨床的な違いが重要であるという事実に基づいている。たとえば失名詞症状は、図5-1で示したように、ある程度はどの患者にも認められる。しかし、語彙部門へのアクセスのしやすさは、患者によってそれぞれ異なっている。Holland (1992) は、失語症患者は語の回収は困難だが、音素や文脈のヒントで喚語が容易になると述べた。アルツハイマー患者では、概念そのものが障害されているので、単語へアクセスするためのヒントはあまり有効ではない。この語彙の喪失と同じパターンは、進行性失語の患者にも認められる。概念と連合的な特徴との結びつきが弱く、呼称の誤りは失語症で見られるものと質が異なっている。上位概念の呼称は、アルツハイマー患者では早期から障害されると言われている (Bayles et al., 1992)。

統語の障害も様々な疾患を持つ成人患者グループでよく報告されるが、これは背景にあるそれぞれ異なったメカニズムが反映されている。閉鎖性頭部外傷や痴呆の患者が示す統語的誤りは、失語症に見られる文法的誤りと言うよりは、むしろ思考の解体の表われである。統語の障害は、認知の変化（例：注意障害）、形式の変化（例：メモなどに見られる電文体の書字スタイル）、そして言語そのものの障害を表す (Ulatowska and Chapman, 1991)。

このように、鑑別診断では、患者の言語プロフィルの類似性を理解しておくことが大切である。ただし、臨床的な目標としては、診断プロセスがリハビリテーションの指針として価値ある情報となるように、表層的なレベルの類似（例：呼称障害、統語障害）を越えることが重要である。

失語症を失語症であると決定する場合の方法論的アプローチ

標準化された言語検査

さまざまな疾患を持つ成人患者グループの言語は、失語症検査、知能検査の言語性下位検査、精神状態のスクリーニング検査の言語性検査などを使用して評価されることが多い。失語症検査は、障害を浮き彫りにし、同一の課題を使って原因疾患が異なる患者間の類似性を捉えるのに有効である。総合的失語症検査（本書第4章を参照）は、失語症患者に典型的にみられる言語の低下が、実際に他のタイプの患者にも認められることを示すのに使用されてきた。

失語症以外の患者の言語機能評価の道具として失語症検査だけを使用するときの問題点は、検査が失語症のためにデザインされていることによる限界である。検査は、失語症の障害に関する経験的事実に基づき、障害されている言語モダリティーと障害の重症度が捉えられるように構成されている (Chapman & Ulatowska, 1991)。失語症検査で成績が低下したからといって、その被験者が失語症であると断定することはできないのである (Wertz, 1982)。失語症検査では、年齢に関連して生ずる障害 (Chapman and Ulatowska, 1991; Davis and Baggs, 1985) や痴呆に関連した障害 (Bayles et al., 1989) と、失語症に関連した障害との鑑別の点で明らかに限界がある。詳細かつ複合的な分析を行えば、失語と痴呆などの障害を鑑別する助けにはなることも報告されているが、患者を自信をもって特定の診断グループに位置づけることができる検査は存在しないのである (Darley, 1979)。Wertz (1982) によれば「失語症検査の結果から痴呆患者を失語症と呼ぶのは、失語症患者を知能検査の結果から痴呆であるとよぶ以上に無益で、誤っている」(p.358)。しかしまたWertzは、さまざまな評価を加え、結果を厳密に検討し、さらに病歴や神経学的データを考慮するなど、有効な鑑別診断のプロセスの可能性も指摘している。そこに談話の評価を加えれば、補助的手段として特に有望となるであろう。

談話の評価

失語症検査が言語障害の診断に有効なのは明らかである。しかしまたこの検査は、失語症とその他の潜在的要因を鑑別するには不充分である。そのうえ、失語症検査は、たとえ失語症患者に対してではあっても、コミュニケーション能力の評価には不充分であることが知られている。従って、言語と認知の関係を検索する課題とともに、補足的な課題として、認知自体を評価する検査も施行すべきである。

認知の重要性

既に述べたように、議論という目的のためなら言語と認知を分離して考えるのは有益である。しかしその分離はかなり操作的なので、言語と認知は相互に依存し合う過程であるとみたほうがよいであろう。認知能力は言語障害によって低下するし、その逆もしかりである（Bondo et al., 1983 ; Brown 1977 ; Chapman and Ulatowska, 1991 ; Rosenbek, 1982）。

さまざまな神経系の疾患を持つ成人患者のグループは、原因は異なっても似たような言語障害を呈することがあるので、認知の諸側面の評価が重要である。失語症患者以外にも、痴呆患者、高齢者などは理解障害が認められるが、これは一次的言語障害というよりも、基盤となる認知障害（注意、記憶、論理の障害）が原因で低下したものと思われる。

談話：言語的・認知的能力の指標

神経言語学の分野で急成長を示している研究領域の1つに、さまざまな神経系の疾患を持つ成人患者グループの談話に関する研究がある。その理由は、談話の産生には言語的要因と認知的要因の複雑な関係が表われているからである。談話を組み立てるには、言語情報の理解と操作だけではなく、情報の構成に不可欠な認知の操作が必要である（Ulatowska and Chapman, in press）。したがって、談話課題は、情報の構成と言語能力の双方を評価するようにデザインされる。談話は、言語障害とより認知的基盤の強い障害とを鑑別するには理想的である（Chapman and Ulatowska, 1991）。

言語障害と情報処理障害がそれぞれどの程度、談話の障害の一因となっているのかを評価する目的で使用されてきたもっとも確かな指標は、マクロ構造の構築である。マクロ構造とは、談話の全体的意味構造のことで、中心となる意味を残したまま、情報を選択的に減少させていく課題で評価される（たとえば題名、話題、主題、概要、要約、教訓など）。マクロ構造をみる談話課題では、失語症、高齢者、痴呆、右半球損傷患者、閉鎖性頭部外傷患者の成績が異なるパターンを示すことが明らかにされている。

ある研究によれば、軽度失語症患者は、軽度アルツハイマー患者や高齢者（80歳以上）に比較して、情報構造は保たれていた（Ulatowska and Chapman, 1991）。アルツハイマー患者と高齢者は要約したり、題名をつけたり、あるいは不必要な情報を除外するのが困難であった。また、失語症患者や正常な統制群に比較して、発話量は多いのに情報は乏しかった。しかし簡単な談話（物語るというよりただ叙述する）や概念的に単純な情報（限られた動作や結果の情報を設定）を産生することは可能であった。さらに、アルツハイマー患者と高齢者の反応は、記憶負荷が増大するにつれて失語症患者と差が開いていき、大きく減少した。以上のような談話の相違点が表われている、アルツハイマー患者と失語症患者の談話サンプルを次に挙げる。

アルツハイマーの患者

年　齢：58歳
教育歴：17年
職　業：会計士
診　断：アルツハイマー病の疑い
発　症：55歳
重症度：軽度
ＥＥＧ：不明確（特に異常なし）
課　題：ノーマン・ロックウェルの「家出」を使用した物語の叙述
談　話：叙述的、筋が通らない、設定情報の直接的表現

　この、あー・・・絵、明らかに、えー・・・すいません、えーと・・・むかし・・・えーとえーと、ラジオ・・・そのうえに座って・・・持っている。で、えー、そこに・・・箱があってパイやなんかが売れるかなんかするまで入れてある。それから、あのー、えーと今日のスペシャリスト、っていう

か・・・それは、その日何が買えるかの。それから座っているその、その人は、えー・・・ここで走っていて警察官に話している。それで・・・それで警察官と男の子はそこでカウンターに座っている。それで二人で話していて・・・あー・・・んーと・・・えと・・・んー・・・ここにはスツールが三つあって・・・それからあの・・・あの、カップがあるからコーヒー飲んだ人が誰かいて、いて・・・これはそんなかんじ。それから、・・・んー・・・んーたしかに、えー、・・・この店を走っている人が、あの・・・喫茶店・・・えーと、・・・たしかにここにいるのは彼の息子だ。それから、あのー・・・彼、息子は警察官と話している。それでえーと、話しているかどうかきちんと示している・・・と言うわけじゃなくて、・・・でも、二人はお互いに話している・・・そしてその男の子は持っている・・・警察官は、は、二人を見ている、お互いに見ている。そして、んーと、男の子は自分の自分のえーとえーと・・・そこに座っている間、えーと、コートを膝に載せている。それから、かれの・・・それから警察官はスツールに座っているそして自分の・・・ブーツを足が置けるところに置いた。そして、男の子はそれに届かなかった。

失語症の患者
年　齢：56歳
教育歴：大卒
職　業：食品会社の地区マネージャー
診　断：非流暢性失語症
発　症：50歳
重症度：軽度〜中等度（ボストン失語症診断検査；3.5）
神経学的情報：左前頭頭頂葉領域に損傷
談　話：出来事の構造化された完全な物語（設定し、動作を述べ、直接話法を使用した解決法を取っている）。情報量に見合う言語

喫茶店に男の子が一人座っていた。喫茶店のマスターかコックが警察官を呼んで、「家出しようとしている男の子がいる」と言った。警察官が言った、「男の子と話してなさい。その間にすぐにいくから」。そして警察官は男の子の椅子、スツールに座った。そして言った、「きみ、どこへ行くの?」。男の子は言った、「ぼく家を出ていくところなんだ」。そこで警察官が言った、「どうしてだい?」。男の子は言った、「家がいやなんだ」。そこで警察官が言った「君のお母さんやパパが見つける、いや、探しているから帰ったほうがいいよ」。そして警察は言った、「家はどこだい?」。そして男の子は言った、「どこ、どこ、・・・住所?」そして警察は言った「おいで。家へつれていってあげよう。」そして男の子は言った、「うん」。これでおしまい。

最近では失語症では文構造に対し、情報構造は保たれているという重要な結果が報告されている（Dressler and Pleh, 1988: Glosser and Deser, 1990, Huber, 1990; Ulatowska and Chapman, 1991; Ulatowska et al., 1981）。アルツハイマー患者は、文構造は比較的保たれているのに情報構造が障害されているという、それとは逆のパターンを示している（Chapman and Ulatowska, 1992; Ulatowska and Chapman, 1991）。

しかし、だからといって失語症で談話過程が障害されていないというわけではない（Chapman and Ulatowska, 1992; Huber, 1990）。失語症患者では、ある特定の刺激内容を越えて一般化された答が必要な課題において、マクロ構造が障害されていることが、より大規模な研究により明らかにされている（Ulatowska and Chapman, 1992）。さらに、右半球損傷患者（Glosser et al., 1992）と閉鎖性頭部外傷患者（Hartley and Jensen, 1991）では、情報構造と言語現象の乖離も報告されている。

以下に示したのは、物語を再生する、要旨を述べる、主人公が誰かを判断する、教訓を述べる、というマクロ構造の課題に対する患者の反応である。物語の再生のあとに、比較できるようにその他の答を短く示しておいた。患者に呈示した文章は以下のとおりである。

おんどりが裏庭で喧嘩していた。負けたほうは隅に隠れた。勝ったほうは屋根に飛び上がり、かちどきをあげて羽をばたばたさせた。突然、鷲が舞い降りておんどりをわしづかみにし、連れさった。負けたおんどりにとっては幸運であった。そして彼は群を統率し、めんどりも全部自分のものになった。

失語症の患者
年　齢：71歳
教育歴：大学卒

職　業：会社員、管理職
診　断：後部脳卒中、流暢性失語
発　症：60歳
重症度：BDAEで3.5
神経学的情報：左後頭葉損傷
2羽のおんどり：物語の再生

　　はいはい、2羽のおんどりが裏庭にいたよ。えーと、2羽はけんかを一始めて、えー最後にえー1羽の方が勝ち、1羽は　脅かされたかなんかしてわきに、行っちゃった。そしてあー、おんどりは、んーと、鳴き始めて、えー、で、みんな、つまり「俺が大将だ」。そしたら、ええー、わしが降りてきて、んー、サーッと来て、んと、鳴いてるおんどりをんー、とった。そうしてもう1羽のおんどりは「ふーん、いいさ、俺がここでは大将で、俺にはほかに、ンーッと、めんどりがいっぱいいる」。
　　要旨：えーっと、一方が勝ち、一方が負けた。そして、えーと、そしてそうでなくなって、もう一方がやった。
　　主人公とその理由：えーと、前は、最後には、あの、あっちが大将になった。
　　教訓：えー勝つ準備ができる（笑い）まで、話したり叫んだりするな。

進行性失語
年　齢：52歳
教育歴：12年
職　業：株の仲買人
診　断：進行性失語
発　症：48歳
重症度：BDAEで4.0
神経学的情報：MRI　左側頭葉萎縮、交通事故（1964年）で3〜5日間意識不明
2羽のおんどり：物語の再生

　　ほら、私もう、1つの方を覚えて一私はもう、1つの方を忘れてしまった。あーおんどりは、あー、だれかを殴った。そして自分を傷つけて、やろうとして、屋根のてっぺんに飛んでいってやろうと…何か取ろうとしたのか、そうじゃないのか知らないけど、でも、男の子と別のおんどり確かに傷つけたんだ。そして、もう1羽のおんどりはただ逃げて離れていたんだ。そしたら、鷲がきて、連れていっちゃった、から、もう1羽のめんどりのことに話しかけ始めた。ほら、私何のことだか覚えてないでしょ。で、もう1羽のおんどりはめんどりのことを話し始めた。覚えているのはこれだけだ。
　　要旨：あー、欲しいものを何もかもを手に入れようとして、めんどりたちに対して第1人者でありたかった、と思う。そして彼は、えーと、回りのおんどりを追い出したくて、で、思ったとおりにした。
　　主人公とその理由：他の仲間を殴ったおんどりは、それは最後には連れていかれた。だから、彼はすべてをやったものなのだ。もう一羽は遠くにいて誰にも見えないようにしていた。というのは、おんどりに殺されたくなかったから。
　　教訓：えーと、すべてを取ろうと思ったり他のおんどりを殺してはいけないというのが教えだろう。なぜって、彼が最後にそうなったように、つまみ出されてしまうから。

右半球損傷患者
年　齢：82歳
教育歴：12年
職　業：書評家
診　断：右半球の脳卒中
発　症：80歳
神経学的情報：右の中大脳動脈領域の梗塞、中等度の脳萎縮
2羽のおんどり：物語の再生

　　闘う2羽のおんどりについて。大きいほうのおんどり一小さいほうはにわとり、口ににわとりがいた。にわとりの一部だかにわとり全部だか忘れてしまった。もちろん、最後にはそれを落としたのでもう1羽がすぐそれを横取りして、そのにわとりをとって、また別のおんどりが来て、最初のを捕まえた。一つまりにわとりをくわえて飛んでったおんどりのことだが。だから、つまり、とらぬ狸の皮算用だ。もとのおんどりはたぶんたぶん欲しいままだったろう。彼のために彼の人生が変わったんだ。
　　主人公とその理由：ちょっと鷲に1票入れたいね。というのは、3つの動物のうちで1番強いし、舞い降りてきて何もかもを「しゅわっち」って清算しちゃったんだから。彼は、2番目のおんどりを倒して1番目のおんどりを助け、彼に責任を持たせた。鷲は強い、おんどりよりずっと強いと思うよ。だからいい時に来たと思うよ、でも最初のおんどりは、自分で知るべきだった。彼はそのおんどりを知

っていた。というのも一緒に裏庭にいたんだから。だから彼は信用できすぎたんだ。

教訓：えー、さっきも言ったように、とらぬ狸の皮算用ということだ。わかるかい、彼は自分の勝利を自慢してよかったんだ。2番目のが、にわとりを連れ去ったのが、鷲が来たときに、自分のやったことを自慢しようとしていて、にわとりを無くして、自分も立場を無くして、その日はいろいろ、いろいろなものを無くしたんだ。だから誰を信用するか、誰を信用するか気を付けなきゃいけないよ。

アルツハイマー患者

年　齢：67歳
教育歴：14年
職　業：元看護婦
診　断：アルツハイマー病
発　症：65歳
段　階：中等度
神経学的情報：軽度―中等度の広範な萎縮。軽度の微細血管変性、左側頭葉の萎縮の可能性。

この患者の評価に使用した物語は、以下の通りである：

キツネとカラス

カラスがくちばしにチーズをくわえて、木にとまっていた。それを見たキツネはチーズが欲しいと思った。木の下に行ってカラスをほめはじめた。カラスに向かってあなたはとてもきれいな鳥で、王様になるべきだと言った。キツネは、カラスが命令を下せるかどうか確かめるために、カラスの声が聞きたいと言った。そこでカラスは声を出すことにした。くちばしを開けたらチーズが地面に落ちた。キツネはチーズをくわえて逃げた。

患者の反応は以下の通りである：

物語の再生：カラス・・・はえーと・・・一切れのチーズをくわえていて、うんと、思いだせるかどうかちょっと待ってください。えーと、キツネに話しかけ・・・ようとした？キツネが、いや、キツネがそうじゃなかったんだっけ？そうだったっけ？もうわからなくなってしまった。・・・えーと、カラスがチーズをくわえてそこに止まっていた。んじゃなかったかな、チーズ？それで、えーと、えーと、見ていた。えーと、負けたもう一人の人をね・・・（笑い）とにかく、食べ物を落として、い、犬？犬じゃなくて、何かの生き物だった。

要旨：えー、カラスをほめなさい。これが合ってるか間違っているのか、わからない。そして、かれはカラスにとても美しい鳥だと言って、えー、あー、とにかく、キツネは何かしようとして、えー、とにかく名前が何であっても、きれいな鳥でも、私は、その、あ、キツネ・・・がいた。しかし鳥は、は、カラスだ。カラスは声を聞かせようとした。その時・・・キツネは自分の、そう揺らす（笑い）、そしてキツネはチーズをくわえて逃げたから・・・その・・・カラスは何もできなかった。（笑い）

患者の反応の検討

以上のような様々な患者グループの反応には、あるものは言語学的障害、あるものは認知の障害、そしてあるものは認知と言語の明らかな障害というように、さまざまなパターンが表われている。失語症の患者は、物語の再生で言語障害が認められたが、重要な情報のほとんどを伝えることができた。つまり、この患者では、話の基本的構造は保たれていたと言える。しかし、物語の特定の内容を越えて一般化された教訓を引き出すことの障害が認められたという点は、まさに失語症患者のマクロ構造の障害を示している。通常、健常者は、物語の内容を越えた一般化された教訓を引き出すことができる。

これに対し、進行性失語症の患者は、情報の表現が困難であった。これは語彙の減少と重度の情報構成障害によるものである。指示関係の崩壊も明らかで、物語の再生では誰が何をしているのか把握するのが困難であった。この患者は、物語の構造もマクロ構造も障害されていた。マクロ構造の障害は、患者が物語の中心的意味、つまり負け役のおんどりの役割が逆転した、ということが把握できない点に表われる。これは失語症患者の返答と対照的である。

右半球損傷患者の反応で失語症患者の反応ともっとも大きな相違点は、言語構造が保たれているのに情報構造が重度に障害されていることである。伝達された情報の総量よりも言語の量の方が多かった。教訓を聞いたときの反応は意外にレベルが高かったが、患者が自分の反応を自分で説明しているように、物語の中心となる意味は全く理解されていない。

痴呆患者の反応では、物語の構造、マクロ構造

とも著明に障害されている。患者の談話は、情報を不適切に挿入したために内容が崩壊し、反応は首尾一貫性に欠ける。要旨を聞いたときの反応からは、物語の意味はその場では把握していたが、その後、別なことを答えているうちにすべて忘れてしまったことがわかる。

以上をまとめると、それぞれ異なる神経疾患を持つ成人患者グループに対する最近の神経言語学的研究においては、談話の評価は、標準化された検査で得られた結果に、さらに価値ある情報を付加してくれる点で鑑別診断の一部としての価値を持つことが示されている。談話の評価は、さまざまなタイプの患者の類似点や相違点を明らかにし、鑑別診断を確実にするのに特に有効であると言える。談話の評価は残存している能力と障害された能力を検索する、1つの方法である。さまざまな患者のより正確な臨床プロフィルを確立するためには、残存能力と同様に、失われた能力を明らかにすることも重要である。この章の初めに述べたように、異なる疾患を持つ患者グループは臨床的に相互に類似した障害を呈するものであるが、それは、言語構造の崩壊に法則がある可能性を示している。しかし、表面的に崩壊の性質が類似していてもその背後にあるメカニズムは異なると考えるべきである。そのメカニズムは、残存能力を分析することで明らかとなる。

将来の動向

コミュニケーション能力の障害の原因として、言語だけではなく認知的な側面にも注目することの重要性は、最近になってようやく認識され始めた。これは、言語障害というよりむしろ認知障害が中心症状である患者群（痴呆、閉鎖性頭部外傷）の研究と臨床的経験による。今後の鑑別診断検査には、言語能力と情報処理能力を同時に見るために、内容をさまざまな方法で操作し、双方の能力を深いところで関連させた談話の検査が取り入れられるであろう。枠組みは同じ内容を異なる言語モダリティーでさまざまに操作した、BDAE（Goodglass and Kaplan, 1983）やPorch Index of Communicative Ability（Porch, 1967）のようなデザインになるであろう。談話の課題では、まずコミュニケーション機能に関連したものに、次に各言語モダリティーに焦点があてられるであろう。

将来は、さまざまなタイプの神経疾患の患者グループに「失語症」という言語障害のラベルをいつ貼るべきかという議論は、言語障害が他の認知システムをどのように崩壊させたか、あるいは認知障害がどのように言語能力に影響しているかを真っ先に考えるような鑑別診断過程にとって代わられるであろう。

もっとも重要なことは、コミュニケーション能力が言語障害と認知能力により、どのように妨げられているのかを理解することである。このように大きな視点で見ることは、診断と治療の応用に大切である。評価することはどうしても分類につながってしまうが、診断としてはある病因（例：痴呆、右半球損傷）に限定されない。むしろ評価項目は、ある失語症の患者は右半球損傷に似た点もある、閉鎖性頭部外傷患者の多くは局在性損傷が認められる、あるいは失語症患者の何人かは痴呆も合併している、などの点も含めて考えるほど広範囲になるであろう。言語能力の残存している部分と障害されている部分が一旦明らかにされれば、コミュニケーション能力を拡大する治療は、どの疾患の患者に対しても実施可能である。コミュニケーションは基本的な人間の欲求であるから、健康管理の専門家が診断と治療上の機能的な点に関心を持つにつれて、STの役割は増大していくであろう。ユージン・イヨネスコも「祈りは沈黙から生まれるが、私が天国への階段を昇るのは言葉の助けを借りてである」という心に響く言葉を残している。

謝辞：この研究はTexas、Advanced Research Program（#009741-013）の助成金と国立加齢研究所（National Institute on Aging）のAG09486基金の助成を受けて行われた。

References

Albert, M. L. (1978). Subcortical dementia. In R. Katzmann, R. D. Terry and K. L. Bick (Eds.), *Alzheimer's disease: Senile dementia and related disorders (Aging*, Vol. 7) pp. 173–180). New York: Raven Press.

Appell, J., Kertesz, A., and Fisman, M. (1982). A study of language functioning

in Alzheimer's patients. *Brain and Language, 17,* 73–91.
Assal, G., Favre, C., and Regli, F. (1984). Aphasia as a first sign of dementia. In J. Wertheimer and M. Marois (Eds.), *Senile dementia: Outlook for the future.* New York: Alan R. Liss.
Au, R., Albert, M. L., and Obler, L. K. (1988). The relationship of aphasia to dementia. *Aphasiology, 2,* 161–173.
Bayles, K. A. (1982). Language function in senile dementia. *Brain and Language, 16,* 265–280.
Bayles, K. (1986). Disorders associated with dementia. In R. Chapey (Ed.), *Language strategies in adult aphasia* (2nd ed., pp. 462–473). Baltimore, MD: Williams & Wilkins.
Bayles, K., Boone, D., Tomoeda, C., Slauson, T., and Kaszniak, A. (1989). Differentiating Alzheimer's patients from the normal elderly and stroke patients with aphasia. *Journal of Speech and Hearing Disorders, 54,* 74–87.
Bayles, K. A., and Tomoeda, C. K. (1983). Confrontation and generative naming abilities of dementia patients. In R. H. Brookshire (Ed.), *Clinical Aphasiology Conference proceedings.* Minneapolis, MN: BRK.
Bayles, K. A., Tomoeda, C. K., and Trosset, M. W. (1992). Relation of linguistic communication abilities of Alzheimer's patients to stage of disease. *Brain and Language, 42,* 454–472.
Benson, D. F. (1979). *Aphasia, alexia and agraphia.* New York: Churchill Livingstone.
Bond, S., Ulatowska, H., Haynes, S., and May, E. (1983). Discourse production in aphasia: Relationship to severity of impairment. In R. H. Brookshire (Ed.), *Clinical aphasiology* (pp. 202–210). Minneapolis, MN: BRK.
Bowles, N., and Poon, L. (1985). Aging and retrieval of words in semantic memory. *Journal of Gerontology, 40,* 71–77.
Braun, C. M. M., and Baribeau, J. M. C. (1987). Subclinical aphasia following closed head injury: A response to Sarno, Buonaguro, and Levita. In R. H. Brookshire (Ed.), *Clinical aphasiology* (pp. 326–333). Minneapolis, MN: BRK.
Brown, J. (1977). *Mind, brain, and consciousness: The neuropsychology of cognition.* New York: Academic Press. Chapey, R. (1986). The assessment of language disorders in adults. In R. Chapey (Ed.), *Language intervention strategies in adult aphasia* (2nd ed., pp. 81–180). Baltimore, MD: Williams & Wilkins.
Chapman, S. B., Culhane, K. A., Levin, H. S., Harward, H., Mendelsohn, D., Ewing-Cobbs, L., Fletcher, J., and Bruce, D. (1992). Narrative discourse after closed head injury in children and adolescents. *Brain and Language, 43,* 42–65.
Chapman, S. B., Pool, K. D., Finitzo, T., and Hong, C. (1989). Comparison of language profiles and electrocortical dysfunction in aphasia. In T. E. Prescott (Ed.), *Clinical aphasiology* (pp. 41–60). Boston: College Hill Press.
Chapman, S. B., and Ulatowska, H. K. (1991). Aphasia and aging. In D. Ripich (Ed.), *Geriatric communication disorders* (pp. 241–254). Austin, TX: Pro-Ed.
Chapman, S. B., and Ulatowska, H. K. (1992). The nature of language disruption in dementia: Is it aphasia? *Texas Journal of Audiology and Speech Pathology,* 3–9.
Darley, F. L. (1979). The differential diagnosis of aphasia. In R. H. Brookshire (Ed.), *Clinical Aphasiology Conference proceedings* (pp. 23–29). Minneapolis, MN: BRK.
Darley, F. L. (1982). *Aphasia,* Philadelphia, PA: W. B. Saunders.
Davis, A. (1983). *A survey of adult aphasia.* Englewood Cliffs, NJ: Prentice-Hall.
Davis, A., and Baggs, T. (1985). Rehabilitation of speech and language disorders. In L. Jacobs-Condit (Ed.), *Gerontology and communication disorders.* Rockville, MD: American Speech-Language-Hearing Association.
Dressler, W. U., and Pleh, C. (1988). On text disturbances in aphasia. In W. U. Dressler and J. A. Stark (Eds.), *Linguistic analyses of aphasic language* (pp. 151–178). New York: Springer-Verlag.
Duffy, J. R. (1987). Unusual aphasias: Slowly progressive aphasia. In R. H. Brookshire (Ed.), *Clinical aphasiology* (pp. 349–356). Minneapolis, MN: BRK.
Fromm, D., Holland, A., and Swindell, C. (1984). Depression following left hemisphere stroke. (Abstract). In R. H. Brookshire (Ed.), *Clinical aphasiology* (pp. 268–270). Minneapolis, MN: BRK.
Glosser, G., and Deser, T. (1990). Patterns of discourse production among neurological patients with fluent language disorders. *Brain and Language, 40,* 67–88.
Glosser, G., Deser, T., and Weisstein, C. (1992). *Structural organization of discourse production following right hemisphere damage.* Poster presented at the Twentieth Annual Meeting of the International Neuropsychological Society, San Diego, CA.
Golper, L. C. (1988). Communication and dementia: A clinical perspective. In B. B. Shadden (Ed.), *Communication behavior and aging: A sourcebook for clinicians* (pp. 279–293). Baltimore, MD: Williams & Wilkins.
Goodglass, H., and Kaplan, E. (1983). *The Boston Diagnostic Aphasia Examination.* Philadelphia, PA: Lea & Febiger.
Hagen, C. (1984). Language disorders in head trauma. In A. Holland (Ed.), *Language disorders in adults: Recent advances.* San Diego, CA: College Hill Press.
Hartley, L. L., and Jensen, P. J. (1991). Narrative and procedural discourse after closed head injury. *Brain Injury, 5,* 267–285.
Heilman, K. M., Safran, A., and Geschwind, N. (1971). Closed head trauma and aphasia. *Journal of Neurology, Neurosurgery and Psychiatry, 34,* 265–269.
Holland, A. (1982). When is aphasia aphasia? The problem of closed head injury. In R. H. Brookshire (Ed.), *Clinical Aphasiology: Conference proceedings* (pp. 345–349). Minneapolis, MN: BRK.
Holland, A. (1992, February). *What language disorders tell us about the aging brain.* Paper presented at the Aging: The Quality of Life Conference, Washington, DC.
Holland, A., McBurney, D. H., Mossy, J., and Reinmouth, O. M. (1985). The dissolution of language in Pick's disease with neurofibrillary tangles: A case study. *Brain and Language, 24,* 36–58.
Huber, W. (1990). Text comprehension and production in aphasia: Analysis in terms of micro- and macrostructure. In Y. Joanette and H. H. Brownell (Eds.), *Discourse ability and brain damage: Theoretical and empirical perspectives.* (pp. 154–179). New York: Springer-Verlag.
Huff, F. J., Corkin, S., and Growdon, J. H. (1986). Semantic impairment and anomia in Alzheimer's disease. *Brain and Language, 28,* 235–249.
Joanette, Y., and Goulet, P. (1990). Narrative discourse in right-brain-damaged right-handers. In Y. Joanette and H. H. Brownell (Eds.), *Discourse ability and brain damage: Theoretical and empirical perspectives* (pp. 131–153). New York: Springer-Verlag.
Johnston, J. (1992, June). *Cognitive abilities of language impaired children.* Paper presented at the Bruton Conference, Callier Center for Communication Disorders, University of Texas at Dallas.
Kemper, S. (1988). Aging and syntactic limitations on language. In L.L. Light and D. M. Burke (Eds.), *Language, memory and aging* (pp. 58–76). New York: Cambridge University Press.
Lebrun, Y., and Hoops, R. (1976). *Recovery in aphasics.* Atlantic Highlands, NJ: Humanities Press.
Levin, H. S., Grossman, R. G., Kelly, P. J. (1976). Aphasic disorders in patients with closed head injury. *Journal of Neurology, Neurosurgery, and Psychiatry, 39,* 1062–1070.
Mendelsohn, D., Levin, H., Bruce, D., Lilly, M., Harward, H., Culhane, K., and Eisenberg, H. (1992). Late MRI after head injury in children: relationship to clinical features and outcome. *Child's Nervous System, 8,* 533–534.
Mesulam, M. M. (1982). Slowly progressive aphasia without generalized dementia. *Annals of Neurology, 22*(4), 533–534.
McKinely, W. W. (1981). The short term outcome of severe blunt injury as reported by relatives of the injured persons. *Journal of Neurology Neurosurgery and Psychiatry, 44,* 527–533.
McNeil, M. R. (1982). The nature of aphasia in adults. In N. J. Lass, L. V. McReynolds, J. L. Northern, and D. E. Yoder (Eds.), *Speech language, and hearing: Vol. III. Pathologies of speech and language* (pp. 692–740). Philadelphia, PA: W. B. Saunders.
Myers, P. S. (1984). Right hemisphere impairment. In A. Holland (Ed.), *Language disorders in adults: Recent advances.* San Diego, CA: College Hill Press.
Neary, D., and Snowden, J. S. (1991, October). *Progressive language disorder due to lobar atrophy.* Paper presented at Academy of Aphasia, Rome, Italy.
North, A. J., Ulatowska, H. K., Macaluso-Haynes, S., and Bell, H. (1986). Discourse performance in older adults. *International Journal of Aging and Human Development, 23,* 267–283.
Obler, L. K. (1983). Language and brain dysfunction in dementia. In S. Segalowitz (Ed.), *Language functions and brain organization* (pp. 267–282). New York: Academic Press.
Obler, L. K., and Albert, M. L. (1981). *Language in the elderly aphasic and the dementing patient.* New York: Academic Press.
Obler, L. K., and Albert, M. L. (1984). Language in aging. In M. L. Albert (Ed.), *Clinical neurology of aging* (pp. 245–253). New York: Oxford University Press.
Poeck, K., and Luzzatti, C. (1988). Slowly progressive aphasia in three patients. *Brain, 111,* 151–168.
Porch, B. (1967). *The Porch Index of Communicative Ability.* Palo Alto, CA: Consulting Psychologists Press.
Ripich, D., and Terrell, B. (1988). Patterns of discourse cohesion and coherence in Alzheimer's disease. *Journal of Speech and Hearing Disorders, 53,* 8–15.
Rivers, D. L., and Love, J. J. (1980). Language performance on visual processing

tasks in right hemisphere lesion cases. *Brain and Language, 10,* 348–366.
Rosenbek, J. C. (1982). When is aphasia, aphasia? In R. H. Brookshire (Ed.), *Clinical aphasiology* (pp. 360–366). Minneapolis, MN: BRK.
Rosenbek, J. C., LaPointe, L. L., and Wertz, R. T. (1989). *Aphasia: A clinical approach.* Austin, TX: Pro-Ed.
Sarno, M. T., Buonaguro, A., and Levita, E. (1986). Characteristics of verbal impairment in closed head injured patients. *Archives of Physical Medicine and Rehabilitation, 67b,* 400–405.
Schow, R. L., Christensen, J. M., Hutchinson, J. M., and Nerbonne, M. A. (1978). *Communication disorders of the aged: A guide for health professionals.* Baltimore, MD: University Park Press.
Ulatowska, H. K., and Chapman, S. B. (1992, June). *Depth of information processing for discourse in elderly populations.* Paper presented at the Clinical Aphasiology Conference, Durango, CO.

Ulatowska, H. K., and Chapman, S. B. (1991). Discourse changes in dementia. In R. Lubinski (Ed.), *Dementia and communication: Research and clinical implications* (pp. 115–130). Philadelphia, PA: B. C. Decker.
Ulatowska, H. K., and Chapman, S. B. (in press). Discourse macrostructure in aphasia. In R. L. Bloom, L. K. Obler, S. DeSanti, and J. Ehrlich (Eds.), *Discourse in adult clinical populations.*
Ulatowska, H. K., Hayashi, M. M., Cannito, M. P., and Fleming, S. G. (1986). Disruption of reference in aging. *Brain and Language, 28,* 24–41.
Ulatowska, H. K., North, A. J., and Macaluso-Haynes, S. (1981). Production of narrative and procedural discourse in aphasia. *Brain and Language, 13,* 345–371.
Wertz, R. T. (1982). Language deficit in aphasia and dementia: The same as, different from, or both. In R. H. Brookshire (Ed.), *Clinical aphasiology.* (pp. 350–359). Minneapolis, MN: BRK.

第 2 部

成人失語症者に対する
言語・コミュニケーション治療アプローチ

LANGUAGE AND COMMUNICATION
INTERVENTION APPROACHES IN ADULT APHASIA

第2期

第 6 章

失語症の治療モデル

JENNIFER HORNER, FELICE L. LOVERSO,
and LESLIE GONZALEZ ROTHI

はじめに

　この章の目的は、(A)"理論"と"モデル"という用語を、神経学的に障害を持つ成人失語症者のリハビリテーションにおける治療図式に関連付けて定義すること、(B)モデルに基づいた言語治療の重要性について考察すること、(C)失語症の治療モデルの操作的定義を提供すること、(D)失語症の研究を報告している5つの主要な学術雑誌を対象にして、モデルを明示的に使っている失語症言語治療に関する研究の出現頻度について調査すること、そして(E)失語症言語治療の研究の今後の方向性について考察することである。

モデルとはなにか

　理論とは"事実、科学あるいは芸術についての一般的あるいは抽象的な原理・・・正しいと思えるか科学的に受け入れられる一般原理、現象を説明するために提供される原理の集合"のことである（Webster's Ninth New Collegiate Dictionary, 1986, p.1223）。われわれが失語症言語治療に関するこの論文の中で"モデル"という用語を好んで用いる理由は、"理論"は相対的により正式な原理の集合であり、一方"モデル"は、正式でない、まだ証明されていない概念の集合と考えるからである。定義によればモデルとは、"出来事の実体または状態の説明として提供された仮定、データ、そして推論の体系である"（Webster's Ninth New Collegiate Dictionary, 1986, p.762）。われわれは"モデル"という用語を、"作業理論"ないしは"証明されていない推測を議論し検討することを目的として立てられた仮説"（Webster's Ninth New Collegiate Dictionary, 1986, p.1223）という意味で使う。また、失語症言語治療のモデルを操作的に、(A)正常な言語に関する前提、(B)失語症の定義、そして(C)治療内容、などの見地から定義する。検討するモデルはすべて、失語症言語治療に関する文献に大なり小なり明示された形で取り上げられたものである。したがって、それぞれのモデルについて、モデルの提唱者とその特定のモデルに関する代表的な研究を明らかにしていく。

モデルに基づいた言語治療がなぜ重要か

　HornerとLoverso（1991）は、失語症言語治療を明示的なモデルの見地から考える主な理由を4つあげている。第一の理由は、言語学、心理言語学、神経言語学、認知心理学などの分野の論文を、意義のある合理的な治療技術に変換することを容

易にする点にある。同様に失語症を概念化することによって、臨床失語症学（その関心の中心は個々の失語症者の言語治療である）と以下のような近接領域との提携を強めることを願っている。すなわち正常な言語の発達と運用の説明（Muma, 1978）、神経基盤と言語の相関関係（Arbib et al., 1982）、正常な言語の構造と機能を理解することを目的とした、異常な言語行動の説明（Caramazza, 1989）、などである。

　失語症の言語治療モデルが重要であるとする第二の理由は、治療の理論的根拠を明確にする点にある。WilsonとPatterson（1990）を敷衍すれば、訓練は効果的であるに違いないが、それが効果的であるのは、訓練デザインの機能によるものと思われる（p.248）。さらに、最も効果がありそうな治療手続きや、確かな基礎を持つ理論的根拠（つまりモデル）を設計することが、本質的に重要であると思われる。治療モデルから治療手続きを設計することによってのみ、試行錯誤的な訓練を行なうことや、多様な失語症状に対して一種類の訓練を使うこと、あるいは効果のない訓練を導入することなどを回避することができるのである（Mitchum and Berndt, 1988）。

　モデルまたは〝作業理論〟を明確にする第三の理由は、臨床家が特定の治療技法を批判できるよう援助する点にある（Behrmann and Byng, 1992）。言語の運用がなぜ障害されているのか、そして特定の訓練技法がなぜ役立つのかに関する仮説を組み合わせることから始めることによって、肯定的、否定的あるいは両義的である言語治療の結果を、より良く評価することができる。モデルに基づいた言語治療の立場を採用する言語治療士は、かれらの臨床活動を〝技術〟の領域から、厳密で学問的な〝科学〟の領域にまで高めることができるであろう。

　第四に、モデルの見地から失語症言語治療を考える利点は、〝治療効果に関するモデルに基づいた科学的実験が蓄積されることによって、懸案の理論的モデルが正しいと認められる（あるいは否定される）上で役立つであろう〟という点である（Horner and Loverso, 1991, pp.62−63）。

理論的根拠に基づく方法論ではなぜ不十分なのか

　失語症言語治療のモデルについて行なったわれわれの文献調査は理論の相対的重要性、臨床的妥当性、研究の方法論などに関するこれまでの歴史的な議論によって刺激を受けている（Brookshire, 1985b；Darley, 1972；Kearns and Thompson, 1991；Martin, 1975；Muma et al., 1986；Rosenbek, 1979a；Thompson and Kearns, 1991）。（全体的な考察についてはHorner and Loverso, 1991を参照されたい。）臨床失語症学の形成期において、研究デザインを左右したのは言語治療の臨床的妥当性であった。われわれは、方法論（研究デザイン）や得られた結果に潜む理論的意味に対してあまり注意を払わずに失語症者の言語障害を治療していたのである。こうした欠点に気がついて、過去10年の間、研究者たちはグループデザイン（Holland and Wertz, 1988）と単一事例実験デザイン（McReynolds and Kearns, 1983）における研究方法論に対して、一層厳密に注意を向けるようになった。

　1991年にThompsonとKearnsは、臨床失語症学の分野における〝分析的、技術的動向〟を調査し、姉妹紙の中で、かれらが〝技術偏重〟と呼ぶ現象を認めた（Kearns and Thompson, 1991）。かれらは〝技術偏重〟を定義して、〝応用研究が、概念問題に対して限られた、または薄い関心しか払わずに、ひたすら回復技術に努力をかたむけている傾向〟（Kearns and Thompson, 1991, p.39）と述べている。要するに、臨床失語症学は、臨床的妥当性を軽視し、かつ理論を無視するという二重の危険をおかして、技術的（方法論的）問題を強調する方向に流されてきたといえるのである。KearnsとThompsonは以下のように結論している。〝基本的な行動や認知、言語に関する原理や理論との関連を検討し明白にする、計画的な訓練法の研究には、技術偏重の傾向を逆行させ、臨床失語症学の発展と成熟を促進することが期待されている〟（Kearns and Thompson, 1991, p.40）。要約すれば、理論的モデルに関する研究を練り上げる一方で、臨床的妥当性について明らかにされている事柄を進んで取り入れて行くことが必要なのである。

失語症言語治療は有効か

失語症の臨床家すべてにとって最大の関心事は、言語治療は有効かどうかということである。この質問は多分におおざっぱであり、"どんなタイプの訓練が、どのタイプの失語症状に、重症度のどのレベルに、どの時点で有効なのか"と質問する方がより役に立ち、より科学的に操作可能であるといえる。これらの質問に対する答えは理論的モデルによって導かれた科学的で厳密なアプローチを通じてのみ "発見" することができる点について、さらに論じることにする。われわれの文献調査は以上のような興味に動機付けられているのである。

目 的

本章の目的は言語治療士がよく読んでいる五大雑誌に掲載されている、データに基づいた失語症言語治療の論文のすべてを調査することである。ここで提供されるデータは1972年—1988年までのClinical Aphasiologyを調査したHornerとLoversoの初期の報告（1991）を拡充したものである。五大雑誌とは、Clinical Aphasiology（1972—1991, Brookshire, 1975—1984, 1985a, 1986, 1987; Porch, 1974; Prescott, 1989, 1991a, 1991b; Wertz and Collins, 1972); Aphasiology（1987—1991); Brain and Language（1974—1991); the Journal of Speech and Hearing Disorders（1971—1991); the Journal of Speech and Hearing Research（1971—1991）である。これらの雑誌から徹底的な調査のために選択された研究文献は、次の2つの基準：データに基づくこと、失語症言語治療に言及していること、に合致しているものである。この調査でわれわれは、以下の点を考慮した。

1. その理論的モデルは明示的か暗示的か。
2. 明示的か暗示的かにかかわらず、操作的に定義された6つのモデルの出現頻度はどの程度か。
3. どの失語タイプが言語治療を受けたか。
4. 急性と慢性の失語症者は何人か。
5. 軽度、中度、重度の失語症者は何人か。
6. 治療効果を検討するためにどのような研究デザインが使われたか。
7. どの言語運用領域に焦点が合わされたか。
8. その報告によれば言語治療は有益であったか。

方 法

失語症言語治療研究の調査

本章の3人の著者は5種類の雑誌のうち1種類かそれ以上について予備調査を行ない、その中からデータに準拠した失語症言語治療に関する文献を選択し、上記の質問に答えるため各々を詳細に調査した。著者らは全員、言語病理学の臨床資格免許を有しており、神経学的障害をもつ成人の臨床研修を専攻し、また15年以上の臨床経験を持っている。調査を進めるにあたり、まず著者全員が失語症言語治療モデルの操作的定義の理解を確認し、代表的な研究について十分な知識を持つようにした（表6-1）。判定はコード化され、全部の症例と論文要約をあわせて、データベースに入力された。各文献の調査を行なった後、特定の言語治療法に基づいた研究著作集としてデータベースを完成させた。全データは、3人の読み手から別個に得られた判定に関して、一対比較法にかけられた（Kearns and Simmons, 1988）。3人の読み手の間で可能な全組み合わせが計算された。これらの分析の結果、調査者間の一致度は80％から100％で、全体の一致度の平均は90％であった。

操作的定義

明示的モデル対暗示的モデル

もし著者が特定の理論的モデルないしはモデルの組み合わせについて言及しながら研究の方向性を明確に述べている場合には、そのモデルは明示的であると判断した。著者が論文中でモデルに言及しない、あるいは読者が理論的枠組みを推測する必要がある場合のように、あいまいで矛盾する言及しかなされていない場合、そのモデルは暗示的だと判断した。

失語症言語治療のモデル

臨床失語症学の分野ですでに用いられているモデルの中から、6つのモデルを引き出した。それらは、(A)刺激—促通モデル、(B)言語モダリティモデル、(C)言語学モデル、(D)処理モデル、(E)劣位半

表6-1 6種類の失語症言語治療モデルに関する操作的定義、提唱者、代表的な臨床失語症学的研究

刺激―促通モデル
前　提："言語は統合された活動であって、感覚と運動モダリティに連結しているがそれらに束縛されない"（Duffy, 1986 ; Schuell et al., 1964）。
失語症："本質的には単一次元であるが複数のモダリティにわたる障害・・・失語症では全ての言語モダリティが・・・同じように、同じ程度に障害される傾向がある・・・聴覚過程は、言語の獲得、処理、制御を援助するこれらの相互作用システムの頂点にある"（Duffy, 1986 ; Schuell et al., 1964）。
言語治療：強力な聴覚刺激；有意味な材料；豊富で変化に富んだ材料；感覚刺激の反復；一つ一つの刺激への反応；引き出されるが強制されない反応；矯正ではなく刺激；刺激を適正にする（LaPointe, 1978 ; Schuell et al., 1964）。
提唱者：Duffy (1986); Schuell et al., (1964); Wepman (1951, 1953)。
代表的な臨床失語症学的研究：
　　手掛かりを与える順序と語の回収：訓練プログラム（Linebaugh and Lehner, 1977）。長期にわたる聴理解訓練の再評価（Marshall and Neuburger, 1984）。

言語モダリティモデル
前　提：内言語はモダリティ的に束縛されている。
失語症：失語症はモダリティ特異的であり、単一モダリティないし複数モダリティの言語運用の障害として特徴付けられる。
言語治療：入力と出力のモダリティを単独に、あるいは組み合わせて訓練する；システム内またはシステム間の選択的刺激を通じて各言語モダリティを再構成する；障害された言語運用を"デブロック"するために弱いモダリティを強いモダリティと系統的に対にする。
提唱者：Luria (1973); Rosenbek (1979b); Weigl and Bierwisch (1970)
代表的な臨床失語症学的研究：
　　重度失語症患者におけるデブロッキングモダリティとしてのジェスチャー（Rao and Horner, 1978）。失語症患者が動詞を学習、汎化、維持するよう促通するジェスチャー的サイン（Ameri-Ind、アメリンド、Kearns et al., 1982）。

言語学モデル
前　提：言語は特殊化された、抽象的な、規則に支配された認知活動である。
失語症：語彙―意味論的、統語的、または音韻論的言語運用の崩壊。
言語治療：言語学的体系と言語学的複合体にしたがって組織された刺激によって言語運用を回復する。
提唱者：Goodglass and Blumstein (1973); Jakobson (1971); Lesser (1978)。
代表的な臨床失語症学的研究：
　　失語症言語治療に動詞方略を応用すること（Loverso et al., 1979）。失文法にみられる多語発話（multiword utterances）における位格の生成的使用：マトリクス訓練法（Thompson et al., 1982）。

処理モデル
前　提：言語は、複合した過程を実現する半自律的な"部門"あるいは"モジュール"の操作を反映する。モジュールは高度に個別的であり、関連する過程は高度に特異的である。"中央執行部"はモジュールの相互作用を支配し、それはおそらく刺激特異的、モダリティ特異的または課題特異的である。
失語症：モジュールとそれに関連する過程の障害。
言語治療：言語特異的な、また言語に関連した過程の障害を、回復または代償する。
提唱者：Chapey (1986); Fodor (1983); Gardner (1985); Martin (1975); Porch (1986)。
代表的な臨床失語症学的研究：
　　モデルに基づいた失書の訓練（Hills and Caramazza, 1987）。伝導失語の復唱障害に対する短期記憶訓練法（Peach, 1987）。

劣位半球媒介モデル
前　提：劣位半球が持っている認知（すなわち統合、解釈）能力は、基本的に言語的で、視覚的―空間的―全体論的、感情的―韻律的、または疑似言語的である。
失語症：障害された優位半球の言語と、保存された劣位半球の言語が顕在化した状態である。
言語治療：イメージ、描画、メロディ、文脈的に豊かな刺激、奇抜な刺激、ユーモアなどの使用を通じてコミュニケーションを成立させる（促通する）劣位半球の能力を利用する。
提唱者：Glass et al. (1973); Horner and Fedor (1983); Myers and Linebaugh (1984); Sparks et al. (1974)。
代表的な臨床失語症学的研究：
　　失語症の呼称に及ぼす催眠とイメージの効果（Thompson et al., 1985）。描画を用いたコミュニケーションの改善法（Back to the drawing board: BDB）：発話のない失語症患者のための言語治療プログラム（Morgan and Helm-Estabrooks, 1987）。

実用的コミュニケーションモデル
前　提：コミュニケーションは、言語モダリティ、言語学、神経言語学の考えに束縛されない語用論規則の応用を反映している。
失語症：自然なコミュニケーション文脈における、効果のない、能率の悪い言語使用。
言語治療：言語形式にかかわる語用論的機能を強化し、またモダリティ間の柔軟性を高めることによって、より正常なコミュニケーションを促通する；コミュニケーションの崩壊を防ぐ、ないし修復するための方略を確立する。
提唱者：Aten (1986); Davis and Wilcox (1981); Holland (1980); Marshall (1983)。
代表的な臨床失語症学的研究：
　　失語症のコミュニケーションにおけるサインの使用：十分習得できるか？（Coelho and Duffy, 1985）。家族の成員に対する訓練を通して行なう失語症の言語治療（Simmons et al., 1987）。

Prescott, T. E. (Ed.). (1972−1988). Clinical aphasiology. Austin, TX: Pro-Ed. より引用。許可のうえ転載す。

球媒介モデル、(F)実用的コミュニケーションモデルである。2つ以上のモデルが用いられた文献は"多理論的"とコード化された。モデルが全く用いられていない文献は"無理論的"とみなされた。正常言語、失語症の定義、また失語症言語治療の理論的根拠に関する前提などの観点から各モデルをまとめた（Horner and Loverso, 1991；Rothi and Horner, 1979）。各モデルの提唱者と代表的研究は表6-1に載せられている。

失語症のタイプ

この分析のために次の7つの失語症タイプを検討した（Albert, et al., 1981）。(A)全失語、(B)ブローカ失語（あるいは総称的に非流暢群）、(C)ウェルニッケ失語（あるいは総称的に流暢群）、(D)伝導失語、(E)失名詞失語、(F)超皮質性失語（運動性、感覚性、混合性）、(G)失語症と発語失行の合併。この他の分類名が使われた場合には、"その他"のコードに分類した。タイプが述べられていない場合は、"記述なし"のコードにした。

急性期失語症対慢性期失語

対象者の全数を集計してから、失語症者を6カ月未満（急性期失語）と6カ月以上（慢性期失語）に分類した。

失語症の重症度

HornerとLoverso（1991）にならい、各文献の筆者らが表現しているとおり、重症度を軽度、中度、重度に設定した。著者が重症度について記述していない場合は、点数あるいはパーセンタイル順位によって、40以下は重度、41から79は中度、80以上は軽度というように、重症度を評定した。この推定法が可能なのは、Western Aphasia Battery（Kertesz, 1979）、Porch Index of Communicative Ability（Porch, 1967）または他の標準化された失語症検査法が報告された場合である。以上の基準に適合しない場合は、"記述なし"としてデータベースに入力した。

研究デザイン

ここでは4つの研究デザインを考慮した。(A)単一症例の記述、(B)単一症例の実験（追試も含む）、(C)グループの記述（統制群がない事前／事後テストデザイン）、(D)グループ実験（1つ以上の対象群を設定した事前／事後テストデザイン）。

言語治療の対象となった言語機能

治療対象となった領域は、話す、聴理解、復唱、呼称、読む、書字、ジェスチャー、そして語用論であったが、その中から1つかそれ以上がコード化された。研究対象となった領域がこの主要なカテゴリーのどれにも当てはまらない場合は、他の分析と同様に、"その他"というカテゴリーを使用した。

言語治療の成果

今回の分析を完了するにあたり、治療の有効性に関する著者の結論を使用した。著者による記述にしたがって、(A)言語治療は有効であった、(B)言語治療は有効ではなかった、(C)言語治療の効果は両義的であいまいであった、の3つのカテゴリーが用いられた。最近出版されたいくつかの論文において、研究者は、特定の患者だけに成果があった治療効果について報告しており、また、治療した課題においてのみ改善が認められた（"課題特異的"改善）が、ここで選定された汎化尺度に関しては改善が認められなかったと報告している。汎化は次のように区分される：(A)治療を受けなかった同質の課題での改善、これには失語症検査の再テストで用いられた課題を含む（"課題外の"汎化）、(B)今までにない伝達行動の産生（"拡張した"汎化）、(C)非治療的場面での言語運用（"社会コミュニケーション的"汎化、または"キャリーオーバー"）。治療効果判定のためにわれわれが用いた主な基準は、課題特異的改善に関する著者の報告であった。研究者が一部の患者には改善がみられたが、他では見られなかったという理由で、あるいは課題外の汎化、拡張した汎化、または社会コミュニケーション的汎化がみられなかったという理由で、課題に特異的な治療効果が弱いとみなしている場合、われわれは治療の成果が"あいまい"だと判定した。

結　果

論文の数量

全部で4464編の論文を予備調査した。このうち、152編（3.4％）だけがデータに準拠しながら失語症言語治療に言及していた（図6-1）。これら152編

の論文を、失語症言語治療のモデルおよび関連する質問の分析のための土台とした。選択した雑誌における、データに準拠した言語治療に関する論文の頻度は以下のとおりであった（図6-2）。Clinical Aphasiology（1972—1991）は623論文を掲載し、そのうち89編（14.3%）がデータに準拠して失語症言語治療に言及していた。Aphasiollogy（1987—1991）は285論文を掲載し、そのうち35編（12.3%）が失語症言語治療に言及していた。Brain and Language（1974—1991）は1074論文を掲載し、そのうち10編（0.9%）が失語症言語治療に言及していた。the Journal of Speech and Hearing Disordersとthe Journal of Speech and Hearing Researchを併せて2481論文を掲載し、そのうち18編（0.7%）が失語症言語治療に言及していた。

言語治療を受けた対象者の数

言語治療の文献に登場した失語症患者1042人のうち、Clinical Aphasiologyは279人（26.8%）；Brain and Languageは127人（12.2%）；Aphasiologyは433人（41.6%）；the Journal of Speech and Hearing Disordersとthe Journal of Speech and Hearing Researchは併せて203人（19.5%）を報告していた（図6-3）。

明示的モデル

3名の熟練した読み手によって、152論文のうち80編（52.6%）が明示的モデルが使われていると判定された（図6-4）。Clinical Aphasiologyでは89編中44編（49.4%）が明示的であった。Brain and Languageでは10編中10編（100%）、Aphasiologyでは35編中19編（54.3%）、the Journal of Speech and Hearing Disordersとthe Journal of Speech and Hearing Researchでは併せて18編中7編（38.9%）が明示的と判定された（図6-5）。

失語症言語治療のモデル

152論文のうち12編（7.9%）が、明示的または暗示的に失語症言語治療の〝刺激―促通〟モデルに言及し、〝モダリティ〟モデルには30編（19.7%）；〝言語〟モデルには15編（9.9%）；〝処理〟モデルには24編（15.8%）；〝劣位半球媒介〟モデルには10編（6.6%）；〝実用的コミュニケーション〟モデルには12編（7.9%）がそれぞれ言及していた。最も多いのは33編（21.7%）の〝多理論的〟と呼ぶことにした混合アプローチであったが、他方、16編（10.5%）は無理論的ないし〝その他〟と分類された（図6-6）。

失語症のタイプ

152論文のなかで、1042人の患者が調査された。76編（50.0%）が非流暢性失語；36編（23.7%）が流暢性失語；21編（13.8%）が失名詞失語；21編（13.8%）が発語失行を伴う失語；21編（13.8%）が全失語；13編（8.6%）が伝導失語；6編（3.9%）が超皮質性（運動、感覚、混合）失語の報告を含んでいた。加えて他の10編（6.6%）はその他のタイプであったが、27編（17.8%）は失語タイプについて記述していなかった（図6-7）。

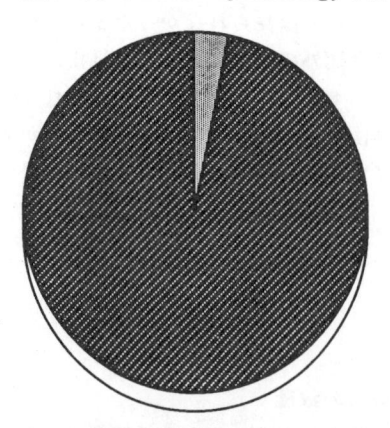

図6-1　言語治療に言及した論文と、言及していない論文の割合。5大雑誌から予備調査した4464編の論文のうち、わずか3.4%だけがデータに準拠した失語症の言語治療を報告していた。残りは治療について触れていなかった。詳細は本文参照。

■ 言語治療を報告している論文
■ 言語治療を報告していない論文

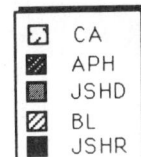

図6-2 各雑誌で報告された失語症言語治療の論文。調査のため抽出した、データに準拠している失語症言語治療に関する論文の総数は152編であった。本図は5大雑誌の相対的分布を示している。Clinical Aphasiology(CA)、Aphasiology(APH)、Brain and Language(BL)、the Journal of Speech and Hearing Disorders (JSHD)、the Journal of Speech and Hearing Research (JSHR)。詳細は本文参照。

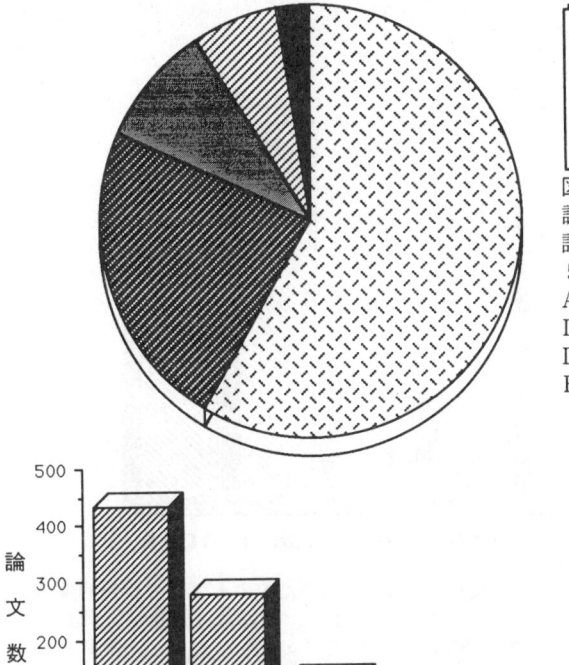

図6-3 失語症者の数。152編のデータ準拠失語症言語治療の論文で、1042人の患者が報告されていた。この図は5大雑誌の相対的分布を示している。Clinical Aphasiology(CA)、Aphasiology(APH)、Brain and Language(BL)、the Journal of Speech and Hearing Disorders (JSHD)、the Journal of Speech and Hearing Research (JSHR)。詳細は本文参照。

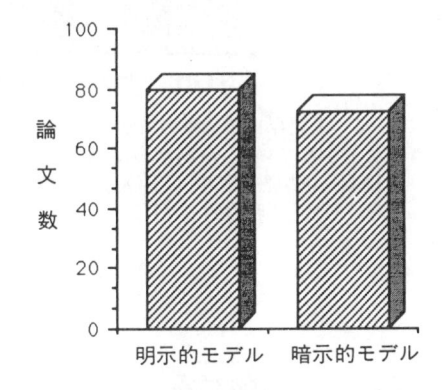

図6-4 明示的モデルと暗示的モデル。152論文のうち、80編が明示的モデルを用い、72編が暗示的モデルを用いていた。

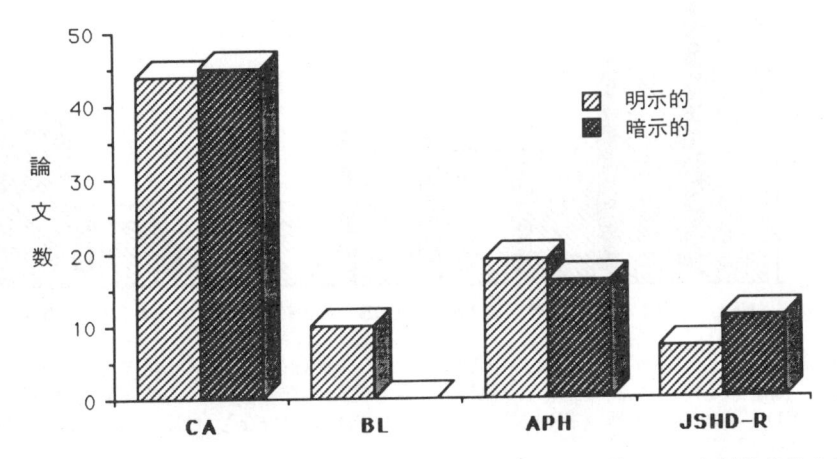

図6-5 各雑誌毎の明示的モデル。本図は5大雑誌毎に明示的モデルが使われた相対的度数を示している。詳細は本文参照。

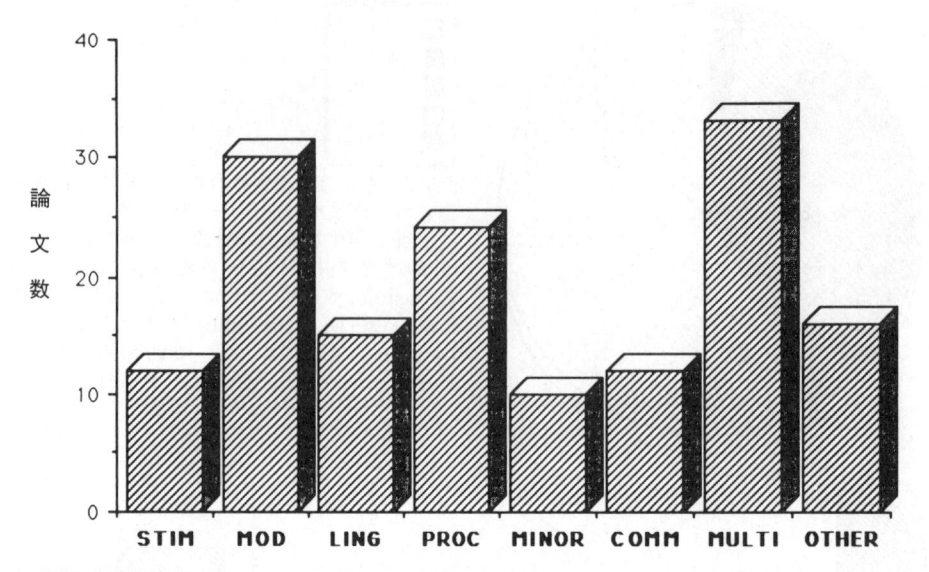

図6-6　失語症言語治療のモデル。この図では、操作的に定義された失語症言語治療のモデルの相対的度数が示されている。：刺激－促通モデル（STIM）、言語モダリティーモデル（MOD）、言語学モデル（LING）、処理モデル（PROC）、劣位半球媒介モデル（MINOR）、実用的コミュニケーションモデル（COMM）、多理論的（MULTI）、その他（OTHER）。詳細は本文参照。

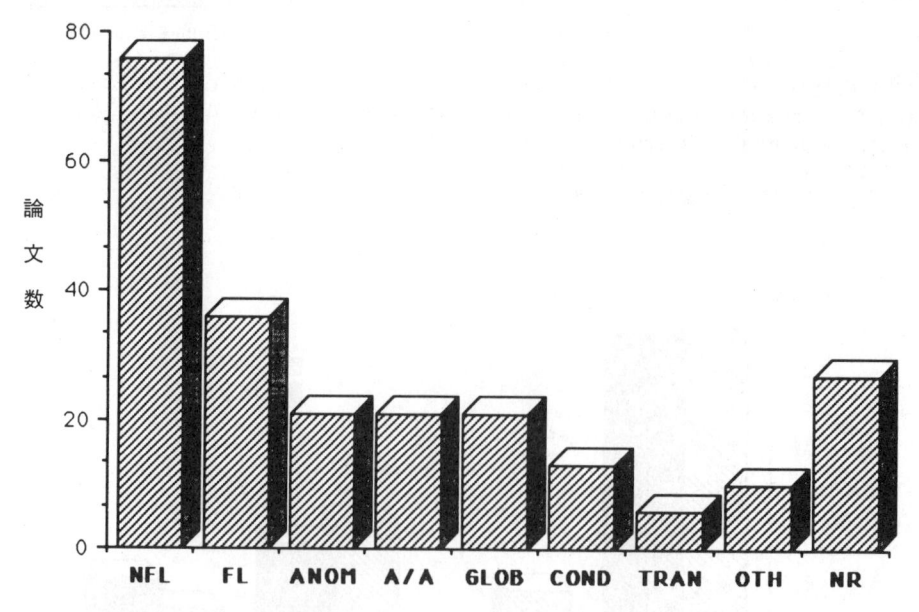

図6-7　失語症のタイプ。本図は152論文の中で報告された失語症のタイプの分布を示している。非流暢（NONFL）、流暢（FL）、失名詞失語（ANOM）、失語と発語失行の合併（A/A）、全失語（GLOB）、伝導失語（COND）、超皮質性失語（TRAN）、その他（OTH）、報告なし（NR）。詳細は本文参照。

失語症の時間的経過

報告された1042人のうち、450人(43.2%)は急性期失語症で、539人(51.7%)は慢性期失語症であった。152論文のうち46編(30.3%)は急性期失語症者の治療効果を報告し、117編(76.9%)は慢性期失語症者の治療について報告していた(図6-8)。このように、ほぼ同数の急性期と慢性期の患者数が報告されていたが、研究論文数では大多数が慢性期失語症の言語治療について言及していた(図6-8)。

失語症の重症度

152論文のうち、24編(15.8%)は軽度失語症の；89編(58.6%)は中度失語症の；68編(44.7%)は重度失語症の治療効果について研究していた(図6-9)。

研究デザイン

研究デザインを論文の数量から分析した結果は、以下のとおりである。152論文のうち、65編(42.8%)は単一症例記述のデザイン；51編(33.6%)は単一症例の実験デザイン；26編(17.1%)はグループ記述のデザイン；6編(3.9%)はグループ実験デザイン；そして4編(2.6%)はその他のデザインを使用していた(図6-10)。このように、緩い基準によってのみ真の研究デザインだとみなされる"記述"デザイン(Brookshire, 1985b, p.12)は、152論文中91編(59.9%)であった。これとは対照的に、実験デザインは152論文中、57編(37.5%)であった。各研究デザインで検討された被験者の数は、単一症例記述167例；グループ記述588例；単一症例実験112例；グループ実験165例；その他10例、であった。

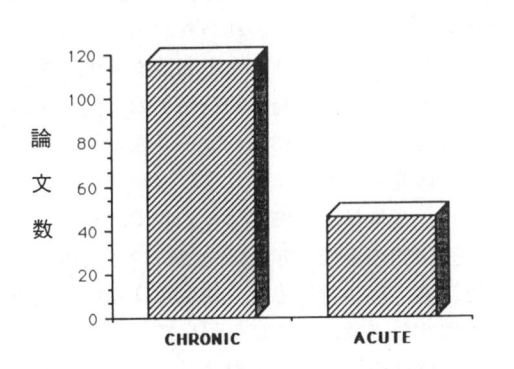

図6-8 失語症の時間的経過。本図は慢性期失語症と急性期失語症に関する治療効果を報告した論文の数を示している。詳細は本文参照。

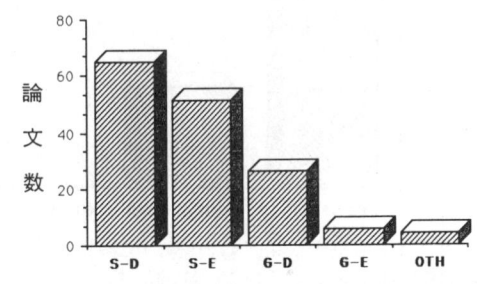

図6-10 研究デザイン。本図は152編の失語症言語治療研究における各研究デザインの相対的分布を示している。単一症例の記述(S-D)、単一症例の実験(S-E)、グループの記述(G-D)、グループ実験(G-E)、その他(OTH)。詳細は本文参照。

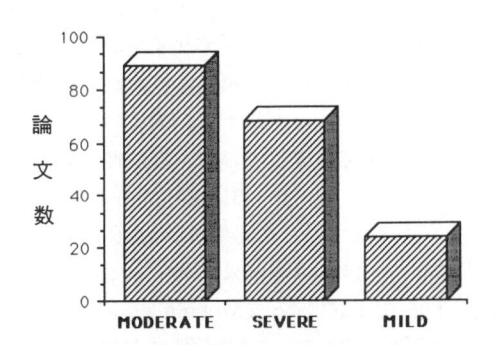

図6-9 失語の重症度。本図は152論文で報告された失語症の重症度に関する相対的分布を示している。詳細は本文参照。

言語治療の領域

検討した152論文における治療対象領域の分布は以下のとおりであった。研究論文のあるものは1つ以上の研究領域について言及していた。話すでは152論文のうち、62編(40.8%)がこれを治療領域としており；聴理解では31編(20.4%)；呼称では30編(19.7%)；書字では23編(15.1%)；ジェスチャー能力では19編(12.5%)；読むでは18編(11.8%)；語用論では17編(11.2%)；復唱では13編(8.6%)；その他の機能(たとえばコンピューターの使用)では10編(6.6%)がこれを治療領域としていた(図6-11)。

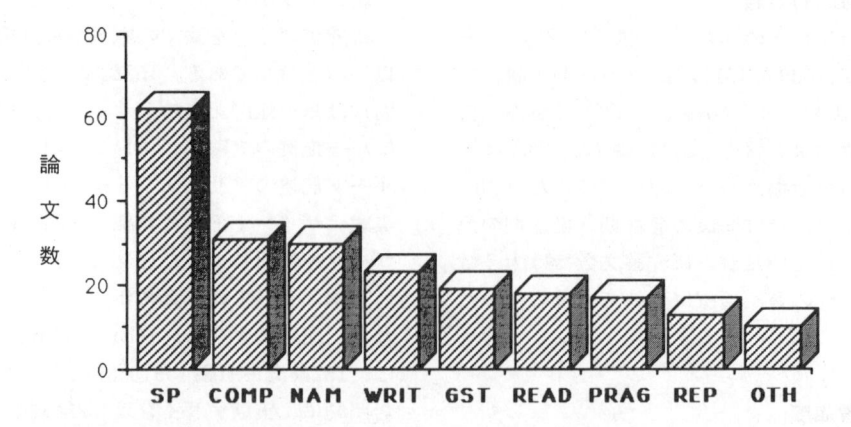

図6-11 言語治療の領域。本図は152論文において言語治療を受けたコミュニケーション領域の分布を示している。詳細は本文参照。

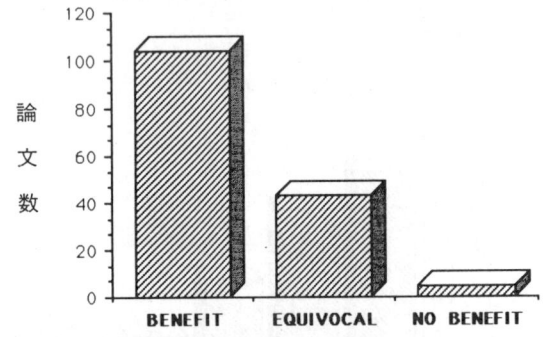

図6-12 言語治療の成果。この図は152論文における言語治療の成果を示している。詳細は本文参照。

言語治療の成果

152論文のうち、104編（68.4％）は治療効果があったと報告し、5編（3.3％）は成果がないと報告し、43編（28.3％）はあいまいで両義的な結果を報告していた（図6-12）。

考　察

失語症の言語治療に明示的モデルを使用する技術の状況を調べるため、データに準拠した研究を掲載している5大雑誌から152編の論文を対象に調査を行なった。ここで結果をまとめてみる。最初に、データに準拠した152の失語症言語治療に関する論文は、著名な5大雑誌に過去20年間に掲載された全ての論文のうち、わずか3.4％であった。第二に、実施された言語治療の理論的枠組みについて調査を受けた患者の数は、ここ20年間で1042人であった。第三に、われわれが調べた言語治療研究のおよそ半分だけが明示的治療モデルを使用していた。第四に、暗示的か明示的かにかかわらず、論文の大部分（33％）は "多理論的" なスタイルで研究に取り組んでおり、次が "モダリティ" モデル、3番目は "処理" モデルであった。第五に、全研究の半数は非流暢失語について検討していた。第六に、対象患者の約半数は急性期失語症で、残りの半数は慢性期失語症であった。対照的に、慢性期失語の言語治療効果を報告した論文の数は、急性期失語のそれよりも2：1の割合で多かった。第七に、中度失語症の訓練の必要性について言及した論文が過半数を占めていた。第八に、最もよく用いられた研究デザインは、単一症例記述法であり、単一症例実験デザインが第2位を占めていた。第九に、最も頻繁に扱われた治療対象領域は発話であった。第十に、論文の過半数は有益な治療効果を報告しており、有益性を報告しなかったのはごくわずか（3.3％）であった。

"モデルに基づいた失語症言語治療" にとって最も大切なことは、治療結果に関する仮説や予想を検証することである（Moehle et al., 1987, p. 64）。モデルに基づいた言語治療の目標は、効果的な治療法をデザインすること、または背景にある理論的モデルの妥当性を検討すること、あるいは

その両方である。この目標を念頭に置きながら、この文献調査によって明らかにされた主要な問題に焦点を当てていくことにしたい。われわれの意見では第一の問題は、失語症言語治療の研究が少ないということである。もし、われわれのデータベースから記述的研究を全て除外すると（なぜならこれらの研究は真の研究デザインではないからである［Brookshire, 1985b, p.12］)、5大雑誌の失語症言語治療に関する実験研究論文の量は、4488文献中、57編（わずか1.3％）に減少してしまい、またここ20年間に実験的方法で治療された失語症者の数は277人に減少してしまう。

第二の問題は、明示的モデルの欠如である。モデルが使われたかどうかに関わりなく、研究の典型的な目標は言語治療が失語症者の行動に及ぼす影響について検証することである。ほとんどの研究において、著者は自分の治療的アプローチの選択を正当化するために理論的モデルに言及するが、モデルを批判する（つまり、正しいか正しくないか確認する）目的で、治療効果を定量化することはほとんど稀である。第三の問題は、研究のほとんどが肯定的な、または曖昧で両義的な治療の有益性を報告している点である。こうしたデータには価値があるにしても、何が効くのかと同様、何が効かないのかを知ることが臨床家にとって正に重要であるということを強調したい。雑誌の編集者は、いわゆる"否定的"結果を発表することを奨励すべきであると思われる。なぜなら、肯定的治療結果と否定的治療結果の両方によってのみ、仮説は科学的方法で検証され得るからである。

第四の問題は、障害が中度、重度の非流暢失語症患者の研究頻度が極めて高いことである。おそらく、このタイプが最も対象にしやすく、また、われわれの治療的な試みを受けたいと思っている患者なのであろう。しかしながら、この種の患者に研究者の関心が集中することによって、われわれがクリニックで治療する患者の複雑な姿の全容が十分代表されない、といった状態が引き起こされてきた。他の言語運用領域と、他の失語タイプについても研究されているが、その頻度は有意に低い。第五の問題は、単一事例デザインが明らかに多数派を占めており（グループデザインを越えている)、同時に実験的アプローチに比べ記述的アプローチが最もポピュラーなことである。したがって、モデルに基づいた言語治療の価値に関する問題については、現時点での論文からはまだまだ解答することができない、というのがわれわれの結論である。

今後の方向性

失語症に関する臨床研究論文の中で、すでに明らかになっている3つの方向性は以下のようである。

失語症のモデル

最初の方向性は失語症の治療モデルに関するものである。言語と他の認知行動に関する理論は、さらに供給され続けていく状況にある。これは、言語学、認知心理学、神経心理学、神経生物学、神経画像学、そして認知神経科学の劇的な発展に帰すことができる(Arbib et al., 1982 ; Damasio and Damasio, 1989 ; Grodzinsky, 1990 ; Margolin, 1992 ; Metter et al., 1991 ; Naeser et al., 1989 ; Osheron and Lasnik, 1990 ; Seron and Deloche, 1989)。治療に関する理論のほとんどは、失語症の治療にも関連する可能性を持っている。しかし、言語の再調整という目標を特別に念頭におきながら組み立てられている理論はわずかである (Cooper, 1992)。将来、研究者たちが"言語がどのように崩壊しているか、そしてそれはなぜか"という質問を凌駕し、"言語がどのように、またどんな条件の下で回復されるか、そしてそれはなぜか"という質問に到達することを筆者たちは願っている。さらに、研究者たちが、自分が導入したアプローチの理論的根拠を正当化するためだけでなく（つまり"モデルに基づいた理論")、モデル自体の妥当性を批判する目的で（つまり"モデル検証")、モデルを使うようになることを願っている。データが蓄積されるにつれて、われわれはいつの日か、"どのタイプの治療が、どの失語症状に、どのような重症度レベルで、そしてどの時点で有効か"という質問に対する答えを手に入れるであろう。この目標を達成するため、研究者は自分の研究の理論的土台を明示しなければならないのである。

科学的方法

2番目の方向性は臨床失語症学の研究において、科学的方法に厳格性を強く求めていくことである。データから妥当性のある結論を得るためには、方法論に以下のものが含まれることが理想的であろう。(A)実験研究デザイン (Brookshire, 1985b ; McReynolds and Kearns, 1983 ; Ventry and Schiavetti, 1980)、(B)包括的な症例の記述 (Holland and Wertz, 1988)、(C)種々の治療条件に患者をランダムに割り当てること (Schoonen, 1991)、(D)原因となる損傷部位とその影響に関する詳細な知識 (Damasio and Damasio, 1989 ; Metter, et al., 1991)、(E)信頼性と妥当性のある測定技術の使用 (Johnston et al., 1991 ; Kearns and Simmons, 1988)、そして(F)検定力の強い統計学的分析法の使用 (Schoonen, 1991) などである。

生態学的妥当性

第3の将来の方向性は、治療行動の社会的、生態学的妥当性を強調することである。個々の失語症患者に好ましい変化が生じるという理由から、生態学的妥当性は言語治療の社会コミュニケーション的影響と関連している。生態学上の関心事は、言語治療によってもたらされる機能面の成果を考慮するようにと、臨床家に挑戦を投げかけている。他で詳しい考察がなされているが (Glosser et al., 1988 ; Lyon, 1989 ; Simmons, 1989 ; Wertz, 1989)、この複雑な話題には2つの意味合いがある。

最初のものは、倫理的であり人道的である。失語症の言語治療に不可欠な時間と努力と財源などの経費を保証するために、臨床家は失語症者のニーズと環境、さらには介護者と家族を考慮に入れながら、コミュニケーション行動を考慮するよう指導を受けている。Frederick Darleyは、臨床失語症学会の20周年記念大会における「私はそれは'A'で始まると思う」と題する基調講演の中で、われわれにこの点を思い起こさせてくれた。彼は、"全世界の科学論文は、インタビューされ、検査され、再検査され、過剰に検査され、刺激され、腹を立てさせられ、なだめられ、放射能を浴びせられ、画像に写し出され、注射され——そして時々人間として無視されてきた失語症患者の研究で飽食している"と述べている (1991, p.9)。彼の言葉から導かれる推論は、臨床家は職業的また倫理的に、失語症患者を全人的に考慮する義務がある、ということである。現実のコミュニケーション場面において、患者のコミュニケーション行動に違いが生じるようにと努力することによって、われわれはそうすべく最善を尽くしていきたいと考えている。

生態学的妥当性に関連して強調されるようになったもうひとつの意味合いは、方法論である。方法論上の意味合いは治療を受けた行動の汎化に関連している。臨床失語症学の研究者が関心を寄せる汎化には（前述の方法の項を参照）、"課題特異的"、"課題外"、"拡張的"、そして"社会コミュニケーション的"などの形態がある。失語症者の行動に課題特異的な変化をもたらす力量の面で進歩するよう奨励しているにもかかわらず、現時点では、さまざまなタイプの汎化を観察したりしなかったりする理由が十分にはわかっていない。汎化を理解し、また汎化をもたらそうと挑戦することが将来、臨床研究において徐々に支配的な地位を占めて行くことが予想される。

まとめると、失語症言語治療モデルの考察に関連した今後の3つの方向性は、治療モデルを記述し評価すること、失語症研究における科学的方法論を洗練すること、そして生態学的妥当性を強調すること、などである。

References

Albert, M. L., Goodglass, H., Helm, N. A., Rubens, A. B., and Alexander, M. P. (1981). *Clinical aspects of dysphasia*. New York: Springer-Verlag.
Aphasiology (1987–1991). C. Code and D. Muller (Eds.). London: Taylor & Francis, Ltd.
Arbib, M. A., Caplan, D., and Marshall, J. C. (1982). *Neural models of language processes*. New York: Academic Press.
Aten, J. L. (1986). Functional communication treatment. In R. Chapey (Ed.), *Language intervention strategies in adult aphasia* (2nd ed., pp. 266–276). Baltimore, MD: Williams & Wilkins.
Behrmann, M., and Byng, S. (1992). A cognitive approach to the neurorehabilitation of acquired language disorders. In D. I. Margolin (Ed.), *Cognitive neuropsychology in clinical practice* (pp. 327–350). New York: Oxford University Press.
Brain and Language (1974–1991). H. Whitaker and A. R. Lecours (Eds.). Orlando: Academic Press.
Brookshire, R. H. (Ed.). (1975). *Clinical aphasiology* (Vol. 5). Minneapolis, MN: BRK.
Brookshire, R. H. (Ed.). (1976). *Clinical aphasiology* (Vol. 6). Minneapolis, MN: BRK.
Brookshire, R. H. (Ed.). (1977). *Clinical aphasiology* (Vol. 7). Minneapolis, MN: BRK.
Brookshire, R. H. (Ed.). (1978). *Clinical aphasiology* (Vol. 8). Minneapolis,

MN: BRK.
Brookshire, R. H. (Ed.). (1979). *Clinical aphasiology* (Vol. 9). Minneapolis, MN: BRK.
Brookshire, R. H. (Ed.). (1980). *Clinical aphasiology* (Vol. 10). Minneapolis, MN: BRK.
Brookshire, R. H. (Ed.). (1981). *Clinical aphasiology* (Vol. 11). Minneapolis, MN: BRK.
Brookshire, R. H. (Ed.). (1982). *Clinical aphasiology* (Vol. 12). Minneapolis, MN: BRK.
Brookshire, R. H. (Ed.). (1983). *Clinical aphasiology* (Vol. 13). Minneapolis, MN: BRK.
Brookshire, R. H. (Ed.). (1984). *Clinical aphasiology* (Vol. 14). Minneapolis, MN: BRK.
Brookshire, R. H. (Ed.). (1985a). *Clinical aphasiology* (Vol. 15). Minneapolis, MN: BRK.
Brookshire, R. H. (1985b). Clinical research in aphasiology. In R. H. Brookshire (Ed.), *Clinical aphasiology* (Vol. 15, pp. 9–14). Minneapolis, MN: BRK.
Brookshire, R. H., (Ed.). (1986). *Clinical aphasiology* (Vol. 16). Minneapolis, MN: BRK.
Brookshire, R. H., (Ed.). (1987). *Clinical aphasiology* (Vol. 17). Minneapolis, MN: BRK.
Caramazza, A. (1989). Cognitive neuropsychology and rehabilitation: An unfulfilled promise? In X. Seron and G. Deloche (Eds.), *Cognitive approaches in neuropsychological rehabilitation* (pp. 383–398). Hillsdale, NJ: Lawrence Erlbaum.
Chapey, R. (1986). Cognitive intervention: Stimulation of cognition, memory, convergent thinking, divergent thinking and evaluative thinking. In R. Chapey (Ed.), *Language intervention strategies in adult aphasia* (2nd ed. pp. 215–238). Baltimore, MD: Williams & Wilkins.
Coehlo, C. A., and Duffy, R. J. (1985). Communicative use of signs in aphasia: Is acquisition enough? In R. H. Brookshire (Ed.), *Clinical aphasiology* (Vol. 8, pp. 222–228). Minneapolis, MN: BRK.
Cooper, J. (Ed.). (1992, October). *Aphasia treatment: Current approaches and research opportunities.* Bethesda, MD: U.S. Department of Health and Human Services. NIH Publication No. 93-3424.
Damasio, H., and Damasio, A. R. (1989). *Lesion analysis in neuropsychology.* New York: Oxford University Press.
Darley, F. L. (1972). The efficacy of language rehabilitation in aphasia. *Journal of Speech and Hearing Disorders, 37*, 3–21.
Darley, F. L. (1991). I think it begins with an "A." In T. E. Prescott (Ed.), *Clinical aphasiology* (Vol. 20, pp. 9–20). Austin, TX: Pro-Ed.
Davis, G., and Wilcox, M. (1981). Incorporating parameters of natural conversation in aphasia treatment. In R. Chapey (Ed.), *Language intervention strategies in adult aphasia* (pp. 161–194). Baltimore, MD: Williams & Wilkins.
Duffy J. R. (1986). Schuell's stimulation approach to rehabilitation. In R. Chapey (Ed.), *Language intervention strategies in adult aphasia* (2nd ed. pp. 187–214). Baltimore, MD: Williams & Wilkins.
Fodor, J. A. (1983). *The modularity of the mind.* Cambridge, MA: MIT Press.
Gardner, H. (1985). *The mind's new science: A history of the cognitive revolution.* New York: Basic Books.
Glass, A. V., Gazzaniga, M., and Premack, D. (1973). Artificial language training in aphasia. *Neuropsychologia, 11*, 95–103.
Glosser, G., Wiener, M., and Kaplan, E. (1988). Variations in aphasic language behaviors. *Journal of Speech and Hearing Disorders, 53*, 115–124.
Goodglass, H., and Blumstein, S. (Eds.). (1973). *Psycholinguistics and aphasia.* Baltimore, MD: Johns Hopkins University Press.
Grodzinsky, Y. (1990). *Theoretical perspectives on language deficits.* Cambridge, MA: MIT Press.
Hillis, A. E., and Caramazza, A. (1987). In R. H. Brookshire (Ed.), *Clinical aphasiology* (Vol. 17, pp. 84–105). Minnneapolis, MN: BRK.
Holland A. (1980). *Communicative abilities of daily living.* Baltimore, MD: University Park Press.
Holland, A. L., and Wertz, R. T. (1988). Measuring aphasia treatment effects: Large-group, small-group, and single-subject studies. In F. Plum (Ed.), *Language, communication, and the brain.* New York: Raven Press.
Horner, J., and Fedor, K. H. (1983). Minor hemisphere mediation in aphasia treatment. In H. Winitz (Ed.), *Treating language disorders: For clinicians by clinicians* (pp. 181–204). Baltimore, MD: University Park Press.
Horner, J., and Loverso, F. L. (1991). Models of aphasia treatment in *Clinical Aphasiology* 1972–1988. In T. E. Prescott (Ed.), *Clinical aphasiology* (Vol. 20, pp. 61–75). Austin, TX: Pro-Ed.
Jakobson, R. (1971). *Studies on child language and aphasia.* The Hague: Mouton.
Johnston, M. V., Findley, T. W., DeLuca, J., and Katz, R. T. (1991). Research in physical medicine and rehabilitation: XII. Measurement tools with application to brain injury. *American Journal of Physical Medicine and Rehabilitation, 70,* 40–56.
Journal of Speech and Hearing Disorders (1971–1991). Rockville, MD: American Speech-Language-Hearing Association.
Journal of Speech and Hearing Research (1971–1991). Rockville, MD: American Speech-Language-Hearing Association.
Kearns, K. P., and Simmons, N. N. (1988). Interobserver reliability and perceptual ratings: More than meets the ear. *Journal of Speech and Hearing Research, 31*, 131–136.
Kearns, K. P. Simmons, N. N., and Sisterhen, C. (1982). Gestural sign (Amer-Ind) as a facilitator of verbalization in patients with aphasia. In R. H. Brookshire (Ed.), *Clinical aphasiology* (Vol. 12, pp. 183–191). Minneapolis, MN: BRK.
Kearns, K. P., and Thompson, C. K. (1991). Technical drift and conceptual myopia: The Merlin effect. In T. E. Prescott (Ed.), *Clinical aphasiology* (Vol. 19, pp. 31–40). Boston, MA: College Hill/Little, Brown.
Kertesz, A. (1979). *Aphasia and associated disorders: Taxonomy, localization, and recovery.* New York: Grune & Stratton.
LaPointe, L. L. (1978). Aphasia therapy: Some principles and strategies for treatment. In D. F. Johns (Ed.), *Clinical management of neurogenic communicative disorders* (pp. 129–190). Boston, MA: Little, Brown.
Linebaugh, C. W., and Lehner, L. H. (1977). Cueing hierarchies and word retrieval: A therapy program. In R. H. Brookshire (Ed.), *Clinical aphasiology* (Vol. 7, pp. 19–31). Minneapolis, MN: BRK.
Lesser, R. (1978). *Linguistic investigations of aphasia.* London: Arnold.
Loverso, F. L., Selinger, M., and Prescott, T. E. (1979). Application of verbing strategies to aphasia treatment. In R. H. Brookshire (Ed.), *Clinical aphasiology* (Vol. 9, pp. 299–238). Minneapolis, MN: BRK.
Luria, A. R. (1973). B. Haigh (Trans.), *The working brain: An introduction to neuropsychology.* Middlesex, England: Penguin Books.
Lyon, J. G. (1989). Communicative partners: Their value in reestablishing communication with aphasic adults. In T. E. Prescott (Ed.), *Clinical aphasiology* (Vol. 18, pp. 11–17). Austin, TX: Pro-Ed.
Margolin, D. I. (Ed.). (1992). *Cognitive neuropsychology in clinical practice.* New York: Oxford University Press.
Marshall, R. C. (1983). Communication styles of fluent aphasics. In H. Winitz (Ed.), *Treating language disorders: For clinicians by clinicians* (pp. 163–179). Baltimore, MD: University Park Press.
Marshall, R. C., and Neuburger, S. (1984). Extended comprehension training reconsidered. In R. H. Brookshire (Ed.), *Clinical aphasiology* (Vol. 14, pp. 181–187). Minneapolis, MN: BRK.
Martin, A. D. (1975). A critical evaluation of therapeutic approaches to aphasia. In R. H. Brookshire (Ed.), *Clinical aphasiology* (Vol. 5, pp. 67–78). Minneapolis, MN: BRK.
McReynolds, L. V., and Kearns, K. P. (1983). *Single-subject experimental designs in communicative disorders.* Baltimore, MD: University Park Press.
Metter, E. J., Hanson, W. R., Jackson, C. A., Kempler, D., van Lancker, D., Mazziotta, J. C., and Phelps, M. E. (1991). Temporoparietal cortex in aphasia: Evidence from positron emission tomography. *Archives of Neurology, 47,* 1235–1238.
Mitchum, C. C., and Berndt, R. S. (1988). Aphasia rehabilitation: An approach to diagnosis and treatment of language production disorders. In M. G. Eisenberg and R. C. Grzesiak (Eds.), *Advances in clinical rehabilitation* (Vol. 2, pp. 160–185). New York: Springer Publishing.
Moehle, J. A., Rasmussen, J. L., and Fitzhugh-Bell, K. B. (1987). In J. M. Williams and C. J. Long (Eds.), *The rehabilitation of cognitive disabilities* (pp. 55–76). New York: Plenum Press.
Morgan, A. L. R., and Helm-Estabrooks, N. (1987). Back to the drawing board: A treatment program for nonverbal aphasic patients. In R. H. Brookshire (Ed.), *Clinical aphasiology* (Vol. 17, pp. 64–72). Minneapolis, MN: BRK.
Muma, J. R. (1978). *Language handbook: Concepts, assessment, intervention.* Englewood Cliffs, NJ: Prentice-Hall.
Muma, J. R., Hamre, C. E., and McNeil, M. R. (1986). Theoretical models applicable to intervention in adult aphasia. In R. Chapey (Ed.), *Language intervention strategies in adult aphasia* (2nd ed. pp. 277–283). Baltimore, MD: Williams & Wilkins.
Myers, P. S., and Linebaugh, C. (1984). The use of context-dependent pictures in aphasia rehabilitation. In R. H. Brookshire (Ed.), *Clinical aphasiology* (Vol. 14, pp. 145–158). Minneapolis, MN: BRK.
Naeser, M. A., Palumbo, C. L., Helm-Estabrooks, N., Stiassny-Eder, D., and Albert, M. L. (1989). Severe non-fluency in aphasia: Role of the medial subcallosal fasciculus plus other white matter pathways in recovery of spontaneous speech. *Brain, 112,* 1–38.
Osheron, D. N., and Lasnik, H. (Eds.). (1990). *Language (an invitation to cognitive science,* Vol. 1). Cambridge, MA: MIT Press.
Peach, R. K. (1987). A short-term memory treatment approach to the repetition deficit in conduction aphasia. In R. H. Brookshire (Ed.), *Clinical aphasiology*

(Vol. 17, pp. 35–45). Minneapolis, MN: BRK.

Porch, B. E. (1974). *Clinical aphasiology*. Albuquerque, NM: Veterans Administration Hospital.

Porch, B. E. (1967). *Porch Index of Communicative Ability*. Palo Alto, CA: Consulting Psychologists Press.

Porch, B. E. (1986). Therapy subsequent to the Porch Index of Communicative Ability (PICA). In R. Chapey (Ed.), *Language intervention strategies in adult aphasia* (2nd ed., pp. 295–303). Baltimore, MD: Williams & Wilkins.

Prescott, T. E. (Ed.). (1989). *Clinical aphasiology* (Vol. 18). Boston, MA: College Hill/Little, Brown.

Prescott, T. E. (Ed.). (1991a). *Clinical aphasiology* (Vol. 19). Austin, TX: Pro-Ed.

Prescott, T. E. (Ed.). (1991b). *Clinical aphasiology* (Vol. 20). Austin, TX: Pro-Ed.

Rao, P. R., and Horner, J. (1978). Gesture as a deblocking modality in a severe aphasic patient. In R. H. Brookshire (Ed.), *Clinical aphasiology* (Vol. 8, pp. 180–187). Minneapolis, MN: BRK.

Rosenbek, J. C. (1979a). Wrinkled feet. In R. H. Brookshire (Ed.), *Clinical aphasiology* (Vol. 9, pp. 163–176). Minneapolis, MN: BRK.

Rosenbek, J. C. (1979b). Treating apraxia of speech. In D. F. Johns (Ed.), *Clinical management of neurogenic communicative disorders* (pp. 191–241). Boston, MA: Little, Brown.

Rothi, R. J., and Horner, J. (1979). Aphasia recovery: Theory and treatment (short course) [Abstract]. *Asha, 20,* 764.

Schoonen, R. (1991). The internal validity of efficacy studies: Design and statistical power in studies of language therapy for aphasics. *Brain and Language, 41,* 446–464.

Schuell, H., Jenkins J. J., and Jimenez-Pabon, E. (1964). *Aphasia in adults: Diagnosis, prognosis, and treatment*. New York: Hoeber Medical Division, Harper.

Seron, X., and Deloche, G. (Eds.). (1989). *Cognitive approaches in neuropsychological rehabilitation*. Hillsdale, NJ: Lawrence Erlbaum.

Simmons, N. N. (1989). A trip down easy street. In T. E. Prescott (Ed.), *Clinical aphasiology* (Vol. 18, pp. 19–30). Austin, TX: Pro-Ed.

Simmons, N. N., Kearns, K. P., Potechin, G. (1987). Treatment of aphasia through family member training. In R. H. Brookshire (Ed.), *Clinical aphasiology* (Vol. 8, pp. 106–116). Minneapolis, MN: BRK.

Sparks, R., Helm, N., and Albert, M. (1974). Aphasia rehabilitation resulting from melodic intonation therapy. *Cortex, 10,* 303–316.

Thompson, C. K., Hall, H. R., and Sison, C. E. (1985). Effects of hypnosis and imagery training on naming in aphasia. In R. H. Brookshire (Ed.), *Clinical aphasiology* (Vol. 15, pp. 301–310). Minneapolis, MN: BRK.

Thompson, C. K., and Kearns, K. (1991). Analytical and technical directions in applied aphasia analysis: The Midas touch. In T. E. Prescott (Ed.), *Clinical aphasiology* (Vol. 19, pp. 41–54). Boston, MA: College Hill/Little, Brown.

Thompson, C. K., McReynolds, L., and Vance, C. (1982). Generative use of locatives in multiword utterances in agrammatism: A matrix training approach. In R. H. Brookshire (Ed.), *Clinical aphasiology* (Vol. 8, pp. 289–297). Minneapolis, MN: BRK.

Ventry, I. M., and Schiavetti, N. (1980). *Evaluating research in speech pathology and audiology*. Reading, MA: Addison-Wesley.

Webster's ninth new collegiate dictionary. (1986, pp. 762, 1223). Springfield, MA: Merriam-Webster.

Weigl, E., and Bierwisch, M. (1970). Neuropsychology and linguistics: Topics of common research. *Language, 6,* 1–18.

Wepman, J. M. (1951). *Recovery from aphasia*. New York: Ronald Press.

Wepman, J. M. (1953). A conceptual model for the process involved in recovery from aphasia. *Journal of Speech and Hearing Disorders, 18,* 4–13.

Wertz, R. T. (1989). Utilizing trained volunteers to treat aphasia: A potential plagued with malignant misinterpretation and enigmatic evidence. In T. E. Prescott (Ed.), *Clinical aphasiology* (Vol. 18, pp. 5–10). Austin, TX: Pro-Ed.

Wertz, R. T., and Collins, M. (Eds). (1972). *Clinical aphasiology*. Madison, WI: Veterans Administration Hospital.

Wilson, B., and Patterson, K. (1990). Rehabilitation for cognitive impairment: Does cognitive psychology apply? *Applied Cognitive Psychology, 4,* 247–260.

第 7 章

Schuellの刺激法

JOSEPH R. DUFFY

　本章では、失語症者に提示する刺激の重要性を強調した訓練法について述べる。刺激法を提唱し支持しているのは、失語症の科学的治療を目ざす、洞察力に富んだすぐれた臨床家たちであるが、Hildred Schuellはその一人である。刺激法の発展にはSchuellが重要な役割を果たしているので、本章ではこの方法を"Schuellの失語症治療法"あるいは"Schuellの刺激法"と記述する場合が多い。

　失語症学におけるHildred Schuellの業績は、約20年にわたっており、その間、失語症鑑別診断検査法の開発、失語症の分類、失語症の基底にある性質に基づいた失語症理論の展開、などに大きく貢献している。刺激法の理論の展開の背景には、失語症理論、評価法、失語行動の観察や分類法などにおけるSchuellのこうした基礎的な業績があるといってよいであろう。また、刺激法が失語症治療に関する理論のなかで主流をなし、長年にわたって、アメリカにおける失語症治療に広く使用され今日にいたっている理由は、こうしたSchuellの業績から説明されるであろう（Darley, 1975 ; Davis, 1983 ; Sarno, 1981）。本章では、刺激法を理解するための前提として、Schuellの失語症についての定義、理論、分類などを簡単に概説し、次に失語症リハビリテーションに関連して刺激法の原則、理論的根拠、固有の目標、治療手続き、技法などについて述べることにしたい。

　先に進むにあたって、本章が検討の対象とする領域をもう少し明確にしておく必要がある。まず第1に、言語障害学者たちが失語症治療に使用しているアプローチはすべて、なんらかの種類の刺激を含んでいるはずである（Wepman, 1953）。したがって、この点からみれば刺激法は失語症リハビリテーションにおけるすべてのアプローチを含むものであるとも考えられる。しかし本書の他の多数の章をみれば、そうした記述が当たらないことが明らかになるであろう。本章で検討するのは、Schuellが主張した特別な治療法であり、本章に彼女の名前が付してあるのも、ここで検討する範囲を限定し、ここでの刺激法が、広い意味で、あるいは逆にもっと狭い意味でと言ってもよいかもしれないが、定義される単に刺激を用いる治療法とは異なったものであることを明らかにするのに役立つであろう。

　第2点として本章が意図しているのは、前述のような限定された範囲内を詳しく検討することである。Schuellは、刺激法の発展の上では"最も重要な主導者"であったが、そのほかにも多くの臨床家や研究者がこの治療法の理論的根拠、治療原

則、治療計画、技法の発展や展開に貢献している。例えば、Wepman（1951）は刺激法を最初に完成した研究者として、特に注目しなければならない（Darley, 1972）。それ故にここでは、今日の失語症治療に関するすべての治療法が討議されるわけではないが、Schuellのほかにも多くの貢献者に注目し、述べていく予定である。また本章で強調したいのは、失語症者の言語反応の適切性、正確性に影響する刺激要因を明確にすることによって、刺激法を確立するのに役立っている諸研究である。

刺激法を理解するための前提

失語症の定義と基本症状

Schuellらは1000例を越える失語症者の系統的な観察と検査の結果から、失語症は〝すべての言語様式にわたる広範な言語障害であり、脳損傷による失語症以外の症状を合併する場合も、また合併しない場合もある〟と定義している（Schuell et al., 1964, p.113）。この定義における言語様式とは、聴覚的理解、口頭表出、読み、書字の各様式を含んでいる。また、失語症以外の〝症状〟—非失語的障害—とは、特定の知覚障害、麻痺性（運動性）構音障害、感覚運動障害（発語失行を含む）などを指している。なお、抑うつ状態やコミュニケーションに対する態度の変容によって生じるコミュニケーションの減少といった二次的な症状が、失語症という基本的障害に対する反応としておこる可能性もある（Jenkins et al., 1975）。

Schuellは失語症の基本的特徴として、使用可能な語彙や言語規則の減少、言語把持能力の低下、言語情報の理解と表出の障害を一貫してあげている（Schuell, 1969, 1974a；Schuell&Jenkins, 1961a；Schuell et al., 1964）。さらにSchuellは、失語症ではすべての様式にわたる言語記号の回収と使用が障害されているばかりでなく、その障害がすべての言語様式で、同じかたちであらわれる傾向があることを指摘している。最後にSchuellはまた〝失語症にみられる言語の障害のされ方は規則的であり、しかも、健常者について知られている言語現象に規則的に関連している〟と述べている（Schuell et al., 1964, p.104）。個々の患者内では、すべての言語様式にわたって類似の障害が出現し、またその患者の症状が予見可能であるということは失語症の基本的特徴に加えられるべき重要な特性である。こうした失語症に関する観察に基づいて、Schuellらは刺激法が依って立つ理論的根拠とアプローチの方法を強固に形成していったのである。

失語症の基底的特徴

科学的な臨床活動においては、特定の治療法を用いるにあたって、その方法を使用するための理論的根拠が先行していなければならない。この主張は失語症臨床においては特に重要である。何故なら失語症の治療効果については、まだ議論が続行中であり、われわれは〝この治療方法は効果があるから使用する〟というような主張を、たとえ表面的ではあっても常に自信をもって言えるわけではないからである。失語症リハビリテーションにおけるいかなる治療法も、その効果については明確に示されていないのが現状である。そこで今われわれがなさねばならないことは、当該の治療法の理論的基盤を明確に固めることであろう。Schuell（1974b）は、〝あなたが失語症について何をなし得るかということは、あなたが失語症をどう考えているかに依存している〟（p.138）と述べており、これは彼女の信念でもあった。したがって重要なことは、われわれが用いる治療法は脳における言語の体制化と脳損傷後の言語崩壊の性質についての我々自身の考え方と関連している、ということである。しかしながら、自分の考え方としてどのような理論を採用するにしても、多数の理論があるために事態は複雑を極めている。事実、失語症の基本的特徴についての考え方すら多様であり、そうした状態の反映として多数の治療的アプローチが現存するのである。このように治療法は失語症理論によって変わってくるため、刺激法が依って立つ言語モデルを理解し、失語症理論を知っておくことは重要である。そのようなモデルや理論が失語症を説明するのに適切なものであれば、刺激法で用いられる手続きや技法は、この方法の理論的根拠を展開したものとなるであろう。

失語症における言語の体制化や失語症における言語崩壊についてのSchuellの考え方は、以下のよ

うにまとめることができる。

1．言語は単純な感覚－運動の二分法や、受容、伝達、表出に関わる皮質の各部位の連絡によっては説明できない（Schuell et al., 1964）。このような古典的モデルは、知覚過程と運動過程の複雑さを無視しており、言語を要素的な感覚と運動に結びつけた活動としているために、Schuellらはこれを退けている。また、古典的モデルは、失語症を感覚中枢と運動中枢およびそれらの間の線維連絡のさまざまな段階の損傷を反映する、孤立した純粋な障害とみなしている（例えば、受容性失語あるいはWernicke失語、伝導失語、表出性失語あるいはBroca失語）。Schuellをはじめとする今日の多数の研究者は、こうした古典論は現在の神経生理学の概念に合致しておらず、さらに重要なことは、ほとんど失語症者の臨床行動とも合致しないと考えている。

2．言語は、神経生理学的にみると大脳の複雑な皮質機構と皮質下機構との間のダイナミックな相互作用の結果である。この複雑な相互作用のなかには、当然のことながら、単純な感覚と運動の領域も含まれている。したがって、失語症では失語症そのもののほかに感覚あるいは運動の障害を合併する可能性がある。同様に、言語の種々の要素も神経生理学的に分離することは不可能である。例えば、言語における意味の側面と統語の側面の間の関係は非常に強固なもので、生理学のレベルでそれらを分離しようとすることはまったく人為的である（Schuell et al., 1964）。

3．言語機構には、学習し貯蔵した言語の要素と規則の体系が含まれており、この体系を利用し維持していくには、弁別、組織化、貯蔵、比較、回収、伝達、フィードバックによる制御などが必要である。SchuellはWepmanら（1960）と同様に言語は感覚様式や運動様式に結びついてはいるが、それらの各様式に縛られない一つの統合的な活動であるとみなしている。すなわち、貯蔵された言語の要素や規則はすべての入力と出力の様式——口頭表出、聴覚的理解、読み、書字——に共通しており、"どの様式で経験されても、また、複数の様式で経験されても、同じもの、同じカテゴリーに関係しているのである"（Schuell et al., 1964,

p.104）。それゆえに成人においては、重篤な感覚障害や運動障害がある場合でも言語自体は障害されずに残り得るが、障害された回路での言語の受容や表出は困難になるであろう。逆にまた、感覚や運動の障害がなくとも言語機構が障害されることもある。しかしそのような場合は、言語が伝達されるすべての入力と出力の様式に言語の障害が反映されるであろう。その結果、失語症は単一次元的な性質をもつ、言語の多数の様式にわたる障害と考えられるのである。すなわち失語症では、障害がすべての様式にわたっている傾向がみられるだけでなく、それらの障害のされ方や程度がすべての様式で類似の傾向を示すと考えられるのである。

失語症は単一次元的で、かつ多数の様式にわたる障害であるとするSchuellの考え方は、しばしば言われるような、個々の失語症者は重症度の違いによってのみ異なっていると主張するものではないことを明確にしておくことは重要である。SchuellとJenkins（1961b）は失語症者に関して、"言語崩壊の結果、障害が生じている側面の違いを明らかにするだけでなく、言語崩壊の共通面も研究される必要がある"（p.299）と述べている。また、"言語検査は言語障害の特定のレベルにおいて、さまざまな様式で失語症者が示す成績の規則性を明らかにするとともに、失語症全体のなかのさまざまなタイプが示す成績の差異を明らかにするように、下位テストが構成されなければならない"とも述べている。ここで指摘しておきたいのはSchuellは失語症者はすべて類似していると考えているわけではないことである。しかしながら、彼女は自身の臨床観察とデータの客観的な分析に基づいて、この障害にみられる普遍的特徴——すべての言語様式に類似のかたちで反映されている障害の普遍性——を強調したのである。

4．ほとんどの失語症者では、問題は言語能力そのものよりも言語運用に関係していると思われる（Schuell, 1969）。すなわち、言語要素や規則が消失あるいは崩壊したのではなく、言語機構が効果を減ぜられたかたちで作働しているのである。言いかえれば、失語症者の言語機構は"連絡網が不

完全なために雑音が多く、内的信号源は崩壊し、ことばの分折機構は障害され、また、言語の諸過程は非同期的な混沌状態に陥って、もはや協同的に作働することができなくなっている"(Jenkins et al., 1975, p.59) と考えられる。失語症においては、言語は消失あるいは崩壊したのではないとするSchuellの主張は、刺激法が、患者は言語を学習あるいは再学習するのではないと規定する上で、重要な要因となっている。

5. 言語機構では言語の入力と出力の様式が分離して存在し得るが、発達初期の言語過程は感覚系や感覚運動過程の複雑な相互作用を通して獲得され、組織化される。特に、聴覚過程はそれら相互作用のなかで最も重要な位置を占め、言語獲得、言語情報の処理過程、言語のコントロールなどを補助している (Schuell et al., 1964)。言語にとっての聴覚過程の重要性、言語改善のための刺激法における聴覚過程の重要性については、後に詳しく述べる予定である。

失語症の分類

　Schuellの失語症分類法は、他の一般的な方法に比較するとかなりユニークなものである。失語症を、その核となる障害は単一次元的で、かつその障害は複数の言語様式にわたってあらわれるとみるSchuellの考え方は、障害の様式による患者の分類（表出性、受容性、失書、失読など）や、障害された言語の要素によって患者を分類（意味性、統辞性、失名辞性など）しようとする方法を明らかに排除するものである。Schuellの分類法は、言語障害の重症度や関連する感覚障害と運動障害の有無を手がかりに患者を分類することによって失語症を記述的に表現し、その予後を推測しようとしている。このSchuellの分類法は、初期には、失語症を5種類の大症状群と2種類の小症状群に分けていたが (Jenkins et al., 1975)、後には小症状群も大症状群として扱われている。これら7種類の失語症タイプを簡単にまとめると以下のようになる。

1．単純失語　障害はすべての言語様式で軽度であり、特定の知覚障害、感覚運動障害、麻痺性（運動性）構音障害などを合併しない。予後は非常によい。

2．視覚障害を伴う失語　視覚的な弁別、認知、想起の中枢性障害を伴う軽度の失語症で、言語障害そのものの予後は非常によいが、読み書きの回復は遅れる。

3．非流暢性発話を伴う失語　固有感覚障害の結果ひきおこされた非流暢な発話を伴う軽度失語 (Jenkins et al., 1975) で、失語症の予後は非常によいが、発話の際には意識的なコントロールを続ける必要性がある。

4．散在病巣性失語　広範な脳損傷によっておこる種々の問題（例えば麻痺性（運動性）構音障害、視覚障害、感情の変動性）を合併した中等度失語で、機能的な言語獲得の潜在能力はあるが、予後は合併する生理的・心理的問題によって制限される。

5．感覚運動障害を伴う失語　音素パターンの認知と表出の障害を伴った重度失語で、予後は限界があるが、感覚運動障害の特徴を保ちながら機能的な言語を獲得する。

6．断続的聴覚失認を伴う失語　通常、重度の聴覚過程の障害を伴った重度失語を示す。言語はいくらか回復するが、日常生活でのコミュニケーションが可能なレベルまでには回復しない。

7．不可逆性失語　すべての言語様式で、機能的な言語能力がほとんど完全に消失している。予後は悪く、機能的な言語の獲得は困難である。

　上記の分類法は、刺激法によって治療計画を立てる場合に、次の2点で有効である。まず第一に、この分類による失語症タイプは、言語障害の重症度を示しているため、訓練において用いられる刺激のレベルをある程度示してくれる。第二に、失語症以外の障害の合併の有無を鑑別することによって、言語機構に連絡する入力回路のうちで、最も障害されている回路はどれか、また言語表出の場合、最も信頼できない出力回路はどれか、などが明らかになる。このような入力、出力回路の問題は治療過程において、刺激の変更や反応様式の再構成の必要性などを知らせてくれるのであろうし、また、再訓練が必要な非言語面の障害の鑑別も可能にしてくれる。

刺激法の概説

定義と理論的根拠

　刺激法は患者の言語の再組織化を促進し、最大の回復を得るための基本的な手段として、障害された記号系に強力なコントロールされた聴覚刺激を使用する治療法であると定義することができる。刺激法はまた、健全な言語系が反応できる刺激は、障害された言語系から反応をひき出すには不適切であることを認める方法でもある。"脳内にさまざまな複雑な事象を生じさせる唯一の方法は感覚刺激である"（Schuell et al., 1964, p.338）。そのため刺激法では、患者の反応を最大限にひき出すのを助けるために、刺激を操作し、コントロールして使用する。

　この方法では、多種類の入力様式が使用されるが、聴覚様式が刺激法の基本である。強力で、コントロールされた聴覚刺激を用いるのは、次のような根拠に基づいている。

1．感覚刺激は脳の活動に影響を与える。例えば感覚入力は脳内の電気的な活動を変化させる。すなわち、刺激の強さを増大させると、ニューロンの発射頻度や賦活化される神経線維の数を増加させる。また刺激の反復によって反応の域値を変化させることもできる（Eccles, 1973；Thompson, 1967）。例えば食べ物が豊富な環境にある動物は、標準的な環境あるいは望ましくない環境のもとにある動物に比べて脳の構造や機能がプラスの方向に変化するのが明らかにされている（Ansell, 1991）。また実験動物の脳構造の変化を調べると、動物が学習した特定刺激に対する反応行動に関連する皮質領域でそうした変化がおきている（Ansell, 1991）。このように、刺激は神経生理学的なレベルで、脳の構造と機能に影響を与えることができるのである。

2．脳におけるパターンの獲得、組織化、貯蔵、回収に感覚刺激の反復が基本的に重要であることは、多数の文献によって指摘されている。言語"パターン"も例外ではなく、言語の上達はその多くを言語的な刺激と経験に依存している。さらに言語の回収は、言語獲得の初期に貯えられた興奮パターンにしたがって作働すると考えられるので、適切な言語回収には適切な言語刺激が必要と思われる（Schuell et al., 1964）。

3．聴覚系は、言語獲得において基本的に重要なシステムである。また言語が実際に機能する場合、情報処理やフィードバックの環を通じての言語のコントロールを聴覚系に依存している（Schuell et al., 1964）。

4．ほとんどすべての失語症者が聴覚言語様式に障害があることを多くの研究が指摘している（Duffy&Ulrich, 1976；Schuell, 1953b；Schuell et al., 1964；Smith, 1971）。また失語症者が経験する多種類の言語様式にわたる障害は、聴覚様式における障害に由来し（Schuell et al., 1953b）、多くの場合、聴覚機能の回復が他の言語能力を回復させる必要前提条件であることも示唆されている（Brookshire, 1976a；Holland & Sonderman, 1974）。最後に、強力なコントロールされた聴覚刺激を用いると、多種類の言語様式で顕著な改善をひきおこし、その効果は、構音パターンに焦点をしぼったり、あるいは個々の言語様式に焦点をおいた訓練をおこなった場合よりも大きいことが、Schuellら（1955, 1964）、Schuell（1953a, 1969）の臨床観察によって報告されている。Schuell（1974c）は、強力な聴覚刺激に対する着目はわれわれがなし得た最も重要な臨床的発見であると述べている（p.112）。

5．失語症は基底にある単一の障害に由来する多種類の様式にわたる障害であると定義したが、この定義と言語治療における強力な聴覚刺激の使用とは表裏一体をなすものである。個々の言語様式で示される患者の障害が、基底にある共通の言語障害を反映するものであるとすれば、言語過程のなかで極めて重要な要となっている聴覚様式を治療の糸口とするこの考え方もうなづけるものといえよう。それとともに、聴覚様式を通して得られる改善が、そのほかのすべての入力や出力の言語様式に拡大することをわれわれは期待しているのである。

　治療における聴覚様式重視の考え方には注意をはらう必要がある。患者の中には、聴覚回路からの刺激が最も適切な方法とは言えない場合があることをわれわれは経験している。例えば、初回検査において書字やジェスチャーの理解の良さに比較して聴覚過程が不釣り合いに重度に障害されて

いる患者がいる。このような患者の場合は、言語治療で最初に用いる刺激回路は聴覚ではなく視覚回路であろう。このように、刺激法における強力な聴覚刺激使用の原則は例外を認めることも重要視する原則として考えるべきである。

刺激法と他のアプローチの違い

刺激法以外の治療方法を知ることによって、刺激法に対するわれわれの理解をさらに深めることができる。Wepman（1953，1968）は、失語症者は話すことを教えられるために回復しないと述べている。また彼は、刺激法の目的は新しい学習をおこなわせるのではなく、"古い学習"に焦点をおき、患者が言語の新しい統合をなし遂げるように刺激することである、と指摘している。Schuellら（1955，1964）は失語症臨床家は教師ではなく、その役割は崩壊した過程が適切に機能するように刺激することであると強調している。Martin（1975）は、刺激法は概念的には学習の認知理論に関連するとし、そのアプローチは、"脳損傷によってすでに再組織化された言語系を、さらにもう一度、組織しようとする"試みであると指摘している（p.73）。またMartinによれば、刺激法は、失語症を言語過程の妨害（消失ではなく）とみるモデルに基づいており、訓練においては、刺激─反応（S─R）学習アプローチが強調するほどには、刺激の記憶や再生を強調せず、そのかわりに、提示された刺激によって患者内にひきおこされる活動の重要性を強調している。このようなアプローチでは、患者を言語の再編成における積極的な参加者として扱い、治療過程に加わる患者の能力を最大限にひき出すように刺激を調整するのである。

Taylor（1964）が非特異的な刺激、あるいは自然回復を促進するアプローチとよんだものは、ここで討議されている刺激法とは異なったものである。非特異的な刺激によるアプローチでは、できるだけ多く患者と話し、同時にラポートをつける、患者の社会化をはかる、外界に関心をもたせる、不安を減少させる、などの働きかけがおこなわれる。こうした治療法は、本章が問題にしているような、注意深く計画されコントロールされたアプローチとは、明らかに異なったものである。

刺激法が適する患者の特徴
重症度に関して

刺激法の理論および目標には、特定の重症度の患者にはこの方法を適用しないといった条件は含まれていない。刺激法は、軽度から重度の障害の患者にまで適用されるが、重症度によってアプローチの方法が違ってくる。すなわち、失語症の重症度によって刺激の質、治療目標や手続き、治療の頻度や期間が影響を受けるであろう。例えば最重度失語症（Schuellの不可逆性失語）の場合は、刺激法の使用は非常に制限され、理解の改善を目的とした短期間の治療プログラム程度となり、患者や家族のカウンセリング、患者がひっ込み思案になったりうつ状態に陥るのを防止するための配慮、などが必要となってくるであろう（Schuell, 1969）。重症度の違いによるアプローチの変更については後述する予定である。

失語症に関連する非失語的なコミュニケーション障害について

刺激法は、言語の改善、あるいは言語過程の崩壊によって生じた機能的ハンディキャップを軽減することを目的としており、しばしば失語症に合併する知覚障害、発語失行、麻痺性（運動性）構音障害などの問題を改善しようとするものではない。その理由は、これらの障害はコミュニケーションの障害をもたらすが、それは言語それ自体の崩壊ではないからである。こうした非言語的な障害が随伴している場合には、失語症の治療に使われる刺激法とはまったく異なった治療法が必要となるが、その治療は失語症治療の後におこなわれる場合、先行しておこなわれる場合、並行しておこなわれる場合など、患者によって異なってくるであろう。またこうした非失語的な障害がある場合には、刺激法の適用範囲や治療効果が制限される場合が多いが、だからといって、失語症治療として刺激法を用いてはいけないわけではなく、また失語症があり、失語症治療に刺激法を使用することは、合併する非失語的な障害に対して他の治療アプローチを使用してはならないということでもない。

刺激法の考え方の基礎

治療法の原則や治療計画を検討する前に、刺激

法の基底にある考え方についてまとめておくのが順当であろう。またその考え方を知ることによって、刺激法が一部の読者が望んでいるような、固定化された普遍的な治療アプローチではないことが理解されるであろう。

まず第一に、Schuellら（1964）は刺激法について次のように述べている。"われわれが信じているのは基本的な考え方であって、人為的に作られた方法ではない。実際の臨床においては、前もって厳密に決められた方法といったものは存在しないし……使用した治療方法に患者がついてこられない場合、また逆に、患者にとってやさしすぎる場合は、治療方法は変更しなければならない"（p.332）。また、Schuellは治療のおもな目的はコミュニケーション能力を増大させることであって、治療の技法は、この目標を達成するための補助にすぎないとも述べている。したがって、刺激法では治療方法に対する考え方が柔軟で、その方法が不適切であれば直ちにそれを捨てることになる。

第二に、診断は治療過程の中で非常に重要な部分であるという点である。すなわち各言語様式において、患者が可能なことと不可能なことについての知識や、障害の様相に関する情報をもたずに治療を進めるべきではない。そのような情報があってこそ、患者に何をしたらよいか、訓練をどこから始めたらよいかを知ることができるのである。

第三は、治療は、その患者のもつさまざまな条件を考慮した適切なものでなければならないという点である。患者の神経学的状態や言語の状態、社会的要求や興味などは言語治療の際に考慮し、治療に利用されなければならない（Schuell et al., 1964；Wepman, 1953, 1968）。こうした諸問題を、配慮するかどうかは、言語治療士の臨床家としての敏感さを反映しているが、それはまた、患者を動機づける教材を見分け、患者の脳内に強力な連合を形成する可能性がある刺激を正確に見分けるのに役立つであろう。

最後に、すでに前にふれたことではあるが、治療法は失語症の性質についての考え方との関連で決まるということである。刺激法には、患者に教えるための教材はなく、また失った言語を再学習する生徒もいない。あるのは、適切な刺激によってコミュニケーション能力の改善が期待される人だけである。こうした基本的な考え方は当然のことながら、治療原則や治療の進め方に影響してくるのである。

治療についての一般原則

刺激法で用いられる治療計画は、いくつかの一般的な原則に基づいて立てられるものであるが、Schuellら（1964）はその治療原則のかなりの部分について明確に述べており、さらにBrookshire（1992）が刺激法に適用される実用的な原則を追加している。そうした原則の多くは、治療方法のいかんにかかわらず、すぐれた臨床活動には常にみられるところのものであり、それらは、一般的な刺激法によって治療を受けた患者の観察に基づいて発展してきたものである。以下に述べる一つ一つの治療原則の妥当性を明らかにする情報については、治療計画を検討する際に示す予定である。SchuellやBrookshireによって討議され、まとめられた治療原則は次のとおりである。

1．強力な聴覚刺激の使用 すでに述べたように、この考え方は刺激法の基本的態度を示すものである。この原則は、言語過程において第一に重要なのは聴覚様式であること、失語症の主要な障害領域は聴覚様式にあること、などの見解に基づくものである。しかし治療において聴覚言語様式だけを使用すべきだと主張するのではない。一つの言語様式を強化するために、他の言語様式を利用することができ、また聴覚と視覚の両方を結合した刺激の利用は特に有効である。

2．適切な刺激の使用 刺激は脳内に達する必要があるが、そのためには、様々な次元で刺激をコントロールしなければならない。またこの原則を適用するには、個々の患者の治療開始前の成績に基づいて考えなければならない。治療前に、個々の患者について充分計画を立てておく必要がある。治療レベルについてBrookshire（1992）は、"患者の成績がいくらか悪くなるが、完全には誤らない程度の困難度の課題を用いるべきである"と述べている（p.133）。

3．感覚刺激の反復使用 1回提示しただけでは効果がない聴覚刺激も、患者が反応する前にくり

返し提示すると有効になる。

4．反応を生起させる刺激の使用　刺激によって生起した反応によってのみ、われわれは刺激の適切性を評価することができる。また刺激—反応の様相は、その後の治療過程において、刺激あるいは反応方法を変更する必要があるかどうかを検討する重要な手がかりとなる。

5．強制や矯正を受けない反応の生起　刺激が適切であれば反応がおこるであろうし、反応がなければ刺激が不適切だったことになる。適切な反応が生じない場合、必要なのはもっと刺激を与えることであって、矯正したり、なぜ反応が誤っているかを説明したりすることではない。

6．最大限の反応の生起　適切な反応が多数生じたことは、適切な刺激が多数与えられたことを示している。また、反応が多いことは言語のフィードバックや強化の回数を多くし、その結果患者は自信をつけ、治療場面以外でも言語を使用するようになる。

7．反応の正確性についてのフィードバック　こうしたフィードバックが有効と思われる場合は、成績をフィードバックするとよい。成績のフィードバックの効果は患者によってさまざまであるが、一般に有効な場合が多い。進歩していることを示すことは、患者に動機づけと強化を与えるであろう。また、患者に明らかに進歩していることを理解させ、治療方法の変更や治療の終了を考えなければならないことを"証明する"のに、特に有効である。

8．体系的で強力な働きかけ　治療をおこなうには、まずそのための一連の治療計画が必要となる。計画を立てるに当たっては、患者の欲求や患者のもっている全般的な条件、予後の見通しなどを充分に考慮する必要がある。

9．やさしくなじみ深い課題からの開始　こうした課題は、患者を治療自体になじませ、また、ウォームアップの時間を与える。患者に成功感を経験させることによって、より困難な課題に進ませることが可能となる。

10．患者の障害に関連した種々の刺激の大量使用（Schuell et al., 1955）これらの刺激材料は単純で、しかも患者の障害に関連したものでなければならない。治療は語彙や言語規則を学習することではなく、また治療内容は、"学習されるべき項目"に限定する必要はない。Wepman（1953）が指摘しているように、治療に特定の内容を持たせるかどうかは重要な問題ではない。それは治療方法についてもいえることである。教材を豊富に用いることは、少量の教材でおこなうドリルによっておこるフラストレーションを減少する効果をもつ。

11．なじみのある材料と手続きから新しい材料と手続きへの発展　これによって、患者は言語の操作に集中でき、新しい教材を用いたり、新しい反応方法を要求した場合におこりがちな、言語改善にとってマイナスの効果を最小限に抑えることができる。

治療計画

ここでは、失語症者の治療プログラムを立案する際に考慮しなければならない諸要因について検討する。刺激法を構成する最も重要な要因は、定義によれば、患者に提供する刺激である。したがって刺激を構造化するに当たって、最も重要と思われるさまざまな変数が強調されるであろう。ここではまた、反応の求め方、フィードバック、治療ステップの系列化などの問題も論じる予定である。刺激法を実施するに当たってここで推薦されている諸項目は、さまざまなタイプの異なる失語症群や、個々の症例についておこなわれた研究や臨床観察で得られた多様な結果を、さらに広く一般化したものであることに注目していただきたい。したがって、すべての失語症者に効果的に適用できるような項目はほとんどないといってよいであろう。

刺激の構造

患者の成績に影響する刺激変数については、すでに多くの情報が得られている。そうした資料は基礎的な臨床観察や実験研究の結果、得られたものがほとんどであり、特定の治療研究から得られたものではない。しかしながらこうした資料は、治療に使用する刺激の適切性や、その効果を考えなければならない臨床家には価値のあるものである。Holland（1975）やTikofsky（1968）が示唆

しているように、治療計画を立てるための1つの方略は、特定の障害を分離してとらえるための実験技法を治療課題として利用した研究から手がかりを得ることである。ところが失語症に関する文献では、患者の成績に影響する刺激変数に関連した領域での研究ほどには、そうした"手がかり"が得られていない。しかし患者のマネージメントに関しては少なくとも3種の手がかりがある。まず第一は、患者から最大限の反応をひき出すために刺激を操作する場合、手がかりとなるのは患者が治療場面でほとんど失敗しないレベルで課題がおこなえるように刺激を操作しなければならないということである。第二の手がかりは、障害が軽度の患者や、あるいは最大限の反応をひき出すように計画された課題で、困難を示さずに反応できる患者などの場合には、第一の手がかりとはむしろ逆の方向に刺激を操作していくということである。第三の手がかりは、患者のまわりの人々が日常生活において患者と最良の方法で意思疎通をおこなえるように、こうした人々のカウンセリングを実施する場合に、有効な多くの要因を検討することによって得られる。以下においては刺激の構造化に最も関連が深い変数についての研究を概説する。

聴知覚の明瞭性（音量と雑音）

Schuellら（1964）は、ほとんどの失語症者はふつうの会話レベルの大きさで、話しことばを聞くのを好むと述べているが、時には少し大きめの声（叫ぶのではない）にするのが望ましい場合もあることを指摘している。音量の増大が聴覚的理解に及ぼす効果について、充分に条件をコントロールした研究はあまりおこなわれていない。Glaserら（1974）は、失語症者の聴覚的理解は、会話音レベルの音をイヤホーンを用いないで聞く場合のほうが、会話レベルよりも25dB上げた音量をイヤホーンで聞く（両耳および片耳で）場合よりもすぐれているという結果を得ている。この実験では、音量と音の提示方法であるイヤホーン使用の有無の間の交互作用が考えられるため、結果の解釈にはいくらか困難を伴うが、しかし、正常レベル以上の音量の増加は聴覚的理解を促進するものではないことを示唆している。

McNeilら（1979a）は10名の失語症者に、語の弁別と語系列課題およびToken Testの改訂版（McNeil & Prescott, 1978）の一部を実施し、イヤホーンを使って、刺激提示の音量を音圧レベル75dB、85dB、100dBの3段階に変化させて比較検討しているが、失語症群としてみた場合も、個々の患者でみた場合も、音量の増大が成績に有意な変化を生じさせていなかった。この結果から、McNeilらは、刺激の強さを単純に増加させることは、失語症者の聴覚的理解力を改善するものではないと結論している。

聴覚刺激の音量の増加が理解を促進することを示す研究結果はほとんどないが、雑音の減少、すなわちS／N比の増加は聴覚的理解の促進に有効であると考えられる。失語症者は、雑音があると理解力が低下することをしばしば訴えている（Rolnick&Hoops, 1969；Skelly, 1975）。BirchとLee（1955）は、両耳からマスキング音を与えると、失語症者の呼称と読みの成績が改善したとしているが、他の研究ではこのような結果は得られなかった。Schuellら（1964），SiegenthalerとGoldstein（1967），Weinstein（1959），WertzとPorch（1970）などの研究結果は、静寂下と雑音下での言語課題において、反応の正確性に差がないとするものと、雑音下では明らかに成績が低下するとするもの、のどちらかに分かれている。Darley（1976）はそうした研究を概説し、"背景にある雑音は明らかに、患者の課題遂行の効果を減少させる"と結論している（p.4）。

こうした研究は、言語課題は雑音を除き静かな場所でおこなうほうが成績が上昇することを示唆している。また単純に聴覚入力の音量を増大することは、患者のなかにはそれによって成績が向上する場合もあるが、一般には有効とは思われない。

多くの臨床家は、患者の家族との面談から、ことばの理解は聴覚刺激を妨害するような要因（テレビ、ラジオ、まわりの会話音など）があるところよりも、静かなところでの方が明らかに良いという印象を得ている。

非言語的な視知覚の明瞭性（次元、大きさ、色、文脈、曖昧性、操作性）

視覚材料は、患者が反応を求められる場合の統合刺激の一部として使用される場合が多い。視覚刺激の重要性は、Eisenson（1973, p.162）が、Schuellの治療法である聴覚刺激アプローチを"視

覚—聴覚″アプローチと呼んでいることからも明らかである。臨床観察に基づいて、視覚刺激のもつ特性が患者の反応に影響を及ぼす可能性と、言語行動に対する視覚回路の重要性が示唆されており、失語症の言語過程に影響すると思われる潜在的要因として、視覚的冗長性についての研究がおこなわれてきている。

Helm-Estabrooks (1981) は、理解障害が重度な失語症者21例を対象とし、刺激条件の違いによる単語の理解の成績の差を検討している。用いられた条件は、1枚のカードに1個の物品を線画で表現したカードを何列かに並べて課題をおこなう場合、1ページにすべての物品を小さな線画で表現した刺激で課題をおこなう場合、さらに、室内にある実物を用いて課題をおこなう場合の3種である。群としてみた場合の結果は、絵の指さしの方が室内の実物の同定よりもすぐれており、また2種の絵カード条件には差がなかった。しかし個々の患者の成績をみると、この群としてのパターンに従わない者もいた。Helm-Estabrooksはこうした結果から、失語症者の聴覚的理解は中枢レベルの聴覚処理過程において視覚的探索能力のような外的変数によって影響を受けると結論している。

Bisiach (1966) は9名の失語症者に呼称をおこなわせる際に、刺激図版として、現実に近い色をつけた物品の絵、同じ物品の線画、その線画の上に曲線やギザギザの線などを書き入れた場合の、3種の条件を用い成績を比較している。その結果、物品の認知では条件間に成績の差がなかったが、呼称課題では、色つきの絵の場合のほうが線画や妨害成分を書き入れた図版の場合よりも、15～18％成績がよかった。現実に近い色つきの絵における視覚的冗長性が、呼称を促進したとみられるのである。

Bentonら (1972) は、18名の失語症者に、実物、大きな線画、小さな線画の3条件の刺激を用いて呼称をおこなわせているが、実物についての呼称成績は小さな線画の場合よりも有意によく、また大きな線画を用いた場合の成績は、さきの両者の成績の中間に位置していた。この結果は、三次元によって与えられる冗長性が、語を回収する際の基底にある概念連合を高めたためと考えられた。しかし条件間の差が比較的小さかったことから、Bentonらはこの結果の臨床的な有意性については疑問視している。刺激のもつ三次元性が無意味である可能性は、CorlewとNation (1975) の研究によって支持されている。彼らは、14名の失語症群にPorch Index of Communicative Ability (PICA、Porch, 1967) で使用される10個の実物と、同じ物品の線画で大きさを縮小して描いてある図版を用いて呼称をおこなわせたが、成績に差は見出せなかった。

理論的に興味深い研究として、WhitehouseとCaramazza (1978) の実験がある。彼らは10名の失語症者に、3種の実物（コーヒー茶碗、深皿、コップ）の線画について、その高さや幅などの物理的特性を変化させた場合の絵の弁別能力を調べている。すなわち刺激は、これら3種の実物のイメージに高さと幅の面で変化を加えた"それらしくない"線画と、明確にそれらの実物を示す変化を加えていない線画から成り、さらに、絵に取っ手をつけた場合とつけない場合という条件も設けられている。また、刺激はそれが単独で提示される場合と、コーヒーポット、コーンフレークの箱、水差しをそれぞれの刺激絵とともに提示して、物品の機能的情報を与える場合など文脈の有無の条件も設定されている。反応方法は、3個の物品の名前を記した選択肢のなかから刺激図版の物品名を選ばせる方法をとっている。結果は被験者によって一様ではなく、ブローカ失語と診断された失語症群は、物品の機能的情報の利用の仕方、歪みを加えられ曖昧になった視知覚の限界に対処する能力において、コントロール群に類似した成績を示していたが、失名詞失語と診断された患者群は、知覚的手がかりと機能的手がかり（刺激図版の次元性と文脈）を統合し、利用するのが困難であった。

これらの結果と、さらにその後の研究結果 (Caramazza et al., 1982) からCaramazzaらは、一部の患者では呼称障害は正しく知覚し概念化している辞書項目の回収の困難によるのではなく、それとは対照的に、機能面の情報や知覚面の情報から、語の意味の基底にある概念を適切に組織化できないために、呼称が困難になっていると結論している。実際の臨床をおこなっていく上で、この結果

がもつ意味は明瞭ではないし、またすべての患者に一般化することもできないが、視覚刺激の知覚的特性はすべての患者にとって、できるだけ明確なものでなければならないことは明らかである。語想起の目標が知覚的に曖昧な場合は、例えばコーヒー茶碗をコーヒーポットと対にして提示するといったように、目標が冗長度の高い概念的背景のなかに置かれると、語の回収が促進されるように思われる。目標刺激を他の視覚刺激と対で提示する場合は、その追加刺激は、目標刺激の特性を不明瞭にするものであってはならない。

最後にGardner (1973) は、治療に使用する視覚刺激の選択にあたっては、語想起の際、連合が喚起される神経回路の数が考慮される必要があるという結果を見出している。彼は"操作性"がある物（物の部分ではなく独立した一個の物で、触れると固く、多数の神経回路の連合が喚起されるもの—例えば岩）の絵と、"形象的"なもの（非操作的—例えば雲）の絵を用いて呼称をおこなわせ成績を比較している。なおこれらの2種の語の選択にあたっては、絵になりやすさ、語の使用頻度の効果はコントロールされている。その結果、多くの患者は操作性のある項目で正反応が多く、自発語が困難な患者の場合、操作性の効果は最も顕著であった。操作性のある項目での成績がすぐれている理由として、Gardnerは、形象的な物の場合は、視覚的連合に限定されるのに対して、操作性のある項目の場合は、多数の神経回路の連合が喚起されるからだとしている。この結果の治療を進めるにあたっての意義は、聴覚、触覚、運動感覚、嗅覚などの連合を生じさせる可能性がある視覚刺激は、視覚連合のみを生じさせる刺激に比べて、語の回収における手がかりを与えるのに、潜在的により効果的に働くということであろう。

以上をまとめると、一部のデータは、視覚刺激のもっている特性のあるものは失語症者の成績にあまり重要な影響がないことを示唆しているが、刺激のもつ明瞭性、冗長性が言語過程に影響を与えることができると思われる (Caramazza & Berndt, 1978)。Darley (1976) は失語症の治療にあたっては、冗長性があって現実に近い刺激を利用した方が危険がないとしている。最も適切な視覚刺激は、三次元の色つきで冗長度が高い物理的特性をもち、操作性があって知覚的特徴や文脈性に曖昧さがないことによって特徴づけられるであろう。

言語的視知覚（文字）の明瞭性（大きさと形）

文字の大きさと形が読みの理解に影響するかどうかに関する統制されたデータはほとんどみられないが、臨床観察のデータがいくつか報告されている。RolnickとHoops (1969) は、失語症者は語や文の文字が小さいと文句を言い、また、視野欠損がない場合でも大きめの文字を好むと報告している。McDearmonとPotter (1975) は、大文字、小文字、筆記体と患者によって文字刺激の好みが異なることを観察している。Schuellら (1955) は、視覚障害を合併する失語症者には、活字体の大文字の使用をすすめており、また、活字体による読みの速度が正常になるまで、筆記体は用いないほうがよいとしている。

BooneとFriedman (1976) は、30名の失語症群に筆記体の活字と手書き文字の2種類で、単語の読みの理解をおこなわせており、Williams (1984) も、20名の失語症群について、同様の要因の単語や文の読みの理解に対する影響を調べている。いずれの研究も文字間に有意な差は見出していないが、Williamsの失語症群の中の2名は文字タイプ間に差を示しているのが観察された。

文字の形や大きさが、読みの理解に影響を及ぼす強力な要因であることを積極的に示唆する結果は得られていない。しかしながら、われわれが患者に読みの材料を提供する場合には、患者は全般に大きい活字を好む傾向があること、大文字、小文字、筆記体の活字あるいは手書き文字の違いなどに対する患者の個人的な好みの傾向が考えられることを考慮する必要がある。

聴覚刺激を与える方法

多くの臨床家は、患者に聴覚刺激を与えるシステムを改善しようとしている。例えば、生の声を両耳からイヤホーンを用いないで自由音場で与える場合よりも、よい条件があるのだろうか？

聴覚刺激の入力にイヤホーンを使用することは、外部からの雑音を減少させ、注意を集中させる可能性があるため、直観的には非常に有効なように思われる。しかしながら、Schuellら (1964) は、患者が一般にイヤホーンよりも直接提示のほうを好む傾向があり、これは、患者が理解においても

聴覚的手がかり以外の手がかりにも依存していること、また、イヤホーンは音を歪ませる可能性があり、患者はその影響を敏感に受けることなどを観察している。患者が自由音場での刺激提示を好む傾向は、先に述べたGlaserら（1974）の研究によっても支持されている。Glaserらの研究では、失語症者の理解は自由音場条件でのほうが、イヤホーンを通して両耳に提示する場合、右耳あるいは左耳のどちらかの片耳に提示する場合の、いずれよりもすぐれていた。理解における自由音場条件の優位性は、イヤホーンを通して音の強さを自由音場の場合よりも25dB強くした場合にも認められた。

一方、聴覚刺激を左耳・右半球へ選択的に提示した場合、理解が改善する可能性が示唆されている。このような推測は、両耳分離聴に関する研究で、失語症者は左耳のほうが効果的であったという結果（例えば、Johnson et al., 1977 ; Sparks et al., 1970）に基づいている。LaPointeら（1977）はToken Test（DeRenzi & Vignolo, 1962）の一部を右耳、左耳、両耳のいずれかに提示し、失語症者の反応を調べているが、3条件間に有意な差がなかったことから、聴覚刺激の選択的な片耳提示は有効な手続きではないと結論している。さらに、McNeilら（1979b）は刺激を同時に両耳に提示するが一方の耳は音圧レベル70dBで一定とし、他方の耳を85dBと100dBに変化させた場合の効果を調べている。その結果、左耳に強い音圧で刺激が提示された場合に、課題によっては理解が促進される傾向が認められたが、全般的な結論としては、一側耳の音圧の上昇によって聴覚的理解が改善するとは考えられなかった。

今日までの資料からは、自由音場での刺激提示のほうが、イヤホーンを使用した場合よりも成績がすぐれていると言い難く、また片耳・一側半球への選択的提示のほうが両耳提示の場合より反応がよいと言いきることも困難である。Bollerら（1979）およびGreenとBoller（1974）が生の声の場合のほうが、テープによって刺激を提示する場合よりも理解がよいことを示していることにも注目すべきである。以上の結果からみると、われわれが治療にあたって、聴覚刺激を自由音場で患者に直接生の声で両耳から提示するのを中止しなければならない強力な理由はないとみてよいであろう。

弁別性（意味的、聴覚的、視覚的）

矢語症者の口頭反応は、意味的あるいは経験的に関連がある語に誤ることが多い点に特徴があり、またそのような誤り（例えば"椅子"に対して"ツクエ"という）は、患者の誤反応のうちで質的に"最もよい"誤りである（Schuell & Jenkins, 1961a ; Schuell et al., 1964）ことはよく知られている。こうした失語症の特徴から、患者に与えられる反応の選択肢は、意味的誤りを増大させるものであってはならないことが示唆されている。このことは一組の選択肢の中から、反応を選択させるような理解課題（例えば、口頭あるいは視覚的に提示された語あるいは文に対して、数個の選択項目のなかから正しい項目を選んで指さきせる課題）においては特に関連が深い。反応の選択肢が目標となる項目に意味的に関連をもたない場合は、反応の速度と正確さが促進されるであろう。逆に言えば、課題そのものは質的に変化しなくとも、反応選択肢のなかに意味的関連項目を導入することによって、その課題がより困難になる可能性が考えられるのである（Duffy & Watkins, 1984 ; Pizzamiglio & Appicciafuoco, 1971）。

反応選択肢の意味的弁別性は視覚的弁別性よりも重要な問題である。Chieffi（1989）らの研究では、単語の理解課題で失語患者たちは反応選択肢が視覚的に関連がある（例えば車輪、ボタン、救命具）場合よりも意味的に関連がある（例えばバナナ、りんご、ぶどう）場合の方が誤りを多く示し、この問題の重要性を明らかにしている。また反応選択肢が意味と視覚の両方で関連がある（例えば椅子、ベンチ、スツール）課題の場合は、意味と知覚の両方の条件の累積効果が示唆された。そして著者たちは、意味と視覚の両条件が加わった課題での意味的弁別の重要性は視覚的弁別面よりも大きいと述べている。

同様に、語の音素成分の違いがお互いに最少の場合（例えば、cake/take、horse/house）は語間の弁別が困難になり、これが一部の患者では、聴覚的理解障害の重要な側面をなしている（Schuell, 1973）。さらに失語症者は、視覚的なかたちが類似した文字や語（例えば、E/F ; p/b ;

store/stone）を混同しやすい。

　Linebaugh（1986）は、文字単語の理解課題を用いて意味、聴覚、視覚弁別の重要性の問題をいくらか解明する研究をおこなっている。対象は25名の失語症者で、2つの条件のもとで絵と文字単語のマッチング課題をおこなった。その条件とは1つは反応選択肢の3個の文字単語がすべて目標語と意味、聴覚、視覚のいずれかで関連しており、もう1つの条件では、反応選択肢の1語だけが意味、聴覚、視覚のいずれかで目標語と関連があった。第1番の条件の場合、すなわち選択肢すべてが目標語と関連がある場合、視覚的関連語の誤り率が聴覚的関連語よりも高かったが、その他の比較では差がみられなかった。第2番目の条件の場合、選択肢の1つが目標語と関連がある場合には、意味的関連語と視覚的関連語の両方の誤り率が聴覚的関連語への誤り率より高く、意味と視覚的関連の誤り率には差がなかった。しかしこれらの誤りのパターンは被験者間でかなりのばらつきがあり、意味、視覚、聴覚関連の影響度は誤りの50％以上が1つのカテゴリーに集中する被験者はごく少数で、2つの実験条件でこのような傾向を示した被験者は2名のみであった。以上の結果から単語の読みの課題では一般的にいって意味的弁別性と視覚的弁別性が聴覚的弁別性よりも影響が大きいが、ひとつひとつの要因の影響力は患者によって殆ど一致していないことが示唆された。

　弁別性の要因は、語想起課題とも関連があることは明らかである。例えばMillsら（1979）は、呼称課題に使用される視覚刺激の意味的弁別性に関連した研究（この研究は、非言語的な視知覚の明瞭性の項で検討した問題にも関連がある）をおこない、10名の失語症者で、呼称課題における刺激の、"不明確性"の効果を調べている。ここでの"不明確性"とは、"語彙項目のなかの正答と思われる1個ないしは数個の名称から、最終的に正しい語を決定する場合の選択可能な語の数"として定義されている（p.75）。例えばコーヒー茶碗の絵が提示された時、コントロール群のほとんどは"コーヒー茶碗"と答え、他の正反応と思われる語はほとんどない（低不明確性）。これに対して、冬の田舎の家の絵の場合は、"冬""田舎""小屋""家"など反応可能な語が考えられ、この絵は語の回収の際に必要な決定の回数が多く、かなりの不明確性をもつことになる。Millsらは、失語症者の呼称課題では、不明確性が高い絵の場合は不明確性が低い絵に比べて有意に誤りが多く、また反応潜時が長いことから、不明確性は失語症者の呼称成績に影響する刺激変数であると結論している。この彼らの結果は、呼称課題における語想起を容易にする1つの方法として、選択可能な反応が少ない刺激自体を選ぶことを示唆している。選択肢の指さしによって反応させる理解課題においても、同様に選択可能な反応の数を減少させることが誤反応の減少につながることは明らかである。

　以上のデータから、聴覚的理解課題において反応選択肢が目標反応に意味的に無関連の場合、最大限の正答が得られることが示唆されている。また反応選択肢と目標反応との聴覚的あるいは視覚的"弁別性"も重要であり、文字単語の理解課題においては、一般に視覚的類似性の方が聴覚的類似性よりも重要であることが示唆された。反応選択肢の意味、聴覚、視覚的影響に対する反応容易度は患者によってかなり異なるが、指さし課題において反応選択肢の数を減らすことは、患者の成績の改善を導くことが多い。

感覚様式の結合

　刺激法においては聴覚様式は最も重要であるが、種々の言語様式の同時使用がしばしば主張されている。Schuell（1974b）は、種々の言語様式を相互に強化するために使用すべきだと指摘しており、また聴覚刺激と視覚刺激を結合して使用すると、患者の成績はよくなる場合が多いと考えている。SchuellとJenkins（1961a）は、単語の理解課題で聴覚単独の刺激よりも、文字と聴覚の両刺激が使用された場合のほうが成績がよかったと報告している。

　Goodglassら（1968）は、27名の患者について、聴覚（目標語と関連した特徴的な音）、触覚、嗅覚、視覚（絵）のそれぞれの刺激に対して呼称をおこなわせた成績を比較している。その結果、反応潜時は視覚刺激の場合が最も短いが、ほとんどの患者の場合、すべての刺激様式を通して成績が一貫しており、刺激様式間に差がないことが見出された。さらに、Mills（1977）、Smithpeter（1976）も刺激の併用が成績を上昇させうることを示唆し

ている。Millsの結果では、呼称しようとする語の絵（例えば、馬）と環境音（例えば、馬のいななき）を対にして使用することによって、訓練時以外でも呼称成績が上昇し、この傾向は訓練語以外の語にも般化した。さらにこの方法の使用の結果、聴覚刺激を伴わない訓練後の呼称にも改善がみられた。Smithpeter（1976）は、失語症者のなかには嗅覚刺激が他の刺激に先行、あるいは同時に追加されると、言語の正反応が促進される例があると報告している。

CaramazzaとBerndt（1978）は、失語症者の語想起は、その語に関する情報が種々の感覚様式を用いて提示されると、成績が改善されることを明らかにしたNorth（1971）の研究結果を引用している。Northはこの結果から、種々の感覚が語想起に関与している可能性を論じている。先に述べたGardner（1973）の操作可能性に関する研究の結果は、そのような多種感覚刺激の付加は、必ずしも外部からのものである必要がないことを示唆している。例えば、視覚刺激が多種感覚連合を"喚起する"可能性があれば成績は改善されるであろう。

聴覚刺激と視覚刺激の結合は、最も広く使用されている多種感覚刺激の様式であるが、多数の研究がいくつかの条件つきで、この方法の臨床上の有効性を支持している。GardnerとBrookshire（1972）は8名の患者についての調査から、呼称や単語の読みの成績は、聴覚刺激と視覚刺激を結合して用いた場合のほうが、聴覚刺激あるいは視覚刺激を単独で用いた場合よりもよいことを見出している。彼らはまた、聴覚か視覚、あるいはこの両方を結合した3種の刺激条件の提示順序を変化させることによって、先行する結合刺激が後続の単一感覚刺激条件下での成績を改善させることも明らかにしている。個々の患者の成績をみると、結合刺激がすべての患者に最も有効な方法とはいえないが、一般的傾向としては、結合刺激が単一感覚刺激よりもよいという結論をこの研究は支持している。彼らはまた、少なくとも呼称反応を求める治療課題では、聴覚と視覚の結合刺激を、聴覚刺激あるいは視覚刺激を単独で用いる前に使用しておくべきたと主張している。Halpern（1965a, 1965b）も同様の結果を報告し、セラピーにおける多種感覚刺激の考え方を支持しているが、同時に、多種感覚によるアプローチが時には患者の注意を散漫にする可能性があることに注意を喚起している。

聴覚刺激は同時に、潜在的に有効ななんらかの視覚入力を含んでいる場合が多い。例えば、検者と患者の視覚的コンタクトは多くの言語的あるいはパラ言語的な手がかりを与える可能性がある。

GreenとBoller（1974）は、重度に障害された失語症者の聴覚的理解は、刺激がテープで与えられたり患者のうしろから与えられる場合は、刺激が対面して与えられた場合よりも不正確、不適切になることを見出している。さらにBollerら（1979）も、聴覚的理解課題における刺激提示がテープによる場合よりも、対面提示の場合のほうが成績がよいことを確認している。また、LambrechtとMarshall（1983）も患者が検者と対面し質問を聞く場合の方が、単に刺激だけを聞く場合よりも成績が良いことを報告している。これらの研究にみられる成績の差が、検査場面からの言語外の手がかり、あるいは読唇による視覚的言語入力の付加によるものであったかどうかは明確にされていないが、言語材料を提示している間の患者の視覚的・聴覚的注意の集中が重要であることは明らかである。

以上をまとめると、多種感覚様式の刺激を用いると、多くの患者で反応の正確性が改善する可能性が認められる。この場合、聴覚刺激と視覚刺激の結合は最も有効であり、臨床に利用できる最良の方法である。聴覚―視覚結合刺激をはじめに用いることによって、後続の単一感覚刺激に対する反応を促進させることができる。したがって、単一感覚刺激に対する反応が顕著に障害されている場合は、まず結合刺激を用いるとよい。視覚のみならず、触覚のような他の様式による刺激の併用もまた有効と思われる。多種様式による刺激の効果は、それらの供給する情報の冗長性と、付加的な感覚連合による促進効果が原因と思われる。臨床家はそのような多種の入力が成績を改善するか、あるいはそうした刺激がかえって患者にとって負担となり、患者がそれらを効果的に利用できる能力を、はるかに越えたものになってしまうかどうかなどを確かめる必要があるが、多種感覚刺激は多くの患者にとって有効であると考えられる。

刺激の反復

感覚刺激の反復は、Schuellら（1964）によって提唱された治療原則の1つである。例えば、彼女らは語の認知や復唱課題において、反応をひき出す前に刺激語を20回くり返すことが適切かつ必要であると述べている。しかし、失語症者の言語の理解、あるいは表出における刺激反復の効果を直接的に調べた研究はほとんどない。

HelmickとWipplinger（1975）は1症例についてだが、非治療、2種の治療法の3条件のもとでの呼称行動を調べている。なお、各条件で使用される目標語は異なっている。彼らは呼称反応をひき出す前に最少の刺激条件として、6種の"刺激"条件（語の同定、文脈手がかり、絵の同定と弁別、文字単語の指でのなぞり書き、模写を含む）を与えている。また最大限の刺激条件では、これら6種の刺激が各語について4回ずつくり返されている。結果は、両方の刺激条件ともに非治療の場合よりも効果があったが、最小と最大の刺激条件の間には成績に差がないというものであった。こうした結果から、彼らは比較的小さな刺激量でも多量の刺激と同様の効果があると結論している。

LaPointeら（1978）は12名の失語症者の聴覚理解についてToken Testの命令文反復の2方法についてその効果を検討している。つまり、反応の前に命令文が反復される方法と、誤反応のあとでのみ刺激反復がおこなわれる方法の2種である。誤反応後に刺激が反復される場合（最大限、4回の反復がおこなわれた）は、第一および第二反復に対する反応の場合に有意な改善がみられたが、第三、第四反復に対しては改善は有意ではなかった。数字の上でみると反復なしで24％の正答率であったものが、最大限の反復刺激後は58％の正答率へと成績が上昇している。相関を調べたところ、言語の障害の程度と反復による獲得量との間に負の相関が認められた。これとは対照的に、反応に先だって刺激が2回あるいは4回反復されても、群としての獲得量は反復がない場合に比べて、有意な差がないことが注目された。しかしながら個々の患者についてみるとその傾向には差があり、ある患者は命令文が反応の前に反復されると"著明に成績が低下"したが、他の患者では、反応前の刺激反復によって明らかに成績が改善している。

実験的な研究で確認されていないことを考慮に入れなければならないが、反応をひき出す前に多量の刺激反復を与えることは、多くの患者の場合その有効性が立証されておらず、一般的に適用可能な治療原則とは考え難いのである。しかしながら、反応前の反復刺激の効果は患者によって異なり、ある者には有効だが他の者はそれによって成績が低下したという結果とは対照的に、誤反応後の刺激の反復は正反応を増大させると思われ、またその場合、最大限の成績の改善は第一および第二刺激によって得られている。

刺激提示の速度と休止の挿入

刺激提示の速度を低下させると聴覚的理解が改善するといわれており（Schuell et al., 1964）、経験豊かな臨床家は、刺激速度の低下によって起こる理解への正の効果について、気がついているように思われる。Salvatoreら（1978）は、経験豊かな臨床家はToken Testの命令文を言う場合に、経験が浅い臨床家よりも文中に長い休止を挿入すると報告している。また経験に富んだ臨床家は、誤反応を示した命令文をくり返し提示し、しかも、提示速度を低下させる傾向があることも認められている。こうした臨床家の行動は、標準的な鑑別診断検査の場合やその他のテストの基本的な手続きの面では、望ましいものでないことは明らかである。しかしそうした行動は、失語症者では刺激提示速度の低下が理解の改善に有効なことを間接的に支持しているといえよう。

Gardnerら（1975）は、重度から軽度までの理解障害がある46名の失語症群について、文の聴覚的理解を調べているが、1秒1語の速度で文がゆっくり話される場合に、失語症のタイプにかかわりなく理解が改善することを認め、刺激を単語から文に進める場合、各語は最初のうちは"速度をゆるめて話される"必要があると述べている。

WeidnerとLasky（1976）は、刺激提示速度を1分間に150語から110語に下げた場合、20名の失語症群の聴覚的理解は4種の測度において改善したことを明らかにしている。2種の速度間の成績の差は、PICAで50パーセンタイル以上の成績を示す患者で最も大きかった。

同様にPoekとPietron（1981）は42名の失語症群に対してToken Testの発話速度を電気的に25

％拡張して与えたところ11～12％の成績の改善をみている。PashekとBrookshire（1982）は20名の失語症群に対して物語文の理解課題をおこない、発話速度を1分間に150語を120語に下げたところ、文レベルの理解が良い患者もそのレベルの能力が低い患者の両群とも成績が改善したところから、発話速度の低下による理解力の改善の効果を支持している。

また、重度の聴覚障害を伴う失語症の1例でも、速度低下による理解の促進効果が認められており（Albert&Bear, 1974）、AlbertとBearは、速度が"正常の1/3以下"に低下された場合、患者の理解は劇的に改善したと述べている。

LilesとBrookshire（1975）は、20名の失語症者を用いてToken Testの命令文中のいろいろな位置に、5秒間の休止が挿入された場合の理解を調べており、休止を入れることによって、多くの患者の聴覚的理解が改善したと報告している。また、患者の成績の様相から、休止は一連の語彙項目の処理過程には有効に働くが、統語要素の処理過程には効果がないという仮説を提唱している。HagemanとLewis（1983）は、LilesとBrookshireの結果とは対照的にToken Testの改訂版を用いて文の重要な切れ目に2秒間の休止の挿入をおこなったが、休止の挿入がない場合に比較して、その成績は量的にも質的にも差が見出せなかった。この結果からHagemanらは2秒間の休止は成績を改善させるためには不充分のようだと示唆している。

Salvatore（1976）は、1人の失語症患者のToken Testの成績について、4秒の休止が挿入された場合、理解を促進させる効果があったと報告している。また休止の持続時間を徐々に短くしていき、それを2秒あるいは1秒にしても、4秒の時と同じ理解の改善を保つことができたとしている。このSalvatoreの結果はまったく休止時間を置かない場合にまで一般化することはできないが、少なくとも理解の程度を高レベルに保ったまま、ある程度休止時間を縮めることが可能なことを示唆している。

速度低下や休止挿入の累積的効果は認められるのであろうか。Laskyら（1976）は、15名の失語症者の文の理解において、速度低下（1分間120語対150語）と句間での1秒間の休止の挿入の効果を検討している。そして、速度の低下でも休止の挿入でも理解が改善したが、この両者を同時におこなった場合、成績が最も良かったという結果が得られている。

発話速度の低下が理解を改善する様相を明らかにするために、Blumsteinら（1985）は失語症者の文の聴覚理解を正常速度の場合と次の4条件の場合で比較した。すなわち、母音条件：各語の母音の持続時間を増大させる（1分間に140語）、語条件：語間の休止を長くする（1分間に110語）、統語条件：文を構成する句の境界の休止を長くする（1分間に90語）、自然条件：自然な遅い速度で文を読む（1分間に110語）、の4条件である。結果は、全般的にいって、速度低下による促通効果は小さく、統語条件だけがウェルニッケ失語の患者のみに有意な効果があるというものであった。著者らは理解を促通するのは刺激の速度低下そのものではなく、先行する統語要素や意味要素の処理過程で統語的に適切な位置におかれた休止の効果であるらしいと結論している。こうした場合も仮定されるであろうが、統語条件（1分間に90語）の速度は他のすべての速度低下条件よりもさらに遅かったことから、解釈は不明確なものとなり、なんらか他の方法で比較可能な程度の速度低下をおこなったら理解を促通するかもしれないという可能性は残されたままとなっている。

叙述的な談話の理解では、提示速度の低下による正の効果はあまり強いものではないらしい。NicholasとBrookshire（1986a）は比較的理解がよい失語症群と比較的理解が悪い失語症群を対象に、2回の検査セッションを設けて文が速く話される（1分間に190～210語）場合と、ゆっくり提示される（1分間に110～130語）場合の2条件で叙述文の理解を調査している。その結果、理解不良群だけが速度低下により成績が改善したが、それも2回の検査セッションのうち、はじめのセッションだけでその効果がみられた。さらに、速度低下による促通効果は理解不良群のすべての患者にみられたわけではなかった。こうした結果から、著者らは速度低下の効果は信頼性がなくまた一過性であるとし、文レベルで理解に強力な効果を及ぼす変数は談話レベルでは弱い効果をもつのみである

ことに注目している。

以上をまとめると、速度低下と句境界における長い休止は文理解に促通効果があると考えられる。しかしこの効果は一貫して存在するのではなく、また一般に、劇的という程のものでもない。また研究間を調べると速度と休止の変更による効果を受ける能力は、失語症のタイプや重症度と関連があるとする一貫した指摘もみられない。速度低下による正の効果は、浮動的で、談話レベルでは文レベルよりその効果は乏しい。しかし臨床的観点からみると、NicholasとBrookshire（1986a）の"ゆっくり話すことは聞き手である多くの脳損傷者に負の影響を与えることはなく、またある患者にとっては少なくとも時には有効であるから、脳損傷のある聞き手にゆっくり話すのは理にかなっていると思われる"（p.469）という助言を考慮するのはのぞましいことであろう。

長さと冗長性

すでに述べたように、Schuellは失語症にみられる言語把持能力の低下は、ほとんどすべての言語様式にわたる特徴であるとしている。またこの把持障害は簡単には回復しないが、慎重に統制された強力な聴覚刺激を徐々に長くしていくことによって、充分改善し得るとも報告している（Schuell, 1953a ; Schuell et al., 1955）。

刺激の長さの要因の重要性は、多数の証拠によって支持されているが、そのなかには患者自身の発言も含まれている。RolnickとHoops（1969）は、数名の軽度失語症者の面接において、彼らが長い情報を把持し処理することの困難をしばしば訴えることを見出している。彼らの患者は、情報の長さが短いほど理解と把持が容易になると考えていた。

さらに、多くの研究が文の理解において、長さ以外の要因を一定にすると、文が長くなるにつれて成績が低下する傾向があることを示している（例えばCurtiss et al., 1986 ; Shewan & Canter, 1971 ; Weidner&Lasky, 1976）。

Goodglassら（1970）は、古典分類による異なった失語症タイプの52名に口頭で提示された把持テストをおこない、失語症タイプによって成績に差があることを見出しているが、同時にすべての失語症群がこの理解テストでなんらかの障害を示す

ことも見出している。Albert（1976）は、28名の失語症者の短期記憶を調べるために、検者が口頭で系列的に言った物品を指さす課題をおこなわせている。失語症群は、全体の項目把持数および提示された系列の正確な把持において、健常者および失語症のない脳損傷者に劣っていた。反応のパターンをみると、情報量が増加するにつれて系列把持の困難が増加している。把持可能な情報量の低下と系列把持の障害は、失語症の臨床タイプに関係なくみられた。MartinとFeher（1990）は研究結果から失語症者の意味処理は短期記憶の障害の程度に影響される（例えば多数の内容を含む文は困難が大となる）が、統語的複雑性の処理と短期記憶の障害の程度とには強い関連がないことを示唆している。最後に、Gardnerら（1975）は、単語から同じ単語を含む冗長性がない文へと刺激が長くなると、失語症者の理解は低下したと報告している。

刺激の長さは、聴覚様式における場合と同様に、視覚言語様式においても明らかに重要な要因となっている。Siegel（1959）は、31名の失語症群に読みの課題をおこない、5文字以下の単音節語よりも2音節以上（6文字以上）の語のほうが困難であると報告している。Halpern（1965a, 1965b）は33名の患者を用い単語の復唱、単語の音読、文字を見ながら復唱の3種の課題について成績を比較している。各課題の刺激には、長い語（2音節以上あるいは6文字）か短い語（1音節あるいは4文字以下）のどちらかが用いられており、また、抽象レベルと品詞も変数に含まれている。結果は、長い語は刺激提示の様式に関連なく短い語よりも口頭反応の誤り（保続を含む）が多く、長い語と短い語の誤りの差は視覚刺激で最も大きかった。この結果に基づいてHalpernは、こうした言語課題では視覚刺激を与える前に、一般的に聴覚刺激あるいは聴覚と視覚の併用刺激を用いるのがよいと提唱している。

WebbとLove（1983）は35名の慢性期の失語症者を用い、単語以上のレベルの読みの能力を調べ、文の認知は単文字や単語の認知の場合よりも誤りが多い、文やパラグラフの音読は、文字や単語の音読の場合よりも誤りが多い、パラグラフの理解は文の理解の場合よりも誤りが多い、などを見出

している。

Friedericiら（1981）は語の長さは書字にも影響することを明らかにしている。彼らが用いた12名の失語症群では、語の長さが1音節から3音節に増加すると、書字の正反応が50%以上減少した。

WepmanとJones（1961）は、単語に対する口頭反応は、刺激が聴覚あるいは視覚のどちらの様式で提示される場合も、文に対する口頭反応よりは容易であることを見出している。また単語レベルでは、文字刺激に対する口頭反応つまり音読は、2音節語よりも単音節語のほうがまさっていたが、聴覚提示の語に対する口頭反応つまり復唱は、1音節語と2音節語で成績に差がなかった。文の場合には、Halpern（1965a, 1965b）の結果とは対照的に、長さの要因は聴覚刺激において最も効果が大きく視覚様式では差がなかった。このような結果の差は、WepmanとJonesが語と文の違いでの差を問題にしたのに対して、Halpernは単語の長さの条件に注目していたという事実によるものと思われる。このことから、語の処理あるいは把持における言語様式間の成績の差と、文（と談話）の処理あるいは把持における言語様式間の成績の差は同一ではないことが明らかになった。

情報量の増加に伴うマイナスの効果は、情報のもつ冗長性の関数として変化することに注目することが重要である。例えばGardnerら（1975）は、失語症者は冗長性のある文のほうが、同じ長さの冗長性のない文よりも理解しやすいとする主張を支持している。ClarkとFlowers（1987）も文の冗長性が増大すると理解が促進されるのを見出しており、冗長性の高い文の場合、冗長性のない文に比べ、長く統語的に複雑な場合でも同様であった（例えば、"Which one is the book you read?"の方が "Which one is the book?" という文よりも易しい）。Token Testが微細な理解障害の検出に精度が高いことも、少なくとも一部は、このテストの口頭刺激に冗長性がないという特徴によっている。刺激の長さの潜在的な効果は明らかに冗長性との強い交互作用をもっており、これら2つの要因を分離して考えることはほとんど不可能である。すなわち、この2要因を別々にして論じることはほとんど不可能である。この交互作用については、文法と統語に関する項のところでさらに検討されるであろう。

以上をまとめると、単語や文レベルでの長さをコントロールすることが、全例ではないにしても多くの失語症者にとって強力な刺激要因であることは疑いないところであろう。また、臨床家たちは失語症者をもつ家族を対象に、患者のことばの理解についてカウンセリングをおこなう際にはこの点について注意を促すことが多い。刺激の長さはその様式が聴覚、視覚あるいは、聴覚と視覚の両方のいずれであっても成績に影響する要因である。視覚様式では、単語レベルと文レベルのどちらの場合も、刺激の長さを短くすると理解が容易になると考えられる。聴覚様式の場合には、刺激の長さの要因は単語レベルでは比較的重要ではないが、単語から句、文レベルと長くなると非常に重要となってくる。長さをコントロールした場合は、冗長性は統制すべき最も重要な要素となってくる。というのは情報の冗長性が増加すると、情報が長くなることによって生じる負の効果を克服する可能性が出てくるからである。特にパラグラフや叙述的談話レベルではこのことがあてはまるであろう（この点については文脈に関する項で討議する）。

手がかり、ヒント、前刺激

よく知られていることだが、臨床技術に長けた臨床家は患者の語想起や理解を促進させるさまざまな技法――一般に、手がかり、ヒント、前刺激などとよばれる――を、まさに患者がそれを必要とする時に用いることができる。こうした技法は、通常、刺激が正反応を生むほど充分に強力ではないために生じた不適切な反応のあとで用いられる。しかしながら、弱い刺激によって適切な反応が生起する率が一貫して低い場合は、そうした手がかり（ヒント、前刺激）が、弱い刺激を与える前に与えられると、適切な反応をひき出すための有力な治療条件となり得るであろう。ここでは、他の項で述べられていない潜在的に有効な手がかりを多数提示する予定である。

McDearmonとPotter（1975）は、彼らが反応語に関連した概念を直接的に示唆するよう表象的手がかり（文字あるいは口頭による語の提示など）、あるいは具体的手がかり（実物あるいは物品の提示など）と定義した、表示性手がかりに関して数

多くの示唆をおこなっている。すなわち、その手がかりは刺激の冗長性や多種様式の刺激の考え方にかなり関連している。彼らは反応を表示する1種以上の手がかりが使用された後には、そのうちの1種の手がかりを徐々に消していく方法を示唆している。例えば呼称課題で適切な反応をひき出すには、絵とその文字単語の両方の提示が必要であるかもしれない。その場合、次には文字単語は部分的に文字を消していき、その消す部分の量を増加して最終的には単語全体を削除する。そのほかに彼らによって示唆され、また他の項で述べられていない手がかりとして次のようなものがある。すなわち、文字の認知を高めるために文字のなぞり書きをする、語想起を助けるために単語を書くあるいはパントマイムやアメリンドを使用する、読みを促進するために文字単語を絵といっしょに使用するなどである。

Bartonら (1969) は36名の患者に、絵の呼称、文の完成（例えば、"you can clean teeth with a ――"）、物品の機能についての説明を与えられた後の語想起、の3種の方法で語想起をおこなわせ成績を比較している。その結果は、最も強力な手がかりは文の完成、続いて呼称、物品についての説明の順であった。しかしながらBartonらの研究では、患者の44％が、3種の呼称条件に対する群としての成績の順序に一致していないという結果に注目しなければならない。これは、刺激手がかりに対する個々の患者の反応容易性を調べることが重要であることを示している。すなわち1人の患者にとって強力な手がかりが、他の患者にとっては強力ではない可能性が考えられるのである。こうした問題に関連してMarshallとTompkins (1982) およびGolperとRau (1983) は個々の患者が使用している方略を慎重に分析することによって臨床家が治療中に提供すべき最良の手がかりについてのヒントを得られるだろうと指摘している。またそのような分析から得られた情報を利用して、患者が反応に成功する自発キューを使用するのを増大させることができるかも知れない。

LinebaughとLehner (1977) は、語想起のための手がかりの階層性を利用した治療プログラムを記述している。彼らのプログラムは、2つの原則に基づいて作られている。すなわち、最良の回復は最少の手がかりで、期待される反応をひき出すことによってもたらされる、手がかりが弱いものでも適切な反応を連続してひき出すことができるのは、手がかりが語想起の基底にある過程を強化し刺激するのに役立っているためとする、という点である。患者が絵の物品の呼称ができない場合、適切な反応がひき出されるまで次のように順々に手がかりが与えられる。すなわち、物品の機能を述べるように指示する、臨床家がその機能を言う、臨床家がその機能を言い実際に操作して示す、文を完成させる、文を完成させる際目標語の初頭音の口型を声を出さないで示す、文を完成させる際目標語の初頭音を声を出して言う、文を完成させる際目標語の初頭2音を声を出して言う、語の復唱の順である。ある手がかりで適切な反応がひき出されたら、患者が手がかりなしで絵の呼称ができるようになるまで、先に述べた手がかりの順位を逆の方向にたどってその量を減少していく。LinebaughとLehnerは語想起が改善し、その改善が非訓練語にまで般化することを数名の患者のデータで示している。ここで重要なことは彼らが、手がかりの階層性は個々の患者ごとに決定されなければならないことを示した点である。

また意味的手がかりの促通効果がオンライン課題（含まれる手がかりが患者には必ずしも明らかにされていない課題）でみられている。Cheneryら (1990) は1対の語を口頭で与え、そのうちの2番目の語は実在語か無意味語を判定する患者の能力を調べているが、その場合1番目の語には、2番目の目標語に機能的に関連する語（例えば、eat-knife）、上位概念として関連する語(例えば、cutlery-knife)、無関連語(例えば、door-knife)、無意味語(例えば、lamiel-knife)の4種の語が用いられており、また被験者には1番目の語は無視するようにと教示されている。結果は、すべての失語症者は重度な理解障害や呼称障害がある下位群も含めて、1番目の語が機能的あるいは上位概念の語として意味的手がかりがある場合、他の手がかり条件の場合よりも実在語として正確に反応できる語が多いというものであった。このことから、失語症における意味記憶情報は保たれているという結論が導かれるだろう（このオンライン課題での意味処理による促進は、冗長性が文理解を促通

させる理由を部分的にだが説明しているといえるかも知れない）。

PodrazaとDarley（1977）は5名の失語症者を対象に絵の呼称をおこなわせ、3種のタイプの前刺激の効果を検討している。前刺激条件（絵の提示以前に提示される手がかり）には、目標語の初頭音、未完成の文、目標語を含む3語、意味的関連がある3つの語の提示、が含まれる。一般的傾向として、呼称は初頭音、未完成文、目標語を含む3語の手がかりなどによって促進されたが、意味的に関連した3語の手がかりでは、かえって成績の低下がおこった。意味的関連語の手がかりが呼称を妨害するという結果は、Blumsteinら（1982）やWeigl（1968）がこうした手がかりは"deblocking"機能として役立ち、語想起を促進させるとした結果と対立している。この不一致について、PodrazaとDarleyは彼らの患者がすでに適切な"意味野"（Goodglass & Baker, 1976）で操作をおこなっており、その意味野に余分な刺激が加わることによって患者のその後の正反応の選択が混乱した可能性があると示唆している。

同様に、音韻の誤りが多発するウェルニッケ失語の患者は、他のタイプの失語症患者に比べて音素手がかりの効果がなかった（Kohn&Goodglass, 1985）。

StimleyとNoll（1991）は失語群に対する呼称課題で、意味手がかり（例えば、"靴下"に対して"これはあなたが足にはいているものです"）、あるいは音素手がかり（例えば、"sock"に対して"これは/S/ではじまる語です"）を与えた場合の正確性を調べている。これらの意味手がかり、音素手がかりは両方とも手がかりなしの条件に比較して、呼称を促進させた。しかしその効果は平均9～10％であった。このように効果が小さかった点について著者らは、すべての項目に手がかりが与えられたため、そのあとの手がかりなしの呼称で失敗しなかったからではないかと考えている。また著者らは、他の研究でもみられたところであるが意味的誤りが意味手がかり条件でしばしば出現するのを観察している（Li & Canter, 1991も同様の観察をおこなっている）。このように意味手がかりや音素手がかりは一般には促通効果があるが、これらの手がかりはまた、その手がかりカテゴリーの方へ誤りを"ひき寄せる"傾向がある。

最近のいくつかの研究では呼称が崩壊するレベルに手がかりのタイプを合わせる試みがおこなわれている。Thompsonら（1991）は呼称障害が音韻の崩壊に関連があると思われるブローカ失語症者2例を対象に音素手がかりを用いた治療プログラムの効果を調べている（例えば、この2名の患者は、口頭で言われた単語と絵のマッチングや概念的なマッチング課題はできるのだが呼称は困難であった。言いかえれば、彼らは語の意味にアクセスしているがその語の音韻型にはアクセスしていないと思われた）。治療プログラムは基本的には韻律手がかり（例えば、"bat"という目標語に対して"それはmatのような音です"）を与えることで構成されていた。あるいはこの音韻手がかりで失敗した場合には初頭の音素を与え、また患者が手がかりなしの呼称に失敗した場合にも初頭音が与えられた。2名の患者ともに呼称成績が改善し、非訓練項目や音読課題にもいくらか般化がみられた。LiとWilliams（1989）は絵カード呼称に失敗した後での名詞と動詞の呼称における意味手がかり、音素手がかりの効果を調べている。ブローカ失語と伝導失語の患者は意味手がかりよりも音素手がかりによって反応が向上し、失名詞失語の患者は逆のパターンを示した。一般に名詞の想起には意味手がかりよりも音素手がかりの方が効果が大きく、動詞では2種の手がかりに差がなかった。これらの結果はタイプの異なる手がかりの効果は呼称障害の原因（おそらく失語タイプに関連があると思われる意味対音韻）と語のカテゴリー（名詞対動詞）の両方の機能として変化するらしいことを示唆している。

1種類の手がかりよりも2種以上の手がかりを併用した方が効果が大きいのだろうか？WeidnerとJinks（1983）の研究結果はこの傾向を支持している。彼らは24名の患者の呼称において、単一手がかり（例えば、文完成、文字単語、初頭音）、あるいはそれらを2種以上組み合わせた結合手がかりを用いて調べているが、結合手がかりの方が単一手がかりよりも促通効果があった。そこで彼らは1種の手がかりで失敗した場合には、手がかりの併用が有用であろうと示唆している。

最後に、文の表出においても手がかりによる促

通が得られている。RobertsとWertz（1986）は2名の慢性期失語症者の文表出を促通するために、対照的な文課題を使用している。患者は文の意味理解ができることが確認された後、臨床家が言う文の復唱をおこなう（例えば、"The bed is made"）。その後提示された絵カード刺激に反応するために、先の復唱した文とわずかな部分が対照をなしている文（例えば、"The bed is not made"）を自発的に表出することを求められる。さらに患者は絵カード刺激に対する反応として自発的に対照的な両文を表出することも求められるが、その段階に向かって復唱の効果は徐々に除かれていった。その結果2名の患者ともに文表出が改善し、自発話における文表出にもいくらか般化しているという証拠が得られている。

　以上から失語症の言語処理過程を促進する可能性がある多数の手がかり、ヒント、前刺激があると結論してもよいであろう。しかし最も広く使用されている促通因子でさえもすべての患者に効果的ではないから、1人1人のケースについて有効な手がかりが何であるかを明らかにしていくための注意がはらわれなければならない。言語が崩壊する傾向があるレベル（例えば、意味対音韻）や、患者が自発的に使えるようになる手がかりのタイプについての慎重な分析が、最も成功する可能性がある手がかりのタイプの鑑別の助けとなるであろう。

頻度と意味性

　失語症において減少する語彙が、その語の使用頻度と関連をもつことは研究によってくり返し確認されている。Schuell（1969，1974d）はまた、言語規則の減少とそれらの回復における階層性について検討し、この階層性は当該の国語あるいは個人がその言語構造を使用する頻度に関連すると推測している。

　Schuellら（1961）は48名の失語症者を対象に、使用頻度の異なる4種類の語のリストについて聴覚的な理解を調べている。その結果、語の使用頻度が低下すると成績が低下するのがみられ、語の使用頻度は理解に関与する重要な要因であることが確かめられた。彼女らはまた、単語の理解障害の回復過程が語の使用頻度に強く関連していることを予見させると報告している。それに関連して

GerrattとJones（1987）は単語の認知の反応時間について調べ、多数の意味があり使用頻度が高い語の方が意味が少なく使用頻度が低い語よりも失語症者は反応潜時が短く非失語症者と同様の傾向であったという結果を示している。

　語の使用頻度は文レベルでも重要な要因となっており、ShewanとCanter（1971）は、語の難易度が増大（語の使用頻度の低下）すると、失語症者の文の理解の正確性や理解の速度が低下することを示している。さらにまた、日常よく聞くパターンとしての句や文にも使用頻度の問題が適用できる。例えばVan LanckerとKempler（1987）は失語症者が日常よく聞く句（"While the cat's away the mice will play"のような慣用句的表現）はその句を構成する語の使用頻度、文の長さや構造をマッチさせて作られた新しい文よりも理解しやすいことを示した。

　語の使用頻度の効果はまた、口頭表出、読み、書字においても明らかである。Gardner（1973），Schuellら（1964），WilliamsとCanter（1982）は呼称テストにおける誤りとその語の使用頻度には負の相関があると報告している。Siegel（1959）は、使用頻度の低い語の読みは使用頻度が高い語よりも困難であることを見出しており、Brickerら（1964）は、失語症者の綴りの誤りのほとんどは、語の使用頻度（および語の長さ）に関連していると報告している。また、San PietroとRigrodsky（1982）は呼称と音読の課題における保続症状は語の使用頻度が低下すると逆に増加することを見出している。

　語の使用頻度は、その言語の話し手全体についてみると、確かに話しやすさと正の相関を持っているが、個々の人間にとっての語の使用頻度はその個人の経験、欲求、職業、文化、その他多数の要因によって決定されるものであることに注意する必要がある（例えば"失語症"という語は政治学者よりも言語障害学者にとってまさに使用しやすい語なのである！）。ThorndikeとLorge（1944）の語のリストは、刺激材料の選択に利用できるが、それと同時に、その患者個人にとって明確に意味があり関連がある言語刺激を見つけ出すことも重要である（Schuell，1969；Schuell et al.，1955；Wepman，1953）。

WallaceとCanter（1985）は重度失語症者を対象に、個人的に関連がある刺激と非個人的な刺激の違いを検討するために、聴覚的理解と読解課題（例えば、"Is your birthday in――?"対"Is Christmas in February?"）、復唱課題（例えば、自分の名前対他人の名前の復唱）、呼称課題（例えば、テレビ対キリン）などをおこなっており、この問題の重要性を示している。結果はすべての課題で個人的関連がある材料の方がよい成績であった。しかし著者らは個人的関連刺激の方が非個人的刺激よりも一般に使用頻度が高かった点も指摘している。これに関連してCorreiaら（1989）は男性の失語症患者から叙述反応をひき出すのに使われた絵カードの性差が、患者の絵についての叙述に影響しないかどうかを調べている。非失語の被験者に絵刺激の人物が男性か女性（例えば、スポーツジムで練習している男性対美容院にいる女性）かを鑑別させた後、著者らは失語症者と非脳損傷者にそれらの刺激について叙述をおこなわせている。その結果、男性が主人公の絵刺激の場合には被験者たちの反応語数が多かったが、伝達される情報量の効果の面からみると差がなかった。そこで著者たちは刺激絵の性差は出現する反応語数の問題が重要でない限り、大きな問題ではない（少なくとも男性に関しては）と指摘している。以上のように刺激における個人的関連性の問題はその側面によって患者の反応のすべての面に影響をおよぼす場合とそうでない場合がある。またその重要性の程度も同じあったりなかったりする。

　意味性の概念もまた感情や期待と結びついたものでもある。Reuterskiöld（1991）は顕著な言語理解障害をもつ患者が単語の理解課題で、刺激が感情的意味を含む名詞や動作語（例えば、casket, kissing）で構成される場合の方が明確な感情的意味を含まない語（例えば、paper, typing）の場合よりも適応反応が多く出現するのを示している。Grahamら（1987）は失語症者を対象に、文脈的に関連がある命令文（例えば、ring the bell）、文脈的に関連がない命令文（例えば、touch the bell）、文脈的に不適切な命令文（例えば、roll the bell）などについて理解を調べている。その結果、文脈的に関連がある課題の方が関連がない文や不適切な文より容易であったことから、著者らは"意味的、構造的の両面からみて、最もそれらしい名詞と動作語を対にして用いると理解を促進する"（p.183）と述べるにいたっている。最後に、DelocheとSeron（1981）、Kudo（1984）は文の理解について、その意味がわれわれの世間的知識に違反しない文（例えば、"警官が泥棒を逮捕した"）の方が、その意味が非現実的で、もっともらしくない文（例えば、"泥棒が警官を逮捕した"）の場合よりも成績がよいことを明らかにしている。

抽象性

　失語症者にとっては、抽象語は具象語よりも使用困難であること（Goldstein, 1948）が示されており、また失語症者は、語をカテゴリーに分類する際に非失語症者に比較して、具象的―感情的規準に基づいておこなう傾向がある（Zurif et al., 1974）ことが指摘されている。

　抽象性の概念をとり上げる場合、2つの問題点に留意しなければならない。第一は、抽象性は語の使用頻度と強力に関連しており、両者を分離することは不可能な点である（具象語は抽象語より使用頻度が高い）。しかしSpreen（1968）は、使用頻度をコントロールしても抽象的と判断された語は、具象的と判断された語よりも認知や想起が困難なことを指摘している。Halpern（1965a）も使用頻度をコントロールした文字単語の音読において、失語症者は抽象性が低い語よりも抽象性が高度、あるいは中等度の語で多く誤ることを見出している。しかし、復唱においては抽象性は重要な役割を演じていない。

　第二の問題点は、刺激の選択に関連しており、抽象性が定義困難な概念であるという点である。しかし語は抽象性の次元に位置づけることができ（Darley et al., 1959）、Spreen（1968）は抽象性の度合は感覚の経験と明らかに関連していると示唆している（"本"は"希望"よりも具象的であるが、それは"本"の方が脳内により多くの連合を生起させるためと思われる）。

　失語症者の成績から、われわれは刺激材料の選択と順位づけにはこの抽象性の要因に留意する必要があることを知っている。しかしながら、臨床家にとって抽象性をとり出し定義づけることは、現実的には困難な問題である。しかし幸運なことに、もっと容易に定義できる語の使用頻度や、感

覚間の冗長性や操作性の概念を説明することによって、同時に抽象性の最も大きな効果を明らかにすることができる。

品詞と語の意味カテゴリー

単語レベルでの語想起や理解の能力を調べたり訓練する場合、名詞、特に物品名を重視する傾向がある。しかしながら、一般に患者の言語の問題には、すべての品詞やすべての語のカテゴリーが含まれていることを明らかにした研究があり、その結果は治療における物品名志向に対立するものであった。

品詞の異なる語（例えば、名詞対動詞）は言語的機能がそれぞれ異なっているから、ある患者にとってはあるいはある条件のもとでは、品詞によってその難易度レベルが異なっていると考えられる。例えば、失語症群は絵の呼称課題で動作語（動詞）より物品名（名詞）の方が易しい傾向が明らかに認められている（例えば、Williams & Canter, 1987；Zingeser & Berndt, 1990）。さらに同義語産出や文生成課題で名詞と動詞の成績の間に乖離があり、動詞の方が名詞より困難なことが明らかにされている（Kohn et al., 1989）。最後に名詞と動詞の処理の違いは、LiとCanter（1991）の研究で、失語症者が名詞の呼称では音素手がかりの方が意味手がかりよりも良好な反応が得られたが、動詞の呼称では2種の手がかりの効果に差がなかったという結果によっても支持されている。著者らはこの品詞による差について動詞に比べて名詞のもつ具象性、静止的特徴、想像可能性などの大きさによってある程度説明できると考えている。

また他の語カテゴリーや課題においても品詞による違いの存在が推測される。Halpern（1965a）は失語症者が復唱や音読において、名詞よりも形容詞や動詞で誤りやすいことを見出している。Siegel（1959）やMarshallとNewcombe（1966）も読みの課題で同様の傾向を報告している。NollとHoops（1967）は、これらとは逆に25名の失語症者で、名詞、動詞、形容詞、副詞の間にスペリングの誤りに差がないことを見出している。しかしながら彼らは同時に、代名詞、前置詞、接続詞は他の品詞に比べて著しく困難なことも報告している。最後にGoodglassら（1970）は、語彙（名詞や動詞）の理解と、位置や文法関係を示す前置詞の理解で、Broca失語、Wernicke失語、失名詞失語の失語症タイプによる成績のパターンに差があると報告している。

以上から刺激選択にあたっては、語の使用頻度をコントロールした場合、名詞が最もやさしいと一般に思われているが、実質語のカテゴリー（名詞、動詞、形容詞など）間の差の可能性が考慮されなければならない。また文献によれば、失語症者にとって文法語（前置詞、接続詞、冠詞など）の理解は実質語よりも困難な傾向が認められる（Lesser, 1978）。したがって、こうした差も刺激選択にあたっては考慮される必要がある。

失語症においては、語の特定の意味カテゴリーが選択的に障害を受ける可能性も議論の的となっており（Lesser, 1978, p.97-107参照）、ある患者にとっては語の意味カテゴリーを考慮する必要があるとする研究もある。例えばGoodglassら（1966）は、失語症者について物品名、動作、アルファベット文字、数詞、色名の呼称と理解を評価している。その結果、理解では物品名と動作動詞が最もやさしく文字が困難であったのに対し、呼称では、物品名が最も難しく文字が最もやさしかった。このことは、語のカテゴリーによる差を示唆するのみではなく、特定のカテゴリーの難易度が、入力課題か出力課題によって変化することを示している。

語の意味カテゴリーによって成績に顕著な差があるとする考え方には説得力がないとして反対する研究者や臨床家が多いが、Goodglassらの研究にみられるような結果は、刺激を単一の意味カテゴリー（例えば、物品）に限定すると、診断や治療結果の予測を読み誤る危険があることを示唆していると思われる。また意味カテゴリーに注目することによって、治療に使用する刺激の効果の差を明らかにすることが可能となるであろう。

文法と統語規則

すでに述べたようにSchuellは、失語症では文法規則が階層的に減少しているという仮説を立てている。このような階層性は言語使用における文法構造の出現頻度に基づいているとする彼女の考え方は確認されておらず、また今日の言語理論に照らしてみるとあまりにも単純なものと思われるが、失語症者の言語活動における文法の重要性を一般

に認識させた点で有意義であった。言い換えれば、失語症者には健常者と同様に文法の難しさに階層性があり、ある文法構造は他の文法構造よりも理解や表出がより困難である。したがって、言語刺激を考える際には、文法や統語規則は考慮されなければならない重要な変数である。以下に述べるのは、種々の文法構造と失語症者の成績の差の関係を調べた多数の研究のなかの一部である。こうした研究についてのより詳しい概説は、本書の9、10、22の各章を参照されたい。

　文法の重要性は、語彙の理解は全く障害されてないのに文法過程の障害のために文の理解が障害されるという事実によって示すことができる。例えばCaramazzaとZurif（1976）は、文の理解が個々の意味要素によって表現される論理関係よりも統語規則に依存している場合、障害を示す患者がいることを示した。例をあげると、意味上の制約が加えられた文 "The apple that the boy is eating is red" の意味は、この文を理解する鍵になっている要素の意味理解とそれらの要素間にある論理関係の制限についての理解によって可能となる、すなわち外界についてのわれわれの知識から、食べているのは少年であってりんごではなく、赤いのはりんごのはずだということがわかっている。他方、"The girl that the boy is hitting is tall" という可逆文の正確な理解に必要な条件を考えてみよう。ここでは少年も少女もたたくことができるし、またどちらが背が高くてもよい。正確な解釈には、少年とたたく、少女と背が高い、の対を適切につかむ必要があり、適切な統語過程を経てのみ、それが可能となる。患者の中には文法処理に顕著な障害があるために可逆文の理解が意味的拘束性のある文よりはるかに困難な者が存在することをさまざまな研究が明らかにしている（Caramazza & Zurif, 1976；Kolk&Friederici, 1985；Sherman & Schweikert, 1989；Wulfeck, 1988）。

　失語症者にとっては失語タイプに関係なく、構造的－統語的分析を必要とする文は一般に困難であり、最も理解しやすい文は外界についての知識にもとづいたり、あるいは文中の個々の重要な要素にもとづいておこなう理解であるとする主張を支持する研究結果がその後も得られている（例え

ば、Ansell & Flowers, 1982a, 1982b；Blumstein et al., 1983；Caplan & Evans, 1990；Curtiss et al., 1986；Friederici, 1983：Gallaher, 1981；Gallaher & Canter, 1982；Mack, 1982；ParisiとPizzamiglio, 1970；Peach et al., 1988参照）。臨床においては以上のことを考慮して刺激文を構成しなければならないが、このことは他の理由からも重要である。それは、GallaherとCanter（1982）が示唆するように、現実生活での理解においては統語構造がもつ価値は非常に小さいと思われるからである。何故なら毎日のコミュニケーションで表現される内容の多くは現実世界についての知識や、語彙項目の理解に基づいて解釈できるものであり、文法や統語規則が提供するのはかなり冗長な情報であるからである。

　文法や統語の処理の重要性は避けて通れない問題であり、また避けるべきではない。失語症者の治療に利用出来るさまざまな文法と統語規則に関して、比較的やさしいものあるいは困難なものなど非常に有効な情報を与えてくれる多くの研究があるが、以下に、それらの中から、いくつかを例示する。

1．現在形の文は過去形あるいは未来形の文よりもやさしい（Naeser et al., 1987；Parisi & Pizzamiglio, 1970；Pierce, 1981）。時制が変化する場合は、時制を表示する標識を使用する方が時制の理解が容易になる傾向がある（例えば、"the man has caught the ball" の方が "the man caught the ball" よりやさしく、また "the man has already combed his hair" の方が "the man has combed his hair" よりもやさしい）。"きのう" や "明日" のような語もまた時制を見分けるのに有効である（Ansell & Flowers, 1982b；Pierce, 1981, 1982, 1983）。

　上のパラグラフで討議した文法的識別の問題は、理解に影響すると思われる統語上の難易度には、かなり一貫した階層性があるらしいという1つの例である。例えば、性差、否定／肯定、単数／複数、の区別は過去／現在、主語／目的語、過去／未来／現在よりもやさしい傾向がある。識別的特徴の中では標識のついた特徴の方が難易度が高い傾向がある。例えば否定は肯定よりも、複数は単

数よりも、過去形は現在形よりも困難である（Lesser, 1974；Naeser et al., 1987；ParisiとPizzamiglio, 1970）。

2．他の形態的特徴もまた理解に影響する可能性がある。例えば、GoodglassとHunt (1958) は、音韻上は同一のかたちで表現される名詞の複数形と所有形（例えば、horses－horse's）について、失語症者の理解と表出能力を調べている。その結果、表出では複数形よりも所有形の語尾で誤りが多く、受容でも同じパターンがみられたが、同時に三人称単数の動詞も名詞の複数形よりも誤りが多いことが観察された。GoodglassとBerko (1960) も同様の誤りのパターンを報告している。Goodglass (1968)はこのような障害のパターンは失語タイプ（非流暢性対流暢性）に関係がないことから、"失文法的"とよばれる特定の患者は存在しないと指摘している。同時に失語症における統語障害はall-or-none現象ではないことを心に留めておくことが重要である。よくみられる典型的な障害は、絶対的なものではなく相対的な様相をもっている。失語症者（"失文法"といわれる患者であっても）はかなりの統語情報を保っている場合が多い（Baum, 1989）。

3．失語症者は文の処理において能動的主語—動詞—目的語（SVO）の方略を使用し、また能動文の方が他の文型よりもやさしい傾向がある。この結果は、語順が動作主—動作—目的格の関係（例えば、"The mother kissed the baby"）を反映する文の方が、語順がその関係を反映しない文（例えば、"The policeman was punched by the robber"）よりもやさしいことを意味している（Ansell & Flowers, 1982b；Brookshire & Nicholas, 1980, 1981；Friederici & Graetz, 1987；Grossman & Haberman, 1982；Lasky et al., 1976；Pierce, 1983；Shewan & Canter, 1971）。上述のように非可逆的なSVO文は可逆文よりやさしいのである。

4．失語症者は文法的に符号化された（短縮された）文（例えば、"The man greeted by his wife was smoking a pipe" あるいは "The woman was taller than the man"）の処理は各々の命題を系列的に拡張することによって統語構造が単純化された文（例えば、"The man was greeted by his wife and he was smoking a pipe" あるいは "The woman was tall and the man was short"）の処理よりも困難な傾向を示す（Goodglass et al., 1970；Nicholas & Brookshire, 1983）。こうした結果は文の理解は単純に情報量や文の長さの機能によらないことを示している。すなわち、短縮された文、拡張された文ともに同量の情報を内包することが出来るが、理解しやすいのは短縮された文よりも拡張された文の方だからである。こうした結果はまた、刺激要因間の複雑な相互作用に注目させるものであり、1つの要因の促通効果を最大にすることによって他の要因による難易度が増大する可能性を示している。例えば、文の長さの短縮は、一般的には望ましい方略であるが、そのことによって他方では文構造の複雑性の増大という望ましくない結果を必然的に招いてしまうことになるかも知れない。さらにわれわれは文の理解に影響する要因が談話の理解においては同じ効果を持たないこと、また文レベルの理解能力が必ずしも談話の理解力を推測する適切な因子とはならないという証拠も得ている。(Brookshire&Nicholas, 1984)（さらに詳細な議論は、文脈についての項目を参照されたい）。

5．統語的文脈すなわち文レベルの課題が表出される形式は、反応の正確性に影響する可能性がある。例えばGreenとBoller (1974) は口頭命令、はい—いいえ応答の疑問文、およびそれらの課題が直接的に表現される場合（例えば、"Point to the ceiling"）、間接的に表現される場合（例えば、"I would like you to point to the ceiling"）、および直接的な表現ではあるがその前に導入文がある場合（例えば、"Here's something. Point to the ceiling"）の3種の表現方法の情報を求める文について、重度失語症者の聴覚的理解の様相を検討している。その結果、最も容易なのは口頭命令であり、ついではい—いいえ応答の疑問文、情報提供の疑問文の順であった。種々の統語上の違いは反応の正確性に影響を及ぼさなかったが、直接的な表現を用いた検査項目では間接的な表現を用いた項目の場合よりも、適切と評価される反応（不正確だが正反応に関連がある反応）が多くみられた。導入文が先行する直接的な表現を用いた項目は、間接的な表現を用いた項目よりも容易であっ

た。

　多くの統語的、文法的要因が失語症者の理解、復唱、口頭表出の成績に影響することは明らかである。また多くの統語・文法課題に対する難易度の階層性は、異なった失語タイプ間でもかなり一定していると思われる。言語のもつ文法上あるいは統語上の複雑さの変化がこのような効果をもつことから、治療目的のために刺激を構成する場合にはこのことに留意しなければならない。

文脈

　最近、失語症者の談話の理解と表出、談話の理解と表出に影響する要因、談話と語や文レベルの能力との関係に注目した調査がおこなわれている。その結果、語や文の理解力から談話の理解力を充分には予見できず（Brookshire & Nicholas, 1984；Hough, 1990；Hough et al., 1989；Pashek & Brookshire, 1982；Stachowiak et al., 1977；Waller & Darley, 1978）、談話の理解はしばしば単語や文の理解よりもよいことが示唆されている。Brookshire（1992）は日々のコミュニケーションは単一の文としてよりも連続発話のかたちでおこなわれることが多いので、文理解の測定のしかたは日々の理解能力を過少評価する可能性があることを指摘している。

　談話や会話における文脈、冗長性、推測可能性、言語外文脈手がかりなどが失語症者のコミュニケーションを促通すると思われる。以下に、談話や自然なコミュニケーション文脈における失語症者の言語理解および表出に関する研究から、いくつか結果のまとめを記述する。これらは短くて明らかに単純な単語や単文レベルよりも、ある患者にとっては容易かも知れない訓練課題を計画する際の手がかりを与えてくれるであろう。

1．統語的に複雑な文の理解（例えば、可逆文、受身文）は、目標文で表現される関係を推測できるような、意味的あるいは統語的情報を含んだ文脈的な関連文が先行あるいは後続する場合には促通される（Boyle & Canter, 1986；Cannito et al., 1989；Pierce, 1988；Waller & Darley, 1978）。理解を促通する先行の文脈課題例、"The girl is on the ground. The girl was tripped by the boy. Who was tripped ?" 後続の文脈課題例、"The woman went to the libraly. She returned a book. Where did the woman go ?" (Pierce, 1988)。また目標文に先行あるいは後続する文脈は、例えば、話題、場面、主題を固定することによって目標情報の処理が促進される場合には、特定の情報推測には役立たないだろうとする研究もある（Cannito et al., 1986；Hough et al., 1989）。（しかしCannitoら、1989は予測に関係がない文脈は目標文の理解を促進しないことをを発見している。）目標文の情報を描いた絵を用いるといった型の言語外文脈もまた理解を促進する（Pierce & Beekman, 1985）が、一方WallerとDarley（1978）は、文脈的絵の促進効果は口頭による文脈提示ほど大きなものではないことを発見している。Pierce（1991）はこれらの促進効果は比較的理解力が低い患者でもっとも顕著であると指摘している。こうした種類の文脈手がかりによる効果は、冗長性あるいは、他のものよりもあるできごとや関係はそれらしいという事実から派生していると思われる。

2．談話の方が文より理解しやすい理由は、談話によって提供される予測可能性によって説明できるかも知れない。Armusら（1989）は中～軽度の失語症者では状況についての知識はあまり顕著には障害されていないことを発見している（状況知識は共通の状況を組織化するのに使用される。例えば、われわれはレストランでくりかえし食事をした後で一般に何が起こるかそのできごとを"知っている"）。そこで患者が談話場面で内的な状況知識をもっているならば、次に何が起こるか予測し、話されていないことを推測し、それを喚起するために談話場面を組織することが可能となるであろう。著者らは理解を促進する治療で状況知識を利用し、理解が改善すれば談話が状況知識に依存する程度を消していく方法の使用を示唆している。

3．失語症者は言語外に含まれる意味を充分よく理解しており、特に言語外文脈による助けがある状況ではそうである。Foldi（1987）は、失語症者は非脳損傷者と同様に字づらの解釈ではなく間接的な要求を実用面から解釈する傾向があると報告している。Wilcoxら（1978）は患者にビデオ録画された"自然な"会話状況を提示し、その発話を正しく解釈するには特定の文脈に含まれる要求に

よって運ばれる意味に依存しなければならない課題をおこなっている。例えば、"Can you move the table?"の字義通りの解釈は単純にyes／no反応を求めるものであるが、間接的に伝えられる文脈的意味は机を動かしてほしいという要求である。失語症者は多数の間接的な要求を伝える内容を理解するために言語外文脈の手がかりを利用する能力は健常者のコントロール群と同様の成績を示すのが普通である。こうした結果から、治療においては自然なコミュニケーション文脈を利用することによって、意図的に言語外文脈の手がかりを最少限にしている場合が多い、つまり、伝統的な、比較的純粋な言語課題を使ったやり方よりも、患者の成績を上昇させる可能性があることが示唆される。また、ある患者にとっては言語的な情報が言語外情報の意味を正しく把握するのに役立っていると思われる。例えばTompkins (1991)は意味的冗長性を増大すると、言語的にあるいはプロソディ的に失語症者に伝えられた感情の解釈を促進させるのを見出している。

4．失語症者は談話に表現されている主要な話題―最も顕著な情報―の理解は、細部の理解より良く、また直接的に表現される情報は、推測にたよらなければならない情報よりも理解しやすいことが示された（Katsuki-Nakamura et al., 1988；NicholasとBrookshire, 1986a)。興味深いことに直接性や目立ちやすさを増大させる（復唱や言いかえによって）方法によって、談話の理解を発話速度を下げた場合よりもかなりの確度で改善させることができるらしい。また、NicholasとBrookshire (1986b)は多種の文の読解テストで、直接的に表現された情報の方が推測を必要とする情報よりも成績が良いのを示した。

5．文脈は語想起課題でも成績を促進させることができる。Hough (1989), HoughとPierce (1989)はある特定のカテゴリーの語想起、すなわち特定の文脈を使って構成されるカテゴリー（例えば、ダイエットでは食べないもの）の語想起課題でこの効果を示している。顕著な結果は特定カテゴリーの語想起課題に先行して文脈的に関連説明が与えられる（例えば、ピクニックに持っていく物を聞く前に患者は"サムは外で時間をすごしたいと思った。天気の良い日だったので彼はなにかをかごにつめ、近くの公園に行った"という説明を聞く）と、そうした説明がない場合よりも語想起数が多いということであった。文脈の促通効果は一般的なカテゴリー（例えば、食べ物）では発見されていない。HoughとPierce (1989)は特定カテゴリーの語想起課題は失語症者の訓練に有効であると示唆しており、その理由として失語症者は、一般的なカテゴリー課題を遂行するには、日常生活の中で散漫であり、かなり今までの経験や知識に依存した考え方をしているからだとしている。

6．失語症者から叙述的談話をひき出すために使用される方法はさまざまな効果をもっている。例えば物語を提示している絵カードの系列は、一般に単一の叙景画の場合よりも叙述話において多数の語を産出する。しかしこの2つのタイプの刺激は、発話に関する他の測定では違いを示さなかった（Bottenberg et al., 1987)。絵の主人公の性差（例えば、スポーツジムにいる男性対美容院にいる女性）は語想起数や情報量で差を示したが1分当たりの語数については、少なくとも男性では影響がなかった（Correia et al., 1990)。

7．物語をまとめさせた場合、主要な内容は細部に比べてかなり良く表現される（Ernest-Baron et al., 1987)。患者が日常生活ではかなりうまくやっているのは、このことによって説明できるかも知れない。なぜなら主要な内容は細部より想起しなければならないのが普通だからである。

8．状況文脈は失語症者が反応する方法に影響する可能性がある。Glosserら(1988)は、失語症者が言語障害にもかかわらず、非言語的な社会文脈的変数に対する反応は適切で、それによってかなりの上昇を示すと報告している（向かい合っての会話、対、電話による会話、対、ビデオモニターを通しての会話)。反対にBrenneise-Sarshadら(1991)は、失語症者が系列的な刺激絵についての物語の叙述において、聞き手がその絵の話を知っているのを患者が知っている場合、と絵刺激を見たことがない新人が聞き手になった場合で、成績に有意味な差を見出せなかった。そこで著者らはコミュニケーション効果の妥当な測尺を得るために、患者にとって、聞き手がその情報を知らないといった治療状況を作り出すことはあまり重要な問題ではないと考えている。

以上をまとめると、談話や自然なコミュニケーション文脈によって提供される文脈情報は、失語症者の言語やコミュニケーションにおいて著明な促通効果をおよぼすことができる。こうした効果は談話で表現される主要な考え方や内容の処理を可能にするのみでなく、その効果は談話の文脈の中で表現される意味、統語関係の理解や表出にまで"逆方向"に拡がっている。談話課題、特に理解課題は語や文の理解能力が回復するまで待つ必要はなく治療の対象にするべきである。事実、ある場合には、談話は治療階層の上で単語や文レベル課題に先行しておこなうべきだと考えられる。

強勢

失語症者は強勢によって提供される声の情報を、意味理解のために利用する能力に障害があるとする（Baum et al., 1982）研究結果があるが、強勢は失語症者の反応正確性の増大にプラスに影響し得る可能性があると考えられる。例えばSwinneyら（1980）は失語症者が強勢のある語に対しては、非強勢語よりも反応が早いという結果を明らかにしている。さらにKimelmanとMcNeil（1987）、PashekとBrookshire（1982）は物語文の理解課題において文中の重要な語に誇張された強勢を使用すると成績が改善するという重要な結果を見出した。PashekとBrookshireは誇張された強勢使用による理解の改善は発話速度の低下による改善とは独立におこることを観察しており、発話速度の低下と誇張された強勢の両方は聴覚的理解の促通因子として付け加えられ得ると示唆している。最近では、KimelmanとMcNeil（1989）が失語症者の物語文内の語の理解と強勢との関係を調べ、物語文内で通常の強勢がおかれた目標語の理解は、通常の強勢文脈とは対立するかたちの強勢が先行すると、よくなることを示した。促通効果は重度な患者ほど大きく、こうした失語症者は理解のために言語外手がかりをもっとも必要としていた。最後に、Kimelman（1991）は目標語に強勢をおくことによって起こる促通効果は目標語に先行する文脈での音の持続と基本周波数の変化に由来していることを明らかにした。以上のように、聞き手に目立たされた目標語に注目させることは文脈の強勢を変化させることによって可能になると考えられる。

Melodic Intonation Therapy（MIT、本書第19章を参照）に関連した研究を除けば、失語症者の強勢と口頭表出に関する最も代表的な研究はGoodglassら（1967）によっておこなわれている。彼らは流暢性失語、非流暢性失語ともに文の復唱課題で、語頭に強勢がない機能語は語頭に強勢がある語よりもはるかに多く省略する傾向があることを見出している。強勢のない語の省略は非流暢性失語の方が多かった。彼らはまた、機能語が文頭または文頭から2番目の語に位置する3語の文パターンの復唱では、強勢パターンが／―／の場合が他のパターンよりも容易であるのを見出している。さらに、この強勢パターンの効果の大きさは文法の複雑さを凌ぐと思われた。例えば否定の疑問文"Can't you swim?"（／―／）の復唱は、文法上はこの文よりも単純な"Can you swim?"（―／／）の復唱よりも容易であったのである。殊に非流暢型の患者（すなわち通常発話失行をもつ患者）は、発話を開始し、その流れを維持するために強勢の特徴に依存していると思われた。Goodglass（1968）はこうした結果について、発話開始が"際立つこと"の重要性を示すものと解釈している。すなわち、多くの患者にとって発話を開始するには、すでに述べたように個人的関心が高いことや重要な情報を伝えているといった要因と同様に、強勢や音韻上の目立ちやすさなどによって特徴づけられる際立った語が必要なのである。

こうした結果の臨床的意義は明らかであり、理解や復唱課題における文や物語文の選択にあたっては、失語症者の聴覚的理解や口頭表出に影響する可能性がある変数として、強勢―際立ちやすさを考慮しなければならない。

難易度の順位

患者に与えられる課題のうちで、より困難な項目は最後に提示するように刺激の順序づけが必要である。この考え方は失語症者の場合、成功は次の成功を生み出す傾向があり、失敗は失敗を生むことを示唆した研究結果に基づいている。

Brookshire（1972）は9名の患者について、呼称における課題の難易度の効果を調べている。各患者の検査語についてベースライン測定がおこなわれ、その成績に基づいて呼称がやさしい絵カード群と、困難な絵カード群の2群が患者ごとに決

められた。呼称課題の提示順はこの難易度を用いて決定された。呼称が容易な絵が困難な絵よりも先に提示された場合、呼称が困難な絵に対する反応はベースライン検査の成績よりもよい傾向を示した。呼称が容易な絵が呼称困難な絵のあとで提示される場合、呼称が容易な絵に対する成績はベースライン検査の同じ絵に対する成績よりも低下していた。Brookshireはこの結果から、失敗を多量に経験すると次の反応を崩壊させるような感情的な反応が生じてくる可能性を推測している。このような負の効果は時間が経つにつれて減少する傾向があるが、Brookshireは治療においては患者の反応の誤り率を低くおさえ、反応容易な項目を反応困難な項目に先だっておこなうべきであるとしている。つづいてBrookshire (1976b)は22名の失語症者に文の理解課題を実施し、先の研究結果と非常に類似した難易度の効果を明らかにしている。その結果が呼称課題についての研究結果と異なっていたのは、理解が容易な項目が後続の困難な項目の理解を促進するのは少数の患者に限られていたという点であった。

課題の難易度の順位の効果を支持する研究は他にもいくつか見出される。GardnerとBrookshire (1972)は刺激が単一の感覚様式によって提示された場合の呼称成績は、よりやさしい聴覚一視覚の結合刺激が先行した場合に促進され、また聴覚一視覚の結合刺激に対する反応はより困難な視覚刺激が先行すると低下することを見出している。同様にBrookshire (1971b)は、急いで反応することを強制された被験者では、もっとゆっくり反応してもよい次の項目の成績までが低下することを見出している。最後に、BrookshireとLommel (1974)は失語症者および非失語脳損傷者について、非言語的な系列課題で失敗が及ぼす効果を報告している。

Dumondら(1978)は難易度の順位の効果を疑問視する(あるいは修正する)結果を報告している。彼らはすでに標準的な方法でPICAを実施した20名の失語症者に、PICAの各下位検査の項目10個を二分し、18種の下位検査をやさしい検査から困難な検査へと難易度が増すように並べたフォームと、逆に困難な検査からやさしい検査へと難易度が低下するように並べたフォームの2種のフォームを実施しているが、結果は、難易度の順位の異なる2種のフォームの間に成績の差を見出せなかった。Brookshire (1972)と対立するこうした結果が得られた原因として、Dumondらが難易度が同じ項目を含む下位検査間の難易度の順位の効果を調べたのに対して、Brookshireは難易度が異なる項目を含む単一の課題についての成績を調べていることの差を指摘している。彼らはまた、自身の検査について〝下位検査間の難易度のレベルの変化が、Brookshireの実験における難易度のレベルの変化よりも幅が小さいこと〟(p.358)をあげ、さらに彼らの検査では難易度が徐々に変化するために、失語症者は自身の成績についての自覚が低下していたのではないかと指摘している。彼らは、困難な検査から順に並べられたPICAのような課題提示は難易度のレベルが極端に変化せず、しかも検者が患者に反応の正誤を知らせない場合は、成績に負の効果があるとは思われないと結論している。

以上の資料を治療における刺激提示の順位について次のように一般化することが可能であろう。すなわち、いかなる場合でも誤反応の出現率は低く保たなければならないため、刺激提示は一般に最も容易なものから最も困難なものへと進めるべきである。患者が自身の反応の誤りに非常に敏感になっていると思われる場合は、特にそのことに留意すべきである。誤反応の出現率が低い場合には課題間の難易度の順序の効果は最小限になると思われる(この一般化の考え方に準ずるものであるが、CroskyとAdams, 1969は個々の患者について語彙の選択と順位づけの実際的な手続きを示している)。最後にBrookshire (1992)が示唆しているように、治療ではその患者にとってなじみ深くてやさしい課題からはじめ、ついであまりなじみがない困難な課題へと進み、最後は患者に大きな成功感を与えるような課題で終わるようにすべきだという意見に従うのが最もよいと思われる。

心理的要因と生理的要因

言語を直接刺激することを意図する刺激のほかに、患者の心理・生理的な〝構え〟に影響する諸要因も患者の適切反応に影響を与える。

Skelly (1975)は患者の面接から、臨床家が乗り気でなかったりいらいらしたりしていると、それ

がかすかな徴候を示すだけの場合でも患者の気持を乱してしまうと指摘している。Stoicheff (1960) は、患者に教示を与える際にとられる検者の態度は、患者の反応に顕著に影響することを見出している。彼女は失語症者に呼称、読み、自己評定（呼称、読みの自身の成績について5段階に評定する）の課題をおこなわせ、その際の勇気づける教示、落胆させる教示、中立的なコメントの3条件を区別して与えた場合の効果を調べた。この実験の3日後、落胆させる教示を受けた群の自己評価、呼称、読みの成績は、中立的な教示や勇気づける教示を受けた群よりも低かった。勇気づけと中立的な教示間には差は見出せなかった。落胆させる教示の負の効果は明らかに成績に影響している。最後に、Brookshireらによる先述した刺激の難易度の順位の効果は、失敗や失敗によってひきおこされるストレスが後続の反応を崩壊させる感情反応を生み出す可能性があることを示唆している。このように、心理的崩壊の効果は教示の最中や課題の遂行中に臨床家によって表現される否定的態度や、また治療時間中に患者が経験する失敗などによっておこる可能性がある。

MarshallとKing (1973) は言語成績に影響する生理的疲労の効果を検討している。この研究で被験者は運動訓練の時間の直後にPICAを実施し、別の日には休息の後にPICAを実施している。その結果、運動訓練直後のPICAの成績は休息後のPICAに比較して、口頭表出、書字、PICAの総合点の3種の測度で有意に低下していた。この結果は、疲労は発話と書字に最も効果が大きいことを示しているが、MarshallとKingは言語治療は理学療法や作業療法のような身体的な訓練の前におこなうようにスケジュールを組むべきであると示唆している。さらにMarshallら (1980) は1日の訓練による疲労の累積効果を明らかにした研究で、失語症者の検査成績は午後よりも朝に実施した方がよいことを見出している。

言語治療が患者を勇気づけ成功感を与えるような状況のなかで進められ、そしてその時、患者の生理的状態が良好な場合、患者の心理的・生理的要因は成績を最高にのばすのに役立つと思われる。

聴覚障害のパターン

失語症における聴覚障害は単一なものではなく、その基底にある多数の問題を反映している。したがって、個々の失語症者の聴覚障害の違いを無視することは、われわれが治療において聴覚刺激を構成する場合に重要な要因を無視することになるのである。こうした違いについて考えることは、当該の患者にとって特に重要な聴覚刺激要因は何かを同定するのに役立つであろう。またある場合には、すでに一般化され適用されている聴覚刺激要因を修正し変更するのに役立つであろう。

Brookshire (1974) は5種の聴覚障害について要約しているが、それらの特徴は治療計画を立てる上で重要であり、また失語症における聴覚障害を単一の問題とする考え方を排除する必要性を明らかにすると思われる。これらの障害と刺激選択の際の留意点は次の通りである。

立ち上り時間の遅延　聴覚系での立ち上り時間が遅延している患者は、入ってくる情報の最初の部分を聞きもらす傾向がある。このような患者は文の後半部だけを復唱したり理解できるだけで、短い情報はまったく聞きもらしてしまうかもしれない。また、検査や治療場面でも、最初の項目よりも最後の項目のほうが成績がよい。Brookshireは、聴覚刺激を与える前に刺激を予告することによって患者の理解が促進されることを示唆している。LoversoとPrescott (1981) はこの考え方を間接的に支持する研究をおこなっている。彼らは失語症者に視覚的な異同を判断させる課題で、視覚刺激の前に0.5秒間の警告音を与えると反応時間が短縮し、またその警告音が刺激より1.5秒前に与えられると最も効果が大きいことを見出している。項目間の間隔を徐々に長くして刺激を提示することによって、間隔が長くなってもその間患者が自身の情報処理機構を活動させ続けるか、あるいは情報処理機構を迅速に活動させるのを助けることができる。

立ち上り時間の速度が低下している患者は、多数の刺激要因について今日までにおこなわれている一般化がいつも可能とは限らないという実例を示している。例えば、立ち上り時間の遅い患者は"平均的"な成績パターンに比べて、単語よりも冗長度の高い文でよい成績を示し、また直接的に表現された文だけよりも、はじめに導入文がついている直接的な表現の文の方がより適切に反応する

可能性がある。

雑音の増加 雑音がしだいに増大する患者は、聴覚情報の後半部よりも初頭の部分に正確に反応する傾向がある。また、複雑な材料ほど急速に雑音が生ずる傾向がある。こうした患者は文の最後の部分は復唱や理解ができず、また複雑な材料になると誤りが増加し、特殊な課題では項目が進むにつれて成績が崩壊するなどの可能性がある。Brookshireはこうした患者の治療プログラムとしては長さや複雑さを徐々に増大していき、同時に後続の項目との間の無音の時間を徐々に短くしていくような情報の利用が有効だとしている。

把持の障害 把持の障害がある患者もまた、情報が長くなるにつれて困難になる。しかしこうした患者は、雑音が増大する患者の場合のようには情報の複雑さの要因の影響は受けず、複雑さのいかんにかかわらず、すべての情報が同じ長さのところで崩壊する傾向がある。こうした症例に対する治療において重要なのは、患者が処理しなければならない情報の長さを徐々に増加していくことである。

情報容量の障害 情報容量に障害がある患者は情報の受容も処理も同時に不可能になるようである（Wepman, 1972の"shutter principle"の議論を参照）。このような症例では成績が1つのメッセージ内でよかったり悪かったりする。受容され処理可能な情報については成績がよいが、先行刺激についての処理が続行している途中でその処理系に直接的に送り込まれる情報については成績が悪い。例えばこうした患者は語系列の最初と最後の部分の復唱はできるが、中間部分は不可能になる可能性がある。Brookshireはこれらの患者はメッセージのなかに休止が挿入されると成績がよくなることを示唆している。こうした休止ははじめのうちは回数多く、また持続時間も比較的長くとって挿入されるとよいが、情報処理能力の改善に合せて導入回数を減らし持続時間を短縮するようにしていく。

浮動的な聴覚失認 この障害をもつ患者は、Schuellの分類では1つの独立した失語タイプとなっている。こうした患者の聴覚的処理機構では情報の入力や出力がランダムに消滅すると思われる。したがって、成績は変動し予測できない。われわれはこの問題をコントロールする要因を摑んでいないため、Brookshireは治療において障害のある領域以外の領域を目標にした方がよいと示唆している。

こうした障害には数種類のカテゴリーがあることが多くの研究者（McNeil & Hageman, 1979 ; Porch, 1967 ; Schuell et al., 1964）によって明らかにされているが、Brookshireはどのカテゴリーも極端に単純化され、また不完全なものであると述べている。しかしながら、多くの患者がこうした障害をさまざまな程度に合併しており、またそれが純粋型でみられるのはむしろ稀であるといってよいであろう。いずれにせよ、こうした障害がおきた場合には、それを認織する能力は治療計画の際の刺激要因の選択と直接的に関わっているのである。

反応についての考察

刺激法において強調されるのは患者への入力面であるが、そのような刺激の効果は反応がひき出されない限り評価できないことは明らかである。反応型のいかんにかかわらず、先に述べた治療原則のうちの3つは反応に関連するものである。すなわち、それぞれの刺激に対して反応がひき出されなければならない、反応は強制されてはならない、最大多数の反応をひき出すべきである、の3項目である。われわれはこれにもう1つの原則を追加したい。すなわち、要求する反応は通常、短いものから長いものへと進めていくべきである。刺激の長さ自体は成績に影響する要因であるが、多くの患者の反応をみると、短い反応は長い反応よりもほとんど常に容易であるため、長さの問題は同時に反応要因にもなっている。治療計画を立てるにあたっては、こうした原則のほかに、いくつかの反応に関連した点についての考察がおこなわれなければならない。

反応様式

反応様式の決定は患者の成績に関する基礎的資料とともに、特定の治療目標に基づいておこなわれる。例えば聴覚的理解あるいは把持能力を改善させようと考えている場合は、患者の表出機構のかかわりは最小限に抑え、成績の基礎資料に基づいて最も障害が少ない反応様式を選択しなければ

ならない。また治療目標が口頭表出能力の改善にある場合は、反応様式はその選択された目標によってすでに決められている。

特定の様式での反応適切性は他の様式でも同時に反応をおこなうと促進されることがある。Hanlonら（1990）は大脳前方部の損傷、片麻痺、ブローカ失語などをもつ患者は絵カードの呼称をする場合、麻痺がある右手で同時にその絵の指さしをやりながら試みると適切反応が増加するのを見出している（これは言語自体よりも発語失行に関連した障害の促通を表示していると思われる）。

表出様式は多数あるが、しばしば使用される反応は指さし、首振り、物品あるいは絵を操作すること、パントマイム、その他のジェスチャー、話す、書く、などである。"～を指さして下さい"という課題は聴覚過程に焦点を置いた治療でよく用いられるが、これはこうした課題が単純でしかも通常最も障害を受けない反応様式だからである。しかしBrookshire（1992）は指さし課題がある患者にとってはかなり難しいことを観察しており、こうした観察結果は、反応様式の決定は個々の患者の能力に基づいておこなわれる必要があることを強調している。

刺激と反応の時間的関係

われわれはまた、刺激と反応の間の時間関係を考慮する必要がある。反応は、刺激と同時に斉唱のかたちで生起する場合、刺激直後に反応する場合、遅延する場合などがあるであろう。また反応の連続反復が求められる場合も考えられる。

Schuellら（1955）やWertz（1978）は斉唱による反応は特に重度障害をもつ患者に有効だとしている。これは、斉唱反応が患者に聴覚と視覚のフィードバックを同時に与えることができ、復唱による反応の階層性からみると、一段低いレベルの反応に当たるからである。刺激直後に反応させる方法は最もよくおこなわれ、また望ましい時間関係をもっているが、患者のなかにはこの直後反応が不得意な者がいる。反応を急がせると反応の適確性が抑圧される患者がいることはすでにみてきた通りである。このような症例では、ゆっくり言語処理をおこなわせることが非常に有効である。例えばMarshall（1976）は失語症者の語想起においては、遅延反応をおこなわせることが最も効果的な"方略"であることを見出している。

遅延はどの程度の時間がよいか？ Schuellら（1964）は課題によっては60秒を示唆している。Brookshire（1971b）は物品の呼称課題で30秒遅延反応の場合が直後反応や5秒あるいは10秒遅延反応よりも成績が優れているのを見出しているが、呼称できる場合は通常10秒以内程度で反応することを認めている。言語過程に必要な遅延は30秒を越えることはほとんどないと思われる。したがって、患者から多数の反応をひき出すべきだとする刺激法の治療原則を考える場合に、30秒以上の遅延はとる必要がない。

理解課題において刺激と反応の間に挿入される時間遅延の効果は、明確なものではないようである。Schulte（1986）は10名の失語症者を対象にToken Testタイプの理解課題で、刺激を与えてから患者が反応のための選択肢を提示されるまでに、0、5、10、20秒の遅延を挿入し効果を調べている。その結果、理解に対する遅延条件の効果は、失語症者を全体的群としてみた場合、一貫性が見出せなかった。しかし被験者内の成績を条件間で比較するとある条件の場合はほとんど20％近く変化しており、より重度な患者の中には条件によっては遅延効果を示す者がいた。Schulteは、ある患者の場合は与えられた刺激をリハーサルする機構が貧困で把持能力が低下しているために、他の患者にとっては妨害となるかも知れない遅延の挿入が、反応前の処理を充分におこなうことを可能にし、促通効果をあげると思われると示唆している。こうしたことから、文理解における刺激提示と反応までの間の遅延の挿入は、一般的には明確な効果の予測因子とはならないが、一貫してその効果が得られる患者の場合には、有効な反応パラメータとなるであろう。

さらに、理解や表出を助けるものとしての遅延の使用に関して追加すると、遅延は反応過程の援助を目的として挿入されるが、ほかに把持能力を改善するためにも有効な方略である。患者によっては反応後、次の刺激を与えるのを遅くすると保続を減少させる有効な方略となる場合がある。San PietroとRigrodsky（1982）は文章完成、呼称、音読課題で、反応とつぎの刺激の間に挿入する遅延が1秒から10秒へと長くなると保続の出現

回数が減少するのを観察している。

遅延は患者が積極的に反応適切性を改善するのに使用することもできる（この問題に関しては結果／フィードバックの項でも検討する予定である）。Berstein-Ellisら（1987）は会話の流暢性が低下（口ごもり、修正、言いかえなどのために）した軽度失語症者に発話速度を下げるための速度調整板（Helm, 1979）を使用させたところ、統語的誤りや錯語が減少し、少ない発話量で伝達される情報は以前と同等かそれ以上の量となった。WhitneyとGoldstein（1989）は、発話が修正、くりかえし、明らかな休止などのために非流暢となる軽度失語症者3名を対象に上述の研究とは異なった技法を用いて、同じ結果を得ている。テープに録音した彼らの発話サンプルを聞かせて、発話の非流暢性の認識と同定を学習させた後、絵の叙述課題で、発話中に出現する非流暢性を聞き取り同定する訓練がおこなわれた。その結果、発話速度の低下、非流暢性の劇的な減少などがみられ、また途切れのない発話の長さの増大というかたちで結果が認められた。

最後に、刺激提示の時間関係が言語の処理過程と反応の正確性に影響すると思われる時間操作のしかたについて述べる。BrookshireとNicholas（1980）は、文の真偽を判定させる課題で、その文の重要部分が同時に提示された絵刺激との比較にもとづいて判定される場合、失語症者はこの発見し比較する方略を使用することを明らかにしている。すなわち、患者は文全体の意味を処理するのではなく、単に文中のキーワードと絵の中の要素とのマッチングをおこなうのである。したがって著者らは、患者に文の意味をもっと充分に理解させようとするためには、口頭での文と絵刺激の提示のしかたは同時ではなくて、離した方がよい（例えば、文を提示し、その後で絵を提示する）と示唆している。また、文の判定課題における刺激提示の方法として、もっとも利用可能なアプローチは指さしによる理解課題の方法（すなわち、文を提示し、その後選択肢となる絵を提示する）を適用することであろう。

反応特性

正確性は最も一般的に期待される反応特性であるが、他にも期待される反応特性がある。GreenとBoller（1974）は聴覚課題にほとんど正確には反応できない重度失語症者たちが次に示すようにしばしば、適切に反応できるのを確認している。すなわち、ドアを指すように求められたそれらの失語症者は部屋を見回わし、また、はい―いいえで答えるように命ぜられて首を振るといったように、未分化のレベルで理解している徴候を示した。このような症例の場合、反応の適切性は初期反応として期待される最も適切なものであろう。患者が比較的高いレベルの正確さで反応できるようになった場合は、反応の連続体の他方の極で自己修正、不完全、遅延、歪みなどの反応（これらの反応特性はPorchの多次元評価尺度に用いられており、詳細は本書のなかで論じられている）の減少を期待するのは適切であるといえよう。ここで重要なことは、期待される反応特性が正確さにだけ集中して考えられる必要はないということである。ある患者にとっては、高いレベルの正確性を反応特性として期待するのは困難で、低いレベルの反応を認めなければならないであろう。また正反応の出現率が高い患者の場合は、その多数の反応次元にそって反応を精密化する余地が残されているかもしれない。

結　果（フィードバック）

刺激法では刺激（先行事象）は患者が適切に反応する能力を促進させるかあるいはその可能性がある、治療系列の中の一部分であると考えられている。これは、反応の適切性の増加は基本的には、後続行動への結果のコントロールされた影響によるとするオペラント技法の考え方と対立している。しかしながら、先行事象は理論的には、刺激法による言語過程の変容にとって決定的なものであるが、患者に反応させる必要がないことを意味しているのではない。

先に掲げた治療原則のなかで、反応の正確性や適切性についてのフィードバックが必要に応じて与えられるべきであることが指摘されている。Boone（1967）は反応についてのフィードバックは、動機づけられていて（通常、そうだが）、目標反応を知っており、しかも目標に関係づけて自身の反応を評価できる患者にはあまり意味がないか不必要であろうと示唆している。この主張は、中

〜軽度の失語症者は絵の叙述を用いたコミュニケーション課題に失敗した場合、非失語の話し手がおこなうのと同じやり方で発話を修正するという研究結果にもとづいている。比較的稀ではあるが動機づけられていない症例の場合には、反応に基づいた報酬あるいは罰が必要である。しかし一般に、強化や報酬は失語症者の言語行動にはほとんど効果を及ぼさない（Brookshire, 1977）。動機づけられてはいるが反応が困難といった患者の場合には、反応の適切性を確認しあるいは目標と反応の近さについての情報を与えることは最も適切であろう。フィードバックが報酬、罰、確認、情報の提供のいずれであろうと、最重度失語症者は非言語的な学習課題で、反応とその結果のフィードバックの間に挿入された短い遅延効果に比較的感受性が高いとするBrookshire（1971a）の報告は、必要な場合に使用されるフィードバックは反応直後におこなわれるべきであることを示唆している。

患者の反応が不適切な場合、患者にそのことについての情報をどのように与えればよいであろうか? まず第一に、そのような情報は負の効果をもつものであってはならない。Stoicheff（1960）は患者が課題遂行中に、患者を落胆させるようなことばといっしょに"間違っています"というような自信をなくさせるコメントをおこなうことは、成績に有害な効果を及ぼすことを示唆している。第二に、Schuellら（1964）は臨床家が最もよくおかす誤りの1つは誤りを過度に修正したり、過度に説明することであり、不適切な反応が生じた場合おこなわれなければならないのはもっと刺激することであると考えている。この考え方を支持するものとして、HollandとSonderman（1974）は聴覚的理解力の改善を目ざした彼らの治療プログラムを評価して、患者に誤りを説明することは次の反応の助けにはならず、かえって混乱をひき起こすと考えている。この考え方に客観的な重みづけを加えるものとして、BrookshireとNicholas（1978）は失語症治療における臨床的交互作用を分析し、患者は先行の誤りを修正する説明を受けたあとで誤りをおかす傾向があることを指摘している。反応が適切であることを確認することは患者を勇気づけ、一般に臨床にとり入れてよい方法であると思われる。他方、反応の誤りについて説明したりそれを修正するといったフィードバックは、ほとんど効果がなく時間の浪費かもしれないし、また正反応の出現を妨げるものかもしれないことを心に留めながら、フィードバックは注意深くまた簡潔明瞭におこなわなければならない。

以上の反応についてのフィードバックの問題に加えて、言語治療時間中の一般的な勇気づけや自信を持たせるための働きかけは、勿論望ましいことである。Brookshire（1992）は患者の言語能力の進歩をグラフを用いてよくわかるように示すことの効果を支持している。そのようなフィードバック――患者が知る権利をもっている情報は別として――は動機づけや強化の機能を果たすことが多く、また特定の治療活動について検討しその活動を続行するか、変更するか、あるいは中止するかなどについての資料も提供し得るのである。

治療プログラムにおける段階の系列化
どこから治療を開始するか?

Schuellら（1964）は、治療は言語が崩壊しているレベルから開始し、徐々に難易度のレベルを上げていくのがよいと指摘している。BollingerとStout（1976）は治療における刺激の重要性を論じたなかで、言語治療は臨床家が出す手がかりに高度に依存した状態から、患者が言語処理の負荷をほとんど1人で負うような手がかりの少ない状態へと進めるべきであると示唆している。Brookshire（1992）は、治療を開始するレベルについてさらに詳細な示唆をおこなっているが、それらはつぎのようにまとめることができる。

1．言語治療は多少困難があるが完全には誤らないレベルから開始すべきである。このことによって、患者は自身の能力を越えたレベルでの活動を強いられることなく、自身の能力の近辺で活動することが保証される。

2．反応の60〜80％が即時正答である課題が治療を開始するレベルとして適切である。言いかえれば、反応の20〜40％以上が自己修正や遅延反応であってはならない。

3．課題はやさしすぎてもいけない。反応の90％以上が、治療が目標とする次元で完全に適切な反応になった場合は、難易度のレベルを上げるべきである。

治療を開始する適切なレベルの選択は、その患者の適切な基礎データに基づいておこなわなければならない。そのような情報がない場合は、われわれは選択した課題すなわち刺激が適切かどうかもわからずに治療を開始することになるであろう。基礎データは標準化されたテスト、患者自身の環境に対する患者の反応の系統的な抽出（これは治療の課題や刺激の設定にとって重要である）、刺激の変更が言語行動に及ぼす影響をみるための刺激の選択や刺激の変更の結果の精査（Hendrick et al., 1973)、などによって構成されるであろう。例えば標準化されたテストでは、患者は10個の物品の中から名前を言われた物品を認知する能力は非常によい（例えば、90％が正確な即答である）が、10個の選択肢のなかから物品の機能を聞いてその物品を認知する能力は、治療開始が適当と思われるレベル（例えば、50％が不正確な反応）よりも低いことを示すかもしれない。その後の評価でも物品の機能に関する成績は標準検査の結果を確認するかもしれないが、さらに精査を続けると選択肢が4個の場合には、同じ物品の機能に関する成績が治療に適切なレベル（例えば、20％の遅延か自己修正反応を含む80％の正確反応）に達している可能性も考えられる。このような基礎データは、聴覚能力を刺激するための適切な治療開始レベルの設定を可能にし、治療に使用される刺激や反応様式の條件を明確にし、さらに治療で次の段階を構造化するにあたっての方向を与えてくれるであろう。基礎データはまた、治療効果と比較するための治療前の能力についてのデータを提供する点でも重要である。

目標達成の規準

使用される課題や刺激を設定し、適切な目標行動すなわち反応特性を決定した後には、各課題についてつぎの段階に進んでよいとする成績の規準を決定しなければならない。この規準が達成された場合はこの段階での課題はもはや必要がなく、患者はより困難なレベルの課題に移行する準備ができていると推定してよい。経験豊かな臨床家の間では通常、目標行動の90％が達成されるレベルの規準とするのが適当とする点で意見が一致している（Brookshire, 1992 ; LaPointe, 1977）。LaPointeは、反応が定着したと断言するためには、その規準が3回の連続した治療セッションで維持されるべきだとし、また患者の成績が多数の治療セッションで規準以下のレベルにとどまっている場合は、その課題を中止しもう少しやさしいものに変更すべきだと示唆している。

刺激法とプログラム学習法の関係

今までに述べてきた治療計画に関する検討事項のなかには、刺激や反応について検討した研究や報告、反応の強化のしかた、治療開始レベルの決定、治療活動の進め方などが含まれている。また基礎データの収集や、治療の段階を進めるために必要な成績の規準の設定の問題についても検討してきた。これらの考察はすべて治療のためのプログラム学習法と密接に関連しているということができる。治療のための刺激法とプログラム学習法は典型的に対立した治療法であると思われていた（例えば、Darley, 1975 ; Sarno, 1974を参照）ので、上述のような表現はいくらか驚きをもって受けとめられるかもしれない。オペラント条件づけによるプログラム学習法は、行動変容の基本的因子として結果を重視するため、刺激法とは異なっているが、刺激法と一般的なプログラム学習の原則を適用した治療法をお互いに両極端に位置する治療法と考えるのは妥当とは思われない（LaPointe, 1978b）。Schuellの業績を注意深く読んでみると、彼女がいう治療に関する原則や指摘は、プログラム化という厳密で系統的な方法とかなり両立し得ることがわかる。現実に則した目標を立てる、患者の成績が崩壊するレベルを見極める、多数の反応をひき出す、系統的に働きかける、特定の技法が無効な場合は捨てるなど、Schuellが主張している諸点は系統的で行動的なプログラム化したアプローチが提供し得る事柄である。こうした観点からみると、刺激法を系統的に実行するための道具としてプログラム化を考えるのが最も適切と思われる。治療のプログラム化が特に優れている面は、治療を分折によって再現可能性、利用可能性のあるものとする責任と潜在能力にある（Holland, 1975 ; Lapointe, 1983）。LaPointe（1977）のBase-10 Programmed StimulationやBollingerとStout（1976）のResponse-Contingent Small-Step Treatmentは刺激法とプログラム法による方法とを両立させるもので、臨床的に適用

可能なすぐれた例である。

訓練課題の例

先に述べた治療計画に関する討議のなかには、治療に適用可能な課題や技法について多数の示唆が含まれていた。ここでは持定の治療目漂にそって課題例を示す予定である。ここに示した課題例は失語症者の治療に適切と考えられ、それらに対する成功度は患者によってさまざまで、一定していないだろう。しかしこれらの課題例は特定の患者に対する処法箋ではあり得ないし、また推薦できる課題例ということもできない。なぜなら、現在のわれわれの知識の状態からすれば、個々の患者にとって最適な課題や技法が何であるかを真に予見する方法をわれわれはもっていないからである。

課題例は聴覚過程を強調したものになっているが、これは刺激法の考え方と一致している。口頭表出を求める課題例も多数提示されているが、そのなかの多くの課題には聴覚的入力が関わっている。また聴覚的理解課題や口頭表出課題のほとんど全部が簡単に読み・書きの課題に利用できると考えてよいが、他に読み・書きのための独自の課題例も少数ではあるが提示されている。ここで提示した課題列は難易度の幅が広くなっており、軽度障害から重度障害までの患者に適用可能と思われる。また課題例は非常に容易と思われるものからもっとも困難と思われる課題への順で提示されているが、読者はここでの難易度の順位が、個々の患者の多様性を考慮すると、おそらく臨床経験に合わない場合があることに注意していただきたい。難易度のレベルは課題を変えることによって変更することができるが、また単に特定の刺激要因の変更、あるいは与えられた課題における刺激と反応の関係の変更によってもそれが可能である点に注目することが重要である。例えば指さしで反応する聴覚的理解課題では反応選択肢の数を増加することによって、著しく難易度を上げることが可能である。

以下に示す課題例の多くは、次ぎに列挙した諸研究において示唆されている方法から得られたものである。すなわち、Brookshire (1992); Darley (1982); KearnsとHubbard (1977); LaPointe (1978a); Rosenbek et al. (1989); Schuell (1953a); Schuell et al. (1955, 1964)。また、残りのほとんどの課題例は長年、広範囲に使用されているためその出典は明らかではない。

聴覚能力を強化する課題
指さし課題

これらの課題は聴覚情報を与えて単純な指さしによる同定反応を求めるものである。反応の運動面が簡単であるため、患者は聴覚情報の受容、処理、把持などに集中することができると思われる。これらの課題やその他の多くの聴覚的理解課題の難易度のレベルは、本章で前述した多数の刺激要因（発話速度、休止、強勢、反応選択肢の類似度や数、視覚的手がかり、統語上の複雑さなど）を変えることによって変化させることができる。これらの課題の多くは指さしというジェスチャーではなく、口頭反応を求めることによって話しことばの訓練に使用することもできる。課題例はつぎの通りである。

1．名称を言われた項目（絵または実物）を指さす。
2．用途や機能について述べられた項目を指さす（"書く時に使うものを指さして下さい"）。
3．文を完成させるために文末の空白部分に対応する項目を指さす（"Please pass the bread and ──"）。
4．質問の答に該当する項目を指さす（"台所に何がありますか"──ストーブ）。類似の課題をさらに複雑にするには、文やパラグラフを与え、それに基づいての質問に対する反応を求める方法が考えられる。
5．口頭で与えられた2個以上の項目を指さす（"本を指さしてからペンを指さして下さい"あるいは"本と櫛を指さして下さい"）。
6．文によって説明された項目を2個以上指さす。
7．述べられた文に最もよく合う項目を指さす（"その人たちは非常に忙しい"──家を建てている人の絵がある）。
8．その名前の綴りを口頭で言い、該当する項目を指さす。

9．複雑さを変化させるためにさまざまな語で述べられた項目を指さす（"大きな白い丸を指さして下さい" あるいは "長くて銀色をした尖ったものを指さして下さい" ——ナイフ）。

指示に従う

この課題では患者の聴覚的理解力の柔軟さと複雑さがより強く要求される。

1．1個の動詞による教示に従う（"ペンをとって下さい"）。
2．2個の実物を用いた位置関係を含む教示に従う（"コーヒー茶碗の前に鉛筆を置いて下さい"）。
3．2個の動詞による教示に従う（"コーヒー茶碗を指さしてから消しゴムをとって下さい"）。
4．2個の動詞を用いた時間的制約がある教示に従う（"1セント銅貨にさわる前にスプーンをとって下さい"）。

質問に対する "はい—いいえ" 応答と内容の正誤の判定

この方法では難易度に柔軟に対応でき、成績に影響する視覚障害の効果を減じることも可能である。また刺激材料を直接身のまわりにあるもの以外にも拡大することができる。反応は単純な言語反応か非言語反応でよい。

1．一般的な情報についての質問（"ケネディは1861年に大統領でしたか"）。
2．音韻の弁別を要求する質問（"Do people wear shoes and blocks on their feet?"）。
3．意味の弁別を要求する質問（"あなたは1本のタイヤで車を発進させますか"）。
4．絵についての質問（"少年は歩いていますか" ——少年が走っている絵）。
5．言語把持が要求される質問（"牛、馬、犬、木、ライオンはみんな動物ですか"）。
6．先行の文やパラグラフについての質問（"私は泳いだりテニスをしたり野球を見たりするのが好きです。私はフットボールをするのが好きだと言いましたか"）。
7．上記の質問例は文やパラグラフの内容の正誤を判定させる課題に変更することができる。この場合、患者は種々の内容についてその正誤を判定するように求められる（"ケネディは1861年に大統領でした"、"牛、馬、犬、木、ライオンはみんな動物です" など）。

反応の切り換え

ここで述べる課題では、患者は項目ごとに反応のしかたを切り換えることが要求されているので、各試行ごとに課題の性質についての注意集中が必要となる。こうした訓練は、前述の聴覚課題を単純に結びつけたものだけでも可能だが、発話、読み、書き能力が要求される課題例も利用できるであろう。例えば反応の切り換えの訓練には次の項目を連続的に用いるのもよい。

1．ドアを指さして下さい。
2．コーヒー茶碗をとって下さい。
3．床は天井よりも低いですか。
4．あなたの名前の綴りを言って下さい。
5．今日は気分はいかがですか。
6．コーヒー茶碗をとって下さいと私はあなたにお願いしましたか。
7．これを読んでそこに述べられている通りのことをして下さい。

口頭表出能力と聴覚能力を強化する課題
復唱課題

この課題では聴覚情報を受容、把持し、さらにその情報を口頭でくりかえす能力が要求される。この場合、聴覚的理解が可能であれば成績が促進されるが、ここでは必ずしも必要ではない。最少限必要なのは語の回収過程である。

1．単語の復唱。
2．句の復唱（"家で" "浜辺で" "店に" "黒と白" "靴と靴下"）。
3．単語系列の復唱（"本—机" "1セント銅貨—鍵—ナイフ" "長い—下—赤ちゃん—鉛筆"）。
4．型にはまった表現あるいは日常よく使われる句の復唱（"Where are you going?" "What time is it?" "Please pass the salt" "How are you?"）。
5．対応する絵を併用しての文の復唱と絵なしでの文の復唱（"少女は少年を追いかけています" "猫が木の上にいます"）。

文あるいは句の完成

この課題は、復唱課題の場合よりも聴覚的理解と語の回収過程が必要となり、聴覚的把持は復唱課題の場合よりも必要としない。この課題は、多

くの失語症者にとって単語の復唱よりも困難であるが、聴覚的入力がない単語の想起課題よりも容易である。
1. 想起すべき語の予測性のレベルをいろいろに変化させた名詞を用いて文を完成させる（"Please pass the salt and——" "Throw me the——" "Read a——" "Buy me some——"）。
2. 動詞を用いて文を完成させる（"I use a fork for——" "I use a paint brush for——"）。
3. 対になった語を用いて文を完成させる（"Black and——" "Hot and——" "Salt and——"）。

語の連想
この課題には聴覚的理解が必要であるが把持はそれ程必要ではない。最も必要なのは語の回収過程である。
1. 口頭で反対語を言う（例、暑い－寒い、夜－昼、速い－遅い）。
2. 同韻語を言う——臨床家が単語を言い、患者はそれの同韻語を言う（例、hot-pot）。
3. 語列挙／短時間の語想起——臨床家がアルファベットの中の1文字、日常的な語のカテゴリー名（例、着物、スポーツ）あるいは概念（例、休暇にすること、巻くことができる物）を言い、患者はできるだけ多くの求められた語を言う。
4. 同義語を言う（例、"「車」と同じ意味の語を言って下さい"）。

Wh—疑問文に答える
この課題では常になんらかの聴覚的理解が要求され、同時に把持力もかなり必要となる。語の回収と文の構成力が最も要求される課題である。
1. 事前に模倣をおこなったり、手がかりとなる質問が与えられた後で質問に答える（臨床家が"電話に出て下さい"と言い患者がそれを模倣する。次に臨床家が"私は何をしなければならないでしょうか"と尋ね、患者は"電話に出て下さい"と言う）。
2. モデルとなる文が提示された後、質問に答える（臨床家が言う——"少年は映画に行きました。" "少年は何をしましたか"）。
3. 日常会話でよく使う質問に答える（"おいくつですか" "御気分はいかがですか"）。
4. 文や物語文を聞いた後に質問に答える（例、"ジョンはそこにいました。ジョンはメアリーにころばされました。そこにいたのは誰ですか"）。
5. 一般的な質問に答える（"おなかが空いた時にはどうしますか" "アメリカの大統領は誰ですか" "今日はここにどのようにして来られましたか"）。レベルの高い患者には長い反応が必要な質問をするとよい（"パンクしたタイヤをどのようにして取り換えますか" "ここから——に行くにはどのように行けばよいですか"）。

与えられた単語を使って文を言う
この課題では聴覚的入力の過程はあまり関与せず、語想起と文構成の能力が最も要求される。
1. 種々の品詞、時制の語などを使用して文を言う（put, how, television, red, running, bigger, given）。
2. 語の定義をおこなう。
3. 文頭（あるいは文末）の語あるいは句を与えられて文を言う（I eat, when, if, she）。

内容を言う
この課題では、理解や把持力がかなり要求され、また語想起と文構成の能力が最も要求される。
1. 物語文を聞いてその内容を言う。
2. ラジオを聞いたりテレビを見たりしてその内容を言う。
3. よく知られている物語を話す。

自発的に話す課題と会話場面での口頭表出
この課題では、患者に課題についての説明以外は、意図的には聴覚的入力を用いない。患者を内容に集中させ語想起を助けるために、他の刺激を使用することもできる。しかし最も要求されるのは、語想起と文構成に関する能力である。さらに、自然に生じる聴覚的手がかりや状況による手がかりを利用する能力もしばしば必要となる。
1. 絵の呼称。
2. 物品の機能についての説明。
3. 絵の情景についての説明。
4. 絵にある物品や情景についての叙述（物品の用途、物品の物理的特徴、関連する状況や人間などについてできるだけたくさん話すように促す）。
5. 臨床家がおこなう動作の説明（臨床家が2つの絵を指さす——患者はその動作を説明する。

また他の例としては、臨床家が1つの物品に触り、その物品のそばに他の物品を置く。ついでその2番目の物品の上にはじめの物品をのせる——患者は臨床家の動作が完了したらそれらについて説明する）。
6. 特定の話題について1人あるいは複数の人との会話。
7. 特に話題を限定しないでおこなう、1人あるいは複数の人との自由な会話。

読み書きの能力に関連する課題
読む課題
聴覚的入力に関連するものとしてすでに述べた課題は、ほとんどすべて書字による入力を使用することによって簡単に読みの課題に利用できる。次に示す課題はその追加であり、読みの能力にだけ関わるものである。
1. 絵と文字による単語、句、文のマッチング（読みの速度を上げるために刺激提示時間を徐々に短くしていく）。
2. 臨床家が言った文字を選択肢のなかから選んで指さす。
3. 文字の音読。
4. 臨床家と斉唱のかたちでの音読。その際読みの速度を徐々に上げたり、臨床家の言う部分を減少させていく。
5. 文中の空白になった部分に対応した単語を選択肢のなかから選ぶ（"They went to the movies last (day, night, show, fight)" "John is (to, went, going, come) in a little while"）。
6. 文や物語文を黙読し、つづいてその内容についての質問に答える。
7. 物語文を音読し、つづいてその内容について話す。

書く課題
聴覚能力の訓練や口頭表出の訓練のための例題の多くは、ジェスチャーや口頭で反応させるかわりに書字反応をおこなわせるだけで書字の訓練に適用することができる。次に示す例題はその追加であり、書字訓練にだけ関わるものである。
1. 図形、文字、単語の模写。
2. 文字の書取り。
3. 文字を1個ずつ与えての単語の書取り。
4. 名前、アルファベット文字、1〜10の数字など病前よく書いたものを書く。
5. 書字による刺激のなかの空白部分に文字あるいは単語を入れる。その場合、絵を同時に提示する場合と提示しない場合とがある（例、He is reading a——; b—ok）。
6. 臨床家が物語文を読んで聞かせ、患者はそのなかの重要な部分を書き出す。またその書き取ったノートを利用して物語の内容を書く。

刺激法の効果

治療における刺激法の効果について、単に経験に基づいてそれを言うことは困難である。また失語症を群として扱った治療効果に関する研究や、個々の症例で治療効果をみた報告などのすべてをここに概観することは本章の主旨からみて適当と思われず、また得るところも少ないであろう（治療効果の研究や治療効果の評価に関する問題はDarley, 1972, 1975, 1982の概説やRosenbek et al., 1989の広範な概説を参照されたい）。しかしながら、失語症全般にみられる傾向としての治療効果、特に刺激法の効果に関するいくつかの報告を述べることは、現在の治療技術の状態をふり返ってみるために役立つと思われる。

どの研究も単独では治療効果を明確には"証明"し難い（Holland, 1975）が、有能で積極的な失語症臨床家や神経学者による概説や臨床観察の報告は、普遍的とは言えないまでも、言語治療は失語症者に有効であると、注意深くしかし自信に満ちた結論を導き出している（例えば、Benson, 1979；Darley, 1977, 1979, 1982；Helm-Estabrooks, 1984；Wertz, 1983, 1991などを参照されたい）。今日、多数のグループ研究や単一事例による治療研究などから蓄積された結果は、少なくとも"われわれ臨床家はある失語症者には役立つことをおこなっているとしてよい豊富な証拠がある"（Wertz, 1991, p.318）という結論を正当化している。

失語症治療全般について知識をもたないわれわれが、刺激法の効果についてどんなことを知っているといえるだろうか。われわれはSchuellやその

共同研究者たちが、不可逆性（重度）失語症候群を除けば刺激法は効果があると信じ、またそうした観察の結果を報告していることを知っている。刺激法を用いて多くの臨床家もまた、測定可能な進歩が認められることを報告している（最近のもので刺激法の効果を比較的明確に示したものとして Basso et al., 1979; Marshall et al., 1989; Poeck et al., 1989; Shewan & Kertesz, 1984; Wertz et al., 1981; Wertz et al., 1986の研究がある）。

刺激法は広く使用されているために、他の治療アプローチよりもその効果について広範に研究されている可能性がある（しかし治療方法が充分に特定されている場合は稀であるから、治療効果があったとする研究のほとんどが刺激法の効果によるとするのは推測に過ぎない）。したがって、言語治療は一般的に有効であるとする結論は、その多くの例が刺激法を使用しているか、あるいはおそらく使用していると思われる研究に基づいてなされている。さらに悲観的にみれば、治療効果の有効性を証明できない研究の多くも刺激法に基づいているといわざるを得ない。しかしながら、そのような不明確性は治療そのものよりも治療についての研究の手続きに原因があると思われる。全体的に見ると刺激法による治療効果に関する研究は不明瞭な結論よりも明確な結論を得ているものの方が多く、そしてそれらの結論とは、この治療法が多くの失語症者のコミュニケーション能力の改善に有意に正の効果を及ぼすということである。

将来の展望

刺激法の将来像はどのように考えられるであろうか。こうした質問に答えるのは回答者の偏見や誤解にもとづく危険があり、また新しい治療法の流行や刺激法以外の治療法の進歩の程度、あるいは研究の続行によって刺激法の有効性が変化する可能性などの面からも、この質問に回答するのは危険がある。われわれは心の中にこうした危険な落とし穴を秘めながら、刺激法の将来についてつぎの3つの質問をなげかけることができるであろう。すなわち、われわれは刺激法の効果やそのダイナミックスについて、これからさらに理解を進めることができるであろうか。刺激法は変化するだろうか。われわれは刺激法を他の治療法と関連づけてどのように理解し使用することができるであろうか。次にこれらの疑問について検討しよう。

刺激法の効果と、その効果を説明するダイナミックスについて、われわれはさらに理解を深めることができるだろうか。刺激法についてのわれわれの理解がさらに進むだろうという予測を可能にする多くの根拠がある。まず第1は最近の数年間、失語症臨床家は失語症治療の効果の有無を証明するという公約をしていることがあげられる。第2はわれわれが治療効果を明らかにしようとする試みでおかす欠点の多くが、治療効果に関する研究でとり上げられている変数とともに明らかになったことである。第3は測定の道具がより感受性の高いものになり、また信頼性が高まっていることである（例えばPICA）。第4にわれわれはより明確に治療のダイナミックスを特に単一事例研究によって特定し研究しはじめていることである。その結果、われわれはやがて何が治療効果で何が環境による変化かをより正確に知ることができるであろう。第5にわれわれは非治療条件のもとで失語症者の成績に影響する刺激要因について実際的な資料を得ているが、治療中におこなう刺激操作の特定的な効果はほとんどわかっていない。すなわち、ただ1回の非治療研究において、特定の刺激条件のもとで成績が改善されるのを単独に観察しただけでは、治療においてその刺激因子を使用したことが特定の言語課題内であるいはその課題を越えて、短期、長期的に言語が改善した原因になったという証明にはならないだろう。われわれの知識のこのギャップは本章において概説した多数の刺激因子についてもいえることであり、またこのギャップは刺激法によって言語改善がひき起こされるためには一般的な刺激か特定刺激、あるいはその両方のいずれが重要であるかという疑問の核心とも関連している。われわれは治療において多数の刺激要因の効果を調べることができる立場にあり、これらの問題は将来において探求されるであろうと思われる。最後に、談話、会話、自然なコミュニケーションに影響する刺激要因やその他の要因はますます注目を集めつつある。こう

した努力が日常生活のコミュニケーションにおいてもっとも大きなインパクトをもつと思われる刺激要素、それ故われわれが治療する患者にとってもっとも意味がある刺激因子を、同定するのに役立つはずである。

　刺激法は変化するだろうか。おそらく基本的なところでは変化しないであろう。刺激法の主要な原則や治療技法は充分に検討され、ほぼ一貫して使用されており、刺激法はこのように古くからすでに確立された方法であるから、大きな変更が加えられることは考えられないだろう。重要な部分がこの技法の基本からはずれていたら、それは新しいアプローチであり、新しい名前がつけられ、刺激法とは別のものとして研究され使用される技法となるであろう。本書に掲載されているいくつかの章はこうした傾向を反映し、それぞれの主張に従って刺激法からはずれてしまっていることを示している。

　刺激法に期待できる変化は、成績に影響する刺激要因と影響しない刺激要因についてのわれわれの理解をさらに明確化することである。またすでに述べたごとく治療においてそうした知識を選択的にあるいは効果的に使用するわれわれの能力の増大も期待される変化であろう。こうした変化が急速にしかも多数おこり、治療の全体的効果を顕著に改善してくれることを望みたい。しかしそうした変化はおそらく、ゆっくりと進み、苦心を重ねながら獲得されるものであろう。たしかにこうした変化には多数の研究者たちが失語症の本質の理解に寄せる関心とともに、失語症の効果的な治療にも関心を持ち、努力を重ねることが要求されるであろう。

　最後にわれわれは刺激法を他の治療法と関連づけてどのように理解し、使用することができるであろうか。この質問には、今まで他の治療法との効果の比較がほとんどおこなわれてこなかったため、どう答えるべきか方法を知らない。この原因の少なくとも1部分は、過去の膨大な努力が、失語症治療は全般的にみて効果があることを明確にし、また新しい技法を開発してそれらの効果についての基本的なデータを得るため費やされてきたことによっている。もう1つの理由はSarno (1981)がつぎに述べているように治療法間の比較研究がもっと行われない限り、本当には明らかにならないということである。彼女は、"治療法についての研究やわれわれの現在の治療法についての知識レベルに関連して治療技法の問題をみると、今まで治療技法間の比較研究がほとんどおこなわれてこなかったというのがおそらく適切であろう"と述べている (p.512)。こうした過去における傾向と現在も存続している方法論的な問題があるが、今後も比較研究がおこなわれなければわれわれは何をもって誰に働きかけたら最も効果があるかを学ぶことはできず、また"古くて親しみ深い"単一の治療技術だけを使用して満足しているか、でなければ退屈と欲求不満と気まぐれのために、1つの技法からつぎの技法へと手あたり次第に治療技法を使用することになるであろう。治療技法の比較に関して多数の疑問がある。すなわち、最終の回復レベルに達するのに必要な時間、経費、専門家あるいは家族に要求される条件などは治療技法によってどのように異なるであろうか。特定の重症度レベルあるいは特定の失語型の患者に使用する最も優れた治療技法は何であろうか。治療法によって発症後早期に効果があるもの、あるいは後期になって効果があるものといった違いがあるのであろうか。いくつかの技法を一緒に使用すると言語改善が強化されるであろうか。またある技法は、効果をあげるためにはそれを単独で使用すべきといった技法があるだろうか。

　以上の質問のうちのいくつかは5～10年後には答えが得られるかも知れない。現在使用されている多数の治療技法は、理論的にまたデータに基づいてその臨床使用の有効性を決定するためには、こうした回答がもっと増加することが必要であろう。さらに加えて、刺激法が他の技法よりも効果があることがもっと明確になれば、治療技法間の比較研究がもっと頻回におこなわれるようになるかも知れない。事実、われわれは他の治療技法の有効性が測定される場合、刺激法がその比較の規準となるであろうと考えている。

References

Albert, M. L. (1976). Short-term memory and aphasia. *Brain and Language, 3*, 28-33.

Albert, M. L., and Bear, D. (1974). Time to understand: A case study of word deafness with reference to the role of time in auditory comprehension. *Brain, 97*, 373-384.

Ansell, B. J. (1991). Slow-to-recover brain-injured patients: Rationale for treatment. *Journal of Speech and Hearing Research, 34*, 1017-1022.

Ansell, B. J., and Flowers, C. R. (1982a). Aphasic adults' understanding of complex adverbial sentences. *Brain and Language, 15*, 82-91.

Ansell, B. J., and Flowers, C. R. (1982b). Aphasic adults' use of heuristic and structural linguistic cues for sentence analysis. *Brain and Language, 16*, 61-72.

Armus, S. R., Brookshire, R. H., and Nicholas, L. E. (1989). Aphasic and non-brain-damaged adults' knowledge of scripts for common situations. *Brain and Language, 36*, 518-528.

Barton, M., Maruszewski, M., and Urrea, D. (1969). Variation of stimulus context and its effect on word finding ability in aphasics. *Cortex, 5*, 351-365.

Basso, A., Capitani, E., and Vignolo, L. A. (1979). Influence of rehabilitation on language skills in aphasic patients: A controlled study. *Archives of Neurology, 36*, 190-196.

Baum, S. R. (1989). On-line sensitivity to local and long-distance syntactic dependencies in Broca's aphasia. *Brain and Language, 37*, 327-338.

Baum, S. R., Daniloff, J. K., Daniloff, R., and Lewis, J. (1982). Sentence comprehension by Broca's aphasics: Effects of some suprasegmental variables. *Brain and Language, 17*, 261-271.

Benson, D. F. (1979). Aphasia rehabilitation (editorial). *Archives of Neurology, 36*, 187-189.

Benton, A. L., Smith, K. C., and Lang, M. (1972). Stimulus characteristics and object naming in aphasic patients. *Journal of Communication Disorders, 5*, 19-24.

Berstein-Ellis, E., Wertz, R. T., and Shubitowski, Y. (1987). More pace, less fillers: A verbal strategy for a high-level aphasic patient. In R. H. Brookshire (Ed.), *Clinical aphasiology*, (Vol. 17, pp. 12-22). Minneapolis, MN: BRK.

Birch, H. G., and Lee, M. (1955). Cortical inhibition in expressive aphasia. *A.M.A. Archives of Neurology and Psychiatry, 74*, 514-517.

Bisiach, E. (1966). Perceptual factors in the pathogenesis of anomia. *Cortex, 2*, 90-95.

Blumstein, S. E., Goodglass, H., Statlender, S., and Biber, C. (1983). Comprehension strategies determining reference in aphasia: A study of reflexivization. *Brain and Language, 18*, 115-127.

Blumstein, S. E., Katz, B., Goodglass, H., Shrier, R., and Dworetsky, B. (1985). The effects of slowed speech on auditory comprehension in aphasia. *Brain and Language, 24*, 246-265.

Blumstein, S. E., Milberg, W., and Shrier, R. (1982). Semantic processing in aphasia: Evidence from an auditory lexical decision task. *Brain and Language, 17*, 301-315.

Boller, F., Vrtunski, B., Patterson, M., and Kim, Y. (1979). Paralinguistic aspects of auditory comprehension in aphasia. *Brain and Language, 7*, 164-174.

Bollinger, R. L., and Stout, C. E. (1976). Response-contingent small-step treatment: Performance-based communication intervention. *Journal of Speech and Hearing Disorders, 41*, 40-51.

Boone, D. R. (1967). A plan for the rehabilitation of aphasic patients. *Archives of Physical Medicine and Rehabilitation, 48*, 410-414.

Boone, D. R., and Friedman, H. M. (1976). Writing in aphasia rehabilitation: Cursive vs. manuscript. *Journal of Speech and Hearing Disorders, 41*, 523-529.

Bottenberg, D., Lemme, M., and Hedberg, N. (1987). Effect of story on narrative discourse of aphasic adults. In R. H. Brookshire (Ed.), *Clinical Aphasiology*, (Vol. 17, pp. 202-209). Minneapolis, MN: BRK.

Boyle, M., and Canter, G. J. (1986). Verbal context and comprehension of difficult sentences by aphasic adults: A methodological problem. In R. H. Brookshire (Ed.), *Clinical aphasiology* (Vol. 16, pp. 38-44). Minneapolis, MN: BRK.

Brenneise-Sarshad, R., Nicholas, L., and Brookshire, R. H. (1991). Effects of apparent listener knowledge and picture stimuli on aphasic and non-brain-damaged speakers' narrative discourse. *Journal of Speech and Hearing Research, 34*, 168-176.

Bricker, A. L., Schuell, H., and Jenkins, J. J. (1964). Effect of word frequency and word length on aphasic spelling errors. *Journal of Speech and Hearing Research, 7*, 183-192.

Brookshire, R. H. (1971a). Effects of delay of reinforcement on probability learning by aphasic subjects. *Journal of Speech and Hearing Research, 14*, 92-105.

Brookshire, R. H. (1971b). Effects of trial time and inter-trial interval on naming by aphasic subjects. *Journal of Communication Disorders, 3*, 289-301.

Brookshire, R. H. (1972). Effects of task difficulty on the naming performance of aphasic subjects. *Journal of Speech and Hearing Research, 15*, 551-558.

Brookshire, R. H. (1974). Differences in responding to auditory materials among aphasic patients. *Acta Symbolica, 5*, 1-18.

Brookshire, R. H. (1976a). The role of auditory functions in rehabilitation of aphasic individuals. In R. T. Wertz and M. Collins (Eds.), *Clinical Aphasiology Conference proceedings 1972*. Madison, WI: Clinical Aphasiology Conference.

Brookshire, R. H. (1976b). Effects of task difficulty on sentence comprehension performance of aphasic subjects. *Journal of Communication Disorders, 9*, 167-173.

Brookshire, R. H. (1977). A system for coding and recording events in patient-clinician interactions during aphasia treatment sessions. In M. Sullivan and M. S. Kommers (Eds.), *Rationale for adult aphasia therapy*. Omaha, NE: University of Nebraska Medical Center.

Brookshire, R. H. (1992). *An introduction to neurogenic communication disorders* (4th ed.). St. Louis, MO: Mosby Year Book.

Brookshire, R. H., and Lommel, M. (1974). Perception of sequences of visual temporal and auditory spatial stimuli by aphasic, right hemisphere damaged, and non-brain-damaged subjects. *Journal of Communication Disorders, 7*, 155-169.

Brookshire, R. H., and Nicholas, L. E. (1978). Effects of clinician request and feedback behavior on responses of aphasic individuals in speech and language treatment sessions. In R. H. Brookshire (Ed.), *Clinical Aphasiology Conference proceedings*. Minneapolis, MN: BRK.

Brookshire, R. H., and Nicholas, L. E. (1980). Sentence verification and language comprehension of aphasic persons. In R. H. Brookshire (Ed.), *Clinical Aphasiology Conference proceedings*, Minneapolis, MN: BRK.

Brookshire, R. H., and Nicholas, L. E. (1981). Verification of active and passive sentences by aphasic and monoaphasic subjects. *Journal of Speech and Hearing Disorders, 23*, 878-893.

Brookshire, R. H., and Nicholas, L. E. (1984). Comprehension of directly and indirectly stated ideas and details in discourse by brain-damaged and non-brain-damaged listeners. *Brain and Language, 21*, 21-36.

Cannito, M. P., Jarecki, J. M., and Pierce, R. S. (1986). Effects of thematic structure on syntactic comprehension in aphasia. *Brain and Language, 27*, 38-49.

Cannito, M. P., Vogel, D., and Pierce, R. S. (1989). Sentence comprehension in context: Influence of proper visual stimulation? In T. E. Prescott (Ed.), *Clinical aphasiology*, (Vol. 18, pp. 433-446). Boston, MA: Little, Brown.

Caplan, D., and Evans, K. L. (1990). The effects of syntactic structure on discourse comprehension in patients with parsing impairments. *Brain and Language, 39*, 206-234.

Caramazza, A., and Berndt, R. S. (1978). Semantic and syntactic processes in aphasia: A review of the literature. *Psychological Review, 85*, 898-918.

Caramazza, A., Berndt, R. S., and Brownell, H. H. (1982). The semantic deficit hypothesis: Perceptual parsing and object classification by aphasic patients. *Brain and Language, 15*, 161-189.

Caramazza, A., and Zurif, E. B. (1976). Dissociation of algorithmic and heuristic processes in language comprehension: Evidence from aphasia. *Brain and Language, 3*, 572-582.

Chenery, H. J., Ingram, J. C. L., and Murdoch, B. E. (1990). Automatic and volitional semantic processing in aphasia. *Brain and Language, 38*, 215-232.

Chieffi, S., Carlomagno, S., Silveri, M. C., and Gainotti, G. (1989). The influence of semantic and perceptual factors on lexical comprehension in aphasic and right brain-damaged patients. *Cortex, 25*, 592-598.

Clark, A. E., and Flowers, C. R. (1987). The effect of semantic redundancy on auditory comprehension in aphasia. In R. H. Brookshire (Ed.), *Clinical aphasiology*, (Vol. 17, pp. 174-179). Minneapolis, MN: BRK.

Corlew, M. M., and Nation, J. E. (1975). Characteristics of visual stimuli and naming performance in aphasic adults. *Cortex, 11*, 186-191.

Correia, L., Brookshire, R. H., and Nicholas, L. E. (1989). The effects of picture content on descriptions by aphasic and non-brain-damaged speakers. In R. H. Brookshire (Ed.), *Clinical aphasiology* (Vol.18, pp. 447-462). Boston, MA: Little, Brown.

Correia, L., Brookshire, R. H., and Nicholas, L. E. (1990). Aphasic and non-brain-damaged adults' descriptions of aphasia test pictures and gender-based pictures. *Journal of Speech and Hearing Disorders, 55*, 713-720.

Crosky, C.S., & Adams, M.R. (1969). A rationale and clinical methodology for selecting vocabulary stimulus material for individual aphasic patients. *Journal of Communication Disorders, 2,* 340–343.

Curtiss, S., Jackson, C. A., Kempler, D., Hanson, W. R., and Metter, E. J. (1986). Length vs. structural complexity in sentence comprehension in aphasia. In R. H. Brookshire (Ed.), *Clinical aphasiology* (Vol. 16, pp. 45–53). Minneapolis, MN: BRK.

Darley, F. L. (1972). The efficacy of language rehabilitation in aphasia. *Journal of Speech and Hearing Disorders, 37,* 3–21.

Darley, F. L. (1975). Treatment of acquired aphasia. In W. J. Friedlander (Ed.), *Advances in neurology* (Vol. 7). New York: Raven Press.

Darley, F. L. (1976). Maximizing input to the aphasic patient. In R. H. Brookshire (Ed.), *Clinical Aphasiology Conference proceedings.* Minneapolis, MN: BRK.

Darley, F. L. (1977). A retrospective view: Aphasia. *Journal of Speech and Hearing Disorders, 42,* 161–169.

Darley, F. L. (1979). Treat or neglect. *ASHA, 21,* 628–631.

Darley, F. L. (1982). *Aphasia.* Philadelphia, PA: W.B. Saunders.

Darley, F. L., Sherman, D., and Siegal, G. M. (1959). Scaling of abstraction level of single words. *Journal of Speech and Hearing Disorders, 2,* 161–167.

Davis, G. A. (1983). *A survey of adult aphasia.* Englewood Cliffs, NJ: Prentice-Hall.

Deloche, G., and Seron, X. (1981). Sentence understanding and knowledge of the world: Evidence from a sentence-picture matching task performed by aphasic patients. *Brain and Language, 14,* 57–69.

DeRenzi, E., and Vignolo, L. A. (1962). The Token Test: a sensitive test to detect receptive disturbances in aphasics. *Brain, 85,* 665–678.

Duffy, J. R., and Watkins, L. B. (1984). The effect of response choice relatedness on pantomime and verbal recognition ability in aphasic patients. *Brain and Language, 21,* 291–306.

Duffy, R. J., and Ulrich, S. R. (1976). A comparison of impairments in verbal comprehension, speech, reading, and writing in adult aphasics. *Journal of Speech and Hearing Disorders, 41,* 110–119.

Dumond, D. L., Hardy, J. C., and Van Demark, A. A. (1978). Presentation by order of difficulty of test tasks to persons with aphasia. *Journal of Speech and Hearing Research, 21,* 350–360.

Eccles, J. C. (1973). *The understanding of the brain.* New York: McGraw-Hill.

Eisenson, J. (1973). *Adult aphasia: assessment and treatment.* Englewood Cliffs, NJ: Prentice-Hall.

Ernest-Baron, C. R., Brookshire, R. H., and Nicholas, L. E. (1987). Story structure and retelling of narratives by aphasic and non-brain-damaged adults. *Journal of Speech and Hearing Research, 30,* 44–49.

Foldi, N. S. (1987). Appreciation of pragmatic interpretations of indirect commands: Comparison of right and left hemisphere brain-damaged patients. *Brain and Language, 31,* 88–108.

Friederici, A. D. (1983). Aphasics' perception of words in sentential context: Some real time processing evidence. *Neuropsychologia, 21,* 351–358.

Friederici, A. D., and Graetz, P. A. M. (1987). Processing passive sentences in aphasia: Deficits and strategies. *Brain and Language, 30,* 93–105.

Friederici, A. D., Schoenle, P. W., and Goodglass, H. (1981). Mechanisms underlying writing and speech in aphasia. *Brain and Language, 13,* 212–222.

Gallaher, A. J. (1981). Syntactic versus semantic performances of agrammatic Broca's aphasics on tests of constituent-element-ordering. *Journal of Speech and Hearing Research, 2,* 217–223.

Gallaher, A. J., and Canter, G. J. (1982). Reading and lexical comprehension in Broca's apahsia: Lexical versus syntactical errors. *Brain and Language, 17,* 183–192.

Gardner, B., and Brookshire, R. H. (1972). Effects of unisensory and multisensory presentation of stimuli upon naming by aphasic patients. *Language and Speech, 15,* 342–357.

Gardner, H. (1973). The contribution of operativity to naming capacity in aphasic patients. *Neuropsychologia, 11,* 213–220.

Gardner, H., Albert, M. L., and Weintraub, S. (1975). Comprehending a word: The influence of speed and redundance on auditory comprehension in aphasia. *Cortex, 11,* 155–162.

Gerratt, B. R., and Jones, D. (1987). Aphasic performance on a lexical decision task: Multiple meanings and word frequency. *Brain and Language, 30,* 106–115.

Glaser, R., Stoioff, M., and Weidner, W. E. (1974). The effect of controlled auditory stimulation on the auditory recognition of adult aphasic subjects. *Acta Symbolica, 5,* 57–68.

Glosser, G., Wiener, M., and Kaplan, E. (1988). Variations in aphasic language behaviors. *Journal of Speech and Hearing Disorders, 53,* 115–124.

Goldstein, K. (1948). *Language and language disturbances.* New York: Grune & Stratton.

Golper, L., and Rau, M. T. (1983). Systematic analysis of cuing strategies in aphasia: Taking your ''cue'' from the patient. In R. H. Brookshire (Ed.), *Clinical Aphasiology Conference proceedings.* Minneapolis, MN: BRK.

Goodglass, H. (1968). Studies on the grammar of aphasics. In S. Rosenberg and J. Koplin (Eds.), *Developments in applied psycholinguistic research.* New York: Macmillan.

Goodglass, H., and Baker, E. (1976). Semantic field, naming, and auditory comprehension in aphasia. *Brain and Language, 3,* 359–374.

Goodglass, H., Barton, M. I., and Kaplan, E. F. (1968). Sensory modality and object naming in aphasia. *Journal of Speech and Hearing Research, 11,* 488–496.

Goodglass, H., and Berko, J. (1960). Agrammatism and inflectional morphology in English. *Journal of Speech and Hearing Research, 3,* 257–267.

Goodglass, H., Fodor, I. G., and Schuloff, C. (1967). Prosodic factors in grammar: Evidence from aphasia. *Journal of Speech and Hearing Research, 10,* 5–20.

Goodglass, H., Gleason, J. B., and Hyde, M. R. (1970). Some dimensions of auditory language comprehension in aphasia. *Journal of Speech and Hearing Research, 13,* 595–606.

Goodglass, H., and Hunt, J. (1958). Grammatical complexity and aphasic speech. *Word, 14,* 197–207.

Goodglass, H., Klein, B., Carey, P. W., and Jones, K. J. (1966). Specific semantic word categories in aphasia. *Cortex, 2,* 74–89.

Graham, L. F., Holtzapple, P., and LaPointe, L. L. (1987). Does contextually related action facilitate auditory comprehension? Performance across three conditions by high and low comprehenders. In R. H. Brookshire (Ed.), *Clinical aphasiology* (Vol. 17, pp. 180–187). Minneapolis, MN: BRK.

Green, E., and Boller, F. (1974). Features of auditory comprehension in severely impaired aphasics. *Cortex, 10,* 133–145.

Grossman, M., and Haberman, S. (1982). Aphasics' selected deficits in appreciating grammatical agreements. *Brain and Language, 16,* 109–120.

Hageman, C. F., and Lewis, D. L. (1983). The effects of intrastimulus pause on the quality of auditory comprehension in aphasia. In R. H. Brookshire (Ed.). *Clinical Aphasiology Conference proceedings.* Minneapolis, MN: BRK.

Halpern, H. (1965a). Effect of stimulus variables on dysphasic verbal errors. *Perceptual and Motor Skills, 21,* 291–298.

Halpern, H. (1965b). Effect of stimulus variables on verbal perseveration of dysphasic subjects. *Perceptual and Motor Skills, 20,* 421–429.

Hanlon, R. E., Brown, J. W., and Gerstman, L. J. (1990). Enhancement of naming in nonfluent aphasia through gesture. *Brain and Language, 38,* 298–314.

Helm, N. (1979). Management of palilalia with a pacing board. *Journal of Speech and Hearing Disorders, 44,* 350–353.

Helm-Estabrooks, N. (1981). ''Show me the . . . whatever'': Some variables affecting auditory comprehension scores of aphasic patients. In R. H. Brookshire (Ed.), *Clinical Aphasiology Conference proceedings.* Minneapolis, MN: BRK.

Helm-Estabrooks, N. (1984). Treatment of the aphasias. *Seminars in Neurology, 4,* 196–202.

Helmick, J. W., and Wipplinger, M. (1975). Effects of stimulus repetition on the naming behavior of an aphasic adult: A clinical report. *Journal of Communication Disorders, 8,* 23–29.

Hendrick, D. L., Christman, M. A., and Augustine, L. (1973). Programming for the antecedent event in therapy. *Journal of Speech and Hearing Disorders, 38,* 339–344.

Holland, A. L. (1975). The effectiveness of treatment in aphasia. In R. H. Brookshire (Ed.), *Clinical Aphasiology Conference proceedings,* Minneapolis, MN: BRK.

Holland, A. L., and Sonderman, J. C. (1974). Effects of a program based on the Token Test for teaching comprehension skills to aphasics. *Journal of Speech and Hearing Research, 17,* 589–598.

Hough, M. S. (1989). Category concept generation in aphasia: The influence of context. *Aphasiology, 3,* 553–568.

Hough, M. S. (1990). Narrative comprehension in adults with right and left hemisphere brain-damage: Theme organization. *Brain and Language, 38,* 253–277.

Hough, M. S., and Pierce, R. S. (1989). Contextual influences on category concept generation in aphasia. In T. E. Prescott (Ed.), *Clinical aphasiology* (Vol. 18, pp. 507–519). Boston, MA: Little, Brown.

Hough, M. S., Pierce, R. S., and Cannito, M. D. (1989). Contextual influences in aphasia: Effects of predictive versus nonpredictive narratives. *Brain and Language, 36,* 325–334.

Jenkins, J., Jimnez-Pabn, E., Shaw, R., and Sefer, J. (1975). *Schuell's aphasia in adults* (2nd ed.). New York: Harper & Row.

Johnson, J., Sommers, R., and Weidner, W. (1977). Dichotic ear preference in aphasia. *Journal of Speech and Hearing Research, 20,* 116–129.

Katsuki-Nakamura, J., Brookshire, R. H., and Nicholas, L. E. (1988). Comprehension of monologues and dialogues by aphasic listeners. *Journal of Speech and Hearing Disorders, 53,* 408–415.

Kearns, K., and Hubbard, D. J. (1977). A comparison of auditory comprehension tasks in aphasia. In R. H. Brookshire (Ed.), *Clinical Aphasiology Conference proceedings.* Minneapolis, MN: BRK.

Kimelman, M. D. Z. (1991). The role of target word stress in auditory comprehension by aphasic listeners. *Journal of Speech and Hearing Research, 34,* 334–339.

Kimelman, M. D. Z. and McNeil, M. R. (1987). Emphatic stress comprehension on adult aphasia: A successful constructive replication. *Journal of Speech and Hearing Research, 30,* 295–300.

Kimelman, M. D. Z., and McNeil, M. R. (1989). Contextual influences on the auditory comprehension of normally stressed targets by aphasic listeners. In T. E. Prescott (Ed.), *Clinical aphasiology* (Vol. 18, pp. 407–420). Boston, MA: Little, Brown.

Kohn, S. E., and Goodglass, H. (1985). Picture-naming in aphasia. *Brain and Language, 24,* 266–283.

Kohn, S. E., Lorch, M. P., and Pearson, D. M. (1989). Verb finding in aphasia. *Cortex, 25,* 57–69.

Kolk, H. H. J., and Friederici, A. D. (1985). Strategy and impairment in sentence understanding by Broca's and Wernicke's aphasics. *Cortex, 21,* 47–67.

Kudo, T. (1984). The effect of semantic plausibility on sentence comprehension in aphasia. *Brain and Language, 21,* 208–218.

Lambrecht, K. J., and Marshall, R. C. (1983). Comprehension in severe aphasia: A second look. In R. H. Brookshire (Ed.), *Clinical Aphasiology Conference proceedings.* Minneapolis, MN: BRK.

LaPointe, L. L. (1977). Base-10 programmed stimulation: Task specification, scoring, and plotting performance in aphasia therapy. *Journal of Speech and Hearing Disorders, 42,* 90–105.

LaPointe, L. L. (1978a). Aphasia therapy: Some principles and strategies for treatment. In D. F. Johns (Ed.), *Clinical management of neurogenic communicative disorders.* Boston, MA: Little, Brown.

LaPointe, L. L. (1978b). Multiple baseline designs. In R. H. Brookshire (Ed.), *Clinical Aphasiology Conference proceedings.* Minneapolis, MN: BRK.

LaPointe, L. L. (1983). Aphasic intervention in adults: Historical, present, and future approaches. In J. Miller, D. E. Yoder, and R. Schiefelbusch (Eds.), *Contemporary issues in language intervention* (ASHA Reports No. 12). Rockville, MD: American Speech-Language-Hearing Association.

LaPointe, L. L., Horner, J., and Lieberman, R. (1977). Effects of ear presentation and delayed response on the processing of Token Test commands. In R. H. Brookshire (Ed.), *Clinical Aphasiology Conference proceedings.* Minneapolis, MN: BRK.

Lapointe, L. L., Rothi, L. J., and Campanella, D. J. (1978). The effects of repetition of Token Test commands on auditory comprehension. In R. H. Brookshire (Ed.), *Clinical Aphasiology Conference proceedings,* Minneapolis, MN: BRK.

Lasky, E. Z., Weidner, W. E., and Johnson, J. P. (1976). Influence of linguistic complexity, rate of presentation, and interphrase pause time on auditory verbal comprehension of adult aphasic patients. *Brain and Language, 3,* 386–396.

Lesser, R. (1974). Verbal comprehension in aphasia: An English version of three Italian tests. *Cortex, 10,* 247–263.

Lesser, R. (1978). *Linguistic investigations of aphasia.* New York: Elsevier.

Li, E. C., and Canter, G. J. (1991). Varieties of errors produced by aphasic patients in phonemic cueing. *Aphasiology, 5,* 51–61.

Li, E. C., and Williams, S. E. (1989). The efficacy of two types of cues in aphasic patients. *Aphasiology, 3*(7), 619–626.

Liles, B. Z., and Brookshire, R. H. (1975). The effects of pause time on auditory comprehension of aphasic subjects. *Journal of Communication Disorders, 8,* 221–235.

Linebaugh, C. W. (1986). Variability of error patterns on two formats of picture-to-word matching. In R. H. Brookshire (Ed.), *Clinical aphasiology* (Vol. 16, pp. 181–189). Minneapolis, MN: BRK.

Linebaugh, C., and Lehner, L. (1977). Cueing hierarchies and word retrieval: A therapy program. In R. H. Brookshire (Ed.), *Clinical Aphasiology Conference proceedings,* Minneapolis, MN: BRK.

Loverso, F. L., and Prescott, T. E. (1981). The effect of alerting signals on left brain damaged (aphasic) and normal subjects' accuracy and response time to visual stimuli. In R. H. Brookshire (Ed.), *Clinical Aphasiology Conference proceedings.* Minneapolis, MN: BRK.

Mack, J. L. (1982). The comprehension of locative prepositions in nonfluent and fluent aphasia. *Brain and Language, 14,* 18–92.

Marshall, J. C., and Newcombe, F. (1966). Syntactic and semantic errors in paralexia. *Neuropsychologia, 4,* 169–176.

Marshall, R. C. (1976). Word retrieval behavior of aphasic adults. *Journal of Speech and Hearing Disorders, 41,* 444–451.

Marshall, R. C., and King, P. S. (1973). Effects of fatigue produced by isokinetic exercise on the communication ability of aphasic adults. *Journal of Speech and Hearing Research, 16,* 222–230.

Marshall, R. C., and Tompkins, C. A. (1982). Verbal self-correction behaviors of fluent and nonfluent aphasic subjects. *Brain and Language, 15,* 292–306.

Marshall, R. C., Tompkins, C. A., and Phillips, D. S. (1980). Effects of scheduling on the communication assessment of aphasic patients. *Journal of Communication Disorders, 13,* 105–114.

Marshall, R. C., Wertz, R. T., Weiss, D. G., Aten, J. L., Brookshire, R. H., Garcia-Bunuel, L., Holland, W. L., Kurtzke, J. F., LaPointe, L. L., Milianti, F. J., Brannegan, R., Greenbaum, H., Voge, D., Carter, J., Barnes, N. S., Goodman, R. (1989). Home treatment for aphasia patients by trained nonprofessionals. *Journal of Speech and Hearing Disorders, 54,* 462–470.

Martin, A. D. (1975). A critical evaluation of therapeutic approaches to aphasia. In R. H. Brookshire (Ed.), *Clinical Aphasiology Conference proceedings.* Minneapolis, MN: BRK.

Martin, R. C., and Feher, E. (1990). The consequences of reduced memory span for the comprehension of semantic versus syntactic information. *Brain and Language, 38,* 1–20.

McDearmon, J. R., and Potter, R. E. (1975). The use of representational prompts in aphasia therapy. *Journal of Communication Disorders, 8,* 199–206.

McNeil, M., Darley, F. L., Rose D. E., and Olsen, W. O. (1979a, June). *Effects of diotic intensity increments on auditory processing deficits in aphasia.* Paper presented at the Ninth Annual Clinical Aphasiology Conference, Phoenix, AZ.

McNeil, M., Darley, F. L., Rose, D. E., and Olsen, W. O. (1979b, June). *Effects of selective binaural intensity variations on auditory processing in aphasia.* Paper presented at the Ninth Annual Clinical Aphasiology Conference, Phoenix, AZ.

McNeil, M., and Hageman, C. (1979). Prediction and pattern of auditory processing deficits on the Revised Token Test. In R. H. Brookshire (Ed.), *Clinical Aphasiology Conference proceedings.* Minneapolis, MN: BRK.

McNeil, M., and Prescott, T. E. (1978). *Revised Token Test.* Baltimore, MD: University Park Press.

Mills, R. (1977). The effects of environmental sound on the naming performance of aphasic subjects. In R. H. Brookshire (Ed.), *Clinical Aphasiology Conference proceedings.* Minneapolis, MN: BRK.

Mills, R. H., Knox, A. W., Juola, J. F., and Salmon, S. J. (1979). Cognitive loci of impairments in picture naming by aphasic subjects. *Journal of Speech and Hearing Research, 22,* 73–87.

Naeser, M. A., Mazurski, P., Goodglass, H., Peraino, M., Laughlin, S., and Leaper, W. C. (1987). Auditory syntactic comprehension in nine aphasia groups (with CT scans): Differences in degree but not order of difficulty observed. *Cortex, 23,* 359–380.

Nicholas, L., and Brookshire, R. H. (1983). Syntactic simplification and context: Effects on sentence comprehension by aphasic adults. In R. H. Brookshire (Ed.), *Clinical Aphasiology Conference proceedings,* Minneapolis, MN: BRK.

Nicholas, L. E., and Brookshire, R. H. (1986a). Consistency of the effects of rate of speech on brain-damaged adults' comprehension of narrative discourse. *Journal of Speech and Hearing Research, 29,* 462–470.

Nicholas, L. E., and Brookshire, R. H. (1986b). Types of errors in multiple-sentence reading comprehension of aphasic adults. In R. H. Brookshire (Ed.), *Clinical aphasiology* (Vol. 16, pp. 190–195). Minneapolis, MN: BRK.

Noll, J. D., and Hoops, H. R. (1967). Aphasic grammatical involvement as indicated by spelling ability. *Cortex, 3,* 419–432.

North, B. (1971). *Effects of stimulus redundancy on naming disorders in aphasia.* Unpublished doctoral dissertation, Boston University.

Parisi, D., and Pizzamiglio, L. (1970). Syntactic comprehension in aphasia. *Cortex, 6,* 204–215.

Pashek, G. V., and Brookshire, R. H. (1982). Effect of rate and stress on auditory paragraph comprehension in aphasic individuals. *Journal of Speech and Hearing Research, 25,* 377–383.

Peach, R. K., Canter, G. J., and Gallaher, A. J. (1988). Comprehension of sentence structure in anomic and conduction aphasia. *Brain and Language, 35,* 119–137.

Pierce, R. S. (1981). Facilitating the comprehension of tense related sentences in aphasia. *Journal of Speech and Hearing Disorders, 46,* 364–368.

Pierce, R. S. (1982). Facilitating the comprehension of syntax in aphasia. *Journal of Speech and Hearing Research, 25,* 408–413.

Pierce, R. S. (1983). Decoding syntax during reading in aphasia. *Journal of Communication Disorders, 16,* 181–188.

Pierce, R. S. (1988). Influence of prior and subsequent context on comprehension in aphasia. *Aphasiology, 2,* 577–582.

Pierce, R. S. (1991). Short report: Contextual influences during comprehension

in aphasia. *Aphasiology*, 5, 379–381.
Pierce, R. S., and Beekman, L. A. (1985). Effects of linguistic and extralinguistic context on semantic and syntactic processing in aphasia. *Journal of Speech and Hearing Research*, 28, 250–254.
Pizzamiglio, L., and Appicciafuoco, A. (1971). Semantic comprehension in aphasia. *Journal of Communication Disorders*, 3, 280–288.
Podraza, B. L., and Darley, F. L. (1977). Effect of auditory prestimulation on naming in aphasia. *Journal of Speech and Hearing Research*, 20, 669–683.
Poeck, K., Huber, W., and Willmes, K. (1989). Outcome of intensive language treatment in aphasia. *Journal of Speech and Hearing Disorders*, 54, 471–479.
Poeck, K., and Pietron, H. (1981). The influence of stretched speech presentation on Token Test performance of aphasic and right brain damaged patients. *Neuropsychologia*, 19, 135–136.
Porch, B. E. (1967). *Porch Index of Communicative Ability*. Palo Alto, CA: Consulting Psychologists Press.
Reuterskild, C. (1991). The effects of emotionality on auditory comprehension in aphasia. *Cortex*, 27, 595–604.
Roberts, J. A., and Wertz, R. T. (1986). TACS: A contrastive-language treatment for aphasic adults. In R. H. Brookshire (Ed.), *Clinical aphasiology* (Vol. 16, pp. 207–212. Minneapolis, MN: BRK.
Rolnick, M., and Hoops, H. R. (1969). Aphasia as seen by the aphasic. *Journal of Speech and Hearing Disorders*, 34, 48–53.
Rosenbek, J., LaPointe, L. L., and Wertz, R. T. (1989). *Aphasia: A clinical approach*. Boston, MA: College Hill.
Salvatore, A. P. (1976). Training an aphasic adult to respond appropriately to spoken commands by fading pause duration within commands. In R. H. Brookshire (Ed.), *Clinical Aphasiology Conference proceedings*, Minneapolis, MN: BRK.
Salvatore, A. P., Strait, M., and Brookshire, R. H. (1978). Effects of patient characteristics on delivery of Token Test commands by experienced and inexperienced examiners. *Journal of Communication Disorders*, 11, 325–333.
San Pietro, M. J., and Rigrodsky, S. (1982). The effects of temporal and semantic conditions of the occurrence of the error response of perseveration in adult aphasics. *Journal of Speech and Hearing Research*, 25, 184–192.
Sarno, M. T. (1974). Aphasia rehabilitation. In S. Dickson (Ed.), *Communication disorders: Remedial principles and practices*. Glenview, IL: Scott Foresman.
Sarno, M. T. (1981). Recovery and rehabilitation in aphasia. In M. T. Sarno (Ed.), Acquired aphasia. New York: Academic Press.
Schuell, H. (1953a). Auditory impairment in aphasia: Significance and retraining techniques. *Journal of Speech and Hearing Disorders*, 18, 14–21.
Schuell, H. (1953b). Aphasic difficulties understanding spoken language. *Neurology*, 3, 176–184.
Schuell, H. (1969). *Aphasia in adults*. (NINDS, Monograph No. 10). *Human communication and its disorders*. Washington, DC: Department of Health, Education and Welfare, National Institutes of Health.
Schuell, H. (1973). (Revised by J. W. Sefer). *Differential diagnosis of aphasia with the Minnesota test*. Minneapolis, MN: University of Minnesota Press.
Schuell, H. (1974a). Clinical symptoms of aphasia. In L. F. Sies (Ed.), *Aphasia theory and therapy: Selected lectures and papers of Hildred Schuell*. Baltimore, MD: University Park Press.
Schuell, H. (1974b). The treatment of aphasia. In L. F. Sies (Ed.), *Aphasia theory and therapy: Selected lectures and papers of Hildred Schuell*. Baltimore, MD: University Park Press.
Schuell, H. (1974c). The development of a research program in aphasia. In L. F. Sies (Ed.), *Aphasia theory and therapy: Selected lectures and papers of Hildred Schuell*. Baltimore: University Park Press.
Schuell, H. (1974d). A theoretical framework for aphasia. In L. F. Sies (Ed.), *Aphasia theory and therapy: Selected lectures and papers of Hildred Schuell*. Baltimore, MD: University Park Press.
Schuell, H., Carroll, V., and Street, B. (1955). Clinical treatment of aphasia. *Journal of Speech and Hearing Disorders*, 20, 43–53.
Schuell, H., and Jenkins, J. J. (1961a). Reduction of vocabulary in aphasia. *Brain*, 84, 243–261.
Schuell, H., and Jenkins, J. J. (1961b). Comment on "dimensions of language performance in aphasia." *Journal of Speech and Hearing Research*, 4, 295–299.
Schuell, H., Jenkins, J. J., and Jimnez-Pabn, E. (1964). *Aphasia in adults*. New York: Harper & Row.
Schuell, H., Jenkins, J. J., and Landis, L. (1961). Relationship between auditory comprehension and word frequency in aphasia. *Journal of Speech and Hearing Research*, 4, 30–36.
Schulte, E. (1986). Effects of imposed delay of response and item complexity on auditory comprehension by aphasics. *Brain and Language*, 29, 358–371.

Sherman, J. C., and Schweickert, J. (1989). Syntactic and semantic contributions to sentence comprehension in agrammatism. *Brain and Language*, 37, 419–439.
Shewan, C. M., and Canter, G. J. (1971). Effects of vocabulary, syntax, and sentence length on auditory comprehension in aphasic adults. *Cortex*, 7, 209–226.
Shewan, C. M. and Kertesz, A. (1984). Effects of speech and language treatment on recovery from aphasia. *Brain and Language*, 23, 272–299.
Siegel, G. M. (1959). Dysphasic speech responses to visual word stimuli. *Journal of Speech and Hearing Research*, 2, 152–167.
Siegenthaler, B. M., and Goldstein, J. (1967). Auditory and visual figure-background perception by adult aphasics. *Journal of Communication Disorders*, 1, 152–158.
Skelly, M. (1975). Aphasic patients talk back. *American Journal of Nursing*, 75, 1140–1142.
Smith, A. (1971). Objective indices of severity of chronic aphasia in stroke patients. *Journal of Speech and Hearing Disorders*, 36, 167–207.
Smithpeter, J. V. (1976). A clinical study of responses to olfactory stimuli in aphasic adults. In R. H. Brookshire (Ed.), *Clinical Aphasiology Conference proceedings*. Minneapolis, MN: BRK.
Sparks, R., Goodglass, H., and Nickel, D. (1970). Ipsilateral versus contralateral extinction in dichotic listening resulting from hemisphere lesions. *Cortex*, 8, 249–260.
Spreen, O. (1968). Psycholinguistic aspects of aphasia. *Journal of Speech and Hearing Research*, 11, 467–480.
Stachowiak, F. K., Huber, W., Poeck, K., and Kerschensteiner, M. (1977). Text comprehension in aphasia. *Brain and Language*, 4, 177–195.
Stimley, M. A., and Noll, J. D. (1991). The effects of semantic and phonemic prestimulation cues on picture naming in aphasia. *Brain and Language*, 41, 496–509.
Stoicheff, M. L. (1960). Motivating instructions and language performance of dysphasic subjects. *Journal of Speech and Hearing Research*, 3, 75–85.
Swinney, D. A., Zurif, E. B., and Cutler, A. (1980). Effects of sentential stress and word class upon comprehension in Broca's aphasics. *Brain and Language*, 10, 132–144.
Taylor, M. T. (1964). Language therapy. In H. G. Burr (Ed.), *The aphasic adult: Evaluation and rehabilitation*. Charlottesville, VA: Wayside Press.
Thompson, C. K., Raymer, A., and Le Grand, H. (1991). Effects of phonologically based treatment on aphasic naming deficits: A model-driven approach. In T. E. Prescott (Ed.), *Clinical aphasiology* (Vol. 20, pp. 239–261). Austin, TX: Pro-Ed.
Thompson, R. F. (1967). *Foundations of physiological psychology*. New York: Harper & Row.
Thorndike, E. L., and Lorge, I. (1944). *The teacher's word book of 30,000 words*. New York: Columbia University.
Tikofsky, R. (1968). Basic research in aphasic behavior: could it and should it contribute to rehabilitation? In J. Black and E. Jancosek (Eds)., *Proceedings of the Conference on Language Retraining for Aphasics*. Washington, DC: Social and Rehabilitation Service, Department of Health, Education and Welfare.
Tompkins, C. A. (1991). Redundancy enhances emotional inferencing by right- and left-hemisphere-damaged adults. *Journal of Speech and Hearing Research*, 34, 1142–1149.
Van Lancker, D. R., and Kempler, D. (1987). Comprehension of familiar phrases by left- but not by right-hemisphere damaged patients. *Brain and Language*, 32, 265–277.
Wallace, G. L., and Canter, G. J. (1985). Effects of personally relevant language materials on the performance of severely aphasic individuals. *Journal of Speech and Hearing Research*, 50, 385–390.
Waller, M. R., and Darley, F. L. (1978). The influence of context on the auditory comprehension of paragraphs by aphasic subjects. *Journal of Speech and Hearing Research*, 21, 732–745.
Webb, W. G., and Love, R. J. (1983). Reading problems in chronic aphasia. *Journal of Speech and Hearing Disorders*, 48, 164–171.
Weidner, W. E., and Jinks, A. F. G. (1983). The effects of single versus combined cue presentations on picture naming by aphasic adults. *Journal of Communication Disorders*, 16, 111–121.
Weidner, W. E., and Lasky, E. Z. (1976). The interaction of rate and complexity of stimulus on the performance of adult aphasic subjects. *Brain and Language*, 3, 34–40.
Weigl, E. (1968). On the problem of cortical syndromes: Experimental studies. In M. L. Simmel (Ed.), *The reach of the mind: essays in memory of Kurt Goldstein*. New York: Springer.
Weinstein, S. (1959). Experimental analysis of an attempt to improve speech in cases of expressive aphasia. *Neurology*, 9, 632–635.
Wepman, J. M. (1951). *Recovery from aphasia*. New York: Ronald Press.

Wepman, J. M. (1953). A conceptual model for the process involved in recovery from aphasia. *Journal of Speech and Hearing Disorders, 18*, 4-13.

Wepman, J. M. (1968). Aphasia therapy: Some relative comments and some purely personal prejudices. In J. Black and E. Jancosek (Eds.), *Proceedings of the Conference on Language Retraining for Aphasics*, Washington, DC: Social and Rehabilitation Service, Department of Health, Education and Welfare.

Wepman, J. M. (1972). Aphasia therapy: A new look. *Journal of Speech and Hearing Disorders, 37*, 203-214.

Wepman, J. M., and Jones, L. V. (1961). *Studies in aphasia: An approach to testing.* Chicago: University of Chicago Education Industry Service.

Wepman, J. M., Jones, L. V., Bock, R. D., and Van Pelt, D. (1960). Studies in aphasia: Background and theoretical formulations. *Journal of Speech and Hearing Disorders, 25*, 323-332.

Wertz, R. T. (1978). Neuropathologies of speech and language: An introduction to patient management. In D. F. Johns (Ed.), *Clinical management of neurogenic communicative disorders.* Boston, MA: Little, Brown.

Wertz, R. T. (1983). Language intervention context and setting for the aphasic adult: When? In J. Miller, D. E. Yoder, and R. Schiefelbusch (Eds.), *Contemporary issues in language intervention* (ASHA Report No. 12). Rockville, MD: American Speech- Language-Hearing Association.

Wertz, R. T. (1991). Keynote paper: Aphasiology 1990: A view from the colonies. *Aphasiology, 5*, 311-322.

Wertz, R. T., Collins, M. J., Weiss, D., Kurtzke, J. F., Friden, T., Brookshire, R. H., Pierce, J., Holtzapple, P., Hubbard, D. J., Porch, B. E., West, J. A., Davis, L., Matovitch, V., Morley, G. K., and Ressureccion, E. (1981). Veterans Administration cooperative study on aphasia. *Journal of Speech and Hearing Research, 24*, 580-594.

Wertz, R. T., and Porch, B. E. (1970). Effects of masking noise on the verbal performance of adult aphasics. *Cortex, 6*, 399-409.

Wertz, R. T., Weiss, D. G., Aten, J. L., Brookshire, R. H., Garcia-Bunuel, L., Holland, A. L., Kurtzke, J. F., LaPointe, L. L., Milianti, F. J., Brannegan, R., Greenbaum, H., Marshall, R. C., Vogel, D., Carter, J., Barnes, N. S., and Goodman, R. (1986). Comparison of clinic, home, and deferred language treatment for aphasia: A Veterans Administration cooperative study. *Archives of Neurology, 43*, 653-658.

Whitehouse, P., and Caramazza, A. (1978). Naming in aphasia: Interacting effects of form and function. *Brain and Language, 6*, 63-74.

Whitney, J. L., and Goldstein, H. (1989). Using self-monitoring to reduce dysfluencies in speakers with mild aphasia. *Journal of Speech and Hearing Disorders, 54*, 576-586.

Wilcox, J. M., Davis, G. A., and Leonard, L. B. (1978). Aphasics' comprehension of contextually conveyed meaning. *Brain and Language, 6*, 362-377.

Williams, S. E. (1984). Influence of written form on reading comprehension in aphasia. *Journal of Communication Disorders, 17*, 165-174.

Williams, S. E., and Canter, G. J. (1982). The influence of situational context on naming performance in aphasic syndromes. *Brain and Language, 17*, 92-106.

Williams, S. E., and Canter, G. J. (1987). Action-naming performance in four syndromes of aphasia. *Brain and Language, 32*, 124-136.

Wulfeck, B. B. (1988). Grammaticality judgments and sentence comprehension in agrammatic aphasia. *Journal of Speech and Hearing Research, 31*, 72-81.

Zingeser, L. B., and Berndt, R. S. (1990). Retrieval of nouns and verbs in agrammatism and anomia. *Brain and Language, 39*, 14-32.

Zurif, E. B., Caramazza, A., Myerson, R., and Calvin, J. (1974). Semantic feature representation for normal and aphasic language. *Brain and Language, 1*, 167-187.

第 8 章

PICAの結果にもとづく失語症言語治療

BRUCE E. PORCH

　臨床家は、治療を開始する際に、治療過程で重要ポイントにさしかかった時、その治療法を導入した根拠について一連の疑問に答えられなければならない。すなわち、脳損傷が患者のコミュニケーション能力をどのように障害したか、それらの障害は治療可能か、どのような言語様式、課題、刺激が治療に使用されるべきか、どの行動が強化されるべきか、いつ治療を終了すべきか、などが主要な関心事となるであろう。伝統的にこうした問題に対する答えは、試行錯誤的な方法による治療を通して経験的に得られているか、あるいは、ある治療技術や方法に対する臨床家の好みに基づいて、いわば恣意的に決定されている。近年ではPICA (Porch Index of Communicative Ability: Porch, 1981)を使用している臨床家の間で、テスト結果に基づいた治療上の決定をおこなおうとする傾向が育ちつつある。

　以下の議論では、これらの治療上の問題を考察し、またPICAのテスト結果やPICAの理論がいかに臨床家の治療計画立案に役立つかを示そうと思う。ここで使用するデータの多くは、臨床家を対象としておこなうPICA使用のための講習会、つまり基礎訓練コースや上級訓練コースから得られたものである。それ故、ここで提示される考え方は臨床家全般に有効と思われるが、これらの方法を充分に応用できるのは、PICAの訓練を受け、多段階採点システムを正確に使用できる人に限定されることになるであろう。

処理過程の障害としてみた失語症

　脳損傷は大脳の処理能力低下をひき起こす。サイバネティックスの用語によれば、患者たちは脳が情報を受信・同化・送信するのに必要なステップや、情報を貯蔵・切り換え・監視する能力が減少した状態にある。これらの処理過程は直接的に観察することはできないため、標準化された課題、刺激、検査条件を患者に与えることによって評価しなければならない。その場合、臨床家は患者の反応特性を注意深く記録することによって、さまざまな"脳回路"の効率について推論をおこなうことができる。処理過程の障害のタイプや重症度が明らかになった後に、適切な治療計画を立てることが可能となるであろう。

　PICAは、情報処理の障害を記録・測定し、行動を数量化するのに非常に適したテストである。このテストバッテリーがもつ心理測定学的特徴はすでにほかのところでも充分に記述されており

(McNeil, 1979 ; Porch, 1981, 1971)、また本項でおこなう考察の範囲を越えるものなので、ここではとり上げない。しかしながら、PICAのもつ心理測定としての強みは、治療状況においても同様の強みを発揮する可能性をもっている。

多段階採点法

PICAの多段階採点システムには、正答か誤答かというプラス－マイナスの採点法と比べてさまざまな利点がある。臨床家は治療セッション中、患者のコミュニケーション・システムが充分に作動していないことを示す行動上の些細な変化や反応特徴に敏感でなければならず、そのためには患者が治療中に正反応をしたか、誤反応をおこなったかを単純に記録するだけでは充分ではない。それらの反応がよりよく理解され、また操作されるためには、正確性や不正確性の微秒な変化が認知され、数量化されねばならない。治療が成功して

いる場合、患者の処理過程が改善しているようであれば、全ての反応が正答にいたるはずである。臨床家は正確性を数量化した後、正確な反応をおこなう前に刺激のくりかえしが必要か、あるいは追加的な手がかりが必要かなど患者の反応容易性にも敏感にならなければならない。この採点システムでの反応容易性の低下を示すもう1つの反応タイプは、自己修正である。これは、患者が反応前に自分の反応を比較・監視することができず、実際に反応をおこなってしまった後、内的にではなく外的にそれを評価していることを示している。

PICAの採点システムでは、**正確性**、**反応容易性**に加えて**完全性**を記録する。完全性とは患者がどの程度の完全さで課題を実行するか、また課題の規則や制限にどの程度従えるかを記録するものである。**敏速性**は、患者が項目を完成するのに必要な処理時間の量を記録する。また**効率性**は、患者が課題を実行する際に示す運動技能や協応性を評

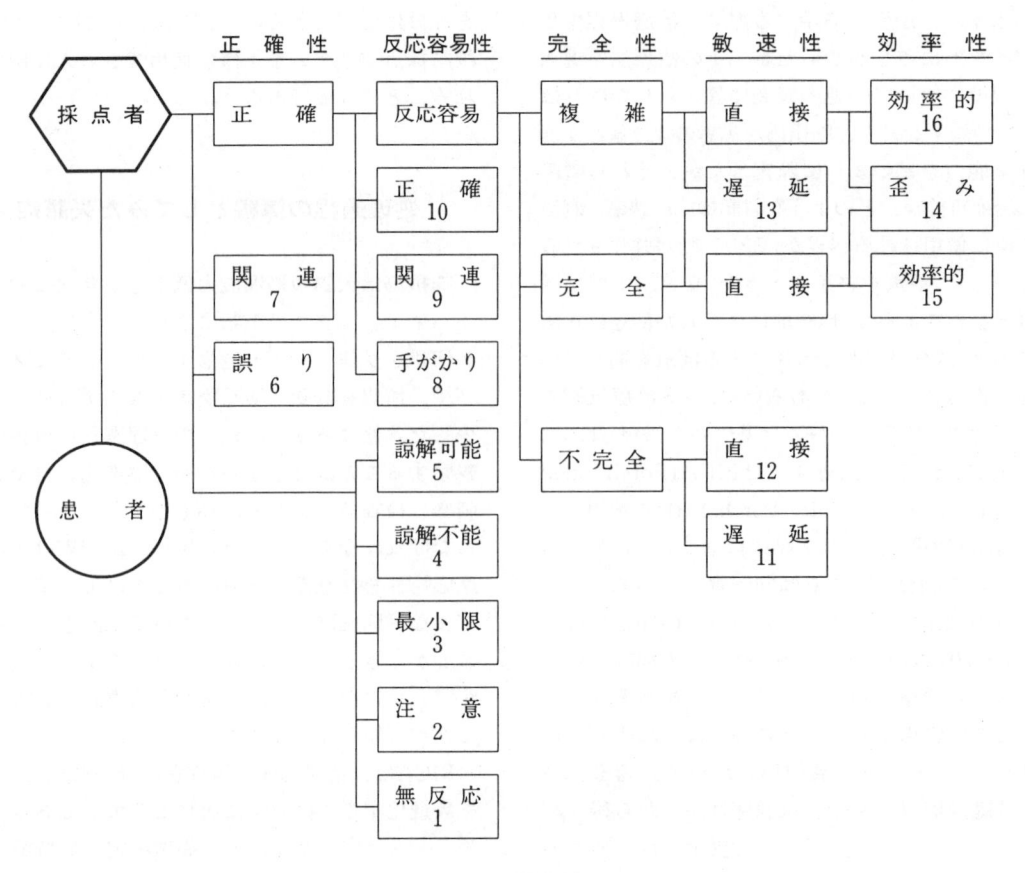

図8-1　多段階2元選択採点システム

価するものである。これらの行動の各側面は図8-1に示した二元選択採点システムを使うことによって数量化することができる。臨床家はこのシステムを使って、それぞれの反応を多面的に記述する単一の数値を得ることができる。このシステムは反応の数量化のための有効で簡単な方法であるばかりでなく、臨床家が患者の行動の小さな変化にも敏感になるように促すシステムでもある。

課題の内的一貫性

PICAはすべての下位検査が10個の日常物品を使っておこなえるように作られている。これによって下位検査間の内容的な不変性が保たれることは心理測定上有効であり、また、それによって患者の能力を様式間、課題間で比較することが可能となる。PICAはまた、1つの下位検査内の全項目が患者にとって比較的等しい困難度レベルになるように作られているので、下位検査は非常に高い内的一貫性を持っている。伝統的な失語症検査は、やさしい項目で始まり、徐々にむずかしい課題へと進む構成になっているので、しばしば反応パターンが不明瞭なものになってしまうが、PICAで採用した上述の条件のもとでは反応パターンを明確にとらえることができる。表8-1は、比較的等しい困難度にそろえられた刺激が、テストあるいは治療の中でさまざまなタイプの処理障害を明らかにすることを示している。

図8-1は、単純な例として、困難度が比較的等しい10項目からなる課題について患者3名の成績を示したものである。患者Aは最初の項目を拒否したが、次に続くいくつかの項目は刺激が繰り返されるか、あるいは明らかな遅延の後に反応することができた。後半になるとAは正常レベルの反応をおこなうようになり、15点のスコアを得ている。この患者Aは課題に入っていくことや課題の最初の部分で適切に反応するのに、彼のシステムを調整することができないが、最終的には充分な操作レベルに達することができるように見える。患者Bは開始時には困難がなかったが徐々に成績が低下し、ついに課題に関心を示さなくなっている。このことはBが自分のシステムをしっかりと課題に向ける、あるいは課題施行中に累積していくかもしれないノイズを操作する能力に欠けていること

表8-1 患者の反応例

刺激	患者 A	患者 B	患者 C
猫	5	15	11
犬	8	15	11
男の子	9	15	11
りんご	10	15	11
コップ	13	15	11
靴	15	13	11
自動車	15	10	11
スープ	15	9	11
ボール	15	8	11
パイ	15	5	11
平均点	11.0	11.0	11.0

を示唆している。患者Cはすべての項目で非常に等質な反応をおこない、項目間で成績が変化していない。

表8-1の最下段の欄をみると、これら3名の患者は3名とも平均点で11.0を獲得しており、この課題では、彼らは同じコミュニケーション・レベルで機能していることを表している。しかし各々の患者が示す処理障害のタイプは全く異なっていることが明らかである。患者Aと患者Bはいくつかの課題では充分に操作レベルの反応を示しており、彼らの脳回路は処理過程の問題が解決されれば課題を実行する力を持っていることがわかる。一方患者Cは正答―誤答のプラス―マイナスによる採点では10項目すべて正答なのだが、課題を実行する能力は操作レベルに達しておらず、少なくとも今のところ彼のシステムはできる範囲でしか課題を遂行していないことを示唆している。

PICAは内的一貫性が非常に高いので、上述のように処理障害のタイプについて何らかの指摘をおこなうことができ、また患者が与えられた課題に対処する場合の潜在的な能力レベルをとらえることもできる。同様の原理は、臨床家が課題に用いる刺激の困難度が比較的等しいことを確認する手間を惜しまなければ、臨床場面においても使用することができる。

治療計画の立案

臨床家は患者と完全にラポートがとれ、患者に関する情報も熟知した後に総合的な検査を実施し、患者の病状が日々大きく変動するような状態を脱したことがわかったら、治療計画を開始することができる。この時点で考えなければならない問題としては、患者が治療対象として適切であるかどうかの決定、治療中に使用する課題や刺激の選択、各課題で強化を受ける行動のタイプの決定、最後に治療終了時期の決定などがある。

治療対象とする患者の選択

患者を治療するかどうかの決定は比較的新しい問題であるが、この点が問題とされるようになったのは、近年治療費がますますかさみ、治療のために使用できる資金がますます乏しくなってきているからである。1960年代にSchuellと共同研究者たち（1964）は失語症の予後に関する研究をおこない、彼らの各失語タイプについて回復後の安定期の患者を5個の大症状群と2個の小症状群のいずれかに分類している。また初期の予後推測を発展させるため、最近、Porchと共同研究者たち（1974, 1980）は予後に関する別の推測の研究をおこない、最終回復レベルについてさらに正確な推測を発展させる試みをおこなった。しかし多変量判別分析を使用したこの研究は、今のところ臨床使用に耐える妥当性はもっていない。

近年おそらく最も広範に使用されている臨床的方法は、高得点―総平均予測（high-overall prediction: HOAP）法（Porch, 1970）である。これは1960年代末に、予後推測のための一時的なアプローチとして開発されたものであるが、かなり正確でしかも使用法が単純なので、10年間使われてきた方法である。この方法の理論的仮定によれば、患者のコミュニケーション・システム全体の潜在能力は、もっとも高い得点、つまりピーク時の能力によって示される。すなわち臨床家は、PICAで得られた最高の下位検査得点9つの平均を用いるか、あるいは最高を示すモダリティ得点の方が高ければそちらを使うことによって、患者のコミュニケーションについて最大の潜在能力を評価できる。また、適当な表やグラフを用いることによって、これらの得点を最終的な回復レベルの評価に変換でき、したがって患者の治療に関しても適切な計画を立てることが可能である。このHOAP法は、ほとんどのケースの場合発症後1カ月という早期から使用することができるし、正常な回復段階を考慮して工夫された方法でもあるので、臨床家はもっとも治療効果があがる患者を選択したり、最終的な回復レベルについて家族や医師にカウンセリングをおこなったりしやすい立場にあると言える（PorchとCallaghan, 1981）。

回復過程の後期においては、治療に応ずる潜在能力を評価することも同様に重要である。最終的に患者の状態は安定したと見える時、臨床家は治療を続けるかどうかを決定しなければならない。こうした決定においても、PICAの成績はさまざまな方法で有効に利用できる。まず第1に、患者の総平均と高いモダリティ得点の隔たりは、残存する潜在的な改善の量を示す。第2に、急性期を脱した患者は最大の回復をなしとげた時点で、PICAの各下位検査のパーセンタイルがほとんど同じレベルになると予想される。したがって9種の高得点下位検査のパーセンタイルと9種の低得点下位検査のパーセンタイル差はまた変化の可能性の範囲か、あるいは変化の可能性の欠如のいずれかを示唆していることになる。

これらと同じ原理は下位検査内についてもいえる。PICAの採点システムはすべての反応を16段階の得点のどこかに位置づけるので、患者の項目得点にはかなりのばらつきが生じうる。患者が失語症治療を受けるにつれて、下位検査項目間の得点のばらつきは徐々に減少し、すべての項目得点がきわめて等質的となり、当該の課題で能力のピークや落ち込みがないことが示される。こうした等質性は、患者が少なくともその時点では当該の課題についてほとんど最大限に近い能力で機能していることを示唆するものである。その課題を実行するのに必要な回路は効率性の面において現在最も高い能力レベルで一貫して作動しており、平均レベルの成績にひきあげられるべき低レベルの反応がなく、また努力目標とされるような高いレベルの反応もない。患者がPICAの全様式で等質性を示した場合、その脳はコミュニケーションの面でもサイバネティックスの面からみても潜在機

能の最高レベルに近いところで作動しており、処理障害についての治療はもはや実りが少ないものとなるだろう。この時点で臨床家は新しい治療目標を設定するが、それは患者に自分の機能システムを最大限に使用させることであったり、患者のコミュニケーションを促進するために、患者の環境を調整することであったり、患者のまわりにいる人たちに患者の能力と障害の状態について理解してもらい、どのように患者のコミュニケーション行動を援助したらよいかを教育することであったりするだろう。

以上をまとめると、理想的な治療対象患者は、協力的で医学的条件が安定し、予測総パーセンタイルが現在の成績の総平均より明確に高く、またいくつかの様式において下位検査内の項目成績にばらつきを示す患者たちである。

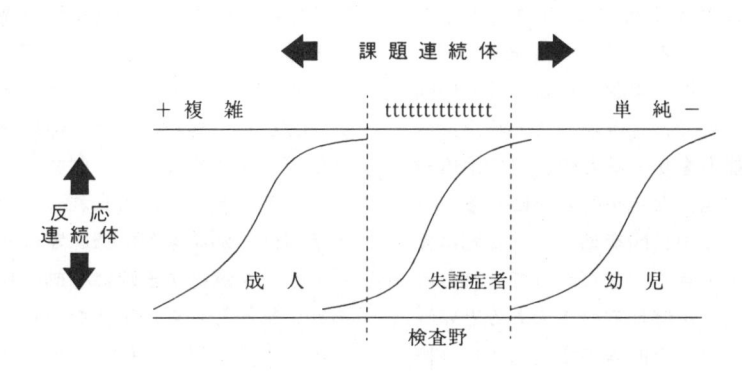

図8-2 課題と反応の連続体

治療課題の選択

治療についての議論を続ける前に、PICA理論に関連したいくつかの概念や用語について議論しておく必要があるだろう。図8-2は、もっとも単純で幼児レベルのコミュニケーション過程から、学習された最も複雑な過程までの範囲にわたるコミュニケーション課題の連続体を図示したものである。縦軸は反応の連続体を示しており、最も複雑なレベルの反応が最上部に、患者が反応できないかあらゆるタイプの反応をするレベルが最下部に位置づけられている。

PICAは、課題連続体の中央部のどこからか検査野の見本を取り出している。見本となる課題は、最も重度に障害された患者だけが困難を示す比較的単純な課題から、軽度な患者でさえなんらかの処理障害を示す中等度レベルの困難度を持つ課題までの範囲にまたがっている。標準的なPICAのテスト・バッテリーは、この検査野において18ポイントを抽出して、被検者がさまざまな困難度の課題を実行する能力を評価している。

PICAテストにおける課題と反応のそれぞれの連続体の相互関係は、シグマ様の関数曲線によってもっともよく描かれる。もし健常者のコミュニケーションを幼児期から成人レベルまで縦断的にテストするとしたら、このシグマ様の関数曲線は課題連続体の右から左へと移動していき、最終的にはコミュニケーション能力のある程度高いレベルで安定化するであろう。健常な脳が損傷を受けると、このシグマ様関数曲線は負の方向である右の方へ移動する。PICAは患者の反応曲線を課題連続体上に位置づけ、またすでに指摘したように、その曲線が治療によってどれだけ正の方向に移動するかを予測することができる。

失語症とは、脳における処理効果の減退を示すものであるという我々の前提条件にたちもどる時、困難度レベルに応じてランクづけされた一連の課題に対する患者の処理能力が、シグマ様関数曲線によって描き出されるのをみることができる。曲線の右側の最も高い部分は、充分に操作的な処理能力をあらわしており、そこでは患者は課題を正確・直接的・効果的に実行し、課題を理解するための追加的な情報は必要としない。反応曲線の中間部では、患者はこれらの課題に正確に反応するが、しかしそれは刺激のくりかえしや、手がかり等の付加的な情報を必要としたり、自己修正をおこなったり、課題を実行するのに追加的な処理時

間をとったりする場合である。曲線の下部では患者は不正確に反応し、その時点では課題の実行に必要な処理が彼の能力を越えていることを表している。

臨床家はこの図式を使用することによって、課題の項目や様式の選択が非常に簡単になる。というのは、ただちに注目しなければならない課題を患者のシステムが明確に示すからである。患者の反応カーブを明らかにするためにPICAが実施されて成績がプロットされると、すでに操作レベルにあり治療を必要としない課題、反応曲線の中間地点にあり治療が必要である課題、この時点では患者のシステムの能力を超えるものなので治療対象から除外すべき課題、などが明らかになる。

患者がかなり大きな項目間変動を示す課題は変化の潜在能力が最も大きく、したがってこれらの課題は治療対象として選ばれるべきであるというはじめの方で述べた主張を曲線の中間点という概念と混同してはならない。目標となる高い得点と改善の余地がある低い成績の両方を含むといった、項目間に成績のばらつきが大きい課題は確かに最終的には変化する可能性をもっているが、そのような課題はカーブのはるか下の方に位置している。それらを治療しようと試みると誤りがいくらか出現するが、これが示唆するのは、関与する回路がその課題を遂行するには不充分な情報しか得ていないか、あるいは患者の回路の能力内にある課題をもっと使うことによって回路の効率性を上げ、曲線をはるか上方にひき上げる必要があることである。一般的に言って治療中に出現する誤りは選択された課題がその時点では難かしすぎ、刺激の選択の仕方が誤っていることを示唆している。

治療刺激の選択

さまざまな様式による課題を曲線の中間点から選択した後、これらの課題における患者の処理過程の問題を解決するために、媒介手段として役立つ適切な治療刺激を選択する必要がある。臨床家はなんらかの先験的な基礎に基づいて刺激を選択し、治療をおこない、また選択された刺激がなんであろうと患者たちが上手に反応してくれることを期待するといったやり方が一般的におこなわれているが、この方法は患者が持っている処理障害のタイプについての考察がおこなわれていない故に危険なやり方である。あまりに困難で患者のシステムの能力を超えた刺激、あるいは"雑音"が多すぎて処理を妨害する刺激は、治療によって得られるプラスの結果の総和を減少させるばかりでなく、問題を解決するよりもむしろ別の問題を発生させるかもしれない。

不適切な刺激の使用に伴う危険性は、選択された課題における刺激の適切性を調べることによって明らかにされるであろう。患者のPICA得点表をみると、その患者はたとえば多音節語、子音合成を含む語、解読のための適切な手がかりを得るには短すぎる語などは、刺激としていっそう難かしいことがわかるかもしれない。こうしたタイプの情報は、臨床家が治療課題に使用する刺激レパートリーを選択する際に有効に利用され得るであろう。しかしさらに重要なことは、選択した刺激の適切性を実際の治療条件のもとで確かめることである。

古典的なプラスーマイナスの採点法は、患者の処理障害に対して比較的感度が低いため、刺激の検証はPICAの採点法を使っておこなわれる。臨床家は課題に適切と思われる刺激を前もって20～30個選択しておき、患者に実施する課題について説明し、さらに患者には何をしてほしいかを説明する。これらの刺激が以後の治療セッションで使用するのに最良かどうかがわかるように、反応の採点をおこなうことを患者に説明しておくのも有効である。治療得点表にリストアップされたそれぞれの刺激は順番に提示され、患者の反応は後で分析できるように採点される。すべての刺激の提示が一通り終わったら短時間の休憩をとり、その後、各刺激に対する患者の反応の一貫性をみるために再度それらの刺激を提示すると有益であることが多い。

表8-2はいくつかの刺激が刺激検証セッションにおいてどのように採点されるかを示している。臨床家は治療刺激としていくつかの一般名詞を選択し、そのリストを2回提示した。これら2回の試行に際し、患者は項目の採点のほかに、もっと全般的な観察も受けるだろう。まず第1に、2回目の試行で患者はわずかに改善傾向を示しているがこれは、彼が試行のくりかえしによって改善す

表8-2 治療刺激の検証

刺　激	試　行	
	1	2
りんご	8	9
金槌	13	15
靴	10	13
コップ	6	6
野球	15	15
帽子	9	9
自転車	15	15
自動車	7	10
窓	13	13
バス	9	10

るための潜在能力を持っていることを証明している。第2に、患者は多音節語でいくらか良好な反応を示しており、彼の聴覚システムは短い刺激を非常に速い速度で与えられると解読できないようだが、持続時間が長く情報量が多い長めの単語の場合、それらの処理は容易になることが示唆されるかもしれない。最後に各試行についての採点欄を縦に調べると、提示順による成績のばらつきはいずれの場合もみられないことがわかる。試行中に徐々に成績が上昇する患者はめずらしくなく、これはその患者が課題を実行するのに必要な適応をおこなうためには数個の項目が必要であることを示唆している。その他は、試行の開始時には得点が高いのに、試行が進むと突然得点が低下する患者もいる。彼らは彼らのシステムを課題に向けてしっかりと固定することができず、刺激が進むにつれて徐々に関心が薄れていくのかもしれない。表8-2の例ではこうしたタイプの傾向はみられず、したがって成績のばらつきはおそらく刺激自体によるものである。

臨床家はこうした全般的な観察をおこなってはじめて、以後の治療セッションで使用する刺激を決定することができる。まず第1の規則は患者が誤った刺激、すなわち7点以下の成績をとった刺激はすべて除外するということである。患者がいずれかの試行でそれらの刺激について誤りと採点されたという事実は、そうした刺激は治療に使用されるには雑音が多すぎるか難かしすぎて処理や進歩の妨害になり得ることを示している。経験の浅い臨床家はこれらの語を患者に〝教えよう〟とするだろうが、これは患者のシステムにさらに雑音をもち込み、誤りをおかさせるにいたるだけである。誤りが生じた刺激を再び利用することの帰結は、それら刺激の処理において良好な切り替えが抑制されることだけではない。その効果はリスト内の他の刺激にまで拡がり、治療試行において他の刺激を処理することすら困難になる。患者の処理障害を治療する場合、臨床家は与えられた刺激を神聖なものとは考えないで、患者が困難を示したらいつでもその刺激をプログラムから除外すべきだろう。

誤りのあった項目や刺激を除外するというこの原則は、刺激検証過程にも組み込まれなければならない。というのは、難かしすぎる項目は他の項目と相互作用的な効果をもつかもしれないからである。相互作用の可能性を除外するために第2第3の試行から誤り項目を除外するのは、有効なやり方である。さらに加えると、誤りを生じさせる項目は、一貫して15点レベルの反応をひきだす項目と対照しながら、その特徴を注意深く分析するべきだろう。そうした分析は、関与する回路を障害する変数は何か、治療で避けるべき刺激のタイプは何かについて、臨床家に重要な情報を与えてくれるであろう。

プラスーマイナス採点法は患者の回路について有意味な情報を産み出すにはあまりにも大ざっぱなものであり、可能であればPICAの採点法が使用されるのがのぞましいことは明らかである。PICA法について訓練を受けていない臨床家でも、次の3つのカテゴリーに刺激を分類すると類似の結果が得られるであろう。すなわち、患者が正確に反応する〝容易 (easy)〟な項目、つまり努力や遅延などがなく〝正常〟といってもよいやり方で反応する項目。次に遅延、自己修正、刺激のくりかえしあるいは手がかりや追加的な情報が与えられた後にだけ反応ができる〝中度 (medium)〟レベルの項目。そして誤り反応を生じさせる〝困難 (hard)〟レベルの項目である。この採点システムを使う時、各反応タイプに便宜的にE, M, H, あるいは3, 2, 1の名称を与えることができる。またカードによる刺激が使われる場合には、カードを患者の反応に対応させて3つの山に分けて置くこ

すべての刺激の分類や分析が終わり、課題や刺激の選択が完了した時点で実際の治療が開始されることになるが、それに先立ってもう1つの予備的段階が有効な情報を与えてくれる。患者が9～15点レベルの成績（容易と中度レベルの反応）をとる治療項目を選択した後、臨床家はそれらすべての項目を最終的に容易反応に達せしめるために課題を単に多数回提示するのではなく、より高いレベルの成績を直接生みだすように単独の変数をいくつか操作する必要がある。特定の操作が実際に反応を改善したなら、臨床家は患者のシステムについての重要要因を発見し、またそのシステムがうまく機能するためにはどんな援助が役立つかを発見したことになる。同様に、操作が成績の低下を招くようであれば、それはシステムに負の効果をもたらす変数についての証拠となるだろうし、操作の結果として反応に変化がなかった場合は、その変数は患者の課題遂行に関連する要因ではないことが明らかになる。

　この要因探査テクニックがどのように実施されるかを簡単な聴覚課題を用いて示してみよう。ここで臨床家が選択したのは、患者の前に6枚の日常物品の絵を置き、呼称された絵を指さきせる課題である。臨床家は最初の提示で、3個の容易反応（15s）、刺激反復後の正反応（9）、自己修正と遅延反応（13）を得た。ここで問題となるのが、ただちにすべてが容易反応となるためには課題をどのように変更すればよいかということである。ここでいくつかの可能性があるだろう。例えば、選択肢の項目数を6個から4個にして課題を単純化し、視覚的負荷を減少させる。システムが立ち上がるのにかかる時間の問題を取り去るために、名詞の前にその名詞を含む句を言う（"Point to the ＿"）。聴覚システムを援助するために視覚情報を付加する方法として絵に対応する文字カード（"Car"）を追加提示する。あるいはシステムの活性化や注意の障害に対する方法として患者の注意を喚起させる信号（"Ready？……Car"）を与える方法などが考えられる。

　課題のさまざまな変更が成功するにつれて、患者は徐々に容易反応を示すようになり、最終的にはすべての項目が15点になる。こうした過程を通じて臨床家は、患者の処理操作を効率的にする要因は何か、つまり現在、あるいは将来の治療課題を援助するであろう情報を学ぶ。さらに加えてそれ以後の治療で使用できる課題も記録される。曲線の下方から始まった要因探査課題が操作されると、すべての項目が15点レベルに達するまで、その課題は徐々に曲線を上昇させる。個々の変化にともなって臨床家は課題の修正をこの上方へと移動する曲線の上に位置づけ、記録する。したがって臨床家は逆に曲線を下方に下げる操作をすることによって、探査中に記録されたその系列を徐々に困難課題へと移動させることができるであろう。個々の課題がすべて容易レベルに到達した時、治療対象であった患者の回路は曲線の下方にある他の課題の処理にも役立つようになり、全体の反応曲線は課題連続体のさらに複雑な方向へと移動することになる。

治療フォーマット

　治療のための課題や刺激の選択がおわったら、臨床家は今度は、課題を一貫性をもって提示するために工夫された治療フォーマットにそれらの課題を組織化することになる。そうすることによって患者の反応はすべて15点レベルに達しやすくなるだろう。すなわち最終目標は、患者が課題のすべての刺激に対して手がかり、くりかえし、自己修正、明らかな遅延反応なしに反応できるように、臨床家と患者がチームを組んで作業することである。誤りをなくすために計画されたこの種の治療だけではなく、患者が処理困難なしに容易に反応するのを促進させる方法は、できるだけ多く試みるのがよい。

　ここで討議される原則はすべて〝曲線の支点の移動にもとづいた治療〟の観点から、何が考えられるかを大まかにみたものである。患者が遅延や自己修正を示す処理過程は、曲線のさらに下方で使用される複雑な課題が使われた場合には崩壊する一時的な過程といえる。これらの微細な処理障害が解消し、患者がすべて15点レベルで処理を実行するにいたったら、彼らの処理能力は曲線のはるか下方に位置する課題でも可能となり、より複雑なすべての処理は、今度は正常でより単純な処理を利用することができるようになる。クリニッ

クでの治療過程で直接的には治療されなかった課題が改善するのを我々はしばしば見てきているが、このことは、上述のような現象によってある程度説明できるかも知れない。図8-2に示したシェーマはまた、反応曲線のあまりにも低い課題を治療対象とすることの不適切さの理由を明確にしてくれる。というのは、我々は患者が現在は不可能で他の基礎処理を必要とする複雑な処理を遂行するようになるのを期待しているからである。

一連の治療活動の提示が準備されたら、治療目標は患者が雑音が多く不適切な回路を征服しそれを切り変えるのを援助することであるということを理解しなければならない。課題、目標行動、強化の方法などが突然変化すると、患者のコミュニケーション・システムに崩壊と雑音が生じるのは必須であるから、順序づけをし、はっきりと定まった治療フォーマットを確立することが望まれる。患者が治療自体に参加することができ、また余裕をもって課題から課題へと移ることができるようであれば、彼らのシステムはより効果的、より完全になっていると推測される。

雑音や負担を生じることなしに、患者のシステムを適切に刺激するための有効なフォーマットは、以下のようにまとめることができる。

　　　　　　1．適応期（明晰化）
　　　　　　2．全般的活性化（準備）
モジュール1 ｛ 3．固定化（古い材料）
　　　　　　4．修　正（新しい材料）
モジュール2 ｛ 5．固定化（古い材料）
　　　　　　6．修　正（新しい材料）
　　　　　　7．結　論（結末づけ）

適応期

治療セッションの開始直後の適応期は、短いが重要な時間である。患者が部屋に入り治療テーブルに坐った後、臨床家は患者に挨拶し、"いかがですか"とか"何か新しいことがありましたか"などと、特に目的をもたないさまざまな質問をしたりする。これらは患者のシステムを明晰化する機会を与え、そのあと続いておこなわれるセッションの中でおきてくるかもしれない特定の出来事、問題、疑問などを臨床家に示唆するために工夫されたものである。また、この時間は患者に今までおこなってきたいくつかの治療過程について自由に話す機会を与える。一方臨床家は、患者についていくつかの観察をおこなう。まず第1に、患者が前回のセッションに来た時に比べて何か変化はないか、患者の中に著明な違いが生じていないかに注目しなければならない。もし患者が顕著に改善しているならば、治療セッションの計画の変更か、患者の新しい機能レベルを決めるための再検査が必要になるかも知れない。前セッションに比較して患者が低いレベルで機能しているようであれば、彼の医学的問題が悪化していないかどうかを知るために、問題の原因を明らかにするか、あるいは家族とともにその問題について話し合う必要があるかも知れない。時には、頭痛や肩の痛みなどあまり重大な問題ではない場合もあるが、また時には、心理的あるいは社会的問題があって、患者はうつ傾向となっており、その日の治療セッションでは患者の努力をあまり必要としない課題にしておく必要があるかも知れない。最後に、患者がその部屋や担当の臨床家に彼のシステムを徐々に適応させていき、もっと難かしい治療課題にも対応する準備ができているようであれば、臨床家は自由会話の状況の中で、患者のコミュニケーションの質を慎重に注意し、治療対象とされた過程にどの程度汎化があるかを観察する。

全般的活性化

患者が適切に機能しており、治療にそなえて彼の貯蔵システムが明瞭になっていることが確認されたら、臨床家は患者の注意を治療課題に集中させはじめることができる。この目的のために、課題は患者の反応曲線の最も高い固定した部分から選択される。こうしたかなりやさしくすべて15点レベルをとる課題は、患者のコミュニケーション・システムを活性化するウォーミング・アップの役割を果し、さらにむずかしい課題へと患者を徐々に移行させることができる。またこの活性化の時間は臨床家がその日の患者の機能の全般的レベルを再度チェックする機会を与えるであろうし、患者が成功裡に治療セッションに入っていくことも可能にする。

新しい患者の治療を開始する場合は、何がウォーミング・アップ課題にむいているかに関する情報はPICAの成績表から、もっともやさしい下位検査で15点レベルの項目があるかどうかをみれば

得られるであろう。臨床家は患者を治療する場合、その開始時期には、反応曲線の中ほどにある課題を選択するが、やがてそれらは充分操作レベルに達するだろう。こうした古い課題を選んでおこなってみることは、患者が以前に作働していた能力を保っているかどうかを証明するのに役立つ。

短時間の全般的活性化がおこなわれた後、患者が簡単な処理ですむ課題に容易に反応するように思われたならば、臨床家は次の治療段階へと移行する準備をする。

検査時には、患者が課題間のどこで決定的といえる明瞭な変化を示すかが重要な視点となるように、治療においても次の段階へ移行するためには治療における1つ1つの段階間の変化を患者に明らかにしなければならない。そのことによって患者は自分のシステムを明確化でき、また新しい課題に適応するのに必要なシステムの切り換えができる。これは患者がその前の課題ではらった努力に対する全般的な積極的強化によって、また臨床家がその時点でセッション中に起きたことを記録してる間、患者にしばらく休んでいて下さいと話しかけることによっておこなわれる。それから、臨床家はもう少し難かしいことをやりましょうと患者に話しかけ、今度の課題がどんなものか、患者にどうして欲しいかを説明しなければならない。それから課題の最初の項目がサンプルとして患者に提示される。患者が課題を理解したことが明らかになったら、患者のシステムがゆるやかに容易に課題に入っていけるようにデモンストレーション用の項目から開始しなければならない。このようにするとその後の移行において、患者のシステムの雑音量は最少限となり、患者の不安や疲労が減ぜられるのがふつうである。

固定化

適応と活性化の段階を終わると、患者と臨床家は、今やいくつかの治療モジュールの最初の段階を開始する準備が整う。治療モジュールは、対象とする様式あるいは処理過程に方向を定めた一連の課題である。各モジュールにはどの程度の数の段階があるか、全体のプログラムを実施するにはどのくらいの時間がかかるかなどによって異なるが、大体1時間の治療セッションには2つないし3つのモジュールがあると考えてよい。例えば、最初のモジュールは聴覚過程を固定化し、修正するためのものとする。それから臨床家は口頭表出を固定化し修正するための第2のモジュール、最後に第3のモジュールとして読み書きの課題へと移るといった過程が考えられる。

モジュールは臨床家が固定化し、充分操作的にしようと思う課題で開始するのが一般的である。これは反応曲線の中点よりもはるか高いところに位置する課題であり、最初の提示では時には遅延があっても、2～3回提示するとすべて15点に達するであろう。最初の提示でこうした課題にすべて15点レベルで反応できることがわかったら、臨床家はこの課題をあとでおこなう課題へのウォーミングアップとして使おうと考えるかも知れない。一方、数試行後でも患者には困難で、すべて15点レベルの反応を得ることができないようであれば、そのモジュールで新しい課題に進む用意ができていないことを意味している場合が多い。2～3回の提示後、患者がすべて15点を得られるようであれば、それらの15点を固定化するために数回その課題をおこない、ついでそのモジュールでの次の段階へ移る準備をするのがよい方法である。

修正

患者が与えられた課題で充分操作レベルに達したら、課題を少し修正し、システムの切り換え、あるいは貯蔵に新しい側面を加えることを計画するのがよい。例えば、臨床家が言った名詞の絵を4個の絵の中から患者に指さゝせる聴覚課題では選択肢を6個にする、1枚ではなく2枚の絵を指さゝせる。あるいは臨床家が名詞を言ってる間は患者に絵を見せない、などの修正が加えられるかも知れない。こうした変化をおこなうと、患者が課題をおこなう際、遅延反応や自己修正反応が増加するかもしれない。その時目標となるのは、患者がこうした新しい課題ですべて15点に達するまで彼の反応を増大させることである。臨床家が課題に小さな修正を加えたことによって患者が誤りを示しはじめ、正反応を得るまでに多数回のくりかえしや手がかりが必要となった場合、修正は期待されたものより大きすぎるので、課題ともう一度固定化課題の方向に移動させねばならない。

患者が新しい材料でかなりよく反応できそうで、数試行後、課題を理解していると思われたならば、

患者には新しいモジュールを準備する間、小休止を与えるのがよい。一般に新しい様式への移行とは、新しい刺激や治療材料への移行を意味しており、患者が新しい課題へ自分のシステムを再適応させるのを援助するために、もう一度この移行を口頭で説明する必要がある。こうした全般的な手続きのあと、固定化が必要な様式で、なじみ深い古い材料を用いて訓練を開始する。それで適切な反応が得られれば、患者の潜在的な処理能力を増大させるために、何らかの修正を加えた新しい課題へと移行する。

結論

治療フォーマットの最終段階では、かなりやさしい課題はすべて15点レベルになっていなければならない。患者と臨床家が前のセッションでかなり難かしい課題へ移行し、いくらか困難はあるが比較的新しい修正課題を完成していたとする。しかしそうした記録にもとづいて治療セッションを終了してしまうのは、心理的には望ましくないといえる。そこで、臨床家は反応曲線のやさしくすでに固定化した部分から課題を選ばなければならない。そうした課題は、成功記録のもとにセッションを終わらせるのを確実にするであろう。臨床家は、患者が以前に治療した処理についてその能力を保っているかどうかを検証するために、この最終の段階を利用することもできるだろう。また次回のセッションへのウォーミング・アップ課題として、その日のセッションから最後の課題を使用するのも優れたやり方である。こうすると患者が前セッションに立っていた同じ地点にもどりやすくし、セッションの間におこる後退を減少させることができる。

治療フォーマットについての本項をまとめると、課題は患者のコミュニケーション・システムの効果を最大限にし、雑音を最少にするような方向で選択され、系列化される。目標とする処理あるいは様式の治療は、より難易度の高い課題へと患者の回路をもっていくための準備として、反応曲線のうち、すべてが15点に達する固定化したレベルから課題を選択し開始する。つぎにやや困難な課題を曲線の中点から選択し、これらの課題の成績が最終的にすべて15点レベルに達するまで治療材料とする。この時点で、これらの新しく固定化された処理過程がそのほかの課題を使用するのを可能にする。このようにして患者の反応曲線は予測された目標レベルへと正の方向に移動することになる。

治療原則

患者と臨床家のチーム

ここで述べられる治療方法は、治療過程の推進に患者がかかわることを意味している。臨床家は患者にことばを教えようとするのではなく、自己修正、くりかえし、遅延がなく、"容易"にことばを処理する方向へもどらせようとしていることを患者に教えなければならない。患者は"15"点レベルの行動とはどんなものかを教えられなければならない。時には、まず反応曲線の"中度"レベルの項目を使って課題を提示し、それから、すべて"容易な"項目を使った課題をくりかえし、患者が2つのレベルの作業の対照的な感じをつかむことができるようにするのも、"容易な"処理とはどんな意味をもつかを教えるのに時には有効である。この2つのレベルの違いを患者が明確に理解し、次に、中度レベルが固定化できるようにいつ反応に自信がなくなったり誤りそうになるかを患者自身が臨床家にアドバイスしてくれるようにと患者に伝えるとよい。そこで、患者は臨床家が課題や刺激を選択するのを援助するために臨床家を信頼し、また患者は自分のシステムにおけるこれらの項目の効果について臨床家に情報を提供するという点で、患者と臨床家という2人の人間がチームを構成することになるのである。

治療前の設定

治療対象とする特定の様式や処理の決定は、PICAの成績表を注意深く調べると容易になる。全15点の課題はウォーミング・アップと課題終了を目的として選択する。治療対象には13～15点レベルの課題が適当で、9～13点レベルの課題は、少し単純化すれば、フォーマットの修正課題としてやがて適切なものとなるであろう。

一般的にいって、まず最初に刺激そのものには関連がない処理障害を治療するのが最良である。

これには、課題を移行することや課題へ入ることの困難、雑音が累積的に増加すること、課題からそれること、などの障害がある。これらの障害の中には、一連の等質な項目が提示されると、患者は刺激の提示順にかかわりなく常に最初の2～3項目で困難（くりかえし、自己修正、遅延）を示すか、あるいは最後の2～3項目で注意がそれてしまうといった場合がある。こうした時系列的な問題が生じる場合には、これらの障害を克服するために特定の治療計画が工夫される。例えば、課題から注意がそれないようにするためには、患者とその問題について話し合い、大体15点タイプの反応がひき出せるような刺激を提示することによって目標が達せられるかも知れない。まず最初は、数個の刺激だけを使い、患者がすべての課題で15点になるまでこれらの課題をおこなう。それから残りの課題全部に患者のシステムを15点レベルに固定化できるまで、徐々に刺激の数を増していく。

患者の問題がもっとランダムであるか、あるいは刺激に関連したものである場合は、15点レベルで課題を遂行するのに必要な患者の回路を形成した後、そのレベルで多数回の処理をおこなわせることによって、これらの問題は克服できる。そうした課題への回路が促通され、15点レベルに達するや、それらの回路は処理情報を貯えはじめるだろう。それ故、治療が進むにつれて、患者が15点以下をとる項目は、15点に到達するまでくりかえされ、さらにもう少しくりかえしを追加することによって、患者の回路は、15点レベルの処理が包含しているものを感じることができ、その情報を貯えることができるようになる。

臨床家はあまりにもしばしば一連の刺激を次から次へと与え、成功反応が出現するのに必要な充分な項目のくりかえしをおこなわずに反応を採点してしまっている。このやり方は治療ではなくして本質的にはテストであって、患者の回路は目標行動を経験し、充分操作的な回路を確立するための機会を決してもてないだろう。もし安定した改善がのぞまれるならば、15点より低い成績を動かし、15点レベルまで訓練をおこなうことが有効であろうと思われる。

課題変換の規準

プラス-マイナスの採点法は、このタイプの治療を行うには完全に不適切であること、またPICAの採点システムのようなより詳細なタイプの採点法が使用されるべきであるという討議によって、この問題はかなり明らかになるであろう。第2に臨床家は、項目をくりかえすべきかあるいは新しい項目に移るべきかを決めるために、すべての課題のすべての反応を心の中で採点しなければならない。ある臨床家はセッションの間中、患者のシステムに起きたことを正確に把握するために、すべての反応に対してスコアを書こうとする。これらの臨床家たちはこうした方法で治療プログラムを正しく適応させることができ、またセッションが終わった後も患者の変化を非常に明確に記録することができる。もう1つ他のアプローチとしては、ベースラインを確立するための課題を最初に提出したときの成績を記録し、一定期間訓練をおこなった後に変化を測定するために再度採点する方法がある。しかし、かなり長期にわたる治療計画をたて、治療フォーマットをあまり変えない臨床家もあり、そうした臨床家の場合は、治療期間の週のはじめに反応を記録し、それから変化が起きているかどうかをみるために、週のおわりにそれらを再び採点する方法を好む傾向がある。PICA採点法のさまざまな特殊な適用が、何人かの研究家によって記述されている。BollingerとStout（1974）は彼らが反応依存・小段階治療と呼ぶ議論において、LaPointe（1974）はベース10プログラム刺激法におけるPICA採点法の応用例において、さらにBrookshire（1973）は失語症治療の全般的な考察において、それぞれPICA採点法の特殊な適用例を示している。

これらのタイプのプログラムと、ここで記述されるPICAプログラムとの主な違いは、課題や刺激選択のための規準や新しい課題へ移行、あるいは課題を終了するための規準である。多くのプログラムは80％か90％の正答規準を示唆している。これらの正答がすべての項目でくりかえし、自己修正、遅延で得られた反応であるならば、それは明らかにあまりにも低いレベルである。95％、13点（遅延）かそれ以上の良好な反応とする標準の場合でも、患者は5％の項目に顕著な問題をもっ

ていることになる。処理過程においてこの5％の障害量が出現した場合、処理される情報はおそろしく不正確なシステムによるもので、したがって、その情報は長期使用のために貯蔵されることはないと考えられる。ひるがえって考えると、このことは、治療された処理が充分に固定化しておらず、曲線のはるか下方の課題で使用することはできないことを意味している。

したがってPICA理論は、課題を変更するか終了する目標はすべて15点反応であることを示唆している。これはあまりにも観念的すぎるようにみえるかも知れないが、実際、現実的、本質的な問題である。そうした目標は、使用される課題や刺激が注意深く選択され患者のシステムを通して確証されれば達成可能である。

すべて15点反応が適切な治療目標である第2の理由は、このタイプの処理は転移しやすく、抑制に対しても抵抗力があるという点である。課題が充分に固定されていなければ、正常な生活状態では、あるいはもっと困難な治療課題では崩壊する傾向があるだろう。自己修正の10点から手がかりの8点までの反応はしばしば誤反応にいたる。また遅延反応（13）はもっと低下し、より一時的な成績となるだろう。その理由として、これらの能力は操作レベルではないから、これらの能力の転移はほとんど起こらないと考えられる。逆に患者が"容易な"反応とは何かを充分に自覚しており、課題のすべての項目で容易反応を達成していると転移は最大限となり、抑制も防ぐことができる。

将来の傾向

本章で記述したPICAの検査結果と多段階採点法に基づいた治療方法は、あまり構造化されていないアプローチを超えていくつもの効果があることを示した。治療を開始するにあたって、臨床家と患者は全体的なコミュニケーション能力をその方向に作動させるための特定の目標レベルを与えられる。この目標設定は、回復過程のかなり早期に可能である。治療は、開始されると同時に患者自身のコミュニケーション・システムが指摘する様式や処理に焦点がおかれ、またそれらは適切な時期に修正され、やがて課題、刺激はかなり高いレベルに設定される。目標行動は、患者が達成する多段階採点法によって規定され検証される。これらはすべて患者の処理効果を最大限にし、他方、臨床家が治療計画を誤る可能性を最少限にする治療フォーマットを通してごく自然にあらわれてくるものである。最後に、予後推測の公式を用いたり下位検査内の変動の測定によって、いつ患者が彼に可能なもっとも高いレベルで機能しているかを指摘することができる。その時には治療終了のための計画が工夫されるであろう。

PICAは治療アプローチにおいて上述のような有利な面があるのと対照的に、詳細に行動をみ、その行動をスコアに変換するために特定の訓練が必要であるという不利な面も持っている。このアプローチでは、治療の各段階で相当量の準備と計画を必要とする。また記録のためやすべての反応スコアを分析するためにかなりの量の事務量が必要である。PICAによるアプローチは、内容よりもむしろサイバネティックスに強調点をおいているため、このアプローチは完全に構造化されており、臨床家は治療セッションにおいてあまり自由になんらかの試みをおこなうということはできないのである。

References

Bollinger, R., and Stout, C. E. (1974). Response contingent small step treatment. In B. E. Porch (Ed.), *Clinical Asphasiology Conference proceedings.* Albuquerque, NM: VA Hospital.

Brookshire, R. H. (1973). *An introduction to aphasia.* Minneapolis, MN: BRK.

LaPointe, L. L. (1974). Base 10 "programmed-stimulation": Task specification, scoring, and plotting performance in aphasia therapy. In B. E. Porch (Ed.), *Clinical Aphasiology Conference proceedings.* Albuquerque, NM: VA Hospital.

McNeil, M. R. (1979). The porch index of communicative ability. In F. L. Darley (Ed.), *Evaluation of appraisal techniques in speech and language pathology.* Cambridge, MA: Addison-Wesley.

Porch, B. E. (1981). *The Porch Index of Communicative Ability.* Palo Alto, CA: Consulting Psychologists Press.

Porch, B. E. (1970). PICA interpretation: Recovery and treatment (video training tape). Albuquerque, NM: VA Hospital.

Porch, B. E. (1971). Multidimensional scoring in aphasia testing. *Journal of Speech and Hearing Research* 14, 777–792.

Porch, B. E., and Callaghan, S. (1981). Making predictions about recovery: Is there HOAP? In R. H. Brookshire (Ed.), *Clinical Aphasiology Conference proceedings.* Minneapolis, MN: BRK.

Porch, B. E., Wertz, R. T., and Collins, M. (1974). Statistical and clinical procedures for predicting recovery from aphasia. In B. E. Porch (Ed.), *Clinical Aphasiology Conference proceedings.* Albuquerque, NM: VA Hospital.

Porch, B. E., Collins, M., Wertz, R. T., and Friden, T. P. (1980). Statistical prediction of change in aphasia. *Journal of Speech and Hearing Research* 23, 312–321.

Schuell, H., Jenkins, J., and Jiminez-Pabon, E. (1964). *Aphasia in adults.* New York, Harper & Row.

第 9 章

言語を主体とした訓練法：
　失語症への心理言語学的アプローチ

CYNTHIA M. SHEWAN and DONNA L. BANDUR

失語症治療の歴史

　現在オーソドックスな失語症の治療法として、一般に知られている方法は20世紀になって初めて登場した。1900年代初頭に、治療を扱った研究がいくつか報告されるようになったが（Franz, 1906, 1924d；Frazier and Ingham, 1920；Mills, 1904；Weisenburg and McBride, 1935）、既にその当時から治療効果に関して疑問が提出されており、その答えは得られないままになっている。

　第2次世界大戦後になると、戦争外傷によって失語症となった復員軍人が急増したために、失語症治療に対する関心が急速に高まっていった。そしてこれらの人々へのリハビリテーションの試みは、治療のために開発された再教育のアプローチに重点を置いたものであった。このアプローチでは、外傷が人々の人格に及ぼす影響を考慮して、多くの心理療法士のグループがリハビリテーションに参画している（Backus, 1952；Blackman, 1950）。こうしたグループは、コミュニケーション能力の面でも人格の面でも、患者を支え、患者の適応を促進する役割を果たしたと報告されている（Aronson et al., 1956；Blackman and Tureen, 1948）。この時代でも治療効果に対する疑問が出されたが、答えはほとんど得られていない。しかし、Eisenson（1949）とWepman（1951）以外の治療効果に関する研究はデータの大多数が逸話的であり、統計的な裏付けを伴っていない。その上用いられたデータは、脳卒中ではなくて外傷を中心とするものであった。

　1950年代になると、失語症治療は脳血管障害（CVA）による失語症者を扱うようになってきた。50年代と60年代では、Schuellの研究がぬきんでている（Schuell et al., 1964）。しかし、治療について公表されたデータには議論の対立がみられ、失語症の治療効果をめぐる問題は未解決のまま残されている。たとえばVignolo（1964）の研究は、顕著な治療効果を報告しているが、一方ではSarno et al.（1970）は、言語治療の明確な効果を見出すことができずに終わっている。

　1970年代から80年代始めになると、統制群のあるものとないものを含むいくつかの研究が、失語症者に対する言語治療の効果を明らかにしたとして発表されるようになった（Basso et al., 1979；Basso et al., 1975；Broida, 1977；Dabul and Hanson, 1975；Deal and Deal, 1978；Hagen, 1973；Prins et al., 1978；Sefer, 1973；Shewan andKertesz, 1984；Smith, et al,. 1972；Wertz, et al., 1978 ; Wertz et al., 1981)。しかし、無作為抽出の非治療統制群を用いた理想的な研究は行われておらず、一部の研究者は、こうした理想的な研究こそが失語症治療の効果に対する疑いを晴らしてくれると信じていた。一部には、治療効果に疑問を投じた研究（David et al., 1982 ; Meikle et al., 1979）もみられたが、1982年までには、Darley (1982)が「これまでの断片的な諸研究から・・・我々は一連の解答を集約し、効果に対する疑問に答えることができた」と結論づける（p.175）だけの十分な資料が収集された。

しかしDarleyの宣言に誰もが納得したわけではなく、治療効果の研究は1980年代を通して、さらにはまた90年代に入ってからも続けられ、その中の多くは、効果に肯定的であった（Brindley et al., 1989 ; Holland and Wertz, 1988: Poeck et al., 1989 ; Schonle, 1988 ; Springer et al., 1991 ; Wertz et al., 1986 ; Whitney and Goldstein, 1989）。こうした近年の研究にみられる新しい興味深い点の第一は、効果を検討するための方法論的なアプローチとして、単一被験者実験法を導入していることで、興味をそそられる第二の点は、使用された治療法のタイプが多様で幅広いことである。

言語を主体とした訓練法の発展

言語を主体とした訓練法（Language-Oriented Treatment LOT）は個々の失語症者に対して、できるだけ有効な臨床的サービスを行う必要性から発達したものである。LOTの概念が形成された1970年代には、このアプローチを発展させるのに役立ついくつかの条件がととのっていた。それまでの失語症に関する文献には、訓練法を詳述したものは少なく、治療士が確信を持って指示通りに行えるようなものは存在せず、有効であることが明示された訓練の例もほとんどなく、訓練効果も疑問視されていたのである。治療士の間では、刺激法を用いた訓練が主流であったが、一方失語症患者*がいかに 言語を処理しているかに関する研

究データも集積されていた。また訓練内容が統制できない刺激法では改善しそうもない患者もいることを、治療士たちは次第に理解するようになっていた。そこで少なくとも理論上は構造化された方法論によるアプローチが必要であると思われたのである。そのアプローチとは、失語症者の言語処理方法に関する研究知見に基づいて、段階的に難易度が変わる方法である。

2年以上にわたってShewan (1977)は、LOT法を発展させ、少人数の患者グループを使ったパイロットテストを行い、そこで得られたデータが大変有望であったので、その後本格的な規模の臨床実験を実施した。その結果は効果に関するデータとして後に述べる。LOTの概念的な構想がスタートして10年が経過して、ようやく訓練のガイドラインや訓練に使用する材料、訓練効果などを網羅したLOTの集大成というべき書物が出版されるに至ったのである（Shewan and Bandur, 1986）。

原理と論理的解説

失語症治療の多くは、まず失語症とは何かという理論から始まるが、LOTについても同様である。ここでいう失語症とは、言語システムの障害であり、そこには言語システムへのアクセスの障害の可能性も含まれる、と定義されている。さらに失語症には、言語の理解および生成のプロセスに障害があるとされている。失語症に対するこうした理論的見解は、Zurifとその仲間たち（Zurif and Caramazza, 1976 ; Zurif et al., 1972 ; Zurif et al., 1976）の研究によって確立されたものである。

LOT法では、言語訓練の内容が重視される。LOTは、言語システムを無差別に刺激すれば何かが起こり改善するであろう、という期待から刺激を繰り返すようなものではない。LOTの目的は、患者に最大限の機能レベルで作動する言語処理システムを与えることである。これは、神経言語学的な知見を訓練に応用することによって達成される。ところが残念なことに、脳がこうした訓練の達成をもたらすのは、言語処理システムの効率を高めたからなのか、言語システムを再組織化したためなのか、あるいは損傷部位とは異なるが対応する領域に言語機能を確立したためなのか、決定する技術がまだ確立していない。

＊失語症の治療を受けている人々に対する学術用語は治療施設や著者の好みなどによって異なっている。本章ではこうした人々を患者と呼ぶことにする。

LOTの内容は、成人の健常者や失語症者がどのように言語を処理しているかに関する研究から得られた知見に基づいた、難易度によって階層的に配列された言語材料を使用している。したがってLOTは、本質的には心理言語学の分野に属し、失語症訓練の心理言語学的アプローチに分類することができよう。またLOTは、神経言語学の理論に基づいてその研究結果を訓練に応用しているため、Helm-Estabrooks (1988) はLOTを神経言語学的な訓練法に分類している。

　訓練内容は、方法論とは区別される。内容では"何を"訓練するかが問題となり、方法論では"いかに"訓練するかが問題となるからである。訓練は、それぞれの失語症者の言語障害のパターンや興味に合わせて個別に調整される。LOTは、訓練を計画するにあたって処方箋ではなくて指針を提供するものである。この方法は柔軟であるため、個々の失語症者に合わせたプランを計画することができる。また明確に構造化されていることから、クライエントと治療士双方にとって再現性に富むのである。

言語を主体とした訓練法の内容

　言語の内容を包括的に説明するシステムを作り、かつデータの収集を容易にするために、LOTではコミュニケーションシステムを相互に重複せず、完全に独立した5つの様式に分類している。(図9-1)。5つの様式とは、聴覚的情報処理、視覚的情報処理、ジェスチャーおよびジェスチャーと発話によるコミュニケーション、口頭表出、書くことによる表出である。

　各様式はさらに細分化されて互いに独立した領域に分けられる。つまりこの領域を合わせると様式全体を包含するかたちになっている。このように、各様式を細分化することによって、治療士は用いるべき訓練内容を明確に指摘することができる。一般にコミュニケーションのシステムは、さまざまに分割することができるが、LOTで使用さ

コミュニケーションシステム

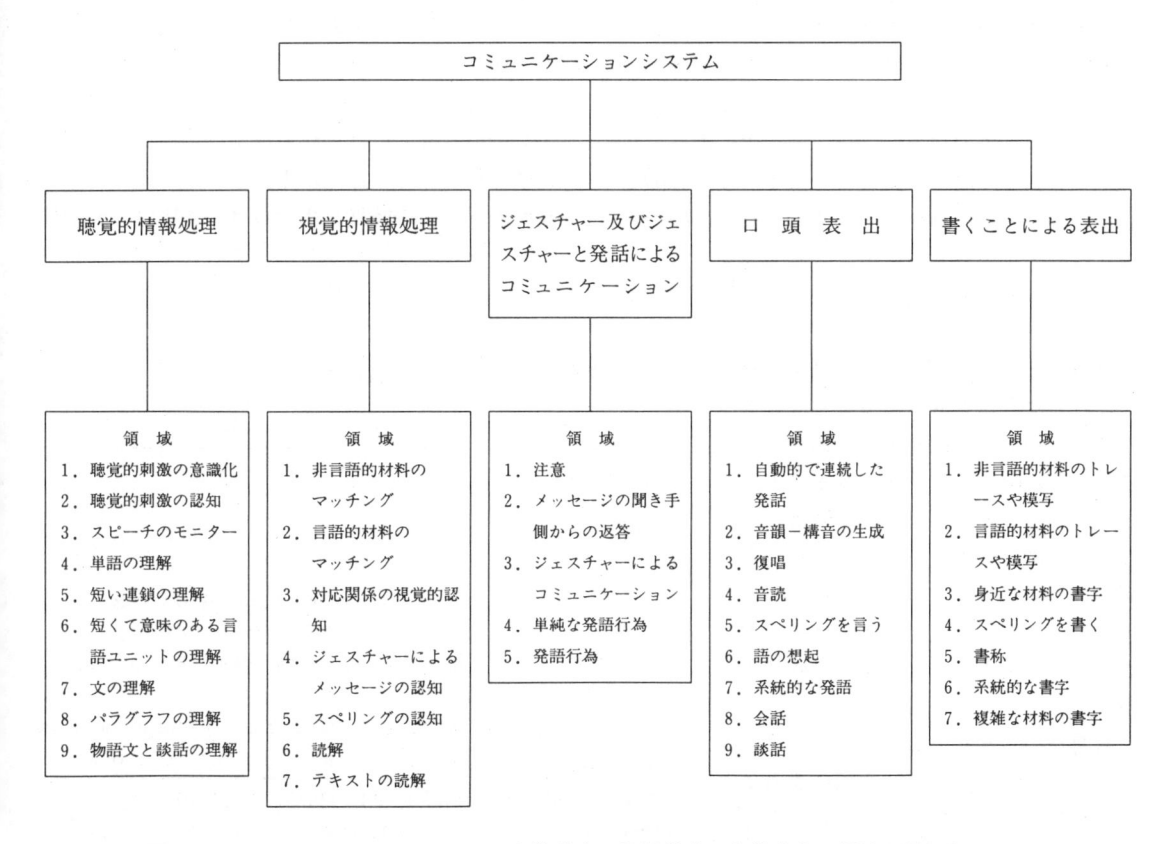

聴覚的情報処理	視覚的情報処理	ジェスチャー及びジェスチャーと発話によるコミュニケーション	口　頭　表　出	書くことによる表出
領　域 1．聴覚的刺激の意識化 2．聴覚的刺激の認知 3．スピーチのモニター 4．単語の理解 5．短い連鎖の理解 6．短くて意味のある言語ユニットの理解 7．文の理解 8．パラグラフの理解 9．物語文と談話の理解	領　域 1．非言語的材料のマッチング 2．言語的材料のマッチング 3．対応関係の視覚的認知 4．ジェスチャーによるメッセージの認知 5．スペリングの認知 6．読解 7．テキストの読解	領　域 1．注意 2．メッセージの聞き手側からの返答 3．ジェスチャーによるコミュニケーション 4．単純な発語行為 5．発語行為	領　域 1．自動的で連続した発話 2．音韻－構音の生成 3．復唱 4．音読 5．スペリングを言う 6．語の想起 7．系統的な発話 8．会話 9．談話	領　域 1．非言語的材料のトレースや模写 2．言語的材料のトレースや模写 3．身近な材料の書字 4．スペリングを書く 5．書称 6．系統的な書字 7．複雑な材料の書字

図9-1　コミュニケーションシステムを構成する言語様式と各様式内の領域を示したモデル

れている特有の分類は、合理的で説明がしやすい。このようにコミュニケーションのシステムを分類したのは、特別な分類方法を提案するためではなく、訓練内容を特定しやすくし、再現性を高めることができるようにするためである。

たとえば聴覚的情報処理内の文の理解といったように、訓練材料は各様式のそれぞれの領域で、各失語症者の言語処理に関する研究資料に基づいて作成された言語の難易度によって組織化される。したがってこの言語訓練の目標は、患者が対応できる速度で段階的に難度の高い材料を与え、患者の言語障害を改善することにある。

言語を主体とした訓練法の方法論

方法論とは訓練法の"いかに"について言及するものである。LOTの方法論では、刺激、反応、強化を主要な要素とするパラダイムを採用している。しかしLOTでは、オペラント条件付けの場合のように特定の刺激-反応の関係を学習すること、すなわち語想起課題で特定の単語を学習したり、文構成課題で特定の文を学習することが目標なのではない。むしろ、刺激を与えて反応を引き出し、そこに適切なフィードバックを提供するというパラダイムは、失語症患者の現在の能力に応じたレベルで言語を処理する機会を与えることを目的としている。フィードバックでは、患者の反応の適切性に関する情報を提供する。失語症患者は、自分の反応が正確であるかどうか、また時間経過の中で自分が改善しているかどうかを、常に認識しているとは限らないからである。

こうした方法を導入することには多くの利点がある。治療士は、個々の患者の反応に関するデータを収集することができ、また行った訓練の評価、すなわち患者が改善しているかどうかも容易に把握できる。そしてこの方法によれば、患者、治療士、治療施設の壁を越えて訓練プロセスを広い範囲で再現することもできるのである。

難易度のレベル

LOTでは、訓練材料は失語症患者にとってしだいに難度が高くなるような順序で与えられる。この順序は個々の患者に対してどのように決定されるのであろうか。決定のための情報源として利用できるのは、実施されたすべての標準テストの結果や患者の個人歴、さらに、文献上すでに確立されている階層の、どの位置に患者が位置づけられるかを検討した結果などである。あてはまる階層がない場合には、治療士はベースラインのデータを集積し、それに基づいたテストを構成することによって階層を作ることができる。もし文の理解に関する階層を作ることが必要な場合には、何種類かの文型の文をいくつか作成し、失語症患者に与える。文型については、例えばCaramazza and Zurif (1978)、Levy and Taylor (1968)、Parisi and Pizzamiglio (1970)、Shewan and Canter (1971) の研究をまとめると、表9-1に示すような階層を作成することができる。文は上から下へ順次難しくなるように配列されている。こうした文を使用したテストの結果から、患者にとって難しいレベルを同定し、そのレベルの順序を基にして訓練を行うのである。

難度のレベルを上げる

訓練における刺激とそれに対する反応は、それぞれ10項目で1ブロックを形成するようになっている(図9-2)。図9-3で示したように、課題のレベルを進めるためには、患者は同一の難度で連続する2ブロックを、70％以上の正答率で遂行する必要がある。この基準を満たせば、課題は次の難度の階層へと進められる。正答率70％を越えられない場合は、再び10項目の刺激がくり返される。そ

表9-1 難易度の順に並べた文型の階層

文型	例
単純な能動肯定平叙	The dog is chasing the cat.
否定	The dog is not chasing the cat.
受動	
非可逆	The ball is being caught by the dog.
可逆	The cat is being chased by the dog.
否定-受動	The cat is not being chased by the dog.
中央-埋め込み	
非可逆	The cat that the dog is chasing is meowing.
可逆	The cat that the dog is chasing is black.

Shewan, C.M., and Bandur, D.L. (1986) から応用。
Treatment of aphasia: A language-oriented approach (p.47).
Austin, TX: Pro-Ed.

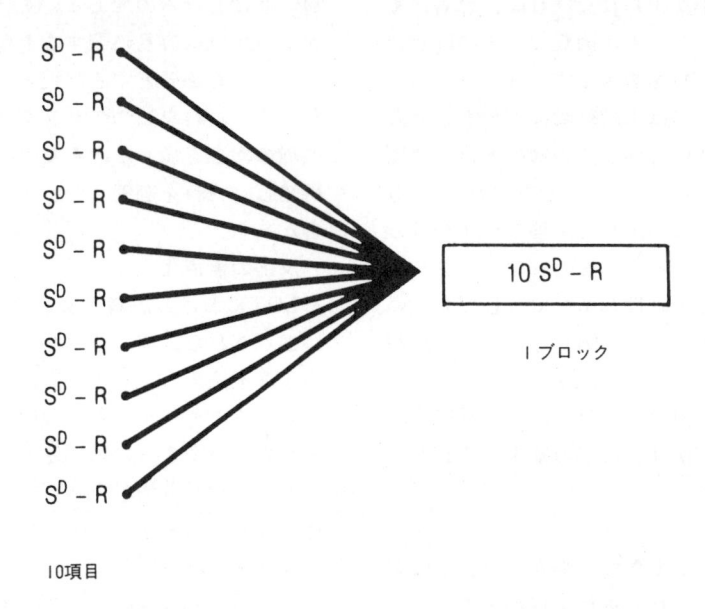

図9-2　10個の刺激項目（S^D）とその反応（R）で1ブロックを構成する。

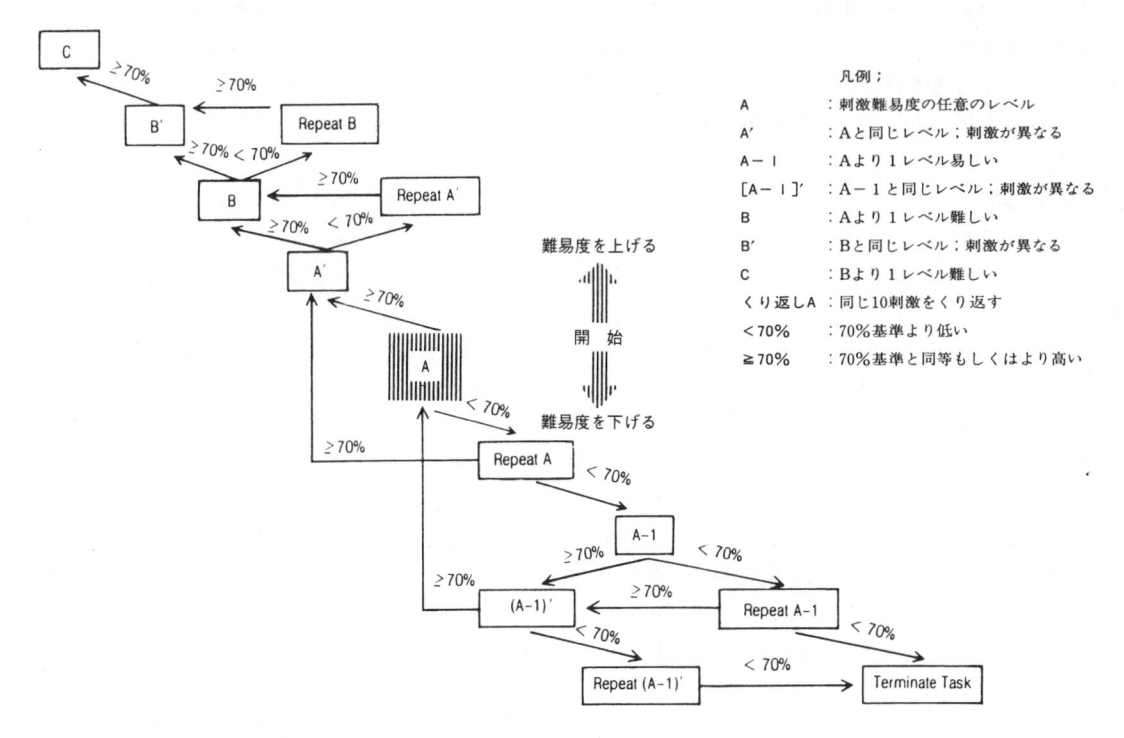

図9-3　LOTの実際をまとめたモデル。Aが開始地点で、10項目から成るAブロックを患者に提示する。患者が70%かそれ以上に達した場合は難易度のレベルを上げ、Bに進んで別のサイクルを開始する。Aで70%の正答率を達成できない場合はさらにAをくり返す。そして患者が70%かそれ以上に達したらA'に進み、達しない場合は難易度のレベルをA−1に下げる。レベルをひとつ下げても70%の正答率が得られないならば課題を終了する。

れでも70%の正答率が得られなければ、患者がその言語課題を遂行することが困難であるのは明白であり、したがって課題を中止する。

基準を70%としたのは反応行動に柔軟性を持たせ、ある程度の誤りは許容して訓練の進行を過度に遅らせないためである。1ブロックの項目数(10)が少ないので、ひとつの誤りで正答率が10%減じることになる。したがって、患者によってより高い基準が必要である場合は基準を変更してもよい。しかし本章で報告する効果に関するデータは、70%を基準にしていることに留意されたい。

難易度のレベルを検討するためには、関連する3点、すなわち手がかり、反応の基準、枝わかれ、が問題となる。

手がかり

患者が独力では反応できない場合、治療士は手がかりを与えて反応させ、それを正答とする。この手がかりシステムでは、どの手がかりが効果的であるかを決めること、患者にそうした有効な手がかりを意識させること、手がかりを提供する役目を治療士から患者自身に移行すること、そして患者自身が必要に応じて自己手がかりを用いながら独力で反応する回数を増やすこと、が目的である。

反応の基準

課題の難度を上げるかどうかを決めるには、クライエントの反応が正しいかどうかを評価しなければならない。したがって、治療士は、どのような反応を"正しい"とするかを明確にしておく必要がある。どのような課題でも、異なったレベルの反応が出現する可能性があり、何が正しいのかは時間の経過や患者の改善の度合いによって変化する。しかし治療士は、それぞれの段階に応じて反応の基準を設けなければならない。たとえば呼称課題の場合、訓練の初期の段階では、反応がそれとわかる表現であれば基準を満たすと判断するであろうが、後の段階では音韻的に正確に表出することが正答の基準となるであろう。

枝わかれ

隣り合った難易度のレベルの差が大きくて、患者が次の段階に進むことができそうにない場合には、治療士は、その中間のレベルを設定することができる（枝わかれ）。このレベルを設けることは、課題間の橋渡しとなり、患者を次のレベルに導く助けとなるのである。枝わかれはLOTのデータ記録用紙に容易に記すことができる。その他に枝わかれを必要とする状況としては、多数の同じ難易度の材料を2つのサブグループに分け、言語処理の機会を多く与えるために各サブグループを供給し、材料を割愛しないようにするといった場合がある。

反応の得点化

LOTにおける患者の反応は、正か誤のどちらかに採点される。前に述べたように、治療士は正答の基準を決める。この決定に際しては柔軟性が求められるため、正答の定義はそれぞれの課題によって異なってくる。選択された難易度が高ければ課題のレベルも増し、さらに反応にも複雑さが求められるであろう。

フィードバック

フィードバックは、LOTの方法論において重要な要素であり、患者に自分の行為に関する情報を提供するものである。究極的な目標は、患者が日常のコミュニケーションの場面において自分の行為を制御できるようになることであるが、訓練が行われている間は治療士によるフィードバックが必要である。このフィードバックによって患者は進歩を指摘され、勇気づけられる。さらにわれわれの経験では、患者が訓練とその目標をよりよく理解するのを助け、訓練に積極的に取り組ませるのにも役立つようである。しかし重要なことは、治療士が患者に対して誠実に接することである。患者に対して、事実に反して「すべて順調です」などと告げることは、訓練の関係において重要な要素である信頼と威信が損なわれることになろう。

訓練の順序

LOTにおける訓練の順序には、いくつかの次元が関係している。そのひとつはすでに論じたように、クライエントが訓練の階層性にそって進歩するに従って、訓練材料の難易度が増すことである。また訓練の順序立てには取り入れる言語様式の順、すなわち最初にどの言語様式を選ぶかといった要因も含まれてくる。あるリハビリテーションのデータによると、聴覚的理解の回復が最も早くて大きいといわれている (Basso, et al., 1979 ; Henri, 1973)。理解することは、訓練過程でもまた実生活でも何より重要である。もし患者の聴覚的理解の

障害が重篤である場合は、この様式を早期に訓練に取り入れる必要がある。さまざまな言語様式の中でも理解することと話すことは、コミュニケーションを図る上で最も頻繁に使われるため、訓練では聴覚的情報処理と口頭表出の様式を早めに導入することが多いであろう。LOTには柔軟性があるので、患者と治療士の間で適切な順序を選択することができる。

また訓練では、各セッション内においても順序性がある。治療士は訓練の促進を最大限に利用できるように、順行促進と順行抑制、および逆行促進と逆行抑制に留意して訓練の順序を決める必要がある。各セッションでは、患者が十分に達成できる課題から始め、患者の訓練への意欲を高めることが望ましい。一般にセッションが進むにつれて課題の難しさは増す。もしそのために反応の保続が生じたら、課題を変えるのが最もよい方法である。またセッションは患者が成功感を味わい、楽しかったと思える肯定的な雰囲気で終わることが大切である。

データの記録

データを記録することは、LOTでは重要なことである。記録された患者の達成度を基にして、課題の難易度の増減を決めるからである。記録の仕方には二つの方法がある（付録9-1, 9-2）。そのうちのひとつはLOT Goals Formで、各様式のそれぞれの領域ごとに、訓練の経過を表示する。表には採用した難易度、刺激、提示方法、手がかり、正答の基準、反応方法をすべて記載するようになっている。さらに付随的な反応も記される。この記録形式を使用することによって、治療士は訓練が時間経過に従ってどのように変化したかを示すことができるのである。もうひとつの記録形式であるLOT Data Record Formでは、ある様式内の領域について行われた各セッションにおいて費やされた時間や、課題の難易度のレベル、与えた項目数、患者のデータや治療士のコメントなどをすべて記録する。この記録を見ただけで各セッションで何が起こったのかがわかり、治療士はいつ課題の難度を上げればよいのかを判断することができる。データは各様式のそれぞれの領域ごとに、別々に記録することが最も簡単なようである。

患者一治療士の相互関係

失語症に対するどのようなアプローチでも、忘れてならないのは相手が人間であること、その人はコミュニケーションの能力を失い、おそらく身体的、心理的、社会的に途方もない損失を経験しているということである。LOTは、方法論と内容の面では構造化されているが、訓練においては細心の注意を払い、肯定的な患者－治療士関係の環境のもとで行われるべきである。訓練の内容を構造化することによって、人間性を無視したり軽んじたりしてはならない。

以下に述べるセクションでは、聴覚的情報処理、視覚的情報処理、ジェスチャーおよびジェスチャーと発話によるコミュニケーション、口頭表出、書くことによる表出の各様式について、LOTの構成と実際を簡単に概説する。その際、目標を設定し訓練を展開する上で考慮すべき変数について検討するが、紙面の都合上、訓練の階層性に関して詳細に論じることはできない。興味ある読者はTreatment of Aphasia: A Language-Oriented Approach (Shewan and Bandur, 1986) を参照されたい。それには独自の訓練手続き、方法論、訓練材料が周到に述べられている。またLOTの実際を強調するために、具体的な症例を掲載する。これらの患者は効果の研究に参加したわけではないが、この訓練法を継続して適用した場合の例として示される。

聴覚的情報処理の障害

概　　説

失語症患者に生じる聴覚的情報処理の障害には、多様なタイプがあり、聴覚的認知障害や純粋語聾、聴覚失認などが含まれる。しかし最も重要な障害は、一般に聴覚的理解の能力と関連しており、それゆえ治療の方略を立てる際にはこうした障害が注目される。LOTでは、聴覚的情報処理は二つの大きなカテゴリー、知覚的情報処理の障害と理解の障害に分けられている。一般に聴覚的知覚の訓練は、聴覚的理解が困難である場合のみ行われる。聴覚的知覚能力を養えば、患者は聴覚の様式を受信できるようになり、さらにこのメカニズムを理

解の訓練に役立てることができるのである。

聴覚的知覚

聴覚の認知障害は3つの領域、すなわち言語音と非言語音の刺激の意識化、言語音と非言語音の刺激の認知、スピーチのモニターに分けられる。

言語音と非言語音の刺激の意識化を確認するには、患者は刺激の差異に反応するだけでよく、刺激を認知したかどうかを示す必要はない。刺激としては、環境音、音楽、馴染みのある、あるいは馴染みのない話し声、外国語などが使われる。しかし第2の刺激の認知の領域になると、たとえば電話のベルを聞いてその音に相当するものを選択するように、患者は与えられた刺激の意味づけをしなければならない。

最後の領域であるスピーチのモニターでは、患者がスピーチの刺激の正確さや意味の有無をモニターする能力を訓練する。刺激となるスピーチは、患者自身の生成によるものか、あるいは他者のものかは問わない。

特にこのモニターは前の2つの領域と関連し、患者の訓練過程を通して扱われる領域であり、聴覚の様式内で、さらには他の様式でも必要とされるのである。

聴覚的理解

聴覚的理解は、多くの要因に影響される。特に文については、超文節的手がかりとしての強勢が理解に関与することが明らかにされている(Goodglass, 1975, 1976; Kellar, 1978; Pashek and Brookshire, 1980)。また重度の理解障害を伴った患者はイントネーション曲線から情報を得て、疑問文、平叙文、命令文の差異を弁別しているようである(Boller and Green, 1972; Green and Boller, 1974)。語の使用頻度では、一般に頻繁に使われる語彙項目は理解されやすく、またその語の使用される状況が単独でも文中でも理解に影響を与える。また長くて複雑な統語構造を持つ文は難しい傾向がある(Shewan, 1979)。さらに文の理解には語彙や統語だけではなく、文法的な対比も影響する。失語症患者は、個人的に関連のある材料を用いた場合、イエス/ノー疑問文の理解(Wallace and Canter, 1985)を含んだ言語課題の成績が良好であることが示されている。その他に考慮すべき要因としては、状況的文脈、発話速度、感情的な内容の有無、話題の親近性などがある。

聴覚的理解に対する訓練は、6つの領域に分けられる。始めの単語の理解では、単語レベルの刺激を扱う。訓練の計画を立てるにあたって語彙を選択する際の重要な変数は、語の使用頻度、品詞、意味的カテゴリーである。また反応の変数として、選択肢である絵の関連性や数を変えることでも課題の難易度を調節することができる(Pierce et al., 1990)。このように、刺激と反応の変数を系統的に変化させることによって、失語症のタイプに基づいた多様な階層を作ることが可能である。図9-4では、それぞれの失語症のタイプによって意味的カテゴリーの階層が変化することを表している(Goodglass et al., 1966)。

記憶の変数に重点を置くことが必要な場合には、一般に短い連鎖の理解の領域が用いられる。単語の連鎖は、それ自体が統語のユニットを形成しないからである。たとえば数字を連続して提示した場合、患者はその連鎖を正確に同定するために、各項目に注意を集中しなければならない。次の短くて意味のある言語ユニットの理解の領域では統

	ブローカ	ウェルニッケ	失名詞
易	身体部位	身体部位	身体部位
	動作	動作	物品
	物品	物品	動作
	数	数	数
	色	文字	色
	文字	色	文字
難	幾何学図形	図形	図形

図9-4 意味的カテゴリーの違いによる難易度の階層

語ユニットが使用される。この場合には、語の使用頻度や話題の親近性といった変数を考慮することが重要である。

次の領域である文の理解へと階層を上げるには、統語や文法的対比、語の使用頻度が変更される。患者は文の理解に際して文脈を利用すれば理解しやすくなる（pierce, 1988）。言い換えれば、文脈の情報を減らせば課題の難度は上がるのである。

パラグラフの理解では、治療士は文の長さ、統語、語の使用頻度、文の結合力、事実の数、話題の親近性、患者の興味を考慮に入れる必要がある。もちろんプログラムでは、訓練を受ける患者個人に関する要因は必ず変更するべきである。

物語文と談話の理解の領域に刺激を広げるにあたっては、文献からの情報はあまり利用できない。変数としては、全体の長さのように先に述べた領域の変数と類似した要因が成績に影響するようである。また、患者の中には文脈からの情報によって内容を理解できない者もあり（Chapman and Ulatowska, 1989）、そうした場合には特別な援助が必要であると考えられる。比率の高い対話では（すなわち登場人物間の発話の量が不均衡である場合）、内容を詳細に再生しようとすると多くの誤りを犯すものである。さらに直接述べられた情報よりも、暗に示された情報を思い出そうとする場合の方が困難を伴うことが知られている（Katsuki-Nakamura et al., 1988）。またオーディオテープやビデオテープ、なまの声などは、患者個人によって効果が異なるものであり、こうした刺激の提示方法によっても成績に影響を与えるであろう。聴覚的情報の処理にあたっては、患者個人の日常経験の影響が大きいため、他の訓練プログラムの多くの側面と同様に、患者自身が最も重要な情報源となるのである。

症　例

S. K. は24歳の大学生である。左側頭後頭部の動静脈奇形を切除した後、流暢型の失語症となった。症状は、中等度の失名詞、聴覚および視覚的情報処理の障害、軽度の書字障害であった。標準テストとして、ボストン失語症診断検査、文の聴覚的理解検査、改訂版トークンテスト、ボストン呼称検査を実施した。

聴覚的理解の障害は、パラグラフのレベルの材料を理解したり、言語学的に複雑で長い教示を理解する際にみられた。したがってパラグラフの理解の領域から訓練を開始することになった。さらに検査を行うと、S. K. は推理を求められたり、ひとつのパラグラフに含まれる事実の量がかなり増えると困難を感じることがわかった。

S. K. は、訓練の目標や階層を高めることに意欲的であった。彼は自分の反応に影響するとわかった変数について詳細にフィードバックし、特定の場面で生じる問題点を報告した。

始めの難度のレベルでは、治療士はS. K. にかなり冗長性のある短いパラグラフを読んで聞かせ、推理して答えるような質問をした。このレベルで70%の正答が得られると、次は難度を増してより多くの事実の含まれたパラグラフを与えた。訓練が進むにつれ、さらに難度は話題の親近性を変えることで調節された。患者の側ではしだいに複雑な反応を要求されるようになり、治療士が質問する前にそのパラグラフの内容をできるだけ細かく思い出す必要があった。そして事実に関する質問や推理させる質問を通して、より多くの情報が引き出されるようになった。

次に物語文や談話の理解へと進められた。まず短いラジオ放送を聞かせ、続いてビデオテープによってニュースの断片と長めのドキュメンタリーを見せた。課題の難易度は再び反応の複雑さを増したり話題の親近性を変えることによって高めた。

訓練の例

レベル 1
刺激：パラグラフの長さは60から80音節／冗長性が高い／話題の親近性が高い
手続：治療士はパラグラフを読み、続いて推理させる質問をしてイエス・ノーで答えさせる

レベル 2
刺激：パラグラフの長さは60から80音節／冗長性が低い／話題の親近性が高い
手続：治療士はパラグラフを読み、続いて推理させる質問をしてイエス・ノーで答えさせる

レベル 3
刺激：パラグラフの長さは60から80音節／冗長性が低い／話題の親近性が低い
手続：治療士はパラグラフを読み、続いて推理

させる質問をしてイエス・ノーで答えさせる

視覚的情報処理の障害

概　説

　視覚的情報処理とは、絵やジェスチャー、文字などの形式で与えられた情報の処理をいう。聴覚様式と同様、この様式でも視覚的認知の障害と読解の障害に分けられる。読解の障害の程度は、失語症患者によってさまざまである。最重度の言語障害を呈する患者では、視覚的認知能力が限定され、物体、絵、図形、色、文字、単語などをマッチングすることさえ困難になる。視力や視野欠損も成績に影響し、こうした問題によって注視することや走査、追視などに支障をきたす。

　脳損傷のために書かれた材料が理解できない状態は、失読としても扱われる。失語症患者にこの用語が適用されるのは、特別なパターンが見られた場合に限られる。そのパターンのひとつである脳の後部の損傷による失読では、書字は保たれる。患者は文字の認知は良好であるが、単語は認識できない。スペリングを1文字ずつたどる方法を使えば単語も理解することができるが、より長くて複雑なものはほとんど理解困難である。

　また脳の中央部の損傷による失読のパターンは、重度の読字障害が特徴であり、楽譜や数字の読みの障害、失計算を合併することも多い。患者は綴られた単語を認知できず、口頭でスペリングをいうこともできない。一般に重度の書字障害も同時に起きてくる。

　患者によっては文字は認知できないものの、意味のある語は読めるといった場合もある。一般に認知しにくい文字は使用頻度が低かったり、形態が複雑であるもの、音韻的、視覚的に類似したものである傾向がある（Hecaen and Kremin, 1976 ; Lecours et al., 1983）。こうした症状を呈するものは前方性の失読と呼ばれている。書字は重度に障害され、形態の崩れた文字やスペリングの誤りがみられる。

　このほかに認められている症候群としては、稀ではあるが、視覚性失認がある。患者は視覚的に提示された材料を認知するのが困難である（Benson and Geschwind, 1969 ; Eisenson, 1984）が、他の様式で提示されれば認知できるのである。この認知障害は材料が言語でも非言語（図形や物体）でも起こる。書字能力は総じて保たれている。

　訓練に視覚的情報処理を取り入れる場合には、患者の教育レベル、仕事、趣味といった多くの要因を考慮して訓練の程度を決めるべきである。また、視覚様式は他の様式に比べて最重度の失語症患者でもよく保たれていることがあり（Helm and Barresi, 1980 ; Helm-Estabrooks, 1983）、訓練の開始時に視覚様式を導入すると効果的であろう。

視覚的知覚

　視覚的情報処理に対する治療は7つの領域に分けられるが、まず第1の領域は視覚的知覚の障害を扱う。この領域は非言語的材料のマッチングで、物体、絵、幾何学図形などを患者にマッチングさせる。難易度の階層を上げるためには、刺激のカテゴリーを変えることに加えて、絵の複雑さや象徴性の程度を調整する。さらにカテゴリーの認知を求める課題であれば、より難しさが増すであろう。たとえば"椅子"のカテゴリーを刺激に用いた場合、患者は種類の異なる2つの椅子をマッチングさせなければならない。

　第2の領域では、数字、文字、単語などの言語的材料のマッチングを行う。ここでも階層は刺激の長さ、視覚的な類似性、大きさなどの変数を考慮して決められる。記憶や注意のスパンを課するためには、材料を連続して与えることもある。

　第3の領域は、対応関係の視覚的認知で、患者は視覚的形態が異なった同じ刺激を認知しなければならない。たとえば印刷された単語とそれに対応する物体のマッチングや、商標とそれが表す物とのマッチングといった課題である。この領域における他の課題としては、患者に物の上位概念と下位概念の関係を決めさせるような、意味的カテゴリーを対象とするものがある。さらにこのカテゴリー分類課題に、上位概念と下位概念の関係だけではなく、機能的関係（たとえば"書くために必要なもの"）を含んだ場合には、失語症患者は一層の困難に直面するのである（McCleary and Hirst, 1986）。

視覚的理解

第4の領域では、ジェスチャーによるメッセージの認知に焦点をあてる。ジェスチャーの認知は、失語症患者では障害されることの少ない様式であるが (Porch, 1967)、失語症患者を群としてみた場合は、健常者よりもパントマイムの理解が悪い。またジェスチャーによるコミュニケーション能力は、読解力と相関する傾向がある (Varney, 1978, 1982)。

困難度を次第に増していく階層としては、実物、動作絵、物品の絵、線画の順に対応するジェスチャーと結びつける課題が提唱されている (Danioff et al., 1982 ; Netsu and Marquardt, 1984)。

スペリングの認知は第5の領域で行われる。この課題では、患者自身や他者の書いたものを校正する訓練が含まれる。こうした行為は、文字によるコミュニケーションに多くを依存している人々にとってのモニターのひとつにあたる。また表層失読の患者では、同音異義語の認知を求める文の判断課題（たとえば "We took our/hour car"）が有効であろう (Scott and Byng, 1989)。

読 解

読解の訓練は第6の領域から始まる。ここで使用される刺激は、単語、句、文、パラグラフである。語彙の選択に関わる変数は、単語の長さ、使用頻度、操作性、抽象性、品詞などである。課題の難度は、選択肢の中のおとりとして、聴覚的あるいは意味的、視覚的に混同しやすいものを用いることによって変えることができる (Gardner and Zurif, 1976 ; Van Demark et al., 1982)。

句および文の導入にあたっては、統語や全体の長さに対する内容語の数などの要因も考慮される。

パラグラフのレベルは、全体の長さを系統的に変えることの他に、個々の文の長さや複雑さ、語彙の難しさ、主題の内容を変更することによって調節する。また患者に、事実に基づいた質問の代わりに推理を必要とするような質問をすれば難しさは増す。第7の領域はテキストの読解であり、この領域を最後に視覚的情報処理は完成する。この領域の階層については、まだ経験に基づいたデータが十分ではないので、全体の長さ、読みやすさのレベル、語彙、冗長性、文法的な複雑さ、結合力の強さ、照応関係の使用、親近性などの要因を考慮して、個々の患者ごとに階層を作らなければならない (Shewan and Bandur, 1986)。

症　例

N. H. は69歳の主婦で、多発性脳梗塞となり、左前頭葉、および右頭頂葉と後頭葉に梗塞巣が認められた。WABや文の聴覚的理解検査、ボストン呼称検査を行ったところ、軽度の聴覚的情報処理の障害、軽度の発語失行、失名詞、中等度の視覚的情報処理障害と書字障害のあることが明らかとなった。この患者は今回の発作が起きるまでは、非常に熱心な読書家であったとのことで、視覚的情報処理の訓練を他の様式の訓練と平行して行うことにした。

言語検査の結果、視覚的な側面では単語の読解力や短い単純なパラグラフを読む能力は有していた。さらに検査を進めると、読解力はグレード3の上のレベルであることが示された。成績に影響を与える要因としては、内容の抽象性が考えられた。そこで最初の読解のレベルはグレード3から4で、短いパラグラフを用いることにした。患者はまずパラグラフを読み、"who, what, when, where, why/how" と印刷された指示に従って口頭で話を組み立てるように求められた。N. H. がこのレベルのパラグラフを読んで要点を話すことができるようになると、今度は同じ長さでグレード5のレベルのパラグラフが用いられた。その後は制限時間、パラグラフの長さ、抽象性、グレードのレベルが系統的に引き上げられた。そして新聞記事や短編小説が導入され、最終的には患者はロマンス小説が楽しめるまでに至った。

訓練の例

レベル1

刺激：パラグラフの長さは75から100音節／読解のグレードは3から4／"who, what, weh, where, why/how" と印刷されたカード

手続：患者はパラグラフを読み "who, what, where, why/how" の指示に従って口頭で答える

レベル2

刺激：パラグラフの長さは75から100音節／読

解のグレードは5／"who, what, when, where, why/how" と印刷されたカード
手続：患者はパラグラフを読み "who, what, when, where, why/how" の指示に従って口頭で答える

レベル3
刺激：パラグラフの長さは75から100音節／読解のグレードは5／印刷された手がかりはなし
手続：患者はパラグラフを読み、口頭で適切な情報を提供する

ジェスチャーおよびジェスチャーと発話によるコミュニケーション

概説

ジェスチャーによるコミュニケーションは、重度の失語症患者にとっての代償手段となったり、また発話を強化するために使用されることがある。つまり患者によっては、この様式が訓練の出発点となって、しだいに口頭による訓練に移行する場合もあれば、また結局この様式がコミュニケーションの唯一の手段となることもある。

前項でも指摘したように、失語症者にとってジェスチャーの様式は他の様式よりも影響を受けることが少ない（Porch, 1967）。しかし最重度の患者では、コミュニケーションの場面で自発的に複雑なジェスチャーを示すことは少なく、ありきたりの不明瞭な身振りになることが報告されている（Glosser, et al., 1986）。またジェスチャーの障害の特徴、分類、治療効果など、さまざまな観点から身振りに関する研究がなされている。たとえばパントマイムの訓練によって、ジェスチャーの理解や表出の能力に明らかな改善が認められたとする報告がある（Schlanger and Freeman, 1979）。またAmer-Ind Sign System（Skelly, 1979）の使用は成功しなかったとするものもみられる。そうした報告では、重度の患者では単一のサインをいくつか獲得することができたが、簡単な文法を習得してそれを使用することができる患者は少ないとされている（Coelho, 1990）。またサインを使う能力は、失語症の重症度と比例しており（Coelho and Duffy, 1987）、サインを有効に使用できるかどうかを決める最も重要な要因は、実際には失語症の重症度であるかもしれない（Coelho and Duffy, 1986）。

訓練の成功例としては、ジェスチャーによるコミュニケーション能力と失行の改善のために開発されたVisual Action Therapy（VAT）（Helm-Estabrooks et al., 1982）がある。このプログラムは発話を用いずに視覚とジェスチャーで行うもので、患者に物体と絵をマッチングさせる課題から、視野から隠された物体の使用法をジェスチャーで表す課題まで、訓練は階層を成している。その後の研究の結果によって、物体を表現するジェスチャーでは、身体の末梢部の動作よりも中央部の動作を含むジェスチャーの方が患者にとって容易であることが明らかにされ、VATに修正が加えられた（Helm-Estabrooks et al., 1989b）。重度の患者にとって、VATは訓練の開始段階として有効であり、次にLOTの訓練を併用してジェスチャーによるコミュニケーションのシステムをさらに高めるとよいであろう。

LOTによる治療領域は訓練の自然な進歩を形作るものであるが、個人によっては必要のない領域もある。ジェスチャーによるコミュニケーション訓練に関する文献では、訓練の成果に一貫性がないことが報告されている。このためLOTでは個々の患者によって訛えるように、試案的な治療の階層を提供するにとどめる。幅広く多様な患者を経験し、コミュニケーションシステムを個人が日常の環境で自然に使えるように適合させることで、さらに多くの成果が得られるかもしれない。

社会的なサイン

第1の領域である注意は、ジェスチャーによるコミュニケーションの最初の段階である。患者はコミュニケーションの相手の注意を引くために、アイコンタクト、接触、発声、ジェスチャーを単独で、あるいはこれらを組み合わせて用いる。

第2の領域のメッセージを受信したことへの返答では、頷きのようにあるジェスチャーの形を使って、メッセージを受信したことを示す。ただし必ずしもメッセージの内容を理解していなくてもよい。

ジェスチャー

第3の領域のジェスチャーによるコミュニケーションでは、ジェスチャーを単一で、あるいはいくつか組み合わせて使用する。一部の研究者は、命題的ジェスチャーを習得するのは非命題的ジェスチャーに比べてより難しいことを見出している（Buck and Duffy, 1980）。したがって階層を考えるとすれば、まず適切な表情による表現、次に習慣的なジェスチャー、命題的ジェスチャーとなるかもしれない。

またコミュニケーション場面での重要性や個人的な関連性も、サインの習得に関与する要因となる（Coelho, and Duffy, 1986）。さらに患者には画像的な要素を持つサイン、すなわち身体的および形態的な特徴に基づいた意味の明確なサインは習得しやすい（Coelho, Duffy, 1986）。その他に考慮すべき重要な変数は、ジェスチャーを教授するために用いる刺激である。物体や動作絵は、線画よりも身振りを喚起しやすいことがわかっている（Netsu and Marquardt, 1984）。

発語行為

第4の領域の単純な発語行為では、メッセージの内容（命題）と話者の意図（発語内の力）が一体となって働く。発語内の力は、命令、陳述、質問を表すためにジェスチャーや発話によってコミュニケーションを図ることである。たとえば単純な指さしの身振りは、動作、動作主、対象といった内容を伝達するために用いられる。第5の領域の発語行為には、言語と非言語両方の手段によるコミュニケーションが含まれるが、その中でもジェスチャーは、たとえ言語の表現が多少可能となっても、コミュニケーションを図る上で重要な役割を担っている。

症　例

A. G. は62歳の元政治顧問で、左大脳動脈流域の広範な梗塞によって全失語と右片麻痺が生じた。まずボストン重度失語症検査を実施したところ、口頭ージェスチャーの表現、ジェスチャーの認知、視空間課題の各領域は、比較的保たれていることがわかった。そこで口頭による表現力を改善するために、LOTの呼称や文生成の訓練と同時に、VATやMelodic Intonation Therapy（MIT）などの訓練法を試みた。しかし実用的な口頭によるコミュニケーションの能力は、極度に限定されたままであった。

次にAmer-Ind Sign System（Skelly, 1979）が導入された。この訓練法では、すでに学習された材料の刺激とは異なって、新しく学習することが主眼となるため、厳密なLOTのパラダイムを適用することはできない。訓練では、一般的な10種の動作主と動作が用いられた。まず始めに治療士がジェスチャーを示し、同時に4枚1組の動作絵を患者に提示して、その中から対応するものを選ばせる。この認知課題に成功したら、A. G. は動作絵と同じジェスチャーをするように要求される。次の訓練段階では、A. G. は動作絵なしでジェスチャーをするように条件を設定する。

次の難度のレベルでは、すでに訓練したジェスチャーを会話に取り入れる試みがなされた。A. G. はこの訓練プログラムによって着実に進歩し、訓練していないジェスチャーを上手に行うことさえできるようになった。それでもA. G. には、訓練の継続にあたって引き続き励ましとカウンセリングが必要であった。A. G. は発症後数カ月たっても、口頭表出の代わりにジェスチャーでコミュニケーションすることに気がすすまなかったのである。

訓練の例

レベル1

刺激：10枚の動作絵と20枚のおとり絵

手続：治療士は、患者に動作絵を4枚1組で見せ、そのうちのひとつのジェスチャーをやって見せる。患者はそのジェスチャーに合った絵を指で示す。

レベル2

刺激：レベル1の同定課題で使用した10枚の動作絵

手続：1回に1枚ずつ絵を見せ、患者はそれに適したジェスチャーを表出する。

レベル3

刺激：レベル1と2で使用した10枚の動作絵

手続：文や短い物語を口頭で聞かせ、患者は適切なジェスチャーを表出して文を完成させる（例"おなかがすいたらあなたは＿＿"）。

口頭表出の障害

概　説

　口頭表出の障害は、失語症患者のタイプや重症度によって異なっている。したがって、失語症のタイプによって多様な口頭表出のパターンが出現するが、多くの患者は同じような障害の領域を共有している。

　障害の領域は、高度に習熟した、あるいは自動的なスピーチの他、音韻－構音能力、復唱、音読、呼称、文の生成、談話の構成に及んでいる。これらの領域は、互いに独立しているわけではなく、ひとつの領域は直接別の領域に影響する。したがって訓練では、二つかそれ以上の領域について同時に進めることになろう。訓練計画を立てる際には、障害の特徴や重症度を調べると同時に、障害された領域も十分検討する必要がある。

自動的なスピーチ

　第1の領域では、自動的で連続した発話を扱う。この領域の訓練は、発話が非常に限られた患者に対して口頭表出を促進するために計画される。刺激には挨拶語、連続した数字、詩、曜日、月の名前、アルファベットの文字などが用いられる。

　訓練方法としては、無意識的な発話の意識的コントロール（Voluntary Control of Involuntary Utterances VCIU）が有効である。このアプローチは、患者自身の常同的な表現を有効に活用して、意味のある筋の通った発話に発展させるものである（Helm and Barresi, 1980）。VCIUによって、ステレオタイプの単語やフレーズが、音読、呼称、会話の順に使用できるように高められるのである。

音韻－構音の生成

　失語症者による構音の誤りは、音韻的障害や構音の障害が単独で、あるいは合併して起こるためである。左半球の前方病変、すなわちブローカ領域やその周辺の病変によって生じた音韻－構音の障害は、多くの場合発語失行と呼ばれる。また左半球の後方病変は、音韻生成の誤りをひき起こし、一般的に字性、または音素性錯語の形をとる。

　第2の領域、音韻－構音の生成におけるLOTの訓練は、発語失行の訓練法であるShewan（1980）のコンテクスト・ネットワークに基礎を置いている。訓練の階層は、多くの研究者によって提供されたデータに基づき、提示の方法、刺激の特徴、反応形式、および反応を促進する変数などに関して、それぞれ難易度に従って構成される。

　訓練は自発的に筋の通った発話が可能になるまで段階的に進み、患者が適応しやすいようになっている。治療士はしだいに援助を減らし、患者が独立して自分のスピーチを取り戻せるようにする。

　訓練の刺激を選択するにあたっては、以下に述べる変数を考慮する必要がある。まず音素のレベルでは、子音よりも母音のほうが生成しやすく、高頻度の子音は低頻度の子音よりも容易である。また弁別素性の特徴も発音のしやすさに影響し、鼻音と有声音の素性は構音方法や構音点に比べて問題となることが少ない。治療士は、音素を選択するにあたって、こうしたすべての要因を盛り込んだ階層を作成することが必要である。

　単語を導入する場合、具象的で機能的な語は成績に肯定的な影響をもたらす。その他に管理する必要のある変数は、語の使用頻度と長さである。また単語以上の場合では、句や文の長さ、強勢のパターン、言語学的な複雑さなどを系統的に変えることで、訓練の難度のレベルを上げることができる。

　刺激の提示方法を変えることも、階層の作成にあたって考慮すべきである。聴覚と視覚の刺激を複合して与えれば、どちらか一方の刺激提示より正しいスピーチを導きやすい。

　治療士は患者の反応形式を変えてもよい。形式には、たとえばモデルに従って発話させるもの、斉唱、連続したたくさんの反応を要求するものなどがある。またより正確な反応を引き出すために、反応の変数を容易にすることもある。たとえば、指でたたくなどの関連した動作を発話に付随させる。また子音が連なっている時に、子音の間にシュワー（/ə/）を挿入すれば、成功率は高まる。このように反応を易しくすることも、一時的に、あるいは長期的な方略として必要なことであろう。

　患者が訓練の階層内で進歩するにつれて、刺激提示の方法や反応を促進する変数は一定にしたまま、さらに反応形式を複雑にすることが求められる。そして治療士は、徐々に手がかりの量を減

復唱

　復唱ができるようになることは、訓練の最終目標ではないが、第3の領域では他の関連する言語行動を促進するために復唱を取り上げる。たとえば、復唱課題は発語失行の訓練で使用され、またMITの重要な構成要素ともなっている。MITは、ジェスチャーおよびジェスチャーと発話によるコミュニケーションの派生的な段階として示したが、ここでも基準に合うと思われる患者に使用することができよう（Helm-Estabrooks et al., 1989）。

　復唱の訓練に用いる刺激には、多くの変数が影響する。復唱が容易であるのは、短い材料（Gardner and Winner, 1978）、実現性の高いもの（Goodglass and Kaplan, 1972, 1983）、個人的に関連のある材料（Wallace and Canter, 1985）などである。文レベルの材料を使う時には、統語的に複雑であるほど患者にとって難しく、文型を変えることで階層を構成することができる（Goodglass, 1968, 1976）。

　また反応の変数を操作することも、発話の正確さや容易さに影響を及ぼす。患者の中には反応の開始を若干遅らせると行為が促進するものもあれば、この方略ではかえって逆効果になる場合もある（Gardner and winner, 1978）。それゆえ治療士は、訓練のプログラムに沿って課題を開始する前に、こうした方略の効果をあらかじめ検討することが必要である。

音読とスペリング

　第4の領域である音読は、第3の領域と同様に、それ自体が訓練の目標となることは少ないが、言語能力の他の側面を改善する手段としてしばしば使われる。たとえば音読の訓練によって、読解、口頭表出、聴覚的理解、書字といった言語機能が改善することが明確にされている（Cherney et al., 1986 ; Tuomainen and Laine, 1991）。斉唱にせよ単独で読むにせよ、文やパラグラフを音読することは、流暢性と非流暢性両方の失語症者にとって言語能力の改善をもたらすのである。

　失読は音読の障害の違いによっていくつかのタイプに分けられる。そのタイプのうち、純粋失読、音韻性失読、表層失読（Surface dyslexia）、深層失読（Deep dyslexia）が文献で明らかにされている（Coltheart, 1982）。音読の訓練にあたっては、明らかにされたそれぞれの障害のプロフィールを基盤にして、失読の各タイプに影響する変数を考慮に入れて、階層を作成することが求められる。たとえば深層失読では、内容語のほうが機能語より読みやすく、患者によっては意味情報の少ない語は読み違いをしやすいのである（Hillis and Caramazza, 1991）。訓練計画を展開する際には、語の使用頻度、具象性、心象性、品詞などの要因を考慮すべきである。また表層失読の患者では、無意味語や不規則に綴られた語による刺激は一層難しくなる。純粋失読に対する刺激では、語の長さは重要な変数であり、語が長くなるにつれて反応の正確さや反応時間に大きな影響が現れる（Benson et al., 1971 ; Coltheart, 1982 ; Gardner and Zurif, 1975）。

　単語を超えるレベルになると、治療士は句や文、パラグラフの使用へと進める。このレベルでは変えることのできる変数として、さらにグレードのレベル、話題の親近性、全体の長さなどが加わる。

　第5の領域の口頭でのスペリングは、文字を綴る能力を高める訓練として用いられる。純粋失読のように、口頭でスペリングを言うことが容易である患者は、印刷された語と意味を結びつけることを学ぶであろう。刺激は、長さ、使用頻度、スペリングの規則性などの要因によって、変えることができる。

語の想起

　喚語困難は、すべてのタイプの失語症に関連するばかりではなく、失語症以外の障害でも起こる。Benson（1979）は失名詞について、失語症に関連した5種類のタイプと非失語症性の4種類のタイプを概略している。第6の領域での訓練の目標は、失語症患者に特定の語彙項目を教えることではなくて、実際に語想起のプロセスを促進することである。治療士はまず、患者が誤りやすい語彙のレベルを設定し、ついで絵による叙述、呼称、会話によって成績のパターンが異なるかどうかを判定する。

語想起を促進する訓練は、まず最初に刺激の適切な階層を選択することから始まる。変更可能な刺激の変数としては、語の長さ、使用頻度、具象性、有効性、意味的カテゴリーがある。意味的、あるいは文法的カテゴリーは、失語症のタイプによってそれぞれ異なった影響を与える(Goodglass et al., 1966)。対象となる物のラベルのあいまいさが低ければ、その物の呼称は容易である。あいまいさとは、ある物とその特定のラベルとの間の一貫性に関連している。一部の失語症患者は、物の典型性、すなわちある物がその属する部類の特徴をどの程度表しているかといったことに、反応しやすいことがある。

　刺激が選択されると、それぞれの患者に応じた効果的な手がかりの使用を決定する。全般的に音素の手がかりは、どのタイプの失語症者にとっても最も反応を促進しやすいことがわかっている(Li and Williams, 1989)。しかし失名詞失語の患者では、動詞の刺激に対しては、意味的手がかりが有効である傾向があった（Li and Williams, 1991)。いくつかの実験結果より（Stimley and Noll, 1991)、意味的手がかりを与えると、無関連語の誤りが減少し、意味性錯語の数が増えることが明らかにされている。一方音素の手がかりを与えると、音素性錯語が増えるようである。その他に手がかりを与える際に留意すべき要因は、複数の手がかりを同時に使用することである（たとえば文の完成方式の課題で最初の音節も与える)。特に重度の患者に対しては、複数の手がかりの使用が最も有効なようである（Huntley et al., 1986)。

　図9-5に示した階層は、多くの研究者による実験結果に基づいている。

	手がかり	説明
最も効力がある ↓ 最も効力が少ない	復唱	患者に目標語をモデルとして与える。
	遅延	患者は遅延して反応する。
	音素	初頭の音素や音節を与える。
	文完成	空所のある文を提示し、患者は空所に目標語を補って文を完成させる。空所にあてはまる語の数が少ないほど手がかりの効果は高まる。
	意味的関連	目標語と意味的に関連した語を提示する。
	印刷した語	印刷した目標語を与える。
	説明	項目の説明を与える。
	同韻語	目標語と同韻の語を与える。
	場面の文脈	その項目に関連した場面を与える。
	スペリング	目標語のスペリングを口頭で与える。
	機能的な説明	目標となる項目の機能を説明する。
	上位概念	上位概念の用語を与える。
	一般化	特別な情報がほとんどない一般的な陳述を行う。

図9-5　効力のレベルによる手がかりの階層

　患者は訓練を数多くこなすことによって、手がかりの効果と使用を一層よく理解するようになる。刺激提示の方法では、実物、カラー写真、線画などによって異なった実験結果も例証されているので、治療士は、個々の患者に応じてこうした変数を変える必要があろう（Benton et al., 1972；Bisiach, 1966)。究極的には、課題は有意義で自然な場面で実施できるようにすることが望ましい。たとえばPACE（失語症者のためのコミュニケーション促進法、Davis and Wilcox, 1981)は、患者に多くのコミュニケーションのチャンネルを使うように勧めるもので、効果的な手がかりの方略を開発して成果をあげている（Li et al., 1988)。

　患者が階層に沿って進歩し、しだいに語彙や手がかりの使用のレベルが難しくなれば、手がかりの提供者を治療士から患者に移行させるようにする。

文の生成

第7の領域では、句や文のレベルで意味のあるユニットを生成することに重点が置かれる。そして階層は、Helm Elicited Language Program for Syntax Stimulation (HELPSS) でみられるような文型による難易度を利用することができる。このアプローチは、非流暢性の失語症患者の統語能力を改善するために開発されたもので、物語を完成させる方式で11の文型の訓練をすることができるのである。文型は、命令形の自動詞から未来時制の動詞の使い方にまで及ぶ。

また訓練のための文型の階層は、失語症患者の発話サンプルで出現した順序に基づいて作成することができる（Ludlow, 1973）。難易度のレベルは、形態的標識の使用や（Goodglass and Berko, 1960）、句や文の長さを変えることによって上げていく。また強勢のパターンが成績に影響する患者もある。たとえばブローカ失語の患者は、強勢のある語で発話を開始する傾向がある。こうした場合には、強勢の使用は重要な変数として、訓練の階層に取り込まれるであろう。

刺激として絵を用いる、会話場面を設定する、といった文脈上の変数は、反応の特徴に影響を与える。患者によっては、会話よりも絵に対する反応の方が主要な発話（主語－述語）を多く生成できる者があり（Easterbrook et al., 1982）、また絵の内容が女性向けか男性向けかによって表出する単語の量が異なる者もある（Correia, 1990）。

会話と談話

第8の領域の会話では、訓練の階層を構成するために利用できる研究資料はあまりみられない。訓練の計画を立てる際には、患者にとって自然なコミュニケーションが図れるように留意することが必要である。階層の作成にあたって考慮すべき変数は、発話の長さ、文の複雑さ、話題の親近性、コミュニケーションの相手となる身近な人の数などである。

電話によるやりとりのように、対面での会話が制約を受ける場面では、言語的な複雑さが増すことになる（Glosser et al., 1989）。また会話に対する訓練の階層を計画するには、話者のコミュニケーションの意図も重要な要因になり得る。要求、批評、教示などの意図を表現する能力を改善させるためには、特別な場面の設定が必要であろう。

第9の領域の談話では、患者に経験や出来事について話させる。談話は、叙述（たとえば逸話を使う）、手順（たとえばあることのやり方を話す）、説明（たとえば特定の話題で講義する）など、いくつかのタイプに展開することができる。難易度を上げるためには、要求する反応の長さや複雑さを変えればよい。

症　例

L. P. は44歳の技術者で、左前方部の神経膠腫の切除のために開頭手術を受けた。WAB、文の聴覚的理解検査、ボストン呼称検査を実施したところ、発話は断片的な文に限られ、しばしば喚語困難に陥ることが明らかとなり、非流暢性の失語症と判定された。聴覚的理解と読解の障害は軽度であった。書字は発話と同程度の能力であった。

他の領域に対する訓練と同時に、語の想起も訓練の対象とされた。詳細な検査の結果、L. P. はグレード1とグレード2のレベルの語彙で、1音節から成る語の呼称は80％の正答率であった。しかし同じグレードでも、多音節から成る語の自発的な呼称の正答率は50％にすぎなかった。動作絵を提示した場合も、正しい反応を引き出すことはできなかった。

さらに検査を実施したところ、L. P. にとって最も有効な手がかりは、初頭音、物理的または機能的な特徴を描写すること、場面の文脈（すなわちその物品が存在する場面）を与えることがわかった。治療士は、手がかりの提供を治療士から患者に移すには音韻的手がかりでは難しいと考えて、描写と場面の文脈の使用に重点を置くことにした。

訓練の階層の第1段階では、グレード1からグレード3までのレベルの多音節語を用い、その物品の絵に対して物理的および機能的な描写を与えたり、物品に合う場面の文脈を明らかにしたりする特別な訓練を行った。すなわち患者にさまざまな物理的、機能的特徴を思い出させるために、1枚のカードにヒントを書く。たとえばあるカードには、"どんな色？""どのくらいの大きさ？""どんな形？""どんな材料？"といったことが印刷さ

れており、別のカードには〝それは何に使われる？〟という質問が記されている。L. P. がこうした質問に対して、70％の正答率で情報を提供できるようになると、同じレベルで別の刺激が与えられた。またこの訓練では、物品の絵を治療士に見せないようにして、患者がその絵の描写や場面の文脈を言い、治療士が呼称する方法も取り入れられた。

　訓練が進み、L. P. が自動的に手がかりを利用できるようになると、呼称の課題が導入された。手がかりは、患者が自発的に呼称できない場合のみ、利用する。患者が治療士を頼り過ぎないように、絵はL. P. だけにみえるようにした。難易度もグレードの高い語彙や品詞（たとえば動詞や形容詞）を導入することによって系統的に高めていった。またさまざまな会話の場面を用いながら、自分で手がかりを利用する訓練も行われた。そして訓練を終了した時には、L. P. は十分に実用的なコミュニケーション能力を身に付け、喚語困難も主にグレード6以上の語彙レベルの単語にしかみられなくなった。自分で手がかりを利用する方略は、多くの場合求める語を想起するのに役立った。

訓練の例

レベル1

刺激：グレード1から3で、多音節語の物品の絵／手がかりのカードには次のような質問が印刷されている／〝どんな色？〟〝どのくらいの大きさ？〟〝どんな形？〟〝どんな材料？〟〝それは何に使われる？〟

手続：患者は手がかりのカードの質問に口頭で答える

レベル2

刺激：グレード1から3で、多音節語の物品の絵／手がかりのカードには次のような質問が印刷されている／〝どんな色？〟〝どのくらいの大きさ？〟〝どんな形？〟〝どんな材料？〟〝それは何に使われる？〟

手続：患者は絵を治療士に見せないで手がかりのカードの質問に口頭で答え、治療士に絵を推測させる情報を与える。

レベル3

刺激：グレード1から3で、多音節語の物品の絵／手がかりのカードには次のような質問が印刷されている／〝どんな色？〟〝どのくらいの大きさ？〟〝どんな形？〟〝どんな材料？〟〝それは何に使われる？〟

手続：患者は絵を治療士に見せないで自発的に物品を呼称する。失敗した場合は患者自分自身の想起を促進するために、あるいは治療士に物品を同定させるために、手がかりのカードを利用して情報を提供する。

書くことによる表出

概　説

　書くことによる表出とは、書記素（文字）や描画を使ったコミュニケーションの表出をさす。多くの失語症患者にとって書くことは、最も障害を受けやすい様式である。文献では、書字の障害や失書のさまざまなパターンについて、多様な分類システムに沿って記載されている（Benson, 1979 ; Ellis, 1982 ; Margolin, 1984）。

　患者の中には、手の不全麻痺や完全麻痺に起因した運動障害によって、書く機能が阻害されていることもある。こうした患者の書く文字は形態の崩れが特徴的であり、判読困難な場合もある。失行による失書では、書字の適切な運動パターンを選ぶことに障害があることが観察されている。また身体的な文字コードと図形の運動パターンとの間が離断しているものは、移行性失書といわれる（Margolin, 1984）。

　音韻性失書は、音素から書記素への変換が阻害されることによって起こると説明されており、患者は無意味語を書くのが困難となる（Margolin, 1984 ; Shallice, 1981）。また患者がスペリングを書く時には、派生語（たとえばhistorian/historical）や、構造的類似語（たとえばsanity/sanitation）の誤りがよく起こることも認められている。さらにこうした患者では、抽象的な語や機能的な語を綴ることが困難であったり、名詞よりも動詞を生成する時の方が誤りが多くなる。これらの症状は、深層失書の特徴である。一方語彙や意味に関する失書では、文字を綴るための意味的ルートが障害されているので、患者は音韻的ルートに依存して語を綴ろうとし、結果として不規則語を綴る際に

誤りが多くなる。

非失語性の失書、すなわち純粋失書では、書字以外に他の言語障害は認められない。また右半球の病変でも、書字の空間的な統合の障害が起こる。この障害は言語学的というよりは、本質的には機械的な問題である。

LOTでは、図形および書記素のパターンの再生や生成、個々の単語の書字や想起、そして意味－統語の言語学的処理に重点を置く。意味－統語レベルの書くことによる表出では、失語症のタイプによって症状に違いがあり、それは発話の障害のパターンを反映している。

身体運動的な文字コード

第1、第2の領域では、図形と書記素の運動パターンを確立することを主眼とし、第3の領域では高度に習熟した書記素の運動パターンの再生に重点を置く。第1の領域は非言語的材料のトレースや模写で、二次元か三次元の非言語的材料が使われる。課題の難度は、書き写す幾何学図形や物体のデザインを複雑にすることによって増すことができる。第2の領域では、文字、数字、単語を用いて言語的材料のトレースや模写を行う。訓練では、文字の誤り、不適切な空間的配置、文字や構成要素の置換、あるいは反復といった問題に注意する。まず単一のものから訓練し、続いて文字や数字などの連続したものに移る。第3の領域の身近な材料の書字では、患者の名前や住所、電話番号などの高度に習熟した刺激が使われる。

音素から書記素への変換と語彙の情報処理

第4のスペリングの書字の領域では、書き取り、口頭で提示されたスペリングを書くこと、文字の連鎖を書くこと、などが行われる。患者の書字の正確さに影響する変数は、複数の次元で構成されており、語の長さ、使用頻度、心象性、具象性、情緒性、品詞などが考えられる。

難易度の順序は患者個人や失語症のタイプによって異なるが、一般に二重母音、二重子音、同音異義語、スペリングの規則性といった要因が訓練の階層に盛り込まれる。さらに接尾語を含む語も、失語症患者にはより難しく（Langmore and Canter, 1983）、スペリングが決まっている語（たとえばcup）は概して容易である。

訓練方法に関しては、二種類の異なったアプローチによって書字能力に改善がみられたことが報告されている（Carlomagno et al., 1991）。ひとつの方法では、意味と視覚による手がかりを使い、語彙のルートを通して書字を刺激するもので、もうひとつは音韻的手がかりを与えて無意味語の書き取りを行い、語彙によらず音素－書記素の相互作用を高める方法である。どちらの方法も書字能力の改善に役立つが、患者のそれぞれの書字障害のタイプによって、どちらかの方法がより有効である傾向が認められる。

第5の領域の書称では、語の選択に重点が置かれる。第4の領域で述べた要因の中には、この領域の行為に影響を及ぼすものもある。また絵よりも実物の方が書称しやすいようであり（Bub and Kertesz, 1982）、長い語よりも短い語の方が誤りが少ない（Friederici et al., 1981）。さらに音素と書記素の対応のルールが最も規則的である語は、音韻の実現性の少ない文字の結合を含む語（たとえばtelephoneの/f/）と比較して容易である（Friederici et al., 1981）。そこで訓練の階層は、語の長さ、使用頻度、音素と書記素の対応の規則性の程度を変えることで作成できる。

意味－統語の言語学的情報処理

文法構造については、第6の領域である系統的な書字の段階で扱われる。ここでは句、文、パラグラフのレベルの材料が使われる。変数としては、文の複雑さや長さ、話題の親近性がある。口頭表出の様式で影響することがわかった変数の多くも、この領域に組み込むことができる。パラグラフのレベルでは、談話の構造を用いて階層を作ることができる（Labov, cited in Freedman-Stern et al., 1984）。つまり、談話課題の必要条件には、時間、場所、相手、動作の複雑化、結果／決断などが含まれるのである。患者がこれらの必須事項を取り入れることに成功したら、あとは付加的な要素、たとえば物語の終章／道徳などを組み込むことができる。また談話全体の一貫性を保つために、前のこととの照応関係、関係節、時間軸に沿った配列に注意することも系統的に導入していく必要があろう。

最後に第7の領域の複雑な材料の書字でこの項は完結する。ここで考慮すべき変数は、談話の構造、長さ、文法構造の複雑さ、一貫性を持たせるための工夫などである。さらに談話の複雑さによって、反応の階層を作ることもできる。たとえば容易なものから難しいものへ順に並べると、物語、手紙、説明文となる (Freedman-Stern et al., 1984)。

再度強調したいのは、この様式の訓練にあたっては、患者の病前の役割、職業、趣味、現在最も優先する事柄など、多くの要素を考慮しなければならないことである。

症　例

B. C. は64歳の自営の経営コンサルタントである。脳卒中によって、左半球の側頭葉上部と角回の白質から放射冠の白質に及ぶ梗塞が生じた。言語検査として、WAB、文の聴覚的理解検査、ボストン呼称検査を実施した。その結果、流暢性失語と判定され、中等度の聴覚的理解障害、錯語の多い発話、失名詞、読解力の軽度低下、および失書のあることが明らかになった。

B. C. は、最初のテストで自分の名前は書けたものの、住所は書けなかった。また正確に書けたのはアルファベットの一部と20までの数字だけで、単語の書き取りはまったく困難であった。多くの場合、誤反応は文字の置換や付加で、ほとんど判読できないものであった。しかしその後2週間で自然回復が認められ、発話と同様に喚語困難はあるものの、短い文が書けるようになった。

スペリングの誤りが多いのは単語の語尾で、そこでは文字の置換がみられた。また不規則なスペリングの語に最も誤りが多かった。さらに検査を進めると、書称はグレード7と8のレベルで不規則なスペリングの多音節語の場合、50％の正答率にとどまった。B. C. の場合正しい語を書くための手がかりは、呼称に続いて口頭でスペリングを言うことであった。

B. C. は、日常の活動で書字能力に依存するところが大きかったため、訓練の重点は書くことによる表現に置かれた。

訓練には、呼称と同時に第5の領域の書称も導入された。B. C. は、まずグレード7と8で規則的なスペリングの多音節の名詞単語を書くことから始め、それができるようになると、難度を増して不規則なスペリングの名詞を取り入れ、さらに形容詞や動詞など、別の品詞の単語が用いられた。しだいに語彙のレベル、品詞、語の長さ、心象性の程度も変更された。その後書称は第7の領域である複雑な材料の書字に組み込まれ、仕事に復帰するための準備が行われた。

訓練の例
レベル1
刺激：グレード7と8で規則的なスペリングの多音節から成る名詞単語
手続：刺激となる語を除いた文を書いて提示する。患者はあてはまる語を口頭で表出し、さらにその語のスペリングを言い、最後に文字で書く。

レベル2
刺激：グレード7と8で不規則なスペリングの多音節から成る名詞単語
手続：刺激となる語を除いた文を書いて提示する。患者はあてはまる語を口頭で表出し、さらにその語のスペリングを言い、最後に文字で書く。

レベル3
刺激：グレード7と8で規則的なスペリングの多音節から成る動詞単語
手続：刺激となる語を除いた文を書いて提示する。患者はあてはまる語を口頭で表出し、さらにその語のスペリングを言い、最後に文字で書く。

効　果

ここで報告するLOTの効果に関するデータは、異なった3種類の失語症治療の効果を検討する大規模なプロジェクトの中の一部の被験者から得られたものである。LOTの被験者は、ロンドン、カナダのオンタリオ、およびオンタリオ南西部地域周辺より抽出された。表9-2に、すべての被験者の研究参加基準を示す。被験者は全員が成人、すなわち18歳から85歳までの者で、年齢の上限を85歳としたのは、この研究で設定された1年間の訓練期間に耐えることのできない危険因子を持つ被験

表9-2 失語症の被験者に対する参加と除外の基準

基準の変数	
	参 加 基 準
年　齢	18歳から85歳
教　育	病前読み書きができた
病　因	脳梗塞
	安定状態にある脳内出血
	次の原因による出血は除外
	動静脈奇形
	くも膜下出血
	動脈瘤
	単一で一側性の脳卒中
	TIA（5日間かそれ以下）は除外
身体状態	検査の実施や生命維持に影響するような、不安定の身体状態の場合は除外
感覚障害	年齢相応の聴力を有す
	視覚障害のある患者(臨床的に定義づけられたもの)は除外する
	触覚障害は除外の対象としない
発症後経過	発症後2から4週間
言語的要因	英語が母国語か、または英語で訓練を行うことが適当であるバイリンガル
	顕著な言葉の障壁やアクセントのある場合は除外
	除 外 基 準
言語の回復	WABのLQが94.0かそれ以上
死　亡	被験者が死亡
再　発	神経学的障害が5日間以上残存
長期の疾患	3週間以上欠席または疾患がある
地理的転居	被験者が移動
自発的な辞退	被験者がそれ以上訓練や検査を望まない
プロジェクトの終了	データの収集が数回の期間を経て終了する

Shewan, C.M., and Bandur, D.L. (1986).
Treatment of aphasia: A language-oriented approach (p.246). Austin, TX: Pro-Ed.

者を除外するためである。また被験者の条件として、病前より読み書きができたこと、病巣が一側性で限局したCVA患者で、少なくとも5日間は症状が残存した者であることも含めた。

　検査の実施や生命維持に影響するような身体状態にある被験者や、聴覚障害者、視覚障害者は除外した。またこの研究の被験者は、CVA後2〜4週間以内に照会され検査を受けた者、英語を母国語とする、あるいは有能なバイリンガルで英語による訓練が適当である者、最初のWABで失語指数（AQ）が93.8以下、すなわち正常の指数に満たない者であった。

　被験者を訓練の種類によって無作為に割り当てたところ、LOTは28人の被験者となった。被験者の割り当てにあたっては、失語症の重症度やタイプが不均衡にならないように、これらの失語症の変数を階層化して分配した。出血性の患者は、CVAを病因とする患者とは異なった行動を示す傾向があるので、データの分析から除外した。

LOTの被験者の統計学的データ

　失語症の被験者の年齢は28歳から82歳で、平均年齢は62.3歳で（表9-3）、教育年限は正式な教育が4〜21年で、平均は9.85年であった（オンタリオにおいて9年はハイスクール1年次の終了を意味する）。社会経済的地位は、Blishen Scale (Blishen and McRoberts, 1976）によって計測された。この尺度では、収入と教育に基づいて500の職業を評価することができる。計測した結果、平均値は38.92で、同じ地域から集められた健常老人60人の群とほぼ同じであった。（Shewan and Henderson, 1988)。したがってLOT群の社会経済的な地位は、一般的な老人の地位とほぼ同程度であることが示された。LOT群は、男性17人と女性10人で構成されている。この1.7対1.0の比率は、他の文献の報告にある比率とほぼ同等である（Abu-Zeid et al., 1975 ; Kurtzke, 1976）。大多数の被験者は右利きで、左利きが1人、両手利きは1人であった。被験者のうち22人は英語が母国語で、5人は2つ以上の言語を話し、そのひとつが英語であった。そこですべての被験者は英語で訓練を受けた。

方法と手続き

LOTの被験者はすべて研究の参加基準を満たし（表9-2)、信頼のおける訓練された検査者によ

表9-3 LOTの被験者27人の統計学的データ

年齢（歳）		
	平均	62.33
	中央値	63.0
	範囲	28-82
教育（年）		
	平均	9.85
	中央値	9.0
	範囲	4-21
社会経済的地位		
	平均	38.92
性別		
	男性	17
	女性	10
利き手		
	右	25
	左	1
	両	1
言語		
	英語	22
	多言語	5
病因		
	脳梗塞	27

Shewan, C.M., and Bandur, D.L. (1986). Treatment of aphasia: A language-oriented approach (p.249). Austin, TX: Pro-Ed.

って定期的に検査を受けた。検査者は、この研究で直接訓練に携わる治療士とは独立した存在である。検査はCVAの発症より2から4週間後に行われ（開始時テスト)、その後3カ月、6カ月、12カ月後にそれぞれ実施された。またできる限り多くの被験者に対して、訓練の終了後6カ月に追跡検査を行った。

テストバッテリーとしては、WAB（Kertesz and Poole, 1974)、文の聴覚的理解検査（ACTS, Shewan, 1979)、レーブン色彩マトリックス検査（RCPM, Raven, 1956)、神経学的検査などが行われ、同時にX線断層スキャン（CT）またはアイソトープによる脳のスキャンによって病巣の半球側と部位が確認された。被験者のうち26人が左半球に損傷を持ち、1人だけが右半球であった。17人の被験者に片麻痺、8人に半盲、11人に片側の感覚障害が認められた。

開始時テストの実施からできるだけ早く言語訓練を始めるように配慮し、結果的に全員が失語症の発症から7週間以内で訓練を開始した。訓練にあたっては、時間の長さと頻度の両面について統制した。被験者は、途中で研究から除外されない限り（除外の基準は表9-2を参照)、1年間の訓練を受けた。訓練の頻度は、1時間のセッションを毎週3回行うように統制された。LOTの被験者の平均セッション数は55.3回で、範囲は1回から118回までであった。効果の判定は、最低3カ月間の訓練を受けた者を対象とした。被験者のうち1人が死亡、2人は遠くに転居、3人は辞退したため、この6人は追跡調査から除外した。

訓練は、言語病理学専門の熟練した治療士によって行われた。各治療士は、LOTの開発者であるC. M. Shewanの訓練を受け、この研究を行う前にLOTの計画を立てる能力を試された。この能力の判定にあたっては、各治療士がLOTによる患者の訓練計画を1カ月間立て、それをC. M. Shewanや外部の第三者が評価して妥当であるかどうかを決めた。治療士は、6カ月の間隔で再び別の第三者の評価を受け、実施している訓練法がLOTの原理に基づいているか確認を得た。

効果のデータ

LOTの効果を検討するために、LOTを実施した

被験者の群と訓練を受けなかった統制群（NTC）を比較した。NTC群は、治療を受けたくない、あるいは受けられなかった22人の失語症者から成っている。NTC群は、LOT群と年齢、教育、社会経済的な地位、利き手、言語、病因などの点で、ほぼ同じであった。ただしLOT群と異なり、NTC群は男性（n=11）と女性（n=11）が同数であった。

LOTの訓練効果については、訓練を行わなかった群と比較して有意に言語能力の改善が認められるかどうかを、開始時の言語障害の重症度を統制した共分散分析によって検討した。この比較における従属変数は、それぞれの被験者の終了時テストにおけるWABの言語指数（LQ）得点（終了時LQ）であった。LQ得点は、WABの発話と書字のテストの合計点である（Shewan, 1986）。このLQ得点は、言語障害の重症度を表わす尺度としてデザインされたもので、言語の成果に影響することが知られている。そこで開始時の重症度は、WABのLQ得点（開始時LQ）に対する共変動によって統制した。LOT群は、訓練を行わなかった群に比べて、開始時テストと終了時テストの間に有意な効果が認められた（p≦.02）（表9-4）。LOT群とNTC群の平均の差の推定値は、開始時の得点と教育水準を調整すると11.50であり、標準誤差は4.75であった。そのほかに結果への影響が予想される年齢や性別などの変数について、補足的に共分散分析を行ったが、結果には影響がなかった。

表9-4　LOT群とNTC群におけるLQ成果尺度の共分散分析

p	調整ずみの平均差異の推定値	標準誤差
	開始―終了テスト	
≦.02	11.50	4.75
	開始―テスト2	
≦.43	3.93	4.90
	テスト2―終了テスト	
≦.02	5.86	2.19

Shewan, C.M., and Bandur, D.L. (1986). を改変。Treatment of aphasia: A language-oriented approach (p.254). Austin, TX: Pro-Ed.

さらに自然回復による効果を統制するために、2回目LQ（開始時テストより3カ月後）と終了時LQを比較して共分散分析を行った。ここでも開始時の重症度を統制して分析したところ、やはりLOT群はNTC群に比べて成果の大きいことが示された（p≦.02）（表9-4）。

失語症のタイプ別分類の比較では、各タイプの被験者数が少ないことから、群間の統計的比較を行うには至らない。しかし、訓練過程や追跡調査を通してLQ得点の変化をみると、興味深い回復曲線を描くことができた。被験者の中には群から脱退する者もあり、各テストによって平均LQ得点を算出する被験者数が異なる。そこで、被験者を受けたテストの数によって分類し、それぞれの群の流れで表した。LOT群全体では、訓練開始後3カ月で最も流れが上昇し、その後のテストでも改善がみられた。さらに訓練後6カ月の時点でも、ほとんどの場合成績は維持された。テスト5（追跡調査）のLQ平均は、テスト4（訓練の終了）より1.4ポイントしか低下しなかったのである。

失語症のタイプ

全失語では、最初の3カ月の改善が最も大きく、次の3カ月も順調な改善を示した。その後LQの得点はプラトーに達した。3人の被験者の追跡調査によると、訓練の成果は持続していた。図9-6で示したように、全失語の被験者は顕著な改善がみられるものの、他の失語症のタイプに比べるとLQの得点は開始時も終了時も低い値であった。

ブローカ失語の被験者は、訓練期間中ずっと成績の上昇がみられた。最も改善が大きかったのは、他のタイプと同様に最初の3カ月であった。追跡調査では、訓練の終了時の成績よりわずかに下がっていた（2.4ポイント）。

ウェルニッケ失語は被験者が4人しかいなかったが、それぞれ訓練開始後の3カ月で着実な改善を示した。その後の得点については1人の成績しか入手できなかったので、一般的に論じることはできない。この1人の患者は、訓練の全期間を通して改善したが、6カ月の追跡調査中に得点は若干低下していた。

失名詞失語の被験者は、他のタイプと同様に、最初の3カ月に最も大きな改善を示し、次の3カ月も着実に成果が得られた。その後も訓練を継続

した唯一の被験者は、6〜12カ月の間もさらに改善したが、追跡調査の成績は得られていない。全体的にみて、失名詞失語の被験者の成果は20LQポイントに達し、ブローカ失語、ウェルニッケ失語、全失語の被験者より概して障害が軽かった。

伝導失語の被験者も、予想通り障害が重度ではないグループに含まれた。そして他のタイプに比べて、訓練開始3カ月にみられた改善が最も大き

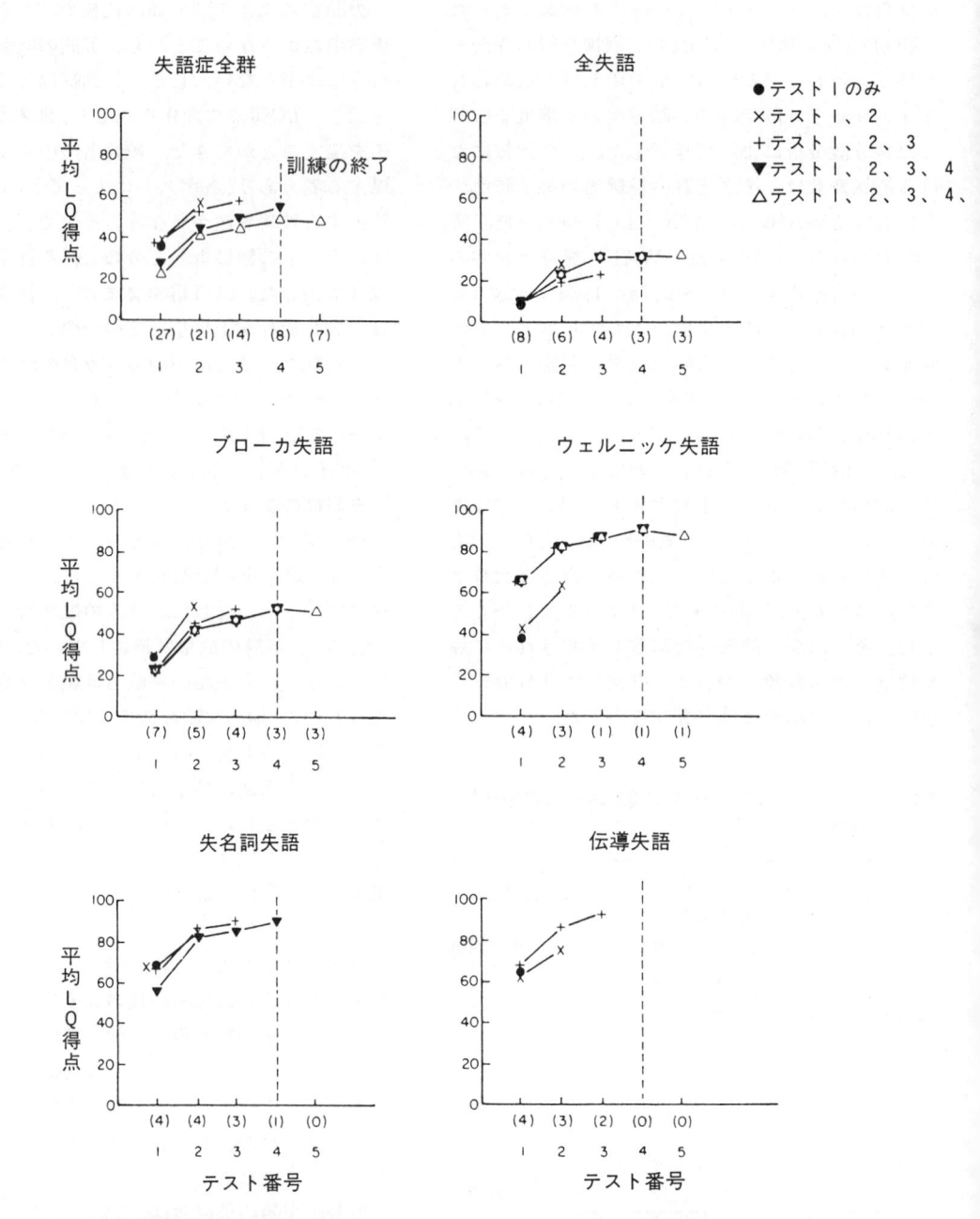

図9-6 LOTの失語症全群と、全失語、ブローカ、ウェルニッケ、失名詞、伝導失語の5タイプにおけるテスト1、2、3、4、5の平均LQ得点。患者は受けたテスト数によって分類された。丸括弧内の数字は各テストの患者数を示す。訓練の終了は点線で表わした。テスト5は訓練終了後6カ月の追跡調査である。

い。テスト3（6カ月テスト）を実施した2人の被験者は、完全な回復にまで近づいている（LQ＞94）。この得点を超える成績はない。

失語症の重症度

失語症の被験者を、開始時のテストに基づいて軽度、中等度、重度の3群に分け、各群について失語症のタイプによる分析と同様の方法で検討した（図9-7）。軽度失語群は、訓練期間を通して平均24.8LQポイントと、明確な改善が認められた。その中で最も成果が上がったのは、訓練開始後3

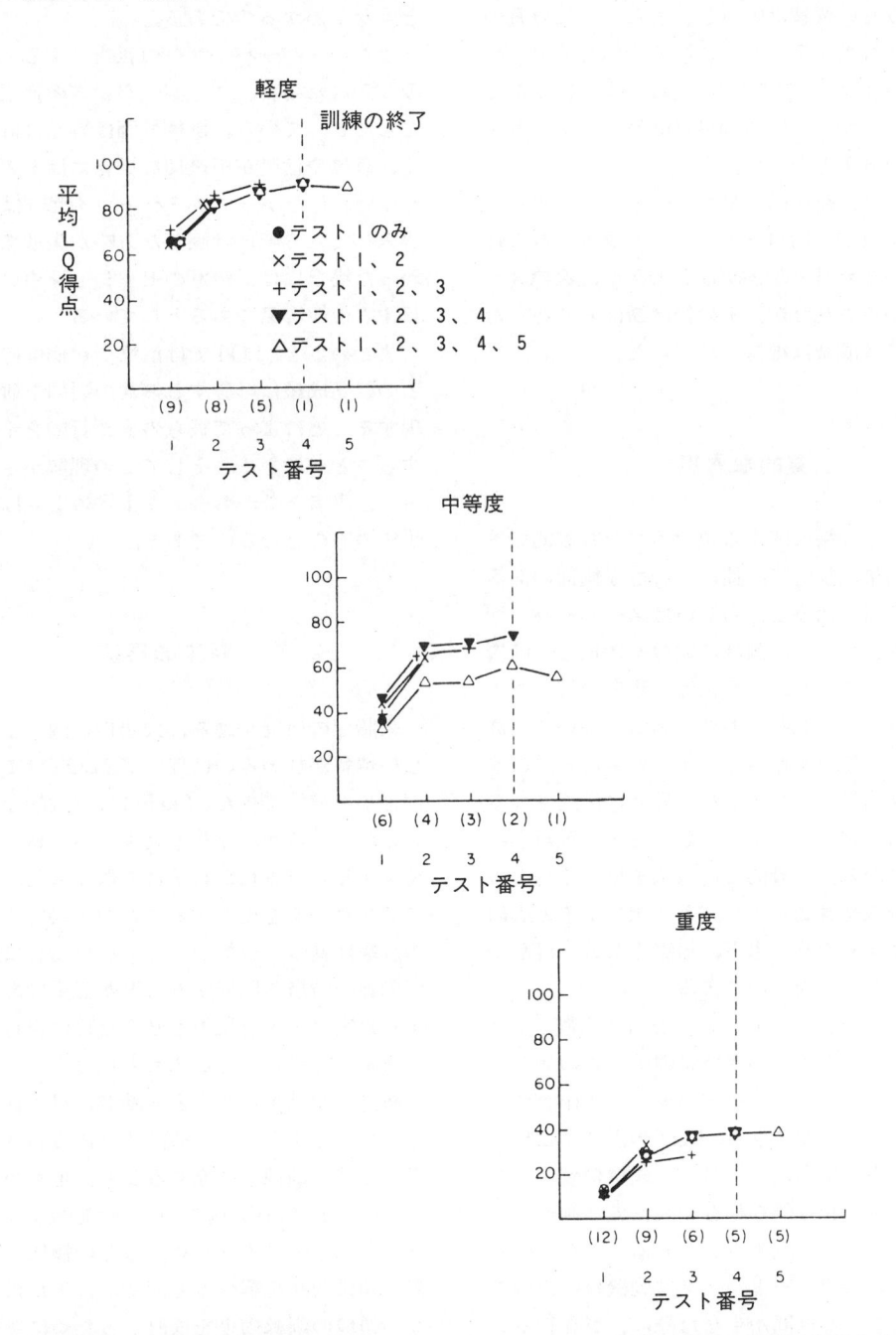

図9-7 軽度群、中等度群、重度群におけるテスト1、2、3、4、5の平均LQ得点。患者は受けたテスト数によって分類された。丸括弧内の数字は各テストの患者数を示す。訓練の終了は点線で表わした。テスト5は訓練終了後6カ月時の追跡調査である。

カ月である。追跡調査まで残っていた1人の被験者は、訓練の終了時からほんのわずか低下しただけであった。

中等度の被験者も、訓練開始後3カ月の間が最も改善した（少なくとも平均20LQポイント）。そして次の3カ月の成績は安定し、また6〜12カ月の訓練期間に改善を示した。この群全体の成果の平均は33.8LQポイントである。追跡調査を行った1人の被験者については、LQ得点は終了時テストより緩やかな低下となった。

重度群では、全体的に最も低い得点しか得られなかったが、LQ平均24.8ポイントの改善がみられた。最初の3カ月の改善が最も大きく、次の3カ月も進歩がみられたが、その後は横ばいであった。追跡調査では成績は維持されていた。

質的な恩恵

LOTには、効果に関する項で述べた客観的で量的な訓練効果に加えて、他にも有益な側面のあることが、患者、治療士、あるいはスーパーバイザーに指摘されている。訓練の領域を選択し、階層を確立するにあたり、治療士は、患者の持つコミュニケーションの問題の多様な側面について、詳細な概念的枠組みを作ることが求められる。こうした情報が訓練に盛り込まれ、患者に伝達されると、患者は反応に影響する変数に対する理解を深めるようになる。一般的な刺激法を用いる場合のように、刺激や課題をランダムに選択すると成績が変動しやすくなり、患者、治療士双方に混乱や失望を招くことになるのである。

LOTのパラダイムを使えば、患者や家族、また訓練の進行に関わる他の健康管理チームのメンバーに対して、一定のフィードバックを明確かつ効果的に与えることができる。LOTのように目標が定められた方法であれば、日々の成績の変化をたやすくみつけ、標準的な検査や観察では測ることのできないわずかな改善もとらえることができるのである。このフィードバックは動機づけにつながり、またなにか疑問が生じた際に、現在行っている訓練が正しいかどうかを裏付けるために有用である。

一方LOTは、訓練の終了に関して、治療士が患者と家族に結論を下す際の手がかりとなる。評価は細心の注意を払って計画された系統的な方法で行われるため、治療士は記録を調べれば、実際に言語の改善を図るためにあらゆる方法を試したかどうかがわかるのである。

またスーパーバイザーの報告によると、LOTを取り入れた場合、スーパーバイズの過程が有効に進んだとしている。訓練計画は容易に評価しやすく、目標や活動が不適切な場合にはその影響が出やすい。したがってスーパーバイザーは、LOTを導入している際に計画した方略が失敗であるとわかった場合には、治療のセッション中に軌道を修正するのが容易であるとしている。

まとめると、LOTでは治療士が個々の失語症患者の課題成績に影響する無数の要因を研究し、管理することによって彼らの言語行動を十分に理解することができる。そしてこの理解がさらに深まって、患者と分かち合えるようになれば、成功は現実のものとなるのである。

将来の展望

失語症の研究が進み、失語症に関する知識に新しい情報が加わるのに伴って、LOTはこの15年の間進歩を続けてきた。LOTには理論的な基盤が確立されているが、今後も効果のある新しい訓練手続きが見いだされたらそれを取り入れ、これまでのアプローチを更新することが重要である。最新の経験に基づく証拠が十分でない場合には、新しい訓練の階層を開発することが必要であり、拡大する研究データを反映させるために現行の訓練法に修正を加えることが求められる。

機能的な結果に関する文献が注目されるようになって、今後はさらに機能的、あるいは自然な場面における訓練を拡充することに重点が置かれるようになるであろう。また、機能的なコミュニケーションを促進するためにはどの領域への訓練が最も効果的かを調べると同時に、まだ扱われていない領域の訓練効果を検討するために多層ベースラインデザインが取り入れられるであろう。

高度な機能を保持している失語症患者にとって、

LOTはこれからも有望である。こうした患者に効果的な訓練を行うことができないと感じる治療士は、LOTのプロセスによって訓練を方向付けることができる。高度な機能を保持している患者にとっての最終目標は口頭はもちろんのこと、書字でも自由にコミュニケーションを図ることができるようになって、復職することである。そのため読み書きの能力を一層高めることが強く求められるのである。ただし特別な失読、あるいは失書によって示される症状のパターンについては、さらに調査することが必要である。

しかしながら結局治療士にとって最も大切なのは、対面した失語症者の人々に対してLOTのどの方略が一番効果があるかを知ることである。LOTを含め、さまざまな訓練法が異なったタイプや重症度の失語症に効果があったとされているが、訓練に最適な順序や、回復過程のさまざまな段階でどの方法が最も効果的かといったことが依然として不明である。したがって失語症を研究し、この複雑な人間の状態に独創的な解答を見いだそうとする人にとって、この分野は、まだ豊かな研究の機会を提供しているのである。

References

Abu-Zeid, H. A. H., Choi, N. W., and Nelson, N. A. (1975). Epidemiologic features of cerebrovascular disease in Manitoba: Incidence by age, sex and residence, with etiologic implications. *Canadian Medical Association Journal*, 113, 379–384.

Aronson, M., Shatin, L., and Cook, J. (1956). Sociopsychotherapeutic approach to the treatment of aphasia. *Journal of Speech and Hearing Disorders*, 21, 325–364.

Backus, O. (1952). The use of a group structure in speech therapy. *Journal of Speech and Hearing Disorders*, 17, 116–122.

Basso, A., Capitani, E., and Vignolo, L. A. (1979). Influence of rehabilitation on language skills in aphasia patients: A controlled study. *Archives of Neurology*, 36, 190–196.

Basso, A., Faglioni, P., and Vignolo, L. A. (1975). Étudée controlée de la rééducation du language dans l'aphasie: Comparaison entre aphasiques traités et nontraités. *Révue Neurologique*, 131, 607–614.

Benson, D. F. (1979). *Aphasia, alexia, and agraphia*. New York: Churchill Livingstone.

Benson, D. F., Brown, J., and Tomlinson, E. B. (1971). Varieties of alexia. *Neurology*, 21, 951–957.

Benson, D. F., and Geschwind, N. (1969). The alexias. In P. J. Vinken and G. Bruyn (Eds.), *Handbook of clinical neurology* (Vol. 4). Amsterdam: North Holland Publishing.

Benton, A. L., Smith, K. C., and Lang, M. (1972). Stimulus characteristics and object naming in aphasic patients. *Journal of Communication Disorders*, 5, 19–24.

Bisiach, E. (1966). Perceptual factors in the pathogenesis of anomia. *Cortex*, 2, 90–95.

Blackman, N. (1950). Group psychotherapy with aphasics. *Journal of Nervous and Mental Disorders*, 111, 154–163.

Blackman, N., and Tureen, L. L. (1948). Aphasia—psychosomatic approach in rehabilitation. *Transactions of the American Neurology Association*, 73, 193–196.

Blishen, B. R., and McRoberts, H. A. (1976). A revised socioeconomic index for occupations in Canada. *Canadian Review of Sociology and Anthropology*, 13, 71–73.

Boller, F., and Green, E. (1972). Comprehension in severe aphasia. *Cortex*, 8, 382–394.

Brindley, P., Copeland, M., Demain, C., and Martyn, P. (1989). A comparison of the speech of ten chronic Broca's aphasics following intensive and non-intensive periods of therapy. *Aphasiology*, 3, 695–707.

Broida, H. (1977). Language therapy effects in long term aphasia. *Archives of Physical Medicine and Rehabilitation*, 58, 248–253.

Bub, D., & Kertesz, A. (1982). Evidence for lexicographic processing in a patient with preserved written over oral single word naming. *Brain*, 105, 697–717.

Buck, R., and Duffy, R. J. (1980). Nonverbal communication of affect in brain-damaged patients. *Cortex*, 16, 351–362.

Caramazza, A., and Zurif, E. B. (1978). Comprehension of complex sentences in children and aphasics: A test of the regression hypothesis. In A. Caramazza and E. B. Zurif (Eds.), *Language acquisition and language breakdown* (pp. 145–161). Baltimore, MD: Johns Hopkins Press.

Carlomagno, S., Colombo, A., Casadio, P., Emanuella, S., and Rassano, C. (1991). Cognitive approaches to writing rehabilitation in aphasics: Evaluation of two treatment strategies. *Aphasiology*, 5(4–5), 355–360.

Chapman, S. B., and Ulatowska, H. K. (1989). Discourse in aphasia: Integration deficits in processing reference. *Brain and Language*, 36, 651–669.

Cherney, L. R., Merbitz, C. T., and Grip, J. C. (1986). Efficacy of oral reading in aphasia treatment outcome. *Rehabilitation Literature*, 47(5–6), 112–118.

Coelho, C. A. (1990). Acquisition and generalization of simple manual sign grammars by aphasic subjects. *Journal of Communication Disorders*, 23, 383–400.

Coelho, C. A., and Duffy, R. J. (1986). Effects on iconicity, motoric complexity, and linguistic function on sign acquisition in severe aphasia. *Perceptual and Motor Skills*, 63, 519–530.

Coelho, C. A., and Duffy, R. J. (1987). The relationship of the acquisition of manual signs to severity of aphasias: A training study. *Brain and Language*, 31, 328–345.

Coltheart, M. (1982, October). *The alexias*. Paper presented at the 20th annual meeting of the Academy of Aphasia. Lake Mohonk, N.Y.

Correia, L., Brookshire, R. H., and Nicholas, L. E. (1990). Aphasic and non-brain-damaged adults' descriptions of aphasic test pictures and gender biased pictures. *Journal of Speech and Hearing Disorders*, 55, 713–720.

Dabul, B., and Hanson, W. R. (1975, October). *The amount of language improvement in adult aphasics related to early and late treatment*. Paper presented at the annual convention of the American Speech Language and Hearing Association, Washington, DC.

Daniloff, J. K., Noll, J. D., Fristoe, M., and Lloyd, L. L. (1982). Gestural recognition in patients with aphasia. *Journal of Speech and Hearing Disorders*, 47, 43–49.

Darley, F. L. (1982). *Aphasia*. Philadelphia, PA: W. B. Saunders.

David, R., Enderby, P., and Bainton, D. (1982). Treatment of acquired aphasia: Speech therapists and volunteers compared. *Journal of Neurology, Neurosurgery, and Psychiatry*, 45, 957–961.

Davis, G. A., and Wilcox, M. J. (1981). Incorporating parameters of natural conversation in aphasia treatment. In R. Chapey (Ed.), *Language intervention strategies in adult aphasia*. Baltimore, MD: Williams & Wilkins.

Deal, J. L., and Deal, L. A. (1978). Efficacy of aphasia rehabilitation: Preliminary results. In R. H. Brookshire (Ed.), *Clinical Aphasiology Conference proceedings* (pp. 66–77). Minneapolis, MN: BRK.

Easterbrook, A., Brown, B. B., and Perera, K. (1982). A comparison of the speech of adult aphasic subjects in spontaneous and structured interactions. *British Journal of Disorders of Communication*, 17, 93–107.

Eisenson, J. (1949). Prognostic factors related to language rehabilitation in aphasic patients. *Journal of Speech Disorders*, 14, 262–264.

Eisenson, J. (1984). *Adult aphasia* (2nd ed.). Englewood Cliffs, NJ: Prentice-Hall.

Ellis, A. W. (1982). Spelling and writing (and reading and speaking). In A. W. Ellis (Ed.), *Normality and pathology in cognitive functions*. London: Academic Press.

Franz, S. I. (1906). The reeducation of an aphasic. *Journal of Philosophy, Psychology and Scientific Methods*, 2, 589–597.

Franz, S. I. (1924). Studies in re-education: The aphasics. *Journal of Comparative Psychology*, 4, 349–429.

Frazier, C. H., and Ingham, D. (1920). A review of the effects of gun-shot wounds of the head. *Archives of Neurology and Psychiatry*, 3, 17–40.

Freedman-Stern R., Ulatowska, H. K., Baker, T., and Delacoste, C. (1984). Description of written language in aphasia: A case study. *Brain and Language*, 22, 181–205.

Friederici, A. D., Schönle, P. W., and Goodglass, H. (1981). Mechanisms underlying writing and speech in aphasia. *Brain and Language*, 13, 212–

222.
Gardner, H., and Winner, E. (1978). A study of repetition in aphasic patients. *Brain and Language, 6,* 168-178.
Gardner, H., and Zurif, E. (1975). Bee but not be: Oral reading of single words in aphasia and alexia. *Neuropsychologia, 13,* 181-190.
Gardner, H., and Zurif, E. (1976). Critical reading of words and phrases in aphasia. *Brain and Language, 3,* 173-190.
Glosser, G., Wiener, M., and Kaplan, E. (1986). Communicative gestures in aphasia. *Brain and Language, 27,* 345-359.
Glosser, G., Wiener, M., and Kaplan, E. (1989). Variations in aphasic language behaviours. *Journal of Speech and Hearing Disorders, 53,* 115-124.
Goodglass, H. (1968). Studies on the grammar of aphasics. In S. Rosenberg and J. Koplin (Eds.), *Developments in applied psycholinguistic research* (pp. 177-208). New York: Macmillan.
Goodglass, H. (1975). Phonological factors in aphasia. In R. H. Brookshire (Ed.), *Clinical Aphasiology Conference proceedings* (pp. 132-144). Minneapolis, MN: BRK.
Goodglass, H. (1976). Agrammatism. In H. Whitaker and H. A. Whitaker (Eds.), *Studies in neurolinguistics* (Vol. 1, pp. 237-260). New York: Academic Press.
Goodglass, H. and Berko, J. (1960). Aphasia and inflectional morphology in English. *Journal of Speech and Hearing Research, 10,* 257-262.
Goodlgass, H., and Kaplan, E. (1972). *The assessment of aphasia and related disorders.* Philadelphia, PA: Lea & Febiger.
Goodglass, H. and Kaplan, E. (1983). *The assessment of aphasia and related disorders* (2nd ed.). Philadelphia, PA: Lea & Febiger.
Goodglass, H., Klein, B., Carey, P.W., and Jones, K. J. (1966). Specific semantic word categories in aphasia. *Cortex, 2,* 74-89.
Green, E., and Boller, F. (1974). Features of auditory comprehension in severely impaired aphasics. *Cortex, 10,* 133-145.
Hagen, C. (1973). Communication abilities in hemiplegia: Effect of speech therapy. *Archives of Physical Medicine and Rehabilitation, 54,* 454-463.
Hécaen, H., and Kremin, H. (1976). Neurolinguistic research on reading disorders resulting from left hemisphere lesions: Aphasia and "pure" alexias. In H. Whitaker and H. A. Whitaker (Eds.), *Studies in neurolinguistics* (Vol. 2, pp. 269-329). New York: Academic Press.
Helm, N. A., and Barresi, B. (1980). Voluntary control of involuntary utterances: A treatment approach for severe aphasia. In R. Brookshire (Ed.), *Clinical Aphasiology: Conference proceedings.* Minneapolis, MN: BRK.
Helm-Estabrooks, N. (1981). *Helm elicited language program for syntax simulation.* Austin, TX: Exceptional Resources Inc.
Helm-Estabrooks, N. (1983). Approaches to treating subcortical aphasias. In W. Perkins (Ed.), *Current therapy of communication disorders* (pp. 97-103). New York: Thieme-Stratton.
Helm-Estabrooks, N. (1988). The application of neurobehavioral research to aphasia rehabilitation. *Aphasiology, 2,* 303-308.
Helm-Estabrooks, N., Fitzpatrick, P., and Barresi, B. (1982). Visual action therapy for global aphasia. *Journal of Speech and Hearing Disorders, 44,* 385-389.
Helm-Estabrooks, N., Nicholas, M., and Morgan, A. (1989a). *Melodic intonation therapy program.* San Antonio, TX: Special Press.
Helm-Estabrooks, N., Ramsberger, G., Brownell, H., and Albert, M. (1989b). Distal versus proximal movement in limb apraxia (Abstract). *Journal of Clinical and Experimental Neuropsychology, 7,* 608.
Henri, B. (1973). *A longitudinal investigation of patterns of language recovery in eight aphasic patients.* Unpublished doctoral dissertation, Northwestern University, Evanston, IL.
Hillis, A. E., and Caramazza, A. (1991). Mechanisms for accessing lexical representations for output: Evidence from a category-specific semantic deficit. *Brain and Language, 40,* 106-144.
Holland, A. L., and Wertz, R. T. (1988). Measuring aphasia treatment effects: Large-group, small-group, and single-subject designs. In F. Plum (Ed.), *Language, communication, and the brain.* New York: Raven Press.
Huntley, R. A., Pindzola, R., and Werdner, W. (1986). The effectiveness of simultaneous cues on naming disturbance in aphasia. *Journal of Communication Disorders, 19,* 261-270.
Katsuki-Nakamura, J., Brookshire, R. H., and Nicholas, L. E. (1988). Comprehension of monologues and dialogues by aphasic listeners. *Journal of Speech and Hearing Disorders, 53,* 408-415.
Kellar, L. A. (1978). *Stress and syntax in aphasia.* Paper presented at the Academy of Aphasia, Chicago, IL.
Kertesz, A., and Poole, E. (1974). The aphasia quotient: The taxonomic approach to measurement of aphasic disability. *Canadian Journal of Neurological Sciences, 1,* 7-16.
Kraat, A. W. (1990). Augmentative and alternative communication: Does it have a future in aphasia rehabilitation? *Aphasiology, 4*(4), 321-338.
Kurtzke, J. F. (1976). An introduction to the epidemiology of cerebrovascular disease. In P. Scheinberg (Ed.), *Cerebrovascular diseases: Tenth Princeton Conference.* New York: Raven Press.
Langmore, S. E., and Canter, G. J. (1983). Written spelling deficit of Broca's aphasics. *Brain and Language, 18,* 293-314.
Lecours, A. R., L'hermitte, F., and Bryans, B. (1983). *Aphasiology.* London: Bailliere Tindall.
Levy, C. B., and Taylor, O. L. (1968). *Transformational complexity and comprehension in adult aphasics.* Paper presented at the annual convention of the American Speech-Language-Hearing Association, Denver, Co.
Li, E. C., Kitselman, K., Dusatko, D., and Spinelli, C. (1988). The efficacy of PACE in remediation of naming deficits. *Journal of Communication Disorders, 21,* 491-503.
Li, E. C., and Williams, S. E. (1989). The efficacy of two types of cues in aphasic patients. *Aphasiology, 3* (7), 619-626.
Li, E. C., and Williams, S. E. (1990). The effects of grammatical class and cue type on cueing responsiveness in aphasia. *Brain and Language, 38,* 48-60.
Ludlow, C. L. (1973). *The recovery of syntax in aphasia: An analysis of syntactic structures used in connected speech during the initial recovery period.* Unpublished doctoral dissertation, New York University.
Margolin, D. I. (1984). The neuropsychology of writing and spelling: Semantic, phonological, motor and perceptual processes. *Quarterly Journal of Experimental Psychology, 36A,* 459-489.
McCleary, C., and Hirst, W. (1986). Semantic classification in aphasia: A study of basic superordinate and functional relations. *Brain and Language, 27,* 199-209.
Meikle, M., Wechsler, E., Tupper, A., Benenson, M., Butler, J., Mulhally, D., and Stern, G. (1979). Comparative trial of volunteer and professional treatments of dysphasia after stroke. *British Medical Journal, 2,* 87-89.
Mills, C. K. (1904). Treatment of aphasia by training. *Journal of American Medical Association, 43,* 1940-1949.
Netsu, R., and Marguardt, T. P. (1984). Pantomime in aphasia: Effects of stimulus characteristics. *Journal of Communication Disorders, 17,* 37-46.
Parisi, P., and Pizzamiglio, L. (1970). Syntactic comprehension in aphasia. *Cortex, 6,* 204-215.
Pashek, G. V., and Brookshire, R. H. (1980). Effects of rate of speech and linguistic stress on auditory paragraph comprehension of aphasic individuals. In R. H. Brookshire (Ed.), *Clinical Aphasiology Conference proceedings* (pp. 64-65, Abstract). Minneapolis, MN: BRK.
Pierce, R. S. (1988). Influence of prior and subsequent context on comprehension in aphasia. *Aphasiology, 2*(6), 577-582.
Pierce, R. S., Jarecki, J., and Cannito, M. (1990). Single word comprehension in aphasia: Influence of array size, picture relatedness and situational context. *Aphasiology, 4*(2), 155-156.
Pöeck, K, Huber, W., and Willmes, K. (1989). Outcome of intensive language treatment in aphasia. *Journal of Speech and Hearing Disorders, 54,* 471-478.
Porch, B. E. (1967). *Porch Index of Communicative Ability.* Palo Alto, CA: Consulting Psychologists Press.
Prins, R. S., Snow, C. E., and Wagenaar, E. (1978). Recovery from aphasia: Spontaneous speech versus language comprehension. *Brain and Language, 6,* 192-211.
Raven, J. (1956). *Coloured Progressive Matrices: Sets A, A$_B$, B* (Revised Order). London: Lewis and Company Limited.
Sarno, M. T., Silverman, M., and Sands, E. S. (1970). Speech therapy and language recovery in severe aphasia. *Journal of Speech and Hearing Research, 13,* 607-623.
Schlanger, P. H., and Freemann, R. (1979). Pantomime therapy with aphasics. *Aphasia-Apraxia-Agnosia, 1,* 34-39.
Schönle, P. W. (1988). Compound noun stimulation: An intensive treatment approach to severe aphasia. *Aphasiology, 2*(3-4), 401-404.
Schuell, H., Jenkins, J. J., and Jiménez-Pabón, E. (1964). *Aphasia in adults: Diagnosis, prognosis, and treatment.* New York: Harper & Row.
Scott, C., and Byng, S. (1989). Computer assisted remediation of homophone comprehension disorder in surface dyslexia. *Aphasiology, 3*(3), 301-320.
Sefer, J. W. (1973). A case study demonstrating the value of aphasia therapy. *British Journal of Disorders of Communication, 8,* 99-104.
Shallice, T. (1981). Phonological agraphia and the lexical route in writing. *Brain, 104,* 413-429.
Shewan, C. M. (1977). *Procedures manual for speech and language training: Language-Oriented Therapy (LOT).* Unpublished manuscript. The University of Western Ontario, London, Ontario.
Shewan, C. M. (1979). *Auditory Comprehension Test for Sentences (ACTS).* Menomonee, WI: Biolinguistics Clinical Institutes.
Shewan, C. M. (1980). Verbal dyspraxia and its treatment. *Human Communication, 5,* 3-12.
Shewan, C. M. (1986). The Language Quotient (LQ): A new measure for the Western Aphasia Battery. *Journal of Communication Disorders, 19,* 427-

439.

Shewan, C. M., and Bandur, D. L. (1986). *Treatment of aphasia: A language-oriented approach.* Austin, TX: Pro-Ed.

Shewan, C. M., and Canter, G. J. (1971). Effects of vocabulary, syntax, and sentence length on auditory comprehension of aphasic patients. *Cortex, 7,* 209-226.

Shewan, C. M., and Henderson, V. L. (1988). Analysis of spontaneous language in the older normal population. *Journal of Communication Disorders, 21,* 139-154.

Shewan, C. M., and Kertesz, A. (1984). Effects of speech and language treatment on recovery from aphasia. *Brain and Language, 23,* 272-299.

Skelly, M. (1979). *Amer-Ind gestural code.* New York: Elsevier.

Smith, A., Champoux, R., Leri, J., London, R., & Muraski, A. (1972). Diagnosis, intelligence and rehabilitation of chronic aphasics. University of Michigan, Department of Physical Medicine and Rehabilitation. Social and Rehabilitation Service (Grant No. 14-P-55198/5-01).

Springer, L., Glindemann, R., Huber, W., and Willmes, K. (1991). How efficacious is PACE-therapy when "Language Systematic Training" is incorporated? *Aphasiology, 5,* 391-399.

Stimley, M. A., and Noll, J. D. (1991). The effects of semantic and phonemic prestimulation cues in picture naming in aphasia. *Brain and Language, 41,* 496-509.

Tuomainen, J., and Laine, M. (1991). Multiple oral reading technique in rehabilitation of pure alexia. *Aphasiology,* 5(4-5), 401-409.

Van Demark, A. A., Lemmer, E. C. J., and Drake, M. L. (1982). Measurement of reading comprehension in aphasia with the RCBA. *Journal of Speech and Hearing Disorders, 47,* 288-291.

Varney, N. R. (1978). Linguistic correlates of pantomime recognition in aphasic patients. *Journal of Neurology, Neurosurgery, and Psychiatry, 41,* 564-568.

Varney, N. R. (1982). Pantomime recognition defect in aphasia: Implications for the concept of asymbolia. *Brain and Language, 15,* 32-39.

Vignolo, L. A. (1964). Evolution of aphasia and language rehabilitation: A retrospective exploratory study. *Cortex, 1,* 344-367.

Wallace, G. L., and Canter, G. J. (1985). Effects of personally relevant language materials on the performance of severely aphasic individuals. *Journal of Speech and Hearing Disorders, 50,* 385-390.

Weisenburg, T., and McBride, K. E. (1935). *Aphasia.* New York: Hafner Publishing Company.

Wepman, J. M. (1951). *Recovery from aphasia.* New York: Ronald Press Company.

Wertz, R. T., Collins, M., Weiss, D., Brookshire, R. H., Friden, T., Kurtzke, J. F., and Pierce, J. (1978). *Preliminary report on a comparison of individual and group treatment.* Paper presented at the annual meeting of the American Association for the Advancement of Science, Washington, DC.

Wertz, R. T., Collins, M., Weiss, D., Kurtzke, J. F., Frident, T., Brookshire, R. H., Pierce, J., Holtzapple, P., Hubbard, D. J., Porch, B. E., West, J. A., Davis, L., Matovitch, V., Morley, G. K., and Resurrection, E. (1981). Veterans Administration cooperative study on aphasia: A comparison of individual and group treatment. *Journal of Speech and Hearing Research, 24,* 580-594.

Wertz, R. T., Weiss, D. G., Aten, J. L., Brookshire, R. H., Garcia-Buñuel, Holland, A. H., Kurtzke, J. F., LaPointe, L. L., Milianti, F. J., Brannegan, R., Greenbaum, H., Marshall, P. C., Vogel, D., Carter, J., Barnes, N. S. and Goodman, R. (1986). Comparison of clinic, home, and deferred language treatment for aphasia. *Archives of Neurology, 43,* 653-658.

Whitney, J. L., and Goldstein, H. (1989). Using self-monitoring to reduce disfluencies in speakers with mild aphasia. *Journal of Speech and Hearing Disorders, 54,* 576-586.

Zurif, E. B., and Caramazza, A. (1976). Psycholinguistic structures in aphasia. In H. Whitaker and H. A. Whitaker (Eds.), *Studies in neurolinguistics* (Vol. 1). New York: Academic Press.

Zurif, E. B., Caramazza, A., and Myerson, R. (1972). Grammatical judgments of agrammatic aphasics. *Neuropsychologia, 10,* 405-417.

Zurif, E. B., Green, E., Caramazza, A., and Goodenough, C. (1976). Grammatical intuitions of aphasic patients: Sensitivity to functors. *Cortex, 12,* 183-186.

付録9-1

　LOT GOALSには、各様式内のそれぞれの領域におけるゴールを記録する。記録する内容は、難易度のレベル、刺激とその提示方法、提供した手がかり、正反応の基準、反応方法、付随的反応である。治療士はセッション内、あるいはセッション間に渡って訓練をこの用紙に記録することができる。

様式 _____　　　　　　　　　　　　　患　者 _____
領域 _____　　LOT GOALS　　治療士 _____
目標 _____

レベル	刺激	提示方法	提供する手がかり	正反応の基準	反応方法	付随的反応

付録9-2

言語を主体とした訓練法(Language-Oriented Treatment)の記録用紙

この用紙には、特定した言語様式の領域における訓練で、確認された情報や患者の行動を記録する。

様式 _____　　　　　　　　　　　患　者 _____
領域 _____　　LOT _____　治療士 _____

セッションNo.	日付	時間(分)	難易度のレベル	項目数	データとコメント

第10章

認知分析の役割

ARGYE ELIZABETH HILLIS

言語課題の基底にある認知プロセスのモデル

　ある失語症患者が椅子の絵を見て「テーブル」といい、同じ絵を見て「テーブル」と書いたとする。一方別の患者は同じ椅子の絵を見て「テーブル」といい、書字では「いす」と書いたとする。これらの患者が呈する誤りのタイプをどのように理解すればよいか。2人の患者の呼称障害を同じやり方で扱うのがよいのだろうか。この場合、まず2人の患者の呼称障害が、基底にある同じ障害から生じた症候であるのかどうかが問題となる。この章では、同じ呼称の誤りが、異なった認知的障害から生ずる可能性があることを論ずる。また、そうした異なった認知的障害は、（呼称成績を検討するだけではなく）呼称以外のさまざまな課題を実施し、そこでの患者の成績を詳細に分析することから明らかにできることが多い、ということも論じたい。すなわちこの章では、呼称の基底にある認知過程、およびそうした過程が破壊されることから生ずる障害を特に考察し、それらを例として言語とその障害の理解への一般的アプローチを提示したい。

　呼称は複雑で多くの心的過程を必要とする過程と考えられる。絵の呼称で通常必要となる心的過程を明らかにできれば、ある特定の患者で、そうした健常な過程のうちどれが障害されているかを明らかにできるであろう。呼称にかかわる認知過程を理解するために、まず、絵に対応する単語を産生する際に、認知系が解くべき問題を考察する。すなわち絵の呼称という課題で生ずる計算論的問題、絵を構成する線・陰影・点の組み合わせに応答して適切な語の発音が計算される過程の詳細を明らかにしたい。この場合、どんな角度から見ても物体の認知を可能にする機構が必要である。ひっくり返って底しか見えないような椅子の絵でも椅子と分からなければならない。また、描かれた対象の相対的な大きさを認知する機構が必要である。そうした機構があればこそ、話し手は人形の家の椅子に対し「おもちゃの椅子」と答え、普通の椅子を小さく描いた絵に対して「いす」と答えることができる。また椅子とは何であるかに関する情報（それに基づいて金属の椅子も木製の椅子も同じ「椅子」であるとわかる）にアクセスできなければならない。いいかえれば、そうした機構によってある特定の絵が、ひとつの名前を持った物品の集合の代表として認知されなければならない（たとえば、かつて見たこと無いタイプの椅子

の絵でも椅子の一例と分かる必要がある)。そして最後に、「いす」という名前をいかに発音すべきかという長期記憶情報にアクセスできなければならない。こうした計算論的問題の考察をとおして、絵の呼称にかかわる主要な情報処理過程をとらえることができよう。

言語、および脳損傷による言語の障害を理解する手段として、特定の言語課題に関する情報処理モデルがつくられてきた(これは認知神経心理学の主要な推進力である)。この種のモデルは、呼称のような特定の課題遂行で必要とされる計算論的過程を、一連の表象(たとえば貯蔵された視覚情報、正書情報、意味情報、音韻情報など)として特定し、それぞれの表象を前段階の表象から計算するために必要な処理を明らかにするものである。絵の呼称を例にとれば、少なくとも次のような過程が含まれると考えられる。すなわち、線分・エッジ・陰影を識別して視覚性イメージ表象を構成すること、こうして計算された視覚表象を物品の構造に関する長期記憶表象と照合すること(すなわち「構造的/視覚的記述」にアクセスすること)、ある特定の名前を持った事例の集合に関する長期記憶情報(「意味表象」)にアクセスすること、それに対応する語の発音の長期記憶情報(「音韻表象」)にアクセスすること、そして語の構音にかかわる運動プログラムの表象を活性化することである。

図10-1は語彙システムに関する情報処理モデルの1つであり、読み・綴り・呼称の基底にある主要な認知過程のいくつかを示している。こうした過程は、心的表象を順次変換する過程と理解される。なお、図の各要素は、語彙処理の中の特定の側面のために専門化してはいるが、1つの語彙処理「課題」には、複数の要素が関与することに留意されたい。たとえば、意味表象から語の音韻表

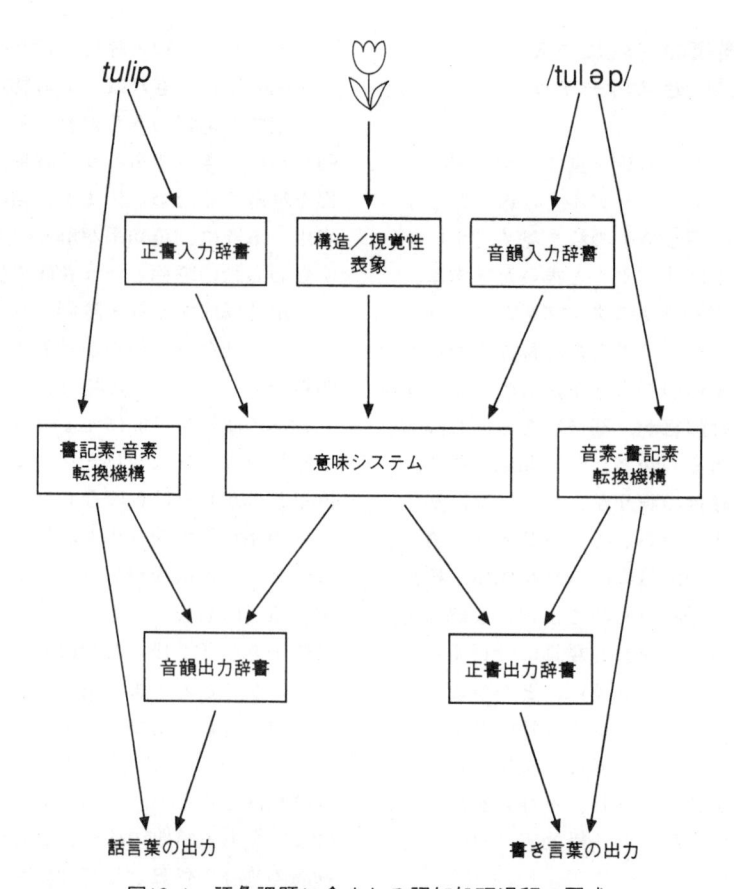

図10-1　語彙課題に含まれる認知処理過程の図式

象を出力として計算する過程は、読みと呼称の両者に含まれる。したがって、脳損傷により音韻表象の計算に障害を受ければ、読みにも呼称にも障害が生ずると考えられる。ただし、2つの課題の間で出力結果は若干異なる場合もあろう。読みの場合には、印刷された語から名称の発音に関する付加的な情報を得ることができる。したがって、かりに患者が「椅子」という意味表象から「chairいす」という音韻表象を計算できなければ、患者は椅子の絵を見て呼称できないが、正書と音韻とを対応させる機構により、chairという文字単語の読みは正しく行える場合もある。

このような特定の表象や処理過程を仮定することは、認知課題の計算論的考察によるものであるが、これを裏付ける証拠は、健常者を対象とした研究や脳損傷患者の単一症例研究からも得られている。たとえば文字単語と音声単語理解が良好であり（意味表象へのアクセスが良好）、書き取り課題や絵の呼称課題で対応する語を書けるにもかかわらず、同じ語の発音ができない症例が報告されているが、これは意味表象から音韻表象を計算する処理と正書表象を計算する処理が、別々の機構によって行われるという仮説を支持している。このような成績パタン（Caramazza & Hillis, 1990；Ellis et al., 1983；Hier & Mohr, 1977で報告されている）は、正書表象の計算にはまず音韻表象が必要であるとする別の仮説では説明できない。このように、語彙処理モデルは、脳損傷患者が呈する成績パタンを説明できなければならないという制約を受けており、症候はモデルの特定部位の障害として説明される。この章では、絵の呼称にかかわる語彙処理系に関して、上記のような要素を仮定したモデルを支持する症例を引用・提示する。同様のモデルを念頭に置いた総説として、書字についてはEllis（1982）、GoodmanとCaramazza（1986）があり、読みについては、Coltheartら（1980）中の諸論文、HillisとCaramazza（1992）、Pattersonら（1985）がある。

一方、モデルは個々の失語症者の成績パタンを理解するための指針となる。すなわち脳損傷による言語障害は、言語産生・言語理解の基底にある心的表象／認知過程の構成要素に、特定の異常が生じたことによるものと理解される。たとえば、話し言葉の単語・書き言葉の単語を理解でき、絵で示す対象に対応する単語を書くことができ、かつ発話運動面にも障害が無いにもかかわらず、その単語がいえない患者を考えてみよう。この場合、患者は自分の知っている単語の発音に関する長期記憶（「音韻出力辞書」）の中から、正しい発音を回収することができない、と考えられるかもしれない。すなわち患者は、書き言葉・話し言葉から意味システムにアクセスすることができ（読み理解・聴理解の障害が無い）、絵から意味システムへのアクセスもでき、意味システムから書き言葉へのアクセスも可能（書称や自発的思考の書字表現が可能）だが、書き言葉から音韻表象にアクセスすることができない（音読障害）。これらは、患者の障害が語彙システムの音韻出力辞書のレベルにあるとする仮説を支持する成績パタンである。この例が示すように、障害がどこにあるかを推定するためには、すべての語彙課題にまたがる成績プロフィールの資料が必要である。患者の書字能力を理解するためには、読み能力・理解・発話・種々の綴り課題能力についても調べる必要がある。さらに以下に述べる事例が示すように、障害のある課題でみられる誤反応タイプの分析や、成績に影響を与える刺激パラメタ（たとえば使用頻度・品詞類・単語長など）の分析が必要となる場合もある。

この章では、呼称の情報処理モデルの1つを提示し、このモデルが仮定する種々の機能単位が実在することを裏付ける、失語症患者の検討から得られた証拠を提示し、さらにこのモデルに基づく治療研究の結果を概観する。それらをとおして、上に述べたアプローチが、失語症の研究と臨床に対して、どのような貢献ができるかを、具体的に述べていきたい。特に、私たちの研究室（ジョンズ・ホプキンズ認知神経心理学教室）の症例を対象とした検討を提示する。これは、すべての患者に対して同一の課題と刺激を用いた上で成績プロフィールの比較を行うためである。治療研究の症例を提示するのは、特定の治療方略を推奨するためではなく、失語症のリハビリテーションにおいて、このアプローチを適用しうる範囲と限界についての一般的な結論を具体的に示すためである。

例：呼称の基底にある認知処理のモデル

物品呼称の基底にある認知過程の機能的モデルは、図10-1に示すように、語彙システムを構成する機能単位の下位集合から成り立っている。すなわち、構造／視覚表象へのアクセス、意味表象へのアクセス、音韻表象（単語の音韻に関する長期記憶）へのアクセスである。たとえば、犬の絵を呼称する場合には以下の過程が含まれよう。(a)絵の視覚表象を構成し、犬の「構造」（四本足である、など）に関する長期記憶情報を活性化する過程、(b)意味表象—犬を犬としているもの、すなわち犬を猫その他、すべての犬でないものと区別している性質に関する長期記憶情報—を活性化する過程、(c)音韻の長期記憶情報—／イヌ／という発音—を音韻出力辞書の中で活性化する過程、(d)／イヌ／と発声するための運動プログラムを活性化する過程である。このような構成要素が存在することを示す実証的な証拠を以下に簡単に述べる。

構造的／視覚的表象

Marr (1982) は視覚認知を、物理的な刺激からの抽象度がしだいに高まっていく表象が、つぎつぎと計算される過程として記述している。すなわち、網膜座標におけるバー・ブロッブ・点から成る初期表象から始まり、対象中心座標による抽象的で規範的な表象—3次元（3D）スケッチ—にいたり、今度はその表象が、長期記憶の構造的表象へのアクセスに使われ、対象の「認知」が成立するとされる。観察者の視点による距離や傾きなどの情報は、3Dスケッチでは表象されないため、対象認知の成立には、ある特定の角度からの観察は必要ではない。

計算された構造／視覚表象が長期記憶表象へのアクセスに使われるという仮説には、臨床的な証拠がある。すなわち、視力は正常である（たとえば模写が可能）にもかかわらず、物体認知に重度の障害を持つ患者が存在するのである。このいわゆる「視覚性失認」は、視覚表象の計算におけるどのレベルに障害があるかにより、さまざまな形をとり得る。ごく末梢レベルでは、形・色・位置の知覚の孤立性障害が生ずる場合があり、さらにそれらは視力障害と独立に生ずる可能性がある

(Hecaen & Albert, 1978; Warrington, 1986)。3D表象の導出には、さらに多くの段階の処理が必要である。すなわち物体の局所的弁別特徴を同定したり、物体の主軸・体積・形態などの情報を抽出する、などの処理を必要とする (Humphreys & Riddoch, 1984)。

この他に、長期記憶に貯蔵された構造的／視覚的記述から意味システムへのアクセスが障害される場合もある。このような障害、すなわち構造／視覚記述から意味表象への変換過程の障害から、どのような障害パタンが予測されるであろうか。図10-1で示した呼称の基底にある処理のモデルに基づいて、意味システム自体の障害は無いと仮定すると、次のような臨床像が予測される。すなわち、言語的定義に対して正しく呼称・書称でき、書き言葉に対する応答（読み）も正しく、またおそらく触覚的に提示される物品に対する言語応答も正しくできるが、視覚的に提示される物品／絵の呼称が障害される、というパタンになるであろう。さらに物体の構造記述が正常に保たれているとすれば、患者は、その物体の構造に関する基本的な情報（たとえば構成要素について）を持っているはずである。またある場合には、個々の構成要素から意味情報へのアクセスが行われることもある（Hillis et al., 1990の考察を参照）。たとえば、椅子の知覚からその物体が「座る」ためのものという情報が得られることもある。このような「部分的情報」が利用できれば、その物品の使用法を示す身ぶり（たとえば椅子の絵に対して座る真似をする）のような、なんらかの応答が可能となったり、意味カテゴリとしては正しい呼称応答ができる場合もあろう（この例では椅子に対して、座る道具の名称のいずれかを応答する、すなわち、いす・ソファー・こしかけなどと呼称することになる）。このように、構造／視覚記述から意味系へのアクセスの障害を持つ事例では、絵の呼称課題で刺激と視覚的ないし意味的特性が類似した誤反応が生ずる可能性が考えられる。

RiddochとHumphreys (1987) は、このような成績パタンを呈した症例JBを記載している。JBは、触覚的に提示された物品の呼称は正常であったが、視覚的に提示されると呼称障害がみられた。著者らは、JBが呼称できない絵に対して適切なジ

ェスチャーを示し得たことから、この症例の呼称障害は、長期記憶に貯蔵された構造記述へのアクセス以前の段階の障害によるものではないと論じている。また、他の課題の成績から、視覚から完全な意味表象を計算できないという障害も示されている。すなわちJBは、絵刺激を用いた意味的関連度の遠い対／近い対（たとえばオレンジ−レモンはオレンジ−梨より関連度が高い）の区別に障害を呈した。

同様に、私たちの症例AG（64歳、女性、左前頭−側頭葉の脳血管障害、発症後5カ月時）は、表10-1に示すように、触覚的に提示される場合や、口頭ないし文字で言語的定義が与えられる場合には、ほとんどの物品の呼称ができ、同じ物品に対応する文字単語も読めたが、同じ物品の絵が提示されると、半数以上を呼称できなかった。47個の刺激項目は、各項目がすべてのセッションに登場し、同一セッション内では各項目が1課題（口頭呼称／単語と絵の照合／触覚性呼称など）にのみ登場するように、ブロックに分けて提示された。144個の物品の絵を用いた大規模な検査（以下「意味バッテリー」と呼ぶ）では、誤りのほとんどは、絵刺激を用いた課題、すなわち絵の呼称・話し言葉の単語と絵の照合・文字単語と絵の照合でみられた（表10-2参照）。これらの刺激は、上に述べた47項目からなる小規模セットの場合と同様の手続きで提示した。[a]

課題間の成績プロフィールだけではなく、AGの呈した誤りのパタンも、この症例の呼称障害の基底に、先に提示した呼称モデルの中の構造的／

表10-1　症例AGの入力モダリティー別成績（全応答に対する百分率；N=47）

	誤り全体	構造的誤り	意味的誤り	接尾辞の誤り／精緻化
呼称：				
視覚性入力				
絵の呼称	54.7	0	46.8	2.1
物品呼称	57.4	0	46.8	4.2
字（音読）	10.7	0	0	10.7
聴覚性入力				
（定義による呼称）	6.4	0	0	0
触覚性入力				
（物品呼称）	19.1	10.7	4.3	4.2
理解：				
絵物品の使用法のジェスチャー	4.3	0	0	n.a.
定義と文字単語の照合	12.8	0	2.1	0

表10-2　症例AGの語彙課題別成績（全応答に対する百分率；N=144）

	誤り全体	意味的誤り	接尾辞の誤り／精緻化
復唱	2.8	0	2.8
音読	10.4	0	7.6
絵の呼称	54.2	50.7	2.1
聴覚提示語と絵の照合	43.8	43.8	n.a.
文字単語と絵の照合	54.2	52.8	n.a.

a) 144項目のセットを用いたこの課題セットは、私たちの研究室で検討したすべての患者に対して同一の手続きで実施した。単語と絵の照合課題は次のように実施した。話し言葉の単語と絵の照合課題で、その日に使うすべての単語は3回提示した。すなわち1回は意味的関連のある絵と、1回は無関連の絵と、1回は正しい絵と対にした。患者に求めた課題は、単語と絵との照合を肯定ないし否定することであった。正しい対を肯定し、かつ2種のフォイルをいずれも否定した場合に限り、その単語に対する応答は正答された。3回の刺激提示においてフォイルを提示する順序はランダムにした（単語リスト全体は3回繰り返した。刺激は1試行あたり1回のみ提示し、続けて何度も提示することはなかった）。

視覚的表象から意味表象にアクセスする機能の障害があるという仮説を裏付けている。すなわち絵刺激を用いた課題で、誤りのほとんどすべては目標と意味的関連があった（たとえば、紙クリップ PAPERCRIP→「ホチキス stapler」；人参 CARROT→「ホウレンソウ spinach」）。一方、触覚性呼称や音読などの他の課題でわずかにみられた誤りは、形態的誤り（例：手袋 MITTEN（単数）→「てぶくろ mittens（複数形）」）や、目標語からの拡張（剃刀 RAZOR→「かみそりの刃 razorblade」；ネジ screw→「ねじまわし screwdriver」[b]）であった。またAGはJBと同じように、呼称できない絵に対応するジェスチャーを行うことができた。これは、少なくとも何らかの長期記憶表象（おそらく視覚刺激を構成する部分要素に対応する長期記憶表象）にアクセスできることを示している。表10-3に、この症例が絵に対して行ったジェスチャーと呼称の例を示す。触覚性提示による呼称や言語的定義による呼称が正確であることから、視覚を用いない課題では完全な意味表象の計算が可能と考えられる。これに対して絵や物品を視覚提示する課題では、非視覚性課題で正答したのと同じ項目に対して、意味的誤りがみられること（表10-1、10-2参照）、また以下に述べるような、関連する項目の絵を同一名称を持つグループに分類する課題で障害がみられることから、視覚を介すると完全な意味表象にアクセスすることができないものと推測できる。この後者の課題は、さまざまなタイプの椅子の絵を1つのグループにまとめ、さまざまなソファーの絵を別のグループにまとめる、といった操作を求めるものであり、言語性の刺激や反応を必要としない。AGの成績は、家具分類課題（椅子／ソファー／腰掛け）で65%、鳥類分類課題（アヒル／ガチョウ／七面鳥）で69%であった。一方、AGの音読能力・図形のトレース能力・模写能力は比較的良好に保たれており、これは末梢の視覚性処理機能が良好であることを示している。以上のように、さまざまな課題にわたるAGの誤りのパタンは、少なくとも初期レベルまでは対象の視覚表象自体は良好に計算されるが、それから完全な意味表象へアクセスする機能に障害がある、という仮説と整合するものである。

意味処理

いうまでもなく単語には対応する意味がある。意味表象とはいかなるものなのかは、長い間議論されてきた問題であり、この章の範囲を超える問題である（認知心理学の分野の最近の議論については、Caramazza et al., 1990; Humphreys & Riddoch, 1988; Shallice, 1988a, 1988bを参照せよ）。この章の目的からみた意味システムの要点は、それが「理解」と称される処理の最高到達点を表象すると同時に、出力の音韻表象や正書表象を活性化する点である。すなわち、意味表象は、語彙処理過程の中で、単語理解課題で活性化する最終の表象、および自発的な観念生成で活性化する最初の表象、と位置づけられる。この章で用いているモデルでは、単一の意味表象があらゆる語彙課題を媒介するものと考えられている。この他に、たとえば文字単語からアクセスする意味シス

表10-3　症例AGの不正確な呼称の後でなされた正確なジェスチャーの例

刺激	口頭呼称	ジェスチャー
ホチキス	「タイプライター」	テーブルのすぐ上で、てのひらを押し下げた。
手袋	「くつした」	手を広げて指をひらひらさせた。
ネクタイ	「てぶくろ」	首のまわりに手を回した後、首から腹のすぐ上まで2インチの幅を示した。
スポンジ	「ちりとり」	スポンジを搾るまねをした後、机を拭いた。
ベルト	「えり」	腹のまわりで手を回した。
フォーク	「かんきり」	食べるまねをした。

b）この例、および後に提示するすべての例で、矢印の前の単語は刺激語、後の単語は応答である。文字単語刺激・書字による応答はイタリック体で、話し言葉はかぎ括弧で表す。大文字は絵刺激ないし物品刺激を表す。

テムと絵からアクセスする意味システムが別々に存在するような、入力モダリティ別に異なる意味システムを想定する、別の説もある。

すべての語彙課題に共通な単一の意味システムを想定する仮説を裏付ける証拠はあるだろうか。図10-1で示した語彙システムのモデルから、意味システム自体の障害は、以下の変換に同等の障害をもたらすものと予測できる。すなわち、音韻入力辞書から意味へ（聴覚的単語理解）、正書入力辞書から意味へ（文字単語理解）、意味から音韻出力辞書へ（呼称）、意味から正書出力辞書へ（書称）の処理、のいずれも同じ程度に障害されるであろう。さらに、文字を音に転換する非辞書性機構（正書から音韻への転換機構、以下「OPC」orthography-to-phonology conversionと略記）と、音を文字へ転換する非辞書性機構（以下「POC」phonology-to-orthograpy conversionと略記）のいずれにも障害があれば、意味システムへの障害は、単語の音読と書き取りに対して、同じ程度・同じ性質の影響を与えるであろう。以下に述べるKEは、このような成績パタンを呈した症例である。

KEは49歳の管理職で、脳卒中により重度の失語と片麻痺を呈した。AGに実施したのと同一の課題を実施したところ、KEの呼称と理解の成績パタンはきわめて特異なものであった。すなわち各種の入力／出力モダリティの間で誤反応率および意味性の誤りの比率がほとんど同じであった（表10-4、10-5参照）。また、最も多くの誤りがみられた意味カテゴリは、あらゆる課題（呼称、書称、書き取り、音読、書き言葉／話し言葉と絵の照合）で共通していた。この課題では、使用頻度と単語の長さ（文字数と音節数）に関してマッチさせたカテゴリを用いたので、これらの結果は、カテゴリによって「困難さ」が異なることによるものとは考えられない。使用頻度と単語の長さは、少なくとも読みと書きでは、多くの被験者にとって困難さ

表10-4 症例KEの入力モダリティー別成績（全応答に対する百分率；N=47）

	誤り全体	意味的誤り	「分からない」その他
口頭呼称：			
視覚性入力			
（絵の呼称）	40.4	38.3	2.1
字（音読）	42.6	42.6	0
触覚性入力			
（物品呼称）	46.8	44.7	2.1
書称：			
視覚性入力			
（絵の呼称）	38.3	34.0	4.2
触覚性入力			
（物品呼称）	40.4	34.0	6.3
聴覚提示語と絵の照合	40.4	40.4	0
文字単語と絵の照合	31.9	31.9	0

表10-5 症例KEの語彙課題別成績（全応答に対する百分率；N=144）

	誤り全体	意味的誤り
音読	41.7	36.1
絵の呼称	44.4	41.0
絵の書称	46.5	34.7
書き取り	41.7	27.8
聴覚提示語と絵の照合	42.4	42.4
文字単語と絵の照合	36.8	36.1

をよく反映する次元と考えられている。したがって、KEがすべての語彙課題にわたって似たような意味性誤りのパタンを呈したことは、すべての語彙課題で活性化する単一の意味システムが存在するという仮説に有利な証拠とみることができる。

しかし、KEは意味システムを全く活性化できなかったのではない。すなわち、いくつかの意味カテゴリで比較的良好な成績が得られただけではなく、最も困難な意味カテゴリでも、何らかの意味情報にアクセスできることを示す所見も得られている。たとえば、理解課題や産生課題における誤りは、ほとんど常にカテゴリ内の意味性の誤り（例、椅子／テーブル）であった。これは、関連する単語の意味表象が何らかの形で「リンク」されており、システム内の「雑音」の増加によって、目標語ではなくリンク語の活性化が生ずるためとも考えられる。また、意味表象が特徴の集合から成り立っており、脳損傷によって、そのうちのいくつかが利用できなくなるという別の説明も考えられる。たとえば「椅子」の意味表象は、〈移動可能〉〈物品〉〈座席〉〈背もたれ〉から成ると考えられるかもしれない（こうした意味論に関する考察としては、Miller & Johnson-Laird,1976；Jackendoff, 1983を参照）。脳の損傷によって、いくつかの意味特徴、たとえば〈背もたれ〉の活性化が障害されたとしても、残りの特徴集合が、意味的に関連する物品（腰掛けstool、長椅子ottomanなど）と対応している。呼称課題で、KEは1つの刺激絵に対して、正しい単語を答えることも、いくつかの意味的関連語を答えることもあり、応答の一貫性は無かった。また単語と絵の照合課題では、単語—正しい絵の対、単語—関連する絵の対を肯定したが、単語—無関連の絵の対は否定した。こうした所見は、上に述べた特徴集合説でよく説明できるように思われる。KEの障害は、次の2つのレベルの障害から成ると理解することができる。すなわち、(a)上記で示した意味システムの障害。意味表象の計算が不完全であるため、意味的に関連のあるいくつかの項目と一致してしまうような意味表象が生成される。加えて、KEは非単語や無意味音節（例gib）を音読できず、非単語刺激に対するもっともらしい綴りを書けない。これはKEが、(b)非辞書性OPC、POC機構にも障害を持っていることを示している。

この事例は、意味システムが、「意味カテゴリ」すなわち単語の間の意味的関連性を反映する機構を持っていることを示唆している。「カテゴリ特異」の意味障害、すなわち、ある意味カテゴリの処理を含む課題は正常であるのに、別の意味カテゴリの処理を要する課題では障害がみられる、といった症例が存在することは、上に述べた仮説を支持するもう1つの証拠である。これまでに生物カテゴリや非生物テゴリに選択的な症例（Warrington & McCarthy, 1983, 1987)、果物と野菜に選択的な症例（Hart et al., 1985）、などが報告されている。一方、カテゴリ特異の障害は、特定の意味カテゴリでは成員が互いに視覚的／構造的に類似しているため、その結果、成員間の識別が困難になることによるにすぎない（そのため意味的な誤りが多くなる）という説もある（Humphreys & Riddoch, 1987)。この説は、カテゴリ特異の呼称障害の中で「動物」カテゴリの障害が最も頻繁に生ずる（Basso et al., 1988；McCarthy & Warrington, 1985；Warrington, 1981；Warrington & Shallice, 1984）理由を説明するには都合が良いかもしれないが、私たちの症例JJにおけるカテゴリの影響をうまく説明できない（Hillis & Caramazza, 1991aまたSartori et al., 1993もみよ）。

JJは67歳の元管理職（現在は引退）で、左側頭葉と大脳基底核の卒中によって、言語理解障害・内容の乏しい流暢性発話を呈した症例である。発症13ヵ月後、私たちの「意味バッテリー」を実施したところ、JJの呼称成績・理解成績は、（成員間の構造的類似度が最も高いはずの）動物カテゴリの成績が最も良好であった（表10-6参照）。最も成績の悪いカテゴリは食物および体の部位であった。第2の症例PSは、全く同一の刺激に対して、カテゴリの影響について、JJと反対の成績パタンを呈した。すなわち、動物カテゴリの障害が最も重度であり食物・体の部位カテゴリの障害が最も軽度であった（表10-7参照）。このように、カテゴリ間の成績差は、特定の意味カテゴリが他のカテゴリと比べて一般的に困難であることや、カテゴリ成員間の視覚的類似度が高いことによるものとは考えられない。

JJの成績パタンには、他にも注目に値する点が

表10-6　症例JJの各種課題正答率（全応答に対する百分率；N＝144）

	N	呼称	聴覚後と絵の照合	文字単語と絵の照合	音読
陸上動物	20	95.0	90.0	100.0	100.0
鳥	13	76.9	92.3	92.3	100.0
水棲動物	13	100.0	92.3	100.0	100.0
野菜	12	8.3	33.3	33.3	91.7
果物	10	30.0	70.0	60.0	90.0
乗り物	12	58.3	58.3	66.6	91.7
家具	19	21.1	78.9	31.6	89.5
体の部分	20	5.0	55.0	30.0	95.0
食べ物	11	9.1	36.4	45.5	100.0
身につける物	14	21.4	78.6	50.0	85.7

表10-7　症例PSの各種課題正答率（全応答に対する百分率；N＝144）

	N	呼称	聴覚後と絵の照合	文字単語と絵の照合	音読
陸上動物	20	40.0	95.5	100.0	100.0
鳥	13	46.2	92.3	76.9	85.0
水棲動物	13	30.8	92.3	84.6	84.6
野菜	12	25.0	91.7	83.3	75.0
果物	10	70.0	100.0	90.0	100.0
乗り物	12	91.7	100.0	100.0	91.7
家具	19	84.2	100.0	73.7	84.2
体の部分	20	100.0	100.0	80.0	65.0
食べ物	11	100.0	100.0	90.9	81.8
身につける物	14	85.7	100.0	78.6	57.1

ある。表10-6の資料が示すように、JJにおけるカテゴリ特異の障害は、呼称と理解のみにみられ、音読では認められない。この結果は、JJの障害はすべての語彙課題で共通に用いられる、モダリティと独立の意味機構におけるカテゴリ特異の意味障害であるという仮説でうまく説明できるだろうか。図10-1のモデルに従うと、JJの障害が意味システムに選択的であり、KEとは異なりOPC機構に障害が無いため、これを利用した音読が可能であったと考えれば、説明可能である。実際、JJはmushrameのような非単語をもっともらしく読むことができ、規則語の読みの方が不規則語よりも良好であった（Hillis & Caramazza, 1991[c]）。これは、同症例が語彙下経路を用いて文字単語を音読したことを示唆している。

音韻出力辞書

　自発的に生成した思考によるものであれ、外的刺激による語彙表象や視覚表象から計算されたものであれ、意味を表す話し言葉を産生するためには、単語の正確な発音に関する長期記憶情報にアクセスできなければならない。正書表象の長期記憶にアクセスするだけでは不十分である。たとえば、牛という意味を表すためには、／ko／ではなく"cow"と発音すべきであることは、正書表象だけではわからない。出力用の音韻の長期記憶表象にアクセスする処理が、入力音韻表象へのアクセス（すなわち話し言葉の単語の受容の場合）や出

---

c）JJは理解できない不規則語が音読できる場合があった。これは部分的な意味表象による音韻表象の活性化と、（OPCによる）部分的な音韻情報との組み合わせによるものと考えられる。またJJは完全には理解できない単語を比較的良好に書き取ることができたが、これは上と同様の機序、すなわちPOCで生成した正書情報と、劣化した意味情報との組み合わせによって可能になったと推測される。

力正書表象とは独立であることを裏付ける証拠はあるのだろうか。そうした機能的独立性[d]を示す証拠の1つは、これらの機構の1つだけが選択的に障害され、他の2つが保たれた症例である。再び図10-1をみると、出力音韻辞書の選択的障害（すなわち音韻入力辞書の障害・正書出力辞書の障害がないこと）から予測できることは、以下のとおりである。(a)音韻／正書入力辞書から意味システムへのアクセスに障害は無い（そのため書き言葉／話し言葉の理解は良好）。(b)意味表象から、正書出力辞書のエントリである正書表象の活性化へいたる過程に障害は無い（すなわち書称は良好）。(c)意味表象から、音韻出力辞書のエントリである音韻表象の活性化へいたる過程は障害される（すなわち口頭の呼称や音読が障害）。(しかし、文字を音に転換するOPC機構に障害がなければ、患者はbikeのような規則語、あるいはfikeのような規則的な非単語を正確に読むことができるはずである。一方、heirのような不規則語は読めないはずである。)

しかしこれまで述べてきた限りでは、呼称や音読でどのようなタイプの誤りが生じやすいかを、モデルから予測することはできない。音韻表象へのアクセスのしかた・それ以降の音韻処理のやり方についてどのような仮定を考えるかによって、さまざまなタイプの誤りが生ずる可能性が考えられる。たとえば、以下のような仮定を立ててみよう。すなわち、音韻出力辞書内に貯蔵された単語の発音の長期記憶表象は、ある種の静止閾値を持っている。意味システム（および／あるいはOPC機構）からの情報によって「閾値」に到達したエントリのみが選択され、それ以降の処理が実行されるとする。低頻度語は活性化の静止閾値が高いとする。さらに、音韻出力辞書の障害が想定される症例では、音韻出力表象の一部または全部の閾値が上昇する場合があると考える。このような仮定から、音韻出力辞書に障害があると、意味システムからの情報は、高頻度語の音韻表象を活性化するには十分であるが、低頻度語には不十分である、という場合が考えられる。そのため、(a)音読や呼称課題で、高頻度語の成績が低頻度語よりも高い。(b)低頻度の目標語にかわって、高頻度の意味的関連語が産生される、といった結果が予測される。後者の予測を導くためには、以下に述べる別の仮定が必要である。意味表象から音韻表象を活性化する場合、目標語と意味的に関連した単語の音韻表象も、ある程度活性化する。ここで意味表象が意味特徴の集合でできているという仮説を思い出してほしい。この仮説によれば、意味表象の個々の特徴は、それに対応するすべての音韻表象を活性化する可能性がある。たとえばソファーの意味表象における〈座席〉という意味特徴は、イス・ソファー・ブランコ・ベンチ・ジテンシャ、などの音韻表象を活性化する可能性がある。〈背もたれ〉という意味特徴は、イス・ソファー・ベンチなどの音韻表象を活性化し、〈2人以上用〉という意味特徴は、ソファー・ベンチ・バス・ヒコウキ・シュウカイ（集会）、などの音韻表象を活性化するであろう。これらの中でソファーの音韻表象だけが、ソファーの意味表象を構成するすべての部分特徴からの入力を受けるため、最大の活性化を生ずる。そのため健常者では、ソファーの絵を呼称したりソファーという文字単語を音読する際、ソファーという音韻表象のみが選択され発音される。しかし脳損傷患者では、静止閾値が上昇し、この「最大の活性化」でさえ、上昇した閾値に不十分である可能性がある。一方、意味的に関連する「いす」のような高頻度語が受け取る入力が閾値を超えて選択され、その後の処理を受けるということが考えられる。このように、音韻出力辞書の障害によって、意味的に関連した錯語が生ずる可能性も考えられるのである。

以上のような音韻出力辞書についての仮説を裏付ける証拠として、症例HWを提示する。検査の2年前に左半球の卒中による流暢性失語で発症した女性である（Caramazza & Hillis, 1990）。HWの語彙課題の成績を表10-8に示す。この症例の呼称成績は、AGやKEとそれほど変わらない。しかしAGやKEとはまったく異なり、HWでは単語と絵の照合が完全に正確であり（その他に実施した意

---

d) 機能的独立性の仮説は、そうした表象が脳内のどこで・どのように計算されるかについては何も述べていない。したがって、単語の発音に関する表象が脳内のただ一つの領域に貯蔵され、入力と出力の際に、それがアクセスされるという可能性は否定できない。しかし、かりに入力処理の障害と出力処理の障害とが乖離するならば、貯蔵情報を活性化するために、2つの別々の手段があると想定できる。

表10-8 症例HWの語彙課題別成績（全応答に対する百分率；N=144）

	語彙として正しい応答[a]	意味的誤り
音読	66.7	26.4
絵の呼称	65.3	25.7
絵の書称	90.0	0
書き取り	93.7	0
聴覚提示語と絵の照合	100	0
文字単語と絵の照合	100	0

[a] 正しい単語と認めることができる、全ての応答を含む

味理解課題でも同様)、書称や書き取りでは意味的な誤りが見られない。HWの書字応答は、綴りの誤りがときどき見られるが（たとえばchairに対してcha-rあるいはchaerと書くなど）、目標語とみなしうるものであった。理解と書称が保たれていることは、意味システムのレベルに障害が無いことを示している。一方、音読・呼称・自発話における患者の誤りは、音韻表象の活性化に関する上に述べた仮説で説明できるように思われた。音読・呼称・自発話における患者の誤りは、おおまかにいえばすべて意味的な誤りに分類でき、意味的に関連した単語による置換（たとえば、野菜 vegetables →「くだもの fruit」）、目標語の定義や迂言（たとえば、蛙 frog→「飛び跳ねるもの」)、および形態的誤り（pea→「peas」）がみられた。さらにHWは、文字単語の音読を誤った直後に、その単語の概ね正確な定義を述べることができた。たとえば、pirate（海賊）をmoney（おかね）と読み、その直後に「目に何かつけている。もういないんじゃないかしら。でも仕事ではある。そいつはお金や金（きん）を欲しがるの」といった。これは、患者が読みを誤った単語の意味を理解していることを示している。

一方HWは、もっともらしい発音で非単語を読むことが全くできなかった。たとえばhanneeという単語を読み始めることさえできず、さらに /h/ という音で始まるかどうかもわからなかった。すなわち患者は、音読や書き取りを補助する手段として、OPC／POCを正確に利用できないことを示している。一方、そうした辞書によらない機構（辞書下機構）が保たれている患者では、音読成績は呼称成績より良好となると考えられる（Miceli et al., 1994参照)。

音韻出力辞書の障害によって、上に述べたものとは別のタイプの誤りが生ずる場合もある。たとえば、音韻表象自体の障害やそれへのアクセスの障害によって、呼称や音読課題で音素性の誤り（字性錯語）が生ずる可能性がある。一方、音韻出力辞書の中で音韻表象が正しく活性化されても、それ以降の段階の障害によって音素性錯語が生ずる可能性もある（Butterworth, 1979）。さらに、単語の構音における運動プランニング／運動実行の段階で生ずる可能性もある（出力過程に関する考察としては、Wertz et al., 1984を参照)。

認知モデルの臨床的な有効性

障害の理解

この章では、患者の課題成績を認知心理学的に分析する方法を提示する。このようなタイプの分析の、最も直接的な臨床上の意義は、1人1人の患者の障害についてできるだけ完全な理解を得る、という点にある。対象とする患者の言語の何が「障害されている」かについて、臨床家がなんらかの考えを持たない限り、失語症患者の合理的な臨床管理は、始めることすらできない。もちろん、障害を完全に理解していなくても、治療をすれば効果が得られることもある。しかし私たちは、障害された機能と残存している機能とを知った上で、特定の認知機能に集中して行う治療方略の方が、試行錯誤式の治療よりも望ましいと考えている。特定の言語課題における障害のレベルを「診断」するためには、(a)複数の課題にわたる成績プロフィール、(b)誤反応のタイプ、(c)成績に影響を与える刺激次元の、3つを評価することが必要である。患者が示す成績のこうした側面は、標準的な失語症検査で直ちに明らかになるものではない。そこで以下に、上に述べたような評価の方法に関連して、いくつかのアイデアを提示する。

成績プロフィールについては、すでに各種の例を述べた。すなわち、単一の認知課題でどこが障害されるのかを理解するためには、すべての認知処理を含む語彙課題の成績と自発言語を考慮する必要がある。たとえば、呼称障害の原因となる障

害レベルを明らかにするためには、音読の成績・書称の成績・理解課題の成績を、分析・検討することが必要不可欠である。モダリティ間の成績を直接比較するため、課題間で同じ刺激項目を用いることが望ましい。これは、特定のカテゴリや単語のタイプに選択的な障害が生ずる場合があるためである。そうした障害は、症例JJのように意味システムのレベルでも、症例HWのように音韻出力辞書のレベルでも起こりうる（HWの成績は名詞に比べて動詞で顕著に障害されていた。Caramazza & Hillis, 1991a参照）。しかし課題間で同じ刺激項目を用いる場合には、「順序」効果や学習効果、あるいはセッション間で生ずる回復によって、課題間で成績差が生ずる可能性を排除するため、最初に呼称課題で用いる項目の数と最初に理解課題に用いる項目の数とを同数にしなければならない。したがって２つの課題を比較する場合には、２つの下位検査をABBAデザインで実施するのがよいであろう。さらに呼称課題と理解課題は困難度が同等、すなわち意味システムへの要求水準が等しくなければならない。ここで症例KEを思い出してほしい。この症例では、意味性錯語が頻繁にみられたが、私たちはこれを、目標項目と関連項目とに同時に当てはまってしまうような「劣化した」意味表象が活性化することによるものと解釈した。患者は、無関連項目をフォイルとした強制選択による単語と絵の照合課題では誤り無く応答できたが、それでもKEの呼称障害の原因は意味障害と考えられた。理解課題の困難度を呼称課題と同等にするためには、関連フォイルを用い、さらにそのフォイルには、障害された意味情報にあてはまるすべての項目が含まれるようにすべきであろう。私たちは、単語と絵の正しい対を肯定させ、単語と近接関連語の絵の対を否定させる課題を用いた。このような手続きの意味理解課題を行えば、意味システムに対する負荷が呼称課題とほぼ同等になるものと思われる。まとめると、呼称課題の成績が理解課題の成績より低い場合、それが意味機構からの出力後の障害によるとするためには、以下の条件を満たしていることが必要である。すなわち(a)理解課題と呼称課題とで同じ項目を用いること、(b)提示順序を統制して学習効果や系列効果を避けること、(c)正答に要する意味処理のレベルが２つの課題間で同等であること、である。呼称と書称の成績差を検討する場合（音韻出力辞書の選択的障害など）や、呼称と音読の成績差を検討する場合（正書入力辞書のような読みに固有の機構の選択的障害）にも、同じような統制が必要である。

課題間の成績プロフィールの検討とならんで、誤反応の分析も、障害の性質を考察する上で有益なことがある。しかし上に述べた症例は、特定の誤反応タイプによって、語彙処理機構の中の機能的障害レベルを判断できるわけではないことを示している。たとえば、呼称における意味性錯語は、構造表象から意味表象へのアクセスの障害により生ずる場合（症例AG）、意味機構自体の障害により生ずる場合（症例KE）、音韻出力辞書の障害のため生ずる場合（症例HW）がある。また音素性錯語は、音韻出力辞書の障害の結果として生ずる場合や、運動プログラミングや運動の実行など末梢機構の障害により生ずる場合がある。同様に、音読における「規則化の誤り（oneを"own"のように発音するなど）」は、患者がもっぱらOPC機構を用いて発音を算出する場合にはいつでもみられ、辞書性の読み処理機構のいかなるレベルの障害（正書入力辞書／意味システム／音韻出力辞書）も、その原因となる可能性がある。

同様に、成績に影響する刺激パラメタの分析は、成績の他の側面と関連させて初めて意味のあるものとなる。単語の使用頻度は、音韻出力辞書レベルの障害による呼称・音読障害（症例HW）や正書入力辞書レベルの障害による音読障害（Gordon, 1983参照）において、成績に影響する重要な要因となるはずである。また意味システムの障害においても、単語の使用頻度が成績に影響する可能性がある。すなわち障害のため意味システムから音韻出力辞書への入力が減衰し、高頻度語の音韻表象の活性化は可能であるが低頻度語の音韻表象の活性化には不十分となる、といった可能性が考えられる。さらに、初期の視覚性処理の段階でも、使用頻度やこれと関連する熟知度などの次元が影響する可能性もある。意味カテゴリおよび具象性の次元は、少なくとも意味システムのレベルに影響する重要な要因と考えられる。品詞は意味システムおよび音韻出力辞書のレベルで重要である。

集中的治療

臨床家が患者の障害を理解する際、その第一の目標は、まさに障害のある処理レベルに治療を集中するか、あるいは患者が障害を「回避」することによって言語をうまく処理できるようにする方略を明らかにすることである。前の節で述べた各種の認知心理学的分析は、特定の処理段階に治療を集中するために、すでに多くの研究者が用いている（しかし以下で考察するように、ある治療が実際にどの認知機構に作用するかは、必ずしも明らかではない）。そうした、認知心理学的分析に基づいた集中治療研究の注目すべき例には、文理解の改善を目的とした統語機能から主題役割へのマッピングに対する集中治療（Byng & Coltheart, 1986）、文産生の改善を目的とした動詞の回収および時制・相の標識に関する文法形態の集中治療（Mitchum & Berndt, in press）、音読の改善を目的とした正書—音韻対応による発音組み立て訓練（Berndt & Mitchum, in press; de Partz, 1986）、綴りの改善を目的としたPOCを促進的に利用する技能の訓練（Carlomagno et al., in press; Hillis & Trupe, 1986）、語彙性の書字技能の改善を目的とした単語と意味との対連合訓練（Behrmann, 1987; Behrmann & Herdan, 1987）などがある。

読み・書き・文の処理の改善を目的にしたこれらの方法と同じように、呼称能力の改善についても、障害が見出された特定の機構に集中した治療を実施するのが合理的な場合もある。事実、各種語彙課題間の成績パタンから意味システムのレベルに障害が推定された症例JJでは、顕在的な意味処理を求めない治療課題（音韻手がかりによる音読）よりも、明示的に意味処理を求める治療課題（文字単語と絵との照合）によって、呼称課題の成績が顕著に改善した。これに対して、音韻出力辞書の障害が推定される症例HWでは、促進性の音読治療の方が、呼称成績に対する効果が大きかった（詳細と考察についてはHillis & Hillis, 1992を参照のこと）。またThompsonら（1991）も、音韻出力辞書に障害のある患者に対して、音韻方略を用いた呼称促進訓練（たとえば韻の一致する単語手がかりの提示）を行ったところ、呼称成績の改善がみられたことを報告している。さらにRaymerら（1993）も、呼称処理における特定の機構に集中した治療の成果を報告している。しかし、文献で報告されている呼称治療例の多くは、絵の呼称を直接促進するものも含めて、呼称の改善が意味システムのレベルと音韻出力辞書のレベルの、一方ないし両方で生じている可能性がある（たとえばHillis, 1989; Howard et al., 1985; Linebaugh, 1983; Thompson & Kearns, 1981参照）。

汎化に関する予測

特定の言語課題の基底にある認知過程の中に患者の障害を位置づけることによって、治療が成功すれば成績のどの側面が変化するかについて、予測を立てることもできる。特定の処理機構の改善を目的とした治療の効果には、2種類の「汎化」がある。第一は別の行動への汎化であり、第二は別の刺激項目への汎化である。

まず「訓練」行動と「非訓練」行動との間での成績変化について考えてみよう。この場合、あるレベルの表象の処理が改善すれば、そのレベルの表象が関与するすべての課題で成績が改善すると予測できる。そのような変化の1例として症例HGを提示する。この症例は24歳の女性で、頭部打撲による前頭—側頭—頭頂葉損傷から数年が経過した時点から治療を実施した（詳細はHillis, 1991参照）。HGは、上に述べたKEとよく似た意味性障害を呈し、その障害は、すべての語彙課題でほぼ同じ程度であった。しかしこれに加えてHGは、音韻出力辞書レベルの重度の障害を合併していた。正書出力辞書へのアクセスは比較的良好に保たれていたため、呼称課題や会話では、自発的に書字で応答した。彼女は、辞書下性のOPC手続きを再学習（あるいはそこへのアクセスを再獲得）するにつれて、正書出力辞書で活性化したエントリを発音し始めた。呼称や音読における「音声言語」応答は、事実上すべて一貫してOPC手続きを介したものであり、「規則化」の誤りと称しうるものであった。たとえば彼女は砂糖（SUGAR）をsue-garのように呼称した。この症例における語彙課題の成績プロファイルは、2つの異なった障害レベルを想定することで説明できると考えられた。すなわち(a)意味システムの障害。これによって、単語

の聴覚的理解および文字単語の理解・呼称・書き取り・呼称において、意味性の誤りがしばしば生じた（HGは単語／非単語の復唱で辞書下機構を使うことができなかった）。(b)音韻出力辞書の障害。このため音読・復唱・呼称において、単語の正しい発音へのアクセスに障害が生じた。この症例を対象に、まず意味機構への集中治療を実施した。これは書称課題のみを用いて単語の意味へのアクセスを再確立、あるいは単語の意味を再学習させる訓練であった。その結果、書称だけでなく呼称・書き取り・復唱・理解課題でも意味性の誤りが減少した。続いて音読課題を用いて単語の発音を再学習／再確立することに集中した治療を実施し、その結果、音読・呼称・復唱で正答率が改善したが、書字応答を求める課題・理解課題では改善がみられなかった（Hillis, 1991参照）。また後者の治療では、音読の改善は訓練項目のみにみられた。これは、治療効果が及んだのが音韻出力辞書の中の特定の音韻表象の処理のみであったことを示している。さらに、書称を用いた意味的治療（治療者が患者の応答と目標語との意味の相違を教示する）による呼称と理解の改善は、50個の訓練項目とその意味的関連語だけにみられ、非関連語ではみられなかった。これは、訓練語（目標語）と誤反応（目標語と意味的に関連のある単語である場合が多かった）との識別に集中した治療を行ったため、非訓練の「関連語」も実際には偶発的に「訓練」語となっていたことによる可能性がある。

BehrmannとLieberthal (1989) は、関連した項目の意味的な識別を教示する治療方略を用い、上記と同様の結果、すなわち訓練した意味カテゴリ内で非訓練項目への汎化がみられたと報告している。彼らの症例は、上に述べたHGと同様に、意味システムの障害が推定される成績パタンを呈した。とくにカテゴリ特異の意味理解障害がみられたことは、意味システム自体の障害を示唆している（しかしこの症例はHGとは異なり、非訓練カテゴリの１つで成績改善がみられている）。これらの他に、特定項目式の治療としては、機能語と視覚的／音韻的に類似した内容語との識別の教示による機能語の読み治療 (Hatfield, 1983)、訓練語セットについて語彙性判定・意味判断・音韻判断を実施し正答を強化することによる文字単語認知の治療

(Hillis, 1993) が報告されている。これらの報告は上に述べた仮説を支持している。すなわち、特定の表象（ないしそれへのアクセス）に対する治療効果があれば、その表象（訓練刺激）が関与する別の課題でも成績が改善するが、別の表象が関与する場合（非訓練刺激）には成績の改善は期待できないのである。

非訓練語の成績が変化する、別のタイプの汎化もある。すなわち、治療が、一般的な処理機構（たとえば短期記憶システムにおける表象の保持）に作用するならば、その機構が支配するすべての刺激にわたる改善が生ずるはずである。訓練刺激と非訓練刺激の両者で改善効果がみられたとする多くの治療例が報告されており、それらには、文字単語に関する素早い意味判断を強化することによる読み速度の改善（「ゲシュタルト処理」、Gonzales-Rothi & Moss, 1989）、文理解の改善 (Byng & Coltheart, 1986)、綴りにおいて自己修正方略を利用する能力の改善 (Hillis & Caramazza, 1987)、辞書下性のOPC機構の利用能力すなわち「音韻的組み立て」能力の改善による音読の改善 (Berndt & Mitchum, in press ; de Partz, 1986 ; Hillis, 1993)、POC機構の利用による書字の改善 (Carlomagno et al., in press ; Hillis Trupe, 1986) などがある。治療効果が訓練刺激／非訓練刺激間で汎化するかどうかを予測する際に問題となるのは、処理に対して治療がどのように作用するのか、前もって知ることができないという点である。この問題については以下でさらに考察する。実際には、逆に治療効果から、治療が一般的処理機構に作用したのか特定の表象に作用したのかを推定することになるのかもしれない（この点に関する考察および事例としては、Goodman-Schulman et al., 1990参照）。

モデルの限界

言語課題を構成する複合的な要素の中の、単一の認知機構を改善することに集中する治療には、批判もある。その１つは、集中する単一の言語側面の改善が、日常生活状況における言語の使用能力を必ずしも改善しないというものである。こうした治療の限界は、いかなる言語課題にせよ、その基底にある認知過程の複数のレベルに障害を持

つ患者を扱う場合にしばしば生ずる。たとえば、音韻出力辞書のレベルでの処理を改善したとしても、かりに患者が同時に重度の構音（運動）障害や重度の意味障害を呈していれば、会話における単語産生はそれほど改善しない。MitchumとBerndt（in press）は、さらに微妙な例を報告している。彼らの症例MLは、動詞の呼称障害を呈し、そのために文の産生が障害されているようであった。しかし（絵に対する）動詞の呼称に集中した治療のみでは文の産生は改善しなかった。動詞の時制／アスペクトを示す文法形態に関する補足的治療を追加して初めて、文法的に正しい文を産生する能力が改善したのである。

　上に述べたことに関連して、このアプローチには別の限界もある。すなわち、記載されている治療方略の多くが「特定項目式」であること、言い換えれば、限られた特定の語彙表象や意味表象のみを用いて治療が行われる点である。患者が日常生活で言いたいと思う単語が治療に含まれていなければ、こうした治療の「効果」は患者の会話にとって無益である。しかしこのような限界は、必ずしもこの治療法の効用を損なうものではない。特に重症患者の場合、限られた語彙であってもそれがうまく産生できること、さらに患者の日常生活に役立つ単語を慎重に選んで言語治療の中で語彙を発達させていくことによって、日常生活状況におけるコミュニケーション技術を高めることができる。ここで再び症例HGを考えてみよう（詳細はHillis, 1991を見よ）。

　すでに述べた特定項目式の「意味」治療を開始する前、すなわち脳損傷発症7年後でのHGの自発話は、声量の小さなジャーゴンに限られていた。「空疎な」語系列（たとえば、「言ってること分かってますね、あの一、分かってること分かってくれますか」"You know you mean, please understand, what you know?"）の反復がみられる以外、聞き取れる実質語の発話は皆無であった。さらにHGの単語理解は、意味的な関連語の中から1つの目標語の意味に限定できるような文脈の手がかりが無い場合には、成立しなかった。このHGに対して、関連する単語の意味的識別に集中した治療が行われた。治療には、HGが日常生活状況で必要とするものを表す単語のセット（食べ物、人の名前、衣服）、仕事の場面で必要なものを表す単語のセット（たとえば事務員としての仕事で使う数字・文房具・事務用品、「申し込み」・「給料」・「タイムカード」・「タイムカードを押す」・「休憩」などの、職業に関係した語彙）が用いられた。HGが就職すると、継続治療の計画には彼女の雇用者と職場カウンセラーも参加し、しだいに大きくなるコミュニケーションの要求に応じた治療を実施した。HGは、治療課題で用いた単語を、仕事場面・家庭・レストランなどで、常に自発的に使用（理解）した（報告および臨床家の直接観察による）。たとえばHGの両親は、最近の治療でどういう単語の訓練を行っているか知っていた。治療過程の後期になると、HGは訓練してもらいたい単語のセットを自ら選んだ（社交的場面での飲み物の名前）。

　同様に、HWに対する「音韻的」（手がかりによる音読）治療は、出力辞書の特定の音韻表象へのアクセスの改善に関係していたと思われる。この特定項目式の治療を始める前の、発症後5年の時点では、HWの自発話は治療実施前のHGと同様の、流暢で内容の乏しいものであった。しかし訓練語のセットを日常場面で用いる能力は急速に改善したため、後に彼女は自分で選んだ多くの単語セットを用いた治療を受けることができた。また「訓練した」単語を、家庭やレストラン、追跡調査のためにかけた電話での会話で用いる行動も観察された。さらにHWは、ボストン失語症鑑別検査の「クッキー泥棒」の状況画説明課題で、音韻治療前は正しい内容単位の産生数が5個であったのに対し、治療後は12個となり、顕著な改善をみせた（内容単位の記載についてはYorkston & Beukelman, 1977と比較せよ）。さらに、治療後1年以上効果が持続したばかりでなく、治療効果の増強さえみられた。すなわち、彼女は上に述べた検査で、15個の内容単位を産生したのである。おそらくこの継続的改善は、部分的には、彼女の夫が手がかり提示役となって、読み練習を続けたことによるものであろう。

　ある特定の患者に対してある治療を行い、それによって得られる結果に対する、おそらくもっと重要な限界は、同様の治療を行ったとして、どの患者が先の患者と同様の結果を示すかを、アプリ

オリに決定することができないという点であろう。理想をいえば、認知処理の特定の構成要素を対象とした治療は、その構成要素に障害を持つすべての患者に有効であると、私たちは結論したいのである。しかし残念ながら、私たちの現在の理論レベルに照らして考えると、そのような結論は不可能である。すでに述べたように、治療的介入によって特定の機構が実際どのように修正されるかを知るすべはない（Caramazza & Hillis, in pressの考察を見よ）。したがって、意味障害を呈する患者に「意味的」アプローチによる治療を実施したところ、呼称が改善したという所見は、意味障害を呈するすべての患者が同じ治療によって呼称の改善を示すことを意味するものではない。従来の研究で、語彙システムにおける「同一の」障害レベルを持つと推定される患者に対して、同一の治療アプローチが同様の効果を示さない場合があること、個人個人で異なった別々のアプローチが有益であること、さらに、異なったレベルに障害が推定される患者に対して同一の治療が効果を示す場合さえあること、が示されている（Hillis, 1993；Hillis & Caramazza, in press）。このような所見は必ずしも予期できないことではない。すなわち、患者間の個人差要因のどのような特徴や、各処理段階におけるどのような障害形式が、治療効果に影響を与えるのか、いまだ正確には明らかにされていないからである。たしかに従来の研究で、回復はさまざまな個人差要因に規定されることが明らかにされている。しかしこれらの研究には、次の2つの欠点がある。すなわち(a)個人差要因と、その患者で障害されている特定の認知機構との関連が統合されておらず、また(b)個人差要因と、治療によって影響を受ける可能性のある認知機構との関連が統合されていない。

なお、特定の患者にとって特定の治療方略が有益か否かを予測できないという限界は、この章で述べたアプローチ、すなわち患者の行動の認知的分析に基づくアプローチだけにみられる短所ではなく、他の治療「学派」にも同様に当てはまることを指摘したい。

最後の、そしておそらく最も根本的な限界は、現在の認知処理モデルが、特定の治療方略を選択する直接的な動機をもたらしてくれないことである。たとえば、患者が呼称過程におけるどのレベルに障害を持つかが分かったとしても、その知識からは、臨床家が患者の障害に**どのように**対処すべきかという問題に対する指針を得ることはできない（Caramazza, 1989；Wilson & Patterson, in pressの考察を参照）。実際のところ、そうした知識からは、**なにを**扱うべきかという問題に対してすら指針を得ることはできない。障害された構成要素を「治療」すべきなのか、あるいは健常ではないにせよ機能的な言語処理をめざして、残された構成要素を利用／開発することを試みるべきなのか。この問題については、モデルだけでは役に立たない。すなわちモデルは、どの構成要素を治療の対象とすべきか、また特定部分に障害が生じた場合システム全体をどのように再体制化すべきかについて、何ら特定していないのである。そこで治療方法の選択は、どのような方略が効果がありそうかという臨床家の直観、および現在進行中の治療効果の評価に頼らざるをえない。言語処理機構の特定の構成要素に選択的障害を呈することが詳細に記載された患者を対象に、特定の治療アプローチを実施し、その結果として機能改善がみられたという実験的研究報告に接すると、臨床家は特定の構成要素が「治療可能」であるという希望を持つかもしれない。しかし、同じ構成要素の障害を持つ別の症例で同様の効果が見られるか、妥当な予測を立てるためには、治療効果に影響を与える患者の特性や、障害自体の特性に関する証拠が必要である（Hillis & Caramazza, in pressの詳細な考察を参照せよ）。

まとめると、特定の言語処理課題の情報処理モデルは、脳損傷によって個々の患者が呈する障害の本質を理解するのには有効であるが、モデル自体が言語リハビリテーションの理論をつくり上げるわけではない。言語リハビリテーションの理論には、心的表象やその変換過程がどのようにして修正されるのか、特定の治療的介入がどのようにしてそうした修正をもたらすのか、そして、特定の患者の個別的特性がどのように治療効果に影響するのかについて、治療の指針を与えることのできる仮説が必要である。さらに、リハビリテーションの理論は、個々の失語症者に対する特定の治療アプローチの効果を予測するため、上に述べた

変数間の交互作用をも特定する必要がある。

将来の動向

近年現れた認知科学という分野は、神経科学・認知神経心理学・言語学・人工知能などの研究領域にまたがっている。この新しい分野により、脳損傷による認知機能障害の回復モデルを構成するための道筋が開けてきた。これら認知科学のさまざまな領域における実験的検討の結果を統合することによって、健常な認知過程および心／脳の関係の両者について、さらに詳細なモデルを導き出すことができるであろう。一方で、認知科学研究とリハビリテーション研究との協調によって、神経学的可塑性のモデル、および治療的介入の理論（特定の治療手段が障害を受けた認知システムに対して及ぼす効果とその機序に関する理論）を構成していくべきである。この目標へ向けて、それぞれの個別領域の研究だけでなく、各領域で得られた新しい情報の統合を促進すべきである。そのためには、認知科学および言語リハビリテーションのさまざまな領域の研究者が相互に影響を与えあうことがきわめて重要な手段となろう。

謝　辞

この章の草稿に対してLisa Benzing, Brenda Rapp, Alfonso Caramazzaが、与えてくれた有益なコメントに謝意を表する。この研究はJohns Hopkins大学に対するNIH Grant（NINCD）RO1 19930-01の助成を受けている。

References

Basso, A., Capitani, E., and Laiacona, M. (1988). Progressive language impairment without dementia: A case with isolated category-specific naming defect. *Journal of Neurology, Neurosurgery, and Psychiatry, 51,* 1201–1207.

Behrmann, M. (1987). The rites of righting writing: Homophone remediation in acquired dysgraphia. *Cognitive Neuropsychology, 4,* 365–384.

Behrmann, M. and Herdan, S. (1987). The case for cognitive neuropsychological remediation. *South African Journal of Communication Disorders, 34,* 3–9.

Behrmann, M. and Lieberthal, T. (1989). Category-specific treatment of a lexical-semantic deficit: A single case study of global aphasia. *British Journal of Communication Disorders, 24,* 281–299.

Berndt, R., and Mitchum, C. (in press). Approaches to the rehabilitation of ''phonological assembly'': Elaborating the model of non-lexical reading. In M. J. Riddoch and G. W. Humphreys, (Eds.), *Cognitive neuropsychology and cognitive rehabilitation.* London: Lawrence Erlbaum Associates.

Butterworth, B. (1979). Hesitation and the production of verbal paraphasia and neologisms in jargon aphasia. *Brain and Language, 8,* 133–161.

Byng, S., and Coltheart, M. (1986). Aphasia therapy research: Methodological requirements and illustrative results. In E. Hjelmquist and L.-G. Nilsson (Eds.), *Communication handicap: Aspects of psychological compensation and technical aids.* North-Holland: Elsevier Science Publishers B.V.

Caramazza, A. (1989). Cognitive neuropsychology and rehabilitation: An unfulfilled promise? In T. Seron and G. DeLoche (Eds.), *Cognitive approaches in rehabilitation.* (pp. 383–398). Hillsdale, NJ: LEA.

Caramazza, A., and Hillis, A. E. (1990). Where do semantic errors come from? *Cortex, 26,* 95–122.

Caramazza, A., and Hillis, A. E. (1991a). Lexical organization of nouns and verbs in the brain. *Nature, 349,* 788–790.

Caramazza, A., and Hillis, A. E. (in press). For a theory of rehabilitation. *Neuropsychological Rehabilitation.*

Caramazza, A., Hillis, A. E., Rapp, B. C. and Romani, C. (1990). Multiple semantic or multiple confusions? *Cognitive Neuropsychology, 7,* 161–168.

Carlomagno, S., Iavarone, A. and Colombo, A. (in press). Cognitive approaches to writing rehabilitation. In M. J. Riddoch and G. Humphreys (Eds.), *Cognitive neuropsychology and cognitive rehabilitation.* London: Lawrence Erlbaum Associates.

Coltheart, M., Patterson, K., and Marshall, J. C. (Eds.) (1980). *Deep dyslexia.* London: Routeledge & Kegan Paul.

de Partz, M. P. (1986). Re-education of a deep dyslexic patient: Rationale of the method and results. *Cognitive Neuropsychology, 3,* 149–177.

Ellis, A. W. (1982). Spelling and writing (and reading and speaking). In A. W. Ellis (Ed.), *Normality and pathology in cognitive functions.* London: Academic Press.

Ellis, A. W., Miller, D., and Sin, G. (1983). Wernicke's aphasia and normal language processing: A case study in cognitive neuropsychology. *Cognition, 15,* 111–114.

Gonzales-Rothi, L., and Moss, S. (1989). *Alexia without agraphia: A model-driven therapy.* Paper presented at Academy of Aphasia, Santa Fe, NM.

Goodman, R. A., and Caramazza, A. (1986). Aspects of the spelling process: Evidence from a case of acquired dysgraphia. *Language and Cognitive Processes, 1,* 263–296.

Goodman-Schulman, R. A., Sokol, S., Aliminosa, D., and McCloskey, M. (1990). *Remediation of acquired dysgraphia as a technique for evaluating models of spelling.* Paper presented at the Academy of Aphasia, Baltimore, MD.

Gordon, B. (1983). Lexical access and lexical decision: Mechanisms of frequency sensitivity. *Journal of Verbal Learning and Verbal Behavior, 22,* 146–160.

Hart, J., Berndt, R., and Caramazza, A. (1985). Category-specific naming deficit following cerebral infarction. *Nature, 316,* 338.

Hatfield, M. F. (1983). Aspects of acquired dysgraphia and implications for re-education. In C. Code and D. J. Muller (Eds.), *Aphasia therapy* (pp. 157–169). London: Edward Arnold Ltd.

Hecaen, H., and Albert, M. L. (1978). *Human neuropsychology,* New York: Wiley.

Hier, D. B. and Mohr, J. P. (1977). Incongruous oral and written naming. *Brain and Language, 4,* 115–126.

Hillis, A.E. (1989). Efficacy and generalization of treatment for aphasic naming errors. *Archives of Physical Medicine and Rehabilitation, 70,* 632-636.

Hillis, A. E. (1991). Effects of separate treatments for distinct impairments within the naming process. In T. Prescott (Ed.), *Clinical aphasiology, 1989.* (pp. 255–265). Austin, TX: Pro-Ed.

Hillis, A. E. (1992). Facilitating written language. In R. Peach (Ed.), *Clinics in Communication Disorders: Approaches to treatment of aphasia,* 19–33.

Hillis, A. E. (1993). The role of models of language processing in rehabilitation of language impairments. *Aphasiology, 7,* 5–26.

Hillis, A. E., and Caramazza, A. (1987). Model-driven treatment of dysgraphia. In R. H. Brookshire (Ed.), *Clinical aphasiology, 1987* (pp. 84–105). Minneapolis, MN: BRK.

Hillis, A. E., and Caramazza, A. (1991a). Category-specific naming and comprehension impairment: Theoretical and clinical implications. In T. Prescott (Ed.), *Clinical aphasiology* (Vol. 20, pp. 191–200). Austin, TX: Pro-Ed.

Hillis, A. E., and Caramazza, A. (1991b). Mechanisms for accessing lexical representations for output: Evidence from a category-specific semantic deficit. *Brain and Language, 40,* 106–144.

Hillis, A. E., and Caramazza, A. (1992). The reading process and its disorders. In D. Margolin (Ed.), *Cognitive neuropsychology in clinical practice* (pp. 229–261). New York: Oxford University Press.

Hillis, A. E., and Caramazza, A. (in press). Theories of lexical processing and theories of rehabilitation. In M.J. Riddoch & G. Humphreys (Eds.), *Cognitive neuropsychology and cognitive rehabilitation.*

Hillis, A. E., and Hillis, A. M. (1992). *A method for comparing the effectiveness of two treatments exemplified in single subject studies of naming treatment.*

Paper presented at the Clinical Aphasiology Conference, Durango, CO.
Hillis, A. E., Rapp, B., Romani, C., and Caramazza, A. (1990). Selective impairments of semantics in lexical processing. *Cognitive Neuropsychology*, 7, 191–243.
Hillis Trupe, A. E. (1986). Effectiveness of retraining phoneme to grapheme conversion. In R. H. Brookshire (Ed.), *Clinical aphasiology, 1986*. (pp. 163–171). Minneapolis, MN: BRK Publishers.
Howard, D., Patterson, K., Franklin, S., Orchard-Lisle, V., and Morton, J. (1985). The facilitation of picture naming in aphasia. *Cognitive Neuropsychology*, 2, 42–80.
Humphreys, G. W., and Riddoch, M. J. (1984). Routes to object constancy. *Quarterly Journal of Experimental Psychology*, 36A, 385–415.
Humphreys, G. W., and Riddoch, M. J. (1987). On telling your fruits from your vegetables: A consideration of category-specific deficits after brain damage. *Trends in Neurosciences*, 10, 145–148.
Humphreys, G. W., and Riddoch, M. J. (1988). On the case for multiple semantic systems: A reply to Shallice. *Cognitive Neuropsychology*, 5, 143–150.
Jackendoff, R. (1983). *Semantics and cognition*. Cambridge, MA: MIT Press.
Linebaugh, C. (1983). Treatment of anomic aphasia. In C. Perkins (Ed.), *Current therapies for communication disorders: Language handicaps in adults*. New York: Thieme-Stratton.
Marr, D. (1982). *Vision*. New York: W.H. Freeman and Co.
McCarthy, R. A., and Warrington, E. K. (1985). Category specificity in an agrammatic patient: The relative impairment of verbal retrieval and comprehension. *Neuropsychologia*, 23, 709–723.
Miceli, G., Giustolisi, L., and Caramazza, A. (1991). The interaction of lexical and nonlexical mechanisms: Evidence from anomia. *Cortex*, 27, 57–80.
Miller, G. A., and Johnson-Laird, P. N. (1976). *Language and perception*. Cambridge, MA: Harvard University Press.
Mitchum, C., and Berndt, R. (in press). Verb retrieval and sentence construction: Effects of targeted intervention. In M.J. Riddoch and G.W. Humphreys (Eds.) *Cognitive neuropsychology and cognitive rehabilitation*.
Patterson, K. E., Coltheart, M., and Marshall, J. C. (1985). *Surface dyslexia*. London: Lawrence Erlbaum Associates.
Raymer, A., Thompson, C., Jacobs, B., and le Grand, H. (1993). Phonological treatment of naming deficits in aphasia: Model-based generalization analysis. *Aphasiology*, 27–53.
Riddoch, M. J., and Humphreys, G. W. (1987). Visual optic processing in optic aphasia: A case of semantic access agnosia. *Cognitive Neuropsychology*, 4, 131–185.
Sartori, G., Miozzo, M., and Job, R. (in press). Category-specific naming impairments? Yes. *Cognitive Neuropsychology*.
Shallice, T. (1988a). Specialisation within the semantic system. *Cognitive Neuropsychology*, 5, 133–142.
Shallice, T. (1988b). *From neuropsychology to mental structure*. Cambridge: Cambridge University Press.
Thompson, C., and Kearns, K. (1981). Experimental analysis of acquisition and generalization of naming behaviors in a patient with anomia. In R. H. Brookshire (Ed.), *Clinical Aphasiology Conference* (Vol. 10, pp. 35–45). Minneapolis, MN: BRK.
Thompson, C. K., Raymer, A., and leGrand, H. (1991). Effects of phonologically based treatment on aphasic naming deficits: A model-driven approach. In T. Prescott (Ed.), *Clinical aphasiology* (Vol. 20, pp. 239–259). Austin, TX: Pro-Ed.
Warrington, E. K. (1981). Neuropsychological studies of verbal semantic systems. *Philosophical transactions of the Royal Society of London*, B295, 411–423.
Warrington, E. K., (1986). Visual deficits associated with occipital lobe lesions in man. *Experimental Brain Research Supplementum*, 11, 247–251.
Warrington, E. K., and McCarthy, R. A. (1983). Category-specific access dysphasia. *Brain*, 106, 859–878.
Warrington, E. K., and McCarthy, R. A. (1987). Categories of knowledge: Further fractionations and an attempted explanation. *Brain*, 110, 1273–1296.
Warrington, E.K., and Shallice, T. (1984). Category specific semantic impairments. *Brain*, 107, 829–853.
Wertz, R., LaPoint, L., and Rosenbek, J. (1984). *Apraxia of speech in adults: The disorder and its management*. Orlando, FL: Grune & Stratton.
Wilson, B., and Patterson, K. (in press). Rehabilitation for cognitive impairment: Does cognitive psychology apply? *Applied Cognitive Psychology*.
Yorkston, K., and Buekelman, D. (1977). A system for assessing grammatically connected speech for mildly aphasic individuals. In R. Brookshire (Ed.), *Clinical Aphasiology Conference proceedings*. Minneapolic, MN: BRK.

第11章

認知療法：認知・記憶・収束的思考・
発散的思考・評価的思考の刺激

ROBERTA CHAPEY

　成人失語症者に対する言語治療の方略を立てる際に、かなめをなすのが刺激アプローチである (Chapey, 1981a)。このアプローチには、たとえば呼称訓練のような、特定の刺激に対して特定の応答をするように教育するものは、皆無である。そうではなく、刺激、すなわち問題解決によって皮質の活動を増加させることを通して、言語を再構築することをめざしている (Duffy, 1981)。刺激アプローチは、Schuell ら (1955, 1964) によって最初に提唱され、後に発展・精緻化された。このアプローチは、失語症者に提示する刺激を特に重視する。これは、患者が言語学的な要素ないし規則を失っているのではなく、言語システムの作動する効率が低下しているにすぎない、という考えに基づいている。したがって、このアプローチはまず、強力で統制された聴覚性刺激を集中的に提示することによって、患者が言語を再び構築すること、すなわち回復を、促進し最大化することをめざしている。またこのアプローチは、提示された刺激によって患者の中でひき起こされる活動を重視する。すなわち「感覚性の刺激は、脳内に複雑な事象を起こさせる、私たちが知っている唯一の方法である」からである (Schuell et al., 1964, p. 338)。さまざまな高次機能に対する刺激が望ましいとされ、問題解決能力 (Jennings & Lubinski, 1981 ; Zachman et al., 1982)、結果の予測能力や出来事の原因の判断能力 (Zachman et al., 1982)、思考能力 (Chapey, 1977a, 1981b ; Chapey & Lubinski, 1979 ; Chapey et al., 1976, 1977)、などへの刺激が、推奨されている。

　近年、認知への関心が高まっているため、次のような疑問が生ずると思われる。すなわち、問題解決、結果の予測、あるいはまた出来事の原因の判断などの認知課題を遂行する際に、どのようなタイプの皮質活動が増加するのか。患者を刺激すると、いかなる脳内事象が生ずるのか。認知・知能・情報処理とはどのようなもので、そうした機能は、脳内事象とどのように関係しているのか。問題解決や意思決定は、単一の能力なのか、あるいは複合的な能力なのか。認知過程とその所産の間には、どのような相違があるのか。いかなる認知能力が、患者の内部に複雑な脳内過程をひき起こし、言語の理解や産出を刺激するのか。

　言語治療のために有益な、確固たる理論的根拠を立てようとするならば、こうした疑問に答えること、および上に述べた能力を操作的に定義することの方が、患者に提示すべき課題のリストを作ることなどよりも、ずっと重要である。私たち治

療者は、自分がどのような脳内過程を刺激するのかを理解しなければならず、そのためには、患者の中で生ずる複雑な脳内事象について、操作的定義が必要である。さらに、認知過程、および問題解決と意思決定にかかわる過程も、具体的に知る必要がある。それによって刺激療法の基底にある目標を明らかにできれば、言語治療の効果も増すものと思われる。

以下の考察は、このような問題に対して、あり得る回答の1つを示したものである。

失語症の文献における認知の定義

成人失語症の文献を展望すると、認知の定義はきわめて多様であることがわかる。たとえばUlatowskaら（1980）は、Knox立方体テスト、ウェクスラー記憶尺度（Wechsler, 1973）、ウェクスラー成人知能検査（WAIS; Wechsler, 1955）の下位検査の、積み木構成や絵画配列のような、「認知機能を評価する標準テスト」の成績によって認知を測定している。Salvatoreら（1981）は、WAIS（Wechsler, 1955）、Perdue Peg Board検査（Tiffin, 1968）、およびHalstead Reitan検査（Reitan, n. d.）の成績に基づいて認知的行動を定義している。同じようにWolfeら（1981）は、認知的行動を、WAIS（Wechsler, 1955）、ウェクスラー記憶尺度（Wechsler, 1973）の成績に関わるものととらえている。すなわちこれらの研究者は、特定の課題の成績を基準に認知を定義している。

Rosenbek（1982）によれば、伝統的な失語症学者のほとんどは、認知と言語とを分けて考え、失語の定義に認知障害を含めない。すなわち、認知が障害される病態は痴呆と考え、失語症における認知障害を軽視しているようである。一方Rosenbekは、Martin（1981）とBrown（1972, 1977）の両者が、このような伝統的な考え方とは異なり、認知を言語と密接不可分に結びつけて定義していることに注目し、彼らの考え方を採用しつつ、認知障害が失語の中心的問題であるという考えを示している。

Martinは1975年の論文で、Neisser（1967）の定義を引用している。すなわち、「認知とは、感覚入力を変換し、縮約し、精緻化し、貯蔵し、回復し、使用するすべての処理をさす」。さらにMartinは、認知的学習には、記憶の使用・問題解決・再組織化が含まれる、という考えを示している。このように、MartinとBrownは、「認知」能力を使う必要がある課題を列挙するのではなく、課題への応答にかかわる処理を特定するという観点から認知を定義している。

失語症の文献における情報処理の定義

Wepmanらが1960年に提唱したモデル（図11-1）は、中枢神経系（CNS）の機能を説明するため

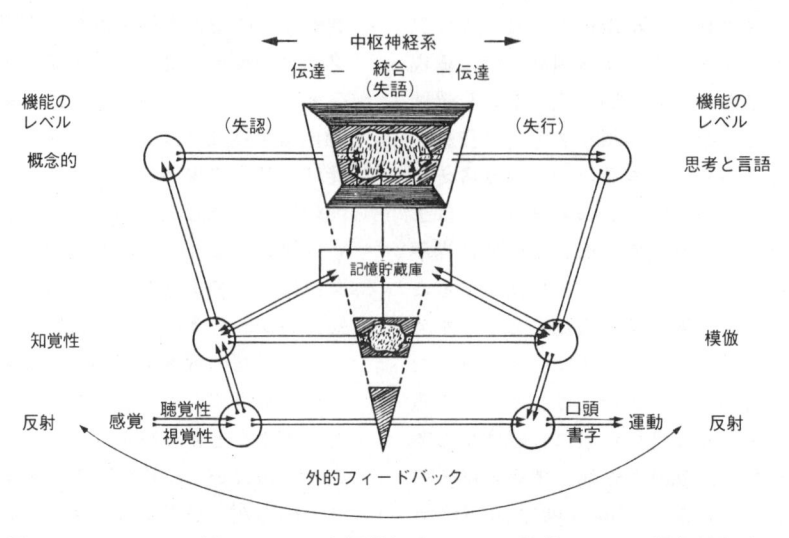

図11-1　Wepmanの改訂モデル：中枢神経系における機能レベルの操作的図式

によく使われる理論モデルの1つである。事実このモデルは、Darlay (1982) の教科書と、Davis (1983) の教科書の、両方で引用されている。

このような情報処理モデルないしアプローチを用いる必要があることは、たとえばHaaland (1979) のように、別の研究者も同意している。失語症を情報処理モデルでとらえることによって、課題がどのように解かれ情報がどのように処理されるかを、よりよく理解できるようになる。Haaland (1979) によれば、情報処理モデルの目標は、「失語の文脈では、刺激と応答の間で何が起きているかを理解することである。ごく単純にいえば、課題を、入力・処理・出力の、3つの構成要素へ分離する試みである」(p.1)。このうちで、「情報処理モデルの"処理"の側面は、操作的に定義することがきわめて困難であるが、言語評価にも重要な意義を持っている」(p.3) とされている。Haalandは、情報がどのように組織・記憶・使用されるかを、失語症研究者も探究するようにうながしているのである。

Martin (1979) は、臨床失語症学会で、「認知心理学の成果に目を向け、互いに相互作用しつつ情報処理を成立させている下位システムを、私たちはさらに明確にしていくべきである」と主張している。またLuria (1973) も、認知過程の基底にある心理学的構造を研究することから、失語症の理解がさらに明確になる可能性が高いと指摘している。

心理学の文献における認知の定義

認知の研究は、数多くの心理学者によって、関連しつつも多様なアプローチを用いて進められており、ただ1つの包括的な認知理論があるわけではない。むしろ、認知心理学者は「情報処理」理論を立て、「人間が実際に行動する際に、いかなる機能的な心的事象が生じているか」(Rosenthal & Zimmermann, 1978) を明らかにすることをめざしている、といえよう。認知心理学者の関心は、観察可能な行動よりもむしろ、中枢の脳内情報処理や心的事象、すなわち知覚・認識・推論・思考・評価・概念形成・抽象・汎化・意思決定・問題解決などにある。

すなわち「認知」とは、有機体が対象を意識したり対象についての知識を獲得したりする際の、あらゆる過程を総称的に指す用語である (English & English, 1958)。それは、「感覚入力を変換・縮約・精緻化・貯蔵・回復・使用するあらゆる処理をさす用語である」(Neisser, 1967, p.4)。すなわち認知とは、私たちが外界についての知識を獲得し、外界を支配する際の、情報処理過程の総体である。認知とは「知るという活動である。すなわち知識を獲得し、組織化し、使用することである」(Neisser, 1967, p.1)。さらにこの認知機能の結果である知識が、今度はその後の外界への行動に影響を与え、行動をひき起こし、誘導するのである (Rosenthal & Zimmermann, 1978)。

認知心理学者は、上に述べたような心的過程が、段階的に生じたり孤立して生じたりすると解釈しているのではない。そうではなく、それらは力動的で相互作用する変数とみなされていることに留意されたい。

心理学の文献の定義による知能

「知能とは知能検査が測定するものである」という知能の定義が広く受け入れられているが、別の定義もある。それは、J. P. Guilford (1967) が作成した「知能の構造モデル」(図11-2) において明らかにされている。Guilfordは、1949年から1969年の20年にわたり、アメリカ海軍研究所心理学系科学部門人員訓練部の助成によって南カリフォルニア大学で実施された、「適性研究計画」の主任をつとめた。この計画は、各種の知的能力を定義し、それによって、各人の生得的技能と各職種で必要とされる技能とが適合するように、海軍人員を配置することを目的としていた。たとえば、どの被験者が将校に適しているか、パイロットの訓練教官に適しているか、などを決める、ということである。

人が利用できる各種の知的能力を定義し、それによって知的機能の体系的に分類することが、Guilfordと共同研究者 (1967, 1971) の目的であった。彼らは、特定の知的能力を個別に検討するた

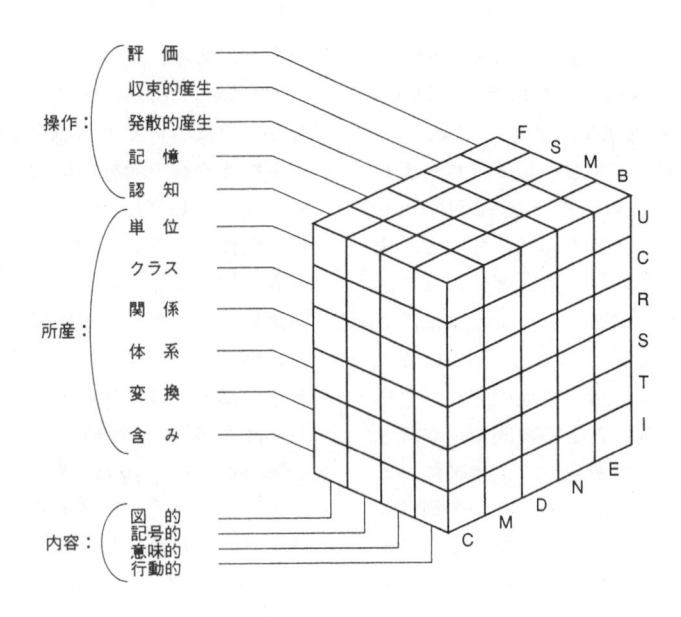

図11-2 Guilfordの知能の構造モデル

めの、さまざまな検査を開発した。次に、検査結果を因子分析し、どの検査がどの特定の統計的因子への負荷が高いかを検討して、各検査の妥当性、すなわち各検査が測定する能力を評価した。この研究の結果から、人間の知能には120個の因子があると考えられた（図11-2）。それら120個の因子は、「情報の心的操作」・「情報の内容」・「情報の所産」の、3つのパラメタに分類されている。**情報の心的操作**は、認知・記憶・収束的思考・発散的思考・評価ないし判断の、5つに分類される。**情報内容の領域**には、図的・記号的・意味的・行動的の、4つの種類がある。**情報の所産**には、単位・クラス・関係・体系・変換・含みの、6つがある。（5×4×6＝120）。**ひとつの能力**は、操作の1つ・内容の1つ・所産の1つの組み合わせである（たとえば、収束的記号的単位、発散的意味的クラス、など）。

心的操作

操作には、認知、記憶、収束的思考、発散的思考、評価的思考ないし判断の、5つがある。

認知

認知という操作は、他のすべての操作の基本であるため、これから始める。「もし認知がなければ記憶はない。記憶がなければ産生もない。なぜなら、産生されるものは大部分、記憶貯蔵庫からくるからである。認知も産生もなければ、評価もない」（Guilford, 1967, p.63）。

認知とは、情報をさまざまな形式で、知ること・意識すること・即時に発見（あるいは再発見）すること・認識すること（すなわち理解）である。認識とは、これまでに見たこと、知覚したことがあると認めることである。たとえば、意味的素材の認知を検討するには、正答のみが検査項目と同意語となる、多肢選択の語彙検査などが使えるであろう。認知の検査が測定するのは、被験者が、どれだけの量をすでに知っているか、あるいは、すでに知っていることに基づいてどれだけ多くを発見する用意があるか、ということである（大多数の認知心理学者は、「認知」という用語をすべての心的操作をさすものとして使ってきた。一方、Guilfordはこの用語を特殊な心的操作をさすものとして使っている。この点は混乱を招くかもしれないので、注意されたい）。

記憶

記憶とは、新しく獲得した情報を貯蔵庫の中に固定する能力・活動・過程である。すなわち、新しい情報を記憶に挿入する能力、その新しい情報

を保持する能力である。Guilford（1967）によれば、優れた記憶検査は、検査に使う素材自体は、被験者が完全に理解しているものである必要がある。つまり、検査素材は難しいものであってはならない。そうでないと、検査が認知・収束的思考・発散的思考に負荷をかける恐れがあるためである。記憶という操作は、新しい情報の固定と保持なのである。

収束的思考

収束的思考とは、与えられた情報から論理的帰結を生成することである。慣例的にみて最良の結果を達成することが重視される。多くの場合、数学や論理のように、帰結は、与えられた情報から一意に定まる。収束的思考の検査では、被験者は与えられる情報に従って、唯一の正答へと収束しなければならない（Guilford, 1967 ; Guilford & Hoepfner, 1971）。

収束的産生は、論理的演繹あるいは強制的推論で必要となる能力である。すなわち、論理的必然性を生み出すことである。収束的意味的検査の例としては、被験者が自分で回答を考える形式の言語性類比の補完や、5つの物品の絵に対してクラスの名前を書くといった、グループの呼称、などが考えられる。

発散的思考

発散的産生とは、与えられた情報から論理的にあり得る選択肢を生み出すことである。同じ原情報から、原情報と関連のある、より多様でより多くの出力をを産生することが重視される。発散的思考は、論理的可能性の生成・考えの流暢な進行・反応の方向を迅速に変化させる能力にかかわってくる（Guilford, 1967）。それは、特定の主題に関連した考えを増殖する必要がある場合に、その状況に応じて、考えをつくり出すことである。そのような行動には、記憶貯蔵庫の広く検索すること、および問題に対して多種多様なあり得る回答を作り出すことが必要である。それは、過去の経験と知識を拡張する能力、すでに持っている概念を広げる能力である（Cropley, 1967）。発散的行動は新しい応答に向けられている。「新しい」とは、思考する人が、思考を始める前には、応答を意識していないという意味である（Gowan et al., 1967）。

発散的な問題はオープンエンドであり、ただ1つの正答があるわけではない。例をあげよう。柔らかくてふわふわしたものをなるべく多く列挙しなさい、昼食をとるときだれもが問題とすることは何ですか、人間に眠りが必要なくなったらどうなりますか、などである。応答は、産生された考えの数（流暢性）と、示された考えの多様性（柔軟性）にしたがって分類できる。たとえば「転がるものを列挙しなさい」という問題に対して、「野球のボール、フットボール、バスケットボール、1セント硬貨、10セント硬貨、25セント硬貨、車、トラック」と応答したとする。この場合、流暢性の得点は8、柔軟性の得点は3ということになる（ボール、貨幣、乗り物）。これに加えて、Guilfordは発散的能力の測定のために、独創性得点と精緻化得点とを用いている。独創性とは、応答が通常と異なることである。精緻化とは、計画を立てたり意思決定する際に、重要な詳細を数多く明確に述べる能力である。また、応答は関連性に対しても評価される。特定の問題に対する関連性のない応答は得点にならない。したがって、上の例題に対して、「面白くない質問じゃないですか？」とか「昼食を食べるのは好きです」などと答えても、これらの応答は質問に答えていないので、得点にならない（表11-1, 11-2参照）。

評価的思考ないし判断

Guilford（1967）によると、判断とは評価や比較のために知識を使う能力であり、正確さ・完全さ・同一性・関連性・適切さ・有用性・安全性・一貫性・論理的実現性・実際的実現性・社会的習慣などのような、既知の情報や判断基準に照らして、評価をかたちづくることである。判断行動は主題に関する過去の経験と知識に基づくものではあるが、すでに知っていることの拡張が含まれることも多い。それは知識に基づいた評価なのである。

Guilford（1967）は、判断ないし評価技能を測定する検査をいくつか作成している。それらの検査は、特定の判断基準を心の中に保ち、いくつかの選択肢の中から最適な回答ないし解決を選択することを求めるものである。例をあげよう。「サンドイッチは普通、(a)パン (b)バター (c)レタス (d)肉で作ります。サンドイッチであるために絶対に欠かせないものは何ですか」。文が完結して意味をなすかどうかを判断させる検査もある。たとえば「"ミ

ルクはから採る（Milk comes from）"は文ですか」。また、特定の分類を与えた上で、新しい情報がそれに割り当てられるかどうか判断させる検査もある。たとえば「椅子という言葉は、牛と馬、テーブルとランプの、どちらと合いますか」。このように、判断課題には、あらかじめ定められた最適の答えないし解決がある（Chapey & Lubinski, 1979）。

情報の内容
有機体が識別する情報の素材ないし内容には、大きく4つの基本的な種類がある。それらは、図的・記号的・意味的・行動的と呼ばれる。

図的
図的内容とは、「知覚されたりイメージの形式で想起されるような、具体的な形の情報である。"図的"という用語は、狭い意味では図ー地の知覚体制を意味する」（Guilford & Hoepfner, 1971）。

記号的
記号的内容とは、「文字・数字・音符など、それ自体では意味を持たない指示性記号の形をとった情報」である（Guilford & Hoepfner, 1971）。

意味的
意味的内容とは、「通常、言語の単語で表される、概念や心的構成物の形をとった情報である。したがって、思考や言語性コミュニケーションにかかわる。しかし、絶対に言語の単語に依存するわけではない。たとえば、意味のある絵もまた、意味的情報を伝達する」（Guilford & Hoepfner, 1971）。

行動的
行動的内容は心理的情報に関連する。すなわち、人間の相互作用の中で、本質的に図的でも言語的でもない側面にかかわるものである。そうした側面には、他者および自分自身の、態度・要求・欲望・気分・意図・知覚・思考などが含まれる。人間という有機体が、他者の注意・知覚・思考・感情・情動・意図に関して得ることができる手がかりには、非言語的手段から間接的にもたらされるものがある。たとえば、同じような感情を表出しているとみられる2つの顔を照合するような場合、このような手がかりが使われると思われる。この能力によって、私たちは、現在どのような行動が進行しているのか意識し、解釈することが可能になる。この能力は、他者と顔を合わせてつきあう状況に対処し、個人間で生ずる問題を検出・分析・解決し、あるいは解決に向けて必要な情報を生み出すために、重要な意味を持つ。このタイプの内容を、社会的知能と称することもある（Guilford & Hoepfner, 1971）。

所　産
情報の所産には、単位・クラス・関係・体系・変換・含みの、6つがある。これらの所産は、「連合」という古くからの概念に相当するものと考えられる。すなわち所産とは、物事が連合されるやりかたを表している。筆者の考えでは、所産は、単純なもの（単位）から複雑なもの（含み）へ、連続体をなしていると思う。

単位
単位は、比較的「分離され限定された情報の項目ないし"チャンク"であり、"物"的な性質を持っている」（Guilford & Hoepfner, 1971）。単位は、通常名詞で表される。ゲシュタルト心理学でいう"地の上の図"と同義かもしれない。意味的単位の検査の例としては、正答のみが検査項目と同意語となる多肢選択式の語彙検査などがあげられる。意味的単位とは、特定の全体としての、意味・考え・思考である。「所産の中で、単位は基本的とみなされるため、最初に現れる。単位は、クラス・関係・体系、さらには変換・含みの中にも入り込んでいる」（Guilford, 1967）。

クラス
クラスとは、「共通の特性によってまとめられた情報項目の集合の、基底にある概念である」（Guilford & Hoepfner, 1971）。すなわち、クラスは集合内の共通の特性である。たとえば、意味的クラスを検討するには、与えられた単語や物品の集合を記述するのに最も適切なクラスの名称を選択するといった課題を使う。意味的クラスは、クラスの観念や概念にかかわっている。

関係
関係とは、意味のある連結、すなわち「適用される変数や接触点に基づいた、情報項目間の結合である」（Guilford & Hoepfner, 1971）。意味的関係の検査としては、2つの前提を与え、三段論法

によって、帰結の選択肢4つの中から、正しいもの1つを選ぶ、といったものが考えられる。また、第一の単語対を与え、その関係と同じになるように第二の単語対を完成するといった類比課題も、この能力にかかわる可能性がある。

体系

体系とは、組織化されたパタンであり、「情報項目の構造化された集成体であり、互いに関連し相互作用する諸部分の複合体である」(Guilford & Hoepfner, 1971)。たとえば、文は意味的体系の1つである。すなわち、「文は、観念の間の関係の複合体であり、組織された思考・出来事の系列・一般的な状況などが表現される」(Guilford & Hoepfner, 1971)。さらに体系は、言外の意味・だじゃれ・同音異義語・意味の再定義や移動にもかかわっている可能性がある。

変換

変換とは、存在する情報にみられる各種の変化（再定義・移動・遷移・修正など）である。

含み

含みとは、「近接や連続あるいは"付属している"という性質を高めるあらゆる条件によって生ずる、情報項目間の状況的な結合である」(Guilford & Hoepfner, 1971)。含みにかかわるのは、他の情報から期待され、予期され、示唆され、予測される情報である。意味的含みを検討する検査としては、たとえば、日常物品の絵の誤りを2つ述べるとか、与えられた物品を使うときに生ずる問題を述べる、といったものが考えられる。

複合能力

GuilfordとHoepfner (1971)は次のように述べている：

> たしかに、諸能力は論理的には互いに区別され、因子分析によって互いに分離できるものであるが、それらが個人の心的活動の中で孤立して機能していると考えてはならない。同じ1つの問題を解決するのに、ふつう2つ以上の能力がかかわっている。ふだんの心的活動では、複数の能力がさまざまに混ざり合い、協調して働いている。まさにそのために、従来、直接的な観察や通常の実験手続きでは、1つ1つの能力を切り分けて認識することが難しかったのである (pp. 19-20)。

実際、Guilfordらは、1つ1つの能力を個別に測定するための特殊な検査を作成し、そして綿密な因子分析を行って初めて、各種の心的操作・内容・所産を分離できることを示せたのである。

以下の節では、複合能力ないし統合された機能として、問題解決・意思決定・情報処理を考察する。

問題解決

GuilfordとHoepfner (1971)によれば、問題解決はこみいった複合能力である。経験のないことに対処するために、新しいことをしなければならない状況では、常に「問題」が現れる。問題解決とは、問題が生じた文脈と、解決にいたるために必要な所産の種類に従って、あらゆる種類の心的操作・内容・所産を用いることである。

まず最初に、問題があることを意識しなければならない。それは認知が扱うことであり、またしばしば含みにもかかわる。次に、問題を分析し構造化する必要があるが、それはふつう、体系の認知にかかわる。そして問題が構造化された後は：

> 多様な解決の選択肢を生み出すならば、それは発散的産生である。一方、ある1つの解決に十分な基礎が認知された後に産生するならば、それは収束的産生である (Guilford & Hoepfner, 1971, p.31)。

問題解決過程の各段階で、評価が行われるが、それは：

> 問題、および生成された解決の認知を受け入れたり拒否したりする形をとる。いかなる段階でも、心に生じたことは、後で利用できるように固定・保持することもあるので、記憶もかかわってくる。評価によって結果が拒否された場合、新しい過程が始まり、認知や産生過程が改訂される場合もある (Guilford & Hoepfner, 1971, p.31)。

このように、問題解決には5つの段階があると言える。すなわち、準備（問題の認識、認知）・分析（認知）・産生（発散的と収束的）・確証（評価）、およびこれらの再適用である。

因子分析の結果による問題解決の因子は以下の通りである：

認　知　CMU
　　　　CMC
　　　　CMR　帰納的
　　　　CMS
　　　　CMI[a]　（従って、推論には8つの因子がかかわる。認知5つ、収束的3つ）。
発散的　DMU
　　　　DMR
　　　　DMT
収束的　NMC
　　　　NMR　演繹的
　　　　EMI
評　価　EMI[a]

意思決定

意思決定と計画能力は、いずれも問題解決の一種であり、ふつう、上に述べたすべての段階をともなう。

Guilford(1967)は次のように指摘している。すなわち、問題・決定・計画に際して、より多くの、新規の応答が求められる程度が高まるほど、あるいは問題への解決が創造的であればあるほど、発散的産生能力にかかわる程度が大きくなる。とくに発散的変換能力が重要であるが、あらゆる変換能力がかかわる可能性もある。

情報処理

筆者の考えでは、Guilford(1967)の知能構造モデル（Structure of Intellect: SOI）は、情報処理モデルとしてもみることができる（図11-3）。この情報処理モデルにおいて、入力は、図的・記号的・意味的・行動的な感覚情報である。注意機構によって、入力情報の一部が選択され、後の処理のために数秒間保持される。その後の処理は中枢処理ユニットで生ずる。この中枢処理ユニットは、認知・記憶・収束的思考・発散的思考・評価的思考（判断）という処理を実行する。このような過程こそ、人が実際に行動するときに生じている機能的な心的事象であるとみられる。これらによって、感覚情報が変形・縮約・精緻化・貯蔵・回復・使用されるのである。こうした心的過程のまとまりは、知識を獲得・組織化・貯蔵するために使われる。その過程において、有機体は対象・出来事・関係の知識を意識したり獲得したりする。

すなわち、図的・記号的・意味的・行動的な感

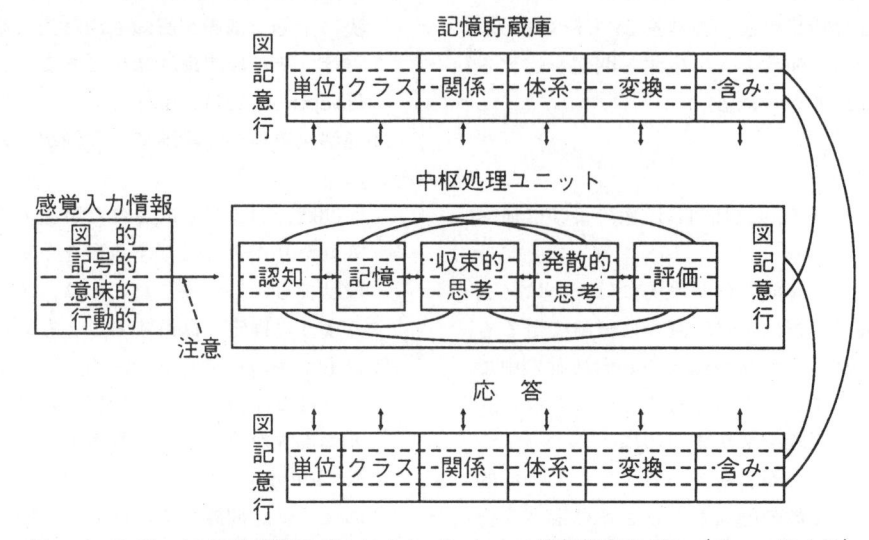

図11-3　Guilfordの知能構造モデルにもとづいた人の情報処理モデル（Chapeyによる）

---

a) CIM, EMI＝問題への感受性

覚情報が入力されると、それに注意が向けられ、次に中枢処理ユニットの中にあるSOIの5つの操作のうち、1つないし複数がそれを処理する。かりに情報がただちに認識され理解されるなら、すでに認知の心的操作が生じていることになる。与えられた情報から論理的帰結を生み出す必要があり、慣例的にみて最善の結果に至ることが重視されるなら、収束的思考が生ずる。新しい応答が必要ならば、発散的操作がなされる。新しく得た情報を貯蔵庫に挿入することには記憶がかかわる。情報の適切さ・関連性・正確さを判断するには評価が必要である。

　心的操作を用いて新しい情報や知識が産生されると、新しい所産、すなわち単位・クラス・関係・体系・変換・含みという形で区別される情報が現れる。所産とは、図的・記号的・意味的・行動的情報が、有機体によって処理された結果として生ずる、基本的形式である。これらの新しい連合は、ふつう応答として産生されるか、あるいはさらに記憶の操作によって処理されて記憶貯蔵庫に挿入される。

記　　憶

　操作としての記憶と、長期記憶すなわち記憶貯蔵庫とを区別することが重要である。記憶の操作とは、新しく獲得した情報を貯蔵庫に固定する活動ないし処理である。これに対して長期記憶とは、数分以上保持されるあらゆる情報を容れる貯蔵領域であり、言語や言語規則など、あらゆる学習された経験を含んでいる。長期記憶は、過去の経験を処理した時の各種の心的操作によって生み出された所産を保持している。

　したがって、人はそれぞれ、長期記憶の中に自分の過去の経験の要約、いわば記憶による世界の構造を持っている。長期記憶の貯蔵能力は、静的・固定的ではなく、力動的であることが示されている。実際、「多くを知るほど、さらに多くを知ることができ、多くを覚えるほど、さらに多くを覚えることができる」(Muma, 1978)。この「私たちの頭の中にある世界についての理論は、学習の基礎として役立っている」。私たちが知っていることは、私たちの経験を意味あるものにしてくれる。

　長期記憶の特徴の1つは、再生されるものが、過去に実際に経験したものの単なる再現ではなく、原学習の修飾をともなっていることである。すなわち、外的刺激は有機体の中に直接に入ることはできない。Guilford (1967)によると、「有機体は、直接に現実の世界に反応するのではなく、自分の中の世界の表象に反応するのである。すなわち、自分自身で構成した情報に対して反応していることになる」(p.6)。記号ないし記号間の相互関係として人が持っている現実の内的表象こそ、「情報」と称されるものなのである。

　処理を要する記憶の量が大きい場合、記憶の操作は、受け取る情報を効率的に圧縮する（「チャンク化」する）ことによって、入力情報を、クラスのようなまとまりとして扱うことができる。チャンク化によって、私たちは比較的容易に、大量の情報を貯蔵あるいは回収することができる。またチャンク化によって、自分の概念の体制に一致するように(Muma, 1978)、すなわち、以前に貯蔵した連合すなわち所産と一致するように、情報を表象することができるのである。

　人が意味のある問題に直面し、問題を解決するためにすべての認知過程を用いる時、この情報処理の結果は、多くの場合長期記憶に挿入される。一方、機械的な記憶は、ただ1つの心的操作、すなわち記憶を用いる。意味のある記憶が長い間保持されるのは、問題解決の間に数多くの操作が用いられること、およびその処理の間に数多くの連合すなわち所産ができあがることによるものと思われる。

　すべての心的操作は記憶貯蔵に依存している。すべての操作で、貯蔵された情報を再生するために長期記憶が検索され、記憶貯蔵庫から情報が回収されるからである（図11-3）。したがって、認知的回収・記憶的回収・収束的回収・発散的回収・評価的回収といった区別があり得る。

知　　覚

　上記のモデルの中で、知覚はどこに位置するのであろうか。文献をみると、知覚とは、刺激の性質を知り理解することと定義される(Muma, 1978)。すなわち、知覚するとは知ることである。したがってこのモデルでは、知覚は認知の一部とみられる。

学　習

　認知心理学者によれば、学習とは問題解決の能動的な過程である（Lazerson, 1975）。私たちの現在の認知構造では世界の意味をとらえにくいことが明らかになった場合、すなわち私たちの経験の中に、未知のもの・予測できなかったものが現われた場合には、いつでも学習という状況が生ずる（Smith, 1975）。したがって学習は、私たちのまわりの世界と、私たちの頭の中にある世界に関する理論との間の、相互作用である。こうした見方に立てば、学習する人は、いわば、世界に関する理論や仮説を立て、それらの仮説を検証する実験を行う科学者にたとえられよう。

　学習への「認知的」アプローチの特徴は、学習されるものが、対象・出来事・関係の間の関係についての、概念ないしシェーマおよびそれらの連合である、と考える点である。こうした概念形成の過程は、共通の特徴を見出し、その特徴を持っているすべてのものをまとめる（すなわちクラスを形成する）ことを含んでいる。概念学習とは、異なる刺激に対して共通の応答ができるようになることである（Saltz, 1971）。いいかえれば、分化・弁別をつくりだし、類似と相違とを認識し、素材を再組織化して新しいパタンである所産を作り出す処理過程である。それは成員を特定のカテゴリへと分化させる特徴のリストをつくり出すことである。

　概念形成によって、私たちは限りない世界の現象を有限の本質へと変形することができ（Saltz, 1971）、過去の学習を組織化して、その学習が生じた特定の状況に縛られない知識をつくり出すことができる。こうして私たちは、1つ1つの対象に個別に反応するのではなく、対象のクラスに対して汎化した応答をするようになる。汎化した応答は、原理すなわち法則として働く。すなわち、このような学習の汎化がなされれば、私たちが新しい問題に出会ったとき、類比を用いて対処することができる。これが生ずるとき、学習の主要な目的の1つが達成されたことになる。すなわち、私たちは環境にうまく適応することができ、さらなる学習を節約できるのである（Bruner, 1968）。

　Bruner（1968）によれば、人と世界との相互作用には常に、すでにできあがったクラスないしカテゴリに照らして入力を分類することが伴う。Bruner（1968）の考えでは、知覚とはカテゴリ化することであり、概念化とはカテゴリ化であり、学習とはカテゴリを形成することであり、意思決定とはカテゴリ化である。

　SOI理論では、学習とは、「新しい所産という、新しい弁別の形で生じた情報を獲得すること」であるとされる（Guilford & Hoepfner, 1971, p. 30）。学習と概念形成は、SOI理論の5つの操作を用いている。GuilfordとHoepfner（1971）によれば、

　　いかなる情報項目も認知されなければ学習されない。学習されるものは、固定され保持（記憶）されなければ将来の役に立たない。新しい手がかりに応答して産生（発散的／収束的）される情報項目も、固定され記憶される場合がある。学習をしようとする時、人は誤りをおかすが、すると誤りと正しい情報とを識別しなければならず、これには評価が必要である。評価は、学習の強化に重要な役割を果たしていると考えられる（p.30）。

　概念形成は、認知処理の最大の所産であるが、SOI理論の用語で言えば、操作によって生じた所産であり、単位・クラス・関係・体系・変換・含みと称される。このように、SOI理論は学習のモデルでもある。

　Guilfordら（1967, 1971）は、因子分析の結果から、学習に関連した従来の用語の定義を見直している。たとえば：

系列学習は、本質的に体系を扱っている。学習される順序は体系であるからである。

推論は、関係的思考と再定義され、大部分、認知と収束的産生にかかわる。とくに、意味的体系の認知（CMS）がとくに重要である。

帰納は、発見的性質を持つので認知の領域に属する。

演繹は、確固たる帰結を引き出すことにかかわるので、本来的に収束的産生の領域にある。

対象の分類は、意味的クラスの認知である。

問題への感受性とは、本来的に意味のある含みの認知である。

分析と統合はSOI理論の因子とは一貫性がない。

抽象・汎化・転移

抽象は、人が「対象の抽象的次元」を選択的に取り上げ、その次元にのみ反応し、他の次元に反応しない場合に生ずる。転移によって、「明らかに、原学習の経験に個人的な要素が加わる。すなわち、文字どおりの、刺激の外的特性以上のものが、人の行動を左右するのである」（Rosenthal & Zimmermann, 1978）。

抽象は、概念の発達に大きな役割を果たしている。すなわち、「概念は、一連の刺激対象の中から共通の要素を抽出することによって発達する」（Staats, 1968）。ある集合が共通の刺激要素を持つことを経験をした後には、それと同じ要素を含む別の新しい集合からも、その要素を取り出すことができるようになる。

抽象と転移は、規則の学習において重要である。
　規則とは、2つ以上の対象や事象が、互いに体系的な関連を持っているということである。たとえば、赤信号は、わたる前に止まれという意味であることを、私たちは学習する。後に私たちはこの規則を転移して、ハイウェーに止まった車の脇で不意に赤信号が光ったら、停車するようになる（Rosenthal & Zimmerman, 1978）。

また、抽象と転移は、クラスの包含関係の判断にもかかわっている。たとえば、赤ん坊が、ある対象を動かせると判断したとする。この移動可能性という「抽象的次元」が理解されると、原学習の経験にこの子の個人的な成分が加わり、転移が生ずる。たとえばこの子は、物を動かすには引っぱればいい、と分かる。蹴る、という別のやり方があることも分かる。さらに、親にそれを引っぱらせる、というやり方があることも分かる（Boden, 1980）。これは、ビー玉というクラスが緑のビー玉という下位クラスを含むことを知る子供と似ている（Boden, 1980）。

学習が新しい刺激へ転移することは、原学習の事態とは直接には関連のない、全く異なった応答の成分が加わることである（Rosenthal & Zimmerman, 1978）。

転移の概念は、問題解決にも出てくる。すなわち、過去の学習経験が、新しい状況に影響する場合がある。過去の学習が、別の新しい状況での問題解決に役立つ場合、正の転移があるという。逆に、過去の学習が、別の新しい状況での問題解決を難しくする場合、負の転移があるという。よく似た問題を繰り返し扱っていると、人はそれらを解決する方略を学習する。すなわち方略とは、新しい状況での問題を解決するために転移できる技能のことである。Harry Harlow (1949) は、これを「学習を学習すること」と称している。

方略は、1つの状況から別の状況へ転移させることができる。また、方略はその構成要素へと分解でき、その構成要素は新しいやり方で再び組み合わせることができる（変換）。構成要素が再び組み合わされて「突然に」問題が解決するような転移を、洞察と称する。このような問題解決は「"ああ！"反応」とも呼ばれる（Lazerson, 1975）。

汎化する能力は、「認知」の定義の重要な要素である。特定の知識を組み込み、それを日常経験に汎化すること。これこそ「認知」という概念の、適切な定義であり、発展したとらえ方といえよう（Scott et al., 1979）。

私たちが問題を解決し、学習する理由

認知心理学者によれば、心は、秩序をつくり出す生得的な装置を持っている。すなわち、学習しようとする衝動を組み込まれている。その衝動は、私たちが環境に働きかけるときに発現する。すなわち、認知処理が生ずるには、人は、物理的・情動的・社会的・言語的・思考的世界に働きかけ、それらと相互作用しなければならない。未知のもの・予測していなかったもの・理解できないものが現れると、それらは私たちに、学習への動機をもたらすのである。Smith (1975) によれば：

　　私たちが学習するのは、理解できず、関連づけられず、予測できないからである。したがって、私たちが知っているものはすべて、世界の意味を理解しようとした、過去の試みの結果である。私たちの現在の知識は、問題解決の積み重ねから、あるいは、ある行動をしたら結果はどうなるかという予測の積み重ねから、生じている（p.161）。

私たちは、新しい情報を過去の情報に関連づけ、さまざまな情報の部分の間に関係を見出すことによって、学習する。

認知心理学では、学習は能動的過程ととらえられ、動機、とくに内発的動機（Bruner, 1968）や、好奇心（Yardley, 1974）に大きく影響されると考えられている。Bruner（1968）は、この内発的動機を、好奇心衝動および相互性要求という概念で説明している。前者は、能力を達成しようとする衝動であり、後者は、他者と協同的に働きたいという要求である。

Leon Festingerによる認知的不協和の理論では、矛盾しない情報を持とうとする動機が働くと考えられている。「認知的不協和は、その矛盾を解消する行動を導くと仮定される」（Lefrancois, 1982, p.71）。人は、すでに知っているものと少し異なるものの方が、はっきりと、長い間覚えていられる。しかし、もしそれが全く新しく、認知構造の中のどの要素とも関連づけることができないものであれば、Ausubelによれば（Lefrancois, 1982, p.225）、機械的暗記が生ずるだけで、意味のある学習はできない。一方、もしそれが既知の情報と似すぎていると、すぐに忘れられる。

刺激と応答の間には、学習する人の目的・希望・信念・理想などの変数も影響する（Marx, 1970）。その他に、学習対象が要する知的容量・考えの文脈・現在の知識の量とその組織化のあり方、などがその人の潜在的な学習能力に影響する要因となる（Ausubel, 1965）。これらを背景にして、さらに、その人の年齢・知能・職業・属する文化、などの要因によって、学習素材の意味が変わってくるのである。

したがって、2人の人が、同じ刺激に対して異なった応答をするのも当然である。それは、2人の間で、すでに学習したこと、自分が何ができると感じているか、心の作動のしかた、などの要因が異なっているからである（Dember & Jenkins, 1979）。さらにSmith（1975）は、個人が学習の能力を用いる際に、さらに2つの重要な条件があると指摘している。第一に、何か学習すべきものがあると期待すること、第二に、学習の結果が良いものだという合理的期待を持つことである。

認　　知

以上から、認知は、5つの心的操作を利用することとして、操作的に定義できる。すなわち、認知（認識／理解）・記憶・収束的思考・発散的思考・評価的思考ないし判断の、5つを用いることである。これらの心的過程を通して、私たちは学習する、すなわち世界に関する知識を手に入れ、その知識を組織化・貯蔵・回復・利用するのである。知識は認知の所産であり、単位・クラス・関係・体系・変換・含みという形へと組織化ないし連合されている。

言語の定義

心理言語学とは、言語獲得と言語使用の基底にある心的過程を研究する分野である（Slobin, 1971）。Guilfordのモデルに照らすと、言語経験という入力情報は、意味的ないし行動的である（図11-4）。この入力情報は5つの認知操作（認知・記憶・収束的思考・発散的思考・評価的思考）の1つないし複数によって処理される。この過程こそ言語獲得と言語使用の基底にある心的過程である。

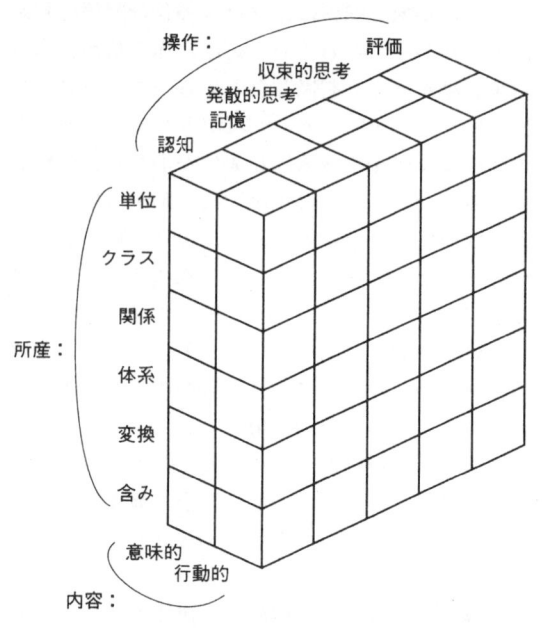

図11-4　言語のモデル

言語とは、私たちが知っているものである（Slobin, 1971）。言語は、話し手の脳内に表象された知識の構造体であり、知識の内容は顕在的行動から推論される（Slobin, 1971）。BloomとLahey（1978）によれば、言語は、「世界に関する観念を表象するコードについての知識であり、その表象はコミュニケーションのための慣習的で恣意的な記号の体系によってなされる」（p.23）と定義される。さらに言語には、内容・形式・使用という、3つのタイプの知識がある。すなわち、「言語には、内容すなわち意味の側面があり、それは特定の文脈での目的すなわち使用のために、言語的形式によって符号化・表象される」（p.23）。メッセージの理解と発話には、これら3つのタイプの言語知識がいずれもかかわってくる。事実、言語能力とは、内容・形式・使用の相互作用である、と定義されている（Bloom & Lahey, 1978；Lahey, 1988）。

内容：言語は世界に関する考えを表象する

心理言語学では、私たちの

　・・・コード、すなわち情報を表象する手段は、話し手と聞き手が世界の中の対象と出来事について知っていることと関連づけて、初めて作用する。話し手が対象や動作の名称をいうには、まずその対象や動作を知っていなければならない。また、文および文の各部の関係が分かるためには、さまざまな出来事における人や物の間の関係を知っていなければならない。・・・言語がコード化するのは、世界の中の対象・出来事・関係について、人が持っている知識である。出来事に関する考えがコード化されるのであり、出来事それ自体がコード化されるのではない（Bloom & Lahey, 1978, p.5）。

このような知識、ないし考えこそ、会話に含まれる意味・主題なのである。意味や主題には、次のようなものがある。たとえば、パイプのような特定の物品、昼食を食べるといった特定の動作、ハリーとパイプとの関係のような特定の関係。あるいは、さまざまな内容カテゴリに関連する意味もある。たとえば、所有とは、物品・性質・能力などを持つことであり、再帰とは、対象や出来事が再び現れることであり、拒否とは、動作や対象に対する対立である。

人は、経験の中で形成された考えや心的概念と関連づけて、言語を理解・使用するようになる（Bloom & Lahey, 1978）。たくさんの異なった対象を経験すると、中には互いに似たものもある。経験は、「能動的な過程であり、それによって、人は構造のパタンや環境の中で不変のものを知覚するようになる」（Bloom & Lahey, 1978, p.7）。たとえば、別々の椅子の間に類似点があること、ある物品は移動可能であり別の物は移動不能であること、などが知覚されるようになる。物理的・社会的な出来事に繰り返し出会いながら、類似性を知覚することは、上に述べた5つの認知処理を使って経験を分析し処理する能力によってなされる。単語やカテゴリは、人が環境の中にみいだす規則性を表している。人は、いろいろな状況で、どのような単語が適切かを考え、いわば、単語の意味についての仮説を検証しながら、新しい単語やカテゴリをだんだんと学習していく（Bloom & Lahey, 1978；Lahey, 1988）。それによって、情報の体制ないし連合、すなわちシェーマが形づくられ、上に述べた6種類の所産がつくり出される。すなわち、**単位**（「物」的な性質を持った情報のチャンク、すなわち通常単語が適用されるもの。特定の全体をなした意味・考え・思考。たとえば「クッキー1つ」）・**クラス**（「いろいろなクッキー」のような、集合の基底にある概念）・**関係**（情報項目の間の意味のある結合。たとえば、「全てのデザート類」）・**体系**（物品・出来事の間にある、互いに関連し作用しあう関係の複合体。言外の意味・駄洒落・同音異義語・再定義や意味の移動など。たとえば「これが私がチーズケーキと呼ぶ物である」）・**変換**（既存の情報をさまざまな形で再定義・移動・遷移・修飾すること。たとえば、ケーキを焼くとき、レシピには卵2個が必要と書いてあるが、実際には1個しかないとき、その卵1個を割って計量カップに入れ、水やミルクを加えて体積を倍にするなど）・**含み**（他の情報から期待・示唆・予測されることに関する仮説を形成すること。たとえば、「デザートは甘い、太る、おいしい。パン屋で売っている。チョコレートがよく使われる。古くなってだめにしてしまうことが多い」など）、

の6つである。

　新しい経験をする時、脳が行うことは、次のようなことであろう。すなわち、その経験を既存の単位やクラスの中に組み入れる。新しい概念をつくり出す。既存の情報を再処理して、単位の構造に変更を加えたり、単位をまとめてクラス・体系・関係などを作る。情報を変換する。さらにそうした情報の含みを見出す。

　言語の内容は、発話行為の中で発達し、使用される（言語使用の項を見よ）。コミュニケーションは、ふつう特定の話題や考えに関する意味や意図を伝達するために、開始され維持される。これは、それ自体問題解決の課題である。たとえば、ある話し手が、コミュニケーションの中で、自分が知っている（認知）あるものについて、説明する必要がある（意図）と思ったとしよう。その人は、その意図を表現するため、考えうるやり方をすべてを並べ上げるかもしれない（発散的思考）。あるいは、過去の経験に基づいて、ある種の内容は、自分の目的・意図や聞き手にとって、不適切であると判断するかもしれない（評価）。さらにその人は、自分の意図にとって、慣例的に見て最適な内容はどのようなものか考え、て論理的結論にいたる（収束的思考）。そして聞き手にその内容を伝達する。このように、内容は、認知操作を使って形づくられるのである。

形式：言語は体系である

　言語の規則とは、考えを表現するために記号をいかに配列するかを決めるものである（McCormick & Schiefelbush, 1984）。すなわち、「知識を表すために、音を組み合わせて単語を作る方法、単語を組み合わせて文を作る方法」（Bloom & Lahey, 1978, p.7)を決めるのは、規則の体系である。単語については、有限個の規則によって、組み合わせることができる音とできない音が明らかになる。文については、やはり有限個の規則によって、意味をコード化するために、いかにして言語学的要素（単語と形態素）を組み合わせるかが決まる（Bloom & Lahey, 1978；Lahey, 1988）。Slobin（1971）によれば、統語とは、音と意味とを関連づける装置である。したがって、言語の形式すなわち規則の体系は、「音すなわち記号を意味と結合する手段である」（Bloom & Lahey, 1978, p.15)。いいかえれば、言語能力とは、文の意味解釈を音響的・音素的表象へ関連づける規則の体系であり、発話を処理するための規則の集合ないし体系である（Slobin, 1971）。

　英語には、語順と文法標識の、2つの規則体系がある。**語順**は主語―目的語の関係を表している。**文法標識**には、機能語（the, a, withなど）と、接尾辞（-s, -ingなど）の2種類がある。

　　文法標識は、品詞を表したり（たとえばtheは名詞を表す）、関係を特定したり（たとえばwithは、a girl with dark eyes（黒い目の女の子）のような句において、「女の子」を「目」に関係づける）、意味を表したり（-ingは進行中の動作を表し、-sは複数を表す）する（Slobin, 1971, p.2)。

　Chomsky（1957）は、2種類の基本的な規則、ないし文解釈のレベルがあると考えている。第一の**句構造規則**は、深層構造を生成する。深層構造は文の意味に近く、意味部門が「深層構造を意味に関係づける」（Slobin, 1971, p.19)。第二の**変形規則**は、深層構造を表層構造へ転換する。文の表層構造は、音声表現としての文に近く、音韻部門が「表層構造を発話の音声パタンに変換する」（Slobin, 1971, p.19)。

　Chomsky（1972）によれば、表層構造は、しばしば、誤解を招く形をしていたり、不明瞭である。「私たちの言語知識は、表層構造と直接に関連するのではなく、ずっと抽象的な特性と関連している」（p.32)。発話の意味は、聞こえてくる音によって直接に表されるとは限らない。そこで、文の発話や理解が可能となるには、私たちが、内部に豊かな心的構造をもっていなければならない（Slobin, 1971）。「観察可能な"刺激"と"応答"のみによって」言語学習を説明することはできない。「なぜなら、発話処理のための情報のすべてが、観察可能な行動の中に存在しているとはかぎらないからである」（Slobin, 1971, p.19)。むしろ、人は発話処理のための規則の体系を学習するような、生物学的素因を持っている。

　そこで文法とは、

　　・・・音声で表された信号を、統語部門が生成する抽象的構造に結びつける装置である。

すなわち統語部門は、それぞれの文（実際には文の解釈）に、意味的に解釈できる深層構造と、音声的に解釈できる表層構造とを与え、両者を明確にした後、それら2つの構造の関係に関する情報を与えなければならない（Chomsky, 1964, p.52）。

文法にかなった文の基底には、抽象的な構造のパタンがある。文を理解することは、この構造の知識に基づいている。まさに、「聞こえる単語のつながりが意味をなすのは、その言語の文法を〝知っている〟場合だけである」（Slobin, 1971）。この統語知識、すなわち有限の規則の体系によって、無限の文を理解し生成すること、音声記号を意味と結合することができるのである。

このように言語規則は、発話を処理／生成し、音声と意味とを結合することを可能にしてくれる。この言語規則は、「環境にある言語を聞き、それを生成するのに使われている規則を抽出すること」（Naremore, 1980）をとおして学習される。人は、まず言語の形式を学習し、その後でそれを意味に結びつけるのではない。そうではなく、自分が見聞きするものに焦点を当て、「自分の概念能力を言語規則を帰納するために使う」（Bloom & Lahey, 1978, p.72）ことによって、言語の内容・形式・用法の知識を発達させ、意味を伝達するようになるのである。意味作用は言語の本質である（Goodman, 1971）。

言語体系を発達させることは、問題解決の課題である。とりわけ、仮説の形成・抽象・転移・クラスの包含関係の判断・汎化が必要となる。人は、意味的・行動的情報を処理し使用するにつれて、自分が現在持っている規則の体系が、表現したい意味・いいたいと思う内容からみて、不十分であることに気づくようになる。問題の存在を意識することは、認知の問題であり、含みにかかわることが多い。次に、規則の体系の中で生じた問題が分析され構造化されるが、これは多くの場合、体系の認知を必要とする。問題を構造化すると、人は自分が望むことをコード化するための、あり得るやり方をたくさんつくり出すが、これは発散的産生である。規則体系に生じた問題の解決のために必要な根拠が十分に認知され産生されると、今度は収束的産生がなされる。こうした過程の各段階で、問題の認知とつくり出された解決とを、受け入れたり拒否したりするという形で、評価ないし判断がなされる。あらゆる段階で、処理の結果生ずるものが固定され、後で利用するために保持される場合、記憶が必要となる。評価によって結果が拒否されると、新たな過程が開始され、さらに認知や産生が改訂される。

このように、現在自分がもっている言語規則の体系が意味を表すのに不適切であることが明らかになると、私たちは新しい言語の形式を学習する。新しい規則の獲得は、新しい所産という新しい区別を生み出すことである。人は、さまざまな状況で、現在の言語規則が意味を表すのに適切かどうかを考えつつ、ある言語形式が何を表すことができるかについての仮説を検証しながら、だんだんと言語規則を学習していくのである。

使用：言語はコミュニケーションに使われる

コミュニケーションとは、状況に対処しながら主張する行為であり、能動的な問題解決である。すなわち、コミュニケーションを行う人は、絶え間なく、メッセージの内容・形式・受容可能性を変え、話題の変化に応じて指示対象の集合を切り替え移動しようとする（Muma, 1975）。また、コミュニケーションの相手や、コミュニケーションが生じている物理的文脈の影響に対して、敏感であり続けようとする（Prutting & Kirchner, 1983）。それによって最適のメッセージがつくり出され、効果的な意思伝達が実現されるのである（Muma, 1975）。

したがって、コミュニケーションの能力には、異なった相手と異なった文脈で、いかに会話するかという知識（Craig, 1983）、話し手と聞き手の間で談話を維持していくのに必要な権利・義務・期待などの知識（Ochs & Schieffelin, 1979）がかかわっている。すなわち、誰が・誰に対して・何を・どのように・いつどこで・どのような手段で、言うことができるか、ということに関する知識である（Prutting, 1979）。

語用論とは、このような会話上の知識や、聞き手の態度・信念・行動に影響を与えるための、意図の伝達に必要な意味規則の、獲得と使用を扱う分野である（Lucas, 1980）。そうした意味的な知

識は、「発話行為の中で使用され、」発達していく。「発話行為とは、話し手と聞き手の間のコミュニケーションの理論的な単位である」(Lucas, 1980)。Searle (1969) によれば、発話行為は以下のような要素から成り立っている。すなわち、「話し手が意味すること、発話された文（あるいはその他の言語的要素）が意味すること、話し手が意図すること、聞き手が意図すること、聞き手が理解すること、および言語的発話を支配する規則」(p.12) である。具体的な発話行為には、約束すること・言明すること・依頼すること・断定すること、などがある（表11-1参照）。Searle (1969) の理論では、命題とは産生された単語ないし文であり、その発話を産生した話し手の意図から、命題の弁論力が生ずる。

このように、語用論は、さまざまな社会的文脈に対する感受性 (Prutting & Kirchner, 1983) などの、コミュニケーションの相互作用の側面を扱う分野である。すなわち語用論は、コミュニケーションのための言語使用を分析する。語用論で重視されるのは、文の構造ではなく、意味がいかにして伝達されるかである。すなわち、言語の単位が談話の中でどのように機能するかが考察される (Prutting & Kirchner, 1983)。

表11-1　談話の構造

1. 物理的文脈の変数
2. コミュニケーションの相手の変数
3. コミュニケーションの内容

命名	挨拶	注意喚起	
応答	反復	抗議	(Dore, 1974)
依頼	説明		
依頼	命令	警告	(Searle, 1969)
断定	主張		
質問	助言		

4. 役割交替
　　A. 発話行為の開始
　　B. コミュニケーションの維持
　　　(i) 役割の切り替え／役割の引き受け
　　　(ii) 話題の支持
　　　　a. 付随性発話
　　　　b. 隣接性発話
　　　　c. 話し手へのフィードバック
　　　　d. 修復／改訂
　　　　e. コードの切り替え

語用論は認知と密接に関連している。実際、会話上の知識や談話の構造は、すでに述べたSOIの5つの認知操作のうち、1つないし複数の処理によって生ずる所産とみることができる（表11-1）。すなわち、意味的／行動的な入力情報は、認知・記憶・収束的思考・発散的思考・評価的思考によって処理され、語用論的（意味的／行動的）な単位・クラス・関係・体系・変換・含みがつくり出される。コミュニケーションすなわち言語の使用（語用論）は、能動的な問題解決の過程である。現在の語用論的知識が状況にそぐわないと思われたり、未知のものや予測できなかったものが経験されると、私たちは新しい語用論的規則を学習する。新しい語用論情報は、SOIモデルの5つの心的操作の1つないし複数を実行した結果として、新しい談話構造の形で生じ、これが新たに獲得される。

談話構造

文献には、認知的／語用論的所産、すなわち談話構造に関する考察がいくつかみられる。それらをまとめると、談話構造は次のような要素から成り立っている。すなわち、物理的文脈の変数・コミュニケーションの相手の変数・コミュニケーションの意図・役割交替の規則（話題の選択・話題の維持と変化・コードの切り替え、指示の技能など）である（表11-1）。

物理的文脈の変数　言語は文脈によって変化する。文脈は力動的であり、したがっていかなる言語サンプルも、文脈の変数と話し手の言語学的知識との相互作用の所産である (Gallagher, 1983)。いろいろな会話状況が、話し手が産生する発話の数や多様性に影響を与える可能性がある (Gallagher, 1983)。たとえば、「教会の中では話してはならない」という規則があり、また「高級レストランでは大声で話してはならない」という規則もあり、一方同時に、「フットボールの試合では、自分のチームを大声で応援すべきである」という規則もあろう。このように、発話を制約する規則は状況・文脈によって異なっている。

人は、さまざまな文脈や状況と出会いながら、そうした文脈をカテゴリ化・分類しつつ、特定の文脈の中で相互作用するための規則を発達させていく。人は、現在の文脈を自分が認識しているかどうか知ろうとする。また、その文脈に適切な、

あり得る他の応答や行動をすべて考えようとするかもしれない。また、文脈の中の特定の変数に関する判断をするかもしれない。また、現在の状況あるいは類似の状況から、期待され予期され示唆されることに対して、仮説をつくろうとするかもしれない。そうした過程によって、発話を文脈に合わせる規則を作り上げていくのである。

コミュニケーションの相手の変数　コミュニケーションの相手によって、発話の長さ・複雑さ・冗長度・流暢さ・応答性（コメントの精緻化など）・コメントの意味的関連性・アイコンタクトの量などが変わってくる（Gallaghrer, 1983）。実際、話し相手の年齢・性別・熟知度・地位などの特性は、多くの場合、コミュニケーションに影響する。上に述べた過程と同じように、人は話し相手をカテゴリ化し分類し、特定の話し相手、相手のタイプ、相手のグループに会わせて、相互作用するための規則を発達させるのである。

人がコミュニケーションの相手となる可能性のある人に出会うと、まず自分が相手ないし相手のタイプを知っているか確かめるであろう。彼はこの話し相手に対して適切な、あり得る話題ないし意図をすべて並べ上げるかもしれない。続いて、さまざまな想定されるコミュニケーションの形式・指示・受容可能性・含みを評価するかもしれない。

コミュニケーションの意図　言語は、さまざまな意図を伝達するために使われる。たとえば、Dore（1974）は、次の8種類の意図を挙げている。すなわち、命名・応答・依頼・挨拶・抗議・反復・説明・注意喚起、である。またSearle（1969）は、依頼・断定・質問・命令・主張・助言・警告の、7種類を挙げている。

言語の意図は、その発話自体の意味内容一統語形式によって、あるいは以前の発話や以後の発話を通して、伝達され理解される。その他に、顔の表情・発話に伴う動作すなわちジェスチャー・声の調子などによっても、意図を表現（ないし理解）することができる。また、言われないことによっても意図が伝達されうる。あることを言って、別のことを意味することもできる。人は、物理的な文脈の変数やコミュニケーションの相手についての知識を頻繁に用いて、言われたこととその意味との関係を解読するのである。このように、意図の伝達には、意味的内容（いわれたこと）と行動的内容を利用する能力が必要となる。あるいは、他者ないし自分自身の態度・要求・欲求・気分・意向・知覚・思考を伝達する、図的でも言語的でもない情報を処理する能力も必要とされる。さらに、記号的ジェスチャーが使われる場合には、記号的内容もかかわる可能性がある。

1つ1つの意図は、意味的／行動的単位、すなわち、情報の項目（「チャンク」）である。そうした単位は、脳が5つの認知操作を使って、意味的／行動的経験を処理してつくり上げたものである。新しい経験をすると、脳はその経験を既存の単位ないしクラスの中に組み込み、新しい概念をつくり出し、既存の情報を処理し直して、個々の単位の構造に改訂を加えたり、単位をまとめてクラス・体系・関係をつくり出したり、そうした情報の含みを理解したりする。特定の時点で特定の意図を伝達する際には、物理的な文脈の違いや、コミュニケーションの相手の違いによって、それぞれ別のやり方が選ばれるであろう。すなわち人は、聞き手が属する集団・複雑な内容を解釈する聞き手の能力・さまざまな意図の受容性、などを評価する。そして、聞き手がその意図の理解する時には、その聞き手がすでに持っている単位・クラス・関係・体系・変換・含みが基盤となる。同時に、現在の話し手／相手のクラス・現在の文脈や話題のタイプなどについて、聞き手自身が組み立てた情報・連合・所産も、話し手の意図を理解する基盤となる。HavilandとClark（1974）によれば、文脈の中での発話の理解には、新しい情報を、前提とされた情報と関連づける能力が必要とされる。すなわち人は、過去の経験に基づいて、新しい情報は何か、相手がすでにに知っていると考えられることは何か、を判断するわけである。

役割交替規則　コミュニケーションとは相互的なものである。この相互性にかかわる面として、発話行為の開始、コミュニケーションの維持などがある。（話し手としての）発話行為の開始には、話題の選択や話題の導入／変更が含まれる。意思伝達の活動には通常、新しく、関連のある、本当に必要とされる情報が含まれていなければならない。そこで、コミュニケーション活動では、どの

ような情報が潜在的に共有されているかを評価することが重要となる。すなわち、話題や指示対象を選ぶことには、自分の長期記憶を検索して、現在の話し相手にとって関連があり、相手が必要としており、おそらく面白いと思われる情報を見つけだす能力が必要とされる。

コミュニケーションの維持にも、いくつかの変数が関係している。まず、役割交替とは、話し手および聞き手という役割を決めたり変化させること、すなわち、話し手—開始者／聞き手—応答者という役割を相互に引き受け合うことである。

聞き手の役割は、話し手のメッセージを理解することであり、これは認知にかかわる。聞き手は自分の役割を非言語的（行動的）応答によって維持する。特徴的にみられる行動には、「目をそらすのではなく、話し手に視線を向ける」(Davis & Wilcox, 1981, p.172)、うなずく、前傾する、などがある。また、「ええ」のような、一般に肯定的な短い言語性反応を返すことによって、聞き手の役割を維持することもある。

話し手へのフィードバックも重要である。これには、話し手のメッセージをモニタ・評価する聞き手の能力や、メッセージが効果的で受け入れ可能なものかどうかを示す聞き手の能力ないし意志がかかわっている。聞き手によるフィードバックは、聞き手がそれまでにつくり上げていた、メッセージの有効性・受け入れ可能性についての一般的概念、現在の話し手や文脈についての概念などに、基づいてなされる。また時には、聞き手の方から、話し手がメッセージを伝えるのを支援することもある。そうした行為には、認知・判断が必要であり、さらに収束的思考や発散的思考が必要となる場合もあろう。

役割の切り替えは、話し手がその役割を打ち切りたいと思った時に生ずる。役割の切り替えの意志は、意味的ないし行動的に伝達／理解される。多くの場合、役割を維持／変化する意思を相手に知らせるために、非言語的（行動的）手がかりが用いられる (Harrison, 1974；Rosenfeld, 1978)。話し手がその役割を維持したい場合、話し手は、聞き手から目をそらしたり、節の境界にまたがる手のジェスチャー（安静位置からはずれる動きや安静位置に戻らない手の動き）を行ったりする (Rosenfeld, 1978)。話し手が聞き手の応答を求める場合、話し手は「節の間の休止」、あるいは「節の終末でピッチを上げる、ないし下げる」行動によって信号を送る (Davis & Wilcox, 1981, p. 171)。話し手が役割を切り替える意志を、聞き手が判断する際には、このような手がかりについての知識が必要であり、また聞き手自身で手がかり信号を発する場合もある。一方、話し手が役割を切り替える意志がないのに、役割の切り替えを起こす場合には、（それまでの）聞き手は、大きすぎる声で話し始めたり、（それまでの）話し手から顔をそむける行動をとる (Davis & Wilcox, 1981)。これは行動的内容といえよう。

コミュニケーションの維持は、（それまでの聞き手が話し手となって行う）話題を支持する応答によってなされる場合もある。すなわち、その発話行為に対する特定の応答である。たとえば、付随性発話とは、先行する発話と同じ話題を共有しつつ情報を付け加える発話である。すなわち、付随性発話は話し手の話題を精緻化する働きをする。付随性発話の産生には、ふつう、次のような能力が必要である。すなわち、先行する発話とその意図を理解するための、意味的・行動的認知。論理的・系列的に秩序立てて応答するための、収束的産生。話題を精緻化するための、発散的思考。さらに、現在の文脈と相手に照らして、応答の関連性・正確さ・適切さについて判断することも必要となる。

コミュニケーションの維持には、話題を系列的に組織することも必要である。すなわち、隣接性発話も使われる。隣接性発話とは、話し手の発話の直後に生ずるが、話し手の話題には直接関連しない発話である。このような発話は、コミュニケーションの論理的な精緻化ないし可能な精緻化と考えられるので、意味的な収束的／発散的思考を必要とすると思われる。

談話の維持と制御には、さらに修復と改訂がある。これには、聞き手の提供する手がかりに対する話し手の感受性や、そうした手がかりに対して、必要ならばメッセージを反復／修飾して応答する話し手の能力が必要とされる。聞き手が与えてくれる手がかりを感知するには、意味的・行動的な認知と判断が必要であり、適切な応答をなすには、

話し手は収束的産生・発散的産生・判断を使う必要がある。聞き手がメッセージの明確化を依頼し、話し手がそうした制御情報に応答する形で、話し手と聞き手が共同してメッセージの系列を修復するこのような作業は、コミュニケーションの維持にとってきわめて重要である（Fey & Leonard, 1983）。

コードの切り替えとは、ちょうど劇の役を演ずるように、現在の状況から求められることに応じて、特定の発話行為の頻度を調整する形で、文体的な変化をつくり出す能力にかかわっている（Fey & Leonard, 1983）。これには判断が重要である。

John Mumaは、1975年の論文で、役割／コード切り替えの問題を提起している。この論文で、彼はコミュニケーションの2つの方法を区別している。その1つは「ダンプ（内部記憶を外部へ打ち出すこと）」、他の1つは「プレイ（状況に応じた実行）」と呼ばれる。ダンプするとは、コード化されたメッセージを発することである。プレイとは、状況の変化を検知してメッセージの再コード化が必要かどうかを確認し、最適のメッセージをつくり出すために必要な調節を行うことである。

Muma (1975)によれば、役割交替とは、形式・指示対象・受容可能性に生じたコミュニケーションの障壁を積極的に解消する行動であり、それによって、状況や聞き手にとって最適のメッセージをつくり出す試みである。それは、「意図した意味を伝達するため、伝達相手と伝達の努力に見合った、最も適切な形のメッセージ」を発する能力である (p.299)。役割交替によって、「話し手と聞き手の両者は、メッセージを形成し知覚し改訂する能動的な参加者となる。両者の協働は、形式・指示対象ないし心理的距離・受容可能性などについて必要な調整がなされるまで続き、それによって、意図した意味が伝達されるのである」(p.299)。すなわち、コミュニケーションの本当の目的は、効果的な意思疎通を達成するために最も適切なメッセージを、確認ないし判断することに向けられているのである。

内容・形式・使用

このように、言語学習と言語使用は、問題解決の課題である。過去の経験と異なったものに対処するため新しい行動が必要となる状況は、必ず問題として立ち現れる。問題とは、考慮と解決を必要とする疑問や命題である（Webster, 1977）。問題解決とは、その問題が生じた文脈と、解決に到達するために必要な所産の種類に応じて、5つの心的操作・内容の種類・所産の種類を、すべて利用することである。

情報がただちに認識され、知られ、理解されれば、認知という心的操作がすでに生じている。与えられた情報から、慣例的にみて最善の結果に到達することに重点を置いて、論理的帰結をつくり出すことが求められる状況では、収束的思考が生ずる。新規の応答が求められる場合には、発散的操作が生み出される。新しく得られた情報を貯蔵庫に挿入するには、記憶という操作が必要である。情報の適切さ・受容可能性・関連性・正確さなどを判断するには、評価が必要である。

コミュニケーションの中で発達し用いられる、内容・形式・使用という3つのタイプの言語知識は、5つの心的操作の所産である。したがって、健常な言語機能では、5つの認知過程のすべてが、効果的に働き、相互作用しなければならない。それによって、言語の理解（認知・記憶）と産生（収束的思考・発散的思考・評価的思考）とが、効果的になされるのである。

認知操作の評価

GuilfordとHoepfner (1971) は、5つの心的操作を個別に評価するための、いくつかの検査を開発している。以下にそれらのいくつかを掲げる。

意味的─意識／認識の検査
言語性理解 与えられた単語と同じ意味の単語を選択する。

読み理解 短い文章の内容に関する質問に答える。

反対語 与えられた単語の反対の意味の単語を答える。

文の合成 ばらばらにした単語を並べ替えて意味のある文を作る。

語彙 文の中の1語と同じ意味の別の単語を選ぶ。

意味的―記憶の検査
絵の記憶 学習ページにあった日常物品の絵の名称を再生する。
単語の再生 学習ページにあった単語を再生する。
単語の再認 テスト単語が学習ページにあったかどうか判断する。
事実の記憶 学習段階で2つの文を提示し、その情報に関する質問に答える。

意味的―収束的思考の検査
絵のグループの呼称 5つの物品のグループに対応するクラスの名称を書かせる。
連想1 2つの単語を提示し、それから連想される1語を書く。
最大クラスの発見 単語リストを提示し、そこから可能な最大のクラスを作り、残りの単語もクラスを作るように、リストを分割する。
属性列挙 特定の機能に役立つ物品の属性を列挙する。

意味的―発散的思考の検査
一般状況 日常的状況にある問題を列挙する。
「れんが」の用法 日常物品の使用法をできるだけ多く列挙する。
所産の改善 特定の物品を改良するやりかたを示す。
結果 新奇な出来事を想定し、その結果を列挙する。
物品呼称 広い物品クラスを与え、それに属する物品の名前を列挙する。
相違点 2つの対象の相違点を列挙する。
類似点 2つの対象の類似点を列挙する。
語の流暢性 特定の語や文字を含む単語を列挙する。
計画の精緻化 簡単な計画案を与え、それがうまく実現するために必要となる、詳細な段階を列挙する。

意味的―評価的思考の検査
単語のチェック1 1つの判断基準に適する単語を4肢選択する。
2つの説明 2つの説明文ないし形容詞を提示し、それに最もよく当てはまる物品を四肢選択する。
クラス名称の選択 4単語を提示し、それに最も正確に当てはまるクラスの名称を選ぶ。
常識判断1 簡単な計画案を与え、それがうまくいかない理由を5つ提示し、最適なものを2つ選ぶ。

行動検査
表情の分類(基準の交代あり) 表情の写真を複数提示し分類する。各群が共通の思考、感情、意図を表わすように分類する。
漫画の予測 与えられたコマから合理的に予測される結果を3肢選択する。
表情の分類 共通の心理的状態を表わす表情の群を提示し、それに属する表情を4肢選択する。
表情 1つの表情を提示し、それと同じ心理的状態を示す表情を4肢選択する。

この他に、Torrance認知思考検査（Torrance, 1966）がある。これは、GuilfordとHoepfner (1971)の収束的思考に関する検査を改変したものであるが、標準化資料は子供のものしかない。この検査の一部も、GuilfordとHoepfner (1971) 所収の他の検査とならんで、特定の心的操作の能力および障害を個別に評価するために、失語症者・右半球損傷者・閉鎖性頭部外傷患者・高齢者を対象に使われている (Braverman, 1990 ; Chapey, 1974, 1983 ; Chapey & Lubinski, 1979, Chapey et al., 1976, 1977 ; Diggs & Basili 1987 ; Law & Newton 1991 ; Schwartz-Crowley & Gruen, 1986)。補遺11.1・11.2・11.3には、失語症者および健常成人を対象として、発散的意味的能力を測定するためにChapeyが用いた検査・採点法・許容範囲を掲げた。

問題解決検査 (Zachman et al., 1983) は、子供の推論能力を測定するために開発されたものであるが、成人にも使える。これによって、推論の説明・原因の帰属・wh-否定疑問への応答・解決法の決定・問題の回避などの、特定の意味的認知能

力の評価が可能である。

意味的認知能力を評価するその他の検査は、Educational Testing Service のマイクロフィルム─検査収集部で手にはいる。そこには適性や認知の測定を目的とした、多くの未公刊の検査や尺度が集められており、中には、GuilfordとHoepfner（1971）の心的操作能力の評価を目的としたものもある。

一方、認知‐意味的アプローチによる治療を行う臨床家は、個々の患者の要求・関心・能力に合わせた治療を行うために、患者の言語で残存しているものと失われたものを評価しなければならない。

たとえば、臨床家は、患者1人1人の言語障害の性質、すなわち適当な課題における成績・誤りのタイプ・課題への取り組み方（Byng et al., 1990）などを明らかにしようとする。

また臨床家は、課題（文を理解する・単語を音読する・ジェスチャーする・バスを呼び止める・小切手に書き込む・会話で役割交替する、など）を分解して構成要素に分け、それぞれの構成要素の機能を詳細に検討し（Byng et al., 1990, p.82）、それによって個々の患者の言語障害の基底にある情報処理上の問題について、有効な仮説を立てようとするであろう。評価技法に関する詳細な考察は、4章でなされている。

言語治療

筆者はMartin（1979）と同様、次のように考える。

健常な機能とは、「その人の言語行動を支える認知過程の効率的な作用および相互作用である」。

障害とは、「言語行動を支える認知過程の作用および相互作用の効率が低下することである」。

治療とは、「その人の言語行動を支える認知過程の作用および相互作用を制御・活性化し、最適な使用ができるようにすることである。・・・治療の対象は、言語を処理する下位システムである」（pp.157-158）。

この章では、以上で述べてきたように、言語を処理する認知過程ないし下位システムは、認知・記憶・収束的思考・発散的思考・評価の、5つであると考えている。失語症では、これらの過程の作用と相互作用の効率が低下していると考えられる。治療とは、これらの過程を制御・活性化する試みである。治療では、強力で統制された刺激を集中的に提示する。それらは、図的・記号的・意味的・行動的刺激であるが、とりわけ意味的刺激を最も多く使い、それによって、認知・記憶・収束的思考・発散的思考・評価の心的活動を高める。これらこそ、認知過程すなわち複雑な脳内過程なのである。

刺激と応答との間を媒介する過程では、上記の心的操作の一部ないし全部が使われている。**入力**は、図的・記号的・意味的・行動的な刺激として定義される。**処理**は、認知・記憶・収束的思考・発散的思考・評価性思考を使うことによってなされる。**出力**は、単位・クラス（ないしカテゴリ）・関係・体系・変換・含みの形でつくり出される。この同じ過程が、問題解決・意思決定・学習・言語課題の、いずれでも生じている。

理論的根拠

認知アプローチによる治療は、命題言語（H. Jackson, Head, 1915の引用による）、すなわち機能的コミュニケーションが、能動的な問題解決の課題であり、そこでは5つの認知過程のすべてが使われるという考えにもとづいている。この5つの認知操作こそ、言語の理解と産生を担う媒介過程である。したがって、認知‐意味療法では、5つの心的操作のすべてを刺激することが推奨される。なぜなら、5つの心的操作のすべてを用いるタイプの処理こそ、自発的な言語理解と言語産生に必要だからである。事実、文献上みられる言語とコミュニケーションの定義のほとんどは、5つの心的操作すべてがかかわることを強く示唆している。たとえば、Hughy & Johnson（1975）は、言語はそもそも、情報のやりとり・問題解決・説得に使われる、と述べている。またMuma（1975）の定義によれば、コミュニケーションでは、話題の変化にともなって指示対象の集合を切り替え／移動する能力・そうした移動を開始する能力・コミュニケーションの流れを維持する能力、などが必要

とされる。これら2つの定義はいずれも、言語とコミュニケーションには、5つの認知過程のすべてを使うことが必要であることを示している。

機能的コミュニケーション、すなわち自発的な発話を産生する能力は、Noam Chomsky (1957, 1964) が深層構造・表層構造と称したものにかかわっている。深層構造とは、表現される基本的関係、すなわち誰が誰に何をするか、といった関係を表す構造である。つまり意味的な関係を示すものである。表層構造とは、話されたり書かれたりする実際の文である。意味自体は、見えも聞こえもしない。むしろ、意味とは情報の受け手が自分で作り上げるものである。すなわち、聞き手あるいは読み手は、諸概念と伝達される出来事との関係を、自分で明らかにしなければならないのである。そこで、メッセージの理解は、コミュニケーションにかかわる人々の記憶の構造に依存することになる。したがって、かりに情報の受け手が、特定の基本的概念をすでに理解していると考えられるなら、構造の一部しか伝達されないことになる。すなわち、関係の一部は知られているか、たやすく発見できると考えられるので、言及する必要が無い。

Chomsky (1957, 1964) によれば、私たちが文について知っていることのすべてが、表層の単語系列に表れているわけではない。いいかえれば、観察可能な行動には、発話を処理するためのすべての情報が存在するのではない。私たちが聞き取る音、読む単語の中に、意味のすべてが直接に表現されているわけではないのである。私たちが文を解釈する能力は、私たちの深層構造の知識に依存している。私たちは、発話の集合（表層構造）を学習するのではなく、発話を処理する方法を学習するのである。その結果、自ら発話し、文を理解することを可能にする、豊かな認知構造を持つようになるのである。

日常のコミュニケーションでは、表層構造はきわめて不十分で、誤解を招くものであることが多くある。たとえば、省略・代名詞の使用・あいまいな指示が頻繁になされる。しかしそれにもかかわらず、意味構造の伝達は可能である。したがって、言語は、コミュニケーションの補助手段と考えられるのである。

自発的で機能的な言語、すなわち深層構造と表層構造の産生には、5つの心的操作のすべてが必要である。これらは、発話を処理する方法であり、文の理解と産生を可能にする豊かな認知構造である。そこで認知療法は、5つの心的操作のすべてを対象にし、それによって、意味のある考えの産生と、それらの考えの精緻化をめざすのである。

第三の理論的根拠は、失語症患者が、中枢神経系における最高次の統合ができないという所見 (Wepman, 1951) にもとづいている。Bolwinick (1967) の研究では、最高次の認知的統合とは、思考・問題解決・創造性であることが示されている。思考とは、収束的思考・発散的思考・評価的思考である。問題解決では、5つの認知的操作が本質的な構成要素とみなされる。創造性については、発散的思考は創造性と同義である。したがって、5つの心的操作のすべてを用いる課題は、失語症の障害の本質に焦点を当てることになろう。障害の本質とは、最高次の認知的統合ができないということである。

また認知療法は、失語が言語回収の障害 (Schuell et al., 1964)、すなわち多くの可能性の中から適切なものを選ぶ、検索ないし走査機構の障害であるという所見にも基づいている。Schuell ら (1964) は、教示によって、この検索機構を制御し、特定のアドレスへ向かわせ、情報を引き出すことができる、と指摘している。彼らは、パタンを活性化ないし再活性化するためには、適切な刺激が必要であると考えている。この章で提示した情報処理モデルでは、発散的産生と評価的産生には、記憶貯蔵庫を広く検索する機能が使われ、認知と収束的産生には、長期記憶を狭く検索する機能が使われる、と考えられている。そこで、さまざまな認知操作による回収を刺激する課題は、失語症者の言語の再組織化・言語回収の回復を、促進するものと思われる。つまり、提示される刺激によって、記憶を広く検索する活動や狭く検索する活動が、呼び起こされるのである。臨床家は、患者の回収方略を操作して、最もよく応答できるように援助するわけである。

成績責任

　研究文献の世界では、認知─語用論的アプローチによる言語治療は広く受け入れられ、また、深層構造と表層構造の区別も広く受け入れられている。しかし、治療機関や行政機関の多くは、一定の治療期間で達成すべき、操作的に書かれた行動的目標を立てよ、とする命令を出しており、臨床家の多くも、そうした目標を使っている。たとえば、最近開かれたワークショップで、参加者（全員がASHA認定の言語病理学者であった）は、中等度の障害をもつ失語症者に対する短期の治療目標、すなわち、「このセッションの終わりまでに5つの日常物品の呼称を可能にする」のような目標を書くように求められた。

　行動的・操作的に書かれた治療目標を立てることは、言語発達にとって逆効果である。そうした目標は、認知モデルによる療法の立場からも、語用論モデルによる療法の立場からも、認めることができない。すなわち、行動的な目標は、表層構造に向けたものである。これに対して、認知-語用論アプローチによる療法は、意味ないし深層構造に焦点を当てている。認知-語用論療法では、患者のコミュニケーションに参加する能力を増進することが目標となるのである（Lubinski, 1986）。

　また、行動的・操作的に書かれた治療目標が不適切であるのは、それが重要な事実を無視しているためである。すなわち、言語の本質は意味作用であり、意味は観察可能な行動ではないこと、会話とはゲームのようなものである、という事実である。いかなる会話も、その参加者にとっては全く新しい。それゆえにこそ、私たちは創造性を伝え続けるのである（Lindfors, 1980）。（Lindforsの教科書は、幼児を対象とした言語治療を扱っている）。

　また、行動的・操作的に書かれた目標は、言語の内容と形式が、発話行為の文脈の中で発達し用いられるという事実を見落としている。人がコミュニケーションの能力を発達させるには、「自分が観察し、自分が参加者となるような、さまざまな相互作用の文脈を経験し、その基底にある規則を洞察していく」必要があるのである（Lindfors, 1980, p311）。

　さらに、行動的・操作的に書かれた目標は、発話の産生と理解では、話し手の意図と聞き手の意図が、コミュニケーションと意味の本質であるという事実を無視している。メッセージの意図こそ、私たちがコミュニケーションを行う理由である。意図を伝えるのが言語の役割である。私たちが言語を使うのは、質問し、依頼し、知らせるためである。話し手・聞き手としての私たちは、意味、すなわち相手が何を言おうとしているかに注意するのである（Cazden, 1976）。言語の形式は、意図された意味をとおして聞こえるのである（Cazden, 1976）。

　すなわち、コミュニケーションが指向するのは単語ではなく、考えである。言語は、表層構造ではなく意味に根ざすのである。言語はコミュニケーションのために使われる道具であり、それ自体が目的ではない。つまり言語は、コミュニケーションの補助手段である。

　そこで、失語症の臨床家は、言語の回復が促進されるのは、形式ではなくて意味を重視する環境であるということを、各種の機関が認識するように、うながさなければならない。メッセージをやりとりすることの方が、そのために使う形式よりも重要なのである。

　一方、関連機関は、「対象を呼称する・絵と単語を照合する・他の人が言ったことを復唱する、といったことが言語なのではない」（Holland, 1975, p.518）ということを、よく認識すべきである。（Hollandの論文は、幼児を対象とした言語治療を扱っている。）言語とは、「人と人の間でかわされる、能動的で力動的な交換である」（Holland, 1975, p.518）。かりに私たちが、呼称・絵と単語の照合・復唱といった課題に集中してしまうとしたら、「私たちは、言語が、ちょうどピアノを弾くといった次元の技能にすぎないという、誤った原理を教えてしまう危険をおかすことになる。それによって・・・コミュニケーションの本質が見失われることになってしまう」（Holland, 1975, p.518）。

　　言語訓練は・・・・言語を使って意思を伝達する主体としての自分の潜在能力を、訓練を受ける人自身が発見することを助けるものでなければならない。そうした発見がなけれ

ば、言語は、単によく訓練された技能、いわば暗唱能力のようなものにとどまり・・・その人の一部になることはない」(p.519)。

単に言葉を発することが、言語にとってかわってはならない。反復訓練は言語ではない。Lindfors (1987) によれば、「意味から離れた言語はない」(p.217)。言語は、「意思の疎通である。相手との考えのやりとりであって・・・固定された形式のおうむ返しではない」(Lindfors, 1980, p.218)。いったい、反復訓練のどこに、意味作用があるというのか。意味こそ言語の基盤なのに (Lindfors, 1980)。反復訓練のどこに、創造性や新しい表現があるというのか、それこそ言語の核心なのに。どこに、理由をもって何かを伝えながら相手と交わるという、意思の伝達があるのか (Lindfors, 1987)。

反復訓練は、意味作用をともなわず、固定しており、目的がないために、通常の言語行動とは正反対のものである (Lindfors, 1987)。反復訓練によって、クライエントは、反復訓練を行うことは上手くなるかもしれないが、言語の使用・コミュニケーションが上手くなるわけではない。Lindforsによれば、反復訓練は、言語の成長と言語の回収に、逆効果になる可能性さえある。Lindforsは、問題を解決すること・計画を立てること・考えについて議論すること・集団で考えること・考えを記録すること・考えを提示すること・最良の考えを選ぶこと、のような課題と取り組ませることによってこそ、目的のある聞き取り・発話・読み・書きの能力をはぐくむことができる、と主張している。ここで問うべきことは、反復訓練や練習を終えた後、人は言語を効果的に使うことができるようになるのか、ということである。答えは否である。私たちのコミュニケーションの能力が高まるのは、他者とのコミュニケーションの中で言語を使う経験によってである。Lindfors (1980) によれば：

> 統語的（ないし意味的）項目を、単に命名する訓練は、「（数日の間は）統語項目の命名が上手な人」を作り上げるだけである。形式について話すことは、効果的に意味を表現することには役立たない (p.220)。

Lindforsは、言語形式を単純なものから複雑なものへ系列的に構造化することは、不適切であると考えているようである。むしろ、コミュニケーションそれ自体が、使われる言語の形式を決めるのである。Lindforsの考えでは、臨床家は言語の使用に集中すべきである。そうすることによって、クライエントが、効果的なコミュニケーションに役立つ形式の言語を使えるようになるというのである。

Lindfors (1987) は、多くの相互作用の機会を持つほど、効果的な相互作用が行えるようになる、と主張している。言語治療は、治療を受ける人の興味や関心を反映したものであるべきである。被治療者の意味機能や統語機能は、系列的なカリキュラムではなく、コミュニケーションの目的を理解したか、コミュニケーションの目的が達成されたかについてのフィードバックをとおして、自然に形づくられるのである。

新しい意味に適した表現がみいだされるのは、人工的につくられた状況ではなく、実生活の状況の中で、疑問を持ち、尋ね、主張し、推論しながら、言語を使うことをとおしてである (Lindfors, 1987)。言語が存在するのは、話し手と聞き手が経験を共有しつつ、意思を決定し、計画を立てるような場面である。言語を刺激し促進するのは、多様で豊かな言語性・非言語性の経験である。言語を生かし育てるのは、豊かな経験である。

私たちは人間として、心の中に世界についての理論を発達させる (Smith, 1975)。この理論によって、私たちが過去の経験を再生し解釈する時の、また新しい経験をする時の、ものの見方が形づくられるのである。私たちは、新しい経験を、すでに知っていることと関連づけることによって――すなわち、新しい経験を、すでに持っている認知構造ないし「理論」の中に置くことによって、世界を理解するのである (Smith, 1975)。学習とは、経験と理論とが一致しないときに、すでに持っている認知構造を変えることである (Lindfors, 1987)。

言語は、このような世界の理解・学習を補助する役割を果たしている。すなわち、言語を使って、質問したり（好奇心からの質問や、手続きすなわち社会的相互作用としての質問）、注意を集中したり、理解を正確で回収しやすいものにしたり、過

去の経験を再解釈したり、現在の自分を超えた経験をすることができる (Lindfors, 1987)。理解と学習にとって、相互作用はきわめて重要である。現実的な内容を持った意味のある学習では、学習されるものを前もって特定しておくことはできない。現実の学習の特徴は、好奇心・探索・問題解決・立案・意思決定・議論・集団思考・評価的思考などがみられることである (Chapey, 1988, 1992 ; Guilford, 1967 ; Lindfors, 1980, 1987)。

　現在、成績責任を明確にしようとする圧力によって、言語治療の中で探索・好奇心・問題解決を重視しようとする方向が阻まれている。技能・反復訓練・規則・観察可能な事実が、それ自体目的化されている (Lindfors, 1987)。治療計画では、単語の暗記・単語の定義・文（それも、誰も口にしそうにない極めて非現実的な文）の解析などが重視され、標準検査で高成績を上げることが目標とされ、さらに高度の暗記・定義・解析に進む、といった具合である (Lindfors, 1987)。

　私たちは専門家として、Frattali (1992) もいうように、クライエントの意思伝達者としての能力を高めることに、最大の関心をはらわなければならない。機械的な技能や類型的な行動の習得を重視することは、低次の認知過程を重視することである (Lindfors, 1987)。低次の認知行動というのは、クライエントが、自分が受け取ったのと同じ情報を返せばよいということである（再生や暗記）。一方、**高次**の認知行動を示すには、クライエントは、与えられた情報を、なんらかの形で超えなければならない。すなわち、与えられた情報を何か別のものと関連づけ、再組織化し、与えられた情報から推論し、新しい問題を創造的に解決するために使うのである。高次の認知行動には、応用・分析・統合・評価が必要である。質問をすることは、学習の最も重要な手段であり、とくに好奇心からの質問が重要である (Lindfors, 1987)。会話こそ、言語治療がなされる場所であり、治療の過程であり、治療の目的である (Warren & Rogers-Warren, 1985)。私たちは、具体的な内容をもった会話をとおして、話題に関連した考えを精緻化していくような言語治療 (Wepman, 1972, 1976) を重視しなければならない。

治療の目的

　したがって、認知アプローチによるリハビリテーションの目的は、5つの認知過程、すなわち、認知（意識・直接的発見・認識・理解）・記憶・収束的思考・発散的思考・評価的思考の、5つを刺激して、機能的なコミュニケーションを全体的に改善することである。できる限り、会話の文脈の中で、これらの能力を刺激すべきである。すなわち、治療がなされるのは談話という場である。また治療の中で、できる限り、役割交替・手がかりの提示・モデリング・強化を行っていくことも重要である。

一般的目的
　一般的目的は以下のとおりである。
1．言語を認識し理解する能力を刺激する。
2．コミュニケーションを改善するため新しい情報を記憶に固定する能力を刺激する。
3．コミュニケーションの間に、論理的情報すなわち帰結を生み出す能力を刺激する。
4．与えられた情報に対して論理的選択肢を生み出す能力、コミュニケーションにおいて多くの多様な応答を産生する能力、考えや計画を精緻化する能力を刺激する。
5．効果的なコミュニケーションを行うために、正確さ・完全さ・同一性・関連性・適切さ・効用・安全性・一貫性・実現可能性・社会的習慣などの判断基準にもとづいた判断や評価を行う能力を刺激する。
6．効果的なコミュニケーションを行うために、問題解決課題・意思決定課題・計画立案課題をとおして、さらに会話をとおして、すべての認知的操作を統合する能力を刺激する。

　このアプローチには4つのレベルの個別目標がある。しかしどのレベルの治療を行うにせよ、初期の段階で、言語に関連した認知（知ること・意識・即時の発見・認識・理解）に重点を置くべきである。これは、失語症者にとって、聞き取りの機会をたくさん持ち、他者の言語行動を繰り返しとらえることが必要とされるためである。聴覚性刺激は、失語症者の言語回収を改善する重要な要素と考えられている (Schuell et al., 1955)。した

がって、たとえば、「昼食を食べる時に、どんな人にも問題となることを言って下さい」という発散的課題に対する、健常者グループの応答をビデオに撮り、それを患者に提示するのもよいだろう。まず、注意を向け聞き取る行動が強化されるであろう。さらに、こうしたビデオを使って、映っている対象がよく見えるように目を動したり、よく聞こえるように耳の位置を動かしたりする（Staats, 1968）行動が強化されることも考えられる。この段階では、患者自身の言語応答は求められないが、ビデオに映っている課題に関連した言語性応答を高度に強化できると思われる。

　ビデオに撮った他者の応答を見せることは、失語症者にとって、学習経験の代理となる可能性があるという指摘がある（Bandura & Walters, 1963; Harris & Evans, 1974）。また、CooperとRigrodsky（1979）は、失語症者が、健常者の言語行動をモデルにすることによって、提示された素材の説明を改善できるという所見を報告しており、上記の指摘と一致する。しかし、モデリングの効果を上げるには、考慮すべき点がいくつかある。第一に、患者がビデオの登場人物に同一化しやすいように、録画の被験者は、患者と同性でおおむね同年齢であることが望ましい。第二に、個々の患者にとって興味があり関連のある課題を選ぶことが望ましい。第三に、PieresとMorgan（1973）が、健常者で発散的行動を高めるのは、リラックスした受容的で無批判的な環境であることを明らかにしていることから、失語症者に対しても、そのような雰囲気を提供するのが大切であろう。なお、ビデオの内容は、登場人物たちが競争する「ゲーム・ショー」形式のものがよいとされる（Torrance, 1974）。このように、患者に対して、他者の発散的意味的行動を提示するという方法は、治療過程の全体にわたって、有益な治療方略となりえる。

原　　則

　治療方略は、以下に示すような、従来からいわれている治療原則に従うべきである。

1．触れることのできるもの（今ここにあるもの）から始めて、表象的なものへ進む。
2．具体的なものから始めて抽象的なものへ進む。
3．単純なものから複雑なものへ進む。
4．実際のものから複雑なものへ進む。
5．対象への行為から始めて、そうした行為の言語化へ進む。
6．単純な分類から始めて、再分類・複合的分類へ進む。
7．誇張した感覚刺激――たとえばマイクロフォンを使って話すこと、あるいはさまざまな屈折形を用いること（McConnell et al., 1974）――から始めて、こうした誇張をだんだん少なくする。
8．短い刺激／応答から始めて、長い刺激／応答へ進む。
9．連続的強化から始めて間欠的強化へ進む（Grant et al., 1951; Jensen & Cotton, 1960）。
10．臨床家による強化から始めて、患者本人による自己強化へ進む（Staats, 1968）。

　診断と治療の過程で、臨床家は、言語の回収が最も良好となる条件を明らかにし、そうした条件の種類と数を増やそうとする。すなわち、誰を相手にした、どのような条件で言語行動が増加するのか。臨床家は、次のような変数を操作し、それが患者の言語行動に及ぼす効果を観察する。すなわち、聞き手・指示対象・意図・状況・手がかりの与え方・復唱および聴覚的な再提示・イントネーション・抽象化のレベル・認知的な複雑さ・刺激の長さ・単語刺激の出現頻度、などの変数である。それぞれの認知操作における、意味的回収を高める条件を見出し、それを拡大していくことは、引き続くすべてのセッションで、絶対必要な要素である。

　次に、4つの治療段階のおのおのについて、個別目標の例を示す。

レベルⅠの個別目標

以下の能力を刺激する。

認知

時間／空間／発話／情動的声調を意識する

文字の照合／物品間の照合／物品と絵の照合／単語と絵の照合／単語と物品の照合など、刺激の等価性を認識する

きわめて高頻度で具体的な物品／出来事／関係の名称を認識する

自分の名前／家族の名前を認識する
1部分のみから成る、単純な言語命令に従う
単純な挨拶／要求／質問を理解する
　記憶
1～2つの文字／単語／絵を覚える
1～2つの高頻度で具体的な物品の名称／出来事の名称を覚える
　収束的思考
1音節の高頻度の物品名称／出来事の名称／関係の名称を復唱する
自動的言語を産生する
高確率の空所補充課題を完成する

レベルⅡの個別目標
以下の能力を刺激する。
　認知
具体的・高頻度で熟知度の高い物品／出来事／関係を認識する
家族の名前／体の部分／コミュニティの介護者を認識する
高頻度の物品について、その機能が提示されたとき、その物品をを認識する
高頻度の出来事について、その説明が提示されたとき、その出来事を認識する
具体的な短い考えを認識する
一人の相手との単純な会話を理解する
存在／非在／再帰／拒否／否定／所有／食物／衣類／自分用の介護用品などの対象についての、具体的で高頻度のいい回しを理解する
遊び／食事／日常生活の活動などの出来事についての、具体的で高頻度の短い言い回しを理解する
具体的な動作主―動作、動作―対象の構造を理解する
具体的な、はい／いいえ式の疑問文を理解する
具体的な能動の文や句・否定の文や句を理解する
冠詞を理解する
複数の/s/, /z/、所有の/s/, /z/、過去の/t/, /ed/などの、屈折文法形態を理解する
具体的な名詞句と動詞句を理解する
図形／文字／絵を認識する
高頻度の文字単語と絵を認識する
高頻度の文字単語と絵を照合する
高頻度の文字単語と音声単語と照合する

文字を認識する
　記憶
1～3つの、具体的で高頻度の物品／出来事／関係を系列的に覚える
1～2ステップの言語命令を系列的に実行する
1～4つの絵を系列的に覚える
再生能力を促進するため、項目をまとめる
　収束的思考
自動的言語を産出する
高確率の句／空所補充課題を完成する
高頻度の物品／出来事／関係を呼称する
対象の存在・非在・再帰・位置・所有などについてコメントする
食物・衣類・家具・乗り物などの日常物品について話す
料理・食事・日常生活での活動などの出来事についてコメントする
動作主―動作、動作―対象の構造を産生する
依頼・伝達・挨拶・質問などの具体的な言語行為を産生する
カテゴリに属する成員の名称を言う
特定の文字で始まる単語を多く列挙する
特定のクラスに属するさまざまな物品を数多く列挙する
会話の話題をできるだけ多く列挙する

レベルⅢの個別目標
以下の能力を刺激する。
　認知
高頻度と低頻度の物品／出来事／関係を認識する
機能で説明された高頻度と低頻度の物品／出来事／関係を認識する
文字／色／形／数の名称、韻の一致する単語を認識する
音声的に類似した単語を認識する
カテゴリを認識する
具体的な考え／文を理解する
単語間の関係を理解する
存在／非在／再帰／拒否／否定／所有／属性／食物／家具／衣類／自分用の介護用品／健康／台所用品／家族、その他の人々／場所／位置などの、対象に関する言い回しを理解する
依頼／注文／助言／警告／質問／描写／挨拶／復

唱／抗議などの、具体的な発話行為を理解する
議論の道筋を把握し、主要な考えを明らかにする
関連のある情報と関連の無い情報とを区別する
テレビ／映画を理解する
推論を理解する
短い文章を理解する
問題の存在を認識する
自分の誤り・他者の誤りを認識する
能動文と否定文を理解する
さまざまな代名詞（人称・再帰・不定・指示形容・疑問・否定）を理解する
さまざまな形容詞（色・大きさ・形・長さ・高さ・広さ・年齢・味・温度・速さ・距離・比較級・最上級）を理解する
-lyつきの副詞を理解する
接続詞を理解する
位置／時間／方向を表わす前置詞を理解する
高頻度および低頻度の具体的な文を読む
素材の系列を読んで理解する
短い文章を読んで理解する
読んで主要な考えを明らかにする
読んで事実を得る
読んで答えを指す
読んで結論を導く
読んで関係を把握する
読んで推論を把握する
交通標識を読む
新聞の見出し／新聞の本文／新聞の広告を読む
　記憶
1～5つの名称を系列的に言う
1～5ステップの指示・命令に従う
1～5つの考え／事実を覚える
再生を促進するため、項目をまとめる
文／短い文章／物語／歌の意味を覚える
　収束的思考
自分自身・家族・日常生活に関する質問に答える
高頻度と低頻度の物品／出来事／関係を呼称する
カテゴリを呼称する
カテゴリ内の物品／出来事／関係を呼称する
物品／出来事／関係を説明する
物品の機能・出来事の目的を述べる
単語を定義する
クラスの包含関係が適当か判断する

関係の類似性を判断する
クラスの特性が適当か判断する
不条理を同定する
含みを評価する
単純な考えを詳細に表現する
目的に合わせて、考えや話題を系列的に順序づける
提示された物語を語り直す——詳細を文字どおり再現することと（誰がいつ何をどこで）、その推論的な含みを示すこと
手続きを説明する
類似や相違など、物品／出来事の間の関係を述べる
あり得る結果を予測する
推論して結論を導く
真／偽、はい／いいえ、wh-式の質問に答える
文字・数字を書く
自分の名前と住所を書く
高頻度の具体的な単語を使って文を書く
　発散的思考
状況に適した、論理的可能性／見方／考えを数多く産生する
状況に適した、さまざまな考えを提出する
自分の応答の方向を変える
物品／出来事／関係／考えのカテゴリを産出する
あり得る異なった結果を数多く予測する
問題に対する多くの解決法を作り出す
状況が含んでいるさまざまな問題を列挙する
計画を実行する際の、多くの段階を列挙する
話題に関して精緻化する
　評価的思考
事実の正確さ・完全さ・同一性・関連性・適切さ・効用・安全性・一貫性・論理的な実現可能性・社会的な受け入れ可能性、などを判断する
話題に対して、単語が適しているかどうか判断する

　レベルIVの個別目標
　以下の能力を刺激する。
　認知
高頻度と低頻度の物品／出来事／関係を理解する
具体的および抽象的クラス／概念を認識する
物品／出来事／考えの間の関係を理解する

類比を理解する
問題を認識する
自分と他者の誤りを認識する
1〜5人の相手との会話の中で、具体的および抽象的な発話行為を理解する
会話の話題の変化に従う
議論の道筋を把握し、主要な考えを明らかにする
解釈の変化を理解する
テレビ／映画を理解する
比較的速い、複雑な会話を理解する
長い文／指示／命令を理解する
比較・所有・空間・時間・推論・家族・部分一全体・対象一動作・動作一対象・原因一結果・系列・程度・反意語と同意語など、やや複雑で抽象的な関係を理解する
否定変形・受動変形・疑問変形を理解する
短い具体的な文／文章、長い抽象的な文／文章を読む
読んで主要な考えを明らかにする
読んで事実を得る
読んで答えを指示する
読んで結論を導く
読んで関係を把握する
読んで推論する
新聞の記事・広告を理解する
カタログ／通信販売注文書式などを理解する
献立表を理解する
目次／索引を理解する
辞書／電話帳を使う

記憶
1〜9つの高頻度および低頻度の物品／出来事／関係／カテゴリを覚える
長い複雑な事実や言語命令を覚える
文や文章の意味を覚える
再生を容易にするために、階層的組織化の方略を使う
再生を容易にするために、情報をまとめる

収束的思考
高頻度と低頻度の物品／出来事／関係を説明する
高頻度と低頻度の物品／激語と／関係の機能を説明する
物品の属性を明確に述べる
概念を定義する属性を特定する

単語を定義する
はっきり、多様な形で考えを表現する
特定の考えを伝達するために言語を使う
特定の応答をひき起こすために言語を使う
類似や相違など、物品／事象／関係や考えの間の関係を表現する
類比を産生する
目的に向けて、考えを系列的に順序化する
言語を使って依頼・伝達・説明・質問・挨拶・助言・感謝・注文・交渉する
会話で意味作用を維持する
単語／絵のグループに対してクラスの名称を産生する
事実の集合から、最も予測できる結果を論理的に演繹する
提示された物語について、物語の文字どおりの詳細（誰が何をいつどこで）を述べる
推論して結論を引き出す
高頻度および低頻度の単語・文・文章を書く

発散的思考
状況に適したさまざまな論理的可能性や見方を産生する
状況に適した多様な考えを提出する
自分の応答の方向を変える
熟知した物品／新奇な物品に対して、さまざまな使い方を列挙する
状況から生ずる可能性のあるさまざまな結果を予測する
状況が含んでいるさまざまな問題を列挙する
会話を始めるいろいろな方法を考える
会話を維持するいろいろな方法を考える
コミュニケーションの相手と文脈にとってのいろいろな規則を明らかにする
会話を修復するさまざまなやり方を考える
話題を精緻化する
特定の課題を遂行する際のさまざまなステップを精緻化ないし列挙する

評価的思考
正確さ・完全さ・同一性・関連性・適切さ・効用・安全性・一貫性・論理的な実現可能性・社会的な受け入れ可能性について評価し比較し判断する
メッセージの意図を判断する
会話の一貫性を判断する

さまざま文脈、別々の相手に対して、言えることと言えないことを判断する
文脈と話し相手から、言われたことと言外の含みを理解する
ことわざの意味を理解する
あることわざが使える状況を判断する
1つの基準に最も良く合う単語を選択する
短い文章で提示された計画がうまくいかない理由を選択肢の中から選ぶ

5つの認知過程の統合

　この章で示す治療アプローチでは、5つの心的操作のすべてを統合することが重視される。このために、2つ以上の能力が複合的にかかわる課題が望ましい。この目的からみて、問題解決・計画立案・意思決定・会話での相互作用などの課題は、とくに優れている。すなわちそれらは、問題・決定・会話の内容によって、またそれらを表現するためにどのような言葉を使うかによって、複合的な心的操作ないし処理過程を含んでいるからである。会話での相互作用は、収束的な課題となる場合もあるが、同時に多くの場合、他の心的操作も含み、聞き手・文脈・意図によって、問題解決・計画立案・意思決定の課題となることもある。会話の中で、質問・依頼・伝達・主張・推論などの発話行為が刺激され、同時にそうした発話行為を理解することが刺激されるものと思われる。

　この他に、地方紙の人生相談コラム（「Dear Abby」や「Dear Meg」など）に載っている問題を解決するといった課題も、5つの認知操作のすべてを刺激するために、使うことができよう。そうした課題は、題材を注意深く選べば、患者が直面する「実生活」の状況を反映したものとすることができ、また、意見が求められ評価されるので、患者の自尊心を高めることにも役立つだろう。こうした課題への取り組みは、会話の状況でなされるため、患者は、話し手-聞き手の役割を相互に引き受けることになる。したがってこのような課題は、集団思考・議論・考えの記録と提示・最善の結果を選択する能力、などをを刺激するための課題としても使うことができる。またそれらは、質問（好奇心からの質問・手続き的／社会的相互作用の質問）する・注意を集中する・理解を正確にする・過去の経験を再解釈する・現在の経験の超えて理解を広げる、などの能力を刺激することにもなる。さらに、会話における、文脈の維持・役割の引き受け・話題の操作・文脈の修復、などの能力を刺激するためにも、このような課題が使えるであろう。

　このように、治療で使われる課題は、できる限り、2～3つ、ないしそれ以上の心的操作を含むものである必要がある。例をあげよう。セッションの始めに、臨床家はクライエントに、「折りたためるものをたくさん言ってくれますか」と尋ねる。患者がいくつかの応答を産生した後、臨床家はそれらを要約し、「もっと多く思いつきませんか」と尋ねる（表11-2参照）。クライエントが応答を終えたら、臨床家は、「収束的技法」を使って、患者が産生できなかった、適切で望ましい応答を回収する刺激を与える。収束的技法は、Aurelia（1974）、ButfieldとZangwill（1946）、Goldstein（1948）、Keenan（1975）、Sarnoら（1970）、Schuellら（1955）、Vignolo（1964）、Wepman（1953）などに記載されている。このような技法には、対面呼称・再認呼称・口頭で綴りを言う・音読・似た応答の分類・単語を使った文の産生、などがある（表11-2）。また、誤りを自己修正する能力を高める場合には、BermanとPeelle（1967）で示されているような、手がかり提示法を使うこともできる。たとえば、単語の第1字を手がかりとする。その他、(a) 単語の第1音素を提示する、(b)単語とジェスチャーとの関連を示す、(c)意味的に関連する正しくない応答を提示して、正しい応答を引き出す、といった手がかり提示法がある。続いて臨床家は、収束的な文脈で回収された意味的素材を転移させ、この情報を発散的な文脈と統合しようとする。たとえば、前の質問で患者が回収できた応答の一部を求めるような、別の発散的質問をする。上に述べた例に従うと、「今度は、頭からかぶることのできるものをたくさん言ってくれますか」といった質問になる（表11-2）。患者が産生した応答の、数と多様性を記録して、改善を評価する（表11-2）。

　患者の自発話を求める課題は、発散的・収束的・評価的要素をもっているが、これも治療に使うこ

とができる。たとえば、状況画を提示してこれを説明させる。使う絵は、たとえばボストン失語症診断検査（Goodglass & Kaplan, 1972）の「クッキー泥棒」のようなものがある。臨床家は、クライエントができるだけたくさんの応答をするようにうながす（この課題に対するあり得る応答のリストは、YorkstonとBeukelman, 1977に記載されている。第4章を参照）。自発話産生課題としては、特定の主題を提示して、できるだけたくさん考えを述べるようにうながす、というやり方もある（Wepman, 1976）。用いる主題としては、たとえば、食べ物・栄養・飲食店・レストラン・大きな公園・面白い風景・行楽地・健康とダイエット・性・治安問題・法律やお金の問題・最近の出来事・薬の問題、などがある（AARPのModern Maturity誌には、50歳台以上の人にとって関心のありそうな最近の話題がのっている）。臨床家は、クライエントが産生した考えの数と多様性を記録し、改善を評価する。

レベルIII、IV・複合能力を刺激するための個別目標
以下の能力を刺激する。
言語を使って、説明・依頼・情報の訂正・報告・助言・質問・挨拶・感謝・交渉する
他者が産生した発話行為を理解する
コミュニケーションの中の障壁を克服する
会話の中で意味作用を維持する
会話の話題を選択・導入・維持・変更する
会話を始め、維持する
言語を使って物品・出来事・関係について話す
言語を使って特定の考えを伝える
言語を使って特定の応答をひき起こす
考えや問題に対する賛否、行動や考えの長所と短所など、さまざまな可能性や見方を言葉で述べる
文脈にそって言語を変える
話し相手によって言語を変える
さまざまな発話行為・意図を、さまざまな話し相手や文脈と関連づけて理解する
状況に適した文体を産生する
コミュニケーション上の障壁を克服する
コミュニケーションを修復・改訂する
メッセージの反復・修正を求める信号として手がかりを使う

聞き手として話し手に対して、メッセージを明確にする／反復／言い換え、などを求めたり、もっとゆっくり話すよう／別の言葉で言うように求めたり、メッセージへの同意や不同意を示すなどの、フィードバックを返す
物品／出来事／関係が含んでいる問題とそれに対する解決を明らかに述べる
電話を使う
電話帳・辞書・テレビ番組欄などを使う
交通標識・看板・地図を使う

治療の課題と素材

　GuilfordとHoepfner（1971）は、5つの心的操作を個別に扱う課題をいくつか開発している。それらの一部は「評価」の節ですでにふれた。これらの課題はいずれも、特定の心的（認知的）操作を刺激するものとして、言語治療に使うことができる。

　これに加えて、従来失語症リハビリテーションの領域で出版されているワークブックも、ほとんどのものが、認知（認識／理解）や収束的思考を刺激する課題を収めており、もちろんそれらを使うことができる。しかしここ数年の間に、発散的思考・評価的思考・意思決定などを刺激することに重点を置いたワークブックも、かなりの数が出版されているので、以下に示す。

Brubaker, S.H. (1983): Workbook for reasoning skills. Exercises for Cognitive Facilitation. Detroit, MI: Wayne State University.

Fawcus, M. (1988): Working with aphasic clients: A practical guide to therapy for aphasia. Tucson AZ: Communication Skill Builders.

Harndek, A. (1979): Inductive thinking skills: Cause and effect. Pacific Grove, CA: Critical Thinking Press & Software.

Holloran, S. and Bressler, E. (1983): Cognitive reorganization: A stimulus handbook. Tigard, OR: C.C. Publications.

Karnes, M. (1986): Primary thinking skills AI.

表11-2 発散的課題と収束的課題を含んだ治療計画の例

目　標	課　題 a	手がかり	評　価
一般目標：考えのコミュニケーションを刺激する 特殊の目標：発散的思考・収束的思考をとおして祝日、クリスマスに関係する言語を刺激する	挨拶 発散的課題 1. もうすぐクリスマスです。クリスマスについて、思いつくことを全部いえますか。	2分後、応答を要約し「他にありませんか」と尋ねる	1.(a) 応答リスト 　　計＿＿＿＿＿＿ 　　流暢性＿＿＿＿＿ 1.(b)カテゴリーリスト 　　計＿＿＿＿＿＿ 　　柔軟性＿＿＿＿＿
	2. サンタは袋を持っているそうですね。サンタの袋に合うものを全部あげられますか。	上に同じ	2.1と同様にスコア化
	3. クリスマスに手に入るもので次のようなものを全部いって下さい。 折りたためるもの 折りたためないもの 落とすと割れるもの 落としても割れないもの トラックで運べるもの 頭にかぶるもの ボタンのついているもの 夏（冬）に着るもの 紙でできているもの 箱に入れられるもの 円い（四角い）もの ガラス（プラスチック、ゴム）でできているもの 飲めるもの 食べるもの 取っ手のついたもの 首のあるもの 動くもの	上に同じ	3.1と同様にスコア化
	4. クリスマスの祝儀箱（ベル、紐、リボン）の使い道をたくさんあげて下さい。	上に同じ	4.1と同様にスコア化
	5. ＿＿をもっと役に立つように（良くなるよう、面白くなるよう）改良するとしたらどうしますか。	上に同じ	5.1と同様にスコア化
	6. もしサンタが袋を持っていなかったら、＿＿を使う。 もしサンタがベルをなくしたら、＿＿を使う。	上に同じ	6.1と同様にスコア化
	7. クリスマスにデパート（教会、居間）にいるとしましょう。何が見えますか、全部いってください。	上に同じ	7.1と同様にスコア化
	8. クリスマスについて物語を作りましょう。	上に同じ	8.1と同様にスコア化
	9. クリスマスという単語は「K」の音で始まります。「K」の音で始まる単語は他にどんなものがありますか。 ベルという単語は「B」の音で始まります。「B」の音で始まる単語には他にどんなものがありますか。	上に同じ	9.1と同様にスコア化
	10. このクリスマスの絵についてどんな質問ができますか、全部いって下さい。	2分後、応答を要約し「他にありませんか」と尋ねる	10.1と同様にスコア化

11. サンタの服にはどんな部分がありますか、全部いってください。 改良するにはどこを変えればいいですか。	上に同じ	11.1と同様にスコア化
12. クリスマスのお祝いがなくなったとしましょう。どうなるでしょう。想像できますか。	上に同じ	12.1と同様にスコア化
13. クリスマスのプレゼントを買うときに起きる問題をたくさんいってください。	上に同じ	13.1と同様にスコア化
14. シンバルとドラムはうるさいですね。他にうるさい音を出すのに使えるものをたくさんあげて下さい。	上に同じ	14.1と同様にスコア化
15. サンタの服は赤いですね。他に赤いものをたくさんあげて下さい。	上に同じ	15.1と同様にスコア化
16. 明日、クリスマスパーティーをしましょう。パーティーの前にどんなことをしなければならないですか。全部いってください。	上に同じ	16.1と同様にスコア化

収束的課題
　上の質問1に対する応答を提示させる。
　応答は口頭／視覚的に提示してよい。
　（後に、質問2，3…に対する応答を提示する）

質問に対して適切であるが、患者がいわなかった応答を提示させる。	語頭音を与える	Porch (1971)の多次元スコア法を用いて評価する
産生されなかった項目の回収を刺激するために使う収束的技法は以下のとおり；	語頭文字を与える 意味的連想を与える	

a）対面呼称
b）定義からの呼称
c）空所補充による呼称
d）再認呼称
e）復唱による呼称
f）口頭／文字による指示・命令に従う
g）はい／いいえ質問の理解
h）単語の連想：反対語と同意語
i）韻
j）説明
k）認識からの綴り
l）口頭で綴りをいう
m）類比
n）カテゴリの認識
o）カテゴリの自発的生成
p）概念学習
q）読み
r）書き
s）模写
t）単語で文を作る
u）物品の機能を述べる文を作る
v）記憶課題
w）物語を読み、質問する
x）物語を読み、内容を話す
y）役割演技

---

a役割交替、手がかり利用、モデリング、強化は治療の本質的要素である

Pacific Grove, CA: Critical Thinking Press & Software.
Kazzari, A. and Peters, P.M. (1987-1991): Handbook of excercises for language processing (Help) (Vols. 1,2,3,4,5). Moline, IL: LinguiSystems.
Kilpatrick, K. (1979): Therapy guide for the adult with language and speech Disorders, Vol.2: Advanced Stimulus Materials. Akron, OH: Visiting Nurse Service.
Lazzari, A. (1990): Just for adults. East Moline, IL: LinguiSystems.
Main, J. and Eggen, P. (1991): Developing critical thinking through science, I. Pacific Grove, CA: Critical Thinking Press & Software.
O'Connor, M. and Voice, P. (1990) Cognitive connection. East Moline, IL: LinguiSystems.
Tomlin, K. (1984) Workbook for adult language and cognition. East Moline, IL: LinguiSystems.
Tomlin, K. (1984): Advanced communication exercises. East Moline, IL: LinguiSystems.
Wiig, E. (1982): Let's talk, Columbus, OH: Charles E Merrill.
Zachman, L., Jorgensen, C., Barrett, M., Huisingh, R., and Snedden, M. (1983): Manual of excercises for expressive reasoning (MEER). East Moline, IL: LinguiSystems.

認知療法とWepmanの思考過程療法との関係

Wepman (1972) は、失語症患者がしばしば、意図した単語と意味的に関連した単語を誤って産生し、その後のコミュニケーション努力が、意図した単語ではなく誤って産生した近似語に引きずられる、と指摘している。さらに、その誤った言語化によって、変化したメッセージが思考過程へフィードバックされ、誤った語に一致するかたちで思考過程が変化してしまう。たとえば、患者が「丸」と言おうとして、かわりに「しかく」と言ってしまうとすると、患者の「丸」の概念は、自分の言ったことに引きずられて変化し、丸を四角と考えるようになる。Wepman (1972) は、失語症が思考過程の障害である可能性を考えている。すなわち、「言語表出の触媒として働いている思考過程」(p.207) の障害によって、意味的な表出が障害されるというのである。

文脈に適した語彙項目を回収できない患者は、考えを命題として述べるミュニケーション能力にも障害がある。いったん誤った単語を回収してしまい、その後のコミュニケーションが、意図した単語ではなくて近似語に引きずられる場合、自発話はさらに障害されることになる。すなわちその患者は、自分の本当の感情や思考を伝達するための学習されたコードを使うことができなくなるからである。

Wepman (1972, 1976) の思考過程療法では、まず第一段階で、内容を中心にした議論による治療がなされる。患者は、1つの話題にとどまるように刺激される。同じように、この章で述べる認知療法も、内容中心であり、考えを指向している。すなわち患者は、機能的なコミュニケーションをつくり出し、話題に関連する多様な考えを産生するようにうながされるのである。

Wepman (1972, 1976) の思考過程療法の第二段階では、患者は、さまざまな話題について精緻化するようにうながされる。特定の話題を精緻化する能力は、発散的能力である。すなわちWepmanの思考過程療法は、認識・理解・記憶だけでなく、収束的・発散的・評価的思考も含んでいる。

認知療法と応答精緻化訓練との関係

応答精緻化訓練 (Response elaboration training, RET) は、Kearnsらによって開発されたプログラムであり (Kearns, 1985, 1990; Gaddie et al., 1991; Kearns & Potechin, 1988; Kearns & Yedor, 1991)、非流暢性失語症患者を対象に、応答内容の長さ・情報量を増加させることを目的としている。RETは、「ゆるい訓練」プログラムである。治療の中では、刺激と応答は強く拘束せず、クライエント主導の応答が主な内容となる。クライエント主導の応答を整形し、応答をつなげてい

くことが重視されるのである。患者は、日常生活の活動やスポーツの絵などを見ながら、「どんなことでもよいから、思いついたこと」をたくさん述べる＝精緻化するようにうながされる。絵の内容自体の呼称や説明は抑制される。言語形式よりも情報内容が強化される。

すなわち、Kearns (1990) によれば、
　　基本的なRETの手順は、(1)最小限の文脈として絵の刺激を提示し、患者の自発的な応答を引き出す。(2)最初の応答をモデリングし、強化する。(3)Wh手がかりを提示して、最初の応答を精緻化するようにうながす。(4)患者の精緻化の試みを強化し、刺激の絵に対する最初の応答と、後からなされた応答の全部を組み合わせて、文をモデリングする。(5)以前の応答を組み合わせた文を第2のモデルとして与え、復唱を求める。(6)結合文の復唱を強化し、その文のモデルをもう一度提示する。この手順では、臨床家がクライエントの応答を直接に訂正することはない。そうではなく、会話によるモデリングという構造化された相互作用の中で、自然な形のフィードバックが与えられるのである。

RETでは、治療による改善は、刺激絵あたりの内容語の数（流暢性）と、応答の多様性（柔軟性）を数え、評価される。新しい、多様な応答がうながされる。すなわちRETは 流暢性・柔軟性・独創性・精緻化を刺激する治療法である。これによって同時に、発散的意味的思考、機能的な自発話も刺激される。全体に、5つの心的操作のすべてを扱いうる方法といえる。

Kearn (1990) の資料では、RETが、失語症者の発話の情報量（内容語の数など）を増加させる効果があることが示されている。また、刺激間・人物間・状況間で、中等度の汎化が生ずることも報告されている（第15章参照）。

結　論

認知を扱った文献は、学習されるもの、すなわち認知の所産を明らかにしている。同じように、言語治療の文献は、治療の目的、すなわち学習されるべきものについて明らかにしている。治療の目的によって、用いる課題のタイプが決まってくる。治療の目標は、そうした課題を適切に達成することである。治療効果は、適切な応答／不適切な応答の比を基準として評価される。

しかしながら今日では、言語治療者のめざす所が変わりつつある。以前は、治療で用いる課題の、単なるリストを作ることが指向された。この場合、言語治療者は単なる技術者にすぎない。しかし今日では、これらの課題を選んだことの背後にある理論的根拠を包括的に理解し、これらの課題がなぜ複雑な脳内過程をひき起こすかを説明することが指向されるようになってきた。後者の指向こそ、言語治療者を真の臨床家にするのである。

大切なことは、課題を入力成分／処理成分／出力成分へと分離し、さらに、相互に作用する情報処理の下位システムを明らかにすること、複雑な脳内事象を明らかにすることである。こうした情報処理の理解によって、逆効果となる課題を行ってしまう危険を避けることができ、理論的根拠のある言語治療を行うことができよう。すなわち私たちは、自分たちが刺激しようとしていることが、患者の心的操作・心的過程であることを認識しつつ、言語治療をおこなう。また、これらの心的操作を刺激するのは、機能的な言語にはこれらの心的過程を利用することが必要であることを、私たちが理解しているからである。同時に、言語治療は、言語が意思の伝達であること、すなわち考えのやりとりであるという事実を、反映しなければならない。また、言語の本質は意味作用であるという点も重視しなければならない。コミュニケーションは、考えを指向しており、単語を指向しているのではない。すなわち、目的／意図-指向的なのである。発話行為には、新しい表現・創造的な表現が伴うことを認識すべきである。それこそが言語の核心である。言語はコミュニケーションの補助手段なのである。

Guilfordのモデルを成人の失語症に適用する利点は、他にもいくつかある。最も重要なことは、このモデルによって、刺激の提示が患者の内部にひき起こす、複雑な脳内事象を、あるいはまた、単語・クラス・言語の規則・意味的な含みなどの、言語所産をつくりだすのに必要な認知過程を、明

らかにし、操作的に定義することが可能となる点である。この理論は、実証的・統計的根拠のある行動のモデル・分類を提供しており、この理論を用いることによって、認知・情報処理・問題解決の概念に、確固たる、体系的で、操作的に定義できる基礎を与えることができる。Guilfordは、因子分析により、健常者の知能が、120種の異なった能力から成り立つとした。これらの能力の一部、すなわち記憶・発散的思考・収束的思考・評価的思考ないし判断・意味的行動的内容などについては、成人失語症者・右半球損傷例・閉鎖性頭部外傷例・高齢者を対象として、実証的検討がなされている (Braverman, 1990; Chapey, 1977b, Chapey & Lubinski, 1979; Chapey et al., 1976; Diggs & Basili, 1987; Law & Newton, 1991; Lubinski & Chapey, 1978; Schwartz-Crowley & Gruen, 1986)。さらに、このモデルにもとづいて開発された各種の検査は、すでに妥当性と信頼性が確認されている。これらの検査で使われている課題は、情報処理モデルにおける特定の機能単位を刺激するものとして、治療にも使うことができ、また患者の行動を評価するためにも用いることができる。さらにこうした検査課題を用いておけば、将来、このモデルに基づいた治療の効果を実証するのにも、役に立つことになろう。

認知的・意味的治療介入における将来の動向

現在、言語治療による回復の評価は、あまりにも文書指向的であり、費用の抑制を重視しすぎている。この傾向は、「実績で価格を決める」という心性をつくり出しており、そうした風潮の中で、政府や保険機関は、測定が可能な目標・活動・能力を重視している。そうしたものの多くは、患者が、機能的で意味のある命題言語機能を再び獲得し、言語-認知の能力を改善し、考えのやりとりを上手にする、といったことには役に立たない。

現在の、測定可能で操作的に書かれた行動的目標を重視する傾向は、見直す必要がある。将来、必要となっていく治療の目標と方法は、豊かな、患者と治療者が共有する経験にもとづいたもので

あろう。そうした経験は、患者がその経験を応用・分析・評価・統合するのをうながしてくれる。患者は、その経験を別のものと関連づけ、再組織化し、そこから推論し、それを新しい問題を創造的に解決するための、飛躍台として用いることができる。そのような経験を提供する言語治療がなされなければならない。

認知アプローチによる言語治療は、この要求を満たしているように思われる。加えて、認知アプローチには別の長所もある。すなわち、認知アプローチは思考を刺激する。そして思考で必要とされる認知処理は、失語症者の自然な言語獲得能力を、いいかえれば、自分の力で言語を獲得する能力を、刺激するのである。

また、認知アプローチは汎化を刺激する。そこで、このアプローチに適した治療素材を、つぎつぎと開発することが必要となる。さらに、評価プロトコルの開発も必要である。それは、これらの認知-意味的処理過程の機能を個別に評価でき、さらに機能的で意味のあるコミュニケーションの文脈の中で評価できるものでなければならない。そうした評価プロトコルは、治療による患者の回復・治療効果の汎化を評価する際に役立つとともに、私たち自身の、言語治療の品質を保証し維持するのにも役立つであろう。

References

Aten, J. L. (1986). Functional communication treatment. In R. Chapey (Ed.), *Language intervention strategies in adult aphasia*, (2nd ed.). Baltimore, MD: Williams & Wilkins.
Aurelia, J. (1974). *Aphasia therapy manual*. Danville, IL: Interstate.
Ausubel, D. (1965). Introduction. In R. Anderson and D. Ausubel (Eds.), *Readings in the psychology of cognition*. New York: Holt, Rinehart & Winston.
Bandura, A., and Walters, R. (1963). *Social learning and personality development*. New York: Holt, Rinehart & Winston.
Berman, M., and Peelle, L. (1967). Self-generated cues: A method for aiding aphasic and apractic patients. *Journal of Speech and Hearing Disorders, 32*, 372-376.
Bloom, L., and Lahey, M. (1978). *Language development and language disorders*. New York: John Wiley & Sons.
Boden, M. (1980). *Jean Piaget*. New York: Viking Press.
Bolwinick, J. (1967). *Cognitive processes in maturity and old age*. New York: Springer.
Braverman, K. M. (1990). *Divergent semantic and behavioral production skills in aphasia and right-hemisphere communication impairment*. Unpublished doctoral dissertation. University of Cincinnati, Cincinnati, OH.
Brown, J. (1972). *Aphasia, apraxia and agnosia: Clinical and theoretical aspects*. Springfield, IL: Charles C Thomas.
Brown, J. (1977). *Mind brain and consciousness: The neuropsychology of cognition*. New York: Academic Press.
Bruner, J. (1968). *Processes of cognitive growth: Infancy*. Worcester, MA: Clark University Press.
Butfield, E., and Zangwill, O. (1946). Reeducation in aphasia: A review of 70

cases. *Journal of Neurology, Neurosurgery and Psychiatry, 9,* 75-79.
Byng, S., Kay, J., Edmundson, A., and Scott, C. (1990). Aphasia tests reconsidered. *Aphasiology, 4*(1), 67-92.
Cazden, C. B. (1976). How knowledge about language helps the classroom teacher—or does it? A personal account. *Urban Review, 9,* 74-91.
Chapey, R. (1974). *Divergent semantic behavior in aphasia.* Unpublished doctoral dissertation, Columbia University, New York.
Chapey, R. (1977a). A divergent semantic model of intervention in adult aphasia. In R. Brookshire (Ed.), *Clinical aphasiology: conference proceedings.* Minneapolis, MN: BRK.
Chapey, R. (1977b). The relationship between divergent and convergent semantic behavior in adult aphasia. *Archives of Physical Medicine and Rehabilitation, 58,* 357-362.
Chapey, R. (Ed.). (1981a). *Language intervention strategies in adult aphasia.* Baltimore, MD: Williams & Wilkins.
Chapey, R. (1981b). Divergent semantic intervention. In R. Chapey (Ed.), *Language intervention strategies in adult aphasia.* Baltimore, MD: Williams & Wilkins.
Chapey, R. (1983). Language-based cognitive abilities in adult aphasia: Rationale for intervention. *Journal of Communication Disorders, 16,* 405-424.
Chapey, R. (1988). Aphasia therapy: Why do we say one thing and do another? In S. Gerber and G. Mencher (Eds.), *International perspectives on communication disorders.* Washington, DC: Gallaudet University.
Chapey, R. (1992). Functional communication assessment and intervention: Some thoughts on the state of the art. *Aphasiology, 6*(1), 85-93.
Chapey, R., and Lubinski, R. (1979). Semantic judgment ability in adult aphasia. *Cortex, 14,* 247-255.
Chapey, R., Rigrodsky, S., and Morrison, E. (1976). The measurement of divergent semantic behavior in aphasia. *Journal of Speech and Hearing Research, 19,* 664-677.
Chapey, R., Rigrodsky, S., and Morrison, E. (1977). Aphasia: A divergent semantic interpretation. *Journal of Speech and Hearing Disorders, 42,* 287-295.
Chomsky, N. (1957). *Syntactic structures.* The Hague: Mouton.
Chomsky, N. (1964). *Current issues in linguistic theory.* The Hague: Mouton.
Chomsky, N. (1972). *Language and mind.* New York: Harcourt, Brace, Jovanovich.
Cooper, L., and Rigrodsky, S. (1979). Verbal training to improve explanations of conservation with aphasic adults. *Journal of Speech and Hearing Research, 33,* 818-828.
Craig, H. (1983). Application of pragmatic language models for intervention. In T.M. Gallagher and C. A. Prutting (Eds.), *Pragmatic assessment and intervention issues in language.* San Diego, CA: College Hill Press.
Cropley, A. (1967). *Creativity.* London: Longman.
Darley, F. L. (1982). *Aphasia.* Philadelphia, PA: W. B. Saunders.
Davis, G. A. (1983). *A survey of adult aphasia.* Englewood Cliffs, NJ: Prentice-Hall.
Davis, G. A., and Wilcox, M. J. (1981). Incorporating parameters of natural conversation in aphasia treatment. In R. Chapey (Ed.), *Language intervention strategies in adult aphasia.* Baltimore, MD: Williams & Wilkins.
Dember, W., and Jenkins, J. (1979). *General psychology: Modeling behavior and experience.* Englewood Cliffs, NJ: Prentice-Hall.
Diggs, C., and Basili, A. (1987). Verbal expression of right cerebrovascular accident patients: Convergent and divergent language. *Brain and Language, 30,* 130-146.
Dore, J. (1974). A pragmatic description of early language development. *Journal of Psycholinguistic Research, 3,* 343-350.
Duffy, J. R. (1981). Schuell's stimulation approach to rehabilitation. In R. Chapey (Ed.), *Language intervention strategies in adult aphasia.* Baltimore, MD: Williams & Wilkins.
English, H. B., and English, A. C. (1958). *A comprehensive dictionary of psychological and psychoanalytic terms.* New York: McKay.
Fey, M., and Leonard, L. B. (1983). Pragmatic skills of children with specific language impairments. In T. Gallagher and C. A. Prutting (Eds.), *Pragmatic assessment and intervention issues in language.* San Diego, CA: College Hill Press.
Frattali, C. (1992). Functional assessment of communication: Merging public policy with clinical view. *Aphasiology, 6*(1), 63-83.
Gaddie, A., Kearns, K., and Yedor, K. (1991). A qualitative analysis of response elaboration training effects. In T. Prescott (Ed.), *Clinical Aphasiology: Conference Proceedings, 21,* 171-184.
Gallagher, T. (1983). Pre-assessment: A procedure for accommodating language use variability. In T. Gallagher and C. A. Prutting (Eds.), *Pragmatic assessment and intervention issues in language.* San Diego, CA: College Hill Press.
Goldstein, K. (1948). *Language and language disturbances.* New York: Grune & Stratton.

Goodglass, H., and Kaplan, E. (1972). *The assessment of aphasia and related disorders.* Philadelphia, PA: Lea & Febiger.
Goodman, P. (1971). *Speaking and language: Defense of poetry.* New York: Random House.
Gowan, J. Demos, G. and Torrance, E. (1967). *Creativity: Its educational implications.* New York: John Wiley & Sons.
Grant, D., Hake, H., and Hornseth, J. (1951). Acquisition and extinction of verbally conditioned response with different percentages of reinforcement. *Journal of Experimental Psychology, 42,* 1-5.
Guilford, J. P. (1967). *The nature of human intelligence.* New York: McGraw-Hill.
Guilford, J. P., and Hoepfner, R. (1971). *The analysis of intelligence.* New York: McGraw-Hill.
Haaland, K. Y. (1979). The utility of an information processing approach in speech and language evaluations. In R. Brookshire (Ed.), *Clinical aphasiology: Conference proceedings.* Minneapolis, MN: BRK.
Harlow, H. (1949). The formation of learning sets. *Psychological Review, 56,* 51-56.
Harris, M., and Evans, R. (1974). The effects of modeling and instruction on creative responses. *Journal of Psychology, 86,* 123-130.
Harrison, R. P. (1974). *Beyond words: An introduction to nonverbal communication.* Englewood Cliffs, NJ: Prentice-Hall.
Haviland, S. E., and Clark, H. H. (1974). What's new? Acquiring new information as a process in comprehension. *Journal of Verbal Learning and Verbal Behavior, 13,* 512-521.
Head, H. (1915). Hughlings Jackson on aphasia and kindred affections of speech. *Brain, 38,* 1-27.
Holland, A. (1975). Language therapy for children: Some thoughts on context and content. *Journal of Speech and Hearing Disorders, 40,* 514-523.
Hughy, J., and Johnson, A. (1975). *Speech communication: Foundations and challenges.* New York: Macmillan.
Jennings, E., and Lubinski, R. (1981). Strategies for improving productive thinking in the language impaired adult. *Journal of Communication Disorders, 14,* 255-271.
Jensen, G., and Cotton, J. (1960). Successive acquisitions and extinctions as related to differing percentages of reinforcement. *Journal of Experimental Psychology, 60,* 41-49.
Kearns, K. P. (1985). Response elaboration training for patient initiated utterances. In R. Brookshire (Ed.), *Clinical aphasiology: Conference proceedings* (pp. 196-204). Minneapolis, MN: BRK.
Kearns, K. P. (1990). Broca's aphasia. In L. La Pointe (Ed.), *Aphasia and related neurogenic language disorders.* New York: Thieme Medical Publishers.
Kearns, K. P., Potechin, G. (1988). The generalization of response elaboration training effects. In T. Prescott (Ed.), *Clinical aphasiology.* Boston, MA: College Hill Press.
Kearns, K., and Yedor, K. (1991). An alternating treatments comparison of loose training and a convergent treatment strategy. In T. Prescott (Ed.), *Clinical aphasiology, 20,* 223-238.
Keenan, J. A. (1975). *A procedure manual in speech pathology with brain-damaged adults.* Danville, IL: Interstate.
Lahey, M. (1988). *Language disorders and language development.* New York: Macmillan.
Law, P., and Newton, M. (1991). Divergent semantic behavior in aged persons. Atlanta, GA: American Speech Language Hearing Association Convention.
Lazerson, A. (Ed.). (1975). *Psychology today.* New York: Random House.
Lefrancois, G. (1982). *Psychological theories of human learning* (2nd ed.). Belmont, CA: Brooks-Cole.
Lindfors, J. W. (1980; rev. 1987). *Children's language and learning.* Englewood Cliffs, NJ: Prentice-Hall.
Lubinski, R. (1986). A social communication approach to treatment in aphasia in an institutional setting. In R. Marshall (Ed.), *Case studies in aphasia rehabilitation.* Austin, TX: Pro-Ed.
Lubinski, R., and Chapey, R. (1978). Constructive recall strategies in adult aphasia. In R. Brookshire (Ed.), *Clinical aphasiology: Conference proceedings.* Minneapolis, MN: BRK.
Lucas, E. (1980). *Semantic and pragmatic language disorders: Assessment and remediation.* Rockville, MD: Aspen.
Luria, A. R. (1973). *The working brain.* New York: Basic Books.
Martin, A. D. (1975). A critical evaluation of therapeutic approaches to aphasia. In R. Brookshire (Ed.), *Clinical aphasiology: Conference proceedings.* Minneapolis, MN: BRK.
Martin, A. D. (1979). Levels of reference for aphasia therapy. In R. Brookshire (Ed.), *Clinical aphasiology: Conference proceedings.* Minneapolis, MN: BRK.
Martin, A. D. (1981). Therapy with a jargonaphasic. In J. W. Brown (Ed.), *Jargonaphasia.* New York: Academic Press.
Marx, M. (1970). *Learning theories.* London: Macmillan.

McConnell, F., Love, R., and Smith, B. (1974). Language remediation in children. In S. Dickson (Ed.), *Communication disorders: Remedial principles and practices.* Glenview, IL: Scott Foresman.

McCormick, L., and Schiefelbush, R. (1984). *Early language intervention: An introduction.* Columbus, OH: Charles E. Merrill.

Muma, J. (1975). The communication game: Dump and play. *Journal of Speech and Hearing Disorders, 40,* 296–309.

Muma, J. R. (1978). *Language handbook: Concepts, assessment and intervention.* Englewood Cliffs, NJ: Prentice-Hall.

Naremore, R. (1980). Language disorders in children. In T. Hixon, L. Shriberg, and J. Saxman (Eds.), *Introduction to communication disorders.* Englewood Cliffs, NJ: Prentice-Hall.

Neisser, U. (1967). *Cognitive psychology.* New York: Appleton-Century-Crofts.

Ochs, E., and Schieffelin, B. (Ed.). (1979). *Developmental pragmatics.* New York: Academic Press.

Pieres, E., and Morgan, F. (1973). Effects of free associative training on children's ideational fluency. *Journal of Personality, 41,* 42–49.

Porch, B. (1971). Multidimensional scoring in aphasia testing. *Journal of Speech and Hearing Research, 14,* 776–792.

Prutting, C. (1979). Process/pra/,ses/n: The action of moving forward progressively from one point to another on the way to completion. *Journal of Speech and Hearing Disorders, 44,* 3–30.

Prutting, C., and Kirchner, D. (1983). Applied pragmatics. In R. M. Gallagher and C. A. Prutting (Eds.), *Pragmatic assessment and intervention issues in language.* San Diego, CA: College Hill Press.

Reitan, R. M. (n. d.). *Manual for the administration of neuropsychological test batteries for adults and children.* Tucson Neuropsychological Laboratory: University of Arizona.

Rosenbek, J. (1982). When is aphasia aphasia? In R. Brookshire (Ed.), *Clinical aphasiology: Conference proceedings.* Minneapolis, MN: BRK.

Rosenfeld, N. M. (1978). Conversational control function of nonverbal behavior. In A. W. Siegman and S. Felstein (Eds.), *Nonverbal behavior and communication.* Hillsdale, NJ: Lawrence Erlbaum.

Rosenthal, T., and Zimmerman, B. (1978). *Social learning and cognition.* New York: Academic Press.

Saltz, E. (1971). *The cognitive bases of human learning.* Homewood, IL: Dorsey Press.

Salvatore, A. P., Blackwood, D., and Sachdev, J. (1981). The effects of dexamethasone on cognitive, speech and language behavior: A model for the study of recovery of function. In R. Brookshire (Ed.), *Clinical aphasiology: Conference proceedings.* Minneapolis, MN: BRK.

Sarno, M., Silverman, M., and Sands, E. (1970). Speech therapy and language recovery in severe aphasia. *Journal of Speech and Hearing Research, 13,* 607–623.

Schuell, H., Carroll, V., and Street, B. (1955). Clinical treatment of aphasia *Journal of Speech and Hearing Disorders, 20,* 43–53.

Schuell, H., Jenkins, J., and Jiminez-Pabon, E. (1964). *Aphasia in adults.* New York: Harper & Row.

Schwartz-Crowley, R., and Gruen, A. (1986). Rehabilitation assessment of communicative, cognitive-linguistic, and swallowing functions. *Trauma Quarterly, 3*(1), 63–75.

Scott, W., Osgood, W., and Peterson, C. (1979). *Cognitive structure, theory and measurement of individual differences.* New York: Halstead Press.

Searle, J. (1969). *Speech acts.* London: Cambridge University Press.

Slobin, D. (1971). *Psycholinguistics.* Glenview, IL: Scott Foresman.

Smith, F. (1975). *Comprehension and learning.* New York: Holt, Rinehart and Winston.

Staats, A. (1968). *Learning, language and cognition.* New York: Holt, Rinehart and Winston.

Tiffin, J. (1968). *The Purdue Pegboard examiner manual.* Chicago, IL: Science Research Associates.

Torrance, E. P. (1966). *Torrance Test of Creative Thinking.* Princeton, NJ: Personnel Press, Inc.

Torrance, E. P. (1974). Interscholastic brainstorming and creative problem solving competition for creatively gifted. *Gifted Child Quarterly, 18,* 3–7.

Ulatowska, H., Macaluso-Haynes, A., and North, J. (1980). Production of narrative and procedural discourse in aphasia. In R. Brookshire (Ed.), *Clinical aphasiology; Conference proceedings.* Minneapolis, MN: BRK.

Vignolo, L. (1964). Evolution of aphasia and language rehabilitation: Retrospective exploratory study. *Cortex, 1,* 344–367.

Warren, S., and Rogers-Warren, A. K. (Eds.). (1985). *Teaching functional language.* Austin, TX: Pro-Ed.

Webster's new collegiate dictionary (1977). Springfield, MA: G. and C. Merriam Co.

Wechsler, D. (1955). *Manual for the Wechsler Adult Intelligence Scale.* New York: Psychological Corp.

Wechsler, D. (1973). *Wechsler Memory Scale.* New York: Psychological Corp.

Wepman, J. (1951). *Recovery from aphasia.* New York: Ronald Press.

Wepman, J. (1953). A conceptual model for the processes involved in recovery from aphasia. *Journal of Speech and Hearing Disorders, 18,* 4–13.

Wepman, J. (1972). Aphasia therapy: A new look. *Journal of Speech and Hearing Disorders, 37,* 203–214.

Wepman, J. (1976). Aphasia: Language without thought or thought without language. *ASHA, 18,* 131–136.

Wepman, J. M., Jones, L. U., Bock, R. D., and Van Pelt, D. (1960). Studies in aphasia: Background and theoretical formulations. *Journal of Speech and Hearing Disorders, 25,* 323–332.

Wolfe, U., Florance, C. L., Mendelowitz, D., and Evans, W. (1981). Cognitive changes post carotid endarterectomy. In R. Brookshire (Ed.), *Clinical aphasiology: Conference proceedings.* Minneapolis, MN: BRK.

Yardley, A. (1974). *Structure in early learning.* New York: Citation Press.

Yorkston, K., and Beukelman, D. (1977). A system for quantifying verbal output of high level aphasia patients. In R. Brookshire (Ed.), *Clinical aphasiology: Conference proceedings.* Minneapolis, MN: BRK.

Zachman, L., Jorgensen, C., Barrett, M., et al. (1982). *Manual of exercises for expressive reasoning.* Moline, IL: LinguiSystems.

Zachman, L., Jorgensen, C., Huisingh, R., and Barrett, M. (1983). *Test of Problem Solving.* Moline, IL: LinguiSystems.

第12章

語用論と治療

MONICA STRAUSS HOUGH and ROBERT S. PIERCE

　語用論は、言語行為とその言語が発せられた特定の文脈との相互関係とされてきた。もともと語用論とは、言語が普通、文脈の中でいかに用いられるかを示す（Coggins, 1991；Davis, 1986, 1989；Davis and Wilcox, 1985；Newhoff and Apel, 1990；Prutting, 1982；Prutting and Kirchner, 1983）。文脈は、コミュニケーションの意図のために言語がいかに用いられるかを決定するような状況・場面についての知識を与える（Coggins, 1991；Prutting, 1982）。したがって、語用論は発話に伴うプロソディ特徴あるいはパラ言語的特徴とジェスチャーの特徴と共に、話している時に伝えらる意図や態度といったものも含む（Newhoff and Apel, 1990；Weylman et al., 1988）。語用論は、コミュニケーションの研究、あるいはより明確には言語の機能の研究と考えることができる。

　失語症に対する語用論的リハビリテーションは、患者の環境や非言語的行為に注目するだけではない。治療の目的は言語の機能面の改善である。語用論的に方向付けられた治療法の基礎となるのは、一般的な言語過程と言語が用いられる文脈との関係である。さらに明確に言うならば、失語症の語用論的治療とは、伝統的な刺激法とこのような技法が提示される特定の文脈の操作を含んでいる。

つまり、治療は、このような臨床的手続きをより語用論的に行なうにはどうすればいいのかということを主眼としている（Davis and Wilcox, 1981, 1985）。患者の視点からみれば、語用論的アプローチは、個人的な環境におけるコミュニケーションに関わる他者の役割と共に、その人がコミュニケーションに使える力にも焦点をあてている。伝統的な意味での言語処理過程より状況文脈を考慮し、力点はモノローグよりも対話に置かれている（Davis and Wilcox, 1981；Holland, 1977；Lesser, 1991）。

　失語症学者達は、当初からそのような語用論の分野を構成する行動について言及していたわけではないが、1960年代の後半から、言語障害の機能的・コミュニケーション的な側面に関心がもたれるようになった（Aten et al., 1982；Holland, 1991；Newhoff and Apel, 1990）。失語症のリハビリテーションの機能的アプローチとしての評価と治療の方法が導入され、現在に至っている（Aten, 1986；本書の14章参照）。手続きとしては、(a)より自然な場面設定での語・句・文の理解と表出、(b)会話の慣習面についての練習、(c)コミュニケーションの有効性を高める方法として非言語的な技術を高めること、などが含まれている。脳損傷の

ある成人、特に失語症患者の全般的なコミュニケーション能力についての評価と治療を通じて、コミュニケーションは実際本質的に相互的なものであることがわかってきた。この認識は、さまざまな文脈での言語理解と言語表出のより系統的な検査を産みだし、そして機能的アプローチを語用論的治療の枠組まで広げたのである。その結果、研究者および臨床家は、全般的なコミュニケーション能力の語用論的評価と治療を言語機能の科学とみなし始めている（Davis, 1986, 1989）。

失語症治療における語用論的アプローチは、実際には非常に包括的であることが多いが、この種のリハビリテーションがより伝統的な意味での言語の側面に対する集中的な治療を妨げるものであってはならない（Davis, 1989；Holland, 1991）。言語障害の他の側面の訓練を除外して語用論的な問題を強調することは、失語症患者にとっては有害である。治療の際、語用論的な方法を常に考慮しなくてはならないが、このような手法にどの程度頼るかは、臨床家が失語症に関する知識と基本的な直感および常識に基づいて判断すべきである。

この章の目的は、さまざまな評価および治療体系を考慮に入れて、語用論と失語症についての包括的な概観を述べることである。さらに、失語症における語用論的働きについての詳細な議論を提示する。失語症者の語用論的能力に関しては、理解面と表出面を別々に考えていく。この両方の側面を3つの大きな分野において考察する。理解と表出の両側面に関連する1つ目の分野は、言語が用いられる特定の文脈に関わる分野である。このような文脈は、言語学的文脈・外言語学的文脈・パラ言語的文脈からなる。2番目の大きな分野は、このような文脈と言語との相互関係に関する分野で、会話的文脈・社会的文脈と言われる。理解面についていえば、この分野は、話者の意図への感受性・会話的手段・コミュニケーションを高めるための話者のストラテジーなどに関わる。また表出面については、会話的工夫の利用・会話的失敗を修復するストラテジー・会話的および社会的文脈における丁寧形などが述べられる。3つ目の分野は、理解面では世界に関する知識の影響力を扱う。表出面としては、ジェスチャーの使用に焦点を当てる。また失語症患者との文脈を改善させるのに寄与する変数なども考慮される。それぞれのセクションでは、正常な言語過程と失語症に関する重要な研究にも言及する。

ここで提示した語用論の概観は、ほとんどの臨床家や研究者に支持されているが、語用論の枠組をどう構成するかは、専門家によって異なっているかもしれない。ここで示した構造は、James (1990)、Smith (1988)、Weylmanら (1988) が示したような枠組とはいくらか異なっている。Smith (1988) は、語用論を8つの範疇に分けている。機能・文脈・パラ言語的特性・既知情報と新情報・ダイクシス・言語行為・時系的まとまり／談話・メタコミュニケーション、の8つである。Weylmanら (1988) は、5つの語用論的側面を考えた。間接要求に従う・修辞的言語を用いて表出された態度の理解・ユーモアの理解と表現・推論・修辞的言語の解釈である。James (1990) の組織化は3つの主要分野を含んでいる。さまざまなコミュニケーション意図のための言語使用・会話的相互作用のための規則・異なるコミュニケーション状況での文体の使い分けの規則、である。肝心なことは、それぞれの記述的な枠組の中で扱われている事象は等しいことである。学問としての語用論の組織化に見られる構造的な相違は、われわれが評価と治療においてより効果的に語用論的考察を行なう方法をみつけるまでは解消できないだろう。

失語症における語用論的機能：
理解面

理解面における語用論的機能の大きなテーマは、文脈の影響である。聴くことや読むことが単独で起こることはめったになく、状況文脈による情報は、意味を引き出すことに影響を与える。この情報は、形式としては言語的、外言語的、パラ言語的のいずれかあるいはその組み合わせでありうる。しかしこのセクションでは、文脈が影響を与えるような処理過程のタイプを中心に話を進める。つまり、文脈がない時に比べ文脈がある場合に、失語症者がいかに効果的に統語論・意味論・談話構造から意味を引きだしているかという点を中心に

述べることにする。

統　語

　大部分の失語症患者にとって、文の統語面から意味を引きだすことは困難である（Naeser et al., 1987；Parisi and Pizzamiglio, 1970；Peach et al., 1988）。定型化された評価や非定型的な会話的やりとりで比較的良好な理解能力を示す患者でさえそうである。統語構造により難易度はさまざまであるが、とりわけ難しいのは、可逆的な能動／受動文や関係節といった名詞のテーマ役割が潜在的に入れ替え可能であるような構造である（Butler-Hinz et al., 1990；Caramazza and Zurif, 1976；Parisi and Pizzamiglio, 1970）。しかし、前後の文脈がいくつかの方法で失語症患者のこのような文の理解能力に大きく影響を与えることがある。

　文脈の影響で失語症患者が文の意味をとらえるために用いる処理機構を変更できるというのが1つの方法である。これは、世界についての知識と関連した意味論／語用論により名詞のテーマ的役割が決定可能である場合などに起こる。例えば、「その花はその少女によって摘まれた」という文は、失語症患者にとって比較的理解し易い。というのは、世界についての知識により2つの名詞に対するテーマ的役割は一通りしかあり得ないことが明らかであるからである。患者が意味を引きだすために、統語的分析に頼る必要はない（Caplan and Evans, 1990；Caramazza and Zurif, 1976）。また、厳密な意味では可逆的な文であっても、世界についての知識によりあるテーマ的役割が他の可能性より適切、あるいはありそうだとはっきりしている時には似たような促通が起こる（Deloche and Seron, 1981；Kudo, 1984）。

　統語的分析の代わりに意味論的・語用論的に処理をするという方策を用いることは、言語的文脈や外言語的情報によっても可能になる（Cannito et al., 1988, 1990；Germani and Pierce, 1992；Hough et al., 1989；Pierce, 1988, a, b；Pierce, 1991；Pierce and Beekman, 1985；Pierce and Wagner, 1985）。このような場合には、近接した文や語り、目標となっている文中の名詞の特定のテーマ的役割を予想させるような絵などから知識が得られれば、可逆文の理解は促進される。このような見解を現実世界に広げてみることは簡単である。男が鼻血を出しながら目の周りにあざを作ってきたとしよう。何が起こったのか聞いてみると、「ジョンがビルに殴られた」ということだ。この発話の外言語的状況を考えれば、文を統語的に分析しなくても殴られたのは誰なのかは十分にわかる。伝統的な失語症治療と比べてみるとよい。治療場面では患者は「ジョンはビルに殴られた」と聞かされ、次に「殴られたのは誰ですか？」と質問される。言語理解の際に語用論的アプローチに頼るということについては、Juncos-Rabadan（1992）とSchnizer（1989）でも報告されている。

　解釈を予想させるこのような文脈は、失語症患者が目標となる統語構造を処理することを真に促進しているのか、それとも目標文はただ無視され予測的な文脈的情報のみに基づいて反応が起こるのか、ということが問題とされてきた（Brookshire, 1987；Huber, 1990）。GermaniとPierce（1992）の結果によると、予測的な語りの文脈のみが与えられた場合と可逆的な目標文のみが与えられた場合とでは、失語のある聞き手の反応の正確さは同程度であった。しかし文脈と目標文が同時に与えられると、理解は明らかに改善した。つまり、文脈的な情報は目標文の情報に取って代わるのではなく、その情報との相互作用によって理解を助けるということが示唆されたのである。

　文脈が、統語的構造の理解に影響を与える第2の様式は冗長性によってである。全ての文脈がテーマ的役割を予測させるものではない。ある行為が起こるセッティングを示しはするが、どの名詞がその行為の主語となるかまでは制限しない場合もある。このような非予測的な語りの文脈でも、失語症患者の聴理解（Cannito et al., 1986）、読解（Germani and Pierce, 1992）の両方の助けとなる。このタイプの文脈的促通の基礎となるメカニズムについては明らかではないが、理解の際の失語症者の処理能力の配分を変えることが促通につながるのではないかと考えることはできる。例えば、可逆的な受動文（例、その少年がその少女にぶたれた）を単独で示された場合には、失語のある聞き手は名詞と動詞の意味を解読し、統語構造を分析し、名詞のテーマ的役割を同定しなければ

ならない (Caramazza and Miceli, 1991)。語りの文脈が先行していれば、目標文におけるテーマ的役割を予測させるものでないとしても、名詞やそれから起こりそうな動作になじんでおくことになる。したがって目標文のこのような要素を決めるための処理的注意力は少なくてすみ、テーマ的役割の同定により多くの注意を割くことができる。能力配分についての詳しい議論はMcNeilら (1990) が参考になる。

このような結果は、現実世界に容易に敷衍することができる。「ビルがジョンに殴られた」と耳にする場合には、おそらくビルやジョンが誰なのか、2人は何をしているのかを知っているだろう。そのために聞き手は、主にその文中のテーマ的役割を決定することに力を注ぐことができるのである。

失語症患者にとって冗長性は、促通メカニズムとしては予測性ほどには一般性がない。語りの文脈と違って非予測的な1文が先行する状況が、失語症患者の可逆的受動文の理解を明確に促進するという結果は得られていない (Pierce and Wagner, 1985)。同じく目標文をただ繰り返すだけでは理解を改善させない。おそらく単独の文では、目標文での処理負担を減らすほどキーとなる名詞に触れることにならないのだろう。次に失語症患者は、常に非予測的な語りの文脈の恩恵を被るわけではない (Cannito et al., 1990)。発症後の経過期間が短かかったり理解障害が重度だったり、あるいはその両方の要素のある患者は、予測的な言語文脈は助けとなっても、非予測的な言語文脈は助けにはならない (Cannito et al., 1991)。

文脈が失語症患者の統語構造の理解をどの程度助けるかは、その患者にとっての統語そのものの理解がどの程度難しいかに依存している。難しければ難しいほど文脈による助けは大きくなる (Cannito et al., 1988, 1990 ; Pierce and Beekman, 1985 ; Pierce and Wagner, 1985 ; Sherman and Schweickert, 1989)。しかしこの関係は、読解に関しては見出されていない (Grogan, 1993)。反対に流暢性で測られるような失語タイプは、文脈による助けとは関係がない (Hough et al., 1989 ; Pierce and Beekman, 1985)。

意味論

文脈は、語の同定および語の意味という両方のレベルで意味処理に影響する。語の同定は、ある特定の語がある人の心的辞書内で活性化されることである。このような活性化が起こるために必要な情報は、厳密にデータによるもの（つまり、予測不可能な語が単独で提示される場合のように音響／印刷記号に基づく）と知識のみによるもの（「銀行から電話があって、妻がまた不渡りの…」という文を完成させる時のように文脈的情報に基づく）を両極とする連続体のいずれかに位置する。通常は、語を活性化するためにはデータによる情報と知識に基づく情報の組み合わせが用いられる。両者の割合がどれほどになるかは状況に依存している。有効な文脈が多ければ多いほど、聞き手／読み手が、音響／印刷記号に頼らなければならない度合いは減少する。逆に利用できる文脈が乏しければ、入ってくる記号がより重要になる (Balota et al., 1991 ; Bard et al., 1988 ; Oden et al., 1991 ; Rueckl and Oden, 1986)。失語症患者はしばしば、障害された音響記号 (Pierce and DeStefano, 1987) や知覚障害 (Miceli et al., 1980) を代償するために文脈を用いることができる。

心理言語学では、語の意味は状況による要請に応じて特定の群が活性化されるような素性のフレキシブルなセットからなるという見方が出て来ている (Balota et al., 1991 ; Kellas et al., 1991 ; Tabossi, 1991 ; Van Petten and Kutas, 1991)。このような素性の中には、文脈にかかわらず常に活性化されやすいものもあるし (Barsalou, 1982 ; Greenspan, 1986)、主として文脈により強調あるいは目立たせられた場合に活性化されるものもある。例えば「ピアノ」という概念は、訓練を受けた音楽家にとっての意味と運送屋にとっての意味は非常に異なっているだろう (Barclay et al., 1974)。したがって、語が単独で示された時にその意味を形作るよう活性化される素性のセットは、ある文脈でのその語の意味とは異なっているかもしれない (Kellas et al., 1991)。この点は、失語症患者にとってはことさら当てはまるかもしれない。失語症患者にとっては、単独で示された単語の意味表象は制限されているように思われるからである (Chenery et al., 1990 ; Germani, 1992 ;

Goodglass and Baker, 1976; Silveri et al., 1989)。例えば、無関係な選択肢の中から正しい絵を選ぶという形で正しく理解されていることが分かっている単語を用いた実験で、Germani(1992)は、失語症患者は重要な素性を正しく同定したが、重要性の低い素性の同定は障害されているという結果を得ている。重要度の低い素性についての知識の程度は全体的な理解のレベルと有意な相関があり、理解の良い失語症患者はより多くの単語を知っているだけではなく、知っている単語についてより完全な知識を持っていることを示唆している。

文脈は、関連する素性の少数あるいは多数のセットをプライムすることで単語の意味に影響を与える (Schwanenflugel, 1991)。少数の語を予測させる文脈は、そのような数少ない単語にしか満たせないような数多くの素性のセットを強調する。逆にそれほど予測的でない文脈では、語が満たさなければならない意味素性についての制限は少なく、したがって多くの語によって満たされうる。失語症患者は、このような文脈の予測性の幅に対しては敏感である (Clark and Flowers, 1987; Grogan, 1993; Pierce, 1988b; Pierce and Beekman, 1985)。つまり、失語症患者による語の理解は、文脈がそのような語を予測するような場合には、予測的でない文脈に比べ明らかに良好である。このような促通が起こるのは、予測的でない文脈では十分に活性化されないような特定の意味素性が、予測的な文脈では活性化されるからであろう。特記すべきことは、文脈は聴覚理解力が乏しい患者にとってより有益である点である (Piece and Beekman, 1985)。これはまた、単独で提示された単語の意味的知識に欠ける患者でも認められる (Germani, 1992)。

もっとはっきりと言うならば、予測性の意味処理への効果は、文脈が聞き手に目標語をどの程度期待させるかに依存しているようである (Schwanenflugel and Shoben, 1985)。例えば、「私が運転する・・・」と言う文は聞き手に「自動車」という語を期待させる。しかし「トラック」「タクシー」という語も可能である。PuskaricとPierce(1991)は、文脈があまり予測的でない場合より予測的である場合の方が、失語症患者は予測を裏切るような語をより正確に理解することを見出した。期待通りの語についてはこのような差は見出されなかったが、天井効果が反応に影響した可能性も考えられる。

さらなる研究がまだまだ必要であるとは言え、これらの結果は、失語症患者の単語の意味についての理解は、伝統的な「絵の指さし」理解課題では正確にとらえることができない可能性を示唆している。第1に、意味的知識の深さが評価されていない。第2に、文脈が欠如している場合には理解されないような意味素性の認識が文脈により促進され、自然なコミュニケーション場面では失語症患者のある語の理解はもっと良くなる可能性がある。

談　話

談話の理解は、自然なコミュニケーション的相互作用に最も類似しており、語用論と文脈が一番大きな影響を与えるのは、この談話の理解のレベルであると考えられる。ここでは、コミュニケーション的相互作用の過程のさまざまな側面を、特に語りの談話の理解との関連でまとめていくが、これらの点に関するより詳細な議論についてはPierceとGrogan（1992）を参照されたい。

前に論じた単語の同定の過程と同じく語りの意味の心的表象も、データによる情報と知識に基づいた情報をさまざまな割合で用いて柔軟に形作られる (Whitney and Waring, 1991)。語りの理解が語用論的・文脈的情報の影響を非常に受け易い一つの理由は、その過程の全てのレベルで聞き手の知識が重要な役割を果すということである。ミクロストラクチャーのレベルでは、聞き手は語りに含まれる命題を同定し、階層的な表象へと組み立てていく (Mross, 1990)。いろいろな要因の中でも、この段階がうまく行くかどうかは語りのまとまり、つまり聞き手が命題同士の関連を同定する能力に関係している。この結束性はたしかに語りの構成の仕方によるが、同時にこれらの関係を推論する聞き手の能力にも依存し、この能力は聞き手がその話題に関してどれだけ知識を持っているかに依存している。知識が多くなれば推論は容易になり、結果的に結束性が増して理解を促進させる (Morrow et al., 1990; Yekovich et al.,

1990)。

　失語症患者の推論能力については、あまりよく理解されていない。失語症患者は、必要な推論が最低限であれば、語りに含まれる詳細について、間接的に述べられた情報を直接的に述べられた情報と同じように正確に理解することができた（Brookshire and Nicholas, 1984）。しかし推論がもっと難しくなると理解は正確ではなくなる（Nicholas and Brookshire, 1986）。それとは逆にRosenthalとBisiacchi（submitted）は、そうしないようにはっきりと言われていても失語症患者が因果関係に基づいた推論をたやすく行なっていることを見出した。推論のタイプと複雑さが失語症患者の語りの理解に与える影響については、より多くの情報が必要である。命題間の関係性の同定は、語りの中心的トピックあるいはそのテーマを知っていると促進される。WallerとDarley（1978）は、トピックテーマが与えられている場合には与えられていない場合より正確に、結束性の弱い語りを理解していることを見出した。PattersonとPierce（1991）は、失語症患者による語りの遅延再生は、手がかりとしてトピックテーマが与えられれば、それがない場合よりも正確であったとしている。さらに、右半球脳損傷者とは異なり、失語症患者は、トピックテーマを語りの最初に与えられても語りの最後で与えられても、それを活用することができる（Hough, 1990）。この結果は、Pierce（1988a）の結果と類似している。これは、意味的・統語的目標の前あるいは後の予測的言語文脈をうまく利用できるという知見である。

　マクロストラクチャーレベルでは、聞き手は語りの要点あるいは主眼を形作る。この能力は、最重度に障害された失語症患者以外ではかなり良く保たれているようにみえる（Huber, 1990）。中心的な考えを理解することは、語りの詳細の理解よりはかなり良い（Brookshire and Nicholas, 1984；Nicholas and Brookshire, 1986；Wegner et al., 1984）。また、独白や会話的対話でも同様である（Katsuki-Nakamura et al., 1988）。

　語りやマクロ命題から意味のより大きな要素を形成することは、スキーマとかスーパーストラクチャーといった知識に導かれる。スキーマとは、特定の出来事に関する知識からなり、少なくともレストランに行くというような身近なスクリプトに関しては失語症患者においても比較的保たれているようにみえる（Armus et al., 1989）。スーパーストラクチャーとは、物語や記事といった、型にはまった語りの形式に関するスキーマで、軽度あるいは中等度の失語症患者ではやはり比較的保たれている（Ulatowska and Chapman, 1989）。

　ミクロ命題のレベルに制限があってもマクロストラクチャーはうまく形成できることもある（Huber, 1990）。例えば、既知／未知情報が時系列的に並んでいなくても、失語症患者の理解力に影響はない（Cannito et al., 1986）。同様に失語症患者は、結束性のある語りも結束性に欠ける語りも同じようにうまく理解することができる（Huber, 1990）。

　語りの理解において、失語症患者の知識が重要な役割を果たすことは有益であるが、注意すべき点がある。失語症患者の語りの理解が語りに含まれる情報によるのか、それとももともと持っていた知識によるのかを決定することが困難な場合があるからである。例えば、ある語りについての質問に対する答えはもともとあった知識だけに基づいていて、語りの理解を全く反映していない場合もある（Nicholas et al., 1986）。知識が語りの理解に寄与するという考え方には、語用論的な含みがある。最も直接的な含みは、失語症患者の理解は、談話の話題についての知識を持っている場合の方が、知識のない場合より多分良好であろうというものである。したがって、日常生活での当り前の出来事としての談話で、失語症患者が知っている話題に関するものであれば、治療セッションで導入されるような難解な話題よりもよく理解できるであろう。

字義通りでない意味の理解

　これまでの議論は、話し手の意図が文の意味論と統語論によって直接的に表わされるような、字義通りの意味の理解に関するものであった。しかしながら、通常のコミュニケーション場面では、話し手の意図がその発話の文字通りの意味とは異なる場合も起こりうる。これには、イディオム、暗喩、言い回し、間接的な要求／命令などが含まれる。これらの発話が特殊であるのは、このよう

な発話を解釈するには状況文脈に照らし合わせなければならないからである。例えば、"They shot the bull"（彼らがその牛を撃った／彼らはでたらめを言った）という表現は農夫が傷ついた動物について話している場合には文字通りに解釈できるし、おそらくそうされるだろうが、多くの状況では聞き手はこの発話を全く異なった意味で解釈している。「ここは寒いですね」というコメントは、単に意見を述べているのかもしれない。しかし、これはしばしば行為を求める要求である。失語症者はおおむねこのような字義通りでない意味を理解する能力を保っている（Foldi, 1987；Huber, 1990；Myers and Linebaugh, 1981；Van Lancker and Kempler, 1987；Wilcox et al., 1978）。失語症者ではこの能力が保たれており、右半球損傷の患者では障害が見られることは、このような文字通りでない意味の解釈は右半球によって担われていることを示唆している。

右半球によって担われている可能性があり、全失語の患者でも保たれているもう1つの能力は、自分に関係する情報の理解力または有名な人物や事件の理解力である（Van Lancker and Nicklay, 1992）。しかし靴のような自分に関係ある物についてはこのような点は見出されなかった。

理解におけるパラ言語的要素

外国語を話したり、外国人が話す英語を聞いたりすれば、ストレスとアクセントが理解にとってどれだけ重要であるかがはっきりと分かるであろう。単語に含まれる音を全て正しく言っても、ただストレスパターンが間違っているだけで理解してもらえないことも起こりうる。完璧とは言えないまでも、失語症患者は理解の助けとするためにこの種の情報を用いることができる場合が多い。パラグラフの中である語に強勢をおけば、その語の理解を助けることができる（Pashek and Brookshire, 1982）。もっともこのような効果は、目標語におかれたストレスそのものよりも、目標語の前に起こるプロソディの変化の方により関係しているとされている（Kimelman, 1991）。重度に障害された患者でも、文の意味を理解しているとは限らないのに、発話が陳述なのか質問なのか命令なのかを理解することができる（Green and Boller, 1974）。しかし、意味的な内容が取り除かれプロソディ特徴のみが残された状態では、この判断は難しくなる（Heilman et al., 1984）。ストレスと連接は、「彼女はホームシックだ」（"She is homesick"）と「彼女は病気で家にいる」（"She is home sick"）という2つの発話や、名詞の"convict"（囚人）と動詞の"convict"（有罪と証明する）を聞き分ける助けとなる。失語症患者は、このような課題をかなり良くこなすことが明らかにされているが（Blumstein and Goodglass, 1972）、非常に良いとは言えない場合もある（Baum et al., 1982）。失語症患者が頼れるのは、このようなパラ言語的な手がかりのみということは稀である。通常は他の文脈的情報が存在しているからである（Davis and Wilcox, 1985）。

プロソディはまた、話し手の情動的な状態を伝えることもある。発話のプロソディ特徴から情動的な状態を察する能力は、失語症患者でも比較的保たれているが、重症度に左右される可能性も指摘されている（Heilman et al., 1984；Schlanger et al., 1976；Seron et al., 1982）。

会話のスピードも理解に影響する。失語症患者の理解は、文や語りがゆっくりとしたスピードで提示された時の方がより正確である。しかしこれは患者により、また状況により異なっている（Nicholas and Brookshire, 1986）。

会話的やりとり

コミュニケーションが会話的な文脈で行なわれる場合には、失語症患者の理解能力の他の側面が重要となる。その1つは、役割交代を示す合図の認知である。SchienbergとHolland（1980）は、話者交代の規則を遵守しているWernicke失語の2症例について報告している。しかし、Penn（1988）は規則を守らないWernicke失語の症例に言及している。他のタイプの失語症に関しては、この能力を疑っている研究者はいない。もう1つの側面は、失語症患者は自分が何か理解していない時、そのことを認識しているのかどうかという面である。Apelら（1982）は、失語症患者が話し手のあいまいさに直面した時には確認するための質問を発することを見出している。

失語症における語用論的機能：表出面

言語機能の文脈

先に述べたように、言語機能の文脈には、言語的・パラ言語的・外言語的文脈が含まれる。表出面においては、このような変数は話し手によって発せられたメッセージの社会的な適切さに影響する。失語症におけるこれらの文脈の影響を調べるために、会話的課題と談話、特に語りが用いられてきた。

言語的文脈

言語的文脈とは、目標となる言語単位に先行する言語情報やその言語単位に続く言語情報を指す（Davis, 1986, 1989；Pierce, 1988）。表出面における言語的文脈の研究は、第一に談話あるいはテクストの産生に関わっている。談話とは関係のある文のまとまりで、メッセージを伝える。つまり考えの表現である（Davis, 1989；Dennis and Lovett, 1990；Ulatowska et al., 1990）。Ulatowskaら（1990）は、談話は1フレーズあるいは1文程度の短さであることもあり、その長さはメッセージのコミュニケーション的機能により決まることを示唆している。テクストという場合は、発話というより書字を指す。

談話やテクストの表出は、1つの文の内部（文内）でも文同士の間（文間）でも、また全体的なレベルでも考察することができる。Kintschとvan Dijk（1978）は、文構造を談話のミクロストラクチャーあるいは局所レベルと呼んでいる。談話を全体として特徴付ける全体的・テーマ的特徴は、マクロストラクチャーと考えられる。この両方の構造レベルが談話の結束性に寄与している（Davis, 1986；Hough and Pierce, 1987）。結束性とは、談話の概念的な構成と内容的なもっともらしさを指す（Agar and Hobbs, 1982；Glosser and Deser, 1990）。結束性は、話し手の、ある言語単位を通じて統一的なテーマを保持する能力に依存している（Agar and Hobbs, 1982；Hough, 1990）。結束性を保持するための特徴・手段は、通常ミクロストラクチャー（局所的）とマクロストラクチャー（全体的）では別々に考察される（Agar and Hobbs, 1982；Glosser and Deser, 1990；Kintsch and van Dijk, 1978；Tracy, 1984；Ulatowska and Bond, 1983）。

ミクロストラクチャー． ミクロストラクチャーレベルでは、局所的な結束性は文同士の概念的なつながりや命題同士の概念的なつながりに関連している。このようなつながり、あるいは関係は、談話内で意味を確立する手段である（Glosser and Deser, 1990）。会話において結束性の保持に寄与している手段がいくつか明らかにされている。指示的結束性という手段は、同一の意味的概念を含む命題・文同士の関係を示す（Hough and Pierce, 1987）。つまり、複数の文に共通の要素があるということである（Kintsch and van Dijk, 1987）。以下のような文で指示的結束性が観察される。「その少年は道路に飛び出した。彼はあやうく車に轢かれるところだった。」この例では、「その少年」という意味的要素を指す代名詞「彼」を用いた指示的結束性が示されている。

UlatowskaとBond（1983）とその一派（Ulatowska et al., 1983b；Ulatowska et al., 1981b）は、中・軽度に障害された失語症患者は、談話の産生において言語的な誤り、特に指示関係についての誤りをおかすことを観察している。誤りは主に代名詞のあいまいな使用からなり、この誤りが失語症患者の談話の分かりにくさの原因の1つとなっていると思われる。Berko-Gleasonら（1980）は、中等度から重度に障害されたBroca失語とWernicke失語の成人は、談話の産生において指示対象のない代名詞をしばしば用いることを見出している。Wernicke失語の患者と非脳損傷者の全体的な発話量は似たようなものであったにもかかわらず、このような談話規則の違反が見られた。KimbarowとBrookshire（1983）は、成人失語症患者の指示行動と代名詞化の規則についての知識を調べている。非流暢な失語、流暢な失語、および脳損傷のない対象群の被験者が、登場人物が1人および2人の短いビデオを描写する。登場人物が2人のビデオでは、代名詞の指示物についての知識がどれだけ共有されているかは話し手と聞き手では異なっている。失語症患者は、登場人物が1人の場合よりも2人の時のほうがうまく描写していた。失語症患者のいずれの群も脳損傷のない対象群ほど良好に描写することはなかったが、結果は失語

症のある伝達者も指示対象があいまいでありうる時、聞き手にそれが誰だかわかるように計らう責任を認識し理解していることを示唆している。この研究とUlatowskaとBond（1983；Ulatowska et al., 1983a；Ulatowska et al., 1981a）やBerko-Gleasonら（1980）で対照的な結果が得られたのは、失語症のある被験者の言語障害の重症度の違いと、実験課題の要求の違いに起因するのかもしれない。

KimbarowとBrookshire（1983）の結果は、流暢・非流暢な失語症患者は、少なくとも談話産生の要求が最小限であれば、指示的な結束性を保てることを示唆している。さらにこの結果は、失語症のある話し手に、聞き手にとって新情報なのか旧情報なのかを区別する感受性があることを明らかにしている。既知／新の対比（Clark and Haviland, 1977；Haviland and Clark, 1974）、あるいは既知／新の区別において、**既知**情報とは話し手も聞き手も既に知っていること、**新**情報は聞き手が知らないあるいは聞き手にとって新奇であることを意味する。話し手は、聞き手が既知情報と新情報を区別するのを助けるために、この仮定をさまざまな指示的・統語的手段を用いて示す。

文レベルでの指示的結束性は、冠詞の使用と、省略するか語彙化（産生）するかによっても示される。冠詞は、聞き手あるいは読み手に、話し手あるいは書き手が特に何を指示しているか、何を伝えようとしているかを示すことによって、文と文の間にはっきりとした指示的つながりを作る。省略は、文字通りの意味としては不完全な構造を示す。しかし、そこにはない言語単位は理解されている（MacWhinney and Bates, 1978）。この現象は以下の状況で示すことができる：母が「部屋の掃除をしなさい」と言った。子供は答えた「(部屋の掃除を）するよ」。この例では「部屋の掃除」が欠けているか表出されていなくても理解できる。Batesら(1983)は、Broca失語とWernicke失語の患者の発話における情報の話題化と焦点化の能力を、絵の描写課題で調べた。特に定冠詞・不定冠詞の扱い、代名詞化、情報の省略／表出（省略／語彙化）などを含むいくつかの指示的手段を、失語症者がどのように使用しているかを調べることにより、既知／新の前提（Clark and Haviland, 1977；Haviland and Clark, 1974）について研究された。被験者のグループは、1つの要素（目的語あるいは動作）のみが変化し、他の要素は一定であるような3枚1組の絵を描写した。失語群は両群とも語彙化に敏感で、一定に保たれた対象より変化する対象について多く表出した。例えば、3人の異なる人物がりんごを食べている絵を見せられた時には、それぞれの場合の動作主（男、女、少女）については語彙として述べたが、りんごを食べるという共通の動作については一度しか表現しなかった（省略）。この結果も、話し手と聞き手が共有する情報について、失語症のある話し手にも分かっているということを支持している。

EarlyとVan Demark（1985）も、連続性のある絵カードの描写課題で、軽度の失語症患者と非脳損傷者の不定的なマーカー（不定冠詞とsome）および確定的なマーカー（定冠詞と所有代名詞）の使用を調べることによって、既知／新の区別について研究した。脳損傷のない成人は、両タイプのマーカーを互いに同じような頻度で言い換えたが、失語症のある被験者は不定的なマーカーの代わりに確定的なマーカーを用いる頻度のほうがその逆よりも有意に高かった。この結果は、失語症が軽度であっても冠詞の誤りがあり、新情報であることを示すのに困難があることを示している。確定的なマーカーと不定的なマーカーでは、語想起過程そのものに対する負荷が異なる可能性もある。ことに確定的なマーカーの方が具体的あるいは目立つために想起しやすいのかもしれない。

文同士の指示的な結束性に寄与するもう1つの要素は、結束構造である。「結束構造」とは、談話内の要素間の特定の意味的関係を意味する（Glosser and Deser, 1990）。結束性は、同一指示や前方照応といった特別の結束的手段により言語的に表現され、テクストや談話をより明瞭にする。同一指示とは、語や句といったある言語的要素の意味が、先行する言語的文脈か他の言語単位に依存していることを示す。例えば、「おおかけすがけたたましく鳴いていた。その鳥は石をぶつけられた。」というような場合である。前方照応とは、ある文で名詞を使ったすぐ後に、その名詞を示すような代名詞を使うことによる指示である。つまり、「彼はその手紙を持ってきて、それをなくしてしまっ

た。」というような使い方である。このような言語的なきまりが、文同士の結束的つながりを生み出す。結束的つながりは、命題を意味のある方法で結び付ける言語的な方法である。「ジョンはピアノを弾く。彼は毎日それを弾く。」という例には、それぞれ2つの部分からなる2つのつながりがある。最初のつながりは「彼」という指示語とその指示対象「ジョン」からなる。もう1つのつながりは、指示する語「それ」とその指示対象「ピアノ」からなる。

　言語表出における失語症患者の言語文脈の使用に関する研究で、PiehlerとHolland (1984) も、Lemmeら (1984) も、結束的つながりの分析にはHallidayとHasan (1976) のシステムを用いている。PiehlerとHolland (1984) は、Broca失語1例、Wernicke失語1例の2例の急性期の患者の言語の変化を結束構造分析を用いて評価している。両者の結束的つながりの使用は変化したが、Wernicke失語の患者では経過と共に使用が減り、Broca失語の患者では増加した。それぞれのパターンは異なっていたものの、2名共語彙的つながりの使用が増加した。結束的つながりの中でも特にこのつながりの使用は、口答言語がうまくなるのと平行して増えることがしばしばあると言われている。Lemmeら (1984) は、軽度の失語症患者の語りにおける結束的つながりの使用について、口答表出を引出すために用いられる視覚刺激の構造を増すことによって調べた。刺激の構造を増しても語りの表出における結束的なつながりの数・結束的なつながりに用いられる総語数のパーセンテージ (Bottenberg et al., 1987)・語りの表出における論理的な接続の使用 (Bottenberg et al., 1985)。に影響はなかった論理的な接続とは、語りの文に含まれる原因―結果関係を示す方法である。UlatowskaとBond (1983) は、軽度および中等度の失語症患者は限られた範囲の接続しか用いず、節同士の関係の直接的な解釈を妨げていることを示した。

　刺激の構造の程度が、軽度の失語症患者の語りの結束的調和に影響を与えることが知られている (Bottenberg et al., 1985)。結束的調和とは、語りに見られる文法的・語彙的関係で、談話における結束的つながりの割合がどのように全体の結束性を形作っているかを反映している。Armstrong (1987) は、流暢な失語症の話し手の談話の結束的調和を計るために、Hasan (1985) の50%基準指標を用いることと、結束性についての聞き手の判断の関係を調べた。聞き手による結束性の評価は、結束的調和の指標と有意に相関していた。より重要なことに、失語症の患者は、相対的に結束性に乏しいと判断され、また結束的調和に関して基準より低いパーセンテージを示していた。しかしGlosserとDeser (1990) は、説明的な談話および語りの産生において、流暢な失語症の成人と脳損傷のない成人との間に局所的な結束性の程度の差はないと報告している。結束性の程度に関して、この研究とArmstrong (1987) の研究で対照的な結果が報告されているのは、その話題が聞き手にとってなじみ深いものであったかどうか、聞き手の専門的知識、課題の違い、などによるものと考えられる。しかし、GlosserとDeser (1990) は、流暢な失語症の患者は正常な対照群に比べて結束性が不完全な発話をする場合が有意に多いことを見出している。BottenbergとLemme (1989) も、聞き手とどれだけ知識を共有しているかにかかわらず、軽度および中等度の障害のある失語症患者は、非脳損傷者に比べて、語りにおいて結束性に関わる誤りをすることが有意に多いことを観察している。これらの結果は、失語症のある話し手には、結束性のある談話を産生することは難しく、明瞭さに欠けた発話になるという見解を支持している。

　マクロストラクチャー．マクロストラクチャーのレベルでは、談話あるいはテクストは、全体的な結束性に応じて評価される。この種の結束性は、談話が組織立てられる方法と、全体的な分かり易さに関係している。テーマ・要点・主題・計画・主な考え・ゴールといったマクロ言語的な手段は、談話のタイプあるいは形式による特殊な手段と共に全体的な結束性に寄与している。一般的に、談話には4つのタイプが認められている。つまり(a)会話、話し手と聞き手が交代しながら情報を交換するもの；(b) 説明、特定の主題に関するもの；(c) 手続き、何かをいかに行なうかを述べることに関わるもの；(d) 語り、出来事やエピソードの連続として表現されるような、ある事件についての描写、

の4つである。談話のそれぞれのタイプには、談話に全体的な意味を与えるような独特のマクロ言語的な手段と共に、特徴的なマクロ構造がある。健常者の場合も失語症の場合も、一番多く研究されているのは語りの談話である。語りにおいて談話に不可欠な要素は、(a) セッティング、登場人物・事件の起こった時間と場所を特定することに関する情報を与える；(b)行動、話の出来事を関連づけるもの；(c)解決、その行動の結果である (Ulatowska and Bond, 1983)。

マクロストラクチャーにおける失語症者の言語的文脈については、Ulatowskaとその一派が広く研究してきた（Bond et al., 1983；Ulatowska et al., 1990；Ulatowska and Bond, 1983；Ulatowska et al., 1983a；Ulatowska et al., 1983b；Ulatowska et al., 1980；Ulatowska et al., 1981a, 1981b）。これらの研究では、軽度・中等度・重度の失語症者の語りの談話を引きだすために、連続した物語性のある絵と再話課題が提示された。軽度および中等度の障害のある被験者では、セッティング、行動、物語の解決を含め、談話のスーパーストラクチャーとして必要なすべての要素が保たれていた。しかし、セッティングと解決についての言語表現の量と複雑さは、選択的に減少していた。この選択的な減少は、コミュニケーションにおける情報交換を扱うための認知的・言語的方策の使用の結果とも考えられる。前述のように、指示および関連づけの誤りのため、脳損傷のない被験者と比較して語りの表出の明瞭性が低下している。重度に障害された成人失語症患者は、コミュニケーションしようと試みはしたが、語りを表出しようという試みは失敗に終り、談話の構造も障害されていた。手続き的な談話でも行動のパターンは類似していた。軽度・中等度の障害のある被験者は、ある行為をいかに行なうかという説明の不可欠な要素は表出することができた。しかし、言語能力の制限のため、重度に障害された被験者は、何かを行なう場合のステップを特定化することができなかった。Bottenbergら (1987) は、軽度・中等度の失語症患者は刺激の長さや構造に関係なく、連続した物語性のある絵について、セッティング・行動・解決を含む完全な物語を語れることを報告している。

RiversとLove (1980) は、連続した物語性のある絵を用いた課題で、失語症患者の完全な物語の表出は非脳損傷者と比較して有意に少ないと報告している。特に非流暢な失語症患者は、物語のテーマの表出に問題があった。ピクチャーストーリーテストを用いて、Berko-Gleasonら (1980) は、かなり重度のBroca失語およびWernicke失語の患者の再話の能力を調べた。両群とも非脳損傷者と比較して、意味のあるテーマの表出は有意に少なかった。失語症のある被験者はしばしば目立つテーマを表出したが、語りの構造にとって不可欠な要素を特定化してるのかどうかは不明であった。Hough (1990) は、流暢な失語症患者も非流暢な失語症患者も、脳損傷のない対照群と比較して、語りの再話課題で中心的なテーマの表出が有意に少ないことを見出している。興味深いことに、非流暢な被験者の方が流暢群に比べると中心的なテーマの表出は有意に多かった。失語症患者におけるマクロストラクチャーレベルでのテーマの表出の少なさは、言語能力の低下で説明できるかもしれない。つまり、失語症患者は語りの不可欠な要素は表出できるが、談話のテーマの表出には困難がある可能性が考えられる。Ernest-Baronら (1987)は、軽度および中等度の失語症患者は、非脳損傷者に比べると、物語の再話課題で表出する情報は常に少なかったと報告しているが、物語の中の情報の重要性についての認識は非脳損傷者と同様であったという。両群とも、物語の構造にとって周辺的というより中心的な情報単位の表出の割合の方が多かった。このような対照的な結果は、失語症のある被験者の言語障害の重症度の違いによると考えられる。

Ulatowskaら (1981a, 1981b；Ulatowska and Bond, 1983) も、軽度および中等度の失語症患者により表出された語りの全体的な結束性について評価している。失語症のある被験者は、常に脳損傷のない統制群より低く評価された。しかし、GlosserとDeser (1990) は、談話の全体的な結束性についての評価において、流暢な失語症患者と非脳損傷者との間に有意差を認めなかった。このような異なった知見は、話し手が特定の談話課題にどの程度慣れていたかによるのかもしれない。つまり、Ulatowskaら (1981b) は、物語の再話課

題を用いており、GlosserとDeser（1990）は、個人的に慣れ親しんだ出来事や話題についての談話産生を課題にしていたという違いである。研究者によってこのようなさまざまな結果が出ている原因の一部を、サンプリングの方法論に帰す研究者もいる（Shadden et al., 1990；Wambaugh et al., 1990）。

談話を引き出す特定の方法以外にも、検査対象の談話のタイプが言語的表出に影響を与えるのかもしれない。RobertsとWertz（1988）は、失語症のある成人では全体として、会話よりも絵の描写という形での説明の談話の方がより豊かな統語を引き出すことを見い出している。しかし、節のタイプと複雑さについては違いは認められなかった。Shaddenら（1990）は、健常な高齢者の群と2名の失語症者（1名は流暢、1名は非流暢）について、さまざまな言語学的尺度に関して談話・手続き・説明の談話での違いを経時的に示している。UlatowskaとChapman（1989）が指摘している通り、「異なる構造的組織やそれぞれの談話タイプの内容は、コミュニケーションの担い手に異なる認知的・言語的負荷をかける」（p.299）ので、だからこそ考慮に入れなければならないのである。

パラ言語的文脈

パラ言語的文脈とは、言語表出の本来的な特徴で、プロソディ・イントネーション・言語の超文節的特徴を含む。プロソディ的、超文節的仕組みとは、発話のリズム・音調・ストレスパターン、声の質、連接／間、発話速度、持続、ピッチ、強弱の変化などの変数を指す。

プロソディとイントネーション. プロソディやイントネーションの変化は、感情の状態を伝えたり、新しい事柄であることを示したり、単語の意味を示したり、ある種の統語的情報を伝えたりするために用いられる（Davis, 1989；Feyereisen, 1988）。これらの要素は、これまでは成人失語症患者の表出能力に関連して頻繁に調査されてきたわけではない。全失語およびBroca失語の患者では、表出はモノトーンでプロソディ障害を示すことが観察されてきた（Goodglass and Kaplan, 1963；Ryalls, 1982）。しかしDanlyとShapiro（1982）は、Broca失語の患者は健常な話者による単文に特徴的な、適切な音調曲線を用いると報告してい る。Broca失語の患者では、全体に発話のパターンが引伸されており、長い間によって単語がとぎれるために、普通の聞き手にはこの音調曲線が聞き取れないのかもしれない。流暢性失語、特にWernicke失語の患者は正常なプロソディと関連付けられてきたが、メロディ過多の発話特徴を示し、音調曲線に関しては、イントネーションのピークが普通の話者よりも高い可能性がある（Danly et al., 1983；De Bleser and Poeck, 1985；Ryalls, 1984）。Foldiら（1983）は、Wernicke失語の患者のプロソディが正確に認知されないのは、文全体のパターンを聞き取ろうとし、細かい不適切なプロソディの変化を聞き逃す傾向と関連しているのではないかと示唆している。Bryan（1989）は、会話的談話におけるプロソディの全体的評価では、失語症者は脳損傷のない対照者より常に低いということを見い出した。さらに、失語症患者は健常な被験者と比べると、聞き手のために既知情報と新情報を区別するため強調的なストレスを用いることも、語彙の適切なストレスパターンを復唱することも有意に困難であることが明らかにされている。

感情. 一般に失語症患者は、感情的な能力については正常範囲にあると特徴づけられている。Gainotti（1972）は、重度の失語症患者は失敗を経験した時に、劇的なしかし比較的適切な鬱的な反応を示すことを報告している。BuckとDuffy（1980）は、失語症患者の顔の表情による感情表現は正常に保たれているとしている。

失語症におけるプロソディを通じた声による感情表現についての研究はほとんどない。Speedieら（1984）は、超皮質性失語の2症例は文の内容は復唱できるが感情的な口調は復唱できないのを見い出した。興味深いことには、これらの症例でも自発的な感情の表現は正常であり、言語表出と声による表現の制御メカニズムの乖離を示唆している。これらの結果はまた、感情的プロソディの制御に左半球が寄与する可能性を示している。失語症者の感情表出能力に関するデータは相互に矛盾しており、行動がいかに評価されたかに依存しているようである。表出行動が客観的に分析された場合には障害が指摘されるが、表情や声による表現のコミュニケーション上の価値が問題にされ

る時には行動は正常と判断されている（Feyereisen, 1988）。

外言語的文脈

前述のように、外言語的文脈とは発話そのものとは独立したもので、独白あるいは会話場面で、ある個人にとって外的なものであったり、内在するものであったりする。外的文脈は個人の外にあるものでセッティングや状況、コミュニケーションへの参加者などの影響に関係する。内的文脈は、個人内の影響で、世界についての知識や感情的な状態などである。

セッティングの影響．コミュニケーションのセッティングや状況は話に構造や規則を与える。これは、場所や環境、時間、他人についての知識などを含む。これらの要因についての認識は、個人のコミュニケーションのスタイルやPrutting (1982)の言う「社会的能力」(p.123) に関係している。

臨床的な報告は、一般に失語症患者は人・時間・場所についての見当識があり、周囲の環境に敏感であるとしている（Davis, 1989）。しかし、セッティングについての正式な調査は、非常に限られた方法でしかなされていない。Potechinら（1987）は、流暢および非流暢な失語症患者の談話の産生に、刺激としての一連の絵の長さがどう影響するかを調べた。結果は、どちらの失語症群についても刺激の長さは正しい情報を引き出すこと、あるいは発話に占める可算的な情報の割合には影響しなかった。これらの結果は、Bottenbergら（1987）の結果と一致している。彼らは、軽度および中等度の失語症患者について同じような知見を得ている。Correiaら（1990）も、失語症患者と脳損傷のない成人の言語的描写について、特定の絵刺激の影響を調べている。両群にとってボストン失語症検査（BDAE）(Goodglass and Kaplan, 1983) やミネソタ失語症鑑別検査（MTDDA）(Schuell, 1965) の絵よりも、WABの発話を引き出すための絵の方が有意に多くの情報を与えていた。セッティングについてのより大規模な調査でGlosserら（1988）は、コミュニケーション文脈の変化が、談話における軽度および中等度の障害のある失語症患者の言語的誤りにどのような影響を与えるかを調べた。話し手と聞き手の視覚的な情報のやりとりが制限されるという特別なコミュニケーション文脈では、損傷のない対照群の被験者の行動は変化を受けなかったが、失語症患者では言語化の統語的・意味的な複雑性が増し、ジェスチャーの使用が減少するという行動の変化が見られた。この研究は、成人失語症者では言語的システムは障害されているが、語用論的能力は保たれているという仮説を支持している。

参加者の影響．参加者の影響とは、共有されている知識についての感受性、コミュニケーション的な相互関係における参加者の実際の役割、発話行為の産生といった要素を含んでいる。

前述のように、共有された知識とは、コミュニケーション活動においてある情報を参加者が共有しているという認識を指す。個人間で共有される知識は、議論の話題や誰がやりとりに参加しているのかということにより非常に異なってくる。コミュニケーションが成功するかどうかは、参加している人同士がどれだけの情報を共有しているかに依存している。失語症患者は、言語能力の制限のため知識を共有することに困難があり、臨床家とコミュニケーションしようとしても失敗するのかもしれない。つまり、患者には、臨床家が話についていけるよう、ある話題に関する一般的な知識の基礎を提供することが難しいことが考えられる。しかし、特定の話題が患者と臨床家のコミュニケーションが成功するかどうかに重要な影響を与える可能性は言及しておくべきであろう。他の話題に比べ、知識が共有されていることが明らかであったり、その量が多かったりする話題もあろう。

失語症患者および脳損傷のない成人に関して、BottenbergとLemme（1989）は、聞き手が知識を共有しているかしていないかが、語りの産生におけるいくつかの言語的変数（結束性、物語の文法、生産性）の研究結果に影響しないことを見い出している。Brenneise-Sarshadら（1991）も、聞き手の知識が失語症患者および非脳損傷者の語りの談話の産生に与える影響を調べた。調査された言語的尺度のほとんどすべてについて、脳損傷のない対照群はより生産的ではあったが、聞き手の知識はどちらの群の話した物語にも最小限の影響しか及ぼさなかった。どちらの研究でも調査された変数が、コミュニケーションにおいて知識の共有が

変化した場合に参加者が行なう調整に関して鋭敏ではなかった可能性もある。しかしBrenneise-Sarshadら（1991）の研究では、失語群も非脳損傷群も、内容を知っている聞き手との場面より無知な聞き手との場面で、語数も内容情報の単位も有意に多く、失語症患者も脳損傷のない成人と同じく、コミュニケーション的相互作用において参加者が共有している情報の量に敏感であることを示唆している。

　コミュニケーションの参加者の役割とは、個人を互いに区別するような、職業や社会的／文化的グループなどの変数に関係している。また役割は、相互に関わっている個人同士の関係とも定義される。役割は、主として失語症患者と異なる相手とのコミュニケーション能力を調べるという形で研究されてきた。Yorkstonら（1980）は、成人失語症患者が異なるコミュニケーションの相手（経験のある言語臨床家および未熟な言語臨床家）と組になった時の情報交換の効率性を測るシステムを提示した。Lubinskiら（1980）は、ある失語症の女性の会話の失敗と修復について、異なるコミュニケーションの相手（夫と臨床家）および異なる目的（治療と会話）でのやり取りにおいて分析した。これらの変数は、コミュニケーションの失敗とその修復の両方に影響するようであった。コミュニケーションの失敗の修復には、共有知識が影響すると考えられる。つまり、会話では夫と被験者、臨床家と被験者で異なる知識のベースが、コミュニケーションの失敗の修復の仕方と話題の両方に影響していたのである。これと関連する研究でGurlandら（1982）は、異なるコミュニケーションの相手に対し、2人の失語症患者が用いたコミュニケーション行動および会話行動について研究した。2名ともそれぞれの相手に対して会話的役割を担っているという知識と、役割交代の認識があることを示した。しかし、被験者のコミュニケーションのスタイルと参加者同士の共有知識が、失語症のないコミュニケーションの相手の応答に影響していた。

　発話行為理論はSearle（1969）による修正に基づいているが、文字通りの意味と発話あるいは命題により伝達される意味とを区別している。発話行為とは、相互的な状況において発話が主張・要請・質問などにどのように用いられるかを示している。WilcoxとDavis（1977）は、発話行為分析を用いて失語症のある被験者の2つの異なるセッティングでのコミュニケーションの有効性を比較した。2つのセッティングとは、個人訓練と構造化されていない社会的グループとであった。発話行為の使用は、どちらのセッティングでも、失語症のある被験者でも臨床家でも限られており、あまり変化がなかった。臨床家達は、社会的なセッティングであってもその治療的役割を保っているようであり、被験者はそれに応じていた。しかし治療場面も、被験者がコミュニケーションの意図を示すような状況を準備せず、そのため被験者にはどのように発話行為を用いるかを再学習する機会はなかった。Wambaughら（1990）は、発話行為の利用は失語症による問題の重症度、ことに口答言語の障害の重症度に関係するのではないかと報告している。しかしPrinz（1980）は、要求を引き出すような状況を作る環境を構成して、成人失語症患者の発話行為の産生を研究した。失語症のある被験者による命題はしばしば明瞭性を欠いていたが、失語症のタイプや重症度に関わりなくその行動は一貫して要求として解釈された。GuilfordとO'connor（1982）もまた、失語症患者にはさまざまな意図を表現する能力が保たれていることを観察している。最近ではUlatowskaら（1992）が、会話的な談話において健常な被験者と比べて、失語症のある群が使用する発話行為の範囲は保たれていることを見い出している。

ジェスチャー

　ジェスチャー的な運動は、発話行動に付随して、あるいは発話による表出に代わるものとしてコミュニケーションの一形態として用いられることがある。ジェスチャー能力は、失語症においてもしばしばある程度は保たれている。しかし失語症におけるジェスチャーの障害とコミュニケーション手段としてのジェスチャーの使用は、論争の的となってきた（Feyereisen and Seron, 1982 ; Petersen and Kirshner, 1981）。Roy（1982 ; Feyereisen, 1988の引用による）は、失語症におけるジェスチャー障害についての理論を4つにまとめている。(a) 概念障害仮説、ジェスチャーにも言語行動にも

根底に一般的な認知障害があるとするもの；(b) 運動障害仮説、ジェスチャーの障害には観念運動失行があるとするもの；(c) 知覚障害仮説、ジェスチャー障害の基礎には身体の心的表象の障害があるとするもの；(d) 離断仮説、脳梁の損傷のため言語野と右半球の運動皮質が離断され、左手でのジェスチャーの実行を妨げているとするもの、の4つである。

言語的文脈に付随するジェスチャー

ジェスチャー研究は、まず文脈の中での情報のやり取りによって研究された。Ciconeら (1979) は、Broca失語の患者とWernicke失語の患者をジェスチャー表出の身体的パラメーターと会話においていつジェスチャーを用いるかという点で比較した。ジェスチャーは、失語症のある話者の口答表出と平行していた。Wernickeの患者は、意味のあるジェスチャーおよび無意味なジェスチャーの産生の数という点では健常な被験者と類似していたが、ジェスチャーの単位同士の関係に明瞭性が欠けていた。Brocaの被験者のジェスチャー表出は、少なかったが明瞭であった。これらの結果は、失語症者は言語の障害をジェスチャーの使用により代償してはいないことを示唆し、概念仮説理論を支持している。Glosserら (1986) の結果も、軽度の障害のある被験者と比べて、中等度の障害のある失語症患者は、複雑なコミュニケーション的なジェスチャーは少なく、非特定的であいまいなジェスチャーが多いというもので、これらの結果と一致している。成人失語症患者においては、ジェスチャーの複雑さは言語の障害の重症度と負の相関がある。しかしFeyereisen (1983) は、流暢な失語と非流暢な失語で、ジェスチャーの持続や頻度に意味のある差異を見い出せず、ジェスチャー行動は全般的な概念障害のため言語表出を反映する、という仮説に反駁している。

Herrmannら (1988) は、重度の非流暢な失語患者は会話場面で、脳損傷のない相手よりもかなり多くの頻度で、そしてかなり長い時間ジェスチャーを用いるという結果を得た。脳損傷のない会話の相手よりも失語症のある被験者が発話の代わりにジェスチャーを頻繁に用いたことは、失語症のこの特定の下位群ではジェスチャー能力は保たれていることを示している。これらの結果はBehr-mannとPenn (1984) の結果と一致するが、この研究では、非流暢な成人失語症患者は、発話に代わるようなジェスチャーを用いることが多く、相手が言語化してくれるとジェスチャー使用が増えることも頻繁にあると報告されている。流暢な失語症患者は発話に付随するジェスチャーをより多く用いる。これらの結果は、ジェスチャーのコミュニケーション機能は、口答での発話の内容と関連していることを示している。つまり、言語が障害された時にはジェスチャーはコミュニケーションの代替手段となりうると思われるが、この点はまだ論争中である。

LarkinsとWebster (1981) は、成人失語症者と成人非脳損傷者からなるさまざまなペアを対象に、ジェスチャー使用を研究した。非流暢な失語症患者は、知らない人との場面ではジェスチャー使用が増加したが、自分の配偶者との場面では増加を示さなかった。流暢な失語症患者では、コミュニケーションの相手による変化は認められなかった。失語症のない会話参加者は、脳損傷のない相手に対してよりも、失語症のある相手に対してより頻繁に発話と共にジェスチャーを用いた。非流暢な失語症患者は、治療においてジェスチャーのシステムを用いるように教えられていたので、コミュニケーションの相手との間の共有知識が限られているような場面では（つまり知らない相手との場面では）、より頻繁にジェスチャーを用いたのかもしれない。失語症のない参加者は、失語症患者には言語的表出の理解が難しいだろうと考えて、コミュニケーションの成功の割合を高めるために発話をジェスチャーで補ったことも考えられる。

パントマイムと模倣

ジェスチャー表出はまた、パントマイムと模倣の技能に関しても調べられてきた。パントマイムは、描写的で象徴的なジェスチャーで、決して恣意的ではない。Duffyら (1984) は、Broca失語の患者とWernicke失語の患者では、パントマイムあたりの動きの数が異なり、その行動は口答表出能力と平行していると報告している。この結果は、失語症のある成人の群ではパントマイムの認知と表出が平行しているという、DuffyとDuffy (1981) と一致している。Daniloffら (1986) は、失語症のある被験者は言語障害の重症度に関わらず脳損傷

のない統制群ほど上手にはジェスチャーを真似できないと報告している。失語症の重症度はジェスチャー行動に影響を与え、重度の障害のある患者は他のすべての被験者と比べると行動も最も障害されている。これらの知見もまた概念障害仮説を支持している。

会話と社会的文脈

これまでの部分では、言語機能（言語的、パラ言語的、外言語的）の文脈とジェスチャーを別々に提示してきた。これらの変数を**統制して**扱った場合を示すためである。もちろんこれらの文脈は、相互に関連しあい、会話での発話や命題の産生に影響している。この節では、2人での会話場面においてさまざまな文脈がダイナミックに溶け合う様子を中心に述べる。特に会話でのコミュニケーション的な相互作用の適切さと、社会的技能の一般的な認識について考察する。

会話は、それぞれの参加者がコミュニケーション的相互作用の特殊な性質について認識しているような、協同的な試みである。Grice（1975）は、会話で協力がなされるために従わなくてはならない4つの原則を記述し、協調の原理を明らかにしている。これらの原則とは、(a) 情報を与えよ、必要な程度より多くも少なくもない情報を与えよ；(b) 誠実であれ、信じていることを述べよ；(c) 会話の目的や主題に適切であれ；(d) 順序正しくあれ、会話が理解できるものであるようにせよ、の4つである。協調の原則は、話し手が言語表出を形作る時に自分と聞き手の共有知識を考慮するという、会話の参加者間の社会的な合意である。

語用論的適切さ

語用論的適切さとは、会話の失敗を修正したり会話をすすめたりするような方策や、特定の会話方策を用いることを指す。会話方策は、会話の「ムーブ」と呼ばれてきた。役割交代は、会話を組織立てるための方策の1例である。ジェスチャーと、発話を述べる話し手としての役割の終了が、話し手／聞き手の役割の境界を明らかにすることを助け、役割交代のために用いられている。前述のように、役割交代はWernicke失語のある相手でも分かっていることが報告されている（Schienberg and Holland, 1980）。Ulatowskaら（1992）も、成人失語症患者同士あるいは失語症患者と健常な相手との会話での役割交代能力は、失語群でも適切であると報告している。

確認のための質問はもう1つの会話の方策で、情報をはっきりさせる必要のある時に用いられる。例えば、「どういう意味ですか？」というような質問である。確認のための質問は、もう少し情報が欲しいと非言語的に示すような形をとることもある。Apelら（1982）は成人失語症患者は、会話の中で非脳損傷者と同じような頻度で確認のための質問を適切に行なえることを見い出している。違いはその表出モードのみに認められ、脳損傷のない被験者は、より多く言葉で質問していた。これらの結果はLinebaughら（1985）の結果と一致している。この研究では成人失語症患者は、その人が一番よくコミュニケーションする相手と同じように多様な質問を用いており、確認のための質問を適切に行なっていることが明らかになった。

会話の相手に失語症がある場合、コミュニケーションがうまく行かないことがよくあるため、会話中のコミュニケーションの失敗を修復するための方策が失語症について研究されてきた。Lubinskiら（1980）は、失語症患者と失語のない相手との間で会話が失敗すると、ほとんどの場合コミュニケーションを修正しようとの試みがなされ、その多くが成功することを見い出した。最も多く用いられる方策は推測である。この知見は、FlowersとPeizer（1984）と一致している。彼らも、失語症患者がメッセージを伝えるのに失敗した場合に、コミュニケーションの相手が用いる方策について研究している。Newhoffら（1985）も、成人失語症患者と非脳損傷者が用いる修正のための方策について調べている。2つの群は、どのような修正法が用いられたかという点のみが明らかに異なっていた。失語症患者は一貫してコミュニケーションの失敗を修復しようと試みる。これは言語障害によってのみ制限される。指示的コミュニケーション課題で、Buschら（1988）は、コミュニケーションが失敗した時、流暢な失語症患者も非流暢な失語症患者も、非脳損傷者と同じような方法で修正することを見い出した。修復しようとする時には、すべての群で言葉数と情報量が減少する。これはおそらく、産生をより簡潔に、能率的にしようと

するためと考えられる。これらの結果は、大部分の失語症者はその言語障害の制約の中でコミュニケーション上の試みをうまく修復していることを示している。

Linebaughら(1982)は、失語症者の日常コミュニケーション能力テスト（CADL, Hollad, 1980）の機能的コミュニケーションレベルと、コミュニケーション負担との関係を調べている。コミュニケーション負担とは「会話のそれぞれの参加者が情報の適切な伝達を確実にするために担わなければならない責任の割り当て」(p.4)と定義される。機能的コミュニケーション能力に乏しい被験者の相手は、常により重いコミュニケーション負荷を担わなければならないと感じていた。

社会的技能

社会的技能の分析では、通常ある個人の丁寧形の使用と社会的な認識を評価する。丁寧形の使用とは、基本的には、適切な言語形式（「どうぞ」や「ありがとう」、間接要求など）や適切なアイコンタクトやほほえみなどの非言語的な作法によって、ある個人が社会的な関係を保つ能力を評価することもある (DeMarco and Hough, 1991)。失語症患者が丁寧さを言語的に示せるかどうかを正式に調べようという研究は、ほとんどなされていない。臨床的な観察では、大部分の流暢型の失語症患者、特にWernicke、失名詞、伝導失語の患者はその多くが間接要求も含めて丁寧な言語表現が可能である。非流暢型の失語症患者とっては、主に言語表出の制限とコミュニケーションを成功させるために最も大切な言語情報を産生することに集中しなくてはならないために、そうしたことがより難しいようである。

失語症における非言語的作法や言語に随伴する動きの使用を調べた研究者もいる。Katzら(1978)は、選ばれた話題に関係した会話中の、言語に随伴する行為（うなずくこと、首をかしげること、首を振ること、アイコンタクト、眉を上げること、笑うこと）の割合と持続が成人失語症患者でも非脳損傷者でも有意な差はないことを見出している。FeyereisenとLignian (1981 ; Feyereisen, 1988より引用) は、非流暢な失語症患者では、話し手としての役割が15秒より長くなると、その役割の間の中心部でアイコンタクトの持続が減少すること

を報告している。しかしこの現象は脳損傷のない被験者でも観察されており、おそらく会話における役割交代を調節しようという合図なのであろう。このような言語に伴う行動は、言語障害がある場合に会話での社会的な能力を保とうとする試みあるいは方法と考えられる。

社会的な認識は、日常的なコミュニケーション場面で適切に行動するために、ある個人が語用論的技能を、**いかに**使用しているか関わっている。これは、当惑に対処する・謝罪する・批判する・責められた時に対処する、など特定のありふれた社会状況に人がどのように対応するかに注目するもので、真の社会化の基礎となっている。社会的な認識は、実験室のセッティングで研究するのは困難な変数であり、成人失語症患者については、今日までは逸話的に研究されてきたにすぎない。丁寧な形式を言語的に産生する場合と同じく、成人失語症者が社会的な認識を表現する場合は、その制限された言語能力が1つの制約となる。しかしながら社会的認識は、包括的であると共に抽象的であるため、失語症患者の社会状況に対する感受性を測るためには、コミュニケーションのすべてのモード、側面、文脈の同時的な相互作用を調べることが最も重要である。

語用論的技能の評価

言語のサンプリング

語用論は文脈内での言語使用の研究であるので、語用論的技能の評価は、できるかぎり自然な文脈の中で行なわれなければならない。しかし文脈はかなり変化し、失語症患者の行動もまた変化するであろうから、評価セット、時期、セッティングを越えた般化も漠然としたにものなる。こうした文脈的変数の影響に関する知見は蓄積され始めた段階である。

先に概観したように、失語症患者の理解力は文脈的環境の中のいくつかの変数の影響を受ける。構造化された課題を用いて、ある患者に対するこれらの変数の影響を系統立てて評価することは可能かもしれないが、会話のようなより自然なコミュニケーション的相互作用での影響を評価するこ

とは、非常に難しい。特定のメッセージの理解に成功したと言えるのはどんな時かを明確にする必要があるだけではなく、文脈的環境がどのようにそのメッセージを支えていたのかを知るためにその環境を詳しく調べる必要がある。

表出面では、行動は、引き出された談話のタイプの関数として変化しうる。前述のようにShaddenら（1990）は、語りの場合と手続きの説明の場合との間で、統語的な複雑さや結束性に関わるさまざまな指標に有意差を見出している。役割交替、トピックの提示、トピックの保持など、他の語用論的行動が関わるので、会話的な談話はさらに異なってくることが予測される。会話的な談話の中でもWambaughら（1990）は、2種の会話課題（指示的課題および計画課題）では、26のコミュニケーション機能のうち17で有意差があることを報告している。失語症患者が会話の話題にどれだけ興味を持っているか、話し手と聞き手の共有知識はどの程度あるのか、といったことによっても違いがでてくると考えられる。しかし前述のように、知識が共有されているかいないかは物語絵の記述という語りの話題での失語症患者の行動に影響を与えなかった（Bottenberg and Lemme, 1989; Brenneise-Sarshad et al. 1989）。同様にHinckleyとCraig（1992）は、失語症患者の継続する発話は、刺激絵についての検者の意見に応ずる場合でも自発的な会話での返答の場合でも、結束性の指標という点では類似していることを見い出している。失語症患者のコミュニケーションの相手に関する要因、すなわちどれだけ親しい相手かということも、行動に影響を与えると思われる。このような課題による変数の違いに加えて、特定の課題で用いられる刺激の違いによっても、失語症患者の行動は変化するかもしれない（Bottenberg and Lemme, 1989; Brenneise-Sarshad et al., 1989; Shadden et al., 1990）。語りおよび手続き課題での言語サンプルの長さは、通常刺激によって決まってくるが、会話課題ではより柔軟で、多くはほぼ15分程度である。

定型化された評価法

Sarnoの機能的コミュニケーションプロフィール（FCP）は、失語症の評価法の新時代の到来を告げるものとされている。FCPは、厳密に言語学的な分析を強調するよりも、より自然なコミュニケーション環境で失語症患者がどれだけうまく行動できるかを調べている。FCPは5つの分野（動き・発話・理解・読解・その他）の45の行動を、正常・良好・中等度・不良を表す9段階のスケールによって評価する。失語症患者をより自然なコミュニケーション的相互作用において評価しようという考え方は、意図としては確かに語用論的であるが、FCPで評価されている内容は、事実上は語用論的というより機能論的である（Gerber and Gurland, 1989）。

日常コミュニケーション能力検査（CADL, Holland, 1980）が、失語症患者の機能的および語用論的能力を評価する唯一の「検査」である。この検査は、さまざまなより自然な状況でのコミュニケーション能力を評価するために、自然な談話・質問―応答の連鎖・絵による刺激への反応・ロールプレイ状況を含む、構造化された話し手―聞き手相互作用のセットを用いている。68の検査項目の多くは、言語行為、文脈の利用、社会的慣習、ダイクシス、ユーモア・不合理・暗喩などを含んでおり、確かに語用論的である。しかしながら構造化された検査であるために、失語症患者の行動は、実際には自分から開始したものというよりは応答的である。そのために、会話的なやりとりにおいて、患者が能動的な役割を果たす能力を観察するという点では限界がある（Gerber and Gurland, 1989）。CADLの得点システムは、伝統的なシステムとは根本的に異なっており、メッセージがどのように伝達されたか（コミュニケーションチャンネルや構造的な完全さ）にかかわらず、メッセージの伝達が成功したかどうかを3段階で評定している。CADLには、年齢・性別・生活状況などの変数に応じ、失語的な反応を正常な反応と分けるカットオフ得点を示した広範な基準が用意されている。

より最近の語用論的行動の評価法は、プロフィールやプロトコルに依存している。語用論的プロトコル（PP, Pruttig and Kirchner, 1987）では、検者は患者が身近なコミュニケーションの相手（家族・友人・言語治療士）との構造化されない会話に15分間参加するのを観察し、30組のパラメー

ターについて評価する。30のパラメーターは7分野に分けられており、表12-1にその大要を示してある。これらのパラメーターは、言語的側面（つまり発話行為・話題・役割交替・語彙の選択／使用・文体のバリエーション）、パラ言語的側面（明瞭さ・プロソディ）、非言語的行為（キネシクス・近接学）を含む。それぞれのパラメーターは、適切・不適切・観察の機会なし、という形で評価される。不適切な行為があり、それが相互作用を妨げるような場合が一度でもあれば、そのパラメーターは不適切とされる。適切性はその患者の社会言語学的背景により考慮される。著者らは、検者が8〜10時間の訓練を受け、訓練終了前に90％の信頼性という基準に達していれば、検者間の良好な信頼性（90.9％から100％の一致）が得られたと報告している。訓練を受けていない検者2名、構造化されていない会話の代わりにシンデレラの物語の再話、という条件では、Ballら（1991）によってそれほど望ましくない信頼性（70％）が報告されている。

PruttingとKirchner（1987）は、PPを11人の失語症患者に適用したところ語用論的行動の82％が適切であったとしている。不適切な行動が最も頻繁に見られたのは、特定性／正確性・量／簡潔性・間・発話行為の種類・流暢性の分野であった。著者らは、不適切な行為のプロフィールは患者により（おそらく失語症のタイプにより）異なり、言語的制約に関連していたと指摘している。

コミュニケーションの適切性のプロフィール（PCA, Penn, 1988）では、検者は6つの主要な分野／スケール（相手に対する応答、意味内容の統制、結束性、流暢性、社会言語学的感受性、非言語的コミュニケーション）の51組のパラメーターを評価する。評価は、治療士との20分間の相互作用に基づいており、これには会話（興味や関心が共有されている話題）、語り（失語症の発症について）、手続き（タイヤ交換の仕方あるいはお茶の煎れ方）が含まれている（表12-2参照）。不適切・大部分が不適切・幾分か適切・大部分が適切・適切・評価不能、の6段階のスケールが用いられる。著者は、6つの分野についてそれぞれ2〜30分の訓練を受けた検者間では十分な信頼性（重み付けされたカッパ値0.73から0.82）を報告している。Ball

表12-1　語用論的プロトコル

言語的側面
　発話行為
　　1．発話行為ペア分析
　　2．発話行為の種類
　話題
　　3．選択
　　4．導入
　　5．保持
　　6．変更
　役割交替
　　7．開始
　　8．反応
　　9．修復／訂正
　　10．間
　　11．中断／重複
　　12．話し手へのフィードバック
　　13．隣接
　　14．偶発性
　　15．量／簡潔性
　発話行為全般についての語彙の選択／使用
　　16．特定性／正確性
　　17．結束性
　文体的バリエーション
　　18．コミュニケーションのスタイルの変化
パラ言語的側面
　明瞭さおよびプロソディ
　　19．明瞭さ
　　20．声の強さ
　　21．声の質
　　22．プロソディ
　　23．流暢性
非言語的側面
　キネシクスおよび近接学
　　24．身体的近接性
　　25．身体的接触
　　26．姿勢
　　27．足／脚、手／腕の動き
　　28．ジェスチャー
　　29．表情
　　30．視線

Prutting, C. A., and Kirchner, D. M. (1987). A Clinical appraisal of the pragmatic aspects of language. Journal of Speech and Hearing Disorders, 52, 105-119より

ら（1991）は、6段階のスケールでは31％、3段階（適切・不適切・観察不能）にまとめた場合でも64％と低い信頼性を報告している。彼らは、検

表12-2 コミュニケーションの適切性のプロフィール

相手への応答	社会言語学的感受性
要求	丁寧形
返答	相手への照応
説明の要求	形式的表現、決まり文句、紋切り型
承認	承認
教育的質問	自己修正
その他	コメント節
意味内容の統制	諧謔／ユーモア
話題の導入	直接的な発話行為の統制
話題の保持	間接的言語行為
話題の転換	その他
語彙の選択	非言語的コミュニケーション
考えの完成度	声
考えの順序性	強さ
その他	高さ
結束性	速さ
省略	イントネーション
時制の使用	質
指示	非言語面
語彙的代替形	表情
関係節	頭部の動き
前名詞的形容詞	姿勢
接続詞	呼吸
その他	社会的距離
流暢性	ジェスチャー／パントマイム
間投詞	その他
繰り返し	
訂正	
不完全な句	
誤った開始	
間	
喚語困難	
その他	

Penn, C. (1988). The profiling of syntax and pragmatics in aphasia.
Clinical Linguisutics and Phonetics, 2, 179-208. より

者は信頼性が低くなっても、PPの3段階スケールよりも6段階スケールを好んだと述べている。

　Penn (1988) は、PCAを14名の失語症患者の言語サンプルに適用している。彼女は、不適切という評価の数は患者の失語症重症度に関係していることを見出した。また相手への応答と結束性の項目についての評価は、FCPおよびCADLの点数と有意に相関があった。意味的内容の統制についての行動も、FCPの行動と有意に相関していた。Pennは、行動の大部分は患者が言語障害に再適応

しようとした直接の結果であり、言語の構造的側面と語用論的側面は相互に関連しているのではないかと述べている。

　談話能力プロフィール (DAP) では、TerrellとRipich (1989) は、会話・語り・手続きという3分野で談話のサンプルを取ることが大切であると強調している。したがってDAPには、一般的な談話の特徴、つまりパラ言語的側面・非言語的側面・結束性についてのセクションと共に、それぞれのタイプの談話についてのセクションが含まれている。表12-3に明らかなように、語りと手続きの談話は内容ユニットの有無で採点され、会話の談話は役割交替の技能、話題の技能、会話の修復、発話行為の分野の11の特徴について評価される。それぞれの特徴は有無で評価される。しかし何をも

表12-3 談話能力プロフィール

語りの談話	自発的な会話
要約	役割交替の技能
セッティング	役割を替わる
エピソード	役割を終える
出来事の導入	適切な役割
応答の導入	話題の技能
計画	開始
試み	保持
結果	転換／変更
反応	会話の修復
	明確化の要求
手続きの談話	明確化
（ジャムトーストの作り方）	発話行為
不可欠なステップ	応答
パンの準備	要求
ジャムの準備	主張
トースターの準備	
パンをトーストする	
目標のステップ：ジャムを塗る	
任意のステップ	

談話全体の評価
1．パラ言語的行動：例、ストレス、イントネーション、速さ
2．非言語的行動：例、アイコンタクト、ジェスチャー
3．結束性：例、前置詞・冠詞・省略の適切な使用

Terrell, B., and Ripich, D. (1989). Discourse competence as a variable in interbention.
Seminars in Speech and Language: Aphasia and Pragmatics, 10, 282-297.

って「有る」とするのかというガイドラインは用意されていない。おそらくその特徴がサンプルの中で一度でも起これば、「有る」と評価されるのであろう。また、評価の信頼性に関するデータも示されてはいない。評価手順のもう1つの構成要素では、最初の3分野に関して、特定の特徴の有無の数にかかわらずその行為が適切かどうかについての検者の主観的な判断に基づく全体的な評価を行なう。会話には3〜5分かかり、全体の施行には10〜15分かかる。会話は患者にとって興味がありそうなことについてでなくてはならない。DAPは、患者と配偶者あるいはその他の人との相互作用に適用できる。患者の治療者との相互作用にも用いることができるが、その場合には評価用の談話の産生以前にラポールがとれていなければならない。TerrellとRipich (1989) は、DAPの結果を解釈し、それぞれの談話の種類について、「有った」特徴の数と全体的な適切さの相互関係に基づいた治療を計画するためのガイドラインを示している。

語用論的分析のその他の努力は、失語症の談話での失敗―修正の連続に関する問題に注がれている (Geber and Gurland, 1989 ; Milroy and Perkins, 1992)。GeberとGurland (1989) は、分析の単位として失語症患者と2人の相手（親しい相手と知らない相手）の会話における会話の一区切りを薦めている。相手が修復するように合図するような発話は不成功だったとみなされる。この点から語用論的言語能力の評価プロトコル（APPLS）は、失敗の時点から修復の時点までの相互作用を分析するのに用いることができる。パート1では（表12-4参照）、失敗は言語学的（音韻論的問題、喚語の問題、意味的―統語的問題）および語用論的（文脈に無関係、前提―指示的問題、話題保持の問題、話題転換の問題、役割交替の問題）の両面から評価される。パート2では、患者が訂正に用いるストラテジーと、修復が必要なことを示すために相手が用いるストラテジーに注目して、失敗―修正の連鎖を分析する。パート3は、会話を成功させるような言語的構造と語用論的機能を記述する。パート4で行動を量的・質的にまとめる。GeberとGurland (1989) は、語用論的な働きと言語的働きの相互作用に注目する必要を強調し、また、APPLSは言語的―語用論的な制限と同時に

表12-4 語用論的言語技能の評価プロフィール

パート1：失敗	
言語学的問題	語用論的問題
音韻論的問題	文脈に無関係
喚語の問題	前提―指示的問題
意味的―統語的問題	話題保持の問題
	話題転換の問題
	役割交替の問題
	その他

パート2：失敗―修復の方法	
患者のストラテジー	相手のストラテジー
（訂正）	（修復のための合図）
認識	特定化されない要求
相手の発話の繰り返し	より特定の情報の要求
言い換え	言語的指示
情報の付加	その他
意味的―統語的訂正	
ジェスチャー	
その他	

パート3：成功した会話的やり取り
　言語的構造
　語用論的機能

パート4：量的・質的なまとめ

長所も明確にするのに使用できると述べている。

失語症患者の談話における結束性の分析をより詳細に行なうための方法がArmstrong (1991) によって示されている。この手続きでは語彙的な連鎖と連鎖の相互作用を、談話のユニット内で内容／語彙的単位がどれだけ相互に関連しているかを示す指標としている。前述の、結束的調和の指標が談話の結束性を測るために算出される。これらの測定法は失語症患者の談話の長所および短所を明らかにするために使用でき、また特定の訓練目標を示唆しうる。

機能的コミュニケーションおよび社会評価スケール／チェックリスト

改訂版エジンバラ機能的コミュニケーションプロフィール（Wirz et al., 1990）は、個人の機能的コミュニケーションについての観察と分析を組織化するための方法である。このプロフィールは、発話行為理論（Searle, 1969）に基づいており、機能の特定の2側面、相互作用とコミュニケーショ

ン行動についての情報を与えてくれる。相互作用分析では個人が相互作用に参加し、維持する能力を6段階で評価する。コミュニケーション行動分析は、コミュニケーションするために用いられたモダリティを明らかにする。「エジンバラ」は、文脈の中での個人の言語使用能力について語用論的情報を提供することにより、伝統的な失語症検査を**補うもの**としてデザインされている。

より広い評価法である適応的生活技能チェックリスト（CALS, Morreau and Bruininks, 1991）は、適応的生活技能の、基準―参照的尺度である。これはある個人が使うことのできる能力を明らかにし、ある環境で適切に機能するために習得すべき技能を明らかにするために用いられる。CALSは、個人的生活、家庭生活、社会生活、雇用という4つの主要な技能の範疇に組織化されている。技能は個人がそのような生活を独力で行なえるかどうかという観点から評価される。このチェックリストは、さまざまな階層・年齢層の人々に用いることができる。

コミュニケーション有効性指標（CETI, Lomas et al., 1989）は、成人失語症患者の経時的な変化を測る機能的コミュニケーション尺度である（4章参照）。重要な他者（つまり配偶者、親戚、隣人、友人など）が失語症のある個人を直接的に観察して、16の日常生活場面を視覚相似的スケールで評価する。このスケールでは行動を個人の病前の能力に比較して評価することができる。この手法の価値は、臨床家が治療での個々の患者の進歩を特に日常生活場面との関係で評価できるということである。行動の経時的な変化を調べるのに適したもう1つの評価法が、Copeland（1989）による会話の評価である。この方法では、発話の機能の使用と会話での全体的な相互作用を別々に評価する。全体的な相互作用とは、コミュニケーションのモード・会話の責任を引き受ける能力・メッセージを伝えることに成功するかどうか、を指す。

成人社会的コミュニケーション評価スケール（Hough, 1991; DeMarco and Hough, 1991の引用による）は、Goldsteinら（1980）の研究を成人用に改変したもので、社会的認識の尺度である。これは、特定の会話場面でのさまざまなコミュニケーション行動を評価する。これらの行動は以下のような技能のグループに分けられている。(a) 会話を始め、維持する技能；(b) 高度な社会的会話技能；(c) 感情を扱う技能；(d) 攻撃性に代わる技能；(e) ストレスを扱う技能；(f) 計画技能。それぞれの技能グループで評価されるのは大体6から10種の行動である。それぞれの行動は〝皆無―稀に―時折―しばしば―常に〟と関連した5段階で評価される。このスケールでは、ある個人と関わるさまざまな人（配偶者、友人、臨床家、子供、雇用者）によって行なわれるような会話スタイルの変数を調べようとしている。さらにこの行動の評価は、ある個人の周囲の重要な人々がさまざまな場面（例えば家庭、職場、学校、病院）で行なうことができる。このプロトコルは、文脈の中でのコミュニケーションを評価するために**付加的**な視点を与えるべく開発されたものである。失語症患者への使用が適切である語用論的なチェックリスト／評価スケールの多くは、能動的な社会化に関わる技能よりむしろ、会話のメカニズムや言語的な適切性の評価に重きをおいている。

いくつかの評価スケール尺度は、特に重度に障害された失語症患者の機能的コミュニケーションおよび語用論的技能を評価するために開発されてきた。コミュニケーション能力評価法（CCEI, Houghton et al., 1982）、機能的行動評価（Wertz et al., 1981）、コミュニケーション技能インタビュー評価（Herrmann et al., 1989）などである。

その他の評価的アプローチ

ロールプレイによる評価（Davis and Wilcox, 1981; Wilcox, 1983）は、ありふれた状況のセットを用いたコミュニケーションの有効性の評価法である。失語症患者に行ってもらうのは日常生活を代表するような活動である。評価は、メッセージを実際に伝えるために必要とされた促しの数に基づいたもので、多次元的である。メッセージの伝達に成功していれば、コミュニケーションのモードは考慮されない。

情報交換の有効性（Yorkston et al., 1980）は、失語症患者とコミュニケーションの相手との会話で、メッセージを伝えるために費やされた時間とその正確さを評価するための観察的なシステムである。有効性は、交換された情報の完全性と適切

性によって評価される。DavisとWilcox（1981）は、コミュニケーションの適切性を評価するための似たようなシステムを開発している。

コミュニケーション的相互作用の持続（Wilcox, 1983）は、会話やロールプレイでのコミュニケーションの有効性を評価するもう1つの目安である。一定のコミュニケーション場面で失語症患者とそのコミュニケーションの相手が交替した回数を数える。交替が多ければコミュニケーションは有効性の点で低下しているとみなされる。

Dembowskiら（1989）は、失語症患者に対して用いるための談話の評価システムを開発している。この分析には語り・手続き・会話的な談話のための語用論的行為の評価スケールと共に、語りと手続きのスーパーストラクチャーおよび内容の評価も含まれている。

失語症の語用論的治療

治療：弱点を改善し長所を活用する

失語症治療の本来的な目標は、患者がさまざまな状況でよりよくコミュニケーションできるように援助することである。われわれの語用論についての知識の進歩はこのような治療をいかに行なうかに影響を及ぼしている。治療の目標・手続き・刺激の統制は、いずれも語用論の恩恵を受けてきた。基本的な寄与の1つは、失語症患者のコミュニケーションの弱点と共に、長所についての認識が増してきたことである。患者にうまくできないことを改善し、また困難なことがあってもコミュニケーションを成功させるように助けるため、患者がうまく行なえることを治療で利用することができる。これに続く3つのセクションでは、この考えをより深く述べることにしたい。

語用論的および言語的行動

失語症患者にみられる語用論的障害の多くは、言語的な問題やそれを代償しようとする試みに帰することができる（Newhoff and Apel, 1990；Penn, 1988；Prutting and Kirchner, 1987）。コミュニケーションの失敗は、患者があるメッセージを伝えるために必要としている特定の言葉を思い出せなかったり、十分な統語的枠組を形成できなかったり、自分の聞いたあるいは読んだことの意味が取れなかったりする時に起こる。したがって、伝統的な訓練が強調する基本的な言語技能は、失語症治療の重要な要素であり続ける。しかしコミュニケーションの語用論的側面は、言語的技能の訓練がどのようになされるかということに影響しうる。

理解の分野では、失語症患者の中には文脈がないときより支持的な文脈の中での方が単語の意味理解が良い者がいるということを示す証拠が積み重ねられている。例えば文脈は、単独では活性化されないような重要な意味特徴の認識を促すかもしれない。したがって意味的知識の訓練に、単語についての患者の知識を深めるような適切な文脈を組み込むのがよいかもしれない。意味的知識が増せば、失語症患者が文を理解する際に統語的分析の代わりにしばしば用いている意味的／語用論的ストラテジーの能力を高めるだろう。そして統語的分析技能の制限にもかかわらず理解できることが増えるだろう。話題についての患者の知識、どれだけ目立つ情報か、推論がどの程度必要か、といった変数を組織的に操作することによって、談話レベルの理解は改善しうる（Armus et al., 1989；Pierce and Grogan, 1992）。

表出を扱う場合には、文脈的枠組を維持しながらも、言語的技能を強調するために談話的負荷は減ずることができる（Terell and Ripich, 1989；Ulatowska and Chapman, 1989）。DAPのようなプロトコルを用いて、ある患者にとってどのような種類の談話が最も成功しやすいかを明らかにすることができる。親しい相手を用い、共有知識が非常に多い話題について、談話の内容の不可欠な要素のみに重きをおくようにすれば、コミュニケーション課題を単純化し、言語的技能のみを強調することができる。このような技能とは、語の選択、既知情報と新情報のマーキング、適切な指示、結合詞の使用、形態論および統語論的な正確さなどを含みうる。言語技能が向上してきたら課題の難易度を上げ、より典型的なコミュニケーション場面に近づけるために、談話の要素やジャンルを広げて行くことができる。

成功するコミュニケーションと成功しないコミュニケーション

語用論が失語症治療に寄与する主な点は、コミュニケーションを強調し、またその形式にかかわらずコミュニケーションが成功したかどうかを強調する点である。APPLSのような分析は、コミュニケーションがいつ失敗するかに焦点を当てている。失敗の原因を言語学的機能および語用論的機能の両方から分析し、その上で訓練での目標にできる。しかし同等に重要なのは、語用論的プロフィールやCADLのような検査では、患者の長所が訓練で生かせるよう、成功するコミュニケーションに焦点を当てることもできるという点である。患者は、ジェスチャーやコミュニケーションボードといった非言語的な方法を用いれば、うまく情報を伝達できるかもしれない。あるいは喚語の誤りを補うために迂言や言葉による説明をうまく用いるかもしれない。患者の結束的つながりを注意深く分析すれば、成功している特定のつながりが明らかになるかもしれない（Armstrong, 1991）。

また、失語症の患者のコミュニケーションの相手がどのようにコミュニケーションの失敗に対処しているかを見るのも大切である（Gerber and Gurland, 1989 ; Newhoff and Apel, 1989）。コミュニケーションが失敗した時に、より患者の助けとなるような、より良いあるいはより焦点の絞られた修正のための合図を出せるよう、コミュニケーションの相手を訓練することもできる。それに加えて、より広いコミュニケーション環境を分析し、失語症患者のコミュニケーションの試みに対し、より受容的な環境になるよう変えていくこともできる（Lubinski, 1981）。

語用論的目標

コミュニケーションの語用論的側面自体がはっきりした治療目標となることもある（Terrell and Ripich, 1989 ; Ulatowska and Chapman, 1989）。その制限された言語システム内でも、患者は話題の導入や保持といったさまざまな言語行為を発展させるよう試みることができる。また、精緻化や確認のための質問などによって談話内容の要素を表出する能力を広げることもできる。

訓練手続き
ロールプレイ活動とスクリプトの開発

ロールプレイ活動（Green, 1982, 1984 ; Hand and Tonkovich, 1979 ; Newhoff and Apel, 1990）は、いくつかの目的を有している；(a) 患者は治療的な環境にいながら日常生活の文脈でのコミュニケーションを練習する機会を持つ；(b) 臨床家は治療的セッティングを越えて用いることのできるストラテジーを開発し、使用するべく患者と共に活動することができる；(c) 重点はコミュニケーション的相互作用にあるので、ロールプレイでは言語の機能を焦点にする。ロールプレイ場面は、治療の特定の語用論的目標にしたがって言語を能動的に用いることのできるような、特定の文脈的活動を伴わなくてはならない。

ロールプレイ活動では、失語症のある個人と臨床家は、まずその活動での特定のできごとを含め、その状況のスクリプトについて相談しなくてはならない。そのスクリプトにおける特定の反応と行動、特に治療の目標となるような反応と行動が明確にされうる。これはUlatowskaとBond (1983 ; Chapman and Ulatowska, 1992) が談話の扱いについて述べた治療的な留意点と一致する。これは、患者が特定の談話の本質的要素の大要を把握するよう援助することである。その場面を実際にロールプレイする際には、会話的相互作用の自発性が維持されなくてはならない。このことが患者が目標である反応や行為を示すための、もっとも的確な演出となる。可能ならばロールプレイをビデオ、最低限でもテープで記録しなくてはならない。そうすれば、クライアントと臨床家のコミュニケーション的相互作用を見直し、評価する助けとなるだろう。伝達された特定のメッセージの適切性およびコミュニケーションが全体として成功であったかどうかという観点から、やりとりでの長所と短所が明確にされなければならない。

失語症患者のためのコミュニケーション能力促進法（PACE）

PACE（Davis, 1986, 1989 ; Davis and Wilcox, 1981, 1985 ; Wilcox, 1983）は、治療的課題の範囲内で、失語症患者と臨床家の相互作用を会話の本質的な特徴を模して構成するための方法として広く議論されてきた。このアプローチの焦点は、

メッセージの言語的適切さではなく、考えを伝達するという点にある。

PACEは4つの原則に則っている。すなわち、(a) 臨床家と患者は情報の伝え手、受け手として同等に参加する。送り手としての臨床家は、語用論的行動を適切な方法で示し、患者がよりうまくコミュニケーションする助けとなるようなコミュニケーションモードを用いることができる。(b) 臨床家と患者の間には新しい情報の交換がある。このことによって患者はコミュニケーションの失敗とそれを克服するストラテジーを練習する経験を与えられる。(c) 送り手は情報を伝えるために用いるコミュニケーションモードを自由に選択できる。臨床家が特定のストラテジーを用いるよう患者に指示することはない。(d) 受け手はメッセージの伝達が成功したかどうかについてのフィードバックを与える。患者が成功するかどうかは、部分的には臨床家がメッセージを理解する能力にかかっている。

PACEを失語症治療に用いる場合、患者と臨床家の間での絵の描写が中心となることが多い。患者と臨床家は交替で、相手の知らない絵の内容を描写する。しかしPACEアプローチは、できごとの描写や物語の完成といった、他の多くの活動にも拡張できる (Gibbs, 1981)。重要な点は、ある個人の語用論的治療の目標に関しては、情報伝達の4つの原則を保持するということである。

模擬的状況の利用

模擬的状況には、(a) バリアアクティビティ (Newhoff and Apel, 1990)、これにはPACEの原則が幾分か組み込まれている。あるいは (b) 伝統的な訓練課題や会話活動を雑音や他の人の同席などよく起こる外言語的変数を模した上で行なう (Green, 1984)、といったことが含まれるであろう。

バリアアクティビティでは、患者と臨床家の間に視覚的バリアを置き、コミュニケーションの相手が主としてメッセージの言語的伝達に集中するようしむける。参加者はバリアの手前にそれぞれ似たような物を持ち、その物の変更や移動について伝えたり、伝達された情報をより明確にするために質問したりすることが課題となる場合が多い。だから物品をどのように変えるかについての指示を伝えるという場合には、バリアアクティビティは手続きについての談話を模倣することになり、物品が今どのような状況にあるのかを説明する場合は説明的な談話を模倣することになる。課題に関わらず、バリアがあることで参加者はコミュニケーション的相互作用に同等の立場で臨むよう促される。

治療的状況に外言語的な変数を導入する場合は、注意深く扱わなければならない。治療的な課題と提示される特定の「自然的」変数ははっきりと同定されている必要がある。また、治療活動を特別な文脈的変数のない、伝統的な臨床的環境で始めることも大切である。この統制は患者が「新しい」課題の要求や、一般に通常のコミュニケーション的相互作用で起こってくるような邪魔な要素に対応していく助けとして有用であろう。さらにそうすることにより、臨床家は患者が外言語的刺激への反応の中で行なう自発的な代償を把握しやすくなる。臨床家と患者は、最も有効な相互作用の一般的性質について話し合いたいと思うかもしれない。その場合には、多くの状況では冗長性と誤解はごく普通のことであり、やりとりはしばしば最小限の言語表出でなされることが強調される。

発話行為訓練

発話行為に関する可能な訓練についてはWilcoxによって議論されている (1983 ; Wilcox and Davis, 1977)。Doyleら (1989a) は、Broca失語の患者との会話における発話行為の訓練、特に要請の訓練のための行動的方法論を提唱している。この訓練手続きは、般化を促通するよう特にデザインされている。このアプローチでは、訓練担当者が用いることのできるプロンプトのリストを用意して、複数の訓練担当者がいくつかの会話的な話題について失語症患者を訓練することになる。プロンプトは、失語症のある人が情報を要求したり話題を保持したりできるように、話題を導入したり促したりするために用いられる。要求は了解可能で、特定の話題と関連していなければならないが、文法的な正確さは必要とされない。毎週の評価は要請行動が増し、脳損傷のない成人に匹敵するほどになったことを示している。訓練効果の社会的成果として話し好き、好奇心の強さ、会話の成功度といった変数での改善が認められた。会話

の相手が親しい場合でも親しくない場合でも情報を求めることが増えたということが観察されたが、この傾向は親しい相手の時の方がはっきりしていた。Doyleら(1989b)は、これらの知見をより重度に障害された失語症患者で追試している。このアプローチは、成人失語症者に基本的なコミュニケーション行為を練習する機会を与えるよう構造化されている。

会話的ストラテジーの開発

会話的ストラテジーとは、失語症患者が情報を伝えたり、ほかの人の言うことを理解する能力を高めたりすることを助けるような方策である。言語的な場合も非言語的な場合もあり、迂言から、脳損傷のない話し手にもっとゆっくり話してくれるよう合図することまで多岐にわたっている。Holland(1991)は、成人失語症患者が有用なストラテジーを発展させるのを援助する場合、患者と臨床家、および患者と一番多くコミュニケーションする相手を含む重要な他者との相互作用を（録画して）観察する必要があるとしている。その場合、患者が用いたストラテジーと、患者のコミュニケーションの相手である重要な他者が用いたストラテジーの両方を明らかにし、それぞれのストラテジーの有用性を算定する。観察結果は、重要な他者と共に患者にも告げられる。その人に可能な他の代償法がないかどうかも論じる必要がある。患者と重要な他者が、会話的ストラテジーの使用や開発について指示を必要とするようであれば、特定のストラテジーを示し、まず制限されたドリルでのそのストラテジーの使用を目標とする。次に、患者が特定のストラテジーを用いることが必要となるような文脈を導入し、だんだんにそのストラテジーをより自然なコミュニケーション文脈で用いるように変えていく。

会話コーチ法

会話コーチ法は、臨床的なセッティングを越えてコミュニケーションを模し、患者主導の会話でもストラテジーを用いることができるようにするための方法として、Holland(1991)によって開発された語用論的なアプローチである。失語症患者は、臨床家の準備した短い独白か台本を言うことになる。患者に以前に練習したストラテジーを使うよう促す意味で、台本はその人にとっては少し難しいくらいでなければならない。臨床家と患者はその台本を練習するが、訓練の焦点はその独白のメッセージを伝えるためにストラテジーを用いることにある。その後患者は、臨床家の指導を受けながらその独白を重要な他者に伝えることになる。重要な他者の方も臨床家から先に明らかになったストラテジーの訓練を受ける。コーチの場面は、患者、臨床家、重要な他者が後で見直して議論ができるように録画しておく。この過程は見知らぬ相手とのコミュニケーションにおいても行なわれ、アプローチの般化が図られる。台本は聞き手にとってのその情報の価値や親しみやすさという点で調整される。

標準的な言語訓練の強化

伝統的な言語訓練を語用論的視点から高めるためには、標準的な治療的手続きをより語用論的に行うということが前提となる(Davis, 1989; Davis and Wilcox, 1985)。これは、基本的には患者にとって有用で、患者の世界知識と一致するような刺激を組み込むことを意味する。臨床家は、課題としてどのような内容を用いるか決めるために、患者の環境についてできるかぎりの情報を集めなければならない。そうすれば、患者と臨床家の共有知識が最大になるような状態が可能となる。ことに、感情を引き起こすような内容は言語表出を促す効果があるかもしれない(Davis, 1989)。このように語用論的治療は、治療的セッティングの中でなされているが、患者の外的な環境の特徴は典型的な刺激法活動での言語訓練と互いに影響しあっている。DavisとWilcox(1985)は、水平的な文脈・垂直的な文脈の両方からの情報を組み入れるよう提案している。水平的な文脈とは、現在の人物やセッティングを示し、垂直的なセッティングとは、個人の過去に基づいた人物やセッティングを示している。

コミュニケーションの相手の訓練

成人失語症患者の相手を訓練することの意義が明らかにされてきている(Garcia and Terrell, 1991; Linebaugh et al., 1984; Lyons, 1988, 1992; Newhoff et al., 1981; Simmons, et al., 1987; Towey and Pettit, 1980)。Lyons(1988, 1992)のアプローチでは、コミュニケーションの相手は情報交換に役立つコミュニケーションスト

ラテジーを用いるように指示されている。その結果、その相手はロールプレイやPACEに似た模擬的な状況で失語症患者と共にストラテジーを使っている。この相手は、患者の必要や要望に答える義務はないようなボランティアである。失語症患者も相手も心地よくうまく情報交換している場合には、治療は自然なセッティングで行なわれる。患者は、コミュニティ内の午後の活動で、以前は好んでいたが病気になってから行なっていない活動を選ぶよう励まされる。この活動にコミュニケーションの相手と共に参加する。Lyonsはこの過程を、失語症患者に自分に対する責任のない相手とでもやっていけると感じられる機会を与え、心理的・コミュニケーション的関心を治療に組み込む方法と見なしている。

語用論的訓練のまとめ

前述のように、語用論的訓練の一般的目標は、言語機能の改善である。伝統的な治療アプローチが施行される文脈を変えていくことで、自然なコミュニケーションの要素がそのような伝統的手続きに応用されている。したがって、語用論的な原則を持ち込むことで失語症治療の全体的な目標が劇的に変わるわけではない。つまり、成人失語症患者のコミュニケーションを制限している行動や状況を変える方向を目指している点では変わりがない。

ここで紹介した手続きは、治療的セッティングの中で失語症のある個人の自然なコミュニケーション文脈の特徴を操作するか、自然な会話の特徴である相互作用的な状況を工夫するかによって、語用論を応用することを示している。

将来的な動向

語用論は、一般に言語行動とそれが用いられる特定の文脈の相互作用とみなされている。このような言語―文脈間の相互作用の認知心理学的・心理言語学的研究が、脳損傷者、特に失語症のある人々の研究にも適用されるようになったのはほんの数年来のことである。この傾向は継続し、将来的には自然な文脈の研究法の発展や語用論的能力を臨床的に評価するための有効で簡便な方法の開発、言語の機能を治療するための効果的な治療テクニックの使用などが強調されるようになるであろう。信頼でき効果的な語用論的治療法を明らかにするために、臨床の場にいる失語症学者は失語症治療の語用論的側面とより伝統的な意味での言語学的側面に治療時間をどのように割り振るかに苦慮し続けるだろう。しかし、失語症者の全般的なコミュニケーション能力のことを考えるならば、臨床家は治療の１要素として常に語用論的側面を考慮せざるを得ないだろう。なぜなら、失語症患者の治療的改善の主要な目標は、その人が論じたいと思うことを何でも話せるようにすることのはずだからである。

言語機能の科学としての語用論の研究により、言語行動を刺激する上で言語―文脈間の相互作用の治療を重視することの妥当性が明らかになってきた。失語症患者にとって言語処理を促進するような特定の文脈的セッティングや状況を明らかにし始めた研究者もいる。しかし、臨床家が他の失語症患者に対してもこのような情報を安定して適切に用いることができるようになるには、このような促進的な文脈の性質と特徴が明確に示されなければならない。さらに、成人失語症患者の社会的認識の組織的な調査にも注意が注がれる必要がある。ある個人が普通の社会状況において特に、**どのように**反応するかということが、真の社会化の基礎となる。語用論研究がこのような社会言語学的現象の調査まで広げられ、臨床を行なう失語症学者の、コミュニケーションの様々な要素の同時的な相互作用についての理解を助けることが望まれている。

最近では、神経学的研究が、右半球の脳血管障害や閉鎖性の脳外傷によるびまん性の損傷のある人々を含む他の脳損傷者の語用論的能力にも適用されるようになってきた。この傾向はおそらくさらに続き、このような人々にとって困難に感じられるような特別の手がかりや文脈が注目されるであろう。さらに、これらの両方の人々に観察される重要な語用論的障害の根底に潜むものを明らかにすることがより重視される必要がある。言語病理学者は、これらの人々の治療に責任を負ってきた。しかしながらこうした語用論的コミュニケー

ション障害の評価と治療はかなり不完全なままである。右半球損傷のある人々や閉鎖性脳外傷のある人々の語用論的能力を測り、治療する手法の開発と充実はこれから研究していかねばならない分野である。

References

Agar, M., and Hobbs, J. R. (1982). Interpreting discourse: Coherence and the analysis of ethnographic interview. *Discourse Processes, 5,* 1–32.

Apel, K., Newhoff, M., and Browning-Hall, J. (1982, November). *Contingent queries in Broca's aphasia.* Paper presented at the American Speech-Language-Hearing Association convention, Toronto.

Armstrong, E. (1987). Cohesive harmony in aphasic discourse and its significance in listener perception of coherence. In R. H. Brookshire (Ed.), *Clinical Ahasiology Conference proceedings.* Minneapolis, MN: BRK.

Armstrong, E. (1991). The potential of cohesion analysis in the analysis and treatment of aphasic discourse. *Clinical Linguistics and Phonetics, 5,* 39–52.

Armus, S., Brookshire, R., and Nicholas, L. (1989). Aphasic and non-brain-damaged adults' knowledge of scripts for common situations. *Brain and Language, 36,* 518–528.

Aten, J. L. (1986). Functional communication treatment. In R. Chapey (Ed.), *Language intervention strategies in adult aphasia.* Baltimore, MD: Williams & Wilkins.

Aten, J., Caligiuri, M., and Holland, A. (1982). The efficacy of functional communication therapy for chronic aphasic patients. *Journal of Speech and Hearing Disorders, 47,* 93–96.

Ball, M., Davies, E., Duckworth, M., and Middlehurst, R. (1991). Assessing the assessments: A comparison of two clinical pragmatic profiles. *Journal of Communication Disorders, 24,* 367–379.

Balota, D., Ferraro, R., and Connor, L. (1991). On the early influence of meaning in word recognition: A review of the literature. In P. Schwanenflugel (Ed.), *The psychology of word meaning.* Hillsdale, NJ: Lawrence Erlbaum.

Barclay, J., Bransford, J., Franks, J., McCarrell, N., and Nitsch, K. (1974). Comprehension and semantic flexibility. *Journal of Verbal Learning and Verbal Behavior, 13,* 471–481.

Bard, E., Shillcock, R., and Altmann, G. (1988). The recognition of words after their acoustic offsets in spontaneous speech: Effects of subsequent context. *Perception and Psychophysics, 44,* 395–408.

Barsalou, L. (1982). Context-independent and context-dependent information in concepts. *Memory and Cognition, 10,* 82–93.

Bates, E., Hamby, S., and Zurif, E. (1983). The effects of focal brain-damage on pragmatic expression. *Canadian Journal of Psychology, 37,* 59–84.

Baum, S., Daniloff, J., Daniloff, R., and Lewis, J. (1982). Sentence comprehension by Broca's aphasics: Effects of some suprasegmental variables. *Brain and Language, 17,* 261–271.

Behrmann, M., and Penn, C. (1984). Non-verbal communication of aphasic patients. *British Journal of Disorders of Communication, 19,* 155–168.

Berko-Gleason, J., Goodglass, H., Obler, L., Green, E., Hyde, M., and Weintraub, S. (1980). Narrative strategies of aphasic and normal speaking subjects. *Journal of Speech and Hearing Research, 23,* 370–382.

Blumstein, S., and Goodglass, H. (1972). The perception of stress as a semantic cue in aphasia. *Journal of Speech and Hearing Research, 15,* 800–806.

Bond, S., Ulatowska, H., Macaluso-Haynes, S., and May, E. (1983). Discourse production in aphasia: Relationship to severity of impairment. In R. Brookshire (Ed.), *Clinical Aphasiology Conference proceedings.* Minneapolis, MN: BRK.

Bottenberg, D., and Lemme, M. L. (1989). Effect of shared and unshared listener knowledge on narratives of normal and aphasic adults. In T. Prescott (Ed.), *Clinical aphasiology* (Vol. 19, pp. 109–116). Austin, TX: Pro-Ed.

Bottenberg, D., Lemme, M., and Hedberg, N. (1985). Analysis of oral narratives of normal and aphasic adults. In R. Brookshire (Ed.), *Clinical Aphasiology Conference proceedings.* Minneapolis, MN: BRK.

Bottenberg, D., Lemme, M., and Hedberg, N. (1987). Effect of story content on narrative discourse of aphasic adults. In R. H. Brookshire (Ed.), *Clinical Aphasiology Conference proceedings.* Minneapolis, MN: BRK.

Brenneise-Sarshad, R., Brookshire, R., and Nicholas, L. (1989). Effects of listener knowledge on stories told by aphasic and non-brain-damaged subjects. In T. Prescott (Ed.), *Clinical aphasiology* (Vol. 19). Austin, TX: Pro-Ed.

Brenneise-Sarshad, R., Nicholas, L. E., and Brookshire, R. H. (1991). Effects of apparent listener knowledge and picture stimuli on aphasic and non-brain-damaged speakers' narrative discourse. *Journal of Speech and Hearing Research, 34,* 168–176.

Brookshire, R. (1987). Auditory language comprehension disorders in aphasia. *Topics in Language Disorders, 8,* 11–23.

Brookshire, R., and Nicholas, L. (1984). Comprehension of directly and indirectly stated main ideas and details in discourse by brain-damaged and non-brain-damaged listeners. *Brain and Language, 21,* 21–36.

Bryan, K. L. (1989). Language prosody and the right hemisphere. *Aphasiology, 3,* 285–300.

Buck, R., and Duffy, R. J. (1980). Nonverbal communication of affect in brain-damaged patients. *Cortex, 16,* 351–362.

Busch, C. R., Brookshire, R. H., and Nicholas, L. E. (1988). Referential communication by aphasic and nonaphasic adults. *Journal of Speech and Hearing Disorders, 53,* 475–482.

Butler-Hinz, S., Waters, G., and Caplan, D. (1990). Characteristics of syntactic comprehension deficits following closed head injury versus left cerebrovascular accident. *Journal of Speech and Hearing Research, 33,* 269–280.

Cannito, M., Jarecki, J., and Pierce, R. (1986). Effects of thematic structure on syntactic processing in aphasia. *Brain and Language, 27,* 38–49.

Cannito, M., Vogel, D., and Pierce, R. (1988). Sentence comprehension in context: Influence of prior visual stimulation. In T. Prescott (Ed.), *Clinical aphasiology* (Vol. 18). Boston, MA: College Hill Press.

Cannito, M., Vogel, D., and Pierce, R. (1990). Contextualized sentence comprehension in nonfluent aphasia: Predictiveness and severity of comprehension impairment. In T. Prescott (Ed.), *Clinical aphasiology* (Vol. 20). Austin, TX: Pro-Ed.

Cannito, M., Vogel, D., Pierce, R., and Hough, M. (1991). Time post-onset and contextualized sentence comprehension in nonfluent aphasia. In M. Lemme (Ed.), *Clinical aphasiology* (Vol. 21). Austin, TX: Pro-Ed.

Caplan, D., and Evans, K. (1990). The effects of syntactic structure on discourse comprehension in patients with parsing impairments. *Brain and Language, 39,* 206–234.

Caramazza, A., and Miceli, G. (1991). Selective impairment of thematic role assignment in sentence processing. *Brain and Language, 41,* 402–436.

Caramazza, A., and Zurif, E. (1976). Dissociation of algorithmic and heuristic processes in language comprehension: Evidence from aphasia. *Brain and Language, 3,* 572–582.

Chapman, S. B., and Ulatowska, H. K. (1992). Methodology for discourse management in the treatment of aphasia. *Clinics in Communication Disorders, 2,* 64–81.

Chenery, H., Ingram, J., and Murdock, B. (1990). Automatic and volitional processing in aphasia. *Brain and Language, 38,* 215–232.

Cicone, M., Wapner, W., Foldi, N., Zurif, E., and Gardner, H. (1979). The relationship between gesture and language in aphasic communication. *Brain and Language, 8,* 324–349.

Clark, A., and Flowers, C. (1987). The effect of semantic redundancy on auditory comprehension in aphasia. In R. K. Brookshire (Ed.), *Clinical Aphasiology Conference proceedings.* Minneapolis, MN: BRK.

Clark, H. H., and Haviland, S. E. (1977). Comprehension and the given-new contract. In R. O. Freedle (Ed.), *Discourse production and comprehension.* Norwood, NJ: Ablex.

Coggins, T. E. (1991). Bringing context back in assessment. *Topics in Language Disorders, 11,* 43–54.

Copeland, M. (1989). An assessment of natural conversation with Broca's aphasics. *Aphasiology, 3,* 301–306.

Correia, L., Brookshire, R. H., and Nicholas, L. E. (1990). Aphasic and non-brain-damaged adults' descriptions of aphasia test pictures and gender-biased pictures. *Journal of Speech and Hearing Disorders, 4,* 713–720.

Daniloff, J. K., Fritelli, G., Buckingham, H. W., Hoffman, P. R., and Daniloff, R. G. (1986). Amer-Ind versus ASL: Recognition and imitation in aphasic subjects. *Brain and Language, 28,* 95–113.

Danly, M., Cooper, W., and Shapiro, B. (1983). Fundamental frequency, language processing, and linguistic structure in Wernicke's aphasia. *Brain and Language, 19,* 1–24.

Danly, M., and Shapiro, B. (1982). Speech prosody in Broca's aphasia. *Brain and Language, 16,* 171–190.

Davis, G. A. (1986). Pragmatics and treatment. In R. Chapey (Ed.), *Language intervention strategies in adult aphasia* (2nd ed.). Baltimore, MD: Williams & Wilkins.

Davis, G. A. (1989). Pragmatics and cognition in treatment of language disorders. In X. Seron and G. Deloche (Eds.), *Cognitive approaches in neuropsychological rehabilitation.* Hillsdale, NJ: Lawrence Erlbaum.

Davis, G. A., and Wilcox, M. J. (1981). Incorporating parameters of natural conversation in aphasia treatment. In R. Chapey (Ed.), *Language intervention strategies in adult aphasia.* Baltimore, MD: Williams & Wilkins.

Davis, G. A., and Wilcox, M. J. (1985). *Adult aphasia rehabilitation: Applied pragmatics.* San Diego, CA: College Hill Press.
De Bleser, R., and Poeck, K. (1985). Analysis of prosody in the spontaneous speech of patients with CV-recurring utterances. *Cortex, 21,* 405–416.
Deloche, G., and Seron, X. (1981). Sentence understanding and knowledge of the world: Evidence from a sentence-picture matching task performed by aphasic patients. *Brain and Language, 14,* 57–69.
DeMarco, S., and Hough, M. S. (1991, April). *Conversational skills in children and adults with right hemisphere dysfunction.* Miniseminar presented at the annual North Carolina Speech-Hearing-Language Association convention, Raleigh, NC.
Dembowski, J., Ulatowska, H. K., and Haynes, S. M. (1989, November). *Clinical evaluation of aphasic discourse.* Paper presented at the annual American Speech-Language-Hearing Association convention, St. Louis, MO.
Dennis, M., and Lovett, M. W. (1990). Discourse ability in children after brain damage. In Y. Joanette and H. H. Brownell (Eds.), *Discourse ability and brain damage.* New York: Springer-Verlag.
Doyle, P. J. Goldstein, H., Bourgeois, M. S., and Nakles, K. O. (1989a). Facilitating generalized requesting behavior in Broca's aphasia: An experimental analysis of a generalization training procedure. *Journal of Applied Behavior Analysis, 22,* 157–170.
Doyle, P. J., Oleyar, K. S., and Goldstein, H. (1989b). Facilitating functional conversational skills in aphasia: An experimental analysis of a generalization training procedure. In T. Prescott (Ed.), *Clinical aphasiology* (Vol. 19 pp. 229–242). Austin, TX: Pro-Ed.
Duffy, R. J., and Duffy, J. R. (1981). Three studies of deficits in pantomimic recognition in aphasia. *Journal of Speech and Hearing Research, 24,* 70–84.
Duffy, R. J., Duffy, J. R., and Mercaitis, P. A. (1984). Comparison of the performances of a fluent and a nonfluent aphasic on a pantomimic referential task. *Brain and Language, 21,* 260–273.
Early, E. A., and Van Demark, A. A. (1985). Aphasic speakers' use of definite and indefinite articles to mark given and new information in discourse. In R. Brookshire (Ed.), *Clinical Aphasiology Conference proceedings.* Minneapolis, MN: BRK.
Ernest-Baron, C. R., Brookshire, R. H., and Nicholas, L. E. (1987). Story structure and retelling of narratives by aphasic and non-brain-damaged adults. *Journal of Speech and Hearing Research, 30,* 44–49.
Feyereisen, P. (1983). Manual activity during speaking in aphasic subjects. *International Journal of Psychology, 18,* 545–556.
Feyereisen, P. (1988). Non-verbal communication. In F. C. Rose, R. Whurr, and M. A. Wyke, (Eds.), *Aphasia.* London: Whurr Publishers.
Feyereisen, P., and Seron, X. (1982). Nonverbal communication and aphasia: A review II. Expression. *Brain and Language, 16,* 213–236.
Flowers, C., and Peizer, E. (1984). Strategies for obtaining information from aphasic persons. In R. Brookshire (Ed.), *Clinical Aphasiology Conference proceedings.* Minneapolis, MN: BRK.
Foldi, N. (1987). Appreciation of pragmatic interpretations of indirect commands: Comparison of right and left hemisphere brain-damaged patients. *Brain and Language, 31,* 88–108.
Foldi, N. S., Cicone, M., and Gardner, H. (1983). Pragmatic aspects of communication in brain-damaged patients. In S. Segalowitz (Ed.), *Language functions and brain organization.* New York: Academic Press.
Gainotti, G. (1972). Emotional behavior and hemispheric side of lesion. *Cortex, 8,* 41–55.
Garcia, J. M., and Terrell, P. (1991, November). *Communication competence: including partner training in treatment for Broca's aphasia.* Paper presented at the American Speech-Language-Hearing annual convention, Atlanta, GA.
Gerber, S., and Gurland, G. (1989). Applied pragmatics in the assessment of aphasia. *Seminars in Speech and Language: Aphasia and Pragmatics, 10,* 263–281.
Germani, M. (1992). *Semantic attribute knowledge in adults with right and left hemisphere damage.* Unpublished doctoral dissertation, Kent State University, Kent, OH.
Germani, M., and Pierce, R. (1992). Contextual influences in reading comprehension in aphasia. *Brain and Language, 42,* 308–319.
Gibbs, R. W., Jr. (1981). Your wish is my command: Convention and context in interpreting indirect requests. *Journal of Verbal Learning and Verbal Behavior, 20,* 431–444.
Glosser, G., and Deser, T. (1990). Patterns of discourse production among neurological patients with fluent language disorders. *Brain and Language, 40,* 67–88.
Glosser, G., Weiner, M., and Kaplan, E. (1986). Communicative gestures in aphasia. *Brain and Language, 27,* 345–359.
Glosser, G., Weiner, M., and Kaplan, E. (1988). Variations in aphasic language behaviors. *Journal of Speech and Hearing Disorders, 53,* 115–124.

Goldstein, A. P., Sprafkin, R. P., Gershaw, N. J., and Klein, P. (1980). *Skill-streaming the adolescent: A structured approach to teaching prosocial skills.* Champaign, IL: Research Press Company.
Goodglass, H., and Baker, E. (1976). Semantic field, naming, and auditory comprehension in aphasia. *Brain and Language, 3,* 359–374.
Goodglass, H., and Kaplan, E. (1963). Disturbance of gesture and pantomime in aphasia. *Brain, 86,* 703–720.
Goodglass, H., and Kaplan, E. (1983). *The assessment of aphasia and related disorders.* Philadelphia, PA: Lea & Febiger.
Green, E., and Boller, F. (1974). Features of auditory comprehension in severely impaired aphasics. *Cortex, 10,* 133–145.
Green, G. (1982). Assessment and treatment of the adult with severe aphasia: Aiming for functional generalization. *Australian Journal of Human Communication Disorders, 10,* 11–23.
Green, G. (1984). Communication in aphasia therapy: Some of the procedures and issues involved. *British Journal of Disorders of Communication, 19,* 35–46.
Greenspan, S. (1986). Semantic flexibility and referential specificity of concrete nouns. *Journal of Memory and Language, 25,* 539–557.
Grice, H. (1975). Logic and conversation. In P. Cole and J. Morgan (Eds.), *Syntax and semantics.* New York: Academic Press.
Grogan, S. (1993). *An assessment of reading comprehension for adults with aphasia.* Unpublished doctoral dissertation, Kent State University, Kent, OH.
Guilford, A., and O'Connor, J. (1982). Pragmatic functions in aphasia. *Journal of Communication Disorder, 15,* 337–346.
Gurland, G., Chwat, S., and Wollner, S. (1982). Establishing a communication profile in adult aphasia: Analysis of communicative acts and conversational sequences. In R. Brookshire (Ed.), *Clinical Aphasiology Conference proceedings.* Minneapolis, MN: BRK.
Halliday, M., and Hasan, R. (1976). *Cohesion in English.* London: Longman.
Hand, R., and Tonkovich, J. (1979). *Language pragmatics: Implications for the diagnosis and treatment of aphasia.* Paper presented at the Kansas Symposium on Speech, Language and Auditory Pathology, Overland Park, KS.
Hasan, R. (1985). The texture of a text. In M. A. K. Halliday and R. Hasan (Eds.), *Language, context and text: Aspects of language in a social-semiotic perspective.* Victoria, Canada: Deakin University Press.
Haviland, S., and Clark, H. (1974). What's new? Acquiring new information as a process in comprehension. *Journal of Verbal Learning and Verbal Behavior, 13,* 512–521.
Heilman, K., Bowers, D., Speedie, L., and Coslett, H. (1984). Comprehension of affective and nonaffective prosody. *Neurology, 34,* 917–921.
Herrmann, M., Koch, U., Johannsen-Horbach, H., and Wallesch, C. W. (1989). Communicative skills in chronic and severe nonfluent aphasia. *Brain and Language, 37,* 339–352.
Herrmann, M., Reichle, T., Lucius-Hoene, G., Wallesch, C. W., and Johannsen-Horbach, H. (1988). Nonverbal communication as a compensative strategy for severely nonfluent aphasics—a quantitative approach. *Brain and Language, 33,* 41–54.
Hinckley, J., and Craig, H. (1992). A comparison of picture-stimulus and conversational elicitation contexts: Responses to comments by adults with aphasia. *Aphasiology, 6,* 257–272.
Holland, A. (1977). Some practical considerations in aphasia rehabilitation. In M. Sullivan and M. Kommers (Eds.), *Rationale for adult aphasia therapy.* Omaha, NE: University of Nebraska Press.
Holland, A. (1980). *Communicative abilities in daily living: A test of functional communication for aphasic adults.* Baltimore, MD: University Park Press.
Holland, A. L. (1991). Pragmatic aspects of intervention in aphasia. *Journal of Neurolinguistics. 6,* 197–211.
Hough, M. S. (1990). Narrative comprehension in adults with right and left hemisphere brain-damage: Theme organization. *Brain and Language, 38,* 253–277.
Hough, M., Pierce, R. S. (1987, Spring). Pragmatic functioning in adult aphasia. *HEARSAY—Journal of the Ohio Speech and Hearing Association,* pp. 46–53.
Hough, M., Pierce, R., and Cannito, M. (1989). Contextual influences in aphasia: Effects of predictive versus nonpredictive narratives. *Brain and Language, 36,* 325–334.
Houghton, P., Pettit, J., and Towey, M. (1982). Measuring communication competence in global aphasia. In R. Brookshire (Ed.), *Clinical Aphasiology Conference proceedings.* Minneapolis, MN: BRK.
Huber, W. (1990). Text comprehension and production in aphasia: Analysis in terms of micro- and macrostructure. In Y. Joanette and H. Brownell (Eds.), *Discourse ability and brain damage: Theoretical and empirical perspectives.* New York: Springer-Verlag.
James, S. (1990). *Normal language acquisition.* Boston, MA: College Hill

Press.

Juncos-Rabadan, O. (1992). The processing of negative sentences in fluent aphasics: Semantic and pragmatic aspects. *Brain and Language, 43,* 96–106.

Katsuki-Nakamura, J., Brookshire, R., and Nicholas, L. (1988). Comprehension of monologues and dialogues by aphasic listeners. *Journal of Speech and Hearing Disorders, 53,* 408–415.

Katz, R. C., LaPointe, L. L., and Markel, N. N. (1978). Coverbal behavior and aphasic speakers. In R. Brookshire (Ed.), *Clinical Aphasiology Conference proceedings.* Minneapolis, MN: BRK.

Kellas, G., Paul, S., Martin, M., and Simpson, G. (1991). Contextual feature activation and meaning access. In G. Simpson (Ed.), *Understanding word and sentence.* New York: North-Holland.

Kimbarow, M., and Brookshire, R. (1983). The influence of communicative context on aphasic speakers' use of pronouns. In R. Brookshire (Ed.), *Clinical Aphasiology Conference proceedings.* Minneapolis, MN: BRK.

Kimelman, M. (1991). The role of target word stress in auditory comprehension by aphasic listeners. *Journal of Speech and Hearing Research, 34,* 334–339.

Kintsch, W., and van Dijk, T. (1978). Toward a model of text comprehension and production. *Psychological Review, 85,* 363–394.

Kudo, T. (1984). The effect of semantic plausibility on sentence comprehension in aphasia. *Brain and Language, 21,* 208–218.

Larkins, P., and Webster, E. (1981). The use of gestures in dyads consisting of an aphasic and nonaphasic adult. In R. Brookshire (Ed.), *Clinical Aphasiology Conference proceedings.* Minneapolis, MN: BRK.

Lemme, M., Hedberg, N., and Bottenberg, D. (1984). Cohesion in narratives of aphasic adults. In R. Brookshire (Ed.), Clinical Aphasiology Conference proceedings. Minneapolis, MN: BRK.

Lesser, R. (1991). Three developments in aphasiology: Cognitive neuropsychology, computers in therapy, pragmatic-ethnological approach. *Journal of Neurolinguistics, 6,* 71–77.

Linebaugh, C., Kryzer, K., Oden, S., and Myers, P. (1982). Reapportionment of communicative burden in aphasia: A study of narrative instructions. In R. Brookshire (Ed.), *Clinical Aphasiology Conference proceedings.* Minneapolis, MN: BRK.

Linebaugh, C. W., Marguiles, C. P., and Mackisack, E. L. (1985). Contingent queries and revisions used by aphasic individuals and their most frequent communication partners. In R. Brookshire (Ed.), *Clinical Aphasiology Conference proceedings.* Minneapolis, MN: BRK.

Linebaugh, C. W., Marguiles, C. P., and Mackisack-Morin, E. L. (1984). The effectiveness of comprehension-enhancing strategies employed by spouses of aphasic patients. In R. Brookshire (Ed.), *Clinical Aphasiology Conference proceedings.* Minneapolis, MN: BRK.

Lomas, J., Pickard, L., Bester, S., Elbard, H., Finlayson, A., and Zoghaib, C. (1989). The Communicative Effectiveness Index: Development and psychometric evaluation of a functional communication measure for adult aphasia. *Journal of Speech and Hearing Disorders, 54,* 113–124.

Lubinski, R. (1981). Environmental language intervention. In R. Chapey (Ed.), *Language intervention strategies in adult aphasia.* Baltimore, MD: Williams & Wilkins.

Lubinski, R., Duchan, J., and Weitzner-Lin, B. (1980). Analysis of breakdowns and repairs in aphasic adult communication. In R. Brookshire (Ed.), *Clinical Aphasiology Conference proceedings.* Minneapolis, MN: BRK.

Lyons, J. G. (1988). Communicative partners: Their value in reestablishing communication with aphasic adults. In T. Prescott (Ed.), *Clinical aphasiology* (Vol. 18, pp. 11–18). Austin, TX: Pro-Ed.

Lyons, J. G. (1992). Communication use and participation in life for adults with aphasia in natural settings: The scope of the problem. *American Journal of Speech-Language Pathology, 1,*(3), 7–14.

MacWhinney, B., and Bates, E. (1978). Sentential devices for conveying giveness and newness: A cross-cultural developmental study. *Journal of Verbal Learning and Verbal Behavior, 17,* 539–558.

McNeil, M., Odell, K., and Tseng, C. (1990). Toward the integration of resource allocation into a general theory of aphasia. In T. Prescott (Ed.), *Clinical aphasiology* (Vol. 20). Austin, TX: Pro-Ed.

Miceli, G., Gainotti, G., Caltagirnone, C., and Masullo, C. (1980). Some aspects of phonological impairment in aphasia. *Brain and Language, 11,* 159–169.

Milroy, L., and Perkins, L. (1992). Repair strategies in aphasic discourse: Towards a collaborative model. *Clinical Linguistics and Phonetics, 6,* 27–40.

Morreau, L. E., and Bruininks, R. H. (1991). *Checklist of Adaptive Living Skills.* Allen, TX: DLM.

Morrow, D., Bower, G., and Greenspan, S. (1990). Situation-based inferences during narrative comprehension. In A. Graesser and G. Bower (Eds.), *Inferences and text comprehension.* New York: Academic Press.

Mross, E. (1990). Text analysis: Macro- and microstructural aspects of discourse processing. In Y. Joanette and H. Brownell (Eds.), *Discourse ability and brain-damage: Theoretical and empirical perspectives.* New York: Springer-Verlag.

Myers, P., and Linebaugh, C. (1981). Comprehension of idiomatic expressions by right-hemisphere-damaged adults. In R. Brookshire (Ed.), *Clinical Aphasiology Conference proceedings.* Minneapolis, MN: BRK.

Naeser, M., Mazurski, P., Goodglass, H., Peraino, M., Laughlin, S., and Leaper, W. (1987). Auditory syntactic comprehension in nine aphasia groups (with CT scans) and children: Differences in degree but not order of difficulty observed. *Cortex, 23,* 359–380.

Newhoff, M., and Apel, K. (1989). Environmental communication programming with aphasic persons. *Seminars in Speech and Language: Aphasia and Pragmatics, 10,* 315–328.

Newhoff, M., and Apel, K. (1990). Impairments in pragmatics. In L. LaPointe (Ed.), *Aphasia and related neurogenic language disorders.* New York: Thieme Medical Publishers, Inc.

Newhoff, M., Bugbee, J. K., and Ferreira, A. (1981). A change of PACE: Spouses as treatment targets. In R. Brookshire (Ed.), *Clinical Aphasiology Conference proceedings.* Minneapolis, MN: BRK.

Newhoff, M., Tonkovich, J. D., Schwartz, S. L., and Burgess, E. K. (1985). Revision strategies in aphasia. *Journal of Neurological Communication Disorders, 2,* 2–7.

Nicholas, L., and Brookshire, R. (1986). Consistency of the effects of rate of speech on brain-damaged adults' comprehension of narrative discourse. *Journal of Speech and Hearing Research, 29,* 462–470.

Nicholas, L., MacLennan, D., and Brookshire, R. (1986). Validity of multiple-sentence reading comprehension tests for aphasic adults. *Journal of Speech and Hearing Disorders, 51,* 82–87.

Oden, G., Rueckl, J., and Sanocki, T. (1991). Making sentences make sense, or words to that effect. In G. Simpson (Ed.), *Understanding word and sentence.* New York: North-Holland.

Parisi, D., and Pizzamiglio, L. (1970). Syntactic comprehension in aphasia. *Cortex, 6,* 204–215.

Pashek, G., and Brookshire, R. (1982). Effects of rate of speech and linguistic stress on auditory paragraph comprehension of aphasic individuals. *Journal of Speech and Hearing Research, 25,* 377–383.

Patterson, J., and Pierce, R. (1991, November). *Memory for narrative discourse in adults with mild language impairment following left or right cerebrovascular accident.* Paper presented at the American Speech-Language-Hearing Association annual convention, Atlanta, GA.

Peach, R., Canter, G., and Gallaher, A. (1988). Comprehension of sentence structure in anomic and conduction aphasia. *Brain and Language, 35,* 119–137.

Penn, C. (1988). The profiling of syntax and pragmatics in aphasia. *Clinical Linguistics and Phonetics, 2,* 179–208.

Petersen, L. N., and Kirshner, H. S. (1981). Gestural impairment and gestural ability in aphasia: A review. *Brain and Language, 14,* 333–348.

Piehler, M., and Holland, A. (1984). Cohesion in aphasic language. In R. H. Brookshire (Ed.), *Clinical Aphasiology Conference proceedings.* Minneapolis, MN: BRK.

Pierce, R. (1988a). Influence of prior and subsequent context on comprehension in aphasia. *Aphasiology, 2,* 577–582.

Pierce, R. (1988b). Language processing and the effects of context in aphasia. In M. J. Ball (Ed.), *Theoretical linguistics and disordered language.* San Diego, CA: College Hill Press.

Pierce, R. (1991). Contextual influences during comprehension in aphasia. *Aphasiology, 5,* 1–36.

Pierce, R., and Beekman, L. (1985). Effects of linguistic and extralinguistic context on semantic and syntactic processing in aphasia. *Journal of Speech and Hearing Research, 28,* 250–254.

Pierce, R., and DeStefano, C. (1987). The interactive nature of auditory comprehension in aphasia. *Journal of Communication Disorders, 18,* 203–214.

Pierce, R., and Grogan, S. (1992). Improving listening comprehension of narratives. *Clinics in Communication Disorders: Aphasia, 2,* 54–63.

Pierce, R., and Wagner, C. (1985). The role of context in facilitating syntactic decoding in aphasia. *Journal of Communication Disorders, 18,* 203–214.

Potechin, G. C., Nicholas, L. E., and Brookshire, R. H. (1987). Effects of picture stimuli on discourse production by aphasia. In R. H. Brookshire (Ed.), *Clinical Aphasiology Conference proceedings.* Minneapolis, MN: BRK.

Prinz, P. (1980). A note on requesting strategies in adult aphasics. *Journal of Communication Disorders, 13,* 65–73.

Prutting, C. A. (1982). Pragmatics as social competence. *Journal of Speech and Hearing Disorders, 47,* 123–134.

Prutting, C. A., and Kirchner, D. M. (1983). Applied pragmatics. In T. Gallagher and C. A. Prutting (Eds.), *Pragmatic assessment and intervention issues in language.* San Diego, CA: College Hill Press.

Prutting, C. A., and Kirchner, D. M. (1987). A clinical appraisal of the pragmatic aspects of language. *Journal of Speech and Hearing Disorders, 52,* 105–119.

Puskaric, N., and Pierce, R. (1991, November). Reading comprehension in aphasia: Effects of prediction and expectation. Paper presented at the American Speech-Language-Hearing Association annual convention, Atlanta, GA.

Rivers, D. L., and Love, R. J. (1980). Language performance on visual processing tasks in right hemisphere lesion cases. *Brain and Language, 10,* 348–366.

Roberts, J. A., and Wertz, R. T. (1988). Comparison of spontaneous and elicited oral-expressive language in aphasia. In T. Prescott (Ed.), *Clinical aphasiology* (Vol. 18, pp. 479–488). Austin, TX: Pro-Ed.

Rosenthal, V., and Bisiacchi, P. (submitted). Tacit integration and referential structure in the language comprehension of aphasics and normals.

Rueckl, J., and Oden, G. (1985). The integration of contextual and featural information during word identification. *Journal of Memory and Language, 25,* 445–460.

Ryalls, J. H. (1982). Intonation in Broca's aphasias. *Neuropsychologia, 20,* 355–360.

Ryalls, J. H. (1984). Some acoustic aspects of fundamental frequency of CVC utterances in aphasia. *Phonetica, 41,* 103–111.

Sarno, M. (1972). A measurement of functional communication in aphasia. In M. Sarno (Ed.), *Aphasia: Selected readings.* New York: Appleton-Century-Crofts.

Schienberg, S., and Holland, A. (1980). Conversational turn-taking in Wernicke's aphasia. In R. H. Brookshire (Ed.), *Clinical Aphasiology Conference proceedings.* Minneapolis, MN: BRK.

Schlanger, B., Schlanger, P., and Gerstman, L. (1976). The perception of emotionally toned sentences by right hemisphere-damaged and aphasic subjects. *Brain and Language, 3,* 396–403.

Schnitzer, M. (1989). *The pragmatic basis of aphasia: A neurolinguistics study of morphosyntaxis among bilinguals.* Hillsdale, NJ: Lawrence Erlbaum.

Schuell, H. (1965). *The Minnesota Test for Differential Diagnosis of Aphasia.* Minneapolis, MN: University of Minnesota Press.

Schwanenflugel, P. (1991). Contextual constraint and lexical processing. In G. Simpson (Ed.), *Understanding word and sentence.* New York: North-Holland.

Schwanenflugel, P., and Shoben, E. (1985). The influence of sentence constraint on the scope of facilitation for upcoming words. *Journal of Memory and Language, 24,* 232–252.

Searle, J. (1969). *Speech acts: An essay in the philosophy of language.* London: Cambridge University Press.

Seron, X., Van der Kaa, M., Van der Linden, M., Remits, A., and Feyereisen, P. (1982). Decoding paralinguistic signals: Effect of semantic and prosodic cues on aphasics' comprehension. *Journal of Communication Disorders, 15,* 223–231.

Shadden, B. B., Burnette, R. B., Eikenberry, B. R., and Dibrezzo, R. (1990). All discourse tasks are not created equal. In T. Prescott (Ed.), *Clinical aphasiology* (Vol. 20, pp. 327–342). Austin, TX: Pro-Ed.

Sherman, J., and Schweickert, J. (1989). Syntactic and semantic contributions to sentence comprehension in agrammatism. *Brain and Language, 37,* 419–439.

Silveri, M., Carlomagno, S., Nocentini, U., Chieffi, S., and Gainotti, G. (1989). Semantic field integrity and naming ability in anomic patients. *Aphasiology, 3,* 423–434.

Simmons, N. N., Kearns, K. P., and Potechin, G. (1987). Treatment of aphasia through family member training. In R. Brookshire (Ed.), *Clinical Aphasiology Conference proceedings.* Minneapolis, MN: BRK.

Smith, R. (1988). Pragmatics and speech pathology. In M. J. Ball (Ed.), *Theoretical linguistics and disordered language.* San Diego, CA: College Hill Press.

Speedie, L. J., Coslett, H. B., and Heilman, K. M. (1984). Repetition of affective prosody in mixed transcortical aphasia. *Archives of Neurology, 41,* 268–270.

Tabossi, P. (1991). Understanding words in context. In G. Simpson (Ed.), *Understanding word and sentence.* New York: North-Holland.

Terrell, B., and Ripich, D. (1989). Discourse competence as a variable in intervention. *Seminars in Speech and Language: Aphasia and Pragmatics, 10,* 282–297.

Towey, M. P., and Pettit, J. M. (1980). Improving communication competence in global aphasia. In R. Brookshire (Ed.), *Clinical Aphasiology Conference proceedings.* Minneapolis, MN: BRK.

Tracy, K. (1984). Staying on topic: An explication of conversational relevance. *Discourse Processes, 7,* 447–464.

Ulatowska, H. K., Allard, L., and Chapman, S. B. (1990). Narrative and procedural discourse in aphasia. In Y. Joanette and H. H. Brownell (Eds.), *Discourse ability and brain and damage.* New York: Springer-Verlag.

Ulatowska, H. K., Allard, L., Reyes, B. A., Ford, J., and Chapman, S. (1992). Conversational discourse in aphasia. *Aphasiology, 6,* 325–331.

Ulatowska, H., and Bond, S. (1983). Aphasia: Discourse considerations. In K. Butler (Ed.), *Topics in language disorders* (Vol. 3). Gaithersburg, MD: Aspen Systems Corporation.

Ulatowska, H. K., and Chapman, S. B. (1989). Discourse considerations for aphasia management. *Seminars in Speech and Language, 10,* 298–314.

Ulatowska, H., Doyel, A., Stern, R., Haynes, S., and North, A. (1983a). Production of procedural discourse in aphasia. *Brain and Language, 18,* 315–341.

Ulatowska, H. K., Freedman-Stern, R., Doyel, A. W., Macaluso-Haynes, S., and North, A. J. (1983b). Production of narrative discourse in aphasia. *Brain and Language, 19,* 317–334.

Ulatowska, H., Macaluso-Haynes, S., and North, A. (1980). Production of narrative and procedural discourse in aphasia. In R. Brookshire (Ed.), *Clinical Aphasiology Conference proceedings.* Minneapolis, MN: BRK.

Ulatowska, H. K., North, A. J., and Macaluso-Haynes, S. (1981a). Production of discourse and communicative competence in aphasia. In R. Brookshire (Ed.), *Clinical Aphasiology Conference proceedings.* Minneapolis, MN: BRK.

Ulatowska, H. K., North, A. J., and Macaluso-Haynes, S. (1981b). Production of narrative and procedural discourse in aphasia. *Brain and Language, 13,* 345–371.

Van Lancker, D., and Kempler, D. (1987). Comprehension of familiar phrases by left- but not by right-hemisphere damaged patients. *Brain and Language, 32,* 265–277.

Van Lancker, D., and Nicklay, C. (1992). Comprehension of personally relevant (PERL) versus novel language in two globally aphasic patients. *Aphasiology, 6,* 37–61.

Van Petten, C., and Kutas, M. (1991). Electrophysiological evidence for the flexibility of lexical processing. In G. Simpson (Ed.), *Understanding word and sentence.* New York: North-Holland.

Waller, M., and Darley, F. (1978). The influence of context on the auditory comprehension of paragraphs by aphasic subjects. *Journal of Speech and Hearing Research, 21,* 732–745.

Wambaugh, J. L., Thompson, C. K., Doyle, P. J., and Camarata, S. (1990). Conversational discourse of aphasic and normal adults: An analysis of communicative functions. In T. Prescott (Ed.), *Clinical aphasiology* (Vol. 20, pp. 343–353). Austin, TX: Pro-Ed.

Wegner, M., Brookshire, R., and Nicholas, L. (1984). Comprehension of main ideas and details in coherent and noncoherent discourse by aphasic and nonaphasic listeners. *Brain and Language, 21,* 37–51.

Wertz, R. T., Collins, M., Weiss, D., Kurtzke, J. F. Friden, T., Brookshire, R. H., Pierce, J., Holtzapple, P., Hubbard, D., Porch, B., West, J., Davis, L., Matovitch, V., Morley, G., and Resurrecion, E. (1981). Veterans Administration cooperative study on aphasia: A comparison of individual and group treatment. *Journal of Speech and Hearing Research, 24,* 580–594.

Weylman, S. T., Brownell, H. H., Gardner, H. (1988). "It's what you mean, not what you say": Pragmatic language use in brain-damaged patients. In F. Plum (Ed.), *Language, communication and the brain.* New York: Raven Press.

Whitney, P., and Waring, D. (1991). The role of knowledge in comprehension: A cognitive control perspective. In G. Simpson (Ed.), *Understanding word and sentence.* New York: North-Holland.

Wilcox, M. J. (1983). Aphasia: Pragmatic considerations. In K. Butler (Ed.), *Topics in language disorders* (Vol. 3). Gaithersburg, MD: Aspen Systems Corporation.

Wilcox, M. J., and Davis, G. A. (1977). Speech act analysis of aphasic communication in individual and group settings. In R. Brookshire (Ed.), *Clinical Aphasiology Conference proceedings.* Minneapolis, MN: BRK.

Wilcox, M., Davis, G., and Leonard, L. (1978) Aphasics' comprehension of contextually conveyed meaning. *Brain and Language, 6,* 362–377.

Wirz, S. L., Skinner, C., and Dean, E. (1990). *Revised Edinburgh Functional Communication Profile.* Tucson, AZ: Communication Skills Builders.

Yekovich, F., Walker, C., Ogle, L., and Thompson, M. (1990). The influence of domain knowledge on inferencing in low-aptitude individuals. In A. Graesser and G. Bower (Eds.), *Inferences and text comprehension.* New York: Academic Press.

Yorkston, K., Beukelman, D., and Flowers, C. (1980). Efficiency of information exchange between aphasic speakers and their communication partners. In R. Brookshire (Ed.), *Clinical Aphasiology Conference proceedings.* Minneapolis, MN: BRK.

第13章

成人失語症者への環境システムアプローチ

ROSEMARY LUBINSKI

　1990年代のリハビリテーションを象徴しているのは「実用的」という概念である。リハビリテーションの専門家は、個人保険や政府の公的保険からも、また被保険者自身からも、どのような治療的介入が患者の日常生活において質的差異を生み出していくかを、曖昧ではなく現実的な用語で説明することを要求されている。こうした要求が重視される傾向は、健康管理（health care）上の多くの問題によって生じたものであるが、中で最も大きな問題は、特に老人のリハビリテーションコストが急激に上昇したことである。1984年から1987年の間だけでも、老齢者医療保険が単独で支払ったリハビリテーションコストは4億5百万ドルから13億ドルへと3倍に跳ね上がっている（Langenbrunner et al., 1989）。病院やリハビリテーション部門では、誰がリハビリテーションから利益を得るのか、どの方法が最も効果的なのか、期待される実用的成果は何なのかを判断しなければならない。根本的テーマは「セラピーの成果はコストに見合うか？」である。近い将来、リハビリテーションプログラム患者に予測される実用的段階に見合った老齢者医療保険と医療扶助の支払いシステムが出現するであろう。このような支払い計画は、失語症訓練にも革命を起こすであろう（リハビリテーションの実用的段階に見合った支払に関する詳細はWilkerson et al., 1992を参照）。

　STは、成人の失語症の実用的評価と治療は個々の認知的技能あるいはコミュニケーション技能に焦点のあった伝統的アプローチを越えなければならないことを認識してきた（たとえばAten, 1986；Aten et al., 1982；Davis, 1986；Davis and Wilcox, 1981；Holland, 1980, 1982；Lubinski, 1981, 1988, 1991；Lyon, 1992；Wertz, 1983）。最近ASHA（1990）は、諮問委員会を召集し、そこで実用的コミュニケーションを「様式にかかわらず、与えられた環境において、効果的にしかも自立してメッセージを受け取る能力、あるいは伝える能力」と定義した。この定義に従うと、コミュニケーションの実用的評価には、個人の能力の評価とコミュニケーション問題を調整するコミュニケーション上の環境、すなわち可能な限り高いレベルのQOLを成し遂げる環境が含まれている。失語症者にとって調整とは、コミュニケーション・スキルの改善や物理的・社会的環境の変化への対処である。環境にとって、調整とは失語症者の相互交渉や社会的役割を維持したり、高めたりする方法を促進するコミュニケーション・ストラテジーを学習することである。Frattali（1992）

は、実用的評価と公共政策の討議において、実用的評価は伝統的な障害指向の評価や治療とは調和しないと述べている。個人や第3者保険の支払い者の実用的コミュニケーション評価への期待にそうように、STは出費に見合った評価基準と治療の性質を再検討しなければならない。

　実用的アプローチの必要性を満たす失語の評価と治療への一つのアプローチは、失語症者や彼等のコミュニケーション環境を、力動的・相互依存的システムとしてとらえて、そこに焦点を当てることである。成人の失語症者とその環境は解きほぐすことのできない綾を成す一つの単位を創り出しており、それが順次、周囲の人々や出来事、彼等の周囲で生起する相互関係に影響を与えていく。脳卒中により生じたコミュニケーションの障害を、個人や環境から分離して扱う方法も効果的かもしれないが、ここで述べるプロセスは、患者を総合的に評価していくのである。脳卒中とそれが身体機能や、認知機能、情緒、そしてコミュニケーションにもたらした結果は、今や個人や社会のネットワーク、物理的環境を積極的に変えていく力となっている。それゆえに、もしコミュニケーションセラピーを、総合的で真に個人の要求や資源に合致するものとするためには、セラピーのゴールや変化する主体、評価結果に関するより広い知識を提出しなければならない。

　この章の目的は、環境家族システム論から引き出される成人の失語症患者のための評価と訓練のモデルを提示し、さらにそれを失語症のリハビリテーション分野へ適応することである。ここで論じられる理念は、このテキストで示されている他のアプローチと容易に結合することのできるものである。理想的には、環境システムアプローチは、物理的・社会的環境にある失語症患者個人のために、その実用性を増しながら他の認知的、言語（学）的、コミュニケーション・アプローチを補足し、高めるべきものである。

　環境システムアプローチは、有効で実用的なセラピーが個々人の相互関係や彼等のコミュニケーション能力、コミュニケーションを促進するパートナーの有効性、そして物理的・社会的環境を考慮に入れた包括的なリハビリテーション治療モデルから生まれるという理念に基づいている。治療上のゴールは一次的なコミュニケーション障害そのものに焦点を当てるべきであるが、その一方で、失語症者や周囲の重要な人物が事実上のコミュニケーション問題解決者となるような方策をも促進・強化しなければならない。もしわれわれが、コミュニケーションが送り手と受け手双方の過程であるという原理を認めるならば、失語の本質はまさにそのコミュニケーションチームの「両方の」メンバーの問題を生じるということを認識することになるであろう。脳卒中を患うのは一人の個人であるが、その一人が関わる全ての個人が困難な状況に直面することになる。コミュニケーションパートナーによっては、失語症者に代わって話すことが自然な反応となることもあるし、全てのニードに応えてしまう場合もあろう。起きそうな問題を回避するためにコミュニケーションそのものを避けることもあろう。こういったどの反応も、失語症者にとっては正常なあるいは回復途上のコミュニケーション能力を発揮する機会を失う結果となるのである。また失語症者やそのパートナーにとって、コミュニケーションの問題解決方策を前向きに考え評価するための機会をほとんどなくしてしまう。コミュニケーション機会の減少は、失語症者とそのコミュニケーションパートナーの相互関係に否定的な影響を与え、家族や友人、その他の社会的グループを含むより大きな社会システムへと影響を与えていくことになる。

　この章で強調されている理念は、Banja (1990)の最近のリハビリテーションの定義と一致している。そこでは「障害者が個人的に充足し、社会的にも有意義で世界と機能的に有効に関わっていけるように支援すること」(p.615)に焦点が置かれている。自分の失語症訓練が、クライエントや他の重要な人々、あるいは自分自身にとって不完全で、人為的で、満足のいくものではないと疑っているSTは、このアプローチがこれらの問題に答えるための出発点であることを理解するであろう。Lyon (1992) がさらに、「自然な場面における最適な機能（つまり、生活の中でのコミュニケーションの使用や参加）の回復をうながすという問題解明のためには、コミュニケーション行為のみに没頭するこれまでのやり方は失敗であった」(p.9)と述べている。この章で述べられているアプローチは、

STが訓練室の回廊から抜け出して失語症者個人の環境に入っていくことを援助するものである。

システムの定義

システムは、数多くの、同時に存在する、相互作用を持つ要素のネットワークとして定義される。いずれの2つの要素の相互作用も、他の全ての要素とそのシステム内で可能な相互作用に影響を与えるダイナミックスを生ずる。システム論においては、個々の要素の特徴は、それらがどのようにシステム全体の下部構造と関わっているのかが重要になる。下部組織のそれぞれの要素が明に暗にシステム全体に影響を及ぼしているのである。現実の人間系においては、個人は多方向的に互いに影響しあう多くの下部システムの中の一部を形成している (Brubaker, 1987)。さらにシステムは、人間のネットワークのみならず、人々の関係や物理的環境によっても形成されている。つまり、失語症への包括的なシステムアプローチにおいては、家庭のようなミクロなシステムと、文化的資源や物理的設備、臨床家やリハビリテーション過程の影響といったマクロなシステムとを考慮に入れなければならないであろう。

コミュニケーション障害や失語症へのシステム論の適用は新しいものではない（たとえばAndrews and Andrews, 1987 ; Bishop, 1982 ; Brocklehurst et al., 1981 ; Hyman, 1972 ; Kinsella and Duffy, 1979 ; Norlin, 1986 ; Rollin, 1987 ; Watzlawick and Coyne, 1980 ; Webster and Newhoff, 1981)。現在のアプローチで異なっている点は、そのアプローチが家族といった一次的システムに特に焦点を合わせているのではなく、層をなしていて、むしろそこから出発するということである。それは個人に襲いかかった失語症の衝撃を探索することから始まり、家族という一次的システムへと移行し、拡大した環境や社会文化的システムを検討することで完結する。このような階層構造が評価や治療への包括的なアプローチのための実際的モデルを提供してくれるのである。

個　　人

個人はこの章で示されているシステム・アプローチの核となるものである。個人はその人格を環境に反映させることによってその構成員となる。ここでいう人格の基本には年齢や人種、性、教育レベル（学歴）、職業、家族そして社会経済的地位が含まれる。この基本的な枠組みの中に、身体的、心理的、情緒的といった変化する特徴が加わってくる。これらの特徴は、時間や社会文化的経験を経て進化、発展してきた。人間はこれらの弁別的特徴をもってその環境を豊かにするが、情報や支援、フィードバックを得るために、他の個々人や下位のシステムに依存せざるを得ない。個人は社会的責務の発生者となるが、同時に社会的慣習に対しても責任を負う。理論的には、他の個人や下位のシステムからの圧力は個人が対応できる能力を決して超えることはないであろう。これは、個人が役割期待に敏感で、自分たちの特徴をその役割に一致させ、自己評価し、可能なところは修正するということを意味している。人間とその環境との相互作用は、デリケートでありかつダイナミックで、危機に適応していく人間の能力を生み出す挑戦ともいえるものである。Lawton (1970) はこれを「人間と環境の調和」と呼んでいる。

ミクロシステムとしての家族

ほとんどの人間にとって、家族は相互交渉を持つ基本的なシステムである。家族の核は個々人とそれにまつわる過去および現在の特性・属性、そして過去から現在へと変容する属性から成っている。個人個人は、夫婦、親、兄弟（姉妹）、親戚といった具合に拡大していく家族の下位システムを含んで多くのネットワークを生み出していく (Turnbull and Turnbull, 1991)。婚姻による関係は、夫と妻、そして彼らの家族生活の発展段階に応じて構成される。McGoldrickとCarter (1982) は、家族は普通、個々人やより大きな単位に対して特異な影響を与えながら6つの標準的家族段階を経て進んでいくと述べている。すなわち、(a)家族と家族の間―婚姻前の若い男女；(b)婚姻による家族の結合；(c)小さな子供のいる家族；(d)青年期の子供のいる家族；(e)子供の巣立ち、そして(f)余生をおくる家族である。Jones (1989) は、この発

展は連続的なものではなく、前後したり動揺するものであると述べている。例えば段階4と5にまたがる家族もあるだろうし、段階6であっても、成人になった子供達が家に戻ってきて段階5に逆戻りする場合もある。

親の下位システムは両親と子供あるいは子供達の間の相互作用を生み出す。そして兄弟（姉妹）の下位システムは、家族の中の子供達の関係に影響を与える。親が年老い、子供達が大人の役割を担っていくにつれて、両親と子供の関係は進展していく。同様に子供は成熟するにしたがってその関係を変えていき、家族の内部と外部双方の新しい下位システムに入っていく。

核となる家族はまた親戚や友人、支援グループ、そして専門家などの拡大家族下位システムの一部を成すものでもある（Turnbull and Turnbull, 1991）。家族は孤立して生活できるものではなく、他の多くの個人やシステムへと広がっていく。つまり、家族の特性が、あるいはその構成要素どれをとっても、仕事や学校、教会、余暇団体のようにより大きな社会的グループとの関係において影響を与えたり与えられたりしているのである。

これらのどの下位システムもよく体系化されており、制御機構を持っていて、このシステムを運営・維持していく力を保持している（Gray et al., 1969）。体系というのはシステムが全体として認められることを意味する。たとえば、家族は家族という枠組みの中で、その構成員や役割によって体系化され、全体としての意味を持つ。今日の社会においては、家族体系は多くの異なる形態を取り得るが、それでも家族の定義をはずれてはいない。少なくとも10の家族体系が存在しうる。すなわち(a)夫、妻、子供たちからなる核家族；(b)結婚しているが子供のいない家族；(c)子供のいる寡婦（夫）またはいない寡婦（夫）；(d)子供あるいは子供達のいる未婚の個人；(e)非婚の、または離婚した個人；(f)子供のいる、またはいない再婚家族；(g)友愛結婚関係；(h)1つあるいはそれ以上の結婚からなる子供のいる核家族の混合；(i)上記に祖父母や他の家族構成員が加わったもの；(j)友達同士、あるいは集団生活形態、である。

家族の中で個人が持つ役割は、家族を安定した状態に維持していくのに必要な課題から生まれる。基本的な役割あるいは均等に分担すべき役割には家族の経済的問題、家事、教育、介護そして援助が含まれる。個人が持つ役割は、家族の要求が移行するにつれて、また個人の役割を遂行する能力の変化に伴って変わっていく。

家族はそれ自身をコントロールしたり、その体系を維持していくためのメカニズムをも有している（Bonder, 1986, 1987）。家族や個人が常に変化し、自分たちが相互関係を持つ無数のシステムからの影響を受けるとき、家族には分裂や崩壊の可能性がある。家族はホメオスタシスを維持していくために必要な自己保存の要求を持っている。要するに、家族は常にその構成員に相互的な働きかけを成し、家族体系の中で微妙なバランスを維持していく方法を見い出していかなければならない。ホメオスタシスは一般に個人が役割に対して明確かつ相互に関わり合い、構成員の中で有効な情報交換が行われるようなコミュニケーション・システムを持つときに保たれる。家族というものから生じる内的・外的要素がこれらの役割における変化をもたらし、家族システムの均衡が崩れる。幸いにも家族は、家族自体の中からも、また専門家や支援ネットワークのような外的システムからも力を得ることができる。個人や家族がシステムとして持っている資源が、家族の役割を調整し、比較的楽に役割を移行できるようにうながし、役割を担うことの精神的負担を最小限にすることができるよう望まれるのである（Maitz, 1991）。

マクロシステムとしての環境

システム論においては、家族が非常に大きな役割を持っているが、われわれはさらに広範な概念としての環境というものを考えなければならない。この章では環境は人がライフサイクルを通じて受ける影響の総和として定義される。これらの影響は、個人の物理的・社会的環境から生起するものとして分類することができる。これらの外力が個人の内的特徴と結合して個人としての「全環境」が形成されるのである。

外的環境

人間の外的環境を形成している刺激は、2つの主要なカテゴリーに分類することができる。第1

は物理的事象によって生じる刺激であり、感覚を通じて受容されるものである。第2は文化的・経済的土壌から醸成され、人間のコミュニケーション・ネットワークを通じて伝達される刺激である。これらの刺激は相前後して機能し、あらゆる状況下で人がどう行動するかを決定する要因の一部となっている。

物理的環境

物理的環境は、感覚を通して受容される自然現象から成っている。つまり建物や物体のように人間の創ったものから時間や空間の要素といったものまでが含まれる。これらの物理的刺激は、人間が機能しどこでどのように生活するかを決定する手助けとなっていく背景や、環境の中で秩序を維持していく法則を創り出す。物理的環境は単にコミュニケーションのためにしつらえられた受け身的な舞台ではなく、人や出来事にとっては、そこでコミュニケーションが盛んに行われるための機会を生み出すことができるものである。しかし、逆に障壁ともなりうるものである。

社会文化的・経済的環境

個人は環境の中で、社会的相互作用を通して、役割や他の人々からの期待を学習する。個人の社会文化的環境は価値観や規準、活動といったもののネットワークであり、この規範が我々が様々な役割や状況下で、どのようにふるまうべきかを規定している。幼児から老年に至るまで人は様々な役割を担っている。これらの役割は個々人の特性や環境からの期待によって影響を受けている。社会は個人がライフサイクルの中で様々な役割をどのように展開させていくかに関する指針をも規定している。

公的な社会行動は、直接的で明確なコミュニケーションを通じ、たとえば社会組織における規則や法によって学習される。これに対して道徳的慣習や伝統的慣習が獲得される過程は明確ではなく、家族や仕事仲間、社会的活動のように特殊な下位システムの中での非公式な相互作用を通じて学習される（Ittelson et al., 1974）。この2つのタイプの規範が個人の能力や支援、独立性、成長、自己表現がどの程度許容されるかを決定する（Moos, 1976）。このようにして、それぞれの環境がそれ自身のパーソナリティを創り出すのであり、この社会的法則の独特な組み合わせが個人にとっての社会的風土を形成する。

合衆国では、アフリカ人とアメリカ人の混血やヒスパニック、そしてアジア系の人口が、白人よりも急速に増加しているため、失語症学者は数多くの異種の文化の特徴や可能性をも考慮に入れる必要が生じてきた（Friedman, 1990）。WallaceとFreeman（1991）は、そういった特徴を持つ大学関連の30のクリニックを調査し、多文化的背景を持つ神経疾患のおよそ半分が黒人で、28％がヒスパニック、そして21％がアジアや太平洋の島々の人であることを報告している。これらの神経疾患のほとんどは脳血管障害であった。残念ながら、彼らの多くは2カ月かそれ以下の訓練しか受けていなかった。

われわれは特にクライエントの社会文化的背景や、それが健康管理システムやリハビリテーション・プログラムの中でどのような相互作用を持つのかを、彼らの通常の文化的経験からかけ離れたところから理解しなければならない。この文化的感性によってセラピーのゴールや変化させる主体、そしてセラピーに見合った出費が修正・変更されていく。Cross（1988）はこれを「文化的能力」と呼んでいる。失語症のクライエントに対する文化的能力あるいは多文化的感性は、最も基本的レベルでわれわれが彼らの健康管理における信念や価値観を正しく理解するのに役立つ。Friedman（1990）は次のように述べている。健康管理に当たる専門家が文化を越えた観点で接しなければ、コミュニケーションや人と人との間の緊張が乏しくなり、不適切な評価と訓練の下におかれるようになるであろうと。クライエントの社会文化的環境を考慮に入れない臨床家は、実際に訓練をしたり、外的な環境に適応していく際に予想もつかないことに遭遇するであろう（文化的に異なる人々のコミュニケーションに関してはSue and Sue, 1990；Kavanagh and Kennedy, 1992を参照）。

経済的環境は、個人や家族そしてより大きな社会に対しても影響を与える。健康管理やリハビリテーションがどのようになされるかは失語症者個人や他の重要な人物の財源によってかなりの程度決定される（Ingstad, 1990）。患者自身の財政あるいは第3者保険の性質と額はセラピーへの参加の

意欲をそぐかもしれない。STは患者の文化的背景に対しての感性を持たなければならないが、一方セラピーのコストや利益との比率に関連した「経済的感性」もまた身につけていなければならない。経済的感性とは、セラピーのコストや患者の毎日の生活にそれが及ぼす影響を理解することである。家族に集中的なセラピーを受ける経済的余裕がないことやセラピー・コストが患者の生活を深く脅かすかもしれないことを知ることは、STがセラピーをどのように実施し、改善をどう評価するかに影響を与えるであろう。結局、失語症者とその家族は、セラピーが経済的に負担になっていることがわかるSTに感謝することになるであろう。

環境とコミュニケーションの相互関係

　コミュニケーションは、情報を送ったり受けたりする相互的な行為である。この行為は種々の形態をとることができる。個人は話し言葉や書き言葉、身振り言語、音声による手掛かり、嗅覚などの伝達を通してコミュニケートするだけではなく、環境の中にある物や空間の操作を通じてもコミュニケートする。コミュニケーションの内容は、人間の外的世界に対する認知の能力や内的世界に対する範囲によってのみ限定される。

　コミュニケーションは人類に大きな貢献をもたらしている。第1に、それは人が環境の規則やその中での役割を学ぶ基本的なしくみとなる。第2に、コミュニケーションは人間の物理的環境と仲間の両者を統制する手助けとなる。第3に、社会的談話を通じて個人は孤立を避け、帰属意識を達成する。コミュニケーションは個人の感情表現を助けたり、心理的安定感を得るために役立つ場合があり、そのような時は治療的手段ともなり得る。すべての個人、特に失語症者は、コミュニケーションの相互的関係を支持し強化する物理的社会的環境があるとき、そして個人の側にこの相互関係に入っていく意志がある場合に、コミュニケーションの成立というものを経験し、その成果を享受する。

コミュニケーションの成立に関連する外的要因

　有効なコミュニケーションの成立は適切な送信と受信が行われているかどうかに強く依存している。環境は、コミュニケーションを行おうとしている個人が互いに合理的かつ効果的な距離の範囲内に近づくことができるよう構成されていなければならない。この距離は、人の感覚受容能力と社会文化的慣習によって決定されている。またメッセージは送信者と受信者の間を最小限の干渉と歪みで伝わっていかなければならない。要するに、物理的環境はコミュニケーションにとって不可欠な要素なのである。

　これは社会文化的環境にあてはめることもできる。SimonとAgazarian(1967)は、コミュニケーションの担い手はまず「良好な受け入れ態勢」を確立しなければならないと説明している。彼らは聞き手と話し手が受け入れあうときにコミュニケーションが成立すると述べている。これはGibb(1961)の支持的コミュニケーション環境という概念に類似している。たとえば、そのメンバーの評価や統制を重視しようとする環境では、防衛的な行動やコミュニケーションがとられるであろう。「防衛的行動は防衛的な聴き方を生み、そしてこれは次に姿勢や表情、ことばなどの手がかりに影響を与え、本来のコミュニケーションが持っていた防衛水準を引き上げてしまう」(Gibb, 1961, p. 141)。

コミュニケーションの成立に関係する個人の側の特徴

　コミュニケーションが成立するためには、メッセージを送ったり受けたりすることができなければならない。言語や話し言葉や聴覚のメカニズムが正常に保たれていて信号を送ったり受けたりすることが可能でなければならない。視力もまたコミュニケーションの成立にとって重要である。なぜなら、人は多くの非言語的手掛かりを視覚を通じて得るからである。発信者（送り手）が不明瞭なメッセージを送ったり、受信者（受け手）の理解度を誤認していたり、内容が曖昧だったり、不適切であったり、関連のないものであったりした場合は、コミュニケーションは成立しない。またコミュニケーションは、個人が信号を理解できず、

誤った信号を受け取ったり、無関係な刺激に注意を奪われたり、関心を失ったりした場合にも充分な効果をあげることができない。

またある状況下でコミュニケーションが成立するためには、個人は自分がそこに参加しているという感覚をもたなければならない。そしてその参加がグループのメンバーにおいて価値あるものと認められ、共存可能なコミュニケーションのパートナーとして受け入れられなければならない。さまざまな社会的状況への物理的接触は重要であるが、ただ単にそこに存在するというだけで興味関心を持ち参加しているという意識を持つには不十分である。個人が社会的に受容されることは有意義な相互作用にとって不可欠である。

システムに与える失語症の衝撃

個人が脳に損傷を受けると、その個人と環境との均衡が崩れる。均衡は発症直後あるいは短期間、または長期にわたり、多くの要因によって変化を受けることになる。脳卒中によって引き起こされる多くの複雑な物理的変化やコミュニケーション上の変化、認知的、情緒的、社会的変化を理解し、対処していける個人や家族はほとんどない。これらの変化は個人や家族、より大きな社会的グループ、そして物理的、社会的環境にとっては押し測ることのできない途方もない衝撃なのである。

失語症者であることへの挑戦

脳損傷とその後遺症としての失語は、一時的あるいは長期にわたるおびただしい挑戦を個人に課す。それは(a)発症直後の身体状況に関する危機、(b)長期にわたる病的状態、(c)コミュニケーションの問題、(d)リハビリテーションの困難、そして(e)家庭や社会への再統合などである

発症直後の身体状況への危機

脳損傷に対する個人の最初の反応は、直接生命を脅かす状況に自分がおかれているということである。事実死に至る可能性もある。医学的治療や自然治癒力がこの最初の危機に対処し、危機を和らげてくれる。この非常事態は身体状況が安定するまで数日あるいは数週間続く。病気になったという衝撃は健康状態が落ち着いてきたときにより強く認識されるものである。生き残りはしたものの、今や身体的能力やコミュニケーション能力は病前のものとは異なっている。これは病気の段階から障害の段階への移行である（Safilios-Rothchild, 1970）。

長期にわたる病的状態

STやリハビリテーション医、PT、OTのようなリハビリテーションの専門家が、脳卒中患者の問題を近視眼的に観ることもあろう。実際には脳卒中に伴う身体的心理的問題は、自身の欲求不満を生み、それは失語症者の下位システムを通してリハビリテーション過程そのものへと影響を及ぼしていく。これらの問題は、治療効果に影響を与える可能性のあるものとして理解すべきであり、切り離すべきものではない。

脳卒中患者の多くは身体的問題や健康上の問題、認知障害、嚥下障害などを含む何らかの身体的な後遺症を持っている。さらに脳卒中やライフ・スタイルあるいは老化それ自体に関連した健康上の問題も付随してくる。これらは直接家族システムや失語症者のコミュニケーション、そしてリハビリテーション努力に影響を及ぼす。たとえば、75歳の男性脳卒中患者には、同時に肺気腫や老人性難聴、白内障、黄斑部変性（macular degeneration）、前立腺癌といった合併症もあるかもしれない。身体上の問題や健康に関する問題は個人あるいは介護者のためのコミュニケーション・リハビリテーションに優先するものであろう。たとえば、失語症者の妻が年配であれば、脳卒中に関連したことが大きな負担となり、移動やトイレ動作の介助ができないこともあろう。そんな時は、看護婦が筋力低下や臥床時間の延長、褥瘡などによる依存の増大にさらに深く関わっていくことになる。

長期にわたる病的状態の第2の問題は、左半球損傷と心因反応の間の強い関係である（たとえばStarkstein and Robinson, 1988；Wahrborg, 1991）。自分自身を表現したり、相手の言うことを理解することの困難さや身体障害、社会的変化は、個人の健全な精神に悪影響を与えることは疑いもない。TannerとGerstenberger（1988）は、失語に対する心因反応を、人格の喪失、自分自身の喪失、客観性の喪失からくる悲嘆として論じている。

脳卒中とその後遺症は、慣れ親しんできた家族や他の社会システムとの関係を維持しにくくする。これらの社会的グループの構成員は通常、複雑な脳卒中の特性に気づかず、失語症者と有効に関わっていく術をほとんど持たない。社会的役割の減少に伴って起きてくる自分自身の喪失は失語症者には当たり前のことである。なぜなら家族あるいは他の社会システムが積極的に関わってくる機会がなくなるであろうし、失語症者が参加するための運動機能も失っているからである。個人的なものや慣れ親しんでいる場面のような外界の物に対する喪失感は、失語症者の中にある悲痛な反応をさらにあおってしまう。ナーシング・ホームに入って懐かしい思い出を抱くこともなくなってしまった80歳の失語症の女性は、そのスタッフや家族とコミュニケートしたり、社会的に相互関係を持とうという気持ちはほとんどなくなるであろう。

おそらく苦境に対する失語症者の心因反応の代表的なものはうつであろう。脳卒中患者の30%から60%がしばしば発症後うつを呈する。そしてこのうつは長期にわたる（たとえばCullum and Bigler, 1991；Egelko et al., 1989；Robinson and Benson, 1981）。涙ぐんだり、泣いたりは長期のうつ症候に共通してみられるものである。現在、このような症候は本来の特性として誤解され、コミュニケーションの機会の減少にもつながっている（Warhborg, 1991）。

Warhborg（1991）は、脳卒中に伴ううつは「脳卒中そのものに起因するうつ」と「反応性うつ」とに分類されると述べている。脳卒中そのものに起因するうつは前頭葉に近接する領域と関連が深い。一方反応性うつは失語症や脳卒中への挑戦をどう対処していくかといった能力に関連したものである。Kellerら（1989）はさらに、うつは脳の器質的、生化学的変化と失語の心理社会的挑戦との組み合わせによっても生じ得ると述べている。SternとBachman（1991）は、最近の脳卒中に伴ううつ的症候の研究で、不快気分dysphoriaは損傷部位に関連するのであって、失語の重症度によるものではないと述べている。一部の失語症者の示すうつは以前からのうつが増幅されたものかもしれない。Steger（1967）は、高齢患者のうつはリハビリテーションの中で経験するフラストレーション同様に、これまでの生活を特徴づけてきた失敗の数々に関連したものであることを思い起こすよう警告を発している。脳卒中を患わなくとも高齢者のうつの罹患率は少なくとも15%であり、他の疾病を伴う場合は35%に上昇する（Jenike, 1988）。

失語症者が示すうつ的症候は、悲しみの広がりや依存性、優柔不断の問題から身体上の問題や認知的な問題にいたるまで多岐にわたっている。最も際立った症候は自殺である（Jenike, 1988）。精神疾患の診断統計マニュアル（DSM-III-R，アメリカ精神医学会，1987）では、主な基準項目として、睡眠障害、以前は楽しんでいた行為への興味や関心の喪失、罪責感、無気力、集中力の低下、食欲不振、精神運動制止、そして自殺を挙げている。一般にこれらの項目のうち5つが少なくとも2週間続いた場合、臨床的にはうつと記載する。しかし、これらのうつ症候は家族や専門家たちによっては錯乱や痴呆とみなされる可能性がある。Jenike（1988）は「認知障害のあるうつに対して回復不可能な痴呆と診断し、結果的に治療を保留にしてしまうことのないように」（p.128）とコメントしているが、うつの失語症者にも適用できるものである。うつ状態にある失語症者は感情を言葉で表現できないために二重のリスクを持っている。Tanner（1987）は言語は内省と治療的変化のための道具であると述べている。つまり表出を改善させる言語治療はうつの症候への対応において不可欠なのである。

うつは失語症者に現われる感情の障害だけではない。欲求不満や怒り、敵意、不安、攻撃、引っ込み思案、否認、退行、自慢、そして破局反応といったものを含めた一群の反応はいずれもうつによる感情の変化に含まれる（Wahrborg, 1991）。さらに失語症者はアルツハイマー病を含む痴呆や脳血管性痴呆、そしてパーキンソン病に関連する痴呆のような他の認知的な変化をも被っている可能性がある（本書の29章を参照）。これらは失語症そのものと、またうつのような不随する他の心理的問題との鑑別が必要なのである。

STはこういった情緒的な症候を見極め、的確な鑑別診断と医学的、精神医学的、薬学的治療のために適切な照会をするのに重要な役割を担ってい

る。しかし、STは失語症のクライエントと親密なコミュニケーション経験がある。必然的に失語症者の心因反応に直接対処し、セラピーが効果的かつ実用的かどうか、時には保証する必要があるだろう。特に重要なのは、STが失語症者に対して効果的なカウンセリングあるいはコミュニケーション技術を用いる能力である。心因反応と脳損傷者におけるその治療についての詳細に関してはTanner (1987) とTannerら (1989) を参照されたい。

困難なコミュニケーション

コミュニケーションを効果的に行うことができないということは、失語症者にとって、最も重大な問題であろう。彼らは病気に対して最も大きな代償を払わなければならないのである。失語症者はそのコミュニケーションの問題ゆえに烙印を押される (Goffman, 1964)。コミュニケーションを実行しようと試みて失敗するたびに、彼らは自身の否定的な自己認識を強めていく。家族やコミュニティへの適応と再統合にとって、まさにコミュニケーションが不可欠なときに、その手段が障害されており、相互の交渉を持つ機会は著しく減少してしまう。

失語症者は自分たちを取り巻く環境のなかにある数々の記号を即座に効果的に表出したり、理解したりすることができない。そしてその度に、危機に直面する。例えば、あまりにたくさんのことを矢継ぎ早に言われたとしたら、答えは曖昧だったり、不適切であったりするであろうし、何も言えない場合も起こりうる。自分の家族の中で、あるいは他の社会的グループの中で一人の伝達者としてその役割を全うすることがいかに難しいかがわかるであろう。同様に自分から引きこもってしまったり、大切なコミュニケーションのパートナーが離れてしまうことによって、孤立してしまう度に危機が襲ってくる。こんなときはコミュニケーションを回避し、失敗から生ずる欲求不満を減少させるほうが彼らにとっては容易であろう。

リハビリテーションにたちはだかるハードル

発症直後の健康に対する危機を乗り越えると新しい多次元のシステムが失語症者とその家族の生活の中に入ってくる。それがリハビリテーション・システムである。本書の焦点はとくにコミュニケーション・リハビリテーションに向けられているが、失語症のリハビリテーションが、個人に働きかけるいくつかの健康奉仕プログラムのうちの一つにすぎないことを思い起こさなければならない。介護専門家は、よく知られていない価値を持ったシステムや協議事項を持ち込んでくるが、それらは失語症者やその家族にとってふさわしいものであることもあるし、相容れないものであることもある。また、リハビリテーションはその目標や結果についての社会の評価によっても影響を受ける。いったい、社会はリハビリテーションのために支出をし、失語症者をコミュニティの中に有意義に再統合していく意志があるのだろうか?

失語症者がコミュニケーション・リハビリテーション・システムにおいて最初に直面するハードルは、コミュニケーションが多かれ少なかれ障害されているという現実である。リハビリテーションを接近—回避過程とみることもできるであろう。尺度の一方の端は改善の可能性があって、病前の状態に戻ることで、もう一方の端には、計り知れない努力と失敗への恐れ、治療を受けるクライエントといった烙印、依存性、さらには他者への負担などを含む多くの要因が位置づけられる。そのうえさらに、能力障害やリハビリテーションについての生涯に渡る個人的、社会的通念の理解あるいは誤解がこの不均衡に加わってくる。一般的にリハビリテーション努力は、社会的に重要な仕事に戻ることに払われるので、失語症者が高齢で、典型的な年齢を「逸脱」している場合には、平衡状態はより複雑な様相を呈してくる (Bozarth, 1981)。

失語症者が次に直面するリハビリテーションのハードルは、彼らが治療を受ける「クライエント」あるいは「患者」であることである。この新しく馴染みのない役割は、セラピストや家族、第3者保険の支払者、そして失語症者からなる多角的なグループによって統合されたある期待とともにやってくる。RabinowitzとMitsos (1964) はこの点でクライエントは「社会的に区別した衣裳をまとわされる」と述べている (p.9)。「良いクライエント」というものは、非常に熱心に取り組み、忠実に課題を遂行するものである。またセラピストを敬い、訓練目標や方法に関するセラピストの判断

に疑問を抱いたりはしない。セラピーには積極的に休まず参加し、適度に丁寧慇懃で感謝の心を持ち、困難は内にこもらせないで口に出して言うなどである（Rabinowitz and Mitsos, 1964）。これらは全て、良いクライエントは改善への高い意欲があるということの反映であろう。事実、これらの行動こそが治療に関する混乱や無関心、意欲低下を被い隠してくれるのである。治療の成功は失語症のクライエントの肩にかかっているのである（Safilios-Rothchild, 1970）。

システム論によると、「クライエント」は現実には個人およびその家族である。「良いクライエント」を定義するよりも我々はむしろ個人個人の治療に対する信念を考慮に入れ、それがどう行動を前向きにするのか、あるいは促進するのかを考えなければならない。例えば、クライエントと家族が積極的に参加した場合に治療がより効果的になると彼らが信じているかどうかなどである。また、治療は問題—解決の過程であり、その中でコミュニケーション障害を補う方策を学習すると信じているか、特殊なコミュニケーション方策における改善やコミュニケーションの変化についていく意欲の増加、相互関係を促進するのに重要な周囲の人々の側の能力増大、そしてクライエントや家族の側のうつやストレスの軽減など回復状態をいろいろな方法で測ることができると信じているかなども考えなければならない。

家庭とコミュニティへの再統合

おそらく失語症者にとって最も困難な個人的挑戦は、自分の家庭やコミュニティへの再統合であろう。この過程は、外来治療という形式の中で同時に起こる場合もあるし、治療が終了した後—脱クライエント段階—にやってくる場合もある。発症直後の健康の危機とその後の段階から始まって、失語症者が慣れ親しんできた家族やコミュニティの役割は変化し、他の者によって同化されたり、削除されたりする。CarverとRodda（1978）は、障害のある個人は環境に「同化される」のか、それとも「統合される」のかといった疑問を投げかけている。同化の場合、比較的変化しない環境に対してクライエント自身が適切に順応していくことが強調される。彼らはまさに適応しなければならないのである。それとは対照的に、統合に焦点が当てられている環境においては、物理的、社会的環境システムの側にも同時にクライエントの側に合わせて適応するという機会が用意されている。失語症者と環境は互いに適合し合って機能するのである。統合された失語症者はさまざまな文脈の中で習慣化された意義ある大人の役割を担う機会を持つことになる。

失語症者は、「クライエント」あるいは「患者」として、以前に担っていた社会的役割はさからわずに放棄し、リハビリテーションに専念し、正常に戻ることをひたすら望むよう期待される。しかし、失語症者がこのモデルに従うことを拒否するとき、ジレンマが生じてくる。人は、家族や仕事、社会における責務を放棄する道を選ばないであろうし、リハビリテーションに熱心に取り組む気持ちにもならなくなるであろう。社会と個人はリハビリテーションを実行している間は敵対することもある。例えば、失語症者は(a)能力障害を受容し治療に積極的に取り組むことが要求されるリハビリテーションの役割を受け入れることもできるし、(b)訓練に対して熱意の無い取り組み方をすることもできる。また(c)完全に拒否してしまうという選択もできる。失語症者は自分が個人的に抱いているゴールについてうまく話し合うことができず、結果的に社会が不適応あるいは反社会的とみなす行動に訴えてしまうのである。こうなると、失語症であるということに加えて非強調的で御しがたく敵意のある存在としての烙印を押されてしまい、結局はコミュニティへの再統合実現の機会も減少することになる。発症から5年後、10年後に失語症者のコミュニティへの統合を評価することは、治療の焦点をどこに置くべきかに関して最も必要な資料を提供することになるであろう。

ミクロシステムへの衝撃

Rolland（1988）は、「家族は他のシステムを見る最も優れたレンズを提供してくれる」と述べている（p.17）。失語症者個人の衝撃を理解すると同時に、われわれは家族に対する衝撃にも注目しなければいけない。「家族」とはここでは広く失語症者が日常的な生活基盤において密に関わり合う人々のネットワークと定義しておく。これは子供たちということもできるし、あるいは配偶者と子

供たちということもできる。また他に親類や友人、個人的あるいは専門の介護者にまで広げることもできる。議論の多くは直接の家族に焦点があるが、より広い家族システムに関するものもある。

表13-1は失語症者とその家族が脳卒中後にたどる段階のモデルを示したものである。このモデルは病気の重い段階あるいは危機的段階から始まり、次の回復の段階、リハビリテーションの段階、リ

表13-1　患者の段階、考えられる家族への影響、潜在的な家族の要求

患者の段階	考えられる家族への影響	潜在的な家族の要求
病気の重い段階または危機的段階	恐れと衝撃 不均衡 不安 うつ 罪悪感 無力感 悲嘆 強迫観念	家族全体、特に配偶者、成人に達している子供の介護者など、重要な人物に対する情緒的支援
回復の段階	切迫した段階からの開放感 ホメオスタシスへ向けての家族の就労 家族が必要な役割や仕事を分担 援助を探し始める 個人個人が自分のイメージの維持に努める	情緒的支援の継続 家族の要求や資源、その他関連することについての情報：ABCXモデル参照 脳卒中とその影響についての非公式な教育 家族の動員 失語症者と意志疎通を図る際のモデル化されたコミュニケーション促通法
リハビリテーション	回復するだろうという"希望" 患者の回復への期待 家族の新しい役割での結束 コミュニティからの孤立の始まり 家庭における物理的変化 セラピー参加における患者または家族の必然的問題の可能性 経済的問題の可能性	自己への信頼をより強調して情緒的支援を継続 コミュニケーション困難への問題解決アプローチ リハビリテーションへの直接的関与 セラピーのゴールやセラピーへの期待に関する家族、患者、臨床家の話し合い コミュニティ資源の定義とその利用 同輩資源グループ リハビリテーション後の段階へ向けての計画
リハビリテーション後	主要な介護者の役割が過剰になる可能性 主要な介護者の健康問題の可能性 拡大グループからの家族の孤立 失語症者と配偶者あるいは他の重要な人との親密な関係が縮小する可能性 改善が持続することへの過大な期待または過小評価	介護者の個人的要求の認識と支援 同輩支援グループの拡大 家庭と失語症者の標準的特性の増大 家族役割の長期にわたる変化 情緒的支援の継続―地域のカウンセラーへの紹介
施設入所	物理的または心理的過剰負担 コミュニティの相互関係に対する注意欠如 開放感と罪悪感との葛藤 更なる役割変化 課せられた状況への不快感 施設入所した家族メンバーへの接触の減少 家族メンバーの人格の荒廃、あるいは死に対する準備	意志決定における援助 他に取りうる道についてのカウンセリング 意志決定や入所の際の支援 訪問の奨励：積極的訪問のための方策 家族メンバーが入所したことの衝撃に関する情報 この状況（環境）における促進的コミュニケーション方略のモデル化 失語症者とのコミュニケーションの重要性を強調するための施設スタッフとの共同作業 この状況における新しい役割の発展を推進 この状況の中あるいは外で失語症者と一緒に活動に参加することを推進 人格の荒廃や死についてのカウンセリング

ハビリテーション終了後の段階、そして施設入所の段階へと進展していく。このモデルは連結する一連の段階として示されているが、現実には、失語症者とその家族により、ある段階が短かったり、長かったりする。

脳卒中後に家族が最初に直面することは、突然の生命を脅かす病気への対処である。家族、とりわけ配偶者は当人が死ぬのではないかと思い、またそうでなくとも、何らかの後遺症が残るのではないかといった不安にさいなまれるであろう。この不安は脳卒中の患者に直接向けられるばかりでなく、この危機的事態によって、自分たちの生活が直後あるいは長期にわたってどう変化するかについての漠然とした不安にもつながる。この時期には妄執、不安、無力感、悲嘆、自責の念などあらゆる種類の感情が渦巻いている。家族の力が専ら脳卒中直後の患者の健康の危機に対して向けられるため、家族の中での役割変化も生じてくる。

脳卒中患者の健康状態が落ち着けば、患者と家族のシステムは回復の段階へと移る。最初に命が助かったという安堵感のようなものがよみがえってくる。この時期は家族システムが危機的状態以前に戻ろうとし始める時期である（homeostasis 恒常性）。しかし実際はこれから始まろうとしている家族システムはすでに変化しており、家族のネットワークを永久に修正せざるを得ないであろう。変化は家族の正常な段階や、その家族の問題に対処する歴史的な能力、しなければならない当面の課題、そしてそれらを成し遂げるための財源や社会資源、その他の要求などから派生するものである。例えば、コミュニケーションに関して明確な路線を持ち、家族や友人などのネットワークが密で、問題に対処する能力の高い成熟した家族の場合は、メンバーがバラバラで相互関係が乏しく、たくさんの交錯する要求を抱えている家族とは違った形で危機に立ち向かうであろう。

脳卒中は、新しい家族を形成しつつある若い成人を襲うこともあるが、ライフ・サイクルの後期の段階にある家族を襲うことのほうが多い。成人に達した子供たちの親（両親）への援助提供がますます重要になってきてはいるが、高齢の配偶者は一次的介護を責任をもって果たさなければならないと考えがちである。米国社会の人口統計の推移によれば、年老いた両親をケアする中年の子供たちが減少してきている（Gatz et al., 1990）。さらに、そうした子供たちの中でも特に成人に達した娘の場合は、自分の家庭以外の仕事に従事する形となり、自分の子供と両親双方の世話をしなければならないという、「サンドイッチ」状態に陥っている。しかし、高齢に達した家族は、さまざまな生活問題への対処において多くの経験を持ち、それが脳卒中や失語への対処を支援する場合もある。Rolland (1990) は「疾病が家族のライフ・サイクルのより遅い段階で生じた場合は、家族や親類がより確実な関係基盤によって結束して均衡を保つことができる」(p.239) と述べている。一方、否定的な側面としては、高齢の失語症者の配偶者は健康上の問題や身体上の問題、さらには認知や感覚の問題をも呈してくる可能性があり、それが介護の脈絡を複雑にすることになる。

回復段階では、歩行や食事、着衣、トイレ動作のようなADL（日常生活動作）に家族は全力を注ぐであろう。これらの問題は家族のメンバーの側に直接的で不撓不屈の介護を要求する。家族はまた同時にコミュニケーションが破綻をきたしていることにも気づく。失語症者の身の回りの世話や社会的関係の調整に困惑しているその家族と失語症者との間のコミュニケーションが困難であるということが、今や明白となるのである。KinsellaとDuffy (1979) は、結婚しているほとんどのカップルにおいて、コミュニケーションが困難であるということは、親密さや支援の欠如をもたらすことを見出している。

脳卒中患者を抱える家族のほとんどは、他の生活問題をも抱えている。多くの要求が同時に失語症家族に襲いかかる。家族生活の発達段階から生じるものもあるであろうし、すでに家族崩壊をきたしていたということもあろう。また経済的問題かもしれないし、雇用や健康上の問題かもしれない。例えば、JonesとLubinski (b-近刊予定) の脳卒中9家族の家族システムに関する研究では、どの家族も家族の成熟の段階で、子供たちの独立、退職、年老いた両親の要求への対処といった問題に関連して、ストレスを持っているということが明らかにされている。多くの家族はアルコール依存の既応を持ち、子供たちの問題や失業などの問

題も持っている。Houseら（1990）は、脳卒中患者はコントロール群と比較して、発症以前に年間に経験する重大な出来事が有意に多いと述べている。またEvansら（1991a）は、家族ケアの乏しい脳卒中患者の場合、その介護者がうつだったり、脳卒中の介護に関する知識がほとんどなかったり、発症以前にすでに家族の機能をなくしていると述べている。彼らは「介護者問題はリハビリテーションの帰結に集約される効果に影響をもたらす」（p.144）と結論している。Evansら（1991b）は、脳卒中を支援する家族の特徴に関する別の研究で、コミュニケーションの変化に敏感で、問題解決能力が高く、互いに強く愛情で結ばれている家族を記載している。Kelly-Hayesら（1988）は、家族と社会的要因は、脳卒中の帰結を決定づける医学的要因と同等の意味を持つと述べている。つまりこれらの研究は、個人とその家族がリハビリテーション場面に「お荷物」をもたらしはするが、その過程において本質的に重要であることを証明しているのである。

　医学的な状態が安定し、身体の回復が可能になったとき、各種のセラピーが開始される。これらは、医学的システムやリハビリテーション・システム、家族によって促進される。多くの家族にとって、これはSTや失語症訓練との最初の出会いとなる。失語症者と家族はリハビリテーションの段階へと進み、言語機能改善に向けての援助に焦点が移っていく。この時期、家族システムは依然再編成を続けている。役割の変化は、失語症者が家庭に戻ってきて、ある程度の修正が加えられることはあっても、固定化していくだろう。コミュニケーションが困難であるということは、家族内の役割の再編成が進む中で、失語症者を必要としながらも関わりを妨げてしまう。失語症者は知らず知らずのうちに家族の周辺メンバーとなっていく。

　脳卒中とその結果もたらされたコミュニケーションの問題は、家族だけではなくその周辺にも影響を与える。友人や知人は失語症者と話し、不快感を抱くかもしれない。そしてその家族全員と、あるいはその個々の成員との以前のような付き合いをやめてしまうこともあろう。家族はその成員の一人がコミュニケートできなくなったために、社会的接触の機会のいくつかを失う場合もあり、結果として、地域社会から離れていってしまうことにもなる。

　結局、失語症者の拡大システムは専門の介護者のような新しい成員を包含していくことになろう。看護婦や看護助手は、病院や家庭あるいは長期にわたる介護期間を通じて、多くの失語症者の生活においてきわだった役割を担うことになる。これらの人々は「擬家庭」的役割をもって親密な介護業務を遂行し、失語症者のためには一次的コミュニケーション・パートナーとしても奉仕する。セラピーに参加しない家族の成員は「セラピーがどう進んでいるか」を知るために看護助手に頼ることになるであろう。こういった人は失語症者や家族がセラピーとその進行状態をどう理解していくかに微妙に影響を与えるであろう。

マクロシステムへの衝撃

　失語症の衝撃は直接の家族を越えてより大きな社会的・物理的環境へと拡がっていく。例えば、失語症になった父親にとっては息子のサッカー・チームのコーチとしての役割を取り戻すことができるかが問題になるであろうし、職場での同僚の指揮管理能力にも影響を与えるであろう。失語症者が相互の関係を持とうとしている相手のほとんどは、このタイプの問題を抱えた人とコミュニケーションをした経験がほとんどないか、全くない状況なのである。たとえコミュニケーション・スキルが著しく改善したとしても、印象はどこか違っていて決して元どおりの本人ではない。コミュニケーションの問題が明らかになると、自分自身の知能や社会的能力、生産的社会的役割、その他西欧工業化社会によって価値あるものとされているすべての性質を証明するのがますます困難となる。Safilios-Rothchild（1970）は、西欧工業化社会は「相互関係の円滑な機能となだらかな流れを妨げる（コミュニケーション困難のような）行動上の偏り」に対する耐性を持たないと述べている（p.127）。一般に、コミュニケーションが困難な成人との接触は不安を生じる。文化的規範はこのような嫌悪感を被い隠すためにある。それゆえ、コミュニケーション困難に対処する際の自分たちの偏見や不適切さが明らかにならないように、失語症との接触を避ける必要が出てくる。

社会は障害をもっている人に対して矛盾した捉え方をするようである。Rolland (1990) は、我々の社会が回復のための手段として個人的責任を賞賛すると述べている。一方、西欧社会もまた「不幸を防御する」必要性を感じている。防御は失語症者が、すなわち社会がコミュニケーションにおける欲求不満や失敗に直面しなければならない状況を回避する方向へと導いてしまう。失語症者は今や社会の主流の外にあり、馴染みのない少数のグループの一部となってしまう。つまり、社会への再統合はこうしてより挑戦的となる。

リハビリテーション・セッティングへの衝撃と臨床家

コミュニケーションのリハビリテーションを提供するためのセッティングは、それ自体が、同じ程度に複雑な多くの要因によって影響を受ける多面的システムである。基本的には、セラピーは第3者である保険の支払者によって用意される施設や日程の目標によって影響を受ける。例えば、教育やセラピーサービスを提供することができる政府機関の保険が設けている限度は、患者の選択権を制限しているのである。同様に支払金額からセラピーの回数が決定されている場合は、セラピーの範囲と方向性を限定するであろう。Romano (1989) は、多くのリハビリテーション・プログラムがクライエントに混乱したメッセージを送っているとみなしている。すなわち、一方では患者から決断する機会をうばい、他方では自立や自己・動機づけを期待しているのである。様々なリハビリテーション・プログラムの基礎となっているモデルは、鑑別診断と治療との間に直接的な関係があるとみなす医学生理学的モデルにきわめて類似している。現在のところは、このような医学的モデルは、クライエントと家族と環境が同時に強調されるようなセラピーへの環境システム・アプローチを支えたりはしないであろう。

STは、失語症の治療過程においては最も影響力が強い要因の一つである。失語や加齢、リハビリテーションに関する臨床家の知識や技術、態度は、誰がセラピーを受け、どのようにそれがなされるかに影響を与える。臨床家は、クライエントとどのようにコミュニケーションをとり、どのように評価し、クライエントのためにどのような治療プランを立てるかに関して、「文化的フィルター」として作用する独自の特性と経歴を持っている (Krefting and Krefting, 1991)。そのうえさらに臨床家は、訓練プログラムや文化的影響から生じてくる専門的偏見も持っている。Agar (1980) は次のように述べている。「それがあなたのパーソナリティであろうと、あなたの社会的関係の規範であろうと、重要な話題に向けての文化的偏見であろうと、またあなたが受けた専門的訓練あるいは他の何かであろうと、あなたは客観的データの受身的記述者としてその分野に入っていってはならない」(p.10)。臨床家は、臨床家自身が持っているリハビリテーション・セッティングやクライエント、家族、社会などに関する既知あるいは無知の偏見と期待によって影響を受ける。

システムの評価

環境システム・リハビリテーション・プログラムの第1段階は、脳卒中とその結果もたらされた失語症が、患者や患者の家族システム、拡大社会システム、そして患者を取り囲む物理的社会的環境に与えた衝撃をはっきり認識することである。時間やセラピー・セッティングには制約があるため、われわれは患者やその家族については最も直接的な情報を得ようとし、拡大社会システムや環境については憶測に頼ることになる。現実に患者やその家族を家庭や拡大システムの中で観察することができないからといって、これらの要因を評価する方法が妨げられることにはならない。このような情報から付加された価値は、包括的で、感度のよい実用的な評価に役立つ。

この章では、評価への質的アプローチが提唱されている。STが興味を持つべきものは、答の内容とそこに含まれている洞察であり、その質問やそれに対する答が、失語症者や家族成員、STの新しい考えにどのように貢献するかである。この章で提示されている質問は、クライエントと家族の議論をすすめるための手段として見るべきもので、単に最初の評価手段として見るべきではない。ここで述べられる評価過程は、クライエントやその

家族のためのコミュニケーション・セラピーに自然に溶け込んでいくべきものである。クライエントのコミュニケーション環境の全貌は、多面的システム評価のためのこの層をなしたアプローチから発展すべきである。この情報はゴール設定や再評価の時に、そしてクライエントや家族、さらには第三者にあたる保険の支払者にフィードバックする時に用いることができる。

患者個人の評価

伝統的なコミュニケーション能力の評価と認知能力の評価に加えて、われわれは(a)自分に生じている問題に対する失語症者自身の認識 (b)それらの問題が日常生活に与える衝撃 (c)セラピーとその成果に関する期待、そして(d)コミュニケーションの改善に対しての動機づけ、も評価しなければならない。ここで提示する質問のフォーマットは、クライエントやその家族との間の相互関係の中で生ずる他の問題点への踏み台として用いることができるもので、患者のコミュニケーション能力や文化的背景に合わせて適用される。また、表出の困難な失語症者への質問は、「はい」か「いいえ」またはジェスチャーで答えられるようにすべきである。さらに言えば、ここで提唱されている質問は、典型的な「中産階級の白人臨床家」から同じタイプのクライエントに向けて発せられるものである。これらの質問は、相手が少数民族で、「自己暴露」的意味あいが強くなるような場合には、修正する必要があるであろう（Sue and Sue, 1990を参照）。さらに、このような話し合いにおいては、臨床家はクライエントと家族に対して指示的ではなく支持的態度で接することが重要である。

表13-2は主要な3つの観点からの質問群である。最初の領域はクライエントが彼らの現在の状況をどう定義するかに焦点があてられている。質問がコミュニケーションそのものよりも広い問題を扱っている点に注意されたい。クライエントが一次的負担としてコミュニケーション以外の困難を感じている可能性も考えられるので、その点を認識することで、臨床家はセラピーの目標や方法を適切に修正し、セラピーの成果をより有効なものにすることができる。例えば、自宅に戻ったときに妻に負担をかけないよう日常生活動作を自立して行えるようにしたいと願っている失語症者に対するコミュニケーション・セラピーは、これらの動作に関係した語彙や考え方に焦点を置くべきである。

質問の2番目の領域は、脳卒中や失語症が家族や拡大システムの中での役割や相互関係に与える衝撃を、クライエントがどう認識しているかに焦点があてられている。もしクライエントがこれらのシステムの中で限られた役割しか持たず、コミュニケーションする機会がほとんどないと感じているならば、セラピーは生産的とはいえないであろう。脳卒中や失語症が失語症患者にもたらしている複雑な要求を十分認識することが、機能的セラピーの成果を導くのである。たとえば、もしコミュニケーション能力が崩壊しているという理由で会話にはいるのを家族が避けていると失語症のクライエントが感じているとしたら、機能的セラピーがコミュニケーションのパートナーに、コミュニケーションを改善する有効な手段を提供するであろう。

3番目の領域の質問は、改善へ向かうクライエントの動機付けに関するものである。ほとんどのではないとしても、多くの失語症者にとって「クライエント」であることは馴染みのない役割である。それはしばしば、無能で、依存的で、絶望的な役割とみなされる。われわれはクライエントが経験してきた楽しみやどんな要因が成功や失敗に貢献するのかを知る必要がある。かつて言語訓練のために自分の子供をSTのところに連れてきたことのある失語症のクライエントなら、自分自身のセラピーに関して、STが何をするのかわからないクライエントとは違った概念を抱くであろう。最後の領域の質問はクライエントがセラピーにおいて改善させたいものに焦点があてられており、成功への期待を探るものである。これらの質問に対する答はSTがクライエントと歩調のあったセラピー目標を立てるのに役立ち、クライエント個人のセラピー日程にも適合するものとなろう。

ミクロシステムの評価

この環境システムアプローチに適用可能な家族評価のモデルはたくさんあるが、特に有用性の高いのが、Hill（1949）によって初めて記述され、

表13-2 脳卒中と失語症に関連した失語症者のための面接質問

現在の状況の定義
1. 言葉について困っていることは何ですか？
2. 配偶者（あるいは介護者）を理解するのに問題になっていることは何ですか？
3. 他の人を理解するのに問題になっていることは何ですか？
4. 自分自身を表現するのに何か問題がありますか？
5. 読んだり、書いたりするのに問題がありますか？
6. あなたにとって読むこと（と書くこと）はどのくらい重要ですか？
7. あなたはどんな場面で話したり理解したりするのにもっとも困難を感じますか？
8. コミュニケーションの問題の他にあなたはどんな問題を持っていますか？
9. 今、現在、あなたのもっとも大きな関心事は何ですか？
10. 他にあなたが受けているセラピーは何ですか？

失語症の衝撃
1. コミュニケーションの問題を抱えた時どのように感じましたか？
2. あなたがこの問題を持った時、他の人たちはどのようにふるまいましたか？（どう反応しましたか）
3. あなたはコミュニケーションが困難な時にその場面を回避したり、人を避けたりしたことがありましたか？それはなぜですか？その状況を述べてください。
4. あなたのコミュニケーションの問題はあなたの家族との関わりにどのような影響を与えていますか？
5. 家族以外の他の人たちとの関わり、たとえば友人とか同僚などとの関わりにおいてはどうですか？
6. あなたの社会生活（雇用）に対してはどのような影響を与えていますか？
7. あなたが毎日話をする主要な人は誰ですか？
8. あなたは興味のあることについて話をする機会が十分にあると感じていますか？あなたに関心を持ってくれる人とはどうですか？

コミュニケーションを改善させるための動機づけ
1. あなたの一日について話してください。何をしていますか？
2. あなたのコミュニケーションについて何を改善させたいですか？
3. なぜそれはあなたにとって重要なのですか？
4. コミュニケーションを良くするためにあなた自身何をしましたか？
5. 以前に言語訓練を受けたことがありますか？もしそうならどこで受けましたか？何に取り組みましたか？セラピーはどんなふうにうまくいきましたか？
6. 家族の中であなたが一緒にコミュニケーションの改善に取り組みたい人は誰ですか？なぜその人なのですか？
7. セラピーの中で私が援助できることは何だと思いますか？
8. これから6カ月の間にしたいことは何ですか？
9. どんな関心があってあなたは言語訓練にやってくるのですか？
10. 言葉を改善させるのは何が動機付けとなっていますか？

質問は失語症者のコミュニケーション能力に合わせてより単純な形に直してもよいし、イエス/ノーあるいはジェスチャーによる反応形式にしてもよい。

McCubbinとPatterson（1983）によって修正されたABCXモデルである。このモデルは、家族が脳卒中という状況に時間軸にそってどのように対処していくかに焦点があてられている。表13-3には、モデルを構成する要素とその定義、そしてすでに確立されている評価手段を挙げてある。変数Aは、ストレスがかかる出来事そのもの（ストレッサー）と家族が直面する現時点での要求あるいは将来にわたる要求とから成る。変数Bには家族が正常のライフ・ステージで経験するストレスや脳卒中、その後遺症などに対処するために用いる内的外的資源が含まれる。変数Cは、ストレスのもとになっている問題の家族による定義である。変数Xは、以上の変数の相互作用であり、自分達の挑むべきシステムに合わせて生産的な変容を創り出すことのできる家族の能力を表すことになる。このモデルについての詳細はJones(1989)、Lubinski(1991)、McCubbinとPatterson(1983)を参照されたい。

ABCXモデルは、次に述べる2つの方法いずれにおいても評価手段の中に組み込むことができる。

表13-3 家族のストレスのABCXモデル

変数	定　義	自己解答式評価手段
A	ストレッサーやそれに伴う要求、負の対処方略、存続する家族の問題	慢性疾患あるいは障害者のいる家族のための資源とストレスに関する質問紙 (Holroyd, 1986) 家族の要求の評価手段 (Rawlins et al., 1990) 人生の出来事に関する家族質問紙(FILE) (McCubbin et al., 1981) ストレスについての質問紙 (Lefebre and Sanford, 1985)
B	ストレッサーに関連した要求を満たすための内的・外的資源	家族評価尺度(FAD) (Epstein et al., 1983) 家族の適応力と団結度尺度(FACESⅢ) (Olson et al., 1985) 家族の危機に対する個人評価尺度(F-COPES) (McCubbin et al., 1981)
C	ストレッサーに関しての家族の定義	家族定義評定尺度 (Jones, 1989)
X	家族が表すストレスや危機・変化	面接や観察、上記の家族に関する自己解答式手段を通しての主観的分析

　第一に、家族カウンセリングの文献には多くの評価手段が記述されている。JonesとLubinski（b-近刊予定）は、最近これらの手段を脳卒中後の9つの熟年家族に適用し、STが家族評価のために容易に用いることができることを明らかにしている。個々の家族メンバーが答を完成するには幾分時間がかかるが、ABCX要因を評価する一定の手段を提供してくれた。

　STがこのモデルを反映する独自の自由記述式質問紙を考案してもよいだろう。たとえば表13-4にはABCXモデルの最初の3つの要素を解明するための質問シリーズが挙げられている。要求領域における質問は、家族各々の苦難や家族全体としての苦難を引き起こす脳卒中と、その前後の重要な出来事を特色にしている。システム論においては、一人のメンバーが感じる苦難は他の者にも伝播するということを忘れてはならない。質問は時間軸に沿って出されており、脳卒中になる以前の苦難から始まり、現在の要求へと移行している。

家族は、STが失語以外の領域にも興味を抱いているということに驚くであろうが、質問に従って答えてくれるであろう。

　2つ目の質問領域は、脳卒中という現在の状況に家族がもたらす内的外的資源に焦点があてられている。これらの質問を通して、われわれは自分たちのクライエントの家族システムについて、より多くを学ぶ。すなわち、彼らの役割やその家族の下位システム、彼らの問題解決のスタイル、彼らのコミュニケーションパターン、その家族の柔軟性、凝集性である。また親戚や友人、地域機関のような拡大システムからの支援に関しても、そのタイプや程度、受容能力を確認することができる。

　家族がどう問題を定義するかが3つ目の質問領域を構成する。失語症こそが家族の基本的関心事と確信してはならない。人々がよりよく生きるためにはコミュニケーションが不可欠であるといったわれわれ自身の専門的偏見があるとしても、わ

表13-4　成人の失語症者とその家族のための家族対処に関するABCXモデル検索用面接質問

A：要求
 1. 患者さんが脳卒中になる前に起きた重要な出来事にはどんなもの（たとえば、他の病気、死、離婚、失業、転勤、子どもの巣立ちなど）がありますか？
 2. そのとき、これらの出来事は家族にどのような影響を与えましたか？
 3. そのときそうした出来事があなたの家族に影響を与えたことをどう思いますか？
 4. 患者さんの脳卒中がそのときどんな衝撃をあなたの家族に与えたのか、説明してください。
 5. 患者さんのコミュニケーション困難はあなたの家族にどういう影響を与えましたか？
 6. 患者さんの脳卒中によってもっとも影響を受けたのは誰だと思いますか？それはなぜですか？どんなふうに影響を受けましたか？
 7. 患者さんの介護に対して誰が主たる責任を持っていますか？
 8. その人は患者さんを介護している一方で、自分に関連した他のどんな要求（たとえば、病気とか、家の外での仕事、自分自身の家族など）を持っていますか？
 9. 今の時点で患者さんの介護にはどんなものが含まれますか？
 10. 患者さんの介護は主たる介護者にどのような影響（たとえば、疲労、要求、病気、心理的ストレス）を与えていますか？
 11. 患者さんの介護はあなたがた家族の社会生活や主たる介護者にどのような影響を与えていますか？
 12. 脳卒中に関連してあなたの家族はどんな経済的問題をこうむりましたか？
 13. 近い将来自分の家族に他の何らかの大きな変化（たとえば結婚するとか、転居するとか、家庭での健康管理の必要性など）が起きると思いますか？

B：資源
 1. あなたの家族の強さをどのように表しますか（たとえば、適応力がある、団結力がある、良好なコミュニケーション、自立への機会）？
 2. あなたはあなたの患者さんの過去の困難な場面に対処する能力をどう思いますか？
 3. あなたの家族は問題に直面したとき、それを解決するためにどんな方法を用いますか（たとえば、家族で話し合うとか、責任を分担するとか、外的援助を求めるとか）？
 4. 困難な問題の解決はうまくできたと思いますか、それはなぜですか？
 5. 友人、医療職員、牧師、地域のカウンセラーのような外的資源からの援助を求める意志はどのくらいありますか？これまでにあった外的援助を求めた時の状況を述べてください。そしてその援助が家族の対処行動に及ぼした効果についても教えて下さい。
 6. このとき家族の中で誰がリーダーのように思いましたか？それはなぜですか？
 7. 患者さんの介護に関する主な決定はどのようにしましたか？
 8. 患者さんの主たるコミュニケーションパートナーは誰（誰になる予定）ですか？この人がコミュニケーション・セラピーに参加することはどのように意欲を高め、有効なのですか？
 9. 脳卒中後に生ずるコミュニケーションの問題について、どんな情報を受けましたか？
 10. あなたの直接の家族の中に、他にどなたか脳卒中になられたかたがおられますか？家族はその問題にどう対処しましたか？
 11. あなたの直接の家族の中に、他にどなたか脳卒中後にコミュニケーションの問題を持った方がおられますか？その方は言語訓練を受けましたか？
 12. 患者さんのコミュニケーションを促進させるためにこれまでどんな方策を講じてきましたか？

C：問題定義
 1. 現在あなたの家族が直面している主要な問題は何だと思いますか？
 2. この問題がなぜそのように重大なのですか？
 3. この問題に関してどのようなことをしたらよいと思いますか？
 4. （1でコミュニケーションの問題が触れられていない場合は、次のように尋ねる）今お話になった問題に比較してコミュニケーションの問題はどうですか？
 5. 今、患者さんのリハビリテーションに対して何が優先されますか？
 6. 今、患者さんにとってコミュニケーションを改善させることはどのように重要なのですか？それはなぜですか？
 7. あなたは患者さんのためにどんなコミュニケーション・セラピーを期待しますか？
 8. 患者さんの脳卒中やリハビリテーションに関連して、あなた（や他の家族メンバー）はどの程度の制約を現在の状況に対して感じていますか？

失語症者については〝患者さん〟と訳した。原文では〝あなたの家族メンバー〟となっており、面接の中でも一貫してそう呼ばれるとある。

れわれは他の観点をも敏感に評価しなければならない。家族が主として認識しているものが他の困難であっても、それはセラピーの目標や家族指導、セラピー内容などの調整に役立つはずである。

以上の変数を分析していくことによって、STはストレスが失語症者やその家族にどのように進展していくのかがわかってくる（変数X）。変数については多くの組み合わせが可能である。家族が強大な資源を持っていることによって、結果的には家族システムの中で、脳卒中や失語症の要求を制御することができる家族もあるし、また強い資源を持っていても、直面する要求が余りに大きすぎて、制御不可能と感ずる家族もあろう。しかし、内的外的資源が弱いために、些細な問題でさえも恒常性を維持するには大きな影響力を持つ家族もある。

外的環境の評価

STが環境システム全体をさらに詳しく評価するためには、外的環境の2つの側面を調べなければならない。第1は社会文化的・経済的環境を注意深く評価することである。それは、セラピーの継続発展に影響を及ぼす強大であるが実体のない力に対する感受性を提供してくれる。第2は、物理的環境を評価することである。これは、失語症のクライエントが、相互のやりとりを妨げる環境ではなく、より促進してくれる状況においてコミュニケーションできるような機会を増大させてくれる。

社会文化的・経済的評価

クライエントの名字や肌の色に注目しても、クライエントや家族のより詳細な文化的評価をする事にはならない。May（1992）も、「文化それ自体が新しい現実に適応しながら連続的に変化している」と述べ（p.47）、個人や家族に注目してもそれを彼らの文化を支配する信念によるものと捉えてはならないと主張している。STは、社会文化的背景に関する情報を深めるために、ソーシャル・ワーカーや心理学者などの他の専門家から出される知見を十分検討すべきである。こういったタイプの質問は、たとえば家族の役割についての話し合いのような他の領域の面接の中に組み入れられていくのが自然ともいえる。

Westby（1990）は、多面的文化を持つクライエントに対して、STは記述民族学的面接をするよう勧めている。「記述民族学的面接は、その家族が存在している社会的状況や、家族がそれをどのように受けとめ、感じ、理解しているのかを面接者が判断する手がかりを包含している」（p.105）。ラポート形成、記述的設問、入念に選ばれた言葉はこのプロセスの基本である。一般には自由記述式質問が最も生産的である。こういった質問はコミュニケーションの問題をどう受けとめ感じているのか、またそれが家族や文化とどのように関わりを持つのかを表現しやすくしてくれる。

表13-5はFriedman（1990）による看護職員のための文化の評価に関する論文から引用改変したものである。最初のほうの質問は、その個人や家族の文化的経験や価値観についての情報を引き出すものである。こういった質問には慎重になるクライエントがいるかもしれない。そのような場合には敬虔な気持ちと判断力と繊細さをもって対処しなければならない。

また、脳卒中と訓練に関する経済的衝撃を評価するための質問は、必要な時に随時行うのがいいだろう。ソーシャル・ワーカーやリハビリテーション訓練に関する経理担当者のような他の資源から、こういった質問に対する返答が得られるかもしれない。重要なのは、STやクライエントや家族がセラピーのコスト、保険による保証の性質と程度、資源活用に有効なオプションを理解することである。

物理的環境の評価

社会文化的環境がよく理解されたならば、失語症のクライエントの物理的環境に焦点を当てる必要がある。特に次のような項目に関して注意を払うべきである。すなわち、(a)コミュニケーションの機会を生み出す人間および活動への物理的接近、(b)言語的・非言語的メッセージの適切な伝達と受容に貢献する環境の感覚的／認知的次元、(c)相互関係を刺激する心理社会的環境、である。コミュニケーションのための物理的環境を評価する具体的な環境プロフィールに関しては、いくつかの書物が出版されている（Carroll, 1978；Lubinski, 1991）。この章で用いられている「質問形式」にならい、表13-6には失語症者が生活している物理的

表13-5　失語症者と家族の社会文化的経済的問題の評価のための質問

社会文化的問題
1. あなた（あるいはあなたの家族）は特定の民族または人種と行動を共にしていますか？もしそうなら、それは何ですか？
2. あなた（患者さん）はどこで生まれましたか？
3. もし、合衆国生まれでないなら、いつあなた（患者さん）はこの国にやってきたのですか？
4. あなたはどこに住んでいますか？近隣に異なる民族あるいは人種の方がいますか？
5. 家で話されている主な言語は何ですか？家に英語を話さない人が誰かいますか？その人とあなた（患者さん）との関係は何ですか？
6. あなた（患者さん）は通例誰と行動を共にしますか？
7. あなた（患者さん）はあなたの民族や人種以外の個人とつきあっていますか？それはどんな目的（例:仕事、レジャー、宗教上のサービス）のためですか？
8. あなた（患者さん）は誰と脳卒中や失語についての話をしましたか？その人はあなたにどんなアドバイスをしてくれましたか？あなたはそれを試みてみましたか？それはあなたが話をするのにどんなふうに役に立ちましたか？
9. 信仰があなた（患者さん）のセラピーへの参加に影響を与えていますか？もしそうなら、どのようにですか？

経済的問題
1. あなたはセラピーにかかる費用について誰かと話をしたことがありますか？誰と話をしましたか？
2. あなたはセラピー部門にかかる費用をカバーするだけの保険に加入していますか？どういう種類の保険ですか？
3. あなたはセラピー部門をカバーする保険の限界を理解していますか？
4. セラピーにかかる費用は将来あなたの家族の負担になりますか？
5. セラピーにかかる費用についてさらに話をするためにここの財務カウンセラーと話をしていただけますか？

失語症者については"患者さん"と訳した。原文では"あなたの家族メンバー"となっており、面接の中でも一貫してそう呼ばれるとある。

社会的状態を探るための質問をあげている。これらの質問は、病院や療養施設またはリハビリテーション施設、家庭、あるいは他のコミュニティ場面に適用可能なものである。

最初のほうの質問項目は、失語症者が自分の環境の中でいかに首尾よくコミュニケーション機会に接近することができるかを探るものである。会話や認知的刺激を促進する人間や活動への接近を妨げる要因を確定することは、セラピーのゴールを汎化するための基礎となる。次に続く2つの領域の質問項目は、聴覚的・視覚的環境に焦点が当てられている。こういった質問に対する答は、われわれに失語症者やそのパートナーの適切な情報伝達を促進したり妨害したりする感覚状況について、より多くを語ってくれる。最後の領域の質問項目は、失語症のクライエントが獲得可能な社会的役割りについてさらに教えてくれる。これらの質問は、失語症者が家族や拡大社会システムの中で再統合されていくための機会をわれわれが理解するのに役立つ。

システムへの介入

環境システムへの介入のための目標計画

システム・アプローチにおける評価と介入を画する線は、いくつかの理由により、失語の訓練の他のアプローチほど明瞭ではない。面接や評価行為それ自体によって、失語症者の本来のシステムが変わってくる。たとえば、セラピーのゴールに関する臨床家の質問は、失語症者やその家族が訓練内容や優先すべきものを判断する力となる。第2に、こういった質問に答えることがセラピーの目標設定に有意義であるといった暗黙の合意ができていく。第3は、評価過程においてクライエントと家族と臨床家との間の訓練関係の出発点が確立されることである。評価の間の臨床家との相互関係は、信頼、コミュニケーション、協調、相互の問題解決、そして究極の自立を用意してくれる。

このように、環境システムアプローチの訓練目標は評価過程とセラピーそれ自体の中で展開していく。訓練目的は短期および長期双方を基本において考えなければならない。短期の目標は重い病

表13-6 失語症者の物理的・社会的環境についての質問

物理的環境への接近
1. 患者さんが暮らしている生活場面について話して下さい。
2. 患者さんは自分の時間のほとんどをある一つの分野のことにのみ費やしますか、それともあらゆる分野にまたがっていますか？患者さんは一日のほとんどをどこで過ごしますか？
3. 患者さんはこの状態でうまくやっていくことができますか？依存しないでやっていけますか？それとも誰かの助けを得てならやっていけますか？
4. 患者さんはこの状態でうまくやっていくために車椅子とか、歩行器とか杖のような補助具を用いていますか？
5. 患者さんはその状態の中でうまく機動することができますか？もしそうでなければ、なぜですか？

聴覚的環境
1. 患者さんが自分の時間のほとんどを過ごす空間はどのくらい騒々しいですか？
2. その空間は会話しやすい空間ですか？
3. 騒々しい空間は制御可能ですか（たとえばラジオを消すとか広間へのドアを閉めるとかして）？
4. 患者さんには聴力障害がありますか？
5. 患者さんは補聴器を片耳あるいは両耳に装用していますか？役に立っていますか？
6. 患者さんは補聴器（あるいは聴覚補助具）をいつも装着していますか？
7. 今の空間の中で、どなたか他に聴力障害のある方はいますか（たとえば高齢の配偶者であるとか）？

視覚的環境
1. 患者さんが自分の時間のほとんどを過ごす場所にははっきり見ることのできる十分な照明がありますか？
2. 窓やランプからの照明はたやすく利用でき且つ制御可能ですか？
3. 患者さんには白内障、緑内障、あるいは黄斑部変性のような視覚困難がありますか？
4. 患者さんは（いつも）眼鏡をかけていますか？それとも拡大鏡のような何らかの視覚補助具を用いていますか？

心理社会的環境
1. 患者さんはいつもどんな活動に参加していますか？
2. 患者さんはそれらの活動をどのぐらい満足して遂行できていますか？
3. コミュニケーションはこれらの活動の重要な部分を占めていますか？
4. 一日を通して、患者さんと話をするのに便利な方は誰ですか？
5. 機会があれば、患者さんは誰と話を楽しむのでしょうか？
6. 患者さんとの会話に特別な興味を持つ人は誰ですか？
7. 患者さんは、日常の生活空間以外（例：家あるいは養護施設の外）では、どんな活動に参加していますか？
8. 患者さんは、家族が決めた活動にどのくらい参加していますか？
9. 患者さんの社会的役割は、脳卒中後どのように変わりましたか？
10. 他の家族や介護者は患者さんのコミュニケーション困難の性質を理解していますか？そうしたことは患者さんの生活の質に対して、どのような衝撃を与えていますか？
11. あなたは、患者さんがどんなふうにうまく家族の中に再統合されていると思いますか？患者さんは、他にお気に入りの社会的グループがありますか？

失語症者については"患者さん"と訳した。原文では"あなたの家族メンバー"となっており、面接の中でも一貫してそう呼ばれるとある。

気の段階や回復段階、リハビリテーション段階といったそれぞれの期間に果たすことのできるものに焦点を置く。長期の目標は、その個人と家族がコミュニケーション障害やハンディキャップ、家族ネットワークの変化、施設入所などに対処するのを支援することに集約される。目標は、STや失語症者、そして家族やリハビリテーション専門家、プロの介護者といった失語症者の環境における他の重要なメンバーの連携・努力を通して達せられる。相互のアプローチは再評価やセラピー目的の修正を容易にし、クライエントと家族の側では、自己依存と自己決定を促進する。

環境システムの効果的・機能的目標は操作的に定義されなければならない。その成果は当該個人の行動や物理的状況における測定可能な変化として現れてこなければならない。環境システム・マ

ネージメント・プログラムにおける全ての関係者が、訓練の目標や自分で目標を操作することの重要性、成功につながる目標間の相互関係を理解しなければならない。失語症者あるいは他の重要な人物から発せられた目標が最も実用的といえるようである。例えば、広くさまざまなコミュニケーション・パートナーを欲し必要としている失語症のクライエントのための操作的目標は、次のようになるであろう。

1．家族以外の3人が、毎日1度、少なくとも15分間失語症者に話しかけるようにすること。
2．失語症者の配偶者に、毎週夫の友人を1人か2人、トランプをするために家に招待させること。
3．友人や知人との相互交渉の機会がもてる社会的イベントに、少なくとも週に1度は、失語症者を連れていくこと。

個人の側への介入

環境システム・アプローチの核は失語症を持つ個人である。当初、リハビリテーションの努力は、家庭や拡大社会においてできるだけ意義のある社会的役割を担うことができるよう、この個人の能力向上に費やされる。当面の要求は、個人が能動的でいきいきしたコミュニケーションパートナーとしての地位を保持し完結することができるよう援助することである。これは受容及び表出に関する特定のコミュニケーション技能を強化することによってなされる。それによって個人は分かりやすく有意義に自分の考えを述べることができ、自分の身体的心理的要求を適合させることができる。この目標は本書において示されているように、さまざまなアプローチを用いる言語の個人及びグループ訓練において達成されるのが普通である。

しかし当面の目標は他にもある。それは長期の展望を含み、特定のコミュニケーション技能を強化することにとどまらないものである。こういったものには以下のようなものが含まれ、それを個人が理解するのに役立つ。(a)自分に何が起きたのか、(b)訓練の性質、(c)目標設定の過程、(d)クライエントと臨床家相互の責任、(e)改善をどう測定するか、そして(f)予後はどうなのか、である。Litman(1962)は運動療法の初期の研究において、患者は「能力障害とその限界、影響、可能性」が何を意味するのかわかっていないことがあることを発見した(p.569)。STは、コミュニケーションや認知、情緒に問題のある失語症のクライエントに、これらのトピックスをどのように話していくか修正を加える必要があるだろう。

リハビリテーションや心理学的障害、コミュニケーション障害への対処は、失語症者にとってさまざまなものが明らかになっていく過程である。失語症者は失語やリハビリテーションについてある程度の知識を抱いてセラピーに入っていくが、この知識ベースは、失語症のクライエントあるいは患者としての新しい経験によって修正されていく。クライエントは訓練を始めるとき、ある種の期待を抱くものだ。しかし、6カ月後には別の場面が展開している。自分が置かれている状況を理解し、自分達に関する意志決定に参加するように励まされているクライエントは、こういった状況をうまく制御できるであろうし、結果的により積極的に訓練に参加するものである。また、覚醒レベルや能力が上がって絶望的でなくなるにつれて、環境の中で重要な役割を持つ他の人物が、気づかせてくれるものである(Lubinski, 1991)。クライエントが失語症や訓練をどう認識しているかといった議論は、訓練過程を通じて展開される。

失語症を持つクライエントとそのリハビリテーションに焦点を当てた話題としては次のようなものがあげられる。

1．脳卒中によって脳に何が起きたのか
2．脳卒中がその直後にまた長期にわたってコミュニケーションに及ぼす影響
3．コミュニケーションの強度をはかる診断過程
4．暫定的短期及び長期訓練目標
5．クライエントの訓練目標と期待される結果の重要性
6．改善をどう測るか
7．脳卒中以外の影響；社会的役割、家族、拡大社会グループなど
8．脳卒中に合併するうつ
9．環境調整（状況制御）
10．リハビリテーション過程を支援する財産及び資源

臨床家は常に失語症のクライエントのうつの徴候に気をつけていなければならない。状況によっては精神衛生の専門家への紹介も適切な選択となる。しかし、うつの徴候を緩和するアプローチのいくつかは、日常の失語症のリハビリテーションの中に組み入れることができるものである。事実、こういったアプローチは、一般的にクライエントに対する積極的アプローチの基礎となっていく。Tannnerら(1989)は、日々の臨床において、うつを和らげる手段として、STが時々正の強化を与えることを提唱している。すなわち「能力障害の否定的局面ではなく肯定的局面にクライエントが集中できるように導く」(p.79)ことである。また、失語症のクライエントはプライベートな時間を持ったり、自分で選んで活動に参加したり、他のクライエントと一緒にグループ訓練に参加したりする機会を持つべきであるとも述べている。

言語臨床の目標を棚上げにして、定期的に失語症患者の感情を発散させるようにすることもうつを緩和するにはよい方法である。臨床家の中には、適応できないとか寂しいとか不幸である、罪の意識にさいなまれるといった個人的感情をクライエントが話すのを嫌がる者もいるが、これらの感情をうちあける行為そのものが訓練であるともいえる。感情の吐露は、失語症のクライエントがSTに信頼感を抱いていることを示している。そしてこれは臨床家の側の積極的な言語的及び非言語的コミュニケーション技術が限界にきているときなのである。訓練におけるコミュニケーション技術とカウンセリングについて、さらに詳しく知りたい読者諸君は、最近のいくつかの文献を参照するとよいだろう(Luterman, 1991；Scheuerle, 1992；Shipley, 1992)。

STはまた、残されたコミュニケーション障害にうまく対処していくための技能を強化するとか、地域社会において自立し社会的に充足した役割を担うとか、復職するといった失語症のクライエントの長期目標、失語症者によっては長期の介護に向けた準備ということもあるが、をも考慮に入れる必要がある。他のリハビリテーション専門家との連携はこれらの目標を達成するための最適な手段を提供してくれる。多くの病院やリハビリテーションセンターが従来の医療とリハビリテーション職員に加え、リハビリテーションカウンセラーや心理学者、退院計画者そして職業カウンセラーをも含めたチームを持つことになるであろう。STは失語症患者や家族のコミュニケーションニードをこれらの専門家に明らかにし、専門家達の目標にコミュニケーションの目標を組み入れていくための方策を示す必要があるだろう。

家族の側への介入

実際、STはだれしも、総合的リハビリテーションプログラムにおいては家族が重要であることを認めている。家族をどのように含めていくかを論ずる前に、2つの疑問に答えなければならない。すなわち、なぜ家族がそれほど重要なのか、家族を巻き込むということはどういうことなのか、という疑問である。これらの疑問に対する答は、訓練が失語症者個人や家族にとって実用的で有効となるよう、家族の協力をどう求めていくかを明らかにし定義することになる。

失語症のリハビリテーションにおける家族の重要性

リハビリテーション、退院を通じて、回復期の当初から家族はリハビリテーションプログラムの成功に重要な役割を担っている。リハビリテーションが良好な結果として終わるときにはいつも、家族は、「中心的」とか「重大な」とか「焦点の」といった用語で形容されてきた。リハビリテーションの成功は家族の肩にかかっていると述べている研究や臨床報告は多い(たとえば次のような論文が参考になる。Norlin, 1986；Power, 1989；Rau et al., 1986；Rolland, 1988；Rollin, 1987；Watson, 1989)。家族が重要であることは少なくとも次の4つの理由による。

第1の理由は、失語症者が自分のコミュニケーション機能障害や能力障害に対して初期に抱く印象は、自分の家族との相互関係から生まれるからである。相互関係の中で家族が示す当惑や不安、葛藤はコミュニケーション問題の重大さを患者に印象づける。最初のそして変化していく社会的役割やコミュニケーション技能に対する家族の期待や反応、対処能力は、失語症の個人がコミュニケーションのリハビリテーションにどうアプローチしていくかに大きく影響していく。Evans (1992)

らは、患者は家族メンバーの認識に基づいてリハビリテーションにおける自分達の改善の度合いを見ていると述べている。

第2の理由は、ほとんどの失語症者が退院後家族との生活場面に復帰することにある（Evans et al., 1992）。つまり、外来患者のリハビリテーションを支援する基本的なコミュニケーションパートナーと資源は家族なのである。家族は日常の介護のニーズに合わせて物理的支援をすることができ、また、介護したりされたりするときの情緒的ふれあいのような支援をも提供することができる（Lin, 1986）。失語症者に必要な支援のレベルにあった強固な内的外的資源を家族が持つことが望まれる。支援によって失語症者は訓練を獲得し、それに没頭し、コミュニケーションの試みを強化することができるし、家族プログラムの参加をも可能にする。コミュニケーションの相互関係を促進することは、興味深い積極的活動を生み出し、それがまたコミュニケーションを育み物理的環境を適切に修正していくことになるのである。

なぜ家族がリハビリテーションにおいてそんなに重要なのかという第3の理由は、積極的で適応力の高い家族が訓練目的の遂行を促進するからである（Evans et al., 1991b）。家族は能力障害やリハビリテーション、そしてリハビリテーションの過程における自分達の役割について、ある種の先入観を抱いているものだ。もし家族がコミュニケーションの訓練に参加することに興味を抱いていないとすれば、改善の責任はクライエント一人にあるという明確なメッセージを、クライエントに対して送っていることになる。さらに前提となる要求や現在の危機への対処にとらわれすぎている家族は、それに圧倒されて、訓練における自分達の役割を見失っているかもしれない。Des Rosierら（1992）は、慢性疾患患者のよき配偶者の支援ニードの研究において、配偶者は個人的な時間と家庭以外の個人からの社会的支援を求めていることを明らかにした。家族メンバーが直面する無数の問題に有効に対処していくための物理的精神的支援が最初に得られたかどうかによって、彼らが積極的に参加するかどうかが決まってくるのである。

第4の理由は、STにとって家族が重要な情報源となることである。初期の評価においては、家族はしばしば病前のクライエントや家族の状況についての重要な情報源となる。家族はまた、セラピーの目標や展開に関してもすぐれた資源となる。家族はSTにとって、失語症者の日常の環境への主要で直接的な橋渡しとなるのである。

家族の協力とは何か？

家族の協力とは、ここでは家族の主要メンバーがコミュニケーションの評価や目標設定、訓練に積極的に参加することと定義する。環境システムアプローチは、家族が、初期の重い病気あるいは危機的段階から能力障害、施設入所を経て回復していくそれぞれの段階において、相談役となり教育者となるという前提に基づいている。家族にとっての最初の目標は、日常の相互関係において、効果的かつ自立したコミュニケーション問題解決者となることである。家族は、失語症者のコミュニケーション生活のために共同責任を負う気持ちを持たなければならない。この概念は最近「権限委託」として定義され、その出来事全般にわたってより大きな意味を持つことになるといわれている（Dunst et al., 1989）。クライエントが訓練場面を離れるにしたがって、家族の協力は進行状況を話すだけではなく、練習のためのワークブックを家に送ったり、家族を支援してくれる団体の大切さを教えたりしながら広がっていかなければならない。

家族の協力を得るための方策

表13-1に示した家族を研究の対象にするモデルは、家族の要求が力動的で常に変化するという前提に基づいている。これはSTひとりのモデルではなく、他の専門家やより大きな社会グループの援助をも組み込んで成し遂げるべき全体的モデルである。モデルのそれぞれの段階では4つの方策を用いることができる。すなわち、援助、教育、モデル化、資源の紹介である。一般に援助はSTと家族との開かれたコミュニケーションを通じて提供される。教育には、脳卒中や失語症、訓練過程などについての情報提供が含まれる。これは話し合いや家族のための補足的読み物を通してなされる。家族や他の主要な人たちのためにやさしく読み易く書かれたものには、『失語症とその家族』（American Heart Association, 1986a)、『失語症になって』(Boone, 1983)、『道』(Ewing and Pfalzgraf, 1991a)、『脳卒中：家族のための指針』(American Heart Association, 1986b)、『脳卒中、頭部外傷、言語障害を持つ家族のためのガイドブック』(Tanner, 1987)、『失語症の理解』(Taylor, 1958)がある。また読み物を補足するものとして、家族向け、小グループ向けのビデオカセットもある。例えば、『失語症とは何ですか?』(Ewing and Pfalzgraf, 1991b)や『道』(Wayne State University Press, 1991)がそうである。モデル化は、STが失語症者に家族の存在を話して聞かせる時や、特定の方策を教える活動に家族メンバーが参加する場合に行われる。資源の紹介には病院に関する情報や地域社会、家族の支えになる仲間・団体についての情報も含まれる。

重い病気あるいは危機の段階

個人が初めて脳卒中になった時、その家族は心の平静が保てなくなり危機的状態になる傾向がある。通常の活動は停止し、家族と個人の資源は専ら脳卒中患者の身体的状況に向けられる。衝撃、死と障害の恐怖、罪の意識、絶望、悲しみ、そして脅迫観念などが入り交じった深く混乱した感情が家族メンバーに波のように押し寄せてくる。家族全体が、特に配偶者が精神的な援助を必要としている時期である。そうした精神的援助には、馴染みのない病院という非個人的世界の中に、患者や家族がどんな人たちでありどんな痛みを経験しているのかを知っている人間がいることを教えることも含まれている。簡単な導入をしたり、前向きに話を聞いてあげることが一般に重要な時期であり、非言語的コミュニケーションも慰めになる。このような支持的カウンセリングは、個々の家族メンバーが自分の感情や関心事をSTに対してどう表すかという信頼関係を形成するのに役立つ(Ziolko, 1991)。脳卒中や失語症の性質、重症度、あるいはその衝撃を説明する時期ではない。これは、回復及びリハビリテーションの段階になったときに、親しみをもって理解してくれるであろう専門家がいるということを、家族に気づかせるための最初の接触なのである。

回復の段階

生きるか死ぬかの最初の段階が終わり、患者が回復へと向かうと、家族の気持ちも新しい方向へと向いていき、患者は助かるであろうとほっとするようになる。また、患者が何らかの身体的障害やコミュニケーション障害を呈していることも認識され、援助を探し求めることが始まる。同時に病院外での生活は正常な外観を取り戻さなければならない。つまり家族のホメオスタシスへの要求が出てくるのである。Halm (1990)は、もし家族が数日あるいは数週間の間に心の平静を取り戻そうと試みなければ、彼らの努力は「不安除去のための問題解決」から遠のいてしまうであろうと述べている(p.62)。結局、家族は家族の中で新しい役割を引き受けるかあるいは当てがわれることになる。その後も家族は患者の見舞いに頻繁に訪れ、病院内でよく見かけるので、接触の機会も多い。そのためこの時期は、脳卒中に対処するための家族資源や彼らがかかえている問題、彼らの全体的な対処の形態などについて情報を収集する好機でもある。また、この時期はわれわれSTにとっても最初のコミュニケーション評価の時期であり、家族と正式に接触する最初の時期でもある。最初の評価では基本的情報のみが提供されるが、家族はコミュニケーション問題の性質と予後を知りたがるかもしれない。「お父さんのことばはどうなんですか?」、「また普通に話せるようになるんですか?」と誰もが聞いてくる。STはこの最初の接触の時に、コミュニケーションリハビリテーション過程で家族が果たすべき役割を理解することができるよう援助しなければならない。これは失語症者のコミュニケーションを助ける資源や問題解決技能を家族が動員できるよう支援する機会なのである。

この初期の段階はまた、STによって一般的なコミュニケーション促進のための方策が示される時期でもある。簡単な方策には次のようなものがあげられる。(a)注意を喚起してから会話を始める。(b)話しをするときは目と目を合わせる。(c)文法的に正しい短い語句を用いる。(d)しばしば間を置く。そしてゆっくりからややおそめの速さで話す。(e)反応が単語やジェスチャーに限られていても、失語症者を常に会話に含める。また、生きるか死ぬかの危機的段階が過ぎ去っても、家族は精神的支えを必要としていることを忘れてはならない。

リハビリテーション

脳卒中患者が訓練プログラムに登録されると、家族はこれからはうまくいくといった「希望」の念を抱く。そして患者が回復のために全身全霊を傾けることを「期待」するようになる。リハビリテーションの成功は、激励と現実的な期待とのバランスに依存している面もある。つまりSTは、失語症者やその家族の期待が、患者の神経学的状態やセラピーの支出に影響を与える他の内的外的要因とどのように一致するのかを、話し合わなければならない。この時期はまた、コミュニケーションの促進に焦点のある訓練過程に家族を積極的に取り込む時期であり、実際に家族に観察してもらったり参加してもらったりする。家族は相互関係の維持において彼らが培ってきた方策を分かつすぐれた資源でもある。リハビリテーションにおいて家族とともに有効な働きかけを行うためには、従来の訓練時間の枠を越えたところで、われわれが彼らにとって役に立つ存在でなければならない。日中に設定された普通の時間帯では、仕事を持つ配偶者や成人の子供達が常に参加するという訳にはいかないであろう。場合によっては、夕方や週末に家族中心の訓練時間を設けるとよい。

リハビリテーションのなかで家族は変容し続ける。新しい家族の役割は次第に固定化されていくだろう。訓練に関しては、経済的支援が続かないということがあるかもしれない。家庭では物理的な変化が起き地域社会からの孤立が始まるかもしれない。拡大システムから与えられる最初の支援は遠のいていく。配偶者と成人の娘たちは、家計維持や患者の身体的要求・リハビリテーション要求への対応、そして自分自身の行動調整などの責任の重荷に耐えざるをえない。介護のストレスによって、孤立感を抱いたり、肉体的にも精神的にも疲れきっている家族もあるだろう。STと家族の開かれたコミュニケーションは、直接的訓練の情報が家族関係において調整されることを、否応なしにリハビリテーションを通じて知らせてくれる。この時期は、家族が自分たちもセラピーの決定に関わっているのだということを実感する特に重要な時期である。

リハビリテーションにおいて直接の訓練以外に最も重要な目標は、おそらくリハビリテーション後に向けた計画である。これには家族のなかで危機的状態にあるコミュニケーションパートナーを強化したり、実用的レベルではないにしても正常なコミュニケーションが失語症者とできる手だてを指導することが含まれる。また家族が現在の要求や期待される要求をはっきりと認識し、その要求にあわせて拡大システムの資源を活用することができるよう援助することも含まれる。

リハビリテーション後の段階

ある時点でSTによる直接的リハビリテーションは終了し、脳卒中患者には何らかのコミュニケーション障害——ほとんどわからないぐらいの軽度のものから重度まで——が残される。失語症者も家族ももはやリハビリテーションが元通りの回復に終わるものではないことを認識する。今となっては実際に、自分自身の内的資源やより大きなシステムから提供される資源に頼らなければならない。リハビリテーションの段階は、家族がこの時期に向けた計画を立てるのをSTが援助していれば、ハンディキャップにはならないであろうし、家族が孤立することもないであろう。もしこれに焦点があっていなければ、何年も欲求不満や憤慨、怒りの情から抜け出せず、結果として家族は失語症者のコミュニケーション機会を満たせなくなってしまう。次の節で述べるように、この段階では失語症者と家族の拡大システムが特に重要となる。綿密な計画とガイダンスにより、家族は失語症者を家族の中にそして拡大システムの中に、以前と同じ役割または新しく創造した役割を持った状態で再統合していくことが可能となる。

長期にわたる介護

失語症者によっては、養護施設のような長期の介護施設に入所する必要のあるものもいる。施設入所の決定は回復の段階で行われることもあるが、地域社会に戻ってからなされることもある。家族や失語症者にとって、この決定は苦しいものである。失語症者はいったん長期介護施設に入所すると、そのまま漠然と居座ってしまう傾向がある。その結果、失語症者と家族の関係が変化してしまい、家族の中に失語症者が積極的に入り込むことができなくなってしまう。すなわちその個人は家族のなかでは周辺メンバーとなってしまうのである。永久的な施設入所が家族に罪悪感を募らせる

場合もあるし、解放感をもたらす場合もある。いずれの場合も失語症者にとって家族は重要な認知的・社会的刺激として存続する。施設入所失語症者の家族のためのカウンセリングは、入所の意味や失語症者のコミュニケーション生活における彼らの役割、コミュニケーション方法を家族が理解するよう援助することに集約される。家族と失語症者が長期の介護にうまく適応できるようにするためには、ソーシャルワーカーやナーシングスタッフとのチームワークが重要である。こういった家族はその後、家族支援グループに加わったり、家族会議に参加することにもなる。このような団体の意義については、次の拡大システムの節で述べる。施設入所とコミュニケーションと加齢の関係についてさらに詳しく知りたい読者はLubinskiの他の論文(1988, 1991)を参照するとよいだろう。

拡大システムと社会文化的環境への介入
拡大システム

すでに述べたように、脳卒中は失語症者とその直接の家族に影響を与えるばかりではなく、拡大システムやより大きな社会文化的環境へも順次影響を与えていく。これらの社会的ネットワークは逆に失語症者とその家族がどのように援助を求め、どのように援助を受けるかにも影響を及ぼす。われわれの社会では、家族構成や身体的条件が変化したときに、拡大システムが重要な社会的援助機能を担う。これには直接的・道具的援助や心理的情緒的安定、支給・給付のような資源と情報の共有、態度や価値観の変化などが含まれる（Gourash, 1978）。STは、リハビリテーション過程の成功・失敗において、直接関与しない家族や友人の力を決して過小評価してはならない。

次に問題になるのは、失語症者と家族の拡大システムをどう捉えるか、またコミュニケーションのリハビリテーションや訓練終了後の過程によい影響を与えるよう、このシステムをいかに活発にしていくかといった点である。失語症者とその家族の要求に対して、どのようなタイプの援助をどの程度与えられるのか、またその援助の提供者は誰なのか、という点について、失語症者とその家族の面接を通してネットワーク作りを進めることができる。「社会的支援目録」（Trivette and Dunst, 1988）は、介護者の自己申告による公的な一覧表であり、どのような社会的ネットワークがあるのか、またネットワークのメンバーはそれによってどのような種類の援助が受けられるのかを知ることができる。

リハビリテーションの期間中は、チームのメンバーをはじめ他にも患者のセラピーに参加する人たちによって、拡大システムは自然に形成されていく。理学療法士や作業療法士のような臨床家は、言語訓練において獲得されたコミュニケーション技能を促進する触媒となることができる。彼らはコミュニケーションの機会を与え、コミュニケーションを強化してくれる。同様に、同じ訓練プログラムに参加する他の患者もまた、失語症者にとっては重要なコミュニケーションパートナーとなることができる。STは、他部門の訓練での相互関係を観察する時間をつくれば、他の訓練士や失語症者と関わる患者に対して、意見を述べ、コミュニケーション技能のモデルを示すこともできるであろう。

失語症者と家族のための支援拡大システムの中に「言語刺激療法グループ」と「失語症家族のグループ」という新しい内容がある。失語症者とその家族をより大きな社会文化的環境に再統合する最良の方法は、自己支援グループの活動である。自己支援グループは、同じ問題を分かち合う仲間や、共通の存在であるという認識を形成するために結びついた仲間によって形成されている。言語刺激療法グループは正式のコミュニケーションセラピーの一部として結成することもできるし、直接的セラピー後の方略として構成することもできる。こうしたグループは、より自然な場面での相互のコミュニケーションの技能を強化するために、毎週会うことになっている失語症者の集合体で、均質な失語症者の集まりである場合と、均質でない失語症者の集まりである場合とがある。このようなグループは、直接的セラピーをより機能的にし、知識や経験を分かち会い、社会化や支援のための新しい関連グループを創造していくのに役立つ（Cole et al., 1979）。また、グループは患者が自分の能力と予後をより現実的に推し量るのにも役だってくれる（West, 1981）。互いに援助し合う

失語症者は自ら支援関係の役割を担うものである (Glozman, 1981)。通常こういったグループは、そのセッションの目的と行動の第一責任者にあたるSTによって構成される。Haire (1981) は、こういったセッションの課題は、(a)コミュニケーションの相互作用に焦点を置き、(b)コミュニケーション・モードや能力に関わりなく達成感が得られるようにし、(c)可能なら臨床家主体ではなく、クライエント主体であり、そして(d)クライエントに関連があり興味深いものにするべきであると述べている。Luterman (1991) は経験を統制したグループがそうでないグループと比較して、積極的変化が少ないと述べている。グループ訓練に関しての詳細は本書15章を参照してほしい。

言語刺激グループに自然に属するのが失語症家族支援グループあるいは回復グループである。このグループは失語症者とその家族の混成でもよいし、家族メンバーのみであってもよい。これは彼ら自身の関連グループであり、家族メンバーはそこで考えや感情を交換できることに感謝するであろう。失語症者と家族メンバーの混成グループは、特にコミュニケーション方略や再社会化の模範を示すのによい。STは、彼らに準じた非公式のアドバイザーとして参加するようにすると効果的である。

こういった仲間グループが、STに失語症とその障害について一連の話をしてくれるように依頼するのもよいであろう。McCormickとWilliams (1976) は脳卒中の疫学、リハビリテーション・サービス、内科的医学的管理、心理的情緒的変化、環境の障壁、栄養、リラクセーション、役割交代などのトピックスをカバーする17週間のプログラムを作成している。Pasquarello (1990) は同様の型のプログラムを評価し、家族メンバーは他のものと感情を分かち合う機会がもてることに感謝していること、また、他の家族が脳卒中にどのように対処しているかを理解することができることを発見した。Halm (1990) も支援グループの効果の研究で、このようなグループが不安を減じ、希望をもたらすことを家族が認めていると述べている。支援グループは家族を支持し、適切なサービスが受けられるようにしてくれたり、参加していないサービスを紹介してくれたりする。つまり、選択する話題は講義のようなものではなく、より解放的な討論や問題解決がなされるようなものでなければならないであろう。

家族対家族のプログラムが含まれる創造的拡大システムもまた失語症者や家族を勇気づけることであろう (Williams, 1991)。Bissettら (1978) は配偶者援護プログラムを考案した。その中では、失語症者の家族メンバーが他の失語症者やその人の家族を支援するようになっている。家族間で特殊な援助ができるのは、そのユニークな血縁関係と問題に対する共感があるからである。こうした家族対家族のプログラムは次のような前提に基づいている。すなわち、ある問題に対して深い知識を持っている個人は、自身の援助経験から正の報酬を得る一方で、それが他の家族にとってはすばらしい資源となり得るということである。このようなプログラムは専門のカウンセリングにとってかわろうと意図するものではないが、家族は孤立感から解放されるし、基金や他の支援サービスを得るための実際的な情報を得ることができる。Williams (1991) は家族対家族のプログラムは家族に「制御感覚と予測性と機会」を与えてくれると述べている (p.305)。

別の次元の家族支援グループもある。家族メンバーは、脳卒中協会や頭部外傷協会のようなその地域や国の家族支援グループの会員になることもできる。これらのグループは、脳卒中や頭部外傷に関連した問題の立法に影響を与え、健康管理やリハビリテーションシステムを助けるといった重要な機能を果たす。こういった組織で突出した役割を担う家族もある。

最後に拡大システムには、たとえば成人のデイケア・プログラムやレスパイト・プログラム、在宅健康管理援助、ボランティアのような地域ネットワークが含まれることになる。フルタイムのデイケア・プログラムやパートタイムのデイケア・プログラムは、病院やナーシング・ホーム、高齢者用の市民センターと連携して行ってもよい。これらのプログラムには社会化の機会が盛り込まれるが、健康管理やレクリエーション、栄養なども含まれる。レスパイト・プログラムは家族が旅行したり介護できないときに失語症者が一定期間宿泊できるナーシングホームのような地域の健康管

理施設に基盤を置いてもよいだろう。短時間のレスパイト・プログラムは、失語症者を抱える家庭では、家族メンバーが買い物に行ったり、病院に行ったり、他の活動に参加するときに便利である。国や地域のボランティア・プログラムはアメリカ赤十字が行っているオンブズマン・プログラムのように多くの組織を通じて利用できる。このプログラムにおいては、老人ボランティアはナーシング・ホームの患者を訪問し、ナーシング・ホームの運営に関しては患者と家族の擁護者として行動する。Bell (1990)の論文は、患者と家族のためにどのようなボランティア・プログラムを立案するかに関してのすぐれた資源である。

STは、失語症者とその家族を含む拡大グループにとって有用でなければならない。これらのグループの多くは解放されており、どのようにしたら失語症者のコミュニケーションを促進できるかについてのSTの意見を求めている。グループのほとんどの人は失語症者と関わった経験があまりなく、より効果的にコミュニケーションするにはどうしたらよいのかを学びたいと思っている。こういったグループと一緒に活動するときの目標は、失語症者とうまくコミュニケーションするための方略を提供することである。失語症の性質や病因に関する教訓的情報よりも、その立場に立った考え方や問題解決が、最も効果的教示手段となる。

社会文化的環境

失語症患者とその家族の文化的要求に対しては、STはどのようなことができるのだろうか？この話題はそれ自体１つの章全体ともなり得るものであるが、ここではいくつかのガイドラインを示唆しておこう。第一の示唆は少数民族グループからもSTが生まれるようにすべきだということである。そういうさまざまなSTとの相互関係や多様な患者グループとの多くの実際的経験が、白人の中産階級のSTに、文化的で深遠な認識を与えてくれるはずである。ASHAは、文化的問題をSTの養成課程と実習の中に組み込んだ卒後研修プログラムを奨励している。養成課程では、種々の文化的背景を持つグループのコミュニケーション問題を理解することに加えて、伝統的な西欧医学の枠を越えた超文化的概念と健康管理に対する価値や信念を理解することにも注目しなければならない。

Rothenburger (1990) は、臨床家は文化の異なる患者との相互作用においてさまざまな感覚を用いることを学ばなければならないと述べている。彼女は、相互作用の感度を高めるための言語的非言語的技能の改善を特に強調している。最も重要なのは、臨床家が自分自身の文化的歴史と偏見、そしてそれがどのように失語症者とその家族へのサービス供給に影響を与えるのかを評価しなければならないことである。また専門のSTは、部門別の現職の会合や専門家の会合に参加したり、多種文化の問題に関する文献を読んだりしながら、異文化や民族グループとの相互関係を深めていく中で、自らの文化的感覚をも改善させていかなければならない。Barney (1991) は、特定の民族や人種のグループの要求が適正に取り出されるよう、質的過程評価法を組み入れるべきであると述べている。

物理的環境への介入

失語症者が生活する場面が家庭であっても施設であっても、その環境の物理的特徴は、相互のコミュニケーションにとって重要な背景となる。物理的状況は失語症者にとっては情報源であり、また刺激源でもある。病院や家庭を作り直すことは実際的でないとしても、コミュニケーションを促進するために多少の現実的な修正を加えることは可能である。ほとんどの環境において操作可能な要素としては次のようなものがあげられる。(a)照明や視覚的な手がかり、(b)音環境の調整、(c)家具の配置、(d)環境の小道具である。こういった話題に関してさらに詳しく知りたい場合はCalkins (1988) とLubinski (1991) を参照するとよい。

照明と視覚的手がかり

適切で快い照明は、失語症者とそのコミュニケーションパートナーにとって豊かな視覚刺激環境を創り出す。失語症者とその配偶者には緑内障や白内障、黄斑部変性など老化に伴う視覚変容が高率に存在することが考えられる (Carroll, 1978)。結果として盲となる場合もあるし、視力が下がったり、かすんで見えたり、中枢性あるいは末梢性の視覚変容をきたすことが考えられる。薄暗い部屋やまぶしい部屋では、失語症者は非言語的な手がかりを理解したり、分脈的情報を利用したり、

視覚的環境から認知的社会的刺激を抽出することが難しくなる。失語症者がいつでも窓から戸外の様子が見えるように、また日常の活動が見えるようにすべきである。たとえば家では台所や居間を、ナーシングホームではナースステーションや談話室が見えるようにするとよいであろう。見えるということは、失語症者に外的環境と接しているという感覚を与えるからである。

失語症者の環境においては色の使い方も重要な役割を演じている。視覚対象を際だたせるような色を用いることによって、情報が増し、対象の区別が分かりやすくなる。たとえば、壁を原色で塗り、ドアの色をそれとは反対色にしておけば、自分自身の部屋を認めるのに役立つであろうし、暗い色の上に白く大きな文字でかかれた名札も同様の効果を持つだろう。他には、ぎらぎらした感じを与えるつるつるしたまぶしい表面はさけ、壁や家具、ベットの肌触りを加え、オリエンテーションを助ける暖色系の中間色を用いることも、視覚的接触を高める簡単な方法である。失語症者の中には車椅子に座った状態の者もいるので、時計や掲示板などの視覚情報を配置する位置は、座った人の見やすい位置でなければならない。

おそらく視覚的接触を高める最も簡単な方法は、定期的に視力検査を実施し、できる限りよい視力を保証してあげることである。眼鏡や他の視力矯正用の器具の使用なら失語症者にも容易に受け入れてもらえるであろう。STは患者のチャートをチェックして、視野障害があるか、眼鏡を用いているかを評価やセラピーの前に知っておくべきである。大きな文字の教材を用いたり、拡大鏡や拡大シートを用いることによって絵や文字の教材使用が促進されるはずである。重度の視覚困難のある失語症者には、「トーキングブック」や視覚障害者のための特殊なテレビが便利である。結局、視覚的接触は失語症者と面と向かうことによって、あるいはどんな配置が見やすいのかをたずねることによって高められていく。

音環境の調整

音環境の質を高めるためには、まず正しい聴覚情報が失語症者に届くようにすることである。失語症者は聴覚的理解が困難な上に、加齢に伴う聴力の低下があるかもしれないし、以前に騒音下で仕事をしていたために聴力の低下をきたしているかもしれない。また、音環境の質を高めるためには、耳鼻科的検査や聴力検査が完全に行われているかを確認することから始まるともいえる。聴力損失のある失語症者には補聴器やその他の援助手段を用い、聴覚情報がより適切に受容されるようにすべきである。相手の顔を見てコミュニケーションする事もまた聴覚受容能力を高めるのに最適である。

環境における騒音は失語症者の聴覚的注意力を低下させ、特に会話の際は理解を困難にする。理想的には、失語症者がしばしばコミュニケーションを行う場は、周囲の騒音や反響を少なくするために消音材を用いるなどの音響調整をすべきである。失語症者と話をするときにはラジオやテレビのスイッチを切ったり、ドアや窓を閉めて他の場所や通路からの騒音を遮断するという方法もある。

しかし、騒音を少なくするといっても、全ての音を失語症者の環境から排除することを意味するものではない。日常の音は刺激となるし、会話の材料ともなる。生活する中で生ずるさまざまな音や音楽、ラジオ、テレビの音がその環境の中の事象に対する興味を刺激する。聴覚刺激は失語症者に自分を取り巻く環境に関する知識とそれへの帰属感を与えてくれる。

家具の配置

失語症者がいつ、どこで、誰と話をするかは家具の配置によっても決定される。たとえば車椅子の場合、自由に移動できなければ自分の好きなところへ行って社会的グループと接触する機会を失語症者は失ってしまうかもしれない。もし障壁や不便さをそれほど意識することなくそこに入ることができるとしたら、失語症者はもっとそういったグループに参加することであろう。家具は接触の機会が増すように、できるだけ移動可能なものにすべきである。円形に家具を配置することもまた、さまざまな人々との接触を容易にする。失語症者がその環境において自分が自由にできる空間を保持できるということは非常に重要である。人は全て自分のユニークな性格や興味を反映させる場と対象を求めている。つまり、家具の配置によってプライバシーが保たれたり、選ばれたパートナーと親密な会話をするための機会が提供される

環境内の小道具

環境内の小道具もまた失語症者の一般的な関心とコミュニケーションを刺激する。個人的な物や記念品、好きな絵などを施設に持ち込むことによって、それぞれが自分の家庭との一体感を持ちながら生活することができる。他にも小道具があると環境の理解を促進し、さまざまなものに気づかせてくれるものである。たとえば時計やカレンダー、絵、掲示板などは見当識を保つのに役に立ってくれる。環境の物理的「スタッフ」は時間や場所についての多感覚的手がかりとなり、できるだけその人の経歴や興味を反映したものでなければならない。

システムの媒介者としての臨床家

忘れてはならないのは、STあるいは他のリハビリテーション専門家が、失語症の環境システムアプローチにとって、新しいきわめて重要な要素であることである。初めてクライエントのカルテを参照し読んだときから、STは失語症者とその家族の環境に入ったことになる。STは、健康管理システムやリハビリテーション価値システムと同様に、この出会いにたくさんの個人的かつ専門的特性をもたらす。STがコミュニケーションセラピーを提供する場と、このようなサービスのための第3者保険の支払者とは、臨床家や提供するセラピーに影響を与えることになる。失語症の性質を記述する研究は今なお継続されているが、臨床家やリハビリテーションセッティングが訓練法やその効果に貢献していることにはこれまであまり注意が払われてこなかった。

McNenyとWilcox（1991）は、リハビリテーション専門家は自分の受けた教育と経験に基づいた明確な展望を持ってはいるが、確固とした信念が薄弱であると述べている。McNenyとWilcoxは臨床家が自分達の根底に横たわる感情や態度に対する洞察を持つことによってセラピーをよりよく理解できると示唆している。Dunstら（1989）は、クライエントからの権限委託に応じる臨床家の態度や信念、行動が、援助以前、援助、援助後という具合に連続的に分けられると述べている。援助以前の段階では、クライエントからの権限委託を促進するのに必要な特徴にはまず、(a)個人と家族を障害や困難を持っている存在としてみるというよりは、それを乗り越えていく力や能力を持っている存在としてみること、(b)セラピーのゴールとしては問題解決に焦点を合わせることが含まれる。援助の段階では、臨床家に奨められる行動としては、クライエントのいうことをよく聞いて、要求が何なのかを見きわめ、共同精神を持って当たることがあげられる。最後に、援助後の段階では臨床家は援助を求める側の負担が最小限となるように、またクライエントの決定を容認するように、そしてクライエントや家族の側の自己効力感を高めるようにすることが強調される。

特に家族を巻き込む場合には、STにとってクライエントの家族との相互関係から自分自身の家族の経験を分離することが困難となろう。臨床家と失語症者あるいはその家族との文化的違いもまたこれらの実体の間の軋轢を生み出す。疲労や欲求不満、積極的強化の欠如――それらは元通りにならないことが明白で長期にわたり多面的な障害にさらされるクライエントにはあたりまえのことであるが――は臨床家がどのように失語症のクライエントや家族にアプローチするかに影響を与える。こういった全ての要因によって、臨床家は失語症者の環境にある人たちの行為や信念を誤って理解したり、それに気づかなかったりする。Maslach（1982）は、「あなたがつきあっている人間は、あなたが何を準備し、どのようにうまくやるか、そしていったいやるのかどうかにさえ影響を与えるだろう」（p.25）と述べている。

STは、クライエントとその家族の生活の中でST自身がいかに強力な要因であるかを認識する必要がある。特殊なコミュニケーション技能のリハビリテーションを進めることと、クライエントと家族を彼ら自身の臨床家にしていくことをバランスよく進めていくべきである。特殊なコミュニケーション技能を教え込むことに焦点のある伝統的治療は臨床家主導の傾向があるが、可能性を追求する治療は、コミュニケーション困難を打開する道が、クライエントや家族によって切り開かれることを協調している。こういったさまざまなこ

とを可能にするためには、STは、コミュニケーション・ストラテジーを促進する情報やモデル、強化因子を提供し、資源として奉仕し、家族やクライエントの代弁者とならなければならない。

将来の方向

この章では、STが失語症のリハビリテーションを、哲学的視野から効果的サービス供給といった実際的問題にいたるまで幅広く考えることができるよう重要な論点を各々の節で取り上げてきた。最初の論点は、最近特に強調されている実用的評価とリハビリテーションに関するものである。これは、STや失語症学者にとって大きな挑戦となるであろう。もし実用的評価手段がわれわれのテストバッテリーの中で妥当性と信頼性の高い要素となるなら、その手段は厳密な心理統計学的な性質を持つというのが大きな関心事である。実用的評価とは、STが介護者の報告に信頼を置くだけではなく、伝統的セラピー場面の枠外でもクライエントの評価を行うことを意味している。実用的評価は、家族の失語症者に対する態度や効果的にコミュニケーションする能力を評価するためのよりよい道具へと拡大していく必要があるだろう。総合的な実用的評価には、個人や家族、主たる介護者、そして物理的社会的環境へと直接向かう要素も含まれるであろう。

この章は、付随的にではなくむしろ特別に患者の家族や患者の生活に関わってくる他の重要な人物に向けた治療のいくつかをターゲットにした挑戦を行っている。これは、専門家となる以前に続けられる教育の中に、失語症者の家族や文化的経済的背景の理解に関する項目をも含めるべきであることを意味する。カウンセリングの特別な課程や実践も必要である。この章はまた、物理的環境は失語症患者のためのコミュニケーション機会を増すこともあるが、妨げることもあるということを思い起こさせてくれる。

おびただしい分野の研究がこの章から生じてくる。環境システムアプローチの正否を調べる単一症例研究は不可能だが、このアプローチの中の分離された成分を、伝統的なグループ研究や単一症例研究で検討していくことは経験的には可能である。環境をより注意深く調べるには、脳卒中後の家族の相互関係を、通常の場面における民族計測学的記述的分野で、仮説演繹的に研究する方向に動く必要があるようだ（Jones and Lubinski, a-近刊予定）。こういった研究は実践臨床家のための新しい研究機会の道を開いてくれるものであり、そのセラピーの効果に関して、必要な多くの資料を提供してくれる。

われわれは、臨床家として失語症のクライエントと共にそして彼らのために多くの選択を迫られている。この章は、評価と治療のためには狭義の哲学なのかそれとも広義の哲学なのか、臨床家主導のセラピーなのかそれともクライエントあるいは家族ができるようにするセラピーなのか、失語症者の話ことばの量に基づく進歩なのか、失語症者とそのパートナーのコミュニケーションの質に基づく進歩なのかを選択する勇気を与えてくれる。失語症者のコミュニケーション生活は、われわれがことばを越えて機能し全体の流れへと作用するときに高められるのである。

謝 辞

この章の準備にあたっては次のような方々に非常に貴重な援助をいただいた。Western Ontario大学のJ.B.Orange先生（Ph. D）には本章を精読していただいた。Buffalo大学のTerri Cinotti先生（M.A.）には参考文献の収集や著書目録の作成をお手伝いいただいた。そしてGeneso州立大学のKathleen Jones先生（Ph. D）には家族過程の文献をご紹介いただいた。心より感謝を申し上げる。

References

American Heart Association. (1986a). *Aphasia and the family.* Dallas, TX: American Heart Association's Communications Division.

American Heart Association. (1986b). *Strokes: A guide for the family.* Dallas, TX: American Heart Association's Communications Division.

American Psychiatric Association. (1987). *Diagnostic and statistical manual of mental disorders, III-R.* Washington, DC: APA.

American Speech-Language and Hearing Association (ASHA). (1990). *Functional Communication Scales for Adults Project: Advisory report.* Rockville, MD: ASHA.

Andrews, J., and Andrews, M. (1987). *Family based treatment in communicative disorders.* Sandwich, IL: Janelle Publications.

Agar, M. (1980). *The professional stranger: An informed introduction to ethnography.* New York: Academic Press.

Aten J. (1986). Functional communication treatment. In R. Chapey (Ed.), *Language intervention strategies in adult aphasia.* Baltimore, MD: Williams & Wilkins.

Aten, J., Caliguiri, M., and Holland, A. (1982). The efficacy of functional communication therapy for chronic aphasic patients. *Journal of Speech and Hearing Disorders, 47,* 93–96.

Banja, S. (1990). Rehabilitation and empowerment. *Archives of Physical and Medical Rehabilitation, 71,* 614–615.

Barney, K. (1991). From Ellis Island to assisted living: Meeting the needs of older adults from diverse cultures. *American Journal of Occupational Therapy, 45,* 586–593.

Bell, V. (1990). Tapping an unlimited resource: Building volunteer progra for patients and their families. In N. Mace (Ed.), *Dementia care: Pati family and community.* Baltimore, MD: Johns Hopkins University Pres

Bishop, P. (1982). Psychological issues and behavior in stroke rehabilita... In J. Basmajian and M. Brandstates (Eds.), *Stroke Rehabilitation.* Baltimore, MD: Williams & Wilkins.

Bissett, J., Haire, A., and Nelson, M. (1978). *Involving the aphasic's wife in the rehabilitation of other aphasics.* Poster session at the Annual Convention of the American Speech and Hearing Association, San Francisco, CA.

Bonder, B. (1986/1987). Family systems and Alzheimer's disease: An approach to treatment. *Physical and Occupational Therapy in Geriatrics, 5,* 13–24.

Boone, D. R. (1983). *An adult has aphasia.* Danville, IL: Interstate Printers and Publishers.

Bozarth, J. (1981). The rehabilitation process and older people. *Journal of Rehabilitation, 45,* 28–32.

Brocklehurst, J., Morris, P., Andrews, K., Richards, B., and Laycock, P. (1981). Social effects of stroke. *Social Science Medicine, 15,* 35–39.

Brubaker, E. (1987). *Working with the elderly: A social system approach.* Newbury Park, CA: Sage.

Calkins, M. (1988). *Design for dementia: Planning environments for the elderly and confused.* Owing Mills, MD: National Health Publishing.

Carroll, K. (1978). *Human development in aging: The nursing home environment.* Minneapolis, MN: Ebenezer Center for Aging and Human Development.

Carver, V., and Rodda, M. (1978). *Disability and the environment.* New York: Schocken Books.

Cole, S., O'Conner, S., and Bennett, L. (1979). Self-help group for clinic patients with chronic illness. *Primary Care, 6,* 325–340.

Cross, T. (1988). *Cultural competence continuum—Focal point 3 (1).* Portland, OR: Research and Training Center to Improve Services for Seriously Emotionally Handicapped Children and Their Families.

Cullum, C. M., and Bigler, E. (1991). Short- and long-term psychological status following stroke. *Journal of Nervous and Mental Diseases, 179,* 274–278.

Davis, G. (1986). Pragmatics and treatment. In R. Chapey (Ed.), *Language intervention strategies in adult aphasia.* Baltimore, MD: Williams & Wilkins.

Davis, G., and Wilcox, M. (1981). Incorporating parameters of natural conversation in aphasia treatment. In R. Chapey (Ed.), *Language intervention strategies in adult aphasia.* Baltimore, MD: Williams & Wilkins.

Des Rosier, M., Catanzaro, M., and Piller, J. (1992). Living with chronic illness: Social support and the well spouse perspective. *Rehabilitation Nursing, 17,* 87–91.

Dunst, C., Trivette, C., Gordon, N., and Pletcher, L. (1989). Building and mobilizing informal family support networks. In G. Singer and L. Irvin (Eds.), *Support for care giving families.* Baltimore, MD: Paul Brooks.

Egelko, S., Simon, D., Riley, E., Gordon, W., Ruckdeschel-Hibbard, M., and Diller, L. (1989). First year after stroke: Tracking cognitive and affective deficits. *Archives of Physical and Medical Rehabilitation, 70,* 297–302.

Epstein, N., Baldwin, L., and Bishop, D. (1983). The McMaster family assessment device. *Journal of Marital Family Therapy, 9,* 171–180.

Evans, R., Bishop, D., and Haselkorn, J. (1991a). Factors predicting satisfactory home care after stroke. *Archives of Physical and Medical Rehabilitation, 72,* 144–147.

Evans, R., Bishop, D., Haselkorn, J., Hendricks, R., Baldwin, D., and Connis, R. (1991b). From crisis to recovery: The family's role in stroke rehabilitation. *Neurological Rehabilitation, 1,* 69–78.

Evans, R., Griffith, J., Haselkorn, J., Hendricks, R., Baldwin, D., and Bishop, D. (1992). Poststroke family function: An evaluation of the family's role in rehabilitation. *Rehabilitation Nursing, 17,* 127–132.

Ewing, S., and Pfalzgraf, B. (1991a) *Pathways: Moving beyond stroke* (video). Detroit, MI: Wayne State University Press.

Ewing, S., and Pfalzgraf, B. (1991b). *What is aphasia?* (video). Detroit, MI: Wayne State University Press.

Frattali, C. (1992). Functional assessment of communication: Merging public policy with clinical views. *Aphasiology, 6,* 63–83.

Friedman, M. (1990). Transcultural family nursing: Application to Latino and Black families *Journal of Pediatric Nursing, 5,* 214–221.

Gatz, M., Bengston, V., and Blum, M. (1990). Caregiving families. In J. Birren and K. Schari (Eds.), *Handbook of psychology of aging* (3rd ed.). San Diego, CA: Academic Press.

Gibb, J. (1961). Defensive communication. *Journal of Communication, 11,* 141–148.

Glozman, J. (1981). On increasing motivation to communication in aphasics rehabilitation. *International Journal of Rehabilitation Research, 4,* 78–81.

Goffman, E. (1964). *Stigma.* Englewood Cliffs, NJ: Prentice-Hall.

Gourash, M. (1978). Help-seeking: A review of the literature. *American Journal of Community Psychology, 6,* 499–517.

Gray, W., Dyhl, F., and Rizzo, N. (1969). *General system theory and psychiatry.* Boston, MA: Little, Brown.

Haire, A. (1981). Principles for organizing group treatment. In R. Brookshire (Ed.), *Clinical aphasiology* (pp. 146–149). Minneapolis, MN: BRK.

Halm, M. (1990). Effects of support groups on anxiety of family members during critical illness. *Heart and Lung, 19,* 62–70.

Hill, R. (1949). *Families under stress.* New York: Harper & Row.

Holland, A. (1980). *Communicative abilities of daily living.* Baltimore, MD: University Park Press.

Holland, A. (1982). Observing functional communication of aphasic adults. *Journal of Speech and Hearing Disorders, 47,* 50–56.

Holroyd, J. (1974). The questionnaire on resources and stress: An instrument to measure family response to a handicapped family member. *Journal of Community Psychology, 2,* 92–94.

House, A., Dennis, M., Mogridge, L., Hawton, K., and Warlaw, C. (1990). Life events and difficulties preceding stroke. *Journal of Neurology, Neurosurgery, and Psychiatry, 53,* 1024–1028.

Hyman, M. (1972). Social psychological determinants of patients' performance in stroke rehabilitation. *Archives of Physical and Medical Rehabilitation, 53,* 217–226.

Ingstad, B. (1990). The disabled person in the community: Social and cultural aspects. *International Journal of Rehabilitation Research, 13,* 187–194.

Ittelson, W., Proshansky, H., Rivlin, L., and Winkel, G. (1974). *An introduction to environmental psychology.* New York: Holt, Rinehart, & Winston.

Jenike, M. (1988). Depression and other psychiatric disorders. In M. Albert and M. Moss (Eds.), *Geriatric neuropsychology.* New York: Holt, Rinehart, & Winston.

Jones, K. (1989). *Impacts of cerebrovascular accidents on family systems.* Unpublished doctoral dissertation, State University of New York at Buffalo, NY.

Jones, K., and Lubinski, R. (a—forthcoming). Communication disorders research: building scientific alliances in research for clinical relevance. *Journal of Speech Language Pathology.*

Jones, K., and Lubinski, R. (b—forthcoming). Methodology for investigating impacts of strokes on family systems. *Journal of Speech Language Pathology.*

Kavanagh, K., and Kennedy, P. (1992). *Promoting cultural diversity.* Newbury Park, CA: Sage.

Keller, C., Tanner, D., Urbina, C., and Gerstengberger, D. (1989). Psychological responses in aphasia: Theoretical considerations and nursing implications. *Journal of Neuroscience Nursing, 21,* 290–294.

Kelly-Hayes, M., Warf, P., Kannel, W., Sytkowski, P., D'Agostino, R., and Gresham, G. (1988). Factors influencing survival and need for institutionalization following stroke: The Framingham study. *Archives of Physical and Medical Rehabilitation, 69,* 415–418.

Kinsella, G., and Duffy, R. (1979). Psychosocial readjustment in the spouses of aphasic patients. *Scandinavian Journal of Rehabilitation Medicine, 11,* 129–132.

Krefting, L., and Krefting, D. (1991). Cultural influences on performance. In C. Christian and C. Baum (Eds.), *Occupational therapy: Overcoming human performance deficits.* Thorofare, NJ: Slack.

Langenbrunner, J., Willis, P., Jencks, S., Dobson, A., and Lezzoni, L. (1989). Developing payment refinements and reforms under Medicare for excluded hospitals. *Health Care Financing Review, 10,* 91–107.

Lawton, M. (1970). Assessment, integration and environments for older people. *Gerontology, 10,* 38–46.

Lefebre, R., and Sanford, S. (1985). A multi-model questionnaire for stress. *Journal of Human Stress, 11,* 69–75.

Lin, N. (1986). Conceptualizing social support. In N. Lin, A. Dean, and W. Ensel (Eds.), *Social support, life events, and depression* (pp. 17–30). New York: Academic Press.

Litman, T. (1962). Self-conception and physical rehabilitation. In A. Rose (Ed.), *Human behavior and social processes.* Boston, MA: Houghton Mifflin.

Longerich, MC. (1986). *Helping the aphasic to recover his speech: A manual for the family.* Los Angeles, CA: LLU Press.

Lubinski, R. (1981). Environmental language intervention. In R. Chapey (Ed.), *Language intervention strategies in adult aphasia.* Baltimore, MD: Williams & Wilkins.

Lubinski, R. (1988). A model for intervention: Communication skills, effectiveness and opportunity. In B. Shadden (Ed.), *Behavior and aging: A sourcebook for clinicians.* Baltimore, MD: Williams & Wilkins.

Lubinski, R. (1991). Environmental considerations for elderly patients. In R. Lubinski (Ed.), *Dementia and communication* Philadelphia, PA: Decker.

Luterman, D. (1991). *Counseling the communicatively disordered and their families.* Austin, TX: Pro-Ed.

Lyon, J. (1992). Communication use and participation in life for adults with aphasia in natural settings: The scope of the problem. *American Journal of Speech-Language Pathology, 1,* 7–14.

Maitz, E. (1991). Family systems theory applied to head injury. In J. Williams and T. Kay (Eds.), *Head injury and family matters.* Baltimore, MD: Paul Brooks.

Maslach, C. (1982). *Burnout: The cost of caring.* Englewood Cliffs, NJ: Prentice-Hall.

May, J. (1992). Working with diverse families: Building culturally competent systems of health care delivery. *Journal of Rheumatology, 19,* 46–48.

McCormick, G., and Williams, P. (1976). The Midwestern Pennsylvnaia Stroke Club: Conclusions following the first year's operation of a family centered program. In R. Brookshire (Ed.), *Clinical aphasiology: Conference proceedings.* Minneapolis, MN: BRK.

McCubbin, H., Larsen, A., and Olson, D. (1981). *Family Crisis Oriented Personal Evaluation Scales (COPES).* St. Paul, MN: University of Minnesota.

McCubbin, H., and Patterson, J. (1983). The family stress process: A double ABCX model of adjustment and adaptation. In H. McCubbin, M. Sussman, and J. Patterson (Eds.), *Advances and developments in family stress theory and research.* New York: Haworth Press.

McCubbin, H., Patterson, J., and Wilson, L. (1980). *Family Inventory of Life Events and Changes (FILE).* St. Paul, MN: University of Minnesota.

McGoldrick, M., and Carter, E. (1982). The family life cycle. In F. Walsh (Ed.), *Normal family processes.* New York: Guilford Press.

McNeny, R., and Wilcox, P. (1991). Partners by choice: The family and the rehabilitation team. *Neurological Rehabilitation, 1,* 7–18.

Moos, R. (1976). *The human contest.* New York: John Wiley & Sons.

Norlin, P. (1986). Familiar faces, sudden strangers: Helping families cope with the crisis of aphasia. In R. Chapey (Ed.), *Language intervention strategies in adult aphasia.* Baltimore, MD: Williams & Wilkins.

Olson, D., Portner, J., and Lavee, Y. (1985). *FACES III: Family social science.* Minneapolis MN: University of Minnesota.

Pasquarello, M. (1990). Developing, implementing, and evaluating a stroke recovery group. *Rehabilitation Nursing, 15,* 26–29.

Power, N. (1989). Working with families: An intervention model for rehabilitation nurses. *Rehabilitation Nursing, 14,* 73–76.

Rabinowitz, H., and Mitsos, S. (1964). Rehabilitation as planned social change: A conceptual framework. *Journal of Health and Human Behavior, 5,* 2–14.

Rau, M. T., Schulz, R., Tompkins, C., Rhyne, C., and Golper, L. (1986). The poststroke psychosocial environment of stroke patients and their partners: Some preliminary results of a longitudinal study. In R. Brookshire (Ed.), *Clinical aphasiology.* Minneapolis, MN: BRK.

Rawlins, P., Rawlins, T., and Horner, M. (1990). Development of the family needs assessment tool. *Western Journal of Nursing Research, 12,* 201–214.

Robinson, R., and Benson, D. F. (1981). Depression in aphasia patients: Frequency, severity, and clinicopathological correlations. *Brain and Language, 14,* 282–291.

Rolland, J. (1988). A conceptual model of chronic and life-threatening illness and its impact on families. In C. Chilman, E. Nunnally, and F. Cox (Eds.), *Chronic illness and disability,* Newbury Park, CA: Sage.

Rolland, J. (1990). Anticipatory loss: A family systems developmental framework. *Family Process, 29,* 229–243.

Rollin, W. (1987). *The psychology of communication disorders in individuals and their families.* Englewood Cliffs, NJ: Prentice-Hall.

Romano, M. (1989). The therapeutic milieu in the rehabilitation processes. In D. Krueger (Ed.), *Rehabilitation psychology.* Rockville, MD: Aspen.

Rothenburger, R. (1990). Transcultural nursing overcoming obstacles to effective communication. *American Organization of Registered Nurses Journal, 51,* 1349–1363.

Safilios-Rothchild, C. (1970). *The sociology and social psychology of disability and rehabilitation.* New York: Random House.

Scheuerle, J. (1992). *Counseling in speech-language pathology and audiology.* New York: Merrill.

Shipley, K. (1992). *Interviewing and counseling in communicative disorders.* New York: Merrill.

Simon, A., and Agazarian, Y. (1967). *Sequential analysis of verbal interaction.* Philadelphia, PA: Research for Better Schools.

Starkstein, S., and Robinson, R. (1988). Aphasia and depression. *Aphasiology, 2,* 1–20.

Steger, H. (1976). Understanding the psychological factors in rehabilitation. *Geriatrics, 31,* 68–73.

Stern, R., and Bachman, D. (1991). Depressive symptoms following stroke. *American Journal of Psychiatry, 148,* 351–356.

Sue, D., and Sue D. (1990). *Counseling the culturally different: Theory and practice* (2nd ed.). New York: John Wiley & Sons.

Tanner, D. (1987). *The family's guide to stroke, head trauma, and speech disorders.* Tulsa, OK: Modern Education Corp.

Tanner, D., and Gerstenberger, R. (1988). The grief response in neuropathologies of speech and language. *Aphasiology, 2,* 79–84.

Tanner, D., Gerstenberger, D., and Keller, C. (1989). Guidelines for the treatment of chronic depression in the aphasia patient. *Rehabilitation Nursing, 14,* 77–80.

Taylor, M. (1958). *Understanding aphasia.* New York: Institute of Rehabilitation Medicine.

Trivette, C., and Dunst, C. (1988). Inventory of social support. In C. Dunst, C. Trivette, and C. Deal (Eds.), *Empowering families: Principles and guidelines for practice.* Cambridge, MA: Brookline Book.

Turnbull, A., and Turnbull, H. R. (1991). Understanding families from a systems perspective. In J. Williams and T. Kay (Eds.), *Head injury: A family matter.* Baltimore, MD: Paul Brooks.

Wahrborg, P. (1991). *Assessment and management of emotional and psychological reactions to brain damage and aphasia.* San Diego, CA: Singular Publishing Group.

Wallace, G., and Freeman, S. (1991). Adults with neurological impairment from multicultural populations. *Journal of the American Speech and Hearing Association, 33,* 58–62.

Watson, P. (1989). Indications of family capacity for participating in the rehabilitation process: Report of a preliminary investigation. *Rehabilitation Nursing, 14,* 318–322.

Watzlawick, P., and Coyne, J. (1980). Depression following strokes: Brief problem-focused family treatment. *Family Process, 19,* 13–18.

Wayne State University. (1991). *Pathways.* Detroit, MI: Wayne State University Press.

Webster, E. J., and Newhoff, M. N. (1981). Intervention with families of communicatively impaired adults. In D. L Beasley and G. A. Davis (Eds.), *Aging communication processes and disorders.* New York: Grune & Stratton.

Wertz, R. (1983). Language intervention context and setting for the aphasic adult. In J. Miller, D. Yoder, and R. Schiefelbusch (Eds.), *Contemporary issues in language intervention* (Report 12;1:116–220). Rockville, MD: ASHA.

West, J. (1981). Group treatment. In R. Brookshire (Ed.), *Proceedings of the Clinical Aphasiology Conference,* (pp. 149–152). Minneapolis, MN: BRK.

Westby, C. (1990). Ethnographic interviewing: Asking the right questions to the right people in the right ways. *Journal of Childhood Communication Disorders, 13,* 101–111.

Wilkerson, D., Batavia, A., and DeJong, G. (1992). Use of functional status measures for payment of medical rehabilitation services. *Archives of Physical and Medical Rehabilitation, 73,* 111–120.

Williams, J. (1991). Family reaction to head injury. In J. Williams and T. Kay (Eds.), *Head injury: A family matter.* Baltimore, MD: Paul Brooks.

Ziolko, M. (1991). Counseling parents of children with disabilities: A review of the literature and implications for practice. *Journal of Rehabilitation, 57,* 29–34.

第14章

機能的コミュニケーション訓練

JAMES L. ATEN

　この章の目的は機能的コミュニケーション訓練（functional communication treatment, FCT）を定義、解説すること、この訓練法の失語症に対する治療アプローチへの導入、統合を促進させること、社会的接触や日常生活における失語症患者のコミュニケーションを向上させるにあたってその目標や方法について論じること、である。

　FCTのトピックは、本書全体を通して筆者らが述べている概念を具体化させたものである。臨床失語症学自体も失語症学者達も失語症患者のコミュニケーション能力を向上させる方法を模索している。1986年にこの章の初版を著した時から、医学界や関連する保健の領域では"機能的評価"や"機能的成果"といった概念あるいは用語に悩まされてきた。近年になってFCTの地位は高まってきたが、失語症のリハビリテーションにおけるFCTの役割のすべてを規定するためには、なお今後さらなる発展、改良、また考証がなされなければならない。

　WenigerとSarno（1990）は失語症治療の未来について次のようにコメントしている。"失語症治療においては、機能─全体的（functional-holistic）アプローチへと勢力が移行してきたようである"（p.30）。Wertz（1991）の賢明な記述によれば、"確かに1990年の失語症治療は、単なる意味、統語、音韻の回復を越えていた。今や失語症患者に有効な、機能的なコミュニケーションを支援するためのさまざまな方法が考案されている"（p.316）。

　われわれが機能的コミュニケーションとは何かを明確にしようとする際には、失語症の多様かつ複雑な性質自体が、その能力障害やコミュニケーションの機能障害と共に難題となる。Rosenbekら（1989）は、"適切な（失語症）治療とは、問題のすべて──言語面、認知面、行動面、社会面、そして家族──を考慮に入れたものである"（p.132）としている。筆者は、彼らが包括的失語症治療の見方の中で示したことがFCTの解説、正当化として優れたものであると考えている。

　一部の患者にとって、日常の機能的コミュニケーションとは、ナーシングホームの介護者に対して自分の乗る車椅子を寝室からテレビのあるラウンジへ移動させてほしいというメッセージを伝えること以外にはあまりないかもしれない。他の大多数の患者では、ことばを失い職業も失ってしまったこと、右手があまり使えないこと、自尊心を傷つけられたことなど、彼らがどのように感じているかを表現することが機能的コミュニケーションとして含まれるであろう。われわれが治療する

さまざまな患者に対して、必要とされるコミュニケーションの範囲は広い。たとえば、復職可能なまでに回復したというごく少数の患者の場合、家庭や賄い付き介護施設(board-and-care)、またはナーシングホームで余生を送る患者に比べ、機能的コミュニケーションにおいて要求されることはずっと多い。実際の生活上の〝機能的コミュニケーション〟は患者個人に個別に決められるべきであり、患者のコミュニケーション障害の重症度や病前および現在のライフスタイル、そして最終的に患者が属することになる環境などが考慮されなければならない。

それぞれの患者の要望に沿って適切に規定され、注意深く作成されたFCTは、失語症学者が患者の治療を考える上で特に注目するものであろう。失語症とは単なる言語プロセスの障害ではなく、さまざまなパラ言語的、非言語的プロセスの障害も含んでいる（Katz, 1990 ; Lyon, 1992 ; McNeil et al., 1991）。われわれに必要なのは、最近の失語症治療の変遷をふり返ることである（Shewan, 1986）。それによってWepman（1972, 1976）、Holland（1978）、Martin（1978）、Chapey（1981）、Davis（1983）をはじめとする大勢の研究者が述べているように、Schuellら（1964）が構築した理論と原則に基づく伝統的治療が、言語機能の回復を強調するものからコミュニケーションの重要性を主張する立場へと発展してきたことを認識することになる。伝統的な言語主体の治療を集中的に施行することによって得られるものは限られているとの認識から、学者達は、とくに頑固な伝統主義者を除いて、患者のコミュニケーションスキルの改善の大きさ、レベルを向上させるための付加的アプローチを探求した。この結果については後で詳細に考察する。

コミュニケーションの50％強はボディランゲージによってなされるとみられている。聴覚／口頭言語のさまざまなモダリティ、あるいは意味、統語、呼称といった各側面を人為的に分離、強調することは、コミュニケーションプロセスの最大限の活用を制限することになる。言語こそが失語症の主たる問題だとするわれわれの伝統的な見方の幅を広げることが不可欠なのである。

このような簡略な序説は、失語症患者に対して、コミュニケーションという人間の最も重大な活動を改善させるような活力のあるアプローチを考える、読者の探求心を誘発するのではないだろうか。ここでわれわれのアプローチを明確にし、それが失語症の治療プログラムにどのように適合するかを示し、さらに患者がメッセージをよりよく伝達できるための援助法について、いくつかのアイディアを考えていきたいと思う。

FCTの定義

FCTとは、日常活動や社会的関わり、その時々の生理的、心理的欲求の表現などに関わる情報に対して患者の受容、処理、利用能力を改善させようとする治療的努力である。この形式的かつ操作的定義は、伝統的治療の特徴である言語志向型の刺激―反応関係ではなく、実際の日常的交流や（機能的）活動、情報の提供や交換（コミュニケーション）を強調するものである。

上述の通り、FCTを定義することは容易ではない。失語症の言語障害の治療と日常的コミュニケーション改善のための関わりとの間に明確な境界線がないためである。実際、失語症学者の多くは、Schuellら（1964）による〝患者とコミュニケーションをとり、障害されたプロセスを最大限に機能させるように〟(p.338)との訓戒に従って、コミュニケーションに重点を置いた活動を通して患者の治療にあたっている。しかしSchuellらは〝それぞれの患者にとって臨床家が抱く目標こそが言語機能の回復の上限である〟(p.342)とも述べており、方向性には選択の余地が残されている。さらに彼女は賢明にも〝患者のニーズの範囲内において〟(p.342)と付け加えている。後者の範囲を了解することがわれわれの義務である。FCTを駆使する操作的モデルは〝患者が要望すること全て〟なのである。

一部の失語症学者達は、〝プロセス〟の改善に励んでいるが、そのような努力の有効性を支持する明確なデータはない。またその他の者は、もっぱら言語障害の改善を目指した治療を行なっている。この章のオリエンテーションは、言語あるいはプロセスの刺激こそが治療の必須条件であると主張

する伝統主義との繋がりを絶つことにある。その代わりとして、FCTで強調されるのはコミュニケーションである。ゆえに言語の回復は、肝要な一部分として包含されてはいるが、唯一の、あるいは主要な目標とはならない。現代の研究者達（Holland, 1983；Wertz, 1983）も、治療の目標や失語症臨床家の役割についての議論の中で、"言語"と"コミュニケーション"という語を交互に用いている。われわれが患者に対してすべきだと考えることに影響を及ぼすという点で、意味的なラベルが重要となるのである。

さまざまな種類の治療について、より明瞭な定義や記述がなされていないために、失語症学者、とくに経験の浅い者は、ある一つの側面のみに着目しがちであり、その患者の言語能力と日常的コミュニケーション上のニーズとの統合に失敗しやすいであろう。われわれは、傷口を縫う針や湿布を必要としている患者にバンドエイドを与えるというような危険を冒しかねない。その結果、患者は効率が低い治療を受け、日常的活動におけるコミュニケーションの潜在能力を最大限にしようという治療は失敗に終わるであろう。

機能的コミュニケーション アプローチと伝統的なリハビリテーション アプローチの比較

コミュニケーション志向型の治療と、より伝統的な治療との間でその目的や方法を比較すれば、FCTの役割が明らかにされるであろう。このような比較は、本書の第6章で示されている。

経験豊富な失語症学者達が行う伝統的治療は実際、機能面に焦点を当てていることが多いであろう。しかしこうした場合でもFCTとの決定的な違いは、失語症学者の多くが言語を失語症患者の主要な障害とみなしている点にある。したがって、理論上、聴く、話す、読む、書くといった患者の言語機能の再生や回復を刺激し、企画することが伝統的治療における第一の目的となる。一方、FCTで強調されるのは、日常的コミュニケーションで重要なスキルを回復、再生させることであり、言語はコミュニケーションのある一部分（重要な部分ではあるが）に過ぎない。たとえば、流暢に話すことが必ずしも良いコミュニケーションとはいえないことはウェルニッケ失語の患者をみれば明らかであろう。対照的に、混合型あるいはブローカタイプと分類される患者は、基本的に無口であるが、動作やうなずきなど非言語的方法によって（言語の量は少ないが）よりよくコミュニケーションが行なえるであろう。

大部分の臨床家は、機能的アプローチを意識的に否定してはいない。彼らの多くは話しことばの問題を分離し解決するように養成され、言語の"修復"を強調しすぎるあまり、実用的なコミュニケーションの必要性を軽視しがちになったのである。以下の節においてさらに比較、分析を行なっていく。

失語症治療におけるFCTの役割

失語症の治療におけるFCTの役割を概念化するにあたって、今までの治療形態をふり返る必要がある。そうすることにより、FCTが満たし得るニーズをいくつか見出すことができよう。

Schuellら（1964）は、"失語症の治療における第一の目的はコミュニケーションを増加させることであると考える"と述べている（p.333）。これと同じ目的がFCTにも該当する。コミュニケーションの回復の幅には限界があると認識することで、コミュニケーションの実用的、機能的側面を重視する必要がでてくる。したがって簡潔にいえば、FCTと伝統的治療は同じ目標を持っていることになる。しかし大きな相違点も存在する。それは双方の願望する結末、すなわちコミュニケーションを達成する方法に対しての、解釈の仕方に由来するものである。今日さまざまな治療アプローチが知られているが、1960年代から現在までの失語症の治療は、Schuellによる言語機能の最大限の回復を意図する方向性を第一ととらえてきた。このような失語症の言語面への治療の重視、およびわれわれの治療アプローチへの影響について次に述べる。

伝統的な言語回復の重視

過去数年間における失語症治療の動向についてはShewan（1986）やWertz（1984）の"臨床技術の現状"の論考の中で記述されている。Wertzは失語症の治療法をいくつかに分類した。その第一は

"伝統的"と表され、言語面の内容や刺激―反応アプローチを強調するものである。第二のタイプには、メロディック・イントネーション・セラピー (Sparks et al., 1974) のような、ある種の患者に対して行なわれる特定の技法が入れられている。第三のタイプをWertzは"機能的"治療と呼び、DavisとWilcox (1981) の示したPACE (Promoting Aphasics' Communicative Effectiveness) を唯一の例としてあげている。Wertz (1984) は、PACEでは言語の内容よりも文脈が重要視されていると述べている。実際、この種の治療はコミュニケーションを強調し、語用論的な原則を取り入れている。言語を基盤とする治療の目標や手法と、FCTのそれとは近接に統合、融合されており、FCTを別個の治療法、あるいは従来の言語を基盤とするアプローチから若干変化したものとはとらえられない。

Wertz (1984) は続いて、伝統的アプローチと"機能的"アプローチの統合という考えは全般的な支持を得ていないと述べている。彼は、伝統的治療のまとめにおいて"改善が緩やかになったり停止した場合、われわれは治療の終了または患者を維持グループへと移行させることを考える"(p.60)と指摘している。Wertzはこの時点で患者の機能や生活の質を"ケアする"ことに視点を向け、患者が残存している言語障害を乗り越えるのを支援するよう提言している。著者は、患者が最初に自分の永続的な言語障害に対処する際、これを援助するのにFCTが重大な役割を担っていると考える。したがってFCTの持つ役割は、**言語的関わりの開始**から言語治療と一体化され、言語治療自体がこれ以上有効な変化をもたらさなくなる時点でも**さらに継続**されるべきものである。

語彙単位のみの重視　言語治療の中でもとくに焦点を絞ったものの例として、語想起の訓練がある。失名詞は、失語症患者すべてに本質的に認められる問題である。Brookshire (1975) は、語想起の障害に対する一般的な訓練方法を用いた場合の効果の般化を調査した。10名の患者を対象として検討した結果、非訓練語への有意な般化はみられず、絵や物品の呼称訓練は無効であるとの彼の仮説は支持された。これに先立ち、Wiegel-CrumpとKoenigsknecht (1973) が、非訓練語やカテゴリーへの般化を報告しているが、彼らが調べた患者は4名のみであった。Brookshireが得た結果は、その後Seronら (1979) によって支持された。彼は、語想起を語彙の喪失の問題としてとらえる治療技法よりも、喚語能力の定着を促す方法の方がより有効であると述べている。

Fodor (1983) は、われわれが使用することばは相互の関連性によって体系化されていると考えている。そのため、言語反応を促すことは連想を豊かにし、関連語を表出することになるとされる。ある名称を単独で必要とするのは一生のうち幾度もなく、口頭コミュニケーションで必要なのは情報を担うことば (information-bearing word) であることは先の通りである。Fodorを引用すれば、文脈を充実させることは、語の連想を促通するということになるのである。

GoodglassとStuss (1979) は、群として得られる結果には惑わされることもあると述べた。これは失語症のタイプによって患者が手がかり刺激にどのように反応するかが異なるためである。SchwartzとWhyte (1991) は、ランダムな臨床試験症例を対象群とした研究からは有効性に関して適正な回答は得られないと指摘している。これは、一部には患者と治療法のいずれもが均質ではないことによるものである。

研究者らの責務は大きい。なぜならここで得られた知見は、われわれが臨床にあたる時間をいかに過ごすかということに関係しているからである。もし呼称課題に取り組むことが時間の浪費であれば、これを続けるべきでないことは明らかである。しかし、呼称がFCT活動を通して高まり、またそれが言語／コミュニケーション全体の向上を促通するのであれば、貴重で高価な治療時間をより効果的に使っていることになる。近年Springerら (1991) が報告した研究の中に、建設的な回答が示されている。PACE治療は、目標志向的な、構造的な言語治療と併せて行なわれない限り、単独では無効との結果である。このような研究は今後さらに望まれる。そこでは、伝統的言語アプローチとFCTとの間のギャップは小さいことが示されるであろう。

FCTの役割は、先行刺激 (prestimulation)、叙述 (description) あるいは他のさまざまな"プラ

イミング"手法を用いた研究においてより明瞭に観察される。例えば、PodrazaとDarley (1977) は呼称反応をうながす先行刺激の種類を調べた。直接的な先行刺激は刺激がない場合に比較して、対面的な"遮断 (blockages)"を軽減する一方法として有効と思われた。WallerとDarley (1978) は、パラグラフの読解がこれに先行する口頭叙述によって増強されることを見出した。Davis (1983) やPrutting (1982) の勧めによれば、先行刺激や叙述は、言語治療をより自然で意味深い文脈中に取り込む方法である。その結果、理解課題や産出課題を単独に、人工的な状況下で与えられた場合に生ずる問題を、患者は少なくとも部分的には乗り越えることができるであろう。Doyleら (1991) は近年、機能的な、訓練された反応が、初対面のボランティアにも般化してみられることを示した。

冗長性の価値 従来の言語治療とFCTの原理や手法を結びつける最大の理由は、患者にとって日常的な使用や交流を通じて強化された言語内容はより保持しやすいとみられるためである。Rosenbekら (1989) は、患者に対する刺激は何度も呈示すべきであり、一回では不十分であるとの主張を続けている。またその刺激呈示に、その状況で即時に受容されるような視覚、聴覚刺激が含まれれば、多重刺激の原則により適しているであろう。

高齢の重度失語症患者では、個人的情報を理解、または一時的にでも保持するには何度も刺激を与える必要がある。記憶や把持といった能力が失語症の回復の量や速度、あるいは学習能力や治療のレディネスに重大な影響を及ぼすことから、FCTは以下のように把持を促通させている：

1. 日常的に用いられる基本的なことばやコミュニケーション行動に治療の焦点を置く。
2. 個人に関連する内容を重視する。
3. 高齢者の記憶パターンについての研究から得られた原則を取り込むことにより、把持される内容を増大させる。もしわれわれの選択した内容や題材が実生活においても同様な刺激となるようであれば、この理解や把持の能力が社会的状況へと般化する演繹的な可能性は大きい。

患者は回復をどのように見るか

Sarno (1981) によれば、失語症学者は損なわれた言語の修復への偏向を持ち、また彼らが治療する患者の多くからも目標志向的な言語訓練をするように求められている。彼女は、"患者の回復の感覚、失語症検査の成績、失語症の臨床症状" (p.490) との間に乖離があることを見出した。ほとんどの場合、患者は病前の言語能力が奪回されるまでは自らを"回復した"とは思わない。有効性に関する研究は次節で概観するが、今ここで重要なことは"病前の（言語能力の）状態に完全に戻ることはおよそ例外的である" (Sarno, 1981, p.490) ということであろう。Rosenbek (1983) が触れているように、実際、臨床家が「それでいいですよ。あなたのおっしゃることはわかりました」と言っても、発話の誤りを訂正し続ける患者の姿が一部にみられるのである。

筆者の意見では、失語症学者、患者の双方が言語よりもコミュニケーションに治療上の重点を置くべきであろう。Rosenbekら (1989) は、目標を明確に示している――"（患者が）以前の彼らと今の彼らとの違いに協和して生きていくことを学ぶ、その支援すること" (p.131) である。

家族は回復をどのように見るか

脳卒中は、患者の家族にも激変をもたらす。彼らには形式的な言語検査によって明らかにされる障害を認めることより、もっぱら日常的な関わりの際のコミュニケーションが成立しないことの方が理解しやすい。歴史的にはSarno (1969) のFunctional Communication Profileが"患者と関係の深い周囲の者達"による観察、評価を基盤としている。近年では、Lomasら (1989) が患者を受け入れる側向けの評価尺度を作成し、実用的な評価を試みている。Frattali (1992) は、患者や家族は障害されたスキルの治療が、即彼らのよりよいコミュニケーションへと転化されると期待しており、評価は彼らにとっての社会的妥当性を有するものでなければならないと指摘している。

有効性に関する研究

Rosenbek (1983) の"実際に回復する患者もいる"という記述は、退役軍人庁 (Veterans Administration, VA) の共同研究の結果によって客観的

に支持されている（Wertz et al., 1986）。この研究は、失語症患者に対する伝統的な、言語に基づく（language based）個人治療の有効性について慎重な査定を試みるものである。120余名の患者はランダムに3種の訓練条件群に分けられた。第1群は登録、初回検査の直後からおよそ100時間に渡り専門の言語病理学者による治療を受けた。第2群は、これと同じ期間（12週間）、訓練されたボランティアによって治療が行なわれた。第3群は、第1群と同質、同量の治療を言語病理学者によってなされたが12週間遅れて始められた。言語病理学者により即座に治療がなされた第1群がその他の群よりも有意に良好な改善を示した。12週後から治療を受けた第3群は、その後第1群と同じレベルまで改善した。言語病理学者による即時治療を受けた群の治療効果は、PICA（Porch, 1967）による測定ではほぼ6パーセンタイル得点であった。この結果は、統計的には有意であるが臨床的には確固たるものとは言い難い。綿密に調整された、言語に基づく伝統的な失語症治療は確かに言語を回復させた。しかし、言語の改善がコミュニケーションスキルにおける機能的に重要な変化へと反映されたかどうかについては疑問が残されている。総合すると、このVA研究では機能面には有意な変化が認められなかった。この点については、次の治療効果の測定についての節で取り上げる。

これより先に実施されたVA共同研究（Wertz et al., 1981）では、伝統的な言語に基づく個人治療と社会生活経験グループとの間で有効性の比較が試みられた。このグループ訓練は、言語障害に対する直接的な治療は避け、その代わりにグループ討議や社会的交流を通してコミュニケーションスキルを賦活することを目的とするものであった。分析結果から、これら2群間の差異はわずかであり、いずれの治療法も有効であることが示唆された。

実現不可能ではあるが理想的な研究法としては、言語刺激と社会的交流を結合させた方法を用いる第3の群と、治療を受けない第4の群を検討に含めることになろう。しかしながら、やはり上記の周到にデザインされた2つの研究から明らかになることは、言語治療は一部の患者には有益であり、群としての傾向を分析すれば治療効果は統計的に有意となるが、得られるものはわずかだということである。グループ訓練の結果は、コミュニケーション中心の社会化型治療の有効性を支持するものとも解釈することができる。

もしFCTが治療の中心的役割を担うものであるならば、その有効性は確証されるはずである。Sarno(1981)は、治療を受けた患者が用いることばに機能的な変化が生じても、言語検査の成績に数量的に反映されるとは限らないと警告し、問題を提起している。VA共同研究（Wertz et al., 1986）では、施行された機能面の評価の大部分に有意な改善をみなかった。Prutting(1982)は次のように述べている：〝いずれ臨床的なプロフィール（検査成績、臨床家が作成した課題の成績、ことばのサンプルの評価）と社会的プロフィール（用いる言語の適切性の判定）との比較が求められるであろう〟（p.129）。

機能面の変化の評価

失語症学者は、コミュニケーションにおける機能的改善を第一の目的かつ焦点として評価する必要がある。これはすでにSarno(1981, 1983)の記述の中で指摘されており、近年ではFrattali (1992)による概説がある。彼は以下のように述べている：

> コミュニケーションと言語とは別個でありながら重複している機能であり、それぞれ分けて評価されるものであることが知られているにもかかわらず、機能的評価アプローチと伝統的評価アプローチとを統合する方策がとられることは滅多にない（p.68）。

その結果、評価の手段は数少なく、課題としても不適切なものとなる。事実、治療の導入に先立ち、機能的評価や機能面の治療目標が費用給付やその返済に関する根拠とされる場合や、リハビリテーション継続のための費用給付に対して機能的尺度上での成果が必要とされる場合がある。

すでに1979年にHollandは、言語障害が最重度の患者についてもコミュニケーション上の資質を認めるよう、失語症学者らの留意をうながしている（このような患者は、言語治療には不適である

として訓練自体を拒否されたり、予後が不良で難治性であるために有効性についての研究の対象とされないことがある）。失語症患者は"おそらく話すよりもコミュニケーションするほうがうまいであろう"（p.173）というHolland（1979）の観察は、他の研究者にも支持されている（Wilcox, 1983）。確かにWilcoxによれば"失語症者は望ましい社会的コミュニケーション行動に必要な語用論的能力を保持していると思われる"（p.42）。これとは逆に、失語症患者の多くに治療が必要とされる明らかなコミュニケーション障害があることは疑う余地がない。したがって、機能的コミュニケーションの障害を診断する際に、伝統的治療に先立つ言語評価と同様に細心の注意を払うことが必要とされるであろう。

失語症治療に求められていることとは、リハビリテーションに携わる者の一番の関心が向けられるのは、ただ単に患者の言語障害なのではなく、機能的な能力である、というBlomert（1990）の記述によくまとめられている。彼とその同僚ら（Blomert et al., 1987）は、Amsterdam-Nijmegen Everyday Language Testと呼ばれる検査法を開発した。言語表出ではなく、"コミュニケーションの適切性"自体を評価することによって、聞き手が理解する上で"およそ適切"と言える程度の情報量を得ることを目指すものである。

患者のコミュニケーション行動の長所と短所を調べ、プロフィールを作成することは、評価手段があったとしても容易ではない。Functional Communication Profile（FCP: Sarno, 1969）はその先駆け的なもので、これに続く実用コミュニケーション能力検査（The Communicative Abilities in Daily Living, CADL: Holland, 1982）により、機能的検査の方向性がさらに進められた。Lomasら（1989）はCommunicative Effectiveness Index（CETI）を改訂し、少なかった検査法に新たな尺度が追加された。Blomert（1990）の業績は先述の通りである。

伝統的検査以外の手段によるコミュニケーション行動の変化を評価することの必要性は、次に示す研究結果からきわめて明らかであろう。Atenら（1982）の研究では、伝統的治療を長期間受けた慢性失語症患者は、Porch Index of Communicative Abilities（PICA: Porch, 1967）で測られる従来の言語検査成績には継時的変化がみられない段階に達していた。このような患者を系統的、機能的コミュニケーション課題や活動を行なうグループ訓練に参加させると、機能的コミュニケーションの評価法であるCADLの成績に有意な変化が観察された。一方、PICA言語検査の成績に変動はなかった。興味深いことにLomasら（1989）は、これらの改善を示した11名の患者には6週間の間にCETIにおいて平均11.4の変化がみられたが、Western Aphasia Battery（Kertesz, 1982）では同様な変化は認められなかったと報告している。

Binder（1984）は、失語症患者11名の自発話を記述するためにPrutting's Pragmatic Protocol（Prutting & Kirchner, 1983）の実験版を用いている。彼女は、各種の標準的失語症検査では語用論的能力は測定されないとし、実用性プロフィールの改訂版を作成した（Prutting &Kirchner, 1987）。これは、右半球損傷患者と左半球損傷患者の会話パターンを識別する方法として有望視されている。

FCTの評価では、社会的文脈におけるコミュニケーションのあらゆる側面について査定しなければならない。Horner（1984）は、"言語能力とコミュニケーション能力とは失語症の全体的な重症度からは完全には予見され得ない形で相互作用している"（p.149）と述べ、この課題の難しさを指摘している。このような謎はコミュニケーションに直接影響する要因が多様であることを反映するものである。これらの要因については、Chapey（本書第11章）、Fodor（1983）、Katz（1990）、McNeil（1983）などによく述べられている。

Byngら（1990）は、現在頻繁に用いられている失語症検査4種について、その短所を分析した。彼らはこれらの検査は治療的アプローチの方法を導出するには価値が小さいと考えている。なぜなら検査の主点が失語症患者を症状によって分類すること、あるいは原則に沿って治療すること（本書の第8章を参照）にあり、現実で有効なデータに乏しいためである。

先に引用したLomasら（1989）は、さらに需要者向けで実際的な、機能的評価法への要望に応えようと試みている。彼らは、失語症患者とその伴

侶が日常生活上、重要と思う51のコミュニケーション場面から16項目の評価尺度を作成した。この項目に取り上げられているコミュニケーションの領域は、基本的要求（たとえば排泄、食事、姿勢）、身体状況（たとえば助けを呼ぶ、自分自身の健康状態について情報を交換すること）、生活スキル（買物、交通標識、電話などのトピックについての情報の送受）、社会的要求（食卓を囲む、トランプで遊ぶ、手紙を書くといった時）に分類されている。

機能的評価の本質は、患者に治療者たちを導かせることにある。明らかにされている障害や必要とされるもの、さらには残存している能力のヒエラルキーは、治療のためのデータベースとなる。このような治療は、単に障害された言語スキルを修復したり、口頭反応を拡張させたり、あるいはまたボキャブラリーを回復させたりすることではない。

FCTの役割と機能的検査に関するまとめ

失語症の治療におけるFCTの役割について述べてきたこの節をまとめると、まず、伝統的治療法はもっぱら言語の改善に努めるものであったことが示された。この方法を強調する理論的根拠は、部分的なものでしかない。言語に主点を置くものや他の形式の伝統的治療法によって言語機能が完全に改善するのであれば、FCTの必要性には議論の余地があろう。しかし実際には、失語症の言語回復は不完全である。そのため失語症患者は、機能的コミュニケーション場面における改善を必要としている。FCTに対する最大の支持は、機能的コミュニケーションの新しい測定法を開発、実施しているか、あるいはFCTを使用し、失語症患者におけるその効果を報告している失語症学者らによるものである。

治療導入におけるFCTの原則

FCTは、患者が情報を受容、処理、使用するのを向上させ、彼らが社会的交流を行ない、生理的、心理的要求を表現し、また実際的なコミュニケーション能力を得られるように構築されたものである。Wilcox (1983)によれば、FCTは"メッセージを効果的かつ効率的に伝達、受容する能力"(p.42)を導くものである。語用論、認知、社会的環境でのコミュニケーションに関する文献にその原則が明瞭に示されている。以下にこれらのトピックを概括していく。

語用論

FCTの第一原則は、患者個人の言語能力がどうであれコミュニケーションのやりとりを確立し、適切な行動を強化することにある。言語ではなくコミュニケーションが最優先される。この原則は、Bates (1976)が"文脈内での言語使用を定める規則"(p.420)と記した語用論の定義と一致する。Wilcox (1983)はこの定義を拡充し、「語用論的見方はコミュニケーション過程において、ことばが"どのように"用いられるかに視点を置いている。これはコミュニケーションにおいて"どの"ことばが用いられるかをみる言語学的分析とは反対の関係にある」と記述している (p.36)。

失語症患者に対する語用論の応用（本書第12章参照）は、従来のわれわれの臨床での行動に重大な変容をもたらした。最初に患者に接する際にフォーマルな言語検査を施行するのではなく、むしろ対話(dyad)でのコミュニケーションを成立させることを選ぶようになったのである。Prutting (1982)は、"対話を2人の人間が聞き手と話し手という役割をもって関わる際のコミュニケーションを評価する"分析の最小単位"であると定義している。臨床家ら（たとえばD.R.Boone、個人的交流にて）は失語症学者に対して、患者との初回面接においてフォーマルな検査の代わりに会話でのやりとりを持つよう勧告している。今や、われわれはラポートのための会話をしながらあらゆる種類の言語学的分析を行ない、コミュニケーション中の役割分担や意図、話題の維持といった点 (Prutting & Kirchner, 1987)についてその患者の能力や問題を記録できる。またWilcox (1983)が概説しているように、質問への応答や結合方策(cohesive devices)の使用を分析する。これらの情報によりわれわれが行なう治療は、伝統的な言語形式や内容に加えてコミュニケーションに不可欠な機能にも焦点を当てたものとなるであろう。Holland（1991）は近年、伝統的言語治療と語用論的な研究との結合という問題に取り組んでいる。

対話という交流の形態は、従来の教授法とは異なり、臨床家にとって表出言語の文法性を越えて、その時の患者のコミュニケーションにおける意図や態度を理解する手助けとなり、さらにはFCT訓練に向けてよりよい環境を早急に設定することに役立つであろう。サンプリングの範囲には、Helm-EstabrooksとBarresi（1980）による不随意表現の随意的産生のような一語を抽出する短いものから、PruttingとKirchner（1987）の15分間のサンプルまでと幅がある。

コミュニケーション能力と文法能力

FCTの第二の原則は、情報交換を〝刺激し促通すること〟である。これは単に、コミュニケーションに焦点をあてた治療は、言語学的な正確さではなく、刺激に対する患者の反応の適切さを増大させるべきである、というHolland（1978）の提言を言いかえたものである。たとえば誤ったイエス／ノー反応でも、話し手が用いた質問形態を患者が理解しているという点から、コミュニケーションとしては幾分よいと評価される。例を示すならば、臨床家は患者に「いいですよ、ジョー！わたしが質問したということをわかりましたね。でももう一度質問させてもらえますか。あなたは明日に行きたくないと言いたかったのではないと思うので」と応答する。もし理解面が重度に障害された患者の機能的コミュニケーションを向上させることが治療の目標であれば、自然な対話でのことばの使用をくり返すこと（再刺激）により目的は達成され、やがては復唱、説明の必要が減るであろう。

使用される言語やコミュニケーション態度／意図など、さまざまな側面に着眼することは、〝正確なことば〟の表出に尽力して失敗し、諦めてしまうような患者に、コミュニケーションを試みるよう促す手助けとなろう。この原則はより軽度の非流暢性失語症の患者で「ここまでどうやって来ましたか」と聞かれて「車、家内」と応答するように機能語が欠落しても適切なコミュニケーションが可能な者にも適用される。

臨床経験からいえるのは、治療場面では機能語を与えてことばを拡張させるのではなく、伝達しようとしている概念を強化するべく、患者に電文体で発話させる機会を多く与えることに時間を割くほうがよいということである。この印象を支持するデータは、BeynとShokhor-Trotskaya（1966）が示している。彼らによると、回復の初期段階にあるブローカタイプの患者では、処罰なく刺激する状況下では、他の研究でよく報告されるような、典型的な非流暢、失文法の言語はみられない。

言語的な脈絡から離れ、コミュニケーション自体を重視する傾向は、DavisとWilcox（1981, p.180）が例証している。彼らは、PACEの適用原則があらゆるコミュニケーション志向の失語症治療法にも応用可能であることを示した。主要な原則を以下にあげる：

1．新しい情報の交換をうながす。
2．失語症患者はジェスチャーや書字、発話など最も有効なコミュニケーション手段を自由に探ってよい——むしろ奨励される——。
3．治療者、患者の双方が情報の送り手、受け手となる。
4．通常のコミュニケーションの特徴と同じく、伝達に成功したか否かがフィードバックされる。

Davis（1983）によれば、〝言語はメッセージが伝達される方法の一つにすぎない・・・他のコミュニケーション方法を拡充することもまた有用である〟（p.230）。彼は、聞き手に次のような方策をとるように訓練することがよいと考えている。：患者のコミュニケーション能力を促進する；患者がしばしば用いることばがある場合はそのことばの用法を向上させる（p.239）；メッセージの伝達性に関わる場合にのみ言語の内容や形式に働きかける。伝統的治療では、刺激は臨床家が選んだものであり、相互関係は人為的で不自然なものとなる。これに対してDavis（1983）は、患者本人が選んだ刺激による自然な関係を通して、臨床家に依存しない患者の能力を発揮させることを強調している。

認知刺激

　ここ数年、研究者たち（Chapey, 第11章；Fitch-West, 1983；Hillis, 第10章；Lubinski & Chapey, 1978；McNeil, 1983；Myers, 1980；Wepman, 1972）は、言語治療は言語自体よりも心理的過程全般の刺激に基づくほうがよい、と提言している。彼らは、コミュニケーションの改善は前言語的過程のより強い活性化を必要としており、また言語およびコミュニケーションの治療は、発話に先行する思考やイメージを刺激することへの間接的追随であり、その順序の逆行はない、と考えている。この原則は、Luria (1970) のシステム間再構築アプローチや遮断除去法の中にも示されており、LaPointe (1978) の定義するところの〝最も機能的なチャンネルを刺激することにより、残存能力を最大にする″(p.138-139) ことに該当する。このアプローチの本質は、職業やその他の病前の興味など、患者個人に関する内容の選択にある。

　包括的刺激や活性化の原則を用いることで、臨床家は伝統的言語課題や検査において患者が最もよく用いているモダリティが必ずしもコミュニケーションのために最良のチャンネルとは限らないことに気づくであろう。このような臨床家は、全失語患者で時計の文字盤上の針を合わせるように指示、あるいはその方法を呈示しても正しくできないにもかかわらず、時間やスケジュールを理解、保持しているような者に常に魅了され続けるのである。

非言語面の障害

　個人に関する内容の濃い認知刺激（本書第11章参照）は、失語症を呈する中等度ないし重度の脳損傷患者に特徴的にみられる注意や記憶の障害、情報の過多といった問題を代償するのに役立つであろう。Horner (1984) は、こうした障害を発話行為の幅がせばまり、言語を用いる文脈が制限されているとみなし、またコミュニケーション能力はその患者の代替的手段を用いる非言語的能力に相当すると述べている。Chapeyら (1977) は、失語症患者の言語では関連概念という点でその数や種類が減少していると述べている。

　Ulatowskaら (1978) は、軽度の失語症患者がメッセージの伝達やくり返しに異常なほど時間がかかることを報告した。こうした遅延は、聞き手が口を挟むきっかけとなり、患者を援助するか、あるいは単に話題を変えたり、コミュニケーションを止めてしまうといった結果になる（自然な心理社会的場面におけるこのような関係に対する最新の集中的治療についてはLyon (1992) を参照のこと）。これに対し、患者は諦めてしまったりさらにもがいたりするが、こうしたストラテジーは、いずれも患者自身のコミュニケーション能力を伸ばすものではない。患者はまた注意を持続させるストラテジーも習得する。たとえば「ちょっとすみません」、「待って下さい」と言ったり、あるいは相手を手で制してもっと伝達したいという意図を示す。このような患者は、より効率的な伝達をするようになるであろう（その他のストラテジーについての考察はNewhoffら、1982を参照）。

　失語症患者には、この他にもわれわれが治療的注意を払うべきコミュニケーションの障害がみられる。これには、理解したふり、いわゆる〝強迫的発話（press of speech）″の患者にみられる役割交替（turn taking）の失敗、コミュニケーションの流れを阻害するような衝動的で不適切な反応（たとえば「今日は」の挨拶に「よろしい」と応答する）、注意を向けるべきコミュニケーション相手が他にもその場にいるにもかかわらず臨床家にばかり話す、ある程度コミュニケーション能力を有するのに会話を始められない、といったものがある。こうした実用面で不適切な行動は、言語の使用自体と別に注意しなければならないが、従来の治療では、その重要性が二次的な位置に置かれていることは残念なことである。なぜならこうした行動はしばしば修正可能であり、また習得した言語スキルの環境に合わせた般化や転移を阻害するものにもなるからである。

　Katz (1990) やMcNeilら (1991) は、非言語的処理過程の問題や行為の障害に対しても臨床家の熟考が必要であると勧告している。この刺激への注意、集中のために求められる認知面でのエネルギー資質の問題は、日常コミュニケーションの成功を左右するものである。記憶は、失語症とは何か、またどのような回復パターンとなるかに関わるもう一つの重大な要因である。短期記憶と長期記憶の障害は、われわれにとって治療上最も共通

する問題の一つ、すなわち転移や般化の成否を解明するものとも思われる（本書第31章参照）。

対面的発話対自発的発話

伝統的言語治療をみると、患者の多くにとって言語的な対面状況は有害なものであることは明らかである。"より易しく"し、特定の語や句の想起にはあまり焦点を置かないことで情報の流れが"開放"され、コミュニケーションの急速な改善がもたらされる。われわれの狙いを第一に言語運用（language performance）とし、また主たる障害領域が言語であるということに集中してしまうと、障害を迂回できる他の能力を持っている患者の"語彙へのもがき"をより有害に強化してしまいかねない。Martin（1981）は、言語学的情報を処理する過程の大部分は無意識的、自動的なものであり、"この処理過程を意識的レベルに引き上げるような課題は、治療の進行に対して好ましくないであろう"と述べている（p.68）。この議論から、言語運用を過度に強調すること（例、形態素結合への注目）は、コミュニケーションの流れを沈滞させる、と結論できよう。

FCT原則のまとめ

1. 言語的な正確さ（形式や内容）よりもコミュニケーションを強調する。
2. 患者の言語の障害よりも、むしろ個別のコミュニケーションレベルを踏まえて、刺激に対する適切な言語表出反応を強化する。
3. 言語的処理過程を強化するような、恣意的な単位での言語（例、ランダムな物品呼称）よりも新しくかつ個人に関連する情報が望ましい。
4. 患者は臨床家や配偶者が指示した役割を担うのではなく、情報の受け手、送り手の双方として参加する。
5. 特定のモダリティ（たとえば聴覚／口頭）あるいは言語単位の効率に限定した強化スケジュールではなく、コミュニケーションの効率という点について自然なフィードバックが与えられる。
6. コミュニケーション環境は自然なものとし、もし人為的であったとしても実際の生活場面へすみやかに般化、転移する可能性がある実用的情報の交換を主とする。
7. その患者にとって最も有効で効率的なコミュニケーション手段の使用を強調する。
8. 治療は、コミュニケーションの流れを阻害し、有効性を低減させているような、常軌を逸脱した、無益なコミュニケーション行為を排除、減少させることに重点を置く。
9. 治療では、対話コミュニケーションにおいて患者が参加する機会を増やす方法や、情報交換効率を向上させる手段の獲得を組み込む。
10. 後期の段階では患者が送受する情報の正確さに重点が置かれる。

方　　法

FCTの方法については、時間や長さの制限上、詳細に述べることができないので、例を示すにとどめる。この方法の最終的な目的は、コミュニケーション能力を高めることにある。

治療対象候補の選択

すべての患者がFCTの対象となるわけではない。コミュニケーションのやりとりを短期間試行し、患者がどのように反応したかを観察、記録することは、FCTが有効な患者を選抜する上で重要なガイドラインとなる。確固たるデータはないが、臨床的経験から、患者選択の条件は以下のようになる：

1. 状況により自己修正が可能であること。
2. PICAの得点が10パーセンタイル、あるいは15パーセンタイルより高いこと。
3. 簡単な実際的指示に対して適切な応答できる程度の聴覚的理解力を有すること。
4. 短時間でも臨床家に注意を向け、かつ最低15分間着席して活動できる耐久力があること。
5. 視覚的に提示された非言語的刺激の弁別、マッチングが可能で、一般的な活字単語をいくつか認識できること。

6．試行的治療において、低レベルの刺激に対しコミュニケーションの意図をもって弁別的な反応を示すこと。

　7．CADL検査では大部分がレベル1、あるいはいくつかはレベル2の成績が得られていること。

　このような基準は確認されたものではないが、失語症学者らが治療対象を選ぶ際の、予後に関する指標を探索する臨床的ガイドラインとみなされている。

治療の試行
ネガティブなコミュニケーション行為の排除

　患者がFCTにより最大限の利益を得るためには、まずコミュニケーションの障壁となる行動をコントロールできるようにならなければならない。これらのうちいくつかについては、言語以外の障害としてすでに論じた。衝動性のある患者が口頭またはジェスチャーで応答しようとする場合には臨床家は単に「ちょっと待って下さい」と求めるであろう（普通は筆記することでその猶予時間を得られる）。Whitney（1975）は、"ストップ"ストラテジーと称する方法を提唱した。これは、会話における役割交替を認識していないウェルニッケタイプの患者に対して用いられる。ある患者はついにこの方法を習得し、「ああ、あなたは私に黙って欲しくて、そうしたら私は会話ができるのですね」と表現した。通常流暢な患者は、各フレーズの後の間（ポーズ）をとるとともに反応を遅らせるストラテジーの習得にとくに集中的な練習や手掛りを必要とすることは特記すべきであろう。

　患者に反応を遅らせるよう指導することには、2つの基本的な目的がある。第一に、患者が反応を組み立てる時間が与えられ、理想的には最も効果的な反応手段を選択することになる。第二にそれまでの会話をふり返ったり、聴き直したり、見直したりする時間が与えられ、また発せられたメッセージの受容、了解を促進するような他の何らかのプロセスのための時間が生まれる。遅延は、患者に答えについて考える機会を与えるのみでなく、メッセージについて十分に考慮、対処するように促す働きも持つ（Wepman, 1972, 1976）。この方法は、一部の患者に対しては使用に1つの制限がある。遅延により、患者は一時的に反応の自発性やこれに関連した自動的な活動を失うこともあるが、反応速度は遅延時をベースラインとして、その後比較的容易に改善する。Horner（1987）は、患者の流暢／非流暢な発話パターンにおけるポーズのとり方に基づいた、口頭表出の改善方法について臨床的に論じている。

　理解した振りをする、あるいは別のかたちで重度の理解障害を示している患者には、彼らにメッセージをくり返させ、明瞭化させる訓練と、先述の遅延／ポーズ法の組合せが有効である。これらの患者は「何？」「もう一度お願いします」と言うことを学び、コミュニケーションを円滑化する。また臨床家が患者に対して、雑貨品名の長いリスト、一連の号令、電話番号など患者にとっては重すぎる負荷を意図的に与えることで、滑稽だが有益なやりとりが起こる。こうした過重的訓練に対する患者の反応を認め、次回にはもっと早くに相手を遮るように促すのである。患者に電話番号を書き取ることや、何度でも繰り返して言うように求めさせることは、即日常生活に転移／般化して機能する可能性がある。Feyerstein（1991）の記述にあるように、ジェスチャーもまた有効である。

　保続は、コミュニケーションを阻害する行動として最も頻繁にみられるものの一つである。保続の治療には、おそらく新奇な、ないしより関連性の低い刺激、または反応様式が必要となる。患者には別の思考の枠組みへ没入すること、休息、あるいは注意を移行させることが求められよう。臨床場面において、保続の誘因ともなる疲労は、自然な環境ではそれほど顕著にはみられない。これは、現実世界が持つ興味を維持させる性質と関連するものであろう。またはこれは、臨床家が反応の量、質を求めることに圧制的になり、これが直ちに疲労や倦怠を増大させることの反映かもしれない。

コミュニケーションセットの確立

　良好な対話を始めるには阻害的、あるいは有効でない情緒面／行動面の反応を排除することが不可欠である。重度患者は、会話場面で話し手として成功することがほとんどなく、このため発症以降報われる機会が少ない（Van Lancker & Nicklay, 1992）。臨床家とのやりとりの中で、患者がわ

ずかでも適切に反応し、コミュニケーションのレベルに進歩がみられれば、患者にとっては十分かつ現実的な報酬となるなずである。緻密な伝統的手法にほぼ準じた実用的やりとりの一例をCochraneとMilton (1984) が提示している。これは、発話のない患者の表出面での拡大を目的としたものである。このアプローチは〝短くコントロールされた刺激ではなく自然な会話での文脈を構築すること〟を強調している。臨床家は、会話の開始という積極的役割を担い、模倣させることばのモデル呈示には印刷した単語などの台詞を用いる。これは患者が会話の流れを増やしていくのに合わせて減らしていく。質問をくり返し復唱することも、患者へのモデルとなる。

臨床家は、口頭以外にも反応様式を探求しなければならない。たとえばKatzらによる研究(1978)では、患者は反応が遅いが豊かなジェスチャーを示し、このジェスチャーがしばしばコミュニケーションの有効性を高めることが明らかにされている。臨床家としてのわれわれの課題は、患者にジェスチャーを奨励するだけではなく、口頭表出に対するジェスチャーの促通効果をつかむことである。これは患者一人一人のジェスチャー能力を分析し、そして具体的で簡潔なコミュニケーション場面においてこの患者がどのようにジェスチャーを使用できるかをモデル呈示し、奨励すること、加えて患者の用いるジェスチャーが最も有効となる〝タイミング〟を見出すことによってなされる。

機能的コミュニケーションの相互関係

Carlogmagnoら (1991) は、PACE訓練 (Davis & Wilcox, 1981) 後の失語症検査の成績やコミュニケーション能力の変化を調べた。彼らは、言語的、および非言語的なコミュニケーションストラテジーを刺激する機能的訓練は、失語症患者のコミュニケーション行動に含まれる情報内容を増加させると説いている。彼らはまた、コミュニケーション場面における最も適切な言語的、非言語的ストラテジーの選択の点で患者がより正確になったことを認めた。一方、〝クッキー泥棒〟の叙述では量的な変化はみられなかった。彼らはPACE訓練後の失語症患者は、言語面の有意な改善は示さなかったが、コミュニケーションストラテジーはより効率的になったと結論している。

一旦患者との対話でのやりとりが確立されると、臨床家の本来の働きが始められる。FCTはフォーマルな言語検査やCADL、FCPといった機能的評価から得られる患者の成績プロフィールを基盤とするが、これに加えて自発話についても何らかの客観的評価をが求められることは、その原則についての節で述べた通りである。FCTの導入には、診断用検査による情報と、その患者の〝メッセージが伝わるため〟の最良の方法についての観察所見とを統合する必要がある。その後患者は、一貫してその反応様式へと導かれる。臨床家は情報交換を刺激し、実生活への応用が見込まれるような、適切で個人的なトピックを選ばなければならない。そして次に、臨床家にはその患者が繰り返す反応様式の有効性や効率について詳細に観察することが求められる。これと同時に有効なフィードバックの種類についても注意を向ける必要がある。フィードバックはできるだけ現実世界にみられるような形に近いものとする。事実、患者がコミュニケーションに失敗した時など、われわれが伝達しなければならないこととは正直に「分かりません」ということである。

尊重される原則は、柔軟で生活に即したフィードバックこそが常に患者のコミュニケーションを望ましい方向へ改変させるということであろう。ある一つの反応様式への過度な依存を抑えるようなフィードバックは、とくに有効といえる。われわれが外来患者として診ている、44歳の失行のある失語症患者は、週明けに治療のために来院した際、まず週末の過ごし方について尋ねると、口頭では常同語以外に伝達できるものがないことが多い。紙を与えると (Lyon, 1989)、彼は徐々により詳細な絵を描くようになり、これが言語的連想、そして3語から5語のフレーズの書字と発話を導き出した。

FaberとAten (1979) は、「(この絵の中に) 見えることを教えて下さい」という刺激／フィードバックにより、「これの名前を言って下さい」と教示する通常の場合と同程度の呼称がなされ、かつ有意に多い発話が促されることを見出した。PACEの手法 (Davis & Wilcox, 1981; Hough & Pierce, 本書第12章参照)は、多様なコミュニケー

ションの機会を強化するという点で、早期治療においては「教えて下さい」という教示より一層有効と思われる。

物語と談話

われわれの実際の生活では、何かの名前を尋ねられることは少なく、最近耳にしたばかりの花や樹木の名前は思い出せないことが多い。しかしわれわれはそのものの美しさや、いかにそれが好きかについて話し続けることは可能である。流暢な失語症患者は、「それが何かは分かっているし、それで何をするかも知っている」と訴えたり、あるいは彼らがそのもの自体を自分では持っていないなどと言うことがある。臨床家と患者の相互関係は、意味、フレーズ、単一文のレベルではなく、談話（discourse）レベルでのやりとりが行われて、より有益なものになることが多い。大部分の失語症患者は、自然なやりとりと同じく冗長的なことばが与えられたほうが成績が良い（すなわちより良く言語を符号化、復号化する）。談話の種類（Ulatowska & Bond, 1983）は、フォーマルな言語検査やコミュニケーション能力についての観察から判断される患者の重症度に合わせればよい。

会話形式の談話は、役割交替を強調した、打ち解けたやりとりにおけるイエス／ノーの質問には応答するような重度患者にとくに適していると思われる。臨床家の要求は質問の形で尋ねられ、そしてしばしば若干言いかえてくり返される（会話の台詞の詳細についてはCochraneとMilton, 1984の文献を参照されたい）。失語症患者は、障害が軽度であっても、いくつかのモデルとなる質問があってから臨床家に対して質問する勇気を持つであろう。ランダムな、単独で呈示される短い質問に対して80％の正答反応を得ようとする伝統的な治療法との明白な相違点である。

質問の内容は個人に関することで、社会的交流において最も頻繁にみられるものでなければならない。ある1つのテーマやトピックに関して質問を選出することで、枠組みができ、冗長性が確保され、説明の談話の原則が組み込まれる。加えて認知面でも注意を移すという必要性は減る。言語障害が軽度の患者には、叙述や手続きといった種類の談話が有効であることが知られている（Chapman & Ulatowska, 1992；Ulatowska & Chapman, 1989；Waller & Darley, 1978）。

方法は、理解を強調するのか、口頭表出が可能でこれに関連する符号化反応の練習とするのか、反応の内容によって異なる。前者の場合、臨床家は患者に絵や物品の使用、書字、または単にジェスチャーをさせて理解の評価を行なう。口頭反応が望まれる場合は、臨床家はコミュニケーションができている限り、不完全な口頭反応や文法上の誤りを受け入れながら、患者に再度話させるよう手掛かりを与え、促す。以下の質問はイエス／ノー、または短い返答を求めるものである：

あなたは軍ではどの部署にいたのですか。私は軍務に就かなかったのですが、あなたはなさったと伺っています。どの部署で兵役に就いたのですか。どのぐらいの期間ですか。つまり、あなたはどのぐらい軍にいたのですか。何年間ですか。海外へも行きましたか。あなたは合衆国の中だけで兵役に就いていたのですか（質問をくり返し、各文節の間ではポーズを置き、そして地球儀や地図といった手掛りを用意する）。

（アメリカ合衆国の地図を用いて）
あなたが育ったのはどこですか。（無反応）あなたが育った場所を教えて下さい。私は東部育ちです。あなたは子供の頃どこに住んでいましたか。

談話トピックの例

タイヤ交換の方法を話します。後で私と一緒に段取りをふり返りましょう。そしてもし私が何か忘れていることがあったら教えて下さい。

これは今日の新聞にあった短い記事です。この近所の安く食事ができる場所を3箇所紹介しています。私が読みますから後でこれについて話し合いましょう。

このテレビガイドには週末のスポーツのイベントが載っています。どのゲームもテレビで放映されます。大きな声でゆっくり読んで下さい（イエス／ノーからどのゲームを観るつもりか、いつ、誰が勝つと思うかといった内容まであらゆる反応が促される。そのチームはどの町のチームか地図で示すことはコミュニケーションを促通しやすい）。

PruttingとKirchner（1987）は、談話を有力な評価手段と考えているだけでなく、言語使用の治療にも包合されるべきであると推している。語用論や診断／訓練の手続きといった応用の詳細については第12章を参照されたい。

トピックやテーマの開発

どの患者にとっても自分の名前を言えたり、その社会に相応しいマナーで挨拶を交わせることは有益である。自己尊厳が報われるのである。われわれは、患者の大部分が短期間の訓練で、近い手掛かりが与えられれば（つまり「あなたの下の名前は_____」）、姓か名のいずれかを言うことができるようになることを見出した。われわれの行なった早期訓練は社会志向のものであったため、FCTの最初のトピックとして自己紹介や挨拶が導入された。これらは確かにグループやクリニックの外での交流場面に不可欠な行動である。治療の初期によく取りあげられる他のトピックには、患者の生活環境や重症度にもよるが、以下のようなものが含まれる：

1．レストランでのコーヒーや食事の注文
2．住所や電話番号などの必須情報
3．名前や家族構成
4．職業や趣味／興味
5．携わっていた仕事
6．住んでいた／育った場所
7．乗っている／買いたい車の種類
8．好きな食物
9．好きな調理法（ステーキ、卵）、あるいは脳卒中の再発を防ぐ新たな食事についてのディスカッション
10．今まで観た中で最も良かった映画
11．好きなスポーツ、テレビ番組、または本／雑誌
12．好きな行楽地や旅行

以上のリストは提案であり、患者個人の背景、社会経済的、教育的レベルや興味などに合わせたものでなければならない。

教材

近年実生活における活動や要求を刺激する教材、課題となるようなものが市場に多くみられるようになった。一般に個人仕様の教材が好ましい。また高齢患者にとって最近の出来事よりも過去のことに関する教材の方が良く想起される。有名人の写真を示すことは過去の記憶を引き出すのに非常に効果的である。誕生日カードやクリスマスカードを刺激として用いた84歳の女性の重度混合型失語症患者は14人の孫のそれぞれに、また22人の曾孫の大半に向けてノートに左手で〝愛をこめて、ナナ〟と書くことを習得した。

コミュニケーションスキルの転移

臨床家と患者の間でコミュニケーションが成立しても、患者がこの二者関係以外でも有効なコミュニケーションを実践できる保証はない。患者がクリニックという特殊な場でみせた良好なコミュニケーション方法や自信は、現実世界での唐突に対面するような状況では一部、あるいは完全に阻害されてしまうであろう。グループ設定で行われるFCTは、臨床的な一対一関係と実生活で求められることの中間、〝半分在宅〟の位置を占めている。本書第15章でKearnsは以下の点について綿密な考察を行なっている：個人訓練で習得したぜい弱なコミュニケーションスキルをグループ内でいかに使用、強化する機会を与えられるか、より自然な状況での訓練が行なえるか、あるいは現実世界での状況——役割交替や注意散逸の統御、さまざまな話し手への傾聴、妨害されることによるストレスの処理——をシミュレーションするか。グループはまた個人訓練で行なわれたFCTの有効性を評価する場にもなる。この点については第15章においても触れる。

Holland（1982）は、患者の家庭、買物の出先など様々な生活環境におけるコミュニケーションの事例を多数報告し、コミュニケーションの改善がみられるかどうかを分析している。この種の観察が臨床家に対して、FCTの運用や内容についての計画を改訂、補正するための情報を提供していることは明らかである。臨床家や患者が治療の場から外へ踏み出すことが困難な場合、ビデオや映画を用いるなどしてクリニックの中でも日常的コミュニケーション状況をシミュレーションするような試みが必要となろう。

患者と関係が深い人達の訓練

週に数時間の頻度で行われるFCTでは、機能的

改善を確立、転移、維持するには不十分である。われわれは患者の配偶者や生活環境の中で重要な人達にも働きかけなければならない。これは、急性期の病院で、医療従事者や保険機関の関係者に始まり、患者の家族や友人へと拡げられる。家族には治療方針、目標、方法が告知された上で臨床家と患者との間の良いやりとりを見学するよう求められる。Lubinski (1981) によるナーシングホームでの活動は、臨床家にとってFCTを促進する際の重要なパートナーの起用に関する秀逸な一例となろう。Newhoffら (1981) は、配偶者への直接的訓練法を提供している。Lyon (1989) はこのような重要な人達を失語症患者の治療的コミュニケーションネットワークへ参与させる包括的プログラムを示した。患者－配偶者間のコミュニケーション関係が改善することは、われわれの臨床訓練をより広く、より強く伸展させるものになるであろう。

FCT法のまとめ

FCTの目標はコミュニケーションの増大である。どの患者に対してどのようなアプローチ、治療モデルが適切であるかを判定するガイドラインが作成されている。検査結果と試行訓練とを照合させて、失語症学者は機能的な情報交換を促通する手段、モダリティー、あるいはプロセスを選択し、また患者の実際環境でのコミュニケーションへの準備が可能となる。談話分析による会話刺激法の利点や新たな治療アイデアが示された。患者を早期からグループ治療に参加させることには潜在的な利点が多いということも論じた。グループには、転移の媒体としての役割があり、診断材料やコミュニケーションスキルの獲得を試みる経験の場となる。最後に患者の配偶者や周囲の人達がリハビリテーションのプロセスにできるだけ頻繁かつ集中的に参加すべきことが強調された。

今後の動向

この章の初版を著した1986年以降、失語症患者に対するFCTの状況を良い方向へ転換させる2つの出来事が起きている。第一は長期治療のために提供されていた資源が、治療の継続を大きく制限するようになり、継続に代わる他の方策を求めるようになったことである。こうした事態が失語症学者の現在と未来にとって意をなすところは、個人訓練に費やす時間が削減されるようになるのではないか、ということである。患者はすぐに家やコミュニティーでの生活に戻されるが、これは換言すれば、入院患者への初期治療が減少することである。患者は早期に、リハビリテーションが完了する、あるいは十分に行なわれる以前に"現実世界"へ入っていくのである。

第二に、治療の資金を提供している第三者機関が、治療費用の支払いに先立ち、機能面での改善の証拠や目標を求めていることである。その結果、機能面に焦点を置いた治療は、もはやほとんどの場合、単なるオプションではなくなり、失語症患者の治療上主要な、そして不可欠な役割を担うものとなったのである。

Rosenbekら (1989) は、われわれの失語症に対する見方、考え方が治療法を指南すると提言している。彼らは近い将来、この障害の全側面に対する理想的治療を支える資源は減少し、障害を受けた言語の治療を重視する従来の傾向はみられなくなると考えている。われわれは、言語の改善という点に限っていうならば、早期治療は必ずしもより良い治療、あるいはより完全な治療とはいえないことを理解した。この、すでに始まっている傾向は、患者に急性期の段階から失語症と共に生きる準備をし、できるだけ早期に周囲とコミュニケーションをとり始め、さらに個人訓練の部屋ではなく実生活の中で介護者や家族との共生的なライフスタイルを作り上げることに、より重点を置いている。

治療の形態がどうであれ、構造化（すなわち目標設定）され、モデルから派生し、理論に基づいた方法やプロセスを包含していることは必須である。何よりも治療は、失語症患者一人一人の能力の異質性や各人の望む結果を認めるべきものである。言語は最も効率的なコミュニケーション手段ではあるが、唯一の方法というのではない。多くの患者にとって、言語の回復は容易ではなく、個人の労力も甚大ながら、機能的には大きくはない。10年以上も前のSarno (1980) の見解は現在も真

実を訴えている。

　自発話の評価は・・・失語症者の行動のうちでわれわれが無視しやすい一面である・・・日々の訓練の中でわれわれが患者の自発的な発話行為を対象化する努力をしなければ、回復についての適切な、再現性のある評価はできないであろう・・・そして適切な治療プログラムを企画することもできないであろう。(p.47)

References

Aten, J., Caligiuri, M., and Holland, A. (1982). The efficacy of functional communication therapy for chronic aphasic patients. *Journal of Speech and Hearing Disorders, 47*, 93–96.

Bates, E. (1976). Pragmatics and sociolinguistics in child language. In M. Morehead and A. Morehead (Eds.), *Language deficiency in children: Selected readings.* Baltimore, MD: University Park Press.

Beyn, E. S. and Shokhor-Trotskaya, M. K. (1966). Preventive method of speech rehabilitation in aphasia. *Cortex, 2*, 96–108.

Binder, G. M. (1984). *Aphasia: A societal and clinical appraisal of pragmatic and linguistic behaviors.* Unpublished master's thesis, University of California, Santa Barbara, CA.

Blomert, L. (1990). What functional assessment can contribute to setting goals for aphasia therapy. *Aphasiology, 4* (4), 307–320.

Blomert, L., Koster, C., Van Mier, H., and Kean, M-L. (1987). *Aphasiology, 1*(6), 463–474.

Brookshire, R. (1975). Effects of prompting on spontaneous naming of pictures by aphasic subjects. *Human Communication, 5*, 63–71.

Byng, S., Kay, J., Demundson, A., and Scott, C. (1990). Aphasia tests reconsidered. *Aphasiology, 4*(1), 67–91.

Carlogmagno, S., Losanno, N., Enamuelli, S., and Casadio, P. (1991). Expressive language recovery or improved communicative skills: Effects of P.A.C.E. therapy on aphasics' referential communication and story retelling. *Aphasiology, 5*, (4 & 5), 419–424.

Chapey, R. (1981). Divergent semantic intervention. In R. Chapey (Ed.), *Language intervention strategies in adult aphasia.* Baltimore, MD: Williams & Wilkins.

Chapey, R., Rigrodsky, S., and Morrison, E. (1977). Aphasia: A divergent semantic interpretation. *Journal of Speech and Hearing Disorders, 42*, 287–295.

Chapman, S. B., and Ulatowska, H. (1992). Methodology for discourse management in the treatment of aphasia. *Clinical Communication Disorders, 2*, 64–81.

Cochrane, R., and Milton, S. (1984). Conversational prompting: A sentence building technique for severe aphasia. *Journal of Neurological Communication Disorders, 1*, 4–23.

Davis, G. (1983). *A survey of adult aphasia.* Englewood Cliffs, NJ: Prentice-Hall.

Davis, G. and Wilcox, M. (1981). Incorporating parameters of natural conversation in aphasia treatment. In R. Chapey (Ed.), *Language intervention strategies in adult aphasia.* Baltimore, MD: Williams & Wilkins.

Doyle, P., Oleyar, K., and Goldstein, H. (1991). Facilitating functional conversational skills in aphasia: An experimental analysis of a generalization training procedure. In T. Prescott (Ed.), *Clinical aphasiology.* (Chapter 22, Vol. 19, pp. 229–241). Austin, TX: Pro-Ed.

Faber, M., and Aten, J. (1979). Verbal performance in aphasic patients in response to intact and altered pictorial stimuli. In R. Brookshire (Ed.), *Clinical Aphasiology Conference proceedings.* Minneapolis, MN: BRK.

Feyerstein, P. (1991). Communicative behavior in aphasia. *Aphasiology, 5*(4 & 5), 323–334.

Fitch-West, J. (1983). Aphasia: Cognitive considerations. *Topics in Language Disorders, 3*, 49–66.

Fodor, J. (1983). *The modularity of mind.* Cambridge, MA: MIT Press.

Frattali, C. (1992). Functional assessment of communication: Merging public policy with clinical views. *Aphasiology, 6*(1), 63–83.

Goodglass, H., and Stuss, D. (1979). Naming to picture versus description in three aphasic subgroups. *Cortex, 15*, 199–211.

Helm-Estabrooks, N., and Barresi, B. (1980). Voluntary control of involuntary utterances: A treatment approach for severe aphasia. In R. Brookshire (Ed.), *Clinical Aphasiology Conference proceedings* (pp. 208–230). Minneapolis, MN: BRK.

Holland, A. (1978). Functional communication in the treatment of aphasia. In L. Bradford (Ed.), *Communication disorders: An audio journal for continuing education.* New York: Grune & Stratton.

Holland, A. (1979). Some practical consideration in aphasia rehabilitation. In M. Sullivan and M. Kommers (Eds.), *Rationale for adult aphasia therapy.* Omaha University of Nebraska Medical Center Print Shop.

Holland, A. (1980). *Communicative abilities of daily living.* Baltimore, MD: University Park Press.

Holland, A. (1982). Observing functional communication of aphasic adults. *Journal of Speech and Hearing Disorders, 47*, 50–56.

Holland, A. (1983). Language intervention in adults: What is it? In J. Miller, D. Yoder, and R. Schiefelbusch (Eds.), *Contemporary issues in language intervention* (Report 12;1:13–14). Rockville, MD: ASHA.

Holland, A. (1991). Pragmatic aspects of intervention in aphasia. 6(2), 197–211.

Horner, J. (1984). Moderate aphasia. In A. Holland (Ed.), *Language disorders in adults.* San Diego, CA: College Hill Press.

Horner, J. (1987). Pausing, planning and paraphasia in expressive language disorders. *Topics in Language Disorders, 8*(1), 24–33.

Katz, R. (1990). Intelligent computerized treatment or artificial aphasia therapy? *Aphasiology, 4*(6), 621–624.

Katz, R., LaPointe, L., and Markel, N. (1978). Coverbal behavior and aphasic speakers. In R. Brookshire (Ed.), *Clinical Aphasiology Conference proceedings.* Minneapolis, MN: BRK.

Kertesz, A. (1982). *Western aphasia battery.* New York: Grune & Stratton.

LaPointe, L. (1978). Aphasia therapy: Some principles and strategies for treatment. In R. Brookshire (Ed.), *Clinical Aphasiology Conference proceedings.* Minneapolis, MN: BRK.

Lomas, J., Pickard, L., Bester, S., Elbard, H., Finlayson, A., and Zoghaib, C. (1989). The communicative effectiveness index: Development and psychometric evaluation of a functional communication measure for adult aphasia. *Journal of Speech and Hearing Disorders, 54*, 113–124.

Loverso, P. (1986). Rehabilitation of language related memory disorders in aphasia. In R. Chapey (Ed.), *Language intervention strategies in adult aphasia* (Chapter 12, 2nd ed., pp. 239–250). Baltimore, MD: Williams & Wilkins.

Lubinski, R. (1981). Environmental language intervention. In R. Chapey (Ed.), *Language intervention strategies in adult aphasia.* Baltimore, MD: Williams & Wilkins.

Lubinski, R., and Chapey, R. (1978). Constructive recall strategies in adult aphasia. In R. Brookshire (Ed.), *Clinical Aphasiology Conference proceedings.* Minneapolis, MN: BRK.

Luria, A. (1970). The functional organization of the brain. *Scientific American, 222*, 66–78.

Lyon, J. (1989). *The challenge of generalization: The perspectives on planning, intervention, and evaluation.* Lecture presented at the Third Annual Seminar of Speech and Stroke Center, Toronto, Ontario, Canada.

Lyon, J. (1992). Communication use and participation in life for adults with aphasia in natural settings: The scope of the problem. *American Journal of Speech-Language Pathology, 1*(3), 7–14.

Martin, A. D. (1978). A proposed rationale for aphasia therapy. In R. Brookshire (Ed.), *Clinical Aphasiology Conference proceedings.* Minneapolis, MN: BRK.

Martin, A. D. (1981). The role of theory in therapy: A rationale. *Topics in Language Disorders, 1*, 63–72.

McNeil, M. (1983). Aphasia: Neurological considerations. *Topics in Language Disorders, 3*, 1–20.

McNeil, M., Odell, K., and Tseng, C. (1991). Toward integration of resource allocation into a general theory of aphasia. In T. Prescott (Ed.), *Clinical aphasiology.* (Chapter 3, Vol. 20, pp. 21–39).

Myers, P. S. (1980). Visual imagery in aphasic treatment: A new look. In R. Brookshire (Ed.), *Clinical Aphasiology Conference proceedings.* Minneapolis, MN: BRK.

Newhoff, M., Bugbee, J., and Ferreira, A. (1981). A change of PACE: Spouses as treatment targets. In R. Brookshire (Ed.), *Clinical Aphasiology Conference proceedings.* Minneapolis, MN: BRK.

Newhoff, M., Tonkovich, J., Schwartz, S., and Burgess, E. (1982). Revision strategies in aphasia. In R. Brookshire (Ed.), *Clinical Aphasiology Conference proceedings.* Minneapolis, MN: BRK.

Podraza, B. L., and Darley, F. L. (1977). Effects of auditory prestimulation on naming in aphasia. *Journal of Speech and Hearing Research. 20*, 669–683.

Porch, B. E. (1967). *Porch Index of Communicative Ability.* Palo Alto, CA:

Consulting Psychologists Press.
Prutting, C. (1982). Pragmatics as social competence. *Journal of Speech and Hearing Disorders, 47*, 123–134.
Prutting, C., and Kirchner, D. (1983). Applied pragmatics. In T. Gallagher and C. Prutting (Eds.), *Pragmatic assessment and intervention issues in language.* San Diego, CA: College Hill Press.
Prutting, C., and Kirchner, D. (1987). A clinical appraisal of the pragmatic aspects of language. *Journal of Speech and Hearing Disorders, 52*, 105–119.
Rosenbek, J. (1983). Some challenges for aphasiologists. In J. Miller, D. Yoder, and R. Schiefelbusch (Eds.), *Contemporary issues in language intervention* (Report 12). Rockville, MD: ASHA.
Rosenbek, J., LaPointe, L., and Wertz, R. (1989). *Aphasia: A clinical approach.* Austin, TX: Pro-Ed.
Sarno, M. T. (1969). *The functional communication profile: Manual of direction.* New York: Institute of Rehabilitative Medicine, New York University Medical Center.
Sarno, M. T. (1980). Analyzing aphasic behavior. In M. Sarno and O. Hook (Eds.), *Aphasia: Assessment and treatment.* New York: Masson.
Sarno, M. T. (1981). Recovery and rehabilitation in aphasia. In M. Sarno (Ed.), *Acquired aphasia.* New York: Academic Press.
Sarno, M. T. (1983). The functional assessment of verbal impairment. In G. Grimby (Ed.), *Recent advances in rehabilitation medicine.* Stockholm: Almquist & Wiksell.
Schuell, H., Jenkins, J., and Jimenez-Pabon, E. (1964). *Aphasia in adults.* New York: Harper & Row.
Schwartz, M., and Whyte, J. (1991). Methodological issues in aphasia treatment research. In *Treatment of aphasia: Research and research needs.* Bethesda, MD. Proceedings of an NIDCD Workshop, June 6–7.
Seron, X., Deloche, G., Bastard, V., Chassing, G., and Hermand, N. (1979). Word-finding difficulties and learning transfer in aphasic patients. *Cortex, 15*, 149–155.
Shewan, C. (1986). The history and efficacy of aphasia treatment. In R. Chapey (Ed.), *Langauge intervention strategies in adult aphasia.* (Chapter 3, 2nd ed.). Baltimore, MD: Williams & Wilkins.
Sparks, R., Helm, N., and Albert, M. (1974). Aphasia rehabilitation resulting from melodic intonation therapy. *Cortex, 10*, 303–316.
Springer, L., Glindemann, R., Huber, W., and Willmes, K. (1991). How efficacious is PACE-therapy when "Language Systematic Training" is incorporated? *Aphasiology, 5*, (4 & 5), 391–400.
Ulatowska, H., and Bond, S. A. (1983). Aphasia: Discourse considerations. *Topics in Language Disorders, 3*, 21–34.
Ulatowska, H., and Chapman, S. (1989). Discourse considerations for aphasia management. *Seminars in Speech and Language, 10*, 293–314.
Ulatowska, H., Hildebrand, B., and Haynes, S. (1978). A comparison of written and spoken language in aphasia. Revision strategies in aphasia. In R. Brookshire (Ed.), *Clinical Aphasiology Conference proceedings.* Minneapolis, MN: BRK.
Van Lancker, D., and Nicklay, C. (1992). Comprehension of personally relevant (PERL) versus novel language in two globally aphasic patients. *Aphasiology, 6*(1), 37–61.
Waller, M. R., and Darley, F. L. (1978). The influence of context on the auditory comprehension of paragraphs by aphasic subjects. *Journal of Speech and Hearing Research, 21*, 732–745.
Weniger, D. and Sarno, M. (1990). The future of aphasia therapy: More than just new wine in old bottles? *Aphasiology, 4* (4), 301–306.
Wepman, J. (1972). Aphasia therapy: A new look. *Journal of Speech and Hearing Disorders, 37*, 203–214.
Wepman, J. (1976). Aphasia: Language without thought and thought without language. *ASHA, 18*, 131–136.
Wertz, R. (1991). Aphasiology 1990: A view from the colonies. *Aphasiology, 4* (4 & 5), 311–322.
Wertz, R. T. (1983). Language intervention context and setting for the aphasic adult: When? In J. Miller, D. Yoder, and R. Schiefelbusch (Eds.), *Contemporary issues in language intervention.* (Report 12;1:196–220), Rockville, MD: ASHA.
Wertz, R. T. (1984). Language disorders in adults: State of the clinical art. In A. Holland (Ed.), *Language disorders in adults.* San Diego, CA: College Hill Press.
Wertz, R. T., Weiss, D. G., Aten, J. L., Brookshire, R. H., Garcia-Buneul, L., Holland, A., Kurtzke, J. F., LaPointe, L. L., Milianti, F., Brannegan, R., Greenbaum, H., Marshall, R. C., Vogel, D., Carter, J., Barnes, N. S., and Goodman, R. (1986). A comparison of clinic, home, and deferred language treatment for aphasia: A Veterans Administration cooperative study. *Archives of Neurology, 43*, 653–658.
Wertz, R. T., Collins, M., Weiss, D., Kirtzke, J., Friden, T., Brookshire, R., Pierce, J., Holtzapple, P., Hubbard, D., Porch, B., West, J., Davis, L., Matovich, V., Morley, G., and Resurreccion, E. (1981). Veterans Administration cooperative study on aphasia: A comparison of individual and group treatment. *Journal of Speech and Hearing Research, 24*, 580–594.
Whitney, J. (1975). *Developing aphasic's use of compensatory strategies.* Paper presented at the Annual Convention of the American Speech-Language-Hearing Association, Washington, DC.
Wiegel-Crump, C., and Koenigsknecht, R. A. (1973). Tapping the lexical store of the adult aphasic: Analysis of the improvement made in word retrieval skills. *Cortex, 9*, 410–418.
Wilcox, M. J. (1983). Aphasia: Pragmatic considerations. *Topics in Language Disorders, 3*, 35–48.

第15章

失語症のグループ訓練：理論的、実践的考察

KEVIN P. KEARNS

　失語症のグループ訓練は、第二次世界大戦後にアメリカで始まったが、それは頭部外傷を被った帰還兵士が急増したことへの現実的な対応としてであった。その当時は、失語症患者に臨床サービスを提供するための特別教育を受けた専門家は比較的少なかったので、患者が増え続けた結果、グループで訓練を行わざるをえなくなったのである。アメリカやその他の国では、グループ訓練は治療法のひとつとして現在でも広く用いられている（Fawcus, 1989；Pachalska, 1991a；Tsvetkova, 1980）。

　賠償金の改定や公共政策の変化（Fratelli, 1992参照）、さらには失語症の回復の心理社会面に対して新たに関心が持たれ始めたおかげで、皮肉にもグループ訓練には再び興味が向けられることになった（Borenstein et al., 1987；Brindely et al., 1989；Pachalska, 1992；Radonjic and Rakuscek, 1991）。近年Lyon（1992）は、臨床失語症学者は訓練課題に機能的なコミュニケーションのゴールだけではなく、心理社会的なコミュニケーションのゴールも取り入れて臨床の観点を広げるべきであるし、また、「生活への参加」を促進したり支援したりする治療を行うべきであると述べている。同じようにFratelli（1992）も、「人間のコミュニケーションとその障害に関する科学は、コミュニケーション障害を持つ人の生活の質を向上させるために捧げられた学問であることを、忘れてはならない」と述べている（p.81）。

　こうした広い視点で捉えた失語症の回復に興味が持たれるのは、もちろん目新しいことではない。グループ訓練の報告やその成果について述べた文献は多数出版されている（Agranowitz et al., 1954；Aronson et al., 1956；Chenven, 1953；Gordon, 1976；Holland, 1970；Inskip and Burris, 1959；Nielson et al., 1948；Schlanger and Schlanger, 1970；Wepman, 1947）。グループ訓練を支持する人々は、この訓練法は発話と言語能力を広範に変化させ、失語症に対する心理社会的適応力を高めることができる、と述べている。残念ながらこれを裏付ける客観的な研究が乏しいため、失語症のグループ訓練の効果はまだ確立されていない。最近の研究では、グループ訓練は失語症マネジメントとして効果的な形態であるという結果が示されている（Aten et al., 1982；Brindely et al., 1989；Radonjic and Rakuscek, 1991；Wertz et al., 1981）にも関わらず、失語症学者たちはこの臨床研究の重要な領域にほとんど関心を払っていない。

今日の臨床科学の進歩にも関わらず、失語症のグループ訓練に関する情報は相変わらず不足している。たとえば臨床失語症学の教科書は通常、グループ訓練の目的と成果を簡単に述べ、治療で採用されている手続きに最小限に触れるのみで（Brookshire, 1992；Darley, 1982；Davis, 1992；Eisenson, 1973；Jenkins et al., 1981；Sarno, 1981)、文献を批判的にまとめたものは少ない（Fawcus, 1989；Marquardt et al., 1976)。そのため、グループ訓練に興味を持つ臨床家は、グループ訓練に個人訓練のテクニックを応用するか、経験のある臨床家にアプローチを教えてもらわなければならない。つまり、文献ではリハビリテーションの目標の達成に必要なゴールや手続きが明確にされないまま、グループ訓練の有効性が謳い続けられてきたのである（Holland, 1975)。

経験に基盤をおくグループ訓練の手続きの必要性が認識される一方で、従来欠如していた概念的な枠組みや方法論的な枠組みで、リハビリテーションゴールをより広くとらえることに関心が持たれている。概念的という観点からは、臨床失語症学者は、失語症患者の般化を促進する場合の複雑性に注目し始めている（Van Harskamp and Visch-Brink, 1991)。さらに重要なのは、環境、性格、社会、感情、コミュニケーションなど、治療要因の複雑性というエコロジカルな観点を持つことが、個人訓練、グループ訓練のどちらにおいても、具体的で確実な訓練を編み出していくということである（Aten et al., 1982；Davis and Wilcox, 1981；LaPointe, 1989)。治療がよりエコロジカルなアプローチになっていく傾向とあわせて、グループ訓練の手続き的な枠組みを明らかにするという方法論的な問題が強調されるようになった。たとえば、訓練の般化計画アプローチの発展（Kearns, 1989；Thompson, 1989)や、信頼性のある適切な機能的評価手段（Fratelli, 1992)や心理社会的評価手段（Lyon, 1992)の必要性などは、失語症のグループ訓練に直接関連してくるのである。

目　的

グループ訓練に関する文献をレビューし、現在臨床で実施されている訓練を記述し、臨床的に有益かつ実験的に検証された具体的な治療アプローチを開発する必要がある。したがって、この章の目的は、(a)失語症のグループ訓練の文献を批評的に概観して、要約し、(b)般化を促進すると述べた文献の情報に沿って、失語症グループ訓練の展望を明らかにすることである。また、リハビリテーションのこの領域におけるSTの将来的な役割に関する提言についても述べる。

失語症のグループ訓練では、主としてグループリーダーの技量と傾向が、グループの内容や狙いを左右する（Marquardt, 1982；Marquardt et al., 1976)。しかし、一般的には失語症グループでは、心理社会的適応、発話－言語治療、カウンセリングという要因のうちの1つあるいはいくつかに狙いが定められている（Eisenson, 1973；Fawcus, 1989)。コミュニケーションと心理社会的要因は複雑に関連していて、一方の改善が他方に影響を及ぼすので、前述の臨床的な要因の分類はもちろん恣意的である（Marquardt et al., 1976)。したがって、次節以降でグループ訓練アプローチを議論する間も、失語症グループ訓練の治療ゴール同士が密接に複雑に関連していることは、心に留めておかなければならない。

グループ訓練のアプローチ

心理社会的グループ訓練

失語症に関する文献では、グループ訓練のなかでも心理療法的アプローチと社会療法的アプローチとが区別されているが（Marquardt et al., 1976)、両者は類似点の方が多い。文献で報告される目的と手続きは、記述レベルの相違があるとはいえ、社会療法的グループ訓練なのか、心理療法的グループ訓練なのかが区別できないことが多い。心理社会的グループでは、失語症患者が気持ちを入れ替えて、失語症による心理社会的衝撃に対処することを学ぶ支援的な雰囲気が提供される。さらに、このグループでは対人関係を強調し、「同じ

船に乗り合わせた」他の人と社会的にふれあう機会が提供される。心理社会的な失語症グループの第一の目的は、メンバーが失語症の結果に対処できるよう、感情的あるいは心理的な絆を育てることである（Inskip and Burris, 1959; Oradei and Waite, 1974; Redinger et al., 1971）。

BackusとDunn（1947, 1952）は、失語症のグループ訓練の強力な推進者であり、グループという構造には帰属感、受容感、安全という雰囲気が備わっていると考えていた。Backus（1952）は、特定の行動的手続きをとるより、「患者に変化が生じるような環境をつくる」方が重要であると強調した（p.122）。彼女は対人関係が治療的変化の土台になると考え、グループの第1の目的は心理社会的適応の促進であるとした。彼女はグループ訓練によって、患者の技能が客観的に改善し、社会的な状況への適応が助けられると考えていたのである。

Blackman（1950）とBlackmanとTureen（1948）は、失語症患者のグループの「心理療法」について議論している。彼らのグループでは、社会に出て気持ちを入れ替え、失語症の心理的な影響と何とかうまくやっていけると感じられるような、リラックスして支持的な雰囲気が与えられると報告されている。グループの活動としては、話し合い、現実にありうる状況を演ずる劇、作品展示などが行われる。Blackman（1950）は、失語症グループの「驚くべき結果」を数多く報告したが、それは孤独感の減少、社会的受け入れの再確認、自己認識の高まりなどであった。

GodfreyとDouglass（1959）は、失語症の患者の「社会的会話」グループで経験したことを報告している。グループのリーダーは、失語症のことや言語訓練テクニックをほとんど知らない作業療法士であった。グループセッションの間は、決まった言語訓練課題は行われずに、社会的相互関係が強調された。GodfreyとDouglassは、暖かくて自然な患者－治療者の関係が失語症患者の不安、防衛、引っ込み思案をやわらげるのに有効であったと強調した。さらに、主観的臨床スケールで見ると、グループ訓練後には患者のほとんどが「心理社会的な」適応あるいは「言語的な」適応が改善していることが明らかになった。

心理社会的グループ訓練の大部分の報告では、患者の情報、具体的な手続き、治療結果の評価については最小限の注意しか払われていない。しかしAronsonら（1956）は、グループ訓練の「社会心理療法」的なアプローチについて述べ、プログラムの効果を評価しようと試みた。グループの話し合いを活発にするための試みとして、課題を連続して発展させたり、感情のはけ口をつくったりして、患者に対人関係をとらせるようにしむけた。課題は非言語的課題（例：音楽リズムグループ）から、言語のみの課題（例：グループディスカッション）まで幅があり、階層をなしていて、(a)リズム楽器の使用、(b)合唱への参加、(c)グループリーダーが読む短い話を聞く、(d)様々な言葉のゲームやことわざの話題に参加する、(e)話したことを録音・再生して聞く、(f)グループ中心のディスカッションに参加する、などであった。適当なグループディスカッションが生じてこないときは、随時、上記の階層からの課題を使い、やる気を保ちつづけたりやりとりを促進したりした。

このアプローチの効果は、平均14時間の治療セッションに参加した21名の慢性期・急性期の患者で評価された。面接と臨床（検査）結果から、患者とスタッフはきわめて良好に治療プログラムに反応したことが明らかになった。不安の減少、グループ内の支援の増加、グループメンバー同士の建設的な自己批判という素晴らしい能力がグループリーダーによって観察されたのである。

心理社会的グループ訓練では、具体的なグループ訓練手続きを概観して注目される報告がある。SchlangerとSchlanger（1970）は、コミュニケーションの不安を減少させ、グループ場面で自発的かつ機能的な談話を引き出す方法として、ロールプレイを取り入れることを勧めている。主な目的は、(a)ジェスチャーやパントマイム、(b)現実に起こりうる状況で自分自身を演じる、(c)他のメンバーの役を演じる、(d)心理劇、などを通じて「対人関係からも自己内的関係からも『なにかを得ようと』試みる」ことであった。

ジェスチャーとパントマイムは、発話能力が重度に障害された慢性期の失語症患者のコミュニケーションを拡大するために用いられる。ジェスチャーとパントマイムの訓練は、絵で表現できる対

象の情報を伝達するための叙述的ジェスチャーや、手紙を出すなどの日常動作のパントマイムや、「普遍的な」図像的ジェスチャーの使用などである。

ジェスチャー訓練を受けた後、患者はストレスなしの状況、あるいはストレスのかかる状況で自分たちでロールプレイを行った。ストレスなしの状況とは、たとえば買い物やピクニックであり、ストレスのかかる状況とは「どっきりカメラ」のような状況で臨床家と話す、などである。予期せぬ出来事が日常生活に織り込まれ、患者が自然な状況で問題を解決したり、コミュニケーションしたりしなければならないように仕組まれているのである。

自分たちでロールプレイする以外には、たとえば、パン屋や花屋を設定して、そこにいる人々をパントマイムや発話で表現するなど、他人を演じることもあった。

SchlangerとSchlanger（1970）のグループ訓練では、最後にグループのメンバーの問題点やイライラ感を表すために、心理劇が利用される。患者は、気持ちを切り替えたり、攻撃的な気持ちを解放するような役を割り当ててもらう。

失語症のグループメンバーは以上のような4種類の訓練を受けて徐々に改善していくので、その効果がいくつか報告されている。たとえば、患者がストレスのかかる状況に対処する能力が向上すること、コミュニケーション障害に関連する不安が減少すること、達成感が得られること、感情の逸脱が消失すること、そして感情と問題への内省が深まることなどである。SchlangerとSchlanger（1970）は、ロールプレイは、失語症が及ぼす社会心理的影響に適応していく重要な手段になると結論している。

最近の臨床報告でも、失語症グループを設定して心理社会的ゴールを目指しているものがある。たとえばBorensteinら（1987）は、失語症患者とその家族が5日間泊まり込みで集中治療プログラムを受けた後の、心理学的効果、言語学的効果、神経学的効果を検討した。11人の失語症患者と7人の家族がグループに参加した。訓練はST、心理学者、神経学者によって行われ、家族の心理的適応、失語症患者の言語能力と神経学的状態が評価された。治療プログラムは、家族中心療法、機能的コミュニケーションに自信をつけるための社会的な外出、日常生活の問題点や適応の方法についてのディスカッションという内容であった。この集中治療の1年後に行われた再評価では、心理学的および対人的な適応は改善していたが、神経学的な面やコミュニケーションの状態には変化が見られなかった。

まとめと論評

文献では、心理社会的なグループ訓練は、患者に心理学的効果、感情的効果、社会的効果を与えるという点で、一般的には合意が得られている。効果として具体的に報告されたこととしては、社会参加の機会が増加する、失語症患者が怒りや敵意その他の感情を表せるような支持的雰囲気を得ることができる、患者が失語症によって生じた感情の変化やライフスタイルの変化に対処する技術を身につけることができる、などがある（Aronson et al., 1956 ; Backus and Dunn, 1947 ; Blackman, 1950 ; Blackman and Tureen, 1948 ; Eisenson, 1973 ; Friedman, 1961 ; Godfrey and Douglass, 1959 ; Inskip and Burris, 1959 ; Marquardt et al., 1976 ; Oradei and Waite, 1974 ; Redinger et al., 1971 ; Schlanger and Schlanger, 1970）。心理社会的グループ訓練の効果についての意見はほぼ一致してはいるが、この種の報告は、主観的な評価と逸話的な観察に基づいて結論が導かれていることに注意しなければならない。心理社会的グループの文献でデータに基づいた研究は事実上無いに等しく、たとえ報告されていても厳密なものではない（Aronson et al., 1956 ; Godfrey and Douglass, 1959 ; Oradei and Waite, 1974）。心理的、社会的パラメータの計測が心理尺度的には困難なことは事実であっても、失語症グループ訓練の心理社会的影響を評価することには差し迫った必要性がある。

しかし失語症マネジメントアプローチに明確なデータベースを確立することより、追試可能な治療手続きを開発することの方が先決である。残念なことに、いくつかの注目すべき報告（Aronson et al., 1956 ; Schlanger and Schlanger, 1970）を除けば、失語症の心理社会的グループ訓練の具体的な治療原則や手続きは記述されていない。文献では、臨床の実践に必要となる詳細な手続きは述

べられておらず（たとえばFriedman, 1961；Oradei and Waite, 1974；Redinger et al., 1971）、心理社会的グループ訓練は広い意味で定義されていないと言える。さらには、心理社会的治療グループの効果を報告しようと試みた場合でも（たとえばBorenstein et al., 1987）、最低限の心理尺度基準すらも使用しなかったために、その試みの有用性に限界がある。

家族のカウンセリングと支援グループ訓練

失語症患者は、心理社会的に適応することが困難という点に加えて、患者の家族の感情的変化、心理的変化、ライフスタイルの変化も報告されている（Friedland and McColl, 1989；Kinsella and Duffy, 1978, 1979；Malone, 1969；Rice et al., 1987）。たとえば、失語症が家族ダイナミクスに及ぼす影響を測定するために、Malone (1969)が20人の失語症患者と配偶者にインタビューを行った例がある。彼は、明らかな役割の交代や、配偶者のイライラ感、家族の罪の意識、経済的な問題、仕事への無気力感、健康の問題、心配のしすぎや拒絶的態度について報告した。彼は、家族の1人が失語症に苦しんでいる場合、「しっかりと結びついた家族はもはや存在しなくなってしまう場合がほとんどである」と述べている (p.147)。彼は配偶者や家族が失語症について学び、その悲惨な結果に対処するための援助として、家族向けのカウンセリングプログラムが必要であると結論している。失語症患者とその家族のためのカウンセリングと教育には、しばしばグループ訓練が用いられる。

Brookshire (1992) は、家族の支援あるいはカウンセリンググループの主たる目的は、失語症患者とその家族に失語症の性質を学んでもらい、失語症が家族ダイナミクスにどのような影響を及ぼしているのかを調べることであると述べている。カウンセリンググループは、脳損傷の身体的な結果、心理的な結果、社会的な結果を話し合う場となる。また、感情を表現したり、家族の新しくなった役割やライフスタイルの変化にどう適応するかを学ぶフォーラムともなる。Brookshireは、患者と家族・配偶者の支援グループは、失語症患者と家族にとって社会的な出発点あるいは再生の出発点として機能するとみている。

FriedlandとMcColl (1989) は、彼らの配偶者プログラムの社会的な支援を操作的に定義しようと試みた。彼らのモデルでは、社会的支援には3つの側面がある。支援の資源、支援のタイプ、受けた支援で患者がどのように満足したか、の3つである。支援の資源は通常、個人、友達あるいは家族、コミュニティ、専門家である。これと関連して、受けた支援のタイプは感情的なものや情報的なものとなる。

失語症の文献では、家族カウンセリンググループの例は数多く取り上げられている（Bernstein, 1979；Davis, 1992；Derman and Manaster, 1967；Friedland and McColl, 1989；Gordon, 1976；Kisley, 1973；Mogil et al., 1978；Newhoff and Davis, 1978；Porter and Dabul, 1977；Puts-Zwartes, 1973；Redinger et al., 1971）。TurnblomとMyers (1952) は、失語症患者の家族のためのグループカウンセリングのもっとも早期の一例であった。その後約20年間、リハビリテーションにおいてはこの分野はほとんど無視され続けてきた。Redingerら（1971）は、重度失語症患者とその配偶者の学際的なディスカッショングループについて報告した。グループの目的は、問題指向的なディスカッションを通じて、感情的な適応を促進し、グループメンバーが家族や社会的問題に対処するのを援助することであった。グループは何人かの共同リーダー（ST、精神科のナース、精神科医）、6人の失語症患者、4人の配偶者からなり、1年間毎週1回集まった。グループで話し合う問題は当然、失語症患者とその配偶者の適応が困難であるということに及ぶので、配偶者の参加は重要な要素であるとみなされた。

Redingerら（1971）はグループが、訓練が進むにつれて幾つかの段階を経ることを観察している。最初に不安な時期があり、グループのメンバーは他の人とコミュニケーションする難しさを経験する。第2段階では、自分の状況に無念さを感じたり、リハビリテーションについていろいろ文句を言ったりする。最後の第3段階では、グループは友好的で、お互いに理解し合える、支援的なものに変わる。このような段階を経てグループが変化するにつれ、参加者は徐々に家や社会的環境によりよく適応できるようになり、家族の問題に以前

より現実的な視点が持てるようになる。以上のような効果に加え、カウンセリンググループは患者や配偶者にとって、社会的な出発点となるのである。

配偶者のカウンセリンググループについての最近の報告では、失語症患者とその家族の個別の具体的なニーズに合わせた治療計画の重要性に注目が集まっている。たとえばGordon (1976) の配偶者カウンセリンググループは、失語症患者の妻のニーズに答える形で発展した。このグループでは、配偶者が失語症をよりよく理解することができ、感情を自由に表していいと感じられ、お互いに反応を共有し、夫の失語症の結果起こってくる問題を解決しようという雰囲気に包まれていた。グループの最終的な目的は、失語症患者とその配偶者の対人関係の改善であった。

STと精神科のソーシャルワーカーは、グループの共同リーダーとなる。ミーティングは週ごとに開かれ、参加者は配偶者が4人から10人である。その参加の期間は数カ月から3年まで幅がある。共同リーダーは必要に応じて情報や指導をするだけで、グループの内容や方向性は、妻たちが徐々に責任を持てるような非指示的カウンセリングアプローチを採用していた。ソーシャルワーカーが話題にするのは、あきらめの気持ち、罪の意識や寂しさ、家族の役割の変化、家の外にも関心を持ち続けることなどの心理社会的な面である。STは失語症の性質や言語能力の改善の予測、失語症のパートナーのコミュニケーションを改善するストラテジーについて話す。妻たちは、夫に言葉で返答することを求めるのではなく、非言語的コミュニケーションを受け入れてみたり、失語症のパートナーへの話しかけ方を変えてみたりするように励まされる。

Gordon (1976) は、グループに参加する以前は、妻の感情的な問題が失語症の夫とのコミュニケーションを妨げていたと結論した。その点については、グループが助けることで妻の感情的な問題の多くが解決したので、正規の心理療法はほとんど必要としなかった。しかしGordonは、妻たちがグループカウンセリングの情報を理解するには、何回も繰り返す必要がある場合が多かったと注意を促している。これは、配偶者がグループ訓練から最大限の利益を得るには、何らかの時間的長さが必要であるということだろう。

Bernstein (1979) もまた、家族の感情的なニーズには関心を払わない学際的な配偶者グループについて述べている。彼は、失語症患者と妻の間の対人的問題は、言語治療を試みる場合の妨げになると強調している。さらに重要なことに彼は、配偶者やそのほかの家族が受けた感情的心理的トラウマを臨床家が無視すると、家族という単位そのものが危険にさらされると考えていた。彼は、単に「これをしなさい、これはしてはならない」というリストを与えて話し合うだけでは、配偶者の複雑な感情的ニーズを満たすことはできない、と強調している。

Bernsteinの配偶者グループは、ST、OT、PT、心理療法士という専門チームで運営される。このチームは毎週集まり、前回の訓練の内容を振り返って、次回のグループの話し合いの話題を選ぶ。話題は、失語症のコミュニケーションの問題といった情報的なものや、配偶者に対する否定的な感情やリハビリテーションに対する態度といった感情的問題などにわたる。

Bernsteinは、自分のグループでの経験を通して、カウンセリングのセッションは、配偶者が自分の感情に対処したり失語症や関連した問題をよりよく理解する助けになると述べている。彼が、チームリーダーもグループから得るものがあると指摘していることも興味深い。彼は「私たちは皆、経験によって、よりよい臨床家になる」と述べている (p.35)。

失語症のカウンセリングの領域の研究が乏しいのを知って、NewhoffとDavis (1978) は、配偶者治療プログラムを客観的に計画して実施した。男女各2人、計4人の配偶者がこの研究に参加した。配偶者は目標とする領域の決定のために個別に面接を受け、プログラムの効果を評価するために研究の前後にアンケートが施行された。

アンケートは、(a)コミュニケーションのストラテジー、(b)ライフスタイルと社会的生活の変化、(c)パートナーの障害に対する配偶者の気持ち、(d)パートナーの問題をどれだけよく理解しているかという配偶者の受け入れ、(e)配偶者の実際の理解のレベル、(f)配偶者とパートナーの間の自立度、

(g)配偶者が求めたアドヴァイス、という7項目にわたっていた。質問は、たとえば「ご主人/奥さんとは病気の前と同じように話しますか」(Newhoff and Davis, 1978, p.320) というように、すべて「〜ですか」という形式であった。これに対して「非常によくそうする」から「まったくしない」までの7段階評価の、該当する数字に○をつけてもらった。

配偶者の治療グループは、週1回50分の訓練が7週間行われた。グループリーダーはSTであったが、グループの方向性は配偶者が決めた。リーダーは話し合いのまとめ役になり、必要に応じて情報を与えた。グループの目的は次のような「カウンセリング機能」を達成することであった。(a)配偶者に情報を与える、(b)パートナーがリハビリテーションを受けている間、配偶者から役にたつと思われる情報を集める、(c)配偶者が自分の感情を受容するのを助け、失語症のパートナーを受容して理解するのを助ける、(d)配偶者の行動の変化をもたらす。

7週間のグループカウンセリングの後、治療の効果を評価するためにアンケートが再施行された。研究実施の前と後の答えを比較して明らかになったのは、配偶者の反応には個人差が大きいこと、目に見えるような変化のパターンは現れなかったことであった。

研究実施前のインタビューの分析から、配偶者は事実に関する情報をよく知らされておらず、失語症のパートナーとコミュニケーションできないことでフラストレーションを感じていたことが明らかになった。しかし実際の治療セッションでは情報がたくさん得られたので、治療後は配偶者は改善が得られていた。NewhoffとDavis (1978) は、彼らのカウンセリングの主要な目的は達成されたと結論した。彼らはグループカウンセリングの評価尺度は、難しい問題だが解決できないものではないとも結論している。

Riceら(1978) は最近、失語症患者の配偶者10人に対する社会的支援グループについて報告している。この12週間のグループは、情報と社会的支援を提供し、心理社会的適応を高めることが目的とされた。また、失語症患者とその配偶者のコミュニケーションを促通する目的もあった。著者らは、休まずにグループに参加した人の心理社会的適応のスケールは著明に改善したと報告した。失語症患者の機能的コミュニケーション能力は、配偶者がグループに定期的に参加していてもそうでなくても、治療後も大きく変化しなかった。この研究では、配偶者のカウンセリンググループの心理社会的効果を評価しようとした点が注目される一方で、対象となった配偶者と患者の数が少ないことや、本当の意味のコントロールグループがないことなどの理由から、結果は注意深く解釈する必要がある。

まとめと論評

近年、失語症と家族のカウンセリンググループが話題にのぼることが多くなってきた。このグループでは、患者の家族や配偶者に失語症に関する教育的な情報や感情面の支援を提供することを目的にしている。普通、失語症のカウンセリンググループでは、STと心理療法士が2人でリーダーとなる。彼らは主に、コミュニケーションと感情面の問題を話題の中心にするよう、話し合いをリードする役割を果たす。失語症患者と家族に対するカウンセリンググループは、家族のダイナミクスに影響を及ぼすコミュニケーション、感情、生活の変化のすべての面を通じて大切なのである。

対人関係や家族に失語症が及ぼす破滅的な影響については、文献でも詳しく報告されているので、失語症患者とその家族に対してカウンセリングが必要なことは言うまでもない。しかし、グループという場面でカウンセリングの目的を達成するための最良の方法を報告したものは少ない。グループカウンセリングではほとんど報告がないが、話題を設定するディスカッションでは、カウンセリングに関する印刷物と視聴覚教材が必要である。たとえばBevington (1985) は、ビデオ教材、講義、印刷物などを利用する教育的プログラムについて報告している。私たちは、私たちの配偶者グループの教育的な側面に、これと似た方法を採用した。失語症患者の配偶者や家族は、グループに入る前に「カウンセリングパック」を渡される。パックには失語症とは何かという説明、リハビリテーションのいくつかの面についての説明、失語症の人とコミュニケーションする家族を援助するパンフレットなどが入っている(American

Heart Association, 1981；Horwitz, 1977；National Institute of Health, 1979）。また、地域の「脳卒中クラブ」のようなコミュニティ資源について書かれたものも入っている（Sanders et al., 1984）。

カウンセリングパックの内容は「A Stroke : Recovering Together（脳卒中：共に回復する）」（Veterans Administration, 1983）という家族カウンセリングの映画で補足する。映画では、失語症の原因やさまざまなタイプを見せ、慢性期の患者数人が生活に適応している様子に焦点を当てる。また、配偶者グループのメンバーのコメントや、失語症の夫を持ったことに適応している様子も見せる。市販されている映画で患者や家族のカウンセリングに効果的なものとしてはその他に、「Pathways : Moving Beyoud Stroke and Apnasia（道：脳卒中と失語症を越えて）」（Adair Ewing and Pfalzgraf, 1991）「What Is Aphasia?（失語症とは何か）」（Adair Ewing and Ewing-Pfalzgraf, 1991）がある。

映画と印刷物は、グループに参加する前に配偶者全員に見てもらう。したがって、グループの他のメンバーと知り合おうと思ったらすぐにそうすることができる情報ベースが存在していることになる。このアプローチは、グループに参加する前に感じるある種の不安を軽減するようである。カウンセリングの題材から生まれる話し合いは、配偶者にとって個人的なカウンセリングが効果的かどうかを臨床家が判断する助けにもなる。もし配偶者が、グループの場面で自分の気持ちや感情を人と共有することがまだ心理的に準備できない場合は、スタッフの一員である臨床心理学者に評価を依頼する。離婚や自殺など微妙な問題を抱える配偶者も同様に、個人的な心理カウンセリングを受ける。

失語症の家族カウンセリングに学際的にアプローチすることがいかに重要であるかは、心理学的評価とカウンセリングの特別訓練を受けた専門家が言い尽くせないほど貢献していることが示している。もしグループ訓練から最大の効果を得ようとするなら、コミュニケーション障害に精通したSTは、臨床心理士やカウンセラーの要素を取り入れて、自分を高めなければならない。グループカウンセリングは感情的に非常に深刻になることがあるが、STが障害の心理的衝撃や感情的衝撃をマネージする特別の訓練を受けていることは滅多にない（Kearns and Simmons, 1985）。失語症のグループカウンセリングは、コミュニケーションの障害から起こる感情的な障害や心理学的な障害を認知して治療するという、複合的な学際的アプローチをとったときに、最高にうまく行くのである（Friedland and McColl, 1989；Pachalska, 1991 a；Radonjic and Rakuscek, 1991）。

発話—言語治療グループ訓練

失語症患者の発話—言語治療のグループ訓練は、半世紀近く行われてきた。しかし、歴史は長いが議論の多い領域でもある。多くの研究者はグループ訓練を個人訓練の「付属的なもの」と考えているか（Chenven, 1953；Eisenson, 1973；Marquardt et al., 1976；Makenzie, 1991；Schuell et al., 1964；Smith, 1972）、あるいは個人訓練の代用品ではないが個人訓練の下に位置すると考えている。Schuellら（1964）は、グループ訓練から得られる効果は本質的に感情的、社会的な傾向を持つので、「私たちは失語症治療の基本的方法としてグループ訓練に確信が持てない」と述べている（p.343）。同様に、Eisenson（1973）は、発話—言語にとって目に見えない効果があることを認めながらも、「第一の、もっとも大切なもの（目的）は、グループの人々に心理的支援を与えることである」と述べている（p.188）。グループ訓練という方法は、失語症の発話—言語の回復を促通したりはしないが、少なくとも改善の妨げにはならないであろうという見方が一般的であった。

失語症のグループ訓練は一時的なものであるとするこのような立場に対して、最近、グループ訓練は発話—言語の改善に効果的な方法だと指摘する研究者が増加している（Aten et al., 1981, 1982；Bloom, 1962；Fawcus, 1989；Makenzie, 1991；Wertz et al., 1981）。失語症の個人訓練とグループ訓練の効果は等しいと結論できるデータはまだ出されていないが、このような結論を支持する最近のデータや意見は、グループ訓練アプローチの研究をしようとする意欲を刺激している。以下の節では、発話—言語治療グループの文献を

考察して拡大しつつあるこの領域の傾向を探る。

支持派の報告

ここでは、「支持派の報告 Advocacy Reports」ということばを、治療手続きを明確に述べないままに、グループで発話—言語治療を行うことを支持する報告を指すための用語として使用する。JohnstonとPennypacker (1980) はこの種の報告を、実験者の偏見が当人の客観性を妨げるというスタイルの研究である、と最初に定義をしている。そうした実験者は「議論を拒む擁護の役割を果たしてきたのであって、知るために研究を行う科学者ではない」というのである (p.424)。

支持派の報告は、ある部分は、効果に関する研究の少なさ、証明されていないテクニックに向けて臨床的に強く傾いていること、臨床的なアイデアを共有するという純粋な興味などを反映していると言えるであろう。臨床心理学のような近接領域 (Barlow et al., 1984) においては、臨床家は臨床的研究より教師や同僚、さらには基づくデータのない発表に影響されることも多い。このことは、グループ訓練アプローチの効果に関するデータは乏しいのに、臨床家が失語症患者をグループで扱うことが多いという臨床失語学にも当てはまると思われる。残念なことに、失語症のグループ訓練についての議論は、主として臨床的な経験と傾向に基づいてなされ続けてきたのである。最近のグループ訓練アプローチでは、治療後の心理社会的スキル (Borenstein et al., 1987) や、コミュニケーションスキル (Radonjic and Rakuscek, 1991) の変化を記録しようと試みられている。しかし、コントロールグループや信頼性のある計測テクニックを使用して実験を適切に統制することを怠ったために、最近の努力の多くは報われることもなく、また初期の頃の支持派の報告と比較することもできない状態にとどまっている。

集中的で統合的、機能的な失語症治療グループが最近になって注目されているのは、何十年もの間支持されてきたアプローチの焼き直しにすぎない (Borenstein et al., 1987；Pachalska, 1991a；Repo, 1991)。Sheehan (1946) は、失語症のグループ発話—言語治療の初期の支持派の一人である。彼女は主として「グループスピーチクラス」で失語症患者の小グループが日常の語彙について練習することについて報告した。通常は5人から6人の患者が決められた時間にグループに参加した。特別な内容の「練習」としては、始めと終わりの挨拶、自分が誰であるか、お金、カレンダーの使い方、左右の見当識、身体部位の同定が含まれていた。「このリストには終わりがない。……ほんの少しのイマジネーションと才能、患者が日常生活で必要とする事柄の観察の産物である」とSheehan (1946) は述べている。Sheehan (1948) は、早くから治療グループの失語症患者の個別のゴールを定めた支持派の1人であった。

Wepman (1947) は、失語症患者の入院リハビリテーションのモデル的プログラムについて書いている。プログラムはST、心理療法士、OT、PT、ソーシャルワーカー、特殊教育の教師で編成される統合的チームが施行した。プログラムでは、個人訓練とグループ訓練の双方が行われた。STは言語に関連したグループを主催し、特殊教育の教師は、書字、スペル、読み、計算をグループ指導した。Wepmanは週5日、1日に6～8時間の集中的訓練の概要について述べている。彼は、失語症患者が訓練から最大の利益を受けようとするなら、集中的な統合アプローチが必要だと結論している。「運動失語」の患者に対する類似のアプローチがCorbin (1951) によって報告されている。

初期の研究者は、グループで行われる機能的コミュニケーション治療の重要性を強調してはいたが、その根拠は何年もの間十分に発展してこなかった。失語症のグループ訓練の語用論的な哲学を明確にした研究者はBloom (1962) が最初である。彼女は、文脈がコミュニケーションと意味に影響を及ぼすことに気づき、これとオペラント訓練テクニックが持つ力に対する評価を、グループ訓練の理論において融合した。

彼女の方法でいくつかのグループ訓練が行われたが、Bloomは重度失語症の患者もグループ訓練が施行できると強調している。彼女のリハビリテーションプログラムに参加している失語症患者は、毎日個人訓練に1回、聴覚的刺激訓練に1回参加した上に、1時間のグループ訓練に参加した。グループ訓練の第一の目的は、機能的コミュニケーション能力の改善であった。すべての治療活動は「日常生活動作　ADL」が向上するように組まれ

ていた。このアプローチでは、それまでのグループ訓練の多くの報告とは異なり、セッションを別々の言語モダリティー毎に教室活動のように区切ることは行わなかった。

Bloom (1962) は言語刺激が意味のある文脈で与えられる状況依存型グループアプローチに注目した。日常生活で起こる状況がグループという自然な環境で再現されることになるが、そこではロールプレイと筋書きの丸暗記は廃止された。挨拶したり、指示したり、メニューを見て頼んだり、お金を扱うなどの練習に言語が使用された。さらに、グループ訓練の間は聴覚的刺激も与えられた。

まとめと論評

以上をまとめると、支持派スタイルの治療の報告では、失語症の主要な治療方法としてグループ訓練テクニックを使用することが勧められている。これらの報告はグループ訓練プログラムを進行形で述べ、グループ場面での課題の例を提示している。グループでの発話―言語治療は効果的だという意見は一致しているのだが、この主張を裏付けるデータは不足している。

失語症患者に対するグループ訓練の支持派の報告には欠点もあるが、いくつかの点で見通しを持つことができる。たとえば、当時としては最先端の統合治療アプローチが推奨されていた (Nielson et al., 1948; Sheehan, 1946; Wepman, 1947)。Sheehan (1946) は、ST、OT、PTで行うチームカンファレンスを定期的に開いていた。リハビリテーションの全体的プランがつくれるようにこれらのサービスをコーディネートする努力が実行された。Wepman (1947) もまた統合アプローチを強く支持し、彼は「この全体協力的なアプローチによってのみ、脳損傷の成人にとっての最大限の回復レベルに到達できる」と述べた (p.409)。支持派の報告は、統合方式を採用する現在のグループ訓練アプローチにとって、歴史的な下地となっているのである (Pachalska, 1991a; Radonjic and Rakuscek, 1991)。

初期のグループ訓練の支持者たちはほとんど全員が、失語症のマネジメントに統合アプローチを確立することに加え、集中的な治療が必要だと考えていた (Corbin, 1951; Huber, 1946; Sheehan, 1948; Wepman, 1947)。Wepman (1947) らは毎日の治療を提唱したし、研究者の多くが1日にいくつかの訓練を受けることを勧めた。Huber (1946) は、たとえば適当な休憩が組み入れられていれば、ほとんどの失語症患者が1日に3～6時間の訓練に参加できたと述べている。

初期のグループ訓練の文献のもっとも印象的な点は、おそらく常に機能的な現実生活の治療活動が強調されていることであろう (Agranowitz et al., 1954; Bloom, 1962; Corbin, 1951; Huber, 1946; Sheehan, 1946, 1948)。失語症グループ訓練の創世期には、臨床家は患者の生活環境におけるこのような必要性に基づいた治療課題を施行していた。この治療アプローチでは、コミュニケーションの「語用論」的な面の理論的基盤という支えが存在しないにもかかわらず、文脈的要素が考慮されている。

以上のような支持派の報告は、主に第二次世界大戦後の時代のものである。しかし、以下にあげる最近の報告も、本質的には支持派であるといえる (Borenstein et al., 1987; Friedland and McColl, 1989; Radonjic and Rakuscek, 1991; Rice et al., 1987)。この著者らは、統制のない治療研究から得られたデータを示して、彼らのアプローチの効果を支持している。初期の頃の支持派の報告が、詳細な臨床的な情報と主観的な臨床の印象を述べているのに対し、より最近のグループ訓練の報告では、臨床的な技術と疑似実験の効果は、比較的大まかにしか記述されていない。

以上のように、初期の頃のものも最近のものも、支持派の報告は、この領域で客観的な情報を集積していくことに対して、否定的な衝撃を微かではあっても恐らく重要な形で与えてきたと見ることができる。つまり支持派の報告が残したものは、この主張を支持する事実が乏しいにも関わらず、失語症のグループ治療の効果を暗黙のうちに受け入れるということだったのである。初期のグループ訓練の報告は、この患者マネジメント方法の有効性に対する、具体化はされていないが説得力のある証言となり、また最近では科学的正当性が表れている臨床データも報告されている。しかし、主観的な報告と統制されていない治療データをグループ訓練の効果として受け入れたことで、この領域における正当な研究努力が遅れてしまうとい

う有害な効果がもたらされたと思われる。Gilbert (1977) は、「コントロールが弱い試行を繰り返すと結果が一致しやすいし、都合のよい研究を数多く行うと強固な事実という幻想を作り上げやすい。こうなると、私たちはまだ証明されていない治療を採用して実施してしまいがちであり、さらに、適切な研究を開始することを困難にもするであろう」と述べている (p.687)。臨床家や研究者は、グループ訓練の支持派の報告に惑わされて、批判することなしにこの治療を受け入れてしまい、この種の文献が蓄積されて「強固な事実という幻想」という結果につながってしまったのである。最近はデータベースに基づいて臨床的な努力がなされているが、これは治療効果を調べようとする理論的な努力の始まりである。しかしこのような努力は、失語症患者の明確に規定されたグループのための具体的治療アプローチを検証するというさらに厳密な効果測定研究を行ってフォローアップする必要がある。

以下の節では、グループ訓練の論文を検索し、この領域の研究の現在の状態について述べる。そして直接的、間接的、社会言語学的、移行的、維持的という5つのタイプの失語症治療グループを検討していく。

直接的な言語治療グループ訓練

Davis (1992) は、「直接的」と「間接的」治療アプローチを分けて考えて、以下のように述べている。

> 直接的アプローチは、特定の言語プロセスを練習する場合の臨床家と患者の相互関係に重点が置かれる。これは刺激—反応トレーニングとも言われることもあり、臨床家が患者から特定の言語反応を引き出す。これは構造化されているもので、…患者は聴覚的言語理解や喚語などの別個の機能を用いる (p.241)。

Brookshire (1992) は、多くの失語症治療グループは教訓的で比較的構造化されていて、臨床家が主導権を持っていると述べた際に、「直接的」な発話—言語治療グループについても明確に言及している。直接的な治療グループのために選ばれた課題は、個人治療で使われているものを模倣したものである。

Holland (1970) は、直接的なグループ訓練プロセス上「刺激—反応訓練」を採用した例を早くから報告している。彼女は、「グループ場面における失語症の直接的言語活動をシェイピングし、強化する手続き」を採用した (p.385)。それ以前までに報告されていたグループ訓練とは異なり、彼女は言語的なカテゴリー化、呼称、複数形、主語—動詞の一致、統語的な語順、などの能力を改善させるために、特別の治療ゴールを設定した。様々な重症度の患者が同じグループに参加できるよう、言語課題は難易度順に階層的にアレンジされた。Hollandは、彼女の試験的アプローチを支持する客観的なデータは報告してはいないが、彼女自身が各患者のニーズに合うように、治療をアレンジできたことを指摘している。

また最近の具体的なトレーニングテクニックについての研究も、直接的言語治療グループの別の報告としてあげることができる。たとえばSkellyら (1974) は、患者の語の産生におけるアメリンドサインの効果の研究において、グループ訓練と個人治療を結びつけた。彼らはサイングループはジェスチャープログラムの統合的な部分であると述べている。Skellyらは、グループ訓練がアメリンドサインの学習にどのように寄与したかという評価は行っていない。これに関連して、Sparksら (1974) は、失語症の直接的グループ訓練で、「構造のゆるい」メロディックイントネーションセラピー (MIT) を使用した。彼らの研究では、具体的な評価は行われていないが、グループによるMITセラピーは患者が基本的、目的的な発話にイントネーションをつける能力を向上させると述べられている。

グループ訓練が、個人訓練に近接したものだとみなされることは非常に多い。たとえば最近、Makenzie (1991) は、直接的な個人訓練とグループ訓練を合わせた方式について研究している。この研究の対象になった5人の被験者は、失語症がプラトーに達したあとは集中的な言語訓練は受けておらず、全員が失語症を発症して少なくとも9カ月は経過していた。この研究の第一の目的は、治療の集中的な訓練期間に価値があるか否かを調べることであった。

失語症グループ訓練の目的として掲げられたの

は「情報を与える」ことであった。毎日の話題を話し合う際、コミュニケーションに効果的なモダリティーを使うよう、参加者全員が勧められた。さらに全員が、改善に向けての2つの言語的なゴールが設定された毎日の個人訓練に参加した。合計すると、被験者は1カ月間にグループ訓練・個人訓練併せて約85時間の訓練を受けたことになる。集中的な訓練の後、治療を受けない期間が1カ月おかれた。治療の効果を測るものとして、失語症のスクリーニング検査、呼称検査、機能的コミュニケーション検査が行われた。この臨床的な報告では、5人全員が少なくとも1つ以上の検査で改善したことが結果として示された。治療を受けない期間の後は、反応がいくらか低下していた。

間接的な言語治療グループ訓練

間接的治療アプローチは、一般的な会話、社会的グループ訓練、ロールプレイ、実地訓練など構造化されていない課題から成る(Davis, 1992)。このアプローチは、現実には大部分が定義されていないが、障害された言語技法を改善する治療的な効果があると言われている。先に述べた失語症の心理社会的グループ訓練では、具体的な技法やきちんと記述された技法は使用されていなかったが、この間接的治療ともっとも異なっていたのはグループリーダーの方向性と全体的目標であった。つまり、心理社会的グループ訓練の全体的目標が、感情的、心理的適応を促通することであるのに対し、間接的言語治療グループ訓練は、言語の回復を刺激することに目が向けられているのである。

間接的治療グループ訓練の性格は曖昧ではあるが、訓練によく用いられるのは緩やかに規定された言語刺激とグループディスカッションであることが知られている。退役軍人医療センターにおける最近の失語症のグループ訓練を調査したKearnsとSimmons (1985) は、臨床家に失語症の典型的なグループ訓練ではどの臨床活動にどれだけの時間を割いているか、という調査を依頼した。回答では、グループ訓練では「一般的な話題に合わせたディスカッション」がもっともよく行われている活動(31%)であり、「構造化された課題(語の回収など)」(22%)は明らかに少なかった。

間接的言語治療グループ訓練の効果に関するデータが乏しいのは、失語症のグループ訓練の他の領域と同様である。治療アプローチ自体がきちんと定義されていないので、効果を調べようとしても、調査者の力に限界がある。しかし失語症に関する退役軍人医療センターの共同研究では、個人訓練と間接的グループ訓練の効果が比較されている (Wertz et al., 1981)。双方のグループでの治療を同一にするために、治療のプロトコルが開発された。この研究では患者の選択に厳密な基準が採用され、初発の脳血管障害で左半球損傷を持つ患者が対象となった。

双方の治療条件下の失語症被験者は、44週にわたり1週8時間の治療を受けた。グループ訓練条件の患者は4時間の社会的設定治療と4時間のレクリエーション活動を行った。グループ訓練では、発話や言語能力への直接の働きかけは行われなかった。つまり、発話、聴覚、視覚、書字の各言語モダリティーの成績を改善させるような、特定の治療課題は施行されなかったのである。グループ課題としてよく行われたのは話題の事件やその他のおもしろいトピックのディスカッションへの参加であった。

個人治療条件の被験者は、発話―言語障害の直接的な「刺激―反応」治療を週に4時間受けた。特定の課題が様々な言語モダリティーで提示され、臨床家からそれに対するフィードバックと強化が与えられた。被験者は、個人治療に加え、機器を使用した訓練をさらに1週間に4時間行った。

この研究では、個人治療の被験者はPICA (Porch, 1967) のすべての項目で間接的治療グループ条件の被験者より明らかに改善した、という結果が得られた。他の言語検査では明確な差は認められなかった。さらに、個人訓練、グループ訓練共に、患者は自然回復とされる時期を過ぎているのに、言語検査の成績は明らかに改善していた。著者らは、2つの治療条件間には全体としてあまり相違がなく、また、被験者の示した改善のタイプにもあまり相違がないと結論した。Wertzら(1981) は、「個人治療もグループ訓練も、失語症のマネジメントに効果的な方法である」とまとめている (p.593)。

社会言語学的なグループ訓練

社会言語学的なグループ訓練は、直接的治療アプローチで使用される高度に構造化された治療テ

クニックに対する反動から生まれた。社会言語学的な訓練アプローチの支持者は、直接的な治療アプローチは臨床家と患者の間に生じるコミュニケーションのやりとりのタイプを制限する可能性があると指摘した。たとえばWilcoxとDavis（1977）は、直接的な訓練では主として臨床家が「質問」や「要求」を示し、患者は決まった答えを返す、とうことを発見した。社会的なグループ場面でも、限られた数の反応が同様のパターンであることは明らかである。どちらの場面においても、臨床家と患者の「発話行動」の数は限られている。WilcoxとDavisは、個人グループ訓練では教師的な部分をもっと減らし、アドバイスや議論、賞賛なども含めたさらに幅広いコミュニケーション関係を持つことも可能であるようにすべきだと結論した。

Davis（1992）は、社会言語学的なアプローチを失語症のグループ訓練に用いることにも賛同している。彼は、患者に個人訓練から流用した特定の課題で練習させるよりも、臨床家の主導性を最小限に押さえて患者同士の関係を強調するグループ訓練を勧めている。たとえば「患者が役割を交替し、新情報を与え、複数のチャンネルを使い、障害を克服できるようお互いにフィードバックを与え」られるようPACE（Promoting Aphasic's Communicative Effectiveness）セラピー（Davis and Wilcox, 1981）の原則をグループ訓練に適用することもできる（p.263）。

Atenら（1981）が主催した失語症のグループ訓練のパネルディスカッションに参加したHaireは、Davisの治療原則を発展させた。彼女はグループ訓練の目的を「対人コミュニケーションを改善するために、患者のコミュニケーションのパワーを最大にする」試みと定義した（Aten et al., 1981 p.146）。彼女のグループ訓練活動は、あらかじめ準備された課題あるいはゲームが中心で、治療にはPACEセラピーの原則が採用された。

Atenら（1982）は、「グループ機能的コミュニケーション治療」と名付けた社会言語学的治療アプローチの研究を行った。この研究では7人の慢性期の失語症患者が対象となった。被験者は全員が、少なくとも治療開始の9カ月以上前に、左大脳半球に最初の脳卒中の発作を起こしていた。被験者は12週間、1週間2回、1時間のグループ訓練に参加し、合計24回の治療が施行された。

治療の目的は機能的コミュニケーションの改善だったので、CADL（Holland, 1980）から様々な日常コミュニケーション場面が選ばれて訓練された。「現実」の訓練場面として(a)買い物、(b)指示を与えたり、指示に従ったりする、(c)挨拶、(d)自分に関する情報を与える、(e)標識を読む、(f)考えをジェスチャーで表出する、などが使われた。治療手続きとしては、ロールプレイを行ったり、患者の生活環境に合わせてメニューや買い物のメモ、その他の物品を選んで使用した。

効果は、PICA（Porch, 1967）とCADLを使用した訓練の前後の成績から測定された。PICAの訓練前後の成績には有意な差が認められなかったが、CADLの成績は統計的に有意差が認められた。著者らは、機能的コミュニケーションのグループ治療は効果的であり、CADLのような機能評価法を臨床評価に用いるべきであると結論した。

失語症の社会言語学的グループ訓練の価値を確立するためには、さらなるデータが必要とされている。たとえば談話練習の効果（Osiejek, 1991）の評価や、コミュニケーションを基盤においたその他の治療の評価などが検証されている。

移行グループ訓練

これまで述べてきたような直接的言語治療アプローチ、間接的言語治療アプローチ、社会言語学的治療アプローチ以外に、失語症の移行グループや維持グループの治療について述べた研究者が何人かいる。Brookshireは、移行グループの企画は個人が治療を受け続けている状態から、治療を卒業する間の移行を援助すると述べた。このようなグループでは通常は失語症の患者の生活環境に起こる可能性のあるコミュニケーション状況に適応することを援助する課題が選択される。移行グループは通常1週間に1回あるいはそれ以上の頻度で開催されるが、患者は治療の終了前に、あらかじめ決められた期間だけグループに参加するのが普通である。

Atenら（1981）が主催したグループ訓練委員会のメンバーの一員であったWestは、彼女独自の移行グループの治療について述べている。入院中の病院のサービスと家庭環境に戻る間の移行をスムーズにするために、退院予定グループ、コミュニ

ティ帰属グループ、脳卒中クラブグループの3グループが用いられた。Westのプログラムの患者は、機能的自立レベルを向上させていく試みとして、入院患者の状態から各グループに順に参加していった。

移行グループの全体的目的は、(a)患者が身体的能力、認知的能力の変化を受容する援助を行う、(b)進歩した点や変化した能力についての現実的観点を持たせる、(c)患者にとって利用可能な家族とコミュニティ資源の中で、以前とは異なるライフスタイルを見つけることを支援する、(d)個人訓練で得られたものを再強化する、(e)患者がコミュニティに場を確保することを援助する、であった。

これらの全体的目標に加えて、それぞれのグループは特定の目的も持っている。たとえば、退院予定グループの主たる目的は、患者が病院を退院したあとに起こるライフスタイルの変化に備えることである。このグループでは、一時帰宅の際に出てきた現実的な困難も議論される。

患者は一旦退院したあとは、感情的・心理的にスムーズに新しい環境へ適応できるよう、コミュニティ帰属グループに参加する。このグループで強調されるのは、患者が新しいライフスタイルを受け入れるのを援助して、病前とは異なる生産的なライフスタイルが生まれてくるように支援することである。グループでは、家庭で起こる感情的な出来事も話し合うし、他のグループメンバーに気分転換をはかってもらう機会も生じてくる。コミュニティ帰属グループは「希望を失わず、現実に対処する」よう努力しているのである（Aten et al., 1981. p.150）。

Westの移行グループプログラムの最終段階は、一カ月ごとの「脳卒中クラブ」への参加である。このグループでは、感情的な支援と教育が行われるが、これは個人言語訓練終了後のコミュニケーション能力のレベルを維持する援助となる。Westは、彼女の3つのグループ移行プロセスは概して成功であった、なぜなら病院スタッフへの依存度を低減させ、患者を患者自身の家族とコミュニティ構造の中に統合したからである、と結論した。

維持グループ訓練

最後に取り上げるWestの「脳卒中クラブ」グループは、「維持グループ」と機能が似ているように見える。Brookshireは、維持グループでは集中的な個人訓練を終了した後も、患者の言語技法が低下しないように定期的に刺激を与える、と記している。彼は、維持グループの活動は本質的に社会的であることが多く、社会的文脈における社会的相互関係やコミュニケーションを重視している、と述べている。維持グループへの参加は数カ月から1年にわたるが、それは患者や家族の要望に応じて変化させる。Brookshireは、維持グループのミーティングは1週間に1回以上開かれるのは稀で、たいてい月1回のみだという。維持グループは、失語症のリハビリテーションで得られた治療の効果を維持する援助手段として続けていく（Springer, 1991）。

Hunt（1976）は、個人訓練を終了した患者に、支援、情報、言語刺激を与える言語維持グループについて述べている。グループは8人〜12人が参加し、1週間に1回、2時間集まった。家族は参加しないで行われた。

この維持プログラムで重点が置かれたのは、社会的に設定された言語の刺激である。グループ活動は患者が興味を持てる題材で計画され、映画やスライドショーを行ったり、講師を招いたりもした。このような活動は残存している言語技法を使用する機会を提供してくれる。特別な言語目標は設定しないが、グループ場面でのコミュニケーションの試みはすべて強化される。

Hunt（1976）は、社会的な言語グループは意味のある言語刺激を提供し、以前に獲得した能力のブラッシュアップとなり、社会的関係、楽しみなどを与えてくれると結論した。維持グループまたは失語症患者の家族にとっては情報源や支援、よりどころとなり、学生の臨床家にとってもよいトレーニングの機会となる。

Kaganら（1990）は、機能的コミュニケーションを促進し、自立を援助し、個人訓練で得られた改善を維持するようにデザインされた、コミュニティに根ざす独自のグループ訓練アプローチについて述べている。このプログラムの重要な側面は、STによって訓練とスーパーバイズを受けた地域のボランティアを採用することで、グループの場面で、失語症患者とコミュニケーションゴールをめざして共に活動を行う。慢性期の失語症患者の

コミュニティグループと、コミュニティに居住してはいるが訓練を受けていない統制群とで、訓練参加前後の検査結果が比較して報告された。コミュニケーション効率検査（CETI: Lomas et al., 1989, 第6章を参照せよ）においては、グループ参加者は治療後に著明に改善していると報告されたが、伝統的な検査ではそのような結果は出なかった。この検査では患者のグループ間の差も顕著で、治療を受けたグループの方が良好な結果であったと報告されている。

発話―言語治療グループの効果

失語症の他のグループ訓練法と同様に、発話―言語治療グループの効果はまだ検証されていない（Brindely et al., 1989 ; Fawcus, 1989）。個人訓練とグループ訓練を組み合わせた効果がいくつかの研究で調べられている（Chenven, 1953 ; Makenzie, 1991 ; Smith, 1972）が、独立した主たるマネジメントとしてのグループ訓練の検証は、やっと最近始まったばかりである（Aten et al., 1982 ; Radonjic and Rakuscek, 1991 ; Wertz et al., 1981）。ある特定のグループ言語治療の効果を調べた研究は事実上ないに等しく、このような研究の障壁が取り除かれるまでは、臨床失語症学の科学的基盤を堅固なものとみなすことはできない。

まとめと論評

失語症グループ発話―言語治療に関する最近の報告を概観し、5つのグループ訓練アプローチをまとめた。それは、(a)直接的な言語治療グループ、(b)間接的な言語治療グループ、(c)社会言語学的な治療グループ、(d)移行グループ、(e)維持グループ、であった。すべてのアプローチが独自性を持っているが、共通点といえば、発話―言語能力の改善を促進して、維持することが第1の目的であるということである。しかし、発話―言語グループ訓練アプローチはいわゆる「刺激―反応」アプローチのように構造化されたものから、本質的な定義がなされていない間接的治療アプローチまで多岐にわたっている。グループ訓練課題は、種類も非常に豊富で、グループディスカッションやレクリエーション活動、さらにMIT（Sparks et al., 1974）のような特別のテクニックまで幅がある（Wertz et al., 1981）。先に述べたように、グループ訓練アプローチがバラエティーに富んでいるのは恐らく、グループ訓練を行う臨床家の訓練と傾向を反映しているからであろう（Marquardt et al., 1976）。

もちろん失語症の発話―言語グループ訓練と個人訓練は、明らかに平行する。たとえば直接的言語治療グループでは、個人訓練で採用するのと同じ課題をグループ訓練場面で適用することがよくある。同様に、社会言語学的グループ訓練はPACE（Davis and Wilcox, 1981）のような最近開発された治療アプローチを使用することもある。したがって、もし個人訓練とグループ訓練が平行であるとすれば、Holland（1975）が行った2つのアプローチの差異に関する研究は厳しいものである。もしグループリーダーが個々の患者をグループで治療し続けるとしたら、そして、もし臨床家とその患者の間の個人的やりとり以外は少ししか関係が取れないとしたら、その結果はグループという設定で不十分な個人訓練を行ったことに等しい。このようにならないためには、グループリーダーはグループメンバーの一人一人の能力とコミュニケーションのニーズを知っておく必要がある。理想的には、課題はグループメンバー全員が参加できるように構成されるべきであるが（Holland, 1970）、コミュニケーションの相互活動的側面が犠牲にされてはならない（Davis, 1992）。さらに、直接的アプローチの客観性を社会言語学的グループ訓練の常識的な合理性と結びつけるべきである。データに基づいた語用論的治療アプローチを開発するのは取り組みがいのあることだが、近年このアプローチはプログラムを発展させる可能性があると臨床失語症学者が報告している（Cochrane and Milton, 1984 ; Davis and Wilcox, 1985 ; Kearns, 1986 ; Osiejek, 1991）。

臨床家は明白なコミュニケーションゴールを持たない間接的治療アプローチは避けるべきであり、失語症患者にとっての社会的な出口となるべきである。社会化が失語症のグループ訓練の正式なゴールとなっていく一方で、グループ訓練が決められたコミュニケーション目標を促通も支援もしない、全く構造化されていない活動にならないよう、臨床家は自問自答すべきである。失語症の個人訓練と同様、グループ訓練は健全な臨床倫理に基づいて行われるべきであり、あまり厳密になりすぎないよう、定めた目標に向かって進むべきもので

ある（Fawcus, 1991）。

多目的グループ訓練

失語症のグループ訓練の手続きを完璧に分類することは元来困難である。というのは臨床家がグループにいくつかの目的を定めることがよく起こるからである。KearnsとSimmon（1985）の臨床訓練の調査では、回答者の80％が複数の目的を定めていたと報告されている。言語刺激に支援や社会的ゴールを組み合わせたものは、予想通り、失語症グループの目的としてもっとも高率（84％）であった。言語刺激の次に来る目的は、感情的支援（59％）、他の状況への効果の波及（49％）、社会化（45％）であった。先に述べたように失語症グループ訓練アプローチをタイプ別に分類する試みは、普通は便利だから行われるのであって、臨床的現実が反映されているものとして解釈してはならない。ほとんどの場合、グループ訓練は第一の目的がはっきり掲げられていたとしても、その陰にいくつかの目的が隠されているのである。

RadonjicとRakuscek（1991）は、最近、感情的な緊張度の減少、社会的な孤立の回避、コミュニケーションのニーズの促進、社会的な状況の下でコミュニケーションを探し、発展させ、使用する能力の促進、自信をつけ自己尊厳を取り戻すこと、などを目的とした多目的グループについて述べている。グループ訓練は臨床心理士と言語療法士によって行われ、参加人数は普通4人から7人、最大でも10人であった。グループ活動としては「お互いに知り合う、リラクゼーションテクニック、心理言語学的能力を伸ばすゲーム、描画、パントマイム、音楽も取り入れた治療的技術など、様々なことが行われた」（p.451）。

効果の検討には、初回と最終回の参加時に各患者のコミュニケーションを5段階で評価した。108人の失語症患者のスコアの記述的分析から、治療前のコミュニケーションスコアより治療後の方が改善していることが明らかになった。RadonjicとRakuscekは、効果の分析から、3人から5人までの小グループに最低10治療セッション参加した患者から最良の結果が得られたと結論した。この結果は興味をそそられるものではあるが、この臨床データは確固たるものであると受け取る前に、さらに厳格な実験条件で追試する必要がある。

Pachalska（1991a）は、グループ訓練の先行文献をまとめ、自分の治療アプローチについても述べている。彼女は文献のまとめと臨床経験に基づいて、患者のタイプと言語障害の重症度をできる限り等質にすることを提言している。彼女はまた、グループの大きさは4人から5人を越えてはならないことや、治療が1時間を越えてはならないことなども述べている。彼女は構造化された治療アプローチには賛成している。論文では、治療の「全体的」方法について言及し、それが統合的多目的アプローチであり、彼女独自の複合失語症リハビリテーションモデル（CARM）のようなものであると述べている。彼女の母国語（ポーランド語）の出版物からの引用では、全体的アプローチはグループ訓練にとって「もっとも効果的なアプローチ」であると断言されている（p.547）。CARMは、個人治療とグループ訓練双方の構成要素を持ち、グループ訓練は主として個人治療の付属物だと考えられている。グループセッションはさまざまな臨床家の統合チームによって施行され、認知物理療法、理学療法、言語療法、心理療法、社会療法が行われた。課題は自然な会話を促進するように行われた。Pachalska（1991b）によれば、CARMの目標は大脳半球間の情報の移送を刺激することだという。その結果、治療には言語的な刺激も非言語的な刺激も取り入れられ、「言語指向の芸術治療」が特に強調されている。治療に使用される言語材料はよく知られた詩と言葉遊びである。言語を強調するのに加え、運動療法や家族メンバーとのディスカッションなど他のリハビリテーションも行われた。カーラリーなどの社会的活動もリハビリテーションプロセスの一つとみなされた。Pachalska（1991a）は「プログラムで訓練を受けたすべての能力は明らかに改善し、コミュニケーション的な面、心理的な面、社会的な面の障害はある程度まで回復した。再統合はより完璧になった」（p.551）とまとめている。

Pachalskaの仕事（1991a, 1991b）を特集した臨床フォーラムでは、有名な失語症学者たちがコメントを述べている（Aten, 1991；Fawcus, 1991；Loverso, 1991；Repo, 1991；Springer, 1991）。Fawcus（1991）は、「グループワークのすべての

エッセンスを一言で表すと、柔軟性と自発性である」(p.555)と述べ、過度に構造化されたアプローチを使うことに対し、注意を促している。他の研究者は、グループの大きさやセッションの長さなど、グループ訓練の機械的な部分は規則的に決められない、という点で一致している（Loverso, 1991；Springer, 1991）。私たちの臨床経験から言えば、「1時間以上のグループ訓練は可能だし、もっと大人数のグループでもうまく行えるし、またときにはその方が望ましいこともある」という、彼らの意見に賛成である。直接的なコミュニケーションや直接的な言語訓練に重点が置かれていない場合は、さらに大きい、より等質なグループの方が適当だと言えるであろう（Springer, 1991）。

最近報告された多目的グループの最後の例は、Marshall (in press)が述べた軽度失語症の問題焦点化グループである。このグループのゴールは、人間関係、職業、レクリエーションと社会との再統合を話し合い、メンバーが日常コミュニケーションの問題を解決するのを援助することである。問題解決行動の例としては、緊急事態でコミュニケーションをとる、知らない人に会う、医者の往診を待つ、などが治療で使われる。このプログラムのユニークな点は、軽度失語症患者のための臨床的マネジメントの説明を提供したというあまり例のない点であるが、これは日常の問題とコミュニティへの再統合に焦点を当てた治療の拠り所となる。

臨床データとしては、治療前後の比較が可能だった18人の患者の標準化された言語検査データで、治療後の改善範囲が示されている。著者は、グループ訓練の改善を図る機能的コミュニケーション評価の力を認識している（Lomas et al., 1989）。カウンセリングのセルフリポートのように、減多に使われない方法も、臨床効果をはかるものとなりうると述べている。この問題を次の節で考察しよう。

臨床的な責任

グループ訓練では、効果の測定の問題が生じてくるが、これはなかなか克服することができないので、グループ発話―言語治療の効果の評価には適切な注意を払う必要がある。今日まで、グループ訓練の成果を報告した著者が治療効果を測定しているものは少なく、治療の成果をはかったものはほとんどが標準化された失語症検査に基づくものである（Aten et al., 1982；Wertz et al., 1981）。機能的コミュニケーション能力をはかるようにデザインされた検査（Holland, 1980；Lomas et al., 1989）はそれなりの価値は認められても、標準化された失語症検査ではコミュニケーションの相互のやりとりの面は検出できないので、それを補う信頼性のある検査を考案して普及させることが切望されている。

失語症のグループ訓練の測定の問題は見過ごすことができない。最近のVAMCにおけるグループ訓練の研究で、KearnsとSimmons (1985)は、回答者の73%が定期的に標準化されたテストを施行してグループメンバーを評価し、33%が「課題遂行の行動段階評価」を標準化された検査と併せて使用していたことを報告した。驚くべきことに、臨床家の20%は患者の行動を定期的に検査していなかったのである。

失語症のグループ訓練を行う臨床家にとって、グループ訓練の効果を評価する適切な手段を見つけることが困難なので、臨床的な責任が繰り返し問題にされる。Aten (1991)がPachalskaの業績へのコメントで述べているように、治療の効果は、心理社会的な変化や会話時の言語の評価がうまくできるようになるまで、そう簡単には表せないだろう。同様にLoverso (1991)は、失語症グループ内の個人の役割と、治療中のその役割の関係を調べる検査を考案して使用する必要性を述べている。この新しい提案はプロセス評価形式の信頼性について述べたLoversoら (1982)の初期の研究で検討された。Loversoら (1982)は個々のグループメンバーの「役割」を評価し、彼らの関係を分類した。彼らは課題的(例：情報のやりとり)、維持的(例：励ますようなフォロー)、非機能的(分裂)行動は小グループでは信頼性を持って段階付けできると述べている(第6章参照)。その他失語症のグループで用いられる新しい補足的手段としては、談話分析と相互コーディングの手続き（Cochrane and Milton, 1984）などがある。

標準化された評価が定期的に可能とは限らないので、臨床家は力の大部分をグループ訓練に注ぐとしても、役割交代の能力、相互関係の開始、その他というような技法を測るために、プローブや「ミニテスト」を行う必要がある。測定の手続きとして何を選ぶにしても、失語症のグループメンバーのコミュニケーション能力は定期的に評価することが大切なのである。

訓練終了の問題

移行や機能維持に有効な発話—言語治療グループについては、最後に注意を払わなければいけない点が一つある。移行グループ訓練、つまり先に述べたカウンセリンググループ訓練のような訓練は、明らかに正当な臨床機能を持っているということが一貫してアピールされている。しかしこのようなグループは、適当な期間の間に病院から家庭という環境への移行をスムーズに実現するように構成されているという点の確認が重要である。Westが注意を促したように (Aten et al., 1981に引用されている)、グループに参加し続けることは病院スタッフへ依存するという望ましくない面を助長し、実際に退院後の環境への適応を妨げることも考えられるのである。Westのプログラムに参加した患者は、4カ月から半年のグループ訓練を受けている。

維持グループにたまにしか参加しないということも勧められない。維持グループの目的が患者が最大限のパフォーマンスレベルを維持することを援助することだとすれば、一定期間の評価プログラムとたまに行われる臨床的な短い「チューンナップ」は効果的かもしれない。しかし、1カ月に1回あるいは1週間に1回、1時間会うだけの維持訓練は、それまでに獲得した行動を真に維持するためには十分な頻度とはいえない。それ故に、グループ設定で与えられる再強化やフィードバックの量が患者の学んできた技術の維持や再獲得を助けるのに不十分なときは、補足的な個人訓練が必要となる。

治療効果を維持する手段として失語症のグループを利用することは妥当であると保証されていることが多い。しかし、治療に先立って維持すべき特定の技法を決めておくことが重要である。さらに成績の評価には適切な測定技法を用い、治療期間を適切な長さで設定し、患者や家族とも話し合うべきである。先に述べたグループ訓練についての調査では、驚いたことにかなりの割合 (28%) で患者がグループ訓練を卒業する時期を決めると報告されている (Kearns and Simmons, 1985)。しかしより客観的な卒業の基準を設けるべきであるのは明かである。失語症のグループ訓練は曖昧でなんとなく終わりのないかたちのプロセスであってはならない。グループという設定はコミュニケーションの独立性を養うために理想的な環境 (Pachalska, 1991a) であり、明確に決定された終了基準を設け損なうと、失語症患者と臨床家の間の不健康な心理的依存度、あるいは不健康なコミュニケーション依存度を助長することになる。

ガイドとなる原則

私たちはここまでに心理的なグループ、家族カウンセリングと支援のグループ、失語症の発話—言語治療グループについて考察してきた。発話—言語治療の報告では、私たちは初期の支持派グループ訓練と最近の発話—言語治療グループ訓練とを区別した。最近の発話—言語治療グループ訓練の報告のレビューでは、直接的な言語治療グループ訓練、間接的な言語治療グループ訓練、社会言語学的グループ訓練、移行グループ訓練、維持グループ訓練を含む多数の個別のアプローチが明らかにされた。

この短い要約により、今までに述べた様々な失語症のグループ訓練に適用できる治療モデルが一つも存在しないことが明らかになった。しかし、般化を問題にした最近の文献に見られる傾向は、折衷主義的な原則を持つグループ訓練の基盤となっていくように思われる。したがって私たちは次に、検証に値する仮説とデータに基づくグループ訓練アプローチに結びつく般化刺激ストラテジーを概説する。私たちの議論は主として、改善したコミュニケーション能力の促進のためにデザインされた治療グループに限定する。

グループ訓練を通じた般化の促進

失語症治療の究極のゴールは、訓練していない場面や状況で最大のコミュニケーション能力を引き出すことである。本質的には、刺激、場面、人、行動、時間（つまり維持）を通じた目標行動の般化は、治療の最終的結果として要望される。治療の効果は周知の通り制限があり、般化することは失語症のリハビリテーションやその他の応用分野でもむしろ例外となる。しかし、応用力を促進する特定のテクニックについて提言する、般化に関する文献も増加しつつある（Baer, 1981；Horner et al., 1988；Hughes, 1985；Kearns, 1989；McReynolds and Spradlin, 1989；Spradlin and Siegel, 1982；Warren and Rogers-Warren, 1985）。般化を促進する方向に向けたグループマネジメントの哲学により、般化に関する私たちの仮説を実験的に検証する機会が提供され、私たちは失語症のグループ訓練の効果を検証することが可能になるであろう。

StokesとBear（1977）の般化促進テクニックのリストは、訓練の般化についての問題に言及した200編の論文のまとめである。彼らは、般化は自然に身に付くことは滅多にないので、応用力が出てくるのをただ待つのではなく、積極的に般化を意図した計画を立てるべきであるという。この結果と同様に、失語症の般化に関係した文献のレビューでも、失語症の治療効果の般化は、治療によって自動的に身に付くものではないことを示している（Thompson, 1989）。ほとんどの場合、失語症の臨床研究はStokesとBaer（1977）のいうところの「訓練と希望の研究」である。つまり、研究者たちはコミュニケーションの改善の般化を測定しようとするが、実際になにかを試みたりして般化した反応を引き出そうとすることはめったにないのである。さらに、治療後に般化が起こらない場合、応用力を得るためになにか補足的なフォローアップの手続きをとることも行われない。もし、失語症治療の最終的ゴールが、患者が生活したり働いたり関係を築いたりする場面や状況でのコミュニケーション機能を最大にすることであるのなら、私たちは機能的な応用力が身に付くように全力を尽くして、できる限りのことを試みる義務がある。Hornerら（1986）が述べているように、「患者の社会的に重要な変化、あるいはライフスタイルに重要な変化をもたらすように働くすべてのプログラムに、確実に般化のプログラムを組みいれるという倫理的義務が―責任とは言わないまでも―ここにある」（p.16）。

その般化を目的としたプランの臨床プロセスを以下に述べる。

般化を促進する計画の立案

言語病理学の臨床訓練は、評価、治療、般化、維持という、比較的独立した4つの別個の系列的な側面を持つ。言語病理学の他の分野と同じ様に、臨床失語症学者は評価と治療の側面には参加するが、般化と維持には注意を払うことはあまりない。治療計画を立案する伝統的なアプローチとは対照的に、臨床プロセスとしての般化計画立案アプローチの概念は、熟知している臨床場面を、般化の促進が最大限可能となるような特別な手続きを組み込んだ連続的ループに統合する手段である（Baer, 1981；Horner et al., 1988；Hughes, 1985；Warren and Rogers-Warren, 1985）。

Kearns（1989）は、治療における般化計画立案アプローチと伝統的な個別側面アプローチの違いを以下のように指摘している。まず、臨床プロセスをいくつかの側面に分けて治療場面における臨床的な課題にどう反応したのかをみることは、これに基づいた臨床ゴールをたてる助けになる。したがって、伝統的なモデルでは評価の時期に失語症検査が施行され、検査の結果は臨床的なゴールの設定に使用される。このゴールが達成されると臨床家は般化と維持の側面を調べ始めることになる。これに対して臨床マネジメントのための般化計画立案アプローチは、機能的コミュニケーション能力の改善の応用力を治療の第一の目的とするので、その結果として、評価、ゴールの設定、治療はすべてこの前提に影響を受ける。失語症患者と家族に会った最初の時点から、般化を促進したいという希望はきわめて大きい。般化計画立案の枠組みにおいては、機能的能力を応用することは、患者のマネジメントのすべての側面を束ねて統合する、臨床的な糊ともいえるものである。したがって、コミュニケーション能力を効果的に変化させるという明白な目的のために、プロセスのすべ

てのステップには、臨床を離れた場面や日常生活で経験する人物や状況が一緒に織り込まれていく。臨床的な訓練の個別側面モデルにおいては、般化や維持は多くの場合臨床的に後回しに考えられているが、その個別側面が達成されていることが、般化計画立案実現の原動力となるのである。

　伝統的治療計画と般化計画の差異は、哲学的な問題とはかけはなれたものである（Kearns, 1989）。結局、臨床家のほとんどは、応用力はグループ訓練の第1の目的だと主張するであろう。しかし、実用的見地から言うと、般化アプローチは伝統的アプローチより手続き的にさらに複雑で、時にはより多くの時間を必要とするものなのである。例を挙げれば、個別側面アプローチでは、失語症患者の評価としては標準化された（あるいはまだ標準化されていない）言語と実用コミュニケーションの検査を行うが、般化立案計画アプローチでは、評価プロセスを発展させて治療効果を応用するチャンスを最大限にするためにふさわしい情報を、直接集めたりもする。伝統的な評価を拡張して、たとえば患者の家での自然な観察やコミュニケーションのニーズを決定するために親しい人の話を聞いたり、親しい相手やそうでない相手との自然発生的なやりとりの録音の分析をしたりもする。Baer（1981）は般化に影響を与えそうな、すべての（コミュニケーションの）行動、場面、個人、人々、親しい人との行動のリストをつくるために、可能な手段はすべて使うことを勧めている。このリストは、般化を身につける可能性を最大にするためには、患者の行動と環境要因のどの組み合わせを改善させる必要があるのか、を決定するために、絞り込まれて必要なものだけが残され、優先順位がつけられることになる。

　拡張されて、よりエコロジカルな価値を持つようになった評価の1番の結果は、般化のゴールを選ぶことである。もし改善したコミュニケーション能力が現実の場面や状況に応用できそうなら、集めた情報に基づき、臨床家は治療のために目標とするべき最も重要な要因を決定しようとする。この治療のパラメータを選ぶにあたり、臨床家は十分なレベルの般化の度合いが起きているかどうかという評価基準を設定する。臨床家はまた般化というゴールを掲げて進歩がうまくはかれるかということを決定する課題の責任を負っている。特定の目標行動の般化が改善したか否かを決定するのにふさわしい特別の検査がほとんどないので、臨床家は行動を評価する自分なりの方法をつくらねばならない。たとえば臨床家は、グループ場面での自然発生的なやりとりの状況で、喚語を促進するセルフキューストラテジーの使用を測定するため、PACEの場面をビデオに撮るが（Davis and Wilcox, 1985）、これで患者が課題の間に何回正しくセルフキューを出せたかをモニターすることができる。この臨床的プローブ（いわゆるミニテスト）を使えば、般化というゴールに向かっている間、定期的に何回も改善した点を評価することができる。この情報は連続してグラフに表示し、治療の効果をモニターする視覚的な助けとすることもできる（Connell and McReynolds, 1988; Kearns, 1986a）。さらに、このように評価を同時進行で行ったり視覚—グラフのデータを提示することは、治療の際、決定を下す指針となる。たとえば臨床的プローブのデータは、般化が目標としている人、場面、状況に起こったかどうかを調べることもでき、必要に応じて治療ストラテジーを適当な形に変化させることもできる。失語症治療効果が般化することは、治療の結果として自動的に起こるものではないということは明確なので、臨床で適切な変容が起こるよう、般化というゴールに向かっての改善は、必ずモニターしなければならない。

　以上、般化計画立案アプローチは、よりエコロジカルな価値を持つ評価を用いることや、基準に基づいた般化ゴールをたてることや、臨床プローブで反応を継続的にプローブして般化や維持が達成されるまで治療ストラテジーの形を合うように変えることなどを述べた。般化プランのその他の本質的構成要素は、般化した反応を促通するとされていた特別の治療テクニックを使うことである。いったんエコロジカルな評価がなされ、般化のゴールと基準が設定されれば、臨床家は般化を達成する可能性を増すような方法で、治療をどうシェイプするか、決めなければならない。

　StokesとBaer（1977）のレビューは発展性があり、般化した反応を促通すると思われた特定の手段を浮き彫りにしたが、これらのストラテジーは

「何をしたらいいのかの可能性」のリストであると提言している。この結果に基づき、StokesとOsnes（1986）は、般化プランとしてまとめられる三つの般化プログラミング原則を決めた。それは、(a)強化因子の通常のコミュニティを利用する、(b)機能的な仲介を利用する、(c)楽しく（ゆるく）訓練する、であった。この3つの原則について以下に述べる。

自然に維持される可能性

StokesとOsnes（1986）の般化促進の第1の原則は、臨床家が「自然に維持される可能性」を利用するか、あるいは自然な環境において患者の目標行動を維持するような出来事を強化する、ということであった。病院で訓練されたコミュニケーション技術とストラテジーは、日常場面で応用されるが、適当な頻度で起こって、家庭で十分強化される場合のみ、維持されるであろう。したがってグループ訓練を行う臨床家は、機能的かつ頻繁に生起して強化されていくようなコミュニケーションストラテジーを訓練すべきである。

Baer（1981）は、自然に維持できる場に参加することは、おそらくもっとも大切な般化計画の原則であると指摘している。問題は、私たちが、臨床を離れた場面では、どのコミュニケーション技術が使われ、強化され、援助されるのか、が確信できないことである。たとえば、読書を楽しんだりそこから情報を得たりする人は大勢いるが、そうではない人もまた大勢存在するのである。このマスメディア時代にあっては、成人の大部分は主たるニュースソースとしてテレビに依存しており、新聞は読まない。この明白な事実を考慮すると、臨床家は失語症患者にとって機能的な読解力が必ずしも重要で有益なゴールとなると考える必要はない。むしろ、患者に訓練課題を導入する前に配偶者などから情報を得て、本や新聞が患者にとってどれだけ価値を持っているのかを適切につかんでおくべきである。

病院では達成されたのに、自然な環境で使用されたり強化されたりすることのない治療ゴールの典型といえば、様々な形の拡大あるいは代償コミュニケーション手段である。たとえばCoelhoとDuffy（1985）は、患者が発話の補助手段や代用手段として図像的サインの語彙を学んでいるときでさえ、機能的にコミュニケーションするために自発的にジェスチャーを使ったりすることはないという、よくありがちな臨床的な印象を報告している。臨床家は拡大コミュニケーションシステムについても同様だと嘆くことが多い。この面の応用力が乏しい理由はすべて明らかというわけではないが、この非言語的システムを使う相手になる人が、単にそのシステムを使ったこの試みを知らないだけか、強化していないだけかもしれない。

コミュニケーションのゴールが、家庭でもその他の環境でも機能的かどうかを決定することは確かに重要ではあるが、失語症患者が、家族や友達、仲間から社会的な注意と強化の援助が得られるようなストラテジーを持つようになることも可能であると指摘しておくことも価値がある。たとえば、聴覚的理解に非常に重度の障害のある流暢タイプの患者の何人かは、会話についていくのが大変で、コミュニケーションのやりとりに失敗することがある。このような場合、やりとりを放棄してしまうのは自然で当然の傾向であるとはいえ、これでは自立とコミュニティへの再統合は達成されない。そのかわりに、失語症患者に自然な強化因子を活用して、会話の機会をどのようにコントロールしたり、社会的強化因子の影響をどのように受けたり、コミュニケーションのゴールをどのように達成したりするのかを示すことができる。彼らは聞き手に、言われたことがわからなかったので繰り返してくれ、もう一度言ってくれ、と頼むことができるのである。このようなストラテジーは、患者がやりとりの参加者としてのコミュニケーションのパートナーに、コミュニケーションをもっと強化してくれと求めることを意味している。

「自然に維持される可能性」テクニックの前提として大切なのは、臨床家がその個人の目標行動を決めている場合は、家族や相手の人をリストアップすることである。家族の援助は患者の生活の場におけるコミュニケーションのニーズを決定するのにきわめて重要である。同様に、家族に家庭でヒントを出したり強化できるよう、グループ訓練で練習する特定の目標行動に気づいてもらうことも重要である。さらに、グループ場面や家庭では、上手にコミュニケーションするために使えるチャ

ンネル（言語、ジェスチャー、書字、描画）は何でも受け入れてもらい、強化し、プログラムするべきである。臨床家は他のモダリティーを犠牲にして発話のみ強調しがちだが、患者が家では最低限しか話さずにうまくコミュニケーションしていることを知ることになる。グループ訓練で目標とされたコミュニケーション技術に自信をつけ、強化し、発展させ、維持するグループメンバーの生活や社会環境の中での要因を注意深く検査することは、治療ストラテジーの発展に特に有効である。

機能的な仲介の参入

StokesとOsnes（1986）が述べた般化を促すもう一つの効果的な方法は、般化に機能的な仲介を取り入れることである。このガイドラインの本質は、臨床場面で効果的なパラメータは、般化を誘発するためには臨床以外の場面でも同じように効果的だということである。

般化は、適切な反応を引き起こすために使用される、訓練していない場面における訓練反応によって仲介される。失語症のマネジメントのセルフキューテクニックの系統的なプログラミングは、仲介された般化の一形式とみなすことができる。たとえば、失語症で発語失行を伴う患者は言語的反応を促進するために、アメリンドジェスチャー（Rao, 1986；Skelly et al., 1974）を使用する訓練を受ける。同様に、失名詞症状のある患者は喚語困難に陥ったらわざと迂回反応をして、コミュニケーションの流れを保ち続けるよう教えられる。訓練していない場面や状況でコミュニケーションが困難になったときには、このようなセルフキューのテクニックや代償手段で、自分で自分を助けられるようにする。患者自身がコントロールする機能的な仲介は、般化を促進するだけではなく、コミュニケーションの自立をもはぐくむのである。

失語症患者は、構造化された個別の課題では、キューを使う基準に到達できるかもしれないが、自然発生的なやりとりでコミュニケーションがうまくいかないと、自分のキューストラテジーに依存することができなくなる。もしこのようなことが起きたら、グループ場面が個人訓練セッションと般化場面の間にある大きなギャップの架け橋となることができる。患者はやりとりのあるコミュニケーションの中でキューテクニックを練習することができ、臨床家はセルフキューの使い方の誤りを見つけて、グループ場面でその不適切な使い方を改めるよう治療という手段をとることができる。セルフキューテクニックは、般化を仲介する重要な手段となることができるので、失語症のグループ訓練はキューストラテジーの統合的な訓練の側面を担うべきである。

般化が身に付く可能性は、訓練状況の刺激が、般化を得ようとしている状況に見いだされるものに似ているときに増加する。従って、般化は、訓練場面の側面が、自然なコミュニケーション環境に似ているときに促進されるし、その逆もまた然りである。個人訓練の物理的な設定が、家庭環境からほど遠いのはよくあることである。実際、治療室は居間よりは牢屋の独房に似ていることもある。しかしグループ訓練の環境は、適当な家具、装飾、アクセサリーや道具で社会的あるいは家庭の場面に似せて作ることができる。物理的な設定が失語症治療にとって鍵になるということを明確に立証するデータはないが、グループ訓練場面と自然な環境ができる限り類似するよう、試みるべきである。

物理的環境に加え、訓練場面に仲間が加わることは、反応の生起を助ける働きを持つ。グループ訓練に能動的に参加するメンバーとして、大切な人や仲間を加えることは、般化の促進手段となるのである。最近、訓練を受けたボランティアが失語症患者が社会やコミュニケーション活動に統合されることを助ける方法として利用されたり（Lyon, 1992）、ボランティアが維持グループで一時的に臨床家として扱われたりしている。仲間や家族、大切な人を治療に含めるのと同時に、治療と般化で共通の物理的な側面を使う般化の戦略は、般化のプランニングに効果的な手段となるであろう。

多種多様な訓練

般化プランニングの第2の原則は、多種多様な訓練である。これは、治療が般化を促進するものなら、刺激、反応、キュー、個人、設定までをも含めた治療パラメータが変化に富んで多種多様であることを指す。高度に構造化され、個人化され

た治療は状況に特定された学習を助長し、般化を抑制する。従って応用力は、治療中の刺激と反応に対するコントロールを減らすことで得られる。グループで起こる自然なやりとりのおかげで、臨床家は患者への入力の形を変化させることができ(例：質問、欲求)、患者は臨床家や他のグループメンバーからも様々なフィードバックや社会的強化を得ることができる。臨床家は患者を構造化の度合いの低いグループ訓練にふれさせることで、獲得と応用力を促進できるのだが、構造化されていない社会的な関係は治療グループとしては適切な形とはいえない。その逆に、グループセッションは課題指向であるべきで、臨床家がグループメンバーの個々のニーズに合うようにコントロールしてプログラムしている。しかし、相互コミュニケーションを最大にし、様々な、自然な状況で目標行動を起こす機会を提供する課題があれば、構造化されたドリル練習は避けることができる。臨床家はグループ設定がもたらす柔軟性を見失ってはならない (Fawcus, 1991)。

今日まで、般化をプログラミングする治療アプローチはほとんど発展してこなかった。しかし、CochraneとMilton (1984) は、般化の訓練に使用する会話での促進テクニックを考案した。この文一構成テクニックは、会話のやりとりでの言語的な反応を促進するように考えられている。治療のトピックは患者の興味に沿ったものが選ばれ、臨床家は患者が発話したり会話し続けたりするのを導くために、モデリングして拡張する。実際には、臨床家は適切なキューやフィードバックを与えるので、その話題について2方向性の会話ができあがる。このアプローチは、高度に構造化された課題が持つ人工的な面を排しているが、治療としての形は保っている。臨床家はこれによって、新しくて適切な発話、つまり本質的にはプログラムの般化を起こして強化することができる (付録Aを参照)。

Kearns (1986a；Kearns and Scher, 1988；Kearns and Yedor, 1991) もまた臨床のグループ設定で使える反応生起トレーニング治療アプローチを報告している。RET (Response Elaboration Training反応精緻化訓練) と呼ばれるこのアプローチの魅力は、患者主体の発話を長くし、反応の種類を増して前へつないでいく連鎖テクニックを使用することである。新しい適切な発話は賞賛されて強化される。つまり、与えられた刺激に対する患者からの反応は、形や内容に関わらず受け入れる。このアプローチの独自な点は、患者が治療の内容を決めることである。いったん治療の刺激が決まると、患者の自然な発話は、より精緻化された反応を引き出すための建物の煉瓦のように使われる。臨床家は患者の連続的な反応をつなぎ、患者が復唱できるようモデルを作り、さらに情報を加えるように患者を励ます。新しい反応は患者の自発的な反応が最初に決めた長さになるまで、続けて一つ一つ鎖に加えられる。RETの間は、グループ訓練にもすぐ適応できるよう相互の役割交替の形式が維持される。つまり、グループの活動で自然に会話の役割が交替することは、臨床家が、よりよい言語的（あるいは非言語的）反応を引き出したり、新しい適切な発話を使ってみることを強化する機会となる (第11章参照)。

RETはグループを設定して実験的に検証されてはいないが、個人の失語症患者へアプローチした効果と般化についての一連の研究がなされている。今日までのデータからは、RET後には言語的反応の長さとバラエティーが般化し、増加したという (Kearns, 1986；Kearns and Scher, 1989；Kearns and Yedor, 1991)。さらにこのアプローチはコミュニケーションの非言語的手段(Gaddie-Cariola et al., 1990) やコミュニケーションするための描画(Kearns and Yedor, in press) で改善を促通するためにも使われて成功しているという。

治療としてのRETとその他の「ゆるい訓練」アプローチは、ある部分、多種多様なゆるい治療パラメータは般化を促進するという根拠に基づいている (Baer, 1981；Horner et al., 1988；Hughes, 1985；Stokes and Baer, 1977；Stokes and Osnes, 1986)。治療のゴールとして直接的に般化を目標とする試みは、応用力を促進する手続きを取り入れることで、失語症の治療の般化立案アプローチの統合的な構成要素となった。グループ訓練は、現在ではコミュニケーションの臨床プロセスを練り上げる場であり、また般化を促進するストラテジーの将来的な研究と発展への実り多い舞台ともなってくれている。

グループ設定において生成した反応に的確に答えることにより、自然な環境での応用を身につける可能性を増大させることができるだろう。しかし、般化のトレーニングは、単に、反応が起きたときに選択的にそれを強化する以上のものであるべきである。自然の環境に徐々に近づいていく条件のもとでの反応を引き出すように、課題の階層が構成されなければならない。

まとめ

以上、般化立案計画アプローチをレビューし、失語症のグループ訓練と関連づけた。失語症のグループ訓練は般化促通テクニックを導入して、個人訓練を越えて治療を拡大する手段となるべきであると提案された。グループの設定は、個人訓練と自然な環境との間をつなぐ重要な絆となる。しかし、生成する反応を促進するためにグループ訓練を利用するということがもっとも効果的な手段であると決定するためには、今後の研究を待たなければならない。

将来の方向

今日、失語症のグループ訓練は岐路に立たされている。研究に自己満足している現在の道をそのまま進むこともできるが、失語症のグループ訓練を集中的に研究するという、険しくはあるが、ゆえにこそ報われる道を進むこともできる。どちらを選ぶべきかは明白だが、グループ訓練の研究の道は困難を究めるであろう。まずは、すでにグループ訓練の方法論は証明されたという実体のない前提を乗り越えることから始めなければならない。失語症のグループ訓練は歴史的に先例があったことと現実が差し迫ってくる臨床のおかげで、臨床のレパートリーの中で大きな位置を占めるようになった。しかし、私たちの臨床実務を導いてくれるようなグループ訓練方法論の実験的研究は非常に少ない。集中的なグループ訓練研究は、現在の臨床実務を支える「強力な事実という幻想」（McPeek and Mostellar, 1977）を私たちが克服しない限り実現しないであろう。

失語症のグループ訓練の将来の方向は、臨床失語症学者が上述のような問題を克服して、積極的にグループ訓練方法論を研究し始めるか否かで決まってくる。コミュニケーションの領域の究極の目標は、特定の、再現可能な、効果的なグループ訓練手続きを定めることであるべきである。理想的には、患者がどのタイプのグループ訓練から利益が得られそうなのかが、論理的に確信を持って予測できるようになることが望ましい。したがって、今後の研究ではグループ訓練方法論の効果が実際に比較検討されるべきである。

失語症グループ訓練の今後の方針としては、治療アプローチの研究に加え、グループ訓練専門の臨床家を育成する必要性がますます意識されるようになるであろう。臨床家全員がグループ訓練を指導するのにふさわしい教育を受けたわけではないことは、すでに報告されている（Eisenson, 1973; Sarno, 1981）。しかし、グループリーダーの技術レベルを測定するアカデミックなガイドラインや訓練のガイドラインは存在しない。最近KearnsとSimmons (1985) は、失語症のグループ訓練を行っている臨床家の74%が、言語病理学のコースを卒業した後、補足的訓練を受けていないことを報告した。調査の回答者のわずか24%がグループダイナミクス、カウンセリング、関連領域についての授業を受けたと答えている。どのようなタイプの補足的訓練がグループ訓練の臨床家にとって有益かは明らかではないが、この問題は近い将来検討される必要がある。失語症のグループ訓練は個人訓練では出会えない、さらなるチャレンジが可能であるし、研究者や学者たちは、グループ訓練に関する臨床訓練要因を考慮する必要が生じるであろう。

グループ訓練の将来の方向は、研究と訓練の他にも、テクノロジーの進歩によって変わっていくであろう。コンピュータ技術の急速な発展がグループ訓練の方法論に影響を与えることは間違いない。現在の個人専用の治療プログラムは拡張されて、患者同士がお互いにつながりを持って、一緒にコミュニケーションの問題を解決するようになるであろう。同様に、発展しつつあるビデオ技術によって治療アプローチは拡大し、グループ訓練で刺激材料として使用されることの多い静止した絵カードは、録音されたりシミュレートされたり

したコミュニケーション関係にとって変わられるであろう。

最終的なまとめを述べるとすれば、失語症のグループ訓練の将来の方向性は、テクノロジーより人によって左右されるであろうということである。研究者がこの研究領域にしっかりと根を下ろし、臨床家がすすんで伝統的なグループアプローチの効果という仮説に挑戦するなら、失語症のグループ訓練が利益の可能性を持っていることが真に理解されるであろう。

References

Adair, S., and Pfalzgraf, B. (1991). *Pathways: Moving beyond stroke and aphasia.* Detroit, MI: Wayne State University Producer.

Adair Ewing, S., and Ewing-Pfalzgraf, B. (1991). *What is aphasia?* Detroit, MI: Wayne State University, Producer.

Agranowitz, A., Boone, D., Ruff, M., Seacat, G., and Terr, A. (1954). Group therapy as a method of retraining aphasics. *Quarterly Journal of Speech, 40,* 170–182.

American Heart Association. (1981). *Aphasia and the family.* Dallas, TX: Author.

Aronson, M., Shatin, L., and Cook, J. C. (1956). Sociopsycho-therapeutic approach to the treatment of aphasic patients. *Journal of Speech and Hearing Disorders, 21,* 352–364.

Aten, J. (1991). Group therapy for aphasic patients: Let's show it works. *Aphasiology, 5–6,* 559–561.

Aten, J. L., Caligiuri, M. P., and Holland, A. (1982). The efficacy of functional communication therapy for chronic aphasic patients. *Journal of Speech and Hearing Disorders, 47,* 93–96.

Aten, J., Kushner-Vogel, D., Haire, A., West, J. F., O'Connor, S., and Bennett, L. (1981). Group treatment for aphasia panel discussion. In R. H. Brookshire (Ed.), *Clinical Aphasiology Conference proceedings* (pp. 141–154). Minneapolis, MN: BRK.

Backus, O., and Dunn, H. (1947). Intensive group therapy in speech rehabilitation. *Journal of Speech and Hearing Disorders, 12,* 39–60.

Backus, O., and Dunn, H. (1952). The use of a group structure in speech therapy. *Journal of Speech and Hearing Disorders, 17,* 116–122.

Baer, D. M. (1981). *How to plan for generalization.* Austin, TX: Pro-Ed.

Barlow, D. H., Hayes, S. C., and Nelson, R. O. (1984). *The scientist practitioner: Research and accountability in clinical and educational settings.* New York: Pergamon Press.

Bernstein, J. (1979). A supportive group for spouses of stroke patients. *Aphasia Apraxia Agnosia, 1–4,* 30–35.

Bevington, L. J. (1985). The effects of a structured educational programme on relatives' knowledge of communication with stroke. *Australian Journal of Communication Disorders, 13,* 117–121.

Blackman, N. (1950). Group psychotherapy with aphasics. *Journal of Nervous Mental Disorders, 111,* 154–163.

Blackman, N., and Tureen L. (1948). Aphasia: A psychosomatic approach in rehabilitation. *Transactions of American Neurological Association, 73,* 193–196.

Bloom, L. M. (1962). A rationale for group treatment of aphasic patients. *Journal of Speech and Hearing Disorders, 27,* 11–16.

Borenstein, P., Linell, S., and Wahrborg, P. (1987). An innovative therapeutic program for aphasic patients and their relatives. *Scandinavian Journal of Rehabilitation Medicine, 19,* 51–56.

Brindely, P., Copeland, M., Demain, C., and Martyn, P. (1989). A comparison of the speech of ten chronic aphasics following intensive and no-intensive periods of therapy. *Aphasiology, 3,* 695–707.

Brookshire, R. H. (1992). *An introduction to neurogenic communication disorders* (4th ed.). Saint Louis, MO: Mosby Year Book.

Chenven, H. (1953). Effects of group therapy upon language recovery in predominantly expressive aphasic patients. Doctoral dissertation, New York University.

Cochrane, R., and Milton, S. B. (1984). Conversational prompting: A sentence building technique for severe aphasia. *Journal of Neurological Communication Disorders, 1,* 423.

Cohelo, C. A., and Duffy, R. (1985). Communicative use of signs in aphasia: Is acquisition enough? *Clinical Aphasiology, 15,* 222–228.

Connell, P., and McReynolds, L. V. (1988). A clinical science approach to treatment. In L. McReynolds, N. Lass, and D. Yoder (Eds.), *Handbook of speech-language pathology and audiology* (pp. 1058–1075). Toronto: B. C. Decker.

Corbin, M. L. (1951). Group speech therapy for motor aphasia and dysarthria. *Journal of Speech and Hearing Disorders, 16,* 21–34.

Darley, F. L. (1982). *Aphasia.* Philadelphia, PA: W. B. Saunders.

Davis, G. A. (1992). *A survey of adult aphasia.* Englewood Cliffs, NJ: Prentice-Hall.

Davis, G. A., and Wilcox, M. J. (1981). Incorporating parameters of natural conversation in aphasia treatment. In R. Chapey (Ed.), *Language intervention strategies in adult aphasia.* Baltimore, MD: Williams & Wilkins.

Derman, S., and Manaster, H. (1967). Family counseling with relatives of aphasic patients at Schwab Rehabilitation Hospital. *ASHA, 9,* 175–177.

Eisenson, J. (1973). *Adult aphasia.* New York: Appleton-Century-Crofts.

Fawcus, M. (1989). Group therapy: A learning situation. In C. Code and D. J. Muller (Eds.), *Aphasia therapy* (2nd ed.). London: Cole and Whurr.

Fawcus, M. (1991). Managing group therapy: Further considerations. *Aphasiology, 5–6,* 555–557.

Fratelli, C. M. (1992). Functional assessment of communication: Merging public policy with clinical views. *Aphasiology, 6–1,* 630–683.

Friedland, J., and McColl, M. (1989). Social support for stroke survivors: Development and evaluation of an intervention program. *Physical and Occupational Therapy in Geriatrics, 7,* 55–69.

Friedman, M. H. (1961). On the nature of regression in aphasia. *Archives of General Psychiatry, 5,* 60–64.

Gaddie, A., Kearns, K., and Yedor, K. (1989). A qualitative analysis of response elaboration training effects. *Clinical Aphasiology, 19,* 171–184.

Gaddie-Cariola, A., Kearns, K., and Defoor-Hill, L. (1990). *Response elaboration training: Treatment effects using a visual communication system.* A paper presented at the annual meeting of the American Speech-Language-Hearing Association, Seattle, WA.

Gilbert, T. P., Mcpeek, B., and Mosteller, F. (1977). Statistics and ethics in surgery and anesthesia. *Science, 198,* 684–699.

Godfrey, C. M., and Douglass, E. (1959). The recovery process in aphasia. *Canadian Medical Association Journal, 80,* 618–624.

Gordon, E. (1976). *A bi-disciplinary approach to group therapy for wives of aphasics.* Paper presented at the Annual Convention of the American Speech and Hearing Association, Houston, TX.

Holland, A. L. (1970). Case studies in aphasia rehabilitation using programmed instruction. *ASHA, 35,* 377–390.

Holland, A. L. (1975). The effectiveness of treatment in aphasia. In R. H. Brookshire (Ed.)., *Clinical Aphasiology Conference proceedings, 1972–1976* (pp. 145–159). Minneapolis, MN: BRK.

Holland, A. L. (1980). *Communicative abilities in daily living.* Baltimore, MD: University Park Press.

Horner, R. H., Dunlap, G., and Koegel, R. L. (1988). *Generalization and maintenance: Lifestyle changes in applied settings.* Baltimore, MD: Paul H. Brookes.

Horwitz, B. (1977). An open letter to the family of an adult patient with aphasia. *The National Easter Seal Society for Crippled Children and Adults, 30,* Reprint A-186.

Huber, M. (1946). Linguistic problems of brain-injured servicemen. *Journal of Speech Disorders, 11,* 143–147.

Hughes, D. L. (1985). *Language treatment and generalization: A clinician's handbook.* San Diego, CA: College Hill Press.

Hunt, M. I. (1976). *Language maintenance group for aphasics.* Paper presented at the Annual Convention of the American Speech and Hearing Association, Houston, TX.

Inskip, W. M., and Burris, G. A. (1959). Coordinated treatment program for the patient with language disability. *American Archives of Rehabilitation Therapy, 7,* 27–35.

Jenkins, J. J., Jimenez-Pabon, E., Shaw, R. E., and Sefer, J. W. (1981). *Schuell's aphasia in adults: Diagnosis, prognosis and treatment* (2nd ed.). Hagerstown, MD. Harper & Row.

Johnston, J. M., and Pennypacker, H. S. (1980). *Strategies and tactics of human behavioral research.* Hillsdale, NJ: Lawrence Erlbaum.

Kagan, A., Cambell-Taylor, I., and Gailey, G. (1990). *A unique community based programme for adults with chronic aphasia.* A paper presented at the Fourth International Aphasia Rehabilitation Congress, Edinburgh.

Kearns, K. P. (1986a). Flexibility of single-subject experimental designs II: Design selection and arrangement of experimental phases. *Journal of Speech and Hearing Disorders, 51,* 204–214.

Kearns, K. P. (1986b). Systematic programming of verbal elaboration skills in chronic Broca's aphasia. In R. C. Marshall (Ed.), *Case Studies in Aphasia Rehabilitation* (pp. 225–244). Austin, TX: Pro-Ed.

Kearns, K. P. (1989). Methodologies for studying generalization. In L. V. McReynolds and J. Spradlin (Eds.), *Generalization strategies in the treatment of communication disorders* (pp. 13–30). Toronto: B. C. Decker.

Kearns, K. P., and Scher, G. (1988). The generalization of response elaboration training effects. *Clinical Aphasiology*, 18, 223–242.

Kearns, K. P., and Simmons, N. N. (1985). Group therapy for aphasia: A survey of Veterans Administration Medical Centers. In R. H. Brookshire (Ed.), *Clinical Aphasiology Conference proceedings* (pp. 176–183). Minneapolis, MN: BRK.

Kearns, K. P., and Yedor, K. (1991). An alternating treatments comparison of loose training and a convergent treatment strategy. *Clinical Aphasiology*, 20, 223–238.

Kearns, K. P., and Yedor, K. (1992). *Artistic activation therapy: Drawing conclusions*. Paper presented at the Clinical Aphasiology Conference, Durango, CO.

Kinsella, G., and Duffy, F. D. (1978). The spouse of the aphasic patient. In Y. Lebrun and R. Hoops (Eds.), *The management of aphasia*. Amsterdam: Swets & Zeitlinger.

Kinsella, G., and Duffy, F. D. (1979). Psycho-social readjustments in the spouses of aphasic patients. *Scandinavian Journal of Rehabilitation Medicine*, 11, 129–132.

Kisley, C. A. (1973). Striking back at stroke. *Hospitals*, 47, 64–72.

LaPointe, L. L. (1989). An ecological perspective on assessment and treatment of aphasia. *Clinical Aphasiology*, 18, 1–4.

Lomas, J., Pickard, L., Bester, S., Elbard, H., Finlayson, A., and Zoghab, C. (1989). The Communicative Effectiveness Index: Development and psychometric evaluation of a functional communication measure for adult aphasia. *Journal of Speech and Hearing Disorders*, 54, 113–124.

Loverso, F. L. (1991). Aphasia group treatment, a commentary. *Aphasiology*, 5–6, 567–569.

Loverso, F. L., Young-Charles, H., and Tonkovich, J. D. (1982). The application of a process evaluation form for aphasic individuals in a small group setting. In R. H. Brookshire (Ed.), *Clinical Aphasiology Conference proceedings* (pp. 10–17). Minneapolis, MN: BRK.

Lyon, J. G. (1992). Communication use and participation in life for adults with aphasia in natural settings: The scope of the problem. *American Journal of Speech-Language Pathology*, 1–3, 7–14.

Makenzie, C. (1991). Four weeks of intensive therapy followed by four weeks of no treatment. *Aphasiology*, 5 (4–5), 435–437.

Malone, R. L. (1969). Expressed attitudes of families of aphasics. *Journal of Speech and Hearing Disorders*, 34, 146–151.

Marquardt, T. P. (1982). *Acquired neurogenic disorders*. Englewood Cliffs, NJ: Prentice-Hall.

Marquardt, T. P., Tonkovich, J. D., and Devault, S. M. (1976). Group therapy and stroke club programs for aphasic adults. *Journal of the Tennessee Speech Hearing Association*, 20, 2–20.

Marshall, R. C. (in press). Problem focused group therapy for mildly aphasic clients. *American Journal of Speech-Language Pathology*.

McReynolds, L. V., and Spradlin, J. (1989). *Generalization strategies in the treatment of communication disorders*. Toronto: B. C. Decker.

Mogil, S., Bloom, D., Gray, L., and Lefkowitz, N. (1978). A unique method for the follow-up of aphasic patients. In R. H. Brookshire (Ed.), *Clinical Aphasiology Conference proceedings* (pp. 314–317). Minneapolis, MN: BRK.

National Institutes of Health. (1979). *Aphasia hope through research* (NIH Publication 80, p. 391). Bethesda, MD: Author.

Newhoff, M. N., and Davis, G. A. (1978). A spouse intervention program: Planning, implementation and problems of evaluation. In R. H. Brookshire (Ed.), *Clinical Aphasiology Conference proceedings* (pp. 318–326). Minneapolis, MN: BRK.

Nielson, J. M., Schultz, D. A., Corbin, M. A., and Crittsinger, B. A. (1948). The treatment of traumatic aphasics of World War II at Birmingham. General Veterans Administration Hospital, Van Nuys, California. *Military Surgery*, 102, 351–364.

Oradei, D. M., and Waite, J. S. (1974). Group psychotherapy with stroke patients during the immediate recovery phase. *American Journal of Orthopsychiatry*, 44, 386–395.

Osiejek, E. (1991). Discourse exercises in aphasia therapy. *Aphasiology*, 5 (4–5), 443–446.

Pachalska, M. (1991a). Group therapy for aphasia. *Aphasiology*, 5 (6), 541–554.

Pachalska, M. (1991b). Group therapy: A way of integrating patients with aphasia. *Aphasiology*, 5 (6), 573–577.

Porch, B. (1967). *The Porch Index of Communicative Ability*. Palo Alto, CA: Consulting Psychologists Press.

Porter, J. L., and Dabul, B. (1977). The application of transactional analysis to therapy with wives of adult aphasic patients. *ASHA*, 19, 244–248.

Puts-Zwartes, R. A. (1973). Group therapy for the husbands and wives of aphasics. *Logopaed. Foniatr.*, 45, 93–97.

Radonjic V., and Rakuscek, N. (1991). Group therapy to encourage communication ability in aphasic patients. *Aphasiology*, 5 (4–5), 451–455.

Rao, P. (1986). The use of Amer-Ind code with aphasic adults. In R. Chapey (Ed.), *Language intervention strategies in aphasia* (2nd ed., 360–369). Baltimore, MD: Williams & Wilkins.

Redinger, R. A., Forster, S., Dolphin, M. K., Godduhn, J., and Wersinger J. (1971). Group therapy in the rehabilitation of the severely aphasic and hemiplegic in later stages. *Scandinavian Journal of Rehabilitation Medicine*, 3, 89–91.

Repo. M. (1991). The holistic approach to rehabilitation: A commentary. *Aphasiology*, 5–6, 571–572.

Rice, B., Paul, A., and Muller, D. (1987). An evaluation of a social support group for spouses of aphasic partners. *Aphasiology*, 1, 247–256.

Sanders, S. B., Hamby, E. I., and Nelson, M. (1984). *You are not alone*. Nashville, TN: American Heart Association.

Sarno, M. T. (1981). Recovery and rehabilitation in aphasia. In M. T. Sarno (Ed.), *Acquired aphasia*. New York: Academic Press.

Schlanger, P. H., and Schlanger, B. B. (1970). Adapting role-playing activities with aphasic patients. *Journal of Speech and Hearing Disorders*, 35, 229–235.

Schuell, H., Jenkins, J. J., and Jimenez-Pabon, E. (1964). *Aphasia in adults*. New York: Harper & Row.

Sheehan, V. M. (1946). Rehabilitation of aphasics in an army hospital. *Journal of Speech and Hearing Disorders*, 11, 149–157.

Sheehan, V. M. (1948). Techniques in the management of aphasics. *Journal of Speech and Hearing Disorders*, 13, 241–246.

Skelly, M., Schinsky, L., Smith, R. W., and Fust, R. S. (1974). American Indian Sign (AMERIND) as a facilitator of verbalization for the oral verbal apraxic. *Journal of Speech and Hearing Disorders*, 39, 445–456.

Smith, A. (1972). *Diagnosis, intelligence, and rehabilitation of chronic aphasics: Final report*. Ann Arbor, MI: University of Michigan.

Sparks, R., Helm, N., and Albert, N. (1974). Aphasia rehabilitation resulting from melodic intonation therapy. *Cortex*, 10, 303–316.

Spradlin, J. E., and Siegel, G. M. (1982). Language training in natural and clinician environments. *Journal of Speech and Hearing Disorders*, 47, 2–6.

Springer, L. (1991). Facilitating group rehabilitation. *Aphasiology*, 6, 563–565.

Stokes, T. F., and Baer, D. M. (1977). An implicit technology of generalization. *Journal of Applied Behavior Analysis*, 10, 349–367.

Stokes, T., and Osnes, P. P. (1986). Programming generalization of children's social behavior. In P. S. Strain, M. Guralnick, and H. Walker (Eds.), *Children's social behavior: Development, assessment and modification* (pp. 407–443). Orlando, FL: Academic Press.

Thompson, C. K. (1989). Generalization in the treatment of aphasia. In L. V. McReynolds and J. Spradlin (Eds.), *Generalization strategies in the treatment of communication disorders* (pp. 82–115). Toronto: B. C. Decker.

Thompson, C. K. and Kearns, K. P. (in press). Analytical and technical directions in applied aphasia research: The Midas touch. *Clinical Aphasiology*, 19, 41–54.

Tsvetkova, L. S. (1980). Some ways of optimizing aphasic rehabilitation. *International Journal of Rehabilitation Research*, 3, 183–190.

Turnblom, M., and Myers, J. S. (1952). A group discussion program with the families of aphasic patients. *Journal of Speech and Hearing Disorders*, 17, 383–396.

Van Harskamp, F., and Visch-Brink, F. E. G. (1991). Goal recognition in aphasia therapy. *Aphasiology*, 5–6, 529–535.

Veterans Administration. (1983). *A stroke: Recovering together*. St. Louis V.A. Regional Learning Resources: Author.

Warren, S. F., and Rogers-Warren, A. K. (Eds.). (1985). *Teaching functional language*. Austin, TX: Pro-Ed.

Wepman, J. M. (1947). The organization of therapy for aphasia: 1. The inpatient treatment center. *Journal of Speech and Hearing Disorders*, 12, 405–409.

Wertz, R. T., Collins, M. H., Weiss, D., Kurtzke, J. F., Friden, T., Porch, B. E., West, J. A., Davis, L., Matovitch, V., Morley, G. K., and Resurreccion, E. (1981). Veterans Administration cooperative study on aphasia: A comparison of individual and group treatment. *Journal of Speech and Hearing Research*, 24, 580–594.

Wilcox, M. H., and Davis, G. (1977). Speech act analysis of aphasic communication in individual and group settings. In R. H. Brookshire (Ed.), *Clinical Aphasiology Conference proceedings* (pp. 166–174). Minneapolis, MN: BRK.

付録A

会話を促進するヒント

CochraneとMilton (1984) より引用

「セット」を作る一般的なヒントと文脈の助けを借りた言語の回収の促進：

1. 話題や活動の文脈を作るには、十分な時間をとること（語彙や言語の形式でふさわしいものを示したり、好意的な雰囲気を作ったりするなど）。患者が答えようとするときにあとからこのヒントが使われることを忘れてはならない。
2. ボードやメモ用紙に小道具や文字ヒントを出しておく。話題に応じて変えることができ、やりとりするときにいろいろな点で助けになる。したがって患者はなにか言おうと思ったときに小道具や文字を見ればよいということを知って、
3. 会話の内容を直前のやりとりの内容に関連づけて続けることができる。人は、全く新しい話題から話を始めるよりは、5分か10分前のことに関連して語を回収する方が、より確実なものである。

R.McCrae Cochrane and S. B. Milton (1984). Conversational prompting: A sentence building technique for severe aphasia. Journal of Neurological Communication Disorders, 1, 4-23を許可を得て転載。

会話の促進レベルの例
具体的で型の決まった文脈
1. 物品の操作
2. 動作を行い、小道具をヒントに文を言う
3. 動作を行い、小道具なしで文を言う
4. 絵の叙述
5. 出来事の叙述
6. 型の決まった質問と答え

拡散的な文脈
7. 型の決まった質問と答え—新聞記事のインタビューのような
8. 型の決まったディスカッション
9. 取り決めのない自由なディスカッション
10. 自由会話

第17章

失語症者の拡大・代替コミュニケーション

KAREN HUX, DAVID R. BEUKELMAN and KATHRYN L. GARRETT

　多くの成人失語症者は、一般的にしろ永続的にしろ、日常のコミュニケーションを自然な話し言葉で行おうとする際の困難を感じている。こうした事実にもかかわらず、失語症は、拡大・代替コミュニケーション（AAC；Augmentative and Alternative Communication）の専門家がほとんど取り組もうとしない重度のコミュニケーション障害の1つとなっている。この理由は十分には理解されていないが、おそらく、少なくとも部分的には、失語症に特有な言語過程の複雑さや、本来は運動障害のために考案された治療法を、言語や認知の問題を持つ人々に適応することの困難さに起因しているのであろう。

　失語症の基本的な治療効果に関しては、失語症学者の間で合意が得られているとはいいがたいが、失語症が個人のライフ・スタイルに長期にわたって影響を及ぼすことが認められるようになってきている。実践家たちは長い間、特定のコミュニケーション様式（たとえば、読む、話す、聞く）の治療努力に焦点を当ててきた。最近では、失語症が全体としての人間性を崩壊してしまうという認識が高まってきている。今日、失語症学者は、ほとんどの失語症者が「正常な」コミュニケーション技能を取り戻すことはないことを認識している。

従って最近は、失語症者にふさわしい効果的コミュニケーションとは何なのかを再定義し、言語訓練の結果に対してより現実的な期待を抱くようになってきている（Marshall, 1987）。AACの技法や技術を取り入れた、こうした新しい定義や期待の多くが可能性を持っているのである。

　AACと失語症学の哲学的基盤は、ひとたびより明確に理解されたならば、双方の領域の理論家や実践者に相補的な援助を提供することになる。この章では、関連があるがユニークなこれら2つの領域についての情報を提供していく。第1に、AACの定義と失語症に関連したAACアプローチの歴史的概観を述べる。第2に、臨床家の哲学や知識ベースを述べ、脳卒中後遺症患者の能力や要求を考慮したAACサービスの適用を論じる。第3に、コミュニケーション要求が充足されない人々の評価について述べるが、筆者による成人の失語症者のためのAAC過程の分析に関しても概略する。また、失語症者のコミュニケーション要求に影響を及ぼす要因についても、この節で論ずる。そして失語症者のほとんどは65歳以上なので、高齢者のコミュニケーションパターンに特別な注意が払われる。重度のコミュニケーション障害を持つ人の相互関係のパターンについても概観する。

最後にAACを用いた5人の症例報告を行い、成人の失語症患者へのAAC技法の適用と、このような方法がコミュニケーションの相互作用に与える衝撃を例示する。

AACの定義

ASHA (American Speech-Language-Hearing Association) が提唱した一般的に用いられているAACの定義は次のようになっている。

拡大・代替コミュニケーションは、重度のコミュニケーション表出障害を有する（すなわち、話し言葉と書字が重度に障害されている）個人の機能障害と能力障害を（一時的にまたは恒久的に）代償するために行われる臨床実践の一分野である（ASHA, 1989, p. 107）。

AAC治療の第一の目標は、さまざまなコミュニケーション場面における個人の参加を促進することである。こういったコミュニケーション場面は、個々人の能力の状態や程度に応じてさまざまに変化する。たとえば、家庭で生活を営む人のコミュニケーション要求は、長期にわたり介護施設で生活する人のコミュニケーション要求とは異なっている。また、学校に通う人のコミュニケーション要求も、仕事を持つ人や退職した人のそれとは異なる。馴染みの人とのみ交際する人と、見知らぬ人との会話もしなければならない人でも異なる。こうしたさまざまなコミュニケーション場面は、それぞれ違ったAAC技法を必要とする。

AACシステムは、「コミュニケーションを促進するために用いられるシンボルや技法、技術を含む統合された要素群」から構成されている（ASHA, 1991, p.10）。AACシステムを、もはやテクノロジーとしてのみ考えるべきではない。有効なAACシステムは、ハイテクと結びつくこともあるが、ローテクと連携することもある。またコミュニケーション相互作用の技法と結合する場合もある。

AACアプローチの歴史的概観

心身障害や認知障害、言語障害の中には、話すことができないために、日常のコミュニケーション要求を十分に充たすことができないままに放置される者もあるという事態が、何世紀にもわたって続いてきた。しかし、ここ20～30年の間に限っては、社会はAAC技法や自助具を用いて、コミュニケーション障害のある人々を援助する組織的努力を払うようになってきた。

初期のAAC治療

拡大コミュニケーションにおける初期の努力の大半は、身体障害があるためにコミュニケーションをとることができないが、読み書きが可能で、自分のメッセージを綴ることができる人々に焦点が当てられていた。すなわち、脳性麻痺や脊髄損傷などを原因とする障害者である。初期の拡大コミュニケーション・システムは、通常、キー・ガードや頭に取り付けるスティック、拡大キー・パッド、軽く容易に操作できる補助具などを用いた電子タイプライターを意味していた。こうしたシステムは書きたいという者の要求を満たしはしたが、このアプローチは特に会話といった相互作用には役に立たなかった。さらに、読み書きのできない者にとっては、このようなコミュニケーション・システムは使用できるものではなかった。

その後、まだ読み書きのできない子どもたちのコミュニケーション努力を支援するために代替シンボル・システムが出現し、メッセージを表現する手段として実物や実物のミニチュア版、写真などが用いられた。そしてついには、コミュニケーションの専門家たちは、初期の具体的なシンボル・システムに替わって、Blissymbolics (Kates and McNaughton, 1975) やPicture Communication Symbols (Johnson, 1981, 1985)、そしてPicsyms (Carlson, 1985) のような特殊な線画システムを生み出すに至った。数多くのシンボルやシンボル・システムが年を経て実質的に根付き、今ではその多くが広く用いられるようになっている。

AACの専門家たちは、身体障害者が受け入れることのできる技術やシンボルに基づくコミュニケ

ーションを供給する技術を提供する努力を続ける中で、数多くの技術的進歩を導入してきた。たとえば、AAC自助具の中には、指や頭に装着した棒で起動できるものや、眼球の走査やヘッド・ライトで標的を示すオプションなども含まれている。しかし、こうしたシステムは、操作するのにはかなりの熟練を要し、比較的高額であるのが特徴となっている。また、その複雑さゆえに、認知的な制約を持つ人々にとっては有効なオプションとはならなかった。

1980年代半ばになると、拡大コミュニケーション分野では、身体的問題を持つ人と同様に認知的制約を持つ人のコミュニケーション要求にも、真剣に取り組むようになってきた。その結果、単純化されたシンボル・システムが発達し、高性能の合成音やコミュニケーション技法を持つエレクトロニクスを簡単に操作することができるようになり、そしてこうした努力によって、認知障害を持つ多くの人が拡大オプションを用いたコミュニケーションを学習するようになった。しかしながら、成人になってからの獲得性の言語障害(すなわち失語症者)に対しては、拡大コミュニケーションの分野から、持続的に注意が払われることはほとんどない状態が続いたのである。

成人失語症者のためのAAC治療

これまで言語の専門家たちは、読み書きのできる身体障害者やできない身体障害者に対して、さらに最近では認知障害を持つ人に対して有効なAAC治療の立案に大きな役割を果たしてきたが、失語症者に対しては、そうした役割をほとんど果たしてこなかった。にもかかわらず、AACには、失語症者も含め自分たちのコミュニケーション要求のすべてを、自然言語を介して満たすことのできない人々のための多数の技法が包含されている(Garrett and Beukelman, 1992)。これらの技法のいくつかが、特別な器具を必要としない「補助器具不使用法」であり、他はハイテクやローテクを応用した道具や装置の必要な「補助器具使用法」である。

補助器具を必要としないAAC技法

補助器具を必要としないAAC技法には、ジェスチャーやパントマイム、顔の表情が含まれる。こういった技法の中には、体系的に記号化されており、特にその使用法の訓練を受けた人々によってのみ理解されるものもある。手のジェスチャーを用いたSkelly (1979)のコードはその1例といえる。補助器具を必要としないAACストラテジーには、文化の中で自然に発生し、その文化を共有するメンバーであれば特別の訓練がなくても容易に理解できるものもある。たとえば手を上に返すしぐさが「私は知らない」を意味すること、うなずくのが「はい」であること、掌を広げるのが行為の中断を求めていることなどはほとんどの人が容易に理解することができる。補助器具を使わないその他のAACストラテジーには、特定の個人に固有のものもある。たとえば重度失語症者は、言語によるコミュニケーションの制約を代償するために、ある場合には日常的に、またある場合には突発的に特有のジェスチャーを生み出し用いる。

補助器具や装置を必要とするAACストラテジー

補助器具や装置を必要とするAACストラテジーには、コミュニケーションの能率や効果を高める多くの種類の自助具が含まれる。AACの特殊なオプションのすべてについて詳しく述べることはこのテキストの任務ではない。またAACの科学技術は急速な発展を遂げているので、このテキストにおいて特殊な科学技術を論ずるのもあまり意味がないであろう。特殊な科学技術情報に関して興味ある読者は、常に最新の情報を記載している以下の文献を参照するとよいだろう。

1. Trace Resource Book: Assistive Technologies for Communication, Control, and Assess, Madison, WI: Trace Research and Development Center.
2. Hyper-ABLEDATA (Compact Disk) Madison, WI: Trace Research and Development Center.

補助具を必要とするAACテクニックの中で最も単純なものには、描画のための紙や鉛筆(Lyon and Helm-Estabrooks, 1987)、関連を同定するための絵と単語が書かれた本(Garret et al., 1989)、個人を特定するためのアルバム(Beukelman et al., 1985)、場所を特定するための地図などを用いるものがある。多くの会社が広範囲のさまざまなシンボルセットを出版しており、拡大自

助具としての使用に供している（付録17-1を参照）。これらの製品の中には線画やコンピューター・グラフィックス、描画用ステッカーなどが含まれており、多様な形態で利用できる。

技術的にさらに洗練された道具としては、電子自助具の領域があり、そのうちのいくつかは、おそらく失語症者にも役立つものと思われる。たとえばほとんどすべての失語症者は、少なくとも一方の手は運動制御が保持されているはずなので、スクリーンやキーボード、タッチパネルなどで反応すべき刺激を選択する「直接選択」自助具を使用することができる。こういったさまざまな直接選択自助具が、言語能力や認知能力の異なる人々のコミュニケーション要求に合うよう考案されてきた。しかしこの章の最初のほうで述べたように、多くの選択式自助具は実用的な読み書き能力のある人々のコミュニケーションを拡大することにのみ貢献している。なぜならこの方法では、自分でキーボードをたたいてメッセージを綴ったり、印刷された単語や句の中から選択したり、略語（たとえばOD＝open the door）を思い出したりしなければならないからである。多くの失語症者は、言語に制約があるために、このような読み書き能力に基盤のあるシステムは、不可能ではないとしても操作するのは困難である。

直接選択AAC自助具の第2のグループは、文字や絵記号を選択することによって、それに対応したあらかじめプログラムされたメッセージ、あるいは貯蔵されたメッセージを伝えることができるものである。通常は、1つのシンボルを選択・起動させることによって、それに対応するメッセージが話されたり印字されたりするかたちになっている。このように1つのシンボルがそれぞれのメッセージに対応している場合には、シンボル提示面の大きさや複雑さが伝達可能なメッセージの数を規定することになる。年齢の低い子供や認知障害のある人では、こうしたメッセージ数の限界は主要な問題ではないであろう。しかし失語症者には、伝達したい多数のメッセージがあると考えられるので、「1シンボル＝1メッセージ」のストラテジーは満足のいくものではないことになる。

このメッセージの限界を克服するためにAAC専門家は、ユーザーが異なった組み合わせと順序でシンボルを選択することができる（映像符号化法と呼ばれる）自助具を考案した（Baker, 1982, 1986）。シンボルの組み合わせによって対応するメッセージが違ってくるのである。たとえば、リンゴのシンボルは「食べる」を表し、リンゴとタテモノは「レストラン」を、リンゴと？は「いつ食べるの？」を表す。映像符号化法にはさまざまなバリエーションがあり、補助具を必要とする多くのコミュニケーション製品の中では利用価値が高い。Minspeak（Intro-TalkerやTouch Talker、LightTalkerとPrentke-Romic CompanyのLiberator）やシンボル連鎖（Adaptive Communication SystemsによるDACやSentient SystemsによるDynovox、Words＋, Inc.のお話しスクリーン）、鍵連結（Zygo IndustriesのMacaw）などがこれに相当する（AACのメーカーの住所については付録17-1を参照せよ）。

重度失語症者の多くのシンボル連鎖を操作する学習能力については、それ自体が調査や臨床研究をほとんど受け付けなかった。しかし最近になってシンボル連鎖に含まれる学習の負担を軽減させるために、ダイナミックなスクリーン表示を持つAAC製品が導入されてきている（Sentient SystemsのDynovox、Words＋, Inc.のTalking screen、Mayer-Johnson, Inc.のTalking Symbols、Tolfa CorporationのLingraphica）。これらの自助具では、ユーザーが一般的なカテゴリーシンボル（たとえば人、食物、行為、暦など）が表示されたスクリーンの中から随意の一つを選択すると、スクリーンはダイナミックに変化し、その選択したカテゴリーの中の多数の項目を、ふたたび選択肢として提示するようになっている。この新しいページから1つのシンボルを選択することによって、ある特定の項目を同定することが可能となる。ダイナミックな表示を行うこの自助具が、失語症者の言語の制約を代償すると標榜されているが、この仮説を検証する調査や臨床研究はいまだなされていない。

現在のAAC技術を失語症者に適用するうえでの問題点の多くは、語彙が不適切で限られている、物理的デザインに乏しい、おとなの会話における話題が希薄である、多くの意味を持つ単語からメッセージを構成すると複雑になってしまうといっ

たシステム特有の制約によるものである。構文理解や特定の語彙の回収困難のような言語過程の障害に直接起因する問題もある。STの挑戦は、失語症者個人の特殊な要求や可能性に、有用なAACストラテジーや科学技術を当てはめていくことである。この挑戦の最初のステップはAAC治療が有効な失語症者を的確に同定することである。この選定はAACと失語症学の分野双方においていまだ未解決の問題となっている。

AAC治療の候補者

　AACの目標——すなわち人と人とのコミュニケーションを容易にし、その効率を向上させること——は大多数の失語症者の要求でもある。AACストラテジーが全ての失語症者に恩恵をもたらすとは限らない。たとえ有用であっても、あらゆるコミュニケーション困難を取り除いてくれるものでもない。しかし、かなりの失語症者は自分達のコミュニケーション要求の一部を、AACストラテジーを用いて有効に伝えることができる。

　残念ながら現在のところ失語症者は、AAC候補としては否定的な下位グループを代表している。AACサービスの栄誉に浴することのできる失語症者はごくわずかである。多くの失語症者はAACオプションに遭遇することはなく、その結果このようなストラテジーや自助具が提供してくれる利便性に気付くこともないのである。

　AACの候補者となる失語症者の数とレシピエントの数の隔たりにはいくつかの理由がある。第1に、失語症学の分野では拡大コミュニケーション・ストラテジーを適用することによる利点の可能性を述べることが少なかった。言い換えれば、AACストラテジーが失語症者の治療において果たすことのできる役割がいまだに定義されずにいる状態だということである。この役割定義の不在は臨床家が失語症者にAACストラテジーを紹介する際に抱く様々な哲学においても明らかである。たとえば、話し言葉の自然回復が日常のコミュニケーション要求を充たすのに十分ではないと言い切れなければ拡大アプローチは導入しないという臨床家もいる。また、言語機能は比較的保たれているが、言葉の運動制御に重大な困難のある脳卒中後遺症者に拡大ストラテジーを導入することには制限を設けている臨床家もいる。失語症者が自然な話し言葉を再獲得する以前に、コミュニケーションを促通する目的で一過性に導入する臨床家もいる。

　AAC候補者の数とレシピエントの数の乖離の第2の理由は、失語症学者が抱いているAACとは何かという概念そのものが限られているということである。多くのものにとって拡大コミュニケーションとは複雑な科学技術を意味する。もう一方の流れとしてはAACを絵や写真の本、あるいはコミュニケーション・ボードといったもののみに限定して関連付けている。いずれの考え方も、現在有効なAACの可能性の範囲に気付いていないことを反映しており、AAC治療を受ける失語症者数を減少させている。

　候補者とレシピエントの数の乖離の第3の理由は、失語症の臨床家におけるAAC分野の理解が非常にかけ離れていることである。AACは比較的新しい分野なので、多くの臨床家にとっては、AACオプションを詳細に学ぶ機会が充分ではなかった。すべての臨床実践においていえることであるが、臨床家の制約はすなわち治療結果にとっては否定的な衝撃となる。AACの場合は、AACストラテジーを組み入れた治療を受けたことのある失語症者が少ないということにおいて明らかである。

　第4の理由は、臨床家のあいだの失語症治療の目的に関係した考え方の違いゆえに生ずるものである。一部のSTは治療の目的を自然な話し言葉の改善と認識しており、彼らがAACストラテジーを用いるのは最小限に限られる。対照的に、脳卒中後遺症者に「失語症のライフタイム」(Rosenbek et al., 1989, p.132) のようなより広い目標を抱いていて、後遺症者の要求を残されているコミュニケーション障害を代償するもの (Rosenbek et al., 1989) と認識している臨床家は、さまざまな形態のコミュニケーションを推奨するのが特徴である。様々な形態のコミュニケーションには、自然な話し言葉同様、AACストラテジーも含まれている。

　失語症のAAC候補者とレシピエントの数の違いの最後の理由は、成人の失語症者の能力や要求の多様性に由来するものである。これらの違いは

いくつかの要因からなっている。まず、病前のコミュニケーション能力や要求は脳卒中後のコミュニケーション相互作用においても様々な要求や期待となって表れてくる。次に、健康や心理的状態、社会的支援などが異なることは、脳卒中に伴う医療や身体的問題、心理的問題、心理社会的問題、そして認知的問題に失語症者がいかに対処していくかに影響を与える。そして3番目には、病因や重症度、脳損傷の部位や程度の違いが、結果や回復パターンに影響することもあげられよう。4番目の原因としては、同じようなコミュニケーション行動を呈する失語症群があったとしても、個人個人としてみれば、脳損傷に特異的に反応し、それぞれ異なる言語の正常過程や異常な過程を示すことがあげられる。これらの要因は組み合わせによっては失語症者のコミュニケーション特徴——専門家がAACストラテジーや技術との適合を考えなければならない特徴——の違いを拡大することになる。

STがAACオプションの適用範囲や可能性に注意を向けていくにつれて、おそらくAACサービスを受ける脳卒中後遺症者の数は増えていくであろう。AACストラテジーはすでに失語症の評価と治療プログラムの重要な部分として受け入れられている。にもかかわらず、AACを基盤とする治療を失語症の中の多くのAAC候補者に提供しているのはごくわずかである。

評　価

失語症のAAC評価は5つの局面から成る。すなわち(a)AAC候補者の選定、(b)コミュニケーション・パターンや要求の確認、(c)コミュニケーション能力の評価、(d)現在のコミュニケーション相互作用の分析、そして(e)コミュニケーション制約の考証である（Beukelman and Mirenda 1992; Beukelman et al., 1985)。評価を通して集められた情報はAACストラテジーを選択し個人へ適用する際に有用となる。

失語症のAAC候補者の選定

AAC候補者となる失語症者には2つのタイプがある。すなわち(a)日常のコミュニケーション要求を充たすのに必要な自然な話し言葉の回復が得られない者、(b)コミュニケーション要求の多くは自然な話し言葉に依存しているが、特定の状況下では不適切であったり不十分である者、である。最初のタイプの失語症者は重度の永続的な表出困難を呈しており、しばしば言語の受容面の障害をも伴う。2番目のタイプの失語症者は重度の表出障害は持たないが、言語の特異的な障害がそのコミュニケーションを妨げる者である。たとえば会話において、聞手がその話題を知りさえすればうまくコミュニケーションできるのに、その新しい話題を確立するのが困難な失語症者がいる。AACのテクニックは彼らに話題を紹介する手助けをすることができる。呼称困難があって特殊な語の想起が妨げられている失語症者もいる。彼らは語回収の手掛かりを拡大テクニックを用いることによって得、コミュニケーション効率を上げることができる。また、音声言語の理解が障害されている者にとっては、多くのモダリティを介して情報を提供するAACストラテジーが便利である。効果的にコミュニケーションしていく中で、ついにはその失敗が発話を補正・修正してしまうこともある。コミュニケーション・ミスを矯正する試みは、不十分な話し言葉や言語技能に重い負担を強い、それがますます崩れてしまうこともある。そんな時、AACストラテジーはコミュニケーションの崩壊をくいとどめるのに有効である。

コミュニケーション・パターンと目的の同定
コミュニケーション・パターン

Rosenbekら（1989）による報告では、脳卒中のほとんどは高齢者に起こる。つまり80パーセントが65歳以上の老人である。対照的に、失語症者を援助する専門家のほとんどは若年か中年の成人である。この年齢の違いは、コミュニケーション形態や機能に関する期待の食い違いを生み出す。若い専門家たちは、年配のクライエントに自分たちのコミュニケーション期待を覆い被せるのではなく、彼らに特有なコミュニケーション・パターンに注目すべきである。

高齢者特有のコミュニケーション・パターン

高齢者はいくつかのユニークなコミュニケーショ

ン・パターンを持っている。そのうちの1つの例は、情報に関わるときの態度である。情報に対しては物語的にあるいは説明的に提示されるのを好む傾向がある。彼らはそういったモードで提示されることに「文化的知識」の伝達の役割を確信する（Mergler and Goldstein, 1983）。高齢者は語りべとして、さまざまに話すものなのである。同じ話でも、ある時は歴史的情報となり、他の場面では行動推進の立て役者となる。たとえば、Stuart（1991）は1991年の湾岸戦争についての会話が、高齢者には第2次世界大戦での個人的な経験を思い起こさせると述べている。こういった会話の目的は、歴史的出来事を詳述することにあるが、一方では現在と過去の出来事に関連するものであり、おそらく高齢者にとっては会話への参加を促進していく手段ともなっているのであろう。

年配の話し手に特有なコミュニケーション・パターンとしては次のようなこともあげられる。すなわち家族に関する会話よりも友人・知人についての話に焦点が移行していることである（Stuart, 1991）。この焦点のずれは年齢があがるにつれ極めて一般的なこととなる。おそらくいくつかの要因と関連があると思われる。兄弟姉妹や配偶者が亡くなったり、障害を持つようになることもその一つの要因で、彼らから話題を入手できなくなる。また、子供たちは自分自身の家庭を持つようになり、両親とは地理的に離れることもある。そうなれば接触も少なくなり、子供たちの生活に関わることが減少する。

年齢が異なることによって生ずる3番目の違いは、高齢者にはたくさんのゲーム経験があることからくるものである（Stuart, 1991）。高齢者は若年者よりもボード・ゲームやカード・ゲームを社会的接触を確立するものとしてよく用いる。その結果、生ずる話題にも、著しい違いが出てくる。

AACシステムの内容 高齢者特有のコミュニケーション・パターンは、若年者とのコミュニケーション要求の違いを生み出している。AACシステムはこうした違いを反映すべきである。特に高齢者のためのAACシステムにはコミュニケーションの物語的モードを豊かにする事物や技法を含めるべきである。またAACの選択肢欄には、人に挨拶したり、彼らの現在の状況や背景について尋ねたり、生い立ちや個人情報を伝えたりというように、高齢者に特有の行為に関連した語彙項目を含めるべきである。

高齢者のコミュニケーション・パターンについては障害の無い人たちの調査から得られたものである。身体障害や認知、言語障害の衝撃がコミュニケーション形態や機能にどう関わるかといった情報は未だ入手できない。こうした情報はないが、身体的機能や認知的機能の障害はコミュニケーションのスタイルや話題、型に実質的に影響を与えるであろうことは推測できる。AACシステムを用いる人の相互関係において重要なコミュニケーションの目的について得られる情報は、失語症者のコミュニケーション要求がいかなるものかを推測するのに役立つ。

コミュニケーションの目的

Light（1988）はAACシステムを用いる人の相互作用において重要なコミュニケーションの目的を4つあげている。それは欲求と要求を表現すること、情報を分かち合うこと、社会的接触を促進すること、そして社会的儀礼に従うことである。こういったコミュニケーションの機能はユーザーにのみ特異的なものではなく、実際にコミュニケーション障害を持つ持たないにかかわらず、すべての人に共通なものといえる。しかし、能力の異なる個人が、どの目的で援助を必要とするかによっては、程度の差が生ずるであろう。

欲求と要求の表現 コミュニケーションの明らかな機能の1つに欲求、要求の表現がある。失語症者がこういったタイプの援助を必要としていると想像するのは容易なことである。というのは、脳卒中の経験がとりわけ自立して日常生活を遂行することを劇的に変化させてしまっているからである。しかし、より綿密に調べてみると、失語症者のコミュニケーション欲求、要求は、想像するほど多いとはいえないのである。

失語症者は他の人々よりコミュニケーション上の基本的要求が少ないといわれる。ほとんどの病院やリハビリテーションセンターが統制された環境下にあるというのがその理由の1つである。急性期の入院介護においては、通常、病院の日課によって患者の欲求や要求が決まってくる。すなわち、決まった時間に食事が出てくるし、トイレの

時間や回数も確立されている。面会時間も決まっているし、医師はあらかじめ決められた時刻にやってくる。入院のリハビリテーションにおいても、そのしくみは同様に厳格である。セラピーはスケジュール通りに行われ、食事も決まった時間に出される。そして家族や友人は面会時間に訪れるように指導される。このがんじがらめの仕組み——病院スタッフとの親交や脳卒中患者の介護に加えて——は、失語症者が自分から基本的欲求や要求を表現し、意志疎通を図ることを妨げている。

自宅に退院した後は、失語症者の身体的能力と介護者の問題が欲求、要求の伝達の必要性に影響を与える。歩行が可能な患者や、車椅子を効果的に駆動できる患者にとっては、自己充足性においてある種の満足感を持つことができるであろうが、多くの失語症者は、脳卒中後自立を勝ち取ろうと必死で努力しており、日常動作を遂行するのに援助を求めることはほとんどない。結局、他の人たち——障害を持っている、いないにかかわらず——と同様に、基本的欲求や要求を云々することはないであろう。

しかし欲求や要求に関して最小限のコミュニケーションしか持たない失語症者でさえも、これらの望みを表現する何らかの手段を持たなければならない。一定の欲求や要求が、自然の話し言葉を通しても、代替技法を用いても伝達することができるということを、こういった人々に確信させることは重要である。しかし、失語症の臨床家は、こういったタイプのコミュニケーションを過剰に強調したり、AACシステムの中で、そのことのみを強調したりし過ぎないように注意を払わなければならない。

情報の分かち合い 新しい情報を分かち合うことは、ほとんどの人にとって重要なコミュニケーションの目的である。こういった相互作用をいくら望んだとしても、脳卒中を患ったという事実を変えることにはならない。失語症者に、情報を分かち合う目的のコミュニケーション行為に参加するための手段を提供するのは、結局AACである。

情報を分かち合いたいという要求は、特に脳卒中患者の回復の初期段階において重要である。この病気の急性期の段階では、病院職員は失語症者の認知、言語、あるいは身体状況が評価できるような情報を求めるであろう。同時に家族や職場の同僚は、法的文書、仕事をする能力、財政上の義務のような事柄に関する情報を必要とするかもしれない。拡大コミュニケーション技法は、こういったタイプの情報伝達を促進することができる。

その後の回復の段階においては、新しい情報伝達の要求はより少なくなるであろう。しかし、折々のコミュニケーション要求は常に存在する。地域社会や老人センター、ナーシング機関に戻った失語症者にとっては、情報を分かち合うという大きな要求が見知らぬ人との出会いにおいて生ずるということが分かるであろう。

社会的接触 社会的接触はどの年代の個人にとっても重要なコミュニケーション目標となる。社会的関係の確立と維持に関する相互作用の実質的役割は、年齢を重ねるにしたがって増えてくる。事実、社会的接触に含まれるコミュニケーション相互作用は、年配の人々の主要なコミュニケーション活動となっている（Stuart et al., 1993）。このため拡大コミュニケーション・システムにおいては、社会的接触を支えるコミュニケーションを含めることが重要なのである。

社会的接触を望む要求は、脳卒中からの回復過程全般にわたってみられるものである。急性期においては、家族や友人との社会的接触を維持するためにコミュニケーションを必要とする。このコミュニケーションは突然の病気によってもたらされた変化に対応する中で、重要な支援源となる。リハビリテーション期においては、新たな友人との相互関係が生まれ、新しい関係が構築されるにつれて、社会的接触の機会が広まる。退院後、脳卒中後遺症患者によっては、孤独になりやすい環境に戻る場合もある。これを避けるために、失語症者は年配の人に特徴的な行動が取り戻せるような社会的相互関係のためのコミュニケーション方法を持つことが重要となる。

社会的儀礼 年齢を経るにしたがってその重要性を増す傾向のあるもう1つのコミュニケーション機能に社会的儀礼がある。社会的儀礼のためにコミュニケーションを用いたいという願望は、病気の発生によって変化したりはしない。脳卒中という重大な病気に伴う介護者の増加は、独立して暮らしている老人とはむしろ対照的に、社会的儀

礼情報を取り交わす要求を生み出している。そういうわけで、社会的儀礼のフレーズをAACの中に含めることが重要なのである。そしてこういったメッセージは、失語症がある場合には、脳卒中になる以前に用いていたものと一致させることが特に重要である。しかし、多くの失語症者は、自然な身振りや自動言語を通して社会的情報を伝達する能力を保持しているということもわかっている。そのような場合は、社会的儀礼のニーズに応えるために、わざわざ拡大技法を用いるのはふさわしくない。そしてAACシステムの中にこのような語句を含めるのも、好都合とはいえないだろう。

AAC能力の評価

能力評価は失語症者の強みと弱みに関する情報を提供してくれる。伝統的な失語症検査バッテリーは、コミュニケーション障害が何であるか、その程度はどのくらいなのかに焦点が当てられていた。——そしてそれはしばしば文脈から逸脱した状況でなされていた。AACの専門家は脳卒中後のコミュニケーション能力を標準化されていない評価を通してみていかなければならない。GarrettとBeukelman（1992）は、成人失語症者にAAC技法を適用するときに重要な幾つかの領域にわたる残存技能を紹介している。この中には、その個人の経験的基盤と同様に、知覚技能やコミュニケーション・スキル、運動技能、視覚技能、そして語用論的スキルが含まれている。

知覚技能

失語症者には地図やロゴタイプ（デザイン文字）、各種のサインで使われているたくさんの視覚的シンボルが理解できることがある。よく知っている人物の写真や線画や場所を認知したり、形や大きさもわかり、善悪や重要性の知識なども保たれていることがある。描画が可能な者もいて、このモダリティを通して意図するメッセージを伝達することがある（Garrett and Beukelman, 1992）。AACの能力評価では、このような技能がAACシステムにおいてどのような役割を果たすことができるのか、AAC専門家は領域ごとにみていくことになる。

コミュニケーション・スキル

言語学的機能に限界があることは、失語症者の言語運用における特徴である。しかし多くの失語症者は、言語学的情報が実際のコミュニケーション場面で提示されるときに、実用的コミュニケーション能力を発揮するものである。標準化された多くの失語症検査は、コミュニケーション・スキルというよりはむしろ言語能力を評価するためにあり、原則として脈絡を逸脱した方法でなされる。文脈に基盤のあるもう一方の評価は一般的ではないのかもしれない。こういった評価では、文脈的援助が最大限に与えられたときの失語症者の情報の理解と表出がどうなのかが強調される。たとえば、会話相手は失語症者がメッセージを理解できるように、言語情報に加えて、実用的で環境を考慮に入れた社会的・非言語的手掛かりをも提供するかもしれない。同様に、たとえ失語症者の情報が非言語的モダリティに依存していようとも、有効な情報であればいかなるものでも受容してくれるかもしれない。

運動技能

ほとんどの失語症者は、AACストラテジーや補助具を用いることができる程度の運動技能は保持している。基本的に重要なのは、ランゲージ・ボードや電子技術を応用した装置から、直接アイテムを選択する個人の能力である。脳卒中後遺症者にはこの能力をおかす肢節運動失行を合併するものがしばしば見られる。そのため、AACの専門家は失語症者がさまざまなAAC補助機器を制御するのに十分な運動技能を持っているか、を確認するための簡単なスクリーニングテストを実施する。

視覚技能

脳卒中は視覚システムに影響を与えないこともある。しかし、左半球損傷の場合は右側に視野欠損が生ずることが多い。もし右視野に視野欠損がある場合は、右視野に位置する像が見えないことになる。評価の際には、AACの専門家は、非公式の課題で視野の統合がどうなっているのかを確認することも忘れてはならない。また、AACのテクニックは視覚的技能に強く依存しているので、眼鏡が視力を適正に矯正しているかどうかを確認することも重要である。

語用論的スキル

ほとんどの失語症者は、病前、話し言葉と書き言葉を通しての膨大なコミュニケーション経験を

持っていた。それゆえ、コミュニケーションがどのように機能し、コミュニケーションの語用論的側面、たとえばかわるがわる話すということや話し手・聞き手の役割、話題の対等関係など、の重要性に気付いている。失語症者が時間がかかって有効なコミュニケーションができない場合、適切な相互の役割を再開するためには、励ましが必要となることもあるだろう。AAC専門家は、脳卒中後遺症者がさまざまなコミュニケーション場面で、どのように語用論的スキルを用いるのか、その状態を決定しなければならない。

経験的基盤

失語症者の多くは何十年と生きてきており、比較的普通のライフスタイルを経験してきており、彼らの知識ベースは広範囲にわたっている。AAC評価では、AACシステムの中に取り込むことができるように、彼らやその家族、友人からこの知識ベースに含まれている内容を聞き出す必要がある。家族に失語症者の簡単な伝記を書くように依頼することは、この情報を取得するのに有効な方法である。

AACの制約についての評価

成人失語症者のAACシステムを考える場合、治療効果を抑制するような専門的、心理社会的経済的要因がないかどうかを決定しておく必要がある。

専門的支援

失語症者に奉仕するSTの知識と技術は、AACの治療効果に影響を及ぼすことがしばしばある。もし専門家が治療のためのAACチームに直接関わりを持たないとすれば、AACシステムの必要性を理解し、適切なサービスを提供するための確固たる背景を保証する必要があるだろう。必ずしも、臨床家が実際に豊富なAAC経験を持つことが決定的な要因ではないのである。新しい技法やテクニック、テクノロジーへの探求心や学習意欲こそ、より重要なのである。

家族やコミュニケーションパートナーのスキルと支援

失語症患者が拡大（補助的）システムを効果的に効率よく使用するためには、AAC治療のための家族の支援や社会的支援が必要である。図17-1に示したスクリーニング・フォームはコミュニケーションパートナーの潜在的スキルや知識ベースを決定するのに役立つと思われる（Garrett and Beukelman, 1992）。

経済的支援

専門家のサービスやAAC装置は極めて高価な場合もある。AAC治療が失語症者にとって可能性を秘めた有効なものであっても、必要なサービスを受けるための経済的支援が充分ではないかもしれない。高価なAACシステムあるいは実質的な訓練を要するAACシステムを導入する前に、それらにかかる費用を賄う経済力を有することが保証されていなければならない。失語症者がAACシステムを使用できないままに放置され、そのためにコミュニケーション崩壊を余儀なくされるということもしばしばみられている。

失語症のためのAAC過程構造分析

前述の通り、失語症者の能力、要求、訴えと効果的AACストラテジーを合致させることが必須である。これをなしとげる1つの方法は、AAC専門家が、失語症者と代表的コミュニケーションパートナー間のコミュニケーション相互作用を分析することである。こういった分析のシステムは図17-2に描かれたフローチャートに示されている。フローチャートのそれぞれの分岐点が、コミュニケーション崩壊が起こりうるポイントを表している。こういった崩壊ポイントでのAACサポートが、コミュニケーションの有効な変化発展をもたらすであろう。フローチャートで網かけの部分は、失語症者がコミュニケーションプロセスにおいて与えられた段階を適切に成し遂げていくことを表している。これらの段階については、次のセクションで説明していく。

文脈や場面に対する意識性

文脈や場面に対する意識性というのは、その個人の環境に対する注意や、関心、理解、解釈のことである。それは認知的なスキルであって、あらゆる形態のコミュニケーションの基盤となるものであり、脳卒中によるダメージの影響を受けやすいものでもある。

文脈や場面に対する理解度に応じて脳卒中の後遺症を持つ人々を区別すると、彼らの行動は、4つの意識性レベルに分類することができるだろう。

パートナーのコミュニケーション技能スクリーニング・フォーム

患者_____　　　日 付_____
パートナー_____
実施方法
1部から3部までは、パートナーとの面接を通じて、適当な欄をチェックするか、その答えを記入する。
4部は患者と一緒にいるパートナーを観察して記入する。この部分は訓練後に再度施行する。

1. 基本的な技能
聴力　　　不良_____　　良好_____　　矯正は？_____
視力　　　不良_____　　良好_____　　矯正は？_____
読みの能力　あり_____　　なし_____　　新聞・雑誌を読む_____
書字能力　不良_____　　良好_____
スペル力　不良_____　　良好_____

2. 患者に関する知識
_____さんと知り合って何年になりますか？　　_____年
患者さんとのご関係は？_____
一緒にしたことがある活動には、どんなものがありますか？_____
_____
_____

3. 障害に関する知識
_____さんの脳卒中について、今までにどのような説明を受けましたか？
_____
_____
_____

違うと思うことがあったら、述べてください。
_____
_____
_____

もっと知りたいと思いますか？　　はい_____　　いいえ_____

4. 相互関係の技能
患者と一緒にいるパートナーを観察し、すべての項目についてパートナーがどうなのかをチェックする。

患者とうまくアイコンタクトがとれるか　　　　　　　　　　　　はい_____　いいえ_____
必要な時に機敏に手がかりを繰り出すことができるか　　　　　　はい_____　いいえ_____
話し合うための興味ある話題を選択することができるか　　　　　はい_____　いいえ_____
程良い難しさの言語を用いて質問できるか　　　　　　　　　　　はい_____　いいえ_____
患者が反応できるまで待てるか　　　　　　　　　　　　　　　　はい_____　いいえ_____
患者の注目してほしいという努力にすばやく反応するか　　　　　はい_____　いいえ_____
患者が理解しないときはメッセージを変えるか　　　　　　　　　はい_____　いいえ_____
必要な場合は話し言葉によるコミュニケーションを書字で補うか　はい_____　いいえ_____
患者が答える術がない時、自由な形式で答える質問を避けるか　　はい_____　いいえ_____
必要な場合に適切な文字の選択肢を出すか　　　　　　　　　　　はい_____　いいえ_____
患者の視野の中に物を持っていくか　　　　　　　　　　　　　　はい_____　いいえ_____
最初のモードが失敗した時、それに替わるコミュニケーション・モードを患者が使用するように促すか
　　　　　　　　　　　　　　　　　　　　　　　　　　　　　　はい_____　いいえ_____
代償的なコミュニケーション・モードを効果的に使いこなすか　　はい_____　いいえ_____
患者が状況をコントロールする語句を使用したい場合にそれを察知するか
　　　　　　　　　　　　　　　　　　　　　　　　　　　　　　はい_____　いいえ_____
拡大（補助的）手段を用いた会話において、連続したやりとりを維持できるか
　　　　　　　　　　　　　　　　　　　　　　　　　　　　　　はい_____　いいえ_____
患者がメッセージの伝達を完了するまでパートナーは辛抱できるか　はい_____　いいえ_____
患者とのやりとりに楽しみを感じているか　　　　　　　　　　　はい_____　いいえ_____

図17-1　パートナーのコミュニケーション技能スクリーニング・フォーム

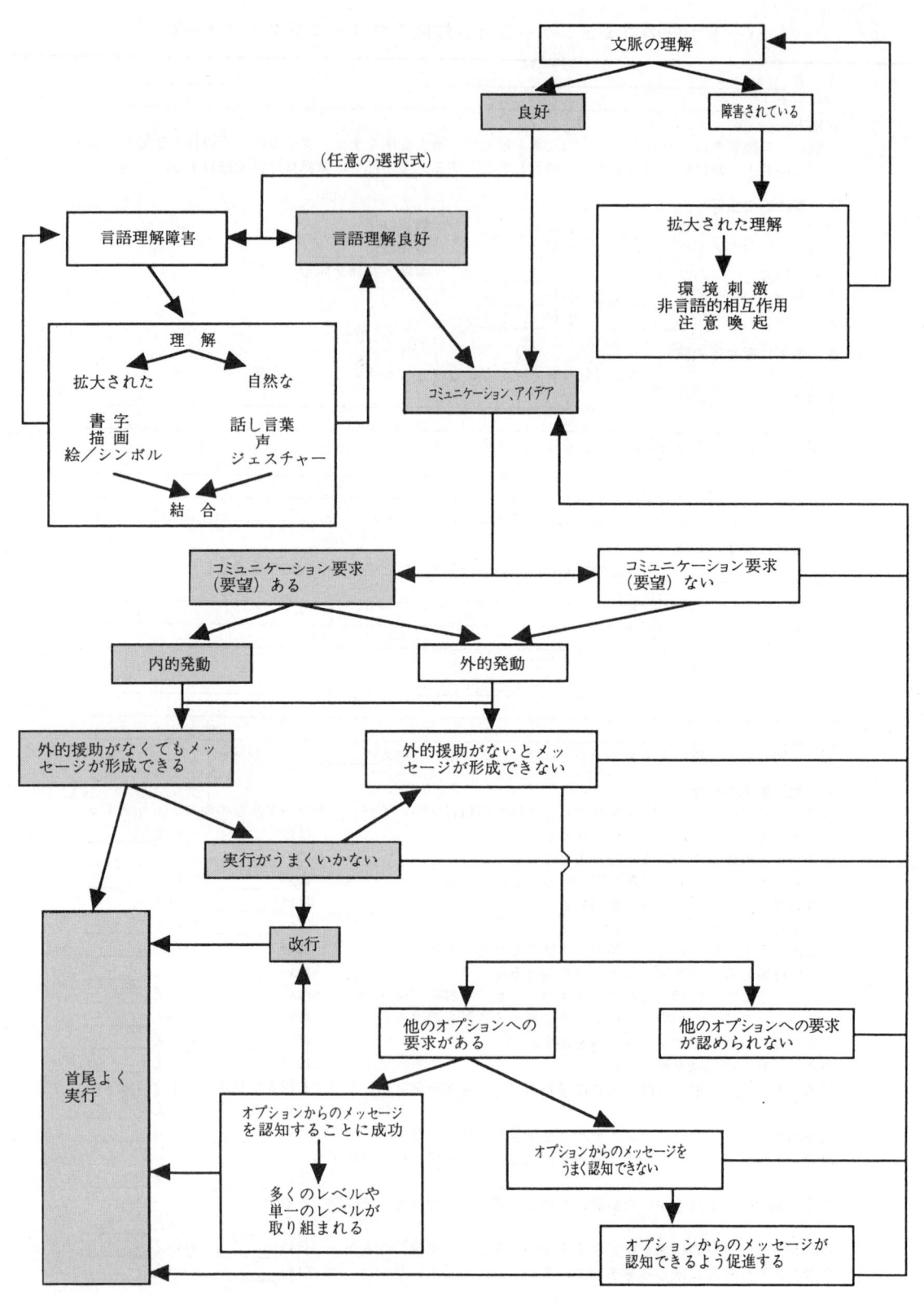

図17-2　失語のためのACC過程構造分析

すなわち、そういった文脈や場面に対する意識性がきわめて重度に障害されている、重度に障害されている、中等度から軽度に障害されている、そして障害されていないの4段階である。

きわめて重度に障害されている　文脈や場面に対する意識性がきわめて重度に障害されているというレベルは、昏睡の状態である。昏睡の状態の人間は、目的的行動がなく、他者とのコミュニケーション関係に失敗することからもわかるように、環境に対して全く、あるいはほとんど注意がはらわれない（Miller et al., 1990）。脳卒中では、昏睡の期間が長びくことは普通ないけれども、多様な感覚刺激が意識レベルの改善を促すことはある（Ansell, 1991）。

重度に障害されている　文脈や場面に対する意識性が重度に障害されている場合は、環境や文脈・場面の情報を理解できていない状態に相当する。きわめて重度に障害されている場合とは、基本的には、覚醒水準や覚醒度の点で異なっている。文脈や場面に対する意識性が重度に障害されている脳卒中後遺症者は、一定の身体的援助や指導が与えられれば運動行為を行うことができるが、言語命令を実行することも、非言語的情報を適切に説明することも、意味ある課題に一人でとりかかったり完成させたりすることも、また他者とのコミュニケーションを試みたりすることもできない。

中等度から軽度に障害されている　意識性が中等度から軽度に障害されている脳卒中後遺症者は、文脈情報の理解は浮動的である。環境や他者と盛んに相互関係を持つが、文脈情報の理解においては、しばしば誤りをおかす傾向がある。たとえば、中等度の文脈障害のある者は、非言語的手がかりを誤って理解することもあるだろうし、特に言語的内容では一貫性がなかったりする。あるいは、社会的接触の欠如として表れるものが実際は文脈に対する意識性が中等度から軽度に障害されていることの反映であることもある。

文脈に対する意識性が障害されていない　文脈に対する意識性が障害されていないということは、脳卒中後遺症者が文脈情報の理解において、明らかな困難を示さないことを意味する。失語症者の多くは、非言語的手がかりや文脈を正しく理解することからもわかるように、この意識性のレベルを示す。彼らが経験する認知的問題は、話し言葉と言語の機能に集中する傾向がある。

言語理解

言語理解は、言語学的レベルで他者とコミュニケーションを取る上では基本的なものであるが、コミュニケーション・アイデアという情報にとっては不可欠なものではない。人は、専ら経験や周囲の者との相互交渉を通してアイデアを概念化する。しかし、話し手が他者との会話による相互関係を欲するときは、少なくとも言語入力の基本的な理解は持たなければならない。

自然なコミュニケーション・ストラテジーも代替コミュニケーション・ストラテジーも言語理解の障害を代償する手段を提供してくれる。自然なコミュニケーション補助手段には、メッセージを繰り返したり言いかえたりすること、単純なジェスチャーをつけ加えることが含まれる。代替補助手段には、主な単語を書き出すことや、メッセージを表現するために絵を描いたり、図式化したり、メッセージの一部を伝えるために関連する絵やシンボルを呈示することが含まれる。

コミュニケーション・アイデア

コミュニケーション・アイデアとは、簡単にいうと個人が周囲の人間に対して表現したい考えや、感情、概念のことである。多くの失語症者は、コミュニケーション・アイデアを自分で生み出す。しかし、内的要求あるいは外的要求からコミュニケーション・アイデアを生み出すことができない者もいる。コミュニケーション・アイデアは先行する場面の文脈や言語的情報と関係したりしなかったりする。コミュニケーション・アイデアは他者に伝達するためにコミュニケーション行動に変換される必要がある。

コミュニケーション願望と要求の認知

言語や文脈的メッセージを理解し、それを内的なコミュニケーション・アイデアとして確認することができたとしても、コミュニケーション要求や願望の認知を保障することにはならない。コミュニケーション願望の欠如は種々の原因に由来する。たとえば、語用論的障害を持つ者は、話し手が反応を期待しているのを悟ることができないであろうし、非常に疲れていて、注意散漫になっている者、あるいはうつ状態の者はコミュニケーシ

ョン願望を持たないであろうし、能力低下のためにコミュニケーション課題が難しいと信じている者は、言語学的な相互関係を選択したりはしないであろう。

コミュニケーションの崩壊を分析する1つの段階は、失語症者がコミュニケーション要求を認知し、コミュニケーションしたいと思っているかどうかを決定することである。もし、その個人にコミュニケーション要求が常に存在しないならば、コミュニケーション行動の開始は表面上のものであるに違いない。たとえば、コミュニケーション・パートナーは繰り返しコミュニケーション行動を開始し、脳卒中後遺症者に反応するよう、明解な励ましを提供しなければならないであろう。もし失語症者が、コミュニケーション要求を認知してはいても、コミュニケーションにほとんどあるいは全く興味を持っていなければ、STや介護者はどういった要因がコミュニケーションの実行を妨げているのか、そしてそういった要因の働きを最小限にしているのかを決定しなければならない。失語症者がコミュニケーション要求を認知し、他者との関わりを持ちたいと思うようになって初めて、メッセージ形成の準備ができたといえるのである。

開始

メッセージの開始は、内的、外的いずれかによってなされる。内的開始は話し手によって始まる。外的開始は、誰か話し手とは異なる者によって開始される。外的開始は、失語症者にキーワードを提供するという形式をしばしば取る。あるいは意味的音韻的手がかりで反応開始を繰り返し促すという形式を取る。

メッセージの形成

形成は意図するメッセージを個人が符号化する試みを意味する。失語症者の中には、ふつうの話し言葉やジェスチャー、音声でメッセージを形成できる者もいるが、補助的ストラテジーを必要とする者もあり、しかもこれらのストラテジーを自分で実行できなかったりする。また、補助器具付きのAACストラテジーの形式をとったり、他者からの外的援助でしかメッセージを形成できない者もいる。

メッセージ形成が自分自身でできようと、援助が必要であろうと、聞き手が話し手の意図する意味を理解したときにのみそれは有効となる（Arwood, 1983）。これは、メッセージが正確かつ完全で理解可能な形で提供されなければならないことを意味する（Grice, 1975；Searle, 1969）。そうでなければ、有効なコミュニケーションのためには、メッセージ修正が必要となるだろう。

メッセージの修正 多くの失語症者は首尾よく表現できなかったメッセージを修正しようと試みる。話し手は修正しようとして、メッセージを繰り返したり、意味的構文的形態を変えたり、様式をつけ加えたりして、情報を伝える（たとえばジェスチャーや絵や書字で補う）。うまく自分でメッセージの大半を修正できる失語症者もあれば、修正できたりできなかったりする者もいる。また、めったに成功することはなく、意味ある修正を開始し形成するのに援助を要する者もいる。

メッセージ形成を外的に援助すること 失語症者が自分でメッセージを形成することができない時、外的援助があると便利である。この援助は他の人であったり、補助的な自助具や道具であったり、パートナーが記す選択肢や絵本であったりする。いずれの場合も、最初の段階は外的援助のための要求を認知することである。コミュニケーション過程では他に、失語症者がこの要求を認知できなかったり、実行できなかったりし、結果的にコミュニケーションの崩壊を経験することもある。こういった崩壊の理由は、常に明解とは限らず、以下に述べることと関連があるようである。(a)特定のコミュニケーション場面で、援助を求めたほうがよいと気づく能力に限界があること、(b)AACテクノロジーを用いる技術的能力に限界があること、(c)コミュニケーション要求の援助に関わる聞き手や家族、友人の拒否的態度に気づくこと、(d)AAC自助具の操作に自信がないことである。

オプションからのメッセージの認知 失語症者が外的援助の必要性を認知し行動に移したならば、コミュニケーション・アイデアに次々と変化が生ずる。そしてその後は有効なオプションからの適切なメッセージを同定する個人の技術に依存してくる。単に目標となる語や絵を限られた選択肢の中から同定するだけの課題であることもあるし、AACシステムの多くの段階からメッセージに相当する箇所を呼び出さなければならないというよ

うに、より複雑な場合もある。失語症者の何人かは、メッセージや多段階システムに貯蔵されているシンボルにアクセスすることができ、同時に進行している会話の時間的要求にペースを合わせていくことができるが、多くは適切なコミュニケーションメッセージを認知し選択するのさえ難しいということを経験している。この難しさは、適切なカテゴリーやレベルを選択したり、目標となるメッセージを同定するといったAAC自助具それ自身の位置づけの問題を反映している。こういった困難に遭遇した時、パートナーは次のように援助する。すなわち、特定のメッセージ領域を指し示したり、即応する場面に関連した選択肢を作り出すほうが有益であることを示す手掛かりを与える。

聞き手によるメッセージの理解はコミュニケーション行為の終了を表す。その時点では、話し手と聞き手は彼らの相互関係の終わりを選択するか、新しいコミュニケーション・アイデアを繰り出し持続させるかの選択を迫られることになる。

社会的相互関係のスタイル

適切なAAC治療の選択は、これまで述べてきた評価情報の概略に加え、その人が他者と相互関係を持つ際に予想されるレベルや社会参加の程度をどう理解するかに依存している。失語症者が失語症になる以前から家族や社会との相互関係が希薄で最小限だったかもしれない。その場合は積極的に参加するよう励まし期待するのは非現実的といえる。一方、家族や社会とのコミュニケーションにおいて活発な役割を担っており、こういった多くの相互関係を再開したいと思っている者もいる。彼らが他者との相互関係において期待するレベルはきわめて高いと言えるだろう。AACストラテジーと自助具は個々人の社会的相互関係のレベルとスタイルを適切に補うものでなければならない。

AACの介入：社会的参加の促進

失語症者のコミュニケーション要求、能力そして制約の初期評価が終わり、AACの介入が開始される。この介入の基本的ゴールは個人の社会的相互関係における参加を促進させることである。

失語症者はそれぞれ独自のコミュニケーション要求、能力そして制約を持っている。結果として、要求や能力の変化に応じて修正されるような個人的AAC介入が必要となる。介入過程を説明するために、次の節では5人のケースを呈示する。そこではコミュニケーション要求や能力が大幅に異なる場合に適用されるAACアプローチについて述べられる。たとえば(a)拡大されたメッセージ開始及び形成(b)拡大された言語理解(c)自立した拡大コミュニケーション(d)拡大言語再構築、そして(e)拡大された文脈理解がこれに含まれる。どのケースも一般的情報、話し言葉と言語の所見に関する簡単なまとめ、先に述べた枠組みに添ってのAAC過程の分析、そしてその個人のコミュニケーション効率を最大にするためのAACストラテジーとテクニックについて述べられている。

症例1：拡大されたメッセージ開始及び形成
背景

Warrenは63歳の教師で、左半球の広範な脳血管障害（CVA）を患っている。彼は1ヵ月間急性期治療の病院にいた。重度の脳卒中と血糖値の変動に関連した合併症のために、覚醒水準の回復はゆっくりであった。家族の誰かがそばにいる時に最も覚醒レベルが高かったが、自分から話すことはせず、はい/いいえで答えられる質問をした時に稀に頷く程度であった。

入院して2週間、Warrenの周囲に対する意識性は徐々に改善していった。看護スタッフは、彼が投薬や配膳の前に決まって時計を見ることから病院の日課やスケジュールを知っていると判断した。彼のコミュニケーション行為は基本的なジェスチャーに限定されていた。4週間後、Warrenは集中的訓練のためにリハビリテーション病院に転院した。その時点から彼の血糖値は比較的安定し、全般的な持久力も顕著に改善した。

能力とコミュニケーション要求の評価

能力 初回評価では、Warrenのリハビリテーション・チームは彼の機能的回復の予後を有望とみた。PTは車椅子での移動と右上下肢の痙性の軽減に焦点をおいた。OTは右上肢の運動機能を増し、在宅に必要な生活技能を改善させるよう働き

かけた。WarrenのSTは理解―表出のための基本的なコミュニケーション・スキルの獲得に治療努力を傾けた。

WAB失語症検査（Kertesz, 1982）でのWarrenの失語指数は4.6で、全失語（global aphasia）の範囲であった。Warrenは文脈からはずれた聴覚的情報においてはきわめて困難を示すが、周囲には比較的よく注意を払うことができるというふうに観察されていた。たとえば、Warrenは担当のスタッフがやってくるのを予測しており、セラピー・セッションの準備のために関係ないものをトレーから除いてきれいにしていた。しかしいかなることばも開始することができず、繰り返すこともできなかった。基本的な要求を伝達するには全面的にジェスチャーに頼っており、決まりきった挨拶（たとえば「ごきげんいかがですか?」）以外の質問をされると欲求不満になる傾向があった。

コミュニケーション要求 Warrenは脳卒中になるまで、教師兼管理者として働いていた。地域社会の団体活動には広範囲に参加し、個人的につきあっている親密な同僚もたくさんいた。子供たちはすでに独立して近くにはいないが、時々呼び出したり、年に数回は訪問して会話をするのが常であった。

Warrenのコミュニケーション要求評価（Beukelman et al., 1982）では広範囲の要求を示していた。最も基本的なのは看護スタッフに対して身体的要求を伝えることができないことであった。また、Warrenは特定の情報を関連づけることが不可能で、コミュニケーション・アイデアを外的に提供されたメッセージと常に一致させられるとは限らなかったので、他者から出されたことばの選択肢を理解するには説明が必要であった。

Warrenのコミュニケーション要求には、社会的相互関係を再確立することも含まれていた。Warrenは他の人の質問に答えることができなかった。そして自分自身や自分の1日の出来事についての重要な情報を伝えることもできなかった。それ故、彼の言語障害は社会的接触を持つためのコミュニケーション活用を著しく阻害していた。にもかかわらず、Warrenは訪問者を暖かい握手と頷きをもって迎え感謝の意を表すというように、社会的儀礼は保存されており、礼を失することはなかった。

コミュニケーション・パートナーの能力の評価
Warrenは彼自身のコミュニケーション困難を助けるためには明らかに他者に依存していた。彼と最も関係の深いコミュニケーション・パートナーの能力と要求をみるために、彼の妻にパートナーのスキルに関するスクリーニングテストを施行した（図17-1を参照）。彼女の反応からは彼女が次のようなことを学ぶ必要があることが明らかにされた。つまり、彼女の夫がコミュニケーション努力をしている時は間を取ること、自分がしゃべる時は夫の名前を呼び注意を喚起すること、質問は簡潔に行うこと、Warrenのコミュニケーションを促進する代替手段を用いること、である。

Warrenのコミュニケーション相互作用の分析
STはWarrenの相互作用をAAC過程構造分析（図17-2参照）に基づいて分析した。結果は次のようであった。

1．Warrenの長所は、文脈理解の良さであった。彼は他の人のことがわかり、自分の孫のこっけいな動作も理解したし、セラピー・セッションに積極的に参加した。彼が住んでいる地方の新聞や家族写真にも興味を示すことがわかった。

2．Warrenは多数のコミュニケーション・アイデアを持ち、コミュニケーションを行いたいという強い思いがあった。その時々の身体的要求を示すには、指差しやジェスチャーを用いていた。社会的会話に参加しようと試みたが、コミュニケーションが崩壊してしまうと耐えられなかった。

3．受容面の障害のために、Warrenにはしばしば質問に答えるのに外部からの援助が必要であった。

4．Warrenの表出面の障害は重度でメッセージの形成を励ます必要があった。自分の考えに基づいて言葉を配することが困難なため、外的援助なしではメッセージの形成に支障があった。彼はシンボル単位を回収したり符号化することができず、情報を伝達するためには外的に与えられるシンボルに頼っていた。さらに、他の人の直接的援助なしにはそのシンボルを探し出すことができなかった。

WarrenのAACシステムの内容

会話のための文字言語選択肢 Warrenを担当しているSTはまず、社会的コミュニケーションに焦点を当てることにした。Warrenは文脈を逸脱した情報の理解に関しては極端な困難を示したので、彼の言語理解を促進できるように、個人的情報に限定した教材を用いた。そこで、文字言語選択肢を用いた会話（GarrettとBeukleman, 1992）のテクニックを採用し、Warrenの興味をひく話題について質問した（図17-3を参照）。臨床家はそれぞれの質問を提示したあと、予測される答を大文字で書いていった。そしてそれを書きながら音読していき、答のところでの指差しを促した。Warrenは最初、書かれたものを順次見ながら指差すのに援助が必要であった。しかし、徐々に改善をみせ、3～5の選択肢の中から答を導き出すような質問に応える会話に参加することができるようになった。

Warrenのセラピストは、彼のコミュニケーション・パートナーが文字言語選択肢のテクニックを学んでくれなければ、彼は他者と相互関係を持ち続けることができないことに気づき、Warrenの妻や息子たちにこのテクニックを学ぶためにセラピーに参加することをすすめた。彼の家族がこの文字言語選択肢のコミュニケーションを修得してからは、Warrenに学校や家庭の出来事についての意見を求めることができるようになった。また、Warrenがメッセージを出そうとする時に生ずるコミュニケーションの断絶もこのストラテジーを用いて解決することができるようになった。

情報貯蔵システム Warrenの妻は、日常の暮らしや出来事をアルバムにして綴っていた。Warrenはそのアルバムを他者とのコミュニケーションにしばしば用いていた。彼がコミュニケーションを促すためにアルバムをよく用いるようになるにつれて、他のもの、たとえば生まれ故郷の州の地図や、仲間の先生方の一覧表、担任している子供たちの電話番号なども加えられるようになった。このあらかじめ貯蔵されていた情報によって、Warrenはパートナーが提示する選択肢に頼ることなく、ある特定の情報を伝えることはできたが、Warrenはこれらのものを使って話しの流れに添って会話を開始することはできなかった。自分自身でアルバムを開くという考えに到達することはほとんどなかったし、目標とするページを探し出すには常に援助が必要だったのである。

ジェスチャー Warrenは、飲むとか窓を開けるとか風呂に行くといった基本的な要求を表現するためのジェスチャーを自分から発するようになり、徐々にそのレパートリーを広げていった。

症例2：拡大された言語理解

背景

Dennisはこの7月突然に脳卒中になった土木作業員である。短期間入院した。CTスキャンでは、左下側頭回に小〜中の大きさの梗塞巣を示した。Dennisは1週間で歩行可能となり、右上肢の粗大運動、巧緻運動も可能となった。コミュニケーション技能の回復はゆっくりであったので外来の言語訓練に参加することになった。

能力とコミュニケーション要求の評価

能力 Dennisが家庭で人に頼らず何ができるのかということは、彼を担当するSTの最初の関心事であった。Dennisには中〜重度の失名辞症状と意味性錯語があり、同時に社会的儀礼や単純な指示のレベルを越えた言語情報の理解は不可能であった。自分自身の話し言葉の誤りに気付くこともできなかった。

コミュニケーション要求 Dennis担当のSTは、彼のコミュニケーション相互作用を分析し、妻や息子が彼の言葉に関してどのように考えているのかを話し合うために彼らと面談した。家族の話題は最初、語彙の回収が悪いとか、他の語に置き換わってしまうということに集中していた。しかし、Dennisのメッセージが解釈できるようになるにつれ、主たる関心事はDennisの理解障害に移っていった。これは複雑な情報や特殊な情報の提示において最も顕著であった。Dennisの家族はまた、彼が話題を変えた時に生ずる困難さについても関心を示した。Dennisはパートナーが新しい話題に変えてしばらく経過した後にも1つの事柄について言及し続けていることがしばしばあった。

Dennisの要求はあらゆるコミュニケーション領域にわたっていた。すなわち願望や要求の表現、情報の共有、社会的接触や儀礼のための言語使用などである。しかし、表出型の失語症者とは異な

教　示

1. ページの初めに話題を書いてから会話を始めて下さい。関心を引く話題が出てくるように、その人について知っていることを用いて下さい。たとえば、もしその人が明らかに身体的、医学的要求を持っているなら、「要求」あるいは「痛み」ということばをそのページの最初に記載して下さい。興味関心を引く話題には、趣味や、最近の出来事、政治、スポーツ・チーム、助言、ペット、そして家族が含まれます。
　　　　　ヒント：ブロック体で大きくはっきり書いて下さい。
2. 最初の質問を繰り出して下さい。可能な答えを予測し、単語選択方式や段階評価方式でそれを書いて下さい（例を参照）。
　　　　　ヒント：選択肢はそれぞれの前に点を付けて縦に配列して下さい。
　　　　　　　　　その選択肢は大きな声で読み上げながら書いて下さい。
3. 自分の答えを指さしするように促して下さい。
　　　　　ヒント：時には指さしを開始するよう、手を添えて援助をしてあげて下さい。
4. その人（彼または彼女）の答えを丸で囲んで下さい。そして、あなた自身の考えや助言をつけ加えて下さい。
5. 別の質問を引き続き行って下さい。
6. その話題がつきるまで続けて下さい。

例

友　　人：明日、学校で行われる焼き菓子セールなんだけど、
　　　　　何を作ったらいいか、いいアドバイスがあったら教えてくれる？
失語症者：（頷く）
友　　人：エンゼルケーキとブラウニーとクッキーではどれがいい？（ノートに選択肢を縦に書いていく）
　　　　　・エンゼルケーキ
　　　　　・ブラウニー
　　　　　・クッキー
失語症者：（ブラウニーを指差す）
友　　人：ああ、それはいつも売れ行きがいいんだ。（ブラウニーを丸で囲む）私が最初から作る？
　　　　　それとも詰め合わせを手に入れてくる？（選択肢を書く）
　　　　　・作る
　　　　　・詰め合わせ
失語症者：（笑いながら詰め合わせを指差す）
友　　人：（笑いながら詰め合わせを丸で囲み）ああ、最初から作るんじゃ大変だ！（間がある）
　　　　　ところで、小学校の教育をどう思う？　子供たちはいい教育を受けていると思う？　（程度を表わすものさしを書く）

　　　　　悪い　　　　ふつう　　　　良い
　　　　　1＿＿＿2＿＿＿3＿＿＿4＿＿＿5
失語症者：（ためらいながら4を指差す）
友　　人：（4を丸で囲みながら）ああ、学校じゃ私たちはきわめて幸せだと思うよ。だけど、クラスが大きすぎるのはどうもね。
失語症者：（頷く）

図17-3　選択肢を書きながらコミュニケーションを行う技法の説明

り、その要求は他者の話していることを基本的に理解できないことからくるものであった。

コミュニケーション・パートナーの能力の評価 Dennisの妻にパートナーの技能のスクリーニング・フォームを実施し答えてもらった（図17-1を参照）。彼女はDennisとのコミュニケーション相互作用においていくつかの面では効果的に促進していたが、そうでないものもあった。とくに、メッセージを始める前に彼に注目しなかったとか自分のメッセージを文字言語やジェスチャーで補うことをしなかったことが挙げられる。

Dennisのコミュニケーション相互作用の分析

Dennisのコミュニケーション相互作用のパターンをAAC過程構造分析（図17-2参照）でみた。それによると保存されている面・障害されている面は次の通りである。
1．文脈・場面に対する意識性は良好である。
2．コミュニケーション・アイデアは保存されており、要求を認知し、外部からの援助なしで適切にメッセージを形成していくことができる。
3．言語理解は中等度に障害されている。

DennisのAACシステムの内容

キーワードを書き出す Dennisの臨床家は、聴覚的情報の理解を援助するために比較的簡単な治療テクニックを工夫した。彼女は話しながらキーワードを書いていくことがDennisの理解におおいに役立つことに注目した。Dennisは質問に適切に答えることができるようになり、こういった文字情報を含む会話に情報を付加することもできた。彼は自分の理解を拡大するために文字言語に依存することをすぐさま開始し、このテクニックは彼の妻や息子も容易に習得した。Dennisには、自分の障害を明らかにし、馴染みのないコミュニケーション相手に対しては会話するときにキーワードを書き出してくれるようにお願いする１枚のカード（図17-4参照）が与えられた。Dennisは常時携帯している冊子の表紙にそのカードをテープで張り付けた。

補助的ジェスチャー 臨床家は、ジェスチャーを同時に用いるとDennisがよりよく彼女の会話を理解することがわかった。たとえば、PTの訓練について質問している時に、運動訓練室を指差して、訓練用の自転車に乗るしぐさをするなどであ

私は脳卒中を患っています。あなたのおっしゃることが理解できないことがあります。

もし私がわからないようでも、大声で話さないでください。このノートを用いて次のようにしてください。

1．あなたがおっしゃりたい重要な言葉を書いてください。
2．次に私が言ったことを書いてください。そうすればもしそれが間違っていれば、訂正することができます。
3．話題を書いてください（特にあなたが先に話題を変える時には）。

会話が文字で見えると本当に助かります。お時間を取っていただきありがとうございます。

名前：
住所：
電話：

図17-4　能力障害の記載とAACの教示カード

る。Dennisはそういった質問にすばやく的確に反応した。このストラテジーもまたDennisの妻と息子が習得するように指導された。

最終的には、Dennisの臨床家も妻も息子もすべての聴覚的メッセージを書字や描画や身振りで補うことを学習した。Dennisはこの補完的な入力を待つことを学習し、同時に、メッセージの意味が不明瞭な場合はそれを要求することを学んだ。この８月になってもDennisは依然として中等度の聴覚的理解障害を持っており、仕事に戻ることはできなかった。しかし彼は拡大・理解ストラテジーを用いて友人や地域の人たちと首尾よく交流することができ、コミュニケーションの崩壊を最小限にくい止めていたのである。

症例3＊：自立した拡大コミュニケーション
背景

Mikeは74歳でこの４年間に両半球に２回の脳卒中を起こしている。２回とも言語機能に障害を

＊この症例研究の一部はすでにGarrett（1989）により報告されている。

きたしており、それ故リハビリテーション・プログラムへの参加が急がれていた。2回目の脳卒中の結果、重度の失語症になり入院中リハビリテーションを受けたが、その後も大学の言語クリニックで3年間、個人及びグループ訓練を受けていた。この長期にわたる治療も空しく、Mikeの普段の話し言葉の能力は彼のコミュニケーション要求を充たすには不充分であった。

能力とコミュニケーション要求の評価

能力 Mikeの言語治療記録を再検討すると、彼には軽度の言語理解障害があり、それが、中等度の両側性の高音部の感音性難聴によって増幅されていた。表出面は、受容面よりもさらに障害が重く、自然言語による表出は意図することのわずか20％しか表せないために、コミュニケーション不履行を多く経験していた。彼をよく知っている相手でさえ、コミュニケーション相互作用は冗長になり、不充分であった。彼のコミュニケーション・ストラテジーや個人的な背景を知らない相手になると、コミュニケーションをとることは事実上ほとんど不可能であった。

WAB失語症検査でのMikeの成績は失語指数34.6であった。表17-1にその成績をまとめてある。

Mikeのコミュニケーションの長所を分析すると、彼は環境や内的なコミュニケーションの原理に注意を払っていることがわかる。コミュニケーションへの強い願望があり、コミュニケーション上の問題を解決するためにいくつかの代償的手段を用いていることもわかった。彼が用いている代償的手段には、補助的な形式ばらないジェスチャーや、言うことができない時に試みる書字、簡単な地図を指し示すことが含まれていた。彼は単純な線画を模写することはできたが、メッセージを明らかにするために自分から絵を描くことはなかった。

コミュニケーション要求 Mikeはすでに退職し、妻、娘、孫娘と一緒に暮らしていた。高齢で医学上の問題もあったが、比較的活発な生活様式を保っており、友人を訪問したりレストランや競馬場に出かけることもあった。バスやタクシーで1人で旅行することも多かった。

Mikeのコミュニケーション要求評価（Beukelman et al., 1985）によると、コミュニケーション

表17-1 WAB失語症検査のデータ

下位テスト	結果
1 自発話	
情報の内容	6 （6項目中4項目に正答）
流暢性	4 （中断，電文体）
2 話し言葉の理解	60/60
単語の聴覚的認知	53/60
継時的命令	51/60
3 復唱	26/100
4 物品の呼称	31/60
語想起	8/20
文章完成	5/10
会話での応答	6/10
失語指数　34.6/100	

Garrett, K., Beukelman, D.R., and Low-Morrow, D. (1989) A comprehensive augmentative communication system for an adult with Broca's aphasia. Augmentative and Alternative Communication, 5, 56. Williams & Wilkins, 1989刊より許可を得て転載。

要求が複雑であることがわかった。彼には多くの異なるコミュニケーション相手がおり、多数の文脈が関係していた。彼はコミュニケーションの相手や文脈によって、広範にわたる種々雑多なメッセージを伝達する必要があった。

Mikeのコミュニケーション相互作用の分析

Mikeと娘、Mikeと妻そしてMikeと馴染みのない臨床家の間の会話をビデオテープに撮った。それをAAC過程構造分析（図17-2参照）を用いてみてみると、以下の通りであった。

1．Mikeは文脈がわかっていた。
2．Mikeは時々繰り返してもらうだけでよく知っている相手の話し言葉やジェスチャーを理解した。馴染みのない相手であっても同様であった。彼には、相手を理解するための拡大された補助的ストラテジーは必要なかった。
3．Mikeにはたくさんのコミュニケーション・アイデアがあり、ほとんど抑制できないほどの強いコミュニケーション願望があった。テープではコミュニケーション相互作用の開始が内的にも外的にもできていた。
4．Mikeには多くの異なるメッセージ形成様式があり、同時に、最初の試みで、そのメッセー

ジを首尾よく表現していた。しかし、完全な形で相手にわかるように表現できないこともしばしばあった。通常はそういったメッセージをうまく言いかえたが、何度か言い直してもうまくいかない事態を経験することもあった。そんな時は手を振ってそのメッセージを伝えることはあきらめ、新しいコミュニケーション・アイデアへと話題を変えるのであった。

5．Mikeは自分から代替モードを用いてコミュニケーション上の問題を解決しようとしていた。自然の話し言葉を補うのに最もよく使われるのはメッセージそのもの、あるいはその要素を表すジェスチャーやパントマイムであった。ジェスチャーのいくつかはうまく表現されたが、Mikeは1つのジェスチャーを種々の異なるメッセージに使用する傾向があったため、コミュニケーション相手を混乱させることもあった。また、文脈的に合わないため、相手を困惑させることもあった。たとえば、Mikeは妻が緊急の電話をよこしたことを、手を耳にやってぐるぐると回す動きで表現しようとしたが、その時のコミュニケーション相手だった若者にとって、そのジェスチャーは理解できないものであった。というのは、彼女は〝クランク〟式というよりは押しボタン式の電話で育ったからである。

Mikeは話しことば以外の様式でメッセージを表現する時、すすんで拡大コミュニケーション・ストラテジーを用いた。たとえば、日付を明らかにする場合、小さなカレンダーを探すために札入れを「取り出し」たりネブラスカのフットボールのスケジュール表を「取り出し」たりした。数字の〝5〟を表現するために札入れから5ドル紙幣を出したこともあった。Mikeはメッセージを明確にするために用いることのできるものは、人であれ、事物であれ、どのような性質（大きさ、色、カテゴリーなど）であっても、周囲にあるものを積極的に見回しては活用した。彼はたくさんのものの中からある特定の事物を選択するのには何ら支障がなく、そのために誘導したりする必要はなかった。

6．通常、ものや事物を同定すると、名称が促進されるものだが、Mikeはその事物を単に指差すのみであった。

Mikeの相互関係のスキルを概観すると、彼の自然な話しことばとジェスチャーを補うAACシステムをSTがどのように発展させていけばよいのかがわかってくる。Mikeのコミュニケーション要求は、幅が広く種類も多いためAACシステムにはたくさんの要素が含まれた。

MikeのAACシステムの内容

語彙辞典　Mikeは、1つの語や短いフレーズを正確に見つけ出すことができた。また、印刷された語を読むことによって、1つ1つの単語の音声化の手掛かりになることがあった。そして言われた語やフレーズを同定することができた。そんなわけで、彼にとって語彙辞典は拡大コミュニケーション自助具として大いに貢献した。Mikeと家族、それに彼を担当するSTは何カ月もかけて、莫大な数の語彙を彼の辞書に入れていった。語彙は8つのカテゴリーに分けられた。家族、食べ物とレストラン、スポーツ、個人史、場所、彼個人の介護事項、電話番号、そして時間に関するもの（月日や時計など）である。Mikeの意味編成システムは比較的保たれていたので、カテゴリーで語彙を系統立てたのである。さらに各カテゴリー内はアルファベット順に配列された。Mikeが好んで引用する物語に基づいて編集した語もある。このように系統立てて作ることによって、特定の話題に関連する語彙や論点をすばやく選択することができた。

アルファベットカード　Mikeの語を綴る能力には限界があった。しかし単語の最初の文字を指したり、簡単な略語を綴ったりできることもあった。文字の同定と綴りを促進するために25のアルファベット文字を1枚のカードに書いたものを用意した。常に正確とは限らなかったが、語彙の最初の文字を示すと、聞き手の理解が促進されることもあった。また、Mikeは最初の文字を示した後に、その語を発することができることもしばしばあった。

新しい情報のポケット　新しい情報のポケットによってMikeは最近の出来事に関する残りのものを伝えることができた。彼が好んだのは新聞の切り抜きや、競馬の記念品であった。これらは何度も繰り返し用いられるため、時にはぼろぼろになったが、別の文脈に移行する時や新しい話題を

始めるときに役立った。彼は自分自身で新しい情報のポケットに加える内容を選び、いつ排除するかを決めた。

コミュニケーション破綻解決の糸口　コミュニケーションの支障を解決する手がかりを記したカードを、Mikeがコミュニケーション相手に示すことができるようにと作成した（図17-5を参照）。このカードには手がかりが示されており、"20の扉"形式でコミュニケーション相手を誘導し意図する情報を伝えるようになっている。たとえば、Mikeは破綻解決の手がかりを示すカードを用いて、人物や場所、事柄、事件、あるいは時間などの予測を相手が確実にしていくようにすることができた。

会話を制御するストラテジー　Mikeは実用的会話能力には長けているかのようであったが、効果的な相互作用を保障する会話を"維持していく"のは多少困難であった。この問題は、コミュニケーション破綻を解決しようと努力している時に顕著となる。会話を制御するためのストラテジーをのせたカード（図17-6参照）がMikeのコミュニケーション・ノートの最後に加えられた。彼はこれらのストラテジーを新しい相手とコミュニケーションを持つときによく用いた。馴染みの相手とは、話題が変わったことや、終了のシグナルを送るだけでよかった。

自然なコミュニケーション様式

Mikeは自分の話し言葉と自然に出てくるジェスチャーを補うためにAACシステムを用いた。彼のコミュニケーション様式は多岐にわたっていたので、その結果彼の自然のジェスチャーを系統立てていく必要があった。ジェスチャー使用の訓練を行う以前は、Mikeが多くのメッセージを1つの身振りで伝えようと試みたために、結果は必然的に聞き手の側の混乱を招くだけであった。

Mike担当の臨床家はまた、拡大コミュニケーション・ストラテジーとして彼に文字を書かせたり、絵を描かせたりした。文字を書く意欲はきわめて高かったが、Mikeは絵を描くことは最初は好まなかった。彼は自分には芸術的才能はほとんどないとみていた。しかし、時間と励ましによって、絵を描くことはMikeのオプションになっていった。ただしいつもしぶしぶ選ぶという類のものであったが。

```
        手がかり
それは      人
           場所
           出来事
           物
           時間
言いたいのは  色
           大きさ
           それは何でできているか
           それは何に使うか
           その他
```

図17-5　コミュニケーション・ノートの中の手がかり

```
        指示
ことばを推測してください。
私に質問してください。
私は話題を変えています。
ここで止めましょう。
```

図17-6　コミュニケーション・ノートの中のコントロール・フレーズ

コミュニケーション・システムを発展させる以前は、どんな新聞の切り抜きをも見つけてきてはノートに加えていた。これは彼がそれまでにとっていたものに言及したい時に問題となった。この問題を取り除くために、Mikeは自分のコミュニケーション・ノートに空きページを挿入し、略語を書いたり、語の最初の文字を書き込んだり、ダイヤグラムを描いたり、絵を描いたりすることを学んだ。

システム統合

Mikeのコミュニケーション・システムの要素を統合するために、5×8インチの大きさのコミュニケーション・ノートが用意された。各要素は、タブで確認できるようになっていた。要素の中には、特に語彙を集めたものでは、下位のタブも設けられ情報がさらに系統化されていった。

MikeはAACシステムのさまざまな要素が個々に呈示される時には、うまく使いこなせたが、一

度に全部のシステムが呈示されると、その中から最も有効なコミュニケーション・モードを選択するのは当初困難であった。特にコミュニケーションの破綻をきたした時にはそうであった。こういった時、Mikeは代替ストラテジーに移行する前に7～8回コミュニケーション試行を繰り返すのであった。この問題に立ち向かうため、Mike担当の臨床家はAACシステムのさまざまな要素を3つの異なるレベルあるいは段階に分割した（図17-7参照）。訓練の時、Mikeは最初自然な話しことばで伝えるように言われ、もしそれに成功しなければレベル1のストラテジーを使用し、必要ならレベル2、レベル3のストラテジー段階を踏むように言われた。どのストラテジーも色付きのラベルで大きく示され、訓練中に充分に見えるようにした。数カ月の訓練の後には、Mikeは自分のAACシステムを完全にマスターし、自分の話しことばを補うために、有効にそれを使用することができるようになった。

MikeのAACシステムの最後の問題は、コミュニケーション相手に対する指示の一覧表であった。Mikeはしばしば面識のない相手と会話することがあったので、コミュニケーション・ノートの表紙に載せた指示（図17-8参照）は、他の人をMikeのコミュニケーション・システムに導くのに役立った。Mikeが新しい相手と会話を開始する時、彼はまずこれを提示する訳である。それからこの精力的な老人は、彼の拡大コミュニケーション・システムを用いて喜んで話をしてくれる人と相互に関係を持ち、楽しむことができた。

症例4：拡大言語再構築
序
比較的軽度の失語症者が、自分たちのライフ・スタイルを妨げるコミュニケーション障害をしばしば経験したとしても、彼らのコミュニケーション相互作用を促進しようとする時に専門家がAACアプローチを考えることはめったにない。次に述べるのは、軽度の失名辞を代償するためにAACテクニックを使用した例である。

背景
Donは37歳の男性で、一続きの階段から転落して頭を打った。発見された時は意識がなかった。

ステップ#1
身振り　書字　繰り返し

ステップ#2
語彙ノート　アルファベットカード
これは名前を特定するときに役に立つことがある

ステップ#3
手がかり　指示

図17-7　教示チャート

MIKE J.
郵便番号、ネブラスカ州
リンカーン　・・通り
（電話番号）

こんにちは。
私の名前はJ. MIKEです。
私は脳卒中になりました。
これは札入れではありません。
私のコミュニケーションを助けてくれるものです。
私が何を必要としているのか、あるいは言いたいのか、この本の中のことばを指さします。

もし私が言いたいことばがこの本の中にない場合は、そのことばの最初の文字を示します。

もし他の援助をいただきたい時は，定義もいくつか指し示します。

ご協力いただきありがとうございました。

図17-8　コミュニケーション・ブックの教示

初日の神経学的検査では大きな血腫が左半球の頭頂葉のかなりの部分を被っていた。Donは救急車で地域医療センターに運ばれ、そこで血腫除去術を受けた。手術後Donは簡単なメッセージを伝えるにも大変な困難を示した。彼は意識不鮮明で重度の喚語困難を示した。その後数カ月で急速に改善したが、依然として失名辞症状は残っていた。

能力とコミュニケーション要求の評価
能力　重度の失名辞症状があるにもかかわらずDonはリハビリテーションでは流暢に話した。特定の語を言う彼の能力は音韻の手掛かりや語の模倣では促進されなかった。しかし文字を見ると言

えることはあった。Donは呼称においては大変な困難を経験したが、口で言えない語を自発的に書くことができた。

Donの聴覚的理解能力は呼称に比べればはるかに良好であった。彼は日常の事物、絵、文字単語を言われたとおり正確に指すことができた。また、口頭命令にもかなり正確に従うことができた。

コミュニケーション要求 Donは修士課程を出て、地域の短期大学で教鞭をとっており、1人暮らしで、広い範囲に及ぶバラエティーに富んだ野外活動を楽しんでいた。事故から6カ月してDonは独立した生活に戻った。もはや教鞭をとることはなかったが、地域の短期大学の管理・環境整備部門で働くことになった。

入院中、Donのコミュニケーションは著しい改善をみせた。彼のコミュニケーションは退院後も改善し続けるであろうと考えたが、依然として残されている喚語困難は、その後高等学校以上の学校の教師の職に戻るのを阻んでいた。

コミュニケーション要求の評価(Beukelman et al., 1985)では呼称及び書称困難(失名辞)が物の名前や場所、出来事のような情報を的確に表現することを疎外していた。喚語困難を除外すれば、広範な人と相互関係を持つことに支障はなかった。Donは自分のコミュニケーション上の問題を意味内容を確実に関連させることができない結果生ずるものと信じており、聞き手や文脈の変化にはあまり影響されなかった。

Donのコミュニケーション相互作用の分析

DonとST研修生、Donと医療従事者の会話がビデオに撮影された。ビデオテープで示された相互作用は、AAC過程構造分析(図17-2参照)を用いて分析され、次のような知見が得られた。

1. Donは文脈の理解が良好であった。
2. Donは話し言葉やジェスチャーを的確に理解した。
3. Donはコミュニケーション・アイデアを素早く正確に開始した。
4. Donは文脈にあった伝達願望を持っていた。
5. Donは内的にも外的にも相互関係を維持することができた。
6. Donはほとんどのメッセージを上手に組み立てて表現した。しかし特殊な内容に関連する場合、うまくいかないこともあり、そんな時はコミュニケーションの失敗を経験するのであった。コミュニケーションの相手がDonが目指す正しい語を繰り出して中断を救ってくれることもあった。
7. 目標となる語を文字で示されると、Donはいつもその語を正確に言うことができた。

Donの失名辞症状を代償するために、彼を担当する臨床家はAACシステムを採用し発展させることにした。Donはこのシステムを使いこなすのにほとんど訓練は必要としなかった。そして1カ月で、このシステムに含まれたアイテムを責任を持って選択することができるようになった。

DonのAACシステムの内容

DonのAAC治療の目的は彼のふだんの話しことばを補うコミュニケーション・ノートを発展することであった。数週間後、Donは彼を担当する臨床家がすすめるように、1冊の大きなノートよりも何冊かの小さなノートの方がいいと決めた。そして、結局3×5インチの大きさの3冊のノートでAACシステムを構成することにした。

ほとんどの場合Donは目標とする語を思い出すのにノートを用い、それを声に出して言った。それから会話を続けた。目指す語やメッセージが言えない時もあって、そんな時はノートを開いて自分のコミュニケーション相手がその語を読むようにしむけた。3冊のノートはそれぞれ、(a)一般的な会話、(b)医学的情報、経済的情報、法的情報、(c)最近の出来事と経験、に分けられ編集された。

一般的会話 Donは、自分のAACノートの1冊を一般的な会話を補うために用いている。最初の数ページは多数の人の名前と住所と電話番号の一覧になっている。職業とか趣味、家族関係のような付加的情報が名前の後につけ加えられている。名前はその人物が関係する内容(たとえば、仕事、友人、教会、家庭など)に分けて配列されており、それぞれの下に下位の見出しがつけられている。たとえばDonは教会から自分たちが住んでいる町や地域に従って名簿を組織化していった。そして新しい人に会う毎に該当する見出しの下にその名を書き加えていった。

コミュニケーション・ノートには、おびただしい数の名前の一覧があった。Donは人の名前を思

い出すのが最も難しい課題の1つであると報告していた。また彼は1人暮らしなので、人の名前とその電話番号を知ることが自分にとって重要であることを指摘していた。

一般的な会話のノートには、場所や町、仕事、建物の一覧も含められている。その場にふさわしい電話番号や関連する人の名前が同様に載せられている。また、国と州の小さなペーパーバックの地図帳も加えられており、その最後には自分の町の地図もたたんでのりづけしてある。Donはこれらの地図を休暇のことや、親戚や家族との経験のことを詳しく話す時に利用する。

医学的、経済的、法律的情報 Donの2番目のAACノートにはDonに関係した医学的・経済的・法律的情報が含まれている。人の名前や、会社、施設や機関、場所である。Donの保険の内容やエージェント、会社については詳細な情報が含まれている。さらに、負担額、範囲、条件、終身性、満期のように特に保険に関係する語を含む箇所もある。

DonのAACノートの医学部門は、今進められている医学的治療に関連する簡単なメモ——おそらく医者や看護婦が記入したと考えられる——で構成されている。Donが診察を受けた際にメモしてくれるよう頼んでいるのは明らかである。薬剤情報も処方年月日とそれを認定してくれた人と一緒に記載してある。

さらに、医学の部門には、Donが事故にあってからの既往歴が述べられている。既往歴の情報は、驚くほど詳細である。彼の外傷についての一般的情報や治療、回復、その後の問題に加えて、彼は一緒に働いていた専門家の名前や回復過程に関わった人の名前も載せている。話の詳細についてたずねると、Donは笑って答えるのであった。"それを言うのはお医者さん"と。

最近の出来事と経験 Donの3番目のAACノートは、いくつかの小さなマニラ封筒で構成されている。封筒にはDonの個人的生活や地域社会での生活における最近のエピソードについての思い出が入っている。たとえば新聞記事であったり、釣り用品や服装の広告であったり、最近の教会報だったり、地方紙から取った"今月の行事(やるべきこと)"の一覧表だったりする。Donはこれらのアイテムを用いて自分の話を補い、詳細な情報を作り出す手がかりにしている。たとえば何人かの人と雑談をしていて、会話のやりとりを補うために自分の甥の高校のバスケットボール・チームを扱った新聞記事をDonは用いた。

DonのAACシステムの維持
Donの失名辞症状は依然として残っている。彼はAACシステムを使い続けている。そして、それをいつも新しいものとして維持していく責任を感じている。ときどき友人がDonがつけ加えた手書きの部分をタイプに打ってくれたりはするが、これ以外は、自分でコミュニケーション・システムを使用、維持している。

症例5：拡大された文脈理解
背景
Vernaは82歳の心疾患の既往歴を持つ老女である。彼女は心臓発作と短時間の無酸素症に伴い左の脳塞栓になった。意識回復が困難で2週間の間何の反応も示さなかった。3週間目になって、ときどき短時間目を開くようになった。入院して4週目に、言語と作業療法の初期評価が行われた。医療チームとリハビリテーションのセラピストはVernaにとっては、彼女の体力と反応性が回復するまで彼女を亜急性のリハビリテーション・ユニットに置くのがもっとも適切であろうという方針を決めた。

能力とコミュニケーション要求の評価
能力 STは、Vernaに1日に15分ずつ2回会った。Vernaは車椅子にすわっている場合は、治療の期間中ほとんど覚醒水準を維持することができた。しかし、ベッドでは途端に眠ってしまった。Vernaは名前を呼ばれるとそれに反応して75％は目を開いた。

Vernaには重度のコミュニケーション障害と認知障害があった。彼女には右側の無視があり、恐らく右半盲もあったと思われる。彼女はどんな単純な指示にも、また音声や単語・口形の模倣にも従うことはなかった。家族の写真の指差しでは、時折調べられている写真を取り上げることはあったが、指差すことはなかった。介護の要求や満足をたずねられても反応がなく、姿勢や体の動きを通してのみ、不満や、不快、そして喜びを伝える

のであった。

Vernaの認知レベルを示す陽性徴候の1つは、部屋の中の人の動きを視覚的に追う能力であった。にもかかわらず、日常の決まりきった出来事や行為にはほとんど注意を払わないようにみえた。彼女が環境と関わるのは、サイドテーブルの上に置かれたトランプを取り上げて切ることのみであった。

コミュニケーション要求 Vernaは言語障害も認知障害も広範に及んでいたために、治療チームはVernaが社会的相互作用の技術や特定の情報を伝達するための能力を再獲得することができるかを疑った。当面のニーズはVernaが自分の介護に関する基本的な要求を伝える時に、彼女を援助することであった。コミュニケーション行為の開始や解釈の負担はVernaのコミュニケーション相手にのしかかっていった。

Vernaのコミュニケーション相互作用の分析

Vernaの障害は非常に重かったので、コミュニケーション過程のすべての段階で、支障をきたした。文脈理解の障害も重く、それがコミュニケーション相互作用への参加を拒んでいた。文脈理解の障害が軽くなるまでVernaの言語理解やコミュニケーション・アイデアの組み立て、コミュニケーション要求の認知、そしてメッセージ形成や再現については推量することもできなかった。

AAC治療のストラテジー

治療はVernaの環境に対する意識性の形成と日常生活機能への参加に焦点が置かれた。彼女を担当する臨床家は、2つの前言語的目標を立てた。(a)環境への視覚的注意を拡大すること、(b)非言語的レベルで選択する機能を励ますこと、である。

治療目標を達成するために、臨床家は自然の機会を利用して次のようなことを行った。すなわち、Vernaの注意を環境の中の出来事に向けさせ、自分の身の回りの日常的なケアに関しては自分で選択させるようにした。たとえばVernaが時々鏡を見、自分の髪をさわったり、整えたりするのが観察された。そこで、臨床家はVernaの髪形について聞くことから治療段階を開始することにした。臨床家は小さな鏡を持ち上げて「髪形はいかがですか」と言う。最初Vernaは手を伸ばし鏡を持つのに介助が必要であった。しかし、まもなく自分で手を伸ばしてくるようになった。それから、臨床家は彼女が自分の髪を気にいっているかどうかをたずね、彼女の表情をことばで表現した。表情が当惑していたり、嫌っている風であれば、ブラシやカーラー、bobbyピン、ヘアスプレーのようなスタイルを整えるものを選択肢として提示した。臨床家は1度に2つの項目しか提示しなかった。しかもそれぞれゆっくりとその機能をパントマイムで示しながら行った。それから彼女の手を2つの項目にもっていき、長く握っていた方を彼女に与えた。Vernaの表情や行為を言葉で表現することによって、臨床家は出来事と行動を彼女が結び付けることができるよう促した。

治療を開始して2週間目の終わり頃、Vernaは自分の身の回りの世話に関して1つあるいは2つの選択ができるようになった。練習を続けるにつれて、人や目標となる物体への視覚的な注意は徐々に増していった。彼女は依然として高度に場面に依存した状況でしか自分の望みを伝えられなかったが、自分の身の回りの世話についての好みを示すことはできた。

フォロー・アップ

VernaへのSTによる訓練は、経済的理由により、1カ月で打ち切られた。彼女の家族は身の回りの世話を決めるときに高度に場面に依存した選択動作を用いることを続けた。彼女には、可能な時はいつでも自分で関連するもの（日用品など）を選ぶ機会が与えられた。ついにはVernaは文字で示された問にも答えることを学んだ。しかし、より拡大したコミュニケーション・レベルに発展する前に死亡してしまった。

失語症者のためのAACの将来的展望

AAC治療における日進月歩は失語症者の治療に関して実質的効果をもたらしているように思われる。1つの可能性としては、失語症者の初期のコミュニケーションと、長期にわたるコミュニケーション効果の拡大のためにAACストラテジーやテクニックを用いる機会が増加することが考えられる。次に、病院やリハビリテーション施設、地域の中では、AACシステムを応用したり、移動

したり、受け入れたりすることを促進するために、評価教材やトレーニング・プログラムが発展することが考えられる。特に、臨床家には、AACストラテジーの使用のために、必要な残存コミュニケーションスキルの状態を決定する手段が必要となるであろう。またAAC使用者と相互に関係を持つパートナー（相手）を指導するための教材も必要となるであろう。第3の分野は、失語症者のための効果的コミュニケーション治療を提供する研究者の努力にかかっている。研究は、AACの治療が失語症者の自然な話しことばにどのように影響を及ぼすのかに焦点が当てられるであろう。また、残存言語技能に限界がある人のコミュニケーション効果にはどのように影響するのかにも焦点が当てられよう。さらにこういった研究は、失語症者が種々のAACストラテジーと自助具を用いてコミュニケーション能力を実現するために必要な知識レベルと技術とを適合させるのに貢献するであろう。

References

American Speech-Language-Hearing Association. (1989). Competencies for speech-language pathologists providing services in augmentative communication. *ASHA, 31*, 107–110.

American Speech-Language-Hearing Association. (1991). Report: Augmentative and alternative communication. *ASHA, 33* (Suppl. 5), 9–12.

Ansell, B. J. (1991). Slow-to-recover brain-injured patients: Rationale for treatment. *Journal of Speech and Hearing Research, 34*, 1017–1022.

Arwood, E. (1983). *Pragmaticism: Theory and Application*. Rockville, MD: Aspen Systems Corp.

Baker, B. (1982). Minspeak: A semantic compaction system that makes self-expression easier for communicatively disabled individuals. *Byte*, pp. 186–202.

Baker, B. (1986). Using images to generate speech. *Byte*, pp. 160–168.

Beukelman, D. R., and Mirenda, P. (1992). *Augmentative and alternative communication: Management of severe communication disorders of children and adults*. Baltimore, MD: Paul H. Brookes.

Beukelman, D. R., Yorkston, K., and Dowden, P. (1985). *Communication augmentation: A casebook of clinical management*. Austin, TX: Pro-Ed.

Carlson, F. (1985). *Picsyms categorical dictionary*. Lawrence, KS: Baggeboda Press.

Garrett, K., and Beukelman, D. R. (1992). Augmentative communication approaches for persons with severe aphasia. In K. Yorkston (Ed.), *Augmentative communication in the medical setting*. Tucson, AZ: Communication Skill Builders.

Garrett, K., Beukelman, D. R., and Low-Morrow, D. (1989). A comprehensive augmentative communication system for an adult with Broca's aphasia. *Augmentative and Alternative Communication, 5*, 55–61.

Grice, H. (1975). Logic in conversation. In P. Cole and J. Morgan (Eds.), *Syntax and semantics: Speech acts*. New York: Academic Press.

Hyper-ABLEDATA (Compact Disk). Madison, WI: Trace Research and Development Center.

Johnson, R. (1981). *The picture communication symbols* (Book 1). Solana Beach, CA: Mayer-Johnson Co.

Johnson, R. (1985). *The picture communication symbols* (Book 2). Solana Beach, CA: Mayer-Johnson Co.

Kates, B., and McNaughton, S. (1975). *The first application of Blissymbolics as a communication medium for nonspeaking children: History and development, 1971–74*. Don Mills, Ontario: Easter Seals Communication Institute.

Kertesz, A. (1982). *Western Aphasia Battery*. New York: Grune & Stratton.

Light, J. (1988). Interaction involving individuals using augmentative and alternative communication systems: State of the art and future directions. *Augmentative and Alternative Communication, 4*, 66–82.

Lyon, J., and Helm-Estabrooks, N. (1987). Drawing: Its communicative significance for expressively restricted aphasic adults. *Topics in Language Disorders, 8*, 61–71.

Marshall, R. (1987). Reapportioning time for aphasia rehabilitation: A point of view. *Aphasiology, 1*, 59–73.

Mergler, N., and Goldstein, M. (1983). Who are these old people? *Human Development, 26*, 72–90.

Miller, J. D., Pentland, B., and Berrol, S. (1990). Early evaluation and management. In M. Rosenthal, E. R. Griffith, M. R. Bond, and J. D. Miller (Eds.), *Rehabilitation of the adult and child with traumatic brain injury* (2nd ed., pp. 21–51). Philadelphia, PA: F. A. Davis.

Rosenbek, J., LaPointe, L., and Wertz, R. (1989). *Aphasia: A clinical approach*. Austin, TX: Pro-Ed.

Searle, J. (1969). *Speech acts*. London: Cambridge University Press.

Skelly, M. (1979). *Amer-Ind gestural code based on universal American Indian hand talk*. New York: Elsevier-North Holland.

Stuart, S. (1991). Topic and vocabulary use patterns of elderly men and women of two age cohorts. Unpublished doctoral dissertation, University of Nebraska–Lincoln, NB.

Stuart, S., Vanderhoof, D., and Beukelman, D. R. (1993). Topic and vocabulary use patterns of elderly women. *Augmentative and Alternative Communication*.

Trace resourcebook: Assistive technologies for communication, control, and assessment. Madison, WI: Trace Research and Development Center.

付録17-1

この章で引用されているAACのシンボル・セット
（販売元と住所を示す）

Blissymbolics, Blissymbolics Communication International, 250 Ferrand Dr., Suite 200, Don Mills, Ontario M3C 3P2, Canada.

Brady-Dobson Alternative Communication Symbols, Ginny Brady-Dobson, 89623 Demming Rd. Elmira, OR 97437.

Oakland Schools Picture Dictionary, Oakland Schools Communication Enhancement Center, Waterford, MI 48328.

Pictogram IdeoGrama Communication Symbols, George Reed Foundation for the Handicapped, 1919 Scarth St., P.O. Box 1547, Regina, Saskatchewan, S4S 1V5, Canada.

Picsyms, Baggeboda Press, 1128 Rhode Island Ave., Lawrence, KS 66044.

Pick 'N Stik, Imaginart Communication Products, 307 Arizona St., Bisbee, AZ 85603

Picture Communication Symbols, Mayer-Johnson Company, P.O. Box AD, Solana Beach, CA 92075-0838.

Rebus Symbols, American Guidance Services, Circle Pines, NM 55014.

Self Talk, Communication Skill Builders, 3830 E. Bellevue, P.O. Box 42050, Tucson, AZ 85733.

Sigsymbols, Don Johnston Developmental Equipment Company, P.O. Box 639, Wauconda, IL 60084.

Talking Pictures, Crestwood Company, 6625 Sidney Pl., Milwaukee, WI 53208.

Trace Research and Development Center, S-151 Waisman Center, 1500 Highland Ave., Madison, WI 53705.

Prentke-Romich Company, 1022 Heyl Rd., Wooster, OF 44691.

Adaptive Communication Systems, Inc., 354 Hookstown Grade Rd., Clinton, PA 15206.

Zygo Industries, Inc., P.O. Box 1008, Portland, OR 97207.

Sentient Systems Technology, Inc., 5001 Baum Blvd., Pittsburgh, PA 15123.

Words +, Inc., P.O. Box 1229, Lancaster, CA 93535.

Tolfa Coeporation, 1860 Embarcadero Rd., Palo Alto, CA 94303.

第18章

失語症者によるアメリンドコードの使用

PAUL R. RAO

障害としての失語症の概観

失語症は〝もっぱら言語機能を担っている脳の部位が損傷を受けることによって起こる、言語の受容と表出モダリティの基礎にある言語過程の後天的障害〟と定義されている（Davis, 1983）。実用的コミュニケーションをめざした非言語的アプローチに最も適している候補者は、重度失語症者である。Collins（1990）は最重度失語症を操作的に定義して次のように述べている。〝後天性の重度なコミュニケーション能力障害で、すべての言語モダリティが障害されており、普通、1つのコミュニケーションモダリティが他のモダリティより実質的に良好であることはない。加えて、他の認知能力と同様に視覚的、非言語的問題解決能力がしばしば重篤に低下しており、その程度は通常、言語運用能力の低下と一致している〟(p.113)。この章では、伝統的なアプローチによる失語症言語治療では効果を生むことができず、生産的ではなかった重度失語症者を重点的に取り上げていくことにする。

重度コミュニケーション障害における〝機能の問題〟を扱っていくもう1つの方法は、世界保健機関（WHO）の病的状態のモデル（1980）：〝機能障害（器質レベルの機能異常）、能力低下（日常の生活行動に影響する障害による機能状態）、ハンディキャップ（機能障害や能力低下によって個人にもたらされる社会的不利益）〟の枠組に沿って議論を進めていくことである。したがってこの文脈では、重度失語症は、さまざまな程度のコミュニケーション上のハンディキャップをもたらす、実用的コミュニケーションの能力低下に帰結する機能障害、ということになる。

ハンディキャップを単純に定義すれば、〝選択の限定〟ということになる。リハビリテーション専門家がコミュニケーションのオプションを最大にすることによって、重度失語症のハンディキャップを最小にすることを意図しなければならない点は、まさにこの分野での〝選択〟の問題に相当している。この挑戦に答えるために、失語症リハビリテーションに対する以下のおおまかな3つのアプローチを用いることができる。

・実用的コミュニケーション治療をとおして行動を変化させるように重度失語症者を支援して、機能的能力を高める（さまざまなメッセージを伝える無数の方法がまとめられている、Atenによる第14章を参照）。

・施設の中の雑音を取り除くことによって環境からの干渉を減少させ（たとえば、テレビを消す）、信号の伝達を最大にする（たとえば、利用できるコミュニケーションノートに動作絵を入れる）。（リハビリテーションのための環境的アプローチに関する広範な記述が載せてある、Lubinskiによる第13章を参照）

・核となるニーズと能力を決定し、次いで要望や要求を伝えるための代償的コミュニケーションのオプションを使えるように重度失語症者を訓練するという目的で、補助具や代償手段を提供する（アメリンドコードの使用はこのアプローチの一例である）。（拡大コミュニケーションの問題点に関する広範な総論を載せている、Beukelmanによる第17章を参照）

言語とコミュニケーションの性質

"言語"と"コミュニケーション"という用語は、しばしば相互に交替可能なものとして使われることがあるが、本章の目的にとっては、この2つを区別することが特に重要である。言語とコミュニケーションは同義語ではない。事実Holland (1975)によれば、成人失語症者は、言語の使用者としてよりも、コミュニケーションを行う者として優れている。彼女はさらに、"失語の臨床家は誰でも、言語が乏しく、不明瞭である患者とのすばらしいコミュニケーションのひとときを経験してきた"(p.4)と述べている。口頭言語や手で行なう言語は、話されたりサインで示されるメッセージを産生し理解するための規則のセットによって特徴づけられている、構造化した特性をもったコードである。ASHAの諸問委員会の定義によれば(ASHA, 1990)、実用的コミュニケーションとは"方法に関係なく、与えられた環境の中で効果的にまた自立してコミュニケーションを行なうため、メッセージを受け取ったり伝えたりする能力のことである"。話し言葉は普通、コミュニケーションのための基本的な手段として役立っている一方で、コミュニケーション過程はまた、イントネーション、表情表出、眼球運動、手や頭の動きを含んだ身体のジェスチャーなど、他のさまざまな手段を使用している。コミュニケーションのために言語が使われる場合、言語とコミュニケーションは重なり合うと言われるかもしれない。しかしながら、言語に障害をきたした成人がコミュニケーションを行なおうと試みる場合、言語とコミュニケーションの相違は明らかになってくる。この言語とコミュニケーションの解離はHolland (1975)によって次のように指摘されている：〝われわれが観察した失語症者が最も頼りにしているものは、ほとんどの場合、超分節的、ジェスチャー的、文脈的な手がかりである"(p.4)。この章はアメリンドコードに焦点を合わせることにするが、これは言語がもはや機能しなくなった場合の必要を満たすために用いられる実用的コミュニケーションの手段として使用されてきたジェスチャーコミュニケーションの1つの形態である。

アメリンドコード：
非言語的ジェスチャーシステム

アメリンドコードは、アメリカ先住民のハンドトークに基礎を置いている。Skelly-Hakansonら(1982)によれば、ハンドトークは数千年前、極めて多様な言語システムを持つアメリカ先住民の部族間でコミュニケーションに供するために発達したといわれている。アメリンドコードを適用するに当たって、Skelly (1979)は臨床的使用にふさわしくないと思われるサインと、歴史的に用いられてきたサインの中で文化的に特異なものを削除した。新しい信号が創られ（たとえば、運転する）、幾つかの歴史的信号は、過去10年にわたってSkelly (1981a)によって標準化される前に修正された。アメリンドコードは基本的には、喉頭全摘術を受けた患者のように、正常な認知能力を持った成人の外科手術後の日常の機能的必要を満たすために設計された、明瞭な表出システムである(Skelly et al., 1975)。

信号は言葉というより概念を表象しているため、アメリンドコードの信号は語彙としてではなく、レパートリーの観点から論議されている。アメリンドコードは1つの信号を1つの言葉に翻訳するわけではないので、アメリンドコードで表わされ

る1つの概念が、幾つかの英単語を意味していることがある。このため、臨床的に検討された236ラベルから成るレパートリーは、2500語に近い英語の語彙に匹敵している。236個の概念ラベルのうち、131個は通常片手で実行され、残りの105個は通常両手で産生される。後者の信号は、脳卒中片麻痺患者のような、信号の産生に両手を使えない者が使用できるよう、片手で実行可能な信号に改造されている。

アメリンドコードの利点は、具体的で、絵文字的で、極めてわかりやすく、学習も容易で、電報のように機能語や文法を使わないことなどにある（Rao and Horner, 1980）。アメリンドコードは、そのアイコン（画像）の基礎が指示対象物の具体的表象を備えているため、文化横断的であると認められている。アメリンドコードのレパートリーは、国際的な道路標識に類似しており、万人に理解されるものだともいわれている。したがって、信号表出者がしかめっつらをして親指を下に向ければ、見ている者は"悪い"というメッセージを読み取るのである。この"推測可能性"という要因が信号の透明性に相当している。

アメリンドコードの透明性は、研究の上でも臨床の上でも重要な問題点となっている。Skellyとその共同研究者たち（1979）は、信号伝達を調べるいくつかの研究プロジェクトで、アメリンドコードを知らない観察者にとって、アメリンドコードで表出された内容の80％から88％が"推測可能"という結果を明らかにしている。より最近の報告では、アメリンドコードは、より正確には、それを知らない観察者に対しておよそ50％の推測可能性を持つことを示している（Daniloff et al., 1983；Kirschner et al., 1979）。この透明性の要因は、Skellyの報告より値は小さいが、アメリカ手話言語（American Sign Language；ASL）の信号（Griffith et al., 1981）に関して報告された10％から30％という値よりも、まだ有意に高いものである。このジェスチャーコミュニケーションの後者の形式（ASL）は、しばしばアメリンドコードと混同されている。しかしASLは聴覚障害者の手による言語であり、アメリンドコードのような非言語的なジェスチャーシステムとは明確に異なっている。ASLを知らない者は、そのメッセージが何かを理解するために、ASLのシンボル1つ1つを自国語に翻訳することが要求されるであろう。Griffithら（1981）は、健常な観察者にとってASLの推測可能性は20％であったと報告している。しかしながら、以前にまったくアメリンドコードに出会ったことがない者は、前述の図像性と透明性のためにそのコードを翻訳する必要はない（Daniloff et al., 1983）。Kirschnerら（1979）は、アメリンドコードは短時間で容易に学習することができ、また学習後の保持もASLの信号より容易なことを明らかにしている。ASLのサインの中でさえも、サイン言語の学習に果たす図像性の役割はサインの認知と保持において必須の要因であることが知られている。LieberthとGamble（1991）は"図像性は話せない患者にとって大切な語彙目録を選択するのに重要な役割を演じている可能性がある。図像的サインは図像的でないサインに比べ、より簡単かつ迅速に学ぶことができ、より長く保持される"ことを見出した（p.90）。（サイン獲得における図像性に関する包括的考察については、Lloyd et al., 1985を参照）

アメリンドコードにみられるジェスチャーの卓越した透明性と保持性、さらにはその比較的簡単な表現性から、多数の研究者が重篤なコミュニケーション障害を持った患者に教えるには、図像的で単純な信号が最も容易であることを示唆している（Coelho, 1990, 1991；Duncan and Silverman, 1978；Fristoe and Lloyd, 1980；Lloyd and Daniloff, 1983；Rao and Horner, 1980；Skelly, 1979）。もしこの直観的な臨床的仮説が正しいなら、アメリンドコードは脳損傷者の実用的コミュニケーションを促進するために、明らかに適切なジェスチャーシステムといえるであろう。

アメリンドコードの対象者

アメリンドコードは以下の4種類の対象者に使われ、好ましい結果を得ている（Skelly, 1979）：
1．たとえば舌切除術後や沈黙療法の場合のように、言語が障害されていない患者
2．たとえば発達遅滞などの、ことばの遅れ
3．たとえば失語症などの、言語の障害
4．たとえば発語失行や構音不能などの音韻障害または運動性構音障害があるが、言語が障害さ

れていない患者

アメリンドコードの妥当性に関する研究

成人失語症者がアメリンドコードの信号を認知する能力について最初に研究したのはDaniloffら(1982)である。この研究は、アメリンドコードの認知障害と、失語症の重症度および、基本的な言語能力との関係について検討している。アメリンド認知テストを15人の失語症者に施行した結果、被験者の失語重症度に関係なく、全員が同等に良い成績であった。このデータは、アメリンドコードではなくパントマイムを研究した学派と著しい対比を示している。DuffyとDuffy(1981)は、アメリンドコードではなくパントマイムを研究したが、ジェスチャーの認知および産生と言語との間には明らかに有意な関連があり、"失象徴"という用語に包括されると結論した。Duffyらによれば、"失語症は言語的障害と同様に非言語的障害を包含した象徴的コミュニケーションの全般的障害であるとして最も良く理解できる"。この線に沿った研究は、さらにCoelhoとDuffy(1987)によって行なわれている。彼らは、いずれも慢性期で重度失語症ではあるが重症度に差がある12名を対象に、手振りサインの獲得と(37個、そのうちの23はアメリンドコードの信号)、失語症重症度との関係を検討した。この研究では失語症重症度と、手振りサインを獲得して汎化できるかどうかとの間に、明らかに有意な関連が見出された。またこの結果は、それ以下の能力では信号をごくわずかしか獲得できない、という失語症重症度の閾値が存在する可能性を示唆している(たとえば、PICAで35パーセンタイルを下回る重症度)。ジェスチャー認知能力が保存されているとする結果(Daniloff et al., 1982)と障害されているとする結果(Duffy and Duffy, 1981)の解離については、Rao(1985)によって検討されている。彼は、アメリンド認知テスト(50のアメリンドコード信号)では健常者と脳損傷者の間に差はないが、アメリンドの模倣(被験者は験者による50の信号を模倣する)と産生(被験者は10枚の絵を見て物品操作を表現する)の課題では、有意差があることを見出している。

当初行なわれたアメリンドコードとASL間の透明性の問題の検討以外にも、いくつかの研究がこの明白に異なる2つのジェスチャーシステムに見られる対照的な他の問題点について検討を加えている。Daniloffら(1986)は、失語症者におけるアメリンドコードとASLの認知と模倣を調べた結果、アメリンドコードの信号はASLの信号よりも、認知すること、模倣することが一貫して、容易であることを見出している。他には、Guilfordら(1982)によるアメリンドコードとASLの獲得と使用について検討した研究がある。8人の成人失語症者は、各システムから選択した20の信号に関して、4週にわたって1日、2時間の指導を受けた。結果は、両システムの間に獲得の容易さに関しては違いがないというものであったが、この研究は、"獲得と使用"を、命令に従って信号を産生する能力として規定していた。注意すべき点は、この研究で規定された能力が、患者が日常生活動作(ADL)のさまざまな活動に応じてそれらの信号を意図的に使う能力を保証していないという点である。最後に、DaniloffとVegara(1984)は、アメリンドコードのフォーメーションとASLで、運動の制約を比較検討している。彼らは236個のアメリンドコードの信号とそれに対応したASLの信号を比較した。その結果、ASLの信号はアメリンドコードの信号より複雑であることが明らかとなった。それは、ASLでは片手よりも両手の使用が必要であり、手の型の種類が多く、全体的動作が要求され、動作中の手の向きに変化が多いためである。以上の研究から、失語症者による2つのシステムの認知、模倣、産生に関連しては、アメリンドコードの方がASLよりも全体的に優れていることは明らかである。

アメリンドコードを選択する際の問題点

コミュニケーション障害者が使用するアメリンドコードを選択するに先立って、臨床家は、患者の能力がこのようなシステムに適しているか、またこのシステムが患者の実用的コミュニケーション上のニーズに答える可能性を持っているかどうか、判断を下さなければならない。YorkstonとDowden(1984)は、適切なジェスチャーシステムの選択には臨床家がそれぞれのシステムの特徴、"特に、象徴性の負担、運動の複雑さ、そしてそのシステムが持つコミュニケーション機能など"に

ついて熟知していることが不可欠である、と述べている。

MusselwhiteとSt. Louis（1988）は、信号あるいはシンボルシステムを重度のコミュニケーション障害者に適合させる上で考慮しなければならない他の多くの要素を列挙している。これらの要素には、認知能力、語彙のサイズ、システムの統語構造、学習のしやすさ（透明性、伝達相手の利便性、そして支援方法と訓練の利便性）などが含まれている。こうした有力な要素を分析し、また前述の研究を考慮すれば、少なくとも成人の重度失語症者にとって、アメリンドコードは、実用的コミュニケーションを達成する点でASLに優っていると結論できる。

失語症者によるアメリンドコードの使用

アメリンドコードには失語症者に対して次の3つの適用可能性が含まれている：(a)コミュニケーションの代替手段、(b)発語の促通、(c)他の言語モダリティのデブロックである。1979年に、Skellyは161人の成人失語症者によるアメリンドコードの使用を要約した6つの初期の研究について報告した。これらの研究から得られた結果は、かなり肯定的ではあったが、被験者の統制が不十分で、治療法が統制されていない、不十分なデザインによるものであったために、欠陥を残すものであった。ChristopoulouとBonvillian（1985）は、失語症者におけるサイン言語、パントマイム、さらにはジェスチャーの使用に関する文献を包括的に概観し、話し言葉の再獲得ができない失語症者の多くが手によるコミュニケーションシステムを獲得する能力を有している、と結論している。〝全体的に失語症者は、聴覚一音声過程に比較して視覚運動過程の方がより障害が少ない。しかし、この結果は、表面に現われた失語症状が障害の中核であるかどうかという長く続いた論争を解決するのに十分なほど決定的なものではない〟（Christopoulou and Bonvillian, 1985）。成人失語症者によるアメリンドコードのさまざまな使用状況を浮彫りにするために、以下にいくつかの症例研究を紹介しよう。

コミュニケーションの代替手段として

Heilmanら（1979）は、左半球の血管障害（CVA）による全失語患者について報告している。その患者は、アメリンドコードを使って効果的にコミュニケーションできるように訓練を受けた。患者は100の信号を学習し、それらを3つ以上の長さにつなぐことができた。この研究は重度失語症者が、全失語でさえも、アメリンドコードを日常の必要を満たすために成功裏に使用できるという一般的な印象を支持している。Raoら（1980）は、機能的に表現する言語技能を持たない4人の重度成人失語症者によるアメリンドコードの使用について報告している。伝統的治療法ではプラトーに達した2人の被験者にアメリンドコードの訓練プログラムが導入された。他の2人にはリハビリテーションプログラムの開始と同時に、伝統的プログラムとアメリンドコードのプログラムの両方が導入された。訓練前後の失語症テストに有意な変化は見られなかったが、患者の身近な人の報告では、患者は有意に良くなっており、これはまた、治療者の得た印象とも一致していた。言語技能を測定する訓練前後の尺度は、アメリンドコードを使った結果生じるコミュニケーションの改善を表わす最善の指標ではないことが示唆されたのである。Skelly（1977）がアメリンドに関する初期のワークショップで指摘しているように、〝リンゴを定規で測ったりしないのとまったく同じに、コードの使用を言語尺度で測定するべきではないのである〟。

左半球の脳血管障害によって重度ブローカ失語を呈したJ.C.は、6カ月のアメリンドコード訓練プログラムを受けた。彼の入院時のWestern Aphasia Battery（WAB：Kertesz,1980）の失語指数（AQ）は17.4で、退院時では27.10であった。しかしながら、実用的コミュニケーションの技能に見られたJ.C.の優れた能力をおそらくもっとよく反映しているのは、彼の退院時の日常コミュニケーション能力検査（CADL：Holland, 1980）の129/136という点数であった。さらに、口頭指示と文字単語による刺激の条件下でのアメリンドコードの核となるレパートリーの獲得レベルは94％であった。この患者は、訓練終了後5年の間、退役軍人医療センターにおいて言葉を使わないボランティアとして働き、日常生活でアメリンドコー

ドを使用することの利点を示す実例にあたる先輩患者として指導したのである。

　72歳になるジャーゴン失語の男性R.J.は、一般的な言語訓練の有効性と、特に絵画使用とジェスチャー使用を組み合わせたアプローチの有効性が認められた。R.J.は1985年に脳血管障害による全失語と診断された。彼は顕著な成果もないまま2年間の言語治療を受けたことがあるが、その後3年間は訓練らしいことは何も受けていなかった。コミュニケーション訓練をやめてしまって3年以上たった発症5年後に、彼の娘の希望により、言語病理学的状態の再評価が実施された。彼は、新しい、集中的な言語治療計画が発症5年後に開始されても効果があるかどうか調べるために、入院して単一事例実験デザイン法の被験者となった。治療効果もまた自然回復も外部的変数として明らかに存在していなかった。当初、R.J.の失語症は非常に重度で、かつ言語は保続が強く、標準的な検査は何ひとつ実施できないほどであった。表出モダリティとしてジェスチャーと描画に焦点を絞った10週間の言語治療を実施した後、彼は退院して自宅に戻った。この患者の新しい訓練の最初の時期と最後の時期の実用的コミュニケーションの状態がASHA Functional Communication Measures (Larkins, 1987) を使って測定された。この検査には、全介助＝0から完全自立＝7までの尺度があるが、結果は以下のとおりであった。

実用的コミュニケーション尺度	入院時の状態	目標	退院時の状態
話し言葉の理解	3	5	4
文字言語の理解	2	5	4
非口頭言語の理解	4	6	6
話し言葉の産生	2	4	3
文字言語の産生	2	4	3
非口頭言語の産生	4	6	5

言語治療の結果：退院時のR.J.の成績、
1．アメリンドコードの30の信号を機能的に使える。
2．WAB (Kertesz, 1980) の読解問題で90％の正答率
3．WAB (Kertesz, 1980) のyes/no問題で90％の正答率
4．日常生活で生じる要求を高い明瞭度で描画する能力を持つ。

治療依頼者の満足度：R.J.の娘は退院の3カ月後、次の様な感謝の手紙を送ってきた。

　私の父が先生と一緒に訓練して以来、どのように自分の進歩を維持してきたかについてお知らせいたしたく、筆をとりました。父は、毎週手紙をよこすカリフォルニアに住んでいる息子に"手紙"を書き始めました。父はまた私にも時々書いてよこすのですが、そこには道路に正確に番地を入れ、日課である散歩の道順を朱記した近所の地図が同封してありました。あいさつの言葉と署名は正確でしたが、手紙の本文の言葉は書物からあちこちとランダムにコピーしたものでした。にもかかわらず、その言葉は受け取るとすばらしく心暖まるもので、父に対するより深い親密の情をもよおさせるものでした。今では家政婦や親族と自分が飲む薬についてやりとりができるようになりました。御存知とは思いますが、薬のほとんどは使用を中止していましたので、近頃父は時々リウマチからくる痛みを患っております。以前は、毎日決まって飲む薬に何か少しでも変更が生じようものなら、パニック状況に陥ったものでした。しかし父は今では自分自身の痛みの治療に十分適応できるほど正確に意思を伝えかつ理解することができ、自分がコミュニケーションできていることに信頼を置くことができるようになりました。シカゴにいる息子の結婚式の時のことですが、父の兄弟と義妹たちには、父が以前よりもリラックスしていて幸せそうで、そして健康そうに見えたとのことです。事実父は彼らにジェスチャーを示したりまた絵を描いたりして、入院によって得られた良い結果を喜んでいるということをはっきり表現しました。私は、父が私の所から帰る時にビデオカセットレコーダーをおもちゃにでもと思いプレゼントしました。父は今では、家政婦にナショナルジオグラフィック誌、オペラ、またはドラマなどのビデオを借りてくるよう、絵を書いて表現しています。また新しい剃刀が必要だと私のおばに絵を書いて伝えました。貴病院において私どもと共に働いて下さった先生や皆様方に対しましては、私の心がどんなに感謝の気持で満たされているか言い尽くすことができません。本当にありがとうございました。祝福をお祈り申し上げます。

かしこ　K.J.

結論：R.J.に対する6週間の言語治療から得られた結果は、言語の受容と表出の有意な増大を明白に示しており、これは正式な検査、機能的成果の測定、治療依頼者の満足度の測定、さらには患者と家族の定期的な文通によって実証された。この症例研究においては、伝統的な方法とは異なる治療的アプローチの慢性重度失語症者への実施が有効なことだけではなく、そうしたアプローチが重要な意味を持つことも明らかにされた。注目すべき点は、入院患者と外来患者としての状態が事前に承認されて、治療保険の支払いを受け、詳細に報告されたことである。左半球の血管障害から5年を経たこの72歳の老人に費用をかける価値を見い出すことができる者はいるだろうか。しかし実際にはこの老人は、リハビリテーションの結果として最終的により充実した人生を生き始めることができた。治療依頼者（患者、娘、支払者側）はこの得られた成果にすこぶる満足していると思われたのである。

発語の促通法として

Skellyら（1974）は失語を伴わない発語失行の患者に対して、発話促通法としてアメリンドコードを使用し、その効果について報告している。彼女は6人の患者全員が最初の6ヵ月以内に50個の信号を習得し、200個以上の信号を理解できたと述べている。さらにSkellyは発話とジェスチャーを一緒に行なった場合、発語が増加することも指摘している。この発語の増加はPorch Index of Communicative Ability（PICA：Porch, 1967）の発話得点の増加によって確認されている。Skellyは、アメリンドコードは言語機能が障害されていない発語失行の患者に対して有効な発語促通法であると結論している（発語を促通するために作製されたアメリンドコード訓練プログラムの詳細については、Rosenbekら、1989を参照されたい。3段階のプログラムはサインの選択、訓練、発話とジェスチャーの組み合わせから成っている）。

Dowdenら（1982）は、"アメリンドコードは失語―失行性口頭コミュニケーションを促通するか"という質問に答えようと試みている。重度の発語失行と失語症を呈したわずか2人の患者を対象にして、Skellyら（1974）の初期の研究の追試を行なったが、残念ながら、Skellyらの研究と同様の結果は得られなかった。なぜなら、PICAの全項目においても、また訓練項目と非訓練項目においても、ベースラインからの変化が何も見られなかったからである。しかし彼らは、2人のうち1人の患者がアメリンドコード訓練終了後に実施したCADL（Holland, 1980）検査において、発話反応の割合が明らかに減少し、非言語的反応と混合反応の割合が増加したことを明らかにしている。

他の言語モダリティのデブロッキング法として

SneadとSolomon（1977）は全失語の患者の中には、アメリンドコードを使用した場合理解がよくなる者がいることを見出した。そのため彼らは、"全失語症者への導入"の可能性を高めるために、アメリンドコードを診断と治療の方法に組み込むべきであると指摘している。ジェスチャーは検査する時の手掛かりの体系の1つとして（Porch, 1967）、また言語治療における言語促通法として（Rao and Horner, 1978）取り入れられている（後者の例に関する詳しい説明については、本章の"有効性と予後"の項を参照されたい）。

アメリンドコードの訓練

核となる語彙

成人重度失語症者のために用いるアメリンドコードの最初のレパートリー（Rao et al., 1980）は次の基準に照らして選択された。
1．産生が容易であること
2．年配者に対してADL上適切であること
3．通じやすいこと

アメリンドコードの限定されたレパートリーには、上記の基準に適う10個の信号から成るセットが5つ含まれている。アメリンドコードの核となるレパートリーを決定する前に、臨床家は1人1人の患者独自のADLの必要性と運動制限を考慮し、Daniloffら（1983）による透明性に関するデータと、Rao（1985）によるアメリンドコードの認知に関するデータを参考にするとよいだろう（LloydとDaniloff, 1983も参考にされたい）。核

となる語彙に含められた対をなす必要があるものの見本は、熱いと冷たい、食べると飲む、ひげそりと櫛、そして「はい」と「いいえ」などであった。Rao（1985）によれば、失語を呈した左半球血管障害患者（12名）によるアメリンドコード認知検査（50個の信号）の成績はほぼ100%であった。

失語症者が、難しいおとり項目（運動性、意味性、意味性／運動性）を混在させても健常者と同様にアメリンドコードを理解できるという事実は（Rao, 1985）、言語と信号の過程の間に明らかな解離があることを明白に示している。次の8つのアメリンドコードの信号は、アメリンド理解検査を行なったところ、健常者全員と左または右半球血管障害者によって理解されたものである：飲む、めがね、闘う、電話、眠る、時間、冷たい、飛込む（Rao, 1985）。したがって、訓練する最初の信号には、飲む、眠る、冷たい、時間など日常生活動作で必要なものを含めるべきである。アメリンドコードは、記号体系が障害されているが信号の体系は保存されている成人失語症者が使用するのに大変適している図像的信号体系である（アメリンドコードの信号リストの一部とそれに対応する透明性のレベルについては付録18-1を参照されたい）。

訓練上の提案

Skelly（1981b）は、アメリンドコード信号の伝達と理解を向上させる6つの方法を明らかにしている。

1. **ゆっくり**：Skellyによれば、伝達の問題の70%は信号を出すスピードに起因している。
2. **付加的信号**：一般的には信号は少ないほどよいが、時には、メッセージを伝達するためにより多くの信号が必要なこともある。
3. **代わりの信号**：患者と臨床家は少なくとも2通りの方法でメッセージを信号で表現することができなければならない。
4. **否定形による対比**：メッセージを否定形で言い換える（たとえば、怒っていない＝幸せ）。
5. **質問**：メッセージが混乱している場合には、受信者は誰が、何が、どこで、と信号によって聞くことにより、そのメッセージをはっきりさせていくべきである。
6. **現実性の検討**：薬を買う、散髪するなど、患者の実際の日常生活で必要なことを訓練するため、患者とアメリンドコードの訓練を受けた受信者の間で"模擬的"なやりとりをする機会を作ること。

アメリンドコードの段階的訓練法

臨床家が治療モダリティとしてアメリンドコードを選択した場合に、まずどこから開始するかを決めなければならない。臨床家は話せないだけでなく、手を用いたジェスチャーの使用経験もない全失語患者に時折会うことがある。この患者はまだアメリンドコードを上手に使える候補者ではない。Helm-Estabrooksら（1982）は、ジェスチャー訓練プログラムにまさしくふさわしい患者に対する訓練プログラムを開発した。VAT（visual action therapy）は全失語患者が表出できない項目を手による表象的なジェスチャーで表現できるように訓練する目的で構成された方法である。VATは段階的構造になっており、3段階のプログラムは、金槌や剃刀のような8つの物品の形態を手でなぞって表わすことから始めて、眼前にない物品をパントマイム化したジェスチャーで表現することまでの幅がある。Helm-Estabrooksら（1982）によれば、VATは目的達成のための一手段であって、それ自体が目的ではない。患者がひとたび簡単な手を用いたジェスチャーを表出する能力を身につけたなら、VATはそこで中断され、アメリンドコードの段階的訓練法が開始される。

Raoら（1980）は、アメリンドコードを失語症者が使用できるように訓練する段階的訓練法を開発した。この段階は以下の一連の課題にしたがって進行していく。

1. **実演**：コードが分かりやすいものであると同時にコミュニケーション上、価値があるものであることを示すため、臨床家は実用的コミュニケーション場面で、訓練セッションの前後にジェスチャーの使用法を実演してみせる。
2. **理解**："理解は産生に先行する"という概念は言語と同様、ジェスチャーの訓練プログラムにおいてもおそらく当てはまる。呈示された物品の機能が実演されたら、患者は並べられた物品の中から対応する物品を指さすことができるかどうかを検討する。

3．模倣：患者は選択されたジェスチャーを様々な刺激条件下で模倣する。
4．モデルを見ないで行なう返答：練習によってジェスチャーを恒久化することが必要である。患者は口頭または書字命令に応じ、モデルを見ないで信号をジェスチャーで表現する。
5．固定：信号の理解、模倣、モデル無しの表出を復習し、精緻化していく。
6．回収：患者はモデルなしで、文脈の中で核となるレパートリーを実演または使うことが求められる。
7．開始：患者は臨床家や他の重要な相手とジェスチャーを使ったコミュニケーションを行ない、基本的なメッセージを伝えることを開始する。

強化の段階で使えそうな訓練の枠組みは、TonkovichとLoverso(1982)が提唱しているマトリックス法である。彼らは、4人の成人慢性失語症者を4×8（動詞4語と名詞8語）のマトリックスにした信号の様々な組み合わせを使って訓練した。その結果、各患者は比較的短期間に新しいジェスチャーを獲得し、またずっと維持できることがわかった。最後の段階である汎化は、実際達成することが最も困難であるが、自立した実用的コミュニケーションにとって最も大切な局面である。重度失語症者を訓練していて不満を感じる難問は、臨床家が訓練場面でジェスチャーの認知、模倣、そして少しは実際に使用することができるようにしても、実用的コミュニケーション場面に少しもあるいは全く汎化されないことである。Coelho(1990)は、中度から重度の失語症者が単一の手のサインやそのさまざまな基本的組み合わせを獲得できることを明らかにしている。鍵となるのは重症度で、ほとんどのサインを獲得したのは最も障害が軽い患者であった。汎化も獲得可能ではあったが、患者がメッセージを伝えるためサインを有効に使うようになるには、"臨床外の"さらなる訓練が必要であった。この知見は、失語症者による手のサインの命題的使用は、訓練されていない状況に対して単純なサインの獲得と汎化が日常的になった後で生じると結論したCoelho(1991)の知見と一致している。この重要な段階は、自然なコミュニケーション場面を設定して付加的訓練を行なわなければ起こらないのである。

前述したR.J.の症例は、以下に述べる汎化を促進する上で極めて貴重な訓練方略を例証している。

・他の非言語的情報を提示する：与えられた刺激のジェスチャーの表現に先立って、表情、声の調子、その他の非言語的情報が付加された。アイスクリームの絵を提示する場合、食べたいまたはお腹がすいたというジェスチャーをする前に笑顔と"ンー"という音を出した。

・信号の選択に治療依頼者を含める：50の基本レパートリーが患者によって30まで"縮小"された。患者は自分が必要としないジェスチャー信号と、ごく簡単に指さしや描画ができるものや、必要ではない指示物を表わす信号を削除するよう希望した。

・周囲の支持を組み入れる：R.J.の主だったコミュニケーション相手にはアメリンドコードに適応することが求められ、R.J.がジェスチャーを使うよう励ますことが依頼された。そのような適応が求められたスタッフは、清掃係、看護婦、栄養士、ユニットマネージャー、各治療領域の受付係などであった。

・冒険するよう励ます：患者をもっと育成し、刺激に対して幅広い反応ができるように長い準備期間が費やされた。何の反応もしなかったり主導権をとらないことはコミュニケーションが生起しないことを意味するのだということを常に患者に助言した。

アメリンドコードの進行表

アメリンドコードの進行表（表18-1）には、コード信号の使用における能力増加の10段階が示されている（Skelly, 1979）。Skellyは、信号の認知、遂行、回収は自発的使用や命題的使用を惹起すると考えられているため、患者が信号を使うようにする訓練はこの表にそって行うべきであると勧告している。最も高い段階にはジェスチャーによる発話の促通と、最終的にはジェスチャーを補助的に用いて発話することが含まれている。したがって、進行表は課題の連続体であって、そのゴールは成人失語症者がコードを使うことの3つの効用のうちいずれかを達成することである。

アメリンドコードの進行表は、訓練期間中にア

表18-1 アメリンドコードの進行表

レベル	ラベル	説明	使用
X	転移	50%以上の発話	
IX	促通	50%以下の発話	発話の促通
VIII	命題的	同等	
VII	会話的	最低3つのやりとり	コミュニケーションの代替手段
VI	開始	1つのやりとり	
V	過渡期	IVとVIの中間	
IV	回収		
III	返答	長期記憶—モデルなし	
II	模倣	短期記憶—モデルあり	
I	認知	臨床家の信号に対する適切な反応	他の言語モダリティのデブロッキング法

Skelly, M. (1979). Amer-Ind Gestural Code based on Universal American Indian Hand Talk. New York: Elsevierから改変。

メリンドコードの使用に見られた進歩を記録するために使える治療バロメーターとみなすべきである。この表はまた、コードのどんな利用が患者にとって最もふさわしいのか、またどのレベルが最終的に達成されるのかを決定するために用いることができる。

効果と予後

失語症言語治療の新しいアプローチを論じるうえで大切な問題は"それは有効か"という点である。失語学者は、言語治療が有効かどうかだけではなく、特定のアプローチが有効かどうかに関しても関心を払っている。次の症例（Rao and Horner, 1978）は、失語症言語治療が有効であることだけではなく、アメリンドコードが特別に有効であることを印象付けるものとなっている。この症例では、ジェスチャーは系統的に対にした方法（表18-2）を通して、聴理解、読解、話すことなどをデブロックするために用いられた。

P.J.は右利きの大学卒、38歳の男性で、自営業を営んでいた。動脈瘤の処置のため左大脳半球を手術した後、失語症が出現した。彼は手術後に意識を回復した時、右の重度の片麻痺で話すことも全く不能であった。

発症後6カ月に最初の評価が行なわれ（それまで言語治療の経験なし）、その時点で彼は、受容面でも表出面でも重度の失語症と診断された。全体に話し言葉は少量であって、自発話は新造語が顕著で、復唱も拙劣であった。アメリンドコード訓練開始前に、最も印象的な残存能力が認められたモダリティは、ジェスチャーであった。ジェスチャーを認知し、自発的にジェスチャーを産生したのである。P.J.には集中的なアメリンドコード訓練プログラムが提供され、8カ月の間に80個のアメリンドコード信号を学習した。

アメリンドコードの訓練と安定化の間に、デブロッキングプログラムが導入された。すなわち、臨床家によるジェスチャーと患者によるジェスチャーが、聞く、読むといった受容課題と、復唱と呼称といった表出課題の両方において系統的に対にされたのである。

表18-2 ジェスチャーによるデブロッキング

聴覚認知対ジェスチャー認知		
（物品名を）聴く	—指さす	60%
ジェスチャーを見る	—指さす	100%
指さし反応対ジェスチャー反応		
聴き取る	—指さす	60%
聴き取る	—ジェスチャー	100%
ジェスチャーによるデブロッキング		
聴き取る—それから—ジェスチャー	—指さす	90%

Rao, P., and Horner, J. (1978). Gesture as a deblocking modality in a severe aphasic patient. In R. Brookshire (Ed.), Clinical Aphasiology Conference proceedings. Minneapolis, MN: BRKに収録。

本症例を要約すれば（表18-3参照）、アメリンドコードに伝統的訓練法を加えた課程を実施する以前に、ジェスチャーは受容、表出両面において比較的に良好に保存されていた。訓練では聴覚刺激を伴ったジェスチャーと印刷された文字（入力面）を呈示しながらのジェスチャーが系統的に対にされ、また、復唱を伴ったジェスチャーと呼称（出力面）が系統的に対にされた。

訓練後の状態には入力、出力の両モダリティにおいて有意な改善が認められた。これはジェスチャーによるデブロッキングが効果を及ぼした結果、相互信号過程の自動性が増加したためと考えられる。アメリンドコードを単独でまたは話し言葉と組み合わせて使用したことにより、P.J.は発症後18カ月で実用的なコミュニケーションができるようになった。特にこのことはP.J.がジェスチャーを3つの方法で表出することによって、メッセージをやりとりできることを意味している——その方法とは、ジェスチャー単独表出、ジェスチャーと発話の同時的組み合わせ、そして一連のジェスチャーに続く発話である。

アメリンドコード訓練のための予後の指標

予後を左右する変数のリストには候補として次のものが含まれる。残存している言語機能、視覚的な認知と推理能力、学習能力、モダリティについての好み（その患者は話し言葉のかわりに、またはそれと一緒にジェスチャーを使いたいと思っているか）、四肢の行為、動機付け、そして受け入れである。訓練前に維持している能力は、とりわけアメリンドコードと密接な関係にあり、おそらく最も顕著な予後の指標としては、ジェスチャー認知とジェスチャー産生、物品の使用、模倣、また自発的使用があげられる。

Horner（1980）は、もし患者が次の条件に合うならアメリンドコード訓練の良い候補者であるとみなしており、アメリンドコードの予後について次のようにまとめている。

1．言語モダリティに対する嗜好がジェスチャーへの嗜好に変化できること。
2．ジェスチャー認知が保たれていること。
3．重度の口腔—発語失行があっても手と上肢の行為が保存されていること。
4．出現している肢節失行が観念失行ではなく主として観念運動失行であること。
5．出現している肢節失行が重度ではなく軽度ないし中等度であって、保続が最小限であるか全く認められないこと。
6．ジェスチャー産生にあたって実物への依存や、模倣的手がかりから早く脱却できること。
7．ジェスチャーを引き出す点で、一瞬の手がかりが静止した手がかりと同じほど効果的であること。
8．ジェスチャーを決まりきった手がかりによってではなく、さまざまなタイプの刺激や方法によって刺激できること。
9．衝動性が制御できること。
10．最も重要なこととして、患者が引き出されたジェスチャーや反応したジェスチャーを試験的な訓練後も憶えている能力を有していることと、初歩的であっても、訓練中に汎化が観察されること。

表18-3 ジェスチャーによる言語受容—言語表出のデブロッキング

訓練前	
入力	出力
ジェスチャー	ジェスチャー

訓練後	
入力	出力
聴覚 視覚	ジェスチャー 発話

訓練	
入力	出力
ジェスチャー ＋ 聴覚 ＋ （視覚）	ジェスチャー ＋ 発話

Rao, P., and Horner, J. (1978). Gesture as a deblocking modality in a severe aphasic patient. In R. Brookshire (Ed.), Clinical Aphasiology Conference proceedings. Minneapolis, MN: BRK.

アメリンドコードのPACE訓練への適用

G.G.は、RaoとKoller（1982）が報告した3人の被験者の中の1人である。彼は発症後35カ月して

から言語評価を受けた。表18-4に示すとおり、患者はこれまで言語訓練を受けた経歴がなかった点を除けば、医学的背景に特筆事項は認められなかった。表18-5には、初期診断が中度から重度のブローカ失語で重度の発語失行であったことを裏付ける関連データが記載されている。初めに、アメリンドコードがG.G.に対して導入された。しかし、G.G.はコミュニケーションの唯一の方法としてアメリンドコードを用いることを拒否したので、訓練プログラムの中に、失語症者のためのコミュニケーション促進法（PACE：Wilcox and Davis, 1981）の諸原則を取り入れることにした。一般に、PACEの多モダリティ治療には自然なコミュニケーション法則が組み込まれている。図18-1は、PACEの諸原則を取り入れた治療の結果として患者の反応に生じた、高い柔軟性を示している。特に、治療の第1セッションにおいては、患者は毎回、図や文字を書くことによって絵を説明していた。第五セッションまでは、大雑把に言って、反応の半分は図や文字、1/3はジェスチャー、1/10は口頭表現であった。第10セッションまでは、反応のおよそ20％が図や文字（キーワードを書いたり、動作絵を描く）、50％がジェスチャー（アメリンドコード）、そして30％が口頭表現（電文体であるが明瞭な口頭による描写）であった。したがって、全体的なコミュニケーションの精度は変化していなかったとはいえ、患者G.G.はコミュニケーションの柔軟性と達成度においてさらに改善を示した（彼の配偶者と8人の子供たちは、G.G.はコミュニケーションを行なうための多くの手段を持つ、さらに効果的な伝達者であることを確認している）。彼のハンディキャップは、オプションを増加することによって、減少できたのである。

アメリンドコードもPACEも本質的には表出面の訓練としての特徴をもつが、表18-6に示したとおり、ボストン失語症鑑別診断検査（Goodglass and Kaplan, 1972）の下位検査である複雑な文の聴覚的理解課題で、訓練前後の有意な変化（2/12から9/12に向上）が認められた。同様にその後の経過観察で注目に値するのは、失語症言語運用尺度（Aphasia Lnguage Performance Scales ; Keenan and Brassell, 1975）の成績である。そこでは、積極的な多モダリティ訓練の後に、各モダリティにおいてほぼ同等の成績が得られた。中度ブローカ失語という退院時診断と一致して、臨床家と家族はG.G.が実用的コミュニケーション技術の全てでかなりの改善を示したと報告した。

G.G.のケースでは、アメリンドコードはPACE治療において補助的ではあるが、明確な役割を果たしていた。PACE治療の一部として単純なパントマイムに頼ることをせず、そのよく証明された透明性（Daniloff et al., 1983）と産生の簡便性（Daniloff and Vegara, 1984）のゆえにアメリンドコードが用いられた。PACE治療との関係からいえば、標準化されたアメリンドコードは患者に

表18-4　患者G.G.の生育歴と病歴

生育歴	病歴
年齢：56	発症年月日：1976-10-24
性：男性	脳血管障害の種類：左脳血栓
教育歴：高校卒業	後遺症：失語症と右片麻痺
家族：既婚、子供8人	知覚：中等度の高音領域の両耳感音性難聴。眼鏡使用
利き手：右	
環境：持家	
職業：木材検査官を退職	既往歴：心筋梗塞（1972）

表18-5　患者G.G.の話し言葉と言語に関する初期の所見（1979年9月）

失語症言語運用尺度：	聞く＝5.5　話す＝1.0
（10点満点）	読む＝4.5　書く＝5.5
ボストン失語症鑑別	語弁別＝64.5/72
診断検査（聴覚的理解）	身体部位識別＝18/20
	指示に従う＝14/15
	複雑な文＝2/12
ピーボディ語彙検査：	89
（150点満点）	
最高点：	115
言語の聴覚的理解検査：	82
（101点満点）	
はい／いいえ問題：	19
（20点満点）	
ボストン呼称検査：	7
（85点満点）	

失行検査（4点満点）：

	口腔	肢節
模倣	2.3	3.6
命令	0.7	2.3

初期診断：中等度から重度のブローカ失語と重度の口腔失行

PACEを導入した患者G.Gの訓練経過

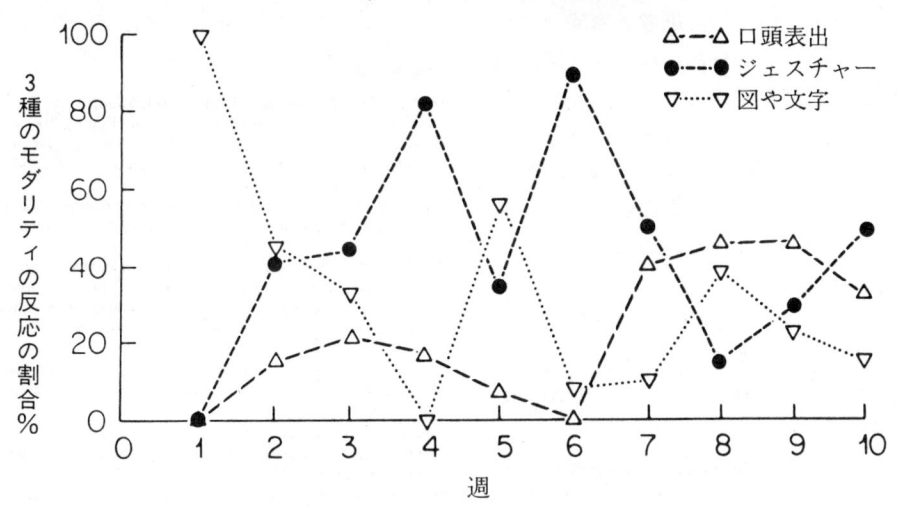

図18-1 PACEの原則を導入した訓練によって柔軟になった患者の反応

よってやりとりされるメッセージの効率と透明性を高めるということが明らかになってきた。

今後の方向

失語症学に関して言えば、アメリンドコードには明るい将来がある。失語症者に対するアメリンドコードの研究は実際にはまだ始まったばかりである。本章では、アメリンドコードの失語症者に対するさまざまな使い方を概観し、アメリンドコードは重度失語症者にとって極めて有益であると結論づけた。今後の研究は適用範囲をさらにはっきり説明することに焦点を合わせるべきである。はたしてブローカ失語はウェルニッケ失語よりアメリンドコードの使用に適しているのか、アメリンドコードの使用が許されるような何等かのPICAまたはCADLのプロフィールが存在するのか、Skelly (1979)の改善尺度のどのレベルによってこのコードの最終的な達成と使用を予想するのか。臨床家がいつ、なぜアメリンドコードを使うのかについて熟知した上で決定するなら、こうした質問に答えが得られるであろう。

ひとたび適用範囲の問題が解決されれば、いくつかの言語治療の問題点が見えてくるはずである。

表18-6 患者G.G.の訓練前後と追跡データ

	訓練前	訓練後	追跡
失語症言語運用尺度(10点満点):			
聞く	5.5	8.5	6
話す	1	2.5	6
読む	4.5	7	6
書く	5.5	6	4.5
言語の聴覚的理解検査:	82	91	97
(101点満点)			
はい／いいえ検査(10点満点)	—	—	—
ピーボディ語彙検査:	89	103	95
(150点満点)			
最高点	115	114	127
ボストン失語症鑑別診断検査			
複雑な文(12点満点):	2	9	9
失行検査(4点満点)			
口腔：模倣	2.3	3.0	未実施
命令	0.7	2.7	未実施
肢節：模倣	3.6	4.0	未実施
命令	2.3	3.0	未実施
最終診断：中度ブローカ失語と軽度口腔失行			

最も優先すべき事項は、アメリンドコードによる訓練に家族を含めることである。これからの症例研究には、家族が患者と協力してそのコードを理解しまた用いる点を含めるべきである。仮に患者とその家族が"動作を考える"ように訓練されるな

ら、そのとき両者の"相互作用"はさらに効率的なものになるであろう。いったん患者と家族がジェスチャーを用いるよう方向付けられるならば、臨床家は治療の中で言語を使うことを避けるべきだろうか。この問題に関しては、長年アメリンドコードを用いている研究者の間でさえ、論争がある。Skelly（1981b）は、重度の全失語症者に対して音声を使わないアプローチを強く勧めているが、一方でRaoら（1980）は、アメリンドコードに"話とハンドトーク"アプローチを採用したところ、聴覚的理解力が改善したことを報告している。これからの臨床家は信号提示の最適モードを明らかにできるであろう。

将来的には、以下の事柄について論議されるものと思われる：

・教えるのに最も容易なものから困難なものへという観点からの、語彙の厳密な順序付け
・グループ訓練対個人訓練
・アメリンドコードにトーキングピクチャーを併用すること
・アメリンドコードの動作絵とアメリンドコードのみの場合の相違点

これらの点に関しては他の問題点と同様に、その答えを見い出すには多大な時間と努力が求められるであろう。しかし、その有効性と多くの国での普及を考えれば、アメリンドコードが失語学者の国際的コードになることを期待することは少しもおかしいことではない。

謝　辞

本研究を行なった2つの病院（the Ft. Howard VA Medical Centerとthe National Rehabilitation Hospital）に感謝の意を表わしたい。また研究の対象となった患者、特にG.G.、J.C.、P.J.、そしてR.J.に感謝する。最後に、コミュニケーションに障害を持った人々に際立った貢献をなさったMadge Skelly博士と、執筆にあたって編集を助けてくれたTherese Goldsmith女史に感謝する。

References

American Speech-Language-Hearing Association. (1990). *Functional Communication Scales for Adults Project: Advisory Report.* Rockville, MD: ASHA.

Christopoulou, C., and Bonvillian, J. D. (1985). Sign language, pantomime, and gestural processing in aphasic persons. *Journal of Communication Disorders, 18,* 1–20.

Coelho, C. A. (1990). Acquisition and generalization of simple manual sign grammars by aphasic subjects. *Journal of Communication disorders, 23,* 383–400.

Coelho, C. A. (1991). Manual sign acquisition and use in two aphasic subjects. In T. Prescott (Ed.), *Clinical aphasiology* (Vol. 19). Austin, TX: Pro-Ed.

Coelho, C. A., and Duffy, R. J. (1987). The relationship of the acquisition of manual signs to severity of aphasia: A training study. *Brain and Language, 31,* 328–345.

Collins, M. J. (1990). Global aphasia. In L. L. LaPointe (Ed.), *Aphasia and related neurogenic language disorders.* New York: Thieme Medical Publishers.

Daniloff, J., Frittelli, G., Hoffman, P. R., and Daniloff, R. G. (1986). Amer-Ind versus ASL: Recognition and imitation in aphasic subjects. *Brain and Language, 28,* 95–113.

Daniloff, J., Lloyd, L., and Fristoe, M. (1983). Amer-Ind transparency. *Journal of Speech and Hearing Disorders, 48,* 103–110.

Daniloff, J., Noll, J. D., Fristoe, M., and Lloyd, L. (1982). Gesture, recognition in patients with aphasia. *Journal of Speech and Hearing Disorders, 47,* 43–49.

Daniloff, J., and Vegara, D. (1984). Comparison between the motoric constraint for Amer-Ind and ASL sign formation. *Journal of Speech and Hearing Research, 27,* 76–88.

Davis, G. A. (1983). *A survey of adult aphasia.* Englewood Cliffs, NJ: Prentice-Hall.

Dowden, P. A., Marshall, R. C., and Tomkins, C. A. (1982). Amer-Ind as a communicative facilitator of aphasic and apraxic patients. In R. Brookshire (Ed.), *Clinical Aphasiology Conference proceedings.* Minneapolis, MN: BRK.

Duffy, R. J., and Duffy, J. R. (1981). Three studies of deficits in pantomimic recognition in aphasia. *Journal of Speech and Hearing Research, 46,* 70–84.

Duncan, J. L., and Silverman, F. H. (1978). Impact of learning Amer-Ind sign language on mentally retarded children. In J. R. Andrews and M. S. Burns (Eds.), *Remediation of language disorders.* Evanston, IL: Institute for Continuing Professional Education.

Fristoe, M., and Lloyd, L. (1980). Planning an initial lexicon for persons with severe communication impairment. *Journal of Speech and Hearing Disorders, 45,* 170–180.

Goodglass, H., and Kaplan, E. (1972). *Assessment of aphasia and related disorders.* Philadelphia, PA: Lea & Febiger.

Griffith, P. L., Robinson, J. H., and Panagos, J. M. (1981). Perception of iconicity in ASL by hearing and deaf subjects. *Journal of Speech and Hearing Disorders, 46,* 405–412.

Guilford, A. M., Scheuerle, J., and Shirek, P. G. (1982). Manual communication skills in aphasia. *Archives of Physical Medicine and Rehabilitation, 63,* 601–604.

Heilman, K. M., Rothi, L., Campanella, D., and Wolfson, S. (1979). Wernicke's and global aphasia without alexia. *Archives of Neurology, 36,* 129–133.

Helm-Estabrooks, N., Fitzpatrick, P., and Barresi, B. (1982). Visual action therapy for global aphasia. *Journal of Speech and Hearing Disorders, 47,* 385–389.

Holland, A. (1975). *Aphasics as communicators: A Model and its implications.* Paper presented at the Annual Convention of the American Speech-Language-Hearing Association, Washington, DC.

Holland, A. (1980). *Communicative abilities of daily living.* Baltimore, MD: University Park Press.

Horner, J. (1980). *Amer-Ind candidacy.* Paper presented at a George Washington University Medical Center Neuropathology Symposium, Washington, DC.

Keenan, J. S., and Brassell, E. G. (1975). *Aphasia Language Performance Scales.* Murfreesboro, TN: Pinnacle Press.

Kertesz, A. (1980). *Western Aphasia Battery.* London, Ontario: University of Western Ontario.

Kirschner, A., Algozzine, B., and Abbott, T. B. (1979). Manual communication systems: A comparison and its implications. *Education and Training in the Mentally Retarded, 14,* 5–10.

Larkins, P. (1987). Program evaluation system. Rockville, MD: American

Speech-Language-Hearing Association.
Lieberth, A. K., and Gamble, M. E. (1991). The role of iconicity in sign language learning by hearing adults. *Journal of Communication Disorders, 24,* 89–99.
Lloyd, L. L., and Daniloff, J. (1983). Issues in using Amer-Ind Code with retarded persons. In T. M. Gallagher and C. A. Prutting (Eds.), *Pragmatic assessment and intervention issues in language.* San Diego, CA: College Hill Press.
Lloyd, L. L., Loeding, B., and Doherty, J. E. (1985). Role of iconicity in sign acquisition: A response to Orlansky and Bonvillian (1984). *Journal of Speech and Hearing Disorders, 50,* 299–301.
Musselwhite, C. R., and St. Louis, K. W. (1988). *Communication programming for persons with severe handicaps* (3rd ed.). Boston: College Hill Press.
Porch, B. (1967). *Porch Index of Communicative Ability.* Palo Alto, CA: Consulting Psychologists Press.
Rao, P. (1985). *An investigation into the neuropsychological basis of gesture.* Ph.D. dissertation, College Park, MD, University of Maryland.
Rao, P., Basil, A. G., Koller, J. M., Fullerton, B., Diener, S., and Burton, P. (1980). The use of Amer-Ind Code by severe aphasic adults. In M. Burns and J. Andrews (Eds.), *Neuropathologies of speech and language diagnosis and treatment: Selected papers.* Evanston, IL: Institute for Continuing Professional Education.
Rao, P., and Horner, J. (1978). Gesture as a deblocking modality in a severe aphasic patient. In R. Brookshire (Ed.), *Clinical Aphasiology Conference proceedings.* Minneapolis, MN: BRK.
Rao, P., and Horner, J. (1980). Non-verbal strategies for functional communication by aphasic adults. In M. Burns and J. Andrews (Eds.), *Neuropathologies of speech and language diagnosis and treatment: Selected papers.* Evanston, IL: Institute for Continuing Professional Education.
Rao, P., and Koller, J. (1982). *A total communication approach to aphasia treatment in three chronic aphasic adults.* Paper presented at the Semi-Annual Conference of the International Neuropsychological Society, Pittsburgh, PA.
Rosenbek, J., LaPointe, L. L., Wertz, R. T. (1989). *Aphasia: A clinical approach.* Austin, TX: Pro-Ed.
Skelly, M. (1977). Amer-Ind Code Basic Workshop, sponsored by the Washington Hospital Center, Washington, DC.
Skelly, M. (1979). *Amer-Ind Gestural Code based on Universal American Indian Hand Talk.* New York: Elsevier.
Skelly, M. (1981a). *Amer-Ind Code repertoire* (videocassette). St. Louis, MO: Auditec.
Skelly, M. (1981b). Amer-Ind Code Presentors Workshop, sponsored by the St. Louis Speech and Hearing Center, St. Louis, MO.
Skelly, M., Schinsky, L., Smith, R., Donaldson, R., and Griffin, J. (1974). American Indian sign (Amerind) as a facilitator of verbalization for the oral-verbal apraxic. *Journal of Speech and Hearing Disorders, 39,*445-456.
Skelly, M., Schinsky, L., Smith, R., Donaldson, R., and Griffin, P. (1975). American Indian sign: Gestural communication for the speechless. *Archives of Physical Medicine and Rehabilitation, 56,* 156–160.
Skelly-Hakanson, M., Wollner, B., Bornhemer, K., Drollinger, K. (1982). Questions and answers about the code. *AMICIL Newsletter, 1.* Wales, WI: Somed.
Snead, N. S., and Solomon, S. J. (1977). *The effects of various stimulus modalities on global aphasics' phrase reception.* Paper presented at the Annual Convention of the American Speech-Language-Hearing Association, Chicago, IL.
Tonkovich, J., and Loverso, F. (1982). A training matrix approach for gestural acquisition by the agrammatic patient. In R. Brookshire (Ed.), *Clinical Aphasiology Conference proceedings.* Minneapolis, MN: BRK.
World Health Organization. (1980). *International classification of impairments, disabilities, and handicaps.* Geneva Switzerland: World Health Organization.
Wilcox, M. J., and Davis, A. J. (1981). Incorporating parameters of natural conversation in aphasia treatment. In R. Chapey (Ed.), *Language intervention strategies in adult aphasia.* Baltimore, MD: Williams & Wilkins.
Yorkston, K., and Dowden, P. A. (1984). Non-speech language and communication systems. In A. Holland (Ed.), *Language disorders in adults.* San Diego, CA: College Hill Press.

付録18-1

　90％以上の透明性をもつアメリカンコードの信号（N＝38）。自由度の高い採点法かまたは厳密な採点法を使用。

100％（15語）	97.5％—90％（23語）
鳥	自動車
冷たい	破る
泣く	電話
飲む	はい
いいえ	めがね
注ぐ	ペン
静かな	かき回す
はさみ	飛び込む
泳ぐ	爪やすり
はぶらし	掘る
来る	痛み
闘う	櫛
ボール	つかむ
眠る	洗う
本	止まる
	時間
	書く
	指輪
	さよなら
	鏡
	見る
	笑う
	考える

100％から90％へ順に表記した。
Daniloff, J., Lloyd, L., and Fristoe, M. (1983). Amer-Ind transparency. Journal of Speech and Hearing Disorders, 48, 103-110.

第19章

メロディック イントネーション セラピー

ROBERT W. SPARKS and JOHN W. DECK

　右利きの人では右大脳半球が音楽に関して優位であることが、多くの研究によって指摘されており、これは失語症者が良く知っている歌のメロディを歌えることの説明となっている。しかし、彼らが歌詞も正確に歌えるということは、彼らが最も基本的な要求に関してさえコミュニケーションできないという事実と対照的であるため、なお一層興味深い。また歌詞だけではなく、祈りの言葉、社交上の振るまいとしての言い回し、病前から知っていた不作法な言葉なども保持されている。Jackson (1931) は、これらの発話には特定の情報を含むメッセージを符号化する過程が含まれていないという理由で、これを非命題言語として分類した。彼は、こうした発話は失語症者の損傷されていない、いわゆる劣位半球において形成されるとする理論を提唱している。今日私たちは、もはや右半球に劣位半球というレッテルを貼ることは無いものの、これにかわるさらに適切な用語を作り出すことができないでいる。事実、いくつかの研究は、右半球が命題言語のプロソディの形成に関係していることを示している。

　Sparksら (1974) は、右半球による話し言葉の韻律的要素の形成に言及した文献を概説している。彼らの分析によれば、右利き健常者と多くの左利き健常者においては、右半球機能が命題言語の符号化と産生の両面において左半球と協働関係にあることを示唆している。しかし、最終的な統合過程は左半球の側頭葉で生起している。右半球の関与の増大に伴って生じるこの半球間の相互過程の再編成は、おそらく、回復がゆっくりで不完全である場合にのみ生じると思われる。この再編成において同様に重要なのは、言語に関する半球間の経路が保存されていることである。実際、Gordon (1972) は長い期間のうちには右半球の機能が増大する可能性について述べている。失語症の言語治療における右半球の役割については、Codeが論じているので参照されたい（第20章）。音楽に関する右半球優位を考慮すれば、メロディックイントネーションセラピー (Melodic Intonation Therapy, 以下MITと略す) が今後増大していく可能性は十分考えられる。音韻モデルから言語運用を記述した成人失語症の研究は、Blumstein (1973)、MartinとRigrodsky (1979)、Whitaker (1970) に載っている。

　本章では、臨床家のためにメロディックイントネーションの技法を解説すること、MITに適する患者と適さない患者の言語行動の特徴を明らかにすること、MITの階層を実施する方法について考

察すること、この言語治療法の適用のために選ばれた患者家族の治療への参加を提案すること、そして今後のMITのさらなる発展について見通しを述べること、などを意図している。

MITは、歌うことと関係している。私たちがイントネーションと呼んでいる特有の技法については、章の後半で詳しく述べる予定である。この歌唱形式は、少なくともユダヤキリスト教時代に遡る古いもので、さまざまに抑揚づけられた発話が、実際の発話モデルの"メロディパターン"、"リズム"、"強勢箇所"に基づいているという点で、他の歌唱形式と区別される。訓練の見地からいえば、良く知られた歌に似ている抑揚づけられた発話を使うことは悪い結果をもたらすだろう。良く知られたメロディは、その歌の中の非命題的な歌詞を思い出させるのである。

MITに影響する言語治療の原理

MITの目的

極端に非流暢な失語症者のためにMITを開発した本来の意図は、少なくとも正確な言語を使用する能力の基本的な回復を図ることであった。MITに適するのは、極端な自発話の欠如を呈し、その話せない状態を気にかけている患者である。訓練の目的がこのような患者のためであるということを優先して考えれば、構音の質と統語とを二次的なものとして退けることができるだろう。こうした失語症者に発話の言語学的、意味論的側面を強調することがMITの第一の目標なのである。しかし臨床家の中にはMITの技法をさらに音韻論的な言語治療法として発語失行に対して用いているものもいる。生理学的モデルに関する私たちの説明では右半球がプロソディを制御していることが暗示されているが、これはMITをそのような発語失行の患者の音韻論的障害に対して用いることを正当化するものである。

MITに適用される言語病理学の原理
検査

MITを受ける可能性のある患者の評価に、標準化された失語症検査を用いるか否かは重要な問題ではない。Sparks (1978) は標準化された検査バッテリーで捉えられる言語機能に加えて、言語能力の精査を可能にする、より的確な補助的で標準化されていない失語症検査のガイドラインを示している。いずれにしても、MITを実施するには、失語症者になんらかの言語回復をもたらすために必要な潜在能力が確かに存在していることを示す検査結果が出ていなければならないのである。

MITに含まれる言語治療の8つの原理

第一の原理は、課題の長さと難易度を次第に上げていくというかたちで治療を階層的に進めていくことに関係している。こうした課題の変化には、用いる言語学的教材を次第に複雑なものにしていくこと、純粋な復唱課題で臨床家の援助を徐々に減らしていくこと、そしてMITの階層の最終レベルにおいて、メロディックイントネーションへの依存を減少させること、などが含まれる。

第二の原理は、失語症者の言葉の誤りを直接矯正しようとすることは、患者が自分の誤りの特定の性質を想起できないので失敗するというもので、Schuellら (1964) によって強く示唆されている。誤りを修正しようと試みてもほとんど成功せず、またそうした試みによって階層の円滑な進歩が損なわれるのであればむしろ有害でさえある。MITに適していると考えられる重度の失語症者が、やり直しによって言語の誤りを有効に訂正できることはほとんどない。そのようなやり直しはしばしば誤りの執拗な反復をもたらし、誤り自体を強化してしまうのである。MITは、"バックアップ"と呼ばれる技法による2回目の試行を実施することによって正しい反応を達成することを意図している。具体的には、失語症者があるステップで失敗した場合には、ただちに前のステップに戻ってそれを繰り返し、次いでその失敗したステップを再度施行するように誘導される。患者がこの手続きの目的に気づいている場合も、気づいていない場合もあるが、この手続きでは特に患者の注意を引くようなことは行わない。再び患者が失敗しても、再度バックアップを行うことはしない。

第三の原理は、復唱は非常に有効な訓練法である、というものである。復唱はMITの核としての役割を果たしている。実際、復唱にはかなり複雑なプロセスが含まれており、健常者が慣れ親しん

だ文章や単純な文章を、より難しい文章に比べて効率よく復唱できる事実は、復唱行為には刺激を解読し発話のために再符号化するプロセスが含まれていることを示している。単位が長くなると復唱の正確さは低下するが、長い文を誤って復唱した場合でも、その意味は変化していない。復唱すべき文は正確に受容され解読されているが、復唱する際に語の置換が起こるのである。復唱のなかで最も困難なのは、おそらく知らない外国語の復唱か無意味音節の復唱であろう。このような課題では、通常の解読と符号化のプロセスの有効性が低下するからである。前述したようにMITにおいては、課題の難易度のレベルが上がるにつれて復唱の使用は徐々に減少していく。

第四の原理は、反応するまでの時間（反応潜時）に関係している。そのようなコントロールのひとつは、臨床家による刺激の提示が完了してから失語症者に反応を許すまでの間に時間をおくことで、これは失語症者に刺激を完全に受容させ解読させるために行われる。もう一つは、ある階層で一つの文章項目が終了してから次の項目へ移るまでの間に時間を置く場合である。

第五の原理は、同じ教材や決まり文句をくり返し用いることによる練習効果を避けることである。このようなくり返しは、しばしば退屈で、訓練上の効果も薄い。うまく組み立てられた言語治療プログラムは、役に立つ高頻度の発話を豊富に取り入れており、それが病前の言語技能を取り戻すきっかけとなるのである。失語症者にとって受け入れにくい言葉は使うべきではない。MITに適した有意味な教材は十分に存在しているので、MITでは一つの発話が9ないし10回以上の訓練セッションにわたって続けて用いられることはない。

第六の原理は、臨床家は自分の一つ一つの発話の目的と意味的価値に対して細心の注意を払わなければならないということである。たとえば、訓練ステップのなかで言葉による強化を与えすぎると、段階的なMITの訓練体系が崩壊してしまう怖れがある。患者を励ます微笑みにも、これと同じ事が当てはまる。訓練一般でとられている暖かく全人的な雰囲気でのアプローチを否定しているわけではないが、臨床家はMITを実施している間は自制しなければならないのである。

第七の原理は、文字や絵を教材に追加して用いるべきではないということである。私たちは文字や絵が聴覚刺激を支える力を持っているとする考え方には強い疑問を感じている。文字や絵はMITの訓練プロセスを支えるどころか実際は妨害するというのが私たちの考え方である。このことは、さまざまな文脈のなかで話された内容を理解し記憶することができるだけの聴覚的理解力を持っている、MITに十分適した患者の場合に特にあてはまっている。確かに、高度の聴力障害を合併した失語症者では、絵を一緒に提示すれば聴覚刺激により良く反応するであろうが、そのような患者はMITに適していないのである。

第八の原理は、訓練セッションの頻度に関係している。重度の言語障害を呈する失語症者にとっては、1日に2回の訓練セッションが不可欠である。時間的、財源的、あるいは交通手段などの制約がある場合には、家族をMITのプログラムのなかでアシスタントとして機能できるように訓練することが非常に効果的である。

MITに適する患者と適さない患者

MITの有効性を評価した結果からも、万能薬のような失語症者のための単一の言語治療法は存在しないことは明らかである。事実、MITは失語症者全体のごく一部分に対してのみ有効だといえるのである。したがって、失語症者一人一人についてMITを受けた方が良いかどうかと、注意深く評価する必要がある。

この本の第3章では、皮質と皮質下の損傷部位のCT所見によってMITに適しているかどうかを予測することについて説明している。この種の研究の貢献は大きい。患者を選択する際のガイドとして、ここにMITに適する患者と適さない患者の言語プロフィールを示すが、そこでは聴覚的理解力、言語表出の諸側面、そして非言語的行動に重点が置かれている。

MITに適するグループ
聴覚的理解力
聴覚的理解力に関する検査結果によると、MIT

に適する患者の音声言語の理解力と把持力は、さまざまな文脈のなかにあって本質的に正常である。

自分の発話をモニターするプロセスが、聴覚フィードバックを通してのみ行われるとみるのは単純すぎる。おそらく実際には、運動感覚フィードバックが、聴覚フィードバックが開始される前に私たちに音韻性あるいは意味性の誤りを知らせてくれるのであろう。いずれにせよ、MITに適する患者を識別するには、自分の誤りに気づく能力が保たれていることが重要である。

言語表出

MITに適する失語症者は、臨床上はあらゆる種類の言語表出がきわだって減少している印象を与える。言い換えれば非流暢性失語である。このタイプでは、自分の言語障害による欲求不満や落胆を表明することが多い。後にMITによく反応するようになる失語症者のなかには、奇妙で得体のしれない新造語的発話の保続を示すものがある。このような発話が、一部の全失語患者の常同的なジャーゴンと類似していることは興味深い。しかしながら、この両者の間には2つの相違点がある。まず第一に、MITに適する患者は、発話のプロソディを修正して、患者が平叙文を発話しようとしているのか、それとも疑問文または強い命令文を発話しようとしているのかを相手に伝えることができる。第二に、患者自身は自分の発話の無意味な形態を気に病んでいると思われることである。このタイプの患者では、常同的なジャーゴン様発話を除けば、時折コミュニケーションに適切に用いられる実質語を1語発する以外は、発話が生じることはほとんどない。

言語産生の他には何も言語に障害を持たないMITに適した患者が示す音韻の運用には、発話を開始し自己修正しようとするための休止によって妨げられる、努力性だが不明瞭な発話が認められる。発話は音韻的に歪んでいるが、構音を分析すると、音声パターンの系統的な再編成が生じているように思われる。

MITに適する患者のプロフィールは、言語表出の検査の結果から下記のように要約される。

1. 対面呼称、応答的呼称、語や句の復唱および文章完成課題ではほとんど無反応である。しかし時折見られる反応は、構音が不十分ではあるが、言おうとしている語を推測できる程度に正確である。
2. 盛んに自己修正しようと努力する。これは自分が発話するときに誤りをおかすということをよく知っている失語症者にみられる。残念ながら、そのような努力をしてもほとんどの場合発話は改善されない。

非言語的行動

MITに適する患者は多少抑うつ的なことが多いが、ほとんどの場合情緒的には安定しており、臨床家が行うカウンセリングに適切に応じることができる。患者は自分の発話を回復するための集中的訓練を受けたいという強い希望を表明し、MITを受け入れる。

随伴する異常

MITに適する患者には通常、顕著な口部顔面失行と下肢より上肢に強い片麻痺が合併している。

MIT終了後の言語プロフィール

患者の症状が古典分類のどれに当たるかを診断することは意味がないことが多いが、MIT終了後の失語症者の発話を、古典的ブローカ失語の発話に改善したと記述したくなる誘惑には抗し難いものがある。失語症者の発話は、構音が拙劣で失文法的ではあるが、電文体としては適切なことがある。たとえば「家―週末―土曜と日曜日。病院―あなた―月曜日（home-weekend-Saturday an' Sunday.Hospital-you-Monday.）」などである。この訓練終了者は、MITを受ける前にはほとんどコミュニケーションができなかったことを考えれば、この電文体発話を獲得できたことは大成功といえるのである。

MIT終了後も続く進歩について

MITによって達成された言語の改善がその後も保たれるのかどうかの問題は、臨床家に一種の懸念を与えてきた。幸いにも、MIT終了後の患者に対する追跡調査の結果は、患者はMITによって獲得した新たな能力を保持するばかりでなく、各家庭環境の中で改善し続けることを示している。彼らの発話の中に統語的成分が現れ始めるのである。MIT終了後の患者とその家族に対しては、MITの階層の最終段階を復習することがその後も改善を続けていく上で有益である、と助言すべきである。臨床家は、家族が関与する範囲につい

て十分打ち合せ、継続的に相談に応じる体制をとるべきである。

MITに適しないグループ

3つの失語症状群は、MITの現在の形式には敏感に反応しない。そうした失語症の3タイプとは、ウェルニッケ失語、超皮質性失語と全失語である。重要なのはこうした分類名自体ではなく、これら3タイプで観察される言語行動の特徴で、今まで述べてきたMITに適する患者のプロフィールとは明らかに異なっている。

ウェルニッケ失語

ウェルニッケ失語の言語訓練で成功を収めることは大変困難ではあるが、やりがいのある仕事である。このタイプの失語症者に対してより効果的な言語治療法を生み出すためには、複数の言語治療士の協力が重要である。次に示すウェルニッケ失語の特徴は、MITに適する患者の特徴と著しい対比をなしている。

(1)聴覚的理解力は低く浮動的である。ウェルニッケ失語の患者には、自分の発話が相手に理解されなかったことに気づいている様子がみられない。実際、患者は言語治療を拒否することが多く、MITに対する反応はといえば、怒りを爆発させるか、おもしろがってわざとらしく興味を示すかのどちらかである。

(2)発話は過度に流暢で文法的には正しく、構音は明瞭である。しかしながら、実質語については錯語が多く、その結果奇妙で意味不明の発話になってしまう。

(3)ウェルニッケ失語の患者は、多くの場合情緒的に不安定である。敵意に満ちていることも多いが、時には極端に好意的な態度を示す。

ウェルニッケ失語の患者にMITの技法を適用してもほとんど効果がみられない。復唱におけるメロディ、リズム、強勢箇所を含んだイントネーションパターンの正確さと、刺激として提示した文の中の語を独自の錯語的ジャーゴンに置換してしまう傾向とが著しい対比を示している。

超皮質性失語

このプロフィールを示す失語症者は、ある面ではMITに適する患者に類似しており、他の面ではウェルニッケタイプの失語症者に類似している。このタイプの失語症の重要な特徴は、長い句や文を正確に復唱する能力のみが孤立して保たれており、その能力は先に述べた正常な解読プロセスを欠いているように感じられることである。超皮質性失語の患者は、MITを完全に実行することができるが、それが実用的言語の改善に結びつかないのである。復唱能力がMITに適するための要因であるかどうかを検討した研究によれば、単語レベルの復唱能力が保たれている場合でも、それがMITを適応しても予後が悪いことを示す要因になることが示唆されている。

全失語

全失語の患者に対する言語治療の歴史は、かれらへの訓練が実用的な発話への改善の点で成功していないことを示している。この点はAlbertとHelm‐Estabrook (1988)、Sarnoら (1970)、Schuellら (1964) によって指摘されている。MITも、全失語症者の役に立つ言語的コミュニケーションを再確立するという点では、他の言語治療法以上に効果的であることはない。

メロディックイントネーション

SparksとHolland (1976) は、歌とメロディックイントネーションの相違について簡潔に記述している。歌が明白なメロディを持っているのに対して、メロディックイントネーションは、発話のプロソディに基づいているにすぎない。メロディックイントネーションは、全音で3度ないし4度以内の声域を用いており、それだけあれば十分バラエティに富んだメロディパターンを作ることができる。この声域は、話し言葉のメロディラインとほぼ同一である。

このように音域が限られているために、訓練されていない成人の声にとって歌いやすくなっている。ここで指摘しておくべき重要な点は、古くから歌い継がれよく知られている歌に似たメロディックイントネーションパターンを避ける必要があることである。

メロディックイントネーションの形式

メロディックイントネーションは、実際の話し

言葉のプロソディに含まれる3つの要素に基づいている。それは、話された句や文のメロディラインまたはピッチの変化、発話のテンポとリズム、そして強調のための強勢、の3つである。イントネーションパターンの適切性は、MITにとって必須のものである。この適切性は、抑揚をつけた発話が徐々に普通の発話プロソディに戻されていく最後の階層レベルにおいて特に重要になってくる。

発話に抑揚をつける場合には実際のプロソディモデルの3要素がかなり誇張される。第一に、テンポは引き延ばされてより叙情的になる。第二に、話し言葉がもつ音調の変化は抑えられ、高さの一定した抑揚づけた音符で構成されるメロディパターンに様式化される。第三に、リズムと強勢が強調を目的に誇張される。これには通常、声量を張り上げたり抑揚づけた音符を高くすることが含まれる。このように実際の発話のプロソディを3要素で変化させることにより、発話プロソディの構造が強調される。

許容しうるメロディパターンのバラエティと地域による差異について

どんな話し言葉にもいくつかのプロソディパターンがある。臨床家は、ある訓練場面で句や文にどのようなプロソディパターンを使用すべきかを判断する力を養わなければならない。連続する訓練セッションで異なったイントネーションパターンを用いることによって、バラエティに富んだ刺激を与えることができる。このようなバリエーションの2つの例が図19-1に示されているが、これについては後で論議する。

話し言葉のプロソディに著しい地域差がみられることがある。これは臨床家と患者の出身地が同じであり、同じ地域に住んでいるといった場合には問題とはならない。しかしながら、臨床家が自分のプロソディパターンと異なるプロソディパターンをもつ地域へ移り住んだ場合には、MITをおこなうにあたり調整が必要となる。地域差の例は図19-2に示されており、後で論議される。

話されたプロソディパターンの図示

発話を図示する方法の2つの例が、図示する技法の説明とともに図19-1に示されている。この方法は、Kodaly音楽教育研究所で開発され、Knighton (1973) によって公表された方法の翻案であり、以後すべての図に使用することにしたい。

第一の句 "cup of coffee" では、発話は "cup" という語に低い音調（ピッチ）を付与して始まる。この語は実質語であり、重要なので他と切り離されている。この後に "of coffee" という語群が続く。強調のための強勢は "coffee" の最初の音節に置かれており、高い音調を伴っている。この平叙句では、最後の音節で習慣的な音調の落下がみられる。2つ目の例 "Go for a walk" では、"Go" に高い音調を伴う強勢があり、続いて一群となった2つの機能語の部分では音調が低下し、さらに実質語 "walk" では強勢を伴った高い音調に戻る。

図19-2には "Go for a walk" という句に対する2つのプロソディパターンの相違を示してある。右のものは図19-1に描かれたのと同じである。左のものは "for" という語が、その他の後続する語のグループと分離されている。このパターンは、失語症が改善してきて臨床家が患者の話し言葉における機能語、関係語の欠如に対して対策を講じ始めるべきだと考えた時には、望ましいものとな

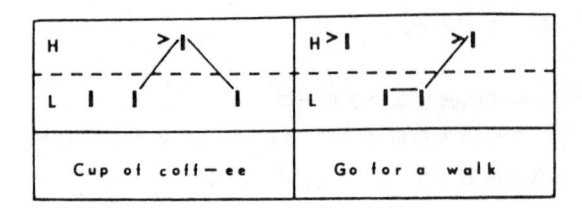

図19-1 話し言葉のプロソディパターン。Hは高い音、Lは低い音を示す。1音節語は1本の縦棒で示されている。連結された縦棒は、多音節語又は語のグループを示す。縦棒の前の矢印はその語や音節に強勢があることを示す。

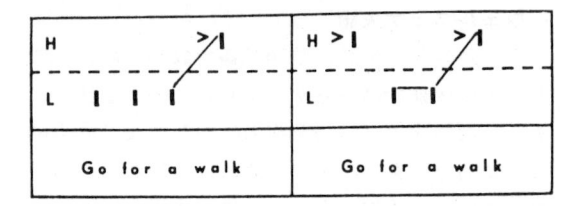

図19-2 図19-1と同じ凡例を用いた、2つの同様に許容可能なプロソディパターン。

第19章 メロディック イントネーション セラピー 517

るであろう。

図19-3は、あいさつ語"good morning"のプロソディの比較である。アメリカの東北部では、"good morning"と言う時、上昇-下降調のメロディパターンを示すが、少なくともいくつかの南部の地域では、徐々に上昇する語尾変化のパターンを示す。

話し言葉からイントネーションへの移行

図19-4には、線で結ばれたプロソディモデルがメロディックイントネーションへ移行する例が、図19-1に例示した句を用いて示されている。これらの例は楽譜で表現されているが、楽譜を読む能力はMITを行うに際して有益であるとしても必要不可欠という訳ではない。ここでの第一の目的は、モデルとして示された実際の話し言葉のプロソディパターンを図式に置き換えることである。この場合、音楽的にはかなり自由に行われるので、音楽家はその点を問題にしないで欲しい。しかし音楽に関心がある者のために、歌われる調のバリエーションを示す意味でハ調が用いられている。

敍唱

メロディックイントネーションを次第に減衰させて通常の話し言葉のプロソディに戻すことは、MITの階層の第4段階で行われる。これは話すことと歌うことの中間に位置する技法である。これは詠唱 (choral reading) で用いられるが、Schoenbergによる"Ode to Napoleon and Pierrot Luraire"のなかでより叙情的に用いられている。Schoenbergはこの技法を敍唱 (Sprechgesang) または"語られる歌 (spoken song)"と定義している。

敍唱においては、誇張したテンポ、リズム、強勢の位置などは抑揚づけられたモデルにみられるものと同じである。しかし、抑揚づけられた音符のより一定した音調は、話し言葉のより変動する音調へと戻される。その発話は叙情的ではあるが歌というよりは話し言葉に近いものとなる。

1973年にボストン交響楽団によって演奏されたOde to Napoleonを聴いて以来、筆者はMITの階層の中で橋渡し的技法としてこの技術形式を使用する権利を所有している。図解したフレーズとカセットテープの要望があれば、請求に応じて敍唱のサンプルカセットテープを提供している。

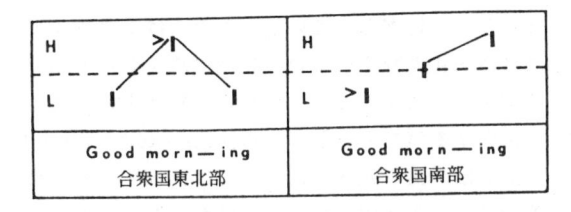

図19-3 1つの文のプロソディパターンの地域差

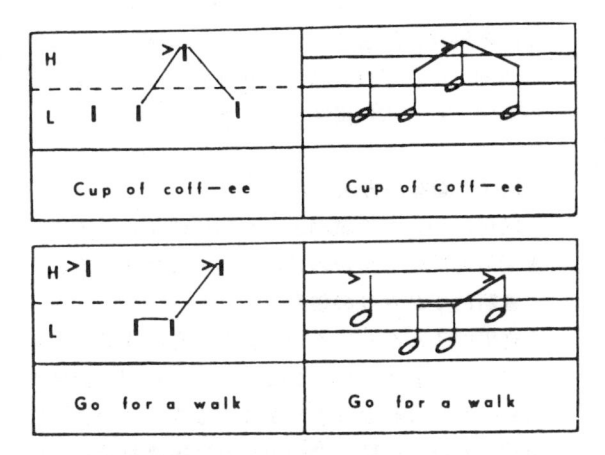

図19-4 実際の話し言葉のプロソディモデルからメロディックイントネーションへの移行。この例ではハ調が用いられているが、正確な音楽的テンポを実現しようとしなくてもよい。

言語学的内容

MITで使用される文や句の文法構造に対する複雑な言語学的コントロールの重要性は、個々の失語症者のコミュニケーションの困難度と言語教材の有用性に依存している。文や句はコミュニケーションにとって重要性の高いものを選ぶべきである。このために臨床家は、患者の病前の環境を調査し、患者にとって良い刺激となる教材を自分で作り出す創造性を持たなければならない。言い換えれば、教材すべては患者本位でなければならないのである。このことは失語症者に対するすべての訓練に当てはめるべきだが、その技法が通常の言語行動からみれば奇異なものにあたるMITにおいては、この奇妙さを緩和する意味で特に重

要である。家族との基本的な家庭生活のパターン、家族関係と生活習慣、個人的欲求、そして個人的好き嫌いなどに関する情報を得ることによって、万人向けにも個人向けにもアピールする豊富な教材を作製するための示唆が得られるであろう。互いに関連し合う内容の文章をまとめて用いることは特に重要である。この点は図19-5に例示されて

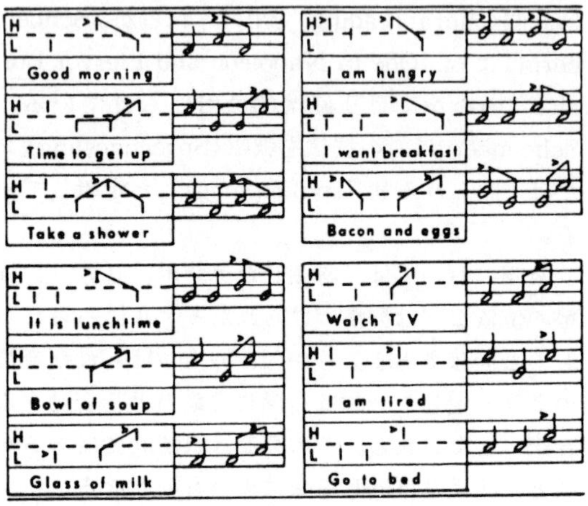

図19-5 図19-1で示したものと同じ凡例図を用いた各々3項目から成る4つの主題によるメロディックイントネーションの教材例

いる。そこでは教材にみられる主題的関連性の実例として、それぞれ3項目からなる4つの主題がメロディックイントネーションの一連の譜面と一緒に示されている。SparksとHolland（1976）が作製したものであるが、教材を主題にそって配列した実例を著者の許可を得て以下に提示しておく：

レベルIIの教材例

1. twelve o'clock
2. time for lunch
3. bowl of soup
4. salt and pepper
5. ham sandwich
6. apple pie
7. glass of milk
8. I am sleepy
9. take a nap

レベルIIIとIVの教材例

1. Sit down in a chair.
2. Read the newspaper.
3. Look at the sports page
4. Turn on the TV.
5. Go for a walk.
6. I am very tired.
7. It is getting late.
8. Time to go to bed.
9. It is ten o'clock.

音韻の誤り以外に何の障害もない失語症者のための有意味な刺激項目は、患者個人にとって有意味であることに加えて、より明瞭な発話を促通することにも焦点を合わせて選ぶ必要がある。創造性を備えた臨床家は、患者とその家族に実際に面接し、患者が病前の発話で使用していた言葉の特定の好みについて情報を集めることがいかに重要かを説明するであろう。治療にあたって一貫した音韻の誤りを配慮してしまうと、有意味な教材を選択することが一層困難になってしまう。表19-1には、教材の選択にあたって用いられる音韻パターンの例が示されている。

MITの階層

MITの階層は次第に難度を増すよう高度に体系化されている。したがって、一つ一つの階層に十分注意を払うことがMITの成功に貢献するという理由から、各階層がそれぞれ細部にわたってはっきりと述べられている。私たちはこれ程までには体系化されていない言語治療法を好んで用いる臨床家に共感するし、かれらが階層を使うことを留保する気持も理解できる。SparksとHolland（1976）は、ある臨床家にとっては詳細すぎかつ独善的で、別の臨床家にとってはおそらく十分に明瞭ではない形で階層を提供するジレンマについて述べている。ここに提示するのは、音調をつける技法の解説、階層の4つのレベルに関する詳しい具体例をあげて行う議論、MITの各セッションを得点化する方法の提案などである。

MITに固有の方法

階層についての議論をより明確にするために、まず最初にいくつかの技法について解説する。

言語的手がかりの使用

音素的手がかりはその重要な視覚的成分と一緒にプログラムのレベル2で使用されるが、後続するレベルでは頻度はより少なくなる。このような手がかりは、失語症者が明らかに困難を示している場合に反応の開始を助けるためにのみ使用されるものであって、反応の誤りを修正する目的で課題をくり返させる手段としては決して用いてはな

表19-1 MITで用いる刺激のための音韻パターンのサンプル

言語産生の促進

cup of coffee	corn on the cob	piece of cake
calico cat	good cookie	call a cab
make music	big lake	can of coke

クラスター産生の促進

ask the man	pass the salt	small price
stamp please	go back home	last street
deep snow fall	spare room	sports coat

音節配列の促進

build a snowman	light the christmas trees	more ice cubes
it's a democracy	open the refrigerator	fix the machine
read it in the paper	time for breakfast	play the music box

らない。

バックアップと患者の誤り

　患者の誤りを間接的に訂正しようとする"バックアップ"と呼ばれる方法は、プログラムのレベル3とレベル4で使用される。いずれかのステップで患者の反応が適切でないと考えられる時、臨床家は患者に前のステップをくり返させ、その後失敗したステップを再び試みる。多くの場合この2度目の挑戦によって、患者の気を散らせたり直接的に自分の誤りに気づかせたりすることなしに正しい反応を効果的に引き出すことができる。例をあげるならば、あるレベルのステップ3で誤りが生じた時にはステップ2がくり返され、その後ステップ3が再度試みられる。もしステップ4で誤りが生じればステップ3がバックアップとしてくり返され、その後ステップ4が試みられる。バックアップの手続きの後に再び患者が同じ誤りをくり返したり違った誤りをおかした場合には、臨床家はその課題文の訓練を終了し、新しい課題文を使ってそのレベルのステップ1から訓練をやり直すのである。この方法は、MITが適用されるような失語症のタイプにとって誤りを公然と矯正しようとする試みが有効ではないという考え方と一致している。

ハンドタッピングと手の合図によるコントロール

　臨床家は、患者とテーブルをはさんで向かい合って座るのがよい。そうすれば患者は臨床家の手助けがよく見えるし、臨床家も患者の行為がよく見えるからである。臨床家は患者の左手を握り、刺激を提示する時にはこの手でタッピングすることでリズムを取り、また反応の際にも同様にリズムを取る。多くの患者はこのハンドタッピングのコントロールを練習し始めるが、それが正確であれば強化すべきである。臨床家の手助けはしだいに控えられ、患者の手を握ったまま反応の正確さをモニターするだけになる。ハンドタッピングは重要かつ有効な補助刺激であることが証明されている。ハンドタッピングには、それに伴っている言語成分と同じくらいしばしば効果的だと思われるような、手がかりとしての価値がある。

　臨床家が患者の反応開始をコントロールする手段として左手を用いることは、このようなコントロールを練習するための、患者の注意をそらすことのない非言語的方法として推奨される。左手を上げればそれは患者に黙ってよく聞くことを促し、患者を指差しながら手を降ろせば反応開始の合図になる。この方法が一貫して用いられるなら、患者の反応を一定時間押さえておくように指示することにも役立つ。臨床家は自分が交通巡査であるかのように感じ、足まで使う方法に発展させたくなるであろう。

斉唱における臨床家の関与の減少

　すべてのレベルにおいて、初期のステップでは臨床家は刺激を提示した直後に患者と一緒にそれを斉唱する。臨床家は、最初は刺激の聴覚的成分を、次いで視覚的成分を消すという形で次第に関与を減らしていくので、患者はひとりで課題文を復唱することになる。患者がひとりではまだ十分

に復唱できない場合には、臨床家が一緒に復唱する斉唱に再び戻ることがたびたび必要となる。

患者によるメロディパターンの変容に対する適応

臨床家は、患者が誤って変容した調に合わせてメロディの調を変更できるようにしておくべきである。このような変容を訂正しようとすることは不必要な混乱を招く。むしろ主要な目標は、言語教材を正確に復唱することである。しかし、リズムや音調をつけた音節数の変更については、それが文の実質に影響するという理由から許されていない。

MITセッションの得点化

失語症者のための高度に構造化された言語訓練方式の効果を測定する最も良い方法は、各セッションごとにこれを得点化する客観的システムを開発し使用することである。どのような患者にも着実な改善をもたらす方法としてのMITの効果を測定するために、この原則はMITにも取り入れられるべきである。ここに示す得点化の方法では、反応の開始にあたって音素的な手がかりを必要とせず、またバックアップも必要としなかった正確な反応に対して2点、手がかりを用いるかまたはバックアップの後に得られた正確な反応に対して1点を与え、またステップが完成されない場合にはいずれの課題文の場合も0点となる。

MITのレベルとステップ

MITの4つのレベルについての議論には詳細にわたる記述が含まれており、参照のため表19-5から表19-7に簡潔にまとめて示してある。表9-2から表19-4では各レベルにつき、誤りの取り扱いと得点化の方法を含む訓練セッションのサンプルと、頻繁におこる誤りのタイプが概説してある。

レベルⅠ

レベルⅠは、患者に臨床家の手を握る態度を作るための予備的ステップで、患者はできるならばときどき意味のない言葉を小声で歌えばよい。メロディは句や文の抑揚づけに使用されるもので、患者が技法に適応するにつれてメロディの長さと複雑さおよび強勢の箇所を増していく。MITに適する患者なら、訓練の目的と方法とを簡単に説明すれば、通常は訓練の理念を受け入れることができる。臨床家は患者と共に、リズム-テンポ-強勢のパターンをハンドタッピングを行いながらメロディを2回ハミングする。母音や"la-la"よりもむしろハミングを勧めるのは、それが音韻上はっきりした性質をもたないからである。メロディパターンは、図19-5に示されたものと類似のものを使用すべきである。次に臨床家は、患者にハンドタッピングしながら臨床家と共にメロディをハミングするように合図する。患者はその際ハミングよりもむしろ音韻的言語表出を行おうとするかもしれない。これは最初の非言語的なレベルにおいては歓迎すべきことである。臨床家は患者が独唱できそうだと思うなら、ハンドタッピングは患者と共に続けながらも、声を徐々に小さくしていく。患者がひとりで復唱できれば「よくできましたね（good）」と言って強化し、次のメロディパターンへ進む。レベルⅠでは得点化はおこなわない。レベルⅠを完全に終えるのに要する時間は15分から2訓練セッションまでと、患者によりさまざまである。いずれにせよ、患者が抑揚やハンドタッピングや手の合図による臨床家のコントロールに従うことなどに十分習熟したら、直ちにレベルⅡに移行する。

レベルⅡ

レベルⅡでは、レベルⅠで導入されたイントネーションパターンのタイプに対して言語的教材が加えられる。このレベル内の4つのステップについて以下に詳しく述べることにする。SparksとHolland（1976）によるモデルには5つのステップがあるが、ここに示されるモデルでは、彼らの最初の2ステップが1つにまとめられている。音素的手がかりは適応できるならば使用してもよい。得点は、始めるのに手がかりを必要としない患者の反応に2点、臨床家から手がかりが与えられた後に適切な反応が得られた場合に1点である。レベルⅡでは臨床家と患者によるハンドタッピングがすべての刺激と反応で実施される。

ステップ1。臨床家は課題文と一緒に用いられるイントネーションパターンのメロディ-テンポ-強勢を患者とハンドタッピングしながらハミングし、その後それに課題文を加えて一緒にくり返す。短い間をとった後、もう一度くり返す。さらに抑揚づけられた課題文を臨床家と共にくり返すよう患者に合図を送る。もし患者の反応が許容できる

ならステップ2へと進む。許容できないなら、それまでの刺激の強度を弱めるために数秒間の休止を置いてから次の課題文に進む。許容できる反応に対する最大得点は1点である。

ステップ2．臨床家と患者は、少し間を置いてから、ハンドタッピングしながら同じ課題文に抑揚をつけて斉唱を開始する。それから臨床家は、前述したやり方で言語的介入を手控えていくが、患者と一緒にリズムや強勢のパターンをハンドタッピングすることはそのまま続ける。許容できる結果が得られればステップ3に進むが、その場合の最大得点はこの時も1点である。結果が許容できない場合は前に進むのを止め、数秒間をおいて次の課題文をおこなう。

ステップ3．臨床家は患者によく聴くよう合図し、抑揚をつけた同じ文を提示する。この時ハンドタッピングは同時におこなう。次に、ハンドタッピング以外は臨床家の手助けなしでその文を復唱するよう患者に合図を送る。患者が復唱を開始するのが困難な場合には、文の最初の音素を手がかりとして与える。ここでもハンドタッピングは続けられる。その手がかりに患者は正確に反応するであろう。このステップ3が手がかりなしで完成できた場合には得点が2点となる。反応開始のための1回の手がかりの後で許容できる反応があれば1点を与える。1回手がかりを与えた後も反応を開始できなかったり、許容できる程度に正確に表出できなかった場合にはステップ4に進むのは止め、適当な間をおいて次の課題文をおこなう。

ステップ4．ステップ3が完全にうまくおこなわれた直後にレベルIIの最終ステップとして、臨床家は「あなたは何と言いましたか（What did you say？）」と抑揚をつけて言うが、このときハンドタッピングはおこなわない。そして抑揚づけられた文を発話するよう患者に合図を送る。患者が発話を開始するのが困難な時にはハンドタッピングを伴う手がかりが1回だけ与えられる。ときどき患者は機能語を省略したり文を言い換えたりして若干課題文を変化させるが、これは許容範囲に入る。目標に近い適切な反応はどれも進歩の証である、と私たちは主張している。得点化はステップ3と同様で、2点は手がかりなしで適切な反応が得られたとき、1点は反応開始に手がかりが必要だったときに与えられる。1つの課題文に対して4つのステップで完全に成功したときに患者は強化を受ける。

レベルIIの完成．レベルIIに成功する患者は、抑揚づけられたモデルを聞くとすぐにそれを復唱し、質問に応答する能力を獲得している。質問に応答することは単なる復唱より困難である。なぜなら質問はマスキング効果をもつ割込みとして作用するばかりでなく、発話によって応答するには刺激を再符号化する過程を開始しなければならないからである。この点に対する注意は後続のレベルのなかで次第に現実味を帯びてくる。

レベルIIで最も頻繁におこる誤り．第一に、患者は臨床家の手助けがだんだん減少しひとりで復唱しなければならなくなったとき、大変驚き口ごもるだろう。進歩に有効だと思われる場合には、臨床家は再び斉唱に加わらなければならない。第二に、復唱能力が向上すると構音上の欠陥があらわになるが、この問題はMITの施行中を通じて患者につきまとうであろう。すでに述べたように、私たちは言語的能力の向上をより優先させている。

レベルIIのMITセッションと得点化の見本．反応の誤りの取り扱い方を説明するために、短い5つの課題文からなる訓練セッションとその得点化の例を表19-2に示す。

レベルIII

レベルIIIは、レベルIIで回復した復唱能力とレベルIVにおける正常な発話のプロソディおよび応答的発話訓練との間を橋渡しする役割を持つ。ここでは、患者の反応開始を遅延させることと、最後のステップでより一般的な質問をすることによって、応答的発話を符号化することにさらに重点が置かれて始めていく。このレベルでは臨床家による音素的手がかりは前述のバックアップに置き換えられる。バックアップは反応を開始させるためだけでなく、反応の誤りを間接的に修正する方法としても使用される。MITの階層が変更されることなく施行される場合は、手がかりとしてのバックアップおよび失敗したステップの再施行はそれぞれ1回に限られる。SparksとHolland (1976)の階層のステップ1と2が、ここでは1つにまとめられていることをもう一度指摘しておきたい。レベルIIIの詳細は以下のとおりである。

表19-2 レベルIIの訓練セッションのサンプルおよびステップ得点とその合計得点

課題文	失語症者の反応	得点 ステップ1	ステップ2	ステップ3	ステップ4
1：すべてのステップで成功、最大得点を達成。		1	1	2	2
2：すべてのステップで成功、しかしステップ3と4で反応開始に手がかりを要す。		1	1	1	1
3：ステップ1と2で成功。ステップ3で反応開始に手がかりを要す。ステップ4はバックアップの後、許容できない反応のため失敗する。		1	1	1	0
4：ステップ1と2で成功。ステップ3で反応開始に手がかりを要す。ステップ4の開始にバックアップを要す。		1	1	1	1
5：ステップ1で成功、2で失敗。先に進まず、ステップ3と4は得点なし。		1	0	—	—
	得点	5/5	4/5	5/8	4/6
	合計	18/24 (75%)			

ステップ1. 臨床家は通常のハンドタッピングをしながら抑揚をつけた課題文を1回提示し、それから抑揚をつけた斉唱とハンドタッピングに加わるよう患者に合図する。患者が続けられることがはっきりしたら臨床家は手助けを控え、必要になったら再び手助けしたりまた手助けを控えたりしながら、患者がひとりで続けられるようになるまでくり返す。許容できる反応に対する最大得点は1点とし、ステップ2へ進む。このステップで患者がつまづくことはほとんどないが、つまづいた場合はその課題文についてそれ以上の訓練は行わない。

ステップ2. 臨床家はまず従来通り患者と共にハンドタッピングしながら抑揚をつけて課題文を提示する。患者は抑揚のついた復唱で反応するであろうが、臨床家は手による合図で1ないし2秒間患者の反応を遅延させ、それから復唱を行うように合図する。失敗したら即座にステップ1に戻って斉唱を行い、臨床家の手助けを徐々に減少させ、その後ステップ2を再び試みる。バックアップなしにステップが完了すれば2点、バックアップが必要な場合には、それを行った後適切な反応があれば1点を与え、再び試みた後も失敗すればその課題文についてはステップ3へ進むのは止めにする。

ステップ3. このステップではハンドタッピングは行わない。臨床家はすでに提示された文章に含まれる、ある情報成分に関連した実質語による反応を要求する質問を抑揚をつけて言う。たとえば前のステップの課題文が「私はパイが欲しい（I want some pie.）」であれば、ステップ3での質問には「どんなパイですか（What kind of pie?）」などが考えられる。失語症者は妥当ではあるが直接的ではない反応を時折示すことがあるが、これは初期的な言語回復の兆しであり、喜ばしいことである。このような反応は失語症者の実用的言語が回復する証拠のうち最初のものと考えられる。こうした反応ができたことで患者は驚きかつ喜び、臨床家もまた勇気付けられるのである。これらの応答はたいてい正常なプロソディで話され、明らかに許容されるべきものである。質問に適切に答えることができなかった場合には、すぐにバックアップつまりステップ2の遅延復唱をおこない、その後ステップ3を再び試みる。臨床家は自分の好みで特定の応答を要求してはならない。得点はステップ2と同じで、バックアップなしなら2点、バックアップ後は1点である。

レベルIIIの完成. レベルIIIは、臨床家の手助けによって十分に補助された単純な復唱から、特定の質問に対して符号化された応答を試みることへと患者の反応を変化させることで完成する。

レベルIIIで最も頻繁におこる誤り. 言語的な誤りではないが、患者は自信を持ち始め熱心になるあまり、臨床家が反応するよう合図する前に反応

を開始しようとするかもしれない。これは特に反応に遅延が要求された時にみられる。課題の難易度が上がっているので臨床家は自分の指示通りにおこなうよう主張しなければならない。第二に、患者はときどき機能語を省略する。これは省略の誤りに該当するが、進歩によって生じた誤りはどんなものでも非難すべきではなく、段階的進歩のこの時点で統語に注意しすぎることによって進歩が妨げられるべきではない、と私たちは考えている。第三に、ステップ3の質問に対する、妥当ではあるが予期されたものとは異なるさまざまな反応は、それが期待された反応でなくても賞賛されるべきである。特に、質問自体がそのような反応を起こしうるようなオープンエンド形式の場合は、そうした反応は誤りではない。

レベルIIIのMITセッションと得点化の見本． レベルIIと同様、誤反応の取り扱いを説明するために、短い5つの課題文からなる訓練セッションとその得点化の例を表19-3に示す。

表19-3 レベルIIIの訓練セッションのサンプルおよびステップ得点とその合計得点

課題文	失語症者の反応	得点		
		ステップ1	ステップ2	ステップ3
1：すべてのステップで成功。最大得点を達成。		1	2	2
2：すべてのステップで成功。しかしステップ2と3でバックアップを要す。		1	1	1
3：ステップ1で成功。ステップ2の開始にバックアップを要したが、ステップ3で成功。		1	1	2
4：ステップ1で成功。ステップ2では不正確な反応のためバックアップが必要。ステップ3ではバックアップ後も反応開始に失敗。		1	1	0
5：ステップ1で成功、ステップ2で正確な復唱に失敗し、バックアップ後も失敗する。ステップ3には進まず、得点なし。		1	0	—
	得点	5/5	5/10	5/8
	合計	15/23 (65%)		

レベルIV

この最終レベルでは、先に述べた敍唱の技法を使用して、これまで使われた課題文が正常なプロソディに戻される。臨床家が患者に応答を許すまでの遅延はさらに長くなり、患者はもっと自発的で適切な発話をして割り込んでくることが期待される。

ステップ1． 臨床家は患者によく聴くように合図し、抑揚づけられた課題文を提示する。次いで短い間をおいてから、同じ課題文を患者と一緒にハンドタッピングしながら敍唱のかたちで2回提示する。臨床家は患者にハンドタッピングを続けながら敍唱の斉唱に加わるよう誘う。適切な反応に失敗した場合、ハンドタッピングをしながら臨床家はひとりで文を提示してバックアップし、それから2回目の斉唱を試みる。2回目も誤るならその課題文をさらに練習することは終了する。バックアップなしでこのステップが完了すれば2点、バックアップが必要であれば1点を与える。

ステップ2． 臨床家は再び患者によく聴くように合図する。それからハンドタッピングをしながら敍唱のかたちでその同じ課題文を提示し、2〜3秒間反応を遅延させた後、ハンドタッピングしながら敍唱のかたちで文を復唱するよう合図する。失敗したら即座にバックアップとしてステップ1（ハンドタッピングを伴う敍唱の斉唱と臨床家の参加の減少）を行い、その後ステップ2を再度試みる。バックアップなしでこのステップが完了すれば得点は2点、許容できる反応を得るのにバックアップが必要であれば1点を与える。バックアップの後、適切な反応が得られない場合にはその課題文についてはステップ3へは進まない。

ステップ3． レベルIVのこれ以降のステップでは、課題文に対してハンドタッピングは使用しな

い。臨床家は患者によく聴くように合図し、それから今度は通常のプロソディで同一の課題文を2回提示する。1～2秒の遅延時間をおいてから、臨床家は患者に通常のプロソディで提示された課題文を復唱するよう合図する。遅延の長さは患者が上達するにしたがって延長してもよい。失敗したらバックアップとしてステップ2（ハンドタッピングを伴う敍唱のかたちの遅延復唱）を行い、その後ステップ3を再度試みる。得点はこれまでと同様、バックアップなしなら2点、バックアップの後に許容できる反応が得られれば1点を与える。バックアップ後も失敗した場合にはその文についてステップ4へは進まない。

ステップ4．レベルⅢの最終ステップと同様、臨床家はステップ3が完全に成功したらすぐにその文に含まれる実質的な情報について質問を行うが、質問数はレベルⅢよりも増加している。その後、臨床家はより関連のある質問を行う。実例を以下に示す。

　　課題文：私はテレビが見たい。
　　質問の流れ：(a)何を見たいのですか。
　　　　　　　(b)誰がみたいのですか。
　　　　　　　(c)いつ見たいのですか。
　　　　　　　(d)どんな番組が一番好きですか。

階層のこの最終ステップは、他のステップほど厳密に構成されていないので、許容される反応の範囲やバックアップを使用する時期を決定する指針は特に規定されていない。この点に関するひとつの対応策として、課題文の内容に根ざした具体的な質問には正確に答えることを要求すること、またより漠然とした一般的な質問に対して適切な反応をすれば格別な褒め言葉を与えることがあげられる。バックアップは具体的な質問に対して反応を開始できないときや、反応が患者の現在の能力に満たない拙劣なものである場合に使用されるべきである。得点化の原則は変更され、反応の許容度についての上記の指針に従うものになる。バックアップが行われる場合はステップ3に戻り、自然なプロソディで課題文を遅延復唱し、その後ステップ4を再び試みる。バックアップは最初の具体的な質問に対してのみ用いるべきである。なぜなら、より一般的な質問に対する反応は付加的な項目だからである。具体的な質問に対する反応には各質問について2点を与えるが、バックアップが必要であれば1点のみを与える。より一般的な質問への反応には、1つの文に答えた場合も多くの文に答えた場合も3点を与える。得点を余分にもらうことは良い強化となり患者を喜ばすであろう。

MITの最後のレベルは前の3つのレベルよりも構成度が緩やかで、明らかに患者により多くのことを要求する。なぜなら患者は発話に関してはそれに到達できるほど十分に回復しているからである。このステップは融通のきく形式なので、MITを終了した後で臨床家が試みたいと考えている他の言語訓練に自然に移行することができる。

レベルⅣの完成とMIT終了後の訓練

MITのプログラムを終了した患者は、少なくとも基礎的な言語的コミュニケーションについてはこれを符号化し産生する能力を回復しており、プログラムの初期の段階で獲得した技能を維持し続け、その技能を正常な発話プロソディに般化させてゆくことができる。このような回復はおそらくMITが目下のところ提供しようと意図した限界をすでに越えているか、あるいは越えようとするものである。臨床家の中には、MITに適した言語プロフィールを示してはいるが障害がそうした患者ほど重篤ではない、もっと軽度の失語症者を援助するために目標をさらに拡大すべきだと考えているものもいるであろう。これはMITを統語、構音、語想起の効率などの改善に関連した他の技法と同列に位置付けることである。MITを終了した後の言語訓練のなかでは、MITはそうした技法と共に使用されることが考えられる。私たちの多くはレベルⅣを完成した後では患者に合うようにMITの階層を修正して使用している。患者が自分自身の環境の中で回復を続けることができる一定の段階に達した後に、どのくらいの期間訓練を続けるべきかという問題が生じるであろうが、ここではその議論には触れないことにする。

MITを終了するために第5の、それほど構造化されていないステップが使われてきた。そのステップの内容は、最終レベルのステップ4で使われたような方法であって、徐々に質問への応答に重点を置きながら敍唱、そして正常な発話プロソデ

ィでの復唱だけをおこなうものである。患者が喚語や語の音韻構造に困難を感じている場合には、自己訓練として叙唱を使うよう勧めることは有益である。MIT終了者のほとんどは、MITの領域から最終的に解放される前にあっては、なんらかの手がかりになる刺激がないと習得した技法を使うことが困難であることに気付いているのである。

レベルIVのMITセッションと得点化の見本. レベルIVの5つの課題文からなる訓練セッションと得点化の方法は表19-4に示すとおりである。

表19-4 レベルIVの訓練セッションのサンプルおよびステップ得点とその合計得点

課題文	失語症者の反応	得点 ステップ1	ステップ2	ステップ3	ステップ4
1：ステップ1と2は成功。ステップ3では正常なプロソディで開始するのにバックアップを要す。ステップ4は成功、しかし最後の関連質問に失敗したのでボーナス得点はない。		2	2	1	2
2：ステップ1は成功。ステップ2と3はバックアップを要す。ステップ4は成功し、ボーナス得点を獲得。		2	1	1	3
3：ステップ1の成功にバックアップを要す。続くステップでは最大得点。		1	2	2	3
4：ステップ1、2、3で成功。ステップ4でバックアップを要し、かつ関連質問に答えられない。		2	2	2	1
5：ステップ1、2、3で成功。ステップ4の特定の質問に答えるためバックアップを要したが、関連質問のすべてに成功した。		2	2	2	2
得点合計		9/10	9/10	8/10	11/15
		37/45 (82%)			

階層の早わかりガイド

この訓練をおこなっている臨床家にとって便利なように、MIT階層の4つのレベルを表19-5から表19-7に示す。

同時に実施する言語訓練

MITは通常の話し言葉からかなり逸脱しているため、また進行プログラムが綿密に計画されているため、言語表出の改善を特別にめざすような他の訓練法をMITと同時に使用すべきではない。一つの訓練形式ではすべての言語表出に抑揚をつけるよう要求し、他の訓練では正常な発話プロソディを使う方法を採用すれば、患者は必ず混乱してしまうであろう。正常のプロソディを使う訓練へとMITを徐々に置き換えていくことによって、階層を完成させた後で容易に他の言語訓練法へと移行することが可能である。この点についてはすでに検討してある。

1つのレベルから次のレベルへの進行

レベルIIからレベルIIIへ、IIIからIVへ、IVからMIT終了後の訓練へという進行は患者が安定した上達と向上を示しているという十分な証拠が得られた後に行われるべきである。MITの進行に伴って右半球の参加がしだいに増大してくるという私たちの仮説は、多少経過が長びくことを意味している。MITを使用する臨床家が私たちの仮説に同意するかどうかということは、彼らがMITの主張する改善を確実なものにするためゆっくり前進するかどうかに比べれば、本質的な問題ではない。実際、MITに適する患者が示す進歩はゆっくりしたものである。

進歩の速さをコントロールする方法

私たちは、10の連続した訓練セッションについて平均90％以上の得点が得られた場合にのみ、1つのレベルから次のレベルに移行することを勧めている。患者の成績が毎日変動することを考慮すれば、平均90％の得点が達成されるまでには多少の前進と後退のくり返しが含まれるものである。

表19-5　レベルⅠとⅡについての早わかりガイド

A 失語症者、C 臨床家、(HT) 患者と一緒に臨床家がおこなうハンドタッピング、(U) 斉唱。

レベルⅠ

１ステップのみ

　Cは (HT) しながらメロディを２回ハミングする。

　CとAは (U) でメロディを２回ハミングする。Cは手助けを漸減する。

　得点と前進：得点はなし、次のメロディに進む。

レベルⅡ

ステップ１

　Cは (HT) しながらメロディをハミングする→課題文に抑揚をつける。

　CはAに合図する。

　CとAは (HT) しながら抑揚づけた文を (U)。

　得点と前進：

　許容できる；１点。同じ文でステップ２へ進む。

　許容できない；その課題文を中止する。

ステップ２

　Cは (HT) しながらメロディをハミングする→同じ課題文に抑揚をつける。

　CはAに合図する。

　CとAは (HT) しながら抑揚づけた文を (U)。Cは手助けを漸減する。

　得点と前進：

　許容できる；１点。同じ文でステップ３へ進む。

　許容できない；その課題文を中止する。

ステップ３

　Cは (HT) しながら同じ文に抑揚をつける→CはAに合図する。

　CとAはAのように文に抑揚づけていう。Cは文に抑揚をつける。

　必要ならCは抑揚づけた手がかりを与える。

　得点と前進：

　許容できる（手がかり無し）；２点。同じ文でステップ４へ進む。

　許容できる（手がかり有り）；１点。同じ文でステップ４へ進む。

　許容できない；その課題文を中止する。

ステップ４

　Cは抑揚をつけて「あなたは何と言いましたか (What did you say？)」
　と発話する。→CはAに合図する。

　Aは抑揚のついた文を復唱する。必要ならCは抑揚づけた手がかりを与える。

　得点と前進：

　許容できる（手がかり無し）；２点。

　許容できる（手がかり有り）；１点。

　次の新しい課題文でステップ１を開始する。

MITの実施中と終了後の家族の参加

　失語症者の言語リハビリテーションを目指すプロセスにおいては、家族の参加が強調されている。しかし、MITに家族が参加することは、もっぱら抑揚と抑揚パターンの正確さに焦点が合わせられている初期の時期には、臨床家による指導がなされない限り留保するのが妥当である。患者の家族に対しては、病前に患者や家族たちが頻繁に使っていた有用な句を収集する点で協力してくれるよう励ますべきである。重要なのは、それらのリストが極めて多様な語の配列を提供するほど広範囲に及んでいることである。この収集の過程を経験することによって、患者とその家族は毎日の生活の中での観察や経験に基づいた情報と語彙を提供

表19-6 レベルIIIについての早わかりガイド

A 失語症者、C 臨床家、(HT) 患者と一緒に臨床家がおこなうハンドタッピング、(B) 前のステップでのバックアップ、(U) 斉唱。

 ステップ1
  Cは（HT）しながら課題文に抑揚をつける。→CはAに合図する。
  CとAは（HT）しながら抑揚づけた文を（U）。Cは手助けを漸減する。
  得点と前進：
  許容できる；1点。同じ課題文でステップ2へ進む。
  許容できない；その課題文を中止する。
 ステップ2
  Cは同じ文に抑揚をつける→CはAに待つよう合図する。
  1ないし2秒後CはAに合図する。
  Aは（HT）しながら抑揚づけられた文を復唱する。
  Aが失敗すればステップ1で（B）する→ステップ2を再度試みる。
  得点と前進：
  許容できる（バックアップ無し）；2点。同じ文でステップ3へ進む。
  許容できる（バックアップ有り）；1点。同じ文でステップ3へ進む。
  許容できない（バックアップ有り）；その課題文を中止する。
 ステップ3
  Cは質問文を抑揚をつけて言う→CはAに合図する。
  Aは適切な返答をする（抑揚をつける、またはつけないで話す）。
  Aが失敗すればステップ2で（B）する→ステップ3を再度試みる。
  得点と前進：
  許容できる（バックアップ無し）；2点。
  許容できる（バックアップ有り）；1点。
  次の新しい課題文でステップ1を開始する。

することが可能になるのである。

　家族には、家庭や身近な友人の中にいる患者に対して、喚語効率をあげる手段として斉唱をおこなうよう励ます役割があるが、とくに家で頻繁に使用される単語や句について強く推奨される。

要　約

　要約としてMITの6つのおもな要素についてまとめると、以下のようになる。失語症の言語治療に関するいくつかの原理と、MITのデザインに影響を与えてきた音韻論的障害；このタイプの言語訓練に適する患者と適しない患者の言語プロフィールを対照させて行った適応についての考察；抑揚づけと抑揚パターンの表記に関する技法の解説；MITの階層を実行するための詳細な指示；MIT終了後についての考察；訓練実施中と終了後の家族の参加、である。

今後の展望

　MITを受けている、または受けた患者の家族は、支援チームの一員として組織的に組み込まれるべきである。メロディックイントネーションセラピーの将来的発展には、家族が利用できるような手引書を開発することが含まれるべきである。患者が臨床家と1日に1回の訓練セッションしか受けていない場合には、家族の支援は特に不可欠である。

　訓練の適応についてさらにデータを蓄積することは、メロディックイントネーションセラピーの効果をさらに証拠づける手段として欠かすことができない。周到な言語検査と科学的研究も同じく重要である。

表19-7　レベルIVについての早わかりガイド

A 失語症者、C 臨床家、（HT）患者と一緒に臨床家がおこなうハンドタッピング、（B）前のステップでのバックアップ、（U）斉唱。

　　ステップ1
　　　　Cは（HT）しながら課題文に抑揚をつける→CはAに待つよう合図する。
　　　　Cは（HT）しながら斉唱のかたちで2回課題文を提示する。
　　　　CはAに合図する。
　　　　CとAは（HT）しながら文を斉唱のかたちで（U）する。
　　　　失敗すればCは斉唱のかたちで（HT）しながら文を提示して（B）する。
　　　　再びCとAは（HT）しながら文を斉唱のかたちで（U）する。
　　　　得点と前進：
　　　　許容できる斉唱；2点。同じ文でステップ2へ進む。
　　　　バックアップ後に許容できる；1点。同じ課題文でステップ2へ進む。
　　　　許容できない；その課題文を中止する。
　　ステップ2
　　　　Cは斉唱のかたちで同じ課題文を（HT）しながら提示する→CはAに待つよう合図する。
　　　　2ないし3秒後、CはAに合図する。
　　　　Aは（HT）しながら斉唱のかたちで文を復唱する。
　　　　Aが失敗すればステップ1で（B）する→ステップ2を再度試みる。
　　　　得点と前進：
　　　　許容できる（バックアップ無し）；2点。同じ課題文でステップ3へ進む。
　　　　許容できない；その課題文を中止する。
　　ステップ3
　　　　ハンドタッピングは行わない。
　　　　Cは正常な発話プロソディで同じ課題文を2回提示する。
　　　　CはAに2ないし3秒待つよう合図する→その後復唱するよう合図する。
　　　　Aは正常な発話プロソディで文を復唱する。
　　　　Aが失敗すればCが正常な発話プロソディで文を提示して（B）する。
　　　　Aは復唱を再度おこなう。
　　　　得点と前進：
　　　　許容できる（バックアップ無し）；2点。同じ課題文でステップ4へ進む。
　　　　許容できる（バックアップ有り）；1点。同じ課題文でステップ4へ進む。
　　　　許容できない；その課題文を中止する。
　　ステップ4
　　　　Cは同じ文について実質的な内容を尋ねる質問をする。
　　　　Aは適切な反応なら何でも行う。
　　　　反応が許容できないならステップ3で（B）する。→ステップ4を再度試みる。
　　　　Cは関連した情報について質問する。
　　　　Aは適切な反応なら何でも行う。
　　　　得点と前進：
　　　　実質的な内容を答える；（B）無しで2点、（B）の後では1点。
　　　　関連する質問に1つ以上反応する；3点のボーナス得点。
　　　　次の新しい課題文に進む。

REFERENCES

Albert, M. L., and Helm-Estabrook, N. (1988). Diagnosis and treatment of aphasia, Part II. *Journal of American Medical Association*, 259, 1208–1209.

Blumstein, S. E. (1973). *A phonological investigation of aphasic speech*. The Hague: Mouton.

Gordon, H. W. (1972). *Verbal and non-verbal cerebral processing in man for audition*. Doctoral thesis, California Institute of Technology.

Jackson, H. (1931). *Selected writings of John Hughlings Jackson*. London: Hodder & Stoughton.

Knighton, K. (1973). Beginning teaching techniques. *Teaching music at beginning levels*. Wellesley: Kodaly Musical Training Institute.

Martin, A. D. and Rigrodsky (1979). An investigation of phonological impairment in aphasia, Part I. *Cortex*, 10, 318–328.

Sarno, M., Silverman, M. and Sands, E. (1970). Speech therapy and language recovery in severe aphasia. *Journal of Speech and Hearing Research*, 13, 607–623.

Schuell, H., Jenkins, H. and Jimenez-Pabon, E. (1964). *Aphasia in adults*. New York: Harper & Row.

Sparks, R. (1978). Parastandardized examination guidelines for adult aphasia. *British Journal Disorders of Communication*, 41, 135–146.

Sparks, R., Helm, N., and Albert, M. (1974). Aphasia rehabilitation resulting from melodic intonation therapy. *Cortex*, 10, 303–316.

Sparks, R., and Holland, A. (1976). Method: Melodic intonation therapy. *Journal of Speech and Hearing Disorders*, 41, 287–297.

Whitaker, H. A. (1970). A model for neurolinguistics. *Occasional Papers*.

第20章

失語症治療における右半球の役割

CHRIS CODE

　本章では、失語症治療において右大脳半球が特別な役割を果たすことができるとする考えについて検討を加える。その際、その主張を多くの失語症治療の根底にある、次の2つの基本的な仮定と関連させながら検討していく：(a)右半球は、ある種の認知素材の処理にあたって相対的に優位な立場にあり、左半球に限局した損傷を持つ失語症患者は、失われた言語機能を**代償する**ために右半球を使うことができる、(b)左半球が損傷されると右半球は、失われた機能を**回復する**ために活性化される。

　まず、右半球に何らかのレベルで認知処理を生じさせることによってこの主張を支持し発展させてきた、様々なアプローチについて考えていこう。そうしたアプローチのうちのいくつかは、右半球の代償機能を利用する技術と方法を単純に用いたものであり、一方別のアプローチは、直接、側性化技法を用いることによって右半球の処理過程に影響を与えることができるという主張を検討しようとしたものである。

右半球における言語処理

　右半球は高度な視空間処理に関与すると見られており、その損傷はしばしば、健全な視空間処理を要求すると思われる機能の障害を引き起こす。右半球損傷患者は相貌失認、物体失認、半側無視、複雑な幾何図形の触覚的・視覚的認知の障害、空間失見当、構成失行(Perecman, 1983 ; Young and Ratcliff, 1983) などを含む一連の知覚障害を呈し、また、情動の表出および受容の障害(Ley and Bryden, 1981) を示すこともある。後で議論するが、失語症治療を展望すると、右半球を使う治療アプローチの開発には健全な知覚処理過程が用いられてきたのである。

　右半球が重要な言語能力を持つことは、もはや神秘ではなくなっており、それについて詳細に論評することはこの章の使命ではない (Chiarello, 1988 ; Code, 1987 ; Joanetteら, 1990などの概説を参照のこと)。しかし、依然謎のまま残されているのは、正常な脳における右半球の言語への関与の性質および程度である。この謎を解くにあたって主たる障害の大部分は、研究間の被検者数や方法論の相違に由来している。この問題に関する従来の研究は様々なタイプの被検者を対象として行

われており、それには健常者、脳卒中患者、頭部外傷患者、半球切除術・交連切断術といった徹底的な外科的大手術を受けた患者が含まれている。方法の面でも、病巣局在、脳血流および代謝の測定、電気的活動の記録、半球麻酔の効果などが用いられている。また、広範囲にわたる言語素材に対する半球優位性を計ると考えられている行動学的方法がここ数年の間に急増している。これらの方法は目および眉の動き、指のタッピング、発話中における口の一側の開きの程度といった、聴覚、視覚、触覚モダリティにおける側性化の効果を調べ測定することによって、左および右半球の言語処理に対する貢献度を評価するために用いられている。しかしこれらの研究から得られたデータはまた、ほとんどが決定的なものではない。こうした研究は、神経心理学にとって多様なデータベースを産み出してきてはいるが、結果的には研究間の不一致、調和の欠如、さらには再現性の弱さを示したままに終わっている。現在一般的に信じられていることは、認知のスタイルや実験課題に対する反応 (Segalowitz and Bryden, 1983)、言語に関する脳の機構と脳内表現 (Ojemann, 1979)、さらには脳内回路 (Hartら, 1991) には大きな個体差がある点である。

前のパラグラフで概説した警告を心に留めながら、では研究は正常な脳での言語処理における右半球の役割について、何を教えてくれるであろうか。この複雑な問題は、標準的な言語学的枠組みと関連させながら扱うのが最も適切であろう。

過去百年にもわたる失語の症候学的研究は、言語における左半球の役割は形式的な単位と規則の生成的な言語学的モデルによって特徴づけられる側面に関与していることを明確にしている。失語症患者は、音韻、形態、統語、語彙的意味といった厳密な言語学的レベルで問題を持っている (Code, 1991a)。それに対して、右半球の関与の本質的な特徴は、言語学的な処理そのものによってはカバーされない言語処理の側面にある。このように見ると、左半球と関連した統語的、形態的、音韻的処理過程の根底にあるものは、系列的、分析的、文節的な処理様式である。それに比較して、右半球の基本的な処理様式は、全体的で並列的であることが示唆されている。従って、左半球損傷は文脈の制約を受けない言語学的処理過程（たとえば、統語、音韻）における問題を生じさせ、一方、右半球損傷は意味的弁別やイントネーション、冗談や隠喩、物語、間接的な発話行為といった、文脈に依存した複雑な言語学的実体に影響を与える。(Chiarello, 1988 ; Code, 1987 ; Joanetteら, 1990などの概説を参照)。

必ずしも全ての研究者が、このように精神活動に対する左右半球の役割を二分することに満足しているわけではないが (Bradshaw and Nettleton, 1981、およびそれに付随するコメントを参照)、依然としてこの領域の研究の多くが分析的―全体的特徴に関する仮説の検証に関わっていることは事実である。

実際、右半球は未成熟なものではあるが、何らかの確かな言語能力を有している様に思われる。右半球は能動態と受動態を処理することはできないし、単数と複数を区別したり、未来時制を処理することはできないが、肯定と否定を区別したり、具象名詞、形容詞句、物の定義的な句を理解することはできるように思われる。標準化されているテストを用いた離断脳患者の右半球の評価は、右半球は13歳程度の語彙を持っているが、統語的能力はほぼ5歳レベルであることを示している。また、右半球は統語の聴覚的理解能力も有しているが、音韻的情報と音声的情報を処理する能力は、全く持たないか、持ってもほんのわずかのように思われる (Code, 1987 ; Searleman, 1977)。

右半球は語彙―意味的情報を処理する何らかの能力を持っている。右半球損傷患者は、個々の単語の意味理解に障害を示し (Gainottiら, 1983)、明示的意味の理解には問題はないが、暗示的意味の理解に障害を示す(Brownellら, 1984 ; Gardner and Denes, 1973)。また絵と語の対応を含む意味的関連性の判断ができないように思われる (Hartら, 1991)。

前にも述べたように、言語には厳密に言語学的なモデルによって扱うことのできるもの以上のものが含まれている。Wapnerら (1981) は、右半球損傷患者を被検者とした一連の研究から得られた知見を次のようにまとめている。左半球は、統語や音韻など、文脈に依存しない要素的な領域を扱うが、右半球は非要素的で文脈と密着した、非逐

語的な、言語の複雑な特徴を扱う。すなわち、物語、冗談、隠喩の理解や複雑な言語学的情報の統合、間接的な言語行動の理解、文脈と結びついた談話の使用などである（Bryan, 1989；Code, 1987；Wapnerら，1981）。

最後に、現在多数の研究が、右半球が情動的なプロソディおよび情動言語のみならず（Ley and Bryden, 1981）、プロソディの様々な超文節的な特徴の処理に携わっていることを示している（Ross, 1983）。音楽とプロソディの処理には密接な関係があり、右半球はその両方の処理に携わっているのである。

右半球損傷患者に関して信頼性がテストされ、手続きが標準化されている右半球言語バッテリー（Bryan, 1989）には、語彙的意味、口頭および書字の隠喩、言語的ユーモア、強調、および談話の検査が含まれている。

回復と右半球

まず、1つの仮説からスタートしよう。右半球は正常の精神活動にきわめて明確に関与しており、左半球損傷後は右半球の関与が期待されるという仮説である。

左半球の損傷後、右半球が失語症の自然回復に関与しているという考え方には、いくつかの形態がある。その1つは、失語症を特徴づける症状の全てあるいは一部（失文法、錯語、言語自動症、読字障害など）は、損傷された左半球ではなくて、健全な右半球によって産み出されるというものである。この考え方を支持する証拠は少なく、主として推論に基づいている。右半球仮説はいくつかの種類の発話自動症（Code, 1987, 1991b）や後天的読字障害のいくつかの特徴（Coltheart, 1980；Landis and Regard 1988；Wenigerら，1988）を説明するものとして発展してきた。最も強力な主張はCode（1987）のいう**側性化転移仮説（lateral shift hypothesis）**で、これは正常の脳において左半球を右半球に対する優位脳としてみる、伝統的な半球優位モデルに基づいている。左半球損傷の結果、おそらく何らかの制御機構が障害されることによって、右半球は優位な左半球の抑制から解放され、制御が左から右にシフトすると考えるのである。これに関連するのが、左半球損傷によって右半球の潜在的な言語能力が現れるとみる考えである（Moscovitch, 1973）。最も弱い主張は、左半球損傷後の右半球の役割は直接的かつ単純な補足的な役割にすぎないというもので、たとえば、失われた言語機能を補うために患者が視空間処理を用いる、といったものである。最後の2つの広い考え方は、右半球を失語症の治療にどのように働かせるかという考え方と関連しており、これについては後で議論することにしたい。

この領域で確かなことはほとんどないが、一連の研究から強く示されることは、失語症患者における右半球の関与の仕方は重症度や発症後の経過期間により様々であるということである。失語症が重度であればあるほど、また発症からの経過が長いほど、右半球の関与はより大きいと思われる（Cappa and Vallar, 1992；Code, 1987；Gainotti, in press；Wenigerら，1988）。

この領域の問題のいくつかの基本的な背景、そして右半球の精神活動に対する役割の特性と右半球の失語症の回復に対する役割が少しわかったところで、左半球損傷後の失語症治療における損傷されていない右半球の役割について、いくつかの質問を投げかけることができる。

失語症治療における右半球の役割

本章の残りの部分では、右半球の処理過程に影響を与えることによって、失語症患者のコミュニケーションに改善をもたらす試みについてを検討していくことにしたい。こうした様々なアプローチは、多くの方法で細分化することができる。道案内として、ここでは先に概説したように**回復（restitution）**と**代償（compensation）**というすでに確立されている概念を用いることにする。いくつかのアプローチは、日常のリハビリテーションで施行されるようにはデザインされておらず、その限りでは実験的な段階にとどまっている。

失語症を代償するために右半球を使うこと

最も明白な代償的アプローチは、伝統的に〝非

言語的"と命名されてきた、右半球の機能に関連した健全な処理過程を用いるものである。

　Glassら（1973）、Gardnerと共同研究者（Bakerら、1975；Gardnerら、1976）は、全失語患者のグループに教える人工言語を開発した。Glassら（1973）は、Premack（1971）がチンパンジーの象徴系を習得し使用する能力を検査するために開発したシステムを用いている。そのシステムは、左から右に並んだ任意の形態を用いるもので、個々の形態は単語と等しい機能を持っている。意識清明で非言語能力も高く、モチベーションも強いが、自然言語に関しては明白な統語能力を示さない重度の失語症患者7名は、このシステムに関しては彼らの自然言語の能力をはるかに超えたレベルの技能を達成することができた。訓練には名詞、動詞、および疑問と否定を表す記号の語彙を教えることが含まれていた。"文"は患者が"Anthea（セラピストの名前）はJohn（患者の名前）に水をあげますか？"のような質問ができるようになるまで、徐々に組み立てられていった（Glassら、1973、p.98）。

　VIC（視覚コミュニケーション）は、Bakerら（1975）とGardnerら（1976）によって開発されたシステムの名称である。VICはPremackシステムと同じように、いくつかの任意の幾何図形を用いているが、表意文字的―表象的な記号も含まれている。そのいくつかは図式的な実際の物品の絵であった。記号は小さなカードに書かれ、左から右へ並ぶ統語構造の中で用いられた。発症後6カ月以上経過し、物品と絵のマッチングが可能な全失語患者から成る数人の小グループに対して、命令を遂行したり、質問に答えたり、事柄を述べたりする訓練が施行された。何人かの患者はVICを用いて要求や感情、願望を表現する能力を追求する、さらに上のレベルまで到達した。患者の口頭命令の理解力が50％であるのに対して、VIC記号の理解力は94％であった。自然言語による呼称が14％なのに対して、VICを使った呼称は89％であった。

　上記2つの研究は、ともに有意な成功を報告している。全失語患者はこうしたシステムを学習することが可能であり、システムを命題的な様式の中で、自然言語の能力よりはるかに高いレベルで用いることができた。全失語患者たちはこれらのシステムを用いて、単に形態と絵を照合させるだけではなく、記号を配列したり配列し直したりすることによって、新しい文を作ることが可能であった。

　さらに最近では、VICシステムはApple Macintoshコンピュータのために開発され、C-VICとなった。患者はマウスを使って、たとえば名詞と動詞のような領域からカードを選択することができ、マウスによってこれらのカードを左から右への単純な統語構造に配列することができるようになっている。最も新しいバージョン（Lingraphicaとして知られている）は、非常に軽便なMac Powerbookで操作することができ、情報量も増えている。アイコンの語彙も増大し、動詞のアイコンは認知や編集、作文が容易となるように生き生きとしたものになっている。さらに音声とテキストの表示も加えられている。単一症例の注意深い治療研究は、重度の失語症患者がこれを学習し使用することができ、しかもこのシステムを用いることによって自然言語よりも良くコミュニケーションができることを実証している（Steeleら、1989；Steeleら、1992；Weinrichら、1989）。

　VICおよびC-VICで訓練された患者は、Premackシステムで訓練された患者と同じように、統語的なコードを使用しており、これは、言語能力が保持されていることを示している。おそらくそこでは、患者は、意味のある視覚的配列を解読する際に使われる含蓄的な機能的統語メカニズム（Gazzaniga, 1974）のような、非言語的な統語分析を使っていると考えられる。

　CarrierとPeak（1974）はVIC研究とGlassら（1973）による研究に基づき、Non-Slip（Non Speech Language Initiation Program）を開発した。その中には様々な大きさの色の付いた任意の幾何図形に単語が印刷されているものが含まれている。

右半球を用いた、機能の代償による回復

　治療方法の1つに、失われた機能を回復させるために右半球の処理過程を用いていると思われるものがある。メロディックイントネーションセラ

ピー（MIT、Sparks, 1981 ; Sparksら，1974）は、右半球が音楽とプロソディのいくつかの特徴の処理に特別に関与しているという知見に意識的に基づいたものである。特に、ブローカタイプの失語と全失語の患者において、歌唱能力と抑揚を使用する能力が際だって保たれていることが多い事実はよく知られている。歌詞を構音する能力が、非音楽的な文脈の中で同じ語を構音する能力に比べはるかに優れたレベルで保たれているのである（Yamadoriら，1977）。ここではMITについては、その方法は良く知られており、あらゆるところで広く受け入れられているので（Sparks, 1981）詳細には立ち入らない。MITの方法はいくつかのレベルとレベル内の段階を含む、厳密な行動訓練プログラムから成り立っている。まず患者は、短い発話を発する際、セラピストの援助によってやや強調した抑揚を用いることを訓練され（それは、オペラの主要な歌の合間にオペラの登場人物がコミュニケートするために用いる"話し歌"と類似している）、セラピストは徐々に援助を減らしていく。プログラムが進み、患者が進歩するにつれて発話は長くなり、セラピストの援助は減少し、患者は強調した抑揚への依存度を減らしていく。音楽の処理過程のいくつかの特徴は、個人の音楽的な熟練度と素材に対する親近度との複雑な相互作用に依存しながら、左半球によって処理されていると思われるが（Gordon, 1978）、失語症患者と半球離断患者から得られた証拠は、そうした患者の右半球は発話が音楽的な輪郭と一緒になったときに構音が可能となる（Yamadoriら，1977）ことを明らかにしている。

単語は想像可能（具体的）一想像不可能（抽象的）の次元で対比させることができる（Paivio, 1971 ; Richardson, 1975）。Paivioの二重コード理論は、情報は抽象的な言語系か、あるいは具象的なイメージ系を用いて処理されることが可能であると提唱している。前者はほとんどの人では左半球のシステムであり、後者は右半球における視知覚的な処理に関連している（Bakan, 1980）。健常被検者を対象とした研究は、イメージ性と具象性が共に高い単語を用いた認知課題の方が、イメージ性と具象性が共に低い単語を用いた課題よりも成績がよいことを明らかにしている。West（1983）は、イメージの能力がよく保たれた失語症患者においても上記の特徴が見られるという観察に基づいた、1つの治療形態を提唱している。Westは基本にPaivio(1971)のモデルを用いており、保存された視覚イメージ系は、一部の患者において言語系を喚起する能力を持つ可能性があることを示唆している。Myers(1980)も、失語症患者に用いられる刺激素材はイメージを高めることを目指したものでなければならないと主張しており、その場合も、単に具体物の絵を用いるのではなく、非常にイメージしやすい動作の使用を通じて、豊富な連想を喚起する能力との複雑な関係や相互作用を含むものを用いるべきであるとしている。

失語症の治療において、催眠術をかけられた右半球の役割というきわめて興味深い可能性も指摘されている。右半球は、左半球よりも催眠術の影響をはるかに受けやすいことを示す証拠が明らかにされている。GurとGur（1974）は催眠術にかけられた60人の被検者で、言語課題中と空間課題中の側性眼球運動が催眠に対する感受性と有意な相関を持つことを明らかにした。またFrumkinら（1978）は、催眠前後よりも催眠中にCVC（子音―母音―子音）音節の両耳提示における右半球の関与が有意に増大することを見出している。McKeeverら（1981）は、交連切断患者の右半球のみに対する催眠術の効果を検討した研究結果に基づき、失語症治療における催眠術の役割の可能性を支持している。28歳の女性患者は、催眠前・催眠中・催眠後に左手の触覚性呼称障害を検査された。こうした患者は脳梁切断によって左手の触覚性入力と左半球とが離断されているために、左手で触った物品の名前を言うことができない。催眠前には、この患者は左手で触った20個の物品のうち2つを正しく命名した。しかし7日後、催眠によって子供時代への退行が施されている最中には、21個の物品のうち7個命名することができた。この患者の発話はゆっくりで、努力性であった。催眠後の検査では、命名できたのは1つの物品のみであった。年齢退行を施す場合と施さない場合とを設けた次の催眠のセッションでは、物品21個のうち呼称できたのは3、5、11、12個であった（訳者注：年齢退行のもとでは、21個中5個、年齢退行のない条件では3個呼称できた。3回目の催眠条

件では21個中11個、催眠がさめた10分後にも、21個中12個の呼称ができた）。催眠中のこの顕著な成績の改善は、単なる催眠のリラックス効果によるものではないと思われる。McKeeverらは、これは左半球による推測が抑制されているためではないかと考えている。彼らは、催眠なしの条件で成績が悪いのは誤った推測のためと考えている。また患者のたどたどしい発話は、右半球が残っている前交連を経由して左半球の発話産生メカニズムをコントロールしているためではないかと推測している。

催眠とイメージの想起は呼称を改善させる試みの中で失語症患者に応用されてきた。Thompsonら（1986）は、3人のブローカ失語症患者に単一症例デザインに基づいて、イメージと視覚化を用いる訓練を行っている。10個の訓練素材が2分され、5つは検査のみのためにとっておかれ、残りの5つが治療のために用いられた。治療セッションは15～17セッションの間で、8～17週にわたって行われた。結果は、イメージと催眠術を組み合わせた訓練が2人の被検者に有効であったことを示していた。1人においては、改善は治療に用いられなかった素材に般化していると思われ、もう1人では、改善は治療で用いられた素材に限定されていた。これらは興味深い結果であり、さらなる研究が期待されるが、Thompsonらは失語症患者では、催眠術の感受性の正当な測定法がないため、患者は十分に催眠がかけられていなかった可能性も考えられると述べている。彼らがイメージを用いていたかどうかを評価するには、素材をイメージしているかどうかを尋ね、自分で報告させるしか方法がないため、彼らはイメージを用いていなかった可能性も考えられる。

直接的な側性化の再訓練による右半球機能の回復

これから述べるアプローチは失われた機能を補うかあるいは代償するために、右半球が持っていることが明らかにされている自然の能力を用いるものである。本章の最後で、半球の再訓練と刺激によって、言語の技能を再確立させるいくつかの探索的なアプローチを検討する。

健全な右半球を用いることを意図したアプローチとして最後にあたるものは、両耳分離聴や半側視野提示といった技法を用いて、右半球に直接アクセスすることにより改善に影響を与えようとする試みである。これはある種の半球特異性再訓練によって、失われた機能を再確立することを含んでいると見ることができる。数は少ないが完結した単一症例研究を見ていくことにしよう。

BufferyとBurton（1982）は、ある男性のウェルニッケタイプの患者の治療を報告している。そこでは、視覚、聴覚、触覚モダリティが最初は別々に用いられ、ついで徐々に3つのモダリティを組み合わせた意味弁別刺激課題へと進むかたちが取られている。典型的な課題は単語"若者（lad）"を左視野にタキストスコープで提示し、"少年（boy）"を左手に、そして"おもちゃ（toy）"を左耳に提示する。患者の課題は、"おもちゃ"を無関連なものとして同定することであった。視覚のみの段階では、左視野への1文字の提示から徐々に単語へと進められた。聴覚的条件の訓練では、右耳に白色雑音が提示されている間、左耳に言語刺激が提示され、触覚の訓練では右手にスポンジを持つ間に、左手には浮き上がった文字や単語が提示された。

患者は2年6カ月の間、この種の意味刺激で訓練され、課題は単純なものから複雑なものへ徐々に進み、意味的に無関連なものを1つ選び出す課題へと進んだ。素材が患者の身体および空間の左側に提示されるときに考えられるのは、素材の処理が最終的には右半球で行われるということである。患者はウェクスラー成人知能検査（WAIS）の言語性IQで少しずつではあるが顕著な改善を示し、ほぼ平均レベルに達している。また、治療期間中左側の反応（すなわち、左耳、左視野、および左手の得点）の増加が認められた。

BufferyとBurton（1982）のアプローチは意味刺激、すなわち、彼らが呼ぶところの"砲撃（bombardment）"を含む点が特徴となっている。これは、右半球が信頼できる何らかの意味弁別能力を持つという、過去の文献が実際に示唆していると思われる仮説に基づいている。

類似の研究（Code, 1983, 1989）がBufferyと

Burtonの研究と同じ時期に行われた。患者JWは研究開始時37歳で、一側の左半球後部損傷発症後2年9カ月であった。彼は教育歴が高く、発症前は公務員として働いていたが、脳卒中の後は市の庭師となっていた。治療前の詳細な評価結果は、部分的に回復したウェルニッケ失語であった。通常の日常的な条件の下では、流暢で時に錯語的な誤りを示しながらも、聞き手が不明な部分を明らかにするために中断する準備があれば正常な会話を行うことができた。JW自身が相手の発話を理解するためには、時々相手に繰り返し言ってくれることを頼む必要があった。聴覚的言語理解は、明らかにJWの主要な問題であり非冗長的な検査で特に困難を示した。DeRenziとFaglioni（1978）の短縮版トークンテストの得点は11点で、重度障害に分類された（このテストには正常から最重度まで5段階が設けられている）。

JWにはまた、AlbertとBear（1974）による数の把持検査も施行された。AlbertとBearは、発話の知覚の時間的側面が、理解障害の中に含まれているのは明らかで、患者は理解するのにより多くの時間を必要とすることを示している。数のセットの提示速度を遅くすると、多くの失語症患者は有意に多くの数を把持することができる。JWには、3桁の数を録音したものが3種類の速度、すなわち、数と数の間隔が5秒、3秒、0.5秒で提示された。3桁の数系列を10個提示すると、JWは0.5秒条件では数を11個言えたが（36.6％）、系列が完全に言えた回数は0であった。3秒条件では数を20個（66.6％）言え、完全な系列は2個であった。5秒条件では、数を25個言え（83.3％）、完全な系列は6個であった。この結果はまず、JWが比較的正常な速さ（0.5秒）では重度の聴覚言語把持の障害を示したこと、そしてJWにとって入ってくる情報を処理するためには、付加される時間の役割が非常に大きかったことを示している。

JWはさらに、視覚的、聴覚的、触覚的に提示された言語素材に対する半球優位性（lateral preference）の検査を含む、徹底的な前治療検査を施行された。3種類の両耳分離聴検査、2種類のタキストスコープを用いた検査、そして2種類の触覚的言語検査で、彼は左耳、左視野、そして左手それぞれに提示された素材に対する優位性を示した。このことは、JWがすでに言語のために左半球よりも右半球を使っていたことを示唆している。

我々は、彼の理解を改善させることをねらい、3つの部分から成るプログラムを19カ月かけて行った。すなわち特別に準備した両耳テープ（part 1）と一側視野のみの提示（part 2）を、最初は別個に行い、その後各モダリティを組み合わせたモダリティ交差プログラム（cross-modal program、part 3）を行った。3つのpartを行うには、それぞれ約6.5カ月が必要であった。JWは週2回の割合で40分のセッションを受けた。part 1の特別のねらいは、右半球の音素弁別能力の改善と、右半球の聴覚言語把持力の改善であった。従ってpart 1の間、彼は、両耳に提示される音節の弁別と数系列と音節の系列の聴覚的把持の際、右耳に競合して左耳を使うよう求められた。

視覚的なプログラム（part 2）では、左視野を経由してJWの右半球に視覚言語素材を提示するために、タキストスコープによる半側視野提示の技法が用いられた。一連の課題には、文字、数字、CVC単語の同定および3つの単語の中から無関連なものを除く（例、自転車、バス、帽子）単語の意味弁別が含まれていた。さらに、音韻論的な2語課題もあり、そこでは音韻論的に融合できる2つの単語が処理のために左視野に提示された。sunとpun（spun）、sinとkin（skin）のような2単語が提示され、JWは両方の単語を報告し、さらに融合された単語を推論することを求められた。

プログラムのpart 3は、両耳分離聴と半側視野提示のモダリティを交差させた能力に焦点が当てられた。素材は聴覚モダリティと視覚モダリティを通して右半球に同時提示され、言語聴覚把持と音韻弁別を結びつけた異同パラダイムが施行された。1つのモダリティ交差治療課題では、1.5秒間隔の2対の数系列がテープ（それぞれの耳に2つ）で両耳提示され、2番目の対の提示と同時に、2つの数字がタキストスコープで被検者の左視野に提示された。条件は、聴覚的に提示された数字対と視覚的に提示された数字対が、全く同じ（**同じ**という反応）か、視覚的に提示された数字対の両方の数が両耳提示された数と異なっているかのどちらかであった。プログラムを構成する課題は、JWが進歩するにつれて困難度が増していった。

まず、数字対の長さが左耳と左視野で3桁に増え、**異なる**という反応の項目で視覚的に提示された3つの数字のうち1つを、両耳に提示された3つの数字のうちの1つと同じとした。ついで、**異なる**という反応の項目で視覚的な3つの数字のうちの2つを、両耳提示された数字と同じであるとした。治療プログラムpart 3の中のさらに進んだモダリティ交差的な下位プログラムは、音素弁別と言語聴覚把持を結びつけたもので、最小限の音素が異なるような語の対（minimal paired words：'bat-pat'のような語の対）を聞かせ、それと同時にJWの左視野内に単語を提示して、同じか違うかの反応を求めた。

BufferyとBurton (1982) とCode (1989) の両者が、こうした訓練によって、標準化されたテストの成績でもラテラリティ得点の変化の点でも統計的に有意な改善が得られたと報告している。BufferyとBurtonは治療前・治療後の測定のためにWAIS (Wechsler, 1955) を用いている。Code (1989) は、Base-10方式 (LaPointe, 1977) を用いてJWの成績を治療の進行に合わせてモニターし、さらにPICA (Porch Index of Communication Ability：Porch, 1967, 1971)、短縮版トークンテスト (DeRenzi and Faglioni, 1978)、およびReporter's Test (DeRenzi and Ferrari, 1978) を含む一連の標準化された検査を用いている。

これら2例の症例で明らかな治療効果が認められたにも関わらず、治療に用いられた側性化法についても、また基礎となっている仮定についても、まだ多くの問題があり、そのうちのいくつかは方法上の有効性に関する過大な評価を反映したものである。事実、改善が本当に右半球を直接刺激したことによるのか、あるいは他のコントロールされていない要因によるものなのかを決定することは不可能と言い切ることができるのである。

第一に、今や我々は行動学的な"側性化 (laterality)"技法の、特に脳損傷患者に用いられた場合の限界と信頼性の欠如について理解を一層深めている。多くの脳損傷患者において、行動学的な側性化の方法を用いて**一側半球**の処理過程を測定することが不可能であることは明白である（主な技法に関する批判的な論評については、Code, 1987を参照)。さらに、前述した2つの症例研究の場合のような、治療で実際に用いられる側性化の技法は、一側半球の処理過程の信頼性のある統制された測定と見なすことはできない。今議論している研究の中で用いられたこの要因に関する唯一コントロールされた方法は、Code (1989) の研究で使われた**触覚**検査であった。そこでは、測定は治療前と治療の各partの後、言語素材を被検者の手指に提示する言語触覚検査を用いて行われている。両耳分離聴、半側視野提示ともに左側の有利さは増加したが（通常それは右半球活動の増大を示唆するというパラダイムの中で解釈される）、触覚性の得点はそうはならなかった。しかしながら、この記述もまた触覚の処理過程の信頼性に関する同様の但し書きを必要としている。従って、そこから言えることは、治療の結果として半球の処理過程には真の変化は起こらなかったか、または用いられた方法が疑問に答えるには十分信頼できるものではなかったということである。

どの研究でも、治療素材が右半球によって処理されているという保証は得られていない。たとえ素材が意図された順番で実際にまず右半球に届いているとしても、その素材が処理のために左半球へ伝達されていないという可能性を排除するに十分な真の証拠は存在しなかったのである。

最近Burtonら (1987) は、より厳密な実験デザインを単一症例研究に適用しようと試みている。それは、絵の呼称成績に対する右半球の意味的"プライミング"効果を検討するため、改変した両耳分離聴課題を用いたものである。被検者は、発症後約2年の55歳の失語症の男性であった。この研究の目的は、6つの治療セッションの短期的効果を評価することであった。6つの治療セッションのデザインは、4つの絵のセットを用いた、治療（プライミング）とプライミング条件の課題前後に施行される呼称検査を含むものであった。

40の物品の絵が10個ずつ4つのセットに分けられ（A1，A2，A3，A4)、患者は両耳分離聴で注意を向けている方の耳に提示された名前が、制限のない視野におかれた絵と合致しているかどうかを答えることを要求された。患者に求められる反応は"はい"か"いいえ"のみであった。セットA1はすべての課題（プライミング治療前の呼称検査、プライミング治療、プライミング治療後

の呼称検査）で用いられた。セットＡ２はプライミング治療前後の呼称検査でのみ用いられ、セットＡ３は、プライミング治療とプライミング治療後の呼称検査でのみ用いられた。また、セットＡ４は、プライミング治療後の呼称検査でのみ用いられた。著者らのねらいは、このデザインを用いることにより、個別の条件におけるプライミング効果ならびに般化の効果を決定することであった。

２つのセッションでは、素材は両耳が競合するように提示され、患者は左耳に注意を向けるように指示された。他の２つのセッションでは、素材は右耳注意の条件で提示された。最後の２つのセッションでは素材は両耳提示され、そのうちのはじめのセッションは左耳注意（最初に左耳に注意を向けさせる）、次のセッションは右耳注意（最初に右耳に注意を向けさせる）の条件であった。

右耳注意および左耳注意の両耳分離聴セッション後の呼称成績は、両耳に注意を分配するセッション後の呼称成績に比べ対照的であった。プライミング治療後の呼称検査で、４つの絵のセットすべてについて評価したところ、右半球を選択的に活性化（prime）することによって、少なくとも短期的に言語処理過程の機能を促進させることができるとする見解を支持する根拠はほとんど得られなかった。また、左耳注意または右耳注意の両耳分離聴での効果と、両耳注意との違いを示す証拠もまた、この研究からはほとんど得られなかった。患者の呼称の速さは、左耳および右耳のプライミングの後有意に**減少したが**、繰り返し絵を提示して呼称させた後では、潜時の改善が見られた。治療の間は使われなかったコントロール用の絵のセット（Ａ４）を用いた課題では、呼称の改善を示す証拠は得られなかった。すなわち、結果は、両耳分離聴または両耳提示を用いた意味的プライミングは、少なくともこの患者個人において、短期的には呼称の改善をもたらすことはできないということを示唆している。

失語症治療後における
右半球の利用：今後の傾向

おそらく、我々が失語症の人達に治療を行っているほとんどの間、右半球が関与していると考えられるが、これまで行われてきた研究では、改善の速さや程度に右半球が直接影響を与えることが可能であるということを疑問の余地なく示すことはできていない。

将来何ができるのだろうか。まず、右半球は失語症の改善に関与していると結論することは妥当であると思われる。ただし、その関与は少なくとも重症度、発症後経過期間、および個人差によって様々であろう。第２に、個々の患者に対して特定の効果があったことを示す確たる証拠はないが、メロディとイメージのような従来から良く知られている右半球の機能が、これまで述べてきた種類のアプローチの中で治療に役立つ可能性があると結論することは、理にかなっているように思われる。右半球が治療に対し直接的な役割をどの程度果たす可能性があるのかを評価してみれば、右半球を直接刺激するような治療アプローチを支持する確たる実験的な証拠はないという結論に達するに違いない。

おそらく失語症治療において右半球を十分に活用するための今後のアプローチは、HornerとFedor（1983）によって主張されたアプローチに近いものとなるであろう。彼らは失語症治療に対するアプローチの枠組みに、半球の再編成の仮説に基づく基礎的概念を与えるために、一連の古典的な考え方や知見と現代のものとを統合している。HornerとFedorのアプローチは、右半球の健全な相同領域とそれらを連絡する神経経路を介して、障害された左半球の機能にアクセスすることをねらいとしている。セラピーの課題には本質的にはde-blockingと促進が含まれる。HornerとFedor（1983）は、一連の障害の治療を詳述している。失文法の治療ではプロソディ・音韻・統語に中心をおく。治療のそれぞれのレベルで、右半球の制御のもとにあると仮定される保たれた機能が障害された機能と組み合わされる。プロソディのレベルでの最初のねらいは、発声コントロールの回復であり、保たれている情動的な顔の表情（プロソディと感情のdeblockers）と体全体の動き（空間的―全体的deblockers）に発声を組み合わせることによって達成されるかもしれない。

失語症治療を成功させるための方法を探求する

上で、アイディアが不足しているわけではない。しかし、私達の考案する治療が私達に頼っている人達を本当に援助しているのかどうかに関する明確な証は依然として得られていない。決まりきった方法ではあるが、より多くのより良い研究を願って、この章を終えようと思う。今後、本章で述べた要因をコントロールするためにしっかりとデザインされた単一症例研究の積み重ねが必要である。その際、患者が改善しているのかどうか、もし改善しているならそれは治療の直接的な結果としての改善であるのかどうか、もしそうであるならば、治療の方向を右半球に向けることが治療が有効であるために必要なことなのかどうか、について吟味することが重要である。

References

Albert, M. L., and Bear, D. (1974). Time to understand: a case study in word deafness with reference to the role of time in auditory comprehension. *Brain*, 97, 373-384.

Bakan, P. (1980). Imagery, raw and cooked: A hemispheric recipe. In J. E. Shorr, G. E. Sobel, P. Robin, and J. A. Connella (Eds.), *Imagery: Its many dimensions and applications.* New York: Plenum Press.

Baker, E., Berry T., Gardner, H., Zurif, E., Davis, L., and Veroff, A. (1975). Can linguistic competence be dissociated from natural language functions? *Nature*, 254, 509-510.

Bradshaw, J. L., and Nettleton, N. C. (1981). The nature of hemispheric specialization in man. *Behavioral and Brain Sciences*, 4, 51-91.

Brownell, H.H., Potter, H.H., and Michelow, D. (1984). Sensitivity to lexical denotation and connotation in brain-damaged patients: A double dissociation? *Brain and Language*, 22, 253-265.

Bryan, K. (1989). *The Right Hemisphere Language Battery*. London: Whurr Publishers.

Buffery, A., and Burton, A. (1982). Information processing and redevelopment: Towards a science of cognitive rehabilitation. In A. Burton (ed.), *The pathology and psychology of cognition*. London: Methuen.

Burton, A., Kemp, R., and Burton, E. (1987). Hemispheric priming and picture naming in an aphasic patient. *Aphasiology*, 1, 41-51.

Cappa, S. F., and Vallar, G. (1992). The role of the left and right hemispheres in recovery from aphasia. *Aphasiology*, 6, 359-372.

Carrier, J., and Peak, T. (1974). Non Speech Language Initiation Program. Lawrence, KS: H & H Enterprises.

Chiarello, C. (Ed.). (1988). *Right hemisphere contributions to lexical semantics*. Berlin: Springer-Verlag.

Code, C. (1983). Hemispheric specialization retraining in aphasia: Possibilities and problems. In C. Code and D. J. Muller (Eds.), *Aphasia therapy*. London: Edward Arnold.

Code, C. (1987). *Language, aphasia, and the right hemisphere*. Chichester: Wiley.

Code, C. (1989). Hemispheric specialization retraining in aphasia: possibilities and problems. In C. Code and D. J. Muller (Eds.), *Aphasia therapy*, (2nd ed.). London: Whurr Publishers.

Code, C. (1991a). Symptoms, syndromes, models: the nature of aphasia. In C. Code (Ed.), *The characteristics of aphasia*. Hove: Lawrence Erlbaum.

Code, C. (1991b). Speech automatisms and recurring utterances. In C. Code (Ed.), *The characteristics of aphasia*. Hove: Lawrence Erlbaum.

Coltheart, M. (1980). Deep dyslexia: A right hemisphere hypothesis. In M. Coltheart, K. Patterson, J. Marshall (Eds.), *Deep dyslexia*. London: Routledge and Kegan Paul.

DeRenzi, E., and Faglioni, P. (1978). Normative data and screening power of a shortened version of the Token Test. *Cortex*, 14, 41-49.

DeRenzi, E., and Ferrari, C. (1978). The Reporter's Test: A sensitive test to detect expressive disturbances in aphasics. *Cortex*, 14, 279-293.

Frumkin, L. R., Ripley, H. S., and Cox, G. B. (1978). Changes in cerebral hemispheric lateralization with hypnosis. *Biological Psychiatry*, 13, 741-750.

Gainotti, G. (in press). The riddle of the right hemisphere's contribution to the recovery of language. *European Journal of Communication Disorders*.

Gainotti, G., Caltagirone, C., and Miceli, G., Selective impairment of semantic-lexical discrimination in right-brain-damaged patients. In E. Perecman (Ed.), *Cognitive processing in the right hemisphere*. London: Academic Press.

Gardner, H., and Denes, G. Connotative judgements by aphasic patients on a pictorial adaptation of the semantic differential. *Cortex*, 9, 183-196.

Gardner, H., Zurif, E. B., Berry, T., and Baker, E. (1976). Visual communication in aphasia. *Neuropsychologia*, 14, 275-292.

Gazzaniga, M. S. (1974). Cerebral dominance viewed as a decision making system. In S. J. Dimond and J. G. Beaumont (Eds.), *Hemispheric function in the human brain*. London: Elek Science.

Glass, A. V., Gazzaniga, M. S., and Premack, D. (1973). Artificial language training in global aphasics. *Neuropsychologia*, 11, 95-103.

Gordon, H. W. (1978). Hemispheric asymmetry for dichotically presented chords in musicians and non-musicians, males and females. *Acta Psychologia*, 42, 383-395.

Gur, R., and Gur, R. E. (1974). Handedness, sex, and eyedness as moderating variables in the relation between hypnotic susceptibility and functional brain asymmetry. *Journal of Abnormal Psychology*, 83, 635.

Hart, J., Lesser, R. P., Fisher, R. S., Schwerdt, P., Bryan, R. N., and Gordon, B. (1991). Dominant-side intracarotid amobarbital spares comprehension of word meaning. *Archives of Neurology*. 48, 55-58.

Horner, J. and Fedor, K. (1983) Minor hemisphere mediation in aphasia treatment. In H. Winitz (Ed.), *Treating language disorders: For clinicians by clinicians*. Baltimore, MD: University Park Press.

Joanette, Y., Goulet, P., and Hannequin, D. (1990). *Right hemisphere and verbal communication*. New York: Springer-Verlag.

Landis, T., and Regard, M. (1988). The right hemisphere's access to lexical meaning: A function of its release from left-hemisphere control? In C. Chiarello (Ed.), *Right hemisphere contributions to lexical semantics*. New York: Springer-Verlag.

LaPointe, L. L. (1977). Base 10 programmed stimulation: Test specification, scoring and plotting performance in aphasia therapy. *Journal of Speech and Hearing Disorders*, 42, 90-105.

Ley, R. G., and Bryden, M. P. (1981). Consciousness, emotion, and the right hemisphere. In G. Underwood and R. Stevens (Eds.), *Aspects of consciousness. Vol. II: Structural issues*. London: Academic Press.

McKeever, W. F., Larrabee, G. J., Sullivan, K. F., Johnson, H. J., Ferguson, S., and Rayport, M. (1981). Unimanual tactile anomia subsequent to corpus callosotomy: Reduction of anomic defect under hypnosis. *Neuropsychologia*, 19, 179-190.

Moscovitch, M. (1973). Language and the cerebral hemispheres: Reaction-time studies and their implications for models of cerebral dominance. In P. Pliner, L. Krames, and T. Alloway (Eds.), *Communication and affect: Language and thought*. New York: Academic Press.

Myers, P. (1980). Visual imagery in aphasia treatment: A new look. In R. H. Brookshire (Ed.), *Clinical Aphasiology Conference proceedings*. Minneapolis, MN: BRK.

Ojemann, G. A. (1979). Individual variability in cortical localization of language. *Journal of Neurosurgery*. 50, 164-169.

Paivio, A. (1971). *Imagery and verbal processing*. New York: Holt.

Perecman, E. (Ed.) (1983). *Cognitive processing in the right hemisphere*. New York: Academic Press.

Porch, B. (1967). *The Porch Index of Communicative Ability. Vol. I: Theory and development*. Palo Alto, CA: Consulting Psychologists Press.

Porch, B. (1971). *The Porch Index of Communicative Ability. Vol. II: Administration and scoring*. Palo Alto, CA: Consulting Psychologists Press.

Premack, D. (1971). Language in chimpanzee? *Science*, 172, 808-822.

Richardson, J. T. E. (1975). Further evidence of the effect of word imageability in dyslexia. *Quarterly Journal of Experimental Psychology*, 27, 445-449.

Ross, E. D. (1983). Right hemisphere lesions in disorders of affective language. In A. Kertesz (Ed.), *Localization in neuropsychology*. London: Academic Press.

Searleman, A. (1977). A review of right hemisphere linguistic capabilities. *Psychological Bulletin*, 84, 503-528.

Segalowitz, S. J., and Bryden, M. P. (1983). Individual differences in hemispheric representation of language. In S. J. Segalowitz (Ed.), *Language functions and brain organization*. London: Academic Press.

Sparks, R. (1981). Melodic intonation therapy. In R. Chapey (Ed.), *Language intervention strategies in adult aphasia*. Baltimore, MD: Williams & Wilkins.

Sparks, R., Helm, N., and Albert, M. (1974). Aphasia rehabilitation resulting from melodic intonation therapy. *Cortex*, 10, 303-316.

Steele, R. D., Weinrich, M., Wertz, R. T., Kleczewska, M. K., and Carlson, G. S. (1989). Computer-based visual communication in aphasia. *Neuropsychologia*, 27, 409-426.

Steele, R. D., Kleczewska, K. K., Carlson, G. S., and Weinrich, M., Computers in the rehabilitation of chronic, severe aphasia: C-VIC 2.0 cross-modal studies. *Aphasiology, 6*, 185–194.

Thompson, C. K., Hall, H. R., and Sison, C. E. (1986). Effects of hypnosis and imagery on naming behavior in aphasia. *Brain and Language, 28*, 141–153.

Wapner, W., Hamby, S., and Gardner, H. (1981). The role of the right hemisphere in the apprehension of complex linguistic materials. *Brain and Language, 14*, 15–33.

Wechsler, D. (1955). *Wechsler Adult Intelligence Scale.* New York: The Psychological Corporation.

Weinrich, M., Steele, R. D., Kleczewska, M. K., Carlson, G. S., Baker, E., and Wertz, R. T. (1989). Representation of ''verbs'' in a computerized visual communication system. *Aphasiology, 3*, 501–512.

West, J. F. (1983). Heightening visual imagery: A new approach to aphasia therapy. In E. Perecman (Ed.), *Cognitive processing in the right hemisphere.* New York: Academic Press.

Weniger, D., Kitteringham, V., and Eglin, M. (1983). The variability of right-hemisphere reading capacities in global aphasia. In C. Chiarello (Ed.), *Right hemisphere contributions to lexical semantics.* New York: Springer-Verlag.

Yamadori, A., Osumi, Y., Masuhara, S., and Okubo, M. (1977). Preservation of singing in Broca's aphasia. *Journal of Neurology, Neurosurgery and Psychiatry, 40*, 221–224.

Young, A. W., and Ratcliff, G. (1983). Visuospatial abilities of the right hemisphere. In A. W. Young (Ed.), *Functions of the right cerebral hemisphere.* London: Academic Press.

第3部
特異的障害に対する言語方略
LANGUAGE STRATEGIES FOR SPECIFIC IMPAIRMENTS

第21章

流暢性失語症者のマネージメント

ROBERT C. MARSHALL

　ウェルズ氏は私の初めての流暢性失語患者であった。彼は部屋に入ってくると、「ここが、私が来ることになっている所ですか。」と言った。「ウェルズさんですか。」と私が尋ねると、彼は次のように答えた。「それは焼き網馬勒も何もない小さいものでしょう。」私は、彼が道に迷ったか、あるいは診療室を間違えたのかもしれないと思って、「精神科はお隣ですよ。」と言った。すると彼はこう答えた。「あなたがどうしてそんなたわごとを全部知りたがるのか、私にはわかりませんね。私はいつも、そこでそれをやってるんですよ。」私は困惑しながらも、彼のIDブレスレットに「G. ウェルズ」と書いてあるのに気づいた。非常に「専門家的な態度」で私は彼に、コミュニケーションの問題があるので、主治医から私に彼に会うように依頼があったことと、いくつかの検査をしなければいけないことを伝えた。彼は深刻そうに私を見て、次のように尋ねた。「教えてください。私はよくなるんでしょうか、それとも、ずっと医者でいるんでしょうか。」

　無難なものを探して、私はMinnesota Test for Differential Diagnosis of Aphasia (Schuell, 1965)を取り出し、下位検査A-1の指示、絵を指差してください、を与えた。「カップ」、「鉛筆」、「スプーン」を指差すように言われると、彼は、「ひとつあります」、「あれがもうひとつです」、「Whiddie」とそれぞれに答えた。彼はひとつも指差しを行なわなかったが、Lyndon B. Johnsonの写真は例外で、これについては「彼は優秀な人物ではないですか。」と述べた。私は復唱課題に変更した。「パイと言ってください。」と私が言うと、彼は熱心に「パイ、大好きなんです。」と答えた。私の心は浮き立ったが、これが「ねじ」を除いて、彼の最後の適切な反応となった。「ねじ」では彼は左手の親指と人差し指を出して、円を作り、次に右手の人差し指をその円の中に入れた。それから疑い深そうに私を見て、前や後ろに動かし、「これのこと？」と言った。

　私はウェルズ氏について何の情報ももたなかったので、30分の間、話を聞いていた。彼は私に何か重要なことを伝えたくて怒っていたが、私には理解できなかった。何度も試行錯誤を繰り返して、ようやくわかり、理解ができた。彼は家に犬を飼っているのだが、その犬に餌をやる人が誰もいないというので心配していたのだ。私が近所の人に相談してみることを引き受けると、彼はお祈りをするように手を握り締めて、「主よ、感謝します。」と言った。

ウェルズ氏のような患者は臨床失語症学者に対する挑戦である。彼らは話したり質問に答えたりする時は力が及ばないようだが、その他の分野では驚くべき能力を示す。そして、(a)人の話を聞くよりも自分が話す方が多い、(b)誤りを認識できない、(c)正式に評価を行なうことが難しい、(d)治療の必要性を認めず、承認しないことがある、などの理由から、不愉快な感情を呼び起こす。こうした行動は「治療の責任者」であることに慣れた臨床家を失望させる。ウェルズ氏のような患者の場合、患者の方が責任者のようにみえる。

本章では、(a)発症初期または「セラピー前の」期間の流暢性失語患者に必要なコミュニケーションを扱うための指針を与え、(b)より構成された治療が可能となった流暢性失語患者の発症後長期間における聴覚的理解と口頭表出の障害についてのマネージメントの方略を示す。

本章について

『失語症言語治療の理論と実際』は優れた教科書である。読者は、(a)脳内における言語の解剖学的機構、(b)発話と言語の特徴、(c)流暢性失語（ウェルニッケ失語、伝導失語、失名辞失語、超皮質性感覚失語）を引き起こす損傷部位、に精通していなければならない。この点の概説としては、Goodglass & Kaplan（1983）またはKertesz（1979）が参考になる。

本章では、流暢性失語と分類された患者をグループとしてみるのではなく、個々の患者に焦点をあてることによって、流暢性失語のマネージメントにアプローチしていく。脳損傷による認知／言語能力の崩壊は個々の患者によって異なっている。古典的な失語症の分類についてさらに研究を行なっても、言語処理を支えるシステムや下位システムに関するわれわれの知識が広がることは期待できないし、また、言語処理に欠陥をもつ患者のマネージメントに携わる者が、それによって導かれることもないことが示唆されている（Caramazza, 1984；Margolin, 1991；Schwartz, 1984）。

その他のデータも、各症例ごとのアプローチを支持している。失語症患者のうち、特定のグループに信頼性を持って確実に分類できたのは、40％から50％だけであった（Goodglass, 1981）。また、失語症の症候は患者の発症後の回復過程の中で変化することが広く受け入れられている（Creary & Kertesz, 1988；Kertesz & McCabe, 1977；Pashek & Holland, 1988；Whitaker, 1984）。したがって、患者は治療の過程で、ある分類から別の分類へ移行する可能性があるため、治療の計画と手続きは、患者の必要性に見合うように絶えず調整される必要がある。

本章では、流暢性失語における聴覚的要素と発話要素の障害の治療に重点をおく。読みと書字については、失語症者の読み（第24章）と書字（第25章）の治療に関する章で詳しく取り上げているので、あまり扱わないことにする。

著者は流暢性失語患者のコミュニケーションの例を示しているが、これらはほとんどの場合、現実の患者で実際に生じた出来事である。患者の匿名性を守るために、あらゆる努力を行なっている。最後に、このような例とこの仕事に対する励ましを与えてくれた流暢性失語患者の皆さんに感謝の意を表したい。

セラピー前の期間におけるマネージメント

セラピー前の期間には、失語症の発症後最初の1カ月が含まれる。患者は、急性期の看護病院にいたり、最小限の医療施設extended care facility（ECF）にいたり、あるいは外来患者として治療を始めていることもある。この時期には、臨床家は援助と指導を行なう。Van Harskamp & Visch-Brink（1991）などいくつかの研究（Marshall, 1987；Wepman, 1972）は、失語症の治療研究では、援助、指導、卒中による永続的な後遺症に働きかける後の「構成されたセラピー」の間に区別が設けられていないことを指摘している。彼らは、すべての失語患者が「構成された治療」の適応があるほど十分に回復するわけではないが、初期の援助と指導はすべての患者に必要であると指摘している。

初期治療の場合

流暢性失語では、損傷されている脳の領域は左中大脳動脈後枝によって血液を供給される部位で、一次聴覚皮質（41野と42野）、ウェルニッケ野（22野）、第二側頭回と角回の一部が含まれ、白質に伸展していることもある（Bachman & Albert, 1990）。これらの領域は、「有意味な音のパターン」の解釈と、聴覚的要素を含む発話と言語の行為にとって不可欠である（Goodglass & Kaplan, 1983）。卒中の直後は、脳浮腫によって多くの患者に重度の理解障害が生じることになる。患者の世界は混沌とした混乱状態になっているかもしれない。まるで外国語を聞いているように感じる患者もいるだろう。疑念、不信、妄想症などは珍しい反応ではない（Edwards, 1987 ; Marshall, 1982）。

流暢性失語を生じる損傷では、一次運動野と一次感覚野が免れているため、適切な時期にコミュニケーションの専門家に委託することができなくなる心配がある。流暢性失語患者には、目に見える身体的リハビリテーション（たとえば、理学療法、作業療法、運動療法など）の必要性はほとんどないため、最初の医療センターから早くに退院してしまうと、患者はコミュニケーションの専門家に会うことができなくなる可能性があるからである。

初期にコミュニケーションの専門家に委託することの重要性が次の症例に示されている。症例VLは左半球の出血で入院した。彼は介護人に、自分の妻には「飲酒の問題」があって、監視がないと自分たちのわずかな貯金も浪費してしまうだろうということを伝えようとした。介護人が彼の言うことを理解できないと、彼は非常な興奮状態となったため、拘束され、鎮静剤を打たれてECFへ送られた。症例BCは、失語症を他の何かと間違われたため、さらにうまくいかなかった。彼は居酒屋で発作を起こした。警察と救急隊員は、彼の流暢で錯語的な発話と不適切な応答を「精神的な障害」と解釈した。その結果、彼は卒中を患ったのだとわかるまで、州立の精神病院で1カ月を過ごしたのである。

患者のニードと臨床家の役割

セラピー前の期間に流暢性失語患者を扱う臨床家は「特別な役割」を果たす。多くの患者は理解力がなく、また彼らの発話も理解できるようなものではない。思考は通常、口頭表現や質問に対する答えで表されるものなので、介護人は患者が何を考えているか理解できない。患者には時間をかけて話を「聞いて」、一貫した構造を与えてくれる人物が必要なのである。先に紹介したウェルズ氏が犬について心配しているのだと判断されるまでには、かなりの時間がかかっている。これによって、この問題を解決している時間がないような他の介護人にとっては、後のフラストレーションが避けられたのである。

初期のマネージメントは厳密な科学ではない。治療は柔軟性があって、折衷的で、肯定的なものでなければならない（Edwards, 1987 ; Kennedy, 1983 ; Marshall, 1983）。柔軟性とは、コミュニケーションを拡大するために、変更、計画からの脱線、問題に直結した決定を進んで行なうことである。折衷主義には、メッセージの理解とメッセージの交換を改善するために、経験、異なる方略の使用、方略の組み合せが含まれる。「肯定的」な臨床家は、患者の言語処理における日毎の変動を寛大に受けとめて、順応する。そうした臨床家は、患者が依然として治療の目的を把握できない時も、「楽天的」で正直であることが可能であり、ちょっとしたユーモアをつけ加えることができる。

重要なことがらについてのコミュニケーション

発作後、大部分の患者によって示されるコミュニケーション障害の重症度を考えると、初期の治療は患者にとって重要な問題を扱うべきである。ウェルズ氏、症例VL、症例BCの場合は、患者がしばしば何か重要なことを伝えたくても、そうするのが困難な場合が多いことを示唆している。患者にとって重要なことを初期の治療でどのように利用したら良いかという例を次に紹介する。

症例MAは、重度の流暢性失語の評価と治療のために養護施設で会った88歳の女性である。MAはひとつの考えを明確に伝えた。彼女は家に帰りたがっていたのである。医者は、失語症のために彼女は1人では生活できないだろうと考えていた。初期の治療はMAが家庭ですることに焦点を当てた。具体的には、食事の支度、買物、支払い、そ

の他の活動などである。彼女のすることはすべて家の近所で行なわれるということが明らかになった。MAは自動車の運転はしなかった。彼女の毎週の外出は友人と教会に行くことであった。彼女は、自分にとって必要なことはほんのわずかしかないということを臨床家に納得させ、臨床家がそれを医者に納得させた。隣の家の人は緊急時の援助を行なうことに同意してくれた。MAは帰宅して、問題なくやっていくことができたのである。

ごみ入力―ごみ出力の循環を打破する

セラピー前の期間には、患者は言われている内容を理解することに問題がある。こうした問題は、発話の誤りの認識と修正に影響を与える（Albertら、1981；Marshall & Tompkins, 1982）。発話の表出には錯語的な誤りが含まれ、内容が欠如している（Goodglass, 1981；Marshallら、1985；Martin, 1981）。中には発話の表出を抑制できない患者もいる（Benson, 1979）。障害された表出が障害された聴覚システムにフィードバックされることは、ごみ入力―ごみ出力の循環を作り出すことになるので、これを遮断する必要がある。

停止方略

この循環を打破するためのひとつの明確な方略は、患者をより良い聞き手にさせて自分の誤りをモニターさせることである。Whitney（1975）の「停止方略」はこれを意図したものである。患者は自分の話に耳を傾け、誤りを聞いたら停止するように指示される。必要ならば臨床家は、誤りが生じた時に合図を出してもよいが、最終的な目標は、患者に自分の誤り認識させ、修正させることであり、まずはセラピーの中で、それから診療室の外でもできるようにするのである。しかしセラピー前の期間では、理解と自己モニター能力が重度に障害されているために、こうしたことが困難な場合もあるかもしれない。

解釈

Martin（1981）は自らの発話の誤りをモニターできるほどには理解が良好でない患者のために、「停止方略」に代わるものを提案した。この方法は、初期のコミュニケーションを妨げる出来事の循環を打破するのに非常に有効である。Martinは、臨床家がより良い解釈者となって「患者の発話を修正」しないことを勧めた。患者の障害された発話の解釈者となることによって、臨床家はこの循環を打破し、メッセージの交換を改善することができる。Martinのアプローチの例を次に示す：

症例PR：（American Kennel Club Magazineという雑誌を振りながら）「ここにsmasherなのがある、master boy、ああ、nuts！そこだよ、どこだい？私のキャスター、それは向こうの私が住んでるところ。知ってますよ。私のどこが悪いんですか。（間）Smas、M-A-T-T-E-R。Matterre。ああ、神様！」
臨床家：「あなたが犬のブリーダーだということはわかってますよ。どんな種類の犬を育てているのですか。」
PR：（雑誌を開いて）「ええと、ここにはいないんだけど、大きくて意地悪の。」（ブルドッグが示されているページを開く）「大体、こんなようなんだけど、もっと大きい。Smashbees、masters、mastees、ああ、nuts。どうして言えないんだ？」（がっかりしている）
臨床家：「ブルマスチフのことですか。あれは大きいですよね。」
PR：「ブルマスチフ、ブルマスチフ、そうだ。そうですよ。それが私のboysですよ。」（熱がこもっている）
臨床家：「意地悪な動物。」
PR：「ええ、あいつらあなたの頭に今すぐ嚙みついて、一度捕まえたら離しませんよ。」

臨床家はPRがブルマスチフを育てていることを知っていて、PRの発話を犬について話しているものと解釈した。臨床家はPRが理解しそうな表現で彼の発話を遮った。PRの反応は興味を示しており、彼が長く間をとったため、臨床家は「ブルマスチフ」という手本を示すことができた。これによって、PRの障害された発話が彼のシステムの中にフィードバックされることが妨げられた。コミュニケーションを中断せずに、循環が打破されたのである。

熟知したことがらの重視

セラピー前の期間では、患者が以前に取り上げ

たことのあるものについてコミュニケーションすることが役に立つ。これによって最初からごみ入力─ごみ出力の循環が妨げられるであろう。たとえば、MA（先の例を参照）は毎回の治療セッションを「いつ家に帰れますか」、あるいは「主治医の先生に私が家に帰ることについてもう話してくれましたか」という質問から始めた。彼女にこの追求を許すことは有効であった。もう1人の患者CHは、賭けに勝つために100ポンドの穀物袋を2マイル運んだという「お気にいりの話」を繰り返し話した。患者は以前に使用したことのある単語や句を産出したり、あるいは産出しようと努め、前にしたことのある陳述に耳を傾けるのである。

ユーモア

ユーモア、情動、説明的言語なども循環を遮断する。患者HNは、発症4日後に、足場を組み立てているペンキ屋職人たちを笑っているところを目撃された。彼は何がそんなにおかしいのかを説明しようとしたが、彼の応答は理解できないものだった。臨床家はHNの職業が家屋のペンキ塗りだということを知っていて、次のような冗談を言った。「低賃金労働じゃ、いい仕事はできないっていうのかい？」HNは笑って業務用の名刺を取り出し、こう言った。「ちゃんとしたところへ行かなけりゃだめさ。」彼は、臨床家の家のペンキを塗る仕事を確保しようとしていたのである。Cochrane (1983)は「言語と喜びの雰囲気」について書いている。彼女は、大部分の自発言語は意識的に生成されるのではなく、情動的な出来事に応じて生成されるということを示唆した。臨床家の「低賃金労働」についての皮肉が触媒となって、コミュニケーションのやりとりが成功したのである。

循環の打破は、患者がよく知っている表現（"Here's mud in your eye"「乾杯」）、罵倒語（「くそったれ」）、口語的表現（a bird nest on the ground）を使用することによって達成することもできる。ユーモアと情動は患者の注意を引きつける。以下は、第二次世界大戦時の俗語の使用によって、セラピー前の期間に患者TLとのコミュニケーション交換の成功がどのように促されたかを示したものである。

臨床家：（TLが部屋で食事をしているのを見て）「その板切れの上のくそは何だい？」
TL：（明るく）「わめいてんじゃねえよ、ディクシー。金槌とくぎを取ってもらえませんかね。」
臨床家：（間）「きっとハンバーガーにした方がいいと思うよ。」
TL：「そいつはすばらしい。たくさん、とぐめぎ、とぐも、ああ、あの涙の出るやつ、知ってるでしょう？」
臨床家：「ハンバーガーに玉ねぎをのせたいんですね。あなたの奥さんに、こちらに来る時ひとつ買ってきてくれるように頼んでみましょう。」

入力を最大にする

卒中後すぐには、大部分の流暢性失語患者は聴覚的理解に直接携わる準備ができていない。個々の単語や短い句に対する反応も乏しく、一般に、有意味な文脈以外の状況ではどんなものに対しても障害を示す。しかし、このことは、彼らの口頭メッセージ理解を手助けする努力が放棄されるべきだということを意味しているわけではない。患者が臨床失語症学者と過ごす時間は、家族やリハビリテーションスタッフ、その他の介護人たちと過ごす時間に比較すると最も少ない。セラピー前の期間では、われわれはあらゆる状況で入力を最大にしたいものである。われわれは患者が自分自身で努力するのを手助けし、導く必要がある。

他人から助けを得る

介護人は、流暢性失語患者に話しかける時に入力を最大にする方法を知る必要がある。これによって患者がコミュニケーションする機会が増加し、それは多ければ多いほど望ましいのである。病院のスタッフは、普通、手助けする機会を快く受け入れるが、家族は、常に患者の理解障害を認識しているわけではない。Czvik (1977)は、言語病理学者が行なった患者の聴覚的理解障害を明示する検査結果に家族が納得しないことを見出した。患者の障害を示して見せた後でさえ、彼らは、疲労や憂うつや頑固さのせいにしたり、理解課題をくだらないと非難したりして、この診断に異議を唱えたのである。

Czvik（1977）の報告と、失語を単なる「表出の問題」として見る大部分の患者の傾向は、患者の理解能力がどれほど乏しいかを示して見せることが逆効果になるかもしれない可能性を示唆している。患者の注意を得るのに有効な積極的なアプローチを用いる、速度を遅くする、有意味なことについて話す、さまざまな「循環打破」テクニックを用いる、などの方がより良い結果を生むかもしれない。患者が理解を誤った場合に、それを臨床家の「責任とする」方法もある（たとえば、あまりにも速く話しすぎた）。誤りを犯しやすいという立場をとるのは、臨床家の品位を汚すことにもなるが、それによって介護人の協力を得ることはできる。つまり、介護人が知りたがっているのは、介助のために自分にできることは何かということであり、患者ジョージのトークン・テストの成績が悪いということではないのである。

視覚的な補助

　口頭メッセージは視覚的に補助することができる。流暢性失語患者の中には、個々の単語や短い句については聞くよりも読む方が良好な者もいる。書字単語は理解の助けとなりうるのである。ジェスチャーも視覚的な補助の一形式である。たとえば、「今日はひげを剃りましたか。」という質問には、ひげ剃りのジェスチャーをつけることができる。また、ひげ剃りクリームの缶を持ちながら同じ質問をすることもできる。配偶者が「ドミニクの店」で食事をしたいと考えている場合、失語患者がレストランの名前を忘れてしまうことも考えられる。そのような時は、患者にメニューや紙マッチの表紙、イエローページのリストなどを見せると有効である。その他、セラピー前の期間中の患者すべてに役立つ視覚的手助けとしては、道路地図、市街地地図、電話帳などがある。

パラ言語的な情報

　速度、句の長さ、強勢、ピッチのようなプロソディ特徴（Albertら、1981）は、特定の言語的情報を伝達する。失語症者は、聴覚的な情報を抽出するために、これらの手がかりを使用する（Blumstein & Goodglass, 1972 ; Green & Boller, 1974）。発話の終わりにおけるピッチの上昇は疑問を示し、下がるピッチ曲線は情報を伝える発話を示す。「声の調子」は、怒り、落胆、喜び、退屈、疲労、悲しみ、嫌悪、その他の感情等を反映することができる。顔の表情も同様の情報を伝達する。プロソディの手がかり、声の調子、顔の表情が組み合わさると、強力なチームとなる。これらは、口頭メッセージの補足と流暢性失語患者への入力の最大化に有効である。

カテゴリー固有の障害

　患者の中にはカテゴリー固有の聴覚的理解障害を示す者もいる（Goodglassら、1978）。この障害が日々の活動に影響を与える場合は、カテゴリー固有の視覚的援助を発展させることが可能である。たとえば、人間の体の絵に各部位の名称をつけておくと、痛み、感覚、運動機能などについての質問に患者が答える手助けとなることがある。数字が問題になる時は、アラビア数字（1、2、・・・100）と同じものの書字（一、二、・・・百）を書いた紙が、値段、勘定書きの合計、その他の金銭的問題などを理解するのに役立つであろう。

補助者としての介護人

　すべての介護人が、流暢性失語患者のために入力を最大にすることに熟達しているわけではない。手伝うことができるのは誰かということを見極めるのは困難である。臨床家による指導は必要であるが、こうした指導がいかにうまく実行されるかは次のふたつの要因に依存している：(a)介護人のコミュニケーション能力（たとえば、聞くこと）と、(b)介護人の失語症者に対する態度である。臨床家は、介護人と患者のコミュニケーションを観察して、その関係の「質」を理解することによってこの点に関する情報を得る。時には、患者に話しかける時はこうしてほしいと失語臨床家が思っていることを、介護人が自然にすることがある。われわれはこのような人たちから学んで、われわれ自身が戸惑うことを避けることができる。しかし介護人の中には速く話しすぎたり、全然話をしなかったり、聞かなかったり、突然話題を変えてしまったりする人もいる。彼らは家族の身の上にふりかかった卒中と失語症の衝撃にあまりにも当惑してしまっているために、入力を最大化することについて考えることができないのであろう。このような人たちには指導が必要である。

　患者―介護人関係の質とそれが教育に及ぼす影

響の重要性は、以下に示す例に反映されている。B夫人は夫の手助けをしたいと考えていた。夫の発作以前には、彼女は方策の決定（たとえば、金融、保険、運転）にほとんど興味をもっていなかった。夫が失語症となったため、彼女がこれらの責任をとらなければならなくなったが、B夫人は失敗を犯すのではないかと恐れていた。そこで彼女は、B氏が入力を与えて彼女が主要な決定を行なうのを手助けできるように、夫が問題を「理解する」のを助けるような提案を快く受け入れた。一方、R夫人は支援グループのところへやってきて、夫が重度の流暢性失語症であることと、「困難な」25年の結婚生活の問題について述べた。グループのメンバーが同情すると、彼女はこう言った。「私はうまくやっています。今までずっと彼は私をひどく扱ってきましたが、今では私が望むところに彼を入れてしまいましたから。」教育は必要なかったのである。

患者の理解に対する関心を高める

セラピー前の期間では、われわれは患者に自分自身で努力をしてほしいと考える。理解に対する関心は、積極的に聞く、繰り返しを求める、メッセージを理解したことを実際に示す、などに反映される（Marshall, 1983）。患者がメッセージの意味を確信していない場合、臨床家は、患者が非言語的な質問（いぶかしげな表情、困惑した表情、など）や非口頭的な質問（ん？）を使用してそれを示すのを手助けすることができる。臨床家は患者のために適切な質問の手本を示すこともできる。患者が理解に対する関心の高まりを表すような何かを示したら、臨床家は情報のフィードバックを与える（たとえば、「もう一度それを言ってくださいと私に頼んでくれてうれしく思います。あなたが私の言うことを理解するということが大切なのです」）。

個人間のモニタリング

個人間のモニタリングの障害は、セラピー前の期間中では注意が必要である。個人間のモニタリングが乏しいと、役割を切り替えろ、静かにしろ、聞きなさい、社会的慣習を尊重しろ（たとえば、静かに話せ）などの合図に留意することができない。ある患者MEは、発症前は教師であったが、長時間の飛行機の道中休むことなくひとりの男性客に話し続けた。これは彼の妻を困惑させた。彼女はその客が本を読みたがっていると思ったが、どうやってMEが話し続けるのを止めたらよいかわからなかった。MEは読書をしたいという客の明らかな「手がかり」（たとえば、本を開いている、横を向いている）を理解できなかったのである。

個人間のモニタリングに障害がある患者は、家族を社会的にばつの悪い状況へ置いてしまう。介護人は患者に不愉快な感情を与えることを心配しているのかもしれないが、直接的なアプローチが最善である。臨床家が「嫌な奴」の役を引き受けて、患者に期待されていることを示したり伝えたりしてもよい。たとえば、CWは臨床家が彼の妻に話しかけている間、邪魔するのをやめようとしなかった。臨床家はCWを見て、彼に「やめろ」の合図（手のジェスチャー）をした。これに「静かにしろ」のジェスチャーが続いた。この連続が、邪魔が入るたびに繰り返された。3回これを続けた後、CWは会話が彼に関係するものではないことを理解して、邪魔するのをやめた。家族が、個人間のモニタリングに障害がある患者も加わる重要な社会的行事（たとえば、感謝祭の夕食）の準備をしたいと考えることもあるかもしれない。客には、「もしかしたら、ジョージがべつ幕なしに話しまくるかもしれません」と警告して、ジョージに申し訳ないが静かにするようにと頼んでも差し支えないと伝えておくことができるだろう。

コミュニケーションの流れを維持する

流暢性失語患者の多くは、発症直後の方が実際にはより流暢である。自分の発話の誤りに気づくようになり、他人がどんなふうに反応するかを認識するようになるにつれ、彼らはもがき始める。生産的な自己修正が望まれるが、失語患者が発話産出の誤りを修正できるかどうかは、変化が大きい（Marshall & Tompkins, 1981, 1982）。患者の中には、このような発話の流暢性の崩壊に対して不適応的に反応する者もいる。時には単語を産出するのに長いこともがくため、コミュニケーションが中断されることもある。表21-1は患者が特定の単語に「つまった」時、どのようにもがくかについての例を示している。

穴埋めをする　例1では、左側頭葉の腫瘍切除

表21-1　セラピー前の期間における、特定の単語を産出するための流暢性失語症者の格闘行動の例。
　　　　目標語を[　]内に示す。

例1　[たばこ]

患者PJ：「あなた、あの、吸いますか。たぶ、たっぷ、ああ、何だっけ。今、1本欲しいんですけど。すみもの、たばもの、何て言うんでしたか、口の中に入れて、それをすむんです。すむもの、すむ、すぬもの、さべく。だめだ。」（患者は約3分間をこの努力に費やした）。

例2　[アラスカ]

患者HB：「私はいつもアラスカに行きたいと思ってました。寒いところですよね。アタスタ、アラスカン、アラスカー（間）」
臨床家：（HBに続けるように合図する）
HB：「アラスカ。」

例3　[コーヒー]

患者BB：「ええ、心臓が悪くなったので医者に止められたんです。コーキー、ええと、コーティー。血圧に良くないですから。」

例4　[たばこ]

患者SA：ナース・ステーションに近づいてくる。「よう、看護婦さん、ねえ、ちょっと。」（たばこを吸うジェスチャー）「お願いします、いいでしょう。」
看護婦：「たばこと言ってください！」

例5　[病院]

患者RG：「すぐ連れて行かれたんですよ、びょにん、びょみん、びょうみん、病気の人が行く、医者がたくさんいて、知ってるでしょう、びょうにん、びょうみん、もちろんあなたも働いてるところで。今日はだめだね。たぶん明日は大丈夫でしょう。」

後に失語症になった女性が「たばこ」と言おうとしている。彼女はこれに3分間格闘した。彼女の努力から、望む単語は産出されないだろうということが示唆される。最も良い決定は先に進むことである。臨床家はその見つからない単語を言うか、あるいは書くことによって、患者のもがきを止める。

努力を続ける　2番目の例（表21-1）では、患者はアラスカへの旅行について話している。反応から、その単語が「舌の先 tip of his tongue」まで出ていることが示唆される。「もっと話してください」と言ったり、「もう少し一生懸命やってみてください」ということを示唆するジェスチャーを与えたりするのが適切である。この決定は臨床家の直観と患者の過去の成績に基づいている。

そのまま続けさせる　例3では、患者は発作の原因となった心臓病のためにコーヒーを飲んでいないということを報告している。コミュニケーションの本質部分である彼の医学的状態については充分表現されている。メッセージがすでに伝達されている時に「コーヒー」という単語に時間をかけるとコミュニケーションを不必要に中断してしまう。一番よい決定は、メッセージを理解したことを知らせて（たとえば、「私自身はコーヒーの飲みすぎなんです」）、先へ進むことである。

患者が与えるものを受け取る　望ましいのは、患者がコミュニケーションを開始することである。患者がそうした場合、そして彼の望んでいることがはっきりしている場合は、形式は重要ではないことが多い。SAのジェスチャー（例4）は不明瞭ではない。看護婦の「たばこと言ってください」という反応は、この初期の段階では適切ではない。彼女が言うべきだったのは、「すぐにたばこを持って来ましょう」とか「ここは禁煙の病院です」などである。

頑張ったことにほうびを与える　患者がコミュニケーション上の障害を乗り越えようと努力している時は、それが成功したかどうかに関係なく、努力を認めなければならない。これによって失敗の影響を最小にすることができる。例5に示されている患者の反応に対してこれを行なうならば、以下のようなコメントが考えられる：「あなたがそれにこだわったやり方、いいですよ」、「その単語を言うために本当にがんばりましたね」、「『病

院』という単語は今日は少したいへんですね」。

変動性 LCは妻をある日には「ミルドレッド」、次の日には「バーニス」（彼の前妻の名前）と呼んだ。これはLCを狼狽させた。彼はいつも自分の頭をたたいてこう言った。「ミルドレッド、ミルドレッド、ミルドレッドーなんてこった、どうして言えないんだ？」多くの患者が日毎の変動性を卒中のためだと考えず、不必要に自分を責めてしまう。患者に対し、この変動性は予測されるものであって、彼らの頭が悪いわけでも気が狂ったわけでもないこと、ただ、卒中のために言語回路が妨害されているのだということを助言するのが有効である。視覚的な補助を使って卒中が何であるか、そしてそれがどのように言語を妨害するかを説明することにより、患者が変動性を理解して自分自身を責めることを少なくするのに役立つであろう。

構成された治療

構成された治療は、患者の理解能力が増して、障害を意識するようになり、綿密な検査が可能となる発症後4～8週頃から始まる。ここに至って治療は、卒中による永続的な発話と言語の障害に働きかけることになるのである。訓練適応者に、反応しよう、セラピーを受けよう、治療の意図を理解しよう、という気持ちを持たせることが必要である。また患者と介護者が、急速な変化（たとえば、自然回復）の周期は減速していき、回復には熱心な取り組みと練習が必要になるだろうということを理解することも重要である。構成された治療の長期的な目標は、患者が自分の個人的な希望と生活状況に従って、自分の神経学的障害の限界の中で「可能な限り最良の伝達者」となるのを手助けすることである。治療の頻度、継続期間、目標、結果は、患者の言語処理システムが脳損傷によってどの程度障害されているかと、他のさまざまな要因に大きく左右されると考えられる。

聴覚的理解障害のマネージメント
聴覚的理解のモデル
「ボトム・アップ」モデルでは、理解はメッセージの物理的特徴の分析から始まって、意味の特定へと徐々に上っていくとされる。口頭メッセージの理解には、さまざまな処理過程（音響学的な発話信号の受容、音韻知覚、弁別、語彙的／意味的理解、統語理解）が含まれている（Bachman & Albert, 1990）。「トップ・ダウン」モデルでは、聞き手の世間一般に対する知識と何が話されるかということについての予測が強調される。共通の知識を共有している参加者は、メッセージがすでに言われたことと照らし合わせて意味を成す（まとまる）であろうと予期する。まとまりのある結びつきによって、聞き手は特定の要素が理解できない場合でも、前のことを計算して、すでに言われたことと関連させることができるのである（Brownell, 1988）。健常者や失語症者の口頭メッセージ理解には、ボトム・アップとトップ・ダウンの両方の処理過程が含まれている（Brookshire, 1992）。聴覚的理解と聴覚的な記憶は相互に依存しあっており、分離することはできない（Brookshire, 1986）。大部分の記憶モデルは、口頭メッセージが通過する3段階の処理過程を仮定している。第1番目は感覚的記録で、音響学的な信号を一時的に貯蔵する。第2番目の段階である短期記憶（STM）またはワーキング・メモリーでは、聞き手は、音響学的分析と意味的分析、さらに、いくぶん統語的な分析も行なう。しかし、STMの容量には限界があって、リハーサルによってのみ一言一句そのままの文の構造が維持されるが、新しい情報と置き換えられることもあるだろう。STMの中にある情報が重要で、解読されるためにかなり長い時間STM内に維持されるような場合、それは長期記憶（LTM）または二次的記憶に移行されることがある。これは比較的大きな容量をもっており、この中では情報はゆっくりと減弱していく（Brookshire, 1986）。流暢性失語患者に関して最善の全体的方略は、メッセージを長期記憶へ入れるために必要なことは何でもするということである。この例としては、メッセージの構成要素を操作する、文脈を利用する、特定の障害を代償する、などがある。

メッセージ構成要素の操作
言語的な変数や、タイミング、文脈などの変化

は、失語症者の聴覚的理解に影響を与える (Shewan & Canter, 1971)。これらはあらゆるところで広範囲に渡ってレヴューされているので (Bachman & Albert, 1990; Bollerら, 1977; Darley, 1976; Marshall, 1986)、ここでは詳細に示すことはしない。失語症者の理解についてわかっていることの大部分は、音響学的な違いを区別してひとつの単語や個々の文の理解を示すというような「ボトム・アップ」処理課題における失語症者の成績についての研究から得られているものである。

一般に、メッセージが統語的に複雑であればあるほど、理解を誤る傾向が大きくなる (Brookshire & Nicholas, 1980; Caramazzaら, 1978; Goodglassら, 1979; Parisi & Pizzamiglio, 1970; Shewan & Canter, 1971)。患者の理解能力は、意味的可逆文(例：ジョンはメアリーを見ている)の方が不可逆文(例：ジョンはケーキを食べている)よりも悪い (Deloche & Seron, 1981; Kudo, 1984; Pierce & Beekman, 1985)。受動文(例：昼食はジョンに食べられる)は能動文(例：ジョンは昼食を食べている)よりも困難である (Pierce, 1981, 1982)。否定文は肯定文よりも難しい (Justら, 1977; Westら, 1976)。比較文(ビルはキャシーよりも背が高い)は非比較文(ビルは背が高くて、キャシーは低い)よりも難解である (Berndt & Caramazza, 1980)。「ヌー」のような低頻度語は、高頻度語(たとえば、クマ)よりも理解しづらい (Goodglassら, 1970)。長い文の方が短い文よりも問題が多い (Boller & Dennis, 1979; Goodglassら, 1979)。

こうした多くの研究から、流暢性失語の聴覚的理解障害を治療する時に役立つ重要な示唆がいくつか得られている。

刺激の目立ちやすさ

Goodglass (1973) は、目立ちやすさを「ある単語が心理的に強勢されたり、情報的に重要であったり、音韻的に目立っていたり、感情的な価値を持っていたりすること」と定義している。Darley (1976) はこれを患者に「保持し続けることができる単語」を与えること、と解釈している。目立つ単語を選択して、それらの単語を治療の中に組み込むことが必要である。たとえば、PSは聖書を熱心に研究している学生であったので、「創世記」、「箴言」、「サムエル記」などの言葉は彼にとっては目立ちやすい言葉であり、彼に「創世記、4章、3節」を見つけるようにと言うことは、聴覚的理解に取り組む良い方法であった。また目立ちやすさは、間接的な言い回し(「私がこの書類に書き込めるようにあなたの住所を教えてください」)よりも直接的な言い回し(例：「住所を言ってください！」)を使うことによっても増加し (Boller & Green, 1974; Darley, 1976)、文の中の明らかな位置(文頭や文末)に情報を生み出す要素を置くことによっても増加する (Darley, 1976)。

冗長性

メッセージの冗長性は、コミュニケーション状況の「支え」とともに増加する。たとえば、患者は医者の白衣と聴診器と舌圧子が見える時には、次に何が起きるのかを知っている。質問がコミュニケーション状況とその支えに一致してるならば、理解は改善する。たとえば、McKenzie Buck (1968) は、セラピストが食事中にトイレのことについて質問してくるのは不適切だと思うと不平を述べた。メッセージの冗長性には、さらに発話中の支持的情報も含まれる (Clark & Flowers, 1987; Gardnerら, 1975; Gravel & LaPointe, 1983)。患者は、ただ「ステーキ」と言うよりも「おいしくてジューシーなTボーンステーキ」と言った方がよりよく反応する傾向がある。繰り返しや言い直し(例：「あなたの帽子、いいですね。いつも帽子をかぶっているのですか。」)も、冗長性を増加させて理解を高める他のメカニズムを働かせることになる。

注意

注意の障害は患者にメッセージの初めや短いメッセージすべての聞き逃しをもたらす (Brookshire, 1974; Loverso & Prescott, 1981; Marshall & Thistlethwaite, 1977)。「私の言うことを聞いてください」とか「これからお話ししたいことがあります」のような注意の呼び掛けで、メッセージが進行中であることを知らせることができる。しかし、注意に障害のある患者は、話題を変更したために、かえってわからなくなってしまうことも多い。患者CHは、寒い (cold) 天候のことについて話していた。彼は温度計が「39度」に下がった

と言って、電気毛布のスイッチを入れた。しかし、臨床家は先日の彼の誕生日について尋ねたかったので、こう言った。「火曜日があなたの誕生日でしたね。何歳how oldになりましたか。」CHは答えた。「あなたが知りたいのは、その寒い、その寒い、寒い、さ・む・い。」CHは "old" を "cold" と混乱した可能性がある。しかし、この障害は、「誕生日おめでとう」と書いたり、ジェスチャーを示したり、「話題を変えましょう」と言ったりして、CHに話題変更の準備をさせることによって避けられたかもしれない。

文脈の利用

失語症における理解障害の治療は、「ボトム・アップ」な理解課題の使用を強調してきた。Schuellの集中的聴覚刺激法（Schuellら、1964）は、同じ刺激の20回以上の繰り返しによって患者を「攻め立てる」ことを強調している。典型的には、治療は１単語やひとつの句から始められる。刺激の長さと複雑さは患者が改善するにつれて増加される（Darley、1982；Marshall、1978；Pierce、1983）。しかし、「ボトム・アップ」でかつオフ・ラインな課題を使用する、このような教授的アプローチは、失語症の理解障害の治療には適切ではない可能性を示すいくつかの理由が指摘されている。

最近いくつかの研究が、失語症者の単語や無関連文の理解能力が談話の理解能力を予測する手がかりにはならないことを明らかにしている（Pashek & Brookshire, 1982；Stachowiakら、1977；Waller & Darley, 1978；Wegnerら、1984；Wilcoxら、1978）。

強制選択による絵のポインティング課題を使用する理解障害の治療が、口頭の談話理解を改善させることを示す確かな証拠はない（Brookshire, 1992）。この種の行動については、刺激（絵や単語）の理解と、口頭による表象と絵による表象との関係を「翻訳する」患者の能力が仮定されているが、よくわかってはいない（Tyler, 1992）。

失語症における理解障害の評価と治療の両方に対する習慣的な手続きには、通常の理解で生じることとはかなり異なる「オフ・ライン」課題が含まれている（Marslen-Wilson & Tyler, 1980）。すなわち、これらの手続きは理解の最後の時点だけを評価しているのである。メッセージ全体は患者が反応する前に取り入れられる必要があり、患者が理解に成功したか失敗したかを示す証拠に検査者が気づく前に、患者の反応は組織され実行されていなければならない。

ほとんどのコミュニケーション状況における理解には、口頭の談話を聞くことが含まれており、談話は「オン・ライン」で処理される。失語症者の理解の誤りについてのオン・ライン的な研究は少なく、Tyler（1992）による最近の研究がまれな例外にあたる。流暢性失語患者の口頭の談話は「オン・ライン」であるが不完全なことが多いという事実は、これらの患者はオフ・ライン課題（たとえば、絵のポインティング）がよくできないという事実と合わせて、流暢性失語患者の理解障害は有意味な文脈内での方が良好になる可能性を示唆している。HBは、この点をかなり十分に示している流暢性失語患者である。

HBは左脳出血の結果、失語になった69歳の男性である。62項目トークン・テスト（DeRenzi & Vignolo, 1962）における彼の得点は38で、Boston Diagnostic Aphasia Examination（Goodglass & Kaplan, 1983）の単語弁別サブテスト（72項目中53項目正答）と複雑な概念的課題（12項目中6項目正答）におけるパーセンタイル得点は、それぞれ50％と60％である。しかしながらHBは、援助もなしに大会社の経営に成功している。彼は一体どうしてこんなことができるのだろうか。

HBの成功は、いくつかの要因によって説明される。失語症者は個人的に関連のある題材に対して、より良好に反応する（Busch & Brookshire, 1982；Grayら、1977；Van Lancker & Nicklay, 1992；Wallace & Canter, 1985）。HBのビジネスに治療の焦点を当てることにより、馴染み深い枠組みを得ることができるのである。Brookshire（1992）は、メッセージが患者の生活的な枠組みに従っている場合に、理解が拡張されることを示唆している。枠組みすなわちスキーマは、人がそれによって状況についての自分の知識を組織化する心的装置である。HBの枠組みは、彼の40年にわたるビジネスである。治療において「そのビジネス」という語彙を用いると、HBは、どんな出来事がありそうかということや、いつ、どんな順序でそれ

らが起こるだろうかなどについて予期することになる。HBのような患者に対しては、1単語のポインティング課題、個別の文、無関連な質問、命令に従うなどは、かえって害になるのである。

特定の聴覚的理解障害の治療

多くの患者は会話がわかる程度まで聴覚的理解を回復する。そうした患者に対しては、理解障害は他の問題（たとえば、単語の想起）と関連させて進めていくことが必要となる場合がある。しかし、特定の分野について直接的な臨床的治療が必要となることもある。

保持の問題

失語症者には、短期記憶またはワーキング・メモリーの障害がある（Brookshire, 1986）。こうした障害は、たとえば、数字の順唱や逆唱、単語を覚える、系列的な命令に従う、といったスパン課題で捉えることができる（Goodglassら、1970；Marshall & Brown, 1974）。また、文やパラグラフのような長い題材を逐語的に思い出す場合にも障害が捉えられる（Caramazzaら、1978；Flowers & Danforth, 1979；Wegnerら、1984）。患者はしばしば文の「要旨」を保持しており、意味は障害されていないことがあるため、スパン課題の障害の方が、文の保持困難よりも顕著となる（Hanson, 1976；Marshallら、1991；Wegnerら、1984）。

患者はメッセージを忘れてしまって「馬鹿に見える」ことを恐れるために、理解しているふりをするかもしれない。うろたえてしまって、注意深く聞いたり選択的に聞いたりすることができなくなることもある。保持障害の治療は、生活上の必要に関連させて行なうべきである。たとえば、保持スパンが数字の順唱で4桁から5桁に改善するのは良いことではあるが、もしそれが電話番号や住所を覚えるのに役立たないとしたら、何の意味があるというのだろうか。治療の目標は、患者のうろたえを減少させて、メッセージを忘れることは世界の終わりであるという恐れを鎮めることである。患者には、圧力の下で平静を保てるような励ましが必要なのである。以下の方略は、シアーズのエドワーズ氏から電話があり、新しい皿洗い人のことについて284-6541の彼のところに電話をかけるよう患者に頼んだというメッセージの保持を援助するために提案されたものである。

手助けを求める 患者は、たとえば次のように援助を求めることができる。「全部はわかりませんでした。もう一度言っていただけませんか。」また、自分が理解したということを実証するために、メッセージの要点を言い直すこともできる。たとえば、「すみませんが、お名前はエドワードさんとおっしゃいましたか。皿洗い人のことでかける電話の番号をもう一度教えてください」などである。患者は自分自身で何とかすることもできる。おそらく、電話はシアーズからだったということは覚えているであろうから、電話帳で番号を調べることもできる。

チャンキング 患者は、電話をかけてきた人に対して、たとえば284-65-41のように番号をもっと小さい単位に区切って繰り返してくれるようにと頼むこともできるだろう。治療の中では、電話番号を覚えるのに最も良い方法を見極めるために、番号を「チャンク」にして提示するさまざまな方法を実施することができる。

留守番電話 患者の中には、電話に出ない人もいる。このような人たちは機械にメッセージを録音し、何度か再生して、自分がメッセージを理解したことを確認してから電話をかけ直している。

書き留める、またはリストを作る 物事を書き留めておくことも手助けとなる。さまざまな色と大きさの「ポスト・イット」（付箋）が出回っている。患者が午後3時に薬を飲む必要がある時には、妻は冷蔵庫にメモを張っておくことができるだろう。また、患者がスーパーへ「牛乳、卵、パン」を買いに行くというような場合は、3つの品物を覚えておくようにと頼むのではなく、リストを渡すことが考えられる。

特定の統語構造の理解

文の照合課題では、患者に絵が示される。口頭メッセージが提示され（例：ジョンがメアリーにプレゼントをあげている）、患者は、そのメッセージが絵を正しく表現しているかどうかを判断する。別の形式の文の照合では、文だけが提示され（例：象は犬よりも大きい）、失語症者は、自分の一般的知識に基づいて、その文の真実性を判断する。どちらの場合にも、臨床家は正反応数と患者が判断に達するまでにかかった時間を測定する。文の照

合課題は、特定の構文の聴覚的理解に働きかける便利な方法である。

談話の理解
脳損傷による失語患者は、言語処理課題に充てることができる「神経資源」に限界がある（McNeilら，1991）。患者は「一度にふたつのことができない」、「ラジオが流れていると運転が難しい」、「パーティーで人の話を理解することができない」、「テレビがついている時は集中しづらい」などと不平をこぼす。背景の雑音（Basiliら，1980）、注意の拡散（DeRenziら，1978）、競合課題（LaPointe & Erickson, 1991）などは理解に影響を及ぼす。治療は、理解が崩壊する生活状況を患者が同定するのを手助けし、それが起こることを防いで患者の理解成績を最大にする方略を考えだすことに努めるべきである。

退く　患者は、しばらくの間の静けさを求めることによって、元に戻るであろう。競合的な聞く状況から身を引くのである。これは「小休止をとる」と言う。近親者が仕事から帰ってくる前に昼寝をしておいた方が、コミュニケーションが良好になる患者もいる。また、「たくましい」ことが必須なわけではないという忠告を必要とする者もいる。一休みすることにより、患者の理解は促されるはずである。

予告とまとめ　患者が何に注意して聞くべきかを知っていると、通常、理解はより良好になる。映画や演劇やテレビ番組などは、見る前にプログラムの概要を読んだり聞いたりすることによって、「前もって刺激づける」ことができる。これによって患者は「予想外」のことに対して準備することができる。同じように、患者と近親者（または臨床家）は、そのプログラムについて直後に話し合うこともできる。この練習は、訓練（グループまたは個別）の中で共有されている場合に理想的であり、他の障害（たとえば、組織化、喚語、統語）に取り組む際の媒介手段として役に立つ。

語想起

語想起の障害はコミュニケーションの妨げとなるが、失語症の語想起障害はすべて同じというわけではない（Benson, 1979）。表21-2には、Lesser (1987) によって記述された物品の名前の想起にお

表21-2　語想起過程における段階。Lesser (1987) より改編。

段階	障害
意味語彙目録	カテゴリーの欠損または低下
	全般的低下
	アクセスの障害
音韻語彙目録	語形態表象の障害
	および音韻制御の障害
音韻の組み立て	音韻の選択と系列化の障害
音声の企画	音素から音声実現への写像の障害
構音	運動支配神経の損傷

ける段階を示してある。最初の3段階——認知的／意味的体系、音韻表出語彙目録、音韻の組み立て——は、流暢性失語症のマネージメントに直接関係している。後の段階である音韻の企画と構音は、音韻パターンを音素の実現に写像することを表しており、構音過程そのものが含まれている。これらの段階における障害は、運動性発話障害である発語失行やdysarthriaで生じるもので、本章の範囲外である。

意味的／認知的体系
意味的体系は組織化されており（Buckingham, 1979；Lesser, 1987；Rinnert & Whitaker, 1973）、意味野は階層的に（上位順に）配列されている（たとえば、果物、次にりんご、次にワシントン・デリシャス）。Buckingham (1979) は、物品（たとえば、くわ、シャベル、くま手）や同意語（たとえば、ビル、建築物、建物）や反意語（たとえば、大きい―小さい、速い―遅い）のような語彙単位の中に、意味的体系が組織化されていると仮定した。

表21-3は、意味的レベルに障害がある流暢性失語患者の「毛布」という単語に対する反応の例をいくつか示している。研究者たちは、この種の反応が意味的体系の障害（単語知識の損失）を表すのか、それとも意味的体系へのアクセスの障害を表すのか、を明らかにしようとしてきた（Goodglass & Baker, 1976；Groberら，1980；Grossman, 1981； Whitehouseら，1978； Zurifら，1974）。一貫性、理解能力、プライミング効果、カテゴリー化能力などに関する情報は、この判断に役立つものである。

表21-3 流暢性失語症者が示す語彙想起過程の異なる段階における語想起行動の例。目標語を[ ]内に示す。

	意味語彙目録	
[毛布]	「ただの毛。」	低下／アクセス
	「まくら。」	低下／アクセス
	「布団のもの。」	低下／アクセス
	音韻語彙目録	
[バレエ]	「ダンスのようなもので、爪先で立つ。」	アクセス
[タクシー]	「黒と白」運転しているジェスチャー。	アクセス
[椅子]	「これはちょうどここ。」椅子の肘掛けに触る。	アクセス
[紅茶]	お茶を入れる手順をパントマイムで示す。	アクセス
[陪審]	「その人がそれをやったかどうかを裁判官に伝える12人の人々。」	アクセス
	音韻の組み立て	
[blanket 毛布]	「baksets」	音素の選択／系列化
[マッチ]	「パッチ、バッチ、ハッチ、近いけど完全じゃない。」	音素の選択
[elephant 象]	「efalunt、elfant、elafant、elephant、そうだ。」	音素の選択／系列化
[snakes 蛇]	「ミガミとカミのイナギ。」	音素の選択／アクセス

想起障害の一貫性 意味的障害の性質に対するひとつの手がかりは、患者が特定の目標語やひとつのカテゴリーに属すもの（例：果物、身体部位、数字）を想起する時の一貫性である。これは、患者が対面呼称やその他の状況下（たとえば、説明からの想起、絵カードの連続呼称、単語の音読）で名前が言えないのと同じ項目を使って、繰り返し検査することによって評価される。障害がアクセスの問題によるものであれば、変動や変化が生じるはずである。意味語彙目録が障害されると、患者が特定の単語やカテゴリー内の単語を想起する時の失敗に一貫性が見られるはずである（Benson，1979）。

目標語の理解 Benson（1979）は、真に意味的な障害がある患者は、名前を言われたり書かれたりした物品を常に認識できるわけではないことを示唆している。Marshall（1983）は、流暢性失語患者の中には、自分の発話における内容語を意識できない者もいることを指摘している。また、Gainotti（1976，1987）と彼の同僚たち（Gainottiら，1981；Gainottiら，1986；Silveriら，1989）は、語彙の理解障害も持つ一群の語想起障害患者を同定している。これらの患者の語想起障害は意味的表象へのアクセスにおける障害か、あるいは、いくつかの語彙項目に関連する表象レベルでの情報の損失の結果生じたものである、と彼らは示唆している。このような例は、いくつかの研究で示唆されているように（Creary & Kertesz，1988；Pashek & Holland，1988）、ウェルニッケ失語（主な障害は重度の理解障害）から始まって、最終的には失名辞失語（主な障害は語想起）に進展する患者と考えてよいであろう。このような患者の理解障害は、たとえば意味的な目標語の認知や関連語の認知に時間が多くかかるなど、わずかな障害として現れてくるだけである（Goodglass & Baker，1976）。これとは反対に、アクセスの障害がある患者は、目標語を直ちに認知することができる。

意味的なプライミングに対する感受性 プライミングの研究として、提示された刺激が単語か非単語かを患者が判断する語彙判断課題がある。プライムとなる先行刺激がこの判断の速さに影響を与えることになる。Milberg & Blumstein（1981）は、ウェルニッケ失語患者が実在語のターゲット（例：いぬ）に反応する時、無関連プライム（例：とち）や非単語（例：すぱど）が先行する場合よりも、関連プライム（例：ねこ）が先行する場合の方が、反応が速いことを明らかにした。この結果は、重度の言語障害をもつ患者がプライミングによって活性化されうる意味的情報を維持していることと、アクセスが失語症の語想起における第一の問題と考えられることを示している。

カテゴリー分類課題 カテゴリー固有の呼称障害が失語症で生じることがある（Hartら，1985；

Yamadori & Albert, 1973)。障害は色（Geschwind & Fusillo, 1966)、身体部位（Gentiliniら, 1988)、生物および無生物（Hecaen & Ajuriaguerra, 1956) について、個々の症例で報告されている。意味的カテゴリー化能力（Groberら、1980) と「語彙創造性」（新たな方法で形態素を結びつけることにより単語を作り上げる。たとえば、地図の球＝地球儀。Liedermanら、1983) に関しては、後方損傷患者の方が前方損傷患者よりも障害されやすいことが示されている。カテゴリー体系自体が崩壊していたり、特定のカテゴリーに障害のあるような患者では、カテゴリー分類能力の低下が予想されるが、アクセス障害の患者では、この種の課題ではより高い能力を示すはずである。

音韻語彙目録

音韻（音に関係する）の語彙目録（単語に関係する）には、個人の語彙目録にある単語貯蔵のすべてが含まれている（Margolin, 1991)。Lesser (1987) など（Hillis, 1991；Kempen & Huijbers, 1983）は、語想起のこの段階には、意味語彙目録から音韻語彙目録中の音韻的形態へ項目を写像することが含まれるとしている。問題は、単語形態表象が障害されたり語彙から語彙へと進む時に選択が困難になるために生じるものである（Gainotti, 1987；Lesser, 1987)。Benson (1979) は、この障害を単語選択（単語辞書）失名詞と呼んでいる。そうした患者は、対面での物品呼称にしばしば失敗するが、その他の方法（たとえば、定義、パントマイム、記述、提示など）で、その物品についての意味的な知識を保持していることを知らせることができる（表21-3参照）。彼らは、ターゲットを与えられれば常にそれを認識することができる。

音韻の組み立て

音韻語彙目録から項目が想起された後は、その表出に必要な音韻パターンが選択され、配列される必要がある。音韻の組み立てに障害がある患者は、ターゲットを心の中に思い浮べることはできるが、その音素を常に正しく選択して配列できるわけではない。表21-3の最後の例は表出のための音韻系列の選択と配列に障害を持つ患者の例を示している。これらの反応は通常、伝導失語症候群に随伴するものであるが（Green & Howes, 1977)、音韻の組み立ての障害は他の流暢性失語においても見ることができる。このような患者では多量の字性錯語（たとえば、elephantに対してeflalent)や、流暢で過度な、しかし普通は成功しない自己修正（Marshall & Tompkins, 1982)、段階的接近の成功（Joanetteら、1980)が認められる。

流暢性失語における語想起障害の治療

マネージメントに必要なのは、語想起の異なる段階における障害が、行動上にどのように現れるかを認識し、それらがコミュニケーションに与える影響を理解して、それを代償するために何をすることができるかを判断することである。行動（患者が希望する単語を想起できないことへの反応として行なうこと）と語想起の方略（失われた単語を補うために、患者が意図的にすることや臨床家が患者にするよう教えること）とを区別することが重要である。行動は、治療において何にねらいを定めるべきかを臨床家に教えてくれる。患者に方略を発展させ、使用させることが治療である。方略は、いくつかの行動から発展させられるかもしれないが、多くの行動は逆効果（たとえば、過度な奮闘など）を生じるものであり、捨てたり置き換えたりする必要がある。

その他の考察

段階の同定 患者がどの段階で語想起の障害をもっているのかを確認し、それからその段階において機能を再活性化したり、再組織化したりする治療計画をたてるのが良いであろう。残念なことに、患者は常に協力してくれるわけではない。彼らはさまざまな段階で障害をもっている。ある段階内での困難が、他の段階での困難を悪化させることがあるかもしれない。いくつかの段階における障害が組み合わさると、また固有の障害が生まれてくる。たとえば、音韻語彙目録と音韻の組み立てに障害がある患者は、新造語ジャーゴンを産出する（Lesser, 1987) などである。

課題 臨床失語症学では、対面呼称の治療プログラムが他の治療プログラムよりも多い。この理由は、ターゲットがわかっていて考証が簡単なため、対面呼称を使用する語想起障害の治療の方がより容易だからである。しかしながら、この手続

きが最も効果的なアプローチではない可能性も考えられる。失語患者がバナナを置いている食料品店に行って、「これは何ですか」と尋ねられることなどはめったにないことである。また、流暢性失語患者は、対面呼称課題よりも、もっと自由が許される発話課題（たとえば、絵の説明）での語想起の方が良好であるという注目すべき証拠もいくつか報告されている(Joanetteら, 1980 ; Williams & Canter, 1982)。このことは、最もコミュニケーション的な相互作用を作り上げているのは自発話であるという事実とともに、談話レベルで生じる語想起障害に焦点を当てる方が良いと思われることを示唆している。

しかし、談話にはまた別の問題がある。患者は自由に談話を組み立てるので、聞き手が目標語を知らない場合、意味が伝わるまで、患者は修正を加えたり、言い換えたり、その単語の周りで話したりすることになる。このため患者は自分の元々の考えから脇へそれてしまうかもしれない(Wepman, 1972)。German (1992) は、成人と小児の言語障害の関連発話における喚語困難を評価するための評価手続きを開発しており、Marshall & Blake (1992) は、成人流暢性失語患者にこの手法を用いて成功している。最後の分析とし、臨床家はひとりひとりの患者にとって最善のことを行なう必要があるだろう。

患者の「シャッター開放」に合わせる

Wepman (1972) は、心はカメラのシャッターと同じように働く、と示唆している。シャッターは開いている時は状況に対して従順であるが、閉じている時には応答しない。臨床家は患者の「シャッター開放」のリズムに応じて治療刺激を提示するべきである。遅延反応、自己修正、関連のある誤りなどは、患者の「シャッターが閉じつつある」こと反映しているのかもしれず、刺激の内面化と連合による統合にはもっと時間が必要なのである。Wepman (1972) によると、この時（シャッターが閉じている時）にさらに刺激を提示すると、保続的な反応や誤りを導く可能性がある。治療のねらいが語想起過程のどの段階にあるのかにかかわらず、「弱い」反応を強化し、豊かにして、確固たるものにすることの方が、何か新しいものを加えることよりも大切なのである。以下にその例を示す。

患者：「それは、サバーサボネシーサボテンーそう、ふぅー。」
臨床家：「はい、もう一度言ってくださいーサボテン。」
患者：「サモ、違う（間）サボテン、サボテン、そうだ。」
臨床家：「サボテンはどこに生えますか。」
患者：「砂漠です、もちろん。」
臨床家：「サボテンの上に座ったら、どうなるでしょう。」
患者：「痛いですよ、尖ったもの、トゲがありますから。」
臨床家：「もう一度、さっきの言葉を言ってみてください。」
患者：「はい、サボテン、サボテン。」

ここでは、臨床家が意味的な情報で反応を「強化」し、患者にその反応を練習する時間を与えている。臨床家にはより多くの時間がかかったが、長い目で見れば、それだけの価値があるといえるのである。

意味的障害の治療

意味語彙目録に由来する語想起障害を持つ患者は、目標語の認識が遅く、カテゴリー範囲の区別に障害をもつ。彼らはプライムと手がかりに対して感受性が低い。治療では、(a)意味連合野の強化と(b)意味表象の活性化を目指す。

意味野を豊かにする

Von Stockert (1978) の治療プログラムでは、臨床家は絵（例：牛乳）の提示を、関連のある絵5枚(例：コーヒー、紅茶、ソーダ、牛、赤ん坊)と無関連な絵5枚（例：家、サボテン、鉛筆、椅子、ボート）を周りに置いて行なう。患者は関連のある絵をターゲットの下に並べ、無関連な項目を脇に置く。誤りは知らされて、患者はその修正を手伝ってもらえる。次に、臨床家がターゲットの名前を言って、それから5つの関連語をひとつひとつ指差しながらその名前を言う。第2段階では、絵の名前を書いたものを使用する。臨床家は、名前が書かれたカードを取り、それを音読して、

そのターゲットの絵とマッチングさせる。それから患者が残りのカードで同じことを行なう。訓練は、臨床家が単語カードを読み、適切な絵をポインティングすることにより補足される。このプログラムは、患者の発話を要求せず、自発話を項目の呼称に縮約してしまうこともない。

Massaro & Tompkins (1992) によって記述された特徴分析プログラムは、意味的なネットワークを支えるもうひとつの方法を与えるものである。臨床家が概念語（例：猫）を与え、患者は一定の意味的特徴について情報を供給するように求められる。これらには、何の仲間か（動物）、行動（ミャーと鳴く、狩りをする）、用法（ペット）、場所（屋内または屋外）、特性（毛皮、四つ足）、連想（犬、キャラコなどを思わせる）が含まれる。

SORRT は、Semantic, Oppositional, and Rhyming Retrieval Training（同意語、反意語、同韻語想起訓練）のことである（Logue & Dixon, 1979）。まず最初に患者は同韻語（dog犬-hog豚）、同意語（dog-canine）、あるいは反意語（dog犬-cat猫）から成る単語の組を聞き、その関係の性質を指摘する。それからターゲット（例：dog犬）、同韻語（hog豚）、同意語（canine）、反意語（cat猫）がカードで提示され、患者は適切な項目を選択する。次に患者は、先に臨床家によって示されたのと同じ反意語、同意語、同韻語を産出するように求められる。最後に、患者は別の同韻語、同意語、反意語を産出する。

Hillis (1991) は意味的な誤りを犯す患者は同一カテゴリーに属すものを常に弁別できるわけではないことを示唆している。Hillsによる失語患者の治療は、誤反応後の、同一カテゴリーに属するものの弁別を強調している。たとえば、患者が「レモン」の代わりに「さくらんぼ」と言った場合、臨床家は患者にレモンの絵を描くように言い、ふたつの要素の違い（例：すっぱい／甘い、赤／黄色、固い／やわらかい、ざらざらな表面／なめらかな表面）を指摘することもある。

意味的表象の活性化

語想起は、呼称できない項目に対して患者が反応できるモダリティを扱うことによって促進される。「橋」の呼称ができない患者にとって、臨床家が単語（例：橋）を言って患者が項目列の中から「橋」を指差すという聴覚的提示による単語と絵のマッチング練習は、その項目を後で呼称する時に役立つであろう。

いくつかの証拠から、後で語を想起する時に最も役立つ促進要因は、意味的表象を活性化させるものであることが示唆されている（Howardら，1985a, 1985b；Marshallら，1992a；Marshallら，1992，Marshallら，1990；Pattersonら，1983；Pringら，1990）。反対に、呼称されるべきターゲットについて音韻情報しか与えない促進要因は、意味的表象を促進させるものよりもうまくいくことが少ない（Howardら，1985a；Marshallら，1991a, 1991b, 1992；Pattersonら，1983）。

表21-4は、目標語に関連する意味的表象を活性化させるいくつかの促進課題を示している。例1では、患者は後で思い出すのに役立つような自己手がかりを産出している。ここでは、臨床家が項目を提示して、患者に対し呼称に役立つような自己手がかりを使うことを求めている。次の例では、患者はターゲットについて意味的判断をしなければならない。例3では、患者が項目について2つの特徴を挙げている。Craik & Lockhart (1972) は、意味的処理過程の活性化によって刺激は「よ

表21-4　後で語想起する時に役立つ意味的表象を活性化させる可能性を有する促通課題の例

目標語	臨床家	患者
自己手がかり		
[palamino]	この種の馬を思い出すのに役立つと思われることは何ですか。	「馬、ロイ・ロジャースが乗っていた。」
意味的判断		
[れんが]	この品物は重いですか。	「はい。」
[雲]	これについて何か2つ言ってください。	「ふわふわしています。」「空にあります。」

り深いレベル」で処理されると示唆している。彼らは記憶痕跡の持続は刺激処理の「深さ」の積極的な働きであることを示している（深さは意味的関与の程度を表す）。また、意味的表象の活性化にはより多くの時間がかかることにも注意すべきである。この時間によって、患者は刺激を内面化し連合によってそれを統合することができるのだと考えられる（Wepman, 1953）。意味的メカニズムを活性化させる治療課題は、臨床家の想像力と臨床家が患者に反応時間を進んで与えるかどうかによってのみ限られるものである。

音韻語彙目録レベルの治療

音韻語彙目録を含む語想起障害には、異なるアプローチが必要である。表21-3の例は、ターゲットは意味語彙目録から想起されているけれども、音韻表象へのアクセスと意味語彙目録から音韻語彙目録への移行が問題となっていることを示している。このような患者は大抵、「知っているけれども言えない」と言う。彼らは、Gainottiら（1986）によって同定されたもうひとつのグループを構成するもので、語彙理解障害がないという点で先に論じられたグループとは異なっている。

臨床家の判断

治療にねらいを絞る前に、臨床家はさらにいくつかの問題に答えておく必要がある。患者の語想起行動は障害に対する反応なのか、それとも意図的に引き出されたものなのか？ 患者は特定の目標語を見つけられないことに「うろたえて」いるのか？ 観察される行動（たとえば、パントマイム、説明、口頭でつづりを言う）は、目標語を導いたり、自己修正を促進したりするのか？ 患者の語想起行動の中で供給された情報から、聞き手は目標語を、患者がそれを言わなくても、「推測する」ことができるのか？ などである。

これらの判断がどのようになされるかという例は、患者HBとRPでみることができる。HBはアラスカを「一番大きな州」、アフリカを「ライオンの国」、セールスマンを「行商人」と言った。聞き手がこうした表現からHBが言おうとした単語を埋めることができるようになると、HBはこうした説明行動を方略として用いるようになった。患者RPは、想起障害がある単語のつづりを言おうとしたが、いつもつづりを間違った。彼はつづりの誤りを認識して何度も試みた。フラストレーションが伴い、コミュニケーションは滞った。彼の妻は誤ったつづりからRPが言おうとしている単語を推測するように「訓練」されたが、ほとんどの場合、間違った。このため両者にとってさらに多くのフラストレーションが生み出されることになった。

HBについては、臨床家が空白を埋め合わせることを選ぶことができ、コミュニケーションのやりとりが前へと進んでいくのを保つことができた。反対に、「一番大きな州」のような説明を言い直すようにHBを励まして、それが「アラスカ」という目標語を産出する手助けとなるかどうかを見ることも役立つかもしれない。何をするべきかということは、成功するかどうかと治療に対する患者の反応によって決定されるのである。逆に、RPの口頭でつづりを言うという方法は生産的ではない。臨床家は、RPがこの方法をもっと生産的なものと置き換えるのを手助けする必要がある。

語想起行動はターゲットの産出につながるか

Marshall（1976）は、無作為に抽出された成人失語症者サンプルの、会話場面での発話における語想起行動を、その使用頻度と、それによって目標語の産出が成功するかどうかに関して調査した。語想起行動には、遅延（時間が長くかかる）、意味的関連、音韻的関連、説明、一般的な代用形（例：「こと」や「それ」）の使用、が含まれていた。より多くの時間を要するという形で現れる遅延反応と、無言の間（ま）および声を出す間（ま）は、生じるのがまれであったが、遅延は他のどんな行動よりも目標語の産出につながることが多かった。語想起のための最適な時間については明らかではないが、失語症者の絵カード呼称から得られた最も明確な証拠では、3秒から5秒であった。また患者自身が自分にふさわしい速さを述べることもあるかもしれない（Brookshire, 1971）。より時間をかけるとともに、患者に自分の行動（たとえば、説明、関連語、段階的接近など）を「再検討」させると、遅延方略がより効果的になることもあるだろう。大部分の失語症者が聞き手による時間的なプレッシャーについて不満を述べているため、患者に遅延方略を使用させるには、会話の相手にも何らかの教育が必要であろう。

単語を言わないコミュニケーション

情報量の多い行動は、患者が目標語を言わなくても聞き手がそれを「推測」するのに役立つ。患者の中には、その単語の1文字か2文字を言ったり、空書したりする者もいる。また、パントマイムやジェスチャーで示す者もいる。説明が非常に完成されているため、目標語が容易に推測されることもある。Tompkins & Marshall (1982) は、こうした現象を実験的に検討している。彼らは、患者自身の手がかり中にある目標語の情報を聞き手が判断する能力を、目標語が削除されている語想起行動のビデオテープ・サンプルを提示して調べた。聞き手は多くの場合、その行動（たとえば、ジェスチャー、パントマイム、説明など）に基づいて目標語を判断することが可能であり、行動の種類と最終的な目標発話の産出との間にはほとんど相関はなかった。

何人かの流暢性失語患者は特定の単語をほとんど言わなくてもうまくコミュニケーションできているが、残念ながらこのことに気づいておらず、自分自身をひどく責め立ててばかりいる。Marshall (1983) は彼らを「気づかない代償者」と記述した。こうした患者は、特定の目標語を産出できないことにうろたえて、自分は「馬鹿」だと感じてしまうため、社会的活動に参加しようとしないことにMarshallは気づいたのである。このような患者では、治療の目標は特定の語彙を産出させることではなく、コミュニケーションと情報の交換とするべきである。こうした患者には特定の語彙が言えなくても、「生活において」彼らがいかにうまくやっていけるかを理解させるために、積極的な経験とカウンセリングが必要である。

馴染みのある題材の音読

PSは77歳の教師で、音韻語彙目録と音韻の組み立ての両方の段階に重度の障害を示し、この組み合せは、新造語ジャーゴンから成る発話をもたらした (Lesser, 1987)。単語の音声化（発音）と意味の判断ができない時、産出は音読中に成功することの方がずっと多いようであった。はじめは臨床家がPSとともに読んで、患者がつかえた単語を埋め合わせるやり方が有効であった。しかし、臨床家は「徐々に消えて」いき、最終的にはPSがひとりで読み続けた。読みを成功させるために音素

―書記素変換に頼っている患者は、"pneumonia 肺炎"のような不規則つづりの単語に困難を示すことがあるが (Margolin, 1991)、PSも例外ではなかった。そこで臨床家は、Hillis (1991) の提案に従って、音韻通りのつづり（たとえば、numonia）を使用した。治療で使用する読みの題材はPSに前もって見せておいた。不規則つづりの単語が強調され、その音韻通りのつづりが単語の上に書かれた。これによりPSは、つかえずに読み続けることができ、最終的にはその組み合せが学習された。PSの音読は顕著に改善し、それが自発話と家族との会話にも般化した。

音韻の組み立ての障害を治療する

表出のための単語や句の音素の組み立てに障害をもつ患者は、さかんに自己修正を試みようとするが (Kohn, 1989；Marshall & Tompkins, 1982)、自己修正に成功することは少ない (Marshall & Tompkins, 1982；Marshallら, 1980)。

過剰な修正

患者が繰り返し行なう目標語産出の試みは、ランダムなこともあれば (Alajouanineら, 1939；Lecours & Lhermitte, 1969)、規則的なこともある (Joanetteら, 1980)。前者の場合、目標の発話には近づかないようにみえるが、後者の場合は近づいていく (Joanetteら, 1980)。治療が成功するためには、臨床家が患者のそうした行動に気づいて、コミュニケーションを助けたり妨げたりするものについて適切な判断を下すことが必要である。

Marshall (1983) は、どんなにわずかなものであっても自分の発話の誤りを修正したり訂正したりせずにはいられない流暢性失語患者を記述するために、「監視者」という用語を使用した。監視者は段階的な接近を受け入れず、むしろ「完璧」を望む。時にはこうした過剰な努力がコミュニケーションの妨げとなって、「そのまま放って」おいた場合よりもさらに悪い状態で終わるということもある。患者が「ほとんど大丈夫」な時は、臨床家からの情報のフィードバック（例：十分近いですよ、など）が、患者に先に進むように知らせるのに有効かもしれない。これがうまくいかず、患者が目標語を正しく産出しようと試み続ける場合は、臨床家が口頭または書字の単語で「見本」を示すことができる。患者が自己修正の努力が成功しな

いことに狼狽している時は、臨床家が強い態度に出ることが必要である。患者には目標語を与えて、曖昧さのない言葉遣いで、そろそろ先に進むべきだということと、明日には言えるかもしれないからということを伝える必要がある。

復唱

発話課題がどのような性質のものかということは、音韻の組み立てに成功するかどうかと多少関連している。Joanetteら（1980）などいくつかの研究（Valdoisら、1989）は、音読、自発話、自動的発話、実在語と無意味語の復唱において、失語患者が知っている目標語に対して示す一連の音韻的接近を研究し、一連の音韻的接近は、復唱課題よりも自発話、音読、自動的な発話での方がターゲットにより近づくことを見いだした。

額面どおりにとれば、Joanetteら（1980）の結果は、音韻の組み立て障害の治療では復唱課題を避けるべきだと主張している。実生活において復唱が必要になることはめったにないので、この議論には実際的な側面がある。しかし反論をすることもできる。それは多くのコミュニケーション的相互作用において、患者が産出に集中するにつれ、単語や句や文レベルでの音韻の組み立ての問題が復唱課題に「変化する」というものである。次に示す例では、患者EHはピット・ブルドッグの個人所有に関する規制について意見を述べている。

臨床家：「それら（ピット・ブルドッグ）は危険です。」
EH：「私は許可するべきでないと思います。ピッフル、つまり、ピット・プル、ブルドッグ、いや、ブルドッグじゃなくて、ピッブル。どうしたんだ？　私が言いたいこと、わかりますよね。ピット（間）ブル、そうだ、ピット・ブル。何を話していたんでしたっけ。ああ、私は許可するべきでないと思うんです（間）、ええと、もう一度。とにかく、個人所有を許可するべきではありません。」

EHは「ピット・ブルドッグ」の音素の組み立てに問題があり、それを認識して誤りを正そうとしている。「ピット・ブルドッグ」と言うことが復唱課題になっているのである。コミュニケーションが妨害されないように、EHがより生産的にこれらの問題を扱えるようになることが期待される。特別に復唱に取り組むことが、EHがそのようにすることの手助けとなることも考えられる。

流暢性失語患者の復唱の誤りについては、ふたつの基本的な説明がある。ひとつは、目標音素の系列的な選択と組み合せの障害に関するものである（Strub & Gardner, 1974；Tzortzis & Albert, 1974）。もうひとつは、責任要因として短期的な聴覚保持記憶の障害を関係させるものである（Caramazzaら、1981；Shallice & Warrington, 1977）。前者のカテゴリーに入る患者は音素の誤りを冒すが、後者のカテゴリーに入る患者はそうではない。復唱の練習は両方のタイプの患者に役立つかもしれない。

音読課題　Sullivanら（1986）は、保持されている視覚―口頭システムが障害された聴覚―口頭システムの行動を促通することがあると示唆した。彼らは１人の伝導失語患者の復唱障害を治療するために、音読課題（文と質問）を使用した。刺激には、患者にとって「個人化」された語彙が含まれていた。患者は、質問と文の復唱において改善を示し、それは錯語的な誤りが減少し正確な反応が増加したことで証明された。Beard & Prescott（1991）は、Sullivanら（1986）の研究を追試し、別の伝導失語患者で同様の結果を得たが、治療しなかった刺激への般化はごくわずかであった。Boyle（1989）は、伝導失語患者の音素性錯語を減少させるために、単語（椅子）、句（大きな椅子）、文（その大きな椅子は赤い）のように、ひとつの単語が重複して使われる形の音読プログラムを使用した。彼女は、この治療が患者の訓練項目の産出に及ぼした影響と、関連発話への影響を評価した。音読治療は音素性錯語の減少と発話速度の低下をもたらす結果となった。また、患者の関連発話も治療の結果として改善を示した。

遮断除去　著者は、何人かの流暢性失語患者は「復唱」するように言われる前に目標の単語や句を産出しようとする（呼称や読み）と、復唱に成功することが多くなることに気づいた。呼称や音読の試みが成功することはまれだが、いくつかの理由から復唱が促通されるのである。Joanetteら（1980）は、ターゲットへの音韻的接近が、そのタ

ーゲットの内的表象を最初に強化して保持することに実際に関連している可能性を示唆している。したがって、呼称の試みがターゲットの内的表象を強化することにより復唱反応を「遮断除去」すると考えられる。

単語レベルを超えて

研究者の中には、流暢性失語患者の治療は文脈の中で行なわれるべきであり、伝統的な刺激法の収束的な課題は避けるべきであると書いている者もいる (Edwards, 1987 ; Marshall, 1982 ; Martin, 1981 ; Wepman, 1972)。大部分のコミュニケーションは、話し手と聞き手の役割交替を必要とする文脈の中で行なわれる。話し手は必要な情報を与えて、不必要な情報を与えたり聞き手を誤った方向へ導いたりすることなく、聞き手の仕事をできるだけ簡単なものにしようとする (Grice, 1975)。失語症者は、文脈的状況の方が人工的な状況よりも良好なコミュニケーション能力を示す (Holland, 1977 ; Holland, 1983 ; Pierce, 1988 ; Pierce & Beekman, 1985 ; Schienberg & Holland, 1980)。彼らは個人的関連のあるもっともらしい陳述に対してより良好に反応する (Busch & Brookshire, 1982 ; Deloche & Seron, 1981 ; Gray ら, 1977)。最後に、教授的な課題における失語症者の成績は、文脈内において彼らがどの程度うまくやれるかの予測にはならない (Wilcox, 1978)。

文脈を確立させる

文脈を確立させるためには、背景的な情報、発話診療室以外の状況における患者の観察 (Holland, 1982, 1983)、患者のコミュニケーションの必要性や興味についての考察が必要である。Green (1984) は、いくつかの分野における失語以前のコミュニケーションについての情報を得ることを提案している。

話し方 患者は話し好きだったか、静かだったか、議論好きだったか、うわさ話に敏感だったか？聞き上手だったか、聞き下手だったか？会話の引っ張り役だったか、他人を正すことがあったか、一般に人々に話しかけるのを楽しんでいたか？

活動性 患者は自由にコミュニケーションを開始したり、話しかけられた時には話したりしたか？公衆の場、クラブの会合、電話などで話したり、知らない人に話しかけたりしたか？

相手 患者は誰と話すことが一番多いか？家族か、友達か、同僚か？感情的なことは誰と共有するだろうと思われるか？

状況 患者はどのようなコミュニケーション状況で話しているか？公の場か個人的な場か、静かな所か騒々しい所か、一対一か、家庭か職場か？

話題 患者は何について話すのが好きか？ニュースか、テレビか、スポーツか、宗教か、政治か、家族か、子供か？

原則を導く

現在の失語症文献から、流暢性失語患者のための文脈的に豊かでコミュニケーションに基づく治療を開発する際に臨床家の手助けとなる有益な情報を得ることができる。

日常的な文脈を強調する

文脈的なコミュニケーションと収束的な治療課題（例：呼称、復唱、音読など）での成績との違いは、多くの流暢性失語患者で驚くほど大きなものである (Marshall, 1982, 1983 ; Wepman, 1972)。治療では、患者が行く場所、患者がコミュニケーションする相手、その他の日常生活行為に関連した語彙と要求を強調するべきである。

効果的なコミュニケーションを優先する

すべてのコミュニケーションが言葉で行なわれるわけではない。患者がコミュニケーションを開始したり、自分の論旨をわからせるために新たな努力を用いたりした場合は、それにほうびを与えるべきである。非常に重度な流暢性失語患者であるNPは、サブマリン・サンドイッチが欲しいと思った。彼はその言葉が出てこないだろうということがわかっていた。そこで彼は耳が聞こえない「ふり」をして、紙に「ロースト・ビーフと七面鳥の組み合せ」という言葉を写して書き、それを店員に見せた。店員は一覧表を作ってくれ、NPは自分のサンドイッチにはさみたいものを指し示した。NPは話すことなしにサンドイッチを手に入れることができた。彼は効果的にコミュニケーションを行なったのである。

治療にPACEを用いる

Davis & Wilcox (1985 ; Davis, 1980) の Promoting Aphasic Communicative Effectiveness (PACE) プログラムは、自然なコミュニケーション的相互作用により近い治療状況を作るために開発されたものである。PACEは、新しい情報の使用、話し手と聞き手の両者の対等な参加、コミュニケーション手段の自由な選択（患者は書字、ジェスチャー、描画、発話などによって意志伝達することができる）、産出の正確さではなくコミュニケーションの適切さに基づいた自然なフィードバックの使用、を強調している。PACEは失語症者の治療に有効であることが示されてきた（Carlomagnoら, 1991；Davis, 1980；Davis & Wilcox, 1985；Liら, 1988；Pulvermuller & Roth, 1991；Rau, 1986）。この手法は流暢性失語症者のマネージメントにも応用が可能である。

Pulvermuller & Roth (1991) は、文脈内での会話に働きかけるようにうまく合わせたPACEの修正版を示した。これらには、毎日の会話に似た言語ゲームと呼ばれる一連のコミュニケーション治療状況が含まれている。要求ゲーム（重度患者向け）と取り引きゲーム（軽度失語患者向け）は、患者に実際のコミュニケーション状況の場合に相当する系列的な行動や方略の使用を要求するもので、ロールプレイの状況により近いものである。Springerら（1991）によって報告されたもうひとつのPACE修正版は、患者に22枚の絵カード列を提示し、その一部を患者が特定の意味分類（たとえば、道具）として選別するというものであった。上位カテゴリーがカードに書かれ、そのカードと絵カードが患者とセラピストに与えられたが、両者はついたてによって隔てられていた。患者とセラピストは順番にそれぞれの絵がどの分類に属すかを伝えた。この研究者たちは、ここでの修正アプローチの結果と伝統的なPACEアプローチを比較し、修正アプローチの方が、呼称と全般的コミュニケーションにより効果的な影響をもたらすことを見いだした。

粗く訓練する

粗い訓練によって、患者は柔軟性と創造性のある方法でコミュニケーションすることができる（Kearns, 1986；Kearns & Scher, 1989；Kearns & Yedor, 1991）。強調点は、多様性、量、適切さ、論理的代案の産出を要求する拡散的な課題であり（Chapey, 1986）、言語の改善を促進するために使用される伝統的な収束的課題ではない。粗い訓練は、特定の単語に困難はあるものの文脈内ではコミュニケーションできる流暢性失語患者に特に適している。

Response Elaboration Training (RET) 反応推敲訓練。KearnsのRETは、失語患者の口頭推敲能力を向上させるための「粗い訓練」方法である（Kearns, 1986；Kearns & Scher, 1989；Kearns & Yador, 1991）。これは、臨床家が選択した反応よりもむしろ患者が開始した反応を形づくり、つなげていくことを強調している。RETの論理的根拠は、教授的な訓練は創造的で柔軟性のある言語の使用と般化を禁じてしまうというものである。RETの最終目標は、失語患者が会話の話題を豊かにしてコミュニケーションの負担を共有する能力の全般的改善を促進することである。この点については、RETの報告は非流暢性失語患者に関して得られた結果に限られてきた。しかしこの著者は、RET手続きが流暢性失語患者についても非常に有効であることを見いだした。表21-5の例は患者LBとのRETセッションから得られたものである。刺激はSports Illustratedの表紙の写真で、地元のプロ・バスケットボール選手（Bill Walton）が1977年の決勝試合で、さらに有名なバスケットボール選手（Kareem Abdul Jabber）の上から「スラム・ダンク」を決めているところである。

文脈を中心にしたセラピー

Wepman (1972) の文脈を中心にしたセラピーは、実生活状況での失語患者の機能に直接影響を与える数少ないアプローチのひとつである。これは特定の単語よりも口頭メッセージの基盤にある「思考」に焦点を当てる間接的な方法である。治療の題材には、発症前に患者が関心を持っていた事柄（たとえば、職業、趣味、家族、活動など）についての話題が含まれる。これらが導入されて、患者は口頭で応答するよう励まされる。意味に関して同意が得られるまで、メッセージを形成、知覚、修正するために、臨床家と患者のやりとりが行なわれる（Martin, 1981a）。語想起困難による中断が入った時は、臨床家は患者の口頭での努力を修正せずに、患者が意図した考えを再現したり言い直したりして会話を「軌道上」に保つ。短期

表21-5 流暢性失語症者に対するResponse Elaboration Training（RET）反応推敲訓練（Kearns, 1986）

段階1
口頭による指示と刺激提示

臨床家：　「この写真について、できるだけ完全に話してください。」
患者：　　「彼がそれをちょうどその扱い口のところにやってる。穴だ、穴。」

段階2
推敲、手本、強化

臨床家：　「ビル・ウォルトンがカリームの上からボールをダンクしている、よし。」
患者：　　反応なし

段階3
「Whの手がかり」

臨床家：　「ここでは何か行なわれていますか。」
患者：　　「西部連盟の決戦でやってる。うーん。よっつまっすぐレイカースを打ち負かすところ。待ってみて。」

段階4
患者の反応を組み合わせる、手本、強化

臨床家：　「ビル・ウォルトンが西部連盟の決勝でレイカース相手にカリームの上からボールをダンクしている、すごい。」
患者：　　反応なし

段階5
復唱と手本を求める

臨床家：　「全部言ってみてください。ビル・ウォルトンが西部連盟の決勝でレイカース相手にカリームの上からボールをダンクしている。」
患者：　　「ウォルトンがレイカースとの決戦でカリームにダンクしている。」

段階6
強化、手本

臨床家：　「結構です。ビル・ウォルトンが西部連盟でレイカース相手にカリームの上からボールをダンクしている。」

的には、この方法は内容の継続性を維持しようとするものであるが、長期的には、ニュアンスを深めて話題についての意見を拡大していこうとするものである（Wepman, 1972）。

次の場面は患者HBの文脈を中心にした治療セッションから得られたものである。臨床家の発言の目的は［　］内に示してある。

臨床家：「あなたが大学にいた頃のことについて話しましょう。」［話題の導入］
HB：「古き良き時代、大学で（間）コーバリスじゃなく、もうひとつの（間）私はしょうがない奴でした。」
臨床家：「あなたはオレゴン州には行かなかった［否定を強調］あなたが行った大学は…」［患者に続けるようジェスチャーで示す］
HB：「オレゴン、ユージーンの。そこで1965年から始めて、出たのが（間）66、67、68、69。そう、1969年。」
臨床家：「あなたは1969年にオレゴン大学を卒業したんですね。」［言い直し］
HB：「そうです。それから、私はあれがなくなって、学生（間）何とかかんとか（間）紹介、じゃなく、入隊（間）、どっちも違う、とにかく状況が悪くなったんです。」
臨床家：「あなたには学生兵役猶予があって［埋め込み］オレゴン卒業後それがなくなった。それから何がありましたか。」［患者に「兵役猶予」について得られた同意を知らせ、患者を話題に戻らせる］
HB：「私はもちろん徴兵されて送られたんです（間）VC、V何とか、戦争です。何の楽しみもありませんでした。それで、今ここに至ってます。」
臨床家：「ベトナムは大変でしたね。［患者を修正せずに失われた単語を埋める］兵役の部所はどこでしたか。」［非常に冗長な関連性のある質問で会話を軌道に戻す］

HB:「陸軍です。」

　本章の大部分を通して、流暢性失語症者に対する文脈を中心にしたセラピーを強調してきた。Wepman (1972) は、伝統的なアプローチではうまくいかなかった患者でこのアプローチが成功したと報告した。彼はこれらの患者を実用的な失語症者、あるいは「話す失語症者」と記述した。彼の記述は本章で取り上げた患者にも当てはまると思われる。このコミュニケーションを基盤とした治療は単語を思考に付随する位置に置いており、その逆ではない。これによって臨床家は、患者の言語的障害ばかりでなく患者と家族の社会的必要性を強調することができるのである。

流暢性失語のマネージメントにおける将来の方向性

　流暢性失語は広範囲にわたって研究されてきたが、その努力は主に「症候」（例：復唱、1単語の音読、呼称など）に焦点を当てたもので、症候を改善しコミュニケーションを向上させるための治療よりもむしろ多くなっている。たとえば、Howard & Franklin (1988) は1冊の本全部を1人の失語症者における1単語の処理過程の研究に捧げている。非流暢な失語患者と発話のない失語患者のための特定の治療プログラムはいくつかあるが、流暢性患者に対しては研究結果から導かれた手続きというものはほとんどない。将来のひとつの方向としてこの不均衡を改善していくことが期待される。

　Margolin (1991) は、失語症障害の行動分析が科学技術に「遅れ」を取っていると指摘している。PET (positron emission tomographyポジトロン断層撮影)、CATスキャン (computerized axial tomography コンピュータ水平断層撮影)、MRI (magnetic resonance imaging 磁気共鳴画像) のような神経画像手法やその他の方法の進歩は、言語における脳の役割についての知識を前進させてきた。今や臨床家は、崩壊した神経回路のうちのどれがコミュニケーションの障害に影響を与えるのか、またどのようにしてそうなっているのかということについての筋の通った仮説を検証する前に、CATスキャンを見たいと考えるようになっている。将来のもうひとつの方向性として、行動分析が科学技術に「追いつく」ということがあるだろう (Margolin, 1991)。

　時代が変化しているという兆候がある。研究者たち (Byngら, 1990 ; Caramazza, 1984 ; Schwartz, 1984) は、脳損傷が言語に与える影響について多くのことをわれわれに教えてくれる骨の折れる症例研究を行なっている。こうした研究は、脳損傷によって認知―言語システムのひとつ以上の要素が選択的に障害されうることを示している (Caramazza, 1984)。流暢性失語症者だけでなく、この困難な障害に苦しむすべての人に適用できるようなモデル駆動性の評価および治療の手法を開発するために必要な分析を行なう手続きが、この研究から発展してきている (Byngら, 1990 ; Weniger & Sarno, 1990 ; Weniger ら, 1987)。主として、処理過程に方向づけられた個々別々のアプローチから引き出される治療の適用は、読み (Andreewsky ら, 1991 ; Friedman & Robinson, 1991) と書字 (Carlomagno ら, 1991 ; Hillis & Caramazza, 1987) に集中している。失語症者の日々の働きにとってさらにもっと重要な能力である発話と聞き取りに対しても、同様の注意が向けられることが将来の方向性として期待される。

　流暢性失語症者が一番よくできるのは話すことであるが、完全ではない。これらの患者の発話サンプルを書き写す努力をしたことのある臨床家ならば誰でも理解していることだが、(a)患者はよくなっているのか悪くなっているのか、(b)より効果的にコミュニケーションをしているか、(c)より特定の単語が出てくるようになっているか、を見極めるのは非常に難しい。談話の分析には時間がかかり、妥当性と信頼性のある測定法が欠如している。最近では、妥当性と信頼性のある関連発話の分析尺度を開発する努力が行なわれている (Nicholas & Brookshire, 1992)。これらは流暢性失語に携わる臨床家にとって大きな援助となるであろう。

References

Alajouanine, Th., Ombredane, A., and Durand, M. (1939). *Le syndrome de desintegration phonetique dans l'aphasia.* Paris: Masson.
Andreewsky, E., Desi, M., and Parisse, C. (1991). Deep dyslexia: theoretical implications for reading and rehabilitation. *Aphasiology, 5,* 335–340.
Bachman, D. L., and Albert, M. L. (1990). Auditory comprehension in aphasia. In H. Goodglass (Ed.), *Handbook of neuropsychology* (pp. 281–306). New York: Elsevier.
Basili, A. G., Diggs, C. C., and Rao, P. R. (1980). Auditory processing of brain–damaged adults under competitive listening conditions. *Brain and Language, 9,* 362–371.
Beard, L. C., and Prescott, T. E. (1991). Replication of a treatment protocol for repetition deficit in conduction aphasia. *Clinical Aphasiology, 19,* 197–208.
Benson, D. F. (1979). Neurologic correlates of anomia. In H. Whitaker and H. A. Whitaker (Eds.), *Studies in neurolinguistics* (Vol. 4, pp. 293–328). New York: Academic Press.
Berndt, R. S., and Caramazza, A. (1980). Semantic operations deficit in sentence comprehension. *Psychological Research, 41*(2–3), 169–176.
Blumstein, S. E., and Goodglass, H. (1972). The perception of stress as a semantic cue in aphasia. *Journal of Speech and Hearing Research, 15,* 800–806.
Boller, F., and Dennis, M. (Eds.). (1979). *Auditory comprehension: Clinical and experimental studies with the Token Test.* New York: Academic Press.
Boller, F., and Green E. (1972). Comprehension in severe aphasics. *Cortex, 8,* 382–394.
Boller, F., Kim, Y., and Mack, J. L. (1977). Auditory comprehension in aphasia. In H. Whitaker and H. A. Whitaker (Eds.), *Studies in neurolinguistics* (Vol. 3, pp. 1–63). New York: Academic Press.
Boyle, M. (1989). Reducing phonemic paraphasias in the connected speech of a conduction aphasic subject. *Clinical Aphasiology, 18,* 379–393.
Brookshire, R. H. (1971). Effects of trial time and inter–trial interval on naming by aphasic subjects. *Journal of Communication Disorders, 3,* 289–301.
Brookshire, R. H. (1974). Differences in responding to auditory verbal materials among aphasic patients. *Acta Symbolica 1,* 1–18.
Brookshire, R. H. (1986). *An introduction to aphasia* (3rd ed.). Minneapolis, MN: BRK.
Brookshire, R. H. (1992). *An introduction to neurogenic communication disorders* (4th ed.). St. Louis, MO: Mosby Yearbook.
Brookshire, R. H., and Nicholas, L. E. (1980). Sentence verification and language comprehension of aphasic persons. In R. H. Brookshire (Ed.), *Clinical Aphasiology Conference proceedings* (pp. 53–63). Minneapolis, MN: BRK.
Brownell, H. H. (1988). The neuropsychology of narrative comprehension. *Aphasiology, 3/4,* 247–250.
Buck, M. (1968). *Dysphasia: Professional guidance for family and patient.* Englewood Cliffs, NJ: Prentice-Hall.
Buckingham, H. W. (1979). Linguistic aspects of lexical retrieval disturbances in the posterior aphasias. In H. Whitaker and H. A. Whitaker (Eds.), *Studies in neurolinguistics* (Vol. 4, pp. 269–291). New York: Academic Press.
Busch, C., and Brookshire, R. H. (1982). Aphasic adults' auditory comprehension of yes–no questions (unpublished manuscript).
Byng, S., Kay, J., Edmundson, A., and Scott, C. (1990). Aphasia tests reconsidered. *Aphasiology, 4,* 67–92.
Caramazza, A. (1984). The logic of neuropsychological research and the problem of patient classification in aphasia. *Brain and Language, 21,* 9–20.
Caramazza, A., Basili, A., Koller, and Berndt, R. S. (1981). An investigation of repetition and language processing in a case of conduction aphasia. *Brain and Language, 14,* 235–271.
Caramazza, A., Zurif, E., and Gardner, H. (1978). Sentence memory in aphasia. *Neuropsychologia, 16,* 661–669.
Carlomagno, S., Colombo, A., Casadio, P., Emanuelli, S., and Razzano, C. (1991). Cognitive approaches to writing rehabilitation in aphasics: Evaluation of two treatment strategies. *Aphasiology, 5,* 355–360.
Carlomagno, S., Losanno, N., Emanuelli, S., and Casadio, P. (1991). Expressive language recovery or improved communicative skills: Effects of P. A. C. E. therapy on aphasics' referential communication and story retelling. *Aphasiology, 5,* 419–424.
Chapey, R. (1986). Cognitive intervention: Stimulation of cognition, memory, convergent thinking, divergent thinking, and evaluative thinking. In R. Chapey (Ed.), *Language intervention strategies in adult aphasia* (2nd ed., pp. 215–238). Baltimore, MD: Williams & Wilkins.
Clark, A. E., and Flowers, C. R. (1987). The effect of semantic redundancy on auditory comprehension in aphasia. In R. H. Brookshire (Ed.), *Clinical aphasiology* (pp. 174–179). Minneapolis, MN: BRK.
Cochrane, R. M. (1983). Language and the atmosphere of delight. In H. Winitz (Ed.), *Treating language disorders: For clinicians by clinicians* (pp. 143–162). Baltimore, MD: University Park Press.
Craik, F. L., and Lockhart, R. S. (1972). Levels of processing: A framework for memory research. *Journal of Verbal Learning and Verbal Behavior, 11,* 671–684.
Creary, M. A., and Kertesz, A. (1988). Evolving error profiles during aphasia syndrome remission. *Aphasiology, 2,* 67–78.
Czvik, P. (1977). Assessment of family attitudes towards aphasic patients with severe auditory processing disorders. In R. H. Brookshire (Ed.), *Clinical Aphasiology Conference proceedings* (pp. 160–164). Minneapolis, MN: BRK.
Darley, F. L. (1976). Maximizing input to the aphasic patient. In R. H. Brookshire (Ed.), *Clinical Aphasiology Conference proceedings* (pp. 1–21). Minneapolis, MN: BRK.
Darley, F. L. (1982). *Aphasia.* Philadelphia, PA: W. B. Saunders.
Davis, G. A. (1980). A critical look at PACE therapy. In R. H. Brookshire (Ed.), *Clinical Aphasiology Conference proceedings* (pp. 248–257). Minneapolis, MN: BRK.
Davis, G. A., and Wilcox, M. J. (1985). *Adult aphasia: Applied pragmatics.* San Diego, CA: College Hill Press.
Deloche, G., and Seron, X. (1981). Sentence understanding and knowledge of the world: Evidence from sentence–picture matching task performance by aphasic patients. *Brain and Language, 14,* 57–69.
DeRenzi, E., Faglioni, P., and Prevedi, G. (1978). Increased susceptibility of aphasics to a distractor task in the recall of verbal commands. *Brain and Language, 14,* 14–21.
DeRenzi, E., and Vignolo, L. (1962). The Token Test: A sensitive test to detect receptive disturbances in aphasia. *Brain, 85,* 665–678.
Edwards, S. (1987). Assessment and therapeutic intervention in a case of Wernicke's aphasia. *Aphasiology, 1,* 271–276.
Flowers, C. R., and Danforth, L. C. (1979). A step–wise auditory comprehension improvement program administered to aphasic patients by family members. In R. H. Brookshire (Ed.), *Clinical Aphasiology Conference proceedings* (pp. 196–202). Minneapolis, MN: BRK.
Friedman, R., and Robinson, S. (1991). Whole–word training therapy in a stable surface alexic patient: It works. *Aphasiology, 5,* 521–528.
Gainotti, G. (1976). The relationship between semantic impairment in comprehension and naming in aphasic patients. *British Journal of Disorders of Communication, 11,* 57–61.
Gainotti, G. (1987). The status of the semantic–lexical structures in anomia. *Aphasiology, 1,* 449–462.
Gainotti, G., Miceli, G., Caltagirone, C., Silveri, M. C., and Masullo, C. (1981). The relationship between type of naming error and semantic–lexical discrimination in aphasic patients. *Cortex, 3,* 401–410.
Gainotti, G., Silveri, M. C., Villa, G., and Miceli, G. (1986). Anomia with and without lexical comprehension disorders. *Brain and Language, 29,* 18–33.
Gardner, H., Albert, M. L., and Weintraub, S. (1975). Comprehending a word: The influence of speed and redundancy on auditory comprehension in aphasia. *Cortex, 11,* 155–162.
Gentilini, M., Faglioni, P., and DeRenzi, E. (1988). Are body part names selectively disrupted by aphasia? *Aphasiology, 2,* 567–576.
German, D. J. (1992). *Test for word finding in discourse.* Allen, TX: DLM.
Geschwind, N., and Fusillo, M. (1966). Color naming defects in association with alexia. *Archives of Neurology, 15,* 137–146.
Goodglass, H. (1976). Studies on the grammar of aphasics. In H. Whitaker, and H. Whitaker (Eds.), *Studies in neurolinguistics* (Vol. 1, pp. 237–259). New York: Academic Press.
Goodglass, H. (1981). The syndromes of aphasia: Similarities and differences in neurolinguistic features. *Topics in Language Disorders, 1,* 1–15.
Goodglass, H., and Baker, E. (1976). Semantic field naming and auditory comprehension in aphasia. *Brain and Language, 3,* 359–374.
Goodglass, H., Barton, M., and Kaplan, E. (1978). Sensory modality and object naming in aphasia. *Journal of Speech and Hearing Research, 11,* 488–496.
Goodglass, H., and Blumstein, S. (Eds.). (1973) *Psycholinguistics and aphasia* (pp. 183–215). Baltimore, MD: Johns Hopkins University Press.
Goodglass, H., Blumstein, S. E., Gleason, J. B., Hyde, M., Green, E., and Statlender, S. (1979). The effect of syntactic encoding on sentence comprehension in aphasia. *Brain and Language, 7,* 201–209.
Goodglass, H., Gleason, J. B., and Hyde, M. (1970). Some dimensions of auditory comprehension in aphasia. *Journal of Speech and Hearing Research, 13,* 595–606.

Goodglass, H., and Kaplan, E. (1983). *The assessment of aphasia and related disorders* (2nd ed.). Philadelphia, PA: Lea & Febiger.

Gravel, J., and LaPointe, L. L. (1983). Length and redundancy in health care providers' speech during interactions with aphasic and non–aphasic individuals. In R. H. Brookshire (Ed.), *Clinical Aphasiology Conference proceedings* (pp. 208–211). Minneapolis, MN: BRK.

Gray, L., Hoyt, P., Mogil, S., and Lefkowitz, N. (1977). A comparison of clinical tests of yes/no questions in aphasia. In R. H. Brookshire (Ed.), *Clinical Aphasiology Conference proceedings* (pp. 265–268). Minneapolis, MN: BRK.

Green, E., and Boller, F. (1974). Features of auditory comprehension in severely impaired aphasics. *Cortex, 10*, 133–145.

Green, E., and Howes, D. (1977). The nature of conduction aphasia: A study of anatomic and clinical features and of underlying mechanisms. In H. Whitaker and H. A. Whitaker (Eds.), *Studies in neurolinguistics* (Vol. 3, pp. 123–156). New York: Academic Press.

Green, J. (1984). Communication in aphasia therapy: Some of the procedures and issues involved. *British Journal of Disorders of Communication, 19*, 35–46.

Grice, H. P. (1975). Logic and conversation. In P. Cole and J. L. Morgan (Eds.), *Syntax and semantics, Vol. 3. Speech acts*. New York: Academic Press.

Grober, E., Perecman, E., Kellar, L., and Brown, J. (1980). Lexical knowledge in anterior and posterior aphasics. *Brain and Language, 10*, 318–330.

Grossman, M. (1981). A bird is a bird is a bird: Making reference within and without superordinate categories. *Brain and Language, 12*, 313–331.

Hanson, B. R. (1976). Recall of sentence meaning in aphasic and nonaphasic adults. *Journal of Communication Disorders, 9*, 235–246.

Hart, J., Berndt, R. S., and Caramazza, A. (1985). Category-specific naming deficit following cerebral infarction. *Nature, 316*, 439–440.

Hecaen, H., and Ajuriaguerra, J. de (1956). Visual agnosia for inanimate objects due to left occipital disease. *Revue Neurologique, 94*, 222–233.

Hillis, A. G. (1991). Effects of separate treatments for distinct impairments within the naming process. *Clinical Aphasiology, 19*, 255–266.

Hillis, A. G., and Caramazza, A. (1987). Model–driven treatment of dysgraphia. In R. H. Brookshire (Ed.), *Clinical Aphasiology Conference proceedings* (pp. 84–105). Minneapolis, MN: BRK.

Holland, A. L. (1977). Some practical considerations in aphasia rehabilitation. In M. Sullivan and M. S. Kommers (Eds.), *Rationale for adult aphasia therapy* (pp. 167–180). Lincoln, NB: University of Nebraska.

Holland, A. L. (1982). Observing functional communication in aphasic adults. *Journal of Speech and Hearing Disorders, 47*, 50–56.

Holland, A. L. (1983). Remarks on observing aphasic people. In R. H. Brookshire (Ed.), *Clinical aphasiology conference proceedings* (pp. 345–349). Minneapolis, MN: BRK.

Howard, D., and Franklin, S. (1988). *Missing the meaning* (a cognitive neuropsychological study of processing of words by an aphasic patient). Cambridge, MA: MIT Press.

Howard, D., Patterson, K., Franklin, S., Orchard-Lisle, V., and Morton, J. (1985a). The facilitation of picture naming in aphasia. *Cognitive Neuropsychology, 2*, 49–80.

Howard, D., Patterson, K., Franklin, S., Orchard–Lisle, V., and Morton, J. (1985b). Treatment of word retrieval deficits in aphasia. *Brain, 108*, 817–829.

Joanette, Y., Keller, E., and Lecours, A. R. (1980). Sequences of phonemic approximations in aphasia. *Brain and Language, 11*, 30–44.

Just, M. A., Davis, G. A., and Carpenter, P. A. (1977). A comparison of aphasic and normal adults in a sentence-verification task. *Cortex, 13*, 402–423.

Kearns, K. P. (1986). Systematic programming of verbal elaboration skills in chronic Broca's aphasia. In R. C. Marshall (Ed.), *Case studies in aphasia rehabilitation* (pp. 225–244). Austin, TX: Pro-Ed.

Kearns, K. P., and Scher, G. P. (1989). The generalization of response elaboration training effects. *Clinical Aphasiology, 18*, 223–242.

Kearns, K. P., and Yedor, K. (1991). An alternating treatments comparison of loose training and a convergent treatment strategy. *Clinical Aphasiology, 20*, 223–238.

Kempen, G., and Huijbers, P. (1983). The lexicalization process in sentence production and naming: Indirect election of words. *Cognition, 14*, 185–209.

Kennedy, J. L. (1983). Treatment of Wernicke's aphasia. In W. H. Perkins (Ed.), *Language handicaps in adults* (pp. 15–24). New York: Thieme-Stratton.

Kertesz, A. (1979). *Aphasia and associated disorders*. New York: Grune & Stratton.

Kertesz, A., and McCabe, P. (1977). Recovery patterns and recovery in aphasia. *Brain, 100*, 1–18.

Kohn, S. E. (1989). The nature of the phonemic string deficit in conduction aphasia. *Aphasiology, 3*, 209–240.

Kudo, T. (1984). The effect of semantic plausibility on sentence comprehension in aphasia. *Brain and Language, 21*, 208–218.

LaPointe, L. L., and Erickson, R. J. (1991). Auditory vigilance during divided task attention in aphasic individuals. *Aphasiology, 5*, 511–520.

Lecours, A. R., and Lhermitte, F. (1969). Phonemic paraphasias: Linguistic structures and tentative hypotheses. *Cortex, 5*, 193–228.

Lesser, R. (1987). Cognitive neuropsychological influences on aphasia therapy. *Aphasiology, 1*, 189–200.

Li, E., Kitselman, K., Dusatko, D., and Spinelli, C. (1988). The efficacy of PACE in the remediation of naming deficits. *Journal of Communication Disorders, 21*, 491–503.

Liederman, J., Kohn S., Wolf, M., and Goodglass, H. (1983). Lexical creativity during instances of word–finding difficulty: Broca's vs. Wernicke's aphasia. *Brain and Language, 20*, 21–32.

Logue, R. D., and Dixon, M. M. (1979). Word association and the anomic response: Analysis and treatment. In R. H. Brookshire (Ed.). *Clinical Aphasiology Conference proceedings* (pp. 248–260). Minneapolis, MN: BRK.

Loverso, F. L., and Prescott, T. E. (1981). The effect of alerting signals on left brain damaged (aphasic) and normal subjects' accuracy and response time to visual stimuli. In R. H. Brookshire (Ed.), *Clinical Aphasiology Conference proceedings* (pp. 55–67). Minneapolis, MN: BRK.

Margolin, D. I. (1991). Cognitive neuropsychology: Resolving enigmas about Wernicke's aphasia and other higher cortical disorders. *Archives of Neurology, 48*, 751–762.

Marshall, J., Pound, C., White-Thomson M., and Pring, D. (1990). The use of picture/word matching tasks to assist word retrieval in aphasic patients. *Aphasiology, 4*, 167–184.

Marshall, R. C. (1976). Word retrieval behavior of aphasic adults. *Journal of Speech and Hearing Disorders, 41*, 444–451.

Marshall, R. C. (1978). Clinician controlled auditory stimulation for aphasic adults. Tigard, OR: C. C. Publications.

Marshall, R. C. (1982). Treatment of Wernicke's aphasia. *AAO Exchange, 2*, 3–7

Marshall, R. C. (1983). Communication styles of fluent aphasic clients. In H. Winitz (Ed.), *Treating language disorders: For clinicians by clinicians* (pp. 163–180). Baltimore, MD: University Park Press.

Marshall, R. C. (1986). Treatment of auditory comprehension deficits. In R. Chapey (Ed.), *Language intervention strategies in adult aphasia* (2nd ed., pp. 370–393). Baltimore, MD: Williams & Wilkins.

Marshall, R. C. (1987). Reapportioning time for aphasia rehabilitation: A point of view. *Aphasiology, 1*, 59–76.

Marshall, R. C., and Blake, P. (1992). Word finding difficulties of fluent aphasic adults in conversational speech (unpublished manuscript).

Marshall, R. C., and Brown, L. J. (1974). Effects of semantic relatedness upon the verbal retention of aphasic adults. In B. Porch (Ed.), *Clinical Aphasiology Conference proceedings* (pp. 3–13). New Orleans: B. Porch Publisher.

Marshall, R. C., Freed, D., and Phillips, D. (in press). Labeling of novel stimuli by aphasic subjects: Effects of phonological and self–cueing procedures. *Clinical Aphasiology.*

Marshall, R. C., Neuburger, S. I., and Phillips, D. S. (1991a). Sentence comprehension and repetition in conduction aphasia: Results of parallel testing. *Clinical Aphasiology, 19*, 151–162.

Marshall, R. C., Neuburger, S. I., and Phillips, D. S. (1991b). An experimental analysis of aphasia treatment tasks. *Clinical Aphasiology, 19*, 77–90.

Marshall, R. C., Neuburger, S. I., and Phillips, D. S. (1992). Effects of facilitation and cueing on labelling of "novel" stimuli by aphasic subjects. *Aphasiology, 6*, 567–583.

Marshall, R. C., Neuburger, S. I., and Starch, S. A. (1985). Aphasic confrontation naming elaboration. In R. H. Brookshire (Ed.), *Clinical Aphasiology Conference proceedings* (pp. 295–300). Minneapolis, MN: BRK.

Marshall, R. C., and Thistlethwaite, N. (1977). Verbal and nonverbal alerters: Effects on auditory comprehension of aphasic subjects (unpublished manuscript).

Marshall, R. C., and Tompkins, C. A. (1981). Identifying behavior associated with verbal self-corrections of aphasic clients. *Journal of Speech and Hearing Disorders, 6*, 168–173.

Marshall, R. C., and Tompkins, C. A. (1982). Verbal self-corrections of fluent and nonfluent aphasic subjects. *Brain and Language, 15*, 292–306.

Marshall, R. C., Tompkins, C. A., Rau, M., Phillips, D., Golper, L., and Lambrecht, K. (1980). Verbal self-correction behavior of aphasic subjects for single word tasks. In R. H. Brookshire (Ed.), *Clinical Aphasiology Conference proceedings* (pp. 39–46). Minneapolis, MN: BRK.

Marslen-Wilson, W., and Tyler, L. K. (1980). The temporal structure of spoken language understanding. *Cognition, 8*, 1–71.

Martin, A. D. (1981a). Therapy with the jargonaphasic. In J. Brown (Ed.), *Jargonaphasia* (pp. 305–326). New York: Academic Press.

Martin, A. D. (1981b). An examination of Wepman's thought centered therapy.

In R. Chapey (Ed.), *Language intervention strategies in adult aphasia* (pp. 141–154). Baltimore, MD: Williams & Wilkins.

Massaro M., and Tompkins, C. A. (1992). *Feature analysis for treatment of head–injured patients: An efficacy study*. Paper presented at the Clinical Aphasiology Conference, Durengo, CO.

McNeil, M. R., Odell, K., and Tseng, C. (1991). Toward the integration of resource allocation into a general theory of aphasia. *Clinical Aphasiology, 20*, 21–40.

Milberg, W., and Blumstein, S. (1981). Lexical decision and aphasia: Evidence for semantic processing. *Brain and Language, 14*, 371–385.

Nicholas, L. E., and Brookshire, R. H. (1993). A system for quantifying the informativeness and efficiency of the connected speech of adults with aphasia. *Journal of Speech and Hearing Research, 36*, 338–350.

Parisi, D., and Pizzamiglio, L. (1970). Syntactic comprehension in aphasia. *Cortex, 6*, 204–215.

Pashek, G. V., and Brookshire, R. H. (1982). Effects of rate of speech and linguistic stress on auditory paragraph comprehension of aphasic individuals. *Journal of Speech and Hearing Research, 25*, 377–383.

Pashek, G. V., and Holland, A. L. (1988). Evolution of aphasia in the first year post-onset. *Cortex, 24*, 411–423.

Patterson, K., Purell, C., and Morton, J. (1983). Facilitation of word retrieval in aphasia. In C. Code and D. Muller (Eds.), *Aphasia therapy* (Studies in Language Disability and Remediation, 6) (pp. 76–87). London: Edward Arnold.

Pierce, R. S. (1981). Facilitating the comprehension of tense related sentences in aphasia. *Journal of Speech and Hearing Research, 24*, 364–368.

Pierce, R. S. (1982). Facilitating the comprehension of syntax in aphasia. *Journal of Speech and Hearing Research, 25*, 408–413.

Pierce, R. S. (1983). *Aphasia treatment manual: A research-directed guide*. Kent, OH: Blaca Enterprises.

Pierce, R. S. (1988). Influence of prior and subsequent context on comprehension in aphasia. *Aphasiology, 2*, 577–582.

Pierce, R. S., and Beekman, L. A. (1985). Effects of linguistic and extralinguistic context on semantic and syntactic processing in aphasia. *Journal of Speech and Hearing Research, 28*, 250–254.

Pring, T., White–Thomson, M., Pound, C., Marshall, J., and Davis, G. (1990). Picture/word picture matching tasks and word retrieval: Some follow-up data and second thoughts. *Aphasiology, 4*, 479–484.

Pulvermuller, F., and Roth, V. M. (1991). Communicative aphasia treatment as a further development of PACE therapy. *Aphasiology, 5*, 39–50.

Rau, M. T. (1986). Beyond our usual treatment goals. Treatment of a high level aphasic person. In R. C. Marshall (Ed.), *Case studies in aphasia rehabilitation* (pp. 31–44). Austin, TX: Pro-Ed.

Rinnert, C., and Whitaker, H. A. (1973). Semantic confusions by aphasic patients. *Cortex, 9*, 56–81.

Schienberg, S., and Holland, A. L. (1980). Conversational turn-taking in Wernicke's aphasia. In R. H. Brookshire (Ed.), *Clinical Aphasiology Conference proceedings* (pp. 106–110). Minneapolis, MN: BRK.

Schuell, H. (1965). *Minnesota Test for Differential Diagnosis of Aphasia*. Minneapolis, MN: University of Minnesota Press.

Schuell, H., Jenkins, J., and Jiminez-Pabon, E. (1964). *Aphasia in adults*. New York: Harper & Row.

Schwartz, M. F. (1984). What the classical aphasia categories can't do for us, and why. *Brain and Language, 21*, 3–8.

Shallice, T., and Warrington, E. K. (1977). Auditory-verbal short-term memory impairment and conduction aphasia. *Brain and Language, 4*, 479–491.

Shewan, C. M., and Canter, G. J. (1971). Effects of vocabulary, syntax, and sentence length on auditory comprehension in aphasic patients. *Cortex, 7*, 209–226.

Silveri, M. C., Carlomagno, S., Nocentini, U., Chieffi, S., and Gainottti, G. (1989). Semantic field integrity and naming ability in anomic patients. *Aphasiology, 3*, 423–434.

Sparks, R. (1978). Parastandardized examination guidelines for adult aphasia. *British Journal of Disorders of Communication, 13*, 135–146.

Springer, L., Glindemann, R., Huber, W., and Willmes, K. (1991). How efficacious is PACE–therapy when ''Language Systematic Training'' is incorporated? *Aphasiology, 5*, 391–400.

Stachowiak, F. J., Huber, W., Poeck, K., and Kerchensteiner, W. (1977). Text comprehension in aphasia. *Brain and Language, 4*, 177–195.

Strub, R. L., and Gardner, H. (1974). The repetition deficit in conduction aphasia: Mnestic or linguistic? *Brain and Language, 1*, 241–255.

Sullivan, M. P., Fisher, B., and Marshall, R. C. (1986). Treating the repetition deficit in conduction aphasia. In R. H. Brookshire (Ed.), *Clinical aphasiology conference proceedings* (pp. 172–180). Minneapolis, MN: BRK.

Tompkins, C. A., and Marshall, R. C. (1982). Communicative value of self-cues in aphasia. In R. H. Brookshire (Ed.), *Clinical Aphasiology Conference proceedings* (pp. 75–82). Minneapolis, MN: BRK.

Tyler, L. K. (1992). *Spoken language comprehension: An experimental approach to disordered and normal processing*. Cambridge, MA: MIT Press.

Tzortzis, D., and Albert, M. L. (1974). Impairment of memory for sequences in conduction aphasia. *Neuropsychologia, 12*, 355–366.

Valdois, S., Joanette, Y., and Nespoulous, J. (1989). Intrinsic organization of sequences of phonemic approximations: A preliminary study. *Aphasiology, 3*, 41–54.

Van Harskamp, F., and Visch-Brink, E. G. (1991). Goal recognition in aphasia therapy. *Aphasiology, 5*, 529–540.

Van Lancker, D., and Nicklay, C. K. (1992). Comprehension of personally relevant (PERL) versus novel language in two globally aphasic patients. *Aphasiology, 6*, 37–62.

Von Stockert, T. R. (1978). A standardized program for aphasia therapy. In V. Lebrun and R. Hoops (Eds.), *The management of aphasia* (pp. 97–107). Amsterdam: Swets & Zeitlinger B. V.

Wallace, G., and Canter, G. J. (1985). Effects of personally relevant language materials on the performance of severely aphasic individuals. *Journal of Speech and Hearing Disorders, 50*, 385–390.

Waller, M. R., and Darley, F. L. (1978). The influence of context on the auditory comprehension of paragraphs in aphasic subjects. *Journal of Speech and Hearing Research, 21*, 732–745.

Wegner, M. L., Brookshire, R. H., and Nicholas, L. E. (1984). Comprehension of main ideas and details in coherent and noncoherent discourse by aphasic and nonaphasic listeners. *Brain and Language, 21*, 37–51.

Weniger, D., and Sarno, M. T. (1990). The future of aphasia therapy: More than just new wine in old bottles? *Aphasiology, 4*, 301–306.

Weniger, D., Springer, L., and Poeck, K. (1987). The efficacy of deficit-specific therapy materials. *Aphasiology, 1*, 215–222.

Wepman, J. M. (1953). A conceptual model for the processes involved in recovery from aphasia. *Journal of Speech and Hearing Disorders, 18*, 4–13.

Wepman, J. M. (1972). Aphasia therapy: A new look. *Journal of Speech and Hearing Disorders, 37*, 203–214.

West, J. A., Gelfer, C. E., and Rosen, J. S. (1976). Processing of true and false affirmative sentences by aphasic subjects. In R. H. Brookshire (Ed.), *Clinical aphasiology conference proceedings* (pp. 248–254). Minneapolis, MN: BRK.

Whitaker, H. A. (1984). Two views on aphasia classification. *Brain and Language, 21*, 1–2.

Whitehouse, P., Caramazza, A., and Zurif, E. (1978). Naming in aphasia: Interacting effects of form and function. *Brain and Language, 6*, 63–74.

Whitney, J. (1975). *Developing aphasics' use of compensatory strategies*. Paper read at the convention of the American Speech and Hearing Association, Washington, D.C.

Wilcox, M. J., Davis, A. G., and Leonard, L. B. (1978). Aphasics' comprehension of contextually conveyed meaning. *Brain and Language, 3*, 362–377.

Williams, S. E., and Canter, G. J. (1982). The influence of situational context on naming performance in aphasic syndromes. *Brain and Language, 17*, 92–106.

Yamadori, A., and Albert, M. L. (1973). Word category aphasia. *Cortex, 9*, 112–125.

Zurif, E., Caramazza, A., Myerson, R., and Galvin, J. (1974). Semantic feature representations for normal and aphasic language. *Brain and Language, 1*, 167–187.

第22章

非流暢なBroca失語の治療

CYNTHIA K. THOMPSON

　Broca失語は、左半球が言語－優位半球であるような場合に、左前頭葉損傷と関連することの多い非流暢な失語症の1つである。損傷部位は前頭弁蓋（Brodmannの44と45野）、近接する運動前野および運動野とそれらの深部白質、大脳基底核、島に広がっていることもある（H.Damasio, 1991 ; H. Damasio and Damasio, 1989）。鑑別診断によりBroca失語と判定された場合の言語障害の全体的なパターンは、聴覚的理解面が比較的保たれているのに対して言語表出が減少していることである。GoodglassとKaplan（1983）の記述に従うと、この障害の特徴は以下の通りである。Broca失語の患者の発話はつかえるようで努力性で、不完全な文の断片となってしまうことも多い。このような文は通常より統語的に単純で、文法的な語（冠詞、代名詞、助動詞、いくつかの前置詞）よりも内容語（特に名詞）の方がずっと多く含まれている。文法的な拘束形態素（特に動詞の屈折語尾）は、省略されることが多い。そして聴覚的理解は比較的保たれている。

　左前頭葉損傷後に非流暢なBroca失語と診断された2人の患者が「シンデレラ」のストーリーを語ったものから引用する。

症例1：男性、41歳

「その少女は洗っていました・・・ん・・・お皿とこれ全部を洗っていました。そして・・ん・・少女たちは・・・ん・・・その子を片付けて。少女たちは・・・ん・・整えて・・ん・・少女たちは整えて・・ん・・ん・・・ん・・ふさわしい服を、ねえ。そして・・ん・・それからその子は・・ん・・外に・・・ん・・洗濯かアイロンをしてる・・ん・・皿を洗ってる、ねえ。それから外に出るんだよね。話しかける・・ん・・ん・・農場・・動物に。考えてる・・ん・・ん・・きれいな・・ん・・ドレス。そして少女たちは・・ん・・ん・・はいで・・ん・・ドレスを・・はぎとる。そして・・ん・娘さん・・きれいな娘さん。西へ行くのかな・・ん・・ん・・どうして行くのって言って・・ん・・行って外に行ってそして・・ん・・ん・・そして・・結婚式が始まって、全部が。そして・・ん・・その子は・・ん・・あの子だって。そしてその子は・・ん・・すごい・・ガウンを着・・。それから・・ん・・でかけて結婚式に行って。結婚式じゃない・・ん・舞踏会、舞踏会だ・・そして・・ん・・ん・・その男は・・ん・・えーと・・ん・・客主人多分ね。そうだね。そしてその子はその人と踊る。そして・・ん・・時計がこちこち言い出す。そして・・

ん‥下りて行く‥ん‥足がすべって。そしてその子は‥ん‥ん‥その子は‥ん‥ん‥そうって言って‥ん‥男たちが‥ん‥探し回る‥ん‥娘たちの‥足を調べて。そして‥ん‥娘たちは悪くないって。大きくて小さくてみんな違う。そして娘は‥ん‥そうねって。ん‥その女は多分って‥ん‥ん‥忘れないように‥‥ん‥その人が娘さんで。そして‥そして‥ん‥その子は‥ん‥ぴったりする。ん‥そして男はおお、ぴったりだって。そして‥ん‥馬車‥何でも。そして‥ん‥王女様に会って結婚したんだよね。」

症例 2：男性、56歳

「知らない。シンデレラはしたかった‥わからない。そう‥彼女は‥ん‥靴をなくした。そして‥ん‥私は‥彼らは‥彼女は‥姉さんが二人いて。靴を欲しがる。多分彼女は行って‥靴に合う。そう。全部始まった。その靴が‥それなんだ。結びつける‥結婚する‥ん‥王子‥王子。靴が合わない‥だめ‥だめ‥。ちくしょう。王子と結婚‥靴が合わないんじゃなければそれじゃなければ。何て言ったっけ‥わからない。人達が‥いや‥いや。王子と結婚したんだね。多分王子と彼女は‥本当に良い。王子と彼女にみつけて‥そう。多分‥王子に‥そして彼女に。だって‥ん‥そうしたんだと思う。」

実際、この2例は、GoodglassとKaplan (1983) が記述した特徴の多くを示している。産生のパターンはためらいがちで努力性、かつ不完全である。また、統語的な複雑さが低下した断片的な文も多い。内容語の方が文法的な語よりも多く出てくるが、2人とも動詞の産生が最も困難なようで、冠詞や代名詞、さらにはいくつかの助動詞と前置詞まで使っている。さらに、文法的な拘束形態素（特に動詞の屈折と複数形）は省略されたり間違っていたりすることがある。しかし症例1の方はこのような要素を少なくともいくつかは産生する能力を残しているようにみえる。この2人が同一の臨床的カテゴリーに分類されるのは明らかであるが、言語表出障害の異なるパターンを示している。

このような患者の言語的なプロフィール全体を——Western Aphasia Battery (WAB : Kertesz, 1982) その他の言語テストに基づいて——詳細に検討すると、表出言語が明らかに障害されている以外に聴覚的理解、特に長くて文法的に複雑な素材の理解にもいくらかの障害があることが明らかとなる。さらに対面呼称課題と読み書きにも問題がある。

こうした臨床的な観察に加えて、Broca失語らしさと見なされてきたさまざまな症状の間に乖離があることも研究によって明らかにされており、Broca失語と診断された患者の同質性についての論争が続いている。ことに、同一の患者においても以下のような乖離が指摘されている。(a) 文法的な形態素の省略とそれ以外の文構造の異常性 (Berndt, 1987 ; Kolk and Van Grunsven, 1985 ; Miceli et al., 1983 ; Saffran et al., 1980) ; (b) 文法的な拘束形態素と文法的な自立的形態素間の乖離 (Miceli and Mazzucchi, 1990 ; Saffran et al., 1989)、(c) 文法的な自立的形態素および拘束形態素の中での特定の要素間の乖離 (Miceli et al., 1989)、である。非流暢なBroca失語と診断されたすべての患者が、同じパターンの言語障害を示すわけではないのは明白である。産生のパターンが異なるかもしれないし、さらに聴覚的理解がどの程度「保たれて」いるかは患者によってかなり異なっている可能性がある (Caramazza and Hillis, 1989 ; Caramazza and Zurif, 1976 ; Miceli et al., 1983 ; Nespoulous et al., 1988)。加えて、非流暢なBroca失語では読み書きもしばしば障害されるが、これに関しても質的な相違が指摘されている (Morton and Patterson, 1980 ; Patterson et al., 1985)。

まだ論争は続いているとは言え、非流暢なBroca失語とおおまかに分類されるような患者は、治療を必要としている。この章の目的はそのような治療の必要性に答えようとすることである。非流暢なBroca失語と分類される患者は同質ではないため、障害の特殊なパターンが述べられているような治療を適用する前に、言語行動を徹底的に評価することが肝要である。標準化されたテストに加えて語彙的な意味処理、文法的・統語的処理、語用論的能力の詳細な評価が必要とされる (Byng et al., 1990)。この章では、そのようなタイプの障

害に対する治療について述べていくことにしたい。治療に関する短い哲学的な論考に続いて、語彙的処理の障害に対する治療の概略を述べることになる。それから文法障害の治療について述べ、最後に訓練に対する機能的／語用論的アプローチを示す。

治療哲学

失語症の治療は厳密な科学ではない。最近まで、失語症患者に対する治療効果を調査する統制された研究は、実質的には存在しなかった。治療効果を証明しようとする初期の試みは、さまざまに異なった言語障害を呈する失語症患者のグループについて——しばしば統制群なしに——行なわれてきた。そして非特異的な治療——例えば「コミュニケーションのすべてのモダリティにおける言語障害に対する伝統的な刺激—反応タイプの個人訓練」(Wertz et al., 1981, p.583)——が行なわれ、標準化された検査の結果に表われた言語変化が報告された。今までの議論と照らし合わせると、治療効果の報告をこのような形で行なうことの欠点は明らかである。失語症患者は——たとえある特定の失語症候群と診断されている場合でも——すべてが同じではない。そのため、すべての失語症患者が、同じ治療から最善の結果を得るとは言えないことになる。つまり、一般的な治療の効果の報告は、特定の言語障害に対する特定の治療の効果についての最善の情報とは言えないのである。さらに、標準化された検査は、言語処理システム内の特定の変化を捉えるものではない。実際、標準化された検査では改善を示さ**なかった**患者の言語の改善も報告されている (Thompson, 1989)。

個々の失語症患者の言語障害を研究することの重要性が広く認められるようになったのは最近のことだが、これはまさしく、失語症患者の非均一性が明らかになったことによるものである。例えば、認知神経心理学の文献では失語症の患者の言語モダリティ内、あるいはモダリティにまたがるような特定の障害パターンを記述するために、症例研究アプローチが広く用いられるようになっている (Caramazza, 1986)。このようなアプローチが批判にさらされていることも確かではあるが (Bates et al., 1991)、こうした手法は、失語症患者に起こりうる言語障害の個別的なパターンを認識することを促し、言語処理のモデルを作り上げるための情報をもたらしてきた。そのようなモデルは、後に実験的に検証し、実証する必要がある。

治療の分野でも、個々の失語症患者が注目されるようになってきた。しかし、治療効果を研究するための症例研究アプローチは、認知神経心理学分野の個別的アプローチ以上に科学的な傾向が強い。つまり、近年の治療効果に関する研究は、実験的な統制を示して個々の患者における治療効果を詳細に研究するという、単一症例実験のパラダイムを用いてきたのである。このようなデザインでは、類似した言語障害のパターンを示す他の患者での治療効果を調べることも必要となる (Kearns, 1986; Kearns and Thompson, 1991; McReynolds and Thompson, 1986; Thompson and Kearns, 1981)。こうした意味では、単一症例研究は、単一の症例を研究することと同義ではない。失語症における治療効果についてのこのようなアプローチによって、特定の言語障害に対する特定の治療の効果をより詳細に理解できるようになった。

残念ながらこのような研究はまだ始められたばかりであり、同種の研究がさらに必要とされている。非流暢な失語症患者にみられる言語障害に対する治療の効果については、科学的なデータが収集され始めたばかりなので、臨床家は治療を考案し行なうという難しい責務を負っている。その際には、個々の患者の言語障害を注意深く正確に検討し、それぞれの問題に対応するような治療をデザインすることが重要である。おそらく最も重要なことは、治療デザインは治療効果の般化、つまり治療で直接対象となった反応だけではなく、訓練されていない反応についても治療がどの程度効果を及ぼすかという点について考慮しなければならない点であろう。さらに、このような訓練された、あるいは訓練されていない反応が、様々な言語的な文脈でどの程度用いられるかについても考慮すべきである。

般化は重要であるがしばしば見過ごされてきた失語症治療の側面である。歴史上、失語症学者た

ちは般化は治療の結果として当然期待できる自然なことだとみなしてきたが（例えば、Schuell et al., 1964）、この仮定は誤っていることが明らかにされている。実際、よく統制された治療研究は通常、般化は自然には起こらないことを示唆している。訓練されていない反応への般化が、治療の結果として起こらないのなら、明らかに「理屈から言うと我々は失語症患者が使いそうなすべての反応を訓練すべく努力しなくてはならない・・・そして、般化が文脈を越えて起こることがないのなら・・・我々の治療は失敗と思われる。治療の究極的な目的は、訓練室内での反応から自然な文脈での反応へのキャリーオーバーなのだから。」(Thompson, 1989, p.83) ということになる。したがって、非流暢な失語症患者のための訓練デザインにおいては（ほかのすべての失語症患者の場合と同じく）、――訓練するのが語彙的意味障害であれ、形態素統語的障害であれ、あるいは語用論的障害であれ――訓練の全期間を通じて、般化の評価が組織的に行なわれなくてはならないのである。これは、単一症例実験研究の原則を治療デザインに応用すれば容易に達成できるだろう。つまり、ベースライン期または前訓練期に、さまざまな言語文脈におけるさまざまな反応を選んで評価しておき、その後いくつかの文脈でそれらのうちの一部の反応のみを訓練し、定期的に以下のような般化を評価するのである：(a) 非訓練反応への般化、(b) 訓練されていない言語文脈への般化。もし般化が訓練に伴って自然に起こらないようであれば、般化を促通するような方法が取られなくてはならない（これらの手法の概観については Thompson, 1989を参照）。

非流暢失語における語彙的障害

　語彙的障害、ここでは簡単に語の処理過程に含まれると考えられる1つあるいは複数のメカニズムの障害によって生じた語の処理障害と定義しておくが、このような障害は、すべてのタイプの失語症者でみることができる。しかしながら、語彙システムのどの側面が障害されるかは、失語症症候群によって異なっているし、また同じ診断分類に入る患者同士でも異なっている。語彙の処理のどの側面が障害されているかによって、絵や物品の呼称を口答で行なうのが難しかったり、書字の形で行なうのが難しかったり、また聴覚的に提示された語と絵や物品のマッチングが難しかったり、視覚的に提示された語とのマッチングが難しかったりする。例えば非流暢な失語症の患者の中には、単語レベルの聴覚的理解障害はなくても、喚語困難、失名辞症状を持つ場合がある。一方、単語レベルの喚語困難と理解障害を、少なくともある種の語については同時に示す場合もある。それは例えば低頻度語であったり（Warrington and Shallice, 1984）、あるカテゴリーの語であったりする（Hart et al., 1985 ; Warrington, 1981）。

　語彙処理過程のモデルは、語彙的障害の複雑さを理解する上で助けとなるだろう。例えばEllisとYoung (1988)、RappとCaramazza (1991) などは、語彙システムの機能的な構造のモデルについて議論し、そのシステムの基本的な要素および要素間の関連の仕方について論じている。そのようなモデルには、図22-1に示したように、入力モジュールと出力モジュールの両者を結びつけるような中心的意味システムが含まれている。入力モジュールは、書かれた語の認知機構すなわち文字的入力辞書部分と、言われた語の認知機構すなわち音韻的入力辞書、さらに視覚的物品認知機構から成り立っている。これらの入力モジュールが、語彙―意味システムすなわち語の意味貯蔵庫に入力

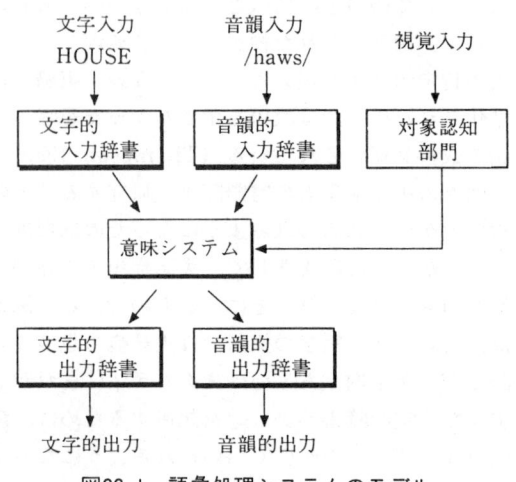

図22-1　語彙処理システムのモデル

される（Jackendoff, 1983 ; Miller and Johnson-Laird, 1976）。このような入力辞書に到達する前に、その刺激に含まれる文字あるいは音素に関する情報を示すため、それぞれ視覚的にあるいは音韻的に、知覚メカニズムによる処理が行なわれる。出力モジュールは、語の書字形式と発話形式、すなわち書字的出力辞書と音韻的出力辞書により構成される。このような語彙的処理の複雑さを明示するモデルを用いることによって、ある患者の特定の語彙障害のポイントを推測することができるであろう。例えば、意味システムに障害のある患者は入力機構、出力機構の両者をテストするような課題で困難を示すと考えられる。書かれた語や言われた語を絵や物品とマッチングすることは困難であろうし、意味的カテゴリーやその他の特徴によって絵を組み合わせることも、絵や物品の対面呼称や対面書字を行なうことも困難であろう。

もちろん、語彙システムの他の要素や他の要素の組み合わせも関係することがある。非流暢な失語症患者の基本的な問題点は、表出面にあることが最も多い。つまり、しばしば（しかし必ずではない）単語レベルの読解と聴理解は比較的保たれ、ある意味的な変数に従って絵や物品を組み合わせる能力も保たれている一方で、語を書くことや絵の呼称が困難なのである。このようなパターンの障害は、語の音韻的貯蔵庫や意味システムそのものから、必要な語の音韻形を回収する能力が制限されているような「**アクセス**」障害と見なされることが多い。同じパターンが意味システム自体の「**崩壊**」と見なされることもあるが、この場合は、具体語よりも抽象語の方が困難であったり、高頻度語に比べ低頻度語の方が呼称が難しかったり、同じカテゴリー内の成員に特徴的な性質を指摘できなかったり（例えば動物に共通な性質として「足」を選べないなど）、呼称の誤りが一定（あるものはいつでも呼称が難しい）であったりする。例えばHartら（1985）は、果物と野菜の呼称は困難だが、それ以外の絵や物品の広い範囲については問題がないという、ある特定のカテゴリーに限って選択的に呼称障害が見られた患者を報告している。またこの患者は、書かれた語をカテゴリーごとに分類したり、言われた絵を選ぶ能力は保たれていたという。アクセス障害のある患者は、カテゴリーによる差を示さず、また呼称障害も一定しないだろう。こうした患者では意味的表象は障害されていないが、意味システムへのアクセスや必要な語の音韻形へのアクセスに問題があると考えられる。

個々の非流暢な失語症患者の呼称障害のパターンの基底にあるのが、語彙システムのどの部分の障害なのかはまだ明らかではない。しかし、低頻度語と高頻度語を用いて、また様々な意味的・文法的カテゴリーの語を用いるなどして、入力過程（単語の視覚的あるいは聴覚的提示に従って絵や物品を指さすなど）と出力過程（口答あるいは書字での呼称）の両方を注意深く検査し、意味システムの評価（語の意味の理解やカテゴリー分類など）も行なえば、個々の患者の障害パターンを評価することができるだろう。モデルに基づいた語彙的——意味的障害の評価については、いくつかの文献で詳細に記述されている。評価の実際をより明確に知りたい読者はこうした傾向の文献（Byng et al., 1990 ; Rothi et al., 1991）を参照されたい。そうすれば治療は、明らかになった障害パターンに対応するように行なわれるだろう。この後の議論は、このような原則に基づく治療をテーマとしている。

語彙障害の治療へのアプローチ
アクセス障害に対する治療

アクセス障害に対する治療法に関する文献の方が、崩壊障害に対する治療法に関する文献よりも多い。実際のところ、失語症治療に関する最も早い時期の文献は、失語症は言語へのアクセスの効率が低下していることが特徴であるという前提に立っていた。つまり、使用可能な言語が制限されているのであって、言語が実際に失われている訳ではないという考え方である（Schuell et al., 1964）。このような前提のもとで、さまざまな形のいわゆる「刺激法」あるいはアクセス治療が開発されてきた。語レベルの障害の治療としては、このような治療は反応を促通するための治療者の刺激の適切性を重視した。これは、刺激のさまざまな側面（大きさ、提示の速度、提示の頻度、提示のモダリティ、臨床的なキューなど）が適切であれば、呼称反応が促通されるという考え方である。

このような促通を練習していけば語彙へのアクセスが改善するとの仮定があった。この訓練法に関して興味深い点は、訓練していない反応への般化が、治療の自然な結果と見なされていたことである。つまり、治療が語彙へのアクセスを改善するのなら、多数の語彙的反応が同時に改善するはずであると考えるのである。しかし、後で議論することになるが、このような改善はいつでも起こる訳ではない。

語彙へのアクセスを訓練するという手法は、何人かの研究者によって提唱されてきた。このような手法ではさまざまな種類のキューとキューの階層構造、あるいはモダリティ間の促通法（障害された過程を促通するために比較的保たれた言語的・非言語的過程を利用する）が使われている。

キューとキューの階層． キューを主要な治療法として用いた、喚語に焦点をおいた初期の研究の1つがWiegel-CrumpとKoenigsknecht (1973) によって報告されている。まずいくつかのカテゴリーの語彙（例えば生き物・衣類・家財・動作動詞など）が選ばれる。このカテゴリーの中からさらに訓練用にいくつかの語が選ばれ、訓練期間後に訓練カテゴリー内の非訓練語および非訓練カテゴリー（食べ物）に属する語の呼称を検査する。聴覚的・視覚的双方の刺激を用いて、目標語は単一であるいは文中で繰り返し提示される。そして呼称反応を促通するために、ジェスチャー・関連語・同義語・その語が含まれる句・目標反応の最初の音素や音節など、多くの聴覚的―言語的キューが用いられた。結果は、訓練を受けた4人の失語症患者全員が改善し、訓練カテゴリー内の訓練語・非訓練語の呼称の改善と非訓練カテゴリーへの般化が共に認められたことを示している。Wiegel-Crumpらはこれらの患者が示した呼称障害は、アクセス障害か、あるいは「語彙貯蔵庫から語を回収する際の何らかの効率の低下」を示していると結論している。

キューを用いた訓練に関する他の研究の結果はさまざまである（Linebaugh and Lehner, 1977; Seron et al., 1979; Thompson and Kearns, 1981）。例えば、ThompsonとKearns (1981) は、4年間失名辞失語を呈していた女性に対する徹底的な治療研究を報告している。語のリストを4つ用意する。最初のリストの語は第3のリストの語と意味的なペアとなり、2番目のリストの語は第4のリストと意味的なペアとなっている。最初のリストに「飛行機」があり、第3のリストには「電車」がある、という具合である。単一症例の行動間多層ベースライン法を用いて、リストの1つを訓練しながら、非訓練リストの非訓練語の呼称への般化を調べた。治療では、表22-1に示したようなキューの階層が用いられた。結果は、般化の結果が限られていたことを示した。つまりこの失語症の女性は、訓練された語は呼称できるようになったが、非訓練語の呼称反応への般化は——意味的に関連した反応についてすら——起こらなかったのである。

このようなタイプの治療の効果に関する研究の結果が一致しないのは、驚くべきことではない。このような治療の効果を示そうとするこうした治療研究のほとんどは、研究対象の患者の語彙処理システムのどこに障害があるのか特定していない。

表22-1 語彙回収訓練に用いられた手がかりの階層

Thompson & Kearns (1981)
　絵
　絵＋文完成（「飛ぶ時乗るのは_____」）
　絵＋文完成＋語頭音（「飛ぶ時乗るのは『ひ』」）
　絵＋文完成＋言語的モデル
Linebaugh (1990)
　絵
　絵＋「これで何をしますか」
　絵＋「使って見せて下さい」
　絵＋描写文
　絵＋文完成
　絵＋文完成＋語頭音
　絵＋「言ってみて下さい_____」
　絵＋「使って見せて下さい」
　絵＋機能のジェスチャー
　絵＋文完成＋目標語と他の2語を書いた物
　絵＋文完成＋目標語を書いた物
　絵＋文完成＋目標語を書いた物＋語頭音
　絵＋「言ってみて下さい_____」
Thompson, Raymer & leGrand (1991)
　絵＋「これは何という名前の物ですか」
　絵＋同韻語
　絵＋語頭音
　絵＋聴覚的モデル
　絵＋「これは何という名前の物ですか」

そのため、呼称課題において異なる障害パターンを示す患者は、呼称訓練にもさまざまに反応することになる。実際、われわれの現在の知見によれば、初期の呼称訓練報告の被験者である患者の呼称障害は均一でない可能性が高い。さらに、多くの研究は実験的に統制されてはいない。つまり結果に含まれる、訓練以外の変数の効果を識別することを可能とするような、統制群や被験者内の統制を行なっていない。また自然回復が統制されていない研究もあり、示されている呼称の改善は、少なくとも部分的には自然回復によるものだったかもしれない。

最近ではHillis (1989, 1991)、Howardら (1985)、Marshallら (1990)、Pringら (1990)、Raymerら (1993)、Thompsonら (1991) などの研究が、失語症の特定のタイプの呼称障害にそれぞれ対応した、特殊な治療法を記述し始めている。例えばHowardら (1985) は、呼称障害の機能的基盤は意味的メカニズムか音韻論的メカニズムのいずれかに関連させることができる、との観点から、さまざまな失語分類に属する12人の患者に対して、意味的治療と音韻的治療を別々に続けて行なった効果を検討している。彼らの意味的な治療は、語の意味的性質に働きかける以下のような課題からなっている。(a) 4枚の意味的に関連した絵の中から言われた絵を指差す、(b) 4枚の意味的に関連した絵の中の1枚と文字単語のマッチング、(c) 絵に描かれた物品の上位カテゴリーと関連するyes／no質問への回答。一方音韻的治療は、語の音韻形式により強く関連していると思われる以下の課題からなっている。(a) 目標語の復唱、(b) 産生を助けるような音韻的キューを支える、(c) 同韻語あるいは非同韻語とのペアを提示し、同韻語かどうかを判断する。この研究からは2つの治療法には明確な差は示されず、どちらの訓練法においても訓練語の呼称課題については改善に効果があった。意味的治療のほうが音韻的治療より幾分良好で、また訓練していないコントロール語へのわずかな般化が認められた。しかし、6週間後には、呼称課題における改善は実質的には消失してしまった。呼称障害が均質でなかったことを考えると、Howardら (1985) の結果は驚くにはあたらない。被験者となった失語症者の語彙処理システムにおける障害のパターンはさまざまであった可能性が考えられるからである。失語症患者の示す障害パターンに合わせた治療法が適用されていれば、治療効果はより大きく持続的であったと思われる。

Hillis (1989)、Raymerら (1993)、Thompsonら (1991) その他の研究者の研究では、失語症患者の障害パターンはより明確に記述され、そうした障害に直接焦点を当てた治療がデザインされている。例えば、Thompsonら (1991) では、Pattersonら (1985) の研究に基づいて音韻的治療を開発し、非流暢な失語症患者2名を治療している。2例とも、訓練の前に7つの語彙的課題のバッテリーにより、言語障害の中心は音韻的出力辞書のレベルにあることが明らかであった。この語彙的課題は、口頭による絵の呼称・語の音読・復唱・書字による絵の呼称・聴覚的な単語／絵の選択・書字による単語／絵の選択、からなっている。また、患者のうち1名には、語彙的―意味的障害もあることが明らかにされた。語の2つのリストが絵を刺激として順番に訓練された。訓練場面では、患者は例えば「バット」の絵を呼称するよう指示される。呼称できない場合には同韻語が示される（つまりこの場合は治療家が「キャットと韻を踏む語です」という）。これでも正しく呼称できない場合は、目標語と一致する音素的キューが示される。そして最後に、もし必要なら目標語が提示される（表22-1参照）。訓練期を通じて訓練語・同韻語・意味的に関連する語の呼称が検査される。さらに訓練語・非訓練語の音読および書字による呼称の検査も施行された。研究の結果は、2例の患者ともに訓練語の呼称が改善し、非訓練語へのある程度の般化が認められた。興味深いことに、1例では、口頭での呼称の改善と同時に音読の改善も示された。図22-1に提示した語彙的過程のモデルを考慮すると、口頭での呼称も音読も音韻的出力辞書に依存していることに注目すると興味深い。すなわち、このような般化は十分予想されるものである。Raymerら (1993) は、それまでの研究をさらに拡張して新たな患者で同じような知見を明らかにしている。

モダリティ間の促通法． 失語症患者の呼称を改善するためのもう1つの一般的な方法は、呼称の治療過程において、比較的保たれている言語的・

非言語的モダリティを利用する方法である。例えば、描画モダリティが呼称を促通するために用いられることもある。口頭による呼称に比べて書字による呼称が比較的保たれている場合には、口頭による呼称に書字による呼称を組み合わせれば口頭呼称が改善する可能性が考えられる。実際、語彙処理過程についての議論の中には、この2つの表出辞書の間の関連を想定しているものもある。ジェスチャーや物品操作のパントマイムが呼称反応へのアクセスの促通法として用いられてきたし、最近では描画がこの流れで用いられている（Lyon and Helm-Estabrooks, 1987）。このような種類の治療の基底にある考え方は、こうした治療は口頭での正しい呼称の可能性を高め、また患者に呼称できない場合に呼称を促通する助けとなるような自己手がかりのストラテジーを提供することができる、というものである。さらにこうした治療は、自己手がかりを用いても、口頭での反応が不可能な場合に、患者が代替的な反応手段を用いることを助けることになる。

　ジェスチャーによる反応を用いたこの種の研究は一番多いが、報告は数例のみである。治療ではほとんどの場合、イコン的なジェスチャー（目標反応に視覚的に類似したジェスチャー）が選択され、口頭呼称とペアにされる。Skellyら（1974）は、おそらくジェスチャー訓練の口頭反応への効果についての最初に公表された報告であろう。しかしSkellyの研究をよく検討してみると、このような治療を受けた患者は、ジェスチャー訓練のみではなく、口頭での言語反応の練習も行なっていたことがわかる。

　Kearnsら（1982）は、ジェスチャー反応の言語表出への直接的な効果に疑問を持ち、2人の非流暢性失語症患者に、目標語を口頭で練習する機会がないように特別の注意を払いつつ、一時に1つずつ選ばれたジェスチャー反応を行なうような訓練をしている。このジェスチャー訓練の口頭反応への効果を測定するために、彼らはジェスチャー訓練期を通じて目標語のジェスチャーと口頭での表出を繰り返し検査した。結果は、ジェスチャー訓練のみでは口頭表出には効果がないことを明らかにした。訓練されたジェスチャー反応が口頭表出訓練と組み合わされてから、初めて口頭表出が改善したのである。これらのデータは、口頭での呼称反応を促通するには、ジェスチャー訓練のみよりも、口頭とジェスチャーを組み合わせた訓練の方が優れていることを示している。しかし著者らは、口頭訓練のみの効果については明らかにしていない。そのため、ジェスチャー訓練の役割はまだ明確にされるまでには至っていない。つまり、口頭訓練だけでも口頭とジェスチャーを組み合わせた訓練と同じレベルの呼称が可能であった可能性がある。

　HoodinとThompson（1983）は、この問題を扱い、二方向治療比較デザインを用いて身近な名詞の口頭での呼称に対する3種類の治療方法の効果について調査している。この3つの治療方法とは、(a) ジェスチャー訓練のみ、(b) 口頭訓練のみ、(c) ジェスチャーと口頭訓練の組み合わせ、である。使用頻度をマッチさせた描画可能な名詞が選ばれ、ランダムに3つのセットに分けられた。非流暢性失語症患者2名に対し、相互にバランスがとれるようにセットと訓練法を組み合わせて、3つの訓練法を同時に施行した。最初のセットではジェスチャーのみが、2番目のセットでは言語ラベルのみが、3番目のセットではジェスチャーと言語ラベルの両方が訓練された。それぞれの訓練法の口頭呼称への効果を測定するために、訓練期間を通じてすべてのセットの名詞について絵を提示して、呼称するように指示し、口頭表出が検査された。結果は興味深いことに、Kearnsら（1982）の以前の知見を支持するものであった。ジェスチャー訓練のみでは呼称に効果はなく、口頭の訓練のみでは多少の効果あり、ジェスチャーと口頭の訓練の組み合わせは、研究対象となったすべての失語症者にとって最も有効であったのである。われわれの研究室でこの実験をさらに4名の非流暢性失語症患者について繰り返したことを明記しておくことも重要であろう。全員が同じように反応し、ジェスチャーと口頭の訓練の組み合わせが常に最善だったのである。

崩壊障害の治療

　崩壊障害に対する治療アプローチは、まだ一般的にはなっていない。実際、治療についての文献を検討してみれば、限られた研究しかこの問題の治療を扱っていないことがわかる。崩壊障害に対

する治療の少なさは、おそらくこのような障害の報告が稀であることを反映しているのだろう。Hillis (1991) は、脳挫傷の病歴のある22歳の女性に対する治療の結果を報告している。広範な語彙的検査を施行した結果、この患者の呼称の誤りは、2つのレベルの障害に起因することが明らかとなった。すなわち (a) 意味システムと (b) 音韻的表出辞書である。最初の訓練では、まず語の意味的な区別が教示され、次にその語が書かれた。訓練後の改善は、書字による呼称・口頭での絵の呼称・書き取り・復唱・言われた語と絵のマッチングで認められた。音韻的障害は持続していたので、引き続き音読のための音韻的訓練が行なわれた。これは、語の表音式つづりを口頭で言うことであった。その結果、訓練語の音読は改善し、同じ語の口頭での呼称と復唱への般化が認められた。

JacobsとThompson (1992) は、障害が意味システムに広がっていると考えられた全失語の患者に対する訓練を考案している。訓練では、ありふれた物品7個ずつからなる5種類の意味カテゴリーが用いられた。このうち4つのカテゴリー（食物・衣類・食器・身体部位）に属する項目が、訓練項目として選ばれた。これらのカテゴリーに属する項目のいくつかと、非訓練カテゴリー（家具）の項目すべてが、般化のテストに用いられた。治療目的は、(a) まず他の選択肢として無関係な絵が用いられる状態での語の理解の改善、次に意味的に関連する絵が用いられている状態での語の理解の改善、(b) カテゴリー分類の改善で、そのために一般的な意味手がかり（上位カテゴリー）と、特定的な意味手がかり（物品の機能）が用いられた。訓練の間中、語の聴覚的認知・読解・書字および口頭による呼称・カテゴリー分類、の検査が行なわれた。この全失語の患者に対する訓練の効果は、聴理解とカテゴリー分類にいくらかの改善が認められた。それは、わずかなものであったが、Broca失語の患者のカテゴリー限定的な障害に対しては、こうしたアプローチが有効であろう。少なくとも訓練期間中に、語彙過程の入力要素と出力要素の両方の評価を含むこのような訓練を試してみることは、適切であろう。

非流暢性失語症における文レベルの障害

文レベルの障害は、おそらく、非流暢なBroca失語の患者であることを最も明確に示す診断上の特徴といえるであろう。事実、このような障害に対しては、論争の的となってはいるが、特別の診断上の名称まで提唱されている。すなわち、障害のこの側面は時に「**失文法**」と呼ばれており、これは、文法的な形態素の省略・置換、主動詞の省略・名詞化、文の構成要素や項の配列の誤りなどを表出面の特徴とする複雑な障害である。失文法の理解面の特徴は、文が文法的に適格か否かの判断は驚くほど保たれているにもかかわらず、文法関係が理解できないことである。(Berndt, 1987; Caplan and Hilebrandt, 1988; Linebarger, 1990; Saffran and Schwartz, 1988; Schwartz et al., 1985; Schwartz et al., 1987)。前述のとおり、こうした患者は、自由形態素の障害に比較して拘束形態素の障害が重かったり軽かったりし、また文法的形態素の障害と文の構成要素の配列障害の重症度が異なっていたりする。また、文法的な形態素や文連鎖についても、理解の障害と産生の障害の程度がさまざまに異なっていたりする。そのためBroca失語という診断的分類の場合と同じ理由で、失文法という診断的カテゴリーも批判されてきたのである (Badecker and Caramazza, 1985; Miceli et al., 1989)。失文法を思わせる言語障害を呈する患者が、多様性を持つ等質でない集団であることには疑問の余地がない。

これらの文法障害に対する治療は簡単なことではないし、この問題に焦点を当てた治療研究もほとんどみられないのが実情である。それは、非流暢性失語症患者にみられる文法障害はまだ十分には理解されていないことと、その障害の本質に関して文献上意見の一致が見られていないことなどによる。さらにまた、失文法研究の大部分が産生面のパターンの注意深い分析ではなく、理解面のパターンを基礎にしてきたという事情もある。研究者が文の産生という側面に関する組織的なデータを収集し始めたのは、最近になってからである。実際以下のような問題を含む（以下の問題に限定されるわけではないが）失文法のさまざまな側面に対する理論的な説明は、数多く提唱されている。

(a) 主題役割の割り当ての問題（Saffran et al., 1980）、(b) 主題役割の情報を文中の文法的カテゴリー（名詞句）に「マッピング」する際の問題（Saffran and Schwartz, 1988; Schwartz et al., 1987）、(c) 音韻的作業記憶の障害（Baddeley, 1986; Kolk and Van Grunsven, 1985）、(d) 文中の句の配列における最終的な非語彙要素（例えば屈折・一致・補文化子）の省略や選択の誤り（Grodzinsky, 1990）、(e) 行為の制限に対する患者の適応（Kolk and Van Grunsven, 1985; Kolk et al., 1985）、などである。こうした問題に関するさまざまな理論的立場については、他に概説があるので（例えばBerndt, 1991参照）、ここでは議論しない。ここでのポイントは、失文法という症状複合体の性質については理解され始めたばかりであり、非流暢性失語症の文法面に対する治療が未発達であることは驚くべきことではない、ということである。

文レベルの障害の評価

非流暢性失語症患者の文法的側面の評価は重大な課題である。こうした患者で文産生の種々の側面が障害されている可能性があるとすれば、種々のタイプの文の評価と共に、文法的形態素の理解面・産生の両方の検査を含む障害の詳細な評価が必要不可欠であることは明らかである。残念なことに現時点では、公刊されている評価法ではこのような評価を完全に行なうことはできないし、失語症のテストバッテリーも、主要な文法的・統語的言語変数を検査するのに適切な手段を提供してくれない。改訂版トークンテスト（McNeil and Prescott, 1978）や文の聴理解テスト（Shewan, 1981）など、理解面についての現在あるテストも、このような患者を検査するために必要とされる文レベルの障害のすべてのタイプを網羅しているわけではなく、文産生についての検査は、事実上出版されていないのが現状である。

Goodglassら（1972）は、失文法の患者の自由会話では滅多に用いられないような、英語の14種類の異なった文構造の産生をテストするために、物語完成の手法を編み出している。彼らは、失文法を示す失語症者にこの方法を用いて、文の難易度に階層があることを報告している（Gleason et al., 1975; Goodglass et al., 1972）。文完成テストとして知られているこの物語完成の手法を表22-2に示してある。われわれも失文法の治療に関する研究の初期にはこの手法をしばしば用いた。しかし、この手法は望ましい文のタイプを引き出せるとは限らないことが明らかとなり、また、このテストに重要な文のタイプすべてが含まれているわけではないため、文産生の最良のテストとしてはこれを薦めることはしない。この分野で包括的かつ十分標準化されたテストが使えるようになるまでの間、われわれが薦めるのは、自由形態素と拘束形態素の理解と産生を調べる場合と同様に、さまざまな種類の文の理解と産生を調べるために臨床家自身が独自の刺激を開発することである。

Saffranとその一派は、文の理解を検査する手続き——フィラデルフィア失語症理解バッテリー（Saffran et al., 未刊行）——を開発し、標準化を始めている。現在のところ、このテストは主に研究のために用いられているが、標準化が終了すれば、将来的には臨床のために使えるようになるであろう。このテストは、文の理解の重要な側面に関するものであり、語彙理解といくつかのタイプの文の理解を対比するためのセクションが用意されている。この中には、可逆能動文（例えば、男が女に仕える）、受動文（例えば、女が男に仕えられる）、目的語—関係節（例えば、男の子が洗った犬は汚かった）、主語—関係節（例えば、強盗を撃った警官は幸運だった）、などが含まれている。これら種々のタイプの文は絵の指差し課題で検査される。すぐに使用可能になりそうなもう１つのテストとしてはCaplanによって開発されたものがある（1988; ASHA会誌参照）。言語学に基づいたこのテストは、理解と産生両者の検査を意図したもので、語彙・形態素・文のレベルの処理にかかわるセクションを含んでいる。

さらに、評価においては自発話の分析も重要であり、Saffranら（1989）はこの分析を行なうための方法を開発している。ただしこの分析システムは、現在改訂中である（Thompson et al., 1992; Thompson et al., in press）。Saffranら（1989）は、言語サンプルを採取するために物語の再話課題を推奨しており、特に、「シンデレラ」を用いている。物語のサンプルを採取したら転記を行ない、

表22-2 物語完成テストのフォーマット．サンプル文はGoodglass, Gleason, Bernholtz, and Hyde (1972) による

1. 自動詞命令形
   友達がやってきました。座ってほしいと思います。
   そこで彼に言います：何と言いますか？（座って!）
2. 他動詞命令形
   草を刈らなければなりません。息子に芝刈り機を渡して言います：何と言いますか？（芝を刈りなさい!）
3. 自動詞平叙文
   赤ちゃんが微笑んでいます。笑わせたいと思います。
   赤ちゃんをくすぐりました。どうなりますか？（赤ちゃんは笑う）
4. 他動詞平叙文
   ジョーンズ氏はニュースを聞きたいと思います。ラジオは消してあります。どうなりますか？（彼はラジオをつける）
5. 直接＋間接目的語
   私の犬はお腹をすかせています。犬のために骨を手に入れました。そして？（犬に骨をやる）
6. はい－いいえ疑問
   ジョンは自分の部屋にいます。母親が自分を呼んだ気がします。そこで呼ばれたかどうか降りていってみます。そして尋ねます・・・何と？（呼んだ？）
7. WH疑問
   ジェーンの靴が見当たりません。母親は今その部屋を掃除したところです。母親が靴をどこかに置いたのはわかっています。そこで尋ねます・・・何と？（どこに靴を置いたの？）
8. 未来形
   夕食後父はいつもパイプをふかします。今、丁度夕食が終ったところです。何が起こるでしょう？（彼はパイプをふかすでしょう）
9. 挿入文
   兵士の銃は汚れています。軍曹はいらついています。兵士を呼んでしてほしいことを言いました。・・・何と？（銃を掃除するよう望んだ）
10. 受動文
    男が線路を歩いていました。電車がやって来ました。男は気が付きません。男はどうなりますか？ 男は・・・（電車にひかれた）
11. 比較文
    ジョーンズ夫人は瓶を開けようとしました。が、力が足りませんでした。そこで夫を呼び、夫はすぐに開けました。どうしてでしょう？（彼のほうが強かった）
12. 基数＋名詞
    机の上にカップがいくつかあります。12個あります。机の上に何がありますか？（12個のカップ）
13. 形容詞＋名詞
    彼は話をしました。面白い話です。彼は何を話しましたか？（面白い話）
14. 形容詞＋形容詞＋名詞
    私は彼女に小さな車を売りました。赤い車です。別の言い方をすると、私は彼女に何を売ったのでしょう？（小さな赤い車）

統語的・プロソディ的・意味的な基準にしたがって発話を分節し、コード化する。発話はそのタイプによって（例えば、完全な文・挿入発話）、語は語彙クラスにしたがって（例えば、名詞・動詞）コード化される。また動詞の屈折、そのほかの拘束文法的形態素および自立的文法的形態素がコード化される。さらに文の構成要素（例えば、名詞句・動詞句）がコード化される。このようなデータから、語彙や文構造についての分析が行なわれ、名詞：動詞の比、開放クラス：閉鎖クラスの比、名詞：代名詞の比、文の中で産出された単語の数、文の長さの平均、完全な文からなる発話の割合などの情報が引き出される。このコードシステムは、非常に複雑ではあるが、このようなタイプの分析に精通することは、臨床家にとって有益である。これらの言語変数の変化が治療の焦点となりうる

からである。しかしSaffranら（1989）のシステムは、現在Thompsonとその一派によって研究されているような、生成された文のタイプや動詞—項構造といった側面については考慮していない。

文理解訓練へのアプローチ

著者の知る限りでは、文法的形態素の理解のための治療研究もしくは治療法は、まだ1つも発表されていない。したがってこのセクションでは、文レベルの理解障害の訓練法に焦点をあてる。

マッピングセラピー

よく知られているように、失文法を伴う非流暢なBroca失語の患者は、時に文レベルで顕著な理解障害を示すことがある。この障害は、役割逆転の誤りが起こりうるような、意味的な可逆文を患者に解釈させるテストで確実に示すことができる（Caramazza and Zurif, 1976; Jones, 1984; Schwartz et al., 1980）。例えば、「少年は犬に追いかけられている」という文を用いた文-絵のマッチングテストを、目標の絵と役割が逆になった絵（つまり少年が犬を追いかける絵）も選択肢として施行すると、いわゆる失文法的理解障害を持つ患者には難しい。しかしこのような障害があっても、こうした患者ではしばしば文法的処理の側面が保たれている。例えば、失語症の患者は文法的判断課題は正常に行なえるようにみえる（Linebarger et al., 1983）。これらの知見からSchwartzとその一派（1980）は、失文法的理解障害の中核となる問題点は、統語的分析（つまり文を統語機能に分解すること）よりも、むしろ分解された構成要素に正しい解釈を付与すること、つまり統語を意味に**マッピング**することではないかと結論している。

このマッピング障害を克服するための訓練方法は「**マッピングセラピー**」として知られている（Byng, 1988; Jones, 1986; LeDorze et al., 1991; Schwartz et al., 1992）。Jones（1986）の報告は、マッピング障害を思わせる言語パターンを長期間示していた患者に関して、この治療法の効果を調べた最初の症例研究である。本質的には、この患者は一連の理解課題により、文中の動詞を中心とした意味関係を教えられている。結果は、この患者の文理解が改善したことを示している。しかし、実験的な統制は示されておらず、この患者の改善を直接的に上記の治療に帰することはできない。

LeDorzeら（1991）は類似の研究でJonesの研究を部分的に追試している。彼らは、マッピング障害を呈していると思われる慢性期の失文法失語患者を訓練した。この患者のマッピング障害は、主語—動詞、主語—動詞—目的語（S-V-O）、主語—動詞—前置詞句という種類の文において、動詞・動作主・対象・場所のような項を同定できないというものであった。訓練によって、訓練語を用いた場合および訓練したタイプの非訓練刺激を用いた場合の、動詞と名詞—動詞の理解と産生が改善した。しかし、訓練していないタイプの文の改善の程度については示されていない。また、研究期間中を通じて一貫して実験的統制がなされているわけではないので、報告されている結果が治療の直接の結果かどうかはたしかではない。

Byng（1988）は、この方法を用いたもう2例の症例研究を報告している。1例は、可逆的な場所という項の訓練を受けた失文法の患者（B.R.B.）で、もう1例はより重度な障害があり場所の可逆について学習できなかったため、可逆的受動構造の訓練を受けた患者（J.G.）である。2例とも訓練を通じて改善が報告されている。しかし、この研究でも実験的統制は示されていない。対象群も統制期間も訓練デザインに組み込まれていないのである。さらにデータを詳細に検討すると、訓練された構造以外に般化が示唆されるのは1例（B.R.B.）のみであった。この患者については、般化は、意味的に逆転させうる他の文（つまり場所の逆転から可逆的な受動文）に及んでいた。

Saffranら（1993）は、種々のパターンと重症度を示す8人の非流暢なBroca失語の患者に対するマッピングセラピーを報告している。ここでも動詞の項によって担われるテーマ的役割に関する理解課題が用いられている。まず、動作動詞とさまざまな「挿入句」（主語・目的語となる名詞句の片方あるいは両方に修飾語や修飾句を加えたもの）からなる規準文（S-V-O）の訓練が行なわれる。次に同じ文タイプで、動作を表わす動詞ではなくいわゆる「心の状態」（つまり知っているとか見ているとか）を表わす動詞を用いて訓練を行なう。最後に受動態・目的語関係文・主語関係文などを

含む非規準的な文の訓練が行なわれる。マッピングセラピーの主要なポイントは、これらの文の論理的な主語と論理的な目的語を捜し出す訓練である。訓練を通じて、患者にはタイプした文が提示される。まず患者がその文を読むことを試みた後、実験者が音読する。その後、実験者は理解を確かめる3つの質問をする。最初の質問に対して、被験者は動詞に下線を引く。それから論理的な主語と論理的な目的語を明らかにさせるため「どれが動作をするのか?」とか「彼/彼女が何を[動詞]しているのか?」といったwh疑問文が用いられる。被験者は、それに対して文の適切な構成要素に下線を引く。訓練前でも誤りのパーセンテージは低かったが、結果は最初のタイプの文の訓練後、両方のタイプの規準的な文の理解が改善したことを示している。しかし、この訓練では、より複雑な非規準的な文の理解はほとんど改善していない。また、これらの文の訓練を行なっても、このような文の理解で著明な改善を示した被験者はいなかったようにみえる。しかし興味深いことには、マッピングセラピーを受けた患者のうちの何名かで、言語の産生面にいくらか改善が見られている。例えば、訓練後「シンデレラ」の語りで文中の語のパーセンテージが増加したことが示されている。

現在のところ、マッピングセラピーについては、方法論の改良とより多くの失語症患者での効果を測定するための研究が続けられている。このような研究で、ある種の患者の文理解障害の訓練に重要な手法が開発され、また文産生の改善が同時に起こることが期待される。

文産生訓練へのアプローチ
文法的形態素産生の改善

失語症訓練の文献の中で、文法的形態素の産生に関係するものはほとんどない。ここではまず、臨床家が治療プログラムを組む基礎となるように、いくつかの研究を概観しておく。明らかに、文法的形態論の訓練は何らかの理論に基づいていなくてはならない。すなわち、屈折形態論や自立的な文法的形態素同士の関係、文のフレームへの文法的形態素の挿入にかかわる理論などについての今までの知見に基づいていなくてはならないのである(例えば、文産生における文法的要素の表示レベルについての議論に関してはGarrett, 1980を参照)。

CannitoとVogel(1987)は、中等度の非流暢性失語がある66歳の女性に対する、規則的な複数形の産生の訓練について簡単な例証的研究を報告している。この研究の目的は2つあった。1つは、この患者が複数形の形態素を正しく産生するよう学ぶことができるかどうかを調べることで、もう1つは、この訓練が訓練していない不規則な複数形と談話課題にキャリーオーバーされるかどうか確かめることであった。訓練の手続きとして、物品が1つ描いてある絵、2つ描いてある絵、および文完成課題が用いられた。例えば、治療者が物品が1つ描いてある絵を指差して「車が1台」といってから、2つ描いてある絵を指さして「2台の＿＿＿＿」という。結果によると、ほぼ12回の訓練セッションの後、この患者は規則的な複数形を産生できるようになった。そして予想通り、この訓練は不規則な複数形には影響を及ぼさなかった。興味深いことに、この患者には子供の言語でしばしば見られるような、不規則な複数形の過度の規則化はみられなかった。この患者は、不規則な複数形を避けようとしているようにみえたと報告されている。すなわち、childrenの代わりにchildsというのでなく、「男の子1人と女の子1人」というように言ったというのである。これは、この患者では不規則な複数形は規則的な複数形を取らないという知識が保たれていたことを示している。訓練後の談話課題で複数形を正しく使用したと報告されているが、この般化の証拠となるデータは示されていない。この訓練が文産生に及ぼす効果に注目するのは興味深い。すなわち、このような訓練が文中の動詞の使用や名詞-動詞の一致にどの程度影響を与えるのか、ということは興味深い点である。

文法的形態素――すなわち場所を示す前置詞――の産生に関するもう1つの治療研究が、Thompsonら(1982)によって報告されている。この研究では、2名の非流暢な失文法の失語症患者に対し、名詞句(NP)-動詞(V)-前置詞句(PP)の形の単純な平叙文において場所を示す前置詞を産生するような訓練が行なわれた。訓練には、2名共が理解(弁別)・産生の両方に困難を示した空間的に関

	NP1	NP2	NP3
PP1	1	4	8
PP2	6	2	5
PP3	9	7	3

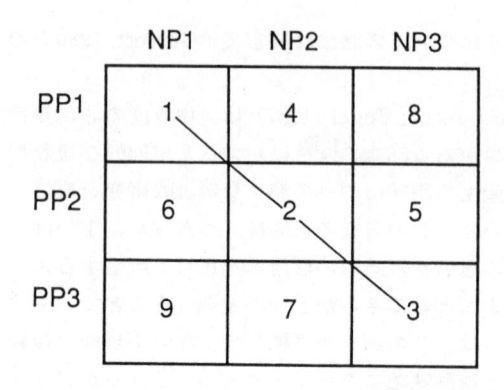

図22-2 単文の平叙文における場所的な前置詞を産生するための訓練で用いられたマトリクス

係のある位置格、behindとbesideが選ばれた。治療デザインには、マトリクス訓練法（Foss, 1968; Goldstein, 1985）が用いられ、この研究で使われる名詞句と前置詞句は図22-2に示したような3×3のマトリクスに配列された。モデリングと前方連鎖法を用いた後、マトリクスの対角線上に位置するNP-V-PPの組み合わせについての訓練が行なわれた（つまり、図22-2の1、2、3のセルである）。こうすれば訓練していないNP-V-VPの組み合わせを、訓練していないセル（つまり、図22-2の4、8、6、5、9、7のセル）について調べることができる。訓練した形式が、訓練していない文脈に般化するかどうかを組織だって調べるため、訓練期に刺激を調整する方法として、マトリクス訓練法は素晴らしい方法である。この研究によれば、訓練対象の位置格は速やかに学習され、訓練していない文への般化も速やかであった。しかしその文脈での訓練対象でない位置格の産生には影響はなかった。

　文法的な形態論の産生のための治療という、ここでの議論にふさわしい最後の研究は、KearnsとSalmon（1984）によるものである。ボストン失語症診断検査（BDAE, Goodglass and Kaplan, 1983）に基づいて失文法と考えられた2名の慢性期の非流暢性失語症患者の自発話のサンプルが治療研究の対象となっている。2名の表出は、主として、繋辞・助動詞・動詞の屈折を欠いた名詞と動詞であった。そこで被験者は、動作絵と目標文の言語的モデリングによって、例えばboy is drinkingというような文の中で、3人称単数の助動詞isを産生するよう訓練された。訓練期間中、訓練されていない文中で助動詞のisおよび繋辞のisへ産生が般化されるかどうか検査された。結果は、訓練された文中でも訓練されていない文中でも訓練された助動詞の産生が改善したことを示している。そして同時に、全てではないが繋辞のisが文中でいくらか改善したことが示された。すなわち、繋辞is＋叙述形容詞の文脈（例えば、man is tall）では強い般化が認められたが、繋辞is＋叙述名詞（例えば、man is a sailor）や繋辞is＋叙述位置格（例えば、ball is on table）という文脈では般化は見られなかったのである。

　KearnsとSalmon（1984）によって設定された般化の文脈は、動詞の形態論に障害を呈している患者に対する治療プロトコルの開発を考えている臨床家にとっては、おそらく最も重要な点である。すなわち、助動詞のisの形と繋辞のisに関係があるとは期待されていなかったが（すなわち、is...ingでは他の必須の主動詞を補う働きをするが、繋辞のisは主動詞として機能する）、この般化は実際に起こったのである。産生の際に同じ文フレームを要求し、助動詞...ingの形は単一のユニットとして作用し、文－プランフレームに同時に挿入されるとする屈折形態理論の理論（Garrett, 1980, 1982; Lapointe, 1983, 1985）もあるので、助動詞のisから助動詞のareへの般化の方が起こりそうであるのだが。一方、繋辞＋叙述位置格の文脈での般化が起こらなかったことは、たいていの言語理論で位置格と繋辞のisは無関係とされていることから予想できたであろう。しかし、訓練の結果生じた効果の広がりは、しばしば予測不可能である。そのため、般化を調べるには、般化がありそうな文脈と共に、ありそうには思えないような文脈を訓練の一部として組み込むことが必要なのである。

特殊な文タイプ産生改善のための方法

　失文法患者の文産生障害に対する訓練についての研究は、何人かの研究者によってなされてきた。こうした研究の多くは、伝統的な手法にしたがった訓練を用いている。すなわち正常ではない文構造に対して、文法的に正しい文を産生する機会を繰り返し与えるように働きかけることを主眼としている。最近まで、文生成改善に関する治療研究

は、注目された異常な文構造の原因となる可能性のある、根底に潜む表象や処理過程の障害については考慮してこなかった。以下では、まず文生成障害に対する、より伝統的な研究法に注目する。すなわちHelm-Estabrooksとその一派により開発された統語刺激法（Helm-Estabrooks et al., 1981 ; Helm-Estabrooks and Ramsberger, 1986）と、Thompsonとその一派により研究された直接的産生訓練法（Thompson and McReynolds, 1986 ; Wambaugh and Thompson, 1989）について述べる。これらの訓練法の提示に引き続いて、最近報告されている理論に基づいた治療方法と共に、神経言語学的治療パラダイムについて述べていく。

統語刺激法．失文法のある失語症患者の統語障害の階層性を明らかにしたGoodglassとその一派の初期の研究（Gleason et al., 1975 ; Goodglass et al., 1972）に基づいて、Helm-Estabrooksら（1981）は文産生訓練法を開発した。Helm Elicited Language Program for Syntax Stimulation（HELPSS, Helm-Estabrooks, 1981）は、表22-3に示したような文のタイプの生成訓練のためにGoodglassら（1972）の物語完成フォーマットを用いている。出版されている刺激絵を用いて、それぞれの文タイプの多数の例が2段階の難易度で訓練される。最初のレベルでは、臨床家が文完成刺激を目標となる文と共に与え、患者は遅延後に目標文を生成するように求められる。第2段階では、臨床家が目標文を作ってみせることはなく、患者は、物語完成刺激が提示されるとすぐに、目標反応を行なうように求められる。

失文法失語の患者のためのこのような文生成訓練法の効果を立証しようとしている研究者たちは、さまざまな結果を報告している。Helm-Estabrooksら（1981）とHelm-EstabrooksとRamsberger（1986）は、7例の慢性期の失文法失語患者に対する肯定的効果を報告している。すなわち、全ての被験者で、Northwestern Syntax Screening Test（NSST, Lee, 1969）の表出課題とBDAE（Goodglass and Kaplan, 1983）のクッキー泥棒の絵の描写課題で改善が認められている。これに対してDoyleら（1987）は、自分たちの4例のBroca失語の患者には、この治療法はそれほど成功しなかったとしている。よく統制された単一事例実験研究のパラダイムを用いて、Doyleら（1987）は、HELPSSの11の文タイプのうち5つの産生を1タイプずつHELPSSの訓練手続きを用いて訓練した。結果は、全ての被験者が訓練された時にはそれぞれの文タイプを産生することを学習したものの、訓練していない文タイプへの般化はほとんど見られず、Western Aphasia Battery（WAB）の施行により測定された自発話の得点にも変化がなかったことを示している。さらに、NNSTでなんらかの変化を示したのはたった1人だけであった。しかし、訓練していない言語文脈でそれぞれの文タイプを引きだすために考案された刺激般化プローブ手続きを用いたところ、全ての被験者についてある種の文タイプの産生の改善が認められた。例えば、自動詞の命令文を引き出すために臨床家は「何かするよう言って下さい」と指示して、「やめて下さい」とか「おりて下さい」というような文を引き出すためにペンで机をうるさくたたいたり、椅子の上に立ったりするのである。

直接的産生訓練．HELPSSに類似した訓練方法が、Thompsonとその一派がwh疑問文の産生訓練のために用いた直接訓練法である（Thomson and McReynolds, 1986 ; Wambaugh and Thompson (1989)。例えば、WambaughとThompson（1989）では、失文法失語の成人に対してモデリングと前方連鎖訓練パラダイムと共に、物語完成フォーマ

表22-3 Helm Elicited Language Program for Syntax Stimulation（Helm-Estabrooks, 1981[HELPSS]）で用いられた文のタイプ

文	文タイプ	例
1.	自動詞命令文	起きなさい
2.	他動詞命令文	ドアに鍵をかけて
3.	WH疑問	何を食べているの？
4.	他動詞平叙文	彼は家にペンキを塗る
5.	自動詞平叙文	彼は署名した
6.	比較文	彼のほうが背が高い
7.	受動文	車が引かれた
8.	はい―いいえ疑問	その紙を買ったの？
9.	直接―間接目的	息子におもちゃをやる
10.	挿入文	彼が金持ちになることを望んだ
11.	未来	旅行するだろう

ット（表22-4参照）を用いてwh＋繋辞(is)＋NP文（例えばWhat is the price? Where is the pen?）の形でのwhatとwhere疑問文の訓練を行なっている。これらの文の訓練として、検者は、口頭で

表22-4 WambaughとThompson(1989)によりWh疑問文産生を引き出すために用いられた物語完成プローブ項目の例

Where＋動詞　繋辞(is)＋名詞句
1. メアリーはパーティに行こうとしています。ドレスがどこにあるのか知りたいと思います。メアリーは母親に尋ねました・・・（私のドレスはどこ？）
2. ジムは犬に餌をやろうと思います。犬がどこにいるか知りたいと思います。そこでジムは父に尋ねました・・（犬はどこ？）
3. メアリーはバイクででかけようと思います。自分のバイクがどこにあるか知りたいと思います。そこでメアリーはジムに尋ねました・・・（私のバイクはどこ？）
4. 父はジムのコートを着ようと思います。コートがどこにあるか知りたいと思います。そこで父はジムに尋ねました・・・（コートはどこ？）
5. 母はトーストにバターを塗ろうと思います。バターがどこにあるか知りたいと思います。そこで父に尋ねました・・・（バターはどこ？）

What＋動詞　繋辞(is)＋名詞句
1. 子供達の算数の時間です。先生は答えを知りたいと思いました。そこで彼女はジムに尋ねました・・・（答えは何ですか？）
2. 転校生の女の子がいました。ジムはその女の子の名前を知りたいと思います。そこでメアリーに聞きました・・・（あの子の名前は何？）
3. 父は何か見慣れない物を見つけました。何だか知りたくなって、母に尋ねました・・・（あれは何だ？）
4. ジムはジョンを訪ねようとしています。ジョンの住所を知りたいと思います。そこでメアリーに尋ねました・・・（ジョンの／彼の住所は？）
5. ジムは何か困っています。母は何が問題なのか知りたいと思います。そこでジムに尋ねました・・・（何を困っているの？）

Where＋動詞句（現在進行形）
1. ジムは釣りに行きました。父はジムがどこで釣りをしているのか知りたいと思います。父はメアリーに尋ねました・・・（ジムはどこで釣りをしているんだ？）
2. 母はどこかに買い物に行きました。メアリーは母がどこで買い物をしているのか知りたいと思います。そこで父に尋ねました・・・（かあさんはどこで買い物してるの？）
3. 父はどこかに狩りに行きました。ジムは父がどこで狩りをしているのか知りたいと思います。そこで母に尋ねました・・・（父さんはどこで狩りをしてるの？）
4. メアリーは隠れています。ジムはメアリーがどこに隠れているのか知りたいと思います。そこで母に尋ねました・・・（メアリーはどこに隠れているの？）
5. 母と父はメアリーがどこかに行くのを見ています。父はメアリーがどこに行くところなのか知りたいと思います。そこで母に尋ねました・・・（あの子はどこへ行くんだ？）

What＋動詞句（現在進行形）
1. 母と父はジムが何かを食べているのを見ています。父はジムが何を食べているのか知りたいと思います。そこで母に尋ねます・・・（ジムは何を食べてるんだ？）
2. ジムとメアリーは母が何か料理している匂いをかぎます。メアリーは何を料理しているんだろうと思います。そこでジムに聞きます・・・（何を料理しているのかしら？）
3. 母とメアリーは父が何か建てているのを見ます。メアリーは父が何を建てているのか知りたいと思います。そこで母に聞きます・・・（父さんは何を建てているの？）
4. 母と父はメアリーが何か飲んでいるのを見ます。母はメアリーが何を飲んでいるのか知りたいと思います。そこで父に尋ねます・・・（あの子は何を飲んでるの？）
5. 父とジムは母が何か縫っているのを見ます。ジムは母が何を縫っているのか知りたいと思います。そこで父に尋ねます・・・（かあさんは何を縫っているの？）

物語完成刺激を提示する。物語によって目標文が引き出されなかった場合は、前方連鎖法によって正しい反応が示される。患者に言われた通り繰り返すように指示しながら、検者は目標文の最初の2語、ついで残りの2語を言ってみせる。

訓練期を通じて、訓練していない文中でのwhat文からwhere文への、そしてwhere文からwhat文への般化が、wh＋繋辞（is）＋NP文の形と現在進行形動詞を用いた文（例 What is he eating? Where is he sleeping?）の両方の文を用いてテストされる。結果は、HELPSSを用いたDoyleら（1987）による結果に類似していた。全ての被験者（別々の2つの治療研究で直接的産生訓練を受けた8名の失文法患者全て）が訓練プローブで訓練されたwh疑問文を産生できるようになった。しかし訓練されていない質問形式——たとえ同じwh疑問文が必要とされる場合でも——への般化は認められなかった。すなわち、What is the price?というような文からWhat is he eating?とかWhere is the money?などという文への般化は起こらなかったのである。

神経言語学的アプローチ．伝統的な文産生訓練では限られた般化しか得られないのはなぜなのかを調べるうちに、研究者は、最近では形式言語理論を考慮に入れるようになってきている。例えば、文タイプを越えた般化が起こらないのは、訓練対象の文を選ぶ際、あるいは般化を分析する際に、言語処理過程を考慮に入れていないためであると考えられるようになった。すなわち、目標文は患者の示す文産生障害に基づいて選ばれることが最も多く、そのような文形式の産生に関わる言語的規則や原理を考慮しないまま表層構造の産生訓練が行なわれているというのである。

最近では、言語理論を考慮に入れた訓練の開発が進み、特に、2つの訓練法が開発され研究されてきている。Chomskyの統率束縛（GB, Chomsky, 1981, 1982, 1986; Lasnik, 1988）理論を考慮したものと、格文法（Fillmore, 1968）を考慮した訓練法である。

言語学的－特定治療．Thompsonとその一派は、文産生訓練のための言語学的－特定法を開発するにあたってWambaughとThompson（1989）のwh疑問文訓練で得られた結果を検討した（詳細な議論についてはThompson, 1992参照）。文法の基盤となる心理的能力に関わる理論であるGB理論のさまざまな側面が考察され、さらに文の処理過程に関係する神経心理学と神経言語学の分野の知見も考慮に入れられている（Clifton et al., 1991; Friederici and Frazier, 1992; Shapiro and Levine, 1989; Shapiro et al., 1992; Zurif et al., in press）。

動詞の語彙特性の問題は言語学的－特定治療の本質にあたる。一部の失語症患者が名詞へのアクセスのし易さと動詞へのアクセスのし易さとの間に大きな乖離を示すことは、多くの研究によって明らかになっている。（Kohn et al., 1989; Zingeser and Berndt, 1988）。すなわち、失文法の患者は名詞を思い出すより動詞を思い出す方が困難なように思われるのである。そのため、失文法にみられる文産生障害は、この動詞に関する困難さと関係している可能性が考えられる。動詞は、心的語彙あるいは辞書の中で、個々の動詞に応じた決まった句と主題的役割と共に表示される。例えば、hitという動詞は、Zack hit the ballの場合のように、直接目的名詞句を要求する。また、putという動詞は、後に直接的目的名詞句が続いている場合には、Zack put the book on the tableという文のように、前置詞句をも要求する。一方、sleepという動詞は、Zack sleepsという文のように、直接目的名詞句を要求することはない。このような句レベルの（あるいは節レベルの）情報は、正式には**厳密下位範疇化**として知られているが、動詞によって決定される**意味的／主題的**情報をも担っている（例えば動作主、主題、着点など）。この主題的情報は、統語論において考察される場合は**項構造**という用語が当てられる（Jackendoff, 1990）。例えば、hitという動詞によって要求される2つの名詞句は、動作主と主題という主題的役割を取り、文中の**項位置**を占めている。

1. ［Zack 動作主］hit ［the ball 主題］
putという動詞は3つの項を要求し、最後の項は着点の役割を担う。
2. ［Zack 動作主］put ［the ball 主題］on ［the table 着点］
sleepは、主語という1つの項しか要求しない。

3. [Zack 経験者] sleeps.

　動詞のもう1つの重要な側面は、動詞の語彙特性がどのように統語と関連するかという点である。**投射原則**によると、語彙特性は統語の全てのレベルで観察される。すなわち、ある動詞の項位置は、その動詞を用いる文中に表わされていなくてはならず、そうでない文は非文法的となる。例えば、putという動詞は(2)で示した通り、動作主―主題―着点を要求する。したがって、(4)や(5)の文は非文法的である。

4. Zack put.
5. Zack put the ball.

　wh疑問文を作る場合にも、動詞の語彙特性を考慮しなくてはならない。GB理論によれば、wh疑問文のs-構造（Chomskyの初期の研究では表層構造とされていたもの）の表示は、d-構造（以前は深層構造とされていたもの）に一般的な移動規則、"move-alpha"を適用して導き出される。wh語は、まずd-構造の主題の位置に表われ、次いで**変形**によって文の先頭の位置へと移動される。この変形の例は、図22-3に示されている。この図では、d-構造からs-構造のwh疑問文を生成する様子を示してある。基底的構造では、用いられている動詞：hitが要求する全ての項が表示できていることに注意してほしい。動作主は主語名詞句に当てられ、主題は直接目的名詞句に当てられている。wh疑問文の生成には、目的名詞句がwh形態素で置き換えられて、文頭へ移動させられる。COMP（**補文化**）、wh形態素のための着地点である。直接目的名詞句が移動すると、その移動の痕跡(t)が残される。これはその先行詞、wh語と同一の指標がついている。

　WambaughとThompson (1989) によって訓練に用いられたwh疑問文の基底表示を考えてみると、whatとwhereは実際に異なることがわかる。すなわち、訓練で用いられたWhat is he cooking?とかWhere is he hunting?という文の表層的な実現形は同じであるが、そのd-構造は同じではない。cookとhuntは(6)と(7)に示されるように、異なる語彙特性を持っている（cookは直接目的名詞句を取る**他動詞**であり、huntは直接目的名詞句を許さない**自動詞**である）。

6. [名詞句 He][動詞句 [動詞 is cooking] [名詞句 a steak]]
7. [名詞句 He][動詞句 [動詞 is hunting]] [前置詞句 in the woods]

　このように、cookのような動詞では目的名詞句は動詞句の範囲内 "cooking a steak" であるが、huntのような動詞では、場所格は動詞の範囲外 "in the woods" となる。実際、huntのような動詞の場合のwh疑問の焦点は、動作が起こった場所を特定するような位置格の**付加語**にある。(6)と(7)から、wh疑問文を作りだすには(8)と(9)に示すようにa steakをwhatで置き換え、in the woodsをwhereで置き換える。

8. [文[補文化][文[名詞句 He][動詞句 is cooking[主題What]]]]
9. [文[補文化][文[名詞句 He][動詞句 is hunting][場所where]]]

　主題の役割はwhatによって占められる直接目的語の位置に割り当てられるが、場所の役割は前置詞によってwhereが占める位置に割り当てられる。これが、cookのように直接名詞句を下位範疇化する動詞と、huntのように下位範疇化をしない自動詞に内在する相違点である。

　最近の心理言語学的研究と神経言語学的研究は、このような理論的な構成概念の全てが実際に処理に関係していることを示している。例えば、動詞

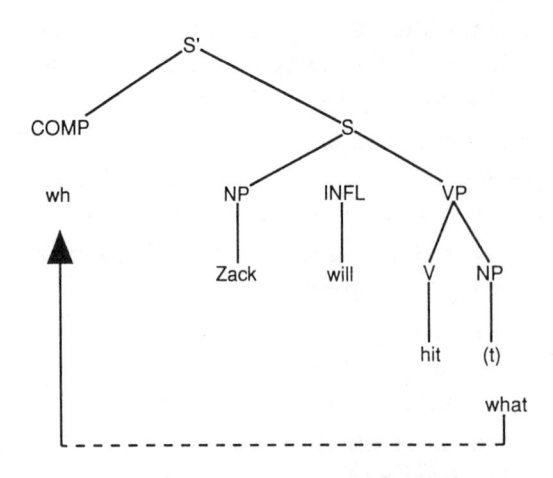

図22-3　d-構造の表彰からs-構造のwh疑問文を形成するための「アルファ移動」の移動規則を示すダイアグラム

の語彙特性が文の処理に直接的に影響を与えることが明らかにされているのである（Shapiro et al., 1987）。すなわち、動詞がその動詞が取りうる異なる項構造の配列の数という点で複雑になるほど、時系的にその動詞の前後での処理負荷は増加する。さらに、動詞の項に比して修飾語は計算上高くつくようにみえる（Shapiro et al., 1993）。すなわち、項を含む前置詞句の先頭に立つ前置詞（例えば〝The old man sent the toy to the girl″）と比べて、修飾的前置詞句の先頭に立つ前置詞（例えば〝The old man sent the toy in the box″）の前後の方が、処理負荷が大きいということである。修飾語は動詞によってコード化されていないため、常に任意である。そのため文の処理において、動詞を処理している間は修飾語に関する情報は得られず、項に比較して修飾語の処理は遅くなる。

失文法のあるBroca失語患者も、動詞の項構造の複数の可能性を活性化させているということは（Shapiro and Levine, 1989）、治療研究においても動詞の特性を統制する必要があることを示している。しかしそのような患者は、「複雑な文」——wh疑問文や受動文、関係節の構造のように項が標準的な位置から移動しているような文——では困難を示すように思われる（Grodzinsky, 1990；Schwartz et al., 1987）。

Thompsonらにより開発された文産生訓練は、このような事実に基づいている（Shapiro and Thompson, in press；Thompson, 1992；Thompson and Shapiro, in press；Thompson et al., 1993）。例えば、Broca失語の患者によっては、全員ではないが、d-構造においては語彙的事項を完全に特定化できることがある。こうした患者の中には、s-構造の表示を引き出すこと（つまり痕跡、Grodzinsky, 1990参照）や、そのような表示を計算する文処理の手順に問題がある者もいる（例えば、Prather et al., 1991；Schwartz et al., 1987；Zurif et al., in press参照）。文の表層的実現化は、その基底的な言語表象の結果であるので、この訓練法は似たような言語特性を持つ文構造にも般化が及ぶだろうとの発想に基づいて、基底構造に焦点を当てている。すなわちこの訓練法では、1つの文タイプに限定されないような、言語的あるいは文法的な規則、処理、表象などが対象とされているのである。

wh疑問文および目的語分裂文（It was the girl that the boy hit.のような）の訓練のための方法も開発されている。wh疑問文の訓練では、what疑問文とwho疑問文に焦点が当てられる。両方ともd-構造では主題役割が割り当てられるような直接目的名詞句を要求する他動詞をとる文である。wh移動が文に適用されると、同じようなs-構造を持つwh疑問文となる。すなわち、〝She is fixing the car″ からは 〝What is she fixing?″ が、また 〝She is hitting the boy″ からは 〝Who is she hitting?″ が作られる。

この訓練法では、文を構成する語や句をそれぞれ書いた3×5のカードを使って、目標となるwh疑問文の基底的な言語表象からなる文のセットが用いられる。被験者は、まず動詞とその項構造、主題的役割の割り当てを認識する訓練を受ける。次に、直接目的名詞句をwh形態素で置きかえるように指示される。そして治療者が目標となる表層の形式を形作るよう、d-構造の構成要素を移動してみせる。wh疑問文の訓練のステップを表22-5に示した。Thompsonらは、予備的な研究でこの訓練の肯定的な効果を示している。すなわち、患者によっては異なるタイプのwh疑問文（whoからwhatへの）間で般化が見られたのである。この般化は、他の統語訓練研究では起こらなかったものである。

目的語分裂文の訓練も開発され、wh疑問文の生成と相互に影響を与えるかどうかという点に関して研究が行なわれている。細部の重要な点を別とすると、この2つの文タイプは表面的な実現形は非常に異なってはいるが、その生成で同じ「アルファ移動」規則が適用される（wh移動について）。この訓練でも目標となる表面形のd-構造の表象が用いられ、文の構成要素がカードに書かれた。例えば、The boy hit the girlというような文が用いられた。訓練では、動詞、その項構造、主題的役割の割り当て、に焦点が当てられた。d-構造の文の構成要素を表面形の位置（つまりIt was the girl who the boy hit）に移動するよう指示される。目的語分裂文の訓練プロトコルを表22-6に示した。目的語分裂文からwh疑問文への、そしてwh疑問文から目的語分裂文への般化が予想され

表22-5　Wh疑問文の訓練のためのプロトコル：Thompson and Shapiroによる言語学的アプローチ

ステップ1.	Eは文のd-構造の構成要素を大文字と小文字で書いた3×5のカードを提示する。WHAT・WHO・?のカードも見せる（例、The man is sending flowers WHAT WHO?）。そして「その男が送った物が知りたいので、こう聞きます・・・」と言って5秒待つ。
ステップ2.	Eは文の動詞・主語名詞句・目的名詞句を示し、(a)目的名詞句は動詞の動作を受けるような、「物」（「何」疑問の対象）か「人」（「だれ」疑問の対象）かどちらかである、(b)それぞれWHATかWHOで置換えられる、ことを説明する。EはWHATかWHOのどちらかのカードを選んで目的名詞句を適切なwh-形態素で置換え、?カードを文末に付けて問い返し疑問文（The man is sending WHAT?）を作る。Sはその文を読み上げるか、真似るかする。
ステップ3.	Eは実際に主語名詞句のカードと補助動詞のカードを動かしながら、主語／補助動詞の入れ替えを示す（is the man sending WHAT）。
ステップ4.	Eはwh形態素を文頭の位置に動かしてみせ、正しい疑問文がSに音読または復唱される。（WHAT is the man sending?）
ステップ5.	文の構成要素カードがもう一度d-構造の語順に戻される。WHAT・WHO・?のカードも提示される。ステップ2、3、4がSによりカードの置換え・選択・移動によってもう一度なされる。必要ならEがそれぞれのステップを手助けする。形ができたら、正しい疑問文がSによって音読／復唱される。

E＝検査者　S＝被験者　NP＝名詞句

表22-6　目的語分裂文の訓練のためのプロトコル：Thompson and Shapiroによる言語学的アプローチ

ステップ1.	Eは文のd-構造の構成要素を大文字と小文字で書いた3×5のカードと2枚の絵を提示する。1枚は目標文を描いた物、もう1枚は逆の行為を描いた物である（少女が少年をぶつ／少年が少女をぶつ）。IT・WAS・WHOのカードも示されている。Eは対象絵の方を指差して「この絵では少年が少女をぶっています。でもこちらの絵は（目標文の絵を指差して）・・」そして5秒間待つ。
ステップ2.	Eは文の動詞と主語名詞句、目的名詞句を示して、(a)目的名詞句は動詞の対象であること（これは少女がぶつ相手です）を説明し、(b)WHOカードをぶたれる相手の次の位置に置く（The girl hit the boy WHO）。
ステップ3.	Eは「新しい文を作るには目的名詞句とWHOカードを文の頭に持ってきます」と説明する（The boy WHO the girl hit）。そして動かして見せて、新しく出来た文を読み上げる。
ステップ4.	Eは文を文法的に正しい形にするためには文頭にIT WASという要素を加えるように指示する。この正しい文がSにより音読／復唱される（IT WAS the boy WHO the girl hit）。
ステップ5.	文の要素カードをまたd-構造の順番に並べ直す。IT WAS WHOのカードが示される。ステップ2、3、4がSによりカードの置換え・選択・移動により再現される。Eは必要ならそれぞれのステップを手伝う。文ができたらSは正しい疑問文を音読／復唱する。

E＝検査者　S＝被験者　NP＝名詞句

るが、この訓練により数名の失文法失語患者について般化が認められている（Thompson and Shapiro, in press）。

　キューイング動詞訓練．失語症患者の文産生障害に対するもう1つの神経言語学的な訓練法が、Loversoら（1986, 1992）により開発されている。この訓練法は、**単純な**文の産生訓練の基本として格文法（Fillmore, 1986）を用いている。格文法は、動詞を文の叙述構造の「原動力」と見なしている。この治療法では、まず動詞を訓練し、ステップを積み重ねる形で動詞を主語を含む形に拡張し、動詞のタイプに応じて目的語か場所、副詞的な時、という具合に拡張していく。文の拡張はwh語を用いることで実現される。例えば、runという動詞を訓練した後、who run?と書かれた指示カードが提示される。患者は"I run"ということを期待されている。それから"I run yesterday"という文を引き出すために"who run when"と示され、そのような手続きが続いていく。

　この訓練を受けた患者で、Porchコミュニケーション能力検査（PICA）の下位テストの成績の上昇が認められた。しかし、訓練していない動詞や訓練していない動詞一項の組み合わせについての般化が起こったかどうかは示されていない。訓練

に使われている動詞は、その必要とする項の数やタイプという点で統制されていないので、般化は限られていると思われる。例えば、直接目的名詞句を許容しない自動詞としては、runやlook、「心理」動詞のthink、feel、likeが用いられている。また他動詞としては、hitとreadが用いられている。動詞の語彙特性は、文の理解および産生に直接的な影響を与えるので、特別なタイプの動詞を用いてこの訓練を行なった場合、最大限の般化が得られることが期待される。

モデルに基づいた他の訓練法

近年の失語症の文産生障害のためのもう1つの訓練法は、治療の指針としてGarrett(1980, 1982)の文産生モデルを用いている（Mitchum, 1992；Mitchum and Berndt, 1988）。このモデルは、健常な話者の言い誤りの相対的な頻度に基づいており、特定的とはいえないものの、失語症患者の文産生障害を解釈する際の有益な枠組を与えてくれる（Garrett, 1982；Kohn et al., 1989；Pate et al., 1987；Schwartz, 1987）。

Garrettは、図22-4に示すような、文産生過程における5つの表象レベルを提唱している。この5つの表象レベルは、(a)メッセージレベル、(b)機能的レベル、(c)位置的レベル、(d)音声レベル、(e)構音レベル、を含んでいる。このモデルの主張を簡単にまとめると、これらの表象レベルは文の構成のある時点で確定されなければならず、またこれらの表象レベルは、おおむね連続的で一方向的である、ということになる。このモデルで大きく区別されているのは、内容語の選択に伴う文一計画の過程と、文中の機能語および屈折形態素の選択と配置の決定に関わる過程である。メッセージレベルとは、概念的なレベルで、話者が何を言おうかと概念化するレベルであり、おそらくさまざまな推論過程や感覚的な経験によって刺激を受けていると思われる。機能的レベルでは、話者はそのような概念に対応する抽象的な語彙的意味的表象（つまり人、場所、物、動作、性質など）にアクセスし、これらの語彙的内容同士の論理的な関係が確定する。ここで主題的役割（動詞の項構造）のような、文に関係する意味側面に関する情報が特定される。語の音韻表象と文の統語的形式が選択されるのは、位置的レベルである。つまり主要な

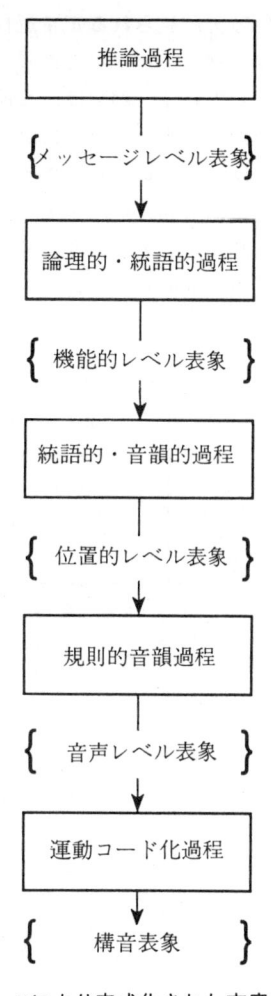

図22-4 Garrettにより定式化された文産生のモデル

語彙カテゴリーの単語の音韻形式が、その文の統語構造の適切な位置に挿入される。このレベルでは、機能語と名詞、動詞の屈折形態素を含む文法的要素も文フレームに挿入される。音的に特定化され、統語的に順序付けられ、形態論的に完全な、もともとのメッセージを表現する文となるのは、位置的レベルなのである。最後に、音声的レベルで文フレーム内の語および形態素の音声形が特定され、構音レベルで文産生のための運動面が実現される。

MitchumとBerndt（1988）は、失語症患者の文産生を特徴付けている表層構造の障害を理解するためには、正常な過程の何らかのモデルを参照することが必須であると論じ、文産生障害のある失語症患者の訓練のためにこの枠組を用いている。

彼らは、産生障害に見られる正常過程のモデルとのつながりは、たとえわずかであっても訓練計画に寄与するとしている。例えば、文産生の後の方のレベル（音声／構音）のために障害が生じているようであれば、このレベルに焦点を当てた訓練が最善の方法であろう。逆に主要な語彙項目に対して意味性錯語が生じるというように、文産生障害の原因がもっと前のレベルにあるような場合は、訓練は適切な語彙項目の回収を改善することに焦点をあてるのが良いであろう（図22-5参照）。

この治療方法も、主として失文法失語患者に見られた動詞の喚語困難について研究されている(Saffran et al., 1980)。MitchumとBerndt (1988)が報告している患者（M.L.）は54歳、右利きで、動詞の喚語が乏しく、動詞の屈折に問題があり、助動詞の使用が少なく、動詞の周囲に名詞を配置

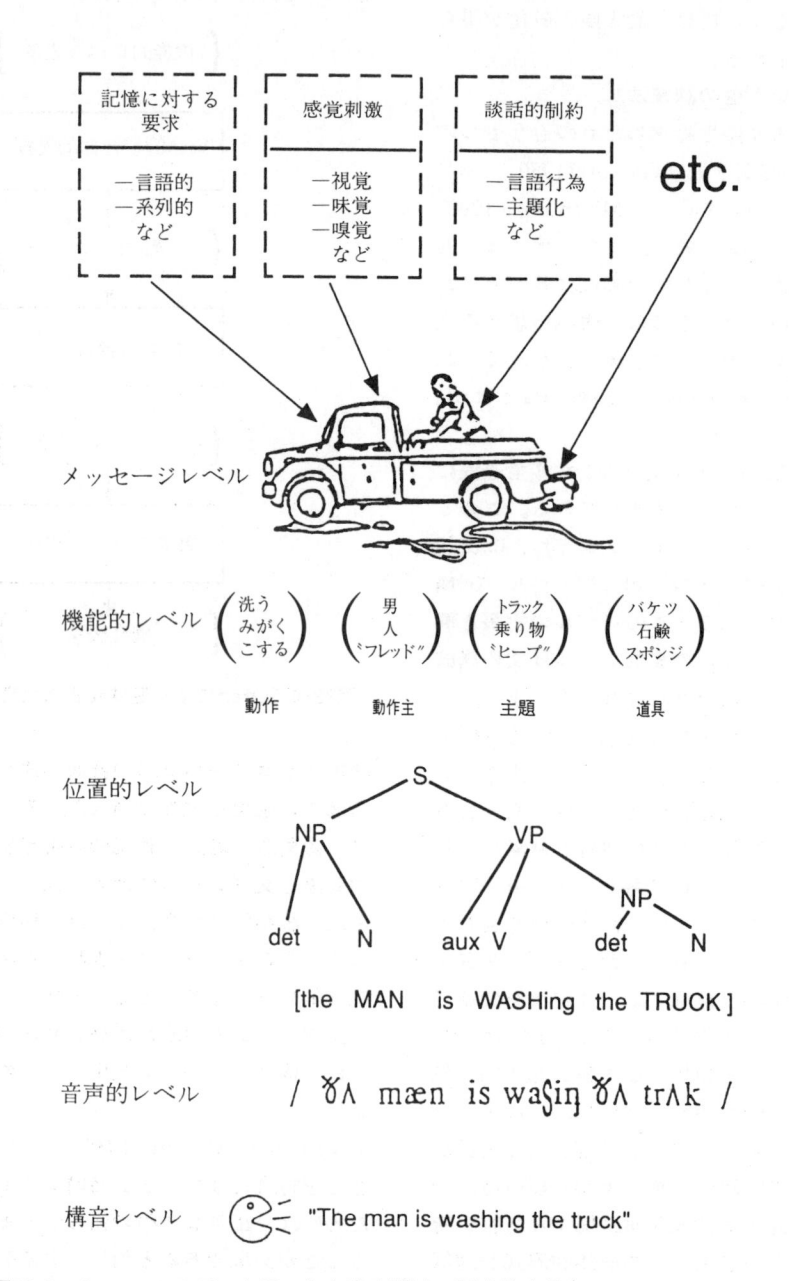

図22-5 Garrettのモデルを用いた文産生訓練の図式的表示(Mitchum and Berndt, 1992)

することにも障害がある、という特徴の文産生障害を示していた。この患者は流暢と記載されているが、このような文産生障害は、失文法のいくつかの側面と一致している。この患者に対する訓練は、まず少数の動詞のセットを用いた動詞の喚語に焦点が当てられた。これは、文産生のいくつかのレベルに働きかけていると思われる訓練である。すなわち、動詞の喚語にはメッセージレベルでの選択、動作のある種の機能的表象の確定、位置レベルでの音韻の特定化、を必要とする。訓練の結果、患者の動詞の喚語は改善したが、文産生パターンには変化がなかった。この患者では、動詞を支えるような文法的要素の活用が乏しいことを考えれば、この結果は別に驚くにはあたらない。

その後この患者は、今度は位置レベルにおける動詞の音韻的・統語的表象を強化すると考えられた課題に重点をおいた訓練を受けた（Mitchum, 1992）。この訓練では、文法構造に含まれる文の要素の構成に焦点が当てられた。特に、未来・現在・過去を示す、順序性のある動作絵14組を用いて、「その男は車を洗おうとしている」、「その男は車を洗っている」、「その男は車を洗ったところだ」、というような文を産生する訓練が行なわれた。患者は、順番に並べられた動作絵のセットを、動作が「起こりそう」なのか「今起こっている」のか「もう起こってしまった」のかを示すように、主動詞の適切な屈折と助動詞を用いて表現するように要求された。患者が文を産生しようとしている時に、必要であれば「起こりそう」、「今起こっている」、「起こってしまった」というキューが提示された。訓練の結果、時間的に連続する絵に対する文産生が、訓練した絵の場合にも訓練していない絵の場合にも改善していることが認められた。さらに訓練前と訓練後で、文の産生プローブ課題および会話での文形成の変化も認められた。

この患者についての報告は臨床家にとって励みになるものではある。しかし、このような治療アプローチには注意も必要である。まず、Mitchum (1992) も指摘しているようにGarrettのモデルは、失語的誤りの記述には漠然としか用いることができない。ある誤りが産生過程のあるレベル（あるいはいくつかのレベル）の崩壊によって生じていると推論することはできるかもしれないが、因果関係までを推論することはできない。すなわち、Garrettは産生のそれぞれのレベルで実際に行なわれている過程については特定していないので、崩壊の原因を探ることはできないのである。例えばこのモデルによれば、動詞の特定化とテーマ的役割の付加は、表象の機能的レベルで起こるとされている。しかしこのような作用が起こるために必要な過程については記述されていない。この点で、例えば（前述のような）動詞―項構造や動詞の語彙特性と統語の相互関係に含まれるような規則や過程を、より明瞭に記述している言語理論をも考慮しなくてはならないだろう。さらにGarrettのモデル自体は、障害のあるレベルを改善するために使用できるような訓練方法を明示するものではない。そのため、もしこの方法を採るとすれば、治療者は直感的にある障害に有効と思われる独自の治療方法を選ばなくてはならないことになる。臨床家がこの訓練アプローチに頼るようになる前に、より多くの患者を対象とした、より多くの研究が必要とされていることは確かである。しかし、この理論的に基礎づけられたアプローチは、文産生障害の訓練のデータベースを発展させてくれる見込がある。最近開発された他の訓練法と同じく、この方法の効果の全貌を明らかにするためには、さらなる研究が必要なのである。

訓練に対する機能的アプローチ

非流暢なBroca失語症患者の訓練への機能的アプローチ、ここではコミュニケーションのための言語使用の崩壊に対するアプローチと定義しておくが、そのようなアプローチがいくつかの理由から発展してきた。前にも指摘したように、一部の機能的な訓練アプローチは、他の訓練法では成功が得られないために開発されたものである。例えば、初期の統語治療研究では限られた訓練効果しか示されておらず、近年研究されている文産生訓練アプローチさえも、改善した文産生が機能的文脈の中での言語使用をどの程度改善させるのかという点については、十分考慮しているとは言えない段階に留まっている。そのため、患者が自分の考えや要求、必要などを、障害された言語システ

ムを用いながらも表現する能力を高めるために、こうした重要な機能面に基づいた大切な訓練が開発されてきたのである。

　機能的訓練は、語彙的訓練や統語訓練に代わるものというよりも、その延長と見なすことができる。すなわち、患者にとっては、言語システムの語彙面と統語面の最大の改善を目指す訓練を受けてみるのが最も有益であろうが、同時に実生活のさまざまな場面で言語を使用できるかどうかをテストすることも必要なのである。そのような外言語学的文脈において言語使用の般化が明らかではない場合は、このキャリーオーバーを促すような訓練を開始しなくてはならない。この点では、これから述べる機能的言語を促進する技法がどれも有効であろう。

　この本では、訓練の機能的あるいは語用論的アプローチがさまざまな程度で強調されてきた（例えば12章）。こうした訓練のいくつかは、ロールプレイ（Aten et al., 1982）や役割交代活動などを用いて、自然な会話状況をある程度シミュレートしようと試みている。自然な状況を用いることは、Wilcox and Davis（1977）により開発された治療プロトコル、Promoting Aphasics' Communicative Effectiveness（PACE）の基礎となっている。この方法は、これから詳述するが、自然な会話の構造を再現しようとしている。類似の発想でKearns（1985, 1990）は、自然な会話場面で起こるような、多数のさまざまな変数を患者に経験させるための訓練アプローチを開発している。Response Elaboration Training（RET: Kearns, 1985, 1990）と呼ばれるこの「緩やかな訓練」についての議論も後に述べる。最後にこの部分では、(a)失語症患者の会話行動が会話の流れの中で直接的に改変されるような、また(b)会話の相手の行動が治療の基礎となるような、会話的訓練アプローチについて議論する。

PACE

　PACEは、伝統的な治療技法は自然な会話の構造を再現した物ではないという認識から開発された。このアプローチには以下の4原則が適用されている。

1. 臨床家と患者は、メッセージの送り手および受け手として同等に参加する
2. 臨床家と患者の間で新しい情報を交換する
3. どのモダリティを用いてメッセージを伝えるかは、話し手の自由である
4. 聞き手へのフィードバックは、メッセージの適切さに関わるものである

　本質的には、PACE治療では臨床家と患者は互いに内容を知らないと思われる絵の描写を交互に行うことになる。絵が机の上に裏返しに積まれ、治療者と患者は、かわるがわる1枚を選んでその内容を表現する。この訓練の基本的な目標は、話し手が意図したメッセージを聞き手に適切に伝えることである。臨床家が話し手となった時には、後で患者が真似できるように望ましい反応の仕方を示してみせる。用いる絵のタイプを変えることで、課題をさまざまに変えることができる。例えば、あるタイプの動詞を描いた動作絵や場所を示す前置詞のセット、カテゴリーその他の分類規準でまとめられた名詞のセットなどを使うことができる。同様に、患者が情報を論理的に順序立てて伝えることに困難を示す場合、出来事や物語を表わすような一連の絵を用いることも可能である。PulvermullerとRoth（1991）は最近、種々の言語行為を引き出すためにPACEのフォーマットを拡大するための創造的な考えを提示している。

　バリアアクティビティ（Muma, 1978）は、NewhoffとApel（1990）によって提唱されたPACEの変種である。名前が示す通り、この技法では、不透明なバリアを患者と治療者の間の机上に置く。そしてこのバリアの両側に同じ「ボード」課題が置かれ、患者と治療者は、めいめいこの課題を行なう。例えば両者には一揃いの物品と3×3の格子が与えられる。そして両者の対話を通じて物品を格子のどの位置に置くかが決定される。この課題では、対話者は交互に物品をどう動かしたかを表現したり、その動きについて情報を要求したり、あるいは相手に物品を動かすように指示したりする。WambaughとThompson（1989）は、この手法を10名のBroca失語症患者に適用し、得られた言語サンプルを転記し、発話行為をコード化した。

興味深いことに、この方法を用いた結果、被験者は多くの陳述をなしたが、課題を仕上げるための要求はあまり用いられなかったことが明らかにされている。

反応精緻化訓練（RET）

反応精緻化訓練（RET：Kearns, 1985, 1990）は、非流暢性失語症患者が発した言語反応の長さと情報内容を拡大するための方法として開発された。RETは、StokesとBaer（1977）が提唱した「緩やかな訓練」手続きに基づいている。緩やかな訓練手続きは、訓練環境が自然な環境に見られるような刺激の状態や反応の多様性に近い場合に、般化が起こり易いという前提にたっている。構造化されていない訓練と混同してはならないが、このような訓練は、被験者にとって自然な環境に関連する側面を代表するような、豊かで変化にとんだ刺激と状況を導入し、またさまざまな反応様式を許容することで、刺激を限定して統制することを避けようと計画されている。

この目的のため、RETは反応パラメータを緩やかにしている。多くの産生訓練のパラダイムとは異なり、治療者が選んだ狭い範疇内の反応に制限するよりも、患者が開始した反応を治療の基本的な内容として用いるのである。自動詞・他動詞を表現する絵が刺激として用いられ、患者は「何でも心に浮かんだこと」を発展させるよう励まされる。絵の刺激の単純さは、この訓練の重要な側面である。すなわち、患者はその動作をただ表現するだけではよしとされず、絵に対応するような自分自身の経験や世界に関する知識を話すように励まされる。特にKearns（1990）では、患者が開始した発話を拡大する以下の段階を示している。

1. 絵に対して最初の反応が引き出される。
2. 治療者はこの反応を真似て強化する。
3. whキューを与え、患者が自分の最初の反応を拡大するよう促す。
4. 今回患者が言おうとした反応が強化され、与えられた絵に対する全ての反応をまとめた文が提示される。
5. 今までの反応をまとめた文がもう一度提示され、患者はその文を真似して言うように指示される。
6. 一連の文の復唱が強化され、最後にもう一度モデルとなる文が提示される。

Kearnsとその一派は、この訓練によって訓練・非訓練両方の絵に対する反応の内容的な単位が増加したことを明らかにした。さらに、訓練後の刺激・人・セッティングを越えた中等度の般化を報告している（Kearns, 1985；Kearns and Potechin, 1988）。この訓練プロトコルが発話のない失語症患者の、描画反応の精緻化訓練にも用いられていることは興味深い。

会話訓練

コミュニケーションの相手との間で情報の交換を必要とするようなコミュニケーション状況では、失語症患者は明らかに困難を示し、またしばしばコミュニケーションが成功するかどうかについて相手に強く頼ってしまう傾向が強いことは、よく知られている（Kagen and Gailey, in press；Linebaugh and Young-Charles, 1981；Lyon, in press）。会話がコミュニケーションの基本的で独特の形式であることは明らかで、またKagenとGailey（in press）が指摘しているように、心理的な幸福を保つ上で本質的なものである。このような観点からすれば、会話能力の制限や会話に参加する機会の減少は、失語症のある個人にとっては明らかなハンディキャップとみなすことができる。会話能力の改善を直接的に目指そうとするいくつかの訓練方法が提唱されているが、ここではそのうち2つを論じることにする。1つのアプローチは、失語症患者に会話的文脈において適切で分かり易く意味のある発話を産生する訓練を行なうという、失語症患者に働きかける方法である。もう1つは、ペアでのあるいはグループでの会話で、情報の交換を促進するような方策を会話の相手に提供しようという方法である。

会話能力訓練（CST）

Doyleとその一派は、会話的文脈で失語症者に要求と陳述を産生させるための、かなり複雑な訓練プロトコルを開発した（Doyle et al., 1989；Doyle et al., 1991）。ここでも緩やかな訓練の原則が用いられ、この訓練でも刺激・患者から期待さ

れる反応・用いられるフィードバックは緩やかである。刺激は複数の治療者が関わることにより緩められる。これは、訓練中に患者が複数の相手との会話を練習すれば、会話の相手についての般化が促されるだろうという考えによる。訓練される反応については、了解可能で少なくとも1つの内容語を含んでいれば良く、要求であれば疑問の形態素を含んでいるかあるいは上がり調子に発せられれば良い、という点だけを条件として、いくつかの種類の要求と陳述を許容することによって緩めている。最後に、治療におけるフィードバックの側面を緩めるために、自然なフィードバックが与えられる。

訓練自体は図22-6に示すフローチャートを用いている。患者は、まずある特定の話題について何か質問するか何か述べるよう指示される。通常この話題は指定されている。例えば、個人的な事柄について質問するように、などと指示される。も

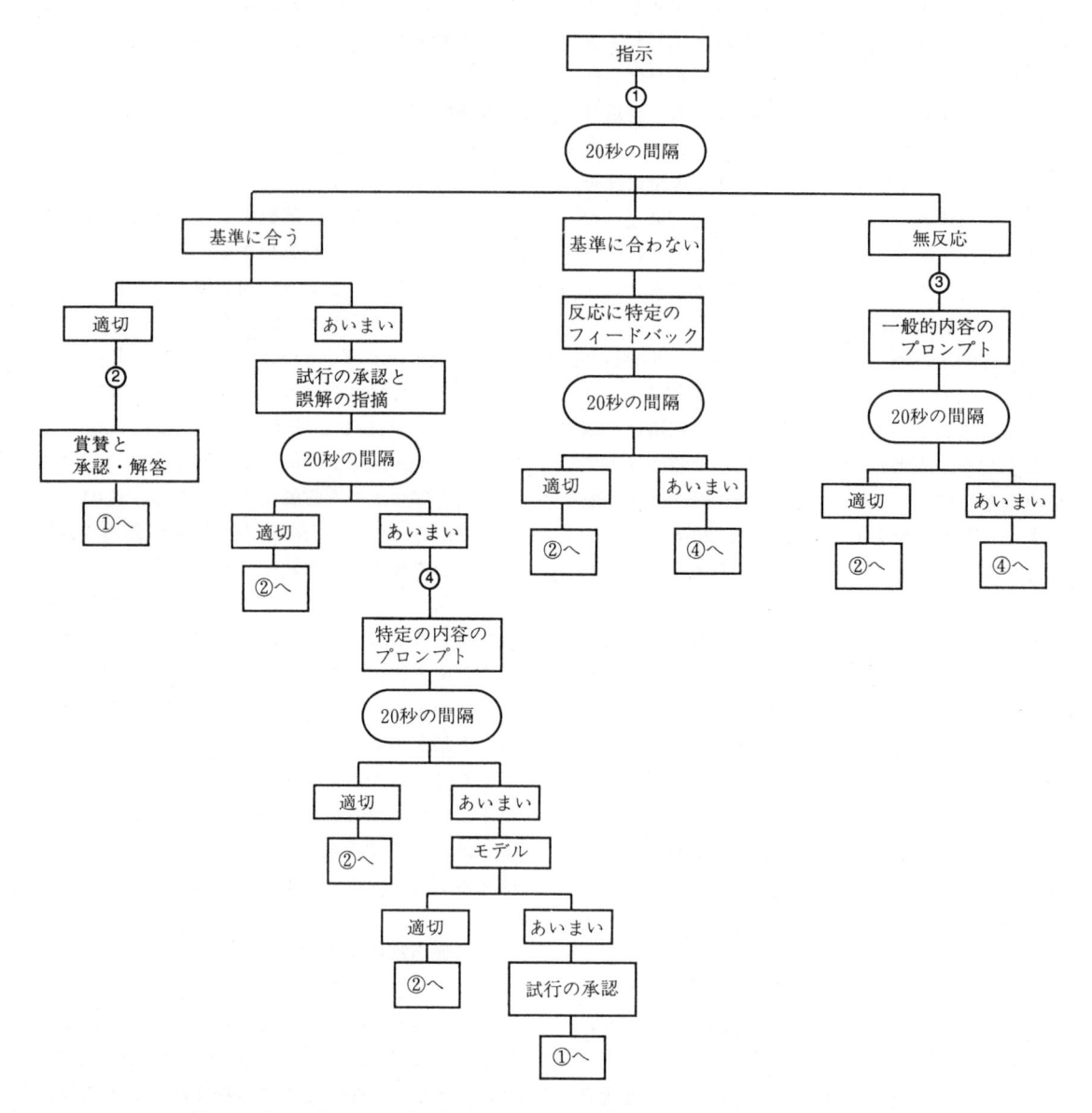

図22-6 Doyleとその一派によって用いられた会話的治療の訓練フローチャート

っと最近になると、患者と治療者が一緒に短いテレビニュースの断片を見て、その後で治療者が患者に今見たことについて質問するか意見を述べるかするように言う例もある（Doyle and Thompson, in progress）。適切な反応の場合は、治療者が患者の出した質問に答えるか、応ずるようなはっきりとした意見を述べるかして強化する。不適切な反応が生じた場合は、患者が始めた反応が真似できるように、質問形式か陳述形式で提示されるというモデリングの手続きが用いられる。指示を重ねても反応が得られない場合には、話題になっていることに関係する質問か意見が提示され、患者はそれを真似る。患者によって適切な反応が産生された場合には、治療者は会話的な方法で応ずる。つまり患者の質問に答えたり、応ずるような意見を述べたりする。この訓練の間、定期的に親しい相手（家族や友人）との会話、あるいは知らない相手との会話という形で会話的なプローブを施行する。訓練後、このような会話的文脈で陳述も要求も増加したという結果が得られている。

現在この会話訓練アプローチの改良と効果測定法の改良がなされている。例えば、ある会話的文脈では他の文脈より質問が発せられ易いというようなことが分かってきている。Doyleら（in press）は、ビデオに撮ったニュースの断片についての会話よりも自由な会話のほうが失語症患者は質問をし易いことを明らかにした。逆にビデオのニュース断片についての会話をしている時の方が多くのいろいろな意見が産生された。このような線に沿って改変が進められている。

会話の相手に対する訓練

Simmonsら（1987）は、興味深い、そしていささか非典型的な会話訓練法を提唱している。慢性期の非流暢なBroca失語症患者が、その妻と会話している場面を観察するうちに、妻の会話行動が、患者に可能な言語使用を妨げていることが多いことに気づいたのである。例えば、妻は患者の文が終らないうちによく遮ったし、はい、いいえ、しか必要としない直接的な質問をした。このような配偶者の行動は、自分の考えを表現しようとする苦闘以上に失語症患者をいらいらさせているようであった。そこで、Simmonsら（1987）は、**配偶者に対する訓練プログラムの作製に着手したので**ある。配偶者と患者の会話サンプルを録画して、妻が自分の相手の邪魔をするような行動に気付き、その行動を変えていくような訓練を行なった。この目標が達せられると、次には閉じた質問をしがちな行動を、焦点を絞っていくような質問法に次第に変えていく訓練へと進んだ。

訓練期を通じて、配偶者と失語症のある相手との会話が、自由会話・テレビのスポーツ番組についての会話・テレビのトーク番組についての会話、などの場面で録画された。その結果会話の中で配偶者が相手を遮ることが減り、焦点を絞るような質問が増加していった。残念ながらこの訓練が失語症患者の会話に与えた影響は直接的には示されていないが、患者の言語も改善されたそうである（Simmons, 私信）。

最近報告されたもう1つの訓練アプローチも目新しい物で、慢性期の失語症患者のグループに会話を活性化するためのボランティアを導入している（Kagen and Gailey, in press）。この会話的アプローチは、夫のために「訓練後のサービスを切望した」配偶者によって開発された。他の失語症患者の配偶者と献身的なボランティアグループの助けを借りて、カナダ、オンタリオ州ノースヨークに失語症センターが設立された。失語症患者は小さなグループで、ボランティア1名を含む会話グループとして週に何回か集まった。ボランティアは、大学生から高齢者までを含み、自然で自発的な会話的やり取りを促進する方法を眼目とする、組織だったボランティア訓練を受けた。

ボランティアが受けた会話を促進する方法には、以下の点を強調する簡単な枠組を用いていた。

1. メッセージを（失語症患者へ）届けるよう努力すること。
2. 失語症患者はメッセージを表出できる力を持っている。
3. 会話の流れを維持する。

特にボランティアたちは、両者に考えを理解し表現することを促進するものとして、補助的な手段（カレンダーや写真、失語症患者についての個人的な情報、地図、新聞など）を用いるように訓練された。さらに、質問を用いた方法の利用（閉じた質問対開いた質問など）、ジェスチャーやパン

トマイム・書字・描画のような発話以外の刺激の使用、話題を変えるための方策などについての指導を受けた。また、理解を最大限にする方法（復唱を用いたり速度を落としたり、処理のために適切な時間を与えたりする）と、モデリングと拡大のテクニックによって最大限の表出を促す方法を練習する機会と教育を与えられた。会話の流れを維持するためには、ユーモアと言語的確認、グループメンバーの考えを言葉にして関連付けること、などが薦められた。グループ活動では、議論は失語症についてとか、最近の政治的危機その他について、あるいは個人的な問題など広い、時には込み入った話題について行なわれた。

会話訓練についてのこのアプローチは、よく報告される他の訓練とは重要な点で異なっている。まず第1に、明らかに専門スタッフではなく訓練されたボランティアが訓練に関わっている。訓練のこの側面は、取り分け目を引く点である。ボランティアであるから、いつでも参加をやめることもできる。そのため、ボランティア達は失語症のある人々とのコミュニケーションを欲していると考えられる。第2に、全ての会話はグループでなされ、グループのまとまりと友情を作り出している。第3に、失語症のある人々は治療者に反応を返すというよりも互いに話しあうよう励まされている。

このような訓練アプローチは、まだ科学的に吟味されているわけではないが、治療過程の新しく、そして重要な側面を示している。実際100名を越える慢性期の失語症患者が失語症センターで現在訓練を受けており、生ある限り「メンバー」であり続ける者もいるだろう。失語症は、生涯続くコミュニケーション障害であり、そのような人には障害の慢性期となってもコミュニケーションを改善する機会は与えられるべきであろう。

非流暢なBroca失語の訓練の今後

この章では、非流暢なBroca失語の訓練の最近の傾向と実践に焦点を当てた。失語症と言われる人々の多様性を強調しつつ、語彙過程・文産生障害・機能的コミュニケーションを改善させるための方法を論じてきた。この章で提示した情報を考慮すると、このような訓練について、もしあるとすればどれが一番有益なのかは、これから見定めて行かなくてはならないことは明らかである。今まで述べた訓練の全ての分野に関して研究を続ける必要があるということははっきりしている。

研究者や臨床家が治療や研究に際して、Broca失語・Wernicke失語などの用語は助けにはならないことに気付き始め、現在このような分類から遠ざかろうとする傾向がある。その代わり、このような用語は失語症患者の言語およびコミュニケーション障害をより明示的に示すような用語に置換えられつつある。しかしこの変化は、われわれが失語症における言語障害をよりよく理解し、そして検査する方法を開発するまで続くであろう。この変化が完全になされたら、このような障害に対する訓練もより正確なものとなるであろう。

謝　辞

この章の調査部分について助力して下さったSandra Schneiderに謝意を表する

References

Aten, J., Caliguri, M., and Holland, A. (1982). The efficacy of functional communication therapy for chronic aphasic patients. *Journal of Speech and Hearing Disorders, 47,* 93–96.

Baddeley, A. D. (1986). *Working memory.* Oxford: Oxford University Press.

Badecker, W., and Caramazza, A. (1985). On consideration of method and theory governing the use of clinical categories in neurolinguistics and cognitive neuropsychology: The case against agrammatism. *Cognition, 20,* 97–126.

Bates, E., Appelbaum, M., and Allard, L. (1991). Statistical constraints on the usage of single cases in neuropsychological research. *Brain and Language, 40,* 295–329.

Berndt, R. S. (1987). Symptom co–occurrence and dissociation in the interpretation of agrammatism. In M. Coltheart, G. Sartori, and R. Job (Eds.), *The cognitive neuropsychology of language.* Hillsdale, NJ: Lawrence Erlbaum.

Berndt, R. S. (1991). Sentence processing in aphasia. In M. T. Sarno (Ed.), *Acquired aphasia* (2nd ed.) pp. 223–270. New York: Academic Press.

Byng, S. (1988). Sentence processing deficits: Theory and therapy. *Cognitive Neuropsychology, 5,* 629–676.

Byng, S., Kay, J., Edmundson, A., and Scott, C. (1990). Aphasia tests reconsidered. *Aphasiology, 4,* 67–91.

Cannito, M. P., and Vogel, D. (1987). Treatment can facilitate reacquisition of a morphological rule. In R. H. Brookshire (Ed.). *Clinical aphasiology* (Vol. 17, pp. 23–28). Minneapolis, MN: BRK.

Caplan, D. (1990). *Psycholinguistic assessment of language disorders.* Paper presented at the American Speech–Language–Hearing Association Annual Convention.

Caramazza, A. (1986). On drawing inferences about the structure of normal cognitive systems from the analysis of patterns of impaired performance: The case for single patient studies. *Brain and Cognition, 5,* 41–66.

Caramazza, A., and Hillis, A. E. (1989). The disruption of sentence production: Some dissociations. *Brain and Language, 36,* 625–650.

Caramazza, A., and Zurif, E. (1976). Dissociation of algorithmic and heuristic processes in language comprehension: Evidence from aphasia. *Brain and Language, 3,* 572–582.

Chomsky, N. (1981). *Lectures on government and binding*. Dordrecht: Foris.
Chomsky, N. (1982). *Some concepts and consequences of government and binding*. Cambridge, MA: MIT Press.
Chomsky, N. (1986). *Knowledge of language: Its nature, origin, and use*. New York: Praeger.
Clifton, C., Speer, S., and Abney, S. (1991). Parsing arguments: Phrase structure and argument structure as determinants of initial parsing decisions. *Journal of Memory and Language, 30*, 251–271.
Damasio, H. (1991). Neuroanatomical correlates of the aphasias. In M. T. Sarno (Ed.), *Acquired aphasia* (2nd ed.). New York: Academic Press.
Damasio, H., and Damasio, A. R. (1989). *Lesion analysis in neuropsychology*. New York: Oxford University Press.
Doyle, P. J., Goldstein, H., and Bourgeois, M. (1987). Experimental analysis of syntax training in Broca's aphasia: A generalization and social validation study. *Journal of Speech and Hearing Disorders, 52*, 143–155.
Doyle, P. J., Goldstein, H., Bourgeois, M. S., and Nakles, K. O. (1989). Facilitating generalized requesting behavior in Broca's aphasia: An experimental analysis of a generalization training procedure. *Journal of Applied Behavior Analysis, 22*, 157–170.
Doyle, P. J., Oleyar, K. S., and Goldstein, H. (1991). Facilitating functional conversational skills in aphasia: An experimental analysis of a generalization training procedure. In T. Prescott (Ed.), *Clinical aphasiology* (Vol. 19, pp. 229–241). Austin, TX: Pro-Ed.
Doyle, P. J., Thompson, C. K., Oleyar, K., Wambaugh, J. L., and Jackson, A. (in press). The effects of setting variables on conversational discourse in normal and aphasic adults. *Clinical aphasiology* (Vol. 21).
Ellis, A. W., and Young, A. W. (1988). *Human cognitive neuropsychology*. Hillsdale, NJ: Lawrence Erlbaum.
Fillmore, C. J. (1986). The case for case. In E. Bach and T. Harms (Eds.), *Universals in linguistic theory*. New York: Holt, Rinehart, and Winston.
Foss, D. (1968). Learning and discovery in the acquisition of structured material: Effects of number of items and their sequence. *Journal of Experimental Psychology, 77*, 341–344.
Friederici, A., and Frazier, L. (1992). Thematic analysis in agrammatic comprehension: Syntactic structure and task demands. *Brain and Language, 42*, 1–29.
Garrett, M. F. (1980). Levels of processing in sentence production. In B. Butterworth (Ed.), *Language production* (Vol. 1). New York: Academic Press.
Garrett, M. F. (1982). The organization of processing structure for language production: Applications to aphasic speech. In D. Caplan, A. R. Lecours, and A. Smith (Eds.), *Biological perspectives on language*. Cambridge, MA: MIT Press.
Gleason, J. B., Goodglass, H., Green, E., Ackerman, N., and Hyde, M. K. (1975). The retrieval of syntax in Broca's aphasia. *Brain and Language, 24*, 451–471.
Goldstein, H. (1985). Matrix and stimulus equivalence training. In S. Warren and A. Rogers-Warren (Eds.), *Teaching functional language*. Baltimore, MD: University Park Press.
Goodglass, H., Gleason, J. B., Bernholtz, N. D., and Hyde, M. K. (1972). Some linguistic structures in the speech of a Broca's aphasic. *Cortex, 8*, 191–212.
Goodglass, H., and Kaplan, E. (1983). *The assessment of aphasia and related disorders* (2nd ed). Philadelphia, PA: Lea and Febiger.
Grodzinsky, Y. (1990). *Theoretical perspectives on language deficits*. Cambridge, MA: MIT Press.
Hart, J., Berndt, R., and Caramazza, A. (1985). Category-specific naming deficit following cerebral infarction. *Nature, 316*, 439–440.
Helm-Estabrooks, N. (1981). *Helm elicited language program for syntax stimulation*. Austin, TX: Exceptional Resources, Inc.
Helm-Estabrooks, N., Fitzpatrick, P., and Barresi, B. (1981). Response of an agrammatic patient to a syntax stimulation program for aphasia. *Journal of Speech and Hearing Disorders, 46*, 422–427.
Helm-Estabrooks, N., and Ramsberger, G. (1986). Treatment of agrammatism in long-term Broca's aphasia. *British Journal of Disorders of Communication, 21*, 39–45.
Hillis, A. E. (1989). Efficacy and generalization of treatment for aphasic naming errors. *Archives of Physical Medicine and Rehabilitation, 70*, 632–636.
Hillis, A. E. (1991). Effects of separate treatment for distinct impairments within the naming process. *Clinical Aphasiology, 19*, 255–265.
Hoodin, R., and Thompson, C. K. (1983). Facilitation of verbal labeling in adult aphasia by gestural, verbal or verbal plus gestural training. In R. H. Brookshire (Ed.), *Clinical Aphasiology Conference Proceedings* (pp. 62–64). Minneapolis, MN: BRK.
Howard, D., Patterson, K., Franklin, S., Orchard-Lisle, V., and Morton, J. (1985). Treatment of word retrieval deficits in aphasia. A comparison of two therapy methods. *Brain, 108*, 817–829.
Jackendoff, R. (1983). *Semantics and cognition*. Cambridge, MA: MIT Press.

Jackendoff, R. (1990). *Argument structure*. Cambridge, MA: MIT Press.
Jacobs, B., and Thompson, C. K. (1992). *Effects of semantically based training on lexical processing in severe aphasia*. Paper presented at the American Speech-Language-Hearing Association Annual Convention. San Antonio, TX.
Jones, E. V. (1984). Word order processing in aphasia: Effect of verb semantics. In F. C. Rose (Ed.), *Advances in neurology. Vol. 42. Progress in aphasiology*. New York: Raven.
Jones, E. V. (1986). Building the foundations for sentence production in a non-fluent aphasic. *British Journal of Disorders of Communication, 21*, 63–82.
Kagen, A., and Gailey, G. F. (in press). Functional is not enough: Training conversation partners for aphasic adults. In: A. Holland (ed.).
Kearns, K. P. (1985). Response elaboration training for patient initiated utterances. In R. H. Brookshire (Ed.), *Clinical Aphasiology Conference Proceedings* (pp. 196–204). Minneapolis, MN: BRK.
Kearns, K. P. (1986). Flexibility of single-subject experimental designs. Part II. Design selection and arrangement of experimental phases. *Journal of Speech and Hearing Disorders, 51*, 204–214.
Kearns, K. P. (1989). Methodologies for studying generalization. In L. McReynolds and J. Spradlin (Eds.). *Generalization strategies in the treatment of communication disorders* (pp. 13–30). Toronto: BC Decker.
Kearns, K. P. (1990). Broca's aphasia. In L. L. Lapointe (Ed.), *Aphasia and related neurogenic language disorders*. New York: Thieme Medical Publishers, Inc.
Kearns, K. P., and Potechin, G. (1988). The generalization of response elaboration training effects. In T. Prescott (Ed.), *Clinical aphasiology* (pp. 223–246). Boston, MA: College Hill Press.
Kearns, K. P., and Salmon, S. (1984). An experimental analysis of auxiliary and copula verb generalization in aphasia. *Journal of Speech and Hearing Disorders, 49*, 152–163.
Kearns, K. P., Simmons, N. N., and Sisterhen, C. (1982). Gestural sign (Amer-Ind) as a facilitator of verbalization in patients with aphasia. In R. H. Brookshire (Ed.), *Clinical Aphasiology Conference proceedings* (pp. 183–190). Minneapolis, MN: BRK.
Kearns, K. P., and Thompson, C. K. (1991). Technical drift and conceptual myopia: The Merlin Effect. In T.E. Prescott (Ed.), *Clinical aphasiology* (Vol. 19). Austin, TX: Pro-Ed.
Kertesz, A. (1982). *The Western Aphasia Battery*. New York: Grune and Stratton.
Kohn, S. E., Lorch, M. P., and Pearson, D. M. (1989). Verb finding in aphasia. *Cortex, 25*, 57–69.
Kolk, H. H., and Van Grunsven, M. (1985). Agrammatism as a variable phenomenon. *Cognitive Neuropsychology, 2*, 347–384.
Kolk, H. H., Van Grunsven, M., and Keyser, A. (1985). On parallelism between production and comprehension in agrammatism. In M. L. Kean (Ed.), *Agrammatism* (pp. 165–206). Orlando, FL: Academic Press.
Lapointe, S. G. (1983). Some issues in the linguistic description of agrammatism. *Cognition, 14*, 1–39.
Lapointe, S. G. (1985). A theory of verb form use in the speech of agrammatic aphasics. *Brain and Language, 28*, 196–234.
Lasnik, H. (1988). *A course in BG syntax: Lectures on binding and empty categories*. Cambridge, MA: MIT Press.
LeDorze, G., Jacobs, A., and Corderre, C. (1991). Aphasia rehabilitation with a case of agrammatism: A partial replication. *Aphasiology, 5*, 63–85.
Lee, L. (1969). *Northwestern Syntax Screening Test*. Evanston, IL: Northwestern University Press.
Lineberger, M. C. (1990). Neuropsychology of sentence parsing. In A. Caramazza (Ed.), *Cognitive neuropsychology and neurolinguistics: Advances in models of cognitive function and impairment* (pp. 55–122). Hillsdale, NJ: Lawrence Erlbaum.
Linebarger, M. C., Schwartz, M. F., and Saffran, E. M. (1983). Sensitivity to grammatical structure in so-called agrammatic aphasics. *Cognition, 13*, 361–394.
Linebaugh, C. W., and Lehner, L. H. (1977). Cueing hierarchies and word retrieval: A therapy program. In R. H. Brookshire (Ed.), *Clinical Aphasiology Conference Proceedings*. Minneapolis, MN: BRK.
Linebaugh, C. W., and Young-Charles, H. Y. (1981). Confidence in ratings of aphasic patients' functional communication: Spouses and speech–language pathologists. In R. H. Brookshire (Ed.), *Clinical Aphasiology Conference proceedings* (pp. 226–233). Minneapolis, MN: BRK.
Loverso, F. L., Prescott, T. E., and Selinger, M. (1986). Cueing verbs: A treatment strategy for aphasic adults. *Journal of Rehabilitation Research, 25*, 47–60.
Loverso, F. L., Prescott, T. E., and Selinger, M. (1992). *Aphasiology, 6*, 155–163.

Lyon, J. G. (in press). Optimizing communication and participation in life for aphasic adults and their prime caregivers in natural settings: A use model for treatment. In G. Wallace (Ed.), *Adult aphasia: Clinical management for the practicing clinician*. Baltimore, MD: Andover Medical Publishing Co.

Lyon, J. G., and Helm-Estabrooks, N. (1987). Drawing: Its communicative significance for expressively restricted aphasic adults. *Topics in Language Disorders*, 8, 61-71.

Marshall, J., Pound, C., White-Thomson, M., and Pring, T. (1990). The use of a picture/word matching tasks to assist word retrieval in aphasic patients. *Aphasiology*, 4, 167-184.

McNeil, M. R., and Prescott, T. E. (1978). *Revised Token Test*. Baltimore, MD: University Park Press.

McReynolds, L. V., and Thompson, C. K. (1986). Flexibility of single-subject experimental designs. Part I. Review of the basics of single-subject design. *Journal of Speech and Hearing Disorders*, 51, 194-203.

Miceli, G., and Mazzucchi, A. (1990). The nature of speech production deficits in so-called agrammatic aphasia: Evidence from two Italian patients. In L. Menn and L. K. Obler (Eds.), *Agrammatic aphasia: Cross-language narrative source book*. Baltimore, MD: Johns Benjamina.

Miceli, G., Mazzucchi, A., Menn, L., and Goodglass, H. (1983). Contrasting cases of Italian agrammatic aphasia without comprehension disorder. *Brain and Language*, 19, 65-97.

Miceli, G., Silveri, M. C., Romani, C., and Caramazza, A. (1989). Variation in the pattern of omissions and substitutions of grammatical morphemes in the spontaneous speech of so-called agrammatic patients. *Brain and Language*, 36, 447-492.

Miller, G. A., and Johnson-Laird, P. N. (1976). *Language and perception*. Cambridge, MA: Harvard University Press.

Mitchum, C. C. (1992). Treatment generalization and the application of cognitive neuropsychological models in aphasia therapy. In *Aphasia treatment: Current approaches and research opportunities*. NIDCD Monograph (pp. 99-116). Bethesda, MD: The National Institute of Deafness and Other Communication Disorders.

Mitchum, C. C., and Berndt, R. S. (1988). Aphasia rehabilitation: An approach to diagnosis and treatment of disorders of language production. In M. G. Eisenberg (Ed.), *Advances in clinical rehabilitation. II*. New York: Springer.

Morton, J., and Patterson, K. (1980). A new attempt at an interpretation, or an attempt at a new interpretation. In M. Coltheart, K. Patterson, and J. Marshall (Eds.), *Deep dyslexia*. London: Routledge and Kegan Paul.

Muma, J. R. (1978). *Language handbook: Concepts, assessment and intervention*. Englewood Cliffs, NJ: Prentice-Hall.

Nespoulous, J. L., Dordain, M., Perron, C., Ska, B., Bub, D., Caplan, D., Mehler, J., and Lecours, A. R. (1988). Agrammatism in sentence production without comprehension deficits: Reduced availability of syntactic structures and/or grammatical morphemes? A case study. *Brain and Language*, 33, 273-295.

Newhoff, M., and Apel, K. (1990). Impairments in pragmatics. In L. L. Lapointe (Ed.), *Aphasia and related neurogenic language disorders* (pp. 221-233) New York: Thieme Medical Publishers, Inc.

Pate, D. S., Saffran, E. M., and Martin, N. (1987). Specifying the nature of the production impairment in a conduction aphasic: A case study. *Language and Cognitive Processes*, 2, 43-84.

Patterson, K. E., Marshall, J. C., and Coltheart, M. (Eds.). (1985). *Surface dyslexia*. London: Lawrence Erlbaum.

Prather, P., Shapiro, L. P., Zurif, E. B., and Swinney, D. (1991). Real time examination of lexical processing in aphasia. *Journal of Psycholinguistic Research*, 23, 271-281.

Pring, T., White-Thomson, M., Pound, C., Marshall, J., and Davis, A. (1990). Picture/word matching tasks and word retrieval: Some follow-up data and second thoughts. *Aphasiology*, 4, 479-483.

Pulvermuller, F., and Roth, V. R. (1991). Communicative aphasia treatment as a further development of PACE therapy. *Aphasiology*, 5, 39-50.

Rapp, B., and Caramazza, A. (1991). Lexical deficits. In M. Sarno (Ed.), *Acquired aphasia*. New York: Academic Press.

Raymer, A. M., Thompson, C. K., Jacobs, B., and le Grand, H. (1993). Phonological treatment of naming deficits in aphasia: Model-based generalization analysis. *Aphasiology*, 7, 27-53

Rothi, L. G., Raymer, A. M., Maher, L., Greenwald, M., and Morris, M. (1991). Assessment of naming failures in neurological communication disorders. *Clinics in Communication Disorders*, 1, 7-20.

Saffran, E. M., Berndt, R. S., and Schwartz, M. F. (1989). The quantitative analysis of agrammatic production: Procedure and data. *Brain and Language*, 37, 440-479.

Saffran, E. M., and Schwartz, M. F. (1988). ''Agrammatic'' comprehension it's not: Alternatives and implications. *Aphasiology*, 2, 389-394.

Schwartz, M. F., Saffran, E. M., Fink, R. B., Myers, J. L., and Martin, N. (1992). Mapping therapy: An approach to remediating agrammatic sentence comprehension and production. In *Aphasia treatment: Current approaches and research opportunities*. NIDCD Monograph (pp. 77-90). Bethesda, MD: The National Institute of Deafness and Other Communication Disorders.

Saffran, E. M., Schwartz, M. F., and Marin, O. (1980). The word order problem in agrammatism: production. *Brain and Language*, 10, 263-280.

Saffran, E. M., Schwartz, M. F., Linebarger, M., Martin, N., and Bochetto, P. (1991). *The Philadelphia Comprehension Battery for Aphasia*. Unpublished test.

Schuell, H., Jenkins, J. J., and Jimenez-Pabon, E. (1964). *Aphasia in adults: Diagnosis, prognosis and treatment*. New York: Harper and Row.

Schwartz, M. F. (1987). Patterns of speech production deficit within and across aphasia syndromes: Application of a psycholinguistic mode. In M. Coltheart, G. Sartori, and R. Job (Eds.), *The cognitive neuropsychology of language*. Hillsdale, NJ: Lawrence Erlbaum.

Schwartz, M. F., Linebarger, M. C., and Saffran, E. M. (1985). The status of the syntactic deficit theory of agrammatism. In M. L. Kean (Ed.), *Agrammatism* (pp. 83-104). New York: Academic Press.

Schwartz, M. F., Linebarger, M. C., Saffran, E. M., and Pate, D. S. (1987). Syntactic transparency and sentence interpretation in aphasia. *Language and Cognitive Processes*, 2, 85-113.

Schwartz, M. F., Saffran, E. M., and Marin, O. (1980). The word order problem in agrammatism. 1. Comprehension. *Brain and Language*, 10, 249-262.

Seron, X., Deloche, G., Bastard, V., Chassen, G., and Hermand, N. (1979). Word finding difficulties and learning transfer in aphasic patients. *Cortex*, 15, 149-155.

Shapiro, L. P., and Levine, B. A. (1989). Verb processing during sentence comprehension in aphasia. *Brain and Language*, 38, 21-47.

Shapiro, L. P., McNamara, P., Zurif, E., Lanzoni, S., and Cermak, L. (1992). Processing complexity and sentence memory: Evidence from amnesia. *Brain and Language*, 42, 431-453.

Shapiro, L. P., Nagel, H. N., and Levine, B. A. (1993). Preferences for a verb's complements and their use in sentence processing. *Journal of Memory and Language*, 32, 96-114.

Shapiro, L. P., and Thompson, C. K. (In press). The use of linguistic theory as a framework for treatment studies in aphasia. In P. Lemme (Ed.), *Clinical aphasiology* (Vol. 21).

Shapiro, L. P., Zurif, E., and Grimshaw, J. (1987). Sentence processing and the mental representation of verbs. *Cognition*, 27, 219-246.

Shewan, C. M. (1981). *Auditory Comprehension Test for Sentences*. Chicago, IL: Biolinguistics Clinical Institutes.

Simmons, N. N., Kearns, K. P., and Potechin, G. (1987). Treatment of aphasia through family member training. In R. H. Brookshire (Ed.), *Clinical aphasiology* (Vol. 17, pp. 106-116). Minneapolis, MN: BRK.

Skelly, M., Schinsky, L., Smith, R. W., and Fust, R. S. (1974). American Indian sign (Amerind) as a facilitator of verbalization for the oral verbal apraxic. *Journal of Speech and Hearing Disorders*, 39, 445-456.

Stokes, T., and Baer, D. M. (1977). An implicit technology of generalization. *Journal of Applied Behavior Analysis*, 10, 349-367.

Thompson, C. K. (1989). Generalization in the treatment of aphasia. In L. V. McReynolds and J. E. Spradlin (Eds.), *Generalization strategies in the treatment of communication disorders*. Philadelphia, PA: B.C. Decker, Inc.

Thompson, C. K. (1992). A neurolinguistic approach to sentence production treatment and generalization research in aphasia. In *Aphasia treatment: Current approaches and research opportunities*. NIDCD Monograph. Bethesda, MD: The National Institute of Deafness and Other Communication Disorders.

Thompson, C. K., Doyle, P. J., and Jacobs, B. (1992). *Toward a technology of generalization assessment in aphasia: Effects of setting variables on sentence structure in conversational discourse*. Paper presented at the Clinical Aphasiology Conference.

Thompson, C. K., and Kearns, K. P. (1981). An experimental analysis of acquisition, generalization, and maintenance of naming behavior in a patient with anomia. In R. H. Brookshire (Ed.), *Clinical Aphasiology Conference proceedings* (pp. 35-45). Minneapolis, MN: BRK.

Thompson, C. K., and Kearns, K. P. (1989). Analytical and technical directions in applied aphasia analysis: The Midas touch. In T. Prescott (Ed.), *Clinical aphasiology* (Vol. 19, pp. 31-40). Austin, TX: Pro-Ed.

Thompson, C. K., Raymer, A. M., and Le Grand, H. (1991). Treatment of phonological naming deficits in aphasia: A model-based approach. In T. Prescott (Ed.), *Clinical aphasiology* (Vol. 20, pp 239-261).

Thompson, C. K., and McReynolds, L. V. (1986). Wh-interrogative production in agrammatic aphasia: An experimental analysis of auditory-visual stimulation and direct-production treatment. *Journal of Speech and Hearing Research*, 29, 193-206.

Thompson, C. K., McReynolds, L. V., and Vance, C. (1982). Generative use of locatives in multiword utterances in agrammatism: A matrix training approach. In R. H. Brookshire (Ed.), *Clinical Aphasiology Conference pro-*

ceedings. Minneapolis, MN: BRK.

Thompson, C. K., and Shapiro, L. P. (in press). A linguistic-specific approach to treatment of sentence production deficits in aphasia. In P. Lemme (Ed.), *Clinical Aphasiology* (Vol. 21).

Thompson, C. K., Shapiro, L. P., and Roberts, M. M. (1993). Treatment of sentence production deficits in aphasia: A linguistic-specific approach to wh-interrogative training and generalization. *Aphasiology, 7,* 111–133.

Thompson, C. K., Shapiro, L. P., Li, L., and Schendel, L. (in press). Analysis of verbs and verb argument structure: A method for quantification of aphasic language production. *Clinical Aphasiology* (Vol. 23).

Wambaugh, J. L., and Thompson, C. K. (1989). Training and generalization of agrammatic aphasic adults' wh-interrogative productions. *Journal of Speech and Hearing Disorders, 54,* 509–525.

Wambaugh, J. L., and Thompson, C. K. (1989). *Speech act analysis using conversational barriers.* Unpublished manuscript.

Warrington, E. (1981). Concrete word dyslexia. *British Journal of Psychology, 72,* 175–196.

Warrington, E., and Shallice, T. (1984). Category specific impairments. *Brain, 197,* 829–854.

Wertz, R. T., Collins, M. J., Weiss, D., Kurtzke, J. F., Friden, T., Brookshire, R. H., Pierce, J., Holtzapple, P., Hubbard, D. J., Porch, B. E., West, J. A., Davis, L., Matovitch, V., Morley, G. K., and Ressureccion, E. (1981). Veterans Administration cooperative study on aphasia: A comparison of individual and group treatment. *Journal of Speech and Hearing Research, 24,* 580–594.

Wiegel-Crump, C., and Koenigsknecht, R. A. (1973). Tapping the lexical store of the adult aphasic: Analysis of the improvement made in word retrieval skills. *Cortex, 9,* 411–418.

Wilcox, M. J., and Davis, G. A. (1977). Speech act analysis of aphasic communication in individual and group settings. In R. H. Brookshire (Ed.), *Clinical Aphasiology Conference proceedings.* Minneapolis, MN: BRK.

Zingeser, L., and Berndt, R. S. (1988). Grammatical class and context effects in a case of pure anomia: Implications for models of language production. *Cognitive Neuropsychology, 5,* 473–516.

Zurif, E., Swinney, D., Prather, P., Solomon, J., and Bushell, C. (in press). An on-line analysis of syntactic processing in Broca's and Wernicke's aphasia.

第23章

全失語の治療

RICHARD K. PEACH and SCOTT S. RUBIN

　全失語の患者は、急性期の脳卒中患者のかなりの部分を占めている（Brust et al., 1976）。この症候群の回復の可能性について、いくつかの寓話はあるものの（Schuell et al., 1964、訳者注：Schuellらの14章 "An Irreversible Aphasia Syndrome" を参照されたい）、言語病理学領域に照会される失語症患者の大部分は、全失語を呈している（Sarno & Levita, 1981）。この不条理な知見はおそらく、少なくとも部分的には、全失語が他の種類の失語に比べても圧倒的な惨害を患者、家族、そして友人にもたらすものであるためとみられる。

　これらの患者に対する言語面のリハビリテーションに関して、これまでのところ成功例の報告は少ないが、全失語の臨床的な治療技法は近年改めて重要視されてきている。この流れを支持するものは(a)全失語患者の残存能力にとくに焦点をおいて企図された新しい評価方法の開発（たとえばThe Boston Assessment of Severe Aphasia, BASA：Helm-Estabrooks et al., 1989b）、(b)重度失語に対するアプローチを言語的志向のものにするか、あるいは非言語的志向のものにするかの臨床的な判断を下す際の、コンピュータ断層撮影(CT)の援用という技術的進歩（例としてNaeser et al., 1989を参照）、(c)全失語に対するコンピュータに基づいた治療プログラムの開発（たとえばComputer-aided Visual Communication, C-ViC：Steele et al., 1989)、(d)このような患者に対する治療法を彼らが持つ機能的コミュニケーション能力を重視したものへと向け直すこと、である。

　本章では、全失語の治療法を概観する。全失語の患者への治療原理を提示し、最近のリハビリテーション技法を検討する。全失語の特質、その原因疾患、経過や予後のパターン、また回復に関与する要因についての考察を試みる。

特　質

発症率

　全失語は、失語症の中でも最も頻度の高いタイプの一つであろう。全失語の発症率は従来10％から40.6％の範囲が報告されてきた（Basso et al., 1987；Brust et al., 1976；Collins, 1986；De Renzi et al., 1980；Eslinger & Damasio, 1981；Kertesz, 1979；Kertesz & Sheppard, 1981)。しかし最近の研究では、急性期における発症率はこれよりさらに高いとされている。Scarpaら(1987)は、急性期の症例で55.1％の発症率を報告している。

Scarpaらの研究 (1987) の対象患者108名は、全員発症後経過日数が15日から30日で、右利き、単一の左半球損傷を有していた。これらのデータを総合すれば、全失語は失語症患者全体において顕著に認められることは明らかである。その結果、これらの患者は、急性期のごく早い段階から最も回復の良い期間全体に渡り、臨床失語症学者達にとって大きな課題を与えているのである。

特徴
年齢と性別

年齢、性別のいずれの点でも、全失語の患者の分布に偏りは観察されていない (Habib et al., 1987 ; Scarpa et al., 1987 ; Sorgato et al., 1990)。性差に関してはDavis (1983) がVeterans Affairs Medical Centersでのデータから概して男性に多い傾向がみられると述べ、これは本質的には当該施設における患者全体の構成によるものとしている。全失語に対する性別の影響については、より幅広い患者のデータを用いてさらに研究を進める必要がある。年齢に関しては、Sorgatoら (1990) が全失語を含め失語症のタイプに年齢による差はみられないと報告している。しかし、彼らの症例の中でも高齢の患者は、前頭葉や後頭葉の限局損傷による全失語といった非典型的な失語症を起こす傾向にあった。それでもなお、年齢および性別は全失語の発症率に対して特異的な影響を及ぼすものではないとみてよいであろう。

損傷部位

全失語をもたらす脳血管障害の損傷部位については、これまではブローカ野（前頭葉後部）とウェルニッケ野（側頭葉上部、Kertesz, 1979)、換言すれば前ローランドおよび後ローランド言語野 (Goodglass & Kaplan, 1983) と考えられてきた。Murdochら (1986) の報告した全失語症例は、皮質表層から下方へ、基底核、内包、視床を含む皮質下領域にまでおよぶ広範な損傷を示している。従来、全失語の責任病巣は左半球の広範な部位とされてきたが、文献中には数多くの例外も認められ、全失語に広範囲な病巣は必ずしも必要ではない可能性が示唆されている。

MazzocchiとVignolo (1979) は、前頭部に限局した損傷のある11症例のうち、3例に全失語を認めている。他の4症例では、病巣は深部にあり、島、レンズ核、内包に限局していた。病巣の多様性はCappaとVignolo (1983) によっても指摘されている。Bassoら (1985) は病巣が前頭部（後ローランド言語野は保たれている）あるいは後頭部に明確に限局している全失語症例を観察した。さらにBassoら (1985) は、全失語が疑われるような病巣でありながらそれ以外の失語症状を呈した症例を報告している。Alexanderら (1987) は線条体一内包前脚、側脳室周囲白質の前部、上部、上前部、前極部、さらには側頭峡などを含む皮質下領域の包括的損傷が単独あるいは主体として生じた全失語症例を記述している。Yangら (1989) もまた、内包、基底核、視床、側脳室周囲白質の前方一後方（原文のまま）に損傷のある全失語症例を報告している。Lüdersら (1991) は側頭葉底面に電気刺激を与えることにより全失語を発現させている。この領域の白質は、ウェルニッケ野の深部白質との連絡を持ち、このためこれら2つの領域は密接な相互関係がある。

Ferro (1992) は、全失語の改善と損傷部位の関係を検討した。54名の対象者は、発症後1カ月 (34名)、3カ月 (7名)、あるいは6カ月時 (13名) に初回評価を受けた。彼らはその後3カ月、6カ月、12カ月、さらに可能な例では年毎にフォローを受けた。この全失語患者グループの損傷部位は、症状の違いによって5つのタイプに分けられた。タイプ①は前一後ローランド領域を含む中大脳動脈領域広範の梗塞巣を示し、これらの患者は予後が極めて悪かった。残りの4グループは次のように分類された：タイプ②前ローランド損傷、タイプ③皮質下損傷、タイプ④頭頂葉損傷、タイプ⑤前頭葉、頭頂葉の二重損傷である。これらのグループに属する患者は、多様な症状を示し、改善してブローカ失語、または超皮質性失語へと移行するものが多かった。タイプ②やタイプ③の梗塞例では完全に回復する症例も認められた。

言語

全失語の特徴は、言語理解力の喪失とこれに付随する表出能力の障害である (Damasio, 1991 ; Davis, 1993 ; Kertesz, 1979)。WallaceとStapleton (1991) は、全失語における言語障害は従来、言語能力（すなわち言語の規則や操作に関す

る知識）の損失と解釈されていたと指摘している。こうした研究者達によれば（Rosenbek et al., 1989)、近年、全失語症患者の言語機能には保持されている側面があるとの臨床的証拠が提示されており、全失語患者が失ったものは、言語能力と言語運用の障害が多様に複合したものとみる方が適切と思われる。

理解　全失語における理解力については、これまでの研究でいくつか異なった側面が取りあげられている。これらには特定カテゴリー語の理解（McKenna & Warrington, 1978 ; Wapner & Gardner, 1979)、慣れ親しんだ環境音の認知（Spinnler & Vignolo, 1966)、著名人名の認知（Van Lancker & Klein, 1990）などが含まれており、また個人情報については理解が比較的良好との指摘もある（Van Lancker & Nicklay, 1992 ; Wallace & Canter, 1985)。

WallaceとStapleton (1991)は、全失語患者で障害されたものと保持されたもののパターンを確認するためにBoston Diagnostic Aphasia Examination (BDAE : Goodglass & Kaplan, 1983)の聴理解項目における全失語患者の反応を分析した。彼らの得た結果は、全体的には、全失語において保たれている側面には明確なパターンは見出されないという従来の見解を支持していたが、2、3名の患者では、課題内や課題間で成績に差異がみられた。興味深いことに、これらの患者の反応は急性期の段階で得られたものであった。Wallaceらは、急性期にみられる聴理解の特異的な反応は予後についての有効な指標となるのではないかと推察している。

表出　全失語患者の最大の障害は、言語表出能力にあるといわれている。これは、大脳右半球が言語の表出面よりも理解面により大きく寄与していることに由来するともみられる（Collins, 1986)。多くの全失語患者では、言語表出はそのほとんどが常同的な再帰性発話か、自動言語（automatic speech)からなっている（Kertesz, 1979)。常同語には、統辞のない（了解できない）形態と統辞のある形態(語や文)があるとされている（Alajouanine, 1956)。

Blankenら(1990)は統辞のない自動言語を発する患者26名を調べている。そのうち24例は全失語と分類され、他の患者は、ブローカ失語やウェルニッケ失語に近い徴候を示していた。自動言語は、しばしば理解障害を伴ってみられるが、これらの患者の言語理解力が一様ではなかったことから、自動言語は重篤な理解障害の有無を推測する手がかりとはならないものと考えられた。Blankenら(1990)は、自動言語は言語の表出面にのみ関連しており、必ずしも理解面の大きな障害を示唆するものではないと述べている。

認知

脳損傷患者の認知能力は、Raven's Coloured Progressive Matrices (RCPM : Raven, 1965)によって評価されることが多い。失語症のない左半球損傷患者との比較における失語症患者の成績については、これまでに相反する結果が報告されている。いくつかの研究では、失語症患者はより低い得点を示し（Basso et al., 1981 ; Basso et al., 1973 ; Colonna & Faglioni, 1966)、一方別の研究ではこの２群の間になんら有意差は見出されていない（Arrigoni & De Renzi, 1964 ; Piercy & Smith, 1962)。Collins (1986)は、全失語患者の言語能力とRCPM得点との間に有意な正の相関を認めている。Collinsの研究の対象患者は回復の初期段階にあり、最終的にはより軽度な失語症患者と同等の成績に至った。

Gainottiら(1986)は、半側空間無視による影響の可能性を最小限にするよう改訂された新版RCPMを用いて、さまざまなタイプの急性期失語症患者および慢性期患者を、健常対照群、右半球損傷群、失語症のない左半球損傷群と比較している。このGainottiら(1986)の研究では、失語症患者群の成績は他の群よりも劣っていた。さらに全失語とウェルニッケ失語の患者は、他の失語症患者（失名詞失語、ブローカ失語、伝導失語）に比べて成績が最も低かった。これらの結果はKerteszとMcCabe (1975)の報告と類似している。Gainottiら(1986)は、失語症の重症度に関連した差異は見出さなかったが、RCPMにおける成績の低さを受容面での意味的－語彙的（semantic-lexical)障害の存在に結びつけている。Gainottiら(1986)は次のように結論している：「失語症では非言語的な認知障害と、言語の統合における意味—語彙レベルの崩壊との間に特異的な関連性が

存在する」。

コミュニケーション

全失語患者に再帰性発話が認められることは、以前から指摘されている。子音+母音（cv）の音節（たとえばドードードー、マーマーマー）をただ繰り返す患者もみられるが、Collins (1986) はこうした全失語患者でもことばの超文節的(supra-segmental) 側面でいくらかのコミュニケーション能力を保持しているような印象を受けることが多いと述べている。会話での役割分担・交替における超文節的要素の使用は、失語症患者が何らかのコミュニケーションの意図を持って発話を行なっていることを表している。deBlesserとPoeck (1984) は全失語患者の一群を観察し、彼らにはコミュニケーションの意図を伝達するのに十分な、多様なプロソディの変化が認められないことを見出している。しかし、分析に用いられた発話は形式的な検査において引き出されたものであり、意思伝達のための自発的な抑揚を表すものではなかったとも考えられる (Collins, 1986)。deBlesserとPoeck (1985) はさらに、口頭表出が再帰性CV発話に限られている全失語患者群について自発話の分析を行なっている。発話は検者が一連の自由回答式の質問をするインタビューにおいて収集され、発話の長さとピッチ曲線の変動が分析された。その結果、発話の長さ、ピッチはいずれも常同的で、患者が示したプロソディからはコミュニケーションの意図がうかがわれなかった。会話での役割交替を担うという点では、こうした常同的なCV発話の適用性には疑問が残る。上述の知見は、研究で得られる結果と臨床報告との間の注目すべき相違を明らかにしている。deBlesserとPoeck (1985) は、患者が会話に参与するということは、実際、その患者が意思を伝達するためにプロソディを用いるというよりも、むしろ会話の相手が有益なコミュニケーションを求めた結果ではないかと提言している。

Herrmannら (1989) の研究は、コミュニケーションストラテジーやコミュニケーションの有効性の観点から、慢性期の重度非流暢性失語患者群について述べている。患者は重度ブローカ失語ないしは全失語を呈していた (50%)。研究結果から、患者のコミュニケーションの有効性は、彼らが応答を求められた質問のタイプによって異なることが示唆された。予測されていた通り、疑問代名詞を用いた質問「言語障害が起こってもうどの位になりますか」や説明を求めるもの「病気になってから何が起こったか教えて下さい」に比べ、イエス／ノー質問「病気は突然起こったのですか」に対する応答の方が成績が良好であった。Herrmannら (1989) は、患者はイエス／ノー質問に対して主にジェスチャーを用いて応答したと報告している。他のタイプの質問ではより多くの口頭表出が必要となり、さらに複雑なコミュニケーション応答を患者に求めるものであった。

さらにHerrmannら (1989) は使用されたコミュニケーションストラテジーを検討し、患者は話題を広げたりイニシアティブをとったりすることがほとんどない点を指摘している。この研究において最も多く用いられたストラテジーは、患者にとって理解を助けるもの（たとえば理解面に困難があると表すこと、理解できるよう援助を求めること）であった。Herrmannら (1989) はこのような患者は非言語的コミュニケーションに大きく依存していると結論している。

感情

脳血管障害や失語症によって抑うつが生ずることは広く認められている (Fromm et al., 1984; Robinson & Price, 1982; Robinson et al., 1984)。一部の患者にみられる抑うつは、悲嘆反応の結果であり、あらゆる悲惨な疾病に共通するものとも考えられる (Horenstein, 1970)。Davis (1983) は、患者の抑うつに対して早期から治療を行ない、慢性的な抑うつ状態を招かないようにすべきであると提言している。

Signerら (1989) は、行動異常のために入院していた失語症患者61名のカルテを分析している。患者は(a)前方損傷、(b)後方損傷、(c)非局在的症候群、の3群に分類された。研究の目的に照らし、非局在性症候群は、全失語、失名詞失語、超皮質性混合型失語の患者で構成されていた。61名の患者のうち48%は妄想（大部分は被害妄想）があるために入院していた。妄想を呈した患者が最も多かったのは後方損傷群（群のうち58%にみられた）であった。非局在性症候群では27%が妄想的であった。

抑うつは調査対象患者の31%に認められ、情緒障害の中で最も多かった。抑うつを示す患者の大部分は前方損傷群に属していた。非局在性症候群では33%の患者が抑うつを呈していた。またこの群の中で妄想を示した患者に限れば、その75%にはさらに抑うつもみられた。後方損傷群の11名は多幸症を示した。非局在群で多幸症を示したのは1名のみで、前方損傷群にはみられなかった。

Signerら（1989）の研究結果は、妄想や情緒障害で入院を必要とした失語症患者についてのものである。そこで得られた知見は、こうした患者群に関するものであり、失語症患者全般に言及するものではない。損傷部位の前後と情緒面の状態の関連性について、ここで述べられた傾向は従来いわれてきたことと一致している（Robinson & Benson, 1981）。とくに全失語患者を対象としたさらなる研究により、この患者群における情緒障害の有無、性質が明らかにされることが待たれる。

原因疾患

すでに述べた通り、全失語をもたらす損傷は大部分が広範で前、後ローランド領域の双方を含むものである。この領域への血液供給は、中大脳動脈を介してなされている。中大脳動脈は、内頚動脈の分枝の中でも最大のもので、シルビウス裂の位置で分岐している。損傷規模が大きいという点から、全失語は脳血管障害に起因することが最も多く、その部位は中大脳動脈の分岐点より下方にある。さらに全失語を引き起こす疾患は、塞栓よりも血栓の方が一般的である（Collins, 1986）。

全失語のすべてが中大脳動脈の脳血管障害によって発症するわけではない。興味深いものでは、Wellsら（1992）がてんかんの単純部分発作による一過性の全失語症例を報告している。失語症状は断続的な、てんかん様放電が一側性に生じている間中継続していた。Wellsら（1992）によれば、患者の言語は発作後24時間以内にほぼ正常近くまで回復した。

回　　復

Wellsら（1992）の患者にみられた全失語症状の回復（すなわち24時間以内の言語回復）は、典型的なものではない。全失語患者の回復は一般的にはあまり期待できない。KerteszとMcCabe（1977）が全失語の患者群を検討した結果によれば、言語面の回復は限られており、WapnerとGardner（1979）の報告と類似のパターンを示していた。実際に観察された言語機能の回復を分析すると、改善は表出面よりも理解面に認められた（Lomas & Kertesz, 1978 ; Prins et al., 1978）。非言語的な認知機能の回復に関しては、KerteszとMcCabe（1975）が、発症後3カ月の間にRCPMの成績と言語能力の急激な改善が並行して起こることを見出している。続く3カ月間では、RCPMの成績は明らかな向上を続け、一方で最初の3カ月が過ぎる時点でのレベルからほとんど向上しない言語成績を凌駕していく。患者はRCPM、言語能力いずれにおいても発症後6カ月から12カ月の間にプラトーを迎える。最終的にみても全失語患者のRCPM成績は最高得点のおよそ50%を越えることはなかった。

KerteszとMcCabe（1977）は、全失語と他の失語症タイプとの比較から、全失語の回復速度が最も遅いと述べている。全失語の回復の継時的側面に関しては、患者が言語治療を受けたかどうかによって差異が生じることが指摘されている。言語治療を受けていない全失語患者では、発症から1カ月間の改善が最も大きいとみられる（Kertesz & McCabe, 1977 ; Pashek & Holland, 1988）。SiirtolaとSiirtola（1984）も、治療を受けない患者では最初の6カ月間に最も改善することを観察している。しかし治療を受けた全失語患者の場合は、最初の3カ月間に顕著な改善を示し、なお6カ月から12カ月、あるいはそれ以降も回復が続いた（Kertesz & McCabe, 1977 ; Sarno & Levita, 1979, 1981）。KerteszとMcCabe（1977）の研究でも、全失語患者の未治療群に比べ治療群は有意に大きな改善を示した。しかし、彼らはこの改善の少なくとも一部は患者の不均一性によるものとみている。SarnoとLevita（1979, 1981）による研究では、回復は発症後6カ月から12カ月の間に最も

加速していた。

回復に伴う他のタイプへの移行

　回復の過程で全失語の症状が他の失語症に再分類されるような経過を示すことがある。このような変容については少なくとも4つの研究がなされており、そのいずれも急性期から発症後1年（またはそれ以上）まで、言語能力の評価にWestern Aphasia Battery（WAB：Kertesz, 1982）を定期的に施行している。KerteszとMcCabe（1977）は、発症直後から6週までの失語症患者93名を調査している。22名の全失語患者のうち5名が1年後あるいはそれ以降にブローカ失語や超皮質性運動失語、伝導失語、または失名詞失語といった他のタイプへと軽快していた。SiirtolaとSiirtola（1984）は、入院後2週間以内の患者を分類し、その1年後、44名の全失語患者の中で6名が改善し、ブローカ失語、伝導失語、失名詞失語、あるいはウェルニッケ失語といった他のタイプに移行した。またうち1名は、完全に治癒していた。Hollandら（1985）は、発症後まもなく全失語と分類された15名の患者を1年間追跡している。ここでの分類はWABの成績と共に臨床的印象に基づいて行なわれた。1年後にさまざまなパターンが観察された。2名（30代）は健常な言語機能を回復、2名（40代）はブローカ失語、2名（59歳と61歳）は失名詞失語、2名（70代）はウェルニッケ失語へと改善し、2名（80代）は全失語のまま留まっていた。残りの5名は、研究期間中に死亡した。最後にPashekとHolland（1988）は、32名の失語症患者のうち11名の全失語患者を6カ月間以上追跡し、経過観察を行っている。言語能力はWABをくり返し施行する中で査定されていたが、これらの患者はWABの類型よりも叙述面の基準に照らして分類された。どの患者も発症後5日以内に評価を受けていた。このうち4名はより軽度な失語症（ブローカ失語、ウェルニッケ失語、失名詞失語）に改善した。2名はやはり軽度であるが分類不能な失語症へと移行した。1名は健常な言語機能を回復し、残り2名は痴呆症状を示した。

　Hollandら（1985）やPashekとHolland（1988）もまた、他の失語タイプへと移行する患者は、回復過程の早期（発症後1カ月以内）に変化を示すことを見出している。最初の1カ月が経過した後、初めて改善が始まる全失語症例もある。全失語の回復については、SarnoとLevita（1979）も標準化された検査を用いて検討している。これにはNeurosensory Center Comprehensive Examination for Aphasia（NCCEA：Spreen & Benton, 1977）から抜粋された下位検査や、Functional Communication Profile（Sarno, 1969）が含まれている。失語症の分類は、これら失語症検査の成績ならびに臨床的印象に基づいてなされたが、この研究で言語機能について最も早期の観察が行われたのは発症後4週、あるいはその前後1週間の時点であった。検査は発症後1年までくり返し施行された。先述の研究とは対照的に、ここでの全失語患者14名のうち発症後1年までに他の失語症タイプに移行した者は一人もいなかった。7名の全失語患者について行なわれた追跡調査においても同様な結果が得られている（Sarno & Levita, 1981）。このような矛盾に対する容易な解釈の一つとして、言語成績、ひいては失語症の分類は発症後4週以内に比べて1カ月以降ではより安定していることがあげられよう。しかしReinvangとEngvik（1980）の研究では、患者が脳損傷発症後2カ月から5カ月の間（平均3カ月）に最初の評価を行い、全失語患者7名のうち4名は、再検査時にはより軽度のブローカ失語、伝導失語、あるいは分類不能の症状へと変化していた。この再検査は、初回検査より1カ月以降に行われ、平均は発症後7.5カ月、範囲は3〜30カ月であった。こうした結果からみると、この種の研究で全失語からの回復に関する報告の不一致は、単に最初に言語機能が調べられた時期によるのではないように思われる。全失語の改善、失語症状の変化が、現在のところは完全には理解されていない多種の要因の複雑な相互作用の結果であることは明らかである。

予後に関する要因
年齢

　全失語では、患者の年齢が回復に影響し、患者が若年なほど予後が良好であるとされる（Holland et al., 1985；Pashek & Holland, 1988）。年齢はまた、発症後1年の時点での失語症のタイプにも関与するとみられている。たとえばHolland

ら（1985）による研究では、若年の全失語患者は非流暢なブローカ失語へと改善し、一方高齢の患者は年齢が上がるほど重度な流暢性失語へと移行していた。また最高齢の患者は、全失語のまま留まっていた（上の記述を参照）。

年齢が予後の指標となり得るかどうかについては、結論が出されていない。高齢であることは、回復においてネガティブな影響を与える（Holland & Bartlett, 1985 ; Holland et al., 1989 ; Marshall & Phillips, 1971 ; Sasanuma, 1988）。あるいは回復を予測するには有効でないともいわれてきた（Hartman, 1981 ; Kertesz & McCabe, 1977 ; Sarno, 1981 ; Sarno & Levita, 1971）。PashekとHolland（1988）は、年齢は全失語の予後の悪さを予見させると明確に指摘しているが、一方でこの原則に反する多くの例外も認めている。このように、年齢によって予後を絶対的に予測することはできないのである。これらの研究者が明らかにした回復パターンの多様性と年齢の効果は興味深いものであり、今後この領域での大規模な研究が必要なことを示唆している。

片麻痺

片麻痺を伴わない全失語症例は従来文献にも記載されている（Bogousslavsky, 1988 ; Ferro, 1983 ; Van Horn & Hawes, 1982）。こうした運動能力の保持は前頭領域と側頭領域の双方にそれぞれ限局した二つの損傷が生じたか、あるいは単一の前頭～側頭～頭頂領域の損傷、または単一の側頭～頭頂領域の損傷の結果と考えられる。全失語を呈しながら片麻痺が生じていないことは、回復に関するポジティブな指標となる（Legatt et al., 1987 ; Tranel et al., 1987）。Tranelら（1987）は、二つの限局した病巣（皮質前部と後部）を有し、かつ一次運動野は保たれている全失語症例を記載している。こうした患者の全失語症状は、発症後早期に、10カ月以内で有意な改善を示している。Delevalら（1989）は、前ローランド領域に限局した病巣を持つ全失語症例2例を報告している。これらの患者には、当初右上肢に軽い麻痺が認められたが、この運動障害は発症後48時間以内に消失している。Delevalら（1989）によれば、患者は急速な回復を示したが、運動性失語が残存していた。

口部の非対称性

右大脳半球は、左半球が重度に損傷された後の命題的発話の増加に寄与していると考えられてきた（Papanicolaou et al., 1988）。命題的発話における左右半球の関与を示す指標の一つとして口部の非対称性（mouth asymmetry）がある。GravesとLandis（1985）は一群の失語症患者を対象に、命題的発話と自動的発話の際の口部の非対称性を調査した。発話時に右側に偏位した開口は左半球の支配とみなされ、反対に左側に偏る開口は右半球の支配を示すと想定された。GravesとLandis（1985）が観察した失語症患者には、明らかにこうした差違が認められた。推察の通り、命題的発話では右側の開き方が大きく、一方自動的発話では左側の動きがより大きかった。GravesとLandis（1985）が示唆しているように、この手法は、全失語患者における命題的発話の再獲得の研究に応用することができる。すなわち、開口時の偏位の程度は、再び現れるであろう発話の量を予測する上で有効と思われる。

利き手

失語症の回復に関連するとされるもう一つの要因は、利き手である。左利き者は右利き者に比べ失語症の回復が良いといわれてきた（Luria, 1970 ; Subirana, 1969）。この提言の前提となっているのは左利き者では言語機能の局在がより両側性になる比率が高いとする考え方である。そのために、左半球が損傷された場合でも右半球がより多く言語機能を負担できると考えるのである。左利きおよび右利きの失語症患者を対象とした研究において、Bassoら（1990）は、相反する結果を得ている。Bassoら（1990）は、左利きの患者は右利きの患者と同じ失語症タイプを示すことを見出し、左利き者の言語機能がより両側に局在するとは言えないと結論した。これらの知見から利き手は全失語の回復を予測する指標としては信頼性が低いことが明らかとなった。

放射線医学的知見

CTスキャンは予後を知る上で最も有力な手段の一つである。Pieniadzら（1983）は半球間の非対称性と失語症の回復との関連を検討している。その二部構成の研究の前半は、大規模な失語症患者群と失語症のない対照群の各々について、大脳半

球の非対称性の調査であった。その結果、半球間の非対称性について両群に有意な相似性と一貫性が認められた。最も頻繁にみられた非対称性は、後頭葉の幅は左半球の方が右半球よりも大きいという点であった。前頭葉の幅は左半球に比べ右半球の方が大きかった。長さについても後頭部は左半球の方が長く、前頭部では両半球は概ね等しかった。

Pieniadzら（1983）の研究の後半では、全失語患者群について、回復パターンの検討が行なわれた。その結果、Pieniadzらは、CTスキャン上で右半球後頭葉の幅や長さが大きい症例が単語の理解や復唱、呼称でより大きな改善を示すことを発見した。Pieniadzら（1983）はこのような典型的とはいえない非対称性は、言語に関する右半球の優位性を示唆すると述べている。非典型的な半球非対称性のパターンから長期的な回復が示唆されるとすれば半球間の非対称性の測定は単語機能の回復を予測するために役立つと考えられる。

Naeserら（1990）は失語症患者の一群において、損傷部位と言語の回復との関係を比較した。Naeserら（1990）による研究の第一の焦点は、理解能力の改善にかかる病巣をウェルニッケ野を含む側頭葉あるいは皮質下の側頭峡に限局した部位に分別することにあった。研究の対象者は前頭葉、頭頂葉または側頭葉のいずれかに損傷を持つか、あるいは前頭葉、頭頂葉の損傷に皮質下の側頭峡に限局した損傷を併せ持つ者であった。Naeserら（1990）の得た結果では、ウェルニッケ野に損傷がない（皮質下の側頭峡に限局した損傷）群は、聴理解に有意な改善がみられた。1、2年の経過の後、このタイプの患者の大部分はBDAE（Goodglass & Kaplan, 1983）の聴理解の成績を伸ばし、軽度から中等度の理解障害を示すのみとなったと報告された（Naeser et al., 1990）。研究全体の対象者の中に発話面で有意な改善を示した者はいなかった。

De Renziら（1991）は、言語的ならびに非言語的コミュニケーション（理解も含めて）の双方を極度に障害されている、最重度の全失語患者群について検討し、こうした患者の損傷部位のパターンは多様で、言語野すべてを含むものはそのうちの35％にすぎないことを明らかにした。特定の損傷部位と言語能力の回復との間に何らかの関連性を見出そうとする試みは不成功に終わった。理解面にいくらか改善を示した患者にも共通する損傷部位のパターンは認められなかった。

言語成績

Porch Index of Communicative Ability (PICA：Porch, 1981) の成績は予後の予想に用いられることが多い。Collins（1986）によれば、全失語患者の得点は一様に25パーセンタイルよりも低い。しかし下位検査内あるいは下位検査間での変動が大きい場合は、いくらか回復の可能性があるとされている。ここでいう変動とはPICAのある下位検査の平均得点と、そこでの最高得点との差を意味している。総変動点は、PICAの全下位検査の変動点（variability score）を合計して得られる。変動点が400以上であれば回復の可能性は高く、一方200未満であれば回復の可能性はわずかとされる。

PICA成績および医学的データからCollins（1986）は、下位検査内に変動はあるが、その変動点がおよそ100程度で、なおかつ全モダリティに渡って比較的均等に得点している全失語患者は回復の見込みがあまりないことを指摘している。一般に模倣や写字、マッチングは他の検査課題よりも良好であることが多い。この傾向に加え、変動点が100を上回り、また各モダリティ間で得点のばらつきが大きいような患者は、回復の可能性が大きい。こうした患者では物品の正しいマッチング、良好な写字、1、2個の物品の呼称、さらには口頭表出に関する下位検査においていくつか弁別的な反応が得られることが特徴とされる。前述の2つのカテゴリーの患者群に比較して変動点全体が有意に高く、時に聴理解、読み、呼称の下位検査において高得点（7以上）がみられる患者は一貫して回復が良い。Collins（1986）の患者の一人は成績は9パーセンタイルながら、変動点が400を越えていた。

Collinsの提案は、近年の研究によって批判されることになった。Wertzら（1993）は、失語症の改善の予測に対するPICA下位検査内の変動の関係を調べた。発症後1カ月時での変動点と、6カ月後、12カ月後のPICA総得点の向上との間に有意な正の相関はみられなかった。加えて、発症後1

カ月時での変動点が高い群（350以上）と低い群（300以下）の2群に分け、6カ月後の改善を比較したが有意差は認められなかった。Wertzら（印刷中）は下位検査内の変動は予後に関連しないと結論している。

他の失語症検査では、聴理解の得点と他の言語得点との間に変動がないことは予後にとってネガティブな指標と見なされる。課題によって成績のばらつきが大きい程、回復の見通しは良好のようである。さらに、予後の良さとパーセンタイル順位の高さとは一致している。

臨床的治療

全失語に対する臨床的治療（intervention）を論ずる前に、とるべき治療方略の原則を示すため、いくつかの問題点に触れておく必要がある。ここでは(a)全失語への治療の時期による影響、(b)言語評価の本質、(c)治療において標的となる行動、について述べる。

治療時期による影響
回復パターン

すでに述べたように、全失語の予後は全般に不良である（Kertesz & McCabe, 1977）。しかしこれら全失語患者のおよそ四分の一ないし四分の三、またはそれ以上が、発症後1年以内により軽度の失語症、あるいは健常な状態へと回復している。こういった回復の程度には、最初の分類をする時期がいくらか関与している。言語の初回評価と、失語症をもたらしたエピソードとの間隔が短かい程、より軽度の症状へと変化する全失語患者の数は大きくなっている（表23-1参照）。このような傾向が明らかである一方でいくつかのデータ、とくにReinvangとEngvik（1980）による結果の解釈には注意を要する。

これらの研究結果は、全失語に対する早期治療に反対するものなのであろうか。Collins（1986）は、治療者側の中にこういった患者に対して安定した言語のプロフィールが得られるようになるまで評価、治療アプローチを差し控える者がいることを指摘している。われわれも多くの理由から、

表23-1 受傷後の初回評価の時期からみた軽度失語症あるいは健常な言語能力へと改善した全失語患者の比率

研究	患者数	初回検査施行	改善率%*
Holland, SwindellとForbes (1985)	10	直後	80
PashekとHolland (1988)	11	0～5日	64
SiirtolaとSiirtola (1984)	14	0～2週	43
KerteszとMcCabe (1977)	22	0～6週	23
SarnoとLevita (1979)	11	4週	0
SarnoとLevita (1981)	7	4週	0
ReinvangとEngvik (1980)	7	2～5カ月	57

＊終了段階時の評価はKerteszとMcCabe（1977）およびReinvangとEngvik（1980）を除くすべての研究では発症後6から12カ月の間に完了した。KerteszとMcCabe（1977）の全失語患者のうち、発症後1年以上経過した時点で評価を受けたのは10名のみであった。ReinvangとEngvik（1980）の研究では、全失語患者の詳細なデータは示されていない。彼らの患者全員について、終了段階時の観察が行なわれたのは発症後平均7.5カ月時であり、最短は3カ月であった。

Collinsと同じくこのような姿勢には反対である。

予後診断の限界

早期治療を擁護する第一の理由は、現在、全失語患者が軽快するか否かを正確に見極めることが臨床上不可能なことである。もし回復の可能性が高い、または低い患者に対しては早期治療を行なわないのが実際の臨床場面で容認されていたとしても、現在の技法では臨床家がこのような患者の回復の潜在能力を正確に見定めることは困難であろう。全失語は早期の段階では明確な判別はできない（Wallesch et al., 1992）。上に述べたような多くの要因に関して、相反する知見が得られており、臨床上の予後判断については議論が続いている。

新たな技術的進歩がまもなくこの問題を解消す

るであろう。全失語の状態から聴理解が回復する可能性については、CTスキャンでその患者の損傷部位のパターンを検討すれば判定できる。先述の通り、側頭葉の損傷でもウェルニッケ野は保たれ、皮質下の側頭峡のみを含むような患者であれば、発症後1年から2年の時点でより良い改善が見込まれる。しかし、ウェルニッケ野皮質の半分以上を含むような側頭葉損傷を持つ患者の場合、発症後1、2年おいても中等度ないし重度の理解障害を示すことが多い（Naeser et al., 1990）。またNaeser（1989）は、左中大脳動脈（MCA）分枝の梗塞による、重度非流暢性失語の患者について自発話の改善の可能性を査定するために調べるべき部位2箇所を、神経解剖学的に明らかにしている：内側梁下束（自発話の開始）および側脳室周囲白質の中央三分の一（自発話の運動／感覚的側面）である。損傷部位が左MCA灌流域の外にある患者については、この著者らは他の特定部位（たとえば補足運動野、帯状回）も検討することを提言している。

これらの知見は全失語の予後診断に関して有望なアプローチを提示する一方、全失語への早期治療に関する判断に慎重さを求める根拠を示すものもある。たとえばNaeserら（1989）の結果は、その研究条件に限ってのものになる。彼らの最重度患者群の大部分は全失語患者ではなかったからである。さらにこの著者らは、彼らが示した神経解剖学的プロフィールに合致している患者の中にも予測された回復パターンを示さない例外があることを認めている。最後に、全失語の改善に関連する明瞭なCT画像所見のパターンが他の研究では得られていない（DeRenzi et al., 1991）ことは、これらのアプローチが厳密に応用に移される以前に、さらなるデータを要するものであることを示している。

CTスキャンによる分析の他にも、回復の程度を予測するには全失語発症時の患者の覚醒レベルや注意についても評価する必要がある。全失語患者では当初から覚醒レベルが高く、良好な注意力を持つ者の方がより著明な改善を示すとされる（Kertesz & McCabe, 1977; Sarno & Levita, 1981）。しかしこれらの知見の根拠がそもそも逸話的であり、これらを臨床上のガイドラインとして応用することは、補足的情報が得られない限り薄弱である。これらの観察所見は、全失語でも患者によって回復パターンが異なるという事実と共に、全失語患者が異分子からなるグループであるという事実を物語っている。特異的要因を同定し、それらの相互関係を解明する研究が必要である。そうすれば臨床家は、全失語状態を呈している患者を言語能力の実質的な改善を示す者とそうでない者とに、より正確に弁別することが可能となろう。そしてこの情報は治療技法の決定に応用されるであろう（Ferro, 1992; Sarno et al., 1970）。

全失語の回復を正確に予測する方法がない中で、早期の治療を施行する最たる理由は、急性期の言語訓練（speech and language treatment）を受けた患者に潜在的な改善が認められることである。先に記述したように、早期の訓練を受けた全失語患者群は、発症後6カ月から12カ月間も言語能力の改善が継続し（Kertesz & McCabe, 1977; Sarno & Levita, 1979, 1981）、この改善は治療を受けない患者にはみられない（Pashek & Holland, 1988; Siirtola & Siirtola, 1984）。全失語患者の個々の症例についてさらに明らかにされるまでは、このデータは言語の長期的回復にとって訓練が最も重大と思われる時期に、なるべく早い機会から、臨床家が患者の援助のためにアプローチし続けることを支持している。

治療目的

全失語に対する早期治療の第二の理由は治療の目的に関係している。この問題を議論するには、上に述べた臨床的な限界が全失語の改善を予測する際にもはや適用されないというシナリオを考えて欲しい。患者の回復が良好か、あるいは不十分にとどまるかを十分に承知していても、何の結果をもって早期治療の必要性が示されるのであろうか？ 失語症の軽快が見込まれる患者には、より効果的、長期的な治療プランのための、より安定した言語プロフィールが得られるまで治療は必然的に延期されるのであろうか？ あるいはその患者の予想される改善を促進するために、直ちに治療を開始すべきであろうか？ また実質的な改善が期待できない患者には、予後不良として治療を控え、臨床的、財政的資源をより有効な方向へ分配させるべきなのであろうか？ あるいはこれらの

患者に対しては失語症の発症時点から機能的コミュニケーションシステムを構築するための治療を優先させ、彼らのその後のコミュニケーションにおける基本手段を提供すべきなのであろうか？いずれの場合も治療の目的を考えると、全失語患者への早期治療を行う論拠は、その成果を問わず、これに反対するものよりももっともなものである。したがって全失語状態からの回復パターン自体は、これらの患者への治療を延期する正当な理由とはならない。

急性期では、全失語が最も多い。先に触れたように、この時期の治療は障害された認知プロセスへの刺激を通じた言語障害の修復に焦点を置きがちである。しかし、患者が最も基本的な欲求でさえも伝達できないような状態では、治療の第一の目標はいかに単純であれ、何らかのコミュニケーション手段を確立することでもある。これを遂行し得る手段としては、信頼できるイエス／ノー応答の確立や、口頭で、またはうなずき、瞬き、絵や特定の記号へのポインティングといった身振り反応での機能的なボキャブラリーをいくつか取得することなどがあげられる。興味深いことに、このようなコミュニケーションシステムの成立に関わる行動はそれ自体が言語を活性化させると考えられている。この時期に臨床家は、家族、友人、看護スタッフに患者個有の言語プロファイルについて情報提供する。これには残存している側面と障害されている側面、予後、患者とのコミュニケーションを向上させる適切な方法が含まれる。ゆえに、全失語への早期治療は、大脳機能の再編成と改善を目指す言語刺激、有効なコミュニケーションストラテジーの発見、患者や家族、またスタッフへのカウンセリングといった多岐にわたる目的を持っている。これらの活動はすべて、安定した言語プロフィールが得られるまで延期できる、あるいはすべきものではない。

目標の修正

全失語患者の言語的、周辺言語的、非言語的コミュニケーション機能における改善は、まさに多様である（Kenin & Swisher, 1972; Mohr et al., 1973; Prins et al., 1978; Sarno & Levita, 1979, 1981; Wapner & Gardner, 1979）。これまで述べてきた通り、ある症例では失語症が軽快し、一方他の症例では発症後1年後になっても変化が乏しく、他の失語症タイプへの再分類には至らないことがある（Sarno & Levita, 1979, 1981）。しかし、後者のグループでも先のカテゴリーのうち少なくとも一つ、とくに機能的コミュニケーションにおいては改善が見込まれるであろう。

すべて、ないし大部分の臨床失語症学者達は、失語症の本質が力動的であることを理解している。したがって、早期の検査はある一時点での患者の言語機能を測定しているにすぎないと見なされ、急性期中の治療に際してベースラインを示すのに用いられる。この早い時期には、回復が進むため、フォーマルな検査によって再評価するだけでなく、訓練した行動と非訓練のもの双方の変化を頻繁に確認することが奨励され、求められる。

より安定した言語プロフィールが得られるまで早期の治療を控えることを支持している立場の者は、短期の治療目標を確立、修正することは失語症のリハビリテーションにおける根本的な原則であることを認識せずに治療計画を立てるという過ちを犯している。治療が行なわれたのが発症後1カ月より前であろうと後であろうと、また失語症のタイプにかかわらず、このプロセスは患者のリハビリテーション期間中通して一様にくり返される。したがって、治療が発症後1カ月以内に開始された場合、全失語ではこのプロセスの価値が低いと受け取るのはおよそ理にかなっていない。

上述したように臨床家には、回復の急性期において、全失語の患者および家族に提供することが多くある。患者が改善すれば治療目的にもこの変化が反映される。患者に変化がみられなければ、その患者が機能的コミュニケーションを最も必要としている分野で、より一層のリハビリテーションが努力し続けられる。このような論点を熟考した上で、われわれは全失語への早期治療を、これらの患者に対する容認された業務であると確信している。

評価の本質

失語症を持つ個人を評価することは、単なる診断以上のものを包含している。理想的には、評価は患者の弱い部分のみでなく優れた部分をも描出するものである。適切な治療計画にはこのどちら

のデータもが必要となる。フォーマルな検査はこのようなデータを収集する一つの方法であり、加えてその患者の所見について同僚間での議論を促進するものである。そのためにCollins (1986, p.62) は、多数の検査について全失語を示す重症度評定をまとめている。しかしフォーマルな検査は、時に治療計画を立てるには不適切であり（Rosenbek et al., 1989)、全失語のように重度に障害された患者の場合はなおさらである。概ね底を這うような検査得点からは、その患者のコミュニケーション機能で残存している側面に関して得られる情報は少ない。このような患者では、彼らが保持しているコミュニケーション能力についての情報はさまざまなインフォーマルな（すなわち標準化されていない）手法を用いた方が容易に得られることが多い。こういった手法には患者の機能的コミュニケーションを判定するための観察、また反応を導くさまざまなキューが含まれており、これらは論理的な多様性をもっていれば最も有望な反応へと結びつくアプローチを実際的に検査していることになる。標的となる行動を引き出す手法は治療に組み込まれ、これに続く行動を誘導するための最初のアプローチとなる。

われわれのアプローチには、全失語患者のコミュニケーションの概要を把握するためのフォーマルな、そしてインフォーマルな評価法の双方が含まれる。実際的な観点から、われわれは患者に最初に接触する前に、患者のコミュニケーションの様相についての情報を得るために医学的記録を調べ、他に事情を知る人にインタビューを行なう。可能な限り、標準化された失語症検査バッテリーを用いてフォーマルな言語評価を施行する。課題に対する行動を、少なくとも各言語側面（すなわち話す、聴く、読む、書く）においてわずかずつでもサンプリングし、それぞれの項目について患者の反応を記述する。このベースラインを基に、われわれの評価は診断的治療ともいえるものを通して続けられ、さらに良好な言語行動を促進する条件を見出していく。これには身近な話題についてのインタビューや、ある選定された状況で患者が示す反応の分析、また言語課題における階層的手がかりの評価が含まれる。

Helm-Estabrooks (1986) が提示したこのような"質的"アプローチではどのタイプの言語評価（フォーマル、またはインフォーマル）も、相互に対立し合うものとしてはみられていない。全失語患者にとってはどちらの評価もコミュニケーション機能を正確に把握するためには必須であると考えられている。これらの目的を果たす技法は多数あり、以下の節でこれらを検討していく。

治療の行動目標

おそらく失語症の障害の第一、そして最たるものは言語学的障害であるために、失語症の治療における最優先の標的は言語運用（language performance）とするのが伝統であった。結果として、ここでの治療の成果はもっぱら失語症患者の文法的、語彙的側面における変化の大きさによって評価されてきた。もちろんこのアプローチでは、言語障害の元々の重症度が増大するにつれ、このような変化の可能性は減少する。またこのアプローチは、コミュニケーションスキルの回復を過小評価することが多かった。

この問題がこれほど主要なのは、全失語患者の場合をおいて他にない。Sarnoら (1970) が重度失語症の脳卒中患者には言語訓練による利益はもたらされないと報告して以来、このような患者群に対するリハビリテーションの試みは無意味とみなされることが多かった。しかしこの研究の結論は、他のこれに似たものと同様、治療前と後とで言語成績を統計的に比較したにすぎず、他のコミュニケーション行動に生じたポジティブな変化を考慮していない。一方これに続くSarnoとLevita (1981) による全失語患者を対象とした研究では、言語成績のみでなく、Functional Communication Profileで測られるようなコミュニケーション行動における変化も検討されている。彼らは、患者の言語成績に臨床上重要な改善を認めたが、これは他の失語症タイプに再分類するには不十分であった。しかしながら、非言語的コミュニケーション能力の検査により、代償的スキル（たとえばジェスチャー、パントマイムなどの周辺言語的行動）の回復はここで示されていた言語面の変化を上回っていることが明らかとなった。SarnoとLevita (1981) によれば、このような改善は脳卒中発症後1年が過ぎる頃には、制限はあるものの

有効なコミュニケーションへと至る。

　このような知見は、全失語の治療アプローチに根本的な修正が必要であることを示唆している。全失語患者にとっては、急性期、またはそれ以降においても命題的な発話は回復の目標として適切ではない。代わりにより重視されるのは何らかの残存能力がうかがえる言語運用の側面（Wapner & Gardner, 1979）、あるいは患者のコミュニケーションに限らず生活の質（quality of life）をも向上させるような他の機能的能力である。これらの主張は全失語患者に対する、とくに最近の治療方法の多くにみられる。

評　価

　全失語患者のコミュニケーション機能を評価するにはフォーマルな検査、およびインフォーマルな検査の双方を用いるのが最善である。これらの検査を表23-2にまとめた。

フォーマルな検査
言語全般

　全失語の言語面の特徴は前節で述べた。標準化されている検査バッテリーには、それぞれの分類枠の中で明確に全失語を扱っているものがいくつかある。それらにはLanguage Modalities Test for Aphasia (Wepman & Jones, 1961); Minnesota Test for Differential Diagnosis of Aphasia（非可逆的失語症候群、Schuell, 1974）; Boston Diagnostic Aphasia Examination (Goodglass & Kaplan, 1983); Sklar Aphasia Scale (Sklar, 1973); Western Aphasia Battery (Kertesz, 1982) がある。全失語の診断において包括的に言語運用面を検査し、臨床上有用なデータを提供する補足的検査バッテリーとしては、他にExamining for Aphasia (Eisenson, 1954); Porch Index of Communicative Abilities (Porch, 1981); Neurosensory Center Comprehensive Examination for Aphasia (Spreen & Benton, 1977); Aphasia Language Performance Scales (Keenan & Brassell, 1975) があげられる。ここに示したいずれの検査においても、全失語患者の成績パターンは各

表23-2　全失語に対するフォーマルな評価とインフォーマルな評価

フォーマルな検査
　言語全般
　　Aphasia Language Performance Scales
　　Boston Assessment of Severe Aphasia
　　Boston Diagnostic Aphasia Examination
　　Examining for Aphasia
　　Language Modalities Test for Aphasia
　　Minnesota Test for Differential Diagnosis of Aphasia
　　Neurosensory Center Comprehensive Examination for Aphasia
　　Porch Index of Communicative Ability
　　Sklar Aphasia Scale
　　Western Aphasia Battery

　モダリティ特異型
　　Auditory Comprehension Test for Sentences
　　Boston Naming Test
　　Functional Auditory Comprehension Test
　　Nelson Reading Test
　　Reading Comprehension Battery for Aphasia
　　トークン・テスト

　機能的コミュニケーション
　　Functional Communication Profile
　　実用コミュニケーション能力検査

インフォーマルな検査
　言語全般
　　Behavioral Assessment（SalvatoreとThompson, 1986）
　　Auditory Comprehension Assessment（Edelman, 1984）

　機能的コミュニケーション
　　Natural Communication（Holland, 1982）
　　Communicative Effectiveness Index（Lomasら, 1989）
　　Functional Rating Scale（Collins, 1986）

言語側面が全般に重篤に障害されているというかたちになる。

　多くの単独モダリティの検査から得られる情報も、その組み合わせにより全失語の診断に至ることができる。それには以下のものが含まれる：
　①聴理解
　　・トークン・テスト（De Renzi & Vignolo, 1962）

・Auditory Comprehension Test for Sentences (Shewan, 1979; Shewan & Canter, 1971)
・改訂版トークン・テスト (McNeil & Prescott, 1978)
・Functional Auditory Comprehension Task (LaPointe & Horner, 1978; LaPointe et al., 1985)

②読解
・Reading Comprehension Battery for Aphasia (LaPointe & Horner, 1979)
・Nelson Reading Test (Nelson, 1962; Nicholas et al., 1985)

③呼称
・Boston Naming Test (Goodglass & Kaplan, 1983)

上に述べたような検査とは違い、Boston Assessment of Severe Aphasia (BASA: Helm-Estabrooks et al., 1989b) は〝重度失語症患者のリハビリテーションプログラムの第一段階となる、残存能力の検出および数量化という特殊な目的をもって″ (p.1) 作成された。BASAは61の項目における反応を評価するが、それらは次の15分野から構成されている：社会的挨拶と簡単な会話；個人に関するイエス／ノー質問；時間と場所の見当識；口部顔面運動；発声持続と歌；復唱；四肢の運動；数記号の理解；物品呼称；動作絵；硬貨の名称の理解；有名人の顔；感情語；句；記号；視空間；署名である。反応は、以下のような観点から得点化される：反応モダリティ（口頭、ジェスチャー、あるいは両方）；コミュニケーションの質（十分に伝達できる、部分的に伝達できる、ほとんど伝達できない、分かりにくい、不適切、不正確、信頼性がない、課題を拒否する、中止）。素点は7種の項目クラスターにまとめられる：聴理解、運動、口頭—ジェスチャー表出、読解、ジェスチャー理解、書字、そして視空間課題である。素点の総計や項目クラスターの素点は、基準に基づいて標準化得点やパーセンタイル順位へと変換される。〝BASAの重要な目的の一つは、失語が重度の症例を全失語として分類できるかどうかを判別する手助けとなることであるため″(p.42)、2種の判定基準が別個に設けられており、一方は重度失語症用、もう一方は全失語用である。

機能的コミュニケーション

機能的コミュニケーションについてのフォーマルな検査には2つがある：Functional Communication Profile (FCP: Sarno, 1969)、およびCommunicative Abilities in Daily Living (CADL: Holland, 1980) である。FCPは、会話形式の場面設定の中で日常生活によくみられるコミュニケーション行動45項目を検査する。これらの行動は、正常、良好、ほぼ良好、または不良のいずれかに評定され、動作、発話、理解、読み、その他の行動の5側面について素点を得る。素点から比率点と重みづけ得点が算出される。これらは当該側面における患者の反応を健常者の行動と照らして数量化するものである。この重みづけ得点の合計が総得点となり、その患者が持つ正常コミュニケーションの割合が示される。

CADLは、構造化された模擬日常生活動作を通じてコミュニケーション能力を査定する68項目から成る。反応の伝達方法は言語的、非言語的と多様であるが、いずれも正当、適切、あるいは誤りのどれかに採点される。年齢、性別、教育歴の異なる患者の機能的コミュニケーションが健常であるか、あるいは失語症的であるかは基準に沿って判断される。

インフォーマルな検査
言語全般

既述しているように、インフォーマルな言語の評価は標準化バッテリーを用いたフォーマルな検査の後に、さらに有効な言語行動を導き出す条件を探索する目的で行なわれる。この方法は上節で記したような理解面の特徴など残存能力の各側面を別個に同定することを目している。このような保持されている側面の評価には階層的手がかりのある言語課題が用いられる。

SalvatoreとThompson (1986) は全失語患者の言語的、非言語的コミュニケーションを査定するためのインフォーマルな評価方法の一例を提示した。彼らのアプローチモデルでは、一つの刺激がさまざまな反応の誘発に用いられている。与えられた刺激があらゆるレベルの反応を引き出すようであれば、刺激—反応関係のうちで、保持されて

いるものと障害されているものとを識別することができる。たとえば患者は線画の刺激に対して同一の絵とのマッチング、書字、呼称といった、幾種もの反応を求められる。得られた反応はジェスチャー、描画、読み、書字、発話など各様式ごとに分析され、検討対象となったさまざまな刺激―反応関係はマトリックスに基づいて分類される。これらの結果から、治療の基盤についての重要な情報が得られる。

Edelman（1984）は全失語の理解面の評価について概説しているが、殊に全失語における残存能力や理解を促通させる要因に関する研究結果が考慮に入れられている。そこで提唱されている枠組みは、促通的とみられる変数を操作しながら、文脈条件と非文脈条件での理解能力を系統的に評価するものである。この評価は、言語学的に単純なレベルの命令や質問を通して行なわれる。命令は2部に分けられており、身体に関する項目には、全身、四肢、および口部顔面運動が含まれる。環境内の物品に関する項目は物品の認知と操作である。これらの課題は、それぞれ自然な文脈（「水を飲みますか」「ティッシュペーパーを取ってもらえますか」）および文脈のない状況（「櫛はどれですか」「櫛を取って下さい」）にて施行される。質問は、単に肯定または否定を求めるもので、自分自身に関すること、またあまり個人的情報にはかかわらないことが含まれる。反応は言語的、非言語的方法のいずれでもよいとされる。これらにはさらに復唱、発話の拡充、ジェスチャーの併用といった階層的手がかりが用いられる。反応は改訂版PICAのシステムに沿って得点化される。

機能的コミュニケーション

全失語患者の機能的コミュニケーションを系統的に評価するインフォーマルな方法を紹介する文献は多い。Holland（1982）は、通常の家族交流における自然なコミュニケーションの記録方法を発案した。コミュニケーション行動は、言語的または非言語的な表現、読み、書字、計算、または電話の応答や歌といったその他の行動にカテゴリー化される。このうち発話行動は、その形式、文体、会話での優占度、誤りの修正方法、メタ言語的側面について、さらに下位分類される。Holland（1982）の方法は"言語的または非言語的コミュニケーション行動について、成功したものと失敗したものそれぞれの頻度や形式を考えることを第一とした"（p.52）ものである。

Lomasら（1989）は、失語症患者とその家族の日常生活で重要と思われるコミュニケーション場面を基に、Communicative Effectiveness Index（CETI）を構築した。CETIは16種類の状況における失語症患者の行動を配偶者や関係の深い人物による判定に基づいて、数量的に評価するものである。行動は失語症患者の病前の能力に照らしてvisual analogue scale（相対的行動評価プロフィール）によって得点化される。状況設定は、他者の注意を引くといったものから、何かについて深く掘り下げて説明、または議論するまで、と広範囲に渡っている。CETIは内的な一貫性を持ち、信頼性も検査―再検査間および評定者間において十分であり、他の検査と比較しても機能的コミュニケーションの有効な測定法であることが認められている。Lomasらは、CETIはそれまで測定が難しかった、回復期の患者にみられる機能的な変化を評定することができると結論している。

最後に、これ程系統的ではないがしばしば有効な機能的コミュニケーションの評価法としてあげられるものに、全失語患者へのインタビューや患者の近親者への質問紙がある。Collins（1986）は、このような質問紙の数種を検討し、FCPの改作であるFunctional Rating Scaleを一例として提示している。

治　療

慢性期の全失語患者の回復は乏しいこと（Kertesz & McCabe, 1977 ; Sarno & Levita, 1981）や、とくに言語的スキルの改善を目指した治療プログラムではポジティブな結果が報告されないこと（Sarno et al., 1970）から、全失語患者の治療論では、言語のリハビリテーションアプローチとして、刺激法よりも代償法が強調されている（Peach, 1993）。代償的アプローチは、効果的コミュニケーションを増大させるために患者に残存する言語的、または非言語的認知機能を開発する手法から成るが、一方刺激法では、構造化された手

法が用いられる。この手法では、有効な言語反応を引き出し、より複雑な言語行動へと継続させるような文脈を提供するために、難易度が周到にコントロールされている。しかしいずれのアプローチも全失語の回復過程に合わせ、治療に適切に用いられるべきである。表23-3はこれらのアプローチをまとめたものである。

表23-3 全失語の治療アプローチ

刺激法
 聴理解
  絵のマッチング
  適切な反応の誘発
  カード遊び
 発話
  発話動作と意味の連合
  会話の促進
  無意図的発話の意図的制御

代償法
 ジェスチャープログラム
  Amer-Ind Code
  Visual Action Therapy
  パントマイム
  限定した手振り体系
 ジェスチャー援用プログラム
  コミュニケーションボード
  Blissymbols
  描画
  コンピュータを用いた視覚的コミュニケーション

刺 激 法
聴覚的理解

Collins (1986, 1990) は、全失語患者に対する治療の現実的なゴールは文脈の手がかりを援用しての聴覚的理解が向上し、十分に調整された状況において単一指示を一貫して理解できるようになることである、と述べている。最重度の理解障害に対しては、臨床家が呼称しながらの絵のマッチングが聴覚刺激の最も基礎的レベルとなるであろう。絵と共に与えられた聴覚刺激を全く理解できないような患者の場合でも、マッチング課題において促通された反応は、その視覚刺激の聴覚的表象を喚起させ、これがその絵についての名称と意味との潜在的な連合の基盤となると想定されている (Peach, 1993)。この課題の複雑度を増すには、a) 反応の範囲 (field) の規模を大きくする、b) マッチングさせるものを実物物品の対から写実的な絵、さらに線画へと移行する、c) Visual Action Therapy (Helm-Estabrooks et al., 1982) での手法のように物品を絵に、また絵を物品にマッチングさせる、d) より低頻度の名詞の絵を用いる、といった方法がある。成績が向上するにつれて、これらの課題の後に物品、絵、また身体部位に関係する単語の理解や簡単な質問への応答へと進めていく。

Marshall (1986) は、全失語患者の聴覚的理解に対する訓練アプローチを提唱している。それは、a) 反応を引き出す、b) 弁別的な反応を引き出す、c) 適切な反応を引き出す、d) 正確な反応を引き出す、の4段階で構成されている。第一段階では、臨床家は患者の課題への集中 (attending)、ポインティング、イエス／ノー反応に焦点を置き、それも困難な場合は患者がうなずき、笑み、しかめ面などによって自分自身を表現するのを援助をする。口頭指示に反応を示せない患者には、視覚的マッチングやオリエンテーション課題を行う。こうした患者にはまた、ジェスチャーを伴う口頭指示も与えられる。この段階では個人的話題についての質問や叙述が反応を誘発させるのに最適な方法の一つであろう。第二段階では、課題や手法が初めの段階のものとは異なってくる。ここで臨床家は、与えられた刺激に対して以前とは異なる反応（たとえばさまざまな顔の表情、うなずき、ジェスチャー、常同語など）が示されると、これを受容、強化する。このためには臨床家はまず、標準となる簡単な質問に対する患者の反応を記録し、刺激によって、またセッションによって反応が多様化していくかどうかを探る。進歩がみられれば、患者は第三段階に入り、時折正確な内容を交えて適切な反応を示すようになる。たとえば日付を問われてカレンダーを指し示したり、「ノー」の代わりに「イエス」と答えたり、調子はどうかと尋ねられて肩をすくめたりといったことがみられるようになる。この他に好ましい反応としては、ある指示に対して別の行動を示したり、質問に対してジャーゴンで応答したり、といったものがある。Marshall (1986) は、一部の患者では

このような反応が彼らの最善の反応であり、したがって臨床家や周囲にいる者はこれを奨励すべきであると述べている。最後の第四段階では、物品と絵の同定、指示に従う、あるいはイエス／ノー質問や疑問詞（wh-）のつく質問への応答といった課題において、正確な反応を求める。非言語的反応は単語や数字が記された図版や針を動かせる時計、カレンダー、道路地図、家族や親戚、友人のリスト、コミュニケーションノートなどの道具を併用して促通される。

Collins (1986, 1990) は、トランプを用いた聴覚的理解の訓練プログラムを作成した。このアプローチは、全失語患者が他の刺激には反応できないにもかかわらず、トランプではしばしば2つの顕著な特徴が合わさった名称（例、ハートのクイーン）を理解し、カードを種類ごとに分けたり、順番に並べたりできるという観察に基づいている。Collinsは、患者全員が良好な結果を得るわけではないが、このプログラムの一部分は多くの患者に何らかの形で利用できると述べている。

発話

全失語患者には口頭コミュニケーションスキルに焦点を当てた伝統的治療は有効ではないという見解はあるものの（Salvatore & Thompson, 1986 ; Sarno & Levita, 1981）、全失語患者に対して発話を成立、あるいは拡大させるような試みを短期間行なうことは、急性期、慢性期にかかわらず正当な治療行為といえよう（Rosenbek et al., 1989）。Rosenbekら（1989）は、これをまず意味と発話運動とを関連させることから始めた。これを行なうにあたり、患者はうまく言語化されたものがあれば何らかの手段（指で示す、ポインティング、ジェスチャー、書字、マッチング、物品を選ぶなど）を用いてその意味を確認する。ここでの言語化には、系列語の表出、単語やフレーズの復唱、または会話中のさまざまな話題についての自動的で有意味な応答といったものが含まれる。先に述べた通り、個人に関する話題は反応を向上させる（Van Lancker & Klein, 1990 ; Van Lancker & Nicklay, 1992 ; Wallace & Canter, 1985）。これらの課題を達成した患者は、有効な口頭反応やそれに伴うジェスチャーをレパートリーが少なくても表出するよう指導される。これには少なくともあいさつの一言、「はい」と「いいえ」、いくつかの固有名詞や重要な要求を表す語、さらに一つ以上のフレーズを含むのが望ましく、とくに患者の自発的な発話においてみられるものが重視される。これらの反応を成立させるには、模倣が単独にあるいはジェスチャーや読みを併用する形で用いられる（明確なイエス／ノー反応を確立させる詳細なアプローチについてはCollins, 1986, 1990を参考のこと）。こうした模倣反応は、次により機能的な文脈での質問形式や、実際場面において訓練し、般化を促す。

CochranとMilton (1984) によって報告された会話奨励（conversational prompting）は、会話場面でのモデリング、拡大、フィードバックを用いて、重度失語症患者の言語反応を向上させる技法である。発話を促通させるために、脚本や書字による手がかりが与えられる。具体的で構造化された文脈（たとえば物品の操作、行動化、理路を述べる）から、より開かれた文脈（たとえば構造化されたインタビューや議論）に至る、10段階の会話レベルが設定される。また語想起を促通するための階層的手がかりも示されている。会話でのやりとりを重視している点で、この技法は全失語患者において文脈に適したコミュニケーションを向上させるのにとくに有効であると思われる。さらにこれは訓練で得た反応を会話場面へと般化させる際に従来みられる問題のいくつかを克服するにも適している。

上述したように、全失語患者の大部分では、発話は主として常同的な再帰性発話、または自動言語である。これらの患者の多くにとって単語やフレーズを豊富に使用するというのは現実的ゴールとはいえない。Voluntary Control of Involuntary Utterances（VCIU）という訓練プログラム（Helm & Barresi, 1980 ; Helm-Estabrooks & Albert, 1991）は、これらの患者に対してこのような常同語をより生産的な使用法へと変容させる試みである。このプログラムでは、検査や訓練場面において非意図的に、不適切に表出されることばが調べられ、後の訓練での標的となる。こういったことばは音読、対面呼称、そして会話での使用という順序で200〜300語のボキャブラリーが習得されるまで訓練される。

代償的アプローチ
ジェスチャープログラム

アメリンド（Amer-Ind Code） 最も有名なジェスチャープログラムはおそらくアメリンド（Amer-Ind Code）であろう（Rao, 1986; Skelly, 1979）。アメリンドは、アメリカ・インディアンのサイン（Native American sign）を応用したもので、これは単語自体よりもその基盤にある概念に基づいたジェスチャー体系である（Skelly et al., 1975）。RaoとHorner（1980）によれば、アメリンドは具体的、絵文字的で伝達性が高く、学習が容易で、失文法的ながら文を生成するものであるという。この体系は、失語症のリハビリテーションにおいてコミュニケーションの代替手段、言語化の促進要素、また他の言語モダリティへの遮断除去（deblocking）として応用される（Rao, 1986）。コミュニケーションの代替手段の一つとしてのアメリンドの有用性を示す研究は少ない（Rao, 1980; Tonkovich & Loverso, 1982）。この手法の最大の利点は言語化の促進要素としてであるが、その有効性についての報告結果は一貫していない（Hanlon et al., 1990; Hoodin & Thompson, 1983; Kearns et al., 1982; Rao & Horner, 1978; Raymer & Thompson, 1991; Skelly et al., 1974）。Rosenbekら（1989）は、アメリンドを主軸としたジェスチャーシステムを用いたジェスチャー理解の訓練プログラムを提唱し、その最終的なゴールはジェスチャーを伴用しない言語表出においている。

ビジュアル・アクション・セラピー（Visual Action Therapy, VAT） VAT（Helm-Estabrooks & Albert, 1991; Helm-Estabrooks et al., 1982; Helm-Estabrooks et al., 1989a; Ramsberger & Helm-Estabrooks, 1989）は、患者の失行を軽減させ、かつコミュニケーション手段としての象徴的ジェスチャー（symbolic gesture）を用いる能力や発話を改善させる目的でジェスチャーを使用する。このアプローチは、近位の四肢（proximal limb）、遠位の四肢（distal limb）、そして口腔顔面（buccofacial）の3つのVATプログラムから構成されている。それぞれのプログラムにおいて"基礎的な物品と絵のマッチング課題から、隠された物品について自発的ジェスチャーを用いて表現するコミュニケーション課題へと、連続的な動作獲得"のための階層的手続きがとられる（Helm-Estabrooks & Albert, 1991, p.178）。研究者らは、この技法はフォーマルな評価にあらわされる範囲のパントマイムに限らず、聴理解、読解、復唱、あるいは図画の模写といった多くの側面も改善させるとしている。

ConlonとMcNeil（1991）は、最初のHelm-Estabrooksら（1982）の研究では実験的な制限があるため、VATの有効性は未だ確立されていないとしている。そのため彼らは、2名の全失語患者でコミュニケーション能力に対するVATの効果を検討している。実験目標に合わせて改変したプログラムを用いたところ、1名の患者では、プログラムのほぼ全段階において明らかな訓練効果が認められたが、もう1名では効果があった段階はおよそ半数に留まった。この結果は、Helm-Estabrooksら（1982）による研究と概ね一致しているが、非訓練項目への効果の般化は観察されなかった。この般化の欠如は、学習された行為はそれに類似していても訓練を行っていない行為には作用しないことを示唆している。ConlonとMcNeil（1991）は、VATはHelm-Estabrooksら（1982）のいう"象徴的表象（symbolic representation）"の形成というプログラムの目的には有効とはいえないと判断した。彼らは、VATが全失語患者の治療において確信的に奨励されるにはさらなる研究が必要であると結論している。

他にもパントマイムを含む身振りのプログラムがいくつかあげられる：病院やナーシングホーム用の一定範囲の身振りサインのプログラムとして、簡略手話による伝達（manual shorthand）、身辺動作の手話サイン（self-care signals）、手話による会話チャート（hand-talking chart）、イエス／ノー応答のジェスチャー、瞬きの合図、ポインティングなどである（Silverman, 1989）。Silverman（1989）は、これらのアプローチを選択的に使用する際の提言をいくつか示している。たとえばパントマイムは、アメリンドを使えない失語症患者に適用される。一定範囲に限った身振りサインのシステムは、まず基本的に他のコミュニケーション体系が発達してくるまでの暫定的なものとして用いられるが、最重度の患者にとっては最終的に唯

一のコミュニケーション手段となる場合もある（例としてCoelho, 1990, 1991を参照）。コミュニケーションボードの使用が見込まれる患者では、ポインティングが求められる。

ジェスチャー援用プログラム（Gestural-Assisted Programs）

Silverman（1989）はまた、電子機器やその他の手段を援用した身振りによるコミュニケーションストラテジーを提唱している。電子機器以外の手段を援用したものとしては、コミュニケーションボードによるメッセージの伝達、一連のシンボルの操作、そして描画がある。全失語患者のリハビリテーションにおいて、電子機器を用いたジェスチャー援用ストラテジーの中で最も著名なのは、コンピュータによる視覚的コミュニケーション（computer-aided visual communication, C-ViC）である（Weinrich et al., 1989a）。

AlexanderとLoverso（1993）が全失語患者用に開発した治療プログラムは、カテゴリーや関連性といった意味的弁別能力を助け、なおかつ課題の性質や目的の理解が十分容易になされるものであった。彼らは、この種の治療は記号的、代替的言語を用いたジェスチャー援用プログラム（コミュニケーションボード、C-ViCなど）によるその後の治療に必要な前条件を形成するものであると主張している。24個の一般的な日常物品とそれらの写実的な絵、そしてこうした物品が実際にある場所の写実的な絵が治療刺激として用いられるが、この刺激はコミュニケーションボードやC-ViCに採用されているものに類似して描かれている。8段階の治療レベルが設定され、最初は1つの領域内での物品同士のマッチングに始まり、絵の数を増やしつつ場所的に関連性のあるグループの分類を導く。研究対象の全失語患者5名のうち、2名が提唱されている治療目的（カテゴリーや関連性の境界を包括する意味的理解力の獲得）を達成した。残りの患者は、複雑なレベルにおいて求められている反応の本質が認識できなかった。この著者らは、プログラム上有効な反応を示したのが症例の40％ではあるが、これらの患者は代替言語システムに適応するグループであると結論している。

コミュニケーションボード
コミュニケーションボードは、種類や複雑さが多様である。障害が重度の患者の場合、個人的関連が大きいことばや絵、数、アルファベットを含むものが典型的であろう。ボードを有効に使用するにはそのための治療が必要である。Collins（1986, 1990）の示した訓練手続きは、標的となる項目を個別に提示し、次に一定の遅延を入れながら、そしてボード上の選択肢を増やしながら最終的にはその時点での最大の項目数にするというものである。患者が利用できる項目数を増やすため、一つのボードに一つの領域（家族、身近な物品など）に限った選択肢を載せたものをいくつか併用することもある。

Bellaireら（1991）は、絵を載せたコミュニケーションボードを用いる訓練についてその習得、般化、そして持続効果を調べている。対象となった2名の患者は全失語患者ではなかったが、得られた結果はこのような患者の訓練への適用性を示すものであった。

治療とその習得の査定は伝統的な訓練室にて行なわれ、一方で般化の検証や訓練はナーシングホーム、介護施設でのお茶の時間になされた。ボード上の絵は、社交的応答、食物やその他の要求、個人的情報の3セットに分けられた。刺激提示の後5秒間の反応時間があり、正しい反応が得られない場合は言語的手がかり、見本、身体的援助といった手がかりが与えられる。訓練対象者は、反応に応じた言語的フィードバックを受ける。般化訓練はお茶の時間の場面で、あるいはそこでの検証に用いられたスクリプトに基づくロールプレイング形式をもって訓練室で施行された。持続効果に関するデータは6カ月間収集された。

訓練後、要求や個人的情報についての応答は習得されていたが、社交的応答はみられなかった。非訓練反応への般化は認められず、お茶の時間におけるボード使用も般化しなかった。2つの般化訓練のうち、実際のお茶の場面では社交的応答を除くすべてに反応の般化がみられた。これらの結果から、この著者らは次のような提案をしている：(a)コミュニケーションボードは、主に特定内容の項目を伝達する絵を含むものとする、(b)コミュニケーションボードの使用を訓練するには、そのボードが用いられるような自然な環境の中で行なう。

ブリスシンボル（Blissymbols）
Johannsen-

Horbachら(1985)は、象形文字(pictogram)と表意文字(ideogram)からなる視覚的シンボル体系であるブリスシンボルを用いて4名の全失語患者に訓練を行い、その効果を検討した。患者は全員以前に伝統的な失語症治療を最低6ヵ月間受けており、それでも言語表出面に明らかな改善がみられていなかった。ブリスシンボルを用いた治療では、患者は最低2ヵ月間、週2回の個人訓練を受けた。訓練は以下の目標をもって企画された：(a)名詞、動詞、副詞、機能語の基本的語彙を提示する、(b)シンボル言語での単純な文の理解、表出を指導する、(c)患者とのコミュニケーションのため、その患者の近親者にシンボル体系について理解させる。シンボルは口頭で与えられ、同時にその物品の絵やセラピストによるパントマイムが提示される。訓練では名詞、動詞、機能語について多肢選択でシンボルを絵に関連させ、その後これらの語彙をブリスシンボルの文へと組み込ませた。

患者は全員、シンボルの語彙を習得した。3名は絵に対してブリス構文的に正確な文を産生できた。2名は、彼らの近親者とのコミュニケーションにおいてシンボルを有効に用いた。またこれに関連する重要な結果として、3名の患者はシンボルをポインティングしながらその語を正しく構音する能力を示し、1名は文法的な文を発話するようになった。この4名の患者におけるシンボルの継続的使用について多様な結果も報告されている。

描画　描画はコミュニケーションの媒体として、また口頭、書字コミュニケーションの遮断除去を(deblocking)する手段としてかなり注目されてきた。MorganとHelm-Estabrooks(1987、Helm-Estabrooks & Albert, 1991も併せて参照のこと)は〝描画ボードに戻る"(Back to the Drawing Board, BDB)と名づけられたプログラムを作成し、患者に一連の描画によってメッセージを伝達することを指導した。患者は、口頭での教示、デモンストレーション、模写練習を通じて、記憶から漫画を描く訓練を受ける。漫画は1コマから3コマまでの範囲とされる。成否の基準は、その漫画内容の面白い点について不可欠な要素を絵でみてわかるように再生できているかどうかである。訓練の成果は、患者が描いた9つの〝生活上の出来事"の絵について正確さの面から評価された。MorganとHelm-Estabrooks(1987)は、描画の比較や解釈をするために正確さの操作的定義を示しているが、彼らの2名の患者における訓練結果から、描画のみを用いて情報を伝達する能力の改善が示された。

LyonとSims(1989)は、重度失語症患者が描画を通してどの程度コミュニケーション可能なのかを判定し、また描画援用のコミュニケーションを強調した治療プログラムの有効性を検討する目的で、失語症患者8名と対照群の健常成人8名を対象とした研究を行っている。8名の失語症患者には、ある限定されたコミュニケーション文脈において基礎的描画スキル(形、視覚的構成、細部、遠近)を研くことに焦点を当てた治療プログラムが導入された。口頭や図示による手がかり、また歪んだ部分を拡大するようにとの指示で、描画の認識されやすさの向上を図った。その後、患者と訓練された対話相手との相互コミュニケーション場面に描絵を取り入れ、この相手が特定のストラテジーを用いてコミュニケーションの有効性を最適化すべく訓練を行った。

コミュニケーションの有効性は、40項目の描画結果の測定(drawing outcome measure)を通じて、治療前、後の反応を描画の使用の有無と併せて評価された。この測定上の行動を評定するためにコミュニケーションの有効性の尺度が作成された。さらに絵の認識度を評定する尺度も作成された。訓練前、後のPICA成績もコミュニケーションの有効性を測定に用いられた。

描画の導入によって、失語症患者のコミュニケーションの有効性が言語訓練開始以前に実質的に増大することが観察された。治療後、コミュニケーションの有効性はさらに向上し、健常成人群の成績の88％にまで達した。治療後、失語症患者には描画の認識度でも向上がみられ、健常成人群成績の65％に到達した。この著者らはこれらのデータに基づき、描画はコミュニケーションの重要な促進要素であると結論している。これは、描画が失語症患者に対し、ある概念の固定化した表象を与えるためである。またこれは後から容易に変容できる。しかしながらコミュニケーションを目的とした描画の自発的使用を確立させるには、特定

のプログラムが必要と思われる（Kearns & Yedor, 1992）。

コンピューターによる視覚的コミュニケーション（Computer-aided Visual Communication, C-ViC） C-ViC（Steele et al., 1987 ; Steele et al., 1989 ; Weinrich et al., 1989b）は、障害が重度の患者の代替コミュニケーションを確立するアプローチとして最も有望視されているものの一つである。視覚的コミュニケーション（visual communication, ViC : Gardner et al., 1976）と同様な手続きを、マイクロコンピュータという条件下で用いるC-ViCは、図象的な（iconographic）システムで、患者は6枚のカードデッキ（card decks）からシンボルを選択し、それらを一定の統語規定に沿って配列する。カードデッキには、感嘆詞、有生名詞、動詞、前置詞、修飾語、普通名詞が含まれる。C-ViCの使用により全失語患者は、本来の言語がなくとも、視覚的コミュニケーション体系の中で有効に機能する視覚的統語構文を生成することができるようになる（Weinrich et al., 1989a）。患者に簡単な指示に従うことを導く初期の段階から、C-ViCによるコミュニケーション能力を家庭での使用へと移行させる後期の段階へと、訓練を展開する正式な手順が作成されている（Baker & Nicholas, 1992）。

他のジェスチャーストラテジーでも同様の報告があるが、われわれはC-ViCの使用が患者の言語をも促通させる点に注目した。それは、これらの患者に、他のコミュニケーション場面（たとえば会話やフォーマルな検査）ではみられないような正しい呼称が得られたという結果である。C-ViCの最終的な目標がコンピュータを援用しない言語化（前述のジェスチャー方法のいくつかがそうであったように）にあるのではないが、C-ViCは強力な言語再編成の道具であり、患者がこの体系を用いて言語表出をする機会を増すものである。この点についてさらなる研究がなされ、言語回復における長期的効果の解明が待たれる。しかしなおも重度障害患者で、有効な治療アプローチがないような患者に対してはC-ViCは重要なコミュニケーションの道具となり得るのである。

本章で考究するアプローチの最後は、PACE（Promoting Aphasics' Communicative Effectiveness）である（Davis, 1980, 1986 ; Davis & Wilcox, 1981, 1985 ; Wilcox & Davis, 1978）。PACEでは、患者はコミュニケーションの方法を自由に選択でき、メッセージの伝達手段として発話、ジェスチャー、またはジェスチャー援用手段（発話を伴うかどうかにかかわらず）などを用いる機会が与えられる。このようにこのアプローチは、参加者が様々なモダリティを通して情報交換する点で自然な会話に近似している。PACE治療の指導原則となる自然な会話の特徴としては、自由選択の他に以下のようなものがあげられる：(a)臨床家と患者は平等にメッセージの送り手、受け手になる、(b)臨床家と患者のやりとりには、新奇の情報の交換が含まれる、(c)臨床家によるフィードバックは、患者がメッセージの伝達に成功した事柄について与えられる（Davis & Wilcox, 1985）。PACE法では、この相互作用的アプローチにおいて観察される幅広い行動をよりよくとらえるため、多側面からの得点法を用いている。PACE治療の後、言語機能の増大が般化することはフォーマルな言語評価によって明らかにされている。言語の実用性の観点を強調するPACEは、コミュニケーションの治療に代償的手段を組み込ませる方法としてよく適している。しかしこのアプローチのさらなる長所は、伝統的言語刺激法とコミュニケーションの力動的な状況とを一体化させる枠組みとして用いられることにある。

全失語に対する治療の今後の傾向

今後の臨床研究によって、全失語の治療における最も効果的な条件がより明らかにされるであろう。そのためにはこれから解明されるべき問題がいくつかある。一つは、全失語の予後についてであり、次のようなものを含む：(a)一部の全失語患者がより軽度の失語症へと移行することに特異的に関与する要因を同定すること、(b)全失語の予後を予測する、信頼性の高い指標やプロフィールを確立、また精密化すること、(c)全失語の予後と損傷部位の局在や大きさとの関連性を解明すること、(d)早期段階での予後に関する一指標として、注意

の役割を明らかにすること、である。そして次なる問題は、このような全失語の予後に関わる情報を患者の訓練方針にいかに上手く応用するかである。Naeser (1991) は、急性期の間に得られた情報をそのような目的に用いた一例を報告している。このアプローチはその厳密さ、正確さの向上の点でさらに発展させる必要があろう。最後に、臨床家は全失語患者の能力を敏感にとらえる明細な評価法や治療アプローチの追求を続け、リハビリテーションに費やす時間と努力に比較して、機能的コミュニケーションに納得できる成果を得るように努めなければならない。

References

Alajouanine, M. S. (1956). Verbal realization in aphasia. *Brain, 79*, 1–28.

Alexander, M. P., and Loverso, F. L. (1993). A specific treatment for global aphasia. *Clinical Aphasiology, 21*, 277–289.

Alexander, M. P, Naeser, M. A., amd Palumbo, C. L. (1987). Correlations of subcortical CT lesion sites and aphasia profiles. *Brain, 110*, 961–991.

Arrigoni, G., and De Renzi, E. (1964). Constructional apraxia and hemispheric locus of lesion. *Cortex, 1*, 170–197.

Baker, E., and Nicholas, M. (1992). *C-ViC training manual.* Unpublished manuscript.

Basso, A., Capitani, E., Luzzati, C., and Spinnler, H. (1981). Intelligence and left hemisphere disease: The role of aphasia, apraxia and size of lesion. *Brain, 104*, 721–734.

Basso, A., Della Sala, S., and Farabola, M. (1987). Aphasia arising from purely deep lesions. *Cortex, 23*, 29–44.

Basso, A., De Renzi, E., Faglioni, P., Scotti, G., and Spinnler, H. (1973). Neuropsychological evidence for the existence of cerebral areas critical to the performance of intelligence tasks. *Brain, 96*, 715–728.

Basso, A., Farabola, M., Grassi, M. P., Laiacona, M., and Zanobio, M. E. (1990). Aphasia in left-handers: Comparison of aphasia profiles and language recovery in non-right-handed and matched right-handed patients. *Brain and Language, 38*, 233–252.

Basso, A., Lecours, A. R., Moraschini, S., and Vanier, M. (1985). Anatomoclinical correlations of the aphasias as defined through computerized tomography: Exceptions. *Brain and Language, 26*, 201–229.

Bellaire, K. J., Georges, J. B., and Thompson, C. K. (1991). Establishing functional communication board use for nonverbal aphasic subjects. *Clinical Aphasiology, 19*, 219–227.

Blanken, G., Wallesch, C. W., and Papagno, C. (1990). Dissociations of language functions in aphasics with speech automatisms (recurring utterances). *Cortex, 26*, 41–63.

Bogousslavsky, J. (1988). Global aphasia without other lateralizing signs. *Archives of Neurology, 45*, 143.

Brust, J. C., Shafer, S. Q., Richter, R. W., and Bruun, B. (1976). Aphasia in acute stroke. *Stroke, 7*, 167–174.

Cappa, S. F., and Vignolo, L. A. (1983). CT scan studies of aphasia. *Human Neurobiology, 2*, 129–134.

Cochran, R. M., and Milton, S. B. (1984). Conversational prompting: A sentence building technique for severe aphasia. *Journal of Neurological Communication Disorders, 1*, 4–23.

Coelho, C. A. (1990). Acquisition and generalization of simple manual sign grammars by aphasic subjects. *Journal of Communication Disorders, 23*, 383–400.

Coelho, C. A. (1991). Manual sign acquisition and use in two aphasic subjects. *Clinical Aphasiology, 19*, 209–218.

Collins, M. (1986). *Diagnosis and treatment of global aphasia.* San Diego, CA: College Hill Press.

Collins, M. J. (1990). Global aphasia. In L. L. LaPointe (Ed.), *Aphasia and related neurogenic language disorders* (pp. 113–129). New York: Thieme.

Colonna, A., and Faglioni, P. (1966). The performance of hemisphere-damaged patients on spatial intelligence tests. *Cortex, 2*, 293–307.

Conlon, C. P., and McNeil, M. R. (1991). The efficacy of treatment for two globally aphasic adults using Visual Action Therapy. *Clinical Aphasiology, 19*, 185–195.

Damasio, A. (1991). Signs of aphasia. In M. T. Sarno (Ed.), *Acquired aphasia* (2nd ed., pp. 27–43). San Diego, CA: Academic Press.

Davis, G. A. (1980). A critical look at PACE therapy. *Clinical Aphasiology, 10*, 248–257.

Davis, G. A. (1983). *A survey of adult aphasia.* Englewood Cliffs, NJ: Prentice-Hall.

Davis, G. A. (1986). Pragmatics and treatment. In R. Chapey (Ed.), *Language intervention strategies in adult aphasia* (2nd ed., pp. 251–265). Baltimore, MD: Williams & Wilkins.

Davis, G. A. (1993). *A survey of adult aphasia and related language disorders* (2nd ed.). Englewood Cliffs, NJ: Prentice-Hall.

Davis, G. A., and Wilcox, J. (1981). Incorporating parameters of natural conversation in aphasia. In R. Chapey (Ed.), *Language intervention strategies in adult aphasia* (pp. 169–194). Baltimore, MD: Williams & Wilkins.

Davis, G. A., and Wilcox, M. J. (1985). *Adult aphasia rehabilitation: Applied pragmatics.* San Diego, CA: College Hill Press.

deBlesser, R., and Poeck, K. (1984). Aphasia with exclusively consonant-vowel recurring utterances: Tan-Tan revisited. In F.C. Rose (Ed.), *Advances in neurology: Vol. 42. Progress in aphasiology* (pp. 51–57). New York: Raven Press.

deBlesser, R., and Poeck, K. (1985). Analysis of prosody in the spontaneous speech of patients with CV-recurring utterances. *Cortex, 21*, 405–416.

Deleval, J., Leonard, A., Mavroudakis, N., and Rodesch, G. (1989). Global aphasia without hemiparesis following prerolandic infarction. *Neurology, 39*, 1532–1535.

De Renzi, E., Colombo, A., and Scarpa, M. (1991). The aphasic isolate: A clinical-CT scan study of a particularly severe subgroup of global aphasics. *Brain, 114*, 1719–1730.

De Renzi, E., Faglioni, P., and Ferrari, P. (1980). The influence of sex and age on the incidence and type of aphasia. *Cortex, 16*, 627–630.

De Renzi, E., and Vignolo, L. A. (1962). The token test: A sensitive test to detect receptive disturbances in aphasics. *Brain, 85*, 665–678.

Edelman, G. M. (1984). Assessment of understanding in global aphasia. In F. C. Rose (Ed.), *Advances in neurology: Vol. 42. Progress in aphasiology* (pp. 277–289). New York: Raven Press.

Eisenson, J. (1954). *Examining for aphasia* (rev. ed.). New York: The Psychological Corporation.

Eslinger, P. J., and Damasio, A. R. (1981). Age and type of aphasia in patients with stroke. *Journal of Neurology, Neurosurgery, and Psychiatry, 44*, 377–381.

Ferro, J. M. (1983). Global aphasia without hemiparesis. *Neurology, 33*, 1106.

Ferro, J. M. (1992). The influence of infarct location on recovery from global aphasia. *Aphasiology, 6*, 415–430.

Fromm, D., Holland, A. L., and Swindell, C. S. (1984). Depression following left hemisphere stroke (Abstract). *Clinical Aphasiology, 14*, 268–270.

Gainotti, G., D'Erme, P., Villa, G., and Caltagirone, C. (1986). Focal brain lesions and intelligence: A study with a new version of Raven's colored matrices. *Journal of Clinical and Experimental Neuropsychology, 8*, 37–50.

Gardner, H., Zurif, E. B., Berry, T., and Baker, E. (1976). Visual communication in aphasia. *Neuropsychologia, 14*, 275–292.

Goodglass, H., and Kaplan, E. (1983). *The assessment of aphasia and related disorders* (2nd ed.). Philadelphia, PA: Lea & Febiger.

Graves, R., and Landis, T. (1985). Hemispheric control of speech expression in aphasia: A mouth asymmetry study. *Archives of Neurology, 42*, 249–251.

Habib, M., Ali-Cherif, A., Poncet, M., and Salamon, G. (1987). Age-related changes in aphasia type and stroke localization. *Brain and Language, 31*, 245–251.

Hanlon, R. E., Brown, J. W., and Gerstman, L. J. (1990). Enhancement of naming in nonfluent aphasia through gesture. *Brain and Language, 38*, 298–314.

Hartman, J. (1981). Measurement of early spontaneous recovery from aphasia with stroke. *Annals of Neurology, 9*, 89–91.

Helm, N. A., and Barresi, B. (1980). Voluntary control of involuntary utterances: A treatment approach for severe aphasia. *Clinical Aphasiology, 10*, 308–315.

Helm-Estabrooks, N. (1986). Severe aphasia. In J. M. Costello and A. L. Holland (Eds.), *Handbook of speech and language disorders* (pp. 917–934). San Diego, CA: College Hill Press.

Helm-Estabrooks, N., and Albert, M. L. (1991). *Manual of aphasia therapy.* Austin, TX: Pro-Ed.

Helm-Estabrooks, N., Fitzpatrick, P. M., and Barresi, B. (1982). Visual action therapy for global aphasia. *Journal of Speech and Hearing Disorders, 47*, 385–389.

Helm-Estabrooks, N., Ramsberger, G., Brownell, H., and Albert, M. (1989a). Distal versus proximal movement in limb apraxia. *Journal of Clinical and Experimental Neuropsychology, 7,* 608.

Helm-Estabrooks, N., Ramsberger, G., Morgan, A. R., and Nicholas, M. (1989b). *Boston assessment of severe aphasia.* Chicago, IL: Riverside Press.

Herrmann, M., Koch, U., Johannsen-Horbach, H., and Wallesch, C. W. (1989). Communicative skills in chronic and severe nonfluent aphasia. *Brain and Language, 37,* 339–352.

Holland, A. L. (1980). *Communicative abilities in daily living.* Baltimore, MD: University Park Press.

Holland, A. L. (1982). Observing functional communication of aphasic adults. *Journal of Speech and Hearing Disorders, 47,* 50–56.

Holland, A. L., and Bartlett, C. L. (1985). Some differential effects of age on stroke-produced aphasia. In H. K. Ulatowska (Ed.), *The aging brain: Communication in the elderly* (pp. 141–155). San Diego, CA: College Hill Press.

Holland, A. L., Greenhouse, J. B., Fromm, D., and Swindell, C. S. (1989). Predictors of language restitution following stroke: A multivariate analysis. *Journal of Speech and Hearing Research, 32,* 232–238.

Holland, A. L., Swindell, C. S., and Forbes, M. M. (1985). The evolution of initial global aphasia: Implications for prognosis. *Clinical Aphasiology, 15,* 169–175.

Hoodin, R. B., and Thompson, C. K. (1983). Facilitation of verbal labeling in adult aphasia by gestural, verbal or verbal plus gestural training. *Clinical Aphasiology, 13,* 62–64.

Horenstein, S. (1970). Effects of cerebrovascular disease on personality and emotionality: Presentation 17. In A. L. Benton (Ed.), *Behavioral change in cerebrovascular disease* (pp. 171–194). New York: Harper & Row.

Johannsen-Horbach, H., Cegla, B., Mager, U., Schempp, B., and Wallesch, C. W. (1985). Treatment of global aphasia with a nonverbal communication system. *Brain and Language, 24,* 74–82.

Kearns, K., Simmons, N. N., and Sisterhen, C. (1982). Gestural sign (Amer-Ind) as a facilitator of verbalization in patients with aphasia. *Clinical Aphasiology, 12,* 183–191.

Kearns, K. P., and Yedor, K. (1992, June). *Artistic activation therapy: Drawing conclusions.* Paper presented at the Clinical Aphasiology Conference, Durango, CO.

Keenan, J. S., and Brassell, E. G. (1975). *Aphasia language performance scales.* Murphreesboro, TN: Pinnacle Press.

Kenin, M., and Swisher, L. P. (1972). A study of patterns of recovery in aphasia. *Cortex, 8,* 56–68.

Kertesz, A. (1979). *Aphasia and associated disorders: Taxonomy, localization, and recovery.* Orlando, FL: Grune & Stratton.

Kertesz, A. (1982). *Western aphasia battery.* New York: Grune & Stratton.

Kertesz, A., and McCabe, P. (1975). Intelligence and aphasia: Performance of aphasics on Raven's Coloured Progressive Matrices (RCPM). *Brain and Language, 2,* 387–395.

Kertesz, A., and McCabe, P. (1977). Recovery patterns and prognosis in aphasia. *Brain, 100,* 1–18.

Kertesz, A., and Sheppard, A. (1981). The epidemiology of aphasia and cognitive impairment in stroke. *Brain, 104,* 117–128.

LaPointe, L. L., Holtzapple, P., and Graham, L. F. (1985). The relationships among two measures of auditory comprehension and daily living communicative skills. *Clinical Aphasiology, 15,* 38–46.

LaPointe, L. L., and Horner, J. (1978, Spring). The functional auditory comprehension task (FACT): Protocol and test format. *FLASHA Journal,* pp. 27–33.

LaPointe, L. L., and Horner, J. (1979). *Reading comprehension battery for aphasia.* Tigard, OR: C. C. Publications.

Legatt, A. D., Rubin, M. J., Kaplan, L. R., Healton, E. B., and Brust, J. C. M. (1987). Global aphasia without hemiparesis: Multiple etiologies. *Neurology, 37,* 201–205.

Lomas, J., and Kertesz, A. (1978). Patterns of spontaneous recovery in aphasic groups: A study of adult stroke patients. *Brain and Language, 6,* 388–401.

Lomas, J., Pickard, L., Bester, S., Elbard, H., Finlayson, A., and Zoghaib, C. (1989). The communicative effectiveness index: Development and psychometric evaluation of a functional communication measure for adult aphasia. *Journal of Speech and Hearing Disorders, 54,* 113–124.

Lüders, H., Lesser, R. P., Hahn, J., Dinner, D. S., Morris, H. H., Wyllie, E., and Godoy, J. (1991). Basal temporal language area. *Brain, 114,* 743–754.

Luria, A. R. (1970). *Traumatic aphasia.* The Hague: Mouton.

Lyon, J. G., and Sims, E. (1989). Drawing: Its use as a communicative aid with aphasic and normal adults. *Clinical Aphasiology, 18,* 339–355.

Marshall, R. C. (1986). Treatment of auditory comprehensive deficits. In R. Chapey (Ed.), *Language intervention strategies in adult aphasia* (2nd ed., pp. 370–393). Baltimore, MD: Williams & Wilkins.

Marshall, R. C., and Phillips, D. S. (1971). Prognosis for improved verbal communication in aphasic stroke patients. *Archives of Physical Medicine and Rehabilitation, 64,* 597–600.

Mazzocchi, F., and Vignolo, L. A. (1979). Localization of lesions in aphasia: Clinical CT scan correlations in stroke patients. *Cortex, 15,* 627–654.

McKenna, P., and Warrington, E. K. (1978). Category-specific naming preservation: A single case study. *Journal of Neurology, Neurosurgery, and Psychiatry, 41,* 571–574.

McNeil, M. R., and Prescott, T.E. (1978). Revised Token Test. Baltimore, MD: University Park Press.

Mohr, J. P., Sidman, M., Stoddard, L. T., Leicester, J., and Rosenberger, P. B. (1973). Evolution of the deficit in total aphasia. *Neurology, 23,* 1302–1312.

Morgan, A. L. R., and Helm-Estabrooks, N. (1987). Back to the Drawing Board: A treatment program for nonverbal aphasic patients. *Clinical Aphasiology, 17,* 64–72.

Murdoch, B. E., Afford, R. J., Ling, A. R., and Ganguley, B. (1986). Acute computerized tomographic scans: Their value in the localization of lesions and as prognostic indicators in aphasia. *Journal of Communication Disorders, 19,* 311–345.

Naeser, M. A. (1991, November). *How to analyze CT scans to predict potential for recovery and good response to specific verbal and nonverbal treatment programs in aphasia.* Symposium conducted at the annual scientific meeting of the Academy of Neurologic Communication Disorders and Sciences, Atlanta, GA.

Naeser, M. A., Gaddie, A., Palumbo, C. L., and Stiassny-Eder, D. (1990). Late recovery of auditory comprehension in global aphasia: Improved recovery observed with subcortical temporal isthmus lesion vs. Wernicke's cortical area lesion. *Archives of Neurology, 47,* 425–432.

Naeser, M. A., Palumbo, C. L., Helm-Estabrooks, N., Stiassny-Eder, D., and Albert, M. L. (1989). Severe non-fluency in aphasia: Role of the medial subcallosal fasciculus plus other white matter pathways in recovery of spontaneous speech. *Brain, 112,* 1–38.

Nelson, M. J. (1962). *The Nelson Reading Test.* Boston, MA: Houghton-Mifflin.

Nicholas, L. E., MacLennan, D. L., and Brookshire, R. H. (1985). Validity of multi-sentence reading comprehension subtests in aphasia tests. *Clinical Aphasiology, 15,* 29–37.

Pashek, G. V., and Holland, A. L. (1988). Evolution of aphasia in the first year post-onset. *Cortex, 24,* 411–423.

Papanicolaou, A. C., Moore, B. D., Deutsch, G., Levin, H. S., and Eisenberg, H. M. (1988). Evidence for right-hemisphere involvement in recovery from aphasia. *Archives of Neurology, 45,* 1025–1029.

Peach, R. K. (1993). Clinical intervention for aphasia in the Unites States of America. In A. L. Holland and M. M. Forbes (Eds.), *Aphasia treatment: World perspectives* (pp. 335–369). San Diego, CA: Singular Publishing Group.

Pieniadz, J. M., Naeser, M. A., Koff, E., and Levine, H. L. (1983). CT scan cerebral hemispheric asymmetry measurements in stroke cases with global aphasia: Atypical asymmetries associated with improved recovery. *Cortex, 19,* 371–391.

Piercy, M., and Smith, V. O. G. (1962). Right hemisphere dominance for certain non-verbal intellectual skills. *Brain, 85,* 775–790.

Porch, B. E. (1981). *Porch Index of Communicative Ability* (3rd ed.). Palo Alto, CA: Consulting Psychologists Press.

Prins, R. S., Snow, E., and Wagenaar, E. (1978). Recovery from aphasia: Spontaneous speech versus language comprehension. *Brain and Language, 6,* 192–211.

Ramsberger, G., and Helm-Estabrooks, N. (1989). Visual Action Therapy for bucco-facial apraxia. *Clinical Aphasiology, 18,* 395–406.

Rao, P. R. (1986). The use of Amer-Ind code with aphasic adults. In R. Chapey (Ed.), *Language intervention strategies in adult aphasia* (2nd ed., pp. 360–367). Baltimore, MD: Williams & Wilkins.

Rao, P. R., Basili, A. G., Koller, J., Fullerton, B., Diener, S., and Burton, P. (1980). The use of Amer-Ind code by severe aphasic adults. In M. S. Burns and J. R. Andrews (Eds.), *Neuropathologies of speech and language: Diagnosis and treatment* (pp. 18–35). Evanston, IL: Institute for Continuing Professional Education.

Rao, P. R., and Horner, J. (1978). Gesture as a deblocking modality in a severe aphasic patient. *Clinical Aphasiology, 8,* 180–187.

Rao, P. R., and Horner, J. (1980). Nonverbal strategies for functional communication in aphasic persons. In M. S. Burns and J. R. Andrews (Eds.), *Neuropathologies of speech and language: Diagnosis and treatment* (pp. 108–133). Evanston, IL: Institute for Continuing Professional Education.

Raven, J. C. (1965). *Guide to using the Coloured Progressive Matrices.* London: H. K. Lewis.

Raymer, A. M., and Thompson, C. K. (1991). Effects of verbal plus gestural treatment in a patient with aphasia and severe apraxia of speech. *Clinical Aphasiology, 20,* 285–295.

Reinvang, I., and Engvik, H. (1980). Language recovery in aphasia from 3 to 6 months after stroke. In M. T. Sarno and O. Hook (Eds.), *Aphasia: Assessment and treatment* (pp. 79–88). New York: Masson.

Robinson, R. G., and Benson, D. F. (1981). Depression in aphasic patients: Frequency, severity, and clinical-pathological correlations. *Brain and Language, 14,* 282–291.

Robinson, R. G., and Price, T. R. (1982). Poststroke depressive disorders: A follow-up study of 103 stroke outpatients. *Stroke, 13,* 635–641.

Robinson, R. G., Starr, L. B., and Price, T. R. (1984). A two-year longitudinal study of post-stroke mood disorders: Prevalence and duration at six-month follow-up. *British Journal of Psychiatry, 144,* 256–262.

Rosenbek, J. C., LaPointe, L. L., and Wertz, R. T. (1989). *Aphasia: A clinical approach.* Austin, TX: Pro-Ed.

Salvatore, A. P., and Thompson, C. K. (1986). Intervention for global aphasia. In R. Chapey (Ed.), *Language intervention strategies in adult aphasia* (2nd ed., pp. 403–418). Baltimore, MD: Williams & Wilkins.

Sarno, M. T. (1969). *The Functional Communication Profile: Manual of directions* (Rehabilitation Monograph 42). New York: New York University Medical Center, Institute of Rehabilitation Medicine.

Sarno, M. T. (1981). Recovery and rehabilitation in aphasia. In M. R. Sarno (Ed.), *Acquired aphasia* (pp. 485–529). New York: Academic Press.

Sarno, M. R., and Levita, E. (1971). Natural course of recovery in severe aphasia. *Archives of Physical Medicine and Rehabilitation, 52,* 175–178.

Sarno, M. R., and Levita, E. (1979). Recovery in treated aphasia during the first year post-stroke. *Stroke, 10,* 663–670.

Sarno, M. T., and Levita, E. (1981). Some observations on the nature of recovery in global aphasia after stroke. *Brain and Language, 13,* 1–12.

Sarno, M. T., Silverman, M. G., and Sands, E. S. (1970). Speech therapy and language recovery in severe aphasia. *Journal of Speech and Hearing Research, 13,* 607–623

Sasanuma, S. (1988). Studies in dementia: In search of the linguistic/cognitive interaction underlying communication. *Aphasiology, 2,* 191–193.

Scarpa, M., Colombo, A., Sorgato, P., and De Renzi, E. (1987). The incidence of aphasia and global aphasia in left brain-damaged patients. *Cortex, 23,* 331–336.

Schuell, H. M. (1974). *The Minnesota Test for Differential Diagnosis of Aphasia* (rev. ed.). Minneapolis, MN: University of Minnesota Press.

Schuell, H. M., Jenkins, J. J., and Jimenez-Pabon, E. (1964). *Aphasia in adults: Diagnosis, prognosis, and treatment.* New York: Harper & Row.

Shewan, C. M. (1979). *Auditory Comprehension Test for Sentences.* Chicago, IL: Biolinguistics Clinical Institutes.

Shewan, C. M., and Canter, G. J. (1971). Effects of vocabulary, syntax, and sentence length on auditory comprehension in aphasic patients. *Cortex, 7,* 209–226.

Signer, S., Cummings, J. L., and Benson, D. F. (1989). Delusion and mood disorders in patients with chronic aphasia. *Journal of Neuropsychiatry, 1,* 40–45.

Siirtola, T., and Siirtola, M. (1984). Evolution of aphasia. *Acta Neurologica Scandinavica, 69* (Suppl. 98), 403–404.

Silverman, F. H. (1989). *Communication for the speechless* (2nd ed.). Englewood Cliffs, NJ: Prentice-Hall.

Skelly, M. (1979). *Amer-Ind gestural code based on universal American Indian hand talk.* New York: Elsevier.

Skelly, M., Schinsky, L., Smith, R., Donaldson, R., and Griffin, P. (1974). American Indian Sign (Amerind) as a facilitator of verbalization for the oral-verbal apraxic. *Journal of Speech and Hearing Disorders, 39,* 445–456.

Skelly, M., Schinsky, L., Smith, R., Donaldson, R., and Griffin, P. (1975). American Indian Sign: Gestural communication for the speechless. *Archives of Physical Medicine and Rehabilitation, 56,* 156–160.

Sklar, M. (1973). *Sklar Aphasia Scale* (rev. ed.). Los Angeles, CA: Western Psychological Services.

Sorgato, P., Colombo, A., Scarpa, M., and Faglioni, P. (1990). Age, sex, and lesion site in aphasic stroke patients with single focal damage. *Neuropsychology, 4,* 165–173.

Spinnler, H., and Vignolo, L. (1966). Impaired recognition of meaningful sounds in aphasia. *Cortex, 2,* 337–348.

Spreen, O., and Benton, A. L. (1977). *Neurosensory Center Comprehensive Examination for Aphasia* (rev. ed.). Victoria, B.C.: University of Victoria.

Steele, R. D., Weinrich, M., Kleczewska, M. K., Carlson, G. S., and Wertz, R. T. (1987). Evaluating performance of severely aphasic patients on a computer-aided visual communication system. *Clinical Aphasiology, 17,* 46–54.

Steele, R. D., Weinrich, M., Wertz, R. T., Kleczewska, M. K., and Carlson, G. S. (1989). Computer-based visual communication in aphasia. *Neuropsychologia, 27,* 409–426.

Subirana, A. (1969). Handedness and cerebral dominance. In P. J. Vinken and G. W. Bruyn (Eds.), *Handbook of clinical neurology: Vol. 4. Disorders of speech, perception, and symbolic behavior* (pp. 248–272). Amsterdam: North-Holland.

Tonkovich, J. D., and Loverso, F. L. (1982). A training matrix approach for gestural acquisition by the agrammatic patient. *Clinical Aphasiology, 12,* 283–288.

Tranel, D., Biller, J., Damasio, H., Adams, H. P., and Cornell, S. H. (1987). Global aphasia without hemiparesis. *Archives of Neurology, 44,* 304–308.

Van Horn, G., and Hawes, A. (1982). Global aphasia without hemiparesis: A sign of embolic encephalopathy. *Neurology, 32,* 403–406.

Van Lancker, D., and Klein, K. (1990). Preserved recognition of familiar personal names in global aphasia. *Brain and Language, 39,* 511–529.

Van Lancker, D., and Nicklay, C. K. H. (1992). Comprehension of personally relevant (PERL) versus novel language in two globally aphasic patients. *Aphasiology, 6,* 37–61.

Wallace, G. L., and Canter, G. J. (1985). Effects of personally relevant language materials on the performance of severely aphasic individuals. *Journal of Speech and Hearing Disorders, 50,* 385–390.

Wallace, G. L., and Stapleton, J. H. (1991). Analysis of auditory comprehension performance in individuals with severe aphasia. *Archives of Physical Medicine and Rehabilitation, 72,* 674–678.

Wallesch, C. W., Bak, T., and Schulte-Monting, J. (1992). Acute aphasia—patterns and prognosis. *Aphasiology, 6,* 373–385.

Wapner, W., and Gardner, H. (1979). A note on patterns of comprehension and recovery in global aphasia. *Journal of Speech and Hearing Research, 29,* 765–772.

Weinrich, M., Steele, R., Carlson, G. S., Kleczewska, M., Wertz, R. T., and Baker, E. H. (1989a). Processing of visual syntax in a globally aphasic patient. *Brain and Language, 36,* 391–405.

Weinrich, M., Steele, R., Kleczewska, M., Carlson, G. S., Baker, E. H., and Wertz, R. T. (1989b). Representation of "verbs" in a computerized visual communication system. *Aphasiology, 3,* 501–512.

Wells, C. R., Labar, D. R., and Solomon, G. E. (1992). Aphasia as the sole manifestation of simple partial status epilepticus. *Epilepsia, 33,* 84–87.

Wepman, J. M., and Jones, L. V. (1961). *The Language Modalities Test for Aphasia.* Chicago, IL: Education-Industry Service.

Wertz, R. T., Dronkers, N. F., and Hume, J. L. (1993). PICA intrasubtest variability and prognosis for improvement in aphasia. *Clinical Aphasiology, 21,* 207–211.

Wilcox, M. J., and Davis, G. A. (1978, November). *Procedures for promoting communicative effectiveness in an aphasic adult.* Symposium conducted at the annual meeting of the American Speech and Hearing Association, San Francisco, CA.

Yang, B. J., Yang, T. C., Pan, H. C., Lai, S. J., and Yang, F. (1989). Three variant forms of subcortical aphasia in Chinese stroke patients. *Brain and Language, 37,* 145–162.

第24章

後天性読字障害の訓練

WANDA G. WEBB and RUSSELL J. LOVE

歴史的展望

　失語に随伴する読字障害と最初に明確に定義されたのは、1891年のDejerineの報告例である(Benson and Geschwind, 1969)。以来、タイプが異なる後天性読字障害に関する研究や症例報告が数多く行われてきた。これらの障害は、タイプにより、失読（alexia）あるいは難読（dyslexia）として知られている。なかでもとりわけ有名なのは、Benson(1977)、Coltheart(1980)、Deloche et al., (1982)、Hecaen and Kremin(1976)、Newcombe et al., (1975)の後天性読字障害に関する記載や研究である。これらは改善パターンを理解するのに役立つばかりではなく、障害の性質を特定したり記述したりするのを容易にしてくれている。Davis (1983)、LaPointe and Kraemer (1983)、Schuell et al., (1964)といった第一線の臨床家たちは、訓練に役立つ事柄についても言及している。文献には、いくつかの異なるタイプの後天性読字障害が記載されている。

読字障害のタイプ

伝統的分類

　失語に随伴する読字障害は、伝統的に読字以外の言語症状か脳の責任病巣、またはその両者と関連づけて分類されてきた。重症度は読解の評価結果に基づいたもので、音読は通常の検査や分類には含まれなかった。伝統的な分類を以下に示す(Benson, 1979)。

失書を伴わない失読

　失書を伴わない失読あるいは〝純粋〟失読の患者は、音声言語は正常か正常に近いものの、読解にはかなりの問題が認められる。写字も通常障害されており、時間と共に成績が低下する傾向がある。筆算の障害や色名呼称障害がしばしば合併する。右同名性半盲はほとんど常にみられるものの、右半身運動麻痺は稀である。時に物体失認や色彩失認、あるいはその両者を随伴する。

　失書を伴わない失読の患者は、しばしば〝逐字〟的に読むことが知られている。単語が何であるかわかる前に、そこに含まれる1つ1つの文字を往々にして声に出して言うことができる。綴りを言われれば何という単語かよく理解できるのが普通である。

失読失書

伝統的分類の2番目にあたる失読失書は、失語性失読と失書性失読に下位分類することができる（Friedman and Albert, 1985）。失語性失読は、失語の部分症状としての読字障害である。目にすることが最も多いのは、Wernicke失語とBroca失語に随伴する読字障害である。読字障害の程度は、全体的な言語障害の重症度と並列的であることが多い。Wernicke失語の患者では、内容語より機能語の方がいくらか読みやすいかもしれないが、品詞は重要な要因ではない。発話で錯語が生じるのと同様、錯読が頻出する。Wernicke失語患者は、モダリティによって障害の重症度が非常に異なることが症例研究で示されているが、通常、読字障害の重症度は聴理解障害と並行している（Hier and Mohr, 1977；Kirshner and Webb, 1982）。

前頭葉性失読

Broca失語の読字障害は、"第3の失読"、前方性失読、前頭葉性失読などと言われる読字障害と類似している（Benson, 1977）。Broca失語患者の発話では、品詞や単語の使用頻度という要因が重要であり、具象名詞の音読は抽象名詞や機能語よりも正確である。内容語の理解が良好であるため、Broca失語患者は予想以上の理解力を示す。意味が構文から導きだされるような文の理解は極めて困難である。このような患者は逐字的にあるいは音節毎に読むよりも、単語を一まとまりのものとして"全体的"に読む傾向がある。綴りを言われても、その単語を理解することはできない。

失語性失読

重度の失語がみられずに読み書きが障害されている場合、失語性失読と呼ばれる。頭頂側頭葉性失読と呼ばれることもある（Benson, 1979）。書字の全ての側面に重度な障害が認められ、文字や単語の同定も困難である。常にではないものの、しばしば失書、失計算、指の同定障害、左右障害というGerstmann症候群の構成要素がみられる。右同名性半盲を呈する場合もあり、往々にして失行を随伴する。

心理言語学的分類

イギリスを中心とした1970年代の研究者によって、音読の誤反応に基づいた後天性読字障害の分類が始められた（Beauvois and Derousne, 1979；Coltheart, 1978；Marshall and Newcombe, 1973；Saffran and Marin, 1977；Shallice and Warrington, 1975）。以下にあげる3つの分類は、比較的広く受け入れられてきているものである。

音韻性失読

音韻性失読の特徴は、擬似単語を音読することができず、低頻度語の音読にも多少の困難を示すことである（Beauvois and Derousne, 1979）。高頻度語は正しく読めることが多い。通常、視覚的誤反応、すなわち目標語に視覚的に類似した読み誤りが出現する。綴りは障害されていたり障害されていなかったりする。失語は認められないことが多い。音韻性失読の患者は、言語の書記素－音素変換規則の運用に障害があると考えられている。

深層性失読

深層性失読の患者は、音読で著明な意味的誤反応、すなわち目標語と何かしら意味的類似を持つ読み誤りをおかす。視覚的誤反応や派生的誤反応（たとえばbaker→"bakery"）も認められる。機能語は内容語よりもはるかに読み誤られやすく、動詞は形容詞より、形容詞は名詞よりも誤読されやすい。深層性失読の患者は、擬似単語の音読もできない。

表層性失読

表層性失読の症状は、書記素－音素変換規則に強く依存しながら、この規則の運用がうまくできないことで明らかとなる。目標語と音韻的に類似した誤反応が生じ、綴りの規則性に対して非常に敏感である。しかし、単語の意味をほとんど理解できず、文脈にそぐわないような内容把握をしてしまうことがある。

視覚性失認

視覚性失認は、古典的には後天性の脳病変によって二次的に引き起こされた視認知の障害と定義されている。視力には問題がなく知的にも正常であり、失語は認められない。Brodmannの18野、19野の視覚連合野が両側性に障害されると視覚性失認が生じると考えられている。純粋な失認を呈するのは稀であり、実際、失認よりも失語や失読や失行のほうがより一般的にみられる症状だと考えられている。しかし、古典的な視覚性失認が後天

性の読字障害の原因となることもある。

近年、視覚性失認のカテゴリーに、皮質盲や脳損傷によって生じるさまざまな無知覚（inattention）が広く含まれるようになっている。純粋な視覚性失認と皮質盲を区別するのは困難である。皮質盲は、第一次視覚野や、視放線を破壊する両側の後頭葉あるいは頭頂後頭葉領域の損傷に起因する視認知の障害と考えられている。皮質盲と診断された患者には、通常、視野に欠損部（暗点）がある。

脳損傷者の多くは、純粋な失認や皮質盲に加え、無視として知られる一側性の空間失認や、一側性の注意障害を呈する。通常体の左側に認められる右半球損傷と関連した無視や注意障害の症状は、視覚性失認と同様、読字を妨げる視覚性無知覚（imperception）という大きなカテゴリーに含まれる。

視覚性失認のタイプ

視覚性失認の古典的概念の基になっているのは、触ったり聞いたりすれば認知でき、視覚を通すと認知できないという事実である。皮質盲のような一次性の視覚障害はないことが前提となる。視覚性失認の古典的概念は、Lissauer (1890) の視覚性物体失認の記載に端を発している。彼は症候を2つのタイプに分類している。統覚型視覚性失認と連合型視覚性失認というLissauerの分類はよく引き合いに出されるが、広く受け入れられているものではない。

統覚型視覚性失認は、この2つの下位分類でもとくに議論の余地のあるものである。この障害は、知覚された視覚刺激の要素が1つのまとまりとして統合される、いわゆる視認知の最初の段階で生じると想定されている。物体認知障害の根底にある視覚性知覚の、軽度ではあるが高次なレベルの障害と考えられる。この障害の患者は、視力は通常正常か正常に近いものの、まるで盲目のようである。Kirshner (1986) は、統覚型視覚性失認は、実際には真の皮質盲の回復過程ではないかとの考えを強く持っている。患者は文字や単語を照合することができず、ましてやそれらを写字することもできない。この障害は、重度の読字障害を引き起こす。

連合型視覚性失認は、以前の視覚経験を想起することによって刺激の意味を認識するという、視認知の2番目の段階の障害である。この症候群の定義は、統覚型失認よりもより明確である。こうした患者は、顔や色も認知し損なうが、描画の要素は描写でき、摸写も可能である。しかし、絵や物体は認知することができない。ほとんどの患者が文字や単語を認知できず、失読を呈する。右同名性半盲や短期記憶障害もよくみられる。後頭葉が両側性に損傷された場合に、しばしば連合型の障害が生じる。

正常の読字

正常の読字過程で生じていると思われることをある程度理解しておく（すなわちモデルを持つ）と、後天性読字障害に対する訓練計画を立案するのに役立つ。Marshall (1985) は、図24-1のような流れ図で、読字の情報処理モデルを説明した。このモデルによると、通常の読字では、刺激の知覚的特徴を抽出するのに初期の視覚分析（early

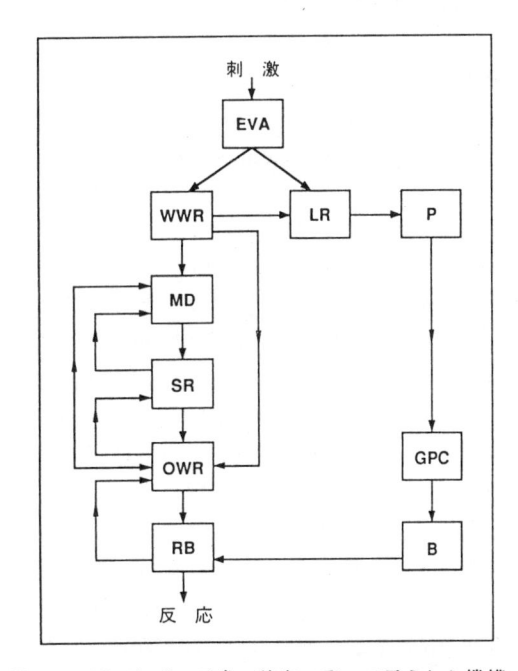

図24-1 Marshallの正常の読字モデルで示された機構。EVA＝初期の視覚分析；WWR＝単語全体表象；LR＝文字表象；P＝書記素分析器；MD＝形態的分割；SR＝意味表象；OWR＝単語音韻表象；GPC＝書記素-音素変換；B＝ブレンダー；RB＝反応バッファー

visual analysis, EVA) を用いる。次いで、これらは3つの異なる読字ルート、直接ルート、語彙ルート、音韻ルートに送られていく。

直接ルート

直接ルートのみに依存した音読は〝単語の視覚的語彙（sight vocabulary）〟だけと連絡している。直接ルートが使用されるのは、EVAが単語全体表象（whole-word representation, WWR）と呼ばれる包括的な機構に情報を伝達しているためと考えられている。単語の長さや全体的形態のような視覚刺激情報は並列処理され、単語表象を特定するのに役立っている。この後、情報は単語音韻表象（oral word representation, OWR）の音韻を見出すルートに送られる。OWRから意味表象へのフィードバック回路は意味に連絡している。直接ルートだけに依存している場合には、規則語も不規則語も同じように良く読むことができる。語彙ルートの利用に限界があるので、同音異義語の解釈や意味情報の分類は困難である。音韻ルートを十分利用することができないため、無意味単語をしばしば正確に読むことができない。

語彙ルート

このルートが使用される場合、WWRの情報は形態的分割（morphological decomposition, MD）に送られる。ここでは、全体的な単語が基礎的形態や接頭辞に可能な限り分割される。この機構は基本的に一般化の規則で運用されているため、時には単語が誤って分割されることもある。次に、分割された単語形態は、統語・意味解釈のため意味表象（semantic representation, SR）に送られる。正しく分割された形態は同定され、音韻を割り当てるためにOWRに運ばれる。形態的な処理を誤るとSRで同定されず、処理をやり直すためMDに送り返される。SRで同定されると情報はOWRに、次いで反応バッファー（response buffer, RB）へと至る。語彙ルートのみによる読字では、無意味単語の音読は出来ない。語形が変化した単語や派生した単語は読み誤りやすく、機能語の読字は困難で、意味的な置換が生じやすい。**音韻性失読**や**深層性失読**の患者は、主に語彙ルートに依存した読みを行っていると考えられている。

音韻ルート

このルートが活性化すると、文字認知特徴はEVAから文字表象（letter representation, LR）に送られ、抽象的な文字同定が行われる。単語は文字に分割された後、書記素分析器（grapheme parser, P）に入力される。この段階で、実在語と規則的に綴られる非単語の文字列は、単一の音素と同定される書記素群（graphemic chunks）に分割される。ここからの出力はこの後書記素-音素照合（grapheme-phoneme correspondence, GPC）規則に送られ、個々のあるいは一群の書記素が、最も実現性の高い音素と連合される。規則通りではない綴りが含まれる単語は、Pでは分析し損ない、誤った音韻情報と連合される。GPCの出力はブレンダー（blender, B）に送られ、そこで音韻コード（articulatory code）が割り当てられる。次いで音声出力の最終的なタイミングを待つよう、RBに情報が送られる。音韻ルートだけに依存する読字では、綴りが規則通りではない単語や非単語を読み誤り、しばしば〝規則化して〟読んでしまう。意味的な解釈は、その単語を読み手が何と思ったかによる。**表層性失読**の患者は、おそらく音韻ルートに依存して読んでいるのだろう。

自動的処理対制御的処理

Schneider and Shiffrin（1977）は、ほとんど全ての人は読字の際に自動的処理と制御的処理の両方を使うことを学ぶということを理論化した。読字が良好な場合にはもっぱら自動的処理が行われている。このことは、持続的な訓練の結果、長期記憶で連合学習が形成されていることを意味する。これは他の過程と並列処理され、〝認知的な注意〟を必要としない。新奇な単語や難しい文章の理解には、制御的処理が必要である。

後天性読字障害の評価

患者の読字歴

後天性読字障害の患者では、今までの〝読字歴（literacy history）〟を得ることがきわめて重要である。教育レベルや学校での学習習慣、職業や仕事上の習慣、日常行っていた読字タイプ、そして

患者が思い出せるなら、読字の学習をどのような方法で行なったか、といった情報を得る必要がある。評価の間に、その患者にはどのような読字方法が望ましいのかを考える一方で、日常生活や仕事でその患者がどのようなタイプの読字課題をこなさなければならないか充分把握する

知覚検査

視覚性失認やそれに関連する視認知障害の可能性がある患者の場合には、言語病理学者（speech-language pathologist）は体系だった検査を立案し、施行しなければならない。他の専門家に検査項目の一部を依頼する必要もある。神経学者や神経眼科学者に依頼することで、以下の評価を全て終わらせることができるだろう。(a) 近見視力、遠見視力 (b) 視野 (c) 調節、抑制、複視を含む両眼視能力 (d) 眼球運動機能。これらの初期検査が終了して始めて、視覚性失認や視認知障害の可能性のある患者の評価を行なうことができる。

視覚性失認の標準化された検査はないが、Strub and Black (1985) は、統覚的な障害を見出す以下のような手続きを推奨している。(a) 視覚的に呈示した一連の日常物品を言語的に固定させる、(b) 同定できない場合には物品を使用させる、(c) 運動覚的な手がかりによる物品操作の後に物品を同定できたなら、この視覚的障害は統覚型失認と考えられる、(d) 文字や単語の写字、読字に加え、それらの照合ができるかどうかを調べる。このような課題に失敗するのは統覚型障害である。失語や痴呆が合併している場合には、課題の妥当性は低下する。

連合型視覚性失認は、物品を言語的に同定させ使用させることで検査することができる。物品を使用できるだけでなく、患者が物品を認知していることが類似物品との照合によって確認でき、しかも言語的には物品を同定できないのだとしたら、言語病理学者は連合型失認を疑うべきである。失語や痴呆が正しい判断を誤らせる原因となるのは同様である。

視覚性半側無視は、通常、時計や木などの複数の簡単な図形を摸写させることによって判断できる（Strub and Black, 1985, p.24参照）。無視側には、描画に省略や大きな歪みが生じる。紙の左から右に文字列を写字させるのも、簡便な方法としてよく用いられる。紙面の一側の文字の省略や歪みは視覚性半側無視を示唆する。

失語症検査

読字の訓練プログラムを作成する前に、失読の特徴や重症度を評価する必要がある。重症度の初期評価は、標準化された失語症検査のどれかを使用し、全体的な失語評価の一部として行なわれる。なかでも、失語症言語行動尺度（Aphasia Language Performance Scales, ALPS : Keenan and Brassell, 1975）、ミネソタ失語症鑑別診断検査（Minnesota Test for Differential Diagnosis of Aphasia, MTDDA : Schuell, 1965）、ボストン失語症検査（Boston Diagnosis of Aphasia Examination, BDAE : Goodglass and Kaplan, 1972）、WAB失語症検査（Western Aphasia Battery, WAB : Kertesz, 1982）などの失語症検査には、単語、文、短い段落の理解を評価できる下位検査が含まれている。ポーチコミュニケーション能力インデックス（Porch Index of Communicative Ability, PICA : Porch, 1981）でも、名詞、動詞、位置格に注目した文レベルの理解を評価することができる。また、MTDDAには、視覚的な照合能力やアルファベットの知識の検査が含まれている。

Nicholas et al., (1986) の研究は、RCBA（下記参照）のように広く利用されている失語症検査で用いられる複数の文を読字の検査項目として用いているが、質問文を読んだことがない健常者や失語患者がしばしば正答してしまうということが明らかにされており、1つの警告として特筆されなければならない。より多くの読解評価が必要となるのが普通である。

読解検査

たとえ患者の読字能力が単語レベルだと思われても、障害をより明確に把握し、読字を成功させるための強化因子や促通因子を設定するために、より詳細な評価が必要となることが多い。後天性脳損傷者の読字能力を明らかにする目的で作成された検査は極く限られているが、失語用読解検査（Reading Comprehension Battery for Aphasia, RCBA : LaPointe and Horner, 1979）はその1

つである。RCBAでは、視覚的、聴覚的、意味的な誤反応分析をすることができる。さらに、上述のように結果が誤って解釈される可能性はあるものの、文や段落の理解も評価することができる。

読書力検査

失語の臨床現場ではあまり取り入れられてはいないものの、学校で使用されている標準化された読書力検査から役立つ情報を得ることができる。ゲイトマクジニー検査（Gates-MacGinite：Gates and MacGinite, 1978）、標準読字鑑別診断検査（The Stanford Diagnostic Reading Tests, Karlsen and Gardner, 1985）、カリフォルニア読書力検査（The California Achievement Reading Tests, 1977）、ウッドゥコック読字学習検査（The Woodcock Reading Mastery Test, 1973）などの諸検査は、訓練計画の作成に役立つ。これらはとくに、病前の読字レベルあるいはそれに近い読字レベルにまで回復すると評価された、障害が軽度な患者に対して有用である。

音読

黙読による理解は、読字障害の患者で評価しなくてはならない最も重要な能力である。というのは、これはほとんどの人が読字に用いている機能的な読字方法だからである。しかし、音読も評価の重要なポイントであり、障害を心理言語学的分類のどれかに分類する唯一の方法でもある。単語リストには、高頻度名詞、母音パターンに基づいて体系的に作られた子音—母音—子音（CVC）構成の単語、意味カテゴリー（くだもの、衣類、スポーツなど）、規則的な書記素-音素変換の単語、文字の逆転や転置が可能な単語、などを含むのがよいとされる（Johnson, 1986）。Rothi and Moss (1985)によって作成された実験的な読字検査は成人用読字機能検査（Battery of Adult Reading Function）と呼ばれ、規則語、ルール支配語（rule-governed words）、不規則語、機能語、無意味単語に分類された単語リストを用いている。

Rothi and Mossは、このような検査を用いて、読み手が依存している読字ルート、障害されていたり使用されていない読字ルートを特定することができた。訓練は、これらのルートの使用を強化するように計画する。

読字速度

より軽度な読字障害の患者では、文章の読字速度を計測し、その後読解がどの程度できているか検討するのが特に重要である。このような検査をしておけば、1分間に何語を読字でき、そのうち何％読解可能と記述することができる。

文章の読解

簡単な段落が読める患者では、文章の読解と音読の評価を行なうのがよい（Johnson, 1986；Weaver, 1988）。臨床家は、難度が異なる読字用文章をいくつか用意しておかなければならない。このような文章は500単語程度のものがよい。というのは、200単語を過ぎると読字誤反応の質が変化し、読み手はこのあたりから文章の意味を考え始めることが研究によって明らかにされているからである。読字材料は、話の筋がはっきりしていてわかりやすいテーマのものにする。患者が理解できる身近なテーマで、しかも新鮮さを感じさせるものが良い。読解能力の評価には、可能であれば患者に読んだ話の筋を語らせるという方法をとるのが望ましい。臨床家は、患者がどの位思い出すことができ、どの程度読んだものを説明できるか見当がつく。この読字課題で、読字速度を測定することもできる。

誤反応分析

黙読による理解の検査をした後に文章の音読を行なう。録音をとり、後で誤反応分析をすることもできる。Weaver (1988)によれば、誤反応分析の手続きは、読み手の読字方略や文脈の利用を判断するために用いられるものである。誤りが先行する文脈に関連しているのか後に続く文脈に関連しているのか、本質的な意味が保たれているかどうか、誤りが訂正されたかどうかということに関する質問をすべきである。読解で重大な誤りが生じなかったのは誤りが正されたためなのか、あるいは誤りがあっても本質的な意味が保たれていたためなのか、ということを知るのが重要である。

認知一言語評価

できれば高次認知機能の検査を施行する。注意、類推、記憶、文章で直接与えられていない情報をとりだす能力などについて知っておく必要がある。

訓練計画の策定

評価や情報収集が終了したら、まず最初に、訓練によって患者の読字能力を明らかに改善できるかどうかを判断しなければならない。この決定は、障害の重症度、患者のモチベーション、記憶障害や視覚性障害、読字以外の重度な言語障害などの随伴症状を基に行なうべきである。読字能力の改善が確実に得られるかどうかわからない場合には、患者や家族に正直にその旨を告げ、患者や家族が訓練を受けるかどうかを決めるようにする。限られたものではあっても改善が望めるのであれば、訓練につぎ込む努力やかかる費用がその改善に見合うものなのかどうかを患者は判断しなくてはならない。読字障害を持つ患者に役立つ援助や読字方略は、この時点で提示すべきである。

刺激のパラメーター

ほとんどの人は日常活字に埋もれている。読字材料は身近にいくらでもある。患者によっては、それらの多くが適切ではなく、格好の課題を選び出すのに苦労するかもしれない。課題として適切なものは、メニュー、看板、地図、切符、旅行のパンフレット、電話帳、取り扱い説明書など、身近にある簡単な日常ありふれた刺激である。失語訓練に利用可能な練習が書かれている数多くの言語練習教材も有用である。特殊学級や成人の文芸クラス用に編集された読字技能習得のためのシリーズもいくつかあり、これらの利用価値は最も高い。付録24-1に利用可能な課題の発売元の一覧表を挙げてある。

成人読字訓練用の読字材料は、以前と比べはるかに豊富になっているが、それでも臨床家は、患者の成績に影響を及ぼす要因を説明するために施行する多くの訓練活動を個別に構成しなければならない。これらの要因を以下に示す。

頻度 使用頻度がそれほど高くない単語は、高い単語よりもしばしば読字や読解が困難である（Halpern, 1965）。例外は接続詞（"and"）や機能語（"but"、"if"）で、これらは使用頻度は高くても読みづらく、とくに失文法の患者には困難であることが知られている。読字では、使用頻度は単語の長さや抽象性、親近性（familiarity）と高い相関がある。

単語の長さ 多くの患者では、単語が長くなるほど読字が困難になる。しかし、これは頻度や抽象性によって大きく影響される。

心像性 Paivio et al., (1968) は単語を心像性、すなわちその単語が〝心的イメージを喚起する″度合いの順に並べた長い単語リストを作成している。Marshall and Newcombe (1966)、Richardson(1975)、Webb and Love (1983)の研究から、心像性は失語患者の読字課題の成功率と強い相関があることが明らかになっている。

以上の要因以外に、とくに失読失書の患者の場合に考慮すべき点として、Godwin (1983) は、活字のサイズ、濃度、活字の種類（小文字を使用のこと）、空間配置、形の類似性を挙げている。

コンピュータや各種機器の利用

コンピュータを用いた練習を行なっても読字訓練がうまくいくとは限らない。しかし、それらを利用することによって必要な訓練に変化をつけることができ、時には臨床家が訓練課題を作成したり課題の成績を記録したりする時間を節約することもできる。Aaron and Baker(1991)は、コンピュータプログラムを用いる際には、以下のような基準を心に留めて注意深く選ぶべきだと注意を促している。(a) 患者の能力に対する適切さ (b) 興味の度合い (c) 使用の容易さ (d) 費用。付録24-1に、読字訓練に適すると思われるコンピュータプログラムの一覧表を挙げてある。

Language MasterやVoxcomのようなカード読み取り器（card reader）は、単語や文レベルの読字訓練に有効かもしれない。語彙は個々の患者の必要性に応じて変えるのがよい。絵や単語、あるいはその両方をカードに貼りつけ、音声を録音しておく。そうすれば患者は、この単語や文を用いて自習を行なうことができる。

感覚訓練

稀な疾患である視覚性失認と同様、皮質盲、視覚性無視、無知覚（inattention）の症状の改善にも、自然回復と訓練効果の両方が関与する（Gouvier and Warner, 1987）。視認知障害の自然回復は、神経学の文献に詳しく記載されている（Colombo et al., 1982 ; Hier et al., 1983 ; Meerwaldt, 1983）。これらの文献から、右半球損傷による重度の一側性認知障害は、そのほとんどが発症後1年のうちに改善することが示唆されている。多くの患者は1年かからずに回復する。著明な改善は最初の半年以内に生じ、その後の改善はそれほどではない。訓練プログラムによって視認知能力の自然回復が促される可能性があるが、障害が重度で持続する場合にはほとんど改善がみられないかもしれない。後天性読字障害患者の根底にこのような深刻な認知障害が潜んでいると、高度な読字技能の獲得は困難、あるいはほとんど不可能となる。

訓練はさまざまな読字障害に効果的である。Zihl (1980) は、皮質盲の脳血管障害患者に視野欠損部に提示される刺激方向を見る訓練を行ない、視覚刺激に反応する能力が向上することを示した。Zihl and VonCramon (1979) は、視野欠損の境界で光点を認知する訓練をさまざまなタイプの脳損傷者12人に行なって、視野欠損が縮小することを見出した。これらの研究は、視認知訓練が視覚性失認という特殊な症例にも有効である可能性を示唆している。Weinberg et al., (1982) は、視覚的な刺激探索と同時に、刺激の位置、刺激パターンの構成といった空間的協調を行なわせる訓練手続きを用いて、無視がない右半球脳血管障害患者の視覚的分析と視覚的構成の成績が向上したとの結果を得ている。初期の研究で、Lawson (1962) は"左を向く"ように注意され、読字の際に指でなぞって位置を確認するよう訓練された2人の右半球脳血管障害患者を検討した。このような簡単な方法で読字能力は向上したが、左半側空間無視はそれ以上改善しなかった。

これまでの神経心理学的文献から、脳損傷者の読字障害や視認知障害の改善に、様々な訓練方法が有効であることが示唆されている。これらの訓練研究は、主に右半球損傷による左半側空間無視に対して行なわれていることに注意すべきである。これらの患者には多くの場合失語症がないので訓練対象としてうってつけであったし、発話が可能であるため、しばしば代償的な訓練を行なうことができたのである。後天性読字障害を随伴する左半球損傷者に関する情報は、単に視認知訓練が読字や視認知障害の改善にも有効であるかどうか決めるのに必要とされただけであった。どのような改善が得られるかはともかく、報告されている訓練テクニックは脳損傷者にある程度有効であると思われる。

しかし1つの疑問が残る。それは、読字障害者の視認知訓練領域における言語病理学者の役割は何なのかということである。Weinberg et al.,(1977)の研究から、神経心理学の文献に書かれた視覚走査手続きや末梢訓練は、通常の作業訓練よりも左半側空間無視に大きな効果があることが示唆されている。もし言語病理学者が視空間失認を合併した読字障害の患者に出会ったら、視覚的な走査や末梢訓練を含んだ神経心理学的訓練を読字訓練の1つに組み込むのが良いだろう。視認知障害が改善するにつれ、読字を主体とした従来の訓練に近づけることができる。

特殊な読字課題

臨床家は、患者の機能レベルを判定する際には、検査データ全般を見直さなければならない。患者の語字能力は、視覚的照合、単語、句、文、段落のどのレベルなのだろうか？　そのレベルで、どのくらいの単語の長さ、どのくらいの頻度、どの程度の抽象性、どのくらいの文脈の手がかりなどの諸要因が読解を促進するのだろうか？　見やすい活字の大きさや読みやすい見方（たとえば単語窓word windowを通して）があるだろうか？　これらの問いに対する答は、訓練目標の選択を左右する。

読字訓練では、読んだものの正確な理解が目的であって、正確な音読が目的ではないことを銘記しなければならない。読解は統合的な過程であり、訓練課題を構成したり、認知的相互作用を引き起

こす刺激を選択することによって促進される(Wittrock, 1981)。

単語レベル

読字障害が重度の場合には、単語レベルの認知課題から始める必要がある。この認知課題が、読解を目的とするより難度が高い課題につながっていく。選択肢の中から答を選ぶのではなく、単語から汲み取った意味を何らかの方法で表出しなければ、本当の意味での読解課題とは言えない。失語患者の読字訓練は、認知レベルから開始し、訓練が進むにつれて真の読解を目的とするようにするのが普通である。

認知訓練は文字単語同士の照合から始め、文字単語と聴覚刺激との照合、最後に文字単語と絵の照合課題へと進めていく。これらは、単語レベルの読解訓練の導入に最適な課題である。これ以前の視覚的弁別課題を行なう必要がある場合には、文字同士の照合や単語同士の照合課題が極めて重要である。次の課題に移るには、これらの弁別課題を100％できなければならない。

言われた文字を指さす課題やアルファベットを機械的に学習する方法を薦める臨床家は多いが(Darley, 1982；LaPointe, 1978；Schuell et al., 1964)、我々は、特定の症例を除けばこのような方法が読字訓練に有効だとは考えていない。視覚性弁別障害を持つ患者は、走査して正確にすばやく刺激を弁別するのを学習するよう、この段階に時間をかける必要がある。このような場合、単語の綴りを声に出した方がやりやすい患者はアルファベットの文字が得意なはずであり、文字課題が有効である。我々の経験では、文字の名前の学習に時間をかけてもさほどの効果がみられない症例では、できるだけ早く単語レベルの課題に進む方が良い。

単語同士の照合課題では、できるだけ日常的な単語を使用する。"見渡して目にとまる"ような読字課題（例えば、トイレのサイン、出口、停止、押す／引くなど）は早期の訓練が極めて重要であり、このようなサイン単語の照合課題は最初から使用可能である。ここから絵に対応する単語を指さす課題へと、訓練を進めていくことができる。多肢選択課題ではどれも、最初は選択肢を2～3組に限定し、徐々に8～10組まで増やしていくようにする。

単語レベルの読解は、目標語に対して絵の選択肢を複数用いることから始める。患者は、提示された単語に対応する物品や概念の絵を選択しなければならない。読解を確認するのにジェスチャーを用いることができるため、動詞を用いるのも良い方法である。後に行なう書字命令でも用いることができるので、初期の読解訓練で"押す""与える""触れる""回す"などの単語を使用するとよい。

ラベル貼りを、理解語彙を増やす訓練として行なうこともできる。患者の家族に、家にある品物にその名前を書いたラベルを貼るよう依頼する。このようにすれば、書かれた単語を1日のうち何回も目にすることができ、物品と単語の連合が強化される。

訓練は、認知的かつ機能的な相互作用が語彙を生じるように行なわなければならない。選択肢が色々あっても読解が90％に達するよう、語彙数は徐々に増やしていくようにすべきである。患者が発話可能であれば、この時点で単語を正確に音読できるようにする。できれば、単語の意味を説明させ、どのような場合にその単語を目にしたり使用したりするか例を挙げさせる。書字が可能であれば単語を写字させ、その後に書き取りや、ラベル書きを行なう。

Godwin (1983) は、純粋失読（あるいは失書を伴わない失読）患者のための読解訓練プログラムを作成している。これは4段階からなり、文字と単語の認知課題から始まる。徐々に文字が小さくなるよう構成された音素-書記素対応訓練から文に到るまでの訓練を通して、機能的な読字を確立する読字技能を積み上げていくようになっている。このプログラムは適用しやすく、より重度な読障害を持つ患者にきわめて有効である。これは、筆者が純粋失読の患者何人かの訓練を行ってみた結果、経験的に確証したことである。

単語の音読

Rothi and Moss (1985) は、単語の認知と音読を改善する訓練プログラムを作成している。この成人読字機能検査（The Battery of Adult Reading Function）は、強化が必要な読字ルートを決めるために用いられるものである。彼らは、それぞれのルートの活性化を促す方法を提案している。以下はその要約である。

　音韻ルート　音読で非単語や直接的な書記素-音素対応がある単語を使用する。音韻を正確に決定するのが課題の目的である。

　語彙ルート　タキストスコープでの単語の提示時間を500～600msにする。手で提示する場合には、できるだけ長く見せておく。刺激には、意味分析ではなく語彙に基づいた音韻分析を必要とする実在語を用いる。

　直接ルート　単語の読字には、タキストスコープで350msの提示を行なうか、手でサッと見せて伏せてしまうような瞬間的な提示方法を用いる。音韻的な分析よりも意味的な分析が必要な単語を用いる。

句や文のレベル

　名詞や動詞を50～100語たやすく理解できる患者は、すでにこれらの単語を組み合わせて句や文を作成することができる。個別には知っている名詞と動詞を組み合わせ、そのイメージを描いた絵を選択することから訓練を開始する。絵と句あるいは文を対にしたものを患者に提示し、読み上げるのを聴かせたり、音読させたりする。この後、文と絵を照合する課題を行ない、徐々に選択肢の数を増やしていく。

　次に、書字命令に従う練習を始める。この場合には、身体部位を動かしたり目の前の机に置かれた物体を操作するなど、極く簡単なものがよい。語彙、文の長さ、構文という指標を用いて、系統的に徐々に複雑になるようにする。Darley（1982）は、個別の単語としても使用でき、後に行なう書字命令課題でもたやすく組み合わせることができるような単語リストを作成している。文を正しく理解するには、動作命令に含まれる前置詞の理解がきわめて重要である。患者がさまざまな前置詞で示される空間関係を誤って理解していたら、このような課題によってその誤りが明らかになるだろう。

　Shewan and Bandur（1986）が指摘しているように、失語患者の文の読解に関するいくつかの研究から、ある種の文は他の文よりも理解しにくいことが明らかにされているということを認識するのが重要である。発話が可能であれば、この時点で単語を正確に音読できるようにする。できれば単語の意味を説明させ、どのような場合にその単語を目にしたり使用したりするか、例を挙げさせる。書字が可能なら単語を写字させ、次いで書き取りやラベル書きを行なう。

　Gardner et al.,（1975）は、失語患者の読字における意味的、統語的誤反応の理解を研究し、きわめて有用な訓練課題を導き出している。彼らの研究は、被験者に文の意味的誤り、構文的誤りを発見させるものであったが、失語患者では意味的誤りを発見する方が容易なことが明らかとなった。この結果は、失語患者の読字における残存障害に関する我々の研究（Webb and Love, 1983）からも確かめられている。我々は、この実験課題が有効な訓練課題となることも見出した。なぜならこの課題では、誤りを探す間、患者は注意深く文を読み分析するからである。主語と動詞の呼応や複数化などの些細な構文上の誤りを見つけられる患者は文を緻密に読んでおり、表面的な意味を超えた深いレベルの意味を汲み取ることができる。

　質問の理解は失語患者にとって困難な読字課題の１つであるようだ。ごく早い段階に、紙に書いた質問文を患者が理解できるかどうか確かめておくのがよい。このようにすれば、主語、動詞の倒置法のような質問文のより難しい言語的側面のいくつかに患者を慣れさせることができる。訓練の初期の段階で質問文を音読するような場合にも、その文を書いた紙を患者に提示するようにする。

　個人情報に関してはい/いいえで答える質問文（「あなたは結婚していますか？」「あなたの家はケンタッキーにありますか？」）は、しばしば最も理解しやすい。Whではじまる質問文はわかりにくいことが多く、Whのつく単語（When, Where, Whoなど）は、１つ１つ個別に意味を訓練しなくてはならないことがある。Whがついた質問文に対して患者が答えることもできず書くこともできない場合には、絵を指し示すようにすることが多い。

　３～４年生以上の読字能力がある患者には、意味的、構文的に複雑な文の理解が必要である。複

雑な文を要素に分解する練習が必要かもしれないし、鍵となる重要な単語に線を引く必要があるかもしれない。条件節のような特殊な構文では、特別な配慮が必要となる。"もし〜でないならば（unless）""〜以外（except）""〜の後に（after）""〜の代わりに（instead of）"のような単語で始まる埋め込み文は、手助けなしには理解できないだろう。文の長さも統制すべき重要な要因である。Albert et al., (1981) やSchuell et al., (1964) の研究で、Broca失語では文が長くなるにつれて読解の成績が低下するが、Wernicke失語では文が長くなっても、とくに文の冗長度が高い場合には読解が良好であることが明らかにされている

Gardner and Zurif (1976) は、失語患者は前置詞の使用が困難なことを明らかにしている。Shewan and Bandur (1986) は、いくつかの研究はどれも、前方領域の脳損傷者でも後方領域の脳損傷者でも非可逆的な単文の能動的肯定文は比較的わかりやすいことを示していると述べている。前方領域の脳損傷者では、構文の正誤判断よりも意味の正誤判断の方が容易であり、意味的判断、統語的判断とも、穴埋め課題よりも正誤課題の方が容易であることがわかった。このような患者には、可逆的な単文の能動的肯定的な命題文が最も困難であった。後方領域の脳損傷者は両タイプの正誤課題の成績が同程度であり、穴埋め課題が難しいということではなかった。訓練課題を作成するにはこのような情報を重視し、考慮に入れるべきである。

発話が可能であれば、ここまでの段階で単語を正確に音読できるようにする。できれば単語の意味を説明させ、どのような場合にその単語を目にしたり使用したりするか例を挙げさせる。書字が可能なら単語を写字させ、その後に書き取りやラベル書きを行なう。

段落や文章のレベル

文レベルの読字がさらに良好となったら、できるだけ早く文章を導入する。段落のある文を読み始める1つの方法は、患者がよく理解できる文を組み合わせて短い1つの段落の話にすることである。わからない所があれば、段落を慣れている文に分解することができる。この時点では、簡単な多肢選択や口頭の質問で読解を確かめるのが良い。

Pierce (1983)は、現在形の主語—述語—目的語という構成に基づいた読字方略を失語患者が用いることを示した。彼は、このようなものとは異なる読字方略を用いるよう指摘され、文の表面的構造の目印が利用可能であれば読解が改善することを見出した（たとえば、"the man has walked to the store" あるいは "The girl is being kissed by the boy"）。従って、このような構造を含む段落は、長い文章で患者の最初の手がかりになるかもしれない。

段落の長さや情報の複雑さは徐々に増加するようにする。情報の複雑さには、文脈のある課題の細かい事柄の数と、課題の意味的・構文的なレベルの2つが含まれる。課題の複雑さを増すことができる場合には、この2つの要素を操作する（1度に1つずつ）のが最も望ましい。ある要素を変化させた場合の方が他方を変化させた場合よりも患者の成績が向上するとしたら、書字課題でも同じ方法で複雑さを操作すべきである。差がないのであれば、細かい事柄の数、意味的・構文的レベルの両方を複雑にした段落を用いてみてよい。

短い段落の読解が75%程度可能であれば、もっと長い文章を試してみる。これは200単語以上で手助けがあればわかるレベル、すなわち45〜55%文章を理解できるレベルかそれよりも易しい文章にすべきである。あらかじめ構成されていない文章の難易度を決定するのにボーマス構文読字能力判定法（The Bormuth Close Readability Procedure）を使うことができる (Weaver, 1988)。この方法では、読字用の文章の選択に患者が参加することができるので、文章が難しすぎるかどうか判断する上での参考とすることができる。この方法は空欄を省略された単語で埋めるようになっているため、言語障害がある患者は1人ではできないかもしれない。その場合には、Vacca and Vacca (1986) にあげられているような教師用の読字原則を用いることができる。

Wittrock (1981) は読解に関するすぐれた1章を著しており、そこで健常者の読解能力を高める読字課題の用い方について論じている。これらの

中には、読字障害のある失語患者が段落レベルや文章レベルの読字を行なう時に利用できるものもある。彼は、文章を読む前に最終目標を患者に与えると読解能力や目標に関する情報の記憶が良好になる、と報告している。読んだ後すぐに目標を与えると注意をさらに絞りこむことになり、理解や記憶をより広範に促通しやすい。文章に挿入された質問文でも同様な結果が得られている。

　患者は黙読と、可能であれば音読の両方を行なうのがよい。言語障害の程度に応じて、理解を促すさまざまな手法を取り入れる。読んだことを話させるのも良いだろう。課題に関連した質問を口頭や書字で行ない、発話や書字で答えさせたり、選択肢の中から選ばせたりすることもできる。単に文章に書かれてある細かい事柄を質問するだけでは不十分であり、課題を個人経験に関連づけるのに役立つような質問をすべきである。課題を読んで質問に答えるような場合には、連合、演繹的類推、系列化、分析のような認知‐言語的過程が機能するように行なわなければならない。

　患者は読解力をつけるよう、さまざまな手法を学ぶ必要がある。記憶したり集中したりするのには、重要な事柄に下線を引いたり印をつけるのが役立つ。外傷性脳損傷の患者に時折みられるような重度の記憶障害がある場合には、読む時にメモをとり、質問に答えたり読んだことを話す際にそれを参照するようにする。重要な事柄や事実とそれほど重要ではないこととを区別するのに、最初は色々な手助けが必要なことが多い。

　音読が可能であれば、患者が確認や予想に文脈的手がかりを用いているかどうか検査することができる。文脈的手がかりをうまく活用していれば、本質的な意味を変化させてしまうような誤りを最小限に抑えることができる。あまり文脈を利用していないように思えたら、意味を変化させてしまうような誤りをおかした時に読字を中止させ、その解釈がこれまで読んできた文脈に合致するかどうか分析させなければならない。理解できない場合には、なぜそれが間違っているのか説明すれば、正しく読字していくことができる。

　文章をある程度読んだ後に読解が低下する傾向が認められたら、一定数の単語や段落を読んだ後休むよう指導し、これまでに読んだことを分析する時間をとるようにする。これはちょっとした手助けがあれば患者1人でもできるし、一緒に読み進んだ臨床家か誰かが質問するという形をとることもできる。患者の最終目標は、今までの文脈をこれからの文脈の理解に使えるようになることである。

　文脈を段落ごとに区切って内容を分析するよりも、全部一度に通して読んだ方が長い文章を理解しやすい患者も少ないながら存在する。段落の分析が困難な場合には、この方法を試してみるとよい。つまるところ、文脈的な課題の読字レベルに達した患者にとっては、話を"全体"として読むことが最終目標である。しかしながら、この後、自分自身の言葉で読字材料をまとめる生産的な過程を行なう必要がある。

　特に難しいのは、前段階までの文レベルでは明らかではなかった内容をとらえ、理解することであろう。この問題に的をしぼった練習の1つは、書かれた課題の指示内容に従う練習である。このような課題は、いくつもの練習教材に載っており、なかには言語指示に重点をおいたものもある（付録24-1のLaubach Literacy and the Specific Skills Series by Boning参照）。特に有効なのは、ある特定の結果に対して何段階もの指示がある課題である。患者がどのようにすればよいかわかっている時、正確に指示に従えば望ましい結果に結びつくため、その課題にはあらかじめ強化が組み込まれていることになる。

　ここで、また特に以下の項でも強調されなければならないのは、読字能力を伸ばすためには患者は読字や評価にかなりの時間を割かなければならないことである。今まで訓練で行なってきたことに毛が生えた程度しか読字練習を行なわなかったり、週1～2時間多く読む程度のことしかしなかったら進歩はまず望めないだろう。したがって、自分自身大変な努力が必要だということを訓練の始まる時点で患者が理解しているかどうかが、きわめて重要である。良くなりたいというはっきりした意志を持っている患者だけが、脳損傷後の読字を改善することができる可能性を持つのである。

読字障害が軽度な患者の訓練方法

"軽度"の読字障害と分類される患者の訓練を依頼されることも度々あるだろう。訓練を受けてきて徐々に読字技能を再獲得した患者かもしれないし、軽度の障害が残存する程度まで急速に自然回復した患者かもしれない。これらは病前と同程度かそれに近いレベルにまで読字能力を改善できる患者であり、短めの文章ならゆっくりと時間をかけて読むことでよく理解することができる。このような骨のおれる読み方が、読字の楽しみにつながるかもしれないし、仕事をほとんど不可能にしてしまうかもしれない。我々はこれらの患者にしばしば短期記憶障害、高次レベルの図形課題の障害、注意障害が合併することを明らかにしている。

以前報告したように（Webb, 1982）、限られた人数ではあるもののこのような患者に速読術の技法を用いて成果が得られたことがある。その研究報告以降Webbは、このような患者には成人用の読字教育や読字技能訓練（study skills training）で行なわれている他の技法も有効であることを見出している。

主題と重要ではない周辺の事柄とを探りあてるため、多くの訓練には課題を走査する学習が含まれている。走査を促進し、読字の際の認知時間を少なくするよう訓練する。Ann Arbor publishers（付録24-1参照）では、目的を持つ走査を改善する**文字追跡**（Letter Tracking）や**思考追跡**（Thought Tracking）のような、利用価値のあるいくつかのプログラムを出版している。電話帳である名前を探したり雑誌や新聞である記述を探すなど、臨床家は他の走査活動を簡単に作成することができる。患者は、臨床家と同じくらい正確に素早く走査できるよう練習しなければならない。

本質的なことは、患者が課題と認知的相互作用が生じるような方法に重きを置くことである。どのようなことが書いてあるか題材を走査し、主題を探し、何について書かれているのか確実にわかるために読んでいるものを継続的に分析し、次に何が来るのかを予想するように訓練しなければならない。課題の色々な個所で読むのを止めなければならないかもしれないし、ノートをとったりそれを頭の中に意識的にまとめなければならないか

もしれない。しかしながら、時がたてばこれらは自動的に行なわれるようになる。Aaron and Baker（1991）は、理解をモニターするのはメタ認知過程であることを指摘しており、この故に困難ではあるが、読解を改善するのには非常に効果的である。仕事や学校での読字量が膨大だと、とくに記憶に問題がある場合には、患者は読字の際に常にメモを取る必要があるだろう。殊に学生にとっては要点をまとめるのももう1つの良い方法である。

これらの患者では、系統的な方略が特に必要である。彼らには、読んだりノートに取ったりした情報を統合し、要約する能力が不足しているように思われる。Raphael（1984）は質問応答関連法（Question-Answer-Relationship strategy, QAR）と呼ばれる系統的な方略を提唱した。この方法による訓練では、読字の際、情報源が異なる3つの情報が与えられる。それらは、患者に次のように示される。(a) Right There：答は次の文章の中で述べられている、(b) Think and Search：答は文章の中にあるが直接には書かれていない、(c) On My Own：答は自分の個人的な知識から探す必要がある。ある特別な目的があったり質問に対する答を出すような読字の場合、QARは読み手の行動上の指針となるだろう。

速度を上げる

いったん患者が走査すること、主題とそれを取り巻く事柄とを探り当てること、ノートを取って要約することに習熟したら、読むための時間や努力が以前よりも幾分楽になり、理解には改善がみられるはずである。単語1つ1つを苦労して読みつなげるやり方では、読字処理のスピードが大幅に低下するだろう。速読訓練では、一瞥でより多くの情報を得られるように、視線を素早く固定し認知する訓練を行う。単語や句を提示するには、フラッシュカード、タキストスコープ、コンピュータ上の類似したプログラムが利用できる。**より多くより早く読む方法**（How to Read Better and Faster：Lewis, 1978）のような速読用のテキストには、この訓練で利用可能な練習が書かれている。速読訓練では、単語や句を瞬間提示するよりも、さまざまな速度で巻き上げることができる紙面一

面に書かれた用紙を用いる方法を推奨する人もいる。できたら両方の訓練を試してみるのがよい。進歩を望むのならば、徹底的な練習をしなければならない。

患者だけではなく臨床家も、読字では普通誰にでも、理解と速度との間に駆け引き（trade-off）があるということもまた理解しておかなければならない。このため、いったん読字速度を上げると、内容を最大限理解するためにいつ最も早い速度で読み、いつより丁寧に読むかということを選択しなければならない。

音読訓練

障害が軽度な患者の経験から、中には、わからない単語を〝声に出して言う〟練習ができるほどに、単語の読字技能が改善する患者がいることがわかっている。発音を誤っても課題全体の理解が損なわれないのであれば、単語を声に出して言うのに時間をかける必要はないことを、患者に強調すべきである。これは、人名や地名などにしばしば当てはまる。混乱するよりは、それを〝空白〟か何かにしておいて読み進む方がよい。しかし、もしも読みにくい単語を声に出す方が良いのだったら、発音しようとすることにも価値があるだろう。

臨床家は、まず最初に患者が子音を知っているということを確かめなければならない。というのは、子音は母音よりも発音に役立つからである。患者はしばしば母音はあいまいでも子音を発音することで単語を了解できる。

May and Elliott（1973）によれば、十分時間をかけて訓練する価値があり、十分な単語をカバーする音韻規則はほんの一握りである。このような音韻規則を以下に示す。

1. VCEパターン　2母音を含む単音節で、その中の1つがeで終わる場合、最初の母音は通常長母音となり、最後のeは読まない。
2. CVパターン　1つの単語や音韻の中に母音が1つしか無く、それが最後に位置している場合、通常長母音となる。
3. VCパターン　1つの単語あるいは音節で、ある文字の後に母音が連なる2字1音や混声語では、通常短母音となる。
4. 〝g〟ルール　gが単語の最後やa、o、uの直前に来ると、/g/のように発音される。他の場合には/dz/となる。get、give、begin、girlは重要な例外である。
5. 〝c〟ルール　cがa、o、uの直前に来た時には、通常/k/と発音される。他の場合には/s/となる。
6. 〝r〟ルール　Rは通常先行する短母音あるいは長母音を変化させる。
7. VVパターン　母音の2字1音を含む1単語や1音節では、2字1音の最初の文字は通常長母音となり、2番目の文字は通常発音しない。ee、oa、ay、ea、aiではかなりの場合にあてはまる規則であるが、その他のものにはそれほどはあてはまらない。

書記素-音素変換に関するこのような規則は、1つずつ患者に教えて訓練することができ、読字課題の中に組み込むこともできる。読字の他の側面で同時に訓練することもできるだろう。はっきりしているのは、このような訓練を行うことができるのは、新しいことを学習できる失語患者だけであるということである。

代償的方法

我々が訓練場面で遭遇する患者の多くが、病前のレベルまで読字技能を回復することはできない。実際、多くの人々は仕事に読字を用いることはないし、ましてや楽しみのためにより多くのものを読字するということもないので、この障害が日常生活の妨げになることはあまりない。生活の大切な一部として読字を楽しむ患者に対しては、いくつかの方法が役立つ。

朗読テープ

多くの都市の公共図書館では、〝朗読テープ〟を借りることができる。これらは元々視覚障害者のために考案されたものだが、読字障害を持つ人なら誰もが利用可能である。患者はテープレコーダーを借り受け、さまざまな種類の朗読テープの貸し出しや受け取りを郵便で行うことができる。こ

のような方法は、成人の読字障害者にとって大きな喜びとなる。最近出版されたものが多いが、本を録音したテープは今日では書店でも手に入れることができる。

読書パートナー

毎日あるいは毎週患者に本を読んでくれる友達やボランティアを見つけることもできるだろう。新聞でも手紙でも雑誌でも小説でも何でもよい。読字障害が軽度の患者は、仕事で内容を早くまとめなければならない場合に、書類を読み通すのを助けてくれる相手が必要かもしれない。

今後の展望

臨床家にとって、後天性脳損傷に起因する読字障害にはまだまだ解決しなければならない問題が残っている。正常者の読字の研究が盛んに行われているため、読字に含まれる機構の解明がさらに進み、読字の専門家、研究者、臨床家が納得するようなモデルができあがるだろう。どのように正常の読字が営まれているかが理解でき、考慮されなくてはならない全ての要因がわかった時、失語患者の読字障害はより明確に規定できるようになるだろう。読字機構に関しては今日多くの考えがあるが、実際に読字でどのようなことが生じているのか、専門家の間でもほとんど意見の一致はみられていない。

将来、読字訓練でコンピュータが必ず大きな役割を果たすことになるだろう。コンピュータが低価格となり、臨床家や患者がもっと利用しやすくなれば、読字訓練で必要な自習教材をコンピュータで行うことができる。訓練を組み立てたり、語彙や刺激提示時間などの変数を統制するのが、臨床家にとって容易になるだろう。

技術の発達によって、読字障害者用の補助機器の利用も進むものと思われる。今日では、点字で打たれていない文章を視覚障害者が読むことができる補助機器もある。この機器では、スキャナーで文章を取り込み、文字はデジタル方式で処理され合成音声に変換される。技術が進展し価格が廉価になることによって、このような補助機器がいつかさらに利用しやすくなることが期待される。そうすれば、正常な読字能力の回復にまで至らない失語症患者も、今日では実現されていない方法によって読字が可能になることも考えられよう。

References

Aaron, P. G., and Baker, C. (1991). *Reading disabilities in college and high school: Diagnosis and management*. Parkton, MD: New York Press, Inc.

Albert, M. L., Goodglass, H., Helm, N. A., Rubens, A. B. and Alexander, M. P. (1981). Clinical aspects of dysphasia. In G. E. Arnold, F. Winckel and B. D. Wyke (Eds.), *Disorders of human communication 2*. New York: Springer-Verlag.

Beauvois, M. F., and Derousne, J. (1979). Phonological alexia: Three dissociations. *Journal of Neurology, Neurosurgery, and Psychiatry, 42*, 1115–1124.

Benson, D. F. (1977). The third alexia. *Archives of Neurology, 34*, 327–331.

Benson, D. F. (1979). *Aphasia, alexia and agraphia*. New York: Churchill Livingston.

Benson, D. F., and Geschwind N. (1969). *The alexias*. In P. Vinken and G. Bruyn (Eds.), *Handbook of clinical neurology* (Vol. 4). Amsterdam: North-Holland.

California Achievement Tests: Reading. (1977). Monteray, VA: CTB/McGraw Hill.

Colombo, A., DeRenzi, E., and Genntilini, M. (1982). The time course of visual hemi-inattention. *Archives of Psychiatry and Neurological Sciences, 231*, 529–546.

Coltheart, M. (1978). Lexical access in simple reading tasks. In G. Underwood (Ed.), *Strategies of information processing*. London: Academic Press.

Coltheart, M. (1980). *Deep dyslexia*, London: Routledge & Kegan.

Darley, F. L. (1982). *Aphasia*. Philadelphia, PA: W. B. Saunders.

Davis, A. (1983). *A survey of adult aphasia*. Englewood Cliffs, NJ: Prentice-Hall.

Delis, D., Wapner, W., Gardner, H., and Moses, J. (1983). Right hemisphere and the organization of paragraphs. *Cortex, 19*, 43–50.

Deloche, G., Andrewsky, E., and Desi, M. (1982). Surface dyslexia: A case report and some theoretical implications to reading models. *Brain and Language, 15*, 12–31.

Friedman, R. B., and Albert, M. C. (1985). Alexia. In K. Heilman and E. Valenstein (Eds.), *Clinical neuropsychology*. New York: Oxford University Press.

Gardner, H., Denes, G., and Zurif, E. (1975). Critical reading at the sentence level in aphasia. *Cortex, 11*, 60–72.

Gardner, H., and Zurif, E. (1975). Bee but not be: Oral reading of single words in aphasia and alexia. *Neuropsychologica, 13*, 181–190.

Gardner, H., and Zurif, E. (1976). Critical reading of words and phrases in aphasia. *Brain and Language, 3*, 173–190.

Gates, A., and MacGinite, W. (1978). *Gates-MacGinite Reading Tests*. New York: Columbia University Press.

Godwin, R. (1983). The treatment of pure alexia. In C. Code and D. J. Muller (Eds.), *Aphasia therapy*. London: Edward Arnold (Publishers) Ltd.

Goodglass, H., and Kaplan, E. (1972). The Boston Diagnostic Aphasia *Examination*. In H. Goodglass and E. Kaplan (Eds.), *The assessment of aphasia and related disorders*. Philadelphia, PA: Lea & Febiger.

Gouvier, W. D. and Warner, M. S. (1987). Treatment of visual imperception and related disorders. In J. M. Williams and C. J. Long (Eds.), *The rehabilitation of cognitive disabilities* (pp. 109–122). New York: Plenum Press.

Halpern, H. (1975). Effects of stimulus variables on dysphasic verbal errors. *Perceptual Motor Skills, 21*, 291–295.

Hecaen, H., and Kremin, H. (1976). Neurolinguistic research on reading disorders resulting from left hemisphere lesions: Aphasic and "pure" alexias. In H. Whitaker and H. Whitaker (Eds.), *Studies in neurolinguistics* (Vol. 2). New York: Academic Press.

Hier, D. B., and Mohr, J. P. (1977). Incongruous oral and written naming; Evidence for a subdivision of Wernicke's aphasia. *Brain and Language, 4*, 115–126.

Hier, D. B., Mondlock, J., and Caplan, L. R. (1983). Recovery of brain abnormalities after right hemisphere stroke. *Neurology, 33*, 345–350.

Johnson, D. (1986). Remediation for dyslexic adults. In G. T. Pavlidus and D. F. Fisher (Eds.), *Dyslexia: Its neuropsychology and treatment*. New York: John Wiley.

Karlsen, B., and Gardner, F. (1985). *Stanford Diagnostic Reading Test* (3rd ed.). San Antonio, TX: The Psychological Corporation.

Keenan, J., and Brassell, E. (1975). *Aphasia Language Performance Scales.* Murfreesboro, TN: Pinnacle Press.

Kertesz, A. (1982). *The Western Aphasia Battery.* New York: Grune & Stratton.

Kirshner, H. S. (1986). *Behavioral neurology: A practical approach.* New York: Churchill Livingstone.

Kirshner, H. S., and Webb, W. G. (1982). Alexia and agraphia in Wernicke's aphasia. *Journal of Neurology, Neurosurgery and Psychiatry, 45*, 719–724.

LaPointe, L. (1978). Aphasia therapy: Some principles and strategies for treatment. In D. Johns (Ed.), *Clinical management of neurogenic communicative disorders*, Boston, MA: Little, Brown.

LaPointe, L., and Horner, J. (1979). *Reading Comprehension Battery for Aphasia.* Tigard, OR: CC Publications.

LaPointe, L., and Kraemer, I. (1983). Treatment of alexia without agraphia. In W. Perkins (Ed.), *Current therapy of communication: Language handicaps in adults*, New York: Thieme-Stratton.

Lawson, I. R. (1962). Visual-spatial neglect in lesions of the right cerebral hemisphere. *Neurology, 12*, 23–33.

Lewis, N. (1978). *How to read better and faster.* New York: T. Y. Crowell.

Lissauer, H. (1890). Ein fall von seelenblindheit nebst einen beitrag zur theorie derselben. *Archives of Psychiatry, 20*, 222–270.

Marshall, J. C. (1985). On some relationships between acquired and developmental dyslexias. In F. H. Duffy and N. Geschwind (Eds.), *Dyslexia: A neuroscientific approach to clinical evaluation.* Boston, MA: Little, Brown.

Marshall, J., and Newcombe, F. (1966). Syntactic and semantic errors in paralexia. *Neuropsychologia, 4*, 169–176.

Marshall, J. C., and Newcombe, F. (1973). Patterns of paralexia: A psycholinguistic approach. *Journal of Psycholinguistic Research, 2*, 175–186.

May, F. B. and Elliott, B. (1973). *To help children read: Mastery performance modules for teachers in training.* Columbus, OH: Charles C. Merrill.

Meerwaldt, J. D. (1983). Spatial disorientation in right handed infarction: A study of recovery. *Journal of Neurology, Neurosurgery and Psychiatry, 46*, 426–429.

Moyers, S. (1979). Rehabilitation of alexia: A case study. *Cortex, 15*, 139–144.

Newcombe, F., Hiorns, R., Marshall, J., and Adams, C. (1975). Acquired dyslexia: Patterns of deficit and recovery. *Outcome of severe damage to the central nervous system: A CIBA Foundation symposium.* New York: American Elsevier.

Nicholas, L. E., MacLennon, D. L. and Brookshire, R. H. (1986). Validity of multiple-sentence reading comprehension. *Journal of Speech and Hearing Disorders, 51*, 82–87.

Paivio, A., Yuille, J., and Madigan, S. (1968). Concreteness, imagery and meaningfulness values for 925 nouns. *Journal of Experimental Psychology*, Monograph Supplement, *76, 1*, part 2.

Patterson, K., and Marcel, A. (1977). Aphasia, dyslexia, and the phonological coding of written words. *Quarterly Journal of Experimental Psychology, 29*, 307–318.

Pierce, R. (1983). Decoding syntax during reading in aphasia. *Journal of Communication Disorders, 16*, 181–188.

Porch, B. (1981). *The Porch Index of Communicative Ability.* Palo Alto, CA: Consulting Psychologists Press.

Raphael, T. E. (1984). Teaching learners about sources of information for answering comprehension questions. *Journal of Reading, 27*, 303–311.

Richardson, J. (1975). The effect of word imageability in acquired dyslexia. *Neuropsychologica, 13*, 218–288.

Rothi, L. G. and Moss, S. E. (1985). *Alexia/agraphia in brain damaged adults.* Paper presented at the Convention of the American Speech-Language-Hearing Association, Washington, DC.

Saffran, E. M., and Marin, O. S. M. (1977). Reading without phonology: Evidence from aphasia. *Quarterly Journal of Experimental Psychology, 29*, 515–525.

Saffran, E., Schwartz, M., and Marin, O. (1976). Semantic mechanisms in paralexia. *Brain and Language, 3*, 255–265.

Schneider, W., and Shiffrin, R. M. (1977). Automatic and controlled processing in vision. In D. LaBerge and S. J. Samuels (Eds.), *Basic process in reading: Perception and comprehension.* Hillsdale, NJ: Lawrence Erlbaum.

Schuell, H. (1973). *The Minnesota Test for Differential Diagnosis of Aphasia.* Minneapolis, MN: University of Minnesota Press.

Schuell, H., Jenkins, J. J., and Jimenez-Pabon, E. (1964). *Aphasia in adults: Diagnosis, prognosis and treatment.* New York: Harper & Row.

Shallice, R., and Warrington, E. K. (1975). Patterns of paralexia: A psycholinguistic approach. *Journal of Psycholinguistic Research, 2*, 195–199.

Shewan, C. M., and Bandur, D. L. (1986). *Treatment of aphasia: A language-oriented approach.* San Diego, CA: College Hill Press.

Strub, R., and Black, F. W. (1985). *Mental status examination in neurology* (2nd ed.). Philadelphia, PA: F. A. Davis.

Vacca, R. T., and Vacca, J. L. (1986). *Content area reading.* Boston, MA: Little, Brown.

Weaver, C. (1988). *Reading process and practice: From sociopsycholinguistic to whole language.* Portsmouth, NH: Heinemann Educational Books.

Webb, W. (1982). *Intervention strategies in mild reading disorders associated with aphasia.* Paper presented at the Annual Convention of the American Speech-Language-Hearing Association, Toronto, Canada.

Webb, W., and Love, R. (1983). The reading deficit in chronic aphasia. *Journal of Speech and Hearing Disorders, 48*, 164–171.

Weinberg, J., Diller, L., Gordon, W. A., Gerstman, L. A., Lieverman, A., Larkin, P., Hodges, G., and Ezarchi, O. (1977). Visual scanning training effect on reading related tasks in acquired right brain damage. *Archives of Physical Medicine and Rehabilitation, 60*, 491–496.

Weinberg, J., Piasetsky, E., Diller, L., and Gordon, W. (1982). Treating perceptual organization deficits in non-neglecting RBD stroke patients. *Journal of Clinical Neuropsychology, 4*, 59–75.

Wittrock, M. (1981). Reading comprehension. In F. Pirozzolo and M. Wittrock (Eds.), *Neuropsychological and cognitive processes in reading.* New York: Academic Press.

Woodcock Reading Mastery Tests. (1973). Circle Pines, MN: American Guidance Service.

Zihl, J. (1980). "Blindsight": Improvement of visual guided eye movements by systematic practice in patients with cerebral blindness. *Neuropsychologia, 18*, 71–77.

Zihl, J., and VonCramon, D. (1979). Restitution of visual functions in patients with cerebral blindness. *Journal of Neurology, Neurosurgery and Psychiatry, 42*, 312–322.

付録24-1
参考となる検査、訓練プログラム、刺激課題一覧

Adams, A., Flowers, A., and Woods, E. (1978). *Reading for survival in today's society* Vol. I. Santa Monica, CA: Goodyear Publishing.

Adult basic education and continuing education series. (1973). Naples, FL: Ann Arbor Publishers.

Bisset, J. D., and Fino, M. S. (1988). *Read all about it: Topics of interest to aphasic adults.* Tuscon, AZ: Communication Skill Builders. Boning, R. (1978). *Specific skill series.* Baldwin, NY: Barnell Loft.

Brain-Link Software. (no date). *Reading recognition: Serial 1.113.* Ann Arbor, MI.

Brown, V., Hammill, D., and Wiederhold, J. (1982). *Test of Reading Comprehension.* Los Angeles, CA: Western Psychological Services. Brubaker, S. (1982). *Sourcebook for aphasia.* Detroit, MI: Wayne State University Press.

Brubaker, S. (1983). *Workbook for reasoning skills.* Detroit, MI: Wayne State University Press.

Brubaker, S. H. (1984). *Workbook for language skills.* Detroit, MI: Wayne State University Press.

Davidson and Associates, Inc. (1988). *Speed reader* (for MS DOS/Apple). Torrance, CA.

Gates, A., and MacGinite, W. (1978). *Gates-MacGinite reading tests.* New York: Columbia University Press.

Gray standardized oral reading paragraphs. (1967). Indianapolis, IN: Bobbs-Merrill.

Halper, A., and Burns, M. (1989). *Treatment materials for auditory comprehension and reading comprehension.* Rockville, MD: Aspen Publishers.

Herman, E., and Everette, K. E. (1985). *Usage.* Moline, IL: Linguisystems.

Keenan, J. (1975). *A procedure manual in speech pathology with brain-injured adults.* Danville, IL: Interstate Printers and Publishers.

Keith, R. (1980). *Speech and language rehabilitation,* (Vol. I). Danville, IL: Interstate Printers and Publishers.

Keith, R. (1984). *Speech and language rehabilitation,* (Vol. II). Danville, IL: Interstate Printers and Publishers.

Kilpatrick, K. (1979). *Therapy guide for the adult with language and speech disorders* (Vol. II). Akron, OH: Visiting Nurse Service.

Kilpatrick, K. (1987). *Therapy guide for language and speech disorders: Vol. 5, reading comprehension materials.* Akron, OH: Visiting Nurse Service.

Kilpatrick, K., and Jones, C. (1977). *Therapy guide for the adult with language and speech disorders* (Vol. I). Akron, OH: Visiting Nurse Service.

Kuchinskas, G. A. (1984). *Reading through the fourth dimension* (software). Baldwin, NY: Barnell Loft.

Laugbach Literacy. (no date). *News for you.* Syracuse, NY: New Readers Press.

Martinoff, J., Martinoff, R., and Stokke, V. (1981). *Language rehabilitation: Reading.* Tigard, OR: CC Publications.

Morganstein, S., and Smith, M. C. (1982). *Thematic language stimulation.* Tucson, AZ: Communication Skill Builders.

Pavlak, S. A. (1985). *Informal tests for diagnosing specific reading problems.* West Nyack, NY: Parker Publishing Co.

Priven, J. (1986). *Reading and writing connection.* (software). Dimondale, MI: Hartley Courseware.

Sakiey, E., and Fry, E. (1984). *3000 instant words.* Providence, RI: Jamestown Publishers.

Stryker, S. (1975). *Speech after stroke.* Springfield, IL: Charles C. Thomas.

Traendly, C. (1980). *Aphasia rehabilitation reading.* Tigard, OR: CC Publications.

第25章

失語症患者における書字障害の治療

WALTER W. AMSTER and JUDITH B. AMSTER

書字：過程の定義

書字能力とは、歴史的にみて統治者と被統治者を、また特権階級と被特権階級を区別してきた。このように、書字とは複雑で、骨の折れる課題である。知識ベース、情報の組織化と検索能力、この情報についての思考内容を表現するための言語システム、情報を適切な書記素－音韻的シンボルに符号化する方法、書字言語システムの慣習を守る意志、グラフィックまたは視覚的表象を産出する運動能力、などの存在が想定される。

書字の段階

今日の理論では、書字とは3つの主要な段階により生ずる過程であると考えられている(Graves, 1975)。第1の「前書字」段階は、失語症における書字障害の研究文脈では相対的に無視されてきた。しかし治療という観点からは、もっとも重要であるかもしれない。前書字経験は、動機の確立、使用可能であるスキーマやスクリプトの呼び出し、関連する語彙や観念の生成に焦点を当てる。明瞭な書字のためには、明瞭な思考過程が必要である。思考内容や認知全体を組織化することは、失語症患者に潜在的な利益を引きおこすものである。

第2の「書字」段階は、選択されたアイデアを再定式化したり、それらを適切で意味のある統語論的・書記素音韻的形態として表出することに関わっている。伝統的な治療アプローチやそれに関する素材は、一般的に文字形成、綴り、統語論的な正確さといった、下位レベルのこの段階に焦点を当てている。

書字過程の最後の段階は「後書字」段階、すなわち編集である。書き手は、修正、仕上げ、様式の変化や校正、編集にここで関わる。

治療者にとって、全体的な概念モデルと関連したこれらの段階を意識することにより、治療の焦点を開発する過程を容易にすることができる。この点から、書字過程のそれぞれの段階に関連する特異的な技能が、以下に示すように、失語症治療に対するWallaceら(1987)のフォーマットに従って示されている。

前書字段階
書字の動機
言語能力の保持
読み能力の保持
観念化
組織化

書字段階
単語の産出
句の産出
文の産出
意味のモニタリング
意図のモニタリング
書かれたものの統語
書かれたものの文法
書かれたものの綴り
句読法
写字
書法
行間の取り方

後書字段階
意味の編集・修正
内容の編集・修正
組織化の程度の編集・修正
統語の校正・訂正
文法の校正・訂正
綴りの校正・訂正
句読法の校正・訂正

　McNeilとTseng（1990）が指摘するように、健常者の書字モデルは、神経疾患由来の多くの書字障害に対して合理的なヒューリスティックスを与えることができる。書字過程モデルにより、臨床的に健全で良く構築されてはいるが、限定的ではない、書字障害患者に対する治療プログラムを治療者が開発することを可能にする。

　失語が存在すると、書字に必要なひとつないしすべての要件が減弱することがありうる。書字とは、その複雑さゆえにわずかな神経学的機能不全に対しても脆弱である。失語症に関連する書字障害（書字困難、失書）は、失語症バッテリーに含まれる限られた検査を通してその存在が同定される以外には、研究の焦点としてはわずかな注意しか払われていない。

　歴史的に、書字障害は失語症の鑑別における明瞭な症候学として、あるいは主要なコミュニケーション様式として、その病巣局在を確認することが有用ではないままである。書字は口頭言語に困難のある人々の代替的な表出手段として臨床的な場面で用いられているのに、失語症における書字障害の治療やその効果については、ほとんど注意を払われていないといえる。

　失語症の単一的な性質は、あるモダリティでの改善が、他の損傷のあるモダリティに対して利益を与えることがあることを示唆する。この点から、書字とその受容系である読字は、無関係あるいはわずかな関連しかないとみなすべきではなく、むしろ全体的な言語リハビリテーション過程の一部とみなすべきである。

前提と仮定
　本章は、以下の研究と、経験的な前提と仮定に基づいている。
　1．失語症患者は、直接的な教示が与えられれば書字を改善することができる。
　2．失語症患者は、既知のスキーマや「スクリプト」を理解し、再生する能力が保たれている。
　3．失語症における書字障害治療の最近のアプローチは、教示のミクロな処理、すなわち「ボトムアップ」レベルに焦点を当てている。
　4．書字を再訓練するもっとも効果的な手続きは、保たれている認知的な能力を活用する、「トップダウン」すなわちマクロな処理アプローチを通して教育を始めることである。
　5．書字障害の治療は、コミュニケーションの全言語モデル内で考えられるべきであり、孤立し分離した技能として教えられるべきではない。

　本章は、今日の治療階層で示される書字技能の再訓練のアプローチからは離れ、言語の談話モデルから導かれる構成概念を採用し、失語症における書字の改善に適用する。

書字障害に対する
マクロ処理—ミクロ処理アプローチの原理

　有意味な刺激や対応する文脈を用いることといった、学習に貢献する基本的な要因は、失語の存在の有無に関係している。失語症における書字の最近の論考では、文脈や有意味性の効果としてこの点が言及されている（McNeil and Tseng, 1990；Rosenbek et al., 1989）。しかし、治療モデルとして示される書字アプローチは、この点を支

持しない。多くが個々の文字認識や構成に焦点を当て、徐々に綴り、単語の書字、さらに短い句といったものに向かう。これはミクロ処理課題と名づけられる。

失語症患者に対する書字教育への、この「ボトムアップ」アプローチは、必要な技能を反映するものではあるが、意味や文脈、既存の知識といった、再学習過程を最大化する潜在的な利点を利用することはない。失語症患者がスクリプト知識（スキーマ）を保持していることは、Armusら（1989）によって示された。これらの知見は書字治療の構造にとって重要な示唆を与える。思考を伝達するという、書字の主要な目的の下位項目としての綴りや統語、それに続く書字慣習の改善といったミクロ処理課題を組み込む書字治療プログラムは、最近の書字教育理論とほぼ一致している。

本章では、書字過程が3つの要素からなるとみなすことにする（図25-1）。ミクロ処理、マクロ処理、そしてメタ認知過程である（Irwin, 1991は、読みの過程を同様な方法でとらえている）。

ミクロ処理ではなくマクロ処理に働きかけるアプローチは、保持されているスキーマや既存の知識、動機を利用し、治療への参加のもっとも論理的な点を提供する。

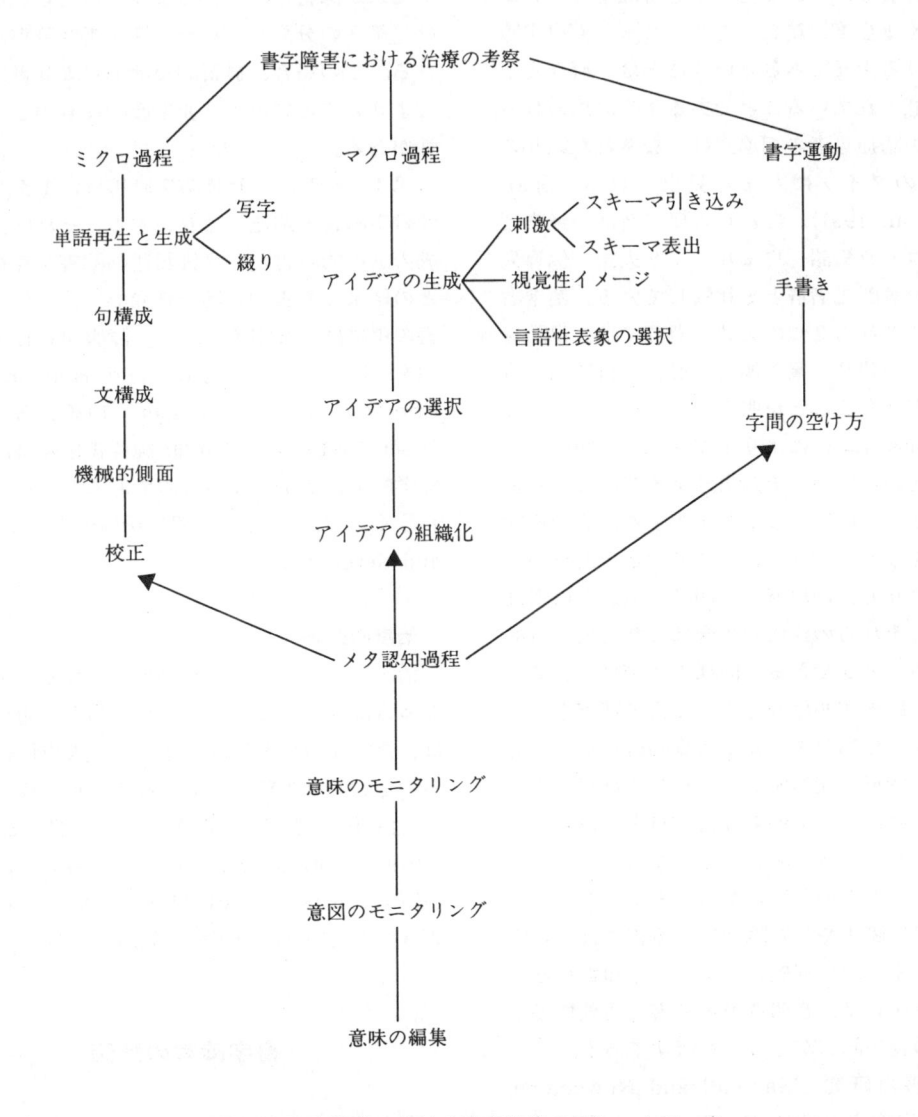

図25-1 失語症における書字治療のフレームワーク

書字障害に関する最近の考察

分類アプローチ

どんなに目立つ異常であっても、また軽度の障害であっても、失語症患者の書字は、健常者の書字と連続ではないと考えるべきである。多くの非失語症者の書字は、一般的に流暢ではないばかりか限定されたものであり、口頭言語にくらべて複雑なものではない。さらに、教育や言語能力、練習、動機といった要因を反映している。これらの要因はまた、失語症患者の書字能力にも影響する。さらにこれらの要因は、失語症に関連する書字能力障害の性質にかかわる特異性を排除する。しかし流暢さや重症度、統語などが、もっとも書字障害を見分ける次元であるということは、研究史上一般に同意されていることであるように思われる。健常者と失語症患者の相違点は、なされた誤りの比率やそのタイプにもまた見出される（Sgaramella et al., 1991）。これらの研究者は、健常者群と、ブローカ失語、ウェルニッケ失語、伝導失語とされた診断患者群とを比較している。健常者と比較してこれら3つの失語患者群では、単語レベルの選択の誤り（置き換え・混合・新造語・省略）が高率であることが明らかとなった。

Goodglass（1981）により示唆された失語症による書字障害の規定は、その失語タイプにおける書字成績がどの程度であるかを予測するための最初の方向性を与えてくれる。失語症の臨床的分類を確証するよりも、治療階層で開始することに慣れてくると、それらの症候の集合はより有用な目的を提供することができる。同様のアプローチで、神経学的経路モデルにもとづいて書字障害をカテゴリー化する分類システムは治療的観点からも有用である。治療を開始するにあたりこれらのモデルを用いる際には、治療者は書字障害の最も目立つ特徴に注意すべきである。なぜなら、それらが治療デザインを方向付けるからである。この枠組みでは、書字障害や読み障害は、障害されていると想定される言語処理機能によって分類される。治療的観点からは、音韻性書字障害、語彙性書字障害、深層書字障害がもっとも適切である。

読字障害の研究（Marshall and Newcombe, 1980）や書字障害の研究（Roeltgen and Heilman, 1985 ; Shallice, 1981）によって定式化された情報処理モデルでは、書かれた素材を解読し、符号化するための2つの主要な経路、すなわち音韻的仲介経路と直接的な語彙へのアクセス経路とを分けている。この仮定の下で、書字において、貯蔵されている音韻情報にアクセスする能力の崩壊（音韻性書字障害）と、貯蔵されている視覚性エングラムにアクセスする経路の障害（語彙性書字障害）は異なる症候を産み出す。より重要なことは、これらの分類がもし確かであるならば、より機能していると考えられる経路を使って、再訓練過程を行うことができることである。両者の経路へのアクセスが障害されているように考えられる場合には、第3の分類、すなわち深層書字障害が示唆される。この場合、慣習的な治療により書字を改善しようとする試みは、非生産的なものとなる可能性がある。

第4の分類、失行性書字障害は、モダリティ処理書字障害と関連して存在する。それは、文字形成の選択的障害という書記運動障害が存在することの結果である。最近の研究では、失行性書字障害の中には「文字イメージ」障害が存在する可能性を示唆している（Crary and Heilman, 1988 ; Friedman and Alexander, 1989 ; Katz and Deser, 1991）。第5の分類、純粋書字障害は他の神経学的徴候が全くないものであるとされるが、疑わしく、また少なくとも報告が稀少である（Chedru and Geschwind, 1972）。

治療の効率

治療によって書字に改善がみられるとする公的な報告は限られている。しかし利用可能な研究では、書字能力の変化は、受容性／表出性言語や読みの全般的な改善と相関することが示唆されている。治療による肯定的な変化は、Bassoら（1979）、ButfieldとZangwill（1946）、Haskins（1976）、KatzとNagy（1984）、Vaughn（1986）、Wertzら（1981）の研究に見出される。

書字障害の評価

書くことの必要性や書きたいという欲望、可能

な職業上のゴール、病前の書字状態、全般的な教育レベルは、書字治療のゴールの前に探索すべき因子である。さらなる評価は、公的な標準化された評価手続きや、一般の人たちに対して使用可能な、標準化された書字検査の適用、そして非公式の測度の使用が含まれなければならない。

公的な評価

非失語症患者に対して使用可能であり、書字能力を測定するためのよく知られていて、心理測定学的に健全である測度はほとんどない。これは失語症患者に対する書字課題にとってさえも明らかである。今日まで、失語症患者に対する包括的な書字バッテリーは公表されていない。現存する包括的な失語症バッテリーに含まれている書字下位検査は、書字障害の重症度、統語的な障害の存在、書字の流暢さ・非流暢さのレベルに関する初期段階のデータを提供する。これらは、Rosenbekら(1989)により、失語症者の書字の質的差異の主要な特徴として示唆されたものである。書字下位検査は、ミネソタ失語鑑別診断検査（MTDDA：Schuell, 1965）、ボストン失語鑑別検査（BDAE：Goodglass and Kaplan, 1983）、ウェスタン失語症バッテリー（WAB：Kertesz, 1982）、Porch Index of Communicative Ability（PICA：Porch, 1981）に含まれている。他の測度として、"Experimental Neurogenic Dysgraphia Battery"が、McNeilとTseng (1990) により開発された。これらの下位検査から得られる情報は、全般的なベースラインデータを確立し、このため治療の初期のガイドラインを作成するのに役立つ。

非失語症者用に作成された書字検査の適用

軽度から中等度に障害された患者に対して、臨床家は、成人非失語症患者用に作成された標準化されたテストを用いることによって、より特異的な書字評価を得ることができる。これらのテストはマクロ処理レベルの情報、すなわち(a)個々人のアイデアの質と量、(b)利用可能な語彙、(c)組織化の技能、に関する情報を提供する。ミクロ処理レベルの成績としては句読法や、大文字の使用、綴り、統語といった要素の評価も得ることができる。このような測度のひとつとして、Hammillと Larsen(1988)により開発された、Test of Written Language-2 (TOWL) は、評価可能な書字の問題の有無、また個人の書字能力を促進／遅滞させる条件を決定し、語彙や綴り、語の使用や主題的完成度といった広い範囲の困難を同定するのに用いることができる (Hammill, 1990)。さらなる測度として、Picture Story Language Test (Myklebust, 1965) は、産出された書字量、統語の正しさと複雑さ、書字に現れる抽象―具象度次元を測定するスケールを含んでいる。他の測度として、Test of Adolescent Language-2 (TOAL-2, Hammill et al, 1987) は書かれた語彙と文法の測度を供与する。しかし、もしこれらの測度が失語症患者群に用いられるのであれば、適切な手続きと標準成績が明らかにされる必要がある。

非公式的な評価

高く機能している個人に対しては、書字サンプルを得るべきである。このサンプルは、書字過程のすべてのレベルの文脈的評価を与えることができる。書字サンプルを用いることは、書字実践のより深い評価と、談話と言語レベル成績の分析を行うことができる (McNeil and Tseng, 1990)。

標準化された、そしてまた標準化されていない書字測度から得られた初期の診断の結果は、その患者自身のための治療プロトコルを開発するための絶対的な道筋を必ずしも与えてはくれない。むしろ、より有用なアプローチは、図25-1に示した枠組みを用いて、それぞれの書字段階において、評価を必要とする領域として先に挙げた技能を用いることであろう。したがって、これらの構成要素すべての結果が、包括的な治療プランを定めることに用いられる。

ミクロ処理レベル評価

ミクロ処理レベルにおいて、治療者は患者の成績を、以下の点において確立する必要がある。(a)文字や単語の認識と定式化、(b)語彙の幅、(c)書かれた統語的要素の理解、(d)これらのユニットを意味のある構成に配列する能力。さらに、句読法や大文字化の規則についても評価されるべきである。

量的アプローチは語彙の非公式的な測度で測定可能であり、「タイプ―トークン比」の使用を含む (Johnson, 1946)。この手続きでは、用いられた単

語のタイプと、与えられた句に存する単語の総数との比較を行うことができる。比率は数的に、タイプ（単語の多様性）／トークン（単語の総数により、比率［TTR］が引き出される）で導出できる。図25-2は57歳男性による、WABでは失名辞失語と分類された患者の書字サンプルである。このサンプルは、発症後2週を経過した時点で得られたものであるが、22タイプで41語からなり、TTRは.54であった。

Wallaceら（1987）により記載された、書字サン

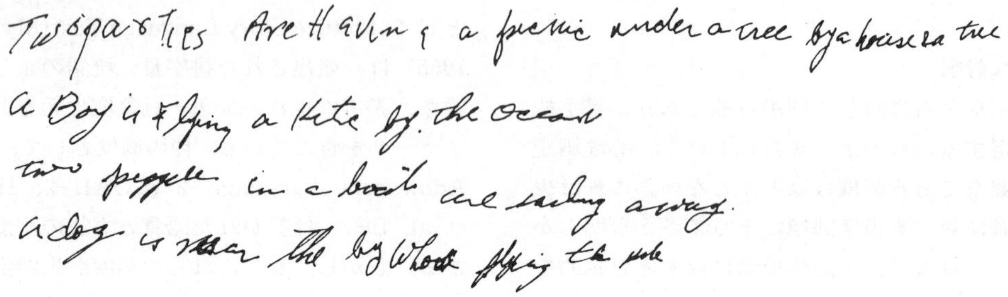

図25-2 WABの「ピクニック」場面について書かれたサンプル

プル内の平均文長（ASL）測度は、その人によって生成された文の複雑度の増加に焦点を当てている。これによってベースラインを確立し、それぞれの新しいサンプルでの進行中の評価を行うことが可能となる。図25-2のASLは、文の数(4)を数え、使用された単語の総数をこれで割ることにより得られる。平均文長は10.3である。

量的および質的な誤反応分析は一般に用いられる手続きであり、文法、統語、綴り、校正技能のそれぞれについて、書かれたものの中に認められる誤答を比較するものである。これらの障害の直接的な教育の効果は、治療の進展により産出される誤反応のパーセントの減少として測定されうる。

マクロ処理レベルの評価

マクロ処理レベルの機能の測定は、書かれた内容に対して、(a)正確さ、(b)アイデア、(c)組織化を評価に含めるべきである（Cartwright, 1969）。Cartwright's Evaluation Scaleでは、「正確さ」はトピックをほとんどあるいは全く理解していないレベルから、コミュニケーションのすべての目的が達成されているレベルまである。同様に、「アイデアの評価」は、不適切・不明瞭なレベルから、的を得ていて、オリジナルなものであるレベルまでの連続体となっている。「組織化」の側面は、アイデア間の関係が非常に貧弱であるというレベルから、論理的で構造化されたアイデアのつらなりというレベルまでさまざまである。より重度に障害された患者に対しては、Cartwrightのスケーリングに若干の修正を加えることにより、書字障害患者の書字の改善を評価し、モニターする構造化された手続きを提供する。

治療への最近のアプローチ

書字障害に対するほとんどの治療アプローチは、Schuellら（1964）による、マルチモダリティ刺激モデルに基づいている。それらは課題階層の開発、階層内で生じている障害のレベルへの介入、受容可能なレベルに到達するまでのドリル、次のレベルの課題困難度に移行するまでの展開、を含んでいる。この治療パラダイム内では、単一の単語を書き取るといった低次の課題レベルの機能を有する人に対して、短い句を書き取る課題が与えられる。

同様に、LaPointe（1977）は課題階層を略述し、"Base-10 Programmed Stimulation Treatment for Aphasic Writing"の課題成績を計量するためのシステムを開発した。このアプローチでは、課題（たとえば、2単語からなる句を書き取る）、モダリティ入出力（たとえば、聴覚性入力、書記出力）が特定される。Haskins（1976）は、書字における機能の低次レベル（たとえば、なぞること、模写、文字を書くこと）から短い句を形成

するまでの、同様のマルチモダリティ課題系列の使用を提唱している。

言語処理モデルにもとづいたアプローチ（Wepman et al., 1960）もまた治療の枠組みを形成している。このようなモデルは、治療階層がそこから導出されるような、知覚的・連想的・概念的な機能が働く段階を含む、言語入力、統合、出力までの、線形な経路を想定している（Rosenbek et al., 1989）。たとえば知覚的レベルにおいては、課題階層は単純な視覚的形態から、句が書かれるまでの模写課題を含む。

これらの伝統的アプローチの数々は直接的であり、妥当な治療方法であると思われる。しかしMcNeilとTseng（1990）は、これらの治療課題は治療制度の構造化には有用であるが、治療効率の点で、「注意深い用心なしに」それらを用いることができるほどには十分なデータがそろっていないことを指摘している。彼らはガイドラインを提供し、書字技能を再獲得するための、より全体的なアプローチに組み込まれる教育的な素材を関連づけた。

言語への全体的介入

失語に関連する書字障害の治療に対する、言語への全体的アプローチの原理は、本章の前半に示してある。このようなアプローチは、すべての失語治療プログラムにおいて一般的にその価値が認められている、文脈や意味を操作可能にする。既存の伝統的治療階層の使用と関連して、言語の全体モデルは各々の患者に対して開発されるべき、特定の目的や技術を含む包括的な枠組みを提供する。これらの手続きは、以降の節において書字過程段階の順に論じられる。

前書字段階における治療

書字は孤立して生ずることはない。すべての書き手にとって、アイデアを生むための動機や、刺激が必要である。これは、失語症者にとっても同様に重要である。

刺激活動は、存在するスキーマの再生と精緻化、もっとも興味があり、対応していて、親近感のあるスキーマの選択を含んでいる。議論を開始するにあたっての受容性・表出性口頭言語の使用は、限定的であったり、混乱しているスキーマを拡張し、修正する機会を与えてくれる。書かれるべきトピックにもっとも対応するアイデアが拡張される。関連のないアイデアは除外される。いったん同定されると、アイデアはブレインストーミングのように、トピックについての思考が明らかにされるような技術を通して、選別され、順序づけられ、組織化される。これらのアイデアは治療者または患者によって書き下ろされ、その妥当性について両者により評価される。前書字段階で生じる活動は、拡散的思考過程を助長する重要な機会を与えてくれる。さらに、患者による出力に基づいて、この段階における認知機能の有用な診断的指標を得ることができる。たとえば、患者はアイデアを生成しようとする試みにあたって、不正確または不完全なスキーマを示したりするが、このことは存在するスキーマを正すことや、拡張することの必要性を示唆しているのである。視覚的なマッピングや、重要な関係の図式化は、患者の機能を容易にするためのものである。このような視覚性表象は言語の理解を高め、アイデア間の関係を明瞭化するものである。たとえば図25-3は、車についての議論の中で用いられた視覚的マップの一例である。これとは逆に、線形な視覚性図式化は、時間順に生じた出来事について話したり、書いたりする際に適切である（図25-4参照）。上位－下位関係を示す図式（図25-5）は、具象的あるいはまた、より抽象的なレベルの分類（たとえば、車の種類、仕事の種類、家族構成など）に有用である。高頻度で単純な組織的パターンの書字素材には、

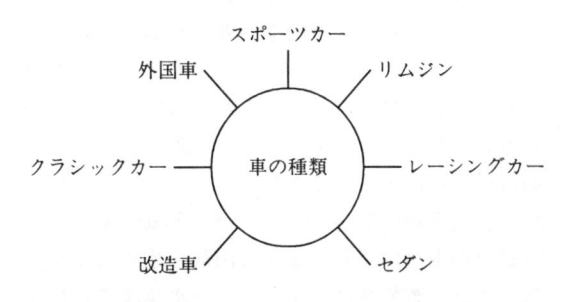

図25-3 車の種類に関するブレインストーミング用視覚的マップ

図25-4　レストランですることの線形な関係の図式

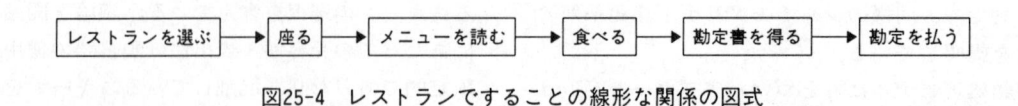

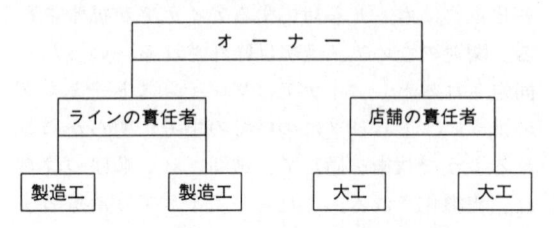

図25-5　職場での上位一下位関係の図式

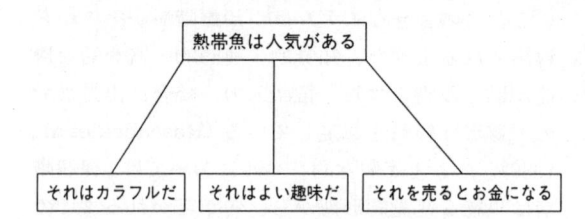

図25-6　熱帯魚についての短いパラグラフをグラフィカルにまとめる。

直接的な教育が与えられるべきである。これは短いパラグラフの分析と、図25-6に示すようなグラフィカルなまとめの開発を通してなされるべきである。

　口頭または視覚による刺激過程や、ブレインストーミング過程を通して産出された単語、句、文は、ノートカードや文を書く細長い紙切れ、グラフ用紙、コンピュータからのプリントアウトなど、後に残る形態で記録される。

　前書字段階における患者の成績は、注意深く観察されるべきである。困難を経験するいかなるレベルにおいても（たとえば、選別、組織化、適切な語・句・文の生成、書かれた刺激の適切な視覚的認識、トピックの維持、アイデアに対応しているかしていないかの認識）、直接的教育が与えられるべきである。

　前書字段階は、議論や刺激を通しての言語開発の固有な機会があり、また明らかな認知的・メタ認知的活動が生ずるため、きわめて価値のあるものである。応答や成績に十分注意することにより、治療の基礎となる直接的な情報を得ることができる。与えられたトピックについて産出され、選択された単語や句の読み、すなわち再読をする機会も与えられるべきである。読み活動は、書かれた刺激の写字に際してなされるが、これは視覚性認知と、文字形成を強化する。書字運動や文字イメージ化の困難により、写字に困難を感じる人々に対しては、調整されたキーボードが接続されたコンピュータや、アナグラムが代替的に使用される。Haskins(1976)が述べるように、なぞる活動はこ

のような人々における書字の先駆として価値あるものである。前書字段階の本質的な目的、すなわちアイデアを生成し、組織化し、言語を展開することは重要である。書字の運動的側面はたしかに重要ではあるけれども、前書字活動を支えるものとしてのみの役割である。

　前書字段階に要する時間は、個人の構え、教示が機能しはじめるレベル、障害のあるマクロ処理技能の介入の必要性などによって変化するだろう。治療が進展し、応答のパターンが達成され、同定され治療された障害領域が改善するにつれて、前書字段階に要する時間の長さは、臨床的な判断に基づいて減少されるのである。

書字段階における治療

　Graves(1975)は、書字過程アプローチについての論考で、孤立した「意味のない要素」よりも、意味の表出についてのこの段階が重要であることを強調した。障害に対しては当然治療が必要であるが、これは意味という文脈の中でなされるべきである。患者の書いたものは、それが単純であれ複雑であれ、治療のガイドラインを与えてくれる。

　この段階の機能にかかわるミクロ処理要素は、図25-1に示されている。手書きの改善や綴りの矯正のための写字は、介入の初期の段階ではほとんど注意されない。必要が生じたときには、前書字段階で使われた、以前に記録された単語を参照することができる。Wallaceら(1987)は、これらの正しいモデルを利用することによって、一貫した作文に必要な概念化過程の中断を減少させる、と

している。

　視覚性認知や単語の再生に困難があるときには、Fernald（1988）によって開発されたような、視覚─聴覚─運動覚─触覚を用いる強化（VAKT）を組み込んだ手続きが有用である。VAKTは、単語の音を発音しながらなぞることから始める。症例によっては、浮き彫りされた文字やざらざらな表面を使用することにより触覚的強化が与えられる。治療者は、このアプローチのすべてあるいは一部を試み、それぞれのクライアントに対して価値があるかどうかを判断する必要がある。

　治療者や患者の書き出したものや、患者が読むことの可能な素材の写字は、それらの能力の減退した人々にとって最初の段階となる。単一の語から始め、ついで句や簡単な文、トピックセンテンスのみなど、進展に伴って要素は省略されてもよい。失語症患者の多くは写字能力がよく保たれているために、それが意味のある書字産生という文脈内で用いられるとき、有用な目的を与える。写字に続いて口頭による再読を伴うと、かなりの強化が与えられることになる。

　句や文を定式化する能力は、書字過程にとって重要な要素である。はじめに、治療者によって十分な刺激が提示されなければならない。グループや個人の興味のあるテーマから議論が進められるべきである。最近の出来事や個人的な体験、職業的あるいは趣味的関心に対するグループディスカッションは、刺激絵画を見ることや、新聞記事を声に出して読んでみること、テレビ番組を見ることや、テープを聞くこと、よく経験して慣れているスクリプトのロールプレイングにより生成される。前節で論じたブレインストーミングは、治療者や患者の生成した語彙や句、あるいは短い文などを書き下ろされる形で提供する。これらの活動の拡張は、書字段階中に生じ続ける。

　この段階では、Fitzgerald Key Program（1966）を適用することにより、流暢性の改善と、文の定式化と順序づけの練習の方法が与えられる。Fitzgerald Key Programは、言語における単語クラスに焦点を当てている。Phelps-GunnとPhelps-Terasaki（1982）は、Fitzgeraldアプローチを総説し、その主要なゴールとして、(a)意味的な語彙と言語の概念的側面を展開すること、(b)統語的、形態素的、音韻的な要素において、正しい言語形式に安定化させること、を挙げている。単純な文から、新しい単語クラスが付加されることによって作られる、より複雑な文が産出され、写字され、練習され、読まれる。書字言語の構造を例示する視覚性システムのような「鍵」が、書字障害患者の使用のために探求されるべきである。同様のアプローチとして、Phelps Sentence Guide Program（Phelps-Terasaki and Phelps, 1980）は、文の生成、精緻化、順序づけの治療ガイドラインを提供する。これは単純な文から始まり、パラグラフやストーリーにまで展開する階層的段階からなっている。スピーチの部分を表現するためにコラムがラベルされることによって文構造が例示され、いつでも参照可能である。治療者は聴覚的・視覚的連合を強化しながら、統語的な関係の展開をガイドする。

　"Sentences and Other Systems"アプローチの修正版（Blackwell et al., 1978）は、(a)5つの基本文パターン、(b)これらのパターンをより複雑な文に拡張する、(c)書かれた意図、スタイル、物語体の分析を含んでいる。変形文法に基づいて、たとえば"The girl ran"から、より複雑な"The girls ate cookies"を産み出すようなプログラムを開発し、改訂することからなる。

　書字障害に対する治療の潜在的効果を有する他の方法は、その頭文字から"CATS"と呼ばれるものである（Giordano, 1982）。(a)写字copying、(b)変更altering、(c)変形transforming、(d)治療者によって産出された質問に対する書字応答の供給supplyingである。書き手ははじめに、「私はミルクを飲む」「私はジュースを飲む」といった単純な文を写字する。変更段階では、先に写された文の1単語が置き換えられる（「私はジュースを飲む」/「あなたはジュースを飲む」）、変形段階では、時制、数、性や否定形または疑問形への文法的修正を行うことが求められる。最終段階では、質問が生成され、治療者によって書かれる。それを、患者が写し、書字応答が産出される。同様の活動やエクササイズが多くの失語ワークブックやコンピュータプログラムによって利用可能である。しかし、患者によって生成された刺激素材は、個人的な興味のある話題に焦点を当てているので、より動機

づけられる傾向にある。治療者はこれらの利用可能な手続きをまとめ、それらを書字障害患者の特別な必要に応じて再定義することが推奨される。

　高次パフォーマンスのレベルでは、短いパラグラフの開発は、初めに患者からの入力を治療者がモデリングすることによって達成される。前書字段階のブレインストーミング活動の間になされたアイデアの視覚的図式化は、(a)トピックセンテンスを生成し、(b)拡張するためのいくつかの文を加えることによってトピックセンテンスを支える、という構造を作り上げる。この単純な構造に従うモデルパラグラフの写字は有用である。さらに同様のパラグラフの産出が試みられる。トピックとなる文を定め明らかにすること、さらにそれを支持する文を選択し構成することには時間をかけるべきである。患者にもっとも適切な選択と順序づけを行わせるために、サンプルとなる文を提示する必要があるかもしれない。意味・適切さ・対応・書かれるアイデアの組織化をモニターすることによって、メタ認知過程を高めるこれらの活動の機会はたくさんある。最初の段階では、短い文パターンを用いることが有用であるかもしれない。ここでは患者は文を写字することを要求され、パターン内の1語を変えたり、埋め込んだりして、徐々に長いユニットが変えられなくてはならないような複雑な文へと進行する。このタイプの練習は、ワークブックやコンピュータフォーマットで容易に利用可能である。

　患者によっては、書き下ろされた文パターンの口述が同時に行われることもある。口頭刺激への依存を低減するために視覚刺激に依存することであるから、再読と写字は推奨されるべきである。音声シンセサイザーが接続されたコンピュータプログラムは、語彙にアクセスすることがおそらく困難である患者の要求に応じる点で、大変有用である。The Language Master（Bell and Howell）とこれに付属する句や文のプログラムは、コンピュータを使えない場合や適切ではない場合に、書かれた刺激の聴覚的強化を与えるのに使うことができる。

　このような口述活動は、視覚性刺激がない時に、聴覚性処理、短期聴覚性記憶、書字運動技能の速さを患者に要求する。それらが利益となるかを判断する臨床的判断が必要とされている。

　実際の書字段階では、治療者は機械的な誤りや綴りの誤り、またさほど重要ではない統語的誤りや文法的誤りを後書字段階の最後の段階で注意することにして、寛容でなければならない。

後書字段階における治療

　この段階における焦点は、書かれた内容を増強し、明瞭にするための改稿の過程である。それゆえ後書字段階は、明瞭さ、観念化、対応度、組織化の様相について議論するすばらしい臨床的機会を与えてくれる。意味マッピングの手続きを通して、用いられる語彙の拡張をすることが推奨される。患者にとって、可能であり適切である度合いの統語的・文法的誤りの修正もここに含まれる。句読法や大文字化の際の綴りの誤りとその校正は、この段階に含まれる最後の段階であるべきである。

全体モデルにおける言語経験アプローチ

　読みや書字の発達性学習困難者に対して効果があるとながらく認識されてきた、言語経験アプローチ（LEA：Allen and Allen, 1966；Stauffer, 1970）は、書字障害の治療に対して、書字過程アプローチを組み込み、操作可能にするためのすばらしい構造を与えてくれる。

　失語症治療における伝統的なワークブックやドリルによるアプローチとは異なり、言語経験アプローチは個人にとって高い興味を持たせる。それは、保持されているスキーマを誘発し、個別化し、直後にフィードバックとすべての談話モード、特に読みに結合する有為な機会を導く。さらに、患者に特有の要求に適応でき、個人に対しても、またグループ治療にも適用可能である。しばしば、グループにおける相互作用が治療活動を高めることがある。

言語経験アプローチにおける段階
　書字障害の治療に適応させた言語経験アプローチの手続きの全体像を以下に示してある。
第1段階　治療者による刺激により、患者は書くためのトピックを生成する。

第2段階　リスニング、ディスカッションや視覚性刺激により、スキーマ発生、拡張活動が与えられる。

第3段階　トピックに対応するアイデアが、グラフィカルなまとめや関係の視覚的マッピングなどの手がかりを用いながら、ブレインストーミング活動を通して選択、選別、組織化される。

第4段階　トピックに関連する単語・句・文が現れ、治療者によって書き下ろされ、患者はそれを写字する。

第5段階　選択された単語・句・文を用いながら、患者はアイデアを口述するよう推奨され、その後治療者によって書き下ろされる。

第6段階　治療者と患者は、意味を妨げるような主要な誤りにターゲットを絞り、必要かつ十分な程度に書き改め、編集する。

第7段階　治療者と患者は、正された素材を声に出して繰り返し読む。臨床家は徐々に声を弱めていく。

第8段階　患者は素材を書いたり、調整されたコンピュータキーボードやタイプライター、アナグラムを用いて写す。

第9段階　コンピュータにより生成されたプリントアウトは、おさらいや、臨床場面外での再読に利用される。

第10段階　(a)再読活動を支援するために、引用句をテープに録音する、(b)単語や句の認識や綴りの強化のために、フラッシュカードや単語カード、コンピュータを用いたドリルなどが作成され、与えられる、などを通して、さらなる強化が与えられる。

　書かれたものを作成するのに要する時間量は、それぞれの段階を達成するのに必要とされる介入の度合いに依存する。治療者は必要とされる「ギャップが埋まる」ような最少の試みであっても、患者がもっと入力を与えるまで、よろこんで受容するべきである。たしかに、患者の改善の測度は、過程のそれぞれの段階で得られるべきである。モニターされるべき進行の領域は、(a)必要とされる助言数の減少、(b)目標とする誤りの減少、(c)口述、写字、書字、読みの流暢さ、(d)最終的に書かれるまでに要する時間、が含まれる。

書字運動の考察

　言語経験アプローチの強力な利用は、患者にとって必要かつ可能な書字運動技能の改善の、かなり広範な機会を与えてくれる。書字運動困難の治療の目標とする領域は、全体的な読みやすさをもっとも障害している領域であるべきである。字間を開けることや、文字の大きさ、文字形成における大きな正書法的誤りに関することは、たしかに治療を要する。これらの要素に対する直接的な教育が言語経験活動における写字の段階で与えられる。付加的で別個な練習が必要であれば、ワークブックやトレーニング素材の使用を通して与えられる。後書字段階の模写編集段階における重要な正書法的な誤りは、書字産生の自己モニタリングをすることが必要となる。

　コンピュータとワープロの効率は、利き手または非利き手による手書きがきわめて困難な患者に対して調査されるべきである。さらに、調整されたキーボードや、タッチウインドウスクリーン、他の増加中のコンピュータ関連装置の利用可能性は、正書能力がきわめて限定されている患者に対し、書字段階に全体的で潜在的な恩恵を与える。

書字治療プログラムにおけるコンピュータ

　臨床場面や家庭におけるコンピュータのひろがりや、書字過程における使用を目的として開発された教育的ソフトウェアの開発により、患者の成績を高める機会を与えることができるようになった。しかしRosenbekら（1989）が述べるように、「今日、失語症患者の書字治療のためにコンピュータを使用することは、証明のない契約を産み出している」。さらに警告しておこう。利用可能なプログラムのほとんどがドリルや練習レベルのものである。これらの素材は有用ではあるけれども、失語症患者に対する適応度について、それらをまとめておくように配慮する必要がある。

　書字過程のそれぞれの段階でコンピュータを用いることは、臨床的あるいはそれより広い場面で

以前習った技能をドリルし、強化する機会を与えてくれる。前書字段階では、スクリーンがLCD（液晶ディスプレイ）投影システムに接続され、グループ場面でのブレインストーミングを支援することができる。生成されたアイデアはコンピュータにより、拡張あるいは組織化のためにプリントアウトされたり、スクリーン上でファイルされる。思考、ブレインストーミング、アイデアの組織化を刺激するプログラムが開発されている（たとえば、Milliken Writing Workshops: Prewriting, Postwriting）。しかしこれらのコンピュータプログラムは複雑であるために、非常に軽度な患者以外には、これらを使いこなすことはできないかもしれない。

もしデザインと操作が注意深くまとめられ、適切であると思われるときには、全体としての書字過程に対するワープロのプログラムの使用は大変に有用である。The Language Experience Recorder (Teacher Support Software) は、言語経験アプローチの書字段階に、特に価値のあるワープロプログラムを提供する。それは小さく、大きなプリント能力を持ち、音声シンセサイザーを接続して、書かれた直後のフィードバックに用いることが可能である。書かれたサンプルのタイプ-トークン比（TTR）を生成する能力と、大きくプリントされるハードコピー文書を提供できる点は、さらに有用である。

失語症者の書字には多様性が認められるため、治療者はオーサリングシステムを用いてプログラムを開発することが必要であることを知るだろう。これらのシステムの主要な利点は、プログラミング技術を必要としないことと、作者の指示に従って、システムそれ自身がデバッグすることである。これらのプログラムを準備するのに要する時間はかなりのものであるかもしれないが、個々の患者に対してデザインされた特別な治療課題を提供することができる。さらに、このようなプログラムと接続して音声シンセサイザーを用いることによって、治療者がいないときでもフィードバックと強化を与えることができる。

将来の動向

圧倒的ではないにせよ増加しつつある、失語症患者の書字治療に対する関心から、すでに存在するアプローチに対する確認をしておく必要があろう。現在では、書字を全体としてのコミュニケーション過程の一部分とみなす代替のアプローチや、ポジティブな治療結果を提供するアプローチが必要とされている。治療内あるいは治療間の比較研究が、この過程においては重要である。加えて、書字治療の開始が必要かどうか、いつ必要であるか、そして誰と開始するかという点に関する疑問に答える必要がある。

書字言語を用いることにより口頭言語が改善する潜在的能力は、すぐれたデザインの研究パラダイムの下ではいまだに測定されていない。同様に、個人の書字熟練度のレベルをどの程度再獲得しているのかという点はいまだにわかっていない。これらの情報が利用できれば、どの書字アプローチがどの書き手に用いられるべきかどうかを、より正確に判断することができるようになる。書字過程における右半球の役割についての研究が必要とされている。これらの研究の成果は、書字を容易にする右半球能力を引き出す治療アプローチを提供するかもしれない。重度の障害のある個人が、アイコン的シンボルや非言語的シンボルを用いて思考を表出することへの継続的な進歩が期待されている。

失語症患者群における、心理測定学的に健全で包括的な書字測度の必要性が確かに叫ばれている。このようなテストの存在は疑いなく研究努力を駆り立て、より確かな介入のためのガイドラインを提供するであろう。非公式的な評価技術は洗練され、構造化されることにより、治療進行中のモニタリングや、患者がまさに必要とすることに特別の治療法の変化を導く。発話サンプル分析で用いることのできるような、失語症患者の書字のコンピュータ分析プログラムが開発されるべきである。この価値のある、現在では分散している情報の大規模なデータベースが、ネットワーク化されたシステムにより集積され、研究者や治療者に容易に引き出されることが可能となるかもしれない。

この際、治療者は書字における治療のさまざま

な手段を探索する必要がある。治療の過程において、患者に有意義であると思われる方法によって、改善の機会が与えられるべきである。

References

Allen, R. V., and Allen, C. (1966). *Language experiences in reading.* Chicago: Encyclopedia Brittanica Press.
Armus, S. R., Brookshire, R. H., and Nicholas, L. E. (1989). Aphasic and non-brain-damaged adults' knowledge of scripts for common situations. *Brain and Language, 36,* 518–528.
Basso, A., Capitani, E., and Vignolo, L. A. (1979). Influence of rehabilitation of language skills in aphasic patients: A controlled study. *Archives of Neurology, 36,* 190–196.
Benson, D. F. (1979). *Aphasia, alexia, and agraphia.* New York: Churchill Livingstone.
Blackwell, P. M., Engen, E., Fischgrund, J. E., and Zarcadoolas, C. (1978). *Sentences and other systems: A language and learning curriculum for hearing impaired children.* Washington, DC: The Alexander Graham Bell Association for the Deaf.
Butfield, E., and Zangwill, O. (1946). Re-education in aphasia: A review of 70 cases. *Journal of Neurology, Neurosurgery and Psychiatry, 9,* 75–79.
Cartwright, G. P. (1969). Written expression and spelling. In R. M. Smith (Ed.), *Teacher diagnosis of education difficulties* (pp. 95–117). Columbus, OH: Charles E. Merrill.
Chedru, F., and Geschwind, N. (1972). Writing disturbances in acute confusional states. *Neuropsychologia, 10,* 343–353.
Crary, M. A., and Heilman, K. M. (1988). Letter imagery deficits in a case of pure apraxic agraphia. *Brain and Language, 34,* 147–156.
Fernald, G. (1988). *Remedial techniques in basic school subjects.* Austin, TX: Pro-Ed.
Fitzgerald, E. (1966). *Straight language for the deaf.* Washington, DC: The Volta Bureau.
Friedman, R. B., and Alexander, M. P. (1989). Written spelling agraphia. *Brain and Language, 36,* 503–517.
Giordano, G. (1982). CATS exercises: Teaching disabled writers to communicate. *Academic Therapy, 18,* 236.
Goodglass, H. (1981). The syndromes of aphasia: Similarities and differences in neurolinguistic features. *Topics in Language Disorders, 1,* 1–14.
Goodglass, H., and Kaplan, E. (1983). *Boston Diagnostic Examination for Aphasia.* Philadelphia, PA: Lea & Febiger.
Graves, D. H. (1975). An examination of the writing process of seven year old children. *Language Arts, 56,* 312–319.
Hammill, D. D. (1990). Problems in written composition. In D. D. Hammill and N. R. Bartel (Eds.), *Teaching students with learning and behavior problems* (5th ed.). Boston, MA: Allyn & Bacon.
Hammill, D. D., Brown, V., Larsen, S., and Wiederholt, J. L. (1987). *The Test of Adolescent Language-2.* Austin, TX: Pro-Ed.
Hammill, D. D., and Larsen, S. (1988). *The Test of Written Language-2.* Austin, TX: Pro-Ed.
Haskins, S. (1976). A treatment procedure for writing disorders. In R. H. Brookshire (Ed.), *Proceedings of the Conference on Clinical Aphasiology* (pp. 192–199). Minneapolis, MN: BRK.
Irwin, J. W. (1991). *Teaching reading comprehension processes* (2nd ed.). Englewood Cliffs, NJ: Prentice-Hall.
Johnson, W. (1946). *People in quandaries: The semantics of personal adjustment.* New York: Harper & Row.
Katz, R. C., and Deser, T. (1991). Distinguishing representation deficits and processing deficits in a case of acquired dysgraphia. *Quarterly Journal of Experimental Psychology–Human-Experimental Psychology, 43A,* 249–266.
Katz, R. C., and Nagy, V. T. (1984). An intelligent computer-based spelling task for chronic aphasic patients. In R. H. Brookshire (Ed.), *Proceedings of the Conference on Clinical Aphasiology* (pp. 65–72). Minneapolis, MN: BRK.
Kertesz, A. (1982). *Western Aphasia Battery.* New York: Grune & Stratton.
Language Experience Recorder. Gainesville, FL: Teacher Support Software.
Language Master. Bell & Howell, Co., Chicago, IL.
LaPointe, L. L. (1977). Base-10 programmed stimulation: Task specification, scoring and plotting performance in aphasia therapy. *Journal of Speech and Hearing Disorders, 42,* 90–105.
Marshall, J. C., and Newcombe, F. (1980). The conceptual status of deep dyslexia: An historical perspective. M. Coltheart, K. Patterson, and J. C. Marshall (Eds.), *Deep dyslexia* (pp. 1–21). London: Routledge & Kegan Paul.
McNeil, M. R., and Tseng, C-H. (1990). Acquired neurogenic disorders. In L. L. LaPointe (Ed.), *Aphasia and related neurogenic language disorders* (pp. 147–176). New York: Thieme.
Milliken Writing Workshops: Prewriting and Postwriting. St. Louis, MO: Milliken Publishing Company.
Myklebust, H. R. (1965). *Picture Story Language Test.* New York: Grune & Stratton.
Phelps-Gunn, T., and Phelps-Teraskaki, D. (1982). *Written language instruction: Theory and remediation.* Rockville, MD: Aspen Systems Corporation.
Phelps-Terasaki, D., and Phelps, T. (1980). *Teaching written expression: The Phelps sentence guide program.* Novato, CA: Academic Therapy Publications.
Porch, B. E. (1981). *Porch Index of Communicative Ability* (3rd ed.). Palo Alto, CA: Consulting Psychologists Press.
Roeltgen, D. P., and Heilman, K. M. (1985). Review of agraphia and a proposal for an anatomically-based neuropsychological model of writing. *Applied Psycholinguistics, 6,* 205–230.
Rosenbek, J. C., LaPointe, L. L., and Wertz, R. T. (1989). *Aphasia: A clinical approach.* Austin, TX: Pro-Ed.
Schuell, H. (1965). *The Minnesota Test for Differential Diagnosis of Aphasia.* Minneapolis: University of Minnesota Press.
Schuell, H. (1974). The treatment of aphasia. In L. F. Sies (Ed.), *Aphasia theory and therapy: Selected lectures and papers of Hildred Schuell.* Baltimore, MD: University Park Press.
Schuell, H., Jenkins, J. J., and Jimenez-Pabon, E. (1964). *Aphasia in adults.* New York: Harper & Row.
Sgaramella, T. M., Ellis, A. W., and Semenza, C. (1991). Analysis of the spontaneous writing errors of normal and aphasic writers. *Cortex, 27,* 29–39.
Shallice, T. (1981). Phonological agraphia and the lexical route in writing. *Brain, 104,* 413–429.
Stauffer, R. G. (1970). *The language experience approach to the teaching of reading.* New York: Harper & Row.
Vaughn, G. (1986). *REMATE: Communication Outreach—Annual Report.* Birmingham, AL: Veterans Administration Medical Center.
Wallace, G., Cohen, S. B., and Polloway, E. A. (1987). *Language arts: Teaching exceptional students.* Austin, TX: Pro-Ed.
Wepman, J. M., Jones, L. V., Bock, R. D., and Van Pelt, D. (1960). Studies in aphasia: Background and theoretical formulations. *Journal of Speech and Hearing Disorders, 25,* 323–332.
Wertz, R. T., Weiss, D. G., Aten, J. L., Brookshire, R. H., Garcia-Bunuel, L., Holland, A. L., Kurtzke, J. F., LaPointe, L. L., Milianti, F. J., Brannegan, R., Greenbaum, H., Marshall, R. C., Vogel, D., Carter, J., Barners, N. S., and Goodman, R. (1981). Comparison of clinic, home, and deferred language treatment for aphasia: A Veterans Administration Cooperative Study. *Archives of Neurology, 43,* 653–658.

第26章

失語に伴う神経運動性発話障害の性質と治療

PAULA A. SQUARE and RUTH E. MARTIN

古くは1825年に遡る失語学の文献に、失語をもたらすのと同様な外傷や病気によって発話の障害が生じたことが記載されている。しかしそれは失語とはかなり異なる症状を呈していた（Bouillaud, 1825）。失語では、言語理解、読み書き、内言語、そしておそらく知能や記憶までもが障害された（例、Jackson, 1868, Head, 1915より引用；Marie, 1906；Wernicke, 1874）。発話障害の患者ではこれらの能力はみな比較的保たれているようである。この障害は"構音言語"の障害なのであった（例、Broca, 1861；Kussmaul, 1877；Liepmann, 1913；Marie, 1906）。

表26-1は、過去168年の間にこの"構音言語"の後天性障害に対してなされた主要な臨床報告の概要である。この後天性発話障害の記述に用いられた命名は、症状の記述やこの障害を説明するために提唱された病理生理学的、言語学的、心理学的構成概念と同様に多様である。さらに、"発話障害"の基礎をなす構造的病変の部位に関する不一致は多く、その状況は依然として変わっていない。しかしながらこうした論争や用語をめぐる混乱の中から、後天性の構音言語の障害に関するいくつかの主要な傾向が明らかになってきた。それらの多くは表26-1にまとめられている。第1の最も重要な点は、脳損傷に由来する急性発症の後天性運動性発話障害がたしかに存在し、その性質は"内的言語や知能の障害"（失語）とは明らかに異なっていることは広く認められてきており、また現在でもそうであるということである（例、Alajouanine et al., 1939；Bouillaud, 1825；Critchley, 1952；Darley, 1968；Dejerine, 1892；Schiff et al., 1983；Square et al., 1981, 1982, 1988；Square-Storer & Apeldoorn, 1991）。第2に、この構音の障害は純粋な形で現れることもある（Alajouanine et al., 1939；Dejerine, 1901；Goodglass & Kaplan, 1972；Marie et al., 1917；Schiff et al., 1983；Square & Mlcoch, 1983；Square et al., 1982；Square-Storer et al., 1988；Square-Storer & Apeldoorn, 1991）が、ほとんどの場合は失語に合併すると考えられている（Ballarger, 1865；Jenkins et al., 1975；Marie et al., 1917；Schuell et al., 1964；Weisenberg & McBride, 1935；Wernicke, 1885）。第3に、両障害を併せ持つ患者の中には、運動性発話障害の治療を失語の治療よりも優先すべき一群があるが、通常は両障害のリハビリテーションが同時に行われる（Darley et al., 1975；Square et al., 1985；Square et al., 1986；Square-Storer, 1989；Tonkovich & Peach,

表26-1 失語をもたらすのと同様な脳損傷によって急性に生じた後天性発話障害に対して用いられてきた用語

研究者名	年	名称	内言語	発話/口部運動行動の保持	病変部位
Bouillaud	1825	なし		●麻痺なし ●習熟運動の崩壊 ●植物的運動の保持	●前頭葉深部白質
Broca	1861	語啞性失語 * Aphemia or 失構音	+	●同言語 ●一種の"移動運動失調" ●麻痺なし ●習熟運動の崩壊 ●植物的運動の保持	
Laborde	1863	―		●さまざまな重症度 -単語も言えない -不明瞭な音をともないながら言うのみ -書けるが、不完全	
Trousseau	1864	失語―稀な形態 Aphasia-a rare form	+	●話せない ●5~6週間で治る	
Ballarger	1865	単純失語 Simple aphasia		●多かれ少なかれ発話の完全な喪失 ●障害が発話と書字の両者に及ぶ場合と発話は障害、書字は保たれる場合あり ●不随意的発話は随意的発話より良好	
Wernicke	1874	運動失語 Motor aphasia		●口頭表出能力の著しい減退残存発話も歪せ ●病変は多かれ少なかれ運動言語心像の全要失をもたらす	●言語運動中枢の病変
Wernicke	1874	運動失語 Motor aphasia		●表出力が書字においても口頭においても完全に障害される	
Kussmaul	1877	運動失調性失語 Ataxic aphasia	+	●話せない ●復唱できない	
Lichtheim	1884-85	皮質性運動 Cortical motor Subcortical motor	+	●自発的に話すことも復唱・音読もできない	●3種ある -"構音心像"(皮質性皮質下性運動)中枢の病変 -構音心像中枢と概念中枢とを結ぶ経路の病変 -構音心像中枢と下運動(皮質下運動)中枢とを結ぶ経路の病変 ●皮質下性
Wernicke	1885	皮質下性運動失語 Subcortical motor aphasia 皮質性運動失語 Cortical motor aphasia	+	●構音言語心像の喪失 ●Brocaの"語啞性失語"と同じ ●せいぜい数語しか話せない	●皮質性-第3前頭回

著者	年	用語		症状	病変部位
Pick	1892	失語性吃音 Aphasic stuttering	−		
Dejerine	1901	純粋皮質下性運動失語 Pure subcortical motor aphasia	−	●自発的，音読，復唱，歌唱において単語も産生できない ●メタ言語能力は保たれる-単語中の音節・字を区切ること可の病変	●レンズ核，内包前部●両側被殻にラクナ梗塞 ∴第3前頭回からの線維
Dejerine	1901	真の運動失語 True motor aphasia 純粋運動失語 Pure motor aphasia an extrinsic form of aphasia	+	●上記 Dejerine を見よ	●皮質下，上記を見よ ●第3前頭回からの線維を横切る線状体レンズ核
Marie	1906	失構音（構音不能*） Anarthria	+	●発話はないか，あっても不明瞭 ●音節・書記素に対するメタ言語的技能は保たれる ●麻痺なし ●発話に固有の動作の一種の失行 ●舌唇咽頭器官の運動記憶が障害される	
Liepmann	1913	失行 Apraxia			
Marie, Foix と Bertrand	1917	完全失構音 Complete anarthria	+	●自発話と復唱が同等に障害される ●不正確な音しか発音できない ●発話は再教育によって改善するがほぼつっかえつっかえとして攣縮的である	●被殻，尾状核，内包，前頭葉後部白質
Foix	1928	不完全失構音 Incomplete anarthria	+	●発話はあるが困難で，不正確な構音 ●復唱は自発話と比べてさほど良くない ●経過とともにイントネーションや口型の模倣が可能になるが，失行現象を伴った構音障害が明らかになる	●頭頂葉皮質・皮質下＝失行
		失構音の傾向を帯びたBroca失語 Broca's aphasia tending toward anarthria	−	●観念運動性失行現象	●上記＋F₃頭部・脚部
Alajouanine, Ombredane, Durrand	1939	発話の音声学的解体 Phonetic disintegration of speech	+	●構音実現の障害 ●麻痺，ジストニー，失行の3側面があり，各々の重みは多様である ●錐体路徴候 ●錐体外路および錐体外路徴候 ●頭頂葉病変による失行 ●中心前回下部またはその深部領域-皮質；失行；皮質下＝構音障害	
Nathan	1947	失行性構音障害 Apraxic dysarthria			

著者	年	用語	構音障害合併	特徴	病変部位
Goldstein	1948	末梢性運動失語 Peripheral motor aphasia	（若干の失文法）	・自発話は重度に減少、運動性の問題	・皮質病変
Critchley	1952	構音失行 Articulatory dyspraxia	+または−	・訛行錯誤 ・復唱は自発話よりやや良好 ・随意的努力により発話が改善する	
RusselとEspir	1961			・構音言語の障害は患者間で多様で、患者内でも変動する ・構音速度とメロディの障害 ・構音障害や失語がしばしば合併する	・ローランド領域下部を含む病変
Bay	1962	運動失語 Motor aphasia	+または−	・構音筋の動作障害、舌動作の障害 ・失行と挫縮	・中心領域下部病変
Luria	1964	皮質性構音障害 Cortical dysarthria	+または−	・発話の運動メロディ、すなわち習熟・系列動作の崩壊	・左前頭葉下部の後部1/3（二次領野）
Luria	1964	遠心性運動失語 Efferent motor aphasia	+	・構音器官をある構音点へ定位することは可能だが、ある構音点から別の構音点へ滑らかに移動させることができない	
Luria		求心性運動失語 Afferent motor aphasia	+	・運動感覚フィードバック障害のため、構音器官をある構音点に正確に定位することが不可能 ・一種の口部失行 ・努力すればするほど、単音の構音も困難になる	・左中心前回下部（二次領域）
WeisenbergとMcBride	1964	力動失語 Dynamic aphasia		・言語化を企図された概念と外的発話との連絡が主たる問題 ・自発表出の乏しさ ・理解、構音、呼称、復唱は良好	・運動前野より前の左前頭葉病変
Whitty	1964	主として表出性の失語 Predominantly expressive aphasia		・麻痺を伴わない大脳と延髄中枢の協調運動障害 ・ジストニーや吃音に失行的性質について考察	・第3およびおそらく第2前頭回を削り取る、ローランド基底部の前頭葉病変
Whitty	1964	皮質性構音障害 Cortical dysarthria		・基本的に失行的性質の一過性皮質性構音障害 ・プロソディ障害	
Schuellら Jenkinsら	1964	感覚運動（体性感覚）障害を伴う失語 Aphasia with sensorimotor (somatosensory) involvement		・語彙の著しい減少と言語把持スパンの低下 ・音素パターンの知覚と産生の障害 ・日常的な語・句・短文について正常な構音が可能なことがある ・発話はより長いときに崩れる ・言語機能は、単純な文は別として、より長い文において崩れる	

Denny-Brown	1975	持続性の非流暢性を伴う失語 Aphasia with persisting dysfluency		●言語機能は軽度障害 ●構音の障害と持続する非流暢性 ●構音をコントロールできるようになり、意識的コントロールできれいな構音が可能になることさえある	●白質病変を伴わない第3・第2前頭回皮質の障害
Darley	1965	口頭表出の失行 Apraxia of vocal expression		●さまざまな発話 ●発話開始の困難 ●ある種の音節の位置が特に困難 ●おそらく代償性のプロソディ障害 ●随意的困難さが失行の証拠	
	1968	発語失行 Apraxia of speech	±	●発話筋の位置を系列化できない（←誤り!） ●音節開始の困難	
Shankweiler とHarris	1968	音声学的解体 Phonetic disintegration	+	●発話は極端に努力性で遅い ●音産生の"装置"が失われている ●構音障害ではない	●脳血管障害による左半球皮質病変 ●構音障害は運動系の下位レベルに限られた別の現象
Goodglass とKaplan	1972	語唖性失語*or 失構語 Aphemia (皮質下性運動失語) subcortical motor aphasia)	+	●最初はあらゆる言語音の産生不可 ●回復はさまざまと遅いさぎこちない構音 ●文法と喚語は障害されない	●Broca野から効果器系への情報の流れを遮る皮質下病変
Naeserら	1982	前方被殻性失語 Anterior putaminal aphasia		●遅く、構音障害的発話 ●持続する右片麻痺 ●理解と文法表出は良好	●前上方に進展する白質病変を伴う内包-被殻病変
Schiffら	1983	語唖性失語*or 失構語 Aphemia	+	●失語を伴わない重度構音障害 ●多くの場合、最初は無言 ●構音障害を伴う遅く、努力性の発話 ●プロソディは遅く、ときに、 メロディの流れが減少する ●暗唱、復唱、歌唱も障害される ●一過性の口舌顔面失行 ●下部顔面麻痺 ●回復して持続性構音障害やプロソディ障害になる	●左（下前頭回）弁蓋部 ●中心前回下部 ●上記の領域の深部白質

＊印は神経学用語集第2版による

1989 ; Wertz, LaPointe & Rosenbek, 1984)。第4に、失語は一般に左半球の皮質病変により生じると考えられていたが、"構音の障害"は1800年代や1900年代初頭には皮質下病変、特に左半球Broca野下方の白質病変と関連すると考えられていた（例、Bouillaud, 1825 ; Dejerine, 1891, 1901 ; Lichteim, 1884-1885 ; Marie, 1906 ; Wernicke, 1885）。稀に右半球の相同領域の病変に伴ってこの障害が生じたとの報告がある（例、Marie, 1906）。しかし、1800年代においてもこの障害は皮質病変によって起こり得るとの意見を持つ研究者がいた。失語は皮質病変、特に左第3および時に第2前頭回を含む前頭葉病変に伴って生じることが最も多いと考えられていた（Lichteim, 1884-1885 ; Wernicke, 1874, 1885）。左第3前頭回皮質病変が運動性発話障害の責任病巣であるという説は、1900年代に北アメリカでもてはやされていた考え方であった（Bay, 1962 ; Denny-Brown, 1965 ; Goldstein, 1948 ; Shankweiler & Harris, 1966; Whitty, 1964）。第5に、この障害の性質について、多くの研究者は麻痺ではなく、他の運動障害と同類のものであると考えていた（Bouillaud, 1825 ; Broca, 1861 ; Darley, 1968 ; Darley et al., 1975 ; Dejerine, 1901 ; Marie, 1906 ; Shankweiler & Harris, 1966 ; Wertz et al., 1984）。それらの中には、(a)小脳性運動失調に伴うとするもの（Broca,1861 ; Kussmaul, 1877 ; McNeil et al., 1989 ; McNeil et al., 1990）、(b)錐体外路病変またはその機能障害（Marie et al., 1917 ; Naesser, 1982 ; Schiff et al., 1983 ; Square, 1981）によりジストニー様発話症状が生じるとするもの（Alajouanine et al., 1939 ; Square, 1981 ; Square & Mlcoch, 1983）、さらに(c)発話に関わる失行に伴うもの（Bay, 1962 ; Darley, 1968 ; Whitty, 1964）とする考え方があった。失語学者の中には左頭頂葉病変の関与を特に主張する者もあったが（Marie et al., 1917 ; Square, 1981 ; Square et al., 1982 ; Square-Storer & Apeldoorn, 1991）、大半は「発語」失行は左前頭葉皮質、特に第3および時に第2前頭回病変により生じると考えていた（例、Alajouanine et al., 1939 ; Darley, 1977 ; Denny-Brown, 1965）。最後に少数のフランスの失語学者は、運動性発話障害は実際には**ジストニー、麻痺、失行**の組合せであり、患者の示す発話障害はこれらがさまざまな割合で組み合わさったものであると仮定した（Alajouanine et al., 1939）。

この章の第1の目的は、神経運動性発話障害は失語症と同様、後天性脳損傷患者の多くに生じ得るものであり、それはおそらく言語学的行動と運動行動を媒介する神経システムが近接しているからであることを示すことにある。このことは特に、前頭葉皮質下、前頭葉皮質、中心領域皮質病変を有する患者に当てはまる。この考え方は、ヒト以外の霊長類やヒトにおける運動行動の神経制御に関する研究により裏づけられるだろう。第2に、これら神経運動性発話障害の治療目標の枠組みが提示される。第3に、文献にある促進技法や治療法について記述し、それらの有効性の神経生理学的基盤についての理論化を試みる。その中で失語における運動性発話障害の治療効果についての文献を概観し、検討を要する疑問点を明らかにする。最後に、失語における特殊な運動性発話障害のマネージメントについて考える。われわれの目的は、言語病理学者が失語における重要な運動性発話障害（handicap）の存在を理解・認識し、われわれの科学に基づいた適切なマネージメント・アプローチを選択するのに必要な基礎的情報を提供することである。

失語に伴う発話運動障害：神経解剖学的・神経生理学的考察

発話の神経基盤についてはあまり知られていない。局所反射回路（Smith, 1992の概説を参照）、脳幹の中枢（Grillner, 1982）、皮質下神経核である大脳基底核および小脳（Darley et al., 1975 ; Kent et al., 1979）、視床（McLean et al., 1990）、いくつかの限局した皮質領域（Gracco & Abbs, 1987）が発話に関わるとされているが、発話運動制御におけるこれらの構造の役割は未だ明らかにされていない。

発話の神経機構についてのわれわれの理解が乏しいのは、1つには発話がヒトにしかない行動であるためである。動物のモデルと標準的神経生理学的技法は、視覚、聴覚、四肢の運動などヒトと

ヒト以外の種に共通の行動の神経制御の研究には広く用いられてきたが、ヒト以外の種における発声や非言語口部顔面行動の神経制御とヒトにおける発話の制御との相同性を引き出すのはより困難である。それにも関わらず、ヒトにおける病変研究からのデータは限られており、病変部位と大きさを正確に統制できないので、ヒト以外の研究が口部顔面神経制御に関わる補助的情報源として重要である。

発話の神経基盤に光を当てる1つのアプローチは、発話を"多元的機能プロセス"の産物とみる見方である（Gracco, 1991）。このプロセスには次のような側面に関連する言語学的表象の特定が含まれる：音韻論的ないし声道パラメータ（Gracco, 1991；Perkell, 1980）；プログラミング（Gracco & Abbs, 1987）；動作系列の開始（Alexander et al., 1989）；フィードバックとフィードフォワードを通じての運動出力の時々刻々のモニタリングと調節（Gracco & Abbs, 1985）；脳神経運動核と脊髄運動ニューロンに支配される諸筋肉の協調した活性化。これら要素的プロセスの神経制御をヒトとヒト以外の霊長類の研究からのデータに基づいて理解することによって、発話運動制御の神経組織化について予測するための枠組みを得ることができる。こうした視点はまた、失語に伴う運動性発話障害と神経系との関連についてわれわれが考えるうえで情報を与えてくれる（このことに関する考察はKent, 1990をみよ）。

運動行動の神経制御

過去20年の間に運動の神経制御に関する重要な知見が数多く明らかにされたが、その多くは神経科学領域における技術の進歩に負うところが大きい。例えば、解剖学における線推追跡法は霊長類における大脳皮質と皮質下神経核との複雑な線推結合を明らかにした（Schell & Strick, 1984；Wiesendanger & Wiesendanger, 1985a, 1985bを参照）。単一ニューロン記録法と皮質内微小電流刺激法（ICMS）の応用によって、多くの皮質運動領野の機能的組織化が明らかになった（概説はAsanuma, 1989；Wiesendanger & Wise, 1992を参照）。さらに局所脳血流（rCBF：Roland, 1981）やポジトロン・エミッション断層撮影法（PET）による研究（Metter et al., 1988a, 1988b）は、神経処理過程と神経病態生理学のダイナミクスについてのわれわれの理解に大いに貢献した。

最近の神経解剖学および神経生理学における研究からもたらされた主要な概念の1つに、<u>運動皮質は多数の空間的に分離しそれぞれ固有の機能を持つ皮質運動領域から成っている</u>というものがある（Dum & Strick, 1991；Muakkassa & Strick, 1979；Wiesendanger & Wise, 1992；Wise & Strick, 1984）。この皮質運動領域を図26-1に示す。

一次運動野つまりMI（Brodmannの4野）は中心溝のすぐ吻側に位置し、より吻側の非一次運動皮質（Brodmannの6野）とは区別される。まさに一次皮質と非一次皮質とは運動の調節において異なる役割を演じていると示唆されてきた。非一次運動皮質は複雑な随意運動の、特に動作準備と感覚的統制（guidance）における"プログラミング"に関連するとされてきた。対照的に、一次運動皮質は動作の実行をより低次の特定化において制御すると思われる（このことに関する議論は、Goldberg, 1985；Gracco & Abbs, 1987；Wise & Strick, 1984をみよ）。

霊長類における解剖学的・生理学的研究に基づいて、非一次運動皮質（Brodmannの6野）はさらに空間的に分離でき、体部位特異的（somatotopical）に組織された多くの領域に分けられ、その各々がMIに投射している（Muakkassa & Strick, 1979）。これらの中で最も目立つのは、補足運動野（SMA）を主要部分とする内側領域と、ヒトでは運動前野（PM）、霊長類では運動前野弓状溝後部（APA）として知られている外側領域である（概説としてGoldberg, 1985をみよ）。最近の研究から、SMAとPMはさらにいくつかの領域に分けられることが示唆されている（Wiesendanger & Wise, 1992）。さらに、帯状溝の縁に位置し、Brodmannの23野および24野に対応する2つの別個の皮質運動領域も提唱されている（Dum & Stick, 1991）。運動皮質のこのような解剖学的・機能的分化は、おおまかには類似した領域の運動皮質の病変が予想外にさまざまな運動障害の集合をもたらすという臨床観察とも一致している。

近年出現した第2の関連する概念は、<u>一次および非一次運動皮質の諸領域は、皮質下の基底核や</u>

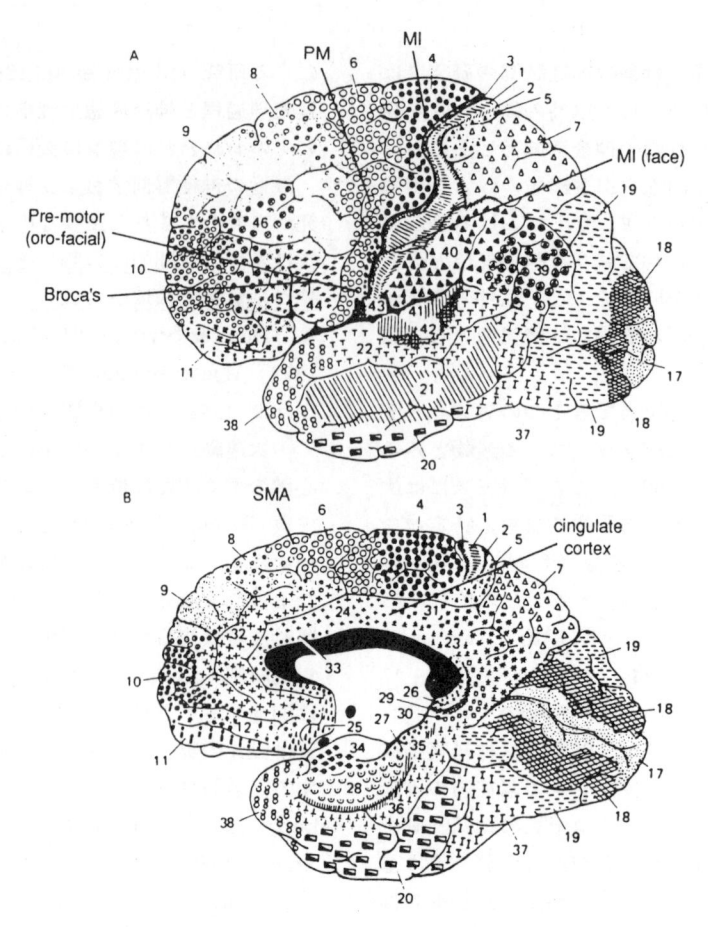

図26-1　ヒト大脳皮質のBrodmannの領野。A：外側面。B：内側面。皮質運動領域も示した。MI＝一次運動野；SMA＝補足運動野；PM＝皮質運動前野；44野＝Broca野

特定小脳核と多くの並列回路を通じて機能的に結合しているというものである（Asanuma et al., 1983；Schell & Strick, 1984；Wise & Strick, 1984）。これらの並列回路に共通した特徴は、その各々が皮質の広い領域からの入力を受け、限られた皮質領域に投射しているという点である。

それらの回路のうち、基底核と小脳から運動皮質への入力を含むいくつかの回路は運動制御にとって特に重要と思われる。基底核から皮質へのアクセスは、多くの分離した基底核—視床皮質回路を経由しており（それらの概説は、Alexander & Crutcher, 1990；Alexander et al., 1986；DeLong, 1990；Evarts et al., 1984；Graybiel, 1990をみよ）、その1つは"運動回路"と呼ばれている（Alexander et al., 1986）。これを図26-2に示した。

運動回路の中で、MI、SMA、APA、そして体性感覚皮質は、それぞれ局所部位的に大きくは重複しない投射線維を線条体領域にある被殻に送っている（Alexander & Crutcher, 1990）。（線条体は基底核の"入力段階"であると信じられている。）この局所部位的な配列は、被殻から淡蒼球（GP）と黒質（SN）の一部へ投射するときも保たれている。GPとSNの運動部は視床の特定の核、特にVLo（後外側腹側核口部）とVLm（外側腹側核内側部）へ局所部位的な投射を送っている。図26-3にみられるように、この回路はVLoとVLmからSMAへの投射で終わっている（Schell & Strick, 1984）。このように被殻からの主要な出力はSMAへ向かっている。さらに、前頭前野、頭頂葉・側頭葉連合皮質から尾状核を経てGPとSNの一部への投射は、さらに視床前核へ投射し、そこからまた外側中心前回皮質（6野）へ投射する（概説はRolls &

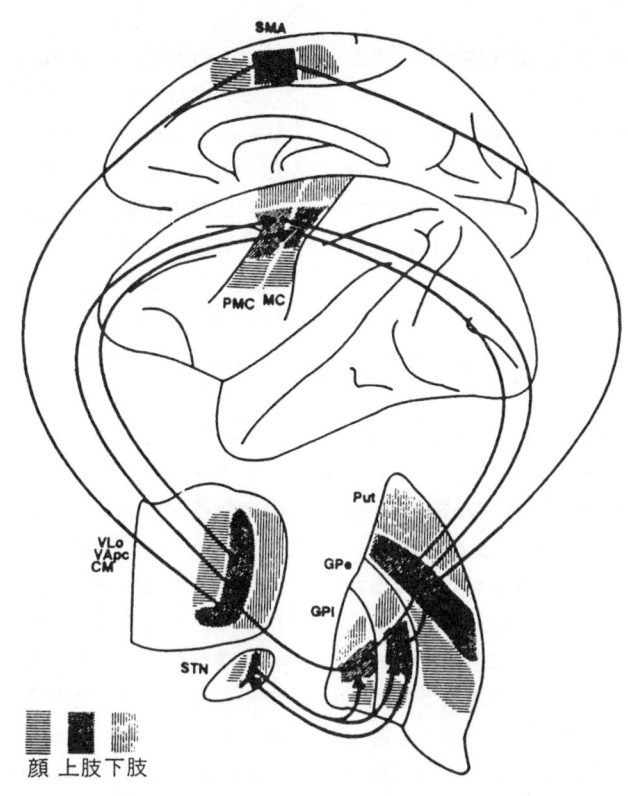

図26-2 "運動"回路の体部位再現性［somatotopic organization］。各構造の体部位特異的下位区別が相異なる斜線アミで示してある。矢印は、この回路の異なる段階における"上肢"表象を結ぶ局所部位的［topographical］に組織された経路を示す。略号：CM、正中中心核；CPe、淡蒼球外節；GPi、淡蒼球内節；MC、一次運動野；PMC、弓状溝後部を除く運動前野皮質；Put、被殻；SMA、補足運動野；VApc、前腹側核小細胞部；VLo、外側腹側核口部

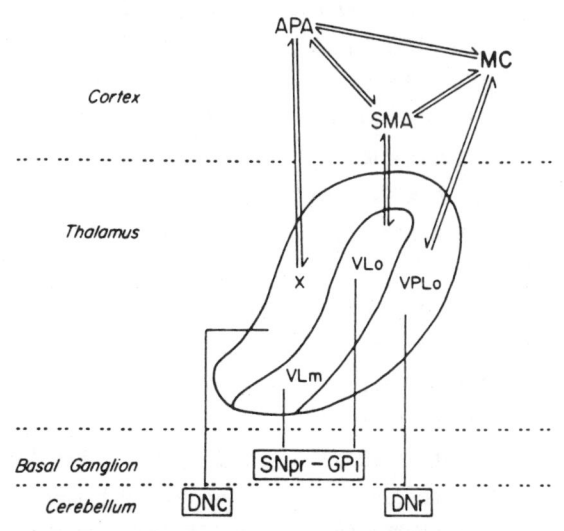

図26-3 小脳と基底核遠心系［efferents］、運動皮質、運動前野皮質領域との解剖学的関係のまとめ。この図式には以下が示されている：(a)小脳深部核（DNc）の尾側部からX野と運動前野弓状溝後部（APA）への経路；(b)黒質網様部（SNpr）と淡蒼球内節（Gpi）から視床核、そして補足運動野（SMA）と運動前野皮質（PM）へいたる経路；(c)小脳深部核吻側部（DNr）からVPLoと運動皮質（MC）へいたる経路；(d)MC, APA, SMAの相互補完的結合。

Johnstone, 1992)。このように、尾状核からの出力は主としてPM（6野）へ向かう。

小脳からの出力が運動皮質へ到達するのに経由する回路には2種類がある（図26-3）。第1のものは、小脳深部核（例えば歯状核、中位核、被蓋核）の尾側から始まり、多くは視床のX野に体部位特異的に投射する（Asanuma et al., 1983；Schell & Strick, 1984）。視床のこの領域はPMに投射する。このように小脳からの主要な出力はPMに向かう。第2のこれとは別の小脳―視床―皮質システムも記載されている（Asanuma et al., 1983）。これは小脳深部核の吻側部分から始まり、多くは視床VPLo（腹側外側核口部［pars oralis］）に投射する。視床のこの領域からの出力は直接MIに出力する。**このように小脳からMIへはかなりの出力がある。**これらの並列的回路を考慮してSchuellとStrick（1984）は、"SMAとAPAは運動皮質と相互連絡があるが、3つの皮質領域は皮質下核によって大きく駆動される、機能的に区別される遠心性システムの構成要素であるとみることが重要であろう"と示唆している（p.558）。

一次運動野（MI）

機能的構成 皮質表面の電気刺激による研究（Penfield & Rasmussen, 1950）は、MIが動作の制御に関与していることを示した最初のものである（概説としては、Evarts, 1986；Wiesendanger, 1986をみよ）。これらの研究から、MIの異なる領域の刺激が別個の身体部位の単純動作を引き起こすことが示され、その結果"興奮性"皮質の概念が浮上した。また、下肢、上肢、口部顔面領域がそれぞれMIの内側、中部、外側領域に表象されている。不均衡に広い領域が顔と手の表象に割り当てられている。

これら初期の研究以降、より洗練された刺激技法によってMIの詳細な機能的構成が明らかにされた（考察は、Wiesendanger, 1986をみよ）。特に、非常に小さな電流を皮質内部のごく限局した部位に通電する皮質内微小電流刺激法（ICMS）をヒト以外の霊長類に使用した研究（Asanuma & Sakata, 1967）は、MIに関する数々の重要な知見をもたらした。例えば、MIへ送られた微小電流は単一の筋肉や単純な筋協動収縮を活性化することが示された。この知見から、MIは"遠心性微小ゾーン（efferent microzones）"に関して組織されているのではないかと考えられる（Wiesendanger, 1986）。各微小ゾーンは、ある筋肉または要素的動作を表す。第2に、特定の筋肉や単純筋協動収縮は、複数の非連続的MI領域によって喚起され得る。最後に、微小ゾーンは異なる筋肉を重複して表象していることから、微小ゾーンはMIの中で"組み重ねられている"という概念が成立してくる（Kwan et al., 1978）。要するに、これらの知見は、複数の区別された遠心性微小ゾーンがMIの基本的組織原理であることを示している。

この組織化の機能への示唆については多くの研究者が述べている（Abbs & Welt, 1985；Barlow & Farley, 1989）。例えば、個々の筋肉や基本的動作におけるMIの組織化が、霊長類において最も発達している遠位部の動作の分別（fractionation）の基礎をなすことが示唆されている。また、複数の組み重ねられた筋肉表象は、筋肉群や複雑で協調的動作に特徴的な構造（例えばFowler et al., 1980の提唱した"協力的構造"）を機能的に組み合わせるための基礎を提供するものであると考えられる。MIの組織化はまた、さまざまな運動行動の文脈内におけるある基本動作の生成能力の基礎をなしている。

一次運動野（MI）の入力と出力 MIは皮質および皮質下領域からさまざまな入力を受けるので、運動系の"節点"を表すと信じられている。さまざまな並列的および階層的回路を通じて、指令を受けることができる（詳しくは以下の文献をみよ：Abbs & Welt, 1985；Gracco & Abbs, 1987；Jones, 1987; Muakkassa & Strick, 1979；Smith, 1992；Wiesendanger, 1986）。MIは例えば、SMA, PM, Brodmannの44野、帯状回皮質を含む多くの前運動領域から強い皮質入力を受ける（Muakkassa & Strick, 1979）。前にも述べたとおり、基底核と小脳は、この前運動領域からの入力を通してMIにアクセスする（Schuell & Strick, 1984）。MIはまた、一次体性感覚皮質（SI）であるBrodmannの1野と2野からの投射とその後方の頭頂葉領野からの投射も受ける（Asanuma, 1989；Jones, 1987）。こうした入力の存在は、MIが、既に皮質レベルでの処理を受けた感覚情報へのアクセスを持っていることを示唆している。体性感覚

皮質からMIへのこうした間接的感覚入力に加えて、MIは視床皮質線維を通して直接的末梢性感覚入力をも受ける。口腔顔面領域からの直接的感覚入力は視床腹側後内側核（VPM）からMIに投射すると信じられている（Dubner et al., 1978）。MIはまた、視床VPLoを経由して小脳からの多量の入力も受けている（Schell & Strick, 1984）。

MIからの出力もまた同様に多様である（概説はEvarts, 1986 ; Wiesendanger, 1986をみよ）。非ヒト霊長類およびヒトにおける解剖学的・生理学的データ（Kuypers, 1958a, 1958b ; Sirisko & Sessle, 1983）は、MIニューロンが運動ニューロンに直接投射していることを示している。この重要な知見は、MI細胞が運動ニューロンに直接効果を及ぼす〝上位運動ニューロン〟であることを示唆している。さらにMIは、前運動皮質、視床の核、線条体、赤核、橋核、脳幹、脊髄背側角および腹側角を含む多くの皮質・皮質下領域に分散的に投射している（Wiesendanger, 1986）。Wiesendanger (1986)は、これらMIから皮質下核への入力の重要性を論じている。彼は、運動皮質からの出力による皮質下構造の活性化が、皮質下核に貯蔵された〝アルゴリズム〟と関連づけて進行中の動作の正確さを点検する手段を提供すると示唆している。

一次運動野（MI）への感覚入力の役割 上に述べたように、MIは視床および体性感覚皮質を通して強い感覚入力を受ける。これらMIへの感覚入力の範囲は、多くのMIニューロンが〝受容野〟によって特徴づけられているという知見にみることができる――すなわち、それらのニューロンは特定の身体領域が機械的に刺激されると活性化するのである（Asanuma & Rosen, 1972）。さらに、多くのMIニューロンにとって、受容野とニューロンが電気的に刺激されたとき動作が喚起する身体領域とは空間的に密接に適合している（Huang et al., 1989b ; Murray & Sessle, 1992a）。

これらMIへの比較的直接的な感覚入力の運動制御における役割については多くの仮説が立てられている。それらの中には、皮質下で前プログラムされる（preprogrammed）、動作協働収縮（movement synergies）を入ってくる求心性情報と関連させて、運動遂行中に〝ぴったり調節する〟ための手段を感覚入力が提供していると示唆するものがある（Murray, 1989の考察をみよ）。GraccoとAbbs (1987)は、視床とSIを通したMIへの直接的感覚入力は、口腔顔面運動遂行のような〝時間―決定的な〟プロセスに適していると示唆している。彼らは、これら比較的直接的な感覚入力を基底核や小脳の役割と対比して、後者は運動プログラミングに優先的に関与すると示唆している。

求心路遮断の動作への影響もまた、運動制御における感覚入力の重要性を示唆している。Asanuma & Arissian (1984)はSIと背側コラムの一側性病変がMI病変といくつかの点で類似した重度の運動障害を引き起こすことを見いだした。Asanuma (1989)は、MIへの求心性入力が、これからしようとしている動作に必要な、またそれによって遠位部動作の細かい制御が与えられるMIニューロン群の興奮レベルを設定するのではないかと述べている。この概念は〝選好バイアス理論（preferential bias theory）〟と呼ばれる。

一次運動野（MI）病変の影響 MIに限局した病変の影響は、皮質内微小電流刺激法による研究からのデータとMI組織に関する遠心性微小領域モデルとに、概して一致している。Freund (1987)によってレビューされたように、MI病変は典型的には対側の不全麻痺を引き起こすが、それは遠位部で最も強く、急速に減弱し、遠位部の筋肉に関わる分別的動作遂行の持続性障害を残す。Evarts (1986)は、たとえ小さいMI病変でも、ある動作のために、単一筋ではなく筋群の使用障害をもたらすと指摘している。

MI病変が痙縮（spasticity）をもたらすかどうかは未解決の問題である（Freund, 1987の概説をみよ）。痙縮はMIに限局した病変によって生じるとする者もあれば、運動前野皮質（Brodmannの6野など）の病変（damage）に関連するとする者もある。後者の立場をとる者たちは、より重度の痙縮が、MIではなく運動前野から起始する線維の病変（damage）により起こるとしている。

口部顔面機能を制御する一次運動皮質 現代のMIについての知識は体肢の運動制御研究に負うところが大きいが、数少ないいくつかの研究は口部顔面運動行為の制御に関わるMI領域の機能的組織について洞察を提供している。非ヒト霊長類に皮質内微小電気刺激法（ICMS）を用いた研究か

ら、顔面、下顎(特に口を開ける筋肉)、舌、喉頭の筋肉(Hoffman & Luschei, 1980; Huang et al., 1988; Huang et al., 1989b; Murray & Sessle, 1992a; Zealear et al., 1983)はMIの外側領域に非連続的に重なり合って再現されていることが示されている。例えば、Huangら(1988)は顔の表象(例、顔MI)は下顎や舌の筋肉を制御するより外側の皮質領域によって一部囲いこまれ、一部は重なり合っているが、特定の顔の筋肉は複数の皮質部位に表象されていることを明らかにした。微小刺激は、ほとんどの刺激部位では対側の顔面に運動を引き起こすが、同側性の反応も認められる。これらの知見に基づいて、Huangら(1988)は、顔面、下顎、舌の筋肉表象には対側性と同側性の反応があることに加えて密接な相互関連があり、大部分の口腔行動の特徴である顔面、下顎、舌に必要な一側性および両側性統合が可能になると示唆している。彼らの研究結果はまた、顔面運動皮質が複数の遠心性微小領域と関連して組織されていることを示している。

MIのこの領域が口部運動行動にとって機能的に重要であることが、多くの研究によって示唆されている。第1に、中心前回外側部のニューロン活動が多くの口部行動と関連することが、霊長類において訓練された強く嚙む行為(Hoffman & Luschei, 1980)や訓練された舌突出と嚙むこと(Murray & Sessle, 1992b, 1992c)などで示されている。病変研究もまた皮質領域の重要性を示している。LuscheiとGoodwin(1975)は、サルのMIの顔領域を両側切除すると、弱く嚙む行為を維持する能力が障害されることを示した。Murrayら(1991)は、可逆性冷却によりMIの舌領域を不活性化すると、訓練された舌突出課題は著しく障害されるが、訓練された嚙む課題ではわずかの影響しか生じないことを明らかにした。

非ヒト霊長類による研究も、口部顔面筋肉を表象するMIの諸領域が多量の感覚入力を受けていることを示している。HoffmanとLuschei(1980)は、波状運動がサルの下顎に加わったとき、中心前回外側部ニューロンの活動が変代することを報告した。この知見は、下顎動作を制御するMIニューロンが末梢性受容器からの入力を受けていることを示している。霊長類のMIの顔領域ニューロン(Huang et al., 1988, 1989b)と舌領域ニューロン(Murray & Sessle, 1992a)は、狭い限られた顔や舌の軽い触覚刺激により活性化する。体肢の運動皮質とは異なり、筋肉の引き伸ばしや圧迫など深部の機械的刺激ではMI顔・舌領域のニューロンはほとんど活性化しない。対照的に、MI下顎領域のニューロンは、深部感覚刺激や歯周組織からの入力を受容するようである(Murray & Sessle, 1992a)。これらの知見は、表面的な口部顔面の圧受容器と触覚刺激は口部顔面動作の感覚指標として特に重要であるのに対して、下顎動作の指標としては深部受容器の刺激が特に重要であるという見解と一致する。MI顔領域への顕著な感覚入力は、中心後回皮質(すなわち感覚皮質)病変が構音障害と関連するというBenkeとKertesz(1989)の提唱した説との関連からも興味深い。

外側運動前野(PM)と44野

PMはSMAの外側に位置する6野である(Wise, 1985)。吻側は前頭前野皮質、外側はシルヴィウス裂、尾側はMIに隣接する。霊長類では、PMは運動前野弓状溝後部(APA)を指す(Schell & Strick, 1984)。系統発生学的には、PMは島皮質から生じ、"原運動領域"、つまり動作が比較的抽象的なレベルに特定される運動皮質領域を表象すると考えられている(Goldberg, 1985)。最近の研究結果から、PMは機能的に区別できるいくつかの領域からなることが示唆されている(Dum & Strick, 1991; Muakkassa & Strick, 1979; Mushiake et al., 1991; Wiesendanger & Wise, 1992)。

入力と出力 PMは多くの感覚皮質と連合皮質からの入力を受ける。霊長類では、後部頭頂連合野、特に7b野(Godschalk et al., 1984)、二次体性感覚皮質(SII: Godschalk et al., 1984)からPMへの投射がある。PMはまた、視覚領野と聴覚領野からの感覚入力も受ける(Wise, 1985)。従って、視覚、体性感覚、聴覚の感覚入力がPMへのアクセスをもつことになる。PMはまた、MIとの相互補完的な入力も受ける(Godschalk et al., 1984; Pandya & Seltzer, 1982)。前述のように、皮質下からPMへの入力の大部分は、小脳遠心系を受容する領域である視床X核からのものである。従って、小脳核がPMを"駆動"すると考えられている

(Schuell & Strick, 1984)。

サルにおいて、PMはMIに体部位局在的に投射し、中心前溝下端外側領域はMIの顔領域に投射している (Matelli et al., 1986；Muakkasa & Strick, 1979)。PMは感覚連合野からの入力を受け、MIに投射するので、PMは感覚入力をMIの活動に影響するように用いているのではないかと考えられている (Pandya & Seltzer, 1982)。特にMuakkassa & Strick (1979) は、APA (すなわち運動前野) は霊長類において視覚的に導かれた動作中に頭頂葉7野がMIへのアクセスを得る回路の一部ではないかと示唆している。

PMはまた、SMA、外側溝周辺領域、帯状回皮質 (Matelli et al., 1986)、前頭前野、大脳基底核 (Pandya & Barnes, 1987) とも相互に投射し合っている。運動核への下降性投射に関しては、外側PMは運動ニューロンへ直接投射せず、連絡は概して運動核の近くの網様体を介する間接的なものであると考えられてきた (Abbs & Welt, 1985)。しかし、DumとStrick (1991) は最近、霊長類においてAPAを含む多くの非一次運動野からのニューロンが脊髄頸椎部へ直接投射していることを報告した。PMにおけるこうした皮質脊髄ニューロンの存在は、MIやSMAと同様、PMも運動ニューロンへ直接的に効果を及ぼす並列的経路を表象している可能性を示唆している。

PMとは対照的に、44野への入出力に関しては研究が比較的乏しい。44野は頭頂葉後部と側頭葉皮質領域からの投射を受ける (Abbs & Welt, 1985)。MuakkassaとStrick (1979) は、サルの44野には顔の表象があると報告した。AbbsとWelt (1985) は、44野から脳神経運動核隣接領域への遠心性投射は、MIやPMや6野に起始する投射と比べて密度が低く広汎性であることを指摘している。従って44野は、PMやMIと比べて運動遂行への直接的効果は少ないと考えられる。

PMへの感覚入力の役割 運動制御におけるPMの役割は、感覚入力を用いて運動行動を組織化し統制することにあると考えられている (Wise, 1985)。例えば、頭頂葉後部の7野からPMへの強力な入力は、PMが視覚的に導かれた動作に関与することを示唆している。実際PMニューロンはサルにおいて視覚的に導かれた系列的肢動作時に選択的に活性化するのに対して、SMAニューロンはサルの側から発する内的に規定された動作に関連して選択的に活性化することが見いだされている (Mushiake et al., 1991)。

この強力な感覚入力の存在に符合して、PMニューロンは触覚、視覚、聴覚刺激により活性化されることがある (概説はWise, 1985を参照のこと)。例えば、霊長類のPM外側領域ニューロンは口の触覚刺激に反応する (Rizzolatti et al., 1981)。さらに、PM領域は、聴覚—視覚、聴覚—体性感覚、視覚—体性感覚の複合した入力を受容する (Pandya & Seltzer, 1982)。従ってPMは異種モダリティ感覚入力の統合を要する運動行動に関与していると考えられている。

PMは運動行動と関しているが、最近の研究から、PMは認知機能も担うことが示唆されている。Watanabe (1992) は、ある運動行動とその後の報酬が聴覚的または視覚的キューと結びつくような課題中の前頭前野と運動前野皮質の単一ニューロン活動を調べた。先行研究と一致して、PMニューロンはモダリティ間 (聴覚—視覚) コード化の特徴を持っていた。さらに、PMは刺激の物理的特性をコード化するのではなく連合的意味をコード化した。それゆえWatanabe (1992) は、PMが多重モダリティ感覚入力の行動的意味をコード化すると考えている。

PM病変 PM病変は、SMAやMI病変の症候とは異なるさまざまな感覚運動障害を引き起こす。霊長類では、PM病変は、対側感覚刺激への反応の障害をもたらす (概説はPandya & Seltzer, 1982参照)。Rizzolatti (1985) は、サルの6野の一側性病変が、食物が対側に提示されたときそれを口でくわえることの障害と半側不注意をもたらすことを見いだした。Freund (1987) は、Foersterが報告した患者は運動メロディの喪失、複雑な動作の文脈の分解、複雑な巧緻動作の統合不全を示したと指摘している。FreundとHummelsheim (1985) は、PM病変は肢節運動失行および身体両側近位筋の時間的協調を要する動作の障害と関連していることを報告した。

PMと口部顔面機能 Fulton (1949) は、PMの弓状溝より下部の領域は口部顔面動作の運動前野に相当すると示唆したが、この見解は多くの研究

によって裏づけられた。第1に霊長類における病変研究から、外側PMと44野が複雑な口部運動行動、特に食物摂取と関連する行動に関与することが示されている。外側PMと44野病変は、食物の口腔内操作、咀嚼、嚥下に必要な口唇、舌、顎の協調運動を障害する（Larson et al., 1980）。

刺激研究もこの領域の口部顔面機能における役割を示唆している。顔のMIのすぐ外側、シルヴィウス裂に隣接する領域は、サルにおいてこの領域の電気刺激が律動的な顎の動きを引き起こす（Huang et al., 1989a；Lund & Lamarre, 1974）ことから、"皮質咀嚼領野"（CMA: cortical masticatory area）と呼ばれる。Huangら（1989a）の研究では、顔MI、顔SI、顔MI外側中心前回にある主皮質咀嚼領野（CMAp）、それに前頭弁蓋下面にあるCMA深部（CMAd）の4領域にICMSが適用されたとき、律動的な顎の動きが引き起こされることが示された。さらに、律動的な顎の動きが引き起こされたこれら4領域は、ICMSへの異なる求心性入力と異なる運動反応を特徴としている。このことは、これら4領域が咀嚼の産生と組織化に異なったかたちで関与している可能性を示唆している。最後に、サルにおいて、CMAに重なる領域とすぐ後方の領域の刺激で嚥下が引き起こされたと報告されている（Miller & Bowman, 1977）。

単一ニューロン記録研究も、外側PMが複雑な口部動作に関与することを示している。Luscheiら（1971）は、Brodmannの6野と4野を含む中心前回顔領域のニューロン活動が、視覚的手がかりにより段階的に噛む課題と関連することを見いだした。他のニューロンの活動は取り込みの口部動作に関連したが、噛む課題には関連しなかった。

発話運動障害における外側中心前回皮質の役割

ヒトの病変研究から、外側中心前回皮質（MI、PM、それにBrodmannの44野を含む）とその皮質下白質が失語に合併する発話運動障害と関連することが示されている。それにもかかわらず、病変が概して多くの皮質・皮質下構造を含むことから、MI、PM、44野、それに皮質下構造の発話運動障害に対する関与が異なることは依然としてよく理解されていない（これに関する議論はTonkonogy & Goodglass, 1981をみよ）。

MIに限局した一側性損傷は、対側の舌、口唇、下部顔面の軽度で一過性の筋力低下と一過性の不正確な構音をもたらすと伝統的に考えられている（Abbs & Welt, 1985；Darley et al., 1975）。しかし、DuffyとFolger（1986）およびHartmanとAbbs（1989）は一側性上位運動ニューロン（UUMN）性の構音障害の数例を報告した。同様な構音障害が皮質下の内包後脚病変でも報告されている（Kennedy & Murdoch, 1989）。

左MI（4野）の下部領域と皮質下白質のより広範な一側性病変では、特にそれがローランド弁蓋と島（6野）に進展するがBroca野吻側とその皮質下白質が保たれている場合、言語機能の障害をほとんど伴わない発話障害が生じることがある（Alexander et al., 1989；Baum et al., 1990；Damasio, 1991；Lecours & Lhermitte, 1976；Levine & Mohr, 1979；Pellat et al., 1991；Schiff et al., 1983；Tonkonogy & Goodglass, 1981）。この発話障害は主として皮質下の、尾状核頭部と被殻の間の内包前脚病変でも報告されている（Schiff et al., 1983）。その特徴は、発話速度低下、努力性の構音、構音の歪み、プロソディの異常であり、表26-1に示したようにaphemia（Schiff et al., 1983）、発語失行（Darley, 1968）、音声学的解体症候群（Lecours & Lhermitte, 1976）を含むさまざまな名称で呼ばれてきた。

"発語失行"の症候学を理解するために、いくつかの神経解剖学的・神経生理学的データが役立つ。第1に、霊長類において摂取・咀嚼・嚥下といった複雑な口腔顔面動作の制御に関連するとされる領域である外側PMと島の病変により発語失行が生じると報告されていることは注目に価する。さらに、ヒトにおけるこれらの病変でみられる障害は、遅く努力性の動作と複雑な系列動作の統合不全を含めて、霊長類において類似の皮質領域の病変でみられる摂食行動障害とある程度類似している（詳細は、Abbs & Welt, 1985を参照）。第2に、失行性障害と関連する外側PMは、小脳と頭頂葉から強力な求心性入力を受けていることを考慮することが大事である。PMへの小脳からの入力は、発語失行が運動失調性の特徴を持っているとの報告と符合する（McNeil et al., 1989, 1990）。

前頭および頭頂弁蓋を含む両側シルヴィウス裂周囲病変は、顔面、咀嚼、舌、咽頭筋の随意的制

御の喪失、すなわち前部弁蓋部症候群またはFoix-Chavany-Marie症候群（Cappa et al., 1987 ; Mao et al., 1989）として知られる状態をもたらすことがある。これは自動一随意運動乖離を特徴とし、自動的行動と催吐反射（消失する）を除く反射に関わる口腔顔面機能は保たれている。一般に発話は消失し、嚥下障害が著明である。Broca野とその皮質下白質、それに外側MIを含む左前頭弁蓋の一側性病変では、"Broca野失語"とか"小Broca失語"と呼ばれるより複雑な発話と言語機能の障害が生じる（Alexander et al., 1989 ; Damasio, 1991 ; Mohr et al., 1975 ; Mohr et al., 1978）。これに対して真のBroca失語は、Broca野、その周囲の運動前野、前頭前野、皮質下白質、基底核へのより広汎な損傷を伴う（Damasio, 1991 ; Mohr et al., 1975 ; Mohr et al., 1978 ; Tonkonogy & Goodglass, 1981）。

皮質補足運動野

SMAはBrodmannの6野の内側領域、つまり両半球の内側面に位置する。SMAは帯状回（辺縁系）皮質に駆動され、PMと同様に"原運動領野"（Goldberg, 1985）をなしている。SMAは皮質ならびに皮質下からの入力を受けており、一次および非一次運動野皮質、帯状回皮質、頭頂・側頭皮質領域からの投射を受けるということから、皮質の収束点と考えられている（Goldberg, 1985）。前述したように、皮質下からSMAへの主要な入力は視床VLo核からのものである（Schell & Strick, 1984 ; Wiesendanger & Wiesendanger, 1985a）。ここは視床の中でも淡蒼球と黒質からの強い入力を受ける領域であるので、基底核はSMAへの皮質下入力の中で主要な部分をなす。

SMAからの遠心性投射は階段状（cascading）システムを表す（Jurgens, 1985）。つまりSMAは、両側MI（Jurgens, 1985）、PM、前頭前野、頭頂葉、帯状回皮質を含むさまざまなレベルへ投射している。SMAが帯状回皮質からの投射を受けMIに投射しているという事実は、SMAが"辺縁系からの流れを集めて運動遂行領域に伝えることによって、意図形成と特定の行為のプログラミングおよび遂行とを結びつける"（Goldberg, 1985, p. 576）システムの一部をなすという見方を裏づけるものと考えられている。皮質下でSMAは視床、基底核、小脳の多くの核と結びついている。最近、霊長類において、SMAは直接的な皮質脊髄投射をも持つことが示されている（Dum & Strick, 1991）。これらの知見に基づいて、SMAがMIとは独立に動作への直接的な影響を持つ可能性が示唆されている。従って、SMA、PM、MIからの出力は、別個の並列的経路をなし、それらを通じて動作は生成され、制御されることになる。

SMAの機能的構成 SMAの電気刺激は複雑な多関節動作を引き起こし、進行中の運動活動の一時的停止と関連するとされてきた（Fried et al., 1991 ; Penfield & Welch, 1951）。てんかん患者におけるSMAの刺激は動作を遂行しようとする"衝動（urge）"、または動作がまさに起こる予感を引き起こすと報告されてきた（Fried et al., 1991）。こうした知見は、SMAが"準備状態"、または複雑な運動系列の遂行に先立つ"運動の構え"を確立することに関わるという考えと一致する（この議論はKurata, 1992 ; Wise & Strick, 1984を参照）。

刺激研究からのもう1つの知見は、SMAが体部位再現的に組織されていることであり、顔、上肢、下肢の表象がSMAの中で吻側から尾側へと配置されている（Brinkman & Porter, 1979 ; Kurata, 1992 ; しかしHummelsheim et al., 1986も見よ）。興味深いことに、嚙むことや嘗めることに関連するニューロンはSMAの中で最も吻側領域に認められる（Chen et al., 1991）。

覚醒したサルにおける単一ニューロン記録研究は、運動行動におけるSMAの役割について手がかりを与えてきた。これらの研究から、SMAニューロンは系列的運動行動に関連して選好的に反応することが示され、特にその動作が内的に生成されたり自己開始的なものである場合にそれは顕著である（Mushiake et al., 1991）。さらに、SMAの中には機能的に区別されるニューロン集団があるようである。あるニューロンはMIニューロンと類似しており、動作遂行に関連して活性化する。これらは"short lead neurons"（Chen et al., 1991 ; Wise & Strick, 1984）と名付けられた。その他のSMAニューロンは"long lead neurons"と呼ばれ、動作開始に先だって活性化し、動作遂行に対して複雑な関係を示す（Chen et al., 1991）。これらのニューロン活動はおそらく感覚刺激と関連し、

特にこれら感覚信号が手がかりとなる動作ではそうであると考えられる（Wise & Strick, 1984）。従って、SMAは動作の感覚的統制に関与するとされている。

発話運動制御におけるSMAの役割 皮質電気刺激研究およびヒト病変の研究から、発話の運動制御におけるSMA—基底核システムの関与が示唆されている。皮質表面の電気刺激は持続的または間欠的な不随意的発声、発話停止、発話速度低下、よどみ、単語や音節の繰り返し、早くて不明瞭な歪んだ発話を引き起こすとされてきた（Chauvel et al., 1985；Fried et al., 1991；Penfield & Roberts, 1959；Penfield & Welch, 1951）。Friedら（1991）は、発声、発話停止、速度低下はSMA内の顔表象のすぐ前方領域から引き起こされ、発声は左半球刺激時のみに生じることを示した。後者の知見はChauvelら（1985）の発声を引き起こす確率は優位側半球の方が高いとの観察とも一致する。

左SMAおよびまたは帯状回皮質病変は、初め一過性の無言症と無動症を生じ（Alexander et al., 1989；Damasio & Geschwind, 1984；Damasio & Van Hoesen, 1980；Jonas, 1981）、それは両側病変ではさらに重症になる（Freund, 1987）ことが示されている。無言症が消失すると、発話の（そして運動行動全般にも）乏しさが現れ、開始困難のため発話は遅くなる。しかし構音は比較的保たれ、明かな失語の徴候はまったく認められない（Alexander et al., 1989；Damasio & Geschwind, 1984；Damasio & Van Hoesen, 1980）。DamasioとGeschwind（1984）は、これらの症候は発話でコミュニケーションをとる"動因"の減退を反映しており、その基底にある障害は言語学的なものではなく運動／感情的なものであることを示唆している。Alexanderら（1989）およびDamasioとGeschwind（1984）は、SMA病変患者が超皮質性運動失語を呈するという見方（Freedman et al., 1984）を否定し、前頭葉内側面（すなわちSMA）損傷によって生ずる運動障害と言語機能の回復のパターンは、前頭葉中部損傷による超皮質性運動失語とは異なっていると示唆している。

SMA病変はまた、音節・単語・句のリズミックな繰り返しのような突然の不随意的発声を特徴とする発作性発話ないし反復言語をもたらすと報告されている（Alajouanine et al., 1959；Jonas, 1981；Nagafuchi et al., 1991；Wallesch, 1990）。関連する発話症状である反響言語（Alexander et al., 1989；Jonas, 1981）、"吃"（Jonas, 1981）、発話のよどみ、保続、喚語困難なども報告されている。SMA病変はまた、声量低下や失声症とも関連するとされている（Jonas, 1981）。

SMA病変から生じる多くの障害が基底核機能障害とも関連するものであることは注目に価する。例えば、無動症は基底核機能障害でもSMA機能障害でも生じる基本的な障害である。発話障害との関連では、非流暢性、無動症、無言症、失声症などSMA病変と関連する発話症状の多くはParkinson病（PD）にも現れる。このことは、基底核からの主要な出力がSMAへ向かっていることと一致している（Schell & Strick, 1984）。

反対に、基底核機能障害に合併するとされる運動障害の中には"SMAの機能的求心路遮断"と関連するものがあることが示唆されている（Rascol et al., 1992；Schell & Strick, 1984）。このことは、無動症を呈したPD患者におけるSMAとMIの局所脳血流（rCBF）を検討した最近の研究（Rascol et al., 1992）からも裏づけられる。この著者たちは、無動症がドーパミン治療でコントロールされたPD患者では動作に関連してMIとSMAにおける血流の有意な増加がみられたのに対して、薬物投与をしない時期の無動の患者ではMIのみに血流増加がみられたことを示した。従って、PDにおける無動症は、基底核によるSMAの皮質下駆動の低下に媒介されることが示唆された。

頭頂葉

頭頂葉の特徴は、複雑な認知機能の感覚統合にとって重要であると信じられているいくつかの多感覚連合領野であるということである（概説はFreund, 1987を参照のこと）。さらに頭頂葉と前頭葉との連絡が、感覚入力の統合と運動行為の準備を媒介する役割を担っていると考えられている。

頭頂葉病変は多くの感覚運動障害をもたらす（Freund, 1987）。例えば、観念性・観念運動性・触覚性・視覚運動性失行は、頭頂葉後部または頭頂葉後部と側頭葉や後頭葉との接合部の病変で生じる（概説はFreund, 1987を参照のこと）。

発話運動制御における頭頂葉の役割はKimuraとその共同研究者たち（Kimura, 1979, 1982; Mateer & Kimura, 1977）によって検討されてきた。最近の研究で、KimuraとWatson（1989）は、前方および後方病変失語患者の単一・複数要素の発話・非発話口部動作の再生能力を検討した。その結果、前方病変失語患者は単一要素・非言語口部動作と単一要素・孤立性言語音の再生能力に障害が認められたのに対して、後方病変失語患者は複数要素口部動作の再生を求められた時のみ困難を示した。これらの知見に基づいてKimuraとWatsonは、中心溝より前の左半球は動作の"ユニット"レベルの制御にとって重要であるのに対して、後方領域は複数要素動作系列における動作の正確な選択に関わると示唆した。さらに彼らは、行為機能を媒介する頭頂葉システムを提唱し、聴覚的制御を媒介する側頭葉システムと対比した。Square-StorerとApeldoorn（1991）は、"発語失行"の数多くの症候を持ちながら標準化された失語検査成績で失語は認められない1症例を報告した。この患者はX線CTで両側頭頂葉病変を持つことが明らかにされた。この患者は発語失行と診断されたが、その発話は他の2名の臨床的に明らかな失語を伴わない発語失行患者と異なっていた。他の2名の患者の発話には特に発話速度低下と異常な強勢パターンを特徴とするプロソディ障害が認められたが、頭頂葉病変患者の発話パターンは比較的正常なプロソディ曲線を示し、誤った発話開始と再開始とがしばしばみられるのが特徴であった。他の2名の患者は発語失行と構音障害を併せ持つのに対して頭頂葉病変患者は真の発語失行であるといえないだろうか。

構造病変の機能への影響

1970年代に脳機能領域研究のためのダイナミックな方法が開発された。rCBFの出現とともにある行動中に代謝が最も盛んな両半球内の領域を判定することが可能となったのである（Soh et al., 1978）。脳代謝活動のダイナミックな記録はPETの開発とともにさらに洗練された（Phelps et al., 1983）。

Metterとその共同研究者たちは、X線CTで構造病変が確定された失語症患者の安静時糖代謝をPETを用いて大規模に研究した（Metter et al., 1981; Metter et al., 1982; Metter et al., 1983; Metter et al., 1985; Metter et al., 1986; Metter et al., 1987a; Metter et al., 1987b; Metter et al., 1988a; Metter et al., 1988b; Metter et al., 1989）。

この一連の安静時の研究において、構造病変の影響に関する主要ないくつかの知見が繰り返し追試された。第1に、病変はその周囲のみに代謝低下をもたらすことがある。第2に、構造病変は左半球全体にびまん性の代謝低下をもたらすことがある。そして最後に、構造病変は遠位部の代謝低下効果をもたらすことがある。われわれの検討のために最も顕著な遠位部効果を拾い出してみると以下のようになる：(a)基底核（Metter et al., 1988a; Metter et al., 1988b）や新線条体（Illes et al., 1989）への皮質下病変は通常、前頭葉発話運動制御領域内の代謝低下をもたらす。(b)同側小脳半球代謝低下は通常前頭葉病変に関連する（Metter et al., 1987b）。これらの知見は、失語症患者と発話運動障害患者の多くにおいて、1つの運動中枢の静的病変は他の運動制御中枢の機能低下をもたらすことがあることを示している。

MetterらによるPET研究からのもう1つの重要な知見は、失語の全てのタイプにおいて側頭頭頂領域に有意な代謝低下が認められることである。この知見からさらに、失語が単一の実体であるという仮説の復活が導かれる。つまり、伝導失語、Broca失語、Wernicke失語において、静的病変部位がどこであれ、どのタイプも側頭頭頂領域に類似した代謝低下パターンを示すのである。タイプを区別するのは、前頭前野代謝低下の合併の有無と程度である。Broca失語では、前頭前野に著明な（有意な）代謝低下が認められる。Wernicke失語でも前頭前野に代謝低下が認められるが、Broca失語ほどではない。伝導失語では2種の下位類型があり、一方にはBroca野の代謝低下がみられるがもう一方にはみられず、どちらも前頭前野には代謝低下が認められない（Kempler et al., 1986）。Metterらは、前頭前野の代謝低下という因子が失語症候群の違いをもたらすのではないかと考察している。さらに、前頭前野の代謝低下が言語機能に付随する運動障害をもたらすとの仮説が

述べられている（Metter et al., 1987a）。もし実際この運動障害が鑑別因子であるなら、"非流暢性"失語に対する運動に基づいた治療を開発しなければならないであろう。

まとめと失語に伴う発話運動障害のモデルへの示唆

ここに提示した神経解剖学的・神経生理学的データから、失語に伴う発話運動障害の考察に関連するいくつかの結論が導かれる。第1に、前頭葉と頭頂葉にはいくつかの運動の下位システムがみられる。同じ領域の多くが言語機能にも関連しており（Ojemann, 1988）、これら領野の病変はしばしば失語を合併する。言語機能と運動機能を媒介する神経構造に密接な関係があることを考えれば、発話運動障害がしばしば失語を伴うのはもっともなことである。さらに、これら運動の下位システムは機能的に異質な（区別できる）ものであり並列的に組織されているので、さまざまな病変の部位、広がり、遠隔効果により、質的に異なる／機能的に異質な発話障害が生じる可能性がある。われわれが近年"発語失行"と呼んでいるものが単一次元の障害とは限らず、異質な集合からなり、主要症候も異なっている可能性がある（Rosenbek & McNeil, 1991 ; Square-Storer & Apeldoorn, 1991）。例えば、神経生理学的データから、MI病変は運動遂行と分別動作のための遠位筋の活性化の障害をもたらすことが示唆されている。しかしPM病変は、動作の準備と複雑な複数要素動作系列のプログラミング、運動メロディ、動作を統御するために感覚情報を使用することの障害をもたらすことがある。このように、MIとPMの両者の病変では運動プログラミングと遂行の両者の障害が生じ得る。同様に、基底核や小脳からMIへの入力が運動前野を経由するなら、これら皮質下領域と関連すると伝統的に考えられている障害が中心前回皮質病変で生じる可能性がある。この見解はさらに、小脳と前頭葉のように空間的に離れた脳領域の間の機能的結びつきを示したPET研究で裏づけられた。そこで、失語にしばしば合併する神経運動性発話障害をめぐる論争は、より明確に理解することができると思われる。

発語失行は、脳損傷に由来する構音とプロソディの障害であり、発話動作の空間的時間的側面のプログラミングが障害される（Kent & Rosenbek, 1983）が、構音障害のように明らかな筋力、筋緊張、協調運動の障害は認められない（Darley et al., 1975）と記述されてきた。最近の研究は、ある種の運動学的特性との関連から発語失行の特徴を明らかにしている。例えば、発語失行は位相—平面関係が崩壊する動作障害であると記述されている（Forrest et al., 1991）。これは発話運動における正常な空間的時間的相互関係が損なわれること（Itoh et al., 1979 ; Itoh et al., 1980 ; Kent & Rosenbek, 1983）の基底をなすものかもしれない。McNeilとAdams（1990）およびRobinら（1989）は、動作障害の本質は異常な振幅—速度関係にあると考察している[a]。

しかしながら経験のある失語症臨床家は誰でも、われわれが発語失行と診断した患者の中にしばしば顕著な構音障害的な性質が合併していることを認識している。それどころか長年の間、発語失行は構音障害的状態としばしば称されてきた。多くの患者は、発話産生の努力、それにまったく失行的とは言いがたい声質および共鳴の顕著な障害を示す。さらに失行の古典的概念では、命題的動作は障害されるのに対して同じ筋群を使用する自動的運動機能は保たれるとされる。伝統的にわれわれが失語—発語失行話者と名付けてきた者において、運動行動に関する自動—随意乖離（二分律）はめったに観察されない（Wertz et al., 1984）。自動—随意運動乖離は"発語失行"以外の失行の本質なのだろうか？ そしてわれわれが最もふつうに遭遇する"発語失行"はしばしば構音障害の症候を合併しているということなのだろうか？

発語失行は中心領域病変とともに前頭葉皮質下・皮質病変で生じることが多いとされるが、ジストニー、麻痺、運動失調、非流暢性（すなわち吃様の性質）のようなその他の神経運動性発話障害が合併している可能性がある。さらに、これらの障害の比率やさまざまな組合せにより、患者によって千差万別の障害をもたらす。発話運動の神

---

a) Adams (1990)は異常な速度—振幅関係が発語失行において観察されることがあるのは、この障害の特徴である発話速度が遅いことによると示唆している。つまり、正常な話者もまた、遅い速度で話すと同じような異常な速度—振幅関係を示すということである。

経生理学的制御に関するわれわれの文献レビューを、臨床的に関連する枠組みでまとめる試みが表26-2に示されている。基本的病変部位から疑われる基本的機能的効果と期待される発話症状がまとめられている。表26-2は、失語に合併する発話の障害に関連すると考えられる構成要素についてのわれわれの理解を説明するための予備的な試みを表している。

失語に伴う発話運動障害のマネージメント

失語における神経運動性発話障害に関する用語上の混乱は、われわれの評価・治療アプローチをも偏ったものにしていた可能性がある。われわれはほとんどの患者を"発語失行"の診断カテゴリーに分類してきたので、患者間の違いをみるのに一次的・二次的病態生理学の組合せによってではなく、せいぜい重症度によってしかみてこなかった。したがって治療法も、表26-3（Wertz et al., 1984）に示したように、重度・中度・軽度発語失行に対して考案されてきた。

表26-3の第2列には、"後天性発語失行"と失語を合併する患者に対して発話を促進するために用いられる伝統的アプローチを批判的に分析して、想定される3つの治療レベルを示してある：すなわち、(a)構音姿勢の形成、(b)姿勢形成に加えて動作単位への運動覚的意識、それに(c)メロディやリズムの流れと調子とりアプローチである。われわれは、実際のところ治療アプローチの適切な選択にとって重症度が決定的要因であるかどうかに疑問を抱いており、むしろ基本的病態生理学によって決めるべきではないかと思っている。つまり、構音器官の構えを形成する方法、特に軽い触覚刺激を用いる方法は、孤立音素や単音節の産生ができない患者により適しているのではないか。そして、メロディや速度をコントロールするアプローチは、さまざまな運動障害（失行、運動失調、ジストニー）やそれらの組合せが発話の障害に大きく寄与している場合により適切なのではないか。たしかに速度とリズムへのアプローチは、発語失行（Rudow et al., 1982；Simmons, 1978；Square-Storer, 1989；Wertz et al., 1984）に限らず、運動障害、特に運動低下性・運動失調性構音障害にも広く用いられている（Berry & Goshorn, 1983；Beukelman & Yorkston, 1978；Hanson & Metter, 1980, 1983；Helm, 1979；Yorkston & Beukelman, 1981）。ここで提起した問題は、どの治療法が効果的であるかということに、重症度が関わっているのか、それとも一次的・二次的病理生理学の違いが関わっているのかということである。

主としてYorkstonら（1988）をもとに、構音障害患者の発話促進のため用いられている伝統的アプローチの一覧を表26-4に示す。われわれが"発語失行"と称する障害と構音障害に対して用いるアプローチの類似点と相違点は、表26-3と表26-4を対比させると一目瞭然である。主として次の2点でこれらは異なっている。第1に、われわれが"発語失行"と称する障害の治療では生理学的支持基盤を確立する必要はほとんどないのに対して、構音障害患者では呼吸・発声・鼻咽腔システムの制御と協調運動に向けたリハビリテーションが典型的であり、しばしばそれらは口腔の空間的操作（調音）と発話の流れ（速度とプロソディ）の促進のための手法に移る前に必要である。第2に、重度・中等度発語失行と称する障害に対してはしばしば、発音定位法のような触覚的技法や発音派生法のような運動感覚的技法を通じて個々の音素や個々の音節の産生のための正確な空間的パラメーターに焦点を当てる必要があると示唆されていることである。ある種の構音障害患者にとっては同様な技法が必要であるが、一般には、呼吸・発声・鼻咽腔システムへの働きかけを通して適切な生理学的支持基盤がいったん得られれば、表26-4に例を示したような対比構音訓練や明瞭度訓練が治療の中心となる（Yorkston et al., 1988）。したがって、重度発語失行患者は構音障害患者の大半よりも、口腔における能力喪失が大きく、正しい音素産生の空間的側面のための制御システムが障害されていると思われる[b]。基底にある原因は不明であるが、実際に用いられ効果があるとされている臨床技法からみて、成人"発語失行"患者は発話の

---

b) MacNeilage (1970) は、話者は内在化した声道の空間的協調システムを持っており、この空間マップが発話をガイドするために用いられると示唆した。後天性発語失行患者における主たる障害が声道の内在化した空間協調システムへのアクセス能力の減退であると考えることも可能だろうか？

表26-2 優位半球のさまざまな部位の損傷（病変）から生ずる発話への機能的影響

病変部位	想定される機能	対応すると思われる発話障害の分類	発話症状	知覚特性
前頭葉皮質領域 一次運動皮質 （4野）	●動作の遂行 ●分別動作に用いる遠位部筋群の活性化	●偽性（仮性）球麻痺 ●上位運動ニューロン性構音障害	●遅く、努力性の発話 ●声道内空間定位の障害	●構音障害的 ●痙縮性的（?）
非一次運動皮質 （運動前野） （6野、44野）	●感覚情報と関連づけた運動出力の組織化 ●複雑な複合動作系列のプログラミング ●"運動メロディ"	●発語失行、語啞性失語* ●小Broca失語 ●前部弁蓋症候群 （両側性病変に伴う）	●遅く、努力性の発話 ●構音努力[struggle]と探索行動 ●構音の歪み ●プロソディ障害	●麻痺性 ●失行性的 ●構音障害的
補足運動野（6野）	●動作の準備 ●動作の開始 ●運動出力の訂正[scaling] ●運動の系列化 ●内的に生成する運動行動の組織化と準備	●無動性無言* ●発作性発話	●開始の困難 ●プロソディ障害 ●無動（症） ●発声障害 ●非流暢性 ●同語反復* ●無言（症）* ●反響言語*	●非流暢性 ●構音障害的 ●発声障害的 ●初期には無言
前頭葉皮質下領域 大脳基底核	●皮質で開始した動作の促進と抑制 ●前頭葉機能の調節 ●動作の準備における役割	●構音障害、運動過多性	●構音の不正確さ ●プロソディ過剰 ●プロソディ不全 ●声量低下	●時に構音障害的 ●"ジストニー"的
Broca野の下の白質	●Broca野との間の求心性・遠心性投射	●構音障害 ●語啞性失語* ●無言（症）の可能性	●遅く、努力性の発話 ●構音の障害 ?????	●構音障害的 ●失行性 ?????
帯状回	●観念・命題言語のために新皮質を関与させる役割 ●情動状態に対する習熟反応における役割	?????	?????	?????
島	●口部顔面行動に対する運動連合野（運動前野）	●構音障害	●遅い発話 ●構音の障害	●構音障害的
内包	●運動皮質へからの上行性・下行性投射路	●"発話失行"	●繰り返し、再試行	●"失行"的 ●構音の誤り ●速度低下なし；単語・音節・母音核の正常な持続
頭頂葉皮質領域 中心領域	●複雑な運動の系列化			

*印は神経学用語集第2版による

表26-3 重症度別発語失行患者への伝統的発話治療アプローチのまとめ（Wertz et al., 1984）：
想定される治療のレベルとの対比

重症度	推奨されるアプローチ	治療のレベル
重度	分節音／音節レベルの模倣 ・模倣 ・発音定位法* ・発音派生法 ・派生法＋定位法 ・キーワード法	構音器官の構え形成（空間的目標）
	対比の模倣	構音器官の構え形成／運動感覚の意識 （空間的目標／動作単位）
中等度	強勢対比訓練* システム間促進 ・足のタッピング ・脚のタッピング ・指折り ・指のタッピング	運動感覚の意識；速度とメロディ 速度とメロディ
	システム内促進 ・ペイシングボード	速度とメロディ
軽度	拡大強勢対比ドリル	速度とメロディ

＊訳語は、船山美奈子・岡崎恵子訳『臨床家による臨床家のための構音障害の治療』(1993)参照

表26-4 後天性構音障害患者に対する伝統的な言語治療アプローチのまとめ（Yorkston et al., 1988）：
想定される治療のレベルとの対比

発話の生理学的基盤の確立
　●筋緊張，筋力
　●呼吸，発声，鼻咽腔の協調
構音訓練
　●発話単位に対する声道の形状形成／運動感覚の意識
　　対比訓練
　　　pin – bin
　　　day – may
　　明瞭度訓練
　　　my, hi, buy, sigh
　　　mail, Mel, mall, meal, mill, mole
　　　pan, ban, tan, can, ran, man
　　　lab, lack, lag, lab, laugh
速度と強勢の訓練
　●メロディ
　●速度の制御
　　厳格な方法
　　　拍子板*（Helm, 1979）
　　　アルファベット補足法（Beukelman & Yorkston, 1978）
　　リズム的キュー[Rhythmic cuing]
　　　コンピュータによる（Beukelman, 1983）
　　　臨床家制御による音読の規則（Yorkston & Beukelman, 1981）
　　その他
　　　遅延聴覚フィードバック（Hanson & Metter, 1980）
　　　オシロスコープ法（Berry & Goshorn, 1983）
　●強勢
　　　自然な強勢パターン化（Yorkston et al., 1988）

＊訳語は、船山美奈子・岡崎恵子訳『臨床家による臨床家のための構音障害の治療』(1993)参照

"機能的単位"(つまり下顎、舌、口唇の動作を協調させる発話単位)の正しい構音を再確立するために、より多くの触覚および運動感覚入力を必要とすることがわかる。はたして重度"発語失行"患者に一般に用いられる発話の短い単位に対して構音器官の構えを作り運動感覚を促進する技法が、声道の空間的協調システムを再確立し発話の機能的単位の実行を促進するといっていいだろうか。ここで提起した問題についてはさらなる検討が必要である。それでもなお、われわれが"発語失行"と称する障害と構音障害とに対する治療アプローチが異なるのは明らかである。

発語失行と構音障害の治療の類似点もまた、表26-3と表26-4に示した情報を対比させると一目瞭然である。つまり、この2つの障害に対する他の全ての伝統的セラピー技法は次の2つの性質のうちのどちらかである。すなわち、構音器官の構え(姿勢)形成／運動感覚の意識化による構音訓練とメロディ、リズム、発話速度を促進する技法である。後者の技法は速度とプロソディとともに分節音の産生をも改善しようとするものである。治療アプローチはこのようにまとめられても、われわれは決して、伝統的に"発語失行"と称してきた障害が構音障害であるとか、また逆に構音障害が発語失行であるとか言っているわけではない。われわれが言いたいことは、失語において典型的に観察される神経運動性発話障害は、われわれの伝統的構音障害分類(Darley et al., 1975)におけるものとはあるレベルで異なるが、ある種の構音障害に観察される特徴の中のあるものと驚くほど類似した要素を持っているということである。

われわれはまた、基本的に構音障害である患者と基本的に発語失行である患者に必要とされる治療アプローチが異なるという事実を矮小化しようとしているのでもない。しかしながら、われわれの見解では、発語失行と構音障害の話者が運動制御を司る同じような基礎的メカニズムに障害を持つなら、両者の類似性があるものと思われる。この類似性にはシステム間の相互連絡の密接なつながり、それに運動の神経生理学的制御の概観で指摘したように、システムが並列的に作動している事実が大きく与えている[c]。

最後に、通常は失語に伴う神経運動性発話障害症候群は、病理生理学的にも症候学的にも患者ごとにかなり不均質で多様である。それゆえ治療アプローチにも、その名称よりは症候学と基底にある病理生理学の性質とそれらの相互関係に基づいたものが必要であろう。われわれは伝統的に、構音障害患者については、基底にある病理生理学に焦点を当てた治療法をとっている(Rosenbek & LaPointe, 1978, 1985; Yorkston et al., 1988)。つまり、運動低下性・運動過多性・痙性構音障害といった構音障害の分類やタイプに基づいた治療に特定せず、むしろ次のような側面を判断してきた:(a)どのような生理学的側面を、筋緊張・筋力などに関して変容したらよいか;(b)いかにして発話への最大の生理学的支持基盤が、呼吸・発声・共鳴・調音といった発話の下位システムの協調を通して得られるか;(c)"構音訓練"を導入する必要があるか、あるとしたらいつ導入するか;(d)プロソディと発話速度に働きかけるべきかどうか、働きかけるとしたらその時期はいつか。神経運動性発話障害と失語が明らかにある患者においては、"発語失行"や"構音障害"のラベルに基づいた治療に特定したものよりも、これに類似したアプローチの方が有益であろう。この適用原則の妥当性については経験的な検証が待たれるところである。

神経運動性発話障害の治療目標設定のための枠組み

治療目標を確立するために、重症度の使用に代わる方法として、さまざまな条件下で患者が生成する発話および口部顔面の逸脱した制御行動の中で観察可能で目立つものに基づく方法が考えられる。Darleyら(1975)、Wertz(1978, 1985)、Wertzら(1984)、Yorkstonら(1988)によって提唱された評価バッテリーは、主要な発話・口部顔面運動制御障害を観察するための基礎を提供している。また、命題を言語的に表出する自発話サンプル(もし得られれば)で観察される症状はもっとも有益な情報を提供する。われわれは、命題的発話の分析を評価バッテリーの結果に必ず加える

---

c) 運動制御に関する議論には他に次のようなものがある:(a) 運動ニューロン、MI (c.f. Asanuma, 1989);(b)大脳基底核 (DeLong & Georgopoulos, 1981; Marsden, 1982);(c) 補足運動野 (c.f. Goldberg, 1985);(d) 小脳 (Thach et al., 1992)。

ことを勧めたい。つまり、1つのサンプルや1つのバッテリーのみに基づいて患者の治療プログラムを作成しないことである。

運動性発話障害を伴う失語症患者の典型的な発話特徴を、表26-5の第1列に示す。残りの2列は仮説的情報であり、妥当性については検証を要する。しかしこの情報は、現在の知見に基づいて推論上は論理的である。表26-5は、臨床家に発話運動制御の改善を促進するためにどのアプローチがもっとも有効かを判断するための枠組みを提供する予備的試みである。表26-5の第2列には、症状の基礎をなすと考えられる病理生理学を示してある。これを見ると、さまざまな逸脱プロセスが逸脱した発話行動の基礎をなすことが直ちにわかる：すなわち、空間的定位障害；異常な筋緊張と筋力；複雑な推移的動作を系列化する能力の低下；発話の下位システムを協調させる（つまり発話行動の機能的単位を生成する）能力の低下；動作を範囲・速度・タイミングなどに関して判断する能力の低下。表26-5の最後の列には、各システムにもっとも論理的に影響を与えると思われる治療アプローチをまとめてある。ここで鍵となる概念は、3つのレベルの1つまたは複数のレベルに的を当てた治療が神経運動性発話障害を伴う失語患者には適切であるという点である。ここでもまた、声道の姿勢形成、発話の機能的単位に対する運動感覚の促進、そしてリズムと速度の3つのレベルである。

観察される症状の集合と保たれている能力・失われた能力に対応づけて、もっとも効果的な治療

表26-5 "発語失行"と通常呼ばれる失語に伴う神経運動性発話障害にもっとも頻繁に合併する発話症状

症　状	想定される病理生理学的過程	考えられる一次的促進子
知覚される置換と歪み	空間的定位障害	
知覚される省略と付加	動作の範囲・速度・タイミングの調節能力の低下	
努力性発話	筋緊張の亢進	
試行錯誤的模索行動	一種の非流暢性そして／または代償	構音姿勢（構え）形成／運動感覚
発話速度低下		発話速度とメロディ
過剰かつ均等な強勢	複雑な系列的随意的動作の遂行能力低下	発話速度とメロディ
繰り返し		
多音節刺激で誤り増加	特に音節主音的母音での姿勢保持	
一貫性のない誤り	発話下位システムの協調運動能力低下	
正常な発話が部分的にみられること		

アプローチを選択するためのきちんと形をなした指針はほとんどない。表26-3に示したように、Wertzら(1984)は重症度に基づいた指針を、また表26-5に示したように主要な発話症状に基づいた指針を提供している。それでもなお、治療目標を立てるためにどのアプローチが有効であるかを実証するデータはない。われわれは、Wertzら(1984)と同様、各患者ごとにもっとも効果的な治療アプローチを決めるためには、十分な期間診断的治療を施行してみることを推奨する。診断的治療の重要性は、Simmons(1978)の症例研究に如実に示されている。彼女の観察は、あとに示す定型的治療アプローチについての節に詳細にまとめられている。

発話運動制御における現代の問題：治療への指針

発話運動制御に関する最近の文献からいくつかの構成概念が与えられる。それらの中には、感覚入力の役割、自由度が複数存在する中での声道の関与のパラメータの確立；行為(action)の機能的単位の開発；オンライン形状形成のための能力の開発；そして発話のマクロ構造制御子としての内的振動メカニズムの使用がある。これらの概念についての優れた考察がAbbs(1989)とGracco(1990)によって提供されている。これらの構成概

念は、失語症患者が発話の制御を再獲得するのを援助するために用いられる多くの促進技法の有効性を説明するものである。この節では、発話運動制御のための感覚入力と感覚運動統合についての簡単な考察、次に治療アプローチと関連する発話運動制御の構成概念を提示する。

発話の感覚入力の神経生理学的制御と感覚運動統合

運動性発話障害に対する治療のほとんどは、発話の促進に重要と信じられている感覚的手がかりの提供または促進に向けられている。従って、感覚入力に関するいくつかの疑問がここでの考察の主眼となる：(a)正常および障害された発話運動システムにおける感覚入力の役割は何か？；(b)神経病変によってある種の感覚モダリティーと感覚運動プロセスが障害されたとき、変容した感覚プロセスはどの程度"発話の機能的意味"を担うのか？

聴覚信号と口部体性感覚信号の両者が発話産生の制御に関わっている。両システムとも発話プロセスに感受性のある受容器を備えている。例えば聴覚系では、発話様刺激の音響学的・音声学的に際だったある側面が、聴神経の放電パターンにコード化されている（概説はSachs et al., 1982を参照のこと）。口部感覚の場合は、声道がさまざまな受容器を豊富に備えており、それらの中には上皮の機械的受容器、筋紡錘、側頭下顎骨関節の求心性線維、圧覚受容器、歯根膜の求心性線維がある（概説はKent et al., 1990；Smith, 1992を参照のこと）。発話運動制御においてこれらの受容器が重要である可能性は、Johassonら（1988）の研究からも示唆されている。彼らは眼窩下の神経の機械的受容器求心性線維が、ある種の言語音産生に伴う顔面動作に関連して放電することを報告した。

発話運動制御における感覚入力の機能的意義に光を当てる1つのアプローチに、感覚剥奪の影響を研究する方法がある。聴覚情報の長期剥奪は、後天性聾者（すなわち言語発達後に聴力を失った人）に見られるように、発話の明瞭性と自然さが徐々に劇的に低下する結果をもたらす（概説はKent & Adams, 1989を参照のこと）。口部体性感覚剥奪の影響に関するデータはそれほど目立たないが、三叉神経の感覚性ニューロパチー患者で発話困難が報告されている（Lecky et al., 1987）。

短期の感覚剥奪は、聴覚マスキングや口部麻酔などの方法で実験的に試みられている（概説はKent et al., 1990；Smith, 1992を参照のこと）。この研究から得られた主要な知見は、これらの条件は発話の微細な側面の変化には関連するが、正常話者は感覚剥奪に遭ってもかなり明瞭な発話を産生できるということである。Kentら（1990）はこの知見を、発話に対する内的基準が健常であるので完全な感覚フィードバックなしにも動作が遂行できると、解釈している。

発話に対する感覚入力の寄与を研究するもう1つのアプローチは、遅延聴覚フィードバックやバイトブロックなどの口腔補装具を用いて、感覚信号を乱したり調節したりする方法がある。バイトブロックを装着しても音響学的に申し分のない発話を産生できることが示されており、それは発声の第1声門波、すなわち聴覚フィードバックが話者に届く前についてさえ言える（Lindblom et al., 1979）。しかしながら、バイトブロックと口部麻酔とを組み合わせると、バイトブロックへの代償的適応は即時には効かなくなる（概説はKent et al., 1990を参照のこと）。この知見から、発話動作が生成される物理的環境が変わると、正確な発話産生のために感覚フィードバックが必要となることが示唆される。

最後に、感覚フィードバックの役割は、言語音産生中に予期しない摂動（例、荷重）を特定の構音器官に加えるという研究においても調べられている。例えばAbbsとGracco（1984）は、両唇音の閉鎖動作中に下唇に摂動を加えたら上唇の代償的動作が見られたと報告している。さらに彼らは、動作開始直前に加えられた摂動は動作に関わる一次的構音器官の代償的適応を引き起こすが、動作中に加えられた摂動は音響学的に等価な出力をなすような二次的構音器官の代償動作と関連することを示した（Abbs, 1989）。これらの研究から、正常話者は予期せぬ摂動に対して適応することが示された；こうした摂動は特に障害されたシステムにおいては発話を乱す可能性がある。

発話の機能的単位の再確立のための構えの形成と運動感覚の促進

発話の機能的単位（つまり分節音と音節）の再獲得を要する患者のために、正確な空間的目標設定を再獲得するのを援助するさまざまな促進アプ

ローチが報告されている（Square-Storer, 1989a ; Wertz et al., 1984）。これらについては、1930年代から（Van Riper, 1939）言語の文献に広く書かれており、その中に**発音定位法**と**発音派生法**がある。これらの促進技法を失語—発語失行患者に用いる場合の説明は、Square-Storer（1989b）とWertzら（1984）に詳しく述べられている。発音定位法では、音がどこで（構音点）どのように（構音様式、有声性）作られるかという記述、図とモデル、それに/s/のようなス一音にはイメージも用いられ、さらに臨床家による口部顔面筋群の手技も含まれる。発音派生法は、患者がすでに持っている口部顔面運動能力に基づくものである。例えば、唇をパクパクと動かすことができる患者は、この動作が/p/と/b/の産生における空間および構音様式パラメータを与える基礎として役立つ。また、患者が/s/を発音できるのに/ʃ/を発音できない場合、舌を口蓋に沿って後方へゆっくり引くことによって/s/から/ʃ/を派生させることができる。このような方法は、働きかける分節音の正しい産生のための空間的・運動感覚的キューを意識レベルまでもってくるものである。キーワード法も用いられる。このアプローチでは、患者がどうにか発音でき、治療対象の目標音を含んでいる単語を患者に言わせて、臨床家はその音の（空間的・運動感覚的）感覚に患者の注意を喚起する。例えば、/s/産生の随意的制御が目標である場合、そして患者が夫の名前である"Sam"を言えるとき、/s/の感覚を促進するためにこの名前を用いる。

われわれの考えでは、発音定位法と発音派生法は神経運動性発話障害を伴う失語症患者が（発話）行為の**機能的単位**を再獲得するのを助ける。Gracco（1990）が説明しているように、孤立母音の産生でさえ行動の機能的単位を必要とし、そこでは呼吸筋の調節、声帯の張りぐあい、口腔咽頭壁のコンプライアンスの調節、舌の構え、顎の位置、軟口蓋の挙上、さらに口唇の構えが協調して行動の機能的単位である母音に寄与している。正常成人話者においては、これら機能的行為の集合は確立している。神経運動性発話病理学をみる1つの方法として、障害されたシステムが持っている自由度の数からみる方法がある。例えば、過剰な動作を特徴とする運動過多症の症例においては、そ

うした動作が、ある軌道を生じるためにシステムが切り抜けなければならない自由度を増加させることがある。しかし、運動低下症の症例の中には、システムが自由度をほとんど持っていない場合がある。Gracco（1990）が指摘するように、正常話者が活用できる自由度は、行動の機能的単位がしっかり確立している事実により、当然ながら限られたものである。優位側前頭葉皮質・皮質下の神経病変から生じ得る陽性徴候は、機能的単位の変化である。したがって、機能的単位の再確立は治療の目標となり得る。発音定位法や発音派生法といった技法を用いた分節音や音節レベル（母音一子音または子音一母音）の訓練は、神経運動性発話障害を伴う失語症患者がこの目標を達成するのを助けるものである。

対比の模倣は、発話の機能的単位がいくらか確立されている場合に有益な治療技法であると思われる。この方法はWertzら（1984）が包括的に記述している。RosenbekとLaPointe（1978，1985）によって提唱されたこの技法は、入力については刺激統合に依存し（"よく見て。そしてよく聞いて"）、それから動作パターンの"見た目"と"音"を意識レベルにまで持ってくる。Wertzら（1984）は、訓練はふつういろいろなCVまたはVC音節の中、または少しだけ異なる"機能的単位"（例、say, sigh, so, see）の中の/s/などの単一目標から始めるべきであると強調している。臨床家は患者に、動作パターンを感じとっている間、音節産生をゆっくりにするように言い聞かせる。

see-tea, toe-sewといった対比の模倣もまた、Wertzら（1984）が神経運動性発話障害を伴う失語症患者に勧めているが、一方でYorkstonら（1988）は構音障害患者に勧めている。両者とも、母音核が一定のリストで数多くの目標子音を産生させる（例、pie-die-I-sigh-rye-tie-lie-my）のが有益であるとしている。このようなドリルは、神経運動性発話障害を伴う失語症患者に用いると、動作単位に対する運動感覚（意識的感覚）が患者にとってはっきりする。したがってこうした訓練は、機能的単位の感覚運動随伴性の再確立を促進する。例えば、/s/＋母音といったCV連鎖において、/s/の産生は母音環境（例、高一低一前一後）によってさまざまである。これらさまざまな環境におい

て、/s/の感覚運動特性は異なる。これらの対比を模倣することで、システムがこれら機能的単位に関連するさまざまな感覚運動特性を経験する機会を与えられる。Gracco (1990) は、行為の機能的単位がより大きなシステムに組織された集合としての運動プログラムを記述している。彼は、それまでの研究結果に基づいて (Abbs et al., 1984；Gracco, 1987)、"運動プログラムはプロセスではなく、声道の構造の全体の声道の形状への相対的関与を同定する**感覚運動特性**の集合である"と強調している (Gracco, 1990, p.10)。

強勢対比訓練は、多くの者が可能性のある治療の1つとして支持している（例、Rosenbek, 1983）。このような訓練は、促進的技法というよりも治療へのアプローチと考えられるが、ここでは、そこで想定されている基礎的発話制御メカニズムがその基底にある**振動メカニズム**の促進にあるゆえに取り上げる。強勢対比訓練は最初Fairbanks (1960) によって提唱され、Rosenbek (1976, 1985) によって後天性発語失行の治療として広められた。1つまたは2つの音素に焦点を当てた短い句からなる問答による対話が用いられる。このようにして、前に練習した機能的単位が、一連の対話の中に埋め込まれる。一次的・二次的強勢も発話動作の改善を促進する因子と考えられている。次に典型的対話例を示す：

臨床家：What did you do?
患　者：I *ate* one.

臨床家：You ate three?
患　者：No, I ate *one*.

臨床家：Tom ate one.
患　者：No, *I* ate one.

臨床家：You drank one?
患　者：No, I *ate* one.

臨床家：You ate one!
患　者：Yes, I *ate* one.

患者が確実に習得するよう援助する階層的プログラムはWertzら (1984) に詳述されているので、読者はそれを参照するとよい。

この方法を用いて再統合される可能性のある発話制御メカニズムは、基底にある振動メカニズムを促進することであり、おそらく速度を落とすことによるオンライン反応形成である。このような訓練のリズムと強勢の側面について、Gracco (1990) は、運動行動の多くの側面は基底をなす振動メカニズムによって導かれると思われ、発話もその例外ではないと指摘している。正常成人話者の句の繰り返しを運動学的に記録したおびただしいデータにおいて、否定し難い一貫性が認められ、それは"リズム過程の存在を示す周期性が基底にある"ことを示唆している (p.18)。さらに、正常話者において構音器官のタイミングはシステム・レベルの機構を反映することが見いだされている。つまり個々の構音器官の活動は独立して現れるのではなく、(機能的)単位として反応する（例、Lofquist & Yoshioka, 1981；1984）。われわれの考えでは、強勢対比訓練はリズムが促進され速度が抑制されている文脈中で機能的単位の生成を促進するのではないかと思われる。さらに、この訓練において文の強勢パターンを変化させることは、運動プログラムの柔軟性を促すと考えられる。Wertzら (1984) は、"強勢対比訓練は、失行的構音を安定させプロソディ・プロフィールを改善するのにもっとも有効な技法の1つであろう"と述べている (p.260)。それは、ガイドとなるリズムが意識に上り、一定した音声学的環境内で最小のプロソディ変化になるようシステムが求められることによるとわれわれは考える。

リズム的基盤を促進し、発話をゆっくりにすること

発話のリズム的側面に焦点を当て、内的振動を再確立させるその他の治療アプローチも、神経運動性発話障害を伴う失語患者に用いられ、効果を上げている。それらを表26-6にまとめた。そのうち5つのアプローチをこの節で、促進技法として取り上げる：すなわち、歌唱 (Keith & Aronson, 1975)；振動触覚刺激 (Rubow et al., 1982)；メトロノームによる調子とり (Dworkin et al., 1988; Shane & Darley, 1978)；発話の引き伸ばし (Southwood, 1987)；それに拍子板 (Helm, 1979) である。次の節で、より定型的な治療プログラムをなすリズム的・調子とり的方法、すなわち指折り法 (Simmons, 1978) とメロディック・イントネーション・セラピー (Sparks & Deck, 1986)、それにPROMPT (Chumpelik [Hayden], 1984) について論じる。

表26-6　失語における神経運動性発話障害の治療のための拍子とりおよびリズム的アプローチ

- メトロノームによる拍子とり（Dworkin et al., 1988 ; Shane & Darley, 1978）
- 発話の引き伸ばし（Southwood, 1987）
- 指折り（Simmons, 1978）
- 振動触覚刺激（Rubow et al., 1982）
- 歌唱（Keith & Aronson, 1975）
- メロディック・イントネーション・セラピー（Sparks & Holland, 1976 ; Sparks et al., 1974）
- PROMPT（Square et al., 1985 ; Square et al., 1986）

　歌唱が非流暢性失語症者の発話産生に促進的基盤を与えることは古くから知られている（Head, 1926, 1963）。しかしLebrun（1989）の見解では、それはBroca失語症者についてのみであり、臨床的には失語がほとんど認められない発話失行患者には当てはまらないという。たしかに歌唱の促進的効果を報告している現代の症例報告は、Porchコミュニケーション能力インデックス（PICA）で測定して中～重度の失語があり、かなりの神経運動性発話障害を伴った患者についてのものであった（Keith & Aronson, 1975）。歌唱セラピーは、3週間の伝統的セラピーでほとんど効果がなかった後に導入された。患者が最後の語を歌うことによって句を完成させるといった空所補充法を用いる。すなわち、臨床家が自分の手を指して"This is my ＿＿＿＿＿＿"と歌うと、患者は呼称して、"hand"と歌うことによって文を完成させる。患者はまた、"I want coffee"、"How are you?"のような実用的フレーズを歌うよう励まされる。患者は促進的技法を、明らかに音楽的性質を持ったリズムとピッチのパターンを伴う環境に転移させた。1カ月も立たないうちに、彼女のPICA総得点は3点（7.93から10.99）も改善し、言語性下位検査の得点は7点（3.55から10.55）も改善した。1カ月後、患者は家で話す場面でうまくいくようになったが、喚語困難と文法的誤りは目立っていた。彼女は促進アプローチとしての歌唱を完全に放棄したが、拡大メロディック構造を用いて自然な文脈でゆっくりと話していた。彼女のPICA言語性下位検査の得点はほぼ2点（10.55から12.50）上がり、総得点はほぼ1点（10.99から11.93）上がった。KeithとAronson（1975）は、"伝統的セラピーを続けても、あるいはセラピーを中止しても、患者は同じくらい改善したかもしれない"（p.488）と断わっているが、彼らの慧眼あればこそ、この症例が十分報告に価すると考えたのである。

　リズム、強勢、調子とりが"発語失行"を伴う失語患者における構音の正確さを促進するのに有効であることを示すもう1つの予備的ではあるが有望な研究は、振動触覚刺激を用いるものである（Rubow et al., 1982）。これは、50Hzの振動を人差指の手掌側表面に当て、3音節語の音節ごとに振動触覚性の刺激を与えるものである。臨床家が信号のタイミング、持続時間、強度（高低）をコントロールできるので、刺激のしかたで"sensation"のような3音節語の主・第2・第3強勢を示すことができた。ある被験者は2種の治療を交互に受けた。すなわち、破裂音からなる多音節語（例、tobacco）リストの模倣による治療と、摩擦音からなる単語（例、sensation）リストの振動触覚刺激による治療である。発語失行の構音の誤りを評価する16点の多元得点システム（Collins et al., 1980）を用いて、両リストの治療前後の平均得点を求めた。治療開始時、単語リストの平均得点はどちらも5点であった。7日間にわたる14セッションの治療後、得点は模倣による治療を受けた単語は1.9点しか改善しなかったが、振動触覚刺激による治療では5.8点改善した。

　その他に、発話を促進する因子としてリズムと調子とりを用いる試みがある。ShaneとDarley（1978）は、パッセージの音読を、メトロノームに指示された3種の速度、すなわちふつうの音読速度、遅い速度、速い速度で行わせた。メトロノームにより外的に規定されるリズムは実際、メトロノームが使われない統制条件に比べて、発話の正確さに対して有害な影響を及ぼした。さらに、3

種の速度条件間で構音の正確さに有意差はなかった。これらの知見にもかかわらず、Dworkinら(1988)は、次に示す課題において1人の患者を治療する際にさまざまな速さにセットしたメトロノームを用いた：非言語的神経運動制御課題；交互動作速度；単語産生；5語からなる文の産生である。メトロノームの促進効果は得られなかったが、興味深いのは〝発語失行〟の治療において並外れた学識を持つこれらの臨床家がこのアプローチを採用したことである。患者はすべての課題で改善を示したが、メトロノームなしでも同様な改善を示したのである。

Southwood (1987) の基本的に発語失行と考えられる2患者（1例は軽度、もう1例は中等度）を対象とした研究は、調子とりの促進効果を定量的に実証している。Southwoodは、母音核を意識的に引き伸ばすことで速度をシステマティックに落とすという**引き伸ばした発話**技法を用いた。コンピュータ・スクリーン・ディスプレイからの視覚的ガイドにより発話速度をシステマティックに落とすことで、発話の誤りがかなり減るという結果がもたらされた。逆に、発話速度をシステマティックに上げると誤りが増えた。しかしながら引き伸ばした発話技法の効果は般化しなかった。おそらくそれが〝異様〟に聞こえたためであろう。Southwoodは、Ingham (1983) による吃音のための引き伸ばした発話プログラムにもあるように、引き伸ばし発話技法を補充するものとして〝自然さ〟の訓練に向けたセラピーが用いられれば、般化は達成されたかもしれないと述べている。メトロノームや引き伸ばした発話は、身振りで補充される発話と同様、〝神経運動制御を再編成するというほど大きな作用はないが、患者の発話を遅くし、リズムと強勢を高め、各音節に注意しなければならないことを患者に銘記させるのには役に立つ〟 (Rosenbek, 1983, p.53) のかもしれない。

同様な促進効果は、拍子板 (Helm, 1979) の使用でももたらされる可能性がある。この板はおよそ13インチの長さで、2インチごとに水平に仕切りが施されている。患者は発話の単位ごとに四角形の部分を次々に触っていくよう訓練される。神経運動性発話障害を伴う失語患者に拍子板を使用することについてわれわれは実験的データを持たないが、この方法は経験のある臨床家に用いられていると一般に考えられている（例、Wertz et al., 1984）。

リズムや調子とりによる促進は、神経運動性発話障害を伴う失語患者における発話障害の治療によく用いられているが、方法によって異なるプロセスを開発しているように思われる。つまり、これらの技法の中には、厳格な調子とりがあるかと思えば、言語の自然なリズムと強勢のパターンを強調するものもある。厳格な調子とり技法には、メトロノーム、引き伸ばした発話、拍子板がある。自然なリズムと強勢を高める促進子には、対比強勢訓練、振動触覚刺激、それに歌唱がある。しかしながらこれら最近の方法は速度を遅くするものである。これらの技法のうちどれが最も効果的であるか、またどういったタイプの患者がどの方法に適しているかを示す基準は報告されていない。さらに、調子とりやリズムのどのような側面が促進的であるのかは明かにされていない。これらの問題を扱ったさらなる臨床的研究が必要とされているのである。

定型的な治療プログラム

失語における神経運動性発話障害に対する定型的な治療アプローチは、いくつか文献に示されている。これらのアプローチには2つのタイプがある：すなわち**ミクロ構造的／ボトムアップ・アプローチ**と**マクロ構造的／トップダウン・アプローチ**である。したがって最も重要なことは、患者の運動性発話制御を改善するための治療として、ミクロ構造的アプローチとマクロ構造的アプローチのどちらが患者に必要であるかということである。つまり、機能的単位（例、発話の分節と音節）が、機能的言語コミュニケーションの改善のために、再確立され、組み立てられなければならないのか？ それとも、患者はマクロ構造的アプローチ、すなわちメロディック・イントネーション・セラピー (Berlin, 1976 ; Naeser & Helm-Estabrooks, 1985 ; Sparks et al., 1974 ; Sparks & Holland, 1976)、PROMPT (Prompts for Restructuring Oral Muscular Phonetic Targets) (Chumpelik [Hayden], 1984 ; Square et al., 1985 ; Square et al., 1986 ; Square-Storer & Hayden, 1989)、8段

階でなされる文の統合刺激法（Rosenbek et al., 1973）などの使用が最も効果的であることを見いだすのか？未解決の問題は、治療に関するボトムアップ・ミクロ構造的アプローチとトップダウン・マクロ構造的アプローチのどちらが、どういう患者にとって適用されるべきかという点である。ボトムアップ・ミクロ構造的アプローチには、非言語口腔動作レベルまたは分節音―音節レベルのどちらかで始まる方法があり、有名なものに、DabulとBollier（1976）、Dworkinら（1988）、Rosenbek（1983）、Wertzら（1984）のものがある。前にも示唆したように、ボトムアップ・アプローチは障害されたシステムが、(a)病的発話システムに利用可能な複数の自由度から使用すべき特定のパラメータを選択したり自由度を増加させ、(b)運動の機能的単位を再確立し、磨き上げ、(c)これら機能的単位をメロディ・ラインに乗せるのを援助するとわれわれは考えている。失語における神経運動性発話障害の治療に用いられるトップダウンないしマクロ構造的・アプローチとしては、メロディック・イントネーション・セラピー（Naeser & Helm-Estabrooks, 1985）、PROMPT（Square et al., 1985, 1986；Square-Storer & Hayden, 1989）、機能的な文や句に適用される8段階課題（Rosenbek et al., 1973）の3つが最もよく知られている。これらのアプローチは基底をなす振動的リズム、メロディ、発話産生の速度の再確立を助けるのではないかとわれわれは考える。指折りなどのマクロ構造的・アプローチはあまり知られていない。これは患者に発話産生速度を落とすために厳格な拍子とりを与えるものである。それぞれのアプローチを次節で取り上げる。

ミクロ構造的アプローチ

DabulとBollier（1976）のアプローチは、"発語失行の"患者はまず正確に音レベルで構音動作を達成する能力を再確立しなければならないという前提に基づいている。特定の"音"の構えが安定したら、"子音+/a/"の速い繰り返しにおいて子音を反復することを課する。速い正確な繰り返しが15秒間に60音節の基準に達したら、単音節CVCや無意味音節CVCVにおいて音を産生することを、無意味音節組合せの随意的制御の確立のために行わせる。最後に、患者が前述の訓練を通じて構音技能のしっかりした基礎的"語彙"を習得したと考えられれば、単語を発音することが推奨される。患者は単語内の各音をまず1つずつ発音し、それから音素をつなげるよう指導される。

Rosenbek（1983）やWertzら（1984）は、このような厳格なボトムアップ治療法ではないが、音を音節に、音節を単語にしていくアプローチを提唱している。彼らがこのような積み上げアプローチの長所と考えていることは、Rosenbek（1983）の次の言葉に端的に示されている："発語失行の話者が音の成立ちを想起し、それらの音を対比させ、それらを組み合わせて単語や句にし始めるや、模倣・定位・派生といった伝統的方法は、連なった発話をゆっくりにし、リズムや強勢を高める方法にとって代わる"（p.52）。

Dworkinら（1988）は、4つのレベルの口腔運動的複雑さから成る訓練法に複数プローブ・デザインを適用した1症例について報告した。この4つのレベルとは、バイト・ブロックを装着して非言語的に舌尖を上下させるもの、/ptk/と/kpt/の音節における交互運動速度成績、孤立した単語の訓練、強勢の有無による2種の条件下での文の訓練である。患者の成績は全ての課題で改善したが、"訓練法の初期段階での成功が、後の段階のうわべはより複雑な発話制御活動に般化することを示す証拠は得られなかった"（p.287）。同様な結果がどの被験者でも見られるかどうかはわからないが、神経運動性発話障害を伴う失語患者に対して発話のミクロレベルの治療から始める妥当性や基準についてはさらに研究が必要であることをこの知見は示している。

マクロ構造的アプローチ

ある種のトップダウン・アプローチが、神経運動性発話障害を伴う失語患者における機能的発話の再確立に有効であることを示す結果も報告されている。つまり、これらのアプローチの結果は、治療への"積み上げ的"アプローチが必ずしも必要でないことを示している。マクロ構造的技法の中で最も有名なものは、メロディック・イントネーション・セラピー（MIT）である。MITの方法は、本書19章にSparksとDeckによって詳しく述べられている。システム内・システム間再編成（Luria, 1970；Rosenbek & LaPointe, 1978,

1985 ; Rosenbek et al., 1976) の要素が、句や文の産生に対して抑揚をつける技法に組み入れられている。システム間的要素は語産生と組み合わせた手の振りにあり、システム内的側面は話すというより"抑揚をつけた"発話産生に反映されている。患者がこのプログラムのさまざまなステップを通じて訓練すると、"I want coffee"とか"Go to bed"といった意味のある句がしばしば流暢に発せられるようになる。われわれの経験では、成績は全プログラムを通じて良好であるのがふつうであるが、般化に関する実証的データは乏しい。この方法の驚くべき側面は、たとえ患者が全く話せないようにみえたり、話し始めるのがきわめて困難であっても、このトップダウン・アプローチによって見違えるようによくなることである。つまり、もし実際に、MITが新しい発話への般化を促進することが経験的に示されるなら、発話の機能的単位を訓練し、その単位の上に句の産生を組み立てることは無駄であるということになる。システム間的な手の動作で強められたプロソディのマクロ構造が、患者が明瞭な機能的句を産生するのを助けるように思われる。われわれはまた、目標句の言語学的構造が、こうした失語患者にとって促進的なマクロ構造を持っているかどうかについても考慮しなければならない。われわれの観察では、他の多くの観察と同様、ある程度の失文法と失名詞症状を示す重度Broca失語症者でさえ、MITで促進されると、比較的単純な構文のものであれば完全な統語構造の文を産生する。そこで問題は、こうしたトップダウン・アプローチのどういった側面が促進効果を説明するのか、システム間的手のタッピングか、システム内的メロディック発話か、発話運動を適合させる基になる言語学的鋳型か、それとも最もありそうなことだが、これら全てがさまざまな割合で関与するのか、ということである。

理解は良好だが発話はほとんどないような非流暢性失語症者におけるMITの治療効果は、Albertら（1973）によって初めて報告された。自然回復期を過ぎたか、それまでの失語セラピーで発話面の改善がなかった3症例が報告された。どの症例においても、MITは自然な環境における自発語の増加をもたらした。1例はたった2週間の訓練で、6種の反復的音素の使用しかなかった状態から、自然な環境で文法的に正しい完全な反応にまで改善した。他の2例は、およそ1カ月半の治療で、意味のない唸り声と常同的音素のみの状態から、短いが意味のある会話ができるレベルにまで改善した。しかしながらこの患者たちの治療後の発話は歪んでおり、構音とプロソディーの点で障害が明らかであった。

一方、他のいくつかの報告では、MITは非流暢型失語症者において言語検査成績でみる限り効果がないとされた（Helm, 1979 ; Sparks et al., 1974）。NaeserとHelm-Estabrooks（1985）は、MITの適応のある者を明らかにする基準を得るために、X線CTのある8名の患者において、MIT治療後のBoston失語症鑑別診断検査（BDAE）（Goodglass & Kaplan, 1972）の結果から、病変部位と言語検査で改善した成績との関係を検討する研究を行った。

BDAEの4つの下位検査による測定でMITが有効であった患者は、左前頭葉運動野・運動前野と隣接する皮質下白質に病変を有し、患者の1人は基底核と内包病変も有していた。言い換えると、これらの患者は左運動性発話制御中枢皮質および皮質下に病変があったが、Wernicke野と側頭峡の病変は伴っていなかった。効果の乏しかった4名の患者のうち3名は、上記部位に加えてWernicke野か側頭峡の病変を伴っていた。残りの1名は、前頭葉のBroca野と運動前野に斑点状の病変を認めたが脳室周囲白質は保たれており、また運動皮質顔領域の深部に小病変を認めた。この最後の患者は効果が乏しいとはされたが、この患者は治療前にBDAE構音能力が7点であり、この測定法では天井効果を示すという点で他の7名とはかなり異なっていた。この研究の結果は印象的であり、ここから推測されることは、MITは発語が著しく制限されているが優位半球側頭葉が保たれている非流暢性失語症者の発話の治療に適しているということである。

指折りで発話のリズムと単純な平叙文の言語学的鋳型を刻むといったシステム内再編成を用いたマクロ構造的アプローチが、Simmons（1978）によって報告されている。これは単一事例研究であり追試はされていないが、臨床的意義の大きい報

告である。というのは、失語―発語失行患者の言語表出行動が著明な改善を示し、その般化が記述されているからである。被験者は9カ月間の集中的な言語と発話の訓練を受け、その間を通じて着実な改善を示した。しかしながら、その後5カ月で成績がプラトーに達し、PICAで測定しても主観的評価でも明確な改善が見られなくなった。その5カ月の間にさまざまな治療アプローチがとられており、それらにはMIT、模倣、構音の構え形成（articulatory posturing）、強勢対比訓練（Rosenbek, 1976）、アメリンド（Ame-Rind: Skelly et al., 1974）、発話のためのランゲージ・マスターによるプログラミングが含まれていた。その後の治療は、"代名詞＋動詞＋前置詞＋冠詞＋名詞"という言語学的形態の発話産生に向けられた。患者は、単語ごとに1指を挙げ（指折り）、それから指を挙げるごとに1音節を産生するよう訓練された。訓練は、付録26-1に示した5課題連続体で構成されていた。セラピーは4カ月間行われ、治療した発話の産生に著明な改善が認められた。般化は、PICA言語性下位検査で21パーセンタイルという著明な改善に示された。患者が指折りアプローチを自然な環境に転移させたことが観察され、身近な者によると文の長さと流暢性に改善が見られたとのことであった。

指折りは、MITと同様に、システム間再編成と言語学的鋳型とを組み合わせたアプローチである。これら2つを組み合わせると、神経運動性発話障害を伴う失語患者の発話産生の正確さに対して、相互に促進効果を及ぼし得たであろう。この患者が示した劇的改善のもう1つの可能な説明として、リズミックな指折りが患者に内的テンポ、そしておそらく発話の流れが乗るべきリズミックな振動を与えたのではないかと考えられる。あるいはまた、肢の動作が、発話の機能的単位が乗るべき一定の振動的リズムの再確立を助けたとも考えられないだろうか？　さらなる研究が必要である。

PROMPT（Chumpelik [Hayden], 1984）の適用は、限られたセットの機能的文・句の獲得に同様の成果をもたらしている（Square et al., 1985；Square et al., 1986；Square-Storer & Hayden, 1989）。PROMPTは、空間的目標が口腔顔面プロンプトを用いたキューで与えられるような触覚―運動覚的方法である。時間的流れと構音速度が、空間的キューを与えるタイミングとキューの強さと持続時間によって調節される。時間的流れが調節されると、患者は臨床家が空間的・時間的パラメータを増やすにつれ、動的な発話動作の感覚を自覚できるようになる。患者が目標発話を産生している間、動的なキューが臨床家によって口腔顔面器官に与えられる。キューは徐々に減らされ、最終的に患者は援助なしで発話できるようになる。

命題的発話が限られ重度の神経運動性発話障害を伴う4名の慢性期重度Broca失語症患者に対して単一事例研究デザインと追跡法を用いた研究から、このトップダウン・マクロ構造的アプローチにより機能的コミュニケーションのためのいくつかの句が"プログラムされ"得ることが示された（Square et al., 1985；Square et al., 1986；Square-Storer & Hayden, 1989）。配偶者の報告から、2名の患者がプログラムされた（治療を受けた）句（例、"Stop it"；"I want more"）を日常生活に般化したことが明らかになった。1人の患者は治療終了2カ月後に再評価を受け、訓練を受けた機能的句を治療中と同程度の明瞭度で保持していることが見いだされた（Square-Storer & Hayden, 1989）。

しかしながら、4週間、12セッションにわたる治療研究プロトコルに参加した4名の被験者において、発話スキルの非訓練句への般化が見られなかったことは重要な観察である。1人の患者は実験期の後も治療を継続した；彼はその後3カ月間、週2回の訓練を通じてさらにおよそ20の機能的句を習得した（Hayden、私信、1986）。Hayden（私信、1992）によれば、実験に加わらなかった5人目の患者は、週2回、3カ月にわたる訓練を受け、さらにほぼ週1回、9カ月間の訓練を受けたが、発話制御の般化が治療中に引き出された非訓練句に生じたばかりか、日常生活においても患者自身が発した多くの新しい句に生じたとのことである。

PROMPTは、MITや指折り法と同様、患者にリズミックな鋳型や振動構造と組み合わさった言語学的鋳型を与えると考えられる。さらに、PROMPTのみが、振動／言語学的マップによって与えられたマクロ構造に空間的目標を付加する

ものである。もし、Gracco (1990) の運動プログラムの定義を採用して、"声道全体の形状への声道構造の相対的関与を同定するような感覚運動的特定化の集合" (p.10) であるとするなら、論理的帰結として、PROMPTはおそらく患者のシステムが内的に生成する偏位したプログラムを修正するための最も際だった感覚情報を与えるということになる。

PROMPTの適用に当たっては、各マクロ構造に対して考えられる全てのプロンプトが患者に与えられるわけではない。その代わり、熟練した臨床家は常に行動をモニターして発話の正確さを改善させるのに必要なプロンプトだけを与える。おそらくPROMPTが短期間になしとげることは、Broca失語患者にみられるいくつかの機能的句のプログラムを配線することである。句が配線されるようになるのがいかに速いかは、前述の実験的研究における被験者の学習曲線に示されている (Square et al., 1985 ; Square et al., 1986 ; Square-Storer & Hayden, 1989)。新しい句への般化が生じるかどうかについては、経験的検証が必要である。もう一つの問題は、実際にPROMPTで般化が生じたとして、Broca失語患者の個別治療の費用を正当化するのに量的にも質的にも見合うものであるか否かということである。最近の研究では、慢性期Broca失語患者に包括的な失語と発話の治療を数カ月間という短期間に集中的に行って、情報交換に意味のあるほどに機能的な改善がみられたことが示されている (Brindley et al., 1989)。この改善はSarno (1965) の機能的コミュニケーション・プロフィールを用いて測定されたものなので、言語的・非言語的コミュニケーションの両者を反映している。ここで生じてくる疑問は、費用効率とともに患者満足度である。つまり、マンツーマンの神経運動性発話治療の費用は、患者満足度の増大で正当化されるかという問題である。さらなる臨床的研究が必要である。

最後に取り上げるマクロ構造的アプローチは、発語失行についての現代の文献で最初に報告されたアプローチである。Rosenbekら (1973) は、彼らの発語失行のための8段階治療法における統合的アプローチ (例、"よく見て、そしてよく聞いて") の効果について最初に報告した中で、発症から1年以内で中等度から重度の言語・発話障害を有する3名のうち2名の失語症患者において機能的フレーズ (言い回し) を訓練した。(Rosenbekらの8段階治療法は付録26-2に示した。) 個人的状況に基づいて5つの訓練フレーズを各患者について別個に選んだ。言語学的・音声学的複雑さや長さなどは統制しなかった。両被験者とも訓練で5つの文を習得した。1被験者について3カ月後に日常生活への般化を非公式に評価した。その時点で、5つのうち3つの文で般化が明らかであった。両被験者ともももっともセラピーに時間がかかったのは、"よく見て、そしてよく聞いて" と言いながら臨床家が患者と同時に発話する第1段階であった。

DealとFlorance (1978) は4例 (うち3例は発症後1年以上経過) に8段階治療法を適用して、Rosenbekら (1973) の知見を基本的に再確認した。2例は治療開始時には実質的に発話がなかった。そのうち1人の患者は13セッションしか完了しなかったが、訓練した5つの文のうち3つを日常生活において適切に産生するようになった。もう1人の患者は5カ月にわたる1回30分、合計30セッションを完了し、44の機能的フレーズを習得した。機能的フレーズを使用してはいたが身振りによるコミュニケーションに頼っていた別な患者は、たった3カ月のセラピーでそのほとんどを発話による機能的フレーズで行うようになった。最後に、発症後1週間からセラピーを開始した急性期の患者は、訓練発話で獲得した語から新しい発話を生成するまでに改善した。DealとFlorance (1978) の研究では異なる学習基準を用いてはいるが、彼らもまた第1段階が最も手がかかったとしている。しかし最初の段階で基準が達成されると、あとは急速に改善した。さらに第1段階から第4段階は1つの単位をなすが、どの患者にもこれら4段階の全てが必要ではなかった。第8段階は家庭でのプログラムに有益であることが見いだされた。

Rosenbekら (1973) の結論は、DealとFlorance (1978) と同様、重度発語失行患者の中には8段階治療法がコミュニケーション能力を回復させるのに役立つ者があるというものであった。この治療法が適する患者を選択する基準については、発話が非常に限られた失語患者は除くとの記述以外に

は示されていない。

マクロ構造的アプローチとミクロ構造的アプローチの選択

　失語における神経運動性発話障害の治療に、ミクロ構造的方法とマクロ構造的治療方法のどちらを選ぶかという点について、経験的報告も学問的論議も見あたらない。実際、これらの方法がこうした枠組みで示されるのは、われわれの知る限り、初めてのことである。しかしある程度の発話障害を伴う失語患者の治療を始めるとき、まずマクロ構造的アプローチから始めるのが筋が通っていると思われる。そのわけは第1に、ポジティブな要素に基づいて治療を始めるのがきわめて大切であり、PROMPTやMITなどマクロ構造的アプローチの中には神経運動性発話障害を伴う失語患者における機能的フレーズの産生を急速に促進する力を持つものがある、とのWertzら(1984)の見解に同意するからである。第2に、全ての患者にボトムアップ・アプローチが必要とは限らないとの指摘が文献にみられるからである。神経運動性発話障害を有する失語患者の中にはマクロ構造的アプローチによる発話制御のストラテジーを自然な環境に転移させられる者があることが、いくつかの臨床的報告に示されている（Albert et al., 1973; Deal & Florance, 1978; Hayden, 私信, 1992; Rosenbek et al., 1973）。最後に、ボトムアップアプローチは時間のかかる階層的プロセスを要し、発話の機能性や患者の自己制御が再確立するまでに遅れが生じることが挙げられる。なるべく早く、個人的価値のあるいくつかの機能的言い回しを患者が制御できるようにすることが賢明と思われる。

　患者によっては、マクロ構造的アプローチによって改善が有意に得られるといえよう。こうした場合には、マクロ構造的アプローチの枠組みの中で促進的技法がとられずに適用されることはあっても、ミクロ構造的アプローチを組み入れる論理的理由はない。その他の患者にとって、とりわけ自己形成的談話に対する運動制御を達成する可能性があると思われる患者にとっては、ミクロ構造的アプローチが非常に価値がある場合があると、われわれは信じている。こうしたアプローチは、軽度失語で発話に対して洞察力があり、自己評価能力がある患者に特に有効と思われる。

　考慮を要する最後の問題は、言語機能が健常な左半球病変患者の治療に対して、神経運動性発話障害を伴う失語患者の治療である。Square-Storerら(1988)は、発語失行と失語は別個の障害であることを経験的に実証した。そうすると、かなりの発話障害を伴うが失語はほとんどない左半球病変患者は、発話障害を合併する失語患者とは異なる治療アプローチを必要とすることになる。臨床的な治療についての文献と軌を一にする1つの結論として、被験者にリズムや速度構造のみならず言語学的中味も与えるようなマクロ構造的アプローチは、非流暢な失語症患者には有効でないということがある。PROMPTの効果を実証する研究（Square et al., 1985, 1986）は、WAB失語症検査（Kertesz, 1982）でBroca失語と分類された患者について行われた。MITの効果を報告した研究は、限られた発話しかない失語患者の行動に基づくものであった（Albert et al., 1973）。8段階治療法は、Rosenbekら(1973)によって、中等度失語・発語失行患者（構音障害をも呈する患者が含まれていた）に有効であることが示された。Simmonsの言語学的鋳型を伴う指折りプログラムは、発語失行を伴う失語患者に有効であった。今までのところ、左半球病変による比較的純粋な神経運動性発話障害に有効な治療法は報告されていない。

　ここでもまた、失語─発語失行患者に有効な上記技法に共通するのは3つの要素、すなわちリズム、調子(pacing)、言語学的鋳型である。マクロ構造的アプローチの成功の基盤とともに、どのようなタイプの患者にとって各アプローチが最適であるかに関する大規模な研究がぜひとも必要である。

　失語はほとんどないがかなりの運動性発話障害を持つ左半球損傷患者にとって、機能的単位・パラメータ評価・オンライン反応形成の確立と基礎をなす振動メカニズムの再確立を強調するミクロ構造的アプローチは最も適切と思われる。この領域における優れた臨床家であるWertzら(1984)の著作をよく検討してみると、積み上げアプローチはわずかの失語とかなりの神経運動性発話障害（彼らは軽―中度失行患者と呼んでいる）を伴う患者に適用されていることがわかる。

　そこで、失語を伴う場合も伴わない場合も、神

経運動性発話障害を呈する左半球病変患者の治療のための最適なアプローチを選択する指針は、臨床家にとっては確立しているということになる。しかしながら、選択のための経験的に妥当な原則はまったく報告されていない。これは、われわれの学問分野において、これから豊かな研究が生み出される可能性のある領域である。

最後に、慢性期Broca失語患者にとっての治療効果に関して言及する。上記研究の多くは、こうした患者が発症後何年も経過しても治療効果を示すとしている。最近の研究はこの点をさらに確認している（Brindley et al., 1989）。しかしさらに重要なことは、機能的コミュニケーション・プロフィール（Sarno, 1965）を用いて測定した5つのパラメータ、すなわち動作、発話、理解、読み、その他のうち、発話の得点（次いで動作と読み）が3カ月間の集中的訓練後に最も有意な改善を示したという知見である。発話の部分の改善の平均は14％であり、他の4つの部分は1％から6.5％の改善であった。このようなデータは、かなりの神経運動性発話障害を伴うことの多い失語患者にとっての治療効果を確信させるものである。

特殊な運動性病態のマネージメント

運動性の基盤を持つと思われる他の2つの病態、無言症と再帰性発話についてちょっと触れておかねばなるまい。両者ともマネージメントへの示唆が文献にみられる。

前述したように、SMAや帯状回の病変は無言症をもたらすことがある。歴史的には、無言症から神経運動性発話障害の著顕な失語になっていくという報告が文献中に多くみられる。無言症は一過性で多くの場合数日で消える（Albert et al., 1981 ; Crary et al., 1985 ; Mohr et al., 1978 ; Schiff et al., 1983）が、患者によってはより持続性の障害に見舞われる。数日以上続く無言症で重度口部顔面失行があり、時に呼吸機能（Mitchell & Berger, 1975）や発声（Marshall et al., 1988）が侵される患者では、セラピーはまず発声の随意的コントロールの再確立に焦点を当てるのがよいとされる（Simpson & Clark, 1989）。心因性無言症に対して提唱されている多くの技法も適することがあり、例えば植物的な音（咳やうなり声）から声を形成したり、ハミングから声を刺激したりする方法がある。SimpsonとClark（1989）が報告した遷延性の無言症例は、かなりの神経運動性発話障害を伴う失語へ移行していった。

神経運動性発話障害を合併する失語のもう1つのグループに、ほとんど自動症か再帰性発話のみのきわめて限られた発話を呈するものがある。最近の報告では、そうした患者は、発話量が低下したどたどしくまずい構音の失文法的な発話を呈する患者と同じような病変部位、ただし常同言語や発話のない患者群では皮質下線維束の一部や側脳室体部近傍の傍脳室白質を含むことが明らかにされている（Naeser et al., 1989）。Brocaの時代から、言語自動症は構音運動の調節を担う機構の選択的損傷により生じるとする一派があり、その機構そのものへの直接的損傷によるとするものと、より高次の言語過程によるその機構の活性化の欠如によるとするものがあった（Blanken, 1991）。検査をすると、こうした患者の多くは、単語や時に孤立音素を復唱しようとする場合にさえ、重度の試行錯誤的探索行動と努力を示す。これこそWertzら（1984）が、重度発語失行を有するとした患者たちである。われわれはBlanken（1991）同様、この障害を呈する患者たちは、仮想的〝構音バッファー〟内に1組の運動プログラムを貯蔵しているが、運動または言語学的理由の一方または両方により、貯蔵された自動症のためのプログラムが意志により他のものにとって換わったり変化させたりすることができなくなっている状態であると信じている。またBlanken（1991）同様、急性期に自動症を発話の特徴とする患者の中には、発語失行に変わっていく者もあるがそうでない者もあると信じている。

文献にはこうした患者たちに対する2種の治療が示されている。HelmとBarresi（1980）は、基本的に認知的な性質のアプローチを提唱している：すなわち、不随意的発話の随意的制御である（VCIU）。この方法は患者に、別の時に発話を観察された常同言語そのものである単語や句を読ませるものである。Helm-Estabrooks（1983）は、VCIUを皮質下損傷患者に有効な技法であると示唆した。

一方、Stevens（1989）は臨床報告を通じて彼女の方法、すなわち多層入力音素セラピー（MIPT）

の有効性を示した。MIPTの前提は、常同言語は運動性の性質のものということである。常同言語を支配する運動プログラムを操作できれば、患者は徐々に1語の機能的反応を産生できるようになり、それを拡大することさえ可能である。常同言語の音素的構造から、単音節語を構成し、22段階の階層的プログラムを用いて安定化し、制御下におき、意味のある使い方ができるようにする。重度Broca失語や全失語症者にこの運動性発話治療アプローチを用いて臨床的に成功をみたとする報告が、Stevens（1989）やStevensとGlaser（1983）によってなされている。この治療の驚くべき点は、このアプローチによる治療後に慢性期失語症者が、WABの失語指数でも皮質指数でも有意な改善を示し、あるものは70点にまで達したということである。

将来への指針

この章では、答えよりも疑問を多く提起した。しかし、明らかになったことは、左半球前頭葉病変では、皮質・皮質下を問わず、発話に関する神経運動性の障害を生ずることが多いということである。この情報はまた、失語に伴う発話障害の本質についてのわれわれの理解に光明を投ずるものである。それでもなお、多くの領域においてさらなる広範な研究が必要である。

次の設問に対する答は、失語患者に対するわれわれの臨床的マネージメントにとってきわめて重要である。側頭葉病変によってただ1つの失語が生ずるのだろうか？ 非流暢性失語は運動性発話障害を合併した失語にすぎないのだろうか？ 優位半球前頭葉皮質・皮質下病変に伴う運動性発話障害に特定の性質は何か？ 失行なのか、ジストニーなのか、運動失調なのか、麻痺なのか？ 治療へのミクロ構造的アプローチとマクロ構造的アプローチはいつ、どういう患者に用いるべきなのか？ マクロ構造的アプローチが非流暢性失語症者にとって次の2つの理由から有効であるというのは本当か：振動と速度のメカニズムが確立するという運動的な理由と、意味的・統語的鋳型が与えられるという言語学的理由。経験的に検討を加えたとき、また自然な環境下で増大する言語的コミュニケーションに関して、各アプローチがどれほど効果的か？ 社会的有効性と受益者満足度の尺度を、目標音（語、文）と標準化された検査における改善と組み合わせて秤にかけたとき、われわれが行う治療は効果的で経済的に健全といえるか？

神経解剖学と神経生理学に関する問題からみると、われわれは行動神経科学者として、神経性コミュニケーション障害の性質についてよりよく理解するために、基礎科学からの知見をもっと広く活用しなければならない。われわれは、症候学と関連づけられた静的病変にあまり振り回されず、脳の機能のダイナミックな側面を認識する努力をしなければならない。不幸なことに、われわれの先輩たちと同様、われわれは症候を病変と関連づけて考えてきたために、時に失語とその関連障害に対するわれわれの理解を明確にするというよりも曇らせてしまった（表26-1をみよ）。最後に、基礎神経生理学と神経学的原因によるコミュニケーション障害の臨床科学とを両者の進歩のために統合するためのパートナーシップを作らなくてはならない。この章では、神経運動性発話障害に関するわれわれの理解のレベルを向上させるために、これら領域を関連づけることを試みた。

謝　辞

この原稿の初期のバージョンに対して建設的なコメントをいただいたDr. Susan Shaiman, Ms. Joanne Winkel, Ms.Debra Allison；ご協力いただいたTorontoのBaycrest老人センターのコミュニケーション障害部門のメンバー、とりわけMs. Regina Jokel；原稿の整理をしてくださったMs. Janna Seto；このプロジェクトを援助してくださったToronto大学医歯学部に感謝する。

References

Abbs, J. H. (1989). Neurophysiologic processes of speech movement control. In N. Lass (Ed.), *Handbook of speech-language pathology and audiology* pp. 154–170. Toronto: B. Decker.

Abbs, J. H., and Gracco, V. L. (1984). Control of complex motor gestures: Orofacial muscle responses to load perturbation of the lip during speech. *Journal of Neurophysiology, 51,* 705.

Abbs, J. H., Gracco, V. L., and Cole, K. J. (1984). Control of multi-movement coordination: Sensorimotor mechanisms in speech motor programming. *Journal of Motor Behaviour, 16,* 195–232.

Abbs, J. H., and Welt, C. (1985). Lateral precentral cortex in speech motor control. In R. G. Daniloff (Ed.), *Recent advances in speech science.* San Diego, CA: College Hill Press.

Adams, S. G. (1990). *Rate and clarity of speech: An x-ray microbeam study.* Unpublished doctoral dissertation, University of Wisconsin—Madison.

Alajouanine, T., Castaigne, P., Sabouraud, O., and Contamin, F. (1959). Palilalie paroxystique et vocalizations itératives au cours de crises épileptiques par lésion intéressant l'aire motrice supplémentaire. *Revue Neuologique, 101,* 186–202.

Alajouanine, T., Ombredane, A., and Durand, M. (1939). *Le syndrome de désintegration phonétique dans l'aphasie.* Paris: Masson.

Albert, M. L., Goodglass, H., Helm, N. A., Rubens, A. B., and Alexander, M. P. (1981). Clinical aspects of dysphasia. In B. Arnold, F. Winckel, and B. Wyke (Eds.), *Disorders of human communication,* 2. New York: Springer-Verlag.

Albert, M. L., Spades, R. W., and Helm, N. A. (1973). Melodic intonation therapy for aphasia. *Archives of Neurology, 29,* 130–131.

Alexander, G. E., and Crutcher, M. D. (1990). Functional architecture of basal ganglia circuits: Neural substrates of parallel processing. *Trends in Neuroscience, 13,* 266–271.

Alexander, G. E., Delong, M. R., and Strick, P. L. (1986). Parallel organization of functionally segregated circuits linking basal ganglia and cortex. *Annual Review of Neuroscience, 9,* 357–381.

Alexander, M. P., Benson, D. F., and Stuss, D. T. (1989). Frontal lobes and language. *Brain and Language, 37,* 656–691.

Asanuma, H. (1989). *The motor cortex.* New York: Raven Press.

Asanuma, H., and Arissian, K. (1984). Experiments on functional role of peripheral input to motor cortex during voluntary movements in the monkey. *Journal of Neurophysiology, 52,* 212–227.

Asanuma, H., and Rosen, I. (1972). Topographical organization of cortical efferent zones projecting to distal forelimb muscles in the monkey. *Experimental Brain Research, 14,* 243–256.

Asanuma, H., and Sakata, H. (1967). Functional organization of a cortical efferent system examined with focal depth stimulation in cats. *Journal of Neurophysiology, 30,* 35–54.

Asanuma, H., Thach, W. T., and Jones, E. G. (1983). Distribution of cerebellar terminations in the ventral lateral thalamic region in the monkey. *Brain Research Review, 5,* 219–235.

Ballarger, J. (1865). De l'aphasie au point de vue psychologique. Aphasie avec terversion de la faculté du langage. In J. Ballarger (Ed.), *Recherches sur les maladies mentales.* Paris: Masson.

Barlow, S. M., and Farley, G. R. (1989). Neurophysiology of speech. In D. P. Kuehn, M. L. Lemme, and J. M. Baumgartner (Eds.), *Neural bases of speech, hearing and language* (pp. 146–200). Boston, MA: College Hill Press.

Baum, S. R., Blumstein, S. E., Naeser, M. A., and Palumbo, C. L. (1990). Temporal dimensions of consonant and vowel production: an acoustic and CT scan analysis of aphasic speech. *Brain and Language, 39,* 33–56.

Bay, E. (1962). Aphasia and non-verbal disorders of language. *Brain, 85,* 412–426.

Benke, T., and Kertesz, A. (1989). Hemispheric mechanisms of motor speech. *Aphasiology, 3,* 627–641.

Berlin, C. I. (1976). On melodic intonation therapy for aphasia. By R. W. Sparks and A. L. Holland. *Journal of Speech and Hearing Disorders, 41,* 298–300.

Berry, W. R., and Goshorn, E. L. (1983). Immediate visual feedback in the treatment of ataxic dysarthria: A case study. In W. R. Berry (Ed.), *Clinical dysarthria.* San Diego, CA: College Hill Press.

Beukelman, D. R., and Yorkston, K. M. (1978). Communication options for patient with brain stem lesions. *Archives of Physical Medicine and Rehabilitation, 59,* 337–340.

Blanken, G. (1991). The functional basis of speech automatisms (recurring utterances). *Aphasiology, 5,* 103–127.

Bouillaud, J. (1825). Recherches cliniques propres à démontrer que la perte de la parole correspond à la lésion des lobules antérieurs du cerveau, à confirmer l'opinion de M. GALL sur le siège de l'organe du langage articulé'. *Archives Générales de Mèdecine, 8,* 25–45.

Brindley, P., Copeland, M., DeMain, C., and & Martyn, P. (1989). A comparison of the speech of 10 chronic Broca's aphasics. *Aphasiology, 3,* 695–707.

Brinkman, C., and Porter, R. (1979). Supplementary motor area in the monkey. Activity of neurons during performance of a learned motor task. *Journal of Neurophysiology, 42,* 681–709.

Broca, P. (1861). Remarques sur le siège de la faculté de langage suivies d'une observation d'aphémie. *Bulletin de la Société d'Anatomie, 6* (2e sèrie), 330–357.

Cappa, S. F., Giudotti, M., Papagno, G., and Vignolo, L. A. (1987). Speechlessness with occasional vocalizations after bilateral opercular lesions: A case study. *Aphasiology, 1,* 35–39.

Chauvel, P., Bancaud, J., and Buser, P. (1985). Participation of the supplementary motor area in speech. *Experimental Brain Research, 58,* A14–A15.

Chen, D.-F., Hyland, B., Maier, V., Palmeri, A., and Wiesendanger, M. (1991). Comparison of neural activity in the supplementary motor area and in the primary motor cortex in monkeys. *Somatosensory and Motor Research, 8,* 27–44.

Chumpelik (Hayden), D. (1984). The PROMPT system of therapy. In D. Aram (Ed.), *Seminars in Speech and Language, 5,* 139–156.

Collins, M., Cariski, D., Longstreath, D., and Rosenbek, J. (1980). Patterns of articulatory behavior in selected motor speech programming disorders. In R. Brookshire (Ed.), *Clinical aphasiology: Conference proceedings* (pp. 196–208). Minneapolis, MN: BRK.

Crary, M., Hardy, T., and Williams, W. N. (1985). Aphemia with dysarthria or apraxia of speech. In R. Brookshire (Ed.), *Clinical aphasiology: conference proceedings* (pp. 113–125). Minneapolis, MN: BRK.

Critchley, M. (1952). Articulatory defects in aphasia. *Journal of Laryngology and Otology, 66,* 1–17.

Dabul, B., and Bollier, B. (1976). Therapeutic approaches to apraxia. *Journal of Speech and Hearing Disorders, 41,* 268–276.

Damasio, A. R. (1991). Aphasia. *New England Journal of Medicine, 326,* 531–539.

Damasio, A. R., and Geschwind, N. (1984). The neural basis of language. *Annual Review of Neuroscience, 7,* 127–147.

Damasio, A. R., and Van Hoesen, G. W. (1980). Structure and function of the supplementary motor area. *Neurology, 30,* 359.

Darley, F. L. (1968). *Apraxia of speech: 107 years of terminological confusion.* Paper presented to the American Speech and Hearing Association, Denver, CO.

Darley, F. L. (1975). Treatment of acquired aphasia. In W. Friedlander (Ed.). *Advances in Neurology, 7,* 112–145.

Darley, F. L. (1977). A retrospective review of aphasia. *Journal of Speech and Hearing Disorders, 42,* 161–169.

Darley, F. L. (1982). *Aphasia.* Philadelphia, PA: W. B. Saunders.

Darley, F. L., Aronson, A. E., and Brown, J. R. (1975). *Motor speech disorders.* Philadelphia, PA: W. B. Saunders.

Deal, J., and Florance C. (1978). Modification of the eight-step continuum for treatment of apraxia of speech in adults. *Journal of Speech and Hearing Disorders, 43,* 89–95.

Dejerine, J. (1892). Contribution à l'ètude anatomo-pathologique et cliniques des différentes variétés de cécité verbale. *Mémoires de al Société de Biologie, 4,* 61.

Dejerine, J. (1901). Anatomie des centres nerveux. Parisi Rueff.

Dejerine, J. (1914). *Sémiologie des affections du système nerveux.* Paris: Masson.

Delong, M. R. (1990). Primate models of movement disorders of basal ganglia origin. *Trends in Neuroscience, 13,* 281–285.

Delong, M. R., and Georgopoulos, A. P. (1981). Motor functions of the basal ganglia. In V.B. Brooks (Ed.), *Handbook of physiology* (Sect. 1, Vol. 2, pp. 1010–1061). Bethesda, MD: American Physiological Society.

Denny-Brown, D. (1965). Physiological aspects of disturbances of speech. *Australian Journal of Experimental Biology and Medical Science, 43,* 455–474.

Dubner, R., Sessle, B. J., and Storey, A. T. (1978). *The neural basis of oral and facial function.* New York: Plenum Press.

Duffy, J. R., and Folger, W. N. (1986). *Dysarthria in unilateral central nervous system lesion: A retrospective study.* Paper presented at the Annual Convention of the American-Speech-Language and Hearing Association, Detroit, MI.

Dum, R. P., and Strick, P. L. (1991). The origin of corticospinal projections from the premotor areas in the frontal lobe. *Journal of Neuroscience, 11,* 667–689.

Dworkin, J. P., Abkarian, C. G., and Johns, D. F. (1988). Apraxia of speech: The effectiveness of a treatment regimen. *Journal of Speech and Hearing Disorders, 53,* 280–294.

Evarts, E. V. (1986). Motor cortex outputs in primates. In *Cerebral cortex, Vol. 5, Sensory motor areas and aspects of cortical connectivity* (pp. 217–241), New York: Plenum.

Evarts, E. V., Kimura, M., Wurtz, R. H., and Hikosake, O. (1984). Behavioral correlates of activity in basal ganglia neurons. *Trends in Neuroscience, 7,* 447–453.

Fairbanks, G. (1960). *Voice and articulation drillbook.* New York: Harper & Row.

Foix, C. (1928). Aphasias. In G. Roger, F. Widel, and P. Teissier (Eds.), *Nouveau traite de medecine.* Paris: Masson.

Forrest, K., Adams, S., McNeil, M., and Southwood, H. (1991). Kinematic, electromyographic, and perceptual evaluation of speech apraxia, conduction aphasia, ataxic dysarthria, and normal speech production. In C. Moore, K. Yorkston, and D. Beukelman (Eds.), *Dysarthria and apraxia of speech: Perspectives on management* (pp. 145–171). Baltimore, MD: Paul H. Brookes.

Fowler, C. A., Rubin, P., Remez, R. E., and Turvey, M. T. (1980). Implications for speech production of a general theory of action. In B. Butterworth (Ed.), *Language production* (pp. 373–420). New York: Academic Press.

Freedman, M., Alexander, M. P., and Naeser, M. A. (1984). Anatomic basis of transcortical motor aphasia. *Neurology, 40*, 409–417.

Freund, H.-J. (1987). Abnormalities of motor behavior after cortical lesions in humans. In S. Geiger, F. Plum, and V. Mountcastle (Eds.), *Handbook of Physiology, Vol. 5, The Nervous System* (pp. 763–810). Bethesda, MD: American Physiological Society.

Freund, H.-J., and Hummelsheim, H. (1985). Lesions of premotor cortex in man. *Brain, 108*, 697–733.

Fried, I., Katz, A., McCarthy, G., Sass, K., Williamson, R., Spencer, S. S., and Spencer, D. D. (1991). Functional organization of human supplementary motor cortex studied by electrical stimulation. *Journal of Neuroscience, 11*, 3656–3666.

Fulton, J. F. (1949). *Physiology of the nervous system.* New York: Oxford University Press.

Godschalk, M., Lemon, R. N., Kuypers, H. G. J. M., and Ronday, H. K. (1984). Cortical afferents and efferents of monkey postarcuate area: An anatomical and electrophysiological study. *Experimental Brain Research, 56*, 410–424.

Goldberg, G. (1985). Supplementary motor area structure and function: Review and hypotheses. *Behavioral and Brain Sciences, 8*, 567–616.

Goldstein, K. (1948). *Language and language disturbances.* New York: Grune & Stratton.

Goodglass, H., and Kaplan, E. (1972). *The assessment of aphasia and related disorders.* Philadelphia, PA: Lea & Febiger.

Gracco, V. L. (1987). A multi-level control model for speech motor activity. In H. Peters and W. Hulstij (Eds.), *Speech motor dynamics in stuttering* (pp. 51–76). Wien, Austria: Springer-Verlag.

Gracco, V. L. (1990). Characteristics of speech as a motor control system. In G. Hammond (Ed.), *Cerebral control of speech and limb movements: advances in psychology* (Vol. 70, pp. 3–28). Amsterdam: North Holland.

Gracco, V. L. (1991). Sensorimotor mechanisms in speech motor control. In H. Peters, W. Hulstijn, and W. Starkweather (Eds.), *Speech motor control and stuttering* (pp. 53–76). New York: Elsevier Science Publishers.

Gracco, V. L., and Abbs, J. H. (1985). Dynamic control of the perioral system during speech: Kinematic analyses of autogenic and nonautogenic sensorimotor processes. *Journal of Neurophysiology, 54*, 418–432.

Gracco, V. L., and Abbs, J. H. (1987). Programming and execution processes of speech movement control: Potential neural correlates. In L. E. Keller and M. Gopnik (Eds.), *Symposium on motor and sensory language processes* (pp. 165–218). New Jersey: Lawrence Erlbaum.

Graybiel, A. M. (1990). Neurotransmitters and neuromodulators in the basal ganglia. *Trends in Neuroscience, 13*, 244–253.

Grillner, S. (1982). Possible analogies in the control of innate motor acts and the production of sound in speech. In S. Griller, B. Lindblom, J. Labker, and A. Persson (Eds.), *Speech motor control* (pp. 217–230). New York: Pergamon Press.

Hanson, W., and Metter, E. (1980). DAF as instrumental treatment for dysarthria in progressive supranuclear palsy: A case report. *Journal of Speech and Hearing Disorders, 45*, 268–276.

Hanson, W., and Metter, E. (1983). DAF speech rate modification in Parkinson's disease: A case report of two cases. In W. Berry (Ed.), *Clinical dysarthria.* San Diego, CA: College Hill Press.

Hartman, D. E., and Abbs, J. H. (1989). *Perceptual and physiological characteristics of unilateral upper motor neuron (UUMN) dysarthria.* Paper presented at the Annual Convention of the American Speech-Language-Hearing Association, St. Louis, MO.

Hayden (Chumpelik), D. (1986). Toronto Children's Centre, Speech Foundation of Ontario, Toronto, Ontario.

Hayden (Chumpelik), D. (1992). Toronto Children's Centre, Speech Foundation of Ontario, Toronto, Ontario.

Head, H. (1915). Hughlings Jackson on aphasia and kindred affections of speech. *Brain, 38*, 190.

Head, H. (1926 [1963]). *Aphasia and kindred disorders of speech* (Vol. 1). New York: Hafner.

Helm, N. (1979). Management of palilalia with a pacing board. *Journal of Speech and Hearing Disorders, 44*, 350–353.

Helm, N. A., and Barresi, B. (1980). Voluntary control of involuntary utterances: A treatment approach for severe aphasia. In R. Brookshire (Ed.), *Clinical aphasiology: Conference proceedings* (pp. 308–315). Minneapolis, MN: BRK.

Helm-Estabrooks, N. (1983). Treatment of subcortical aphasias. In W. Perkins (Ed.), *Language handicaps in adults* (pp. 97–103). New York: Thieme Stratton.

Hoffman, D. S., and Luschei, E. S. (1980). Responses of monkey precentral cortical cells during a controlled bite task. *Journal of Neurophysiology, 44*, 333–348.

Huang, C., Hiraba, H., Murray, G. M., and Sessle, B. J. (1989a). Topographical distribution and functional properties of cortically induced rhythmical jaw movements in the monkey (*Macaca fascicularis*). *Journal of Neurophysiology, 61*, 635–650.

Huang, C. S., Hiraba, H., and Sessle, B. J. (1989b). Input-output relationships of the pumary face motor cortex in the monkey (*Macaca fascicularis*). *Journal of Neurophysiology, 61*, 350–362.

Huang, C. S., Sirisko, M. A., Hiraba, H., Murray, G. M., and Sessle, B.J. (1988). Organization of the pumate face motor cortex as revealed by intracortical microstimulation and electrophysiological identification of afferent inputs and corticobulbar projections. *Journal of Neurophysiology, 59*, 796–818.

Hummelsheim, H., Wiesendanger, M., Bianchetti, M., Wiesendanger, R., and Macpherson, J. (1986). Further investigation of the efferent linkage of the supplementary motor area (SMA) with the spinal cord in the monkey. *Experimental Brain Research, 65*, 75–82.

Illes, J., Metter, E. J., Dennings, R., Jackson, C., Kemper, D., Hanson, W. (1989). Spontaneous language production in mild aphasia: Relationship to left prefrontal glucose hypometabolism. *Aphasiology, 3*, 527–537.

Ingham, R. J. (1983). *Stuttering and behaviour therapy: Current status and experimental foundations.* San Diego, CA: College Hill Press.

Itoh, M., Sasanuma, S., Hirose, H., Yosioka, H., and Yushigima, T. (1980). Abnormal articulatory dynamics in a patient with apraxia of speech. *Brain and Language, 11*, 66–75.

Itoh, M., Sasanuma, S., and Yushigima, T. (1979). Velar movements during speech in a patient with apraxia of speech. *Brain and Language, 7*, 227–239.

Jenkins, J., Jiminez-Pabon, E., Shaw, R., and Seefer, J. (1975). *Schuell's aphasia in adults,* (2nd ed.). New York: Harper & Row.

Johansson, R. S., Trulsson, M., Olsson, K. A., and Abbs, J. H. (1988). Mechanoreceptive afferent activity in the infraorbital nerve in man during speech and chewing movements. *Experimental Brain Research, 72*, 209–214.

Jonas, S. (1981). The supplementary motor region and speech emission. *Journal of Communicative Disorders, 14*, 349–373.

Jones, E. G. (1987). Ascending inputs to, and internal organization of, cortical motor areas. In G. Bock, M. O'Connor, and J. Marsh (Eds.), *Motor areas of the cerebral cortex.* CIBA Foundation Symposium, 132 (pp. 21–39). Chichester, Wiley.

Jurgens, U. (1985). Efferent connections of the supplementary motor area. *Experimental Brain Research, 58*, A1–A2.

Kann, J. (1950). A translation of Broca's original article on the location of the speech centre. *Journal of Speech and Hearing Disorders, 15*, 16–20.

Keith, R. L., and Aronson, A. E. (1975). Singing as therapy for apraxia of speech and aphasia: Report of a case. *Brain and Language, 2*, 483–488.

Kelly, J. P. (1985). Anatomical basis of sensory perception and motor coordination. In E. R. Kandel and J. H. Schwartz (Eds.), *Principles of Neural Science* (2nd ed., pp. 222-243). New York: Elsevier Science Publishing.

Kelso, J. A. S., and Tuller, B. (1984). Converging evidence in support of common dynamic principles for speech and movement coordination. *American Journal of Physiology, 15*, 928–935.

Kempler, D., Metter, E., Jackson, C., Hanson, W., Riege, W., Mazziota, J. C., and Phelps, M. A. (1986). Conduction aphasia: Subgroups based on behaviour, anatomy and physiology. In R. Brookshire (Ed.), *Clinical aphasiology: Conference proceedings* (Vol. 16, pp. 105–115). Minneapolis, MN: BRK.

Kennedy, M., Murdoch, B. E. (1989). Speech and language disorders subsequent to subcortical vascular lesions. *Aphasiology, 3*, 221–247.

Kent, R. D. (1990). The acoustic and physiologic characteristics of neurologically impaired speech movements. In W. Hardcastle and A. Marchal (Eds.), *Speech production and modelling* (pp. 365–401). Dordrecht: Kluwer Academic Publishers.

Kent, R. D., and Adams, S. G. (1989). The concept and measurement of coordination in speech disorders. In S. A. Wallace (Ed.), *Advances in Psychology: Perspectives on the Coordination of Movement* (Vol. 15, pp. 415–450). New York: Elsevier Science Publishing.

Kent, R. D., Martin, R. E., and Sufit, R. L. (1990). Oral sensation: A review and clinical prospective. In H. Winitz (Ed.), *Human communication and its disorders: A review.* (pp. 135–192). Norwood, N.J.: Ablex Publishing Corporation.

Kent, R. D., Netsell, R., and Abbs, J. H. (1979). Acoustic characteristics of dysarthria associated with cerebellar disease. *Journal of Speech and Hearing Research, 22*, 627–648.

Kent, R. D., and Rosenbek, J. C. (1983). Acoustic patterns of apraxia of speech. *Journal of Speech and Hearing Research, 25*, 231–249.

Kertesz, A. (1982). *Western Aphasia Battery.* New York: Grune & Stratton.

Kimura, D. (1979). Neuromotor mechanisms in the evolution of human communication. In H. D. Steklis and M. J. Raleigh (Eds.), *Neurobiology of social communication in primates* (pp. 197–219). New York: Academic Press.

Kimura, D. (1982). Left-hemisphere control of oral and brachial movements and their relation to communication. *Philosophical Transactions of the Royal Society of London, B298,* 135–149.

Kimura, D., and Watson, N. (1989). The relationship between oral movement control and speech. *Brain and Language, 37,* 565–590.

Kurata, K. (1992). Somatotopy in the human supplementary motor area. *Trends in Neuroscience, 15,* 159–160.

Kussmaul, A. (1877). Die St§rungen der Sprache. In *Ziemssen's Handbuch der speziellen Pathologie und Therapie, 11,* 1–300. Reprinted separately as *Die Störungen der Sprache. Versuch einer pathologie der Sprache.* Leipzig: Vogel (1881).

Kuypers, H. G. J. M. (1958a). Corticobulbar connexions to the pons and lower brain-stem in man. *Brain, 81,* 364–388.

Kuypers, H. G. J. M. (1958b). Some projections from the peri-central cortex to the pons and lower brain stem in monkey and chimpanzee. *Journal of Comparative Neurology, 110,* 221–255.

Kwan, H. C., Mackay, W. A., Murphy, J. T., and Wong, Y. C. (1978). Spatial organization of precentral cortex in awake primates II. Motor outputs. *Journal of Neurophysiology, 41,* 1120–1131.

Laborde. (1863). Discussion. *Bulletin Société Anatomique, 376.*

Larson, C. R., Byrd, K. E., Garthwaite, C. R., and Luschei, E. S. (1980). Alterations in the pattern of mastication after ablations of the lateral precentral cortex in rhesus monkeys. *Experimental Neurology, 70,* 638–651.

Lebrun, Y. (1989). Apraxia of speech: The history of a concept. In P. Square-Storer (Ed.), *Acquired apraxia of speech in aphasic adults* (pp. 3–19). London: Taylor & Francis.

Lecky, B. R. F., Hughes, R. A. C., and Murray, N. M. F. (1987). Trigeminal sensory neuropathy: A study of 22 cases. *Brain, 110,* 1463–1485.

Lecours, A. R., and Lhermitte, F. (1976). The "pure form" of the phonetic disintegration syndrome (pure anarthria); anatomo-clinical report of a historical case. *Brain and Language, 3,* 88–113.

Levine, D. N., and Mohr, J. P. (1979). Language after bilateral cerebral infarctions: Role of the minor hemisphere in speech. *Neurology, 29,* 927–938.

Lichtheim, L. (1884-1885). On aphasia. *Brain, 7,* 433–484.

Liepmann, H. (1913). Motorische, aphasie, und apraxie. *Transactions of the 17th International Congress of Medicine, XI,* 97–106.

Lindblom, B. E. F., Lubker, J. F., and Gay, T. (1979). Format frequencies of some fixed-mandible vowels and a model of speech motor programming by predictive stimulation. *Journal of Phonetics, 7,* 147–161.

Löfquist, A., and Yoshioka, H. (1981). Interarticulator programming in obstruent production. *Phonetica, 38,* 21–34.

Löfquist, A., and Yoshioka, H. (1984). Intersegmental timing: Laryngeal-oral coordination in voiceless consonant production. *Speech Communication, 3,* 279–289.

Lund, J. P., and Lamarre, Y. (1974). Activity of neurons in the lower precentral cortex during voluntary and rhythmical jaw movements in the monkey. *Experimental Brain Research, 19,* 282–299.

Luria, A. A. (1964). Factors and forms of aphasia. In A. V. S. De Reuck and M. O'Connor (Eds.), *Disorders of language.* London: Churchill.

Luria, A. A. (1970). *Traumatic aphasia: Its syndromes, psychology and treatment.* The Hague: Mouton.

Luschei, E. S., Garthwaite, C. R., and Armstrong, M. E. (1971). Relationship of firing patterns of units in face area of monkey precentral cortex to conditioned jaw movements. *Journal of Neurophysiology, 34,* 552–561.

Luschei, E. S., and Goodwin, G. M. (1975). Role of monkey precentral cortex in control of voluntary jaw movements. *Journal of Neurophysiology, 38,* 146–157.

MacNeilage, P. F. (1970). Motor control of serial ordering of speech. *Psychological Review, 77,* 182–196.

Mao, C. C., Coull, B. M., Golper, L. A. C., Rau, M. T. (1989). Anterior operculum syndrome. *Neurology, 39,* 1169–1172.

Marie, P. (1906). Révision de la question de l'aphasie: que fait-il penser des aphasies sous-corticales (aphasies pures)? *Semaine médicale, 26,* 493.

Marie, P., Foix, C., and Bertrand, I. (1917). Topographie cranio-cérébrale. *Annales de Médecine, 55.*

Marsden, C. D. (1982). The mysterious function of the basal ganglia: The Robert Wartenberg lecture. *Neurology, 32,* 514–539.

Marshall, R. C., Gandour, J., and Windsor, J. (1988). Selective impairment of phonation: a case study. *Brain and Language, 35,* 313–339.

Mateer, C., and Kimura, D. (1977). Impairment of nonverbal oral movements in aphasia. *Brain and Language, 4,* 262–276.

Matelli, M., Camarda, R., Glickstein, M., and Rizzolatti, G. (1986). Afferent and efferent projections of the inferior area 6 in the Macaque monkey. *Journal of Comparative Neurology, 251,* 281–298.

McLean, M. D., Dostrovsky, J. O., LEE, L., and Tasker, R. R. (1990). Somatosensory neurons in human thalamus respond to speech-induced orofacial movements. *Brain Research, 513,* 343–347.

McNeil, M. R., Adams, S. (1990). A comparison of speech kinematics among apraxic, conduction aphasic, ataxic dysarthric and normal geriatric speakers. In T. E. Prescott (Ed.), *Clinical Aphasiology,* (pp. 279–294). Austin, TX: Pro-Ed.

McNeil, M. R., Caligiuri, M., and Rosenbek, J. C. (1989). A comparison of labio-mandibular kinematic durations, displacements, velocities and dysmetrias in apraxic and normal adults. In T. E. Prescott (Ed.), *Clinical aphasiology* (pp. 173–179). Boston, MA: College Hill Press.

McNeil, M. R., Weismer, G., Adams, S., and Mulligan, M. (1990). Oral structure nonspeech motor control in normal dysarthric aphasic and apraxic speakers: Isometric force and static fine position control. *Journal of Speech and Hearing Research, 33,* 255–268.

Metter, E. J., Hanson, W. R., Kempler, D., Jackson, C., Mazziotta, J., and Phelps, M. (1987a). Left prefrontal glucose hypometabolism in aphasia. In R. Brookshire (Ed.), *Clinical aphasiology* (Vol. 17, pp. 300–312). Minneapolis, MN: BRK.

Metter, E. J., Hanson, W. R., Riege, W. H., Jackson, C., Mazziotta, J., Phelps, M. E., Kuhl, D. E. (1985). Remote metabolic effects in aphasia stroke patients. In R. H. Brookshire (Ed.), *Clinical aphasiology* (Vol. 15, pp. 126–135). Minneapolis, MN: BRK.

Metter, E. J., Jackson, C. A., and Kempler, D. (1986). Left-hemisphere intracerebral haemorrhages studied by (F-18)-fluorodeoxyglucose PET. *Neurology, 36,* 1155–1162.

Metter, E. J., Kempler, D., Jackson, C., Hanson, W., Mazziota, J., and Phelps, M. (1989). Cerebellar glucose metabolism in Wernicke's and Broca's and conduction aphasias. *Archives of Neurology, 46,* 2? -34.

Metter, E. J., Kempler, D., Jackson, C., Hanson, W., ︰iege, W., Camras, L., Mazziota, J., and Phelps, M. E. (1987b). Cerebellar glucose metabolism in chronic aphasia. *Neurology, 37,* 1599–1606.

Metter, E. J., Riege, W. R., Hanson, W. R., Jackson, C., Kempler, D., Van Lancker, D. (1988). Subcortical structures in aphasia: Analysis based on FBG, PET and CT. *Archives of Neurology, 45,* 1229–1234.

Metter, E. J., Riege, W. R., Hanson, W. R., Kuhl, D. E., Phelps, M. E., Squire, L. R. Wasterlain, C. G., and Benson, D. F. (1983). Comparison of metabolic rates, language and memory in subcortical aphasia. *Brain and Language, 19,* 33–47.

Metter, E. J., Riege, W. H., Hanson, W. R., Phelps, M. E., and Kuhl, D. E. (1982). Role of the caudate nucleus in aphasic language: Evidence from FDG-PET. *Neurology, 32,* A94.

Metter, E. J., Riege, W. H., Hanson, W. R., Phelps, M. E. and Kuhl, D. E. (1988b). Evidence for a caudate role in aphasia from FBG positron computed tomography. *Aphasiology, 2,* 33–43.

Metter, E. J., Wasterlain, C. G., Kuhl, D. E., Hanson, W. R., Phelps, M. E. (1981). FDG[18] positron emission computed tomography: A study of aphasia. *Annals of Neurology, 10,* 173–183.

Miller, A. J., and Bowman, J. P. (1977). Precentral cortical modulation of mastication and swallowing. *Journal of Dental Research, 56,* 1154.

Mitchell, R. A., and Berger, A. J. (1975). Neural regulation of respiration. *American Review of Respiratory Disease, III,* 206–224.

Mohr, J. P., Funkenstein, H. H., Finkelstein, S., Ressin, M. S., Duncan, G. W., and Davis, K. R. (1975). Broca's area infarction versus Broca's aphasia. *Neurology, 25,* 349.

Mohr, J. P., Pessin, M. S., Finkelstein, S., Funkenstein, H. H., Duncan, G. W., and Davis, K. R. (1978). Broca's aphasia: Pathologic and clinical. *Neurology, 28,* 311–324.

Muakkassa, K. F., and Strick, P. L. (1979). Frontal lobe inputs to primate motor cortex: Evidence for four somatotopically organized "premotor" areas. *Brain Research, 177,* 176–182.

Murray, G. M. (1989). *An analysis of motor cortex neural activities during trained orofacial motor behaviour in the awake primate (Macaca fascicularis).* Unpublished doctoral dissertation, University of Toronto.

Murray, G. M., Lin, L.-D., Moustafa, E., and Sessle, B. J. (1991). Effects of reversible inactivation by cooling of the primate face primary motor cortex on the performance of a trained tongue-protrusion task and a training biting task. *Journal of Neurophysiology, 65,* 511–530.

Murray, G. M., and Sessle, B. J. (1992a). Functional properties of single neurons in the face primary motor cortex of the primate I. Input and output features of tongue motor cortex. *Journal of Neurophysiology, 67,* 747–758.

Murray, G. M., and Sessle, B. J. (1992b). Functional properties of single neurons in the face primary motor cortex of the primate II. Relations with trained orofacial motor behavior. *Journal of Neurophysiology, 67,* 110, 221–255.

Murray, G. M., and Sessle, B. J. (1992c). Functional properties of single neurons in the face primary motor cortex of the primate III. Relations with different directions of trained tongue protrusion. *Journal of Neurophysiology,*

Mushiake, H., Inase, M., and Tanji, J. (1991). Neuronal activity in the primate premotor, supplementary, and precentral motor cortex during visually guided and internally determined sequential movements. *Journal of Neurophysiology*, 66, 705–718.

Naeser, M. A., Alexander, M. P., Helm-Estabrooks, N., Levine, H. L., Laughlin, S. A., and Geschwind, N. (1982). Aphasia with predominantly subcortical lesion sites. *Archives of Neurology*, 39, 2–14.

Naeser, M. A., and Helm-Estabrooks, N. (1985). CT scan lesion localization and response to melodic intonation therapy with nonfluent aphasia cases. *Cortex*, 21, 203-223.

Naeser, M. A., Palumbo, C. L., Helm-Estabrooks, N., Stiassny-Eder, D., and Albert, M. (1989). Severe nonfluency in aphasia. *Brain*, 112, 1–38.

Nagafuchi, M., Aoki, Y., Niizuma, H., and Okita, N. (1991). Paroxysmal speech disorder following left-frontal brain damage. *Brain and Language*, 40, 266–273.

Nathan, P. W. (1947). Facial apraxia and apraxic dysarthria. *Brain*, 70, 449–478.

Ojemann, G. (1988). Effects of cortical and subcortical stimulation on human language and verbal memory. In F. Plum (Ed.), *Language, communication and the brain* (pp. 101–115). New York: Raven Press.

Pandya, D. N., and Barnes, C. L. (1987). Architecture and connections of the frontal lobe. *Frontal lobes revisited* (pp. 41–72). New York: IRBV Press.

Pandya, D. N., and Seltzer, B. (1982). Association areas of the cerebral cortex. *Trends in Neuroscience*, 5, 386–390.

Pellat, J., Gentil, M., Lyard, G., Vila, A., Tarel, V., Moreau, O., and Benabio, A. L. (1991). Aphemia after a penetrating brain wound: A case study. *Brain and Language*, 40, 459–470.

Penfield, W., and Rasmussen, T. (1950). *The cerebral cortex of man* (1st ed.). New York: MacMillan.

Penfield, W., and Roberts, L. (1959). *Speech and brain-mechanisms*. Princeton, NJ: Princeton University Press.

Penfield, W., and Welch, K. (1951). The supplementary motor area of the cerebral cortex: A clinical and experimental study. *American Medical Association Archives of Neurology and Psychiatry*, 66, 289–317.

Perkell, J. S. (1980). Phonetic features and the physiology of speech production. In B. Butterworth (Ed.), *Language production* (pp. 337–372). London: Academic Press.

Phelps, M. E., Schelbert, H. R., and Mazziota, J. C. (1983). Positron computed tomography for studies of myocardial and cerebral function. *Annals of Internal Medicine*, 98, 339–359.

Pick, A. (1892). Beitrage zur Lehre von den Storungen der Sprache. *Archiv für Psychiatrie ünd Nervenkrankheiten*, 23, 896.

Porch, B. E. (1967). *The Porch Index of Communicative Ability*. Palo Alto, CA: Consulting Psychologists Press.

Rascol, O., Sabatini, U., Celsis, P., Montastruc, J. L., and Chollet, F. (1992). Activation of the supplementary motor area in akinetic patients with Parkinson's disease: Regional cerebral blood flow changes in the "ON" and "OFF" conditions. *Movement Disorders*, 7, (Suppl. 1), 147.

Rizzolatti, G. (1985). Neurological deficits following the removal of postarcuate cortex in macaque monkeys. *Experimental Brain Research*, 58, a9.

Rizzolatti, G., Scandolara, C., Gentilucci, M., and Camarda, R. (1981). Response properties and behavioural modulation of "mouth" neurons of the postarcuate cortex (area 6) in macaque monkeys. *Brain Research*, 225, 421–424.

Robin, D. A., Bean, C., and Folkins, J. W. (1989). Lip movement in apraxia of speech. *Journal of Speech and Hearing Research*, 42, 512–523.

Roland, P. E. (1981). Somatotopic tuning of postcentral gyrus during focal attention in man. *Journal of Neurophysiology*, 46, 744–754.

Rolls, E., and Johnstone, S. (1992). Neurophysiological analysis of striatal function. In G. Vallar, S. Cappa, C. Wallesch (Eds.), *Neurophysiological disorders associated with subcortical disorders* (pp. 61–97). Oxford: Oxford Press.

Rosenbek, J. C. (1976). *Treatment of apraxia of speech: Prevention, facilitation and reorganization*. Paper presented to the Annual Meeting of the American Speech and Hearing Association, Houston, TX.

Rosenbek, J. C. (1983). Treatment for apraxia of speech in adults. In W. H. Perkins (Ed.), *Dysarthria and apraxia* (pp. 49–57). New York: Thieme-Stratton.

Rosenbek, J. C. (1985). *Treating apraxia of speech*. In D. F. Johns (Ed.), *Clinical management of neurogenic communicative disorders* (pp. 267–312). Boston: Little Brown.

Rosenbek, J. C. and McNeil, M. R. (1991). A discussion of the classification in motor speech disorders: Dysarthria and apraxia of speech. In C. Moore, K. Yorkston, and D. Beukelman (Eds.), *Dysarthria and apraxia of speech* (pp. 289–295), Baltimore, MD: Paul H. Brookes.

Rosenbek, J. C., Collins, M., and Wertz, R. (1976). Intersystemic reorganization for apraxia of speech. In R. Brookshire (Ed.), *Clinical aphasiology: Conference proceedings* (pp. 255–260). Minneapolis, MN: BRK.

Rosenbek, J. C., and LaPointe, L. L. (1978, 1985). The dysarthrias: Description, diagnosis and treatment. In D. F. Johns (Ed.), *Clinical management of neurogenic communicative disorders*. Boston, MA: Little, Brown.

Rosenbek, J. C., Lemme, M. L., Ahern, M. B., Harris, E. H., and Wertz, R. T. (1973). A treatment for apraxia of speech in adults. *Journal of Speech and Hearing Disorders*, 38, 462–472.

Rubow, R. T., Rosenbek, J. C., and Collins, M. J. (1982). Vibrotactile stimulation for intersystemic reorganization in the treatment of apraxia of speech. *Archives of Physical Medicine and Rehabilitation*, 63, 150–153.

Russell, W., and Espir, M. (1961). *Traumatic aphasia*. London: Oxford Press.

Sachs, M. B., Young, E. D., and Miller, M. I. (1982). Encoding of speech features in the auditory nerve. In R. Carlson and B. Granstrom (Eds.), *The representation of speech in the peripheral auditory system* (pp. 115–130). New York: Elsevier.

Sarno, M. T. (1965). Functional communication profile. *Archives of Physical Medicine and Rehabilitation*, 46, 101–107.

Schell, G. R., and Strick, P. L. (1984). The origin of thalamic inputs to the arcuate premotor and supplementary motor areas. *Journal of Neuroscience*, 4, 539–560.

Schiff, H. B., Alexander, M. P., Naeser, M. A., and Galaburda, A. M. (1983). Aphemia: Clinical–anatomic correlates. *Archives of Neurology*, 40, 720–727.

Schuell, H., Jenkins, J., and Jimenez-Pabon, E. (1964). *Aphasia in adults*. New York: Harper & Row.

Shane, H. C., and Darley, F. L. (1978). The effect of auditory rhythmic stimulation on articulatory accuracy in apraxia of speech. *Cortex*, 14, 444–450.

Shankweiler, D., and Harris, K. S. (1966). An experimental approach to the problem of articulation in aphasia. *Cortex*, 2, 287–292.

Simmons, N. N. (1978). Finger counting as an intersystemic reorganizer in apraxia of speech. In R. H. Brookshire (Ed.), *Clinical aphasiology: Conference proceedings* (pp. 174–179). Minneapolis, MN: BRK.

Simpson, M. B., and Clark, A. R. (1989). Clinical management of apractic mutism. In P. Square-Storer (Ed.), *Acquired apraxia in aphasic adults* (pp. 241–266). London: Taylor & Francis.

Sirisko, M. A., and Sessle, B. J. (1983). Corticobulbar projections and orofacial and muscle afferent inputs to neurons in primate sensorimotor cerebral cortex. *Experimental Neurology*, 82, 716–720.

Skelly, M., Schensky, L., Smith, R., and Foust, R. (1974). American Indian Sign (Amerind) as a facilitation of verbalization for the oral verbal apraxia. *Journal of Speech and Hearing Disorders*, 39, 445–456.

Smith, A. (1992). The control of orofacial movements in speech. *Critical Reviews in Oral Biology and Medicine*, 3, 233–267.

Soh, K., Larsen, B., Skinhoj, E., and Lassen, N. A. (1978). Regional cerebral blood flow in aphasia. *Archives of Neurology*, 35, 625–632.

Southwood, H. (1987). The use of prolonged speech in the treatment of apraxia of speech. In R. Brookshire (Ed.), *Clinical aphasiology* (pp. 277–287). Minneapolis, MN: BRK.

Sparks, R., and Deck, J. (1986). Melodic intonation therapy. In R. Chapey (Ed.), *Language intervention strategies in adult aphasia* (pp. 320–332). Baltimore, MD: Williams & Wilkins.

Sparks, R., Helm, N., and Albert, M. (1974). Aphasia rehabilitation resulting from melodic intonation therapy. *Cortex*, 10, 303–316.

Sparks, R., and Holland, A. (1976). Method: Melodic intonation therapy. *Journal of Speech and Hearing Disorders*, 41, 287–297.

Square, P. A. (1981). Apraxia of speech in adults: Speech perception and production. Unpublished doctoral dissertation, Kent State University, OH.

Square, P., Chumpelik (Hayden), D., and Adams, S. (1985). Efficacy of the PROMPT system of therapy for the treatment of acquired apraxia of speech. In R. Brookshire (Ed.), *Clinical aphasiology: Conference proceedings* (pp. 319–320). Minneapolis, MN: BRK.

Square, P., Chumpelik (Hayden), D., Morningstar, D., and Adams, S. (1986). Efficacy of the PROMPT system of therapy for the treatment for the apraxia of speech. A follow-up investigation. In R. Brookshire (Ed.), *Clinical aphasiology: Conference proceedings* (pp. 221–226). Minneapolis, MN: BRK.

Square, P. A., Darley, F. L. and Sommers, R. K. (1981). Speech perception among patients demonstrating apraxia of speech, aphasia and both disorders. In R. Brookshire (Ed.), *Clinical aphasiology: Conference proceedings* (pp. 83–88). Minneapolis, MN: BRK.

Square, P. A., Darley, F. L., and Sommers, R. K. (1982). An analysis of the productive errors made by pure apractic speakers with differing loci of lesions. In R. Brookshire (Ed.), *Clinical aphasiology: Conference proceedings* (pp. 245–250). Minneapolis, MN: BRK.

Square, P. A., and Mlcoch, A. G. (1983). The syndrome of subcortical apraxia of speech: Acoustic analysis. In R. Brookshire (Ed.), *Clinical aphasiology: Conference proceedings* (pp. 239–243). Minneapolis, MN: BRK.

Square-Storer, P. A. (1987). Acquired apraxia of speech. In H. Winitz (Ed.), *Human communication and its disorders: A review—1987* (pp. 88–166). Norwood, NJ: Ablex Publishing Corp.

Square-Storer, P. A. (1989a). Traditional therapies for apraxia of speech—reviewed and rationalized. In P. Square-Storer (Ed.), *Acquired apraxia of speech in aphasic adults* (pp. 145–161). London: Lawrence Erlbaum.

Square-Storer, P. A. (1989b). *Acquired apraxia of speech in aphasic adults: Theoretical and clinical issues.* London: Taylor & Francis.

Square-Storer, P. A., and Apeldoorn, S. (1991). An acoustic study of apraxia of speech in patients with different lesion loci. In C. Moore, K. Yorkston, and D. Beukelman (Eds.), *Dysarthria and apraxia of speech: Perspectives on management* (pp. 271–288). Baltimore, MD: Paul H. Brookes.

Square-Storer, P. A., Darley, F. L., and Sommers, R. K. (1988). Speech processing abilities in patients with aphasia and apraxia of speech. *Brain and Language, 33,* 65–85.

Square-Storer, P., and Hayden (Chumpelik), D. (1989). PROMPT treatment. In P. Square-Storer (Ed.), *Acquired apraxia of speech in aphasic adults* (pp. 190–219). London: Lawrence Erlbaum.

Stevens, E. R. (1989). Multiple inputs phoneme therapy. In P. Square-Storer (Ed.), *Acquired apraxia of speech in aphasic adults* (pp. 220–238). London: Lawrence Erlbaum.

Stevens, E., and Glasser, L. (1983). Multiple input phoneme therapy: An approach to severe apraxia and expressive aphasia. In R. Brookshire (Ed.), *Clinical aphasiology,* (pp. 148–155). Minneapolis, MN: BRK.

Thach, W. T., Goodkin, H. P., and Keating, J. G. (1992). The cerebellum and the adaptive co-ordination of movement. *Annual Review of Neuroscience, 15,* 403–442.

Tonkonogy, J., and Goodglass, H. (1981). Language function, foot of the third frontal gyrus, and rolandic operculum. *Archives of Neurology, 38,* 486–490.

Tonkovich, J. D., and Peach, R. K. (1989). What to treat: Apraxia of speech, aphasia or both. In P. Square-Storer (Ed.). *Acquired apraxia of speech in aphasic adults: theoretical and clinical issues,* (pp. 115–144). London: Lawrence Erlbaum.

Trousseau, A. (1861-1864). *Clinique Médicale de l'Hôtel–Dieu de Paris.* Paris: Masson.

Van Riper, C. (1939). *Speech correction: Principles and methods.* Englewood Cliffs, NJ: Prentice-Hall.

Wallesch, C.-W. (1990). Repetitive verbal behaviour: Functional and neurological considerations. *Aphasiology, 4,* 133–153.

Watanabe, M. (1992). Frontal units of the monkey coding the associative significance of visual and auditory stimuli. *Experimental Brain Research, 89,* 233–247.

Weisenberg, T., and McBride, K. E. (1935). *Aphasia: A clinical and psychological study.* New York: Commonwealth Fund.

Weisenberg, T., and McBride, K. E. (1964). *Aphasia.* New York: Commonwealth Fund. Reprinted by Hafner Publishing Company, New York, 1964.

Wernicke, C. (1874). *Der aphasische symptomenkomplex.* Breslau: Cohn & Weigert.

Wernicke, C. (1885). Die neueren Arbeiten Über Aphasie. *Fortschritte der Medizin, 3,* 824–830.

Wertz, R. T. (1978, 1985). Neuropathologies of speech and language: An introduction to patient management. In D. F. Johns (Ed.), *Clinical management of neurogenic communicative disorders.* Boston, MA: Little, Brown.

Wertz, R. T., LaPointe, L. L. and Rosenbek, J. C. (1984). *Apraxia of speech in adults: The disorder and its management.* New York: Grune & Stratton.

Whitty, C. W. M. (1964). Cortical dysarthria and dysprosody of speech. *Journal of Neurology, Neurosurgery, and Psychiatry, 27,* 507–510.

Wiesendanger, M. (1986). Redistributive function of the motor cortex. *Trends in Neuroscience, 93,* 120–125.

Wiesendanger, M., and Wise, S. P. (1992). Current issues concerning the functional organization of motor cortical areas in non-human primates. In P. Chauvel, A. V. Delgado-Escueta, et al. (Eds.), *Advances in Neurology, 57,* 117–134.

Wiesendanger, R., and Wiesendanger, M. (1985a). The thalamic connection with medial area 6 (supplementary motor cortex) in the monkey. *Experimental Brain Research, 59,* 91–104.

Wiesendanger, R., and Wiesendanger, M. (1985b). Cerebello-cortical linkage in the monkey as revealed by transcellular labeling with the lectin wheat germ agglutinin conjugated to the marker horseradish peroxidase. *Experimental Brain Research, 59,* 105–117.

Wise, S. P. (1985). The primate premotor cortex: Past, present, and preparatory. *Annual Review of Neuroscience, 8,* 1–19.

Wise, S. P., and Strick, P. L. (1984). Anatomical and physiological organization of the non-primary motor cortex. *Trends in Neuroscience, 7,* 442–446.

Yorkston, K. M., and Beukelman, D. R. (1981). Ataxic dysarthria: Treatment sequences based on intelligibility and prosodic considerations. *Journal of Speech and Hearing Disorders, 46,* 398–404.

Yorkston, K. M., Beukelman, D. R., and Bell, K. R. (1988). *Clinical management of dysarthric speakers.* Boston, MA: College Hill Press.

Zealear, D. L., Hast, M. H., and Kurago, Z. (1983). Functional organization of the primary motor cortex controlling the face, tongue, jaw, and larynx in the monkey. In I. R. Titze and R. C. Scherer (Eds.), *Vocal fold physiology: Biomechanics, acoustics and phonatory control* (pp. 57–73). Denver, CO: Denver Center for the Performing Arts.

付録26-1

指折りセラピーの階層

1．患者は、臨床家が文の中の各単語を言うのをよく見ながら聞いて、単語ごとに指を1本折り曲げる。
2．一緒に言う。
3．臨床家が振りをつけて言ったり、一緒に指折りをしながら、クライエントが言う。
4．患者は、正しい文になるよう書かれた単語を選び出す。
5．臨床家は、患者が指折りを用いて練習した文で応答しなければならないような質問をする。

詳細は、Simmons, N.N. (1978). Finger counting as an intersystemic reorganizer apraxia of speech. In R.H. Brookshire (ed.), Clinical aphasiology: Conference proceedings. Minneapolis, MN: BRK.

付録26-2

8段階の統合刺激課題

1．統合刺激（"よく見て"、"よく聞いて"【口型と音声：訳注】）を与えて一緒に発話。
2．統合刺激。臨床家は患者が後に続いて発話するのをマイム【口型：訳注】で援助する。
3．統合刺激。患者は援助なしに発話する。
4．統合刺激の後に、患者は援助なしに連続して発話する。
5．文字刺激を見ながら一緒に発話。
6．文字刺激を与えて取り去ってから患者が発話。
7．質問により発話。
8．役割演技において発話。

詳細は、Rosenbek, J.C., Lemme, M.L., Ahern, M.B., Harris, E.H., and Wertz, R.T. (1973). A treatment for apraxia of speech in adults. Journal of Speech and Hearing Disorders, 38, 462-472.

第4部

失語症に関連する障害の治療
REMEDIATION OF RELATED DISORDERS

第4部

第 27 章

脳卒中による嚥下障害の治療

JERI A. LOGEMANN

　この章では、正常な嚥下運動の生理と神経生理に関する知見の中で、脳卒中による嚥下障害についての研究を展望し、脳卒中後の口腔咽頭相の嚥下障害の適切な評価技術と治療法を述べる。

脳卒中患者における嚥下障害研究の歴史

　過去30年を振り返ってみると、脳卒中後の嚥下障害の研究は、当初は数人の異質な神経疾患患者を対象としてスタートしたが、(Donner, 1974 ; Silbiger et al., 1967)、その後損傷部位が中枢神経系に特定されている、注意深く選ばれた患者の研究へと変わっていった (Barer, 1989 ; Logemann et al., 1989 ; Robbins and Levine, 1988)。このように研究対象が異質な脳卒中患者群から等質な患者群へと移っていくのと並行して、検査時期も研究によってばらばらであったのが、発症後一定の期間に行われるようになった（Bisch et al., 1991 ; Gordon et al., 1987 ; Lazarus et al., 1991 ; Robbins and Levine, 1988 ）。研究はまた、放射線学的研究で観察される嚥下障害の限られた知見 (Donner, 1974 ; Silbiger et al., 1967 ; Veis and Logemann, 1985) から、食塊の口腔経過時間、気道閉鎖時間や輪状咽頭筋の開大時間といった口腔咽頭運動のパラメーターを測定する方向へと変化していった（Lazarus et al., 1991 ; Robbins and Levine, 1988)。ある意味では、脳卒中後の嚥下障害の研究は、正常の嚥下動態の研究の発展と並行していた。正常者の嚥下の研究においても、最初はさまざまな被験者で口腔咽頭機能や食塊の経過時間を観察することから始まり (Ardran and Kemp, 1951 ; Blonsky et al., 1975 ; Bosma, 1957)、一定の食塊を用いて、被験者を年齢的に統制し、嚥下動態をより的確に測定する方向へと進んでいったのである（Bisch et al., 1991 ; Cook et al., Dodds et al., 1989 ; Dodds et al., 1990 ; Jacob et al., 1989 ; Kahrilas et al., 1992, 1993 ; Logemann et al., 1992)。こうした正常の嚥下動態の研究や脳卒中後の嚥下障害に関する研究の発展は、次のような重要な可能性を秘めている。すなわち、(a)正常の嚥下に関する神経生理学的知識の拡大(b)嚥下障害を持つ脳卒中患者に対する既存の治療法の効果の測定(c)脳卒中後の嚥下障害に対する新しい評価法や治療法の明確化である。

損傷部位からみた嚥下障害

　脳卒中の結果、生じる嚥下の異常と中枢神経系の特定の部位の損傷との対応に関する知見の収集は、まだ始まったばかりである（Barer, 1989；Celifarco et al., 1990；Delgado, 1988；Logemann and Kahrilas, 1990；Meadows, 1973；Smith and Dodd, 1990；Wade and Hewer, 1987）。しかし、脳幹や皮質下領域、左半球や右半球の大脳皮質などに限局した損傷を持つ患者によって示される嚥下障害のタイプを理解するための適切な情報も得られている。これから述べる議論は、発症後3週の脳卒中患者で、脳卒中の既往や他の神経疾患、頭頸部への損傷がなく、今回の脳卒中の発作までは、明らかに健康であった、単発性の脳梗塞の患者に関する研究データに基づくものである。合併症や、既往症、薬物治療などの有無は、脳卒中後の嚥下の問題や重症度に影響を及ぼす。このことについては「脳卒中患者における嚥下機能と回復に及ぼす他の要因」の項で述べる。

脳幹部損傷の影響

　一般に下部脳幹（延髄領域）の損傷は、重大な口腔咽頭相の嚥下障害をもたらす。なぜなら、延髄の中に嚥下中枢（孤束核と疑核）があるからである（Jean and Car, 1979；Miller, 1982）。一側性の延髄領域の損傷では、口腔相は実用的か健常に近い機能を保っているが、咽頭嚥下の生起と神経運動制御においては重大な障害を来す典型的なパターンを示す。特に、こうした患者は発症後1週間は咽頭嚥下が全く欠如している。咽頭嚥下が生じてくる（ふつうは発症後2週）にしたがって、その生起の重大な遅れ（しばしば10～15秒、あるいはそれ以上）が明らかとなる。咽頭嚥下が生起しても、(a)喉頭の挙上や前部への動きが減弱しており、結果として輪状咽頭筋の開大が弱まったり、とくに梨状窩の一側に食塊が残留したりする。また、(b)一側性の咽頭の筋力低下も現われ、梨状窩の食物残留にさらに拍車を掛ける。患者によっては一側の声帯内転筋不全麻痺を呈するものもある。これらの患者は、発症後1～2週間は非経口摂取を要する重度な嚥下障害を有しながらも、3週後には実用的なレベルにまで回復し、全面的な経口摂取が可能となることもある。一般に、発症後2～3週の時点で嚥下の異常が重度なほど、また、合併症が多いほど、回復までの期間は長くなる。延髄損傷の場合は、発症後4～6カ月も機能的回復がみられないこともある。

　発症後3週で実用レベルに達した延髄損傷の患者の12週と24週後の咽頭嚥下の測定評価では、すでに嚥下が実用的段階に達しているにもかかわらず（つまり常食を誤嚥なく経口摂取し、梨状窩への残留もごくわずか）、嚥下時の咽頭運動に関する測定値は正常範囲を逸脱していた。

皮質下性脳卒中の影響

　皮質下領域の損傷は、皮質へのあるいは皮質からの感覚路、運動路のいずれにも影響を与える。皮質下領域に生じた脳卒中は、通常口腔への伝達時間に軽度の遅れ（3～5秒）をきたし、咽頭嚥下の生起にも軽度の遅れ（3～5秒）を示す。そして、咽頭嚥下の神経筋制御にも軽度ないし中等度の障害をきたす。これらの患者の何人かは咽頭嚥下の遅れの結果として誤嚥を示す。全面的経口摂取までには、合併症がなければ、発症後3～6週と見てよいが、糖尿病や肺炎などの合併症があると、期間は長くなる。

大脳皮質性脳卒中の影響

　大脳皮質に損傷を持つ患者は、損傷が左半球にあるか右半球にあるかによって、以下に述べるような嚥下機能の相違を示す。これまで、嚥下障害が両半球の損傷部位によって特徴が異なることについて詳細に調べられることはなかった。

　左大脳半球皮質の脳卒中は、軽度から重度の嚥下失行をもたらす可能性があり、それは、通常ある程度の口部失行を伴う。嚥下失行の特徴としては、舌が口の中の食塊に反応して動かないために口腔嚥下の開始が遅れたり、嚥下開始に先立って舌が軽度から重度の探索運動をするなどである。一般に嚥下失行を呈する患者は、飲み込むようにという言語命令無しで自動的に食べる時は良好な機能を示す。左の皮質領域の脳卒中の患者はまた、軽度の通過遅延（3～5秒）を示し、咽頭嚥下の生起も多少遅れる（2～3秒）。通常咽頭嚥下それ自体は運動学的には正常である。

左半球皮質の脳卒中患者とは対照的に、右半球皮質に損傷を持つ患者は、軽度の口腔過程の遅延を示し（2～3秒）、咽頭期においてもさらに遅れる（3～5秒）。これらの患者においては、咽頭嚥下の生起に際して、喉頭挙上が若干遅れる可能性があり、咽頭嚥下の前か嚥下中に誤嚥を生じることがある。右半球損傷の患者は、言語面でも運動面でも敏速であるにもかかわらず、治療や顎を引くといった代償的技法を、経口摂取の中に取り込むことが困難である。これは彼らの認知障害や左半球損傷と比較して生じやすい注意障害によるものである。またこのために右半球皮質損傷の患者は、経口摂取に戻る時期が遅れることがある。

多発性脳卒中の影響

　多発性脳卒中の患者の場合は、しばしばより重度の嚥下異常を示す。口腔機能は低下し、反復舌運動に時間がかかり、口腔通過時間は5秒を越える。咽頭嚥下の生起の遅れも通常はより重度である（＋5秒）。咽頭嚥下が生起しても、喉頭挙上の減弱や、喉頭前庭または入口部の閉鎖が弱い可能性があり、食物が喉頭入り口から侵入してしまうことになる。同様に、一側性の咽頭壁の筋力低下も咽頭壁と梨状窩に食物を残留させる。注意機能や治療技法を用いる能力、摂食や嚥下の課題に集中する能力も障害されていることが多い。

脳卒中後の嚥下の回復

　脳幹部や皮質に限局した部位で生じた脳卒中後の嚥下の回復に関するデータはほとんどない（Barer, 1989；Wade and Hewer, 1987）。Northwestern大学とChicagoリハビリテーション研究所で進められている初発脳卒中患者（脳梗塞のみ）の研究では、これらの単純な脳卒中患者においては、回復は確実であり、勢いがあって急速で、現在までの患者（85人）全てが、損傷部位によらず、発症後6週で完全に経口摂取に戻っている。しかし、これらの患者が全面的に経口摂取に戻っても、嚥下の生理に関する時間的な値は、たとえば気道閉鎖に要する時間や輪状咽頭筋の開大に要する時間、これら諸動作の時間的関係などは、年齢を一致させたコントロール群の正常値そのものには戻っていない。これは、発症後の嚥下のしくみが、決して以前と全く同じ状態に戻ったのではないことを示している。そしてこれは、2回目、3回目の発作の時に、嚥下障害が増悪する理由の説明にもなるであろう。

　回復は発症後最初の3週間がもっとも急速であるが、これは、脳卒中患者の嚥下機能の初回評価を第1週に、再評価を3週か4週後に行う必要があることを示している。とくに、発症後まもなく非経口摂取が取り入れられた場合は重要である。こうした患者は、発症後3～4週の時には非経口摂取の必要がなくなっているかもしれないからである。

　この研究では症例を登録する条件を非常にきびしくした。すなわち次の節で述べるように、嚥下機能に影響を及ぼすような要因を病歴として持っている患者はいずれも除外したため、研究対象となった脳卒中患者の人数は、2施設でどの年も、年間入院脳卒中患者の約10％に達したにすぎなかった。しかし、条件をきびしくしたことによって、結果的には脳梗塞が患者の嚥下機能に及ぼす影響のみを、可能な限り示すことになった。この研究の予備調査では、既往症や脳卒中後のケアの中で生じたいかなる問題も発症後の嚥下機能や回復にとって重大な要因となることを示している。

脳卒中患者の嚥下機能と回復に関するその他の要因の影響

　患者の病歴あるいは医療にみられる多くの他の要因が脳卒中後の嚥下能力に影響をおよぼしている（Wright, 1985）。脳卒中の急性期においてなされた気管切開術は、患者の嚥下問題を増悪させることがある。とくに気管切開のカフが膨らんだ状態で維持された場合はなおさらである。長期間、気管切開のカフを膨らませたままにしておくと、気管の炎症を引き起こすばかりでなく、喉頭が挙上しようとすると気管壁との軋轢を生じ、カフがしぼんだ状態の時よりも、喉頭の挙上を減じてしまう可能性がある（Buckwalter and Sasaki, 1984；Nash, 1988）。とくに喉頭挙上がすでに減じている高齢の患者（80歳以上）においては、気管切開は嚥下時の喉頭挙上と閉鎖をさらに減少させる可能性がある。また長期（6カ月以上）にわたる気管切開は嚥下時の気道閉鎖を減弱させる。な

ぜなら、声帯の感覚受容器が空気の流れによって刺激されることがないからである。さらに、気管切開のチューブは嚥下時、気道閉鎖を促進すると考えられている声門下圧の形成を阻害する。気管切開を受けた患者には、より正常な声門閉鎖と気道保護を促進させるように、飲み込む時には気管切開の開口部を軽く被うよう指導すべきである。

薬物治療の中には、脳卒中後の嚥下障害を増悪させるものもある。とくに抗うつ剤は嚥下の協調運動を遅らせ、嚥下障害を増大させることがある。薬物の相互作用でも口渇（口のかわき）を引き起こし、嚥下をより困難にする（Hughes et al., 1987）。

糖尿病のような長期にわたる合併症は、嚥下機能を低下させたり、回復を遅らせる可能性がある。なぜなら、咽頭筋の協調運動や運動範囲に影響するミオパチーやニューロパチーの可能性があるからである。一過性の脳虚血発作（TIA）や脳卒中、あるいは他の神経学的損傷の既往は、いずれも、患者の嚥下の問題を重度にするか悪化させる危険性をはらんでいる。ST（speech-language pathologist）は、カルテを見たり、患者本人や家族にインタビューすることによって、患者の病歴を注意深く調べ、嚥下障害や回復に関係すると思われる要因を確認することが重要である。このようにして、患者や家族への回復に関するカウンセリングはより現実的になる。

今日まで、脳卒中後の嚥下機能に関する年齢効果は確認されていない。脳卒中患者の年齢は、回復の可能性には影響を与えないようである。ただし、高齢（60～80歳）の正常被検者においては、口腔咽頭嚥下機能に若干の違いが認められている（Tracy et al., 1989）。相違は1秒の何分の1かであるが、高齢の被検者においては、若年の被検者よりも有意に咽頭期への移行時間が長いことが示されている。その他の多くに関しては、高齢と若年の被検者間での違いは認められなかった。80歳以上の正常成人男子の嚥下の生理の研究では、21～30歳の若い成人男子と比較し、舌および咽頭の運動範囲が有意に減少していることが明らかにされている（Logemann, 1993a）。

脳卒中後の嚥下の評価

脳卒中後の口腔咽頭嚥下に関しては、最初にベッドサイドで臨床評価を、次に放射線学的評価（radiographic evaluation 嚥下造影）をするのが最良である（Chen et al., 1990 ; Dodds et al., 1990 a, b ; Gresham, 1990 ; Logemann, 1983a, 1986a, 1993b ; Simmons, 1986 ; Soren et al., 1988）。

ベッドサイド検査/臨床評価

最初のベッドサイド検査は、患者が覚醒し、かつ意識清明な状態であれば、発症から24時間後にはすみやかに実施されなければならない。ベッドサイドの臨床評価は、患者の病歴や口腔運動機能を確認するためになされる。必要があれば、放射線学的検査のような生理学的検査や認知行動の特徴をさらに詳しく検査する。なぜなら、それらは安全で効果的な嚥下と達成感のある食事に影響を与えるからである。ベッドサイドでは、患者の行動学的特徴も評価され、患者に経口摂取を維持していく能力があるかどうかが決定される。また放射線学的検討も行われ、さまざまな代償的治療的技法が用いられる。注意が定まらず食事に集中できない患者は、正常あるいは正常に近い嚥下運動をしていても、適切な経口摂取を獲得するのは困難であろう。

ベッドサイドでなされる口腔運動の評価は、次のような事項を注意深く観察するようにデザインされていなければならない。すなわち、口唇や舌、顎、軟口蓋そして咽頭の運動範囲と運動速度、筋力、協調運動に加えて、器官の対称性を含む解剖学的状態や口腔内の分泌物の量と性状、さらに分泌物の貯留位置についてである。患者は、それぞれのしくみの運動特徴が調べられるように、ある目標行為（たとえば、口唇を広げたり、丸めたり、舌を突出させたり後退させたり、舌で口唇をなめるなど）をさせられる。咀嚼の評価には、4×4インチのガーゼを丸めてタバコのような形にし、一方の端を良い味のする液体に浸したものを用いる。ガーゼから液体が圧迫されて染み出すように、湿った方は患者の口の中に、乾いた方は唇から先に突き出した状態にする。患者にガーゼを歯の方に持っていって噛むように言い、さらに口のもう

一方に移して別の歯でも噛むように指示する。咀嚼のための口腔の協調運動はこのようにして検査されるので、患者が誤って食物を飲み込んでしまう誤嚥の危険性はない。

口腔運動評価には、声質の確定や発声持続時間、声の大きさのコントロール、随意的な咳や咳払いを通しての咽頭機能などを評価することも含まれる。ぜろぜろした声は、患者によっては誤嚥の証拠でもあるので、注意深く観察すべきである（Horner et al., 1988; Linden and Siebens, 1983）。嗄声は一側性の声帯麻痺あるいは他の咽頭機能不全を示す可能性があり、それは誤嚥につながることもあるので、さらに耳鼻咽喉科的検査が必要となってくる。口腔運動評価には、口蓋反射や催吐反射に始まる口腔の感覚検査も含めるべきである。口蓋反射は、冷たい刺激で軟口蓋の前方表面をこすると引き起こされる。軟口蓋の挙上と後方の咽頭壁と接するための後退が反射的反応であり、この反応を軟口蓋の運動速度と範囲を評価するものとして用いることができる。催吐反射は、咽頭壁の収縮を評価するものとして用いることができる。催吐反射が異物（たとえば、指、舌圧子、喉頭鏡）の舌後部や咽頭後壁への接触によって引き起こされる時には、喉頭と咽頭は挙上、咽頭壁は強く収縮し、有害な刺激を咽頭から口へ戻そうとする。咽頭壁の収縮は左右対称的なはずである。非対称的な収縮は咽頭壁の一側性の筋力低下を示す。催吐反射は、嘔吐と逆流（いずれも胃から咽頭へもたらされた異物である）に対する防御機構として起こるのであって、嚥下の常態の存在を予測するために用いるべきではない。催吐反射の存在と正常な口腔咽頭嚥下との間には何ら神経生理学的関係は確立されていない。実際、健常な人の多くは、催吐反射はないか多様化している。

口腔感覚検査には、綿棒で口の中を軽く触って気付くかどうかの評価も含むべきである。このテストによって、口腔感覚の低下領域を確定することができる。一般的に食物や液体は最も感覚の鋭敏な領域に置くべきである。

ベッドサイド臨床評価の最後には、臨床家は患者が課題に集中できるか、指示に従うことができるか、などの能力をよく理解していなければならない。同様に、患者の覚醒水準や患者が協力的かどうか、そして口腔感覚や口腔運動の性質も食事や嚥下の適応を考えながら、よく理解していなければならない。この評価に欠けているのは、患者の咽頭嚥下に関する生理学的情報である。放射線学的検討では、咽頭の解剖や嚥下が生理学的に明瞭に示されるので、嚥下効率や起こりうる誤嚥に対する原因の追求や有効な治療法の決定が可能となる。もし臨床家が脳卒中患者の嚥下障害を咽頭の問題を含まず口腔の問題のみであると考えるなら、放射線学的な検討は必要ないであろう。しかし、何らかの咽頭部分の機能障害が疑われるならば、放射線学的な検討がなされるべきである。

放射線学的評価

嚥下障害を持つ脳卒中患者の放射線学的評価には、2つの目的がある。すなわち(a)口腔咽頭嚥下の解剖と生理の性質を確定すること、(b)嚥下の安全性と効率に関する治療方法の影響を調べ、最善の嚥下治療のための方法を進めること、の2つである（Logemann, 1993b）。放射線学的検討は、患者が誤嚥するかどうかを明らかにするためになされるのであって、何故誤嚥するのかを決めるためになされるのではない（つまり、食物や液体が気道に入って声帯の下まで達する現象を引き起こす解剖と生理を明らかにするためになされる）。

放射線学的検討を行う時は、患者を普通の食事姿勢である起座位にし、側面から放射線を当てて見るのが最適である。楽な姿勢をとらせ、口腔と咽頭、すなわち上は軟口蓋から下は食道まで、また口唇から咽頭後壁までが見えるようにする。もし口腔と咽頭が同時に見られない場合は、咽頭を最初に検査する。なぜなら、口腔とその機能はベッドサイドでも調べることができるからである。嚥下障害がある脳卒中患者に与える食物は、量と粘稠度の観点から標準化しておくべきである。われわれの検査項目は次のようになっている。1 ml、3 ml、5 ml、10mlの低粘度の液体と、コップからの低粘度液体、バリウム（Esophatrast®）3分の1、チョコレートプリン3分の2の割合のものを1 ml、対比のためにバリウムプリンを塗ったクッキー（Lorna Doone cookie）4分の1枚をそれぞれ2回嚥下させることになっている。規定量の液体を嚥下させる時、患者には飲み込むように

という指示があるまで口の中に保つように教示する。1 mlと3 mlはスプーンで入れる。5 mlと10mlは注射器で口の中に入れる（ピュッと注入しないように）。口唇の閉鎖が減弱していて、口からこぼれる場合があるが、だからといって量を多く（5 ml、10ml）してはならない。コップからの嚥下の時は、3～4回連続して飲み込むようにいう。クッキーの時は、患者に嚙むようにいい、準備ができたらいつでも飲み込んでよいと指示する。最初に液体を与える。なぜなら、気道を遮る危険がないからであり、もし誤嚥してもより容易に喀出することができるからである。もし患者が放射線学的検討を行っている間に誤嚥した時、あるいはまた誤嚥がなくともきわめて非効率的な嚥下をした時にはいつでも、嚥下効率を改善させ気道への流入を除去するために、治療的技法が導入されなければならない。これらの治療的技法には以下のようなものが含まれる。(a)食物の流れを変える、あるいは咽頭の次元を変える姿勢、(b)感覚入力の増大、(c)嚥下生理のいくつかの側面に随意的コントロールを使用する嚥下手技、(d)食塊の粘稠度の変化（つまり、高粘度の液体やピューレなどにする）。特定の食物濃度（低粘度液体のような）を検査項目からはずす前に、姿勢技術、嚥下手技双方を試みるのが一般的である。なぜなら、放射線学的検討の目的は低粘度液体のような特殊な食物を日常の飲食物から除くよりは、全ての食物濃度に関して経口摂取が維持できる条件を明らかにすることだからである。

表27-1は、脳卒中患者の放射線学的検討において、誤嚥を回避することを目的に行った治療的技法を示した典型的な記録の1例である。症例は咽頭嚥下が生じる前に誤嚥してしまう咽頭嚥下遅延の右皮質損傷の脳卒中患者である。この症例は、3 mlの低粘度液体の嚥下では、咽頭嚥下が遅延している間に誤嚥を引き起こしてしまう。最初に試みられた技法は顎を引く姿勢で、こうすると気道への入り口が狭められ、気道を保護する喉頭蓋をより被いかぶさる位置に下げることができる。顎を引く姿勢は人によってはさらに喉頭蓋谷をも広げ、咽頭部の遅れの間に、食塊を気道に落下させないで保持しておく機会も増大させる。この症例では、3 ml、5 mlの低粘度液体の嚥下に際して、顎を引く姿勢は誤嚥を防ぐのに効果がある。しかし10mlでは再び誤嚥してしまう。というのは、量的要因が姿勢効果を上回ってしまったからである。低粘度液体を増量するよりも、嚥下の前と間に気道を閉鎖するために、息を止める手技（声門越え嚥下）が指導される。この方法では、患者は咽頭嚥下が遅れている間に気道入り口に液体が落下しても誤嚥しない。この患者は右皮質の脳血管障害（CVA）だったので、混乱を防ぐため、息止めは顎を引く動作と組み合わされた。患者によっては、低粘度液体を飲む際、誤嚥を防ぐため顎を引く動作と息止めを組み合わせて行う必要があるだろう。

右皮質損傷の患者の中には、声門越え嚥下を嚥

表27-1 咽頭嚥下生起遅延を伴った右皮質脳卒中患者の放射線学的検査手順の例[a]

嚥下回数	量／粘度	姿勢・手技	嚥下の問題
2	1 mlの低粘度液体	なし	咽頭嚥下の遅延
1	3 mlの低粘度液体	なし	咽頭嚥下の遅延―誤嚥
2	3 mlの低粘度液体	顎を引く	咽頭嚥下の遅延―誤嚥なし
2	5 mlの低粘度液体	顎を引く	咽頭嚥下の遅延―誤嚥なし
1	10mlの低粘度液体	顎を引く	咽頭嚥下の遅延―誤嚥
2	10mlの低粘度液体	顎を引く、声門越え嚥下	咽頭嚥下の遅延―誤嚥なし
2	1 mlのプリン[b]	顎を引く、声門越え嚥下	咽頭嚥下の遅延―誤嚥なし
2	クッキー1/4枚[b] (Lorna Doone)	顎を引く、声門越え嚥下	咽頭嚥下の遅延―誤嚥なし

[a] 誤嚥しなければ、それぞれの量に関して2回嚥下する。治療技法を用いた場合も2回嚥下する。
[b] 粘度の高い食品に対して、これらの技法は必要なかったかもしれない。しかし、右半球に病巣を持つCVAの患者は、液体では技法を用い、他の食品では用いないということになると混乱してしまう可能性がある。安全性を維持するためにも常時全ての嚥下に関してこれらの技法を用いる必要があるだろう。

下管理の中に取り込むことを学習できないものもいる。その場合には、経口では 5 ml（ティースプーン）までにすべきで、コップからの飲み込みは除外すべきである。臨床家は特殊な嚥下障害の改善をめざした治療的技法を、放射線学的検討の中に導入することによって、その効果を実証することができる。そして効果のあるさまざまな治療テクニックを用いながら経口摂取を続けるようにと勧めることもできる。このようにして、飲食物から一部あるいは全部の食物粘度を除去することなしに経口摂取を維持していくのである。一般的に、最初に導入されるのは姿勢選択技術と感覚入力の増大である。なぜなら、難しい学習あるいは認知能力を必要とせず、疲労なく容易に実施できるからである。嚥下手技は患者が姿勢だけでは効果的に嚥下できないときにのみ用いられる。これらのテクニックは、この章の"治療的手続き"に関する節でさらに詳しく述べる。表27-2は種々の有効な姿勢技法と嚥下障害に対するその効果を示したものである。一般的に、姿勢のテクニックは食物の流れの方向を変えたり、咽頭の次元を変えたりする。または両者を変えることもある。

表27-2 種々の嚥下障害に適した姿勢テクニックと咽頭次元および食塊の流れに及ぼす姿勢の効果

嚥下造影で観察された障害	適用される姿勢	姿勢による効果
口腔内通過効率の低下 （舌で食塊を後方へ送り込む力が弱くなっている）	頭を後方に倒す	重力を用いて口腔内をきれいにする
咽頭嚥下の生起の遅延 （食塊が下顎枝を通過しても咽頭嚥下が引き起こされない）	頭を下げる	食塊が気道に入り込まないように喉頭蓋谷を広げる、すなわち気道入口を狭める
舌根後退の減弱 （喉頭蓋谷に残留）	頭を下げる	舌根を後方の咽頭壁の方に押しやる
一側性の喉頭機能不全 （嚥下中の誤嚥）	頭を下げる	喉頭蓋をより後方、防御的位置に置く
喉頭閉鎖の減弱 （嚥下中の誤嚥）	頭を障害側に回転する	外部から圧力を加えることによって声帯閉鎖を増す、すなわち喉頭入口を狭める
咽頭収縮の減弱 （咽頭に拡散して残留）	側臥位になる	咽頭残留に及ぼす重力の影響を取り除く
一側性の咽頭麻痺 （片方の咽頭に残留）	頭を障害側に回転する	障害側を食塊が通過しないようにする
輪状咽頭筋機能不全 （梨状窩に残留）	頭を回転する	輪状軟骨を咽頭後壁から引き離して輪状咽頭筋の静止圧を減少させる

食塊の粘稠度を変化させた場合の嚥下能力を明らかにするために、さまざまなタイプの食塊に関しても放射線学的検討を導入する（表27-3を参照）。もし粘稠度の高い液体が与えられれば、患者がそれなら安全に摂取することができることを放射線学的に確かめることができるであろう。放射線学的検討では、バリウムと混ぜることによって、どんな種類の食物や液体をも試みることができる。しかし、検査されるのは限られた数の嚥下であって、そこに患者の嚥下の生理と治療効果に関する最大の情報が示されていることに臨床家は気をつ

表27-3 食塊の粘度とその粘度が最も適している嚥下の問題

食物粘度	これらの食物が最も適している障害
低粘度液体	舌根後退運動の減弱 咽頭壁の収縮の減弱 喉頭挙上の減弱 輪状咽頭筋　開大の減弱
高粘度液体 高粘度液体を含んだ 　ピューレや高粘度食物	口舌機能の障害 咽頭嚥下の遅延 咽頭入口部閉鎖不全 咽頭全体の閉鎖不全

けなければならない。放射線被爆時間は約5分に限定すべきである。5分間の検査の間に通常25～30回の嚥下が調べられる。

口腔咽頭嚥下のビデオX線透視検査（videofluoroscopic study）に携わる臨床家は、放射線の予防措置をとることができるなら、最小の被爆量にすべきである。鉛のエプロンや甲状腺をカバーするための鉛のカラー、被爆量を積算するバッジ、そしてもし可能なら、鉛のゴーグル装置をもこれに含める。利用できるなら、臨床家と患者の間に動く鉛のシールドを置けば、さらに防御が増すであろう。このようなシールドは、放射線科医が注入をしながら造影検査をする時に通常用いているものである。

その他の検査法

その他にも道具を使って行う評価法が多数あり、脳卒中の患者の口腔あるいは咽頭嚥下のさまざまな局面の評価に有効である。そのいくつかはセラピーの中でバイオフィードバックの機会を与えてくれる。どの手続きも患者の嚥下機能に合わせて、特殊な臨床的問題に答えてくれる。評価技法の選択にあたっては、それぞれの患者の臨床的問題を明らかにし、適切な評価手続きを臨床家が選択しなければならない。

超音波は非侵襲的な画像診断法（超音波を用いる）で、嚥下中の口腔、とくに舌を視覚的にとらえることができる（Shawker et al., 1984 ; Stone and Shawker, 1986）。超音波は舌の動きを何度も繰り返して見ることが可能で、セラピーとして患者に視覚的なバイオフィードバックを提供することができる。なぜなら、超音波は非侵襲的で長時間繰り返して使用できるからである。一般に超音波による嚥下時の口腔の映像化には限界があり、咽頭嚥下の生理に基づいた問題には答えてくれない。

嚥下の内視鏡検査（FEES ; Fiberoptic endoscopic examination of swallow）は3.5mmの光ファイバーを経鼻的に挿入して咽頭部を上部から見るものである（Langmore et al., 1988）。臨床家は、食塊が舌背を越えて咽頭に入り、咽頭嚥下が惹起される様子を見ることができる。嚥下に先立って、食塊が舌根部に見えてきた時に、咽頭部の遅延の存在やその遅延時間も確認することができる。口腔機能は見ることができない。嚥下の瞬間は映像が消えるため、実際の咽頭嚥下は評価できない。嚥下が終了し、咽頭と喉頭が下がって弛緩すると、喉頭と咽頭が再び見えてくる。そして喉頭蓋谷および梨状窩に食物が残っていないかを確認することができる。嚥下後にこの食物残渣が誤嚥される様子も確認することができる。嚥下前後の唾液の誤嚥も直接見ることができる。光ファイバー内視鏡をさらに下げて喉頭前庭に接触させると、直接その部位の感覚を検査することができる。

FEESはまた、患者が気道閉鎖のテクニックを学習するためのバイオフィードバックを提供するためにも用いられる。すなわち、嚥下に先立って、息を止める方法を実践しているときに上部から直接声帯を観察することができるのである。患者は声帯の位置を視覚化できる。FEESはチューブを経鼻的に装着しなければならないので不便である。脳卒中の患者には行動上の問題や鼻の障害のために、全員に適用できるとは限らない。

咽頭内圧（嚥下圧）曲線もまた経鼻的にチューブを挿入する検査である。圧力測定の場合には、このチューブに一定の間隔でいくつかの圧力センサー（通常長さ1cm）が組み込まれる（Dodds et al., 1987 ; McConnel et al., 1988）。チューブが装着されて、食塊がそれぞれのセンサーを通過するときに、あるいは咽頭組織がそれに触れた時に、圧力の変化を記録することになっている。残念なことにビデオなしでは咽頭内圧測定は困難で、もし不可能でなければ、解釈のためにあったほうがよい。なぜなら、エックス線による透視無しでは、圧力センサーの位置が咽頭組織との関連で確認できないからである。さらに、咽頭内圧単独では咽頭運動の異常性を見る運動パターンを確定することはできないし、誤嚥の存在やタイミングを確認することもできない。咽頭内圧は嚥下の時に咽頭内で生じる圧力や、食塊そのものに伝達される圧力に関する情報を提供してくれる。

表面筋電図は嚥下の存在を確認するにはよいが、飲み下すときの口腔あるいは咽頭過程において、特殊な嚥下異常があるかどうかを確認するために用いることはできない。

治療手続き

　嚥下障害のある脳卒中患者の治療計画は、患者の嚥下の生理を注意深く検査し、異常性が確認された後に展開すべきである。効果的な嚥下リハビリテーションのための鍵は、治療が口腔咽頭の問題要因に向けられるかどうかにかかっている (Logemann, 1983a, 1986b, 1993)。

　嚥下訓練には直接的訓練と間接的訓練がある。直接的訓練は嚥下の試みに際して食物を用いる。そしてさまざまな治療的技法が用いられる。間接的訓練は嚥下に含まれる運動の範囲や協調性、強さを改善させるための筋運動や、あるいは食物を与えない（たとえば唾液を用いるなど）特殊なテクニックについての嚥下訓練である。一般に間接的訓練は患者にとっていかなる粘度の食物嚥下も安全ではない場合に用いられる。

　また嚥下訓練は代償的マネージメントと訓練技法とに分けられる。一般に代償的マネージメントは臨床家のコントロールの下にあり、患者側に最小限の認知と指示に従う用意があればよい。一方、訓練技法は嚥下の生理を変化させるように企画され、感覚刺激や運動プログラム、そして嚥下手技などが含まれる。

代償的マネージメント

　代償的マネージメントでは、実際の嚥下の生理は必ずしも変えないで、嚥下障害の症状にとって有効なテクニックを用いる。代償的技法には、姿勢を変えることや、食塊の量あるいは粘稠度を変えること、そして食物摂取の手順を変えることが含まれる。

　5つの姿勢変化が口腔や咽頭、あるいは咽頭次元を食物が通過するのに影響を及ぼすとして述べられている (Logemann, 1983a ; Logemann et al., 1989 ; Shanahan, 1991 ; Welch et al., 1993)。これらのどの姿勢も、特定の嚥下障害における嚥下効果や安全性の改善をはかるのに有効である。これらの姿勢が咽頭次元、あるいは食塊の流れに与える影響については表27-2に示してある。姿勢テクニックは誤嚥の回避あるいは嚥下効率の改善に非常に有効である (Rasley et al., 1993)。Hornerら (1988) は脳卒中患者で姿勢テクニックを用いた場合、誤嚥の80％が回避されたと報告している。

　患者によっては、食塊の量によって嚥下の生理を改善させることが可能である。多くの脳卒中患者は唾液（1～3 ml）のように少ない量の嚥下や、コップから飲む時のように大量（10～20ml）の食塊の嚥下において重大な困難を示す。放射線学的検討の際さまざまな量の食塊を試みておくと、臨床家は各々の患者にとって最も効果的な食塊の量がどのぐらいなのかを確認することができるだろう。食塊の粘稠度を変えることはまた通過速度を変えることでもある（正常の通過時間は濃度が高いほどゆっくりとなる）。特異的な嚥下異常があると特定の粘稠度がよりたやすく嚥下される。たとえば、咽頭嚥下の生起が遅れる患者においては、むせによって明らかにされるように、粘度の高い液体やピューレ状のものよりも、粘度の低い（さらさらの）液体において重大な困難を呈することが多い。この違いは、粘度の低い液体はより速く移動し、するりと咽頭に入ってしまい、咽頭（反射）の遅れの間に、ややもすると開いている気道に入ってしまう可能性があるからである。一方、より粘度の高い食物であれば、移動がより遅く、咽頭（反射）の遅れが生じている間、喉頭蓋谷に残っていて気道に入り込むことはない。別の嚥下障害を持つ患者では、ピューレ状のほうが難しいということがわかるかもしれない。たとえば輪状咽頭筋に障害を持つ患者は、ピューレのような粘度の高い液体のほうがはるかに困難で、粘度の低い液体のほうがより扱い易い。この場合は、粘度の低い液体であれば、輪状咽頭筋の開きが小さくとも入り込むが、粘度の高い液体は開大の際に引っかかって流れを妨害してしまう傾向がある。表27-3はさまざまな嚥下障害と最も適切な食物形態の一覧表である。

　脳卒中の患者に食事させる方法によっては、経口摂取の効果あるいは安全性を増すことができるが、特に多発性の患者や痴呆の患者においては、摂取量の減少と誤嚥の危険性を増大させることも起こりうる。患者が注意散漫な場合は、一般に食事は気を散らす原因となる聴覚的・視覚的刺激のない静かな部屋で摂取するよう配慮すべきである。食事を介助する人は、患者の最も機能的な側に位置し、食物を患者の視野の中に配置するようにす

る。数秒間食物の臭いを嗅がせるなどして新しい環境に慣らすようにすると、食欲も増し、食べたい、飲み込みたいという気持ちになるであろう。口の中に食物を入れるときは、介助者は感覚が最も鋭敏なところに確実に置くようにし、患者が扱える量以上に与えすぎないよう、飲み込むごとに量を制御しなければならない。介助者は患者の首をよく見て、新しい食塊を提示する前に、飲み込みが完了したことを示す喉頭の挙上が起きることを確認する。患者によっては空嚥下を何回か促し、咽頭に食物が残らないようにすべきである。食事介助のスタッフは、もし患者が咳込んだり呼吸困難を示すなど、特異な行動や嚥下困難を呈したときは、いつでも食事を中止させるよう訓練されていなければならない。そしてただちに嚥下訓練士（swallowing therapist）にコンタクトを取るようにしなければならない。嚥下訓練士の役割は、食事介助スタッフの訓練と指揮管理である。

治療的技法

治療的技法は3つのカテゴリーに分けられる。すなわち、感覚刺激と運動訓練プログラム、そして嚥下手技である（Heimlich, 1983 ; Kahrilas et al., 1991 ; Lazzara et al., 1986 ; Logemann and Kahrilas, 1990 ; Selley, 1985）。

感覚刺激は、一般に嚥下失行のある患者や口腔の感覚鈍麻のある患者に適している。感覚刺激を増すには、冷たい食塊や暖かい食塊を与えたり、スプーンで舌を下方に圧迫したり、香りのきついものやきめの粗いものを与えたりする。一般的に、これらのテクニックは嚥下の口腔期の開始を改善させ、咽頭嚥下の生起を早める効果を持つ。咀嚼を要する食塊を与えるほうが口腔期の開始を早め、運動を増大させる患者もいれば、自分自身で摂取することが口腔運動の開始の鍵となる患者もいる。

口腔の感覚増大のための2つのテクニックが特に咽頭嚥下の生起を早めるために用いられてきた。**温熱／触刺激**と**吸い込み嚥下**である。両テクニックとも飲み込みに先立って感覚を増大させる。温熱／触刺激の場合は、サイズ00の間接喉頭鏡を氷の中にいれ、その後喉頭鏡の裏面全体が口腔組織にぴったりとつくようにして一側の前口蓋弓を上下に5回こする。もう一方も同様に行い、その後小量の液体を与えて飲み込ませる。あるいは液体無しで飲み込むように促す。いずれの場合も、刺激の目的は神経系の覚醒であり、こうすることによって患者が嚥下を開始しようとする場合に、咽頭嚥下の生起が早まる。この刺激にはある程度の持続効果があり、それは1回の嚥下だけではなく、次に続く3～4回の嚥下まで及ぶ。臨床家は、自分の人差し指を患者の顎の下に、中央の2本の指は患者の首の正面に軽く置くことによって、刺激の効果を見ることができるし、口腔嚥下（下顎下筋の収縮によって示される）と喉頭の挙上、舌の挙上（咽頭嚥下によって示される）にかかる時間を確認することができる。これら2つにかかる時間は1秒を越えることはないはずである。訓練では一般に温熱／触刺激は通常一連の20～40回の嚥下のうちの1/3～1/4の嚥下に対して適用される。普通、咽頭の遅れは徐々に改善し、その訓練の最終段階では初期の段階よりも短くなる。患者はこの刺激法を自分で学ぶこともできるし、訓練士が家族に指導しても良い。

吸い込み嚥下とは、嚥下する前に口唇を閉じたままで吸い込む動作を行い、後舌の垂直性の動きを誇張してから嚥下を行うことである。吸い込む動作は唾液を口の奥に引き込み、咽頭嚥下の生起を改善させるであろう。またこの動作は嚥下する前の口腔感覚の増大にも寄与する。吸い込み嚥下を強化するためにアイスキャンディを用いても良いし、患者の口唇を閉じさせた状態で、唾液を口の奥へ強く吸い込みなさいと指示を与えても良い。

脳卒中の患者によっては、**咀嚼**が咽頭の遅れを減少させるのに必要な口腔感覚を提供することになる場合もある。これらの患者は、咀嚼を要する食塊に関しては咽頭の遅れが少ない。液体の場合も同様で、咀嚼しながら飲み込むよう指示すると、そうでないときよりも遅れが少なくなる。

運動訓練プログラムは脳卒中後の口唇や舌、下顎の運動範囲、口唇と舌の協調運動、声門の内転、喉頭挙上、舌根の後退運動などを改善させる目的で行われる。口唇、舌、下顎の運動範囲の訓練（ROM訓練）は一側性および両側性の筋力低下に対して行われる。すべてのROM訓練は目標となる組織を可能な限り望む方向に動かし、数秒間伸展の状態で保持し、次にリラックスさせるという訓

練である。抵抗運動訓練は、舌圧子を口唇の間にはさんだり舌の上に置いたりして行うが、運動範囲の改善にも用いることができる。内転運動は、一側性の声帯麻痺が存在するときに正常な声帯運動促進のために、また裏声の訓練（徐々に音程を上げていき最も高いきんきんした声が出せるようにする）は、喉頭の挙上を改善させるために用いられる。舌根部の後退運動は、舌を可能な限り口の奥の方へ引くROM訓練を行うことによって改善される。後に述べる努力嚥下は、舌根部のROM訓練としても用いることができる。咀嚼訓練は4インチのガーゼを丸めて煙草状にし、いい匂いのする液体を片端に染み込ませて行う。湿った方を口の中に入れることによって、患者はそれを歯の方に舌で押しやっては噛み、また舌で反対側に移動させて同じ行為を繰り返すことができる。このようにして患者は食物を誤って喉頭の方へ落下させ誤嚥してしまうといった危険性を回避しながら、咀嚼のための舌と下顎の協調運動を行うことができる。

嚥下手技は嚥下訓練のもう一方のカテゴリーであり、咽頭嚥下の特殊な問題に随意的コントロールを適用しようとするものである。**声門越え嚥下**とは嚥下前と嚥下中の声帯の意図的閉鎖のことである。患者は大きく息を吸って止め、息を保持しながら飲み込み、それが終了したら（再び息を吸い込む前に）咳をするように指示される。患者によっては、息を吸った後に軽くはいてから息を止め、その間に飲み込み、それから咳をするほうが容易な場合もある。息止めは嚥下前と嚥下中の声帯を閉鎖する。**超声門越え嚥下**は嚥下前と嚥下中、気道入口部（披裂と喉頭蓋の間）の閉鎖を作る。この手技は声門越え嚥下と同様の手続きでなされるが、息止めの時にさらに強くこらえる点で異なる。強く圧する努力は披裂部を前方に強く押しつけ喉頭蓋底に接触させ気道への入り口を閉鎖するのである。**Mendelsohnの手技（輪状咽頭筋弛緩法）**は、輪状咽頭筋開大の随意的コントロールを得るため、正常では食道上部が開くとき喉頭が前方に挙上することを利用したものである。これは患者に嚥下中は喉頭を最大限に挙上させたまま止めておくよう指示することによって得られる。患者には喉仏が嚥下の際に上下することを気付かせておく。患者がこのことを理解したなら、再び普通に飲み込むようにいい、嚥下中喉頭が最上位に到達するのを感じたら（手ではなく）自分の首の筋肉でそれを掴んで数秒間保持するようにいう。喉頭挙上を維持する努力は結果として喉頭運動の増大をもたらし、食道入口部がより広く長く開くことになる。**努力嚥下**は咽頭嚥下の際に舌根後部の運動と舌圧を増し、喉頭蓋谷に溜まる食塊を除くために行われる。努力嚥下を引き出すためには、飲み込むときに口と咽の筋肉すべてを使って強く圧迫するようにと患者にいう。これらの嚥下手技はいずれも認知的能力と指示に従う用意が患者の側になければならない。概して、これらの手技を必要とする患者は、脳幹部の障害であり、これらの手技を学習し実行する認知的な能力を持っている。一般に嚥下手技は努力を要し、頭部や体幹の姿勢を変えるようなテクニックよりも疲労し易いであろう。

治療法の選択に影響を及ぼす要因

脳卒中患者のさまざまな特徴は、嚥下障害を持つ患者の治療において用いられる治療テクニックの選択に影響を及ぼす（Logemann, 1990）。多くの脳卒中患者は、特に発症後数週間は、嚥下手技の使用に必要な筋努力を維持することができない。たとえば、食事の際に声門越え嚥下を用いるといったことである。この問題は、食事回数を増やして1回の食事量を減らす方向で解決できることもあるが、これらの手続きをセラピーの中で行い、食事中は基本的には手段として用いないということもあろう。

もし患者の嚥下の問題が、姿勢や食事内容の変化で代償できるなら、直接的な訓練は必要ないであろう。しかし、脳卒中患者の中には、内言語の問題や認知的問題を持っている者もあり、一定の基準で頭部の姿勢を保つことが困難な場合もある。また、しばしば行動上の問題を呈することもあり、いかなる治療パラダイムも、姿勢の維持さえも困難になることがある。臨床家は嚥下の治療計画を決定する上で、患者のこれらの特徴を全て把握して注意しなければならない。

チームによる学際的訓練

脳卒中患者における嚥下障害の治療には、評価から治療に至るまで学際的な関わりが必要である。

評　価

先に述べたように、さまざまな評価テクニックが脳卒中患者に用いられる。これらのテクニックにはSTや耳鼻咽喉科医（内視鏡）、胃腸・消化器科医（嚥下圧）あるいは放射線科医（嚥下造影）らの連携が必要である。

食事あるいは栄養上の管理

患者の栄養摂取に関する管理においては、栄養士の関わりが必須である。脳卒中後の嚥下障害の初期の回復段階においては、非経口栄養に関して、栄養士と担当の内科医が患者の医学的状態や胃腸機能、経済状態、行動を考慮に入れて栄養摂取に関してさまざまな選択の道を検討することになるだろう。患者の改善を通して、嚥下に関するリハビリテーション・チームのそれぞれのメンバーが、治療や経口摂取の開始に関連する決定に関わるであろう。

非経口栄養は嚥下障害のリハビリテーションにおいて重要な役割を担う。それは患者に適切なカロリーを与え、水分を補給し、彼らの回復とリハビリテーションを支える。嚥下障害の治療過程においては、栄養摂取を決しておろそかにしてはならない。むしろ、栄養学的援助は回復を促進させ、全面的な経口摂取への復帰を可能にする。非経口栄養の必要性を説くときは、これらの方法が一時的なものであり、栄養と水分両者の補給が重要であることを強調する。いかなる非経口栄養も、患者が経口摂取を再び開始する準備ができたなら、速やかに中止すべきである。

理学療法と作業療法

理学療法と作業療法は重要である。それは、患者の嚥下障害に適した座位装置と姿勢を提供し、手から口への協調を促進する自助具をも提供する。これによって患者は自分自身で食事することが可能になる。

内科的・外科的管理

嚥下障害の内科的・外科的管理は、嚥下の問題がセラピーによって解決されるならば、一般に脳卒中の患者には必要ではない（Blitzer et al., 1988 ; Butcher, 1982）。有意義かつ積極的な訓練が長期にわたって行われているにも関わらず、患者が自分自身の分泌物を慢性的に誤嚥しているような状態の場合は、外科的治療が必要かもしれない。これには気道防御のための手術がある。これは、声帯縫合あるいは喉頭蓋を下方に引き落とす術法であるが、患者にとっては気道にものが入り込むのを防ぎ、慢性的な誤嚥を取り除くことができる。頻繁に肺炎を誘発する慢性的な誤嚥を根本的に解決するには、喉頭全摘が行われる。これらの手続きは、脳卒中による嚥下障害において用いられることは稀であり、長期にわたる訓練が有効ではなく、患者の一般的健康状態が慢性的誤嚥によって重大な危機にさらされていることが判明した時に実施される。

患者／家族のカウンセリングとフォローアップ

患者や家族に正常の嚥下の生理と脳卒中患者の嚥下障害の性質に関して指導することは、治療プログラムへの参加を促したり、彼らの援助を得ることにおいて重要である。患者の治療に家族を含めることは、多くの場合有用である。治療を通して患者が進歩していく時、その時々に必要な援助を挙げていくだけでも、高いモチベーションを維持していくのに重要である。家族は患者を励ましたり、実際に温熱刺激や触覚的刺激を与えることによって、直接的訓練に参加することもできる。回復が思わしくない場合は、通常、放射線学的再評価や他の道具的テクニックが必要である。それは改善を証明するためにも、また、より正常の栄養摂取へと移行するためにも必要である。普通、このフォローアップは初回評価からおよそ3～4週後に行う。遅くとも2～3カ月後には行うべきである。もし患者の改善の進行状態がきわめてゆっくりであったり、少なくとも1カ月改善がなく、機能回復が頭打ちになった場合は、臨床家は直接

的訓練を終了にし、3～6カ月の間に再び機能の評価を行うようにする。なぜなら、特異的神経損傷の回復速度に関するわれわれの知識には大きなギャップがあるため、嚥下能力は決して回復しないとは言えないからである。むしろ、臨床家は訓練無しで一定期間をおいて再評価をするようなスケジュールを組み、現状ではいかなる改善もないことを証明すべきである。多くの脳卒中患者は、発症後3～12カ月で嚥下機能が改善する。

脳卒中による嚥下障害の管理における将来の方向

今後10年で、嚥下の生理に関連した中枢神経系における脳卒中の特異的部位の影響と、その訓練手続きが与える影響についての知識の発展が期待できると確信する。それは、脳卒中の嚥下障害の研究に応用される新しい診断手続きであるかもしれないし、正常の口腔咽頭嚥下の生理に関する年齢効果を、脳卒中や他の型の神経損傷による影響と対比させたデータ・ベースの蓄積のようなものかもしれない。このデータ・ベースの一部に、脳卒中患者の口腔咽頭の運動範囲や協調性と比較した正常値が含まれるであろう。

増加の一途をたどる脳卒中患者が、発症直後の神経損傷を抑制し、脳卒中の長期効果を排除するような神経学的治療プロトコルにおかれることによって、脳卒中患者における嚥下障害の重症度は低下し、急性期の治療期間内では回復速度が増すことが可能となる。これらの計画の全ては、正常の嚥下と脳卒中後の嚥下の生理に焦点を合わせた研究がどれだけ増加するかにかかっている。

謝　辞

この研究はNIHによる資金援助を受けた (grants ROI NS 28525 and ROI DC 00550)。

References

Ardran, G. M., and Kemp, F. (1951). The mechanism of swallowing. *Proceedings of the Royal Society of Medicine, 44,* 1038–1040.

Barer, D. H. (1989). The natural history and functional consequences of dysphagia after hemispheric stroke. *Journal of Neurology, Neurosurgery and Psychiatry, 52,* 236–241.

Bisch, E. M., Logemann, J. A., Rademaker, A. W., Lazarus, C., and Kahrilas, P. J. (1991, November). *Pharyngeal effects of bolus temperature.* Paper presented at American Speech-Language-Hearing Association (ASHA) Annual Convention.

Blitzer, A., Krespi, Y., Oppenheimer, R., and Levine, T. (1988). Surgical management of aspiration. *Otolaryngologic Clinics of North America, 21,* 743–750.

Blonsky, E., Logemann, J., Boshes, B., and Fisher, H. (1975). Comparison of speech and swallowing function in patients with tremor disorders and in normal geriatric patients: A cinefluorographic study. *Journal of Gerontology, 30,* 299–303.

Bosma, J. (1957). Deglutition: Pharyngeal stage. *Physiological Reviews, 37,* 275–300.

Buckwalter, J. A., and Sasaki, C. T. (1984). Effect of tracheostomy on laryngeal function. *Otolaryngologic Clinics of North America, 17,* 41–48.

Butcher, R. (1982). Treatment of chronic aspiration as a complication of cerebrovascular accident. *Laryngoscope, 92,* 681–685.

Celifarco, A., Gerard, G., Faegenburg, D., and Burakoff, R. (1990). Dysphagia as the sole manifestation of bilateral strokes. *American Journal of Gastroenterology, 85*(5), 610–613.

Chen, M., Ott, D., Peele, V., and Gelfand, D. (1990). Oropharynx in patients with cerebrovascular disease: Evaluation and videofluoroscopy. *Radiology, 176*(3), 641–643.

Cook, I. J., Dodds, W. J., Dantas, R. O., Kern, M. K., Massey, B. T., Shaker, R., and Hogan, W. J. (1989). Timing of videofluoroscopic, manometric events and bolus transit during the oral and pharyngeal phases of swallowing. *Dysphagia, 4,* 8–15.

Delgado, J. J. (1988). Paralysis, dysphagia and balance problems associated with stroke. *Journal of Neuroscience Nursing, 20*(4), 260.

Dodds, W. J., Kahrilas, P. J., Dent, J., and Hogan, W. J. (1987). Considerations about pharyngeal manometry. *Dysphagia, 1,* 209–214.

Dodds, W. J., Logemann, J. A., and Stewart, E. T. (1990a). Radiological assessment of abnormal oral and pharyngeal phases of swallowing. *American Journal of Roentgenology, 154,* 965–974.

Dodds, W. J., Stewart, E. T., and Logemann, J. A. (1990b). Physiology and radiology of the normal oral and pharyngeal phases of swallowing. *American Journal of Roentgenology, 154,* 953–965.

Dodds, W. J., Taylor, A. J., Stewart, E. T., Kern, M. K., Logemann, J. A., and Cook, I. J. (1989). Tipper and dipper types of oral swallows. *American Journal of Roentgenology, 153,* 1197–1199.

Donner, M. (1974). Swallowing mechanism and neuromuscular disorders. *Seminars in Roentgenology, 9,* 273–282.

Gordon, C., Hewer, R. L., and Wade, D. T. (1987). Dysphagia in acute stroke. *British Medical Journal,* 15 August, 411–414.

Gresham, S. L. (1990). Clinical assessment and management of swallowing difficulties after stroke. *Medical Journal of Australia, 153,* 397–399.

Heimlich, H. (1983). Rehabilitation of swallowing after stroke. *Annals of Otology, Rhinology and Laryngology, 92,* 357–359.

Horner, J., Massey, E., Riski, J., Lathrop, D., and Chase, K. (1988). Aspiration following stroke: Clinical correlates and outcomes. *Neurology, 38,* 1359–1362.

Hughes, C. V., Baum, B. J., Fox, P. C., Marmary, Y., Yeh, C. K., and Sonies, B. C. (1987). Oral-pharyngeal dysphagia: A common sequelae of salivary gland dysfunction. *Dysphagia, 1,* 173–177.

Jacob, P., Kahrilas, P., Logemann, J., Shah, V., and Ha, T. (1989). Upper esophageal sphincter opening and modulation during swallowing. *Gastroenterology, 97,* 1469–1478.

Jean, A., and Car, A. (1979). Inputs to the swallowing medullary neurons from the peripheral afferent fibers and the swallowing cortical area. *Brain Research, 178,* 567–572.

Kahrilas, P. J., Lin, S., Logemann, J. A., Ergun, G. A., and Facchini, F. (1993). Deglutitive tongue action: Volume accommodation and bolus propulsion. *Gastroenterology, 104,* 152–162.

Kahrilas, P. J., Logemann, J. A., and Gibbons, P. (1992). Food intake by maneuver: An extreme compensation for impaired swallowing. *Dysphagia, 7,* 155–159.

Kahrilas, P. J., Logemann, J. A., Krugler, C., and Flanagan, E. (1991). Volitional augmentation of upper esophageal sphincter opening during swallowing. *American Journal of Physiology, 260 (Gastrointestinal and Liver Physiology, 23),* G450–456.

Kahrilas, P. J., Logemann, J. A., Lin, S., Ergun, G. A. (1992). Pharyngeal clearance during swallowing: A combined manometric and videofluoroscopic study. *Gastroenterology, 103,* 128–136.

Langmore, S. E., Schatz, K., and Olsen, N. (1988). Fiberoptic endoscopic examination of swallowing safety: A new procedure. *Dysphagia, 2,* 216–219.

Lazarus, C., Logemann, J. A., Kahrilas, P. J., Rademaker, A., and Pajak, T. (1991, November). *Effects of bolus volume, viscosity and repeated swallows in normals and stroke patients.* Paper presented at ASHA Annual Convention.

Lazzara, G., Lazarus, C., and Logemann, J. A. (1986). Impact of thermal stimulation on the triggering of the swallowing reflex. *Dysphagia, 1,* 73–77.

Linden, P., and Siebens, A. (1983). Dysphagia: Predicting laryngeal penetration. *Physical Medicine and Rehabilitation, 64,* 281–284.

Logemann, J. (1983a). *Evaluation and treatment of swallowing disorders.* San Diego, CA: College Hill Press.

Logemann, J. A. (1983b). Treatment of swallowing disorders. In W. H. Perkins (Ed.), *Phonologic and articulatory disorders.* New York: Thieme-Stratton.

Logemann, J. A. (1986a). *Manual for videofluoroscopic evaluation of swallowing.* San Diego, CA: College Hill Press.

Logemann, J. A. (1986b). Treatment of aspiration related to dysphagia: An overview. *Dysphagia, 1,* 34–38.

Logemann, J. A. (1990). Factors affecting ability to resume oral nutrition in the oropharyngeal dysphagic individual. *Dysphagia, 4,* 202–208.

Logemann, J. A. (1993a). *Effects of aging on the swallowing mechanism.* Paper presented at the International Geriatrics Society, Budapest.

Logemann, J. A. (1993b). Manual for videofluoroscopic evaluation of swallowing. Austin, Tx: Pro-Ed.

Logemann, J. A., and Kahrilas, P. J. (1990). Relearning to swallow post CVA: Application of maneuvers and indirect biofeedback: A case study. *Neurology, 40,* 1136–1138.

Logemann, J. A., Kahrilas, P. J., Cheng, J., Pauloski, B. R., Gibbons, P. J., Rademaker, F. W., and Lin, S. (1992). Closure mechanisms of the laryngeal vestibule during swallowing. *American Journal of Physiology, 262 (Gastrointestinal and Liver Physiology, 25),* G338–344.

Logemann, J., Kahrilas, P., Kobara, M., and Vakil, N. (1989). The benefit of head rotation on pharyngoesophageal dysphagia. *Archives of Physical Medicine and Rehabilitation, 70,* 767–771.

McConnel, F. M. S., Cerenko, D., and Mendelsohn, M. (1988). Manofluorographic analyses of swallowing. *Otolaryngologic Clinics of North America, 21*(4), 625–635.

Meadows, J. (1973). Dysphagia in unilateral cerebral lesions. *Journal of Neurology, Neurosurgery and Psychiatry, 36,* 853–860.

Miller, A. J. (1982). Deglutition. *Physiologic Review, 62,* 129–184.

Nash, M. (1988). Swallowing problems in the tracheotomized patient. *Otolaryngologic Clinics of North America, 21,* 701–709.

Pommerenke, W. (1928). A study of the sensory areas eliciting the swallowing reflex. *American Journal of Physiology, 84,* 36–41.

Rasley, A., Logemann, J. A., Kahrilas, P. J., Rademaker, A. N., Pauloski, B., and Dodds, N. J. (1993). Prevention of barium aspiration during videofluoroscopic swallowing studies: Value of change in posture. *American Journal of Roentgenology, 160,* 1005–1009.

Robbins. J., and Levine, R. (1988). Swallowing after unilateral stroke of the cerebral cortex: Preliminary experience. *Dysphagia, 3,* 11–17.

Selley, W. G. (1985, November). Swallowing difficulties in stroke patients: A new treatment. *Age and Ageing,* pp. 361–365.

Shanahan, T. (1991, November). *Effects of chin down posture on aspiration in dysphagic patients.* Paper presented at ASHA Annual Convention.

Shawker, T. H., Sonies, P. C., and Stone, M. (1984). Sonography of speech and swallowing. In R. Sanders and M. Hill (Eds.), *Ultrasound annual* (pp. 237–260). New York: Raven.

Silbiger, M., Pikielney, R., and Donner, M. (1967). Neuromuscular disorders affecting the pharynx: Cineradiographic analysis. *Investigative Radiology, 2,* 442–448.

Simmons, K. (1986). Dysphagia management means diagnosis, exercise, reeducation. *Journal of the American Medical Association, 255,* 3209–3212.

Smith, D. S., and Dodd, B. A. (1990). Swallowing disorders in stroke. *Medical Journal of Australia, 153,* 372–373.

Soren, R., Somers, S., Austin, W., and Bester, S. (1988). The influence of videofluoroscopy on the management of the dysphagic patient. *Dysphagia, 2,* 127–135.

Stone, M., and Shawker, T. H. (1986). An ultrasound examination of tongue movement during swallowing. *Dysphagia, 1,* 78–83.

Tracy, J., Logemann, J., Kahrilas, P., Jacob, P., Kobara, M., and Krugler, C. (1989). Preliminary observations on the effects of age on oropharyngeal deglutition. *Dysphagia, 4,* 90–94.

Veis, S., and Logemann, J. (1985). The nature of swallowing disorders in CVA patients. *Archives of Physical Medicine and Rehabilitation, 66,* 372–375.

Wade, D., and Hewer, R. (1987). Motor loss and swallowing difficulty after stroke: Frequency, recovery, and prognosis. *Acta Neurology Scandinavia, 76,* 50–54.

Welch, M. V., Logemann, J. A., Rademaker, A. W., and Kahrilas, P. J. (1993). Changes in pharyngeal dimensions effected by chin tuck. *Archives of Physical Medicine and Rehabilitation, 74,* 178–181.

Wright. A. (1985). An unusual but easily treatable cause of dysphagia and dysarthria complicating stroke. *British Medical Journal, 291,* 1412–1413.

第28章

右半球損傷に合併するコミュニケーション障害

PENELOPE S. MYERS

　右半球に限局した損傷を持つ患者は、注意、視知覚、コミュニケーションの障害を含む、様々な認知的、知覚的な問題を持つと考えられる。右半球損傷（RHD）患者全てがコミュニケーション障害を持つわけではないが、コミュニケーション障害を持つ右半球損傷患者が失語症ではないということは一般に受け入れられている。基本的な言語学的構造を使いこなす能力は通常は適切で、彼らは表面的な会話や内容のこみ入らない会話はうまくこなすことができる。彼らのコミュニケーション上の問題は、伝達の意図を明白にするために、言語的、非言語的文脈の手がかりを使わなければいけないようなより複雑なコミュニケーション場面で、典型的に明らかとなる。彼らの問題点を詳細に議論する前に、典型的なRHD患者、スミス氏の全体像を描いておくことが役に立つであろう。

　スミス氏と最初にかなりうちとけた状況で出会ったとき、訪問客は彼の認知能力やコミュニケーション能力について非常に楽天的な印象を持つであろう。天気や病院のスタッフによる治療、食事の質などについて質問すると、それに対する反応は言語学的に正しく適切なものにみえるだろう。彼はやや敏感さに欠ける印象を与え、話し方が単調であるように感じられるが、こうした特徴は、疲労と最近受けた外傷による全般的な影響によるものとして容易に説明される。訪問客は、スミス氏が、病前の生活の全ての側面が回復したと、時折おどけたり、快活に厚かましく振る舞ったりするのを見て、むしろ楽しい思いをすることにもなるだろう。

　しかし、訪問を重ねるうちに、彼が完全に回復したという確固たる信念をもたらしていた、まさにその要因が疑わしく思われてくる。彼は、自分の身体的な限界を深刻に受け止めることを拒否し、リハビリのサービスを受ける必要性を否定するかもしれない。自分の能力に関する彼の評価も、単純な身の回りのケアにおける進歩とかみ合わないことがあるかもしれない。彼はきちんと身だしなみを整えることができず、シャツの着方がわからなかったりするかもしれない。彼は、まだベッドから車椅子に移乗できないのに、来週仕事に戻る話をするかもしれない。車椅子に一旦乗ると、彼は近くのナースステーションに行く道や、自分の部屋に戻る道がわからなくなるかもしれない。

　彼は友人を認識することができず、友人たちが以前彼を訪問したことを否定するかもしれない。内容の深い会話では、彼は過度に自分中心であるように思われるかもしれない。彼は会話上のルー

ルを気にしないかもしれない。聞き手の反応を中断し、聞き手の反応を理解したり、それに対して心を配ったりしないように見えるかもしれない。彼は視線を維持せず、言語的・非言語的メッセージの情動的な調子に対して全く無反応であるように見えるかもしれない。抽象的な話題を個人化してしまう傾向や、会話の要点をつかむことが困難であるように見えること、また、脇道へそれる傾向は、彼が混乱しているかあるいは、会話の間全く自分勝手に行動しているかのどちらかであるという印象を助長する。

彼のおどけは今や不似合いな印象を与えるだろう。彼は本題を離れた必要のない細部にこだわることによって、話題をつまらないものにしてしまうかもしれない。反応は早いが、実質的に質問に答えるまでにたくさんの時間を費やすかもしれない。彼はくどくどと冗長で、系統立っていないように見えるかもしれない。従って患者の反応は非効果的で、系統立った基礎に欠けているように見えるかもしれない。彼の素早い応答は衝動的で内省なしに生み出されたように見えるかもしれない。

要するに、明らかに適切な言語学的体系を保っているにも関わらず、RHD患者の多くは、コミュニケーション場面に以前と同じように反応することも参加することもないのである。コミュニケーション障害を持つRHD成人と関わりを持つ友人や家族は、"彼は確かにしゃべってはいるが、病前と同じではない"とほぼ一様に述べている。

以上の描写が示唆するように、RHD患者の一部はコミュニケーション障害を持つだけではなく、様々な他の認知・知覚障害を合併している可能性がある。これらの障害がコミュニケーションに直接または間接的に影響を与えるかどうかに関わりなく、臨床家はそれらが患者に及ぼす潜在的な影響を認識しなければいけないのである。

非言語学的障害

RHDに合併する非言語学的障害には、左半側無視、注意障害、および視知覚的問題が含まれる。これらの障害は合併して起こる可能性があり、コミュニケーションに影響を与える可能性を持っている。以下のセクションでそれらについて議論することにしたい。

無視と注意

一側性無視ないしは半側空間無視と呼ばれる症状は、患者が、運動・感覚能力が保たれているにも関わらず、脳損傷側とは反対側（損傷反対側）にある刺激を報告したり、それに反応したり、またはそれを定位したりすることができない、複雑な障害である（Heilmanら、1983）。無視は、左半球損傷（LHD）で起こることもあるが、通常はRHD損傷を持つ患者で、より持続しやすく、またより重度で頻繁に起こる（Mesulam, 1985；Ogden, 1985）。無視は、かつては頭頂葉損傷に伴って起こると考えられていたが、前頭葉、側頭葉、頭頂葉、皮質下損傷でも起こることが明らかにされている（Hornerら、1989；Mesulam, 1981, 1985；VallarとPerani, 1986）。無視は視覚、触覚、聴覚、嗅覚、またはそれらの組み合わせにおいて生じることもあるが、視覚モダリティにおけるものが最も一般的である。

無視を持つRHD患者は、左側の入力、すなわち病巣とは反対側の空間からの入力に対して注意を向けることに問題がある。彼らは、部屋の左側で鳴っている電話に気づかなかったり、お盆の左側に乗っている食物を食べなかったり、ベッドの左側にいる人に気づかなかったりする。無視がもっと重度になると、麻痺側あるいは筋力が低下した手足を自分のものとして認識することができなくなることもある（「もし私の腕がここにあれば、私は何ともないのですが、腕はここにはないのです」と言うなど）。

無視のある患者は、病巣と反対側の空間だけではなく、同側の空間（すなわち、脳病変と同じ側）にある刺激に対しても注意を向けることに問題がある。さらに、彼らは視空間の中央に提示された刺激の左側に注意を向け、反応することができない可能性もある（Gainottiら、1986）。

無視は感覚性要因のみならず運動性要因も含んでいる。たとえば無視のあるRHD患者は描画の際、左側の細部を描かないことがあり、また病巣と反対側の身体に手が届かないために、適切に身づくろいして着衣することができないことがある。

無視に関するほとんどの理論は、それが注意の障害であるとしている（それに代わる仮説に関してはBisiachら，1981；Bisiachら，1979を参照）。無視に含まれる注意のタイプには，(a)**覚醒**（Coslettら，1987；Heilmanら，1978；Heilmanら，1984b），(b)**注意の持続**（Bubら，1990），(c)**病巣と同側の空間から注意をそらす能力**（Heilmanら，1985；Posnerら，1984），そして(d)**選択的かつ方向性の注意**（Mesulam，1981；Rapcsakら，1989）がある。明確な無視を示さないRHD患者も注意障害を示す可能性がある。注意障害のそれぞれのタイプについて，以下に簡単に論じておく。

注意障害

　覚醒　無視のあるRHD患者は，覚醒レベルが低下しているといわれており，LHD患者と比較した研究は，RHD患者が外的刺激に対する全般的な注意が弱く，覚醒反応や意識の機敏さが低下していることを示唆している（Coslettら，1987；Heilmanら，1987；HowesとBoller，1975）。電気皮膚反応（GSR）などによって覚醒レベルを生理学的にとらえた研究は，RHD被検者が痛みと情動的な素材に対して非損傷コントロール群と失語症被検者に比較して有意に低いGSRを示すことを指摘している（Heilmanら，1978；Morrowら，1981）。RHD被検者はLHDおよび非脳損傷（NBD）被検者と比較して，点や単純な音といった単純な視覚・聴覚刺激に対する反応時間（RTs）が遅く（BensonとBarton，1970；DeeとVan Allen，1973；HowesとBoller，1975），このことは覚醒レベルや全般的注意の低下を示唆している。機能的な用語を用いれば，RHD患者は他の局所脳損傷患者群と比較して，注意を向ける準備をするために，より強い刺激やより多くの時間を必要とすることが考えられる。

　注意の持続　反応時間（RT）課題は，全般的な注意や覚醒状態の測定法として考えられてきた。被検者は，予測できないランダムな間隔で提示される刺激に対して反応する準備を整えていなければならない。注意を適切に測定するために，RT課題では長時間にわたる注意の持続を必要とする多数回の反応が誘発される。Bubら（1990）による最近の研究は，LHD患者とRHD患者がともにNBDコントロールよりも，聴覚刺激に対するRTsが遅いことを見出し，脳損傷者には覚醒レベルに何らかの問題があることを示唆している。さらに彼らは，RHD被検者の反応が課題が進むにつれ遅くなり，より不安定になるのに対して，LHD被検者の成績は向上することを見出した。彼らは，覚醒ではなく注意の持続が，RHDによって選択的に障害されているのかもしれないと結論している。この結果は，一部のRHD患者にとっては，治療中注意を持続することが困難であり，そのことが進歩に影響を与える要因となっているかもしれないという臨床的印象を支持している。

　解放　無視のあるRHD患者が，右側の刺激に注意がとらわれてしまうと，左側の刺激に注意を向けることが困難になるということを別の言い方で表現すれば，病巣と同側の空間から注意を解放する能力の障害となる。たとえば，Markら（1998）は，無視のあるRHD被検者に2種類の抹消課題を行っている。被検者は，1枚の紙にランダムに散らばった短い線分を抹消（線を引いて消す）するよう求められた。第2の課題では，線分を消しゴムで消すことによって抹消するよう求められた。その結果無視患者は，1番目の課題よりも2番目の課題で，刺激が次第に少なくなる（消しゴムで消される）につれてより多くの線分を抹消することが明らかにされた。

　Posner（1980）とPosnerら（1980）によれば，視覚刺激に対する注意は，実際の眼球運動なしに転移することが可能で，これは潜在的注意と呼ばれる。RHD患者は，注意を引きつけた刺激から注意を転じる（解放する）ことが困難であるかもしれず，また注意を転移するための準備をする（潜在的注意を転じる）ことに問題があるのかもしれない。こうした問題はまた，視覚モダリティにおける方がより顕著ではあるが，無視のあるRHD患者における聴覚刺激に対する反応でもとらえられている（Farahら，1989）。RHD被検者における注意のモダリティを交差させた研究で，RobinとRizzo（1989）は，注意を定位することと注意を解放することの障害は，視覚（対聴覚）刺激に対する反応でとりわけ顕著であることを発見した。

　これらの知見は，無視のあるRHD患者は左へ注意を向けることの問題に加え，右にある刺激から注意を転じることにも問題がある可能性を示唆し

ている。従って、臨床家は左半側無視を測定したり、軽減したりするためにデザインされた課題では、右側に提示される刺激のレベルを考慮に入れることが必要となる。

方向性および選択的注意 方向性注意の障害は、左側の刺激に働きかけようとしながら、それに注意を向けることが困難な状態として現れる。Mesulam (1981) によれば、無視は、病巣と反対側の空間にある刺激を探索したり、取り扱ったりするのに必要な連続した運動（眼球運動を含む）の障害によって、空間の探索を困難にする。従って、無視のある患者は、左側の空間を視覚的に探索することを要求する課題や、身体の両側の運動を含む課題（例、料理、髪をとかす、歯を磨く、服を着る）を遂行することができなくなる。

選択的注意の障害は、刺激の重要性を認識する能力に影響する可能性がある (Mesulam, 1981)。無視のある患者は、関連する刺激を選択したり妨害刺激を取り除くことが困難である。無視のサインは、課題における選択的注意の要求が増すにつれ、増強（成績は低下）することになる (Rapcsakら, 1989)。

コミュニケーションに対する注意障害の影響

注意障害は、コミュニケーションを含むあらゆるレベルの体験に影響を及ぼしうる認知的結果をもたらす。すなわち、注意障害によって、コミュニケーションにおける文脈を明示する言語的・視覚的手がかりの理解が障害される。患者は、会話を聞いたり状況を観察している時に、能動的にしろ潜在的にしろ、注意を切り替えることが困難になる。注意を維持する能力も低下し、また、一連の刺激の中のどこの刺激に対しても選択的に注意を向けることが困難になる。そのため、患者は、重要な情報に対して選択的に注意を向けることができず、複雑な話に圧倒されてしまうことになる。最後に注意障害は、（それをカバーするために）患者の内的資源を要求するため、課題が難しくなればなるほど、認知的資源は歪んでしまう。こうした潜在的な効果については"外言語学的障害"のセクションでより詳細に扱うことにしたい。

無視の評価

無視の評価には、無視の存在の確認と重症度の確定が含まれる。ほとんどの無視検査は、注意の検査と考えることができる。無視の評価を行う職種には、医師、作業療法士、神経心理学者、言語病理学者が含まれる。無視の有無は、以下に述べる様々な略式の感覚運動課題で確かめることができる。

感覚性無視は、患者の自己身体の両側に刺激が提示される、**両側同時刺激**によって検査される。刺激は、触覚性（例、肩をたたく）の場合と視覚性（例、光点が左・右周辺視野に提示される）の場合がある。もしも、2つの刺激のセットそれぞれには気づいていた後で、両側刺激で患者が左側の刺激の存在を"消去"ないし、報告できない場合は、左半側無視があるといえる。

無視の運動検査の典型としては、抹消、走査、線分二等分、描画課題がある。**抹消課題**は患者に、1枚の紙にランダムに散らばった多数の刺激（例、線分、文字、または数字）を見ることを要求する (Albert, 1973)。患者は、ペンで印を付けていくかペンで消すことによって全ての刺激を抹消することを求められる。無視は、患者が消し損なった左側の刺激の数で測定される。全般的な注意障害は、空間的な場所とは無関係に、消し損なった刺激の数によって測定されることになる。抹消していく目標刺激が互いに違っておらず全て同じなので、このタイプの抹消課題は単純なものと考えられている。

複雑な抹消課題は選択的注意を含んでいる。刺激としては色が異なる2つないし3つの異なる形（例、文字または数字）などが考えられる。患者は、特定の色をした、1つの形だけを消すように求められる——すなわち、形と色の特徴を連合した特定の目標刺激のみを選択して抹消しなければならない。たとえば、患者は赤と青の三角と四角の配列の中から、赤い三角のみを抹消するように求められる。選択的注意の障害は、複雑な抹消課題や視覚的探索課題において無視を悪化させ、さらには無視のない患者の注意を障害する可能性もある。そのため患者は、単純な抹消課題では左側の刺激を省略するだけなのに、複雑な抹消課題では右側の標的をも見逃し、左側ではさらに多くの標的を消し損なうことになる。このように単純な課題と複雑な課題を用いることによって、患者の無視に対する、選択的注意の影響を評価すること

ができる。

走査課題は、いくつかの目標刺激が含まれている文字や数字、物品などの配列を走査して目標刺激を探し出す（例、ランダムな文字列の中から"A"という文字をすべて見つけだす）ことを患者に要求している。典型的なものでは、刺激はページにランダムに散らばっているのではなく、1本の水平な直線、あるいはいくつかの直線のセットとして配列されている。無視は、被検者が中央より左側に取り残した目標刺激の数によって測定される。走査課題はしばしば無視の音読への影響を評価するためにも施行される。

線分二等分課題では、線分の中央に垂直な線を引いて、まっすぐな水平直線を二等分することが要求される。無視は、患者の垂線がどれだけ中央より右に寄っているかによって測定できる。線分二等分は、患者の空間感覚が右に寄っている程度を確証する手助けとなる。最近のいくつかの線分二等分に関する研究は、線分二等分の正確さには、健常群の中でも大きな変動があること、無視のある患者では、線分が短いほど、中央の判断が正確になることを見出している（Halliganら，1990；HalliganとMarshall，1988；MarshallとHalligan，1989；Tegnerら，1990）。

音読への無視の影響は、視野の中央に提示された、**複合語や文章を患者に読ませる**ことによって測定することができる。また、書字への無視の影響は患者に**短いパラグラフを書かせるか模写させる**ことによって評価できる。患者は音読では文章や単語の左半分を省略し（例、"greenhouse"を"house"とするように）、また、彼らの書字のサンプルは、左側にたくさんの空白を残し、文字や単語の保続や省略を含んでいる。

最後に、患者は、時計の文字盤や、花、人といった左右対称のものや、単純な場面の中の一群の物品を**思い出して描いたり模写する**ことを求められる。無視は、患者の描画の中で省略された左側の細部や省略された物品の数によって測定される。描画はまた、全体の構造や物品の各部分の統合についても検討される。

Hornerら（1989）は、106人のRHD脳卒中患者における線分二等分、描画、模写、音読、および書字による無視の検査結果に基づき、すべての被検者で、どの課題もそれのみでは無視を同定することはできなかったと報告した。このことは、無視の存在を確定するためには、課題を組み合わせて施行する必要があることを示唆している。重症度は、上に述べたさまざまな検査の得点を組み合わせて計ることができる。無視を得点化する際、臨床家は注意の測定法として、左側の細部のみならず右側への注意の低下にも注目すべきである。

無視の有無と重症度を確定することは、RHDによるコミュニケーション障害に対するマネージメントにおいて、いくつかの理由で重要である。それはまず、音読と書字の障害が言語学的な問題なのか、知覚的な問題なのかを明確にするのに役立つ。それはまた、他の診断および治療で用いる素材に含まれる視覚刺激に対して、患者が注意を向ける能力を確定するのに役立つ。最後に、全般的な注意障害の反映として、無視は、外的刺激が視覚性のものであるかどうかとは無関係に、患者の覚醒の全般的なレベル、反応への準備、さらには努力を要する方向性注意を生み出し維持する能力の妨げとなる可能性を持つ。このように、無視はコミュニケーションに関わる認知的作用を妨害しうる原因となる可能性を持っているのである。

一部のRHD患者は、無視の徴候を示さずに何がしかのタイプの注意障害を持っていることがあるということを強調しておかなければいけない。そのため、すべてのRHD患者は注意障害を検査されるべきであり、その結果については、家族のカウンセリングにも含め、また、RHDコミュニケーション障害を評価し治療する際にも考慮すべきである。注意に関するその他の検査は、頭部外傷患者のために考案され、すでに出版されている題材や認知リハビリテーションに関する文献に見出すことができる（脳外傷に伴う注意障害に関する論評は、SohlbergとMateer，1989を参照）。

無視の治療

無視のマネージメントに関しては、無視の症状を問題にすべきなのか原因を問題にすべきなのかを巡って議論が循環している。すなわち、患者に対し、左側の入力に注意を向けさせるようにすることによって症状の軽減を計るべきなのか、それとも、注意それ自体を扱うべきであるのかという問題である。症状の治療はほとんど成功すること

はない。患者に左を見るように口頭で手がかりを与えたり、左側の刺激を際だたせること（例、印刷されたページの左のマージンの下に赤線を引く）が患者による内的手がかりや自己手がかりに変換されることはほとんどない。

　もし、様々なタイプの注意が、無視やRHD障害一般において重要な要因となっていることを認めるのであれば、覚醒レベル（arousal）、ヴィジランス、さらには選択的注意の能力のレベルを上げるために考案された課題の中で、注意に対し直接働きかけることが意味を持つことになる。単純な、しかし予測できない刺激の生起に注意することを患者に求めるものであればどんな課題でも、ヴィジランスの能力を増大させるかもしれない（例、単語のリストの中から目標となる単語を聴き取る）。選択的注意は、無視の評価のために考案された課題を工夫することによって治療されると考えられる。頭部外傷に伴う注意障害の治療のために考案された課題も、出版されている題材の中に見出すことができる（BainesとRobinson，1991；SohlbergとMateer，1986，1987を参照）。

　左側空間への注意を増大させることは、患者が左側を見る必要性を習得するよう考案された課題を用いて最も効果的に治療されるであろう。たとえば、視覚探索課題においては、患者に左側に対する手がかりをあたえるよりはむしろ、どこを見るべきかを告げずに、見つけなければならない標的の数を告げるのである。臨床家は患者に見るべき場所を言わずに、全部の数を見つけられるまで探索を続けるよう患者を励ます。この技法で最もよく用いられているのは、色の付いた積み木のような実際の物品を使うもので、患者自身は見つけた数を図表にして自分の進歩を知ることができる。積み木は4つに分割した平らな板の上に置かれる。まずは1つの色で積み木2個ぐらいの数で探索発見課題を始めるかもしれない。課題の難度は、積み木の置き方を変化させたり（すなわち、中心線の右側だけではなく左側にも積み木を置き、また左上4分の1だけでなく左下4分の1にも置く）、積み木の数を増やしたり、標的となる積み木とそれ以外の積み木の色を異なるものにするなどして増大させることができる。この種の課題についてMyersとMackisack（1990）によって詳細に述べ

られている。こうした課題の利点は、外的手がかりなしに左を探索する必要性を徐々に身につけさせ、般化の可能性を増大させることである。臨床的に注目される第二の利点は、こうした課題が患者の注意の全体的なレベルを引き上げるように思われることで、それ自体が認知・コミュニケーション障害の治療への良い導入となる可能性がある。

　注意を直接扱うだけではなく、患者に、無視や注意障害について、適切に助言する必要がある。また、コミュニケーションを含む日常の活動に対する無視の影響について話し合い、もし必要であれば、患者が病態否認の可能性を克服できるように問題を実際に明示すべきである。家族にも、コミュニケーションに対するこれらの障害の影響を理解するよう関わってもらう必要がある。

視知覚障害

　RHDは、物体認知、構成課題、空間定位などの問題を含む、様々な視知覚障害と関連がある。しかし、RHD患者すべてが必ずしも視知覚障害を示すわけではない。視知覚障害を持つ患者は無視をも伴っていることが多い。

物体認知

　RHDは、典型的には、実際の物品を同定したり使用したりする問題には関係していない（Damasio，1985；Kertesz，1983）。すなわち、RHD患者は視覚失認を示すことはなく、通常は、自然な姿かたちで提示された物品の絵や、典型的な視点から見た場合の物品の絵を認知することに障害はない（DeRenziとSpinnler，1966；LaymanとGreen，1988；WarringtonとJames，1967）。RHD患者の物体認知障害は、刺激が見えにくくなった条件のもとで浮上してくる。たとえば、彼らは、重なり図形の同定といった図一地課題に問題を示すことがある（DeRenziら，1969；DeRenziとSpinnler，1966；HierとKaplan，1980；WarringronとTaylor，1973）。彼らは、見慣れない方向から描かれた物品の絵や通常にはない大きさで描かれた物品の同定にも困難を示すことがある（HumphriesとRiddoch，1984；LaymanとGreen，1988；WarringtonとTaylor，1973，1978）。また、不完全な図形や輪郭の一部が欠けている断片的な図形を同定することができないこともある（DeRenziとSpinnler, 1966；Mackisackら, 1987；Myers, 1979；Myersら, 1985； WarringronとJames, 1967；WarringtonとTaylor, 1973）。

　これらのことが意味するのは、RHD患者が毎日の活動の中では物品の同定に困難を示すことはないと考えられるということである。しかし、彼らは、異常に接近して描かれていたり、重なり合って描かれている物品や人のような、混乱した入力によって視覚系に負荷がかかると、困難さを示す可能性が考えられるのである。

構成失行

　"構成失行"という用語は、描画や積み木構成といった特定の視覚運動課題における障害を意味している。この障害の有無は、患者に簡単な物品や複雑な図形を描かせたり積み木模様を模写させたりすることによってとらえられる。LHDの患者でもRHDの患者でも模写と描画は障害されるが、両者の課題の遂行の仕方には重要な違いがある。構成失行の研究では、被検者はほとんど常に右利きであるため、LHD被検者は非利き手で描き、一方RHD被検者は利き手を用いる。LHD患者の描画はより幼稚ではあるが、NBD被検者の描画と形も空間構成も似ている傾向がある。一方、RHD患者の描画は、断片的で、散漫で、空間的に崩れている傾向がある。右側は過度に詳細で線の保続を含み、かつ左側は細部が省略されることもある。また描く対象の部分が間違って配置されることもある（例、煙突が家の横から飛び出すなど）。LHD患者の描画とは異なり、RHD被検者の描画には見本や手がかりが役立つことはなく、また時間をかければ描画が改善するということもない場合が多い（Swindellら, 1988）。

　RHD被検者では描画にあたって手がかりが役に立たないこと、描画の障害と知覚障害との関連がLHD被検者では認められずRHD被検者でのみ認められることから、何人かの研究者はRHDによる描画障害が知覚障害に基づくものである可能性を示唆している（GriffithsとCook, 1986；HecaenとAssal, 1970；Kimら, 1984；MackとLevine, 1981； Villaら, 1986； WarringtonとRabin, 1970）。すなわち、RHD患者における構成失行は、運動ないし運動企画の障害ではなく、空間の構成や統合の障害を反映していると考えるのである。

このことから、LHDやNBDの成人に比較して、RHD患者は視覚的な細部を知覚しない可能性があり、物品の各部分の空間的構成に関して、LHDやNBO被検者と同じ内的表象をもたず、物品の各部分の統合に特殊な障害があるかもしれないということが示唆されるのである。

空間定位障害

　RHD患者は、熟知した道順をたどること、地図上に定位すること、迷路を学習すること、身体部位を指し示すこと、空間的記憶課題を遂行することなどに困難を示す可能性がある（DeRenziら, 1977；Newcombeら, 1987；NewcombeとRussell, 1969；RatcliffとNewcombe, 1973）。これらの障害は必ずしも心的表象の障害や失見当識に関連があるとは限らない。たとえば、地図上で都市を見つけることは、被検者の以前の体験と教育に依存するであろう。多くの成人は、かなりぼやけた地理的イメージしかもっておらず、RHD患者に地図上における定位を検査する際にはこの事実を考慮しなければならない。

　熟知した道順をたどったり新しい道順を学習したりすることができない患者は、"地誌的失見当識"をもつと言われる。しばしば彼らは言語的手がかりによってこうした障害を補っている（"ナースステーションを過ぎて4つ目のドアを左に行く"）。こうした代償能力は、意識混濁や記憶喪失に関連した全般的な失見当識に対する反証となる。アルツハイマー病患者が、なぜ自分がある特定の部屋にいるのか混乱したり、どうやってそこにきたのか、またはどうやって帰るのか不確かだったりするのとは異なり、RHD患者は、心の中に特定の目的地を抱いて出発するが、その道順が不確かなのである。道順障害の原因は明らかではない。空間の内的表象の障害と関連しているのかもしれない。より可能性があるのは患者は視覚的手がかりに注意しないがために、熟知した目印を認識したり新しい目印を学習したりすることに問題があるのであろう。

　道順障害は、RHDに特異的に生じるのではない。頭頂葉損傷をもつLHD患者は、急性期に同様の障害をもつことがある（Teuber, 1963）。一方、線分の方向を弁別したり、標的の位置を合わせたりする能力の特殊な障害は、左半球損傷より右半

球損傷と強く関連しており（Bentonら，1978；Kimら，1984；Magnussenら，1987），このことは，RHD患者，とりわけ無視のある患者が空間的判断の中のある側面が障害されている可能性を示唆している。

コミュニケーションに対する視知覚障害の影響

描画，熟知した道順を見つけること，曖昧に描かれた物体の意味を把握することなどに困難を示す障害は，コミュニケーションとはほとんど関係がないように思われるかもしれない。実際には，治療で使われる描かれた題材の認知を妨害する可能性を除けば，視知覚の問題はコミュニケーションに対していかなる直接の影響も与えないかもしれない。

しかしながら，視知覚障害がコミュニケーションに実際に影響を与える認知障害に関係している可能性も示唆されている。すなわち，視知覚障害はより一般的な認知障害を反映しているかもしれないのである。RHDに伴う注意や知覚，認知の障害の間の相互関係は，RHD患者のコミュニケーション障害の理解に非常に重要である。たとえば，典型的な視覚弁別課題では，患者は標的とは1つか2つの属性ないし特徴しか違わないいくつかの図形の中から，ある特定の幾何学図形や無意味図形と同じものを照合させるよう求められる。こうした場合，どの特徴が重要かを認識することの障害は，選択的注意の障害と関連しているかもしれない。すなわち，視知覚障害は単に視覚的な問題ではなく，モダリティとは独立したより大きな認知障害の一部である可能性も考えられるのである。

構成失行で認められる，空間的組織化の障害もまた，他の様々なタイプの情報を系統立て統合する働きにおけるより一般的な障害を反映しているのかもしれない。こうした視知覚障害と認知障害の間の関係は，2つの研究によって支持されている（Benowitzら，1990；Moyaら，1986）。2つの研究はともに，RHD被検者がNBDコントロール群と比較して，聴覚的に提示された物語文の細部の想起，事柄や登場人物の間の関係の抽出，内容についての適切な判断などの点で，有意に障害されていることを見出している。被検者はさらに，立方体や複雑な幾何図形など一連の図形を模写するよう求められ，描画は，細部，全体の構成と形，および左側の無視に関して得点化された。脳損傷の大きさ，年齢，教育歴，さらに脳萎縮の影響をコントロールした場合でさえも，物語からの情報の抽出の障害と被検者の描画における構成失行との間には有意な相関が認められた。物語文における障害が視空間障害と正の相関を示した事実から，2つの論文の著者らは，空間的形状の把握と物語の題材に含まれる要素間の相互関係の理解とが，ある程度共通の機序を必要としている可能性を考えている（p.240）。彼らはさらに進んで，RHD患者において構成失行の有無を同定することが，より〝広い〟認知障害の有無を判定する手がかりになる可能性を示唆している。このように，視空間的情報を系統立てる働きの障害は，物語の情報を系統立てる働きの障害と関連している可能性が考えられるのである。

評価と治療

視知覚障害の評価と治療は，典型的には作業療法士の領域にあたる。しかし，言語病理学者は，患者の視知覚障害の傾向を把握し，発話－言語治療における彼らの行為に及ぼす，そうした障害の潜在的な影響について知っておくことが望ましく，これには2つの理由が考えられる。1つは，この種の障害が，(a)言語治療に使われる刺激素材の視覚的認知を妨げる可能性があること。2つめは，それが(b)統合と組織化といった，説明的なコミュニケーションに関わる何らかの認知作用におけるより一般的な問題を反映している可能性があることである。

言語学的障害

記　述

一部のRHD患者は，呼称，語の弁別，簡単な命令の実行，単語の定義，語列挙，読み書きのような，直接的な表出・受容言語課題で誤りをおかすこともある。失語検査での彼らの誤りは，失語症患者の誤りの鏡像ではないというのが一般的な見解になっている（ArchibaldとWepman，1968；Dealら，1979；Eisenson, 1962）。いくつかの理由から，言語学的障害はRHDのコミュニケーション障害の主たる原因とは考えられていない。まず，

言語学的障害がとらえられたとしても、軽度にすぎない傾向がある。第二に、言語学的障害は、RHD患者における外言語学的コミュニケーション障害に対して影響を及ぼすことはないように思われる（次のセクションを参照）。

言語学的障害の研究は、対立する結果を報告している。聴覚的理解に関するいくつかの研究は、RHD被検者はToken Testに類似した課題によって測定される文の理解が障害されていることを明らかにしている（AdamovichとBrooks, 1981；DeRenziとVignolo, 1962； McNeilとPrescott, 1978；SwisherとSarno, 1969）。一方、他のいくつかの研究では、NBDコントロール群とRHD患者との間で、こうした課題における差を見出していない（Cappaら，1990；Cavalliら，1981）。

呼称に関するいくつかの研究は、RHD被検者がNBDコントロール群に比較して、単語の呼称が障害されていることを見出している（DiggsとBasili, 1987；Gainottiら, 1981；Joanetteら, 1983）が、他の研究ではこの差はとらえられていない（Cappaら，1990；RiversとLove, 1980）。HierとKaplan（1980）、RiversとLove（1980）は、RHD群とNBDコントロール群が、単語の定義課題で同じような成績を示したという結果を報告しているが、Joanetteら（1983）は、こうした結果を見出さなかった。

語列挙（例、"動物"など、指定された特定のカテゴリーに属する言葉をできるだけ多数想起して言う）に関するいくつかの研究は、RHD被検者はNBD被検者に比べ有意に障害されていることを明らかにしているが（DiggsとBasili, 1987；Schechterら，1985； SchneidermanとSaddy, 1988）、他の研究ではそうした結果は得られていない（Cappaら，1990；Cavalliら，1981）。

言語学的障害以外の要因が、いくつかの言語課題の成績に影響する可能性が考えられる。無視はいくつかの呼称の研究において、1つの要因として注目されてきた。たとえば、Myers（1992）は、無視がほとんどまたは全く無いRHD被検者の物品呼称の成績はNBDコントロール群の成績と有意な差を示さないが、より重度の無視をもつRHD群は、有意な差を示すことを見出している。同様に、Gainottiら（1979）は無視の影響を統制すると、呼称課題におけるRHD群とNBDコントロール群の成績間の有意な差が無くなることを明らかにしている。

Token Test（DeRenziとVignolo, 1962）のように、刺激の配列を走査して、口頭命令に応じて色と形が指定された刺激を選ばなければならない検査でも、空間的障害や視知覚の障害が反応における1つの要因となるであろう。走査する物品を近接して配列した言語弁別課題も、RHD患者の視知覚障害を喚起する可能性がある。さらに、文やパラグラフのレベルでの書字障害——それにはつづりの誤り、文字と単語の省略や保続、さらには空白の使用障害が含まれる（MetzlerとJelinek, 1977）——には、無視、注意障害、および視知覚障害が混合している可能性がある。

要　約

これまでに得られている資料は、RHD患者は、単語の弁別や呼称その他直接的な言語課題で障害を呈することもあるが、そうした障害は比較的軽度で、失語を意味するものではなく、コミュニケーション能力にそれほど影響するものではない可能性を示唆している。さらに、RHD被検者の言語学的障害を検討したいくつかの研究では、視空間障害、無視、および注意障害が、成績を低下させる要因となり得ることが例証されている（AdamovichとBrooks, 1981；ArchibaldとWepman, 1968；SwisherとSarno, 1969）。

一般に、RHD患者は文章やパラグラフを言語規則に従って構成することができる。彼らは語を想起することに特別な問題はなく、錯語的誤りもほとんどない。しかし、彼らの言語学的構造に対するコントロールは、コミュニケーションの説話的レベルでの言語使用におけるより全般的な問題であるかのように見えるかもしれない。こうした障害は"外言語学的障害"のセクションの中で追求していく。

評価と治療

RHDには真の失語が伴っていないことを示すには、言語構造に対するコントロールを検査する必要がある。その際、問題の性質が言語学的なものなのか外言語学的なものなのかを注意深く区別

すべきである。本質的に文脈の制限のない構造における言語を検査するために考案された、失語バッテリーの下位検査（例、パラグラフを解釈させるよりは口頭命令に従わせるような課題）は、直接的な言語機能の評価に有用である。選択反応における複雑な刺激の使用や刺激の近接した配置は避けるべきである。命名は、絵の呼称のみならず口頭でなされる定義によっても評価する必要がある。誤りは非言語性課題でとらえられた視知覚障害と注意障害に照らして検討しなければいけない。もし臨床家が、患者が注意障害や知覚障害に加えて、言語障害を持つと感じたり、言語障害の方が主であると感じるなら、治療は失語症のマネージメントで用いられる伝統的なアプローチに従うべきである。無視に伴う読み書き障害の治療には、無視のセクションで述べた示唆を考慮する必要がある。

外言語学的障害

RHD患者は、典型的には失語症を持たないが、彼らの多くがコミュニケーション障害を示すことは確かである。そうした場合のコミュニケーション障害では、外言語学的障害が中核になっている。"外言語学的"という用語は、コミュニケーションには影響するが、その性質が言語学的ではない要因を意味している。コミュニケーションの外言語学的側面とは、本質的には、コミュニケーションが生起し、個人の意図や情動的な調子、込められた意味を理解し伝えることを可能にする文脈を特定するものである。コミュニケーションのこうした側面は、単語や文の文字通りの表面上の構造を越えて、伝達される意味を広げる働きを持つ。文脈は、単語自体の選択と組み合わせを通じてだけではなく、ジェスチャーや身振り言語、顔の表情、プロソディの輪郭といった一連の感覚的手がかりを通しても伝えられる。我々は、外言語学的な手がかりによって、言われたことが何を意味するのかを解釈し、相互のやりとりの形式、話の情動的な調子、会話の中で参加者が演じる役割（例、同僚か部下か）、さらには、ふざけているのか、皮肉であるのか、あるいは深刻であるのか、といった

ようなことを理解することができるのである。これらと同じ手がかりによって我々は、意図している意味を表現することができる。

一部のRHD患者は、複雑な物語の中に含まれる意味を理解するために、こうした手がかりを用いることが困難のように思われる。そのため、RHD患者は、物語のテーマや核心をつかみ損ない、人物間の関係や登場人物の動作の背後にある動機を認識できない。彼らは役者によって表現されたり、ドラマ、映画、物語り、その他の芸術形態の中で用いられる、芸術的な慣習によって伝えられる情動に対しても反応しない。

会話場面では、RHD患者はユーモアや皮肉の微妙さを理解しないかもしれない。彼らは、重要ではない細部に注意を集中し、全体のテーマに向けて情報を統合することが困難なために、話し手が伝えようとする主要なポイントを把握し損なう。また彼らは、情動を伝える話し手の顔の表情、声の調子、プロソディの手がかりや、コミュニケーション行為が起きている物理的状況に注意を向けない可能性もある。

彼らはまた自分自身の意図している意味を表現することにも困難を示すかもしれない。彼らの発話は非効果的で情報量に乏しく、明細に欠いているだろう。彼らは、言おうとしているポイントになかなか到達できないかもしれない。最後に、彼らはジェスチャーとプロソディを通して情動を伝える、外言語学的手がかりの使用に困難を示すかもしれない。

RHDのコミュニケーション障害に関する研究のほとんどは、障害を記述し、障害が観察される条件を特定しているが、そうした障害の根底にある一般的な機序を扱っているものはほとんどない。実際、"右半球コミュニケーション障害"という用語は、障害された認知過程よりはむしろ解剖学に関連している。これらの問題の起源に関する仮説がなければ、マネージメントは、原因よりは症状の治療のレベルにとどまることになる。そうした仮説の1つを以下提示する。

推理の障害

Myers（1992）によって指摘されているように、RHDによるコミュニケーション障害の根底にあ

る機序を特定するための初期の試みは、単独で現れる孤立した障害と右半球機能との間に特定の関係を仮定する傾向があった。たとえば、実証されたRHD障害に基づき、以下のことが示唆されている。右半球は、(a)おかしなユーモアのある内容を感知することに特別な役割を果たす（Gardner, 1975)、(b)情動の媒介のために特殊化している（Bear, 1983；Burnsら, 1985；Gainotti, 1972；SilbermanとWeingartner, 1986)、(c)比喩的な言語の理解のために特別に組織化されている（GardnerとDenes, 1973；Van LanckerとKempler, 1987)、(d)個人的な親近感をもつ固有名詞の貯蔵と処理のために組織化されている（Van Lanckerら, 1991)。

RHD患者のコミュニケーション障害に関して、いくつかの説得力に欠ける説明が展開されてきた。これらの説明は、"全体論的パターン認知"の障害（Van Lanckerら, 1991）から、"言語の実体のゲシュタルトないし形態"を評価する能力の低下（Wapnerら, 1981）にまで及んでいる。最近、Myers (1991) は、ほとんどのRHDコミュニケーション障害は、基盤にある"推理の障害"によって説明される可能性を示唆している。"推理の障害"という用語の利点は、認知障害に言及した障害像から解剖学を取り除くことにある。もう１つの利点は、この用語が注意障害と知覚障害、そしてコミュニケーション障害を統合することによって、RHDの症候学全体を包含することにある。こうして、コミュニケーション障害は、RHDに伴う注意障害と知覚障害の認知的結果として考えることができるのである。

Myers (1992) によれば、"推理とは、単に入力を感知するだけではなく、解釈することを含む、感覚情報に関する仮説である。"初期段階の推理は、感覚についての信念ないしは仮説で、後期段階の推理はそうした初期の信念に基づいた仮説である。従って、紫の衣をまとい冠をかぶり、しゃくを手にした１人の男性の絵を見れば、王様であると解釈する。彼が王であるという推理は、視覚イメージから予期した意味に関する仮説に相当している。

推理には多くのレベルがある。上の例では視覚イメージを１人の人物の形に作り上げることが１つの推理であり、そのイメージが、１人の男性のイメージであると決定することはまた別の推理である。一般に、RHD患者のコミュニケーション障害のタイプから示唆されるのは、推理は、光線を形に変換したり、音波を音韻に変換したりするレベルよりももっと後の処理段階で破壊されるということである。

推理は少なくとも４つの働きに依存する：
 1．個々の手がかりに**注意を払う**こと
 2．関連する手がかりを**選択する**こと
 3．関連する手がかり同士を**統合する**こと
 4．手がかりを過去の体験と**関連させる**ことである。

上記の例では、男の髪の色は無関係な手がかりと考えてよいであろう。関連する手がかりには、冠、衣、しゃく、そしておそらく紫という色が含まれる。これらの手がかりの組み合わせが、王室という推理が成される文脈を創り出す。すなわち、要素は、認知されるだけではなく、関連性によって分類されなければならないのである。そして、関連ありとみなされた要素は、色、形、光および影の表面的な認知を越えた、文脈やパターンや意味を創造するために、組み合わされあるいは統合されなければならない。組合わされた手がかりは、過去の体験と結びつけられる。こうした操作は必ずしも系列的に順序づけられるものではなく、むしろ平行して起こりやすい。

同じように、言語コミュニケーションにおいて意図された意味を認知するには、個々の単語の文字通りの表面上の意味や指示する意味を越えて、その中に含蓄され、暗示されている意味をとらえることが必要である。上に挙げた４つの要素に加え、推理の産生にはまた、言語情報を全体の構造やテーマに統合したり、代替的な意味を作り出したり、新しい文脈情報に基づいてもとの仮説や推理を修正する能力などによる操作も含まれている。

RHDコミュニケーション障害が、根底にある"推理障害"によって生じる可能性を考えることは、外見上異なる様々なRHDコミュニケーション症状を探求し、そのマネージメントを行っていくために役に立つ仮説であり枠組みである。RHDにおける外言語学的コミュニケーション障害の存在を実証している文献は、繰り返し論じられている

一定のテーマを含んでおり、それには以下の障害が含まれる。
1. 情報を与える内容を産生することの障害
2. 物語の情報を統合することの障害
3. 代替的な意味を作り出すことの障害
4. 情動を理解し表現することの障害
5. プロソディを理解し産生することの障害

これらの障害領域は相互に関連があり、おそらくすべては推理を生み出すことの障害と関係している。それらについては次のセクションで個別に取り上げることにしたい。

情報価値のある内容を産生すること

家族がRHD患者のことを、"話はするが、以前と同じではない"と語るとき、それはしばしば患者の会話の中に含まれている情報のレベルが低下していることを意味している。すなわち、RHD患者は、NBD成人と同じ量の、またはそれ以上の単語を発するとしても、彼らの話はわずかな情報しか伝達しない。物語の情報内容を調べる研究では、典型的には、被検者に物語を意訳させたり、描かれた場面や筋を見て物語を産生させたりする。そうした研究は、RHD被検者の産生する物語には、NBD被検者の話に比べ、より少数の概念やより関連性の低い概念、さらにより不特定の情報しか含まれないことを明らかにしている（Bloomら, 1992；Ciminoら, 1991；DiggsとBasili, 1987；Joanetteら, 1986；MyersとBrookshire, 1994；Urayseら, 1991）。

RHD患者の会話における表出もまた、情報内容が減少しているが、語の不足はない。ある患者は、"私は自分が到達したいポイントはわかっているが、そこへ達するとき、私の心はまるで電気掃除機のようにその辺の思考のすべてを吸い上げ、吐き出してしまうのです。"と述べている。RHD患者の会話の表出は過度に流暢で、脱線すると言われている（Romanら, 1987；SherrattとPenn, 1990；TrupeとHillis, 1985）。たとえば、TompkinsとFlowers（1985）は、RHD被検者の絵画説明に関する論評の中で、RHD被検者の概念得点が低いのは、"繰り返し"と"無関係な説明"を反映した、過度の言語表出と大いに関連していることを指摘している（p.529）。RHD患者が行う脱線した説明は、トピックすべてから全くそれているわけではないかもしれないが、その存在自体が、患者が表現したいポイントへ到達するのが困難なことを示す信号となっている。たとえば、自分の身に何が起こり、なぜ入院しているのかを尋ねられて、患者はこう答えている。"主人が私がベッドにいないのを見て、そして私が病院に着てきた服と同じのを着ているのを見つけたんです、服もガウンも皆同じです。それから私たちは、とても厚い敷物を持っていて、いわゆる渦巻きのある彫刻のパターンの物です。それは付け根に達すると、繊維の付け根ですが、だいたい2、いや2インチ以上の深さで――"

敷物についての説明はまだ続いた。それは脱線ではあったが関連はしていた――すなわち、彼女は床に倒れたのであるが、入院の原因は脳卒中で、頭を強打したためではなく、それはカーペットが転倒をやわらげたおかげであった、という事実に関連していた。彼女は明解にポイントを話すことができず、聞き手は欠けている情報を埋め合わせなければならないという負担を負っていたのである。

横道にそれた、非効果的な表出は、聞き手の要求を理解することの障害にも関連する可能性がある。RHD被検者がNBDコントロールと比較して、会話の相手に対する脱線の効果を判断することがとりわけ障害されているということをRehakら（1992a）が発見したことに注目してみると興味深い。横道にそれた説明による支障に対して感受性が欠如していることは、自分自身のこの傾向に対する感受性の低下を反映していると考えられる。

横道にそれた無関係な表出は、時折、事柄の意図された意味について話者自身が不確かであることを反映している可能性もある。あるRHD患者は、情景画について述べることを求められたとき、検者の意図している意味を推理することができず、その紙の大きさと重さ、プラスチックで覆われていること、そして描画に使われたペンのタイプについて議論し、絵の中に描かれている行為については述べなかった。検者が求めていることをさらに説明して促すと、患者はより情報のある話をすることができた。

不確かであることは時にRHD患者の作話を引

き起こす。驚きやおどけた結末で終わる物語をもう一度話すとき、RHD被検者は、事柄をよりもっともらしくするように細部を補うことが知られている（Wapnerら，1981）。作話は典型的な反応ではないが、混乱するような事柄に直面したときに起こりうる反応である。彼らの混乱は、状況や会話に内包する意味を抽出するのが困難であることに関係しているのかもしれない。

　物語のレベルの障害を検討している研究の多くは、物語を引き出すために、情景画や連続した話を用いている。RHD被検者は、絵の中に何が描かれているかを知覚するのに問題があるため、視覚刺激に基づいて話す物語はより情報内容が乏しくなる可能性がある。しかしながら、情景画の叙述に関するいくつかの研究は、RHD被検者は、Norman Rockwellのイラストのような視覚的に複雑な情景でも、個々の物や人々を認知することに問題を示さないことを証明している。たとえば、Mackisackら（1987）、Myers（1992）、MyersとBrookshire（1994）は、RHD被検者がNBDコントロール群と同じぐらい正確に、そうした情景画に含まれている項目を命名することを明らかにしている。さらに、後の2つの研究は、情景画の視覚的特徴と推理的特徴を操作して、視覚的複雑さと推理的複雑さが被検者の反応に与える相対的影響を明らかにすることを試みている。その結果、彼らは、情景を解釈するために要求される推理のレベルが、成績を有意に悪くすることを見出した。情景画の中の物と人の数によって計られるような視覚的複雑さは、NBD群でもRHD群でも成績に影響を与えなかった。さらに、言語的物語の一節に対する反応では、情報内容の減少が見られ（Ciminoら，1991；Wapnerら，1981）、この障害が視覚入力に限ったものではなく、視覚様式と言語様式にまたがるものであることを示唆している。

要約

　本題からずれる表出や情報内容の減少は、**外的**事象の意味を推理する能力の障害と、**内的思考**および情報を、認知し、選択し、統合し、組織化することの障害に関連しているように思われる。その結果、RHD患者はNBD成人と同じくらい、もしくはさらに多くの言葉を産生するが、伝えるものはより少ないかもしれない。彼らは、話の中のエピソードを抹消したり、些細なコメントによって関連する情報を曖昧にしてしまう。彼らは、状況や要求によって混乱し、作話によってその混乱をカバーしようとする。また彼らは、会話の中で聞き手の要求を認知したりそれに合わせたりすることができない。最後に、彼らは関係のない細部に焦点を当ててしまい、首尾一貫した構造の中に重要な事実を整理することが困難である。重要な事実を導くための構造を持たずに、彼らは脱線しトピックの周りをうろうろしてしまうのである。

物語の情報を統合すること

　物語的な談話を構成する本質や談話の大まかな構造を作り出すことの障害は、文脈情報の統合の障害に関係している（Hough, 1990; Kaczmarek, 1984; Wapnerら, 1981）。Brownell（1988）およびHough（1990）が説明しているように、物語のテーマや全体の骨子を理解することには、個々の文章から意味を抽出することと、それらの意味を他の文章によって与えられる文脈の中に**統合**することとが含まれる。同様に、情景画や実際の状況の解釈には、個々の物を抽出し、互いに統合することが含まれる。別々の要素を互いに統合することは、推理の産生に含まれる操作の1つである。

　個々の情報を抽出し統合する能力の障害は、Boston失語症鑑別診断検査（GoodglassとKaplan, 1983）の中の有名な〝クッキー泥棒〟の絵に対する患者の叙述で示すことができる。〝クッキー泥棒〟の情景は、台所で起こっている一連の悲劇を描いたものである。母親が水のあふれた流し台で皿を洗いながら取り乱して立っており、彼女の後ろでは2人の子供が高い食器棚からクッキーを盗もうとしていて、彼らの乗ったいすは傾いている。情景の適切な解釈（すなわち、悲劇の全体の関係）には推理が含まれ、それには前に述べたように、手がかりの選択と統合、および、それらと以前の体験との連合が含まれる。関連する手がかりを選択し統合することによって、全体のテーマや大まかな構造が組み込まれている情景の中に描かれた、**個々**の要素に関する推理が生み出されるのである。たとえば、その女性を〝母親〟（〝女性〟に対し）と呼ぶことは、台所を示唆する器具、彼女のエプロン、そして彼女の後ろにいる子供達といった、

個々の手がかりの認知と統合にもとづく推理である。子供達が単に"クッキーに届こうとしている"のではなく、盗もうとしていることを決定するには、男の子のクッキー缶に届こうとしている動作と、女の子の"シーッ"と指を口に当てている動作とを統合することが必要である。RHD患者は、少年は缶の中に手を入れている、女の子は口に指を当てている、と叙述するだけで、二つの動作を"泥棒"の推理に結びつけることはしないかもしれない。

RHD患者は、しばしば窓の外の庭とか、カウンターの上のカップのような、関連のない細部について論じることからこの絵の叙述を始める。この傾向は、関連ある情報の選択の問題を示し、これがさらに解釈または推理を抑制してしまう。関連ある手がかりを選択することが、推理を生み出す最初の段階である。Myers (1979)、MyersとLinebaugh (1980) は、"クッキー泥棒"の絵の叙述で、RHD被検者はNBDコントロールに比べ、有意に少ない"解釈"や推理的な概念しか産生しないことを見出した。これらの研究者は、RHD被検者がはっきりと個々の要素を互いに関連させたり、それらを動作の中心的な焦点に結びつけたりせずに、ただ列挙する傾向があることに注目している。RHD患者が挙げるものの大部分は、中心的なテーマや動作とは無関係なものであった。

この後の方の観察は、いくつかの他の研究でも実証されている。たとえば、Mackisackら(1987)は、RHD被検者がNorman Rockwellのイラストを叙述する際、NBDコントロールの2倍以上の項目を挙げたと報告している。同様に、Hough (1990)が被検者に短い言語的物語のテーマを解釈させたところ、RHD被検者は、情報を列挙する傾向があり、"物語の意味を演繹するために情報を統合するよりはむしろ、パラグラフの情報の個々の断片をただ保持していた"(p.271)。物語的な談話の障害に関する議論の中で、Brownellら(1986)は、"正常な聞き手なら、それぞれの要素が、より広い現実性と調和するように、談話全体についての首尾一貫した解釈を組み立てようとするが、RHD患者は、限られた断片的な理解にしばしば固執したり、それで満足したりする"(p.319)と述べている。

こうした障害は、別々に印刷された文章をパラグラフに組み立てるレベルでさえ生じることがある(Delisら、1983)。RHDによるそうした課題における障害は、RHD患者が個々の情報の断片を統合することが困難であるという指摘を支持している(Brownell, 1988; Joanetteら, 1986)。断片的な処理(すなわち、絵の中の物品や、物語の言葉通りの断片を列挙すること)は、情報の統合ができないことと関係し、またはそれによって生じると考えられる。

統合の障害はまた、RHDに伴う知覚障害においても生じてくる。前にも指摘したように、視空間情報の統合の障害は、構成失行の一要因であるとみることができる。すなわち、患者は、たとえば時計のような物品を構成する要素を知りながら、それらの要素を全体の構造の中に統合することができないことがある。従って、針と数字は時計の文字盤の外へはみ出すように見え、そのことは、患者が断片は持っていてもそれらを組み立てることができないことを示唆している。

物語の理解と産生のレベルでは、個々の要素(たとえば、文章)を統合しなければならないだけではなく、文章間の意味的なつながりや、描かれた物語の中の動作同士のつながりを推理しなければいけない。すなわち、つながりすべてが明言され、または描かれているわけではない(Brownell, 1988; Joanetteら, 1986)ため、物語的な談話は、個々の意味単位(明示的なものも暗示的なものも)を抽出し、より大きな全体に統合することを要求する。この過程の障害は、RHDに伴う、物語的な談話の理解と産生に影響を与えるのである。

要約

関連する文脈的特徴を抽出し、互いに統合することは、推理を産生する要素の中の2つである。これらの操作の障害により、患者が会話や物語の要点を理解し、言いたいことの主要なポイントや意図を表現することが困難となり、コミュニケーション能力が影響を受ける。その結果、彼らは、会話の流れや物語のテーマについていくことができなくなる。彼らは、非効果的で構造を欠く談話を産生し、聞き手に、彼らが言おうとしているポイントを確認させる負担をかける。これらの障害は、注意と知覚の障害に関係するかもしれない。

注意障害は、無関連な情報を除去し重要な文脈的手がかりを認知する能力を抑制すると考えられる。要素的特徴を、知覚レベルで一貫した構造を持つ絵に組み立て統合することの障害は、物語の内容の単位を統合し、物語の全体構造を生み出すことの障害と関連するとみることができる。結果として、一部のRHD患者は、外面的に提示された外言語学的情報を理解することだけではなく、効果的な物語の表出を産生するために、内在する情報を濾過し、統合し、組み立てることも困難となるのである。

代替的な意味の産生

前にも述べたように、推理は、要素の選択と統合、およびそれらと以前の体験との連合を含む。この過程から、我々は、最初の感覚印象に代わる新しい代替的な意味を創造する。こうして、王様の絵の例（"推理の障害"のセクションで既述）では、紫の衣をまとった男性が絵の1つの印象である。代替的な印象は、その男が王様であるというものである。代替的な意味は、推理の形態をとる。推理の障害は、文脈におけるコミュニケーション、すなわち連続した談話のレベルで影響を及ぼす可能性がある。しかし、RHD患者が、独立した、文脈のない情報でも代替的な意味を生み出すことが困難であるという証拠も得られている。このことは、代替的な意味を生み出すことの障害が、推理を要する状況に限らない、1つの独立した問題である可能性を示唆している。たとえば、文脈の中に埋め込まれていない単語の代替的な意味を生み出すことの障害を示した研究がある（Brownellら，1984；Brownellら，1990；GardnerとDenes，1973）。個々の単語は明示的ないし暗示的意味を想起させる。明示的意味は、辞書の定義と同じであり、さらに深い解釈を必要としない文脈から取り出された単語にふさわしい。暗示的意味は、代替的な、字義通りではない、解釈的な意味を表す。従って、たとえば、"ライオン"という単語の明示的意味は"アフリカに住む動物"である。その暗示的意味は、"堂々とした"、"ジャングルの王"、"凶暴な"などを含み、"MGM"（Metro Goldwyn Mayer.米国の映画会社）さえ含むかもしれない。これらの字義通りでない意味は、誰もが認める代替的意味とみなすことができる。

Brownellら（1984）はRHD、LHDおよびNBD被検者に、与えられた3語の中で、最も意味の近い2語を組にまとめる課題を行わせた。単語は暗示的意味と明示的意味のどちらかに従って分けることができた。結果は、RHD群は明示的意味に依存し、失語群は主に暗示的意味に依存することを明らかにした。NBDコントロール群はより柔軟で、両者のタイプの意味に基づいて判断した。同様にBrownellら（1990）は、RHD患者は単語の隠喩的意味と非隠喩的・代替的意味の両方を理解することが障害されていることを見出した。Brownellら（1990）が示唆するようにこれらの障害は、"隠喩に限らず、むしろ色々なタイプの代替的意味の理解に影響を与える、もっと広範な障害の1つの反映に過ぎない可能性がある"（p.376）。

RHD患者は、イディオムおよび隠喩の意図された（代替的な）意味よりも、字義通りの意味に対して反応する傾向がある（MyersとLinebaugh，1981；Van LanckerとKempler，1987；WinnerとGardner，1977）。たとえば、"彼は重い心臓を持っている"（彼は悲しみに打ちひしがれている、の意）のような慣用句に対する絵を選ばせると、RHD被検者は、代替的なもしくは隠喩的な描画（大声で泣き叫んでいる人）よりは、イディオムの字義通りの描画（非常に大きく重い心臓を運ぶ人）をさす傾向があることを、WinnerとGardner（1977）は見出している。

間接的な要求もまたRHD患者に誤解される。こうした場合、聴いた単語から代替的な意味を創り出すには、要求されている文脈を正しく理解することが必要である。たとえば、"あなたは窓を開けることができますか？"という疑問文は、字義通りには、人の身体的な能力についての質問を表す。意図された、もしくは、代替的な意味は、窓を開けてほしいという要求である。文脈（たとえば、部屋の温度）が単語の意味を特定する。いくつかの研究は、RHD被検者は、絵の中に表された（Foldi，1987；Hirstら，1984）、またパラグラフの中に表された（Weylmanら，1989）間接的な要求の解釈が障害されていることを明らかにしている。

隠喩的言語、慣用的表現、個々の単語の暗示的意味、そして間接的な要求は、共通の特徴を持っ

ている。それらを理解するには、以前の体験と関連させることが必要である。RHD患者は、これらの発話行為とそうした行為についての以前の個人的な知識とを関連させることが困難であるとみることができる。現在の情報を以前の体験と関連させることの障害は、与えられたカテゴリーに属する語を想起する能力を調べる、語列挙の研究から支持されている。

そうした研究は、"動物"のような普通のカテゴリーに比べて自動的な想起に依存する程度が少ない、**一般的ではない**カテゴリーの語を想起する能力について検討している。たとえば、DiggsとBasili (1987) は、RHD被検者はNBDコントロール群に比較して、物品の用途（例、煉瓦）の産生が有意に少ないことを明らかにした。Houghら (1994) は、RHD被検者は、一般的なカテゴリーの構成要素を想起することはNBDコントロール群と同程度にできるが、"キャンプ旅行に持っていくもの"のような、一般的でないカテゴリーに属する語を想起することは有意に障害されていることを見出した。Houghら (1994) の指摘のように、そのようなカテゴリーに属する語を想起するためには、蓄えられた以前の体験に訴えることが必要となる。すなわち、キャンプ旅行に持っていくものを列挙するためには、キャンプについての何らかの以前の体験——何かで読んだか個人的に体験したこと——の記憶を想起できなければならない。同様に、以前の体験は"ライオン"という単語の別の意味を産生したり、"彼は屋根を打った"（彼はひどく怒った、の意）という句の代替的な意味を産生するために重要である。

代替的意味を創造し、単語、句、および状況を以前の体験と関連させる能力の障害は、会話を困難にする可能性がある。一部のRHD患者は、聴いた単語の最も字義通りで表面的な意味に対してのみ反応するために、結果として、要点を逃がしたり、コミュニケーション事象について誤解したりすることになる。

もともとの解釈を修正する能力の障害は、会話と物語の正確な解釈におけるもう1つの問題の源となる。新しい情報と調和させるためには、時々、文章や事象に関するもとの解釈を変更しなければならない。修正は、新しい解釈や異なった解釈を表すので、それは、代替的意味の創造と密接に結びついている。

この可能性を検討する1つの方法は、ユーモアの研究の中にある。臨床上、RHD患者はユーモアの理解に問題があるように思われ、こうした問題は、いくつかの研究で実証されてきた（DaggeとHartje, 1985；Gardnerら，1975）。こうした障害の説明には、もとの解釈を修正することの障害が援用されている。Brownellら (1983) は、ユーモアの認知的側面を検討し、ユーモアの理解には、驚きと一貫性という2つの要素に対する感受性が関与することを示唆している。驚きは、冗談の聞かせ所で生じ、一貫性は、その聞かせ所が、冗談の全体に戻って統合されるときに生じる。聞かせ所を先行する文脈に統合することは、あらかじめ持っていた期待の**修正**を伴う。Brownellら (1983) は、冗談の聞かせ所を選択肢から選ばせると、RHD被検者は、一貫性の理解が選択的に障害されている一方で、驚きの理解は障害されていないことを明らかにしている。すなわち、彼らは冗談の結末として、おもしろい結末を選ぶ傾向があったが、それは先行する文脈とは調和しないものであった。Bihrleら (1986) は、漫画の完成課題で同様の結果を見出している。Bihrleら (1986) は、彼らの結果を、RHDの物語課題における障害についての説明と関連させて概観しながら、"これらの課題でRHD患者は、個々の意味は理解しているようだが、最初の解釈を修正するために必要な、関連する情報の重要性について考えることができない" (p.409) と述べている。従って、ユーモアの障害は、感情的なものよりは認知的な基盤を持つ——すなわちそれは、ユーモアを障害するが、情報の統合および解釈の修正における障害に基づくものなのである。

期待を修正する能力の障害もまた、RHD患者が会話についていけない問題の要因となっていると考えられる。たとえば、Kaplanら (1990) は、RHD被検者において、2人の話し手の会話で交わされる言葉が、字義通りに受け取られるべきかどうかを解釈することが障害されていることを見出した。字義通りでない言葉は、皮肉や悪意のない嘘でからかうときに生じる。これらの字義通りでない言葉の中に込められた意味を理解するには、先行す

る情報に照らして、それらの言葉を再解釈することが要求される。

同様に、Brownellら（1986）は、RHD被検者では、"バーバラは退屈の余り歴史の本を終わらせることができなかった。彼女はそれを執筆するのにすでに5年を費やしていた。"の例のように、2番目の文に対して1番目の文の中で紛らわしい情報が提示されると、対になった文の意味の解釈が障害されることを見出した。単独で受け取られれば、1番目の文は、バーバラが本を書くよりは読んでいることを暗示する。紛らわしい文の位置は、コントロール群の成績より、RHD被検者の成績に影響した。紛らわしい情報が最初に提示されると、RHD被検者はNBD被検者よりも、2番目の文に含まれる情報と調和させるために、最初の解釈を修正することが難しかった。著者らは、RHD患者にとって、最初に得た情報から生み出された期待を修正するという努力のいる課題が、とりわけ困難である、と結論した。

修正の障害は、単語の辞書的機能の修正を要求する語彙課題でさえ見出されている。SchneidermanとSaddy（1988）は、RHD被検者は、正しい形態の文の中に1つの単語を挿入する際、その単語が文中の語群の中の1つの単語の辞書的地位を変えてしまう場合に、挿入が困難になることを見出している。文の構造は、語の挿入が2つのタイプに分かれるものであった。最初のタイプは、文の最初の解釈が保存されるものであった（例、"I see a rose. 私はバラを見る。"という文の中に単語"red"を挿入する）。2番目のタイプは、単語の辞書的機能を変え、文の最初の解釈を修正することを要求するものであった（例、"Cindy saw her take his drink. シンディは彼女が彼の飲み物を持っていくのを見た"という文の中に"daughter 娘"という単語を挿入する）。課題を遂行するため文の最初の意味を修正しなければいけないとき、RHD被検者は、とりわけ困難を示し、LHD被検者よりも重度に障害されていた。著者らは、彼らの課題の文の修正条件で、RHD被検者が示した明らかな硬直は、"文レベルであれ談話レベルであれ、意味的再解釈のすべての場合において影響を及ぼしうる"ことを示唆している。（p.51）

期待を修正することの障害は、事象の流れについていく患者の能力に重大な影響を及ぼすこともある。我々は最初の解釈を変える新しい情報に、次々に直面している。例えば、我々は、"そして次は、飛ぶことを本当に学んだ少年達についての話です"というような、我々の注意をひきつけようとする新しい話のさわりを聞き、それから、その話が、羽を生やしたり飛行機を操縦したりしている少年達についてではなく、トラック・フィールド種目についての話であることを知る。我々は日常の出来事や会話の中で、曲がったりくねったりするようなことに関わるとき修正をしなければならない。RHD患者にとって、こういった一見自動的な修正は、余分な努力を要するものかもしれないし、全く成されないものかもしれない。そのため、新しい情報は不適切に処理され、全体の意味が失われてしまうのである。

要約

一部のRHD患者は、比喩的言語（隠喩、イディオム、ことわざ）の理解と間接的な要求のような他の字義通りではない言語の形態の理解に障害を示した。そうした障害は、伝達される比喩的言語の文脈を決定する情報の理解が障害されていることに関連していると考えられる。さらに、こうした障害は、文脈処理とは独立した、代替的意味の創造における、より基本的な障害と関連している可能性もある。代替的意味の創造の障害は、文脈の制限のない言語課題や被検者が新しい状況に対して以前の体験を適用しなければならない課題（すなわち、一般的でないカテゴリーに属する構成要素を想起する課題）で見出された。代替的意味の創造の障害は、推論の創造とは独立しているかもしれないが、その処理過程に影響を及ぼすのである。

新しい情報に照らして最初の解釈を修正する能力は、意図された意味の正しい理解にとって決定的である。この能力の障害は、会話の障害に関与する。RHD患者は、誰かが皮肉を言っているのか、真実を語っているのか、あるいは冗談を言っているのかに関して不確かかもしれない。彼らは、映画や本で新しい情報が展開されるとき、登場人物の動機を推理することができない可能性がある。彼らは前に集めた情報の再解釈を必要とするユーモアや皮肉でさえ、理解することができないこと

がある。代替的意味の創造と同様、修正もまた、努力、注意、そしてある種の心的柔軟性を必要とする。

情動の理解と表出

外言語学的手がかりの理解と産出の障害があるとすれば、RHD患者が情動的内容の解釈と表出が困難になるとしても驚くにはあたらない。さらに彼らは、単調な調子で話し、反応性が低下しているように見え、自分の病気に対してほとんど反応を示さないように見えることもある。こうした症状は〝無関心〟反応と呼ばれている（Denny-Brownら、1952）。情動表現の低下（〝情動の平板化〟）と結びついた、情動的な素材に対する反応性の低下は、研究者達に、RHDに伴う情動的障害や情緒的な障害の可能性の検討を促す結果となった。何人かの研究者は、右半球は情動内容の処理に特別な役割を果たしており、RHDは患者の内的情動状態を変えてしまうことを示唆している（Bear, 1983；SilbermanとWeingartner, 1986；Tucker, 1981）。

しかしながら、情動的素材の理解の障害は、情緒的障害ではなく、認知障害に起因する可能性がある。情動的内容の解釈に関わる操作は、推理の創造に関わる操作ときわめて類似している。情動的な調子や〝感情〟は、顔の表情、身体表現、ジェスチャー、物語的手がかり、発話のプロソディの特徴といった、外言語学的手がかりによって伝達される。これらの手がかりは、認知され、組み合わされ、以前の体験と連合される必要がある。次のセクションでは、情動処理障害に関する文献を概観し、その基盤に関わる問題を追求していく。

情動的状態の変化

RHD患者が基底に持つ情動障害については、いくつかの側面から確証されている。Gainotti（1972）は、160人のRHDとLHD患者の情動反応を、失敗に対する反応を検討することによって調べた。LHD患者は、一般に強い、悲劇的とさえいえる反応を示したのに対して、RHD患者は、失敗によるストレスの影響をあまり受けないように見えた。そうした知見に刺激され、多くの研究が脳卒中患者の気分の障害を検討してきたが、結果は対立するものであった。

いくつかの研究は、前方病変を持つRHD患者は〝過度に陽気〟（〝過度の躁状態〟）であり、一方、前方病変を持つLHD患者は抑うつ的であると示唆している（Robinsonら、1984a；Robinsonら、1984b）。一方他の研究は、病巣の半球側に関わらず、脳卒中に伴う抑うつを見出している（Sinyorら、1986）。Houseら（1990）は、73人の脳卒中患者のサンプルで、RHDが過度の躁状態と関係しているという証拠は見出していない。Folsteinら（1977）は、RHD患者は無関心症候群を示し、集中が困難であることを見出した。

現時点では、脳卒中後の内的情動状態の変化と病巣の半球側との関係に関する資料は、結論を得るまでには至っていない。無関心と〝感情の平板化〟は、覚醒の低下と関係している可能性がある（Heilmanら、1978）。すなわち、RHD患者は、刺激が情動的なものであるか否かに関わらず、外的刺激に対し、気がついたり反応したりすることが低下しているが故に無関心であると考えるのである。

顔の表情に関する障害

顔の表情の理解　覚醒レベルと注意の低下は、情動表現を表す非言語的手がかりに対する患者の反応に影響することがある。多くの研究は、RHD患者が情動を表す顔の表情の理解が困難であることを報告している（Benowitzら、1983；Blonderら、1991；Borodら、1986；Bowersら、1985；CancelliereとKertesz, 1990；Ciconeら、1980；DeKoskyら、1980）。これらの障害が情動障害なのか、知覚障害なのかは明らかではない。顔の表情の解釈を検討したほとんどの研究は、情動を特定するための他の文脈的手がかりを与えず、顔だけを取り出して提示している。従って被検者は眉毛がどの位近寄っているか、目はどの位見開いているか、口角はどの程度上に向いているかといった、顔の特徴の空間的特性を吟味し分析することによって、表情を決定しなければいけない。このタイプの知覚特徴分析は、空間的ないし〝計量的〟判断に依存し、これは、健全な右半球の働きに含まれると考えられる（Kosslyn, 1987, 1988）。さらに、正確な判断に到達するためには、個々の特徴を互いに結びつけることも必要となる。従って、究極的には、情動の理解に対する妨害となる可能

性も否定できないが、情動表現の同定の障害は、情動の障害よりは空間的判断の障害と特徴を統合する働きの障害によってもたらされるとみることもできる。

顔の表情の産生　非言語的な情動表現の産生を検討した研究は、結果が対立している。たとえば、Borodら（1986）とBuckとDuffy（1981）は、RHD患者は、LHDおよびNBDコントロール群と比較して、情動的な状況を表すスライドに対し、情動的な顔の表情を自発的に産生することが障害されていることを明らかにしている。一方、同様の課題で、Mammucariら（1988）は、LHDとRHD被検者群の間に、情動表現における相違を見出さず、両群ともNBDコントロール群より顔の表情が少ないとの結果を得ている。

上記の研究では、顔面麻痺の影響はコントロールされていなかった。さらに、情動的な刺激の理解力の低下が、顔の自発的な表情の表出の低下の1つの要因となっている可能性を認識しておくことは重要である。たとえば、上記の研究ではスライドとフィルムを見ている被検者の顔の表情は、モニターされていた。おそらく、彼らの反応は、理解を表現に変換する能力だけではなく、刺激の理解そのものにも依存していたと考えられるが、この変数については分析されていなかったのである。

情動的内容の理解

情動の理解は患者に、以下のような課題を与えることによって評価されてきた。(a)物語の中に描かれた情動を情景の中に描かれた情動とマッチさせる（Ciconeら、1980）、(b)中立的な物語や情動的な物語を表す絵について質問に答えさせる（Bloomら、1992）、(c)情景画に描かれた情動を同定させる（CancelliereとKertesz、1990）、(d)文章の中に記述されている情動を同定させる（Blonderら、1991）。RHD患者はNBDコントロール群と比較して、こうした課題の多くで障害を示している。

こうした知見の原因が、情動障害自体にではなく認知障害にあるとする証拠は、"情動的"障害が引き出される課題を詳細に吟味することによって明らかになる。状況や表現、物語の中の情動的な状態を決定することには、推理に関与する4つの操作が含まれている——すなわち、手がかりの認知、選択、統合、およびそれらと以前の体験との連合である。物語や情景の情動的な調子を決定する場合は、情動的に中立的な刺激を解釈する場合よりも多くの推理が必要となることが多い。動作および全体のテーマを推理しなければならないだけでなく、登場人物の情動的な反応をも推理しなければならないからである。たとえば、"彼はその家に入った"は、"彼はその家に泥棒に入った"よりも推論的に複雑さの程度が低い。

刺激から情動を推理する働きの障害を実証している研究のほとんどは、非情動的な内容を推理する能力または中立的な内容を推理する能力を検査するようにデザインされた、比較可能な課題を含んでいなかった（例、DeKoskyら、1980；Benowitzら、1983；Blonderら、1991；CancelliereとKertesz、1990；Ciconeら、1980）。そうした課題を含んだ研究は、様々な結果を生み出している。たとえば、Ostroveら（1990）は、単純な物語の中の主役の情動的な状態と、彼が次に何をするかについての質問に答える課題で、RHD群とNBDコントロール群との間に正確さにおける有意差を見出していない。実際、RHD被検者はコントロール群に比べ、中立的な（対情動的な）内容の物語に対する反応のみで障害を示したのである。

Bloomら（1992）は、内容が中立的か、空間的か、情動的かの、いずれかである物語を表す連続画に対して、RHD、LHD、NBD被検者が産生した内容単位の数を比較し、RHD被検者が、情動的な内容の産生に選択的な障害をもつことを明らかにした。しかしながら、各条件における物語の連続を見ると、刺激の認知的複雑さが統制されていなかったことが考えられる。中立的条件の絵は、身近な行為を描いており（卵を焼いているところ）、空間的条件の絵は、棚から本を取るためにいすにのった少年を描いていた。そこには驚きにあたる内容も動作を分析するのに必要な修正も含まれていなかった。情動的な物語には、犬と戯れる少女と、走り回っている犬、そしてこの出来事に対する少女の反応が描かれていた。この系列の中には驚きが含まれており、被検者に、動作のみならず情動的な反応をも推理することを要求している。従って、得られた知見が、推論的な複雑さと

は独立した、情動的内容に関するものなのかどうかを知ることは困難である。

機能的には、RHD被検者は、会話の相手の顔の表情であれ、彼または彼女が表現しようとしていることの情動的な衝撃であれ、情動内容を解釈することに問題があると思われる。こうした障害は、手がかりに注意を向け、分析する働きの障害と手がかりから得られる推理を生み出すことの障害の結果であると考えられる。

情動内容の言語表現

情動内容の表現に関するほとんどの研究は、理解課題を含むため、被検者の障害が情動の理解障害に基づくものなのか、表出障害に基づくものなのか、あるいはその両方なのか知ることは難しい。Ciminoら（1991）は、情動内容の自発的な言語表現を検討することによって、この問題を解決している。彼らは、RHDおよびNBD被検者に、手がかりとなる単語を与え、自分自身の人生のエピソードを思い起こさせた。手がかりとなる単語は、情動的なものか、中立的なものであった。反応は、情動性のレベルと内容の特殊性のレベルについて、別々の評定者によって独立に評価された。RHDの反応は、手がかりとなる単語のタイプに関係なく、NBD被検者よりも特殊性が低いと評価されたがこれは別に驚くにはあたらない。両群ともに、情動的な手がかりの単語は中立的なものよりも情動的な評価が高かったが、RHD患者の報告は、NBD被検者の報告に比べて情動性は有意に低く評価された。内容の特殊性の評価に関する、評定者間の信頼性は、0.89から0.95の間であった。しかしながら、情動性の評価に関する信頼性は、0.61から0.76の間で、十分な信頼性を示す通常の標準よりも低いものであった。こうした相違は、どの程度反応が情動的であるかを判断することが容易ではないことを示唆している。

一部のRHD患者で見られる、プロソディの産生障害もまた、彼らが情動を表現することが困難であるという印象を持たせてきた。このトピックは、プロソディのセクションで扱うことにする。

要約

RHD患者は、情動内容の理解と表出の両方の問題を持っていると思われる。しかし、彼らが、感情障害自体を持っているかどうかは明らかでない。脳卒中後の情動的状態を検討した研究は、対立する結果を生み出している。情動的な〝無関心〟は、外的環境への反応性を低下させる、より一般的な注意障害の一要素であるとみることもできる。反応性の低下は、状況や物語の情動的な状態を推理するための、外言語学的な手がかりの理解を障害する可能性がある。さらに、空間的判断と特徴の統合における知覚障害は、情動的な顔の表情を同定する能力の障害に影響することもある。こうした注意、知覚、そして認知的要因は、患者の内的情動状態を変化させ、そのために、感情障害を引き起こすこともある。しかし、その問題はまだ追求されていない。

プロソディの理解と産生

発話のプロソディの特徴は、情動的情報と言語学的情報の両者を伝達する点にある。発話のピッチ、声量、長さ、単語間の休止時間の長さの変化は、言語学的内容に、外言語学的情報を付加する抑揚パターンを作り出す。伝達される情緒には、情動の状態のみならず、いやみや皮肉といった内容も含まれる。RHD患者では、こうした発話プロソディの特徴の理解と表出が障害されている可能性がある。

プロソディ障害の最初の検討は、その障害が情動障害の産物であることを示唆しており、〝聴覚的**感情失認**〟といった用語が、その障害の記述に用いられた（Heilmanら、1975）。しかし、プロソディの処理の障害に寄与する、複雑な一連の現象を検討した最近の研究は、プロソディ障害が、情動障害の結果ではないことを示唆している。

プロソディの理解

プロソディの理解を検討した研究のほとんどは、被検者が、情動的な調子で表現された中立的な文章を聞き、話者によって伝達された情調を同定するパラダイムを用いている。そうした研究の中でHeilmanら（1975）とTuckerら（1977）は、RHD被検者は情動的なプロソディの同定と弁別がLHD被検者よりも重度に障害されていることを明らかにした。RHD被検者はまた、プロソディの特徴が残り、単語は残らないようにフィルターにかけられた発話を聴く課題では、情動の弁別が障害されていることが報告されている（Denesら、

1984；Heilmanら，1984a；Lalandeら，1992；TompkinsとFlowers，1985）。こうした結果は、感情障害を示すものと思われる。

しかし、RHD被検者はまた、言語学的なプロソディや**非感情的な**プロソディの理解も障害されていた可能性もある。すなわち、(a)異なるタイプの文（例，平叙文、疑問文、感嘆文）、(b)強調のストレスの使い方によって意味が異なる単語（例、"green house 温室"を"green house 緑の家"と区別する）、(c)文の意味を変えることのできる言語学的ストレスの表示（"John wants the red bike ジョンが欲しいのは赤いバイクだ"に対し、"**John** wants the red bike 赤いバイクを欲しいのはジョンだ"）（Bryan，1989a；Heilmanら，1984a；Weintraubら，1981）、を伝達するために使われるプロソディの特徴を理解することの障害である。これらの知見は、RHDのプロソディの理解障害が、発語の非感情的側面や命題的側面にまでおよんでいることを示唆している。おもしろいことに、情動的なプロソディの弁別の研究においてさえ、ほとんどのRHD被検者の誤りは、非情動的刺激の弁別で生じることを、TompkinsとFlowers(1985) は見出している。

プロソディの理解障害の原因は確かではないが、それが非情動的素材にまでおよんでいるが故に、感情障害の結果ではないと思われる。プロソディの理解の障害は、音調パターンの変化を感知することの障害に起因する可能性も考えられる。例えば、TompkinsとFlowers(1985)は、プロソディの理解障害を持つRHD被検者は、LHDおよびNBD被検者と比較して、音調記憶課題でも障害を示すことを見出している。さらに、Tompkins(1991)は、音調記憶得点が低いRHD被検者は、他のRHD被検者よりも、プロソディによって伝達される情緒の判断で反応時間が遅いことを明らかにした。Robinら（1987）は、一連の心理音響課題で、RHDが時間的処理の障害（すなわち、刺激間の感覚的ずれの弁別）よりも、ピッチの弁別とマッチングの障害と密接に関連していることを明らかにしている。

注意障害は、プロソディの理解障害におけるもう1つの要因であると思われる。プロソディの理解を評価するために用いられる課題は、とりわけ注意力を要求している。多くの研究では、被検者は文を聞きながら意味を音調から切り離さなくてはならず、かなり不自然な課題の遂行の中で注意を分配することが要求されている。無視が注意障害と関連していることを考慮に入れながら、そうした課題は無視のあるRHD患者には困難であるが（Heliman ら，1975； Tompkins と Flowers, 1985；Tuckerら，1977）、無視のないRHD被検者には困難ではない可能性もある（Schlangerら，1976）ことに注目してみると、興味深い。

RHD被検者によるプロソディの判断は、課題がやさしくなれば改善するかもしれない。Tompkins(1991)は、単語の形態において与えられる情動を示唆する意味的冗長性が増すと、LHD、RHD、NBD被検者の、短いパラグラフで伝達される情緒の判断の正確さが改善することを見出している。冗長性はまた、パラグラフに続く中立的な文のプロソディをRHD被検者が判断することをも改善させた。より容易な課題での反応の改善は、プロソディの理解障害の根拠が情動的なものよりは認知的なものであることを支持している。

日常生活の中で患者がどの程度プロソディの理解障害に苦しむのかは明らかではない。進行中の会話の中で、会話の内容を解釈する問題を引き起こしている可能性のある要因を別個にとらえることは不可能である。メッセージが含まれている全体の内容のまさにもう1つの側面をプロソディが表しているような場合に、プロソディ処理障害が理解に影響する要因となることも考えられる。本来のプロソディ障害を検討しようとする実験室内での努力は、当然のことながら、自然な会話の中で働く変数をコントロールする試みにも向けられている。RHD被検者は、プロソディの理解を評価するためにデザインされた課題において、プロソディが言語学的内容から切り離されるときに障害を示し、また、プロソディが言語学的内容と不釣り合いであるような課題でも同様である。これらの課題は、関連する特徴を選択・感知することや、同時に2つのことに注意を向けること、あるいは1つのことに注意を向けている間はもう1つを無視することを患者に要求している。従って、実験室で見られるプロソディ障害が、会話でのプロソディの側面の処理における真の障害を反映してい

るかどうかは定かではない。しかし、一部のRHD患者が、こうした重要な外言語学的手がかりに注意を向けることが確実に不可能なことは十分起こりうると考えられる。障害の重症度は、話し手の意図する意味を特定する文脈的情報の冗長性のレベルによって様々であると思われる。

プロソディの産生

一部のRHD患者で見られる、会話における単調な話し方に伴う情動の平板化の臨床的印象は、プロソディの産生障害の可能性を検討する研究を促してきた。情動的なプロソディと言語学的なプロソディの産生は、両者とも、被検者に特定の情動的音調で中立的な文を復唱または音読させること、話し手のプロソディを模倣させること、強勢のストレスを自発的に産生させることなどによって検査されてきた。また、プロソディの産生は、知覚的にそして音響的にも分析されている。こうした研究により得られた知見、とりわけ音響分析を用いた研究結果は様々であり、RHD患者が1つの群としてプロソディ産生障害を示すのかどうかの問題は未解決のまま残されている。

判定に知覚的評価を用いた研究は、RHDによる、情動的なプロソディ（RossとMesulam, 1979；Tuckerら, 1977）と言語学的強勢（Behrens, 1988；Weintraubら, 1981）の産生障害を見出している。知覚的判定の問題点は、判定者間での評価のばらつきが大きい可能性があることである。たとえば、Tompkins（1991）は、プロソディの知覚研究のための刺激を準備するにあたって、5人の判定者間で、3人のNBDの話し手が産生した192の文のうち、64の文でしか情動的音調の判定が一致しなかったことを考察している。

音響的測定は、より信頼性が高いと思われるが、どの測定を用いるべきかについての問題や、RHDによる障害の存在自体について、文献間で意見が一致していない。プロソディの産生は、発話の速度、振幅、基本周波数に関して音声波を分析することによって判定される。初期の音響的研究（KentとRosenbek, 1982）は、RHD患者は発話速度が速く、音響的コントラストが低下し、500Hzを超える周波数でのエネルギーが減少していることを明らかにしている。Behrens（1988）は、単語レベルでは、RHDとNBD被検者は言語学的強勢の伝達能力に有意差がないことを見出した。ただし、RHD被検者は、NBD被検者が用いた手がかり（例、振幅、長さ、基本周波数の変化）をあまり使用していなかった。

文レベルでは、ShapiroとDanly（1985）は、前方および中心部の損傷を持つRHD被検者は、ピッチの変化に乏しく、言語学的プロソディと情動的プロソディともに表現する際抑揚の幅が減少していることを明らかにしている。また彼らは、右半球の後方部に損傷を持つRHD患者は、ピッチの変化と抑揚の幅が誇張される（過度のプロソディ）ことを見出した。RHD後方群における過度のプロソディの知見は、Colsherら（1987）によって批判されている。異常なピッチの変化（過度および減少両方の）は2つの群の平均ピッチレベルの違いに関連する可能性を示唆した。Colsherらは、平均ピッチは多様性を標準化するための測定法か、"相対化する"ための測定法かに分けるべきであると述べており、そうしたやり方でShapiroとDanly（1985）のデータを再評価したところ、逆の結果が得られている。すなわち、前方病巣の患者は正常に近いピッチの多様性を持ち、一方、後方病巣の患者はやや多様性が減少したのである（Colsherら, 1987）。従って、1つの研究内でさえ、測定法は結果に影響を与える可能性がある。

Behrens（1989）もまた、様々な文のタイプを示す文レベルのプロソディの産生に注目し、RHD被検者は、全体のピッチの輪郭とパターンの、全部ではないがいくつかの測定において、NBDコントロールとは異なっていることを見出した。最後にRyallsら（1987）は、文の復唱課題で、平均基本周波数、周波数の幅、文全体の発話時間の長さ、および他のいくつかの複雑な周波数の測定において、RHDとNBD被検者の間で有意な差を見出していない。

興味深いことに、Ryallsら（1987）は差を見出せなかったにも関わらず、RHD被検者のテープを聴くと、音響学的測定法では示されなかった、正常発話パターンから逸脱したものが聞こえているように感じられることに注目している。彼らが聞こえると思った変化は、彼らの被検者の一部が訴えていた変化（すなわち、ピッチ幅と声量の減少）であった。被検者は、自分の声が時々"しゃがれ

た"〝しめつけられるような"声に感じるとさえ訴えていた。KentとRosenbek（1982）は、RHD患者が、不明瞭な構音と軽度から中等度の開鼻声の傾向があることを見出している——ただし、ほとんどの音響学的研究で測定法は述べられていない。こうした印象は、プロソディ障害が運動企画のレベルの障害よりは運動実現の障害（例、構音障害）の一部である可能性を示唆している。

要約

プロソディの理解と産生の障害はRHDに伴って起きることがある。プロソディの理解障害は、情動的プロソディに限らず、言語学的プロソディや命題的プロソディの障害を含む可能性がある。実験室で見出されたプロソディの理解障害が、自然な会話でのプロソディ障害にもあてはまるかどうかは明らかではない。プロソディの理解障害は、(a)音調の知覚障害と、(b)言語学的情報からプロソディを単独で取り出すようにデザインされた課題の反応における注意の障害、とに関連していると思われる。

プロソディ産生障害もまた、一部のRHD患者の中に存在する可能性がある。プロソディ障害の臨床的印象は量化することが困難であった。構音障害が、一部のRHD患者のプロソディの産生に影響している可能性がある。ただし、この可能性は、プロソディ障害の研究においては、明確には扱われていない。

コミュニケーションに対する外言語学的障害の影響

外言語学的手がかりの使用と理解の障害は、物語の内容の正確な解釈、情動的状態、会話の交換、そして談話の産生を妨害する可能性がある。こうした外言語学的障害は、本章で先に特定した、注意障害と知覚障害の認知的産物と見ることもできる。覚醒の低下と選択的注意の障害は、鍵となる文脈的手がかり——言語的、視覚的、プロソディ的手がかり——の理解を障害すると思われる。注意の低下は、代替的意味の創造ともとの解釈の修正に必要な努力を困難なものにする可能性がある。知覚レベルでの組織化する能力の障害は、物語を組み立てる障害、すなわち、コミュニケーション事象の断片的側面を互いに統合するよりは、断片的側面そのものに反応してしまう、といった障害と関連していることが考えられる。統合の障害は、修正の能力にも影響を与える可能性がある。こうした障害が起こるときは、通常、視覚モダリティと言語モダリティの双方にわたる広範なものである。そうした障害はともに、コミュニケーション事象の意図された意味に関して患者が推理を創造する能力を低下させ、患者自身が意図する意味を効果的に表出する能力を妨害することになる。

妨害対喪失

失語症は、一般には言語の喪失ではなく、言語を効果的に操作することに対する妨害として概念化されている。同様に、推理の障害は、推理を発する能力の喪失よりは、そうした能力の妨害ないし障害と考えることができる。すなわち、推理障害は、注意と認知的能力を必要とする課題においてのみ現れ、患者によって様々な程度で生じ、全く現れないこともある。

実際、〝鳥が籠の中にいる"（前提1）と〝鳥籠がテーブルの下にある"（前提2）といった単純な前提から推理を創造する能力を検討するために考案された課題では、〝鳥がテーブルの下にいる"という推理に到達する能力で、RHD被検者とNBD被検者の間に差がなかった（McDonaldとWales、1986）。RHD患者は、NBD被検者と同じように最初の2つの前提を遂語的に保存するだけでなく、保存した情報の意味に基づいて単純な推理を産生することができたのである。

RHD患者は、単純な物語や行為に関する談話（例、目玉焼きの作り方といった行為を説明する）の構造に関して困難を経験することはないであろう（Ostroveら、1990；Rehakら、1992b；Romanら、1987）。彼らはまた、文章が非常に明示的かつ冗長であれば、困難はないかもしれない（BrookshireとNicholas、1984；Stachowiakら、1977；Tompkins、1991）。

解釈に努力を要するような課題についてもいくつかの方法で測定されており、RHD被検者は込められた意味を突き止めることが難しい場合ほど障害が大きくなることが明らかにされている。例えば、MyersとBrookshire（1994）は、RHD被検者は、推論的に複雑な絵に比べ、単純な推論を含む

絵では、正確な概念を産生する障害が少ないことを見出している。Hough (1990) は、RHD被検者は、中心テーマが予測に反する形式で提示されると（すなわち、物語の冒頭ではなく最後で）、正確さが低下し、同定できる物語のテーマが少なくなることを明らかにした。Tompkins (1990) は、口頭で提示された物語の情緒判断で、RHD被検者の成績が予測を上回るものであったことは、課題の認知的負荷を軽減させた方法論的要因（すなわち、ていねいな課題前の提示と練習）によるものであった可能性を示唆している。

こうした研究が示唆しているように、RHDコミュニケーション障害は、患者の注意、知覚、さらには認知的能力に負荷がかかる状況においてのみ生じることが考えられる。従って、意味が明白である単純な相互作用においては、RHD患者は正常な会話技能を持っているように見えるだろう。しかし、より複雑な情報交換になると、彼らは、文脈的手がかりから意図された意味を推論したり、効果的な物語の表現を産生することに問題を生じると思われる。

最後に、重症度の問題は重要である。RHD患者は、障害の重症度が互いに異なっており、そのことは、彼らが示すコミュニケーション障害の程度に影響を与える可能性がある。しかしながら、RHD患者に影響を与える外言語学的障害全体の重症度を測定する検査はまだ考案されていない。

外言語学的障害の評価

外言語学的障害は、RHDに関連するコミュニケーション障害の中核を表している。全てのRHD患者がコミュニケーション障害を持つわけではないので、評価の最初の目標は、障害の有無の確定である。もし患者にコミュニケーション障害があれば、その重症度と特性を明らかにする必要がある。市販されている評価道具（Bryan, 1989b；Burnsら，1985）は、以下に述べるいくつかのインフォーマルなアプローチと一緒に用いることができる。

患者との面接

面接の目的は、ラポートの確立と、患者の発話の内容と構造の評価ができるように会話での発話サンプルを得ることである。RHD患者とのラポートの確立は、いくつかの理由でとりわけ重要である。第1に、彼らは自分の障害を認識していなかったりそれを否定したりすることがある。彼らは、自分の構音は自分にとっては良好であるのに、なぜ言語臨床家と会っているのか不思議に思うかもしれない。第2に、しばしば家族は、患者が〝話すことができる〟と安心することによって、無意識に患者の病態否認を支持している。仮に患者にコミュニケーション障害があっても、家族は直ちにそれに気づかないかもしれない。病態否認を扱う1つの方法は、最初の面接で、全ての脳卒中の患者はコミュニケーション障害の検査を受けるものであると説明し、何も問題はないかもしれないことについて患者と同意し、コミュニケーションは発話や言語以上のものから成り立っていることを説明することである。

患者が抵抗する別の理由は、彼らが自分の障害の一部に**気づいている**点にある（たぶん彼らはテレビのショーについていくことに問題があったり、何かを読んだり複雑な会話についていくことに対する問題にすでに気づいている可能性がある）。彼らは、話ができる（従って〝コミュニケーションの問題はない〟）と安心している家族の前で、こういった問題を認めることを恐れていることも考えられる。彼らは、自分が知的なバランスを欠き全般的に混乱しているのではないかと恐れているのかもしれない。彼らの恐れは、コミュニケーション障害が知的な安定性とは無関係な特別の原因によるものであるかもしれないことを、臨床家が保証することによって軽減することができる。臨床家は、患者が持っているかもしれない特別の問題の一部を示し、援助が受けられることを説明することによって、患者が否認を克服する手助けをすることができる。著者の経験では、恐怖は、リハビリテーションの進歩を抑制する、否認と同じくらい強い要因である。患者に問題について説明しそれを示すことによって、患者の恐怖を軽減させ、問題をより扱いやすく見せ、洞察と協力を増すことができる。

面接の第2の目標は、発話の構造と内容を検討できるように、オーディオテープやビデオテープに会話での発話サンプルを得ることである。質問は、患者の見当識、自分の問題の評価、日常の活動、職歴または個人生活に関すること、さらには

将来の計画などについてなされるべきである。こうすると、面接は、記憶や見当識、洞察を扱うことになる。反応からは、会話の語用論規則（すなわち、会話の交代、聞き手の負荷など）がどの程度見られるか、内容にはどの程度の情報量があり、どの程度きちんと組み立てられ、効果的であるかなどについて、評価することが可能となる。

絵の叙述

物語を表す絵や状況を描いた絵は、外言語学的障害の評価で、物語の談話を引き出すために用いることができる。Boston失語症鑑別診断検査（GoodglassとKaplan, 1983）の"クッキー泥棒"の絵のような、市販されている絵を用いることができる。NBD被検者によって産生された、その絵の概念のリストは、YorkstonとBeukelman（1980）によって収集され、Myers（1979）によって、"解釈的"および"字義通りの"概念に細分化されている。解釈的な得点は、全体の概念数を解釈的な概念の数で割ることによって算出される。MyersとLinebaugh（1980）は、ガイドラインとして、解釈的概念の平均パーセンテージはRHD患者のサンプルでは26.5、NBD被検者で48.9であることを見出した。概念は、付録28-1に挙げてあり、サンプルの反応と得点は、付録28-2に示してある。この得点システムは、物語の言語表出の得点法の1つを表すものにすぎない。それは、潜在的な障害の一部をとらえるものにすぎず、また、概念は単一の研究における少ない人数のNBD被検者によって述べられたものなので患者が述べるであろう概念の全てを表すものではない。しかし、利点としては、概念がデータに基づくものであることと、得点システムが、いくつかの研究でNBD群とRHD患者の違いを確立することがすでに確認されていることをあげることができる。それは、臨床家が適切であると判断したときに適用でき、治療の間、訓練における進歩を測定するプローブ課題として用いることができる。

情景画の叙述課題によって、臨床家は文脈的情報や外言語学的情報に注意を向けて解釈する患者の能力を迅速に評価することができる。それには、患者に物語を再生させること以上の利点がいくつか含まれている。すなわち、(a)より自発的な産生を引き出すこと、(b)記憶を含まないこと、(c)患者が述べ損なった概念を、視覚的に提示された文脈的手がかりに患者の注意を向けさせることによって指摘することができること、などである。絵の叙述を録音したものはまた、談話分析（SherrattとPenn, 1990を参照；Urayseら、1991）や他のタイプの概念分析（NicholasとBrookshire, 1993を参照）の技法によって評価することができる。

外言語学的障害の治療

"非言語学的障害"のセクションで議論されたように、機能回復を促進することは、患者の注意と無視に直接働きかけることによって行われるかもしれない。なぜなら、注意と無視は、外言語学的障害の根底にある原因の一部と考えられるからである。一般に、外言語学的障害の治療は、前に述べた推理の創造に関する4つの段階における障害を扱うべきである。下記のほとんどの課題の目標は、機能回復を刺激することと相対立するものとしての、障害の代償である。ほとんどの課題には、患者に外言語学的情報に反応し推理を産生するための新しい方略を教えることが含まれている。すなわち、臨床家は<u>手がかりに注目し、関連する手がかりを選択し、関連する手がかりを相互に統合し、手がかりに以前の体験と関連させる</u>ことを患者に教えることによって、いったん自動的に受け取ったものを意識して分析するように患者を訓練する。そうすることにより、言われていることの意味を理解する患者の能力を向上させ、言語表出を情報量に富むものとする能力をも向上させるであろう。

RHDコミュニケーション障害の治療技法の有効性に関する文献はまだない。障害そのものの特性に関してすらほとんど同意が得られていない。従って、臨床家は、課題を考案し、コミュニケーションに対する課題の影響を評価するにあたり、創造的でなければならない。課題のもとになる良い材料は、我々がRHD障害に関する記述を集めた研究文献の中に含まれている。さらに参考となるものとしては、そうした文献と、著者の外言語学的障害を持つ患者との臨床経験に基づいたいくつかの示唆である。ここでは、課題をやたらにならべるのではなく、むしろ、治療技法と題材を考案するに当たり参考にすることができるいくつかの

例を示すことを意図している。臨床家は、手がかりの階層性を確立し、患者の進歩を調べるためにこの本の随所で述べられている技法を用いることができるであろう。代替的意味を創造し、情報を統合する患者の能力を伸ばすために考案された課題は、患者の言語表現の情報内容を増すのに有効であると考えられる。情動障害の治療は、もし情動障害が物語レベルの障害と同じ源に由来するものであるという立場をとるなら、上記と同じ課題の中で扱うことが可能である。プロソディ障害の評価と治療は別に論じることにしたい。

代替的意味の創造

字義通りでない意味に関する知識を示すことを患者に求める課題は、代替的意味の創造の能力を改善させるために用いることができる。隠喩的表現や慣用的な表現を患者に解釈させるには、字義通りの解釈や隠喩的解釈を描いた絵とそうした表現とをマッチングさせる方法がある（WinnerとGardner, 1977）。あるいは、出来事が慣用的な表現や間接的な要求で表せるような単純な2つの文からなる物語を用いて、その出来事について患者に説明させることもできる（MyersとLinebaugh, 1981を参照）。患者に慣用句を説明させたり定義させたりすることは、NBD成人にとっても難しい課題である可能性があるので、必ずしも良い方法とはいえない（MyersとMackisack, 1986）。

患者に、一般的でないカテゴリーの構成要素を産生させる方法もある（DiggsとBasili, 1987を参照；Houghら, 1994）。患者に、どのように物が類似しているか、あるいはまた類似していないかを判断させたり、暗示的意味や明示的意味に従って単語を分類させたり、また、単純に単語の代替的意味を表現させたりする方法もある。（表28-1）

仮定を修正することの障害は、冗談の正しい聞かせ所や、物語の正しい結末を選ぶといった、新しい物語情報を統合することを要求する課題を用いて治療することができるかもしれない。Brownellら（1986）およびKaplanら（1990）が作った刺激と同様のものは、単純な物語を再解釈するために文脈情報を用いる患者の能力を評価するために使うことができる。

物語内容の統合

物語内容を組み立てる能力を扱うには、患者に、書かれたいくつかの文章を1つの物語に組み立てさせたり、絵を論理的なつながりに従って並べさせたりする方法がある。刺激は、細部の数および内容がどの程度明示的か、あるいは暗示的かの程度によって様々に変化させることができる。

情景画は、物語の談話を解釈し統合する障害の治療の際、刺激として用いることができる。刺激は単純な動作絵から、明示性の少ない情動的でさえある題材を含む、より推理を要する絵に至るまで、要求される推理のレベルにより変化させることができる。患者には、絵の中で"起こっていることを話す"よう求め、反応は内容（テーマ）の理解と情報内容の量に従って得点化することができる。情報内容のレベルを量化するために示唆されていることの中には、文献（NicholasとBrookshire, 1993参照）で述べられているような、"内容単位"の数を数えることの他に、他の談話分析の方法を用いることや、表28-1の中にある操作定義に従って名詞句の数とタイプを数えること、が含まれている。

情景の解釈における障害は、患者の絵の分析を援助する——すなわち、より自動的な課題であったものに対し、明確な指示を与えることによって扱うことが可能である。患者は次のことを行うよう求められる。

表28-1 名詞句のカテゴリー

正しい絵	絵に描かれている人物や物に正しく言及している名詞句
誤った絵	絵の中の人物や物に不正確に、あるいは誤って言及している名詞句
正確な推理	絵の内容から正しくその機能や意味が推理された、人物、物、あるいは抽象的概念に言及している名詞句
誤った推理	絵の内容から不正確にその機能や意味が推理された、人物、物、あるいは抽象的概念に言及した名詞句

Myers, P.S. (1992). The effect of visual and inferential complexity on the verbal expression of non-brain-damaged and right-hemisphere-damaged adults.
Doctoral dissertation, University of Minnesota. Dissertation Abstracts International, 53, 03B.

1．絵の中の項目に名称を付ける
2．関連のある項目や重要な項目を特定する
3．関連する項目を指示する
4．項目の間の関係について説明する

　このタイプの課題の刺激は絵に描かれるか，物語または話の形態をとることもある。物語は，記憶への負荷を避けるためと，物語の内容についての議論を避けるため，印刷して提示すべきである。

　患者が物語の表出を組み立て統合する手助けをするためのもう1つの方法は，関心のある最近の話題について，拡散的な質問（例，"もっと厳しい銃規制法が必要だと思うか？"）に答えさせるものである。答えはテープに録音し，筆記し，答えがどの程度統合され，完璧で，有効であり，また，関連し，首尾一貫しているかに従って評価することができる。こうして，これらの領域のそれぞれの問題について，個別に働きかけることが可能となるのである。

プロソディ障害

評価　プロソディの理解は，患者に中立的な文章の情動的内容を解釈させたり，様々な強調ストレスを持った単語を区別させることによって評価することができる。前者の課題では，"少年が帰宅した"のような文のテープを，驚き，悲しみ，または喜びといった様々なタイプの情動を表すプロソディで読んで聴かせ，患者に句の中に込められた情動を同定させる方法がある。言語学的強勢については，臨床家は患者に，"White house 白い家"対"Whitehouse ホワイトハウス"のような単語が表す絵を指さささせる方法がある。

　プロソディの産生の評価は難しい。知覚による判断では，臨床家は他人の主観的判断に頼らなければならず，それはやっかいで，潜在的に信頼性に乏しいものである。もし臨床家がそのような検査が必要であると確信しているのなら，患者に，上記に述べたタイプの中立的な文を特定の情動的音調で読ませる方法がある。録音された文は，患者が表そうとしている情動を同定する判定者にも聞かせる。音響的測定法はより客観的ではあるが，臨床家には使えないこともある。さらに注目されることは，文献では，使用できる最良の音響的測定に関しては明らかにされていない点である。

治療　プロソディの治療は，患者のマネージメントにおいて優先すべきものではないと著者は考えている。こうした障害はおそらく，患者のコミュニケーション障害の中で，最も小さな問題であると考えられるからである。他の文脈の手がかりの理解の訓練は，プロソディ障害の治療のより効果的な方法であるかもしれない。さらに，プロソディ産生障害の原因は明確ではないので（運動企画か運動実現か），治療は患者の努力の無駄となる可能性がある。

将来の見通し

　障害の記述と，この章の中で障害が位置づけられた枠組みが，臨床家に革新的な治療技法を考案することを促すことが望まれる。研究の将来の方向性としては，(a)言語学的障害と外言語学的障害の関係の理解をさらに進めること，(b)より良い評価方法の開発，(c)RHDに伴う予後と回復のパターンに関する研究，および(d)行為を促進する手がかりに関する我々の知識の蓄積を含む，治療技法の有効性に関する研究，が含まれる。

謝　辞

　この章の原稿の段階で，Shelley　BrundageとJoe Duffyから頂いた有用なコメントに対し謝意を表したい。

References

Adamovich, B. L., and Brooks, R. L. (1981). A diagnostic protocol to assess the communication deficits of patients with right hemisphere damage. In R. H. Brookshire (Ed.), *Clinical aphasiology: Conference proceedings* (pp. 244–253). Minneapolis, MN: BRK.

Albert, M. L. (1973). A simple test of visual neglect. *Neurology, 23,* 658–664.

Archibald, T. M., and Wepman, J. M. (1968). Language disturbances and nonverbal cognitive performance in eight patients following injury to the right hemisphere. *Brain, 91,* 117–130.

Baines, K. A., and Robinson, R. L. (1991). *Exercises for right hemisphere rehabilitation: Attentional processing and visual reorganization.* Austin, TX: Pro-Ed.

Bear, D. M. (1983). Hemispheric specialization and the neurology of emotion. *Archives of Neurology, 40,* 195–202.

Behrens, S. J. (1988). The role of the right hemisphere in the production of linguistic stress. *Brain and Language, 33,* 104–127.

Behrens, S. J. (1989). Characterizing sentence intonation in a right hemisphere-damaged population. *Brain and Language, 37,* 181–200.

Benowitz, L. I., Bear, D. M., Rosenthal, R., Mesulam, M. M., Zaidel, E., and Sperry, R. W. (1983). Hemispheric specialization in nonverbal communication. *Cortex, 19,* 5–11.

Benowitz, L. I., Moya, K. L., and Levine, D. N. (1990). Impaired verbal reasoning and constructional apraxia in subjects with right hemisphere damage. *Neuropsychologia, 28,* 231–241.

Benson D. F., and Barton, M. I. (1970). Disturbances in constructional ability.

Cortex, 6, 19–46.
Benton, A. L., Varney, N. R., and Hamsher, K. (1978). Visuospatial judgment: A clinical test. Archives of Neurology, 35, 364–367.
Bihrle, A. M., Brownell, H. H., and Powelson, J. (1986). Comprehension of humorous and nonhumorous materials by left and right brain-damaged patients. Brain and Cognition, 5, 399–411.
Bisiach, E., Capitani, E., Luzzatti, C., and Perani, D. (1981). Brain and the conscious representation of outside reality. Neuropsychologia, 19, 543–551.
Bisiach, E. Luzzatti, C., and Perani, D. (1979). Unilateral neglect, representational schema and consciousness. Brain, 102, 609–618.
Blonder, L. X., Bowers, D., and Heilman, K. M. (1991). The role of the right hemisphere in emotional communication. Brain, 114, 1115–1127.
Bloom, R. L., Borod, J. C., Obler, L. K., and Gerstman, L. J. (1992). Impact of emotional content on discourse production in patients with unilateral brain damage. Brain and Language, 42, 153–164.
Borod, J. C., Koff, E., Lorch, M. P., and Nicholas, M. (1986). The expression and perception of facial emotion in brain-damaged patients. Neuropsychologia, 24, 169–180.
Bowers, D., Bauer, R. M., Coslett, H. B., and Heilman, K. M. (1985). Processing of faces by patients with unilateral hemisphere lesions. Brain and Cognition, 4, 258–272.
Brookshire, R. H., and Nicholas, L. E. (1984). Comprehension of directly and indirectly stated main ideas and details in discourse by brain-damaged and non-brain-damaged listeners. Brain and Language, 21, 21–36.
Brownell, H. H. (1988). The neuropsychology of narrative comprehension. Aphasiology, 2, 247–250.
Brownell, H. H., Michel, D., Powelson, J., and Gardner, H. (1983). Surprise but not coherence: Sensitivity to verbal humor in right-hemisphere patients. Brain and Language, 18, 20–27.
Brownell, H. H., Potter, H. H., Bihrle, A. M., and Gardner, H. (1986). Inference deficits in right brain-damaged patients. Brain and Language, 27, 310–321.
Brownell, H. H., Potter, H. H., Michelow, D., and Gardner, H. (1984). Sensitivity to lexical denotation and connotation in brain damaged patients: A double dissociation? Brain and Language, 22, 253–265.
Brownell, H. H., Simpson, T. L., Bihrle, A. M., Potter, H. H., and Gardner, H. (1990). Appreciation of metaphoric alternative word meanings by left and right brain-damaged patients. Neuropsychologia, 28, 375–383.
Bryan, K. L. (1989a). Language prosody and the right hemisphere. Aphasiology, 3, 285–299.
Bryan, K. L. (1989b). The Right Hemisphere Language Battery. Leicester, England: Far Communications.
Bub, D., Audet, T., and LeCours, A. R. (1990). Re-evaluating the effect of unilateral brain damage on simple reaction time to auditory stimulation. Cortex, 26, 227–237.
Buck, R., and Duffy, R. J. (1981). Nonverbal communication of affect in brain-damaged patients. Cortex, 6, 351–362.
Burns, M. S., Halper, A. S., Mogil, S. I. (1985). Clinical management of right hemisphere dysfunction. Rockville, MD: Aspen Publications.
Canceliere, A. E. B., and Kertesz, A. (1990). Lesion localization in acquired deficits of emotional expression and comprehension. Brain and Cognition, 13, 133–147.
Cappa, S. F., Papagno, C., and Vallar, G. (1990). Language and verbal memory after right hemispheric stroke: A clinical-CT scan study. Neuropsychologia, 28, 503–509.
Cavalli, M., De Renzi, E., Faglioni, P., and Vitale, A. (1981). Impairment of right brain-damaged patients on a linguistic cognitive task. Cortex, 17, 545–556.
Cicone, M., Wapner, W., and Gardner, H. (1980). Sensitivity to emotional expressions and situations in organic patients. Cortex, 16, 145–158.
Cimino, C. R., Verfaellie, M., Bowers, D., and Heilman, K. M. (1991). Autobiographical memory: Influence of right hemisphere damage on emotionality and specificity. Brain and Cognition, 15, 106–118.
Colsher, P. L., Cooper, W. E., and Graff-Radford, N. (1987). Intonational variability in the speech of right-hemisphere damaged patients. Brain and Language, 32, 379–383.
Coslett, H. B., Bowers, D., and Heilman, K. M. (1987). Reduction in cerebral activation after right hemisphere stroke. Neurology, 37, 957–962.
Dagge, M., and Hartje, W. (1985). Influence of contextual complexity on the processing of cartoons by patients with unilateral lesions. Cortex, 21, 607–616.
Damasio, A. R. (1985). Disorders of complex visual processing: Agnosias, achromatopsia, Balint's syndrome, and related difficulties of orientation and construction. In M. Mesulam (Ed.), Principles of behavioral neurology (pp. 259–288). Philadelphia, PA: F. A. Davis.
Deal, J., Deal, L., Wertz, R. W., Kitselman, K., and Dwyer, C. (1979). Right hemisphere PICA percentiles: Some speculations about aphasia. In R. H. Brookshire (Ed.), Clinical aphasiology: Conference proceedings (pp. 30–37). Minneapolis, MN: BRK.

Dee, H. L., and Van Allen, M. W. (1973). Speed of decision-making processes in patients with unilateral cerebral disease. Archives of Neurology, 28, 163–166.
DeKosky, S. T., Heilman, K. M., Bowers, D., and Valenstein, E. (1980). Recognition and discrimination of emotional faces and pictures. Brain and Language, 9, 206–214.
Delis, D., Wapner, W., Gardner, H., and Moses, J. (1983). The contribution of the right hemisphere to the organization of paragraphs. Cortex, 19, 43–50.
Denes, G., Caldognetto, E. M., Semenza, C., Vagges, K., and Zettin, M. (1984). Discrimination and identification of emotions in human voice by brain-damaged subjects. Acta Neurologica Scandinavia, 69, 154–162.
Denny-Brown, D., Meyer, J. S., and Horenstein, S. (1952). The significance of perceptual rivalry resulting from parietal lesion. Brain, 75, 433–471.
DeRenzi, E., Faglione, P., and Previdi, P. (1977). Spatial memory and hemispheric locus of lesion. Cortex, 13, 43–50.
DeRenzi, E., Scotti, G., and Spinnler, H. (1969). Perceptual and associative disorders of visual recognition. Neurology, 19, 634–642.
DeRenzi, E., and Spinnler, H. (1966). Visual recognition in patients with unilateral cerebral disease. Journal of Nervous and Mental Disease, 142, 515–525.
DeRenzi, E., and Vignolo, L. A. (1962). The Token Test: A sensitive test to detect receptive disturbances in aphasics. Brain, 85, 665–678.
Diggs, C., and Basili, A. G. (1987). Verbal expression of right cerebrovascular accident patients: Convergent and divergent language. Brain and Language, 30, 130–146.
Eisenson, J. (1962). Language and intellectual modifications associated with right cerebral damage. Language and Speech, 5, 49–53.
Farah, M. J., Wong, A. B., Monheit, M. A., and Morrow, L. A. (1989). Parietal lobe mechanisms of spatial attention: Modality-specific or supramodal? Neuropsychologia, 27, 461–470.
Foldi, N. S. (1987). Appreciation of pragmatic interpretation of indirect commands: Comparison of right and left hemisphere brain-damaged patients. Brain and Language, 31, 88–108.
Folstein, M. R., Maiberger, R., and McHugh, P. R. (1977). Mood disorder as a specific complication of stroke. Journal of Neurology, Neurosurgery and Psychiatry, 40, 1018–1020.
Gainotti, G. (1972). Emotional behavior and hemispheric side of lesion. Cortex, 8, 41–55.
Gainotti, G., Caltagirone, C., and Miceli, G. (1979). Semantic disorders of auditory language comprehension in right brain-damaged patients. Journal of Psycholinguistic Research, 8, 13–20.
Gainotti, G., Caltagirone, C., Miceli, G., and Masullo, C. (1981). Selective semantic-lexical impairment of language comprehension in right brain-damaged patients. Brain and Language, 13, 201–211.
Gainotti, G., D'Erme, P., and DeBonis, C. (1989). Components of visual attention disrupted in unilateral neglect. In J. W. Brown (Ed.), Neuropsychology of visual perception (pp. 123–144). Hillsdale, NJ: Lawrence Erlbaum.
Gainotti, G., D'Erme, P., Monteleone, D., and Silveri, M. C. (1986). Mechanisms of unilateral spatial neglect in relation to laterality of cerebral lesions. Brain, 109, 599–612.
Gardner, H. (1975). The shattered mind. New York: Knoph.
Gardner, H., and Denes, G. (1973). Connotative judgements by aphasic patients on a pictorial adaptation of the semantic differential. Cortex, 9, 183–196.
Gardner, H., Ling, P. K., Flamm, L., and Silverman, J. (1975). Comprehension and appreciation of humorous material following brain damage. Brain, 98, 399–412.
Goodglass, H., and Kaplan, E. (1983). The Boston Diagnostic Aphasia Examination. Philadelphia, PA: Lea & Febiger.
Griffiths, K., and Cook, M. (1986). Attribute processing in patients with graphical copying disability. Neuropsychologia, 24, 371–383.
Halligan, P. W., Manning, L., and Marshall, J. C. (1990). Individual variation in line bisection: A study of four patients with right hemisphere damage and normal controls. Neuropsychologia, 28, 1043–1051.
Halligan, P. W., and Marshall, J. C. (1988). How long is a piece of string? A study of line bisection in a case of visual neglect. Cortex, 24, 321–328.
Hecaen, H., and Assal, G. (1970). A comparison of constructive deficits following right and left hemisphere lesions. Neuropsychologia, 8, 289–303.
Heilman, K. M., Bowers, D., Coslett, H. B., Whelan, H., and Watson, R. T. (1985). Directional hypokinesia: Prolonged reaction times for leftward movements in patients with right hemisphere lesions and neglect. Neurology, 35, 855–859.
Heilman, K. M., Bowers, D., Speedie, L., and Coslett, H. B. (1984a). Comprehension of affective and nonaffective prosody. Neurology, 34, 917–921.
Heilman, K. M., Scholes, R., and Watson, R. T. (1975). Auditory affective agnosia. Journal of Neurology, Neurosurgery and Psychiatry, 38, 69–72.
Heilman, K. M., Schwartz, H. D., and Watson, R. T. (1978). Hypo-arousal in

patients with the neglect syndrome and emotional indifference. *Neurology, 28*, 229–232.

Heilman, K. M., Valenstein, E., and Watson, R. T. (1984b). Neglect and related disorders. *Seminars in Neurology, 4*, 209–219.

Heilman, K. M., Watson, R. T., Valenstein, E., and Damasio, A. (1983). Localization of lesions in neglect. In A. Kertesz (Ed.), *Localization in neuropsychology* (pp. 471–492). New York: Academic Press.

Hier, H., and Kaplan, J., (1980). Verbal comprehension deficits after right hemisphere damage. *Applied Psycholinguistics, 1*, 279–294.

Hirst, W., LeDoux, J., and Stein, S. (1984). Constraints on the processing of indirect speech acts: Evidence from aphasiology. *Brain and Language, 23*, 26–33.

Horner, J., Massey, E. W., Woodruff, W. W., Chase, K. N., and Dawson, D. V. (1989). Task-dependent neglect: Computed tomography size and locus correlations. *Journal of Neurological Rehabilitation, 3*, 7–13.

Hough, M. (1990). Narrative comprehension in adults with right and left hemisphere brain-damage: Theme organization. *Brain and Language, 38*, 253–277.

Hough, M. S., May, M. J., and DeMarco, S. (1994). Categorization skills in right hemisphere brain-damage for common and goal-derived categories. In M. Lemme (Ed.), *Clinical aphasiology* (Vol. 22). Austin, TX: Pro-Ed.

House, A., Dennis, M., Warlow, C., Hawton, K., and Molyneux, A. (1990). Mood disorders after stroke and their relation to lesion location. *Brain, 113*, 1113–1129.

Howes, D., and Boller, F. (1975). Simple reaction time: Evidence for focal impairment from lesions in the right hemisphere. *Brain, 98*, 317–332.

Huber, W., and Gleber, J. (1982). Linguistic and nonlinguistic processing of narrative in aphasia. *Brain and Language, 16*, 1–18.

Humphries, G. W., and Riddoch, M. J. (1984). Routes to object constancy: Implications from neurological impairments of object constancy. *Quarterly Journal of Experimental Psychology, 36A*, 385–415.

Joanette, Y., Goulet P., Ska, B., and Nespoulous, J-L. (1986). Informative content of narrative discourse in right-brain-damaged right-handers. *Brain and Language, 29*, 81–105.

Joanette, Y., Lecours, A. R., Lepage, Y., and Lamoureux, M. (1983). Language in right-handers with right-hemisphere lesions: A preliminary study including anatomical, genetic, and social factors. *Brain and Language, 20*, 217–248.

Kaczmarek, B. L. J. (1984). Neurolinguistic analysis of verbal utterances in patients with focal lesions of the frontal lobes. *Brain and Language, 21*, 52–58.

Kaplan, J., Brownell, H., Jacobs, J. R., and Gardner, H. (1990). The effects of right hemisphere damage on the pragmatic interpretation of conversational remarks. *Brain and Language, 38*, 315–333.

Kent, R. D., and Rosenbek, J. C. (1982). Prosodic disturbance and neurologic lesion. *Brain and Language, 15*, 259–291.

Kertesz, A. (1983). Right-hemisphere lesions in constructional apraxia and visuospatial deficit. In A. Kertesz (Ed.), *Localization in neuropsychology* (pp. 445–470). New York: Academic Press.

Kim, Y., Morrow, L., Passafieume, D., and Boller, F. (1984). Visuoperceptual and visuomotor abilities and locus of lesion. *Neuropsychologia, 22*, 177–185.

Kosslyn, S. M. (1987). Seeing and imagining in the cerebral hemispheres: A computational approach. *Psychological Review, 94*, 148–175.

Kosslyn, S. M. (1988). Aspects of a cognitive neuroscience of mental imagery. *Science, 240*, 1621–1626.

Lalande, S., Braun, C. M. J., Carlebois, N., and Whitaker, H. A. (1992). Effects of right and left hemisphere cerebrovascular lesions on discrimination of prosodic and semantic aspects of affect in sentences. *Brain and Language, 42*, 165–186.

Layman, S., and Green, E. (1988). The effect of stroke on object recognition. *Brain and Cognition, 7*, 87–114.

Mack, J. L., and Levine, R. N. (1981). The basis of visual constructive disability in patients with unilateral cerebral lesions. *Cortex, 17*, 512–532.

Mackisack, E. L., Myers, P. S., and Duffy, J. R. (1987). Verbosity and labeling behavior: The performance of right hemisphere and non-brain-damaged adults on an inferential picture description task. In R. H. Brookshire (Ed.), *Clinical aphasiology* (Vol. 17, pp. 143–151). Minneapolis, MN: BRK.

Magnussen, S., Johnsen, T., and Reinvang, I. (1987). Interaction between local and global visual orientation signals in subjects with unilateral brain lesions. *Neuropsychologia, 25*, 989–993.

Mammucari, A., Caltagrione, C., Ekman, P., Friesen, W., Gainotti, G., Pizzamiglio, L., and Zoccolotti, P. (1988). Spontaneous facial expression of emotions in brain-damaged patients. *Cortex, 24*, 521–533.

Mark, V. W., Kooistra, C. A., and Heilman, K. M. (1988). Hemispatial neglect affected by non-neglected stimuli. *Neurology, 38*, 1207–1211.

Marshall, J. C., and Halligan, P. W. (1989). When right goes left: An investigation of line bisection in a case of visual neglect. *Cortex, 25*, 503–515.

McDonald, S., and Wales, R. (1986). An investigation of the ability to process inferences in language following right hemisphere brain damage. *Brain and Language, 29*, 68–80.

McNeil, M. R., and Prescott, T. E. (1978). *The Revised Token Test.* Baltimore, MD: University Park Press.

Mesulam, M. (1981). A cortical network for directed attention and unilateral neglect. *Annals of Neurology, 10*, 307–325.

Mesulam, M. (1985). Attention, confusional states, and neglect. In M. Mesulam (Ed.), *Principles of behavioral neurology* (pp. 125–168). Philadelphia, PA: F. A. Davis.

Metzler, N., and Jelinek, J. (1977). Writing disturbances in patients with right cerebral hemisphere lesions. In R. H. Brookshire (Ed.), *Clinical aphasiology: Conference proceedings* (pp. 214–225). Minneapolis, MN: BRK.

Morrow, L., Vrtunsk, P. B., Kim, Y., and Boller, E. (1981). Arousal responses to emotional stimuli and laterality of lesion. *Neuropsychologia, 19*, 65–71.

Moya, K. L., Benowitz, L. I., Levine, D. N., and Finklestein, S. (1986). Covariant deficits in visuospatial abilities and recall of verbal narratives after right hemisphere stroke. *Cortex, 22*, 381–397.

Myers, P. S. (1979). Profiles of communication deficits in patients with right cerebral hemisphere damage. In R. H. Brookshire (Ed.), *Clinical aphasiology: Conference proceedings* (pp. 38–46). Minneapolis, MN: BRK.

Myers, P. S. (1991). Inference failure: The underlying impairment in right hemisphere communication disorders. In T. Prescott (Ed.), *Clinical aphasiology* (Vol. 20, pp. 167–180). Austin, TX: Pro-Ed.

Myers, P. S. (1992). The effect of visual and inferential complexity on the verbal expression of non-brain-damaged and right-hemisphere-damaged adults. Doctoral dissertation, University of Minnesota, *Dissertation Abstracts International, 53*, 03B.

Myers, P. S., and Brookshire, R. H. (1994). The effects of visual and inferential complexity on the picture descriptions of non-brain-damaged and right-hemisphere-damaged adults. In M. Lemme (Ed.), *Clinical aphasiology* (Vol. 22). Austin, TX: Pro-Ed.

Myers, P. S., and Linebaugh, C. W. (1980, November). *The perception of contextually conveyed relationships by right brain-damaged patients.* Paper presented to the American Speech-Language-Hearing Association Convention, Detroit, MI.

Myers, P. S., and Linebaugh, C. W. (1981). Comprehension of idiomatic expressions by right-hemisphere-damaged adults. In R. H. Brookshire (Ed.), *Clinical aphasiology: Conference proceedings* (pp. 254–261). Minneapolis, MN: BRK.

Myers, P. S., Linebaugh, C. W., and Mackisack, E. L. (1985). Extracting implicit meaning: Right versus left hemisphere damage. In R. H. Brookshire (Ed.), *Clinical aphasiology* (Vol. 15, pp. 72–82). Minneapolis, MN: BRK.

Myers, P. S., and Mackisack, E. L. (1986). Defining single versus dual definition idioms: The performance of right hemisphere and non-brain-damaged adults. In R. H. Brookshire (Ed.), *Clinical aphasiology* (Vol. 16, pp. 267–274). Minneapolis, MN: BRK.

Myers, P. S., and Mackisack, E. L. (1990). Right hemisphere syndrome. In L. L. LaPointe (Ed.), *Aphasia and related neurogenic language disorders* (pp. 177–195). New York: Thieme Medical Publishers.

Newcombe, F., Ratcliff, G., and Damasio, H. (1987). Dissociable visual and spatial impairments following right posterior cerebral lesions: Clinical, neuropsychological, and anatomical evidence. *Neuropsychologia, 25*, 149–161.

Newcombe, F., and Russell, W. R. (1969). Dissociated visual perceptual and spatial deficits in focal lesions of the right hemisphere. *Journal of Neurology, Neurosurgery and Psychiatry, 32*, 73–81.

Nicholas, L., and Brookshire, R. L. (1993). A system for scoring main concepts in the discourse of non-brain-damaged and aphasic speakers. In M. Lemme (Ed.), *Clinical aphasiology* (Vol. 21). Austin, TX: Pro-Ed.

Ogden, J. A. (1985). Anterior-posterior interhemispheric differences in the loci of lesions producing visual hemineglect. *Brain and Cognition, 4*, 59–75.

Ostrove, J. M., Simpson, T., and Gardner, H. (1990). Beyond scripts: A note on the capacity of right hemisphere-damaged patients to process social and emotional content. *Brain and Cognition, 12*, 144–154.

Posner, M. I. (1980). Orienting of attention. *Quarterly Journal of Experimental Psychology, 32*, 3–25.

Posner, M. I., Snyder, C. R., and Davidson, B. J. (1980). Attention and the detection of signals. *Journal of Experimental Psychology: General, 109*, 160–174.

Posner, M. I., Walker, J. A., Friedrich, F. J., and Raphal, R. D. (1984). Effects of parietal lobe injury on covert orienting of visual attention. *Journal of Neuroscience, 4*, 1863–1864.

Rapcsak, S. Z., Verfaellie, M., Fleet, W. S., and Heilman, K. M. (1989). Selective attention in hemispatial neglect. *Archives of Neurology, 46*, 178–182.

Ratcliff, G., and Newcombe, F. (1973). Spatial orientation in man: Effects of left, right, and bilateral posterior cerebral lesions. *Journal of Neurology,*

Neurosurgery and Psychiatry, 36, 448–454.
Rehak, A., Kaplan, J. A., and Gardner, H. (1992a). Sensitivity to conversational deviance in right-hemisphere-damaged patients. *Brain and Language, 42,* 203–217.
Rehak, A., Kaplan, J. A., Weylman, S. T., Kelly, B., Brownell, H. H. (1992b). Story processing in right-hemisphere-brain damaged patients. *Brain and Language, 42,* 320–336.
Rivers, D. L., and Love, R. J. (1980). Language performance on visual processing tasks in right hemisphere lesion cases. *Brain and Language, 10,* 348–366.
Robin, D. A., and Rizzo, M. (1989). The effect of focal cerebral lesions on intramodal and cross modal orienting of attention. In T. Prescott (Ed.), *Clinical aphasiology* (Vol. 18, pp. 61–74). Austin, TX: Pro-Ed.
Robin, D. A., Tranel, D., and Damasio, H. (1987, October). *Deficits in temporal and spectral perception following focal cerebral damage.* Presented at the Academy of Aphasia, Phoenix, AZ.
Robinson, R. G., Kubos, K. L., Starr, L. B., Rao, K., and Price, T. R. (1984a). Mood disorders in stroke patients: Importance of location of lesion. *Brain, 107,* 81–93.
Robinson, R. G., Starr, L. B., Lipsey, J. R., Rao, K., and Price, T. R. (1984b). A two-year longitudinal study of poststroke mood disorders: Dynamic changes in associated variables over the first six months of follow-up. *Stroke, 15,* 510–517.
Roman, M., Brownell, H. H., Potter, H. H., Seibold, M. S., and Gardner, H. (1987). Script knowledge in right hemisphere-damaged and normal elderly adults. *Brain and Language, 31,* 151–170.
Ross, E. D., and Mesulam, M. M. (1979). Dominant language functions of the right hemisphere? Prosody and emotional gesturing. *Archives of Neurology, 36,* 561–569.
Ryalls, R., Joanette, Y., and Feldman, L. (1987). An acoustic comparison of normal and right-hemisphere-damaged speech prosody. *Cortex, 23,* 685–694.
Schechter, I., Korn, C., Yungreis, A., Koren, R., Sternfeld, R., Motlis, H., and Bergman, M. (1985). The word retrieval fluency test: What does it assess? *Scandinavian Journal of Rehabilitation Medicine* (Suppl 12), 76–79.
Schlanger, B. B., Schlanger, P., and Gerstman, L. J. (1976). The perception of emotionally toned sentences by right hemisphere-damaged and aphasic subjects. *Brain and Language, 3,* 396–403.
Schneiderman, E. I., and Saddy, J. D. (1988). A linguistic deficit resulting from right-hemisphere damage. *Brain and Language, 34,* 38–53.
Shapiro, B. E., and Danly, M. (1985). The role of the right hemisphere in the control of speech prosody in propositional and affective contexts. *Brain and Language, 25,* 19–36.
Sherratt, S. M., and Penn, C. (1990). Discourse in a right-hemisphere brain-damaged subject. *Aphasiology, 4,* 539–560.
Silberman, E. K., and Weingartner, H. (1986). Hemispheric lateralization of functions related to emotion. *Brain and Cognition, 5,* 322-353.
Sinyor, D., Jacques, P., Kaloupek, D. G., Becker, R., Goldenberg, M., and Coopersmith, H. (1986). Poststroke depression and lesion location: An attempted replication. *Brain, 109,* 537–546.
Sohlberg, M. M., and Mateer, C. A. (1986). *Attention process training (APT).* Pyallup, WA: Association for Neuropsychological Research and Development.
Sohlberg, M. M., and Mateer, C. A. (1987). Effectiveness of an attention training program. *Journal of Clinical and Experimental Neuropsychology, 9,* 117–130.
Sohlberg, M. M., and Mateer, C. A. (1989). *Introduction to cognitive rehabilitation.* New York: Gilford Press.
Stachowiak, F-J., Huber, W., Poeck, K., and Kerschensteiner, M. (1977). Text comprehension in aphasia. *Brain and Language, 4,* 177–195.
Swindell, C. S., Holland, A. L., Fromm, D., and Greenhouse, J. B. (1988). Characteristics of recovery of drawing ability in left and right brain-damaged patients. *Brain and Cognition, 7,* 16–30.
Swisher, L. P., and Sarno, M. T. (1969). Token Test scores of three matched patient groups: Left brain-damaged, right brain-damaged without aphasia, and non-brain-damaged. *Cortex, 5,* 264–273.
Tegner, R., Levander, M., and Caneman, G. (1990). Apparent right neglect in patients with left visual neglect. *Cortex, 26,* 455–458.
Teuber, H-L. (1963). Space perception and its disturbances after brain injury in man. *Neuropsychologia, 1,* 47–57.
Tompkins, C. A. (1991). Redundancy enhances emotional inferencing by right- and left-hemisphere-damaged adults. *Journal of Speech and Hearing Research, 34,* 1142–1149.
Tompkins, C. A., and Flowers, C. R. (1985). Perception of emotional intonation by brain-damaged adults: The influence of task processing levels. *Journal of Speech and Hearing Research, 28,* 527–538.
Trupe, E. H., and Hillis, A. (1985). Paucity vs. verbosity. Another analysis of right hemisphere communication deficits. In R. H. Brookshire (Ed.), *Clinical aphasiology* (Vol. 15, pp. 83–96). Minneapolis, MN: BRK.
Tucker, D. M. (1981). Lateral brain function, emotion, and conceptualization. *Psychological Bulletin, 89,* 19–46.
Tucker, D. M., Watson, R. T., and Heilman, K. M. (1977). Discrimination and evocation of affectively intoned speech in patients with right parietal disease. *Neurology, 27,* 947–950.
Uraysc, D., Duffy, R. J., and Liles, B. Z. (1991). Analysis and description of narrative discourse in right-hemisphere-damaged adults: A comparison with neurologically normal and left-hemisphere-damaged aphasic adults. In T. Prescott (Ed.), *Clinical aphasiology* (Vol. 19, pp. 125–138). Austin, TX: Pro-Ed.
Vallar, G., and Perani, D. (1986). The anatomy of unilateral neglect after right-hemisphere stroke lesions. A clinical/CT-scan correlation study in man. *Neuropsychologia, 24,* 609–622.
Van Lancker, D. R., and Kempler, D. (1987). Comprehension of familiar phrases by left but not by right hemisphere damaged patients. *Brain and Language, 32,* 265–277.
Van Lancker, D. R., Klein, K., Hanson, W., Lanto, A., and Metter, E. J. (1991). Preferential representation of personal names in the right hemisphere. In T. Prescott (Ed.), *Clinical aphasiology* (Vol. 20, pp. 181–190). Austin, TX: Pro-Ed.
Villa, G., Gainotti, G., and DeBonis, C. (1986). Constructive disabilities in focal brain-damaged patients. Influence of hemispheric side, locus of lesion, and coexistent mental deterioration. *Neuropsychologia, 24,* 497–510.
Wapner, W., Hamby, S., and Gardner, H. (1981). The role of the right hemisphere in the appreciation of complex linguistic materials. *Brain and Language, 14,* 15–33.
Warrington, E. K., and James, M. (1967). Disorders of visual perception in patients with localized cerebral lesions. *Neuropsychologia, 8,* 457–487.
Warrington, E. K., James, M., and Kinsbourne, M. (1966). Drawing disability in relation to laterality of cerebral lesion. *Brain, 89,* 53–82.
Warrington, E. K., and Rabin, P. (1970). Perceptual matching in patients with localized cerebral lesions. *Neuropsychologia, 8,* 457–487.
Warrington, E. K., and Taylor, A. M. (1973). The contribution of the right parietal lobe to object recognition. *Cortex, 9,* 152–164.
Warrington, E. K., and Taylor, A. M. (1978). Two categorical stages of object recognition. *Perception, 7,* 695–705.
Weintraub, S., Mesulam, M. M., and Kramer, L. (1981). Disturbances in prosody: A right-hemisphere contribution to language. *Archives of Neurology, 38,* 742–744.
Weylman, S. T., Brownell, H. H., Roman, M., and Gardner, H. (1989). Appreciation of indirect requests by left- and right-brain-damaged patients: The effects of verbal context and conventionality of wording. *Brain and Language, 36,* 580–591.
Winner, E., and Gardner, H. (1977). The comprehension of metaphor in brain damaged patients. *Brain, 100,* 719–727.
Yorkston, K. M., and Beukelman, D. R. (1980). An analysis of connected speech samples of aphasic and normal speakers. *Journal of Speech and Hearing Disorders, 45,* 27–36.

付録28-1

"クッキー泥棒"の絵における、字義通りの概念と解釈的概念[a]

字義通りの概念

2人	口に指をあてている
子供達	彼女の後ろにいる子供達
小さい	流し
少年（子）	皿
少女（子）	蛇口
立っている	水
腰掛け（踏み台）	あふれている（もれている）
3本足の	床の上に
床の上で	汚れた皿が置かれている
届いている	水たまり
クッキー	芝生
棚	歩道
食器棚	隣の家
ドアを開けて	少年によって
窓	届いている

解釈的概念

兄	よろめいている
妹	けがをする
取っている（盗んでいる）	自分で
妹のために	クッキー瓶
妹に手渡している	クッキーをせがんでいる
笑っている	"シーッ"と言っている
母親	助けようとしている（していない）
洗っている（している）	乾かしている（拭いている）
足が濡れ始めている	無視している
台所で	悲劇についての一般的な記述

採点：
1. それぞれの概念につき一回だけ数える
2. 字義通りの概念の数を加える
3. 解釈的概念の数を加える
4. 解釈的概念の数を全体の概念数で割る

---

[a] (Concepts adapted from Yorkston Beukelman(1980). Divided into literal and interpretine concepts by Myers(1979).

付録28-2

"クッキー泥棒"の叙述サンプル

RHD患者

"皿を洗っている婦人みたいで、皿洗いの準備をしています。そして流しがあふれています。それであれはドライブみたいで、あれが窓、あれがカーテンです。そして、蛇口と、ともかくそれがあふれているみたいです。それで、踏み台の上に子供がいて、皿を片づけているんだと思います。台所の食器棚、クッキー瓶。それから、少女と腰掛けの上の少年。それと、ここに木の茂みと長い草のようなものがあって、それで全部です。"

　　得点：解釈的概念：2
　　　　　字義通りの概念：9
　　　　　概念の合計：11
　　　　　解釈的概念の％：2/11＝18％

NBD成人

"これは皿を洗っているか拭いている女性です。そして流しがあふれており、一方子供達はクッキー瓶に届こうとしています。そして少年が立っている腰掛けがまさに倒れようとしています。彼を見ている小さな少女がいます。母親は水には注意を払っていません。水は台所の床にあふれようとしています。"

　　得点：解釈的概念：4
　　　　　字義通りの概念：9
　　　　　概念の合計：13
　　　　　解釈的概念の％：4/13＝30％

第29章

痴呆に関連した神経性コミュニケーション障害の管理

KATHRYN A. BAYLES

痴呆は、感染症、中毒、外傷など多様な疾患によってひき起こされる症候群である。こうした痴呆の原因の多くは可逆性であり、この症候群の非可逆性を仮定するには、詳細な個人歴の検討や診断的手続きが必須となる。言語治療士は患者を可逆性痴呆と同定することにも尽力するが、なによりもまず一次性変性脳疾患による非可逆性痴呆を見極めることが重要である。非可逆性痴呆の特徴は、知能、記憶、人格、コミュニケーション機能の慢性的で進行性の減退である。また非可逆性痴呆をもたらす疾患のうち、最も一般的であるのはアルツハイマー病（AD）で、痴呆患者全体の約半分を占めている。一方、多数の小梗塞巣による血管性痴呆は患者の約20％で、AD病と血管性痴呆が合併していると考えられる患者は15％といわれている（Tomlinson, 1977）。痴呆をひき起こす他の疾患としては、パーキンソン病（PD）がある。ただし、原発性のPD病患者全員が痴呆になるとは限らない。初期の文献では、PD患者の痴呆罹患率は2％（Patrick and Levy, 1922）から、77％（Lewy, 1923）までの範囲で報告されている。近年になると、研究者は痴呆の基準としてDiagnostic and Statistical Manual-III（DSM-III）を用いており、この基準によってPD患者の痴呆の有無を診断したところ、罹患率はさらに低いことが示されている（Lees and Smith, 1983）。

痴呆患者のプロフィール

痴呆患者の行動変化を臨床家に紹介するために、AD、PD、血管性疾患による痴呆患者の個人歴を示す。初めにAD患者で、次にPDによる痴呆患者、血管性痴呆患者の順で述べることにする（表29-1）。

表29-1　非可逆性の痴呆に関連した疾患

パーキンソン病
クロイツフェルド・ヤコブ病
進行性核上麻痺
進行性皮質下性神経膠腫
ピック病

AD患者のプロフィール

ビルが妻のジーンの勧めで初めて神経クリニックを訪れたのは、69歳の時であった。ジーンは、ビルの様子がおかしいことに気づいていたのである。そして彼女は、ビルの問題をクリニックの臨床スタッフに伝えるために、この4カ月あまりの

彼の行動を象徴する先週末の出来事を語った。その日ビルとジーンは、友人の主催する記念祝賀会の小さなディナーパーティーに招待されていた。ビルはそれまでは大変社交的で交際好きであったが、今回のパーティーに関しては無関心であり、出席させるのに非常に手を焼いたそうである。ジーンはパーティーに行く途中、盛り花を買うことを思いつき、自動車を運転していたビルに花屋のところで車を停めるように頼んだ。しかしビルはそれまで幾度も花屋に行ったことがあるにもかかわらず、方向がわからなくなりジーンに尋ねた。また花を買う際にはビルは店員に支払うお金の額を誤り、それがもとで店員と言い争いをした。そして車に戻るとビルは興奮して家に帰ろうと言いだした。そこでジーンはビルを励まし、パーティーに行くことをどうにか納得させた。パーティーでは、ビルは古い友人とその子供たちの名前を思い出すことができなかった。そしてディナーの間中、見当違いなことを言い、記念祝賀会のパーティーのお礼をとうとう言わずじまいであった。友人の中には、ビルの錯乱した様子に気づいてジーンにどうしたのかと尋ねる人もあった。帰宅途中、ビルは買った花の所在を聞き、それを記念の贈り物として贈呈したことを忘れてしまっていた。

ビルにみられる無関心、興奮、近接および遠隔記憶の減退、見当識障害は、AD患者に典型的な症状であり、それは時として偶然に発見されることが多い。さらにこの患者を神経心理学者が検査すれば、知能低下が明らかになるであろう。AD症候学を公式に明記したDiagnostic and Statistical Manual-III-Revised(アメリカ精神医学会、1987)では、痴呆、緩徐な発病と進行性に変性する経過、個人歴や身体的検査、検査室でのテストによって他の痴呆の原因をすべて除外したもの、と記されている。

ビルの示した行動の変化は、脳の神経病理学的および神経化学的異常によるものである。すなわち、神経斑、神経原線維塊性、顆粒空胞変性の生じた領域が広く不均一に分布し(Tomlinson, 1977)、特に側頭葉や前頭葉、海馬とその隣接領域に多く見られる。形態学的変化の分布が密集すればするほど、痴呆は重度化する。一方、頭頂後頭領域での変化はあまりみられず、下前頭回と下後頭回では、変化が最も少ない(Tomlinson, 1982)。

神経斑は、顆粒状物質の輪で囲まれたアミロイドの核を持つニューロンの集合体である。また神経原線維塊性は、最も特徴的な形態学的変化で、細胞内の線維がラセン状にねじ曲った状態となる。この神経原線維塊性の認められる細胞の核は、細胞の原形質にねじ曲った細管がみられるが、その他は正常である。一方〝顆粒空胞変性〟は、顆粒の残り屑と、流体で満ちた空胞が細胞内に滞溜した状態を示す用語である。こうした形態学的変化は、細胞レベルでの神経伝達に支障を来す。現在のところ科学者たちは、この事態の原因をつきとめてはいないが、近年彼らは、コリン作動性システムの機能不全をひき起こす副産物が存在する可能性を追求している。(Gottfries et al., 1983 ; Whitehouse et al., 1981)。

コリン作動性システムは、アセチルコリンを介して神経インパルスを伝達する神経のネットワークである。そのアセチルコリンの生成に必要な酵素であるコリンアセチルトランスフェラーゼと、アセチルコリンエステラーゼの減少がAD患者の80％に見出された(Bowen et al., 1981 ; Davies, 1983 ; Reisine et al., 1978)。そして興味深いことにこうした減少は、神経斑、神経原線維塊性、顆粒空胞変性が最も集中している脳の領域で顕著なのである。そこで科学者たちは、皮質の変化とコリン作動性のニューロンを含む皮質下の核、とりわけマイネルト基底核との関係に興味を抱いた(Coyle et al., 1983)。マイネルト基底核は、淡蒼球の真下に位置する無名質の主な構成要素である。皮質のコリン性活動の約70％は、この核内の細胞体の神経末端に属すると考えられる。したがって、AD患者にみられるコリン作動性ニューロンの大幅な減少は、基底核内で生じたものであり、その結果研究者たちは、皮質におけるコリン作動性入力の欠如と神経斑、神経原線維塊性、顆粒空胞変性の出現との関係を理論付ける方向に向かったのである。一方こうしたAD病に関するコリン作動性欠如理論を支持する次のような証拠も得られている。健常被験者にアセチルコリンの活動を妨害する薬を投与すると、記憶障害が出現するという

のである（Drachman and Leavitt, 1974；Innes and Nickerson, 1970）。また、アセチルコリンの欠乏に加えて、ドーパミンやセロトニンなど、他の神経化学物質の中にも明らかに減少しているものがあることが明らかにされている。

痴呆のあるPD患者のプロフィール

ルースは、医学部学生部長の管理補佐をしているが、65歳の時に神経学的検査を受けに来院した。ルースは、この数カ月間うつ状態であったが、左手に振戦が現れるようになって初めて医学的診察を受けることにした。医師が病歴を聴取したところ、ルースはよく眠れず、教会やブリッジクラブへ行くのをやめ、時折仕事も休んでいたことがわかった。そこで神経科医は、ルースに神経心理学者のところへ行くように勧めた。その結果、新たにエピソード記憶の減退と精神運動の遅滞、思考能力の遅延、視空間障害、複雑かつ新しい情報の処理の困難が認められた。神経科医と神経心理学者の診断は、軽度の痴呆を伴った特発性PD病であった。

特発性PD症候群は、PD患者の85%を占め、残りの15%は脳炎後に生じる脳炎後遺症によるものである（Pollock and Hornabrook, 1966）。硬直、静止時振戦、運動緩慢（運動の緩徐）といった典型的な症状は、大脳基底核、すなわち運動のコントロールに必要な皮質下組織におけるドーパミン性ニューロンの変性によって出現する。ドーパミンは、運動の開始に必要な神経伝達物質である。したがってPD患者は、運動の開始困難を示し、一般に緩慢なひきずり歩行、屈曲姿勢、無表情な仮面様顔貌を呈する。

痴呆を伴ったPD患者の脳にもADのような変性による変化が認められる（Hakim and Mathieson, 1979；Hirano and Zimmerman, 1962）。しかしすべてのPD患者がこうした変化を示すかどうかは明らかではない。近年のポジトロン断層撮影法Positron Emission Tomography（PET）による研究結果では、PD症候群の脳には、既によく知られている黒質線条体系のドーパミンの欠乏に加えて、異常な代謝プロセスが存在することが認められている（Kuhl et al., 1984）。PD患者のこうした脳糖代謝の減少は（平均18%の減少）、AD病患者にみられる脳糖代謝の一般的な減少に類似している。最後に、PD患者の皮質におけるコリンアセチルトランスフェラーゼの活動は、明らかに痴呆の重症度に比例して減少している（Ruberg et al., 1982）。また何人かの研究者は、PD病には次の二種類の型が存在することを示唆している（Boller et al., 1979；Garron et al., 1972；Lieberman et al., 1979）。ひとつは、変化が皮質下組織に限定され、痴呆を伴わず運動障害のみを呈する型で、もう一つは、皮質および皮質下双方に変化が及び、痴呆と運動の機能不全を伴う型である。

血管性痴呆の患者のプロフィール

ドンナが神経クリニックで初めて評価を受けたのは63歳の時であった。その前日ドンナは、失神を起こして錯乱と歩行困難が始まった。クリニックへはドンナの息子が同伴したが、息子の報告ではドンナは、"日によって調子が大変に良かったり悪かったりする"とのことであった。ドンナはこの8カ月間で数回にわたる失神を経験しており、その間少しずつ息子や家族に依存することが多くなっていった。ドンナにとっては、教会へ行くことが家庭以外の主な活動であったが、彼女はもはや昔のように教会で会った人や説教について語ることはなかった。

多発性脳梗塞による痴呆患者は、ADやPDの患者と比較してかなり均質性に欠ける集団である。患者の行動特徴は、病巣が脳のどの位置にあるかによって決まり、その病巣は患者によってばらついているからである。一般に血管性痴呆の患者は、高血圧、脳卒中の既往歴、精神的変化の突然の出現とその段階的な悪化、局所神経学的徴候を呈する。また脳の損傷は、血栓性と塞栓性の脳血管疾患によって生じる。

血管性痴呆の患者を分類するひとつの方法は、主要な梗塞巣の部位や影響を受けた血管の大きさによって分けることである（Cummings and Benson, 1983）。主たる梗塞巣が皮質にある場合、患者は健忘症、視空間障害、失語症を示すかもしれない。また皮質下の梗塞では、しばしば記憶障害や精神運動の遅滞をひき起こす。大脳基底核、視床、内包の小動脈が閉塞を起こすと、ラクネ状態が出現するといわれており（Cummings and Benson,

1983)、ラクネ状態を持つ患者の70～80％に痴呆がみられる（Brown et al., 1972；Celesia and Wanamaker, 1972）。血管性痴呆の患者はしばしばPD患者と混同されることがあるが、それは両者とも錐体外路系の症状を呈するからである。

脳卒中による失語症患者と痴呆の鑑別

この10年の間、言語治療士や痴呆患者のケアに携わる専門家は、痴呆患者には症状の段階にかかわらずコミュニケーションの障害があることを認識してきた（Bayles, 1984；Bayles et al., in press；Cummings, 1990）。人格の変化が少なく知能低下も軽度な初期の痴呆では、コミュニケーションの障害も軽い。しかし、神経病理学的変化と神経化学的変化が顕著になってくると、言語によるコミュニケーションの障害もより明白となる。その場合、言語によるコミュニケーションや知的機能のすべての側面が同じ程度に影響を受ける、すなわちコミュニケーション障害と知能低下が一対一の関係で出現するという訳ではない。精神機能と神経系との関係は、それほど容易に特徴付けられるものではないのである。たとえば、神経系が高度に構造化されているので、ある知能や言語の処理が自動的に無意識のうちになされることがあるが、おそらくそれは、それらの処理が十分に習熟し、予測可能で単純であるためと考えられる。一方他の知能や言語の処理（一般に記憶、注意、認知など多くの精神的操作の集合体をさす）には、意識的な注意が必要である。こうした多数の精神的操作を必要とする処理は、痴呆の初期段階で障害される傾向が強い。

痴呆の初期段階で特定のコミュニケーション機能が障害を受けるかどうかは、その機能がどの程度ルーチン化し、まわりの環境や記憶にどの程度依拠しているかに関係してくる。たとえば、物品呼称、アルファベットの復唱、文完成といったコミュニケーション機能は、さほど影響を受けないであろうが、意味的分析や意味を状況に関連付ける能力、同じカテゴリーに属する項目を呼称する能力といった機能は、障害されやすいであろう。

また、痴呆の初期段階で影響を受けやすいコミュニケーション機能を予想する基準について、言語的知識の観点から考えると、意味論的コミュニケーション機能と語用論的コミュニケーションは、早くから障害されやすいことが明らかである。一方音韻論的規則と統語論的規則は、多くの意味論的規則や語用論的規則とは異なって、一般に自動的に運用される。したがって、痴呆患者では、末期に至るまでこうした音韻的、統語的規則を正しく運用する能力が保持されていると考えられる（Bayles and Boone, 1982；Bayles and Kaszniak, 1987；Schwartz et al., 1979；Whitaker, 1976）。

痴呆患者は失語症であるか？

この疑問に答えるためには、まず"失語症（aphasia）"という用語の示す意味を述べる必要があろう。失語症（aphasia）はギリシャ語を源とし、"話すことがない（without speaking）"を意味している。またウェブスターの辞書によると、脳損傷によって生じ、どのような形式によっても考えを話す能力が部分的にもしくは全面的に喪失する状態をさしている。このように、どのような形式でも話す能力が欠如することは、痴呆患者のコミュニケーション行動の特徴をよく表わしているようである。Benson（1979a）は、Nielsen（1936）、Geschwind（Benson and Geschwind, 1971）、Darley（1975）、AdamsとVictor（1977）などの類似した定義をわかりやすく言い換え、失語症を"脳損傷に由来する言語の喪失もしくは障害"（p.5）と定義付けた。このBensonの定義は、用語の外延的な意味を特定している。しかし内包的意味、すなわち暗示される内容は広範囲にわたり、言語治療士は一般に内包的意味を外延的意味の一部分としてとらえている。一方他の専門分野でよくみられるように、外延的意味にのみ慣れた人や、ギリシャ語の翻訳による用語を使う医学の伝統を好む人は、失語症を脳卒中患者の場合と同様に、痴呆によってひき起こされるコミュニケーション機能の変化にも用いている。確かに痴呆患者は言語障害を持ち、そしてそれは脳損傷によって起こる。しかし、痴呆の脳損傷は汎発性の知能低下をもたらす慢性の進行性変性脳疾患によって生じるものであり、典型的な失語症をひき起こす脳損傷とはもちろん異なっている。

失語症はまた言語障害の突然の発症という意味を暗示しており、痴呆患者にみられる言語崩壊の

経過を表現するには不適切である。失語症を持つ大多数の患者は、脳卒中や外傷性脳損傷によって、言語障害が突然に発症した経験を持つ。しかし非血管性の痴呆患者では、コミュニケーション機能の喪失が知らぬ間に進行するのである。ただし血管性痴呆患者は例外である。彼らの場合には、梗塞が脳の言語野に及んだ際に突然コミュニケーション機能に劇的な変化が出現する。

最後に失語症の診断には、言語障害の程度が知能障害の程度と不相応であることが暗に示されている。痴呆患者と異なって失語症患者では、言語的に表現できなくても非言語的には訴えられることが多い。こうした知能と言語能力との間の不均衡をHalpernら(1973)は強調し、痴呆にみられる言語障害を〝全般的知能障害による言語″と表現した。

要約すると、言語治療士の大多数は痴呆による言語障害を失語症とすべきでないと考えている。彼らにとっての失語症は、痴呆患者にみられるコミュニケーション障害のパターンとは明らかに異なった症候群である。したがって本章では混乱を避けるために、失語症を局所的な脳損傷によるコミュニケーション機能の突然の喪失と定義付けることにする。

相互に混同しやすい患者のタイプ

AD患者の場合、非流暢性失語の患者とは混同しにくいようである。ADでは、痴呆のどの段階でも運動抑制が起こらず、患者は流暢に話すからである。したがって混同しやすいのは流暢性失語の患者である。また、失語症を伴った脳卒中患者は、AD患者の根本的な特徴である記憶障害を呈することがあり、この障害もAD患者と失語症患者を混同する一因となるであろう。

以下に述べる会話サンプルは、数年間追跡調査を行ったAD患者から得られたものである（Eは検者、Sは患者）。このサンプルをみれば、疾患によって言語的コミュニケーションが影響を受けていく様子がわかるであろう。意味内容と言語的表現の空疎さが顕著だが、文法は相対的に保たれていることは特筆に値する。

サンプル1―1年目

E：では、この絵を見てください。
S：ずいぶんたくさん子供がいますね。
E：はい。この絵について、できるだけ全部話してください。この絵の中で起こっていることを、話してください。
S：えーと、何か読んでいる男の人がいます。起こっていること、といえばそうなんですが、この人は読み物に目をとめているわけではない。彼はよそを見ているでしょう？そしてこの人は、この人は、こっちのきれいな女の人たちに、話しかけているのです。そして話しながら新聞も読んでいます。それからここに、彼の子供がいます。かわいい男の子ですよね。
E：何が起こっているのか、話してください。
S：えーと、お父さんが新聞を読むのに少しあきてしまってね、だからもう、やめてしまおうとね、いっぺんに皆で、彼の前を分列行進して、それぞれの読み物のところへ行くとか、何でも他のことをするとか、しようとしているんですよ。（笑い）それは本当にいいことだ。それから彼は、とても大きな、とてもとても大きな新聞を持っている。それからこの位のを、少し持っている。でもせいぜい2フィート位でしょう。これはここでは、ちょっとかわいいものですね。（笑いながら）
E：はい、けっこうです。もっと他に言いたいことがありますか？
S：いいえ、この絵にはこれ以上、つけ加えることはないと思います。
E：はい、よくできましたね。
S：何か他にあるかもしれない、と思っている男がいますが、彼は新聞以外はみんな置いてきてしまいました。だから彼はこれでいいんです。そうじゃありませんか？
E：ああそうね。
S：彼は、彼は新聞を、歯でくわえて持っているのです。（笑い）
E：はい、いいですよ、ありがとう。

サンプル2―3年目

E：この絵の中で、今起こっていることを、何でも話してください。
S：えーと、絵みたいに見えます。あー、つつかれ、つつかれたくないと思っている絵です。それとも、それとも、そのうちに変な生き物にされて、されてしまうような絵。
E：他に言いたいことがありますか？
S：そうなんです。これは、これは、これは、これ

は、本当は、本当になってしまう、何が何でも逃げ出したくなるようなね、でも、んーと、彼らは、彼らは、特別なaqualelgeを持っています。んーと、(actoba)を取る、んーと、取る方法を彼らは、何も知らないのです。けれども彼らは他の人たちを、困らせないようにしているのです。持っている人たちを。

E：はい、よくできましたね、ありがとう。

サンプル3—5年目

E：この絵について話してください。この絵を見て、何を話してくれますか？

S：はい、う———む。だれかにちがいない、あーあー、本当に思っているだれか、本当に行っちゃって、道がふさがれたと思っている。

E：この絵の中で何が起こっていますか？

S：いいえ。

E：この絵の中で何が起こっていますか？

S：えーと、ここに、これは、ちょっとしたものなんです。我々が与えられたもので、でも、ふつうは一緒に行ってしまうような。

E：はい、いいですよ。

失語症と痴呆にみられる一般的な症状
ADと失語症の患者の記憶障害

AD患者では、作業記憶や宣言的記憶のうちのエピソード的と意味的サブシステムの障害が顕著である（Bayles and Kaszniak, 1987）。一般に作業記憶のスパンは減少し、そのため日常生活上のエピソードを保持することができず、概念的知識を引き出すことも困難となる。記憶障害は、検査課題の材料が言語か非言語かにかかわらず、明らかとなる。

言語機能を司る脳の領域は、また記憶の機能の役割も担うため（Squire, 1987）、脳卒中になると言語と記憶の障害をひき起こす。しかし失語症者の記憶障害は、AD患者のそれとは異なって、課題が言語的な指向を持つ場合に、より明白となるようである（Butters et al., 1970；Goodglass, 1970）。

近年の研究では、主としてローランド溝より前部に病巣のある失語症患者は、言語性長期記憶に特異的な障害を示し、ローランド溝より後部が主な病巣である失語症患者は、言語性短期記憶に特異的な障害を呈することが示唆されている（Beeson, 1990；Risse et al., 1984）。

Beeson（1990）は、脳卒中による失語症患者のうち、前方に病巣がある患者と、後方に病巣がある患者の記憶障害の違いを"作業記憶の障害の違い"（P. 73）として特徴づけた。前方病巣の患者では、作業記憶における中枢執行要素が障害される傾向がある。中枢執行要素とは、長期記憶から情報を検索するプロセスを開始することである。したがってこうした患者は、情報を作業記憶に運び込むことが困難となる。一方、後方病巣の患者では、障害は構音のループシステムに生じ、そのため情報を作業記憶にとどめておくためのリハーサルが困難となる。

脳卒中による失語症と痴呆の患者を記憶の観点から鑑別する最も良い方法は、符号化、自由再生、手がかり再生、および言語と非言語の刺激を使った認知、などの課題を行うことである。一般に失語症患者は、痴呆患者より手がかり再生や認知の成績が良い。失語症患者では知能が保たれているために、テストの刺激を十分に処理し、保持することができるからである（Grober and Buschke, 1987）。特に刺激が非言語的材料の場合は、この傾向が強い。

痴呆患者では、たとえ失語症を合併していなくても、失語症患者にみられるコミュニケーション障害と同様の症状、すなわち失名詞、言語性保続、非流暢性、ジャーゴン、迂言を呈することがある。

失名詞

痴呆の初期段階患者は、自発的な会話の場面で失名詞を示すことが多い（Critchley, 1964；Stengel, 1964）。また言語流暢性課題において、同じカテゴリーに属する項目の名前を列挙することが難しいことが知られている（Appell et al., 1982；Bayles and Tomoeda, 1983；Martin and Fedio, 1983；Rosen, 1980a）。

一方ADが対面呼称能力に及ぼす影響については、論議が交されている。AD患者は一般に呼称障害を呈し、障害の程度は痴呆の重症度に比例しているが、軽度の痴呆患者でも重度の呼称障害を示したり、反対に痴呆が重度でも呼称障害は軽度であったりする場合もある（Bayles and Trosset, 1992）。

AD患者の場合、呼称課題では絵や線画よりも実物の方が正答率が高い傾向を示す（Kirshner et

al., 1984）。Baylesら（1990）は、AD患者では実物の提示によって呼称が促進されることを見いだしたが、この促進効果は27%とあまり高い方ではなかった。

保続

保続とは、その反応の原因となる刺激が与えられていないのに前の反応を不随意的に反復することである。また保続は、脳損傷のタイプや損傷部位にかかわらず出現する（Buckingham et al., 1979; Hudson, 1968; Luria, 1965）。痴呆患者の言語性保続に関する研究では、概念の反復が最も一般的で、音、単語、フレーズの反復あるいは感嘆詞や語間に挿入された語の使用よりも出現が多いことが明らかにされている（Bayles et al., 1985）。さらに痴呆が悪化すると、言語性保続の頻度が増加する傾向がある。

非流暢性

非流暢性は、皮質下の病変や痴呆を有する患者の発話に特徴的である（Cummings, 1990）。たとえばPDの患者では、単語を表出するのにかなりの時間がかかり、発話を開始するのが困難である。またハンチントン病の患者に典型的な不随意運動と筋の痙性は、流暢な発話の生成に必要な運動の協調性を妨害する。

ジャーゴン

痴呆症候群が進行した段階では、ジャーゴンを話す患者もいれば緘黙、あるいは有意味語を使うが全体として意味の通じない話をする患者もいる（Obler, 1983）。このように末期の段階で発話の様子が異なるのは、形態的および神経化学的変化が患者によって独特なパターンを示すからであろう。しかし現在のところは、形態学的および神経化学的変化の分布や程度と、言語能力との関係はまだ十分には解明されていない。

迂言

迂言とは、ある概念を端的に表現することができず、まわりくどい説明をすることである。こうした迂遠な表現は、一般に失名詞失語で頻繁にみられる。つまり、失名詞失語では必要な語を想起できない時に、表現を置き換えようと試みることが多いのである。しかし臨床経験から言えば、痴呆患者の迂言は失語症患者にみられるそれとは微妙に異なっている。失語症患者は言いたいことを了解しているのにそれを表す語を生成することが困難であるのに対して、痴呆患者では、言うべき内容を忘れてしまったり、意義のある会話を考えることができないかのようである。AD患者の会話を縦断的に分析した結果は、いわゆる迂言が稀であることを示している。

要約すると、失語症と痴呆の双方にみられると思われた言語行動も、詳細に検討してみると微妙な違いが明らかとなる。そしてこの違いは多くの場合、痴呆患者にみられる進行性の知能低下の影響によるものである。したがって痴呆患者では、知能低下とそれによる言語障害を検査するために、失語症患者に対する伝統的な検査とは異なったアプローチが必要である。

痴呆の評価

局所的な脳損傷を持つ患者は、第一にその損傷された脳の組織が司っていた心理学的機能に、明らかな障害を被る。しかし痴呆患者では、高次精神機能のあらゆる側面が障害される。そこで治療士は、初期段階にある痴呆を判定するために、患者の個人歴を広範囲に検討し、神経心理学的変化に関するあらゆる情報を集める必要がある。ただしADや他の痴呆疾患では、一貫してエピソード記憶の障害がみられるために、患者から直接信頼できる情報を引き出すことは困難である。したがって主な介護者、多くの場合は配偶者にインタビューする方がよいであろう。ADが言語に及ぼす影響を縦断的に研究した報告の中で、初期段階の言語および非言語症状について、99名のAD患者の主な介護者にインタビューした報告がある（Bayles, 1991）。それによると一般に介護者は、疾患を予見するような症状として、記憶障害、喚語困難、財産管理の障害、書字の障害をあげている。

治療士は、患者の現在の行動が病前の知的能力に応じたものかどうかを検討し、患者が痴呆へ発展する危険性を判定する。たとえば大学で優等生であった人が、知能を調べる課題で平均的な成績を示した場合には、痴呆が疑われる。この人の経歴からすれば、平均以上の成績がとれるはずだからである。病前の知能は、人口統計調査の情報を

利用して推測することができよう（Barona et al., 1984；Wilson et al., 1979）。

うつ病でも痴呆のような行動を示すことがあり、そうした状態をしばしば仮性痴呆と呼ぶ。したがってうつ病による痴呆の可能性をスクリーニングし、老人性うつ病に詳しい専門家の協力を得ることが必要である。一般にうつ病の患者は、自分の症状を訴え、課題の難易度が同じであっても成績が浮動するようである（Wells, 1980）。うつ病の患者をスクリーニングするための尺度としては、ハミルトン評価尺度（Hamilton, 1960）とベックうつ病診断表（Beck et al., 1961）が有効である。ハミルトン評価尺度（Hamilton, 1960, 1967）は、インタビュー形式の評価尺度で、身体的および心理学的な症状に関する17項目の調査表によって構成されており、ひとりかふたりの治療士が重症度を評定するようになっている。一方ベックうつ病診断表（Beck et al., 1961）は、自己報告形式の検査で、21項目から成っている。複数の研究者がこの尺度の精神測定的価値について検討した結果から、老人に対する調査やスクリーニングへの適用に関して、十分な内的一貫性があることが確認されている（Gallagher et al., 1983；Miller and Seligman, 1973）。

痴呆患者の約15％では、ADと血管性疾患が同時に生じる場合があり、痴呆が疑われる患者について、血管性疾患の可能性を検討することは重要である。Hachinski Ischemic Scale（Hachinski et al,. 1975）は、一般に血管性疾患や脳卒中に関連した症状を同定するために、広く使われている尺度である。この尺度は高血圧の既往歴、局所的な神経学的徴候、突然の発症といった血管性疾患や脳卒中に関連した13種類の特徴を含んでいる。そしてそれぞれの特徴を評価し、あてはまるものについては得点化して合計される。もし得点が7点かそれ以上の場合は血管性疾患の可能性が考えられる。この尺度の縮小版も作成され（Rosen et al., 1980）、血管性疾患の判別に効力を発揮している。

その他痴呆の評価にあたって治療士が考慮すべき要因は、観察された精神的変化が薬によってひき起こされたものなのかどうかである。平均的な老人は毎年13の処方箋をもらい（Besdine, 1982）、結局はどの時点でも6種類の薬を飲んでいる。こうした頻繁に処方された多量の薬によって、精神状態に変調をきたすこともある。したがって患者を検査する際には、薬の服用について質問する必要があろう。

痴呆に有用な神経心理学的検査

痴呆患者の神経心理学的研究は、コミュニケーション機能の研究に比べて歴史が長く、内容も豊富であり、いくつかの神経心理学的検査が痴呆の検索に有効であることが認められている。記憶障害は痴呆の初期段階より出現し、痴呆の進行に伴ってしだいに顕著となる（Fuld, 1978；Hagberg, 1978；Logue and Wyrick, 1979；Miller and Lewis, 1977；Rosen, 1983）。また認知的プロセス、特に視空間的プロセスも初期の段階から影響を受ける。したがって神経心理学者は、一般に記憶、視空間認知、全般的な知能などの多様な認知機能を検査することを勧めている。本章では、痴呆患者に用いられる神経心理学的検査をすべて紹介することはできないが、痴呆の初期段階に有用であるとされる検査のリストを、表29-2に示した。さらに詳しい知見に興味のある読者は、Kaszniak (1985) の概説を参照されたい。

神経精神性障害の神経心理学評価

臨床家は、神経心理学的検査が痴呆の原因を同定するために果たして有効かどうか、論理上の疑問を持っている。確かに大多数の検査は、痴呆の有無に対しては感度が高いものの、痴呆の原因究明となると有効性は限られてくる。一般的に痴呆を同定するために使用されている主要な検査、すなわちウェックスラー成人知能検査（Wechsler, 1955, 1958, 1981）、ルリアの知能テスト（Christensen, 1975；Golden, 1981）、Halstead-Reitan（Halstead, 1940；Reitan, 1955, 1964）は、別の目的で開発されたものである。経験豊かな臨床家であれば、反応特徴のわずかな違いを特定の原因に関連付けるかもしれないが、痴呆をもたらす異なった疾患ごとに、標準化された患者のプロフィールがあるわけではない。ほとんどの臨床家は、主要な神経心理学的バッテリーのサブテストとして自ら開発したテストを加えて、独自の痴呆バッテリーを作成している。

表29-2　痴呆患者に有用な神経心理学的検査のリスト

記　憶
　　ウェックスラー記憶検査（WAIS）（Wechsler, 1945）
　　改訂版ウェックスラー記憶検査（Russell, 1975）
　　改訂版ベントン視覚記銘検査（Benton, 1974）
　　ギルド記憶検査（Crook et al., 1980）
　　ファルド物品記憶検査（Fuld, 1980, 1981）
　　ニューヨーク大学記憶検査（Osborne et al., 1982）

認　知
　　ベントン相貌認知検査（Benton and Van Allen, 1968）
　　ベントン線分方向検査（Benton et al., 1978）

知　能
　　ウェックスラー成人知能検査（WAIS）（Wechsler, 1958）
　　ウェックスラー成人知能検査－改訂版（WAIS-R）（Wechsler, 1981）

注　意
　　Auditory Digit Span（含WAIS）
　　Visual Letter（Talland and Schwab, 1964）
　　数字抹消課題（Lewis and Kupke, 1977）

抽象性と認知的柔軟性
　　WAIS類似課題
　　WAIS理解課題
　　Wisconsin Card Sorting Test（Berg, 1948）
　　スタンフォード・ビネーの不合理絵（Terman and Merrill, 1973）

構成能力
　　WAIS積木構成課題

　臨床家が持つもうひとつの疑問は、痴呆の発見には量の多いテストバッテリーをすべて施行することが必要かどうかということである。答えはノーである。臨床家の多くは必需品として短くて簡単に実施できる精神状態の尺度を利用している。こうした尺度は痴呆の検索に感度が高く、痴呆の重症度の指標となる。たとえばMini-Mental State Examination（Folstein et al., 1975）、Global Deterioration Scale（Reisberg et al., 1982）、見当識や記憶の検査（Blessed et al., 1968）、これをFuld（1978）がアメリカ版に修正したもの、Short Portable Mental Status Questionnaire（Pfeiffer, 1975）、Mental Status Questionnaire（Kahn et al., 1960）、マチス痴呆評価尺度（Coblentz et al., 1973；Mattis, 1976）などがある。

痴呆に対して感度の高い言語検査

　痴呆患者のコミュニケーション機能を検査するバッテリーは、知能低下、特に記憶障害がコミュニケーションに及ぼしている影響を評価するものであることが求められる。バッテリーにどのような尺度を取り入れるかを決定するにあたっては、ひとつの言語領域の要素となっているルールだけが、知的機能や記憶機能に意識的に適用されるのであれば、尺度の決定は簡単であろう。しかし各言語領域を司るルールは、情報の送り手が意識せずに適用し得る程度に、可変性に富むのである。それにもかかわらずいくつかの領域、特に語用論と意味論の領域は、音韻論や統語論に比較して意識的な思考や知能の状態により深く関係しており、そのため痴呆の影響を受けやすいことが確認され

ている。こうした観察が妥当であることを示すには、成人では特殊な場面を除いて、音韻的および統語的決定が意識的には行われていないことを確認する必要があろう。

言いかえれば、言語の語用論的使用に不可欠の部分であるコミュニケーションの意図を適切に形づくるためには、話者は、文脈、話題、会話者間で共有された情報の総計、話者間の関係、利用できる時間などを考慮する必要がある。こうした多くの変数を操作するには、複雑な情報処理、完全な記憶能力、認知したことを過去の経験に関連付ける能力が要求される。したがって、語用論的機能のいくつかの観点は、認知や記憶の能力に依拠しているのである。こうした理由によっても、痴呆が疑われる患者を検査するバッテリーに、意味論的および語用論的観点を含めることが求められるのである。

痴呆の症状に最も感度が高い課題は、能動的で非自動的であるもの、あるいは生成的なものや論理的推理に依存するものである。能動的で非自動的な課題は、物品についての叙述、物語の再発話、概念の定義付け、文意の説明など、創造的な方法で患者の精神的および言語的能力を求める課題である。

自動的課題は、習熟した反応（たとえば一週間の曜日を言う、数を数える、アルファベットを言う）を引き出すものである。

また生成的課題では、口頭かまたは書字によって、関連概念の連続や、あるカテゴリーに属するものの例を想起させ、生成させる。こうした課題の例としてFAS言語流暢性テスト（Borkowski et al., 1967）がある。このテストは、頭文字がF、A、Sで始まる単語を1分間できる限り多く考えさせるものである。痴呆患者では、答えを呼び起こしたり、例を考えるための方略を展開したりする能力が限られている（Bayles et al., 1989）。そのため痴呆患者は、特に初期の段階で対面呼称よりも生成的呼称の方がかなり難しいのである（Bayles and Tomoeda, 1983 ; Bayles and Trosset, 1992）。

ウェックスラー成人知能検査（Wechsler, 1955, 1958, 1981）の下位テストである類似課題は、2つかそれ以上の項目間の類似点や相違点を認識した上で結論を導くもので、推理に関する評価の例である。その他推理に関係したものとしては、ことわざを説明するなどの課題が考えられる。

1991年、BaylesとTomoedaはAD患者に関連したコミュニケーション障害を量的にとらえるためにテストバッテリーを考案した。このバッテリーはArizona Battery for Communication Disorders of Dementia（ABCD）と呼ばれ、言語理解、言語表出、言語的エピソード記憶、精神状態、視空間構成などに関する情報が得られるようになっている。下位テストは14項目から成り、各々独立して使用したり、すべてを実施して総合点を算出したりすることができる。

ABCDは、AD患者50名、対照群としての健常者50名、あわせて100名の被験者を用いて標準化が行われている。この標準化の研究に参加したのは南アリゾナに居住する白人で、次のような基準を満たした人々であった。すなわち、神経学的および精神的疾患の既往歴がない、臨床的にうつ状態が認められない、新聞が読める程度の視力を有す、語音弁別テストで80％かそれ以上の基準を通過する聴力を有す、アルコールや薬物の乱用の既往歴がない、読み書きができる、母国語が英語である。被験者の年齢、教育、利き手、推定される知能については、ADと健常者の間に有意な差は認められなかった。AD患者は、NINCDS-ADRDA研究課題の効果基準（McKhann et al., 1984）によって診断されている。

ABCDの下位テストは、痴呆の重症度の評価として広く使用されている3つのテスト、すなわちGlobal Deterioration Scale（Reisberg et al., 1982）、Mini-Mental State Examination（Folstein et al., 1975）、ウェックスラー成人知能検査（Wechsler, 1981）の下位テストである積木構成テストと、高い相関が認められた。

ABCDでは、各下位テストにカットオフの得点が設けられており、被験者の成績がその得点以下である場合は正常以下であるとみなされる。カットオフの数値は健常者の5分の1のパーセンタイルに近い。下位テストの中で、ADのスクリーニングとして最も有効であるのは、言語的エピソード記憶に関する課題、すなわち単語学習テストと物語再生テストの自由再生、全再生、認知、の各課

題である。

物語再生テスト（Bayles and Tomoeda, 1991）では、次のような物語を聞いた後すぐに再生する場合と、物語を聞いてから別のテストをいくつか行い、その後に遅延再生する場合とがある。

　ある婦人が買物をしている時に、ハンドバッグから財布を落としましたが、その婦人は落としたことに気づきませんでした。そして支払いカウンターに行ったところで、手に持っている食料品の代金を払えないことがわかりました。そこでその食料品をその場に置いて家に帰りました。婦人が家のドアを開けるやいなや、電話が鳴りました。電話は小さな女の子からで、婦人の財布を拾ったと言います。婦人はとても安心しました。

この物語を再生させ、情報量を測定したところ、健常老人は13.4ユニット、軽度AD患者は7.1ユニット（SD＝3.8）、中等度AD患者は3.4ユニット（SD＝3.2）であった。また遅延条件では、健常老人が11.1ユニット（SD＝5.4）であるのに対して、軽度AD患者は平均0.9ユニット（SD＝3.2）にすぎず、中等度AD患者に至ってはなにも再生することができなかった（SD＝0）。

痴呆患者のマネージメント

言語治療士は、痴呆患者のマネージメントにおいて、重要な役割を担っている。すなわち、痴呆の診断、症状の進展の監視、痴呆患者とコミュニケーションを図るために最も有効な手段の開発、薬物やその他の治療効果の評価、家族へのカウンセリング、などを行うのである。コミュニケーション機能の評価は、初期段階にある痴呆の検索に有効であることが示されており、老人のスクリーニングとして使用するべきであろう。痴呆を早期に同定することは、非可逆性痴呆のみならず、可逆性痴呆の患者にとってもきわめて重要である。可逆性痴呆の患者にとっては治療を開始する必要があり、また非可逆性痴呆の患者とその家族に対しては、有効なコミュニケーションの方法をいち早く伝えることが求められるからである。

ADやPDの患者では、痴呆の症状はゆっくりと進行し、数年間軽い段階にとどまっている。したがって介護者は、軽度の患者のコミュニケーション能力を最大限に活用する方法について、情報を求めているであろう。臨床経験からいえば、介護者が患者の示す言語的および知的問題の特徴を理解することによって、介護者と患者の間の人間関係が改善するようである。痴呆の初期段階では、家族が一般に神経病理やそれによる症状に関してよく知らないために、患者の行動を誤解することが多い。痴呆の初期段階に特徴的な、無関心、うつ、混迷、忘れっぽさといった症状を理解できれば、介護者は客観的に見ることができるようになり、患者に対して怒りを感じないですむであろう。

治療士は、家族に対して自分の愛する人のコミュニケーション障害に関する教育を行うと同時に、患者のコミュニケーション機能を改善するための多様な技法の有効性を調査することも求められる。こうした調査のひとつとして、介護者のコミュニケーション能力を評価することがあげられる。介護者の多くは、やりとりの感性に欠けていたり、効果的なコミュニケーションを阻害するような習慣を身に付けていたりする。したがって痴呆患者とのコミュニケーションを改善するには、一般に介護者がコミュニケーションのプロセスについて学ぶ必要があろう。たとえば大多数の人は、スピーチと言語の違いや、適切なコミュニケーションのために必要なさまざまな知識などについて、理解が十分ではない。彼らは、痴呆患者とコミュニケーションを図る際に、統制すべき変数、すなわち話題、新しい情報の量、冗長性、発話速度、熟知事項の数、構文の複雑さ、語彙の選択などに無関心なのである。現在までのところ、こうしたコミュニケーションの変数を操作することが痴呆患者にとって有効であるとする実証的研究の報告はみられていない。しかし臨床経験からすると変数の操作は有効であり、また痴呆以外の人に対する研究結果では有意な効果が認められている。

患者の痴呆の進行状況を知ることは、経済的、財政的、社会的問題と同時に生活設計に関することについて判断を下す上で重要である。患者の行動変化を監視するためには、コミュニケーション機能を定期的に評価することがすぐれた方法であろう。言語検査の成績は、痴呆の重症度との相関が高く、またコミュニケーション機能の評価は目立

たずに簡単に実施できる。コミュニケーション機能の評価は、患者の状態に関する重要な情報を家族に提供することに加えて、多様な治療法、とりわけ薬物の効果についての有用な情報を研究者に与えてくれる。最後に、コミュニケーションの専門家である言語治療士は、非可逆性痴呆がコミュニケーションに及ぼす影響を家族に助言する責任を負わなければならないのである。

痴呆をもたらす疾患のコミュニケーションへの影響

たとえ機能の悪化がどんなにひどいものであろうとも、家族が今後起こるであろう事態を知っていれば、問題への対処が容易になる。ある痴呆患者の妻は、"最もつらいことは、これから何が起こるのかわからないことで、そのため戸惑ったり怒ったりしてしまいます"と語っている。著者は患者の家族のために、痴呆の段階に応じたコミュニケーション機能の変容を概略して用いており、その概要を表29-3に示した。

表29-3 痴呆のコミュニケーションへの影響

＜初期の段階＞
語　音：正確
単　語：文の形で発話する場合、有意味語、一般には名詞を省略することがある。
　　　　適切な語の想起困難を訴えることがある。語彙が減少する。
文　法：一般に正確
内　容：話題からずれることがある。意味のある文を連続して生成する能力が減退する。
　　　　新情報の理解が困難。漠然としている。
使　用：ある問題について長く話しすぎるが、いつ話すかは理解している。
　　　　会話の開始に適当なタイミングを逸しても、無関心なことがある。
　　　　ユーモア、言語的類推、皮肉、間接的で字句通りではない陳述などの理解が困難。

＜中期の段階＞
語　音：正確
単　語：あるカテゴリー内の語の想起の困難。会話中の失名詞。物品の呼称困難。
　　　　自動性に依拠。語彙の減少が顕著である。
文　法：一般に文の途絶や逸脱。文法的に複雑な文の理解が困難になることがある。
内　容：概念の反復が頻繁に起こる。話題を忘れる。過去の事や些細な事について話す。
　　　　概念の縮小。
使　用：いつ話すかは理解している。質問を理解する。挨拶をしそこなうことがある。
　　　　会話の相手への感性に欠ける。誤りを訂正することがまれである。

＜後期の段階＞
語　音：一般に正確だが誤りも出現する。
単　語：顕著な失名詞。語彙が貧困。語の理解の欠如。錯語やジャーゴンを話すことがある。
文　法：いくつかの文法は保たれるが、文の途絶や逸脱はよくみられる。
　　　　ほとんどの品詞の理解が困難。
内　容：一般に関連性のある概念をまとめて話すことができない。
　　　　意味のない、異様な内容であることが多い。意味のある発話のほとんどは過去の出来事のくり返し。
　　　　語や句の反復が顕著。
使　用：一般に周囲の状況や文脈に注意を払わない。他人に対して無関心。
　　　　意味のある言語の使用はほとんどない。
　　　　緘黙やエコラリアを示す患者がある。

痴呆患者にとって難しい言語形式

痴呆にみられる言語崩壊の特徴を徹底的に調査した結果、たとえば言語的類推といった言語形式が痴呆患者では難しいことが示された。類推の理解には、注意、言語性記憶、連想的推理が必要であり、こうした操作は特に痴呆の疾患で影響されやすい。その他の問題となる形式は、皮肉や自由形式の質問である。皮肉を理解するためには、その場面の文脈や過去の経験に敏感であることが求められる。また自由形式の質問では、痴呆患者はできる限り答えを考える能力が損なわれているために、反応するのが難しくなるのである。たとえば〝今日の午後、何をやりたいですか？〟といった質問をするより、〝テレビを見たいですか、それとも散歩したいですか？〟といった単純な選択をさせるような質問の方が答えやすいであろう。さらに痴呆患者は、記憶に制限があるため、長く複雑な談話を処理したり、曖昧な内容を的確に解釈することが難しい。したがって〝彼らはディナーに来るでしょう〟と言うよりも、だれが来るのかを具体的に特定した方がわかりやすいのである。最後に、具体性や熟知性の高いものは、抽象的なものより理解しやすいようである。そこで介護者には、熟知性の高い語を使い、ゆっくりと話し、できる限り会話は二人きりですることを助言すべきであろう。

将来の展望

痴呆のコミュニケーション障害に関する報告は、今世紀初めより文献に記載されてきた。しかし、研究者がコミュニケーション障害を痴呆症候群の欠くことのできない特性として確証したのは、この10年のことである。ただし患者のコミュニケーションの特徴を、痴呆の原因別に示したプロフィールに関しては、まだ定義が確立していない。すなわち、痴呆の重症度が同程度であるAD、ハンチントン、PDの患者はコミュニケーション能力にどのような違いがあるのか、といった点は解明されていないのである。また、各患者グループ内の相違に関しても研究は十分ではない。たとえばADでは、なぜ一部の患者は進行性失語で始まるのかは、疑問のままである (Green et al., 1990 ; Kirshner et al., 1984 ; Poeck and Luzzatti, 1988 ; Pogacar and Williams, 1984)。また、2つの大脳半球内の病変の分布が非対称であることは広く知られているが、この非対称性の理由も明らかにされていない。

今までのところ、ADの最終段階にある患者について、そのコミュニケーション能力の個人差を研究したものはなく、また、日常の言語的コミュニケーション障害が、剖検によって明らかにされた病変の分布と関連するとの報告もない。さらに、なぜ患者によって緘黙となったり、同語反復症やエコラリアを呈したりするのかも、まだ解明されていない。今後研究者たちは、痴呆患者におけるコミュニケーション機能の相違について、理解を深めることに加えて、多様な治療方略の有効性を研究するようになるであろう。しかし、今のところ治療研究の結果は明らかにされていない。おそらく言語治療士による治療は、多くの注目をあびなかったのであろう。というのも、研究者たちは長らくAD病やハンチントン病などに悲観的な見解を持っており、痴呆がPD病に関連すると広く認識されるようになったのもつい最近のことだからである。しかし、痴呆は多くの患者の場合きわめてゆっくりと進行し、思いがけなく障害が出現するまでにしばしば数年が経過しているものである。このように多くの患者では、緩慢に痴呆化が進むとの認識が浸透するにつれて、痴呆患者のコミュニケーション能力を最大限にする方法を追求するために、さらに多くの研究エネルギーが注がれるであろう。治療は、軽度に留まっている患者の生活を顕著に改善させる。我々は専門家として、こうした患者やその家族の生活をできる限り改善することに専心しなければならないのである。

References

Adams, R. D., and Victor M. (1977). *Principles of neurology.* New York: McGraw-Hill.
American Psychiatric Association. (1987). *Diagnostic and statistical manual of mental disorders* (3rd ed.). Washington, DC: American Psychiatric Association.
Appell, J., Kertesz, A., and Fisman, M. (1982). A study of language functioning in Alzheimer's patients. *Brain and Language, 17,* 73–91.
Barona, A., Reynolds, C., and Chastain, R. (1984). A demographically based index of premorbid intelligence for the WAIS-R. *Journal of Clinical Consulting Psychology, 52,* 885–887.

Bayles, K. A. (1984). Language and dementia. In A. Holland (Ed.), *Language disorders in adults*. San Diego, CA: College Hill Press.

Bayles, K. A. (1991). Alzheimer's disease symptoms: Prevalence and order of appearance. *Journal of Applied Gerontology*, 10, 419-430.

Bayles, K. A., and Boone, D. R. (1982). The potential of language tasks for identifying senile dementia. *Journal Speech and Hearing Disorders*, 47, 210-217.

Bayles, K. A., Caffrey, J. T., Tomoeda, C. K., and Trosset, M. W. (1990). Confrontation naming and auditory comprehension in Alzheimer's patients. *Journal of Speech Language Pathology and Audiology*, 14, 15-20.

Bayles, K. A., and Kaszniak, A. W. (1987). *Communication and cognition in normal aging and dementia*. Austin, TX: Pro-Ed.

Bayles, K. A., Salmon, D. P., Tomoeda, C. K., Jacobs, D., Caffrey, J. T., Kaszniak, A. W., and Troster, A. I. (1989). Semantic and letter category naming in Alzheimer's patients: A predictable difference. *Developmental Neuropsychology*, 5, 335-347.

Bayles, K. A., and Tomoeda, C. K. (1983). Confrontation and generative naming abilities of dementia patients. In R. H. Brookshire (Ed.), *Clinical Aphasiology Conference Proceedings*. Minneapolis, MN: BRK.

Bayles, K. A., and Tomoeda, C. K. (1991). *Arizona Battery for Communication Disorders of Dementia*. Tucson, AZ: Canyonlands Publishing.

Bayles, K. A., Tomoeda, C. K., Kaszniak, A. W., Stern, L. Z., and Eagans, K. K. (1985). Verbal perseveration of dementia patients. *Brain and Language*, 25, 102-116.

Bayles, K. A., Tomoeda, C. K., and Trosset, M. W. (1992). Relation of linguistic communication abilities of Alzheimer's patients to stage of disease. *Brain and Language*, 42, 454-472.

Bayles, K. A., and Trosset, M. W. (1992). Confrontation naming in Alzheimer's patients: Relation to disease severity. *Psychology of Aging*, 7, 197-203.

Beck, A. T., Ward, C. H., Mendelson, M., Mock, J., and Erbaugh, J. (1961). An inventory for measuring depression. *Archives of General Psychiatry*, 4, 53.

Beeson, P. M. (1990). *Memory impairment associated with stroke and aphasia*. Unpublished doctoral dissertation. University of Arizona, Tucson, AZ.

Benson, D. F. (1979a). *Aphasia, alexia, and agraphia*. London: Churchill Livingstone.

Benson, D. F., and Geschwind, N. (1971). Aphasia and related cortical disturbances. In A. B. Baker and L. H. Baker (Eds.), *Clinical neurology*, New York: Harper and Row.

Benton, A. L., and Van Allen, M. W. (1968). Impairment in facial recognition in patients with cerebral disease. *Cortex*, 4, 344-358.

Benton, A. L. (1974). *Revised Visual Retention Test: Clinical and experimental application*, (4th ed.). New York: Psychological Corporation.

Benton, A. L. Varney, N. R., and Hamsher, K. (1978). Visuospatial judgment: A clinical test. *Archives of Neurology*, 35, 364-367.

Berg, E. A. (1948). A simple objective test for measuring flexibility in thinking. *Journal of General Psychology*, 39, 15-22.

Besdine, R. W. (1982). The data base of geriatric medicine. In J. W. Ross and R. W. Besdine (Eds.), *Health and diseases in old age*. Boston, MA: Little, Brown.

Blessed, G., Tomlinson, B. E., and Roth, M. (1968). The association between quantitative measures of dementia and of senile changes in the cerebral grey matter of elderly subject. *British Journal of Psychiatry*, 114, 797-811.

Boller, F., Mizutani, T., Roessmann, V., and Gambetti, P. (1979). Parkinson's disease, dementia, and Alzheimer's disease: Clinical pathological correlations. *Annals of Neurology*, 7, 329-335.

Borkowski, J. G., Benton, A. L., and Spreen, O. (1967). Word fluency and brain damage. *Neuropsychologia*, 5, 135-140.

Bowen, D. M., Davison, A. N., and Sims, N. (1981). Biochemical and pathological correlates of cerebral aging and dementia. *Gerontology*, 27, 100-101.

Brown, G., La, V., and Wilson, W. P. (1972). Parkinsonism and depression. *Southern Medical Journal*, 65, 540-545.

Buckingham, H. W., Whitaker, H., and Whitaker, H. A. (1979). On linguistic perseveration. In H. Whitaker and H. A. Whitaker (Eds.), *Studies in Neurolinguistics* (Vol 4). New York: Academic Press.

Butters, N., Samuels, I., Goodglass, H., and Brody, B. (1970). Short-term visual and auditory memory disorders after parietal and frontal lobe damage. *Cortex*, 6, 440-459.

Celesia, G. G., and Wanamaker, W. M. (1972). Psychiatric disturbances in Parkinson's disease. *Diseases of the Nervous System*, 33, 577-583.

Christensen, A. (1975). *Luria's neuropsychological investigation*. New York: Spectrum.

Coblentz, J. M., Mattis, S., Zingesser, L. H., Kasoff, S. S., Wisniewski, H. M., and Katzman, R. (1973). Presenile dementia: clinical evaluation of cerebrospinal fluid dynamics. *Archives of Neurology*, 29, 299-308.

Coyle, J. T., Price, D. L., and DeLong, M. R. (1983). Alzheimer's disease: a disorder of cortical cholinergic innervation. *Science*, 219, 1194-1219.

Critchley, M. (1964). The neurology of psychotic speech. *British Journal of Psychiatry*, 110, 353-364.

Crook, T., Gilbert, J. G., and Ferris, S. (1980). Operationalizing memory impairment for elderly persons: The Guild Memory Test. *Psychology Research*, 47,1315-1318.

Cummings, J. L. (Ed.). (1990). *Subcortical dementia*. New York: Oxford University Press.

Cummings, J. L., and Benson, D. F. (1983). *Dementia: A clinical approach*. Boston, MA: Butterworths.

Darley, F. L. (1975). Treatment of acquired aphasia. In W. J. Friedlander (Ed.). *Advances in neurology* (Vol. 7). New York: Raven Press.

Davies, P. (1983). An update on the neurochemistry of Alzheimer disease. In R. Mayeux and W. G. Rosen (Eds.), *The dementias*. New York: Raven Press.

Drachman, D. A., and Leavitt, J. (1974). Human memory and the cholinergic system: a relationship to aging. *Archives of Neurology*, 30, 113-121.

Folstein, M. F., Folstein, S. E., and McHugh, P. R. (1975). "Mini-mental state": a practical method for grading the mental state of patients for the clinician. *Journal of Psychiatric Research*, 12, 189-198.

Fuld, P. A. (1978). Psychological testing in the differential diagnosis of the dementias. In R. Katzman, R. D. Terry, and K. L. Bick (Eds.), *Alzheimer's disease: Senile dementia and related disorders*. New York: Raven Press.

Fuld, P. A. (1980). Guaranteed stimulus-processing in the evaluation of memory and learning. *Cortex*, 16, 225-271.

Gallagher, D., Breckenridge, J., Steinmetz, J., and Thompson, L. (1983). The Beck Depression Inventory and research diagnostic criteria: congruence in an older population. *Journal of Consulting and Clinical Psychology*, 51, 945.

Garron, D. C., Klawans, H. L., and Narin, F. (1972). Intellectual functioning of persons with idiopathic parkinsonism. *Journal of Nervous and Mental Disease*, 154, 445-452.

Golden, C. J. (1981). A standardized version of Luria's neuropsychological tests: a quantitative and qualitative approach to neuropsychological evaluation. In S. B. Filskov and T. J. Boll (Eds.), *Handbook of clinical neuropsychology*. New York: John Wiley and Sons.

Goodglass, H., Gleason, J. B., and Hyde, B. (1970). Some dimensions of auditory language comprehension in aphasia. *Journal of Speech and Hearing Research*, 13, 595-606.

Gottfries, C., Adolfsson, R., Aquilonius, S., Carlsson, A., Eckernas, S., Nordberg, A., Oreland, L., Svennerholm, L., Wiberg, A., and Winblad, A. (1983). Biochemical changes in dementia disorders of Alzheimer type. *Neurobiology of Aging*, 4, 261-271.

Green, J., Morris, J. C., Sandson, J., McKeel, D. W., and Miller, J. W. (1990). Progressive aphasia: a precursor of global dementia? *Neurology*, 40, 423-429.

Grober, E. and Buschke, H. (1987). Genuine memory deficits in dementia. *Developmental Neuropsychology*, 3, 13-36.

Hachinski, V. C., Iliff, L. D., DuBoulay, G. H., McAllister, A. L., Marshall, J., Russell, R. W., and Symon, L. (1975). Cerebral blood flow in dementia. *Archives of Neurology*, 32, 632.

Hagberg, B. (1978). Defects of immediate memory related to the cerebral blood flow distribution. *Brain and Language*, 5, 366-377.

Hakim, A. M., and Mathieson, G. (1979). Dementia in Parkinson's disease: a neuropathologic study. *Neurology*, 29, 1209-1214.

Halpern, H., Darley, F. L., and Brown, J. R. (1973) Differential language and neurologic characteristics in cerebral involvement. *Journal of Speech and Hearing Disorders*, 38,162-173.

Halstead, W. C. (1940). Preliminary analysis of grouping behavior in patients with cerebral insults by the method of equivalent and non-equivalent stimuli. *American Journal of Psychiatry*, 96, 1263-1294.

Hamilton, M. (1960). A rating scale for depression. *Journal of Neurological Neurosurgery and Psychiatry*, 23, 56.

Hamilton, M. (1967). Development of a rating scale for primary depressive illness. *British Journal of Social Psychology*, 6, 278.

Hirano, A., and Zimmerman, H. M. (1962). Alzheimer's neurofibrillary changes. *Archives of Neurology*, 7, 227-242.

Hudson, A. J. (1968). Perseveration, *Brain*, 91, 571-582.

Innes, I. R., and Nickerson, N. (1970). Drugs inhibiting the action of acetylcholine on structures innervated by postganglionic parasympathetic nerves (antimuscarinic or atropinic drugs). In A. G. Gilman, L. S. Goodman, and A. Gilman (Eds.), *The pharmacologic basis of therapeutics*, (4th ed.). New York: Macmillan.

Kahn, P., Goldfard, A., Pollak, M., and Peck, A. (1960). Brief objective measures for the determination of mental status in the aged. *American Journal of Psychiatry*, 117, 326-328.

Kaszniak, A. W. (1985). Neuropsychology of dementia. In I. Grant and K. Adams (Eds.), *Neuropsychological assessment of neuropsychiatric disor-*

ders. New York: Oxford.
Kirshner, H. S., Webb, W. G., and Kelly, M. P. (1984). The naming disorder of dementia. *Neuropsychologia, 22,* 23–30.
Kirshner, H. S., Webb, W. G., Kelly, M. P., and Wells, C. E. (1984). Disturbance: An initial symptom of cortical degeneration and dementia. *Archives of Neurology, 41,* 491–496.
Kuhl, D. E., Matter, E. J., and Riege, W. H. (1984). Patterns of local cerebral glucose utilization determined in Parkinson's disease by the fluorodeoxyglucose method. *Annals of Neurology, 15,* 419–424.
Lees, A. J. and Smith, E. (1983). Cognitive deficits in the early stages of Parkinson's disease. *Brain, 106,* 257–270.
Lewis, R., and Kupke, T. (1977). The Lafayette Clinic repeatable neuropsychological test battery: Its development and research applications. Paper presented at annual meeting of Southeastern Psychological Association. Hollywood, FL.
Lewy, F. H. (1923). *Monographs of Neurological Psychiatry, 34,* 32.
Lieberman, A., Dziatolowski, M., Kupersmith, M., Serby, M., Goodgold, A., Korein, J., and Goldstein, M. (1979). Dementia in Parkinson disease. *Annals of Neurology, 6,* 355–359.
Logue, P., and Wyrick, L. (1979). Initial validation of Russell's revised Wechsler Memory Scale: A comparison of normal aging versus dementia. *Journal of Consulting and Clinical Psychology, 47,* 176–178.
Luria, A. R. (1965). Two kinds of motor perseveration in massive injury of the frontal lobes. *Brain, 88,* 1–10.
Martin, A., and Fedio, P. (1983). Word production and comprehension in Alzheimer's disease: The breakdown of semantic knowledge. *Brain and Language, 19,* 124–141.
Mattis, S. (1976). Mental status examination for organic mental syndrome in the elderly patient. In R. Bellack and B. Karasu (Eds.), *Geriatric psychiatry.* New York: Grune and Stratton.
Mayeux, R., Stern, Y., Rosen, J., and Levanthal, J. (1981). Depression, intellectual impairment and Parkinson's disease. *Neurology, 31,* 645–650.
McKhann, G., Drachman, D., Folstein, M., Katzman, R., Price, D., and Stadlan, E. M. (1984). Clinical diagnosis of Alzheimer's disease: Report of the NINCDS-ADRDA work group under the auspices of the Department of Health and Human Services task force on Alzheimer's disease. *Neurology, 34,* 939-944.
Miller, E., and Lewis, P. (1977). Recognition memory in elderly patients with depression and dementia: a signal detection analysis. *Journal of Abnormal Psychology, 86,* 84–86.
Miller, W. R., and Seligman, M. E. P. (1973). Depression and the perceptions of reinforcement. *Journal of Abnormal Psychology, 82,* 62.
Nielsen, J. M. (1936). *Agnosia, apraxia and aphasia: Their value in cerebral localization.* Los Angeles, CA: Los Angeles Neurological Society.
Obler, L. K. (1983). Language and brain dysfunction in dementia. In S. Segalowitz (Ed.), *Language functions and brain organization.* New York: Academic Press.
Osborne, D. P., Brown, E. R., and Randt, C. T. (1982). Qualitative changes in memory function: Aging and dementia. In S. Corkin, K. L. Davis, J. H. Growdon, E. Usdin, and R. L. Wurtnam (Eds.), *Alzheimer's disease: A report of progress (Aging,* Vol. 19). New York: Raven Press.
Patrick, H. T., and Levy, D. M. (1922). Parkinson's disease: A clinical study of one hundred and forty-six cases. *Archives of Neurology and Psychiatry, 7,* 711–720.
Pfeiffer, E. (1975). A short portable mental status questionnaire for the assessment of organic brain deficit in elderly patients. *Journal of the American Geriatric Society, 23,* 433–441.
Poeck, K., and Luzzatti, C. (1988). Slowly progressive aphasia in three patients, *Brain, 111,* 151–168.
Pogacar, S., and Williams, R. S. (1984). Alzheimer's disease presenting as slowly progressive aphasia. *Rhode Island Medical Journal, 67,* 181–185.
Pollock M., and Hornabrook, R. W. (1966). The prevalence, natural history and dementia of Parkinson's disease. *Brain, 89,* 429–488.
Reisberg, B., Ferris, S. H., DeLeon, M. J., and Crook, T. (1982). The global deterioration scale (GDS): An instrument for the assessment of primary degenerative dementia (PDD). *American Journal of Psychiatry, 139,* 1136-1139.
Reisine, T. D., Yamamura, H. I., Bird, E. D., Spokes, E., and Enna, S. J. (1978). Pre- and postsynaptic neurochemical alterations in Alzheimer's disease. *Brain Research, 159,* 477–481.
Reitan, R. M. (1955). Investigation of the validity of Halstead's measures of biological intelligence. *Archives of Neurological Psychiatry, 78,* 28–35.
Reitan, R. M. (1964). Psychological deficits resulting from cerebral lesions in man. In J. M. Warren and K. Akert (Eds.), *The frontal granular cortex and behavior,* New York: McGraw-Hill.
Risse, G. L., Rubens, A. B., and Jordan, L. S. (1984). Disturbances of long-term memory in aphasic patients. *Brain, 107,* 605–617.
Rosen, W. G. (1980). Verbal fluency in aging and dementia. *Journal of Clinical Neuropsychology, 2,* 135–146.
Rosen, W. G. (1983). Neuropsychological investigation of memory, visuoconstructional, visuoperceptual, and language abilities in senile dementia of the Alzheimer's type. In R. Mayeux and W. G. Rosen (Eds.), *The dementias,* New York: Raven Press.
Rosen, W. G., Terry, R. D., Fuld, P. A., Katzman, R., and Peck, A. (1980). Pathological verification of ischemic score in differentiation of dementia. *Annals of Neurology, 7,* 486–488.
Ruberg, M., Ploska, A., and Javoy-Agid, F. (1982). Muscarinic binding and choline acetyltransferase activity in parkinsonian subjects with reference to dementia. *Brain Research, 232,* 129–139.
Russel, E. N. (1975). A multiple scoring method for the assessment of complex memory functions. *Journal of Consulting and Clinical Psychology, 43,* 800–809.
Schwartz, M., Marin, O., and Saffran, E. (1979). Dissociations of language functions in dementia: A case study. *Brain and Language, 7,* 277–306.
Squire, L. R. (1987). *Memory and brain.* New York: Oxford University Press.
Stengel, E. (1964). Speech disorders and mental disorders. In A. V. S. DeReuck and M. O'Connor (Eds.), *Disorders of Language* (Ciba Foundation Symposium). Boston, MA: Little, Brown.
Talland, G. A., and Schwab, R. S. (1964). Performance with multiple sets in Parkinson's disease. *Neuropsychologia, 2,* 45–53.
Terman, L. M., and Merrill, M. A. (1973). *Stanford-Binet Intelligence Scale. Manual for the Third Revision, Form L-M.* Boston: Houghton Mifflin.
Tomlinson, B. E. (1977). The pathology of dementia. In C. E. Wells (Ed.), *Dementia.* Philadelphia: F. A. Davis.
Tomlinson, B. E. (1982). Plaques, tangles, and Alzheimer's disease. *Psychological Medicine, 12,* 449–459.
Wechsler, D. (1945). A standardized memory scale for clinical use. *Journal of Psychology, 19,* 87–95.
Wechsler, D. (1955). *Manual for the Wechsler Adult Intelligence Scale.* New York: Psychological Corporation.
Wechsler, D. (1958). *The measurement and appraisal of adult intelligence,* (4th ed.). Baltimore, MD: Williams & Wilkins.
Wechsler, D. (1981). *Wechsler Adult Intelligence Scale-Revised Manual.* New York: Psychological Corporation.
Wells, C. E. (1980). The differential diagnosis of psychiatric disorders in the elderly. In J. Cole and J. Barrett (Eds.), *Psychopathology in the aged.* New York: Raven Press.
Whitaker, H. (1976). A case of the isolation of the language function. In H. Whitaker and H. A. Whitaker (Eds.), *Studies in neurolinguistics* (Vol. 2). New York: Academic Press.
Whitehouse, P. J., Price, D. L., Clark, A. W., Coyle, J. T., and DeLong, M. R. (1981). Alzheimer disease: evidence for selective loss of cholinergic neurons in the nucleus basalis. *Annals of Neurology, 10,* 122–126.
Wilson, R. S., Rosenbaum, G., and Brown, G. (1979). The problem of premorbid intelligence in neuropsychological assessment. *Journal of Clinical Neuropsychology, 1,* 49–53.

第30章

閉鎖性頭部外傷に随伴するコミュニケーション障害

MARK YLVISAKER and SHIRLEY F. SZEKERES

能力障害カテゴリーとしての閉鎖性頭部外傷

　閉鎖性頭部外傷(CHI)は、1985年にこの本の第2版の中で、我々が関連する章を書いて以来、成人のリハビリテーションにおける能力障害のカテゴリーとして十分確立し、より最近では「外傷性脳損傷」(TBI)というさらに一般的なタイトルが子供の特殊教育の中で確立されてきた。米国における頭部外傷リハビリテーションプログラムの数は1980年には50以下であったのが、1990年には900以上に増えている。今日多数の言語病理学者がさまざまな臨床的環境のもとで、CHI患者に特別にあるいは主として関わっているが、1980年にはCHIはまだ比較的難解な領域であった。

　CHIの後遺症に関する調査研究、治療に関する文献、さらには臨床サービスの、過去15年間にわたる急速な拡大について、重度の外傷患者数の増大によって説明できるのは一部でしかない。事実多くの専門家は、CHIとTBIは能力障害そのものではなく、さまざまな能力障害の潜在的原因を同定する病因カテゴリーであるために、CHIとTBIを紛らわしいものと考えている。この点でこれらのカテゴリーは能力障害をもたらすこともも

たらさないこともある脳卒中や周産期の仮死と類似している。さらに、脳卒中や周産期の無酸素症と同様、CHIに関連しているかもしれないコミュニケーション上の保たれている側面と障害されている側面は、損傷の特性や部位、重症度により、また、損傷を受けた個人の特徴によりきわめて多彩なものとなる。したがって、臨床家はCHI患者群においてこうした多様性を予想するだけではなく、失語、痴呆、右半球症候群といった成人の神経学的要因によるコミュニケーション障害の他のカテゴリーとCHIとが実質的に重なり合う可能性があることも予測すべきなのである。重症のCHIからの生存者（以下に述べる）の間には数々の共通点が見られるが、これらの重要な点を考慮すれば、思慮深い臨床家は、型にはまった「カリキュラム的な」方針でCHIの治療にアプローチすることは防げるであろう。

　本稿では、閉鎖性頭部外傷(CHI)とは、外傷の主要な原因が、力の加速や減速と関連した頭部への鋭利でない衝撃による脳損傷(Levinら、1982)をさしている。動いているときに頭蓋骨が何かの表面と衝突したり、動くものが頭蓋骨と衝突することにより頭蓋骨の破壊と骨折が生じ、そのことが伝統的にcoup（接触した側）—contrecoup（接

触した側と反対側)の脳挫傷の原因になると考えられている。これらの損傷と関連する神経行動学的障害は損傷部位によりさまざまであり、したがってこれらの患者群を包括する主要な傾向を説明することはできない。むしろ頭蓋骨内の異なった動きに関連した損傷、すなわち惰性力(特に回転性惰性)によって作り出される頭蓋骨の動きと左右の脳同士の動きの両者がしばしば後遺症を決定する一番大きな役割を果たし、この患者群の共通点を最も良く説明する。このタイプの損傷はたとえ頭部への衝撃がなくても、もし頭蓋骨に急速な加速ないし減速が加わると起こりうる(例、揺さぶられっ子症候群、Gennarelliら、1982)。TBIはCHIより包括的なカテゴリーで、銃弾貫通部位との関連で限局性の損傷が生じるミサイル貫通損傷も含まれ、CHIよりも失語との関わりが強い(Newcombe, 1969)。新しい連邦教育法PL101-476(障害者教育法令、1990)で規定されているように、TBIには生後受けた外的要因に関連した脳損傷が含まれている。しかしながら、いくつかの州の教育部門ではTBIを特殊教育に適用する場合さらに広いカテゴリーとして扱っており、その中には脳卒中、脳腫瘍、無酸素症、中毒性症症、髄膜炎、脳炎、およびその他の非先天的原因による脳損傷が含まれる。

重症のCHIでは頭蓋骨内で骨が突起している部分における頭蓋骨の差動運動が脳表面の損傷と裂傷のみならず、より深部の軸索の剪断(瀰漫性軸索損傷)と血管の剪断(硬膜下および脳内血腫)をも引き起こしうる。高速のCHIでは衝撃の部位とは無関係に、軸索の剪断だけではなく限局性の損傷が両側の前頭葉と側頭葉の前方および下部の構造にしばしば集中する。その理由は、それらの領域が頭蓋骨内の鋭く不規則な骨の表面に近接しているからである(Alexander, 1987; Courville, 1937; Katz, 1992)。CHI後にコミュニケーションに対してマイナスの影響を及ぼす、通常よく観察される神経行動学的症候の多くはこれらの領域への損傷によって説明することができる。その中には、認知・コミュニケーション機能に対する実行コントロールの障害(前頭前野損傷)、社会性認知の障害(前頭前野損傷、とりわけ右半球)、および行動的自己制御の全般性の低下(前頭前野、前頭葉―辺縁系、側頭葉前方損傷)が含まれる。CHIにおいて特定の失語症候群が比較的少ない理由の一つは、脳内の伝統的な言語中枢に近接する頭蓋骨の内側の表面がなめらかであるからである。神経の剪断はまた、しばしば脳幹と脳梁にも集中し、初期の昏睡とそれに続く注意障害および知的処理の遅さが生じる要因となる(Adamsら、1982)。

CHIにおける二次性損傷には緩徐に進展する出血および限局性のあるいは広汎な腫脹と浮腫が含まれ、両者ともに急性期には生命を脅かし、生存者においては病的状態の要因となる頭蓋内圧亢進を引き起こす。さらに低酸素―虚血性損傷および神経伝達物質の異常な変化も重症のCHIでは通常よく二次性に生じ、しばしば特定の脆弱な構造、特に両側海馬を損傷し、記憶と外傷後の新規学習の障害を引き起こす(Katz, 1992)。このことは、学校や仕事の中で新しいことを学習しなければいけない若い人達にとってとりわけ悪い結果をもたらす。悲劇的なことに、CHI患者の大多数は子供や青年、若い成人なのである。

CHIにおける病理生理学的メカニズムの多くは、損傷部位に関連しているとはいえ、それらのメカニズムにはさまざまな要因が含まれることから、コミュニケーションあるいはそれ以外の行動的側面に関する後遺症のプロフィールに一貫性がないのは当然のことである。CHIではどの機能も保たれることもあり、障害されることもあり得るし、それらの程度もさまざまである。そうした異質性は受傷前の知能、教育・職業レベル、年齢、人格、物事への対処の仕方、および、受傷前の環境、支援システム、個人の精神的・行動的反応のあり方などにおける多様性により、さらに大きなものとなる。こうした観察から、この患者群のための評価手続きと治療目標を設定することが特に重要であることを強調したい。しかし、次第に蓄積されてきた後遺症に関する文献が支持する臨床観察は、CHIによるコミュニケーション障害に関するいくつかの統一的なテーマに収斂しているように思われる。これらのテーマを以下に論じる。

失語の出現頻度の低さ

失語の症候はしばしば回復初期に見られ、場合によっては特定の失語が残存することもあるが、

古典的な失語症候群によって定義されるような失語はCHIでは比較的まれであり（Heilmanら，1971），重症のCHIでも同様である（Sarno, 1980, 1984；Sarnoら，1986）。さまざまな脳損傷に合併しうる失名辞は，一般的な認知障害を呈さずに残存する主要な失語症候であるとしばしば報告されている（Heilmanら，1971；Levinら，1981；Sarno, 1980, 1984；Thomsen, 1975）。全般性の持続する表出性・受容性言語障害は，一般的には全般的な認知障害をも引き起こす広汎な瀰漫性損傷と関連している（Levinら，1981）。

非失語性コミュニケーション障害

CHI後のコミュニケーション障害は「非失語性」であることが最も多い。すなわち，発話は保たれ，表出性言語は十分流暢で文法的であり，理解も日常のやりとりに支障ない程度に保たれている。外傷の重症度や回復段階，調査研究における特定のテーマによって，CHIによる特徴的なコミュニケーションプロフィールは，「言語錯乱」（Halpernら，1973），「非失語性言語障害」（Prigatano, 1986），「認知―言語障害」（Hagen, 1981），さらには「無症状の失語」（Sarno, 1980, 1984）など，さまざまに呼ばれてきた。Sarno（1984）は，入院リハビリ施設における重症外傷患者69例中，少数の患者を明らかに失語と診断することができたが，その全てが何らかの無症状の言語障害を有し，そうした障害には対面呼称や語列挙，複雑な口頭命令の理解の障害などが含まれていた，と報告している。彼女は，認知・社会的要求が高まった状況におけるそれらの患者の相互交流の能力について評価はしていないが，そうした能力の障害こそが，臨床家や教師，家族が，CHI後のコミュニケーション障害の主たる要因であると考えることが多いのである。

これらの研究者たちによって取り上げられてきたコミュニケーション障害に関して，それぞれ重なり合う部分は，American Speech-Language-Hearing Associationにより，「認知―コミュニケーション障害」というタイトルのもとにまとめられた（ASHA, 1988）。このカテゴリーに含まれる長期に残存する障害には以下のものが含まれる。

- 会話およびモノローグなどにおけるまとまりのない，脱線しがちで話題があちこち行ったり来たりする談話（例，口頭ないしは書字での説明）
- 不正確な言語と喚語困難
- 抑制のない，社会的に不適切な言語；多弁；社会的・文脈的手がかりの非効果的な使用

もしくは，

- 表出の減少，開始の欠如
- 派生的な（話されたまたは書かれた）言語を理解することの，特に時間制限のもとでの困難；主要な考えを察知することの障害
- 速度の速い発話についていくことの障害
- 気が散りやすい環境，もしくはストレスの多い環境の中でコミュニケーションすることの障害
- 社会的手がかりを読みとることおよび場面の要求に合うよう相互交流のスタイルを柔軟に合わせることの障害
- 間接的あるいは暗示的意味を含む，抽象的な言語を理解することの障害
- 言語学習および言語的推論の障害

特に社会的文脈を要求される場面で言語の理解および表出が上述のように変化することは，実質上CHI後の生活に影響を与えうる。患者の社会的，職業的再統合や，家族関係における，あるいは学業上の再統合が成功するかどうかは，効果的なコミュニケーションの回復にかかっている。例えば，家族はCHIを被った愛する者の身体的障害に適応する方が，ストレスが多く不満足なコミュニケーションの中で明らかとなる人格変化に適応するより容易であると報告するのが常である（Livingston & Brooks, 1988）。職業上の成功もまた同様に，同僚や上司，顧客と効果的に相互交渉する能力にかかっている（Brooksら，1987）。最後に，社会的関係および学業成績は，CHIに関連する言語―コミュニケーション障害の犠牲となることが多い（Ylvisaker, 1992）。

前頭前野損傷の影響

全てではないが，上述した症候の多くは，前頭前野損傷に関連している（Alexanderら，1989；Stuss & Benson, 1986）。例えば，右および左半

球の前頭前野は、コミュニケーション行動を含む行動の統制（開始、抑制、方向付け）に関連している——すなわち、言語を一貫性をもった談話に組織化したり、注意・記憶処理過程を制御して日常生活の中でそれらの過程を有用なものとすることに関係している。右および左半球の前頭葉眼窩皮質の損傷は、脱抑制、軽薄、言語的「不作法」などの人格変化に関連づけられてきた（Alexanderら, 1989）。右前頭葉損傷は以下のより特定の語用論的な障害と関連づけられてきた。(a) 発話のプロソディだけではなく、ジェスチャーおよび顔の表情をも含む適切な発話のパラ言語学的な付随要素を産生する能力の低下。(b) 他者の発話におけるプロソディの特徴を理解し、ユーモア、皮肉、暗喩、および他の間接的な意味を含む、間接的な語用論的内容を解釈する能力の低下。(c) 結果として社会的に不適切な行動をもたらす、社会的文脈を含む状況に対する注意の低下（Alexanderら, 1989）。確かにCHIで前頭前野の損傷を免れることもあり得るが、前頭前野損傷の頻度が高くそれが有効なコミュニケーションに重大な影響を及ぼすことから、前頭前野の損傷とそれによる全般性の神経行動学的関連、すなわち、実行システムの障害は、CHIにおける治療計画を組織化することにおいて、重要な発見的役割をもつのである（Ylvisaker, 1992）。

受傷年齢

脳卒中とは対照的に、CHIの最も危険性の高い群は、活動的で危険にさらされやすい青年や若い成人である。多くの重症外傷生存者は、受傷時にまだ学生であったり、職業的な探求を始めたばかりであったりするため、リハビリの目標とリハビリの全体的傾向は、脳卒中患者のリハビリとは重要な点で異なっている。

本章ではより一般的な、認知的、心理社会的実行システムの障害に基礎を持つコミュニケーション障害に関連する評価と治療における問題を選択して提示する。言語病理学者にとって、彼らの伝統的な専門枠を広げ、これらの臨床的問題を、認知リハビリおよび社会的スキルの治療という、2つの広い学際的な分類のもとにとらえることが有用である。議論のために我々が選択した問題は、全体の領域をカバーするものではない。さらに我々は明らかに偏っているかもしれないが、この領域における我々の30年間の研究に基づく治療、そして関連領域における数多くの効果研究、そして、頭部外傷リハビリにおける希少な効果研究に関する文献を展望した。我々はこれまでこれらのテーマについて、本章で取り上げるよりもさらに詳細に多くの出版物の中で議論を展開してきた（例、Szekeresら, 1987；Ylvisakerら, b-in press；Ylvisaker ら, 1992；Ylvisaker ら, c‐in press；Ylvisakerら, 1987；Ylvisaker & Urbanczyk, 1990）。

認　　知

概念的枠組みは、臨床家が治療に対して無計画で非効果的な「練習帳」的アプローチを取ることを防いでくれる。概念的枠組みはまた、専門家の間やセラピストと患者との間のコミュニケーションを促進し、また、系統的な観察とプログラムの評価を促し、さらに治療原則と治療手続きの源として役立つ。認知および認知の要素間の相互関係の複雑さ故に、認知―コミュニケーション治療のための一貫したマネージメントが可能な枠組みを開発することは、大きな挑戦である。こうした挑戦は、認知に関する理論的概念が競合し、そうした競合が進展することによって増大する（Dodd & White, 1980；Flavell, 1985；Siegler, 1986）。

我々は、情報処理理論から最も多くの知識を借用してきた。なぜなら、このアプローチは包括的で、その分類が臨床的に有用だからである。1つの情報処理の観点からすると、認知は大まかに、特定の目的のための、かつ特殊な心的構造と環境的制約における情報処理過程にあたると考えることができる（Dodd & White, 1980）。臨床の仕事の中で我々は認知機能とその回復を、認知に関する3つの一般的側面すなわち、「処理」、「システム」、「機能的統合的行為」によって記述することが生産的であることを見出した。処理とシステムそれぞれは同定可能な方法で言語とコミュニケーションに関係している。この枠組みの価値が、本章の後半の治療の議論の中で強調されることにな

る。

コンポーネント処理過程

要素的処理には、知識または情報を取り入れ、解釈し、符号化し、貯蔵し、喚起し、利用し、反応を産生することに関与する心的活動ないし操作が含まれる。いかなる認知的活動や操作が生じたかについての推論は、受け取った情報に関連してその人が起こした行動の特性に基づくものであり、何をしたかに関するその人の説明から得られる。例えば、もし単語のリストがランダムな順で与えられ、それを再生した結果が特定のカテゴリー内の単語であるとすると、（故意にまたは自動的に）潜在的な組織化過程が用いられたことが仮定される。コンポーネント処理過程（または処理過程のカテゴリー）は、注意、知覚、学習ないし記憶、組織化、推理、問題解決といったタイトルのもとにまとめることができる。もちろん、認知的処理過程を分類するために用いられるいかなるシステムにおいてもある程度の恣意性は存在する。

それぞれの処理過程の間におこる相互作用は、認知機能障害を有する患者を扱う臨床家に対し、診断上の挑戦を与える。例えば、認知的処理過程のほとんどの行動においては、注意、組織化、記憶、実行的制御全てが互いにダイナミックに関連している。これらの領域の中のどの部分の問題であっても、他のいずれかの領域の問題として容易に現れうる。さらにこれらの領域のいずれかが改善すれば、容易に他の領域の改善が促進され、こうしたことは人間の正常な発達においても、成人での処理過程においてもみられる。これらの処理過程のそれぞれが複雑であり、それらの間にはダイナミックな相互関係があることから、例えば、一番下に注意の過程を、一番上に推論を仮定するような、処理の階層性を示唆することは誤解を招くものである。正常な認知発達においては、全ての処理過程が乳幼児期初期から徐々に成熟していく（Flavell, 1985）。この発達原則に関連するが、注意課題によってはきわめて難しいものもあるし、推論課題の中には非常に単純であるものもあるといったことは日常的によく観察されることである。こうした理由および別の理由から、単純なプロセスとされているもので始まり、より複雑なプロセスとされているものに進んでいくような認知リハビリのための階層的なカリキュラムを探したり作り出したりすることは間違いである。実際により高次のプロセスとされているもの（例えば、図式を組織化すること）の改善が、より低次のプロセスとされているもの（例えば、注意）の改善に必要となることもあるのだ。

注意

注意とは、物や事柄、単語、思考を意識の中に保っておくことである。注意には、基本的な覚醒だけでなく、環境からの情報やさらなる処理のために貯蔵庫から取り出す情報を能動的に選択する過程が含まれる。注意の焦点を選択して維持し、転換し、注意を配分することを含む注意のコントロールは、個人の知覚的・情緒的構え、即時目標と長期目標、および刺激の特性（例えば密度、新しさ）によって影響を受ける。注意過程に対する実行制御は、認知発達とともに増大し、しばしばCHIにおける前頭前野損傷の犠牲となる。注意処理過程の障害は、喚語、一貫性のある談話を維持すること、言語の派生的な単位（発話であれ書字であれ）を理解することを含む、さまざまなコミュニケーション過程にマイナスの影響を及ぼしうる。

知覚

知覚とは、刺激の特徴およびその特徴間の関係を認知することである。知覚は、既に存在する知識、文脈、刺激の強度・複雑さ・呈示時間、知覚する人にとっての刺激の重要性と親近性によって影響を受ける。視知覚障害は読むことにマイナスの影響を及ぼし得るし、また社会的手がかりの知覚を妨げることにより、コミュニケーション上の有効性を低下させうる。

記憶／学習

記憶／学習は、複雑な3段階のプロセスである。符号化段階は、事象の内的表象の構築を伴う。ある人は事柄自体から選択される特定の情報、文脈の側面、同時に起こっている内的経験、そして事柄に対する解釈を符号化するだろう（Hintzman, 1978）。ゲームのような活動をしていて記憶あるいは学習が副産物である場合には、符号化過程は無意識的なものであろう（Smirnov, 1973）。これはときどき「付随的な学習」と呼ばれる。代わりに、何かを覚えようと意図することがその認知的目標

の達成のための方略や操作を選択または創造することを促す場合は、符号化は随意的ないし意図的なものであろう。前頭前野損傷は記憶処理過程に対するこの実行コントロールを容易に障害し、それによって随意的ないし意図的学習の効率が著しく損なわれるだろう。

貯蔵段階には、高度に組織化されているシステムの中に情報を一定時間保持しておく過程が含まれると考えられる（Smith, 1978）。もし情報が重要なもので、よく注意が向けられて理解され、実在する知識と経験の中に統合され、また十分に組織化されていれば、より効果的な貯蔵が可能となる（Brown, 1975, 1979）。脳損傷の結果、比較的急速な情報の減弱が生じうるが、こうした学習の側面はCHIでは最も障害されにくい。

検索の段階には、情報が長期貯蔵から意識に転送される過程が含まれる。検索は、リラックスした会話の中でよくなじんだ言葉を産生するのと同じくらい努力のいらないものである場合も、悲しい情報やストレスの多い情報に対してほとんど持続的に注意を向けるのと同じくらい非意図的なものである場合も含まれる。別の場合には、検索は知識ベースに集中的に向けられる探索の結果であるかもしれない。認知の記憶は典型的には最も単純なタイプの検索であり、刺激が存在し単に同定すればよいときに生じる（例えば、正／誤または多肢選択形式の質問）。手がかりのある再生は手がかりに反応したときに生じる情報の喚起である（例えば、wh-question、カテゴリーの手がかり、音韻的手がかり）。自由再生では情報は手がかり無しに検索されなければならない。自由再生、手がかり再生、そして認知的記憶課題における異なった成績は、明らかな記憶障害の要因が符号化にあるのか検索にあるのかを区別するのに役立つ。

CHI後にきわめて共通するプロフィールとして、受傷以前に獲得された知識および技能はかなり良く回復するのに対し、新しい情報の学習が実質的に困難であることがあげられる。新規学習の障害は、新しい記憶の統合に関与する構造に対する側頭葉内側面損傷の影響、または記憶処理過程に対する実行コントロール（意図的学習）を妨げる可能性のある前頭前野損傷の影響、または、情報処理に影響する他の認知処理過程ないしシステムにおける障害に起因する可能性がある（Levinら、1988）。極端な場合には、談話の一貫性が記憶障害によって影響を受けることがある。いかなる程度の障害であっても、CHI後に学校または職業訓練に戻ろうとする若者の学習の効率にマイナスの影響を及ぼしうるのである。

組織化

組織化過程は、情報を分析し、関連する特徴を同定し、異同を比較し、分類・カテゴリー分け・連合を行い、系列化し、情報をより大きな単位（例えば、主要な考え、テーマ、スクリプト、あるいはより上位のカテゴリー）に統合することを含むものである。組織化の障害はCHI後によくみられると信じられており、この障害は組織化するための図式が失われているか、もしくは使用可能な図式に対する不適切な実行コントロール（前頭前野損傷）に起因する可能性がある。どちらの場合でも、談話は散漫となり、派生的な主題を理解することが難しく、単語の探索も非効率的で非効果的なものとなるであろう。

推論

推論とは、証拠を考えて推理をしたり結論を引き出す過程である。演繹的推論においては、推理は命題間の形式的関係に基づいて引き出される（例えば、三段論法の推論）。帰納的推論には経験からの直接的推理（例えば、科学的一般化）が含まれる。アナロジカルな推論（日常生活の中で最も一般的で強力なタイプの推論のひとつ）は、異なってはいるが関連する現象を説明したり予想したりするために、既知の関係を用いて経験から間接的に推理を引き出すことを可能にする。評価的な推論には、考えの長所、行為の過程、物事、あるいは人について、明示的ないし仮定的な基準との関連において考え、それに基づいて価値の判断をすることが含まれる。

幾分異なった見方をすると、推論は収束的思考（重要な考え、中心的なテーマ、および単一の結論を探ること）と拡散的思考（代替的な可能性や、関連する情報、概念や規則の例などを創造的に探索する）に分けることができる。

問題解決

問題解決は、特別な（認知的）努力無しには目標に到達できないときに行われるもので、さまざ

まなタイプの推論、領域特異的な知識、および自立的で方略的であろうとする傾向を含む複雑な活動である。組織化された意図的な問題解決は、目標に関連づけながら障害物を同定して明確にし、問題解決に関連する情報を集めて熟考し、可能な解決方法を探求し、それらの長所を判断し、最良の解決法を選択し、企画を実行し、その選択の結果について評価することを含むものである。上記のそれぞれのタイプの推論は、賢明な問題解決の要素である。判断とは、結果についての予測を含む、入手可能な情報に基づいて行動するための決断である。

CHIによってもたらされる多くの個人的な問題に光を当てると、組織化された問題解決に関連する脳の部位がしばしば損傷され、毎日の問題に対処していくために最も必要な機能が比較的脆弱になることは、悲劇であり皮肉でもある。あらゆるタイプの推論の障害、規則や役割および日課に関する蓄えられた知識の減少、および全般的に低下した自己制御機能は、非効果的な問題解決の要因となりうる。社会的判断は特異的な右前頭葉損傷によってしばしば障害され、それは社会的な認知の障害およびそれに伴う社会的なコミュニケーションの障害に関連している（Alexanderら、1989）。

コンポーネントシステム

要素的な認知システムは、基本的でかつ習得された過程と情報からなる組織化された構造である。

ワーキングメモリー

ワーキングメモリーとは、貯蔵、あるいは意識的な符号化およびその他の操作が生じている「空間」を保持することである。ワーキングメモリーにおける情報は注意を向けている（すなわち意識している）情報である。この短期記憶は構造上の容量に限界がある。しかしながら、このシステムの機能的な容量は、操作を自動的にすることにより、また情報の断片を単一の「まとまり」に意図的に組織化することによって増大する。ワーキングメモリーの構造上の容量の減少は、CHIによる最も一般的な後遺症の中には入らないが、ワーキングメモリーが障害された患者は、組織化過程を最大限に効果的なものとすることにより、また、生活をできる限り日常化させることにより、利点が得られる。

長期記憶（知識ベース）

長期記憶ないし永続的記憶は、蓄えられた知識および記憶の高度に組織化されたシステムである。記憶はさまざまな方法で分類することが可能である。最もポピュラーな分類の1つは陳述記憶と手続き記憶の区別である。陳述記憶には意味記憶（物や人々、事柄、語の意味、規則、スクリプト、および他のタイプの情報で個人の人生における特定の時と場所に関連しないもの）とエピソード記憶（自伝的情報の記憶、すなわち特定の時と場所、個人的体験と結びついた記憶）が含まれる（Tulving, 1972）。手続き記憶ないし知識には学習された運動的知覚的技能だけでなく行動上のルーチンも含まれ、それぞれが技能もしくはルーチンを遂行することによってのみアクセスが可能である（例えば、自転車に乗る、ビデオゲームで遊ぶ）（Mayes, 1988）。

蓄えられた知識は、新しい情報を理解し想起することを含むほとんど全ての人間の活動において重要な役割を果たす。受傷前に獲得された知識と技能は、新規学習の実質的な障害を残しながらも受傷後何週間、何カ月も経って回復することがしばしばあるが、こうした回復はきわめて不完全なものであるかもしれない。事実、CHI患者では、知識と技能のプロフィールにおいて比較的低いレベルのものと比較的高いレベルに保たれたものとのギャップを有する異常なプロフィールを示すことが珍しくない。このことは評価と治療において柔軟性と創造性が必要である理由に加えられる。

遂行システム

認知機能に関して、遂行の要素は長所と短所を同定し、目標を設定し、目標の達成のためにデザインされた認知的行動を企画して組織化し、行動を開始・抑制し、結果をモニターして評価し、直面した問題を解決する（方略的行動）ために重要である。遂行システム（または「中央処理系」）は、処理（注意、知覚、組織化など）および即時目標と長期目標に関わる方略の選択を統制する。

CHIでは前頭前野損傷が頻繁に起こることから、認知機能障害やコミュニケーション障害、および全般的な行動上の機能障害に焦点を当てるリハビ

リテーションにおいては、遂行機能を中心的な段階に据える。臨床家は、障害された処理過程とそれらの処理過程に対する遂行コントロールの障害とを注意深く区別しなければならない。もしも問題が大まかに処理過程に対する自己制御ないし遂行コントロールにある場合には、処理過程そのものに焦点を当てた練習は、非効果的であることが予想される。

反応システム

反応システムは、発話、顔の表情、巧緻なおよび粗大な運動行為といった、運動企画を含む全ての表出をコントロールする。

機能的―統合的行為

「実生活」課題および活動（例えば、着衣、会話、小説を読むこと）の機能的―統合的行為には、認知メカニズム全体と人格や動機付けの変数、および環境が、複雑に相互作用することが含まれる。認知リハビリテーションにおいて、機能的―統合的行為に焦点を当てることの重要性が強調されている。それは、多くの患者が個々の構成過程やシステムのレベルで改善した機能を、リハビリテーションにその意味を与える複雑な実生活での活動に、自発的に転移させることが出来ないという、よく見られる臨床観察があるからである。人々は特定の目的のために特定の環境制限の中で情報を処理するものであるから、認知をリハビリテーションとの関連で定義する場合には機能的―統合的行為を含めることが重要である。

複雑な環境との相互作用である行為においてはさまざまなバリエーションが起こり得ることが、患者の実生活上の機能の改善を測定することを困難にしている。従って、上述した認知カテゴリーに加え、以下の次元に沿った実生活課題の機能的行為を追跡することが有用である。

- **有効性**：行為の速さとかかった時間（例えば、1つの章を読んだり事柄について述べたりするのに要した時間）および達成された量（例えば、読んだページ数、話の長さ、モノローグ的談話における発話数）。
- **レベル**：課題の複雑さ・抽象性・発達的／学問的レベル
- **範囲**：与えられたレベルで行為を維持することが可能な状況の種類
- **方法**：課題遂行の質、すなわち、依存（手がかり必要）対自立、衝動的対思慮深い、頑固対柔軟

治療を企画する際の枠組みの使用

我々は、処理過程、システム、および機能的遂行の間の区別と、それぞれの中における区別が、患者の長所と短所をより正確に同定することを促し、結果として患者にあった治療計画を作成してより効果的な治療をもたらすことを発見した。たとえば、CHIを被った成人はしばしば会話の流れを妨害する明らかな注意障害を示す。JNとMMはそうした患者であった。根底にある障害を取り出すために、我々は談話の内容と興味のレベルおよび提示方法（言語のみ対言語と絵のてがかり）を変化させた。JNではこうした変化の働きによって会話の質が変わることはなかった。従って彼の治療では、彼の注意能力および必要であればコミュニケーションの相手に援助を求めるという能力を最大限に伸ばすための方略に焦点が当てられた。MMの会話能力は、談話を単純化し、状況および絵の手がかりによって支持したとき著明に改善した。彼の治療では、意味的知識ベースと言語理解力の改善をめざし、またコミュニケーションのパートナーに対するカウンセリングも行った。

行為の変化の促進

認知発達

認知発達に関する文献（Ylvisakerら、1992によって簡単に概説されている）および認知技能の転移に関する文献（Singley & Anderson, 1989によって概説されている）は、認知の成長を促進するために重要な変数と、派生的には認知―コミュニケーション機能のより高次のレベルを達成するために生産的であるような治療目標の選択における重要な変数に関して、有用な情報を提供してくれる。早くから気づかれているように、認知発達には、認知の主要な側面の同時的成長が含まれ、それは他の領域における発達を相互に支持する全て

の領域における成長とあいまったものである。したがって、治療を階層的なものまたは発達的に順序づけられた認知処理過程を通じて順番に進んでいくようなものとして構造化することはできない。

しかしながら、発達に関する文献はより高次のレベルの機能に必要とされるであろう認知発達のいくつかの基本的な特徴を強調している。発達の過程で生じる重要な変化には、知識ベースの拡大、注意・記憶能力（構造的ないし機能的）の増大、情報処理効率の増大、認知方略の使用に密接に関連するメタ認知の意識の発達が含まれる。さらに、知覚と思考の漸進的な分散化が起こる。これは物、事柄、人物のさらに多くの多様な特徴を考えることのみならず、仮説的な思考や代替的な可能性と代替的な展望（非自己中心性）を考える能力をも可能にする (Flavell, 1985)。従って、治療目標を、処理の効率性の改善、知識ベース（概念、図式の組織化、および方略を含む）の成長、そして遂行機能（メタ認知的な意識と自己指向性、および方略的思考を含む）の改善に向けることにはそれなりの理由があるのである。発達の文献を借用して脳損傷後の退行仮説の正当性を支持するつもりはない。しかし重度のCHI後の認知プロセスやシステムの障害により、複雑で抽象的な情報や課題を方略的に扱うことが困難となることを我々は十分に知っている。これはまた発達初期にみられる特徴でもあるのである。子供がどのようにして抽象的で方略的な思考を発達させるのかを知ることにより、成人の治療目標の選択が導かれる。臨床的挑戦は、成人の成熟、自己概念、機能の外傷前のレベルに配慮した課題をデザインすることであり、同時に成人の思考と活動を取り戻すのに必要な認知技能を再構築することである。

認知技能の転移

正常成人における認知技能の転移に関する実験を扱った文献は、自発的な転移または汎化に関して非常に悲観的である（例えば、Singley & Anderson, 1989）。例えば、1つのタイプの問題の文脈の中で学習される数学や論理学の規則と原則は、その規則が適用される他のタイプの問題に転移されないという特徴が大学生でみられる。こうしたことを背景とすれば、実験室の条件の下では成績がたやすく改善しても、他の課題や場面にはほとんどあるいは全く転移しないということが、さまざまな種類の臨床患者と治療領域を用いた注意深い効果研究から初歩的な知見として得られることも不思議ではない。このことは、脳損傷のリハビリテーションにおいてよく見られる次のような臨床観察と一致している。すなわち、非文脈的な認知ドリル（例えば、練習帳またはコンピュータでの練習）において成績が不良から優秀まで改善した患者が、実生活では治療で改善したのと同じ認知プロセスを用いるように思われる課題であっても成績がなかなか上がらないということをしばしば経験する。

他の障害者群では治療を適切な情況に置きながら行うという方向性をもった、広い考え方に基づく動きがあり、その中には障害を持った乳児と就学前の子供たちのための家庭を中心としたサービス、学童期の子供たちのための教室中心のサービス、および発達障害を有する成人のための支持的な雇用と地域中心の支援が含まれる。それに対し、CHI患者に対する認知リハビリサービスにおいては、リハビリテーションの専門家は有意味な情況を提供することが遅れていた。この決定的な問題に対する3つの別個の解決策がある。(a) 伝統的な獲得—安定—汎化の治療モデルに従うこと。その際、非機能的課題で獲得と安定が生じるが、機能的課題および機能的場面への汎化に重点を置くこと。これは転移に影響を及ぼすことができる程十分な抽象的思考力を有する患者に適切であろう。(b) 代わりに、最初から機能的な有意味な課題で技能の獲得を目指し、治療場面から自然な場面へと速やかに進んでゆくこと。このアプローチは、非常に具体的な思考をし、文脈を除いた場面における訓練の中で実際には汎化を妨害するような連合を獲得してしまうかもしれない人々にとって、最も重要である。(c) どちらの場合でも患者の「方略的態度」に焦点を当てることに大きな価値がある。すなわち、問題解決および訓練課題から、別の課題や場面への技能の転移に積極的に取り組ませることである。これについては以下に論じる。

構造、技能、知識

文脈を除いたドリルと練習（例えば、くり返し練習帳またはコンピュータでの練習）による認知

リハビリテーションのアプローチは、ほとんどの場合、練習したプロセスまたは機能が、練習で強化され一旦改善すればそのプロセスまたは機能を用いるどんな課題でも成績が改善するような技能であるということを仮定する。不幸なことに、こうした仮定はしばしば不当である。例えば、ワーキングメモリーはしばしば技能として訓練されるが（例えば、患者に数系列や無関連な単語系列を復唱させる）、ワーキングメモリーはむしろ、あたかも精神的筋肉であるかのように練習で強化することはできないような、固定的な能力の構造であると考えられる（機能的能力は組織化の方略を用いて増大させることは可能であるが）。同様に、組織化のプロセスはしばしば文脈を除いたドリルで練習される（例えば、カテゴリーや系列化、連合を有する練習帳での訓練）が、2つのタイプの領域特異的な知識（情報および組織化の図式）を含むものとして最も良く理解される。例えば、仕入れ係はスーパーで物をどのように分類するかを知っているし、図書館司書は本の分類の仕方を知っている。しかしながら、自分の領域においてはどれほど物知りでありかつ効果的であっても、他の領域においては効果的なオーガナイザーであると仮定することはできない。他の認知的目標（例えば、問題解決）は、技能、方略的態度、および領域特異的知識の複雑な組合せとして最も良く理解され、これら全ては固定化した認知構造の中で働く。効果的であるためには、治療はこれらの要素全てに対して敏感でなければならない。

これらの問題を考え損なうと、経験のない臨床家は、この臨床領域に対して障害された認知機能を同定し、その機能を訓練するために課題（患者と個人的な関連性を持たず、自然な情況から切り離されているような課題）を作ることによって容易に処理しがちである。この認知治療モデルは1960年代と1970年代に言語治療および特殊教育において広く行われていた訓練に類似している。そうした訓練は後に言語および学習に障害を持つほとんどの子供たちにとって比較的非効果的であることがわかったもので、多くの場合転移の失敗によるものであった。臨床上の核心は、例えば組織化する能力の改善を望む患者は、彼らがより良い組織化を行う必要があるような文脈（活動および場面）の中で組織化の訓練を受けなければならないし、もっとうまく問題を解決できるようになりたい人は、自分が良い問題解決者であることが重要とされる文脈の中で実生活上の問題を解決する訓練を受けなければならない、ということである。文脈から離れた認知ドリルと訓練は、潜在的には認知の長所と短所を強調し、注意を必要とする機能の要素を同定するための有用な活動であるかもしれないが、脳損傷リハビリテーションの基石として、機能的で文脈的な、個人に関連のある治療に道を譲らなければならない。

「回復」の段階

「回復」という語にここではかぎカッコをつけた。なぜなら、この言葉はCHI後全ての側面において受傷前の機能レベルにまで戻るのが通常であるといったことを潜在的に示唆し誤解を与える可能性があるからである。これはもちろん真実ではなく、したがって「改善の段階」がより良いタイトルかもしれない（Kay & Lezak, 1990）。治療目標や優先する治療内容および治療手続きは、認知的、行動的機能の全般的レベルにより著しく異なるため、また、CHI後の「回復」のプロセスは非常に長期間にわたりうるため（例えば脳卒中後の回復と比較して）、治療上の展望とは質的に異なる段階を明確にしておくことには価値がある。さらに、改善の典型的な段階を理解することは治療スタッフや家族、そしてCHI患者が失望せずに展望をもった行動をとることの助けになる。しかしながら、段階について論じる際には、異なる個人によって経験される改善パターンと改善速度はさまざまであることに敏感でなければならない。

8段階の回復スケールからなる、Rancho Los Amigos（RLA）病院の認知回復のレベル（Hagen, 1981）は、こうした目的のために広く用いられている。さらにより一般的な展望から、我々は回復の過程を大変広い3つの段階にまとめたものに基づいてリハビリテーションプログラムを進展させていくことが有用であることを見出した。すなわち、初期段階、中期段階、後期段階である。

初期段階（RLA2-3）

この段階の始まりは、環境刺激に対する最初の全般的な反応であり、終わりは、刺激特異的な反応（例えば、追視、音源定位）、（もし運動が可能であれば）いくつかの日常物品の適切な使用を介する物品の認知、および文脈の中でのいくつかの単純な命令の理解である。認知的な展望から、この段階はしばしばリハビリテーションの感覚または昏睡刺激段階と呼ばれており、現在熱い論争となっている治療分野である。Zaslerら（1991）は、これらのテーマについて有用な概説をしており、昏睡のマネージメントに対して保存的なアプローチを示した。

中期段階（RLA4-6）

この段階の始まりは、高まった覚醒レベルと活動の増大であり、何らかの程度の錯乱と失見当識がみられ、環境的な状況に無関連な攻撃的行動がみられる場合もある。この段階は、錯乱状態の減少で終わり、それは適切な見当識となじみのある環境における全般的に目標指向的な行動によって明らかとなる。この段階はリハビリテーションの段階であり、グループおよび個人訓練のセッションのみならず、患者の環境も単純化され構造化される。そして錯乱状態を減少させ、適応的行動を促進し、情報を処理し効果的にコミュニケーションする能力を徐々に増大させることに焦点が当てられる。

後期段階（RLA7, 8, およびそれ以上）

後期段階は、生活の重要な側面に対する、適切ではあるがおそらく表面的かつ浮動的な見当識で始まり、患者の最終的な神経学的改善のレベルで終わるが、認知およびコミュニケーションの機能的な障害が残る場合も残らない場合もある。この段階のリハビリでは、患者が最大限自立し、残った障害をいかにして補い、それに適応していくかを身につけることを援助する目的で、環境からのサポートを徐々に取り除いていく。この段階はまた、実生活の場面および実生活の要求の中で、効果的な情報処理と社会的コミュニケーションの能力を伸ばすことに力点を置いて技能を高める段階でもある。重症のCHI後の神経学的改善は（速度を落としながら）何カ月もの間続き、患者によっては何年もの間にわたることもある。それ以上に、創造的な臨床家によって促進され、生活の成功に実質的に影響を与えうる学習、代償、および適応に特定の上限はないのである。

本章では、回復の中期および後期に関連する評価と治療の問題について議論する。

治療の一般原則

この広い枠組みの中から、我々は数百名のCHI患者を扱った経験に基づき、治療プログラム作成において重要となるいくつかの原則を取り出した。原則の具体的な応用は、回復段階によって変わってくる。

1. 計画された代償および適切な期待から得られる成功は、肯定的な自己概念を形成しながら改善を促進する。
2. 個人のニードに合致するよう注意深く調整された活動、要求、そして支持（「足場」Woodら、1976）を系統的に変化させ、患者が能力を伸ばすにつれ、支持を減らしていくことは改善を促進する。
3. 実生活の場面および活動への汎化は治療の中心的な要素でなければならない。モデルは、(a) 技能が臨床場面で獲得されたあとは汎化に集中的に焦点を当てる、もしくは、(b) 機能的活動、さまざまな状況、そして日常で接する人々を取り込み、最初から汎化に焦点を当てる、かのいずれかとなろう。さらに、患者は汎化のプロセスに積極的に関わることで方略的な問題解決者として扱われるべきである。
4. 実行システムのテーマに対して敏感であることは治療セッションの一部でなければならないし、一般的にリハビリテーションの環境ではそうでなければならない。このことにはCHI患者が自己評価、目標設定、意志決定、企画と組織化、モニタリングと評価、そしてさまざまな機能的文脈における実際的な問題解決に携わることが含まれる。
5. スタッフと家族の間で治療（日常の相互

交渉と行動上の治療を含む）を統合させることは、患者の見当識や学習、そして学習した技能の汎化を促す。言語病理学者の重要な役割は、患者と基本的なコミュニケーションが取れるよう日常接する人々（家族、友人、介護スタッフ）を訓練することである。

6．可能なときはいつでも、認知―コミュニケーション治療のために個人的に意味のある活動と自然な場面を選択すべきである。個人セッションは診断的治療、私的に敏感な領域における訓練、そして高度に特別な治療のためには有用であり得るが、グループ治療と地域に基礎をおく治療は、社会的技能および社会的認知の治療、そして汎化の訓練にとって必要な要素である。

7．できる限り、課題は将来の目標のみならず、受傷前の患者の人格、興味、そして教育的・職業的背景と合致するようデザインされるべきである。

評　価

ある点で、CHI患者の評価はとりわけ冒険的で複雑な過程であるので、本章の範囲を超えて論じる価値がある。この問題についての我々のいくつかのコメントは、評価に対するさまざまなアプローチを展望すること、そして、CHI患者の厳密に形式的な評価の限界を強調することを意図している（CHI後の形式的な言語検査の重要性と限界の議論に関してはGroher & Ochipa, 1992を参照のこと）。

失語検査は特定の言語障害を有する患者には確かに有用である。しかしCHIでの失語検査の主たる限界は、それらが前頭前野（実行システム）損傷に関連したコミュニケーション障害をほとんどとらえることができないことである。両側損傷を含む前頭前野損傷で、成人においても（Stuss & Benson, 1986）、小児においても（Mateer & Williams, 1991 ; Welsh & Pennington, 1988）、知能および言語検査の平均ないし平均以上の結果が得られることがあることは良く知られている。さらに、前頭前野損傷患者の神経心理学的文献の中に、前頭前野損傷に関連した行為の障害を検出するために特別にデザインされた神経心理学的検査で、正常範囲内の成績を示すという報告がある（Bigler, 1988 ; Eslinger & Damasio, 1985 ; Stuss & Benson, 1986）。

実行システムの評価の基本的なパラドックスは、実生活の目標から切り離された、予め構造化された課題を、単純化された環境の中で提示することによって、検者は患者がいかに効果的に実生活の状況を知覚し解釈するのかを評価する可能性を排除してしまうということである。また、患者が個人的な目標達成のためにデザインされた行動をどのように創造的に企画し、開始し、モニターし、評価するのか、そして実生活における問題に適応していくのかを評価する可能性をも排除してしまう（Lezak, 1989）。すなわち、検者および検査場面が「人工的な前頭葉」（Stuss & Benson, 1986）として機能するのである。このことは、臨床家や家族からよく聞かれる報告、すなわち、CHI患者が言語検査でよい得点を取りながら、社会的文脈の中では非効果的にしかコミュニケーションできなかったり、学校や他の環境からの言語的要求にうまく対処できない、といった報告に対する説明となる。代わりに、より後方の損傷に関連する特定の言語技能の障害を有する患者は検査では低い成績を取るかもしれないが、なじみのある職業的あるいは社会的文脈の中では驚く程うまく行動するかもしれない。

形式的な検査の条件が、検者がCHI後の機能障害を同定することを妨げるいくつかの重要な場合がある（Ylvisakerら，a-in press）。

1．検査を行う小ぎれいで静かな環境は、注意と集中の問題を補うかもしれない。

2．一連の短い検査のセッションは、耐久性、保続、易疲労性などの問題の代償となるかもしれない。

3．検査が1つのセッションから次のセッションへの学習を測定するものでない場合は、記憶や学習の深刻な障害が補われるかもしれない。

4．検査項目に関して、明解な教示と説明が与えられることは、開始や抑制の障害、課

題に対する志向性や新しい課題に対し柔軟に志向することの障害、および問題解決能力の障害を補うかもしれない。
5．検者が相互作用に留意した支持的な働きかけをすることは、患者の動機づけの障害や、個人間のストレスに対処することの障害を補うかもしれない。
6．検査項目は、実生活で経験する情報の量や与えられる情報のスピードには及ばないことから、情報処理における全般的な効率性の低下が補われるかもしれない。
7．外傷前に獲得された情報や規範を評価する検査は、新たな学習に関する非現実的な期待を生み出しやすい。
8．形式化された検査では、新しく獲得される技能や方略を1つの場面から別の場面に汎化させる重要な能力を測ることが出来ない。このことは、最適な成績の明確なプロフィールが望ましくないことを示唆するものではない。むしろ形式的な検査の結果は生態学的な妥当性を欠き、評価を完全なものとするためには、機能的な実生活での観察を用いることが必要であるということを臨床家に警告するものである。

賢明にデザインされた実生活課題でさえ、しばしば課題の実行責任の多くを評価者に負わせてしまうことがある。例えば、患者にいくらかのお金を渡し、限られた時間でリストアップされた物をショッピングモールで購入することを求める課題は、企画、組織化、コミュニケーションのある側面を評価するのに役立つ。しかし、どんな課題であれ、評価者が「これがあなたにやっていただきたいことで、これがそのルールです」と言って始める場合、状況と状況に適切な行動を同定しようとする患者のニードを患者から奪ってしまうことになる。こうした側面こそが、前頭前野損傷後しばしば弱くなる実行機能の重要な側面なのである。

これらの理由から、CHI後の形式的な認知・コミュニケーションの評価は、さまざまな場面における患者の注意深い観察や患者が日常接する重要な人々との詳細な面接、さらには現在行っている診断的治療によって補う必要がある。ある場面を選択して、形式に左右されない観察を行うことは、コミュニケーションの適切さおよび処理の効率に対するさまざまな環境条件の効果やストレスの効果を明らかにする。なじみのある環境での患者の行動に着目して家族に注意深く面接を行うことは、しばしば患者の機能の最も高い、そして最も低い限界における行動を明らかにする。主要な問題と二次的な問題を選び出すために、また、どの治療手続きが最も有効かを決定するために、そして、患者が新しいことを学習する速度、および1つの場面から別の場面に技能を汎化させる能力を評価するためには、診断的治療の期間がしばしば必要である。さらに、一般的なメタ認知的な回復と実行システムの回復のみならず、障害および障害に関連する事柄に対する自覚は、診断的治療の過程でのみ明らかとなることが多い。Hartley (1990, 1992) は、CHI後の機能的コミュニケーション評価のためのすばらしい枠組みと多くの有用な手続きを提供した。Ylvisaker & Szekeres (1989) は生態学的に妥当な方法で実行機能をテストするためにデザインされたさまざまな手続きを示した。

治療計画を促進するためにデザインされた評価は、進行する仮説検証の過程として最もよく理解される。その仮説とは、患者の長所と短所のプロフィール、状況の多様性、および可能な治療方略の有用性に関連したものである。Ylvisakerら (1990, 1992) は、CHI後の認知・コミュニケーション機能に関する仮説検証のための数多くの手続きを示した。認知・コミュニケーション機能の評価を導くための有用な質問には以下のものが含まれる。

言語理解
患者の理解語彙のレベルはどの程度か？意味的知識ベースにおいてギャップはあるか？言語理解力は処理の要求水準、すなわち、発話の長さおよび複雑さ、提示速度、処理すべき情報の量、環境からの妨害刺激、会話のやりとりにおける対人的ストレスなどを系統的に増していくことによってどのように影響されるか？言語理解には聴覚的理解のみならず読解も含まれる。実生活で要求される処理をシミュレートすべきで、大学生の場合であれば、適切な教科書を読むことと長い講義を聴

言語表出

ストレスのない状況での患者の表出性語彙のレベルはどの程度か？さまざまな形態のストレスは呼称と喚語にどう影響するか？患者は系統立った流暢で完全な表出をするために、膨大な量の情報を合理的に組織立てる（談話における結合よりも一貫性に焦点を当てる）ことができるか？会話は一貫性があり、柔軟で適度に創造的で、社会的に適切であるか？社会的相互交流を開始したりあるいは抑制することが障害されていないか？どんな認知的社会的変数が会話能力に影響するか？Prutting & Kirchner (1987) は会話の長所と短所を同定するための有用な分類法を示した。Mentis & Prutting (1991) はモノローグ談話の一貫性の分析のための有用な手続きを記述した。言語表出には発話のみならず書字も含まれる。

統合的言語および言語性推論

意味システム（例えば、実生活のスクリプト、連合、カテゴリー）はどの位よく組織化されているか？患者は意味の微妙さを察知できるか？患者は新しい言語的概念を効果的に形成することが出来るか？患者は結論を導き問題を解決し、代替的な解決を探索し、解釈を生成するために言語を用いることができるか？これらの統合的能力は自然な場面で自発的に用いられるか？

言語性記憶および新規学習

患者は選択的に注意し集中し、注意の焦点を移動、分配させることができるか？ワーキングメモリーにおける構造上の容量（例えば、即時再生）はどの位か？患者は新しく獲得された情報や規則を長い時間貯蔵し検索するか？患者は言語性学習においてフィードバックを効果的に使用するか？患者は学習を促進するために方略を自発的に使用するか？他者によって示唆された方略を生かせるか？患者は日常的な事柄を貯蔵し検索するか（エピソード記憶）？特に記憶の効率に関連しているのは何の変数か？注意か？興味のレベルか？知覚様式か？親近性か？学習される情報に内在する組織化か？文脈か？個人的重要性か？記憶方略か？

中期の治療

どの改善段階であってもCHI患者によって特徴はさまざまであるが、この回復段階で主として見られる認知・行動上の特徴は、錯乱と制限された情報処理能力、そして行動の統制力の低下である（おそらく理由のない攻撃性において頂点に達する）。より特異的には、多くの患者は状況の中の最も目立つ側面に注意を向け維持することが困難になる。また、社会的なことを含む出来事を正確に認知したり、新しい情報を符号化、貯蔵、検索し、既に知識ベースの中に蓄えられている情報を検索し、情報・言語・行動を組織化し、個人的な目標を目指して、行動を企画、組織化、開始しモニターすることや、情動的反応をコントロールすること、日常生活の中で問題が起こったとき問題を解決することも困難となる。

この段階の認知治療の全般的な目標は、混乱を減少させ、見当識を改善し、処理能力（思考の組織化を含む）および目標指向的行動を増大させ、意味的記憶とエピソード記憶へのアクセスを再確立し、長所と限界の新たなプロフィールに対する自覚を徐々に増していくことである。こうしたことは、以下の手続きによって達成される。(a) 環境自体が適応的行動を促進するような、高度に構造化され、規則的で予測可能な支持的な環境を患者のために作ること。(b) 依存性を学習することを防ぎ、自立した問題解決と意志決定を促進するため、できるだけ速やかにこうした構造と支持を取り除いていくこと。(c) 成功が保証され処理能力が系統立てて再獲得されるように（以下を参照のこと）、困難度および複雑さのいくつかの次元に沿って、注意深く配列されるように構造化された課題に患者に取り組ませること。コミュニケーションに関する特別な目標は一般的に、脱線する散漫な談話を減少させ、会話の適切さを高め、徐々に長く複雑になる言語要素の理解力を改善し、意味的知識ベースの組織化を促し、喚語能力を高めることを含む。

もしこれらの言語障害の症候がこの段階におけるより一般的な認知障害に根ざすものであるなら、治療は症候にではなくより一般的な認知処理過程と組織化の次元に最も効果的に向けられるであろ

う。このセクションの後半で、以上の導入に合致した治療課題を例示する。

環境的介入

このリハビリテーション段階にある患者の環境は典型的には以下のものからなる。(a) 看護病棟、病棟内での日課、そこでの日常生活でコミュニケーションパートナーとなるスタッフと家族。(b) 食堂やリクレーションエリアのような病院内の他の地域と、そこで起こる相互作用。(c) 治療場面、治療スタッフ、および彼らと患者との相互作用。(d) おそらくは家庭およびそこで起こる相互作用。治療者、特に言語病理学者と過ごす時間の量は、患者が1週間の間に起きている時間に比べれば非常に短い。この事実は、相互作用のいかなる経験も見当識や成功感、適応性、組織化、効率の良い処理を増大させる潜在的な可能性を有しているし、あるいは代わりに、錯乱、突発的な行動、怒り、恐れ、引きこもりを引き起こす潜在的な可能性もまた有しているという重要な前提と相まって、言語病理学者が行動心理学者その他の人々とチームを組むべきであることを強く示唆するものである。その目的は、1日を通じた活動が患者の認知、行動上のニードに見合うようにうまくデザインされ、また、環境の中で日常接する人々が患者について理解し、コミュニケーションと行動的適性においてよく訓練されることを確証することにある。Ylvisakerら (1993) は、CHI患者のためによく訓練されたコミュニケーションパートナーを作り出すようにデザインされたプログラムについて詳しく述べている。

環境的介入を成功させる鍵となるものには以下のことが含まれる。(a) 日課に十分な一貫性を持たせ、混乱を防ぐために場面とスタッフによくなじませること。(b) 患者の情報処理能力および反応を組織化する能力に近いがそのレベルを越えないような活動（日常生活での活動とリクレーション活動を含む）を選択すること。(c) 突発的行動に対して、スタッフおよび家族の間で効果的で一貫した相互作用のスタイルとアプローチを有していること。(d) 意志決定と問題解決がその時点の患者の能力に見合う程度に能動的なものとなること。ほとんどの頭部外傷リハビリテーションセンターにおいては、この段階ではスタッフ間および家族とスタッフとの間のコミュニケーションを促進する目的のみならず、見当識と記憶の回復を促進するために、日誌または記憶ノートシステムが使われている。重度の失見当識の患者のためには、ノートには、予定、地図、患者にとって重要な人々の写真、そしておそらく日常の決まった活動に従事している患者の写真も含まれるかもしれない。

錯乱の段階の間には、見当識を高める活動が一日を通して行われる。その中には以下のものが含まれる。(a) 個人的に意味のある見当識についての情報を聴き復唱すること（できるだけ会話的雰囲気で）。(b) 見当識を獲得するためにカレンダー、日誌、予定表、写真、地図などの使い方を学習すること。(c) 最近の過去にあった事柄、そして近い未来の計画について頻繁に見直すこと。(d) 個人的に重要な生活上の事柄を含む出来事の流れを時間的な線に表すこと。さらに、看護婦、ヘルスケアワーカー、および家族は、リクレーションおよびセルフケア活動を含むあらゆる日常生活活動から、構造化された治療的経験を創造するための訓練を受ける。

構造化された活動

言語病理学者（および他のスタッフ）は、機能的統合的活動を通して認知・コミュニケーションの回復を促すことができる。そうした活動とは、患者の注意を集中させ、情報処理能力を系統的に増大させ、知識ベースへのアクセスを促進し、徐々に変化させた複雑な文脈における組織化した適切な行動と意志決定を促進するような活動である。臨床家はこの回復段階の治療を言語学的目標または聴覚言語活動に特に制限する必要はないし、ほとんどの場合そうすべきではない。

それから機能的活動は、患者の興味および患者の最も得意とする受容性・表出性様式（しばしば視覚入力と運動出力）に基づいて選択することができる。患者を活動の選択に参加させることは有用であり（ただしあまり多くの選択肢を与えてストレスや混乱を引き起こすことがないようにする）、その理由の1つは、リハビリテーションに取り組む姿勢を強化するだけでなく、治療の中で徐々に意志決定および他の実行機能の改善をめざ

し始めるためである。治療スタッフの重要な責任は、活動が成功することを保証し、患者の機能の改善に従って、徐々にそして系統的に、課題要求を増していくような方法で、患者を高度に構造化された活動に従事させることである。

処理機構を系統的に組織化し、徐々に挑戦させるこのような過程にふさわしい活動には、具体的な視覚性―知覚性運動課題（例えば、衣類、収集品、またはその他の個人的に意味のあるものを分類することを手助けする）、単純化されてはいるが意味のある職業的課題、単純なビデオゲーム、セルフケア課題、工芸、簡単な調理、盤上のゲーム、トランプが含まれる。言語的活動には、マンガ、挨拶状、家族や友人からの手紙、そして興味を引く新聞や雑誌の物語を読むこと（または選択的に聴き取ることすなわち、特定の情報の断片を読んだり聴いたりすること）が含まれる。また、なじみのあることについて組織化された方法で述べたり（例えば、受傷前の仕事やリクレーション的な決まった活動について）、記述を完全で一貫したものにするための組織化のガイドを用いて、個人的に重要な人々や場所、事柄、あるいは物について述べることも含まれる。これらの活動は自然で丁寧な会話の文脈の中に埋め込まれる（例、「あなたの家についてお話しして頂きたいのですが、居間にある物を述べるところから始めてください。」または、「今朝私たちが読んだマンガについてジョースに話していただけますか？」または「あなたのお兄さんからの手紙を読んで彼がいつ来るのか確かめましょう」）。課題が機能的なものであり個人に関連したものであることは、訓練の転移のみならずモチベーションを高めることにも役立つ。

これらの活動の治療的効果は、活動が患者の処理能力と自己統制システムに課する要求度を徐々にそして系統的に増すことを通じて現れてくる。次に示す変数のそれぞれは課題をデザインする際考慮すべき困難度の連続を表している。
1．知覚的変数：感覚―統合的要求、環境的妨害刺激、視覚的複雑さ、提示時間
2．認知的変数：注意のスパンと耐性、活動のなじみ深さ、配列される要素の数と種類、系列的組織化、企画、記憶、時間制限、認知的柔軟性、意志決定、問題解決、安全の判断、自己モニタリング、自己評価
3．言語的変数：特定の言語理解と表出の要因
4．心理社会的変数：開始、個人間の関係、フラストレーションに対する耐性

スタッフ（および家族）は、患者がこれらの機能的活動を行っている間に以下のことを成すよう促すことによって、認知処理過程とシステムの改善を促進することができる。すなわち、注意を持続し、施行している課題との関連で刺激を走査し、他の人々の行為を観察し、外的記憶手段を用い、組織化された仕事空間を創造し、考え行動する時間をとり、なぜ出来事が起こったのか説明し、行動の結果を予想し、感じたことと認知したことを記述することを促すのである。さらにスタッフは、意図的思考、推理、問題解決、自問、自己教示（例、「それを覚えていることは難しいだろうから書き留めておいた方がいい」）、自己評価（例、「我々が材料を全て持っていることを確かめよう」）の雛形を作るためのきっかけとして、これら意味のある活動を用いるべきである。この雛形づくりは回復後期に意図的代償行動の段階を設定するために始めるものである。

認知―コミュニケーション活動

回復期における錯乱の段階の間、臨床家はまたコミュニケーションを改善させるという最終的な目標を持って1つあるいはそれ以上の認知プロセスないしシステムに特に焦点を当てるかもしれない。組織化はしばしば認知―コミュニケーション治療における重要な治療目標である。その理由は、この段階では組織化の障害が目立ち、認知の組織化と効果的な言語理解および表出との間には強い関連があり、また、効果的な組織化と新しい情報の効果的な学習（符号化、貯蔵、検索）との関連もまた詳細に報告されているからである（Bjorkland, 1985；Brown, 1975；Lange, 1978；Levinら, 1988, その他多数）。もし処理される情報の中に何らかのなじみのある組織化のパターンを認識して、そのパターンないし図式を情報の符号化、貯蔵、そして検索の際に用いるとすれば、記憶や新規学習は拡大される（Brown, 1975, 1979）。例えば、1つのカテゴリーシステムの中で関連している物（例えば、果物と野菜［両方とも食べ物］）を提示

することが記憶を促進するのは、そのカテゴリーシステムを理解し認識している場合に限られる。環境の中の全ての相互作用は、事柄に含まれる組織化を認知することができたり、組織化が欠けているときにはそれを賦与することができる場合に、より効果的で混乱の少ないものとなる。したがって、臨床家が組織化を理解し、組織的な図式を明確に区別して、それらを効果的に取り上げることができることは有用である。

組織化は、産物、処理、あるいは概念構造として理解されるかもしれない。**産物**としての組織化は、思考や物、人、あるいは1つの場面における出来事などの間に存在する同定可能で安定した関係である（Mandler, 1967）。我々の日常生活や学校、仕事での活動の中で同定可能なよく目立つ組織化の図式の中には、知覚的類似性（例えば、色、形、大きさ）、意味的類似性（例えば、上位カテゴリー）、機能的使用（例、特定の課題の遂行に使われるもの）、特定の実際の事柄に関する記述（例えば、レストランで食事をすることに含まれる典型的な事柄の系列）、人生の期間にわたる一般的な事柄のスクリプトないし平凡な出来事（例えば、小学校や高校への入学、就職、結婚）、階層的な談話構造（例えば、主要なアイディアと詳細な部分）、物語の図式（例えば、物語の文法）、アルファベットの順番、その他が含まれる。また、主要なアイディア―細部というアウトラインに沿って大まかに組織化された本の中の物語の挿し絵のように、いくつかの図式が組み合わされることもある。

概念的構造としての組織化は、思考を意味記憶の中に相互に関連づける方法である。人が刺激に内在する組織的な図式を同定しそこから得るものがあるとき、あるいは独立して刺激に図式を賦課するとき（例えば、よく組織化された話を語る）、図式（例えば、物語の文法）が意味記憶の中にあり、それが情報を処理するためのあるいは環境を操作するための枠組みとして役立つことが推測される。

プロセスとしての組織化は、処理メカニズム全体を含む複雑な活動である。組織化は情報を取り込んで符号化している間（入力の組織化）に行われる能動的なプロセスであり得るし、また、情報を検索する方向性を持ったプロセスでもあり得る。また組織化は、一貫性のある表出、目標指向的な行動、ないし環境の中にものを配列すること（表出の組織化）のために情報を組織化するプロセスでもあり得る。全ての組織化のための活動は、目標によって方向付けられ、活動の文脈のみならず、長期記憶に蓄えられている組織化の図式と知識によって制約されている。組織化を賦課することは、組織化の図式の知識のみならず、機能的実行システムにもまた依存している。

回復の中期段階にある錯乱状態の患者は、しばしば自分の知識ベースへのアクセスを再確立するのに援助を必要とする。また、組織化の図式を再確立し安定化させて利用することや、注意をコントロールすること、情報と単語を意図的に探したり検索すること、そして反応が形成される前に情報の関連性と適切性を評価することにも援助が必要である。すなわち、こうした患者は思考の組織化の訓練が必要なのである。

特徴分析

特徴分析は、組織化された思考手続きであり、我々は以下のことを促進するために用いている。(a) 注意の意図的なコントロール。(b) 組織化された情報の検索と喚語。(c) 1つのトピックに関する情報の関連性と適切性のモニター。(d) 言語表出の組織化された形成。これらの目標のどれもが特定の患者にとって第一の目標となりうる。たとえば、もし目標が注意のコントロールであれば、患者はただひとつの特徴カテゴリーに関連する情報を検索することを求められるかもしれない。その手続きは意味記憶における概念の組織化に関する主導的な理論に基づくものである（例、Smith, 1978）。

治療の最初の時期には、こうした特徴カテゴリーを用いて基本的なレベルの概念の分析が促進される（Rosch, 1977）。その特徴カテゴリーとは、群（上位カテゴリー）、行為、使用、場所、特性・部分、および強い意味的・体験的連合である。図30-1は、分析を導くために用いることができるひとつの可能な視覚的な図を表したものである。この段階における目標は、注意をコントロールすること、注目している1つの特徴について次第に深く熟考すること、情報の組織化された検索を行うこと、そして関連性と適切性について反応をモニ

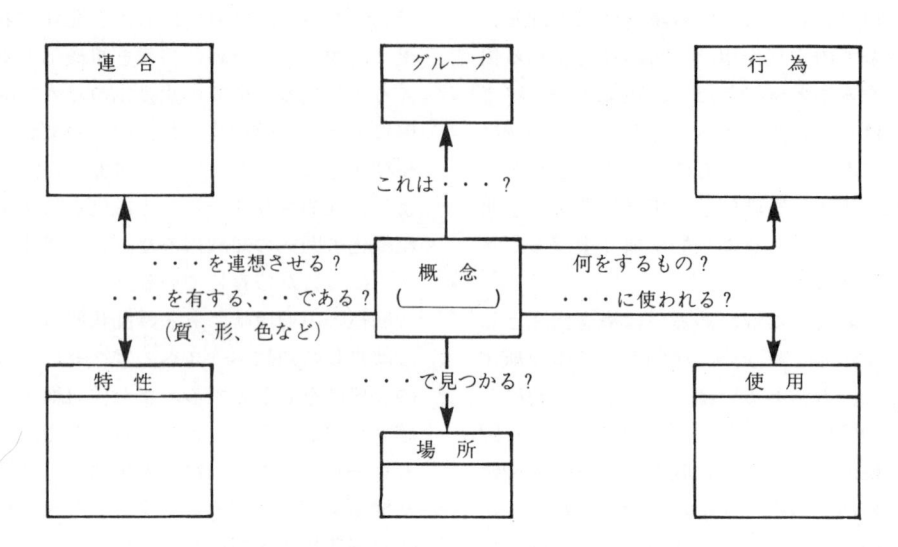

```
        ┌──────┐        ┌──────┐        ┌──────┐
        │ 連 合 │        │グループ│        │ 行 為 │
        │      │        │      │        │      │
        └──────┘        └──────┘        └──────┘
            ↑              ↑                ↑
            │         これは・・・?           │
   ・・・を連想させる?  ┌──────┐   何をするもの?
   ・・・を有する、・・である? │ 概 念 │   ・・・に使われる?
   (質:形、色など)    │(    )│
            ↓         └──────┘           ↓
        ┌──────┐        │           ┌──────┐
        │ 特 性 │     ・・・で見つかる?    │ 使 用 │
        │      │        ↓           │      │
        └──────┘    ┌──────┐         └──────┘
                   │ 場 所 │
                   └──────┘
```

図30-1　特徴分析の手引き

ターすることである。最終的な目標は、組織化された意味的知識ベース自体、あるいはその知識ベースから情報の組織化された検索を行うことを再確立することなので、分析はいつも同じ時計回りの様式で進められる。

　注意のコントロールが適切であるとき、目標は特徴分析ガイドのそれぞれの箱にあるラベルまたは記述を含む手続きを学習することである。促進や手がかりは必要とされるだけ頻回に与えてよいので、イエス／ノー形式の質問（再認記憶）から、WH形式の質問（手がかり再生）、そしてより深い思考を促すもの（自由再生）まで幅があるだろう。分析を構造化し反応を評価する責任は、徐々に臨床家から患者に移行していく。

　求められる情報をただ単に、あるいは想起すること自体を目的に、患者に想起させるのではなく、むしろ想起された情報を用いさせることが重要である（認知的行動が目標指向的であるという前提と一致している）。我々はさまざまな方法で特徴分析の中で集められた情報を組織化して使用する訓練を行う。その中には、(a) 叙述的なパラグラフを書く、(b) 物語を書く、(c) 概念を比較する（すなわち、異同を判断する訓練）、および (d) 問題解決の練習が含まれる。これらの課題の1つで特徴分析を行うことは、特徴分析訓練に意味を与えるだけでなく、よい記述を産生し、問題を解決するためには確固とした知識ベースが重要であることを患者に示すことにもなる。

　回復の中期段階にある患者のための有用な目標は、患者が分析を自立して、また比較的詳細に適切に完遂できるところまで、手続きを学習させることである。全体を通して我々は、情報を失うことおよび失った情報をどのようにして獲得することができるか（例えば、誰かに尋ねる、参考書を用いる）に注目する。治療後期には患者はこの手続きを、情報や単語に関する彼らの知識ベースを探るための方略として意図的に使用するかもしれない。

知識を発達させ組織化の図式を用いること

　表30-1にさまざまな組織化の図式を大まかに示し、図式を強調して、その有用性に対する認識を促すためにデザインされた意味のある活動の例を述べる。表30-1の最後のコラムには、実際的活動の目標に関連させて組織化の図式の有効性について考えることを促し、他の実生活の場面への応用を促進することを狙ってデザインされた示唆的な質問が含まれている。こうした組織化の活動のメタ認知的な側面は回復の中期段階の間に徐々に導入されていくべきである。メタ認知的質問の1つの目標は、もし組織化の問題が回復後期において

も引き続き比較的障害されている場合、これらの組織化の図式を代償的方略として意図的に使う必要があるかもしれないことを患者に準備させることである。

特定の事柄のスクリプト（例えば、個人的に意味のある職業的なあるいは家庭での習慣、カフェテリアで食事すること、銀行や映画、スーパーへ行くこと）を再構築することは、錯乱している患者にとってとりわけ重要である。患者は社会的に型どおりの行動で完全となる安定したスクリプトを再確立するために、一連の出来事（模擬的な、または実際の出来事）を復唱する必要があるかもしれない。ビデオを同時のあるいは遅れたナレーションとともに見ること、ロールプレイ、絵に描かれた事柄を述べること、そして実生活の文脈の中でスクリプトを訓練することは全て、この改善を促進させるために使われるかもしれない。安定したスクリプトが確立されたあとは、患者は一連の事柄における多様性を扱うことを訓練する必要がある。このタイプの組織化は、カテゴリー、知覚的類似性など多くの認知リハビリテーションにおいて練習帳の焦点となっていたより抽象的なタイプの組織化に比べ、思考し、話をし、活動することを導く点でより基本的であるということに重要な意味があるのである。

錯乱の段階を超えられない患者の治療

重度外傷患者の一部は、回復が錯乱の段階を超えないことがある。永続する錯乱状態と非常に限られた処理能力のため、こうした患者が見当識を保ち社会的に意味のある行動を開始したり挑戦的な行動を抑制したり、効果的なコミュニケーションを行うためには、高度に構造化され単純化された環境と良く訓練された家族およびケアスタッフを必要とし続ける。こうした患者のQOLは、限られたセットの社会的行動（例えば、挨拶、社会的リクエスト）や日課、そして趣味的活動を集中的に訓練することにより拡大させることができる。成功するためには、リハビリセンターでの訓練は予想される退院先の社会的および活動上の現実性に鑑みなければならない。リハビリテーションのプログラムにはしばしば次のものが含まれる。

1. 1日を構成するのに役立つであろう習慣を開発し訓練する（例えば、起床し、シャワーを浴びて、服を着て、朝食をとる時間を決める）。患者が正しい順序で習慣を完遂するために、しばしばチェックリストを貼り続ける必要がある。
2. リクレーション的活動を選択し訓練する。次のような流れが例示される：患者の年齢、興味、能力にあった2、3のゲームを患者が選ぶのを援助する。ゲームで遊ぶことを訓練し、必要ならルールを適用する。もしルールが適用されるなら、他のパートナーも正しくプレーできるようにゲームボックスにルール適用に関する記述をタイプして貼っておく。患者のベッドのオーバーテーブルやどこかそれらしい場所にゲームのリストを貼る。患者がさまざまな相手と活動を開始することを促進する。これは「‥‥のゲームをしますか？」のような特定の文をリハーサルすることを要求するかもしれない。「またいつかゲームしましょう」のようなゲームの終了時に話す文もまた練習するとよいかもしれない。手がかりとしてこれらの文をオーバーテーブルに貼っておくとよいだろう。最後に家族やスタッフは限られた活動目標を受容し、選択された活動について知ることができるように指示やカウンセリングを受けるべきである。
3. 近い過去に対して見当識を維持するのを助け、1日1日のつながりを提供するために、連続した活動や1日で完結しない活動（例えば、工芸品作り）を用いる。
4. 永続性の感覚を高め、楽しみや会話の話題を提供するために収集活動（例えば、音楽のオーディオテープ、野球カード、人形）を奨励する（Gobble and Pfahl, 1985）。

開始することが重度に障害されている患者には、例えば好ましい活動に他者が加わることを歓迎する文章をきれいに印刷し、それを肘掛け椅子のオーバーテーブルに貼っておくなど工夫が考えられるかもしれない。抑制が重度に障害されている患者は、感情を向け直すための手続きについてよく訓練されたスタッフまたは家族とともに、安全な環境の中で生活する必要があるかもしれない。

表30-1　組織化された意味記憶の再確立

組織化のための図式 （目標到達の手段）	課題と目標	活　　動	内　　省[a]
知覚的類似性 （例．色、形、大きさ、きめ、韻）	店の人が我々にこれらの残りのヤスリを見つけやすいように整理することを求めた。そのためのうまい方法を見つけよう。	1．異なる手触りに分類するための小さな箱にラベルを貼る（ごく細かい、細かい、中位など） 2．ヤスリをきめに応じて分類し、ラベルを貼った箱に入れる。 3．きめを言って、どれだけ早くそれを見つけられるか時間を計る。	どうやって分類したか？ なぜこのようにしたか？ それでよかったか？ きめで分類する別の状況があるとしたらそれは何か？ もし大きさで分けていたら、どんなことが起こったか？ この課題は、あなたの道具やその他の持ち物がどこにしまわれているか思い出すのに、あるいは少なくともそれらをいつもしまうことにどのように役立ち得るか？
意味的類似性 （例．上位カテゴリー、反対）	新しいデパートのレイアウトを行う仕事を得た。我々は、客が欲しいものを見つけやすくしなければいけない。	デパート内の位置を特定する階の企画を立てる。 デパート内にラベル付けした項目を配置し、それらを類似性によって分類し（例．テレビ、ステレオ、ラジオ）一つの領域内にまとめ、その中でさらに下位グループに分ける。 客の購買意欲を誘うように陳列を工夫する。（例．すわり心地の良い椅子、花、ワイングラス、ステレオ等を置く）	どのように店をアレンジしたか？ なぜそのようにアレンジしたのか？ このように物をグループ分けする別の状況があるとしたらどんな状況か？ このアレンジが不便になるのはどんな時か？ どうすればこのアレンジが店を訪れたという記憶を助けることを知ることができるか？ 陳列のアレンジは、階のアレンジとどう異なったか？
機能（使用）	我々は、家具を新しい家に移している。我々は居間をテレビ鑑賞と会話をする場所にするためにアレンジしなければいけない。	階の計画を立て、家具を表すラベルを貼った積木を配列する。 それから、それらをカクテルパーティ、持ち寄りパーティなど特別な場合に合わせて再配列する。	それぞれの活動のためにどのように物を配列したか？ なぜそれらを変えなければいけなかったのか？ この課題はデパートの課題とどう異なるか？
主要なアイディアとトピック （談話構造）	我々はオリエンテーショングループに今日のニュースについて発表する。 （ビデオのニュース項目を見るか、テープに録音したニュースを聴いておく）	テープを聴く。 誰が、何を、いつ、どこで、なぜ、何が起こったのかの質問に答え、主要なアイディアを同定する書式を穴埋めする。 覚え書きとして図を用いてニュース項目について他の人に話す。	その書式はあなたが思い出すのにどのように役立ったか？ その書式が役立たないのはどんな時か？ ニュース項目を話したとき、あなたはどのようにして組織化され一貫性を保ち続けたのか？
物語の図式	我々は見たり聞いたりできなかった誰かと、短い物語かテレビのショーについて情報を共有しようとしている。	テレビのショーのビデオを見るか、ラジオショーのテープを聴く。 登場人物、場面、エピソードを含む情報を図式に書き入れる。 手がかりとして組織化の図式を用いながら物語について再度話す。	この書式はあなたが思い出すのにどのように役立ったか？ 情報はどのようにまとめられているか？ なぜこのような整理の仕方が物語には良いのか？ 数学の本にもそれは適切か？ なぜそうでないのか？

一般的な生活のスクリプト（普通の生活の中の出来事を取り出したもの）	我々は自分史を書き、「これがあなたの人生」というプログラムを発表する。	一般的な生活上の出来事（誕生、学校、結婚、仕事）と、一般的でない重大な出来事（例えば、頭部外傷）にラベル分けした箱が書いてある書式に書き入れる。書式をガイドとして用い、自分史を書いて、それからラジオプログラムの方式で形式的に発表する。	書式は書くことをどのようにより組織化したか？書式はどのように過去を再構築するのに役立ったか？あなたの自分史はどのように組織化されているか？（例えば、時間的に組織化されている）。書いて準備することは、口頭での発表にどう役立ったか？
特別な出来事のスクリプト（例.レストランへ行く、歯医者へ行く）	我々は、幼児が歯医者へ行かなければいけないときに、歯医者がどのような所であるのかをその子に説明する。	子供に言おうとしていることを準備するため、状況についての関連する情報で、書式を埋める。すなわち、誰がそこにいると想定されるか、一連の予想される出来事と行為、予想される部屋のレイアウトといくつかのバリエーション。それから、ガイドを用いながら、子供に説明する。またはロールプレイの場面で説明する。	この書式はどのように役だったか？なぜ一般的な生活のスクリプトでは役に立たないのか？子供に対するあなたの説明は組織化されているか？このことは、あなたに起こったことを思い出すことになぜ役立つのか？

a メタ認知、理解、および自覚を促すための可能な試験的質問

回復後期段階の治療

　認知・行動面の回復の後期段階（錯乱状態後）の患者は、彼らの環境に適切に順応し、行動も目標指向的で、情報の処理も十分な深さで行われるため、新しい情報および習慣を学習することができ、それほど行動が不適切であるようには見えない。メタ認知的な自覚や自己統制の改善が進み、長所と弱点のプロフィールが明らかとなったら、残存している障害を補うために方略手続きの意図的使用の訓練について考慮する。

　CHI成人における残存する認知、コミュニケーション、および行動上の障害は、外傷の特徴と重症度および受傷前の地位によりさまざまである。次のような障害がいくつか組み合わさることがしばしば観察される。すなわち、：注意・知覚処理のコントロールが非効果的となること（例えば、注意の焦点を維持し、移し、配分することの困難；組織化された方法で探索し操作することの困難；さまざまな知覚的、社会的手がかりに対して同時に注意を向けることの困難）、：記憶や学習が非効率的となること（記憶方略を意図的に用いることを含むあらゆる記憶処理またはあらゆるタイプの記憶におそらく影響する）、：言語の量・複雑さ・抽象性・提示速度が増大することによって生じてくる比較的著明な理解力障害、：喚語障害、：行動や言語表出が十分に組織化されていないこと、：推論および問題解決の幅が狭いこと、：衝動的で社会的にぎこちない行動、：柔軟さに欠ける思考と行動、：比較的弱い遂行機能（自覚、目標設定、企画/組織化、自己開始または抑制、自己モニタリング、自己評価、方略的思考を含む）。

　この時期の認知治療の全体的な目標は、自然な環境において彼らの目標の達成にとって認知的に障壁となるものを克服することを援助することである。目標は認知ではなく人々をリハビリすることである。リハビリテーションの選択の中には次のことが含まれる。(a) もし実生活における行為の中で機能的に意味のある改善につながる訓練であると信じる理由があるならば、障害された認知処理を訓練する。(b) 残存すると思われる障害を代償するためにデザインされた手続きを獲得することを援助する。(c) 教育のあるいは職業の専門家が領域特異的な知識と技能を効果的に教えることができるように理想的な教授手続きを同定する。(d) CHI患者の認知障害を代償するために、日常接

する人々が行動の中でまたは環境の中で調整をデザインできるよう援助する。(e) 家族、雇用主、教師、そして患者が認知的機能や行動関連の機能またはコミュニケーション機能における永続する障害を理解し、適応するよう援助する。

1980年代の間には、重度のCHIによって引き起こされた慢性の認知障害に対する解決策として、処理特異的な再訓練に対するかなりの意気込みがあった。数多くの再訓練プログラムが開発され、その多くは再訓練課題を提示するためのメディアとしてコンピュータを用いた（例えば、Sohlberg & Mateer, 1989）。より最近では、こうしたアプローチに対する専門家の意気込みは衰えてきている。その理由の一部は、このアプローチの有効性に関する多くの研究が、再訓練によってもたらされた認知機能の改善が、(a) 日常的な課題において違いがでるほど十分である、(b) 日常場面に汎化する、(c) 意味があるほど十分な期間維持される、(d) 機能的アプローチを用いた、よりコストに見合う有効な方法では達成されなかったであろう、(e) 有効なコミュニケーションに直接的な効果がある、といったことを示すことができなかったことによる（Berrol, 1990；Butler & Namerow, 1988；Schacter & Glisky, 1986）。Ben-Yishay & Prigatano (1990) の「コンピュータアプローチ」に関する警告は、とりわけ注目に値する。なぜならば、臨床家も研究者もコンピュータ化された認知再訓練を強調するリハビリテーションプログラムとより早期に関わったからである。直接的な文脈から切り離された認知再訓練の効果が限られたものであることは、一般教育と特殊教育においてこのアプローチを用いて一般的にはわずかな効果しか得られなかったこと（Mann, 1979に概説されている）、そして非脳損傷者においては認知技能の転移がかなり限られているとする証拠がこの10年間で蓄積されてきたこと（Singley & Anderson, 1989）を考えれば、驚くべきことではない。

後期の認知治療に関する議論の中で、我々は代償的方略と応用的な機能的認知治療を強調するだろう。このような選択は、処理特異的アプローチを却下することを意味するのではない。回復対代償の論争に関して警告を発する1つの理由は、回復訓練後の改善が患者自身代償を形成した結果ではないということを誰も確定することはできないし、同様に、代償訓練後の改善が、代償課題によってもたらされた機能回復の結果ではないということもまた誰にも言えないということにある。我々はこのアプローチが結局はその提案者を失望させた歴史を持っていることを知っているので（Hresko & Reid, 1988；Kavale & Mattson, 1983；Mann, 1979）、臨床家に文脈から切り離された認知訓練に対しては適宜懐疑的になることを強く促すのみである。

代償的方略の教示

集中的な治療の努力にも関わらず、重度のCHIでは多くの認知―コミュニケーション障害が残存する。これらの障害は学業上の、職業上の、そして社会的な成功に対する障壁を作り出す。そうした障壁は、脳損傷がない場合よりも多大な程度の方略的熟達を必要とする。不幸なことに、CHIでは方略的思考および方略的行動と関連している脳部位それ自体がしばしば損傷されてしまう。したがって障壁を克服するための方略的手続きを患者に身につけさせるためにデザインされた治療は、きわめて重要であると同時にきわめて巧妙であるのである。

代償的方略は、時に独創的な、個人が特別な努力をしないと達成できないような目標を達成するために、意図的に用いる手続きであるに過ぎない。治療の最終目標は、制限のある注意能力を必要とせずに手続きが用いられるように、その手続きを習慣化することである。しかしながら我々は、この意味の「方略」を、組織化された行動という一般的な意味（たとえ意図的に用いられる場合でなくても方略としてしばしば言及される）から区別し、また、治療者によって用いられる手続きである教示的、治療的方略からも区別するため、「意図的に」という言葉を強調する。

認知障害を代償するためにデザインされる方略は、「外的手助け」の使用を含みうるものである（例えば、記憶ノート、印刷された覚え書き、地図、目覚まし時計）。代わりに、明白な行動（例えば、わかりやすい説明を求めたり再度言ってくれるよう頼む）、または人目につかない行動（例えば、自分で工夫した記憶手がかり、心の中で復唱したり

工夫すること、特徴分析ガイド図30-1のような構造化された思考手続き）などを用いて代償することもあるだろう。付録30-1は、適切に選択された患者が、選択された認知、コミュニケーション障害を代償するために用いることができる数多くの（決して完全ではない）方略手続きを含んでいる。

　方略を教えることは他のことを教えることと異なることではないという考えは魅力的である。すなわち、臨床家は患者のニードを同定し、適切な方略を選び、適切な教授手続きを選択して方略を教授し、結果をモニターして評価する。それから患者の役割は、臨床家の指導に従い、方略手続きを獲得することである。しかしもし方略が、方略的な人が行うものであるなら、この教示モデルは、反方略的方略治療と考えなければいけない。なぜならば、真に方略的な問題解決行動の全ては臨床家によって仮定されるものであるからである。方略の学習における方略的側面に患者が参加する権利を否定することで、臨床家は不注意にも患者に無力を学習させることになるかもしれない。すなわちそれは、認知―コミュニケーションの障害によって引き起こされる重要な問題を解決するために他者を受け身的に頼ってしまうことにつながる。さらにこの教示モデルは真に方略的行動を促進できないのみならず、さまざまな障害者に応用された際、汎化と維持のいわゆるリトマス試験紙で失敗することもまた明らかになったのである（Flavell, 1985；Pressleyら、1990）。

　したがって、Pressleyのアドバイスに従って方略をうまく使用している人のモデル（Pressleyら、1989）を参考に方略的治療を組み立てることが臨床的に賢明なことと言える。そうしたモデルはこの治療の要素であるさまざまな異なる目標を同定するのに役立つのみならず、方略的治療の候補の中で適切なものと危ういものとを区別するのにも役立つ。真に方略的な人々は次の特徴を有している。

- 方略が関連した目標を持っている。
- 行動が拡大される必要があること、方略が行動を拡大すること、そして自分が方略を使えることを知っている。
- 特定の方略手続きをいつ、どこで、なぜ使うべきか知っている。
- 方略的であること自体が報酬であるように、自分の行動の有効性をモニターし評価する。
- 多くの手続きを知っており、特定の障害に一番適した手続きを選択でき、必要に応じて手続きを柔軟に変えることができ、または新しい手続きを創造することができる。
- 方略手続きを頻繁に用いるので、手続きは比較的自動的となり、ほとんど努力や企画が不要である。
- ワーキングメモリーの中に適切な「空間」を有しているので、手元にある課題と方略手続きについて同時に考えることができる。
- 方略的処置を考える前に行動するほど衝動的ではない。
- 失敗を恐れることに集中してしまい方略的行動を無視してしまうほど不安ではない。
- 方略を使用するために教師、雇用主、家族の支持がある。
- 手近にある問題について十分知っているので、もっと多く学ぶために方略を有意義に使うことができる。

　方略的治療の理想的な候補となる患者は、特定の目標を持ち、自分の障害と代償の必要性を認識しており、思考、コミュニケーション、および他の認知的問題について考えられるだけの十分なメタ認知的能力を有し、方略的行動を行いたいという気持ちがあり（例えば、方略を用いたゲームを好む）、適切な注意機能を持ち、モチベーションがあり、程良い自己統制力を有し、支持的な環境で生活しているような患者である。軽度～中等度の外傷後に復学した大学生はしばしばこのカテゴリーに入る。これらの領域の多くで低下が著しい患者は、方略的治療の候補者ではないかもしれない。ただしおそらく外的補助手段の使用（例えば、印刷された予定表や地図を使うこと）を含む有用な習慣の獲得という限られた意味においては除く。CHI患者のほとんどはこれら両極の間に入り、そのことは方略的治療が、方略的行動に関連するさまざまな機能の領域を改善させるための試みを含まなければならないことを意味する。方略的であることには数多くの複雑な要因が含まれることから、「方略的治療の候補者を決めるテスト」は存在し得ない。したがって、臨床家は患者の診断的治

療の中でこれらの領域全てにともかく注意を払わなければならない。

代償の領域と特定の方略手続きを選択する際、患者の能動的な参加が含まれなければならないが、このことで患者の自然な方略的傾向と治療者の判断との間にしばしば緊張が生まれる。代替的な方略を用いてのブレーンストームと実験（表30-2に記述してある）がこの緊張を解くのに役立つ。方略の適切さの最終的なテストは、自発的な使用と自然な場面での行動の改善である。もし患者が自分の目標に関して方略の有用性を明らかに見出さなければ、あるいは、もし方略が患者の学習や社会性、対処の仕方の全体的なスタイルに合わなければ、治療は当然失敗するだろう。例えば、内気で通常社交的でない人に、入力コントロール方略、すなわち話し手に発話速度を落としたり、明解で単純な言葉で話してくれるよう頼むことを要求する方略を、熱心に用いることを期待するのは非実際的である。方略の選択について協議する際、考慮されるべき変数には、その手続きが自発的に用いられるか、その手続きの複雑さと抽象性の程度が患者の認知レベルに合っているか、その手続きを却下することに比較して用いることがどれだけ難しいか、その手続きは患者の神経心理学的長所に合っているか、また人格にも合っているか、そして特に、その手続きは患者の具体的な目標に対する障壁を処理するものであるかどうか、が含まれる。

表30-2に頭部外傷患者を治療する際有用であることが明らかとなった治療手続きの概略が示してある。3つの相は非常に大まかに連続的なものだが、互いに除外的であると考えるべきではない。

表30-2 代償的方略の教授

注：これらの治療の相は必ずしも階層的あるいは相互に除外的であるとは限らない。

第Ⅰ相：一般的な方略的思考

A．メタ認知的自覚

目標：効果的な行動と非効果的な行動を区別すること。自分の長所と短所を自覚すること。障害の意味を認識すること。

理論的根拠：CHIによって前頭一辺縁系および右半球が損傷に含まれる場合は、自己認識がしばしば障害される。患者は自分が問題として認識していない問題を代償するために考案された手続きを習得したり使用したりすることはないだろう。

手続き：
1. 目的：課題の遂行が成功か失敗かを知覚する能力を改善させる。ロールプレイまたはビデオテープを用いて、機能的課題の遂行が成功したものと失敗したものを示す。患者とともに行動を十分詳細に分析し、成功した行動と失敗に至った行動を説明する特徴を患者が同定できるようにする。
2. 目的：患者が機能障害を知覚する能力を改善する。患者1人1人に、そのプログラムに参加している他の患者、またはテープで観察される患者の特定の障害に注目することを求める。これらの観察について患者と話し合う。仲間同士で教え合うことを企画することも役に立つ。認知および社会的機能に及ぼすCHIの影響についても話し合う。もし適切と考えられるなら、CHIの影響に関する文献を読み、話し合う。
3. 目的：患者自身の長所と短所に対する自己認識を改善させる。患者の得意な機能と苦手な機能が現れるようにデザインされた活動における患者の様子を撮影する（代わりにロールプレイを用いてもよい）。（患者の長所で始まる）ビデオテープを最初にコメントなしに見せ、次に上手く成されたことおよび改善が必要なことに関するコメントを求めながら見せる。問題が気づかれた場面でテープを止める役割を徐々に患者にもたせるようにする。注：ビデオによる自己観察が可能となる前に、ビデオで自分自身を見ることに対する抵抗感を減じておく必要があるかもしれない。
4. 目的：障害と長期目標との間の関係について理解を改善させる。患者の長期目標と期待について具体的に詳細に話し合う。これらの目標達成に必要な特定の技能および資源のリストを患者とともに作成する。既に有している技能と、目標に照らして未だ弱い技能について患者と同定する。

注：もし活動が個人的に意味あるもので、患者の目標に密接に結びついたものであれば、これらのメタ認知的発見は促進される。

B．方略的であることの価値

目標：患者が方略的であることの重要性を認識し、方略的な人々の特徴を同定できるようになること。

理論的根拠：この治療の最終的な目標は特定の方略的行動を習慣としてただ教えることではなく、方略的思考および方略的行動全般を促進することである。したがって、患者が方略的であるということはどういうことであるのかということと、方略的であることが価値ある特質であるということを理解することが重要である。

手続き：
1. 目的：方略に関する患者の理解を改善させる。ゲームやスポーツその他関連するモデルを用いて、方略の概念を、目標を達成させる際、障害がある場合に行うものとして明確化する。

2．目的：方略的行動に対する正しい認識を高める。患者とともに、非常に方略的であることが知られている何人かの人を同定する(例えば、スポーツのヒーロー、軍のヒーロー)。彼らがなぜヒーローと考えられるのかについて話し合う。臨床家はまた、自身の方略的行動も明確に示し、自身の方略の価値について話し合う。

3．目的：方略的である部分の行動に対する患者の理解を高める。患者に関連するモデル(例えば、軍、スポーツ、ビジネス)を用いて、非常に方略的であるとして知られている人々の特徴について意見を出し合う。高いレベルのモチベーションとイニシアチブを含める。また、目標に対する障害物を同定し明らかにする能力、障害を克服するための手続きを企画する能力、行為をモニターし評価する能力、進行中の問題解決に携わることへの意欲も含める。

第II相：特定の方略的手続きの選択

目標：重要で個人的な障害物を克服するために有用な特定の手続きを同定すること。

理論的根拠：患者が自分が使うであろう方略的手続きの選択に参加すること、そしてその手続きが目標達成のために真に有用であることは重要である。

手続き：
1．可能な方略を同定するためにグループによるブレーンストーミングの手続きを用いる。
2．方略の価値をテストするために、「結果のモニタリング」課題を用いる。患者に、方略を用いた場合と用いない場合とで課題を遂行させる。あるいはさまざまな異なった方略を用いて課題を遂行させる。客観的に結果を比較する。(ビデオによる分析が有用かもしれない)
3．進歩している患者にある手続きの価値を示してもらったり、「証拠」を提供してもらう。
4．頭部外傷のない人々によっても代償的手続き(リスト、メモ、テープレコーダーなど)が広く使用されていることについて話し合う。

第III相：特定の方略の教授

注：もし第II相の発見手続き(例．ブレーンストーミングおよび結果のモニタリング)が効果的であるなら、特定の教授手続きはほとんど必要ないかもしれない。

手続き：

A．モデリング：方略の中のいくつかの段階について、治療者や仲間によってあるいはビデオや他のメディアを用いて見本を示すことができる。モデリングは、最初モデルによって方略を明確に言語化されて行われる。患者は、その後方略を復唱し、徐々に手がかりと独り言を減らしていく。

B．直接的指示：直接的指示は注意深くプログラムされた行動の教授手続きであり、方略を教えるために用いることができる。しかし、もしこのアプローチしか用いられないのであるなら、最高の結果は、一連の学習された行動の獲得(望ましい結果として)であるに過ぎず、これは方略的になるという目標へ向けての積極的な動きを伴うものではないであろう。

C．機能的練習：しかしながら、方略が獲得されたら、それは機能的活動を用いた自然な場面の中で頻回に繰り返されるべきである。

第IV相：汎化と維持

訓練の文脈を越えた方略的行動の汎化は、患者がその方略の使用を認識していること、方略固有の汎化の可能性と実用性、方略的行動や思考のための広い範囲の環境的サポート、そして汎化を拡大するためにデザインされた特別の教授手続きが結びついた結果である。

注1：汎化には方略的行動全般のみならず、特定の方略の汎化した使用も含まれる。
注2：もし汎化の獲得段階が機能的活動および自然な場面の文脈において生じるものであれば、汎化は別個の相ではないかもしれない。このことは非常に具体的なレベルにある人々にとってとりわけ重要である。
注3：もし患者が方略的態度を既に獲得し、積極的に自ら転移の機会を求める場合には、汎化は治療の相としてはあまり重要ではないであろう。
注4：患者の一部は方略的手続きを使用するために、漠然とではあるが環境的な手がかりが必要であるかもしれない。

1．目的：与えられた方略を必要とする状況と必要としない状況を区別する能力を改善させる。
・ビデオに録画された場面やロールプレイを用いることにより、適切な状況において正しく方略を使用している場面、不適切に使用している場面、適切な状況において方略の使用に失敗している場面を見せる。方略を必要とする条件について話し合う。
・短いビデオの場面を用いて、方略が文脈の中で適切に使われているか否かについて有効で正確な判断ができるよう患者を訓練する。

2．目的：様々な状況において方略を自発的に使用する頻度を増大させる。
・方略の訓練の中に、家族、仕事の上司、教師を含めることにより、(a) 特定の方略および方略的行動全般の使用に関して様々な機会を提供して、(b) 患者の方略の使用を強化し、(c) 方略的行動自体を作り上げる。
・方略の使用が成功したか失敗したかを記録する日誌を付けることを求める。汎化を明確な目標とさせる。

3．目的：方略的行動に対する患者の受容を高める。
・患者が方略を用いることによって成功していることを保証する。
・モチベーションを高める手続きが功を奏しているあらゆる活動(例えば、個人的イメージや隠喩、賞状など)を活用することにより、方略的行動の情緒的受容を促進する。

例えば長所と短所に対する自覚の改善を促進するための試み（第I相の一部）は、しばしば患者のリハビリテーションプログラム全体を通して続く。さらに汎化の作業は、手続きが臨床場面で習慣化する前に開始されるべきである。

まとめると、CHI患者が次第に方略的となることを援助してきた我々の経験は、方略的治療に関する以下の原則の重要性を強調する。(a) 治療は特に患者の目標に関連する方略的手続きとともに、自然で有意味な活動および場面の中に埋め込まれるべきである。(b) 治療は集中的に長期にわたって行われるべきである。(c) 目標は控えめなものとすべきである。(d) 全体としての環境は方略的思考および方略的行動に対して支持的で、それらを促進するものであるべきである。1つの特定の機能の側面を改善させるためにデザインされた個々の手続きとして方略を教えることの有効性に関する頭部外傷の文献報告があるが、我々が述べたように頭部外傷のリハビリテーションにおいて方略的治療の有効性を支持する実験的証拠はわずかである。しかし、教育心理学の文献において次第に多くの肯定的な証拠が蓄積されつつあり（Pressleyら，1990により概説されている）、Pressley (1993) はそうした証拠をCHI後の認知治療の領域に適用することを試みた。Ylvisaker & Szekeres (1989) は方略的行動に密接な関係のある実行機能の改善を促進するためにデザインされた多くの手続きを概説した。Meichenbaum (1993) はもう1つの関連する治療手続きのセットである認知行動変容を頭部外傷リハビリテーションに適用することについて論じた。

記　憶

記憶障害の治療では、記憶障害の特徴と範囲に関する注意深い分析が必要である。「記憶」という一般的な用語によって表される概念的領域は広く、様々な有用な方法で詳細に記されてきた（例えば、Dodd & White, 1980 ; Hintzman, 1978）。我々はこうした記憶障害に関する記述の一部に関連させて治療について論じるが、我々の分類が診断カテゴリー（すなわち個別の記憶障害）を表すのではないことに注意していただきたい。

記憶過程：符号化、貯蔵、検索

もし患者が情報の符号化に障害をもっていれば、治療は符号化の状況を操作することに向けられ、情報が表象され保持される可能性を高めるような方法で行われる。情報がよりよく保持されるのは、情報に注意が向けられて知覚され、完全に理解され、情報が個人の概念的枠組みにぴったり合う筋の通った構成で成り立ち、蓄えられている知識に統合され、個人的に重要性を持ち、明確な文脈をもっている場合であることは十分に立証されてきた（Brown, 1975, 1979）。

入力のコントロール　訓練の目的は、知覚および理解を確実にすることである。我々は、表30-2にあげられた技法と類似した方法を用いて、患者にどの部分がわからないのかを明確にすることを奨励する。それから患者は適切な「入力コントロール」と理解の方略を用いて、情報が提示される方法をコントロールすることを学習しなければならない（例については付録30-1を参照のこと）。

情報の構成を同定すること　我々は患者に、情報を走査してそこに内在する組織化を見出すことを奨励する。情報に内在する組織化には、スクリプト、時間系列、分類、主要な考えまたはテーマ、誰が・何を・どこで・いつ・なぜで表される構造が含まれる。

組織化すること　もし情報の中に明らかな構造を見出すことが出来なかったり、組織化が不適切なものである場合、我々は患者を励まして自分なりの組織化の図式を作らせる。例えばもし後で報告する価値がある出来事を観察するとしたら、その出来事を冗談または悲劇として分類することが役立つかもしれない。我々はこの活動のための刺激素材として、ロールプレイやビデオに録った場面を用いる。

新しい情報と古い情報とを統合すること（精巧にすること）　もし上記に述べた冗談または悲劇が、以前経験したおかしな話または悲劇的経験に関連しているとしたら、新しい情報はより記憶しやすくなるだろう。我々は患者に、同じロールプレイのエピソードまたはビデオの場面を用いて、この種の連合的方略を練習してもらう。

文脈の使用　我々は患者に、環境を目立つ特徴（例えば、人々・もの・場所）で走査することを奨

励し、後に文脈内の目標となる情報を想起するための手がかりとして用いることができるようにする。

外的補助手段の使用 我々は患者にメモ、記憶ノート、テープレコーダーなどを用いることを奨励する。それは重度の記憶障害を補う目的や、要求の多い環境の中で自立した機能を支持する目的で必要となるからである。ノートをとる方略を効果的に用いるために、思考をキーワードや句にまとめたり、略述したり図に表す技法を用いたりする更なる訓練がしばしば必要となる。

情報の検索は、符号化の際存在する手がかり（文脈の手がかりのみならず方略も含む）が、検索の状況でも存在するときに高まる（「符号化特異性」Tulving & Thomson, 1973）。したがって、患者は符号化の際の文脈を再構築することを練習すべきである。さらにもし符号化や検索に対する特定のアプローチが習慣化できるようになれば、符号化、検索両者の課題の際、同じ図式が用いられる可能性が増す。符号化および検索の際、我々が生じてほしいと望む認知過程を明瞭に強調するために、方略の一貫した形式または視覚表象を用いることは価値がある。最後に、もし患者が、自分が典型的に用いる符号化方略に気づいており、探索の際それらの方略を系統的に概観できるのであれば、記憶の目的的探索は広がる。特徴分析手続き（図30-1）はそうした検索方略の１つである。他のものについては付録30-1にあげてある。

エピソード記憶対意味記憶

エピソード記憶がかなり障害されている患者は、適切な知識ベースを有しているかもしれないが、私的体験の進行中の再生を保持することが出来ない。こうした患者がいわゆる一般で言う「記憶障害」を有する患者である。これらの患者の一部は遠い過去から重要な自伝的情報を想起することも困難である（逆向性健忘）。そうした重度のエピソード記憶障害の場合、我々は重要な生活史の流れを印刷したり写真によって表したものを用いて、患者が過去を再構築することを手伝う。さらに、いつでも我々は、患者にエピソード記憶の形成を刺激するあらゆる感情や意見、その他の反応を意識するよう求めるかもしれない。それほど重度でない患者では、記憶ノートおよび他の記憶術の方略が、見当識と情報検索を拡大する。

一方、比較的日常の出来事の喚起が保たれているにもかかわらず、意味的知識が重度に障害されている別の患者群があることが確かめられている。こうした患者の治療法は、エピソード記憶障害の患者に対する適切な治療とはかなり異なっている。治療の鍵は再教育であり、その中には、語彙、一般的情報、および他の学問的内容を教えることが含まれるであろう。適切な教材には学問的教科書が含まれるかもしれない。我々は地域の大学において、受傷前に大学教育を受けていた患者のための治療のコースを受講することをしばしば勧める。

入力モダリティ

閉鎖性頭部外傷では、視覚性記憶と聴覚性記憶の障害の程度が異なっていることがある。この場合には、患者にとってより得意なモダリティに情報を符号化することを勧める。たとえば、言語情報は図式や画像に表わすことができる。

無意識的記憶対意図的記憶

もし記憶過程に対する遂行コントロールが重度に障害されている場合には、記憶の治療にアプローチすることは方略的な観点からは不当であり有害である。そうした患者はしばしば前頭前野損傷を伴っており、ある程度のメタ認知的自覚や簡単には用いることの出来ない企画能力を要求するような記憶への意図的アプローチでは混乱を招くかもしれない。学習は、目標が覚えることではなく、具体的で個人的に意味のある課題を完遂させることである場合に拡大する。幼児の場合と同様に、学習は、面白く個人的に意味のある活動の副産物である。これらの患者の一定の目標は、常に活動の最終的な産物であるべきである（何かを学習することとは相対する）。臨床家の仕事は記憶されるべき情報が深く処理され、意図的な記憶方略がなくても記憶されるように活動をデザインすることである。

もし患者の行動が記憶するための意図的な試みによって抑制されるのでなければ、前に論じた方略的治療が適用できる。

ワーキングメモリー

ワーキングメモリーの構造上の容量（数唱で測定されるようなもの）は、CHI後に最もよく見られる記憶障害の側面には含まれない。しかし組織化

の方略を用いてワーキングメモリーの機能的容量を増大させる能力はしばしば障害される。数の系列や同様の刺激を用いた反復ドリルによりワーキングメモリー能力を拡大しようとする試みが成功することはほとんどない (Moffat, 1984)。むしろ我々は、記憶材料を意味的（有意味な単位でグループ化する）、統語的またはメロディ的なまとまりをつくることによって、あるいは特定の領域における知識を増大させることによってワーキングメモリーの機能的容量を増大させることを試みる。

組織化

回復中期における組織化の障害に焦点を当てた治療手続きについては既に論じた。回復後期における治療は、プロセスとしての組織化の改善に主として向けられる。後期段階の治療活動は、次第に組織化を要求するような文脈の中で、患者に思考や行動、言語表現に対して組織化を行うこと、そして組織化された思考手続きを方略的に用いることを求める。前に述べた組織化の図式が今度は意図的代償方略として用いられるであろう。

課題には、個人の社会的、教育的、あるいは職業的目標に関連していて、徐々に複雑さを増す機能的、統合的活動を企画し、遂行することが盛り込まれる。言語を組織化する課題には、物語を話したり書いたりすること、人々や物、事柄について記述すること、徐々に複雑なトピックで文章を書くこと、ゲームの仕方や特定の課題のやり方を人に教えること、説得したり納得させるための演説を書くこと、応募するための手紙を書くこと、レジメを書くこと、といった課題が含まれる。

我々は、個々の患者に役立つと思われる課題の組織化を表す書式やフローチャート、チェックリスト、図表、アウトラインおよび他の視覚的表示を数多く作ってきた。この治療段階では患者はこれらの組織化のためのガイドを自立して用いることが期待される。これらの書式はまた、グループの中で患者が協力的に働くのにも役立つし、治療チームのメンバーに共通の語彙を持たせ、汎化を促進するための共通した一連の手続きを与えるのにも役立つ。

問題解決と実際的推理

問題解決の熟達に関する研究は、効果的に問題解決を行う人の3つの明確な特徴を明らかにした。すなわち、(a) 問題を解決しようとする前に、その問題を明確にすることを試みる。(b) 直接の問題を、記憶に蓄えられているより一般的な問題の表象に関連させることを試み、それによって一連の関連する情報を決定し、他の問題解決場面に役立つアナロジーを使えるようにする。(c) 可能な解決を探るための計画を推し進める (Dodd & White, 1980)。この研究は次のことを示唆している。すなわち、よりよい問題解決者になるよう支援するための試みでは、処理の「末端」の側面（例えば「この場面であなたはどうするか話して下さい」）ではなく、処理の「前端」の側面（例えば「まさに問題は何であるのか？これはどんな種類の問題であるのか？」「それはあなたや他の人が今までに直面したことのある困難な状況と似ているか？そのような状況でどんなことが役立ったか？」）に多大な注意を向けるべきである。

問題解決に含まれる認知プロセスに関する他の研究は、問題解決の有効性に対するはなはだしい「領域特異性」があることを示唆している (Singley & Anderson, 1989)。これは1つには、有効な問題解決というものが、ある領域に関連する考慮すべき事柄に関する知識のみならず、当該の内容に関する特別な知識をもまた前提としているからである。軍の歴史におけるMontgomery将軍、野球のYogi Berra、宇宙物理学のStephen Hawking、そして地方のアーケードにおけるビデオゲームのチャンピオンプレーヤーのような偉大な問題解決者が他の領域に関しては有用な相談相手ではおそらくないのは、このような理由によるものである。すなわち、彼らの問題解決の魔法は、領域を越えて等しく有効に適用できるような、文脈から独立した技能ではないのである。むしろ彼らは、自分の興味ある領域の問題について明確に考える方法を学び、その領域について多くのことを知っているということである。

不運にも問題解決に焦点を当てたほとんどの「認知訓練」プログラムは、これら2つの原則とは相容れないものである。まず第1に、これらの練習は推理のプロセスの末端（「もし・・・ならあな

たはどうするか？」)に焦点を当てる傾向があるということである。臨床家はCHI患者が一般的な状況で適切な選択を行う知識は回復しているためにこの種の問題には的確に答えることができるかもしれないことをよく知っている。しかし同時に、CHI患者は、(a) 実生活の中では問題が起こっている場面に置かれていることを認識することに障害があり、(b) その問題をはっきりと定義することが困難で、(c) 問題を明確に考えるための関連する情報とアナロジーを整理することができず、(d) さまざまな解決策とそれらの相対的な利点とを熟考することが困難である、といった障害のうちのいくつかが組み合わさっているために、実際的な問題解決者としては非常に弱いのである。第2に、認知再訓練法は個人的に意味のある文脈(内容と場面)の中に埋め込まれることは多くないため、問題解決能力の改善が訓練場面の領域から、教育的、職業的、社会的な実生活に転移すると信じる理由はほとんどない。したがって、問題解決能力を改善させるための基礎として、ビデオゲームや練習帳、その他関連する活動に過度に頼ることには懐疑的とならなければならない。

治療場面および活動は、重要な問題について考えるための組織化された手続きの獲得を支援するために用いることができる。理想的には、これらの議論と練習はグループの中で生じることが望ましく、グループ内に存在する社会的手がかりを用いたり、何人かの参加者とともに行う発散的思考やグループ内でのみ可能な仲間同士の指導やフィードバックを利用することにつながる。構造化された治療場面では、我々は次のような形式を用いて問題について組織化された思考を行うことを奨励する。

1. 問題の同定：「簡単に言って、何が問題になっているのか？」
2. 問題の分類：「これはどんな種類の問題なのか？それは、今までに直面した他の難しい状況に似ているか？」
3. 目標の同定：「この問題を解決することによってあなたは何を得るのか？」
4. 関連する情報の同定：「この問題を解決するためにあなたが知る必要のあることは何か？この種の問題に対する役に立ちそうな経験をもっているか？」
5. 可能な解決方法の同定：「この問題を解決するためにおそらくあなたに何ができるか？」
6. 解決方法の評価：「これらの解決方法それぞれの、長所または短所は何か？」
そのために次のことを考えてみなさい：効果的であるか？それを行うことは可能か？時間は十分にあるか？それを行いたいか？規則を破らないか？以前このような解決方法は有効であったか？他の人達に対して、またはあなた自身に対して、あるいは環境に対して、それぞれどのような影響がおよぶか？
7. 決定：「一番賢いのは何をすることか？」
8. 計画の立案：「これを行うためにどのような計画を立てるか？」
9. 結果のモニタリングと評価：「それは有効であったか？あなたは満足しているか？何か新しい問題はないか？」

組織化された意図的な問題解決は、このように複数の段階からなるプロセスであり、多くの陳述的知識のみならず、以下に示すいくつかの異なったタイプの思考が関与する：主要な考えの収束的分離（上記1，3）；分散的（柔軟な、創造的な）思考（4，5，6）；関連性についての思考(4)；分類(2)；アナロジカルな推理(2，4，6)；収束的演繹的推理(7)；遂行目標の設定(3)；遂行計画と組織化(8)；遂行のモニタリングと評価(9)である。この種の統合的問題解決訓練の価値の1つは、それが機能的文脈を作り出すことであり、ともすれば臨床家が意味のない練習帳的訓練を行いがちであるさまざまなタイプの思考と推理を、そうした文脈の中で訓練することである。

患者はある種の問題について考えるためのワークシートとしてこの形式を用いるかもしれないが、脳損傷者あるいはそうでないにせよ誰に対しても、毎日の問題解決の際に日常的にこのように組織的で意図的であることを期待するのは正しくない。したがって、問題解決治療の重要な要素は実生活での指導であり、その中で臨床家は、患者が実生活において問題解決をする中で最も苦手な分野（おそらく問題を明らかにしたり、過去の経験につ

いて考えることが苦手であると思われる）を同定することを助け、また、実際の問題解決においてこれらの重要な弱点を克服するための方法を見つけられるよう援助する。臨床家はプロセスの中に適切なステップを設けること、および実際の問題が生じたとき（治療場面の内外で）、そうした問題をとらえ、それらの機会を用いてこの種の思考を鍛えることに熟練していなくてはいけない。さらに、日々接する人々（家族、直接関わるケアスタッフ、雇用主）は、より効果的な問題解決の促進における自分たちの役割に対して敏感になっていなければならない。

将来の方向

本章で我々はCHIの後遺症として、認知―コミュニケーション障害を有する患者のリハビリテーションに関する展望を概説してきた。これは１冊の本ではなく、１つの章であるため治療に関する多くの重要な領域を省略した。最も気づかれるのは、社会的認知と社会的技能に関してほとんど言及しなかったことである。これは、CHI後の地域への再統合において目立ってくる機能の側面である。我々はTBI患者の社会的技能を扱うための枠組みと手続きについて至る所で述べている（Ylvisakerら、1992b；Ylvisakerら、b-in press）。

この本の前の版の「将来の方向」の議論の中で、我々は次の10年以内に、評価道具と治療技術はこの患者群のために有用なものとなり、認知と行動の障害に対する薬物治療は実際に結果を改善させ、長期雇用と、重度のCHI後の重度の障害を持つ若い成人のニードに見合うよう特別に作られた生活設備のための資源が使えるようになるだろうと楽観的な期待をした。７年経って我々は進歩に関する評価を行ったが、結果は芳しいものではない。形式的評価道具を作成し、有効なものとすることにおいては有用な仕事はあったが、論争や理論的に疑問視される臨床実践が認知リハビリテーションの領域では依然多い。認知および心理社会的障害への薬物の影響は未だ大いに有望である。家庭や地域、雇用環境において患者を支援するための資源は非常に不足している。

肯定的な側面では、より冷静な認識、すなわち、コンピュータを用いた訓練によって重度の認知・心理社会的障害を有する患者の職業的、社会的生活が実質的に改善し得るという素朴な期待が、慢性の認知・コミュニケーション障害は最終的には個人の実生活の文脈の中で扱われなければならないという認識に道を譲った点があげられる。急性期を過ぎたあとのリハビリテーションサービス（言語病理学者によって提供されるものも含め）の焦点が医学的な施設に基づくモデルから、地域に基づく支援モデル（Kneipp & Paul-Cohen, 1993およびWilliams, 1993によって論じられている）に移ることは、次の10年にわたり確かに歓迎される発展であろう。しかしながら、このことはこの国のリハビリテーションサービスの理解のされ方および蓄積のあり方が根本的に変わらなければいけないことを意味するものである。

References

Adams, J. H., Graham, D. I., Murray, L. S., and Scott, G. (1982). Diffuse axonal injury due to non-missile head injury in humans: An analysis of 45 cases. *Annals of Neurology, 12*, 557–563.

Alexander, M. P. (1987). Syndromes in the rehabilitation and outcome of closed head injury. In H. S. Levin, J. Grafman, and H. M. Eisenberg (Eds.), *Neurobehavioral recovery from head injury* (pp. 192–205). New York: Oxford.

Alexander, M. P., Benson, D. F., and Stuss, D. T. (1989). Frontal lobes and language. *Brain and Language, 37*, 656–691.

American Speech-Language-Hearing Association (ASHA) (1988, March). The role of speech-language pathologists in the identification, diagnosis, and treatment of individuals with cognitive-communicative impairments. *ASHA, 30*, 79.

Ben-Yishay, Y., and Prigatano, G. P. (1990). Cognitive remediation. In M. Rosenthal, E. Griffith, M. Bond, and J. D. Miller (Eds.), *Rehabilitation of the adult and child with traumatic brain injury* (pp. 393–409). Philadelphia, PA: F. A. Davis.

Berrol, S. (1990). Issues in cognitive rehabilitation. *Archives of Neurology, 47*, 219–220.

Bigler, E. D. (1988). Frontal lobe damage and neuropsychological assessment. *Archives of Clinical Neuropsychology, 3*, 279–297.

Bjorkland, D. (1985). The role of conceptual knowledge in the development of organization in children's memory. In M. Pressley and C. Brainerd (Eds.), *Basic processes in memory development* (pp. 103–134). New York: Springer-Verlag.

Brooks, N., McKinlay, W., Symington, C., Beattie, A., and Campsie, L. (1987). Return to work within the first seven years of severe head injury. *Brain Injury, 1*, 5–19.

Brown, A. L. (1975). The development of memory: Knowing, knowing about knowing, and knowing how to know. In H. W. Reese (Ed.), *Advances in child development and behavior* (Vol. 10, pp. 103–152). New York: Academic Press.

Brown, A. L. (1979). Theories of memory and problems of development, activity, growth, and knowledge. In F. I. M. Craik and L. Cermak (Eds.), *Levels of processing and memory* (pp. 225–258). Hillsdale, NJ: Lawrence Erlbaum.

Butler, R. W., and Namerow, M. D. (1988). Cognitive retraining in brain injury rehabilitation: A critical review. *Journal of Neurologic Rehabilitation, 2*, 97–101.

Courville, C. B. (1937). *Pathology of the central nervous system*. Mountain

View, CA: Pacific Press.
Dodd, D., and White, R. M., Jr. (1980). *Cognition: Mental structures and processes.* Boston, MA: Allyn & Bacon.
Eslinger, P. J., and Damasio, A. R. (1985). Severe disturbance of higher cognition following bilateral frontal lobe oblation: Patient EVR. *Neurology, 35,* 1731–1741.
Flavell, J. H. (1985). *Cognitive development* (2nd ed.). Englewood Cliffs, NJ: Prentice-Hall.
Gennarelli, T. A., Thibault, L. E., Adams, J. H., Graham, D. I., Thompson, C. J., and Macincin, R. P. (182). Diffuse axonal injury and traumatic coma in the primate. *Annals of Neurology, 12,* 564–574.
Gobble, E. M., and Pfahl, J. C. (1985). Career development. In M. Ylvisaker (Ed.), *Head injury rehabilitation: Children and adolescents* (pp. 411–426). Austin, TX: Pro-Ed.
Groher, M. E., and Ochipa, C. (1992). The standardized communication assessment of individuals with traumatic brain injury. *Seminars in Speech and Language, 13,* 252–262.
Hagen, C. (1981). Language disorders secondary to closed head injury. *Topics in Language Disorders, 1,* 73–87.
Halpern, H., Darley, F. L., and Brown, J. R. (1973). Differential language and neurologic characteristics in cerebral involvement. *Journal of Speech and Hearing Disorders, 38,* 162–173.
Hartley, L. L. (1990). Assessment of functional communication. In D. E. Tupper and K. D. Cicerone (Eds.), *The neuropsychology of everyday life: Assessment and basic competencies* (pp. 125–168). Boston, MA: Kluwer Academic Publishers.
Hartley, L. L. (1992). Assessment of functional communication. *Seminars in Speech and Language, 13,* 264–279.
Heilman, K. M., Safran, A., and Geschwind, N. (1971). Closed head trauma and aphasia. *Journal of Neurology, Neurosurgery and Psychiatry, 34,* 265–269.
Hintzman, D. L. (1978). *The psychology of learning and memory.* New York: W. H. Freeman Co.
Hresko, W. P., and Reid, D. K. (1988). Five faces of cognition. Theoretical influences on approaches to learning disabilities. *Learning Disability Quarterly, 4,* 211–216.
Katz, D. I. (1992). Neuropathology and neurobehavioral recovery from closed head injury. *Journal of Head Trauma Rehabilitation, 7,* 1–15.
Kavale, K., and Mattson, P. (1983). "One jumped off the balance beam": Meta-analysis of perceptual-motor training. *Journal of Learning Disabilities, 16,* 165–173.
Kay, T., and Lezak, M. (1990). The nature of head injury. In D. W. Corthell (Ed.), *Traumatic brain injury and vocational rehabilitation* (pp. 21–65). Menomonie, WI: University of Wisconsin, Stout.
Kneipp, S., and Paul-Cohen, M. S. (1993). Community-based services and supports for individuals with traumatic brain injury. *Seminars in Speech and Language, 14,* 32–42.
Lange, G. (1978). Organization-related processes in children's recall. In P. Ornstein (Ed.), *Memory development in children* (pp. 101–128). Hillsdale, NJ: Lawrence Erlbaum.
Levin, H. S., Benton, A. L., and Grossman, R. G. (1982). *Neurobehavioral consequences of closed head injury.* New York: Oxford University Press.
Levin, H. S., Goldstein, F. C., High, M. M., and Williams, D. (1988). Automatic and effortful processing after severe closed head injury. *Brain and Language, 7,* 283–297.
Levin, H. S., Grossman, R. G., Sarwar, M., and Meyers, C. A. (1981). Linguistic recovery after closed head injury. *Brain and Language, 12,* 360–374.
Lezak, M. D. (1982). The problem of assessing executive functions. *International Journal of Psychology, 17,* 281–297.
Livingston, M. G., and Brooks, D. N. (1988). The burden on families of the brain injured: A review. *Journal of Head Trauma Rehabilitation, 3*(4), 6–15.
Mandler, G. (1967). Organization and memory. In K. W. Spence and J. T. Spence (Eds.), *The psychology of learning and motivation* (Vol. 1). New York: Academic Press.
Mann, L. (1979). *On the trail of process: A historical perspective on cognitive processes and their training.* New York: Grune & Stratton.
Mateer, C. A., and Williams, D. (1991). Effects of frontal lobe injury in childhood. *Developmental Neuropsychology, 7,* 359–376.
Mayes, A. (1988). *Human organic memory disorders.* New York: Cambridge University Press.
Meichenbaum, D. (1993). The "potential" contribution of cognitive behavior modification to the rehabilitation of individuals with traumatic brain injury. *Seminars in Speech and Language, 14,* 18–30.
Mentis, M., and Prutting, C. A. (1991). Analysis of topic as illustrated in a head-injured and a normal adult. *Journal of Speech and Hearing Research,* 34, 583–595.
Moffat, N. (1984). Strategies of memory therapy. In B. Wilson and N. Moffat (Eds.), *Clinical management of memory problems* (pp. 63–88). Rockville, MD: Aspen Systems.
Newcombe, F. (1969). *Missile wounds of the brain.* London: Oxford University Press.
Pressley, M. (1993). Teaching cognitive strategies to brain-injured clients: The good information processing perspective. *Seminars in Speech and Language, 14,* 1–16.
Pressley, M. and Associates. (1990). *Cognitive strategy instruction that really improves children's academic performance.* Cambridge, MA: Brookline Books.
Pressley, M., Borkowski, J. G., and Schneider, W. (1989). Good information processing: What is it and what education can do to promote it. *International Journal of Educational Research, 13,* 857–867.
Prigatano, G. P. (1986). *Neuropsychological rehabilitation after brain injury.* Baltimore, MD: Johns Hopkins University Press.
Prutting, C. A., and Kirchner, D. M. (1987). A clinical appraisal of the pragmatic aspects of language. *Journal of Speech and Hearing Disorders, 52,* 105–119.
Rosch, E. (1977). Classification of real-world objects: Origins and representations in cognition. In P. N. Johnson-Laird and P. C. Watson (Eds.), *Thinking: Readings in cognitive science.* New York: Cambridge University Press.
Sarno, M. T. (1980). The nature of verbal impairment after closed head injury. *Journal of Nervous and Mental Disease, 169,* 685–692.
Sarno, M. T. (1984). Verbal impairment after closed head injury: Report of a replication study. *Journal of Nervous and Mental Disease, 172,* 475–479.
Sarno, M. T., Buonaguro, A., and Levita, E. (1986). Characteristics of verbal impairment in closed head injured patients. *Archives of Physical Medicine and Rehabilitation, 67,* 400–405.
Schacter, D. L., and Glisky, E. L. (1986). Memory remediation: Restoration, alleviation, and the acquisition of domain-specific knowledge. In B. Uzzell and Y. Gross (Eds.), *Clinical neuropsychology of intervention* (pp. 257–282). Boston, MA: Martinus Nijhoff Publishing.
Siegler, R. (1986). *Children's thinking.* Englewood Cliffs, NJ: Prentice-Hall.
Singley, M. K., and Anderson, J. R. (1989). *The transfer of cognitive skill.* Cambridge, MA: Harvard University Press.
Smirnov, A. (1973). *Problems in psychology and memory.* New York: Plenum Press.
Smith, E. (1978). Theories of semantic memory. In W. Estes (Ed.), *Linguistic functions in cognitive theory.* Hillsdale, NJ: Lawrence Erlbaum.
Sohlberg, M., and Mateer, C. (1989). *Introduction to cognitive rehabilitation: Theory and practice.* New York: Guilford Press.
Stuss, D. T., and Benson, D. F. (1986). *The frontal lobes.* New York: Raven Press.
Szekeres, S. F., Ylvisaker, M., and Cohen, S. (1987). A framework for cognitive rehabilitation therapy. In M. Ylvisaker and E. M. R. Gobble (Eds.), *Community reentry for head injured adults* (pp. 87–136). Austin, TX: Pro-Ed.
Thomsen, I. V. (1975). Evaluation and outcome of aphasia in patients with severe head trauma. *Journal of Neurology, Neurosurgery and Psychiatry, 38,* 713–718.
Tulving, E. (1972). Episodic and semantic memory. In E. Tulving and W. Donaldson (Eds.), *Organization of memory* (pp. 382–403). New York: Academic Press.
Tulving, E., and Thomson, D. (1973). Encoding specificity and retrieval processes in episodic memory. *Psychological Review, 80,* 352–373.
Welsh, M. C., and Pennington, B. F. (1988). Assessing frontal lobe functioning in children: Views from developmental psychology. *Developmental Neuropsychology, 4,* 199–230.
Williams, J. M. (1993). Supporting families after head injury: Implications for the speech-language pathologist. *Seminars in Speech and Language, 14,* 44–59.
Wood, D., Bruner, J., and Ross, G. (1976). The role of tutoring in problem solving. *Journal of Child Psychology and Psychiatry, 17,* 89–100.
Ylvisaker, M. (1992). Communication outcome following traumatic brain injury. *Seminars in Speech and Language, 13,* 239–250.
Ylvisaker, M., Chorazy, A., Cohen, S., Nelson, J., Mastrelli, J., Molitor, C., Szekeres, S., and Valko, A. (1990). Rehabilitative assessment following head injury in children. In M. Rosenthal, E. Griffith, M. Bond, and J. D. Miller (Eds.), *Rehabilitation of the adult and child with traumatic brain injury* (pp. 558–592). Philadelphia, PA: F. A. Davis.
Ylvisaker, M., Feeney, T. J., and Urbanczyk, B. (1993). Developing a positive communication culture for rehabilitation: Communication training for staff and family members. In C. J. Durgin, N. D. Schmidt, and L. J. Fryer (Eds.), *Staff development and clinical intervention in brain injury rehabilitation* (pp. 57–85). Gaithersburg, MD: Aspen Publishers.
Ylvisaker, M., Hartwick, P., Ross, B., and Nussbaum, N. (in press a). Cognitive

assessment. In R. Savage and G. Wolcott (Eds.), *Educational programming for children and young adults with acquired brain injury.* Austin, TX: Pro-Ed.

Ylvisaker, M., and Szekeres, S. (1989). Metacognitive and executive impairments in head injured children and adults. *Topics in Language Disorders, 9,* 34–49.

Ylvisaker, M., Szekeres, S., Haarbauer-Krupa, J., Urbanczyk, B., and Feeney, T. (in press b). Speech and language intervention. In R. Savage and G. Wolcott (Eds.), *Educational programming for children and young adults with acquired brain injury.* Austin, TX: Pro-Ed.

Ylvisaker, M. S., Szekeres, S. F., and Hartwick, P. (1992a). Cognitive rehabilitation following traumatic brain injury. In M. Tramontana and S. Hooper (Eds.), *Advances in child neuropsychology* (Vol. 1, pp. 168–218). New York: Springer-Verlag.

Ylvisaker, M., Szekeres, S. F., Hartwick, P., and Tworek, P. (in press c). Cognitive intervention. In R. Savage and G. Wolcott (Eds.), *Educational programming for children and young adults with acquired brain injury.* Austin, TX: Pro-Ed.

Ylvisaker, M., Szekeres, S., Henry, K., Sullivan, D., and Wheeler, P. (1987). Topics in cognitive rehabilitation. In M. Ylvisaker (Ed.), *Community reentry for head injured adults* (pp. 137–215). Austin, TX: Pro-Ed.

Ylvisaker, M., and Urbanczyk, B. (1990). The efficacy of speech-language pathology intervention: Traumatic brain injury. *Seminars in Speech and Language, 11,* 215–225.

Ylvisaker, M., Urbanczyk, B., and Feeney, T. J. (1992b). Social skills following traumatic brain injury. *Seminars in Speech and Language, 13,* 308–321.

Zasler, N. D., Kreutzer, J. S., and Taylor, D. (1991). Coma stimulation and coma recovery: A critical review. *NeuroRehabilitation, 1,* 33–40.

付録30-1

認知障害を有する患者のための代償的方略の例

注意と集中
A．外的補助手段
 1．特定の時間、注意を集中させるためにタイマーあるいは目覚まし時計を使う。
 2．仕事の環境を整え、妨害刺激を取り除く。
 3．課題の計画を文字あるいは絵に表し、その中に休憩時間および補給を盛り込む。課題の進行を示すためにマーカーで印を付けていく。
 4．注意を維持するための合図として、仕事場の目立つところに記号カードまたは絵カードを貼る。
B．内的手続き
 1．仕事の持続時間を含め、徐々に要求水準を上げた目標を自身で設定する。
 2．自己指示(例．「自分はぶらぶらしているか？自分は何をするはずなのか？今何をしていなければいけないのか？」)（訓練期間中は手がかりを書いたカードが必要であるかもしれない）

見当識（時間、場所、人物、出来事に対する）
A．外的補助手段
 1．日誌や日記、またはテープレコーダーにその日にあった重要な情報や出来事を記録しておく。
 2．容易に同定できない人の写真を参照する（日誌に写真を貼って持ち歩く）。
 3．予約帳または日々のスケジュールシートを使う。
 4．目覚まし時計を一定間隔にセットしておく。
 5．空間的定位のために地図または写真を参照する。地図に目印を付ける。
B．内的手続き
 1．週の間で起点となる時点または出来事を選択し、それ以前またはその後の時点を再構築することを試みる（例．「私の誕生日は水曜日でそれは昨日だったから、今日は木曜日に違いない」）。
 2．必要な場合は、時間や日付、その他類似の情報を教えてくれるように頼む。
 3．環境内の目標を探す。

入力コントロール（量、長さ、複雑さ、速度、干渉）
A．聴覚性
 1．話し手にフィードバックする(例．「ゆっくり話して下さい；速く話して下さい；情報をもっと細かく分けて教えて下さい」)。
 2．別の形で反復してくれるよう頼む（例．「それを書いて下さいませんか？」)。
B．視覚性
 1．もう少し長くまたは再度見せてくれるように頼む。読むのにもう少し時間をくれるように頼む。
 2．ページの部分を隠し、見える部分を「時計回りに」または「左から右に」といった具合に系統的に見ていく。
 3．走査することを助け、今見ている場所を保持するために指やインデックスカードを用いる。
 4．書かれたものの左右の余白や、空間の終わりとしての上下の区分がわかるように記号を用いる。
 5．大きな活字で書かれた本や録音図書を用いる。
 6．口述してくれるよう頼む。
 7．詳しく調べるために、置いてある場所からものを取る。その後元の場所にそれを戻して再度眺めて

みる。
　8．一番よく見える視野内に物を置き、視覚的に妨害となる物を取り除く。
　9．視野の欠けている部分を補うために頭を動かす。

理解と記憶過程
A．自問自答(例．「自分は理解しているか?質問する必要があるか?これは自分にとってどのように意味があるのか?これは自分が知っていることとどのように合致するか?」)を用いる。内容をまとめ、あるいは説明し、話し手や書かれたもの、あるいは参照資料を用いてチェックすることにより、定期的にGMC(ギャップ、誤解、混乱)がないかどうか探す。
B．特に重要な、あるいは興味のある新しい情報についての「枠組み」または背景を作り上げる。特に興味のあるトピックに関してサマリーや一般の教科書を読んだり、詳しい人に尋ねる(枠組み作りの手続き)。
C．談話資料を拡大するための学習手引きを用いる（例えば、SQ3R手続き、すなわちsurvey概観する、question質問する、read読む、recite暗唱する、review復習する、を用いる)。
D．教科書的な資料の中の重要な関連事項を表やグラフにする。
E．外的記憶補助手段を用いる(例．テープレコーダー、日誌、覚え書き、メモ、時間の流れを書いたり絵に表したもの)。
F．陰で、または公然と、聴覚言語的にまたは運動（パントマイム）を使ってリハーサルを行う。
G．組織化する。入ってくる情報を走査したり順序づけたりする。
H．記憶術を用いる。位置、押韻、イメージ（有意味な関連、新規な関連）などを活用する。
I．情報をより深く符号化し、それに続く検索を促進するような図表や書式を用いる。
J．情報を個人的生活体験および現在の知識に関連づける。過去の出来事を再構築するのを助けるために基本的な事柄（例．レストランへ行くこと、食料品を買うこと）に関する意味的知識を活用する。
K．目標となる情報が将来必要となったり用いられたりする場面を考案し記述する。
L．検索する時は情報が受け取られた状況を再構築する。
M．視空間的情報を言語化する(例．「XはYの左側にある」)。言語情報をグラフや絵、マンガ、行為に基づいたイメージなどに視覚化する。
N．指定された場所に物をしまっておく。

語想起
A．様々なカテゴリーおよび下位カテゴリーに従って語彙的記憶を探索する（例．人物：家族)。
B．概念について述べる。遠回しであっても自由に語る(主題について、あるいは主題に関連することを話す)。
C．ジェスチャーやサインを用いる。
D．文にしたり、その語の意味を表す句を用いてみる。
E．アルファベットの文字や音で探す（名前のように限られたカテゴリーの語を想起する際により有効)。
F．その概念に関する知覚的属性および意味的特徴を述べる。
G．その物の絵を描く。
H．その単語を書く。
I．その物が置かれた場面のイメージを創造し、その場面について述べてみる。
J．その逆を想起してみる。
K．心の中のイメージと自由に関連させる。
L．人の名前をその人の体の特徴または同じ名前の知っている人と関連させる。

思考の組織化と言語表現
A．構造化された思考手続きを用いる（例．「特徴分析の手引き」図30-1)。

B．体験に関する実際の、または想像した記述をするためのスクリプトに関する知識を用いる（物語）。
C．事柄の適切なつながりを維持するために、時間的流れを構築する。
D．どんな会話でも話題に注意する。表現の主たるポイントについて自問する。突然話題を変える前に他の人に知らせる。
E．自分の言葉が紛らわしいものであったかどうか他の人からのフィードバックに注目する。顔の表情などを見たり、あるいは直接聞き手に対して「私の言っていることは明解ですか」と尋ねる。
F．重要なコメントや質問は反復して自分自身でよく聞く。
G．話す時間や一回の順番で話す文章の数について制限を設ける。

推理、問題解決、判断
A．問題解決の手引きを用いる。
B．他に取りうる方法あるいは結果について自問する（例．「他に私にできたことは何か？」「もしそれがそうするとしたらどんなことが起こるだろうか？」）。
C．少なくとも二つの異なった見通しをもって可能な解決法を考えてみる。
D．ある行動に対し適切か不適切かに関する手がかりを求めて環境を走査する（例．他の人達の顔の表情、「禁煙」のようなサイン、場面が形式的であるかそうでないか）。
E．特別な状況においてのみ適切な行動のための特定の時間や場所を設定する。
F．成功する手続きを一般化できる状況を積極的に心に描く。

自己モニタリング
A．「間」、「停止」、「自分は今すべきことをしているか？」ということを意味する記号やサインを目立つ場所に貼ったりアラームを用いる。
B．自己モニタリングの手がかりとするために本やノートの特定の場所にカードをはさんでおく（例．「自分が読んだものをまとめなさい」）。
C．特定の自己指示と関連する情動とを対にする（例．怒ったときは「冷静に」という自己指示）。

課題の組織化
A．課題の組織化のためのチェックリストを用いる：資料、連続的なステップ、時間の流れ、結果の評価。課題が終わったらそれぞれについてチェックを行う。
B．仕事の空間を準備し、課題の要求に応じて空間を割り当てる。

第5部
成人失語症治療をめぐる職業的考察
PROFESSIONAL CONSIDERATIONS

第5部

第31章

研究原理の言語治療への応用

CONNIE A. TOMPKINS

　大多数の臨床家はわれわれの仕事における直感的・芸術的性質を重視している。しかし同時に、効果的な臨床的マネージメントは直感のみでは進まないことも多くの臨床家は知っている。Kearns (1993) がほのめかしているように、"臨床プロセスにおいて科学的思考と測定法を適用しないのが誤りであることは、臨床の場に入るときわれわれの共感や直感、思いやりの態度をなおざりにするのが誤りであるのと同様である" (p.71)。本章では、臨床における意思決定への科学的アプローチを提唱し、まず学術情報の消費者としての臨床家の役割を強調する。次に、治療の計画と実施への体系的アプローチの利点を挙げ、臨床家が専門的データベースとして貢献できる方法を示唆する。最後に、学術情報の治療への応用における将来の傾向について考察する。

定義とパースペクティブ

研究と科学の性質

　本論に入る前に、関連用語について簡単に復習し、研究と科学的探求にとって重要な側面について考えてみよう。研究とは、疑問を投げかけ、それに答えていくプロセスとみなすことができるが、それは、結果の信頼性、妥当性、一般性を達成する確率を最大にするための一連の基準と方法によって構造化されている。

　信頼性とは、知見の安定性、一貫性、再現性を指す。よく知られたタイプに、観察者信頼性（観察者間と観察者内）と検査―再検査信頼性とがある。これらや関連する指標（例、平行／交替型信頼性）は、行動を測るのに標準化された検査を用いようと標準化されていない探査を用いようと、評価されなければならない。

　信頼性の解釈におけるもう一つの重要な概念は標準誤差である。標準誤差は、特定の統計量（平均値、中央値、相関、比例、平均値の差）の精度を反映するものであり、これら統計量が繰り返し試行において引き出されたなら得られるであろうランダムな揺動を推定することによってなされる。これに関連して、測定の標準誤差と呼ばれる統計量は、特定のテストを繰り返し施行して成績を測定したときの一貫性を推定する。得られた得点に比して標準誤差が大きければ大きいほど、個々の得点が他の得点と本当に異なるのかどうか（例、治療後の変化があるかどうか）を言うのが難しくなる。さまざまな標準誤差の統計量の計算と解釈

を論ずることはこの章の範囲を超えている。さらに詳しく知りたいときは、たとえばKerlinger(1967)などを参照してほしい。

よりなじみの薄い信頼性の他の2型についても簡単にふれておこう。まず、内部一貫性信頼性は、テスト項目の等質性を反映している。項目をいつ合計しても、"統語理解"とか"呼称能力"といった一つの構成概念の"合計点"の測定が出てくるという許容できるレベルが示されるべきである。もし足すべき項目同士が同じものを測っていなかったら、それらを組み合わせて一つの得点とするのは、あたかもことわざでいうリンゴとオレンジを比較するようなものである。手続き信頼性データは、実験条件や治療方法自体を研究において実施するときの一貫性を指す。独立変数の信頼性としても知られるこの手続き信頼性は、言語治療の文献ではしばしば無視されている。この章の他の節でこの概念に戻る予定である。

さて妥当性は、測定の"真実度"を指す。妥当性の定義は次の設問に端的に示されるだろう：われわれは、われわれが測定していると考えているものを測定しているのだろうか？　われわれの多くは、妥当性はいったん文書で証明されると、特定のテストや測定法の固有不変の属性であると想定する。しかしこの用語は、われわれがテストや測定から引き出す推論によりよく当てはまる：すなわち、われわれが引き出したいと思っている結論、われわれが検査した個人、われわれが従った手順の全てが妥当性の要件に影響する。テストと測定についてよく知られている妥当性のタイプに、内容的妥当性、基準関連妥当性（予測的妥当性・併存的妥当性）、構成概念妥当性がある。

妥当性のいくつかのタイプは、研究をデザインし評価するうえで重要である。内部妥当性は、観察された変化を、アーチファクトや混同変数ではなく、実験的治療や条件にどの程度帰することができるかを反映する（Campbell & Stanley, 1966）。外部妥当性は、結論の一般性ないし代表性（Campbell & Stanley, 1966）に相当し、知見が特定の母集団、場面、治療・測定変数にどの程度適用され得るかに関わる[a]。忘れてはならない重要なことは、信頼性は必ずしも妥当性を保証しないことである。VentryとSchiavetti(1980)は常に1.5ポンド外れる秤の例を挙げている：これは信頼性のある器具だが、妥当性のある器具とはいえない。

信頼性と妥当性を最大にするための知識は研究を遂行し評価するうえで欠かせないものであり、この章の後半で言語治療研究に特有の信頼性と妥当性の問題について検証する。しかし、Chial(1985)がいうように、科学への献身はまた心の問題でもある。科学的態度の核心をなすいくつかの原則を表31-1に示した。表中の下から2番目の項目は臨床的意義に焦点を当てたものであるが、簡単にコメントしておこう。臨床的意義に関する事項は効果の適切性や意義の判断を表す。治療後に5％の統計学的に有意な成績変化があったとして臨床的に意味のある違いと言えるかどうか。答えは一筋縄にはいかない。というのは、変化の重要性は標的となった特定の行動、クライエントの機能レベル、治療目標の性質などの要因によるからである。しかし、臨床的意義の問題は研究者も臨床家もともに銘記すべきものである。この章の後半でふたたびこの問題に立ち返る予定である。

---

a）研究における内部・外部妥当性を弱める因子はまた、テスト器具の妥当性にも影響する（Franzen, 1989）。

表31-1　鍵となるいくつかの科学的原則と価値

- 検証可能性：命題と問題点は評価するに十分なだけ特定されている。
- 追試可能性：報告が十分詳細で、知見が追試できる。
- 客観性：独断と偏見を排除している；反対の証拠や他の解釈も考慮されている。
- 体系性：理論と実験とが論理的に順序よく評価・展開されている。
- 仮説可能性：誤りの可能性と発生源とが考慮されている；答えの捉えにくさが理解されている。
- 臨床的意義に関する事項：結果の重要性と関連性とが評価されている。
- 人間としての被験者保護に関する事項：研究プロジェクトに参加する人々の福祉が優先されている。

臨床家にとっての科学の価値

臨床家はなぜ研究と科学に関心を持たねばならないか？ 少なくとも5つの理由がすぐに思い浮かぶ。第一に、何であれ生活における賢い消費者になるためには、批判的に考える必要がある。われわれにとってこのことは、われわれが専門家として消費する刊行されたデータと卒後教育の情報に適用される。専門家の会議で刊行ないし発表されたことには、特に権威のある人によってなされると、何でも直ちに価値を認めてしまう傾向があるだろう。この種の後光効果（Perkins, 1985）を防ぐためには、研究の評価法を学ばねばならない。第二に、科学の原則と技術は、効果的な臨床業務の指針となる。診断と治療は、仮説―検証の実践であると長年の間みられている。臨床家は毎セッション、適切な設問や仮説を立て、関係を想定し、それらをどのように（信頼性と妥当性をもって）評価するかを決め、データを収集、解釈する。第三に、臨床家はわれわれの診断・治療活動の基礎をなすデータベースに重要な貢献をなすことができる。さまざまな評価・治療アプローチの効果、有効性は憶測を許さず、臨床的研究が大いに必要とされる。関連して第四に、臨床家は自らのサービスの効果を評価する倫理的責任がある（ASHA, 1992）。この点について、Rosenbekら（1989, p.12）は次のように主張している：〝‥‥検証を受けていない治療は非倫理的である。それゆえ臨床業務には臨床的実験作業が含まれなければならない〟。最後に、科学的アプローチは情報に裏打ちされた好奇心をあおり、われわれが常に専門家として成長し考えるのを助ける。科学的態度は〝燃えつき〟を防ぐのにも役立つだろう。というのは、疑問点を探し異なる仮説を追求していくことは、生きることをおもしろくするからである。この章の次節では、研究の消費者と潜在的生産者としての臨床家に焦点を当てる。

研究の消費者としての臨床家

研究情報の消費者としてのわれわれの役割は、われわれが受け入れられるもっとも重要な役割の一つである。卒後教育の努力に参加することは賞賛に値するが、批判的評価なしに情報を吸収したり広めたりしたら何の価値もないことである。

研究を評価する設問

刊行された論文や学会発表を評価する一般原則を記述するのに役立つ文献は巷に溢れている。ここではその中からいくつかを要約して、消費者のための12の設問の形で、神経疾患患者や高齢者に特有の工夫と例を添えて示す。設問の大部分は〝基礎〟と〝治療効果〟についての研究に関するものである。これらは基本的にKent（1985a）、Silverman（1985）、VentryとSchiavetti（1980）から抜粋した[b]。

1．説得力のある理由づけと仮説が与えられているか。 理由づけと仮説に与えられている比重は、それまでの文献の臨床的検討、正常プロセスについての知識、そしてもちろん臨床的観察と直感を含めた情報源によってさまざまである。もっとも健全な理由づけと仮説はこれらの基本のうちの2つ以上に根ざしている。〝もし‥‥だったらどうなるだろうかと思う〟のような理由づけは、明らかに他の情報源からの援助と開発を必要とする。しかしほとんどの場合、われわれは与えられた仮説や問題点にとって説得力のあるケースが提示されるかどうか決めなければならない。

2．研究の問題点に解答を与えることができるか。 研究評価の観点からは、答えられる問題点は明示的に特定されているものである。十分特定された問題点は、適切に書かれた行動目標のようなものである。〝聴覚的理解力を改善すること〟のような臨床的目標と〝8学年レベルのパラグラフ発話において含まれる主要概念についてのYes/No質問で85％を達成すること〟のような臨床的目標とは明らかに異なる。後者の方が測定しやすい。もう一つ例をとると、〝失語症の治療は有効か〟という古いよくある効果についての設問は操作的特定を欠いており、いくつかの研究においてはおそらく答えることができない。より答えやすい設問には、治療の性質、被験者となる患者のタイプ、何をもって〝効果あり〟とするかの基準が示され

---

b）これらの問題のいくつかはTompkins（1992）が詳述している。

ている。

　3．研究の対象とするクライエントは想定したグループを代表しているか。　だいぶ前にDarley(1972)は失語症の例を用いて、研究者は"失語症"によって何を意味しているか定義し運用可能にすべきであると強調している。失語症検査で成績が低下せず、"脳卒中"を1回も起こしていなかったら、失語症の診断を棄却するのに十分な証拠である。他にいくつかの種類の非失語言語障害が中枢神経系の損傷後に生じ、この診断上の違いは単純な意味的区別をしのぐものがある。われわれは伝統的な失語症治療が、孤立性構音障害の患者や言語障害が混乱状態や重度記憶障害など他の認知的問題の中に埋もれているような患者にとって役立つとは思わない。この問題に取り組むためには、本質的診断や特徴（例、流暢vs非流暢性失語）に関する判断のための基準、原則、信頼性を報告するべきである。とりわけ質的ないし主観的判断のためには、研究の結果に利害関係のない人による独立した検証をしてもらうのが望ましい。

　4．被験者は、結果の信頼性、再現性、一般性の評価が可能なくらいに詳細に記述されているか。ここでも失語症についての描写を例に挙げると、失語症になってからの期間、障害の重症度、失語症のタイプ、原因疾患、神経学的・精神医学的既往歴、感覚・運動の状態、文字習熟度などの多数の変数が治療研究結果に影響を与え得る（Rosenbek et al., 1989；Shewan, 1986）。同じような要因が他の神経学的障害をもつ人についての研究にも影響を及ぼし、その中のあるものは正常老人のコミュニケーション行動を特徴づけるにも適切である。もちろん、治療やプローブ刺激の処理とそれらへの反応のための要素的スキルや前提（例、視覚的・聴覚的知覚能力）を特定し、測定する必要がある。

　Brookshire（1983）は、被験者の問題についての彼の論文の中で、失語症患者のための最小限の記述語リストを提案している。他の研究者も（例、Rosenbek, 1987；Rosenbek et al., 1989；Tompkins et al., 1990）、さらにいくつかの可能性を提示し、有効性が証明済みの記述語を運用可能にする新しい方法について論じている（表31-2をみよ）。どの研究においてもこれら変数の全てが記述されるのを期待するのは実用的でないし、そんな必要もない。しかしながら、さらに特定的に運用可能にされた指標をもってしても、消費者はいと

表31-2　神経学的障害をもつ人々について有益な記述的情報

Brookshire（1983）	年齢	病因
失語症の場合	教育	発症後経過時間
	性別	失語症の重症度
	病前の利き手	失語症のタイプ
	情報源	病変部位
Rosenbek（1987）	危険因子	他の医学的因子
	喫煙	服薬
	運転	けいれん発作
	肥満	
	糖尿病	
	高血圧	
Rosenbek et al.（1989）	訓練意欲	
	学習能力	
	般化能力	
	保持能力	
Tompkins et al.（1990）	加齢の生理学的指数	
	推定される病前の知能	
	聴覚処理能力	
	パーソナリティ／態度の変数	
	社会的統合／社会的支援	

も簡単に結果を応用する方法を決めてしまうこともあるので、研究者は報告された知見を追試したり敷衍したりするのがせいぜいのところである。Brookshire（1983）が指摘するように、ここで論じたような特性を考慮することは、研究の内部妥当性のためにも重要である。このような因子が報告されていないと、消費者はその結果が意図しないやり方で影響を受けた可能性を排除できない。なぜある人々は期待通りの反応を示さなかったか、またどのような人がある治療法によってもっとも恩恵をこうむるのかについての仮説を立てようとするなら、詳細な被験者情報も重要である。

5．（治療）方法、条件、変数は適切に特定されているか。　この設問は追試可能性をもっとも明確に示すものであるが、特定化が不十分であると、ここでも結果の信頼性を減ずる内部妥当性の問題が持ち上がってくる。方法と条件の本質的側面、そして従属（アウトカム）・独立（予測）変数の操作的定義が明確に提示されるべきである。失語症治療に対する独立変数（治療）の重要な特性には、臨床家のタイプと訓練、治療の量、治療のタイプ、治療の頻度、非治療統制条件設定の有無が挙げられる（Rosenbek et al., 1989；Shewan, 1986）。方法、基準ないし決定規則、反応もできるだけ正確に記述されるべきである。さらに、いくつかの条件を対比させるなら、明確な操作的区別を提示するべきである。

6．（治療）方法、条件、変数は信頼性、妥当性を備えているか。　まず、信頼性の問題に焦点を当てよう。前にも述べたように、信頼性（そして妥当性）の問題は標準化された測定で問題にされる。しかしながら、往々にして心理測定学的に健全な測定が適切で利用可能とは限らないので、研究者は独自の測定法を開発したり修正したりする。

こうした特殊な測定法を用いるとき、研究者は信頼性をかなえるためにできるだけ良いデータを提供すべきである。結果の再テスト信頼性と標準誤差を考慮することは、治療効果研究にとってとりわけ重要であり、観察された変化が測定が不安定なためというより治療によるものであるかどうか判断できるようにする必要がある。テスト―再テスト特徴の評定は、単一被験者実験のベースライン期（治療前）において複数回の評価をするこ

とから得られる。そして測定の繰り返しは、グループ研究においても実験的手法や治療を導入するのに先だって同様な目的に用いることができる。適切な標準誤差も同様に計算・評価できる。

従属および独立変数に対する観察者間・観察者内信頼性は、研究の各時期において評価されるものであるが、同じく重要である。従属変数信頼性データは従属測定の得点化が客観的で反復可能であることを確かめるために必要である。独立した判定者間のまずまずの一致および同じ判定者による採点の一貫性が証明されないことには、特異な決定や無作為のバイアスが結果に影響したかもしれないと研究の消費者は疑問を抱かざるをえない。独立変数信頼性データは、独立変数の全側面が一貫して意図したとおりに運用されたことを示すために不可欠である。したがって、キューやプロンプトのタイミングや選択、フィードバックの付与と正確さといった治療の諸側面についての方法の信頼性の証拠もまた、研究報告中に記述されるべきである（例は以下を参照のこと、Bourgeois, 1992；Massaro & Tompkins, 1993）。

観察者信頼性の評価におけるさまざまな問題と方法がKearnsと共同研究者たち（Kearns, 1990, 1992；Kearns & Simmons, 1988；McReynolds & Kearns, 1983）によって論じられている。警告の一つに、しばしば信頼性を記述するために報告されている相関係数が、その証明として不適切な指標であることが挙げられる。相関は連合を指すにすぎず、2組の得点が高い相関を示しても（例、1度目に高い得点をとった被験者が2度目にも高い得点をとった）有意に異なることがある（例としてWertz et al., 1985を見よ）。もう一つは、信頼性指数の許容度を評価する際に一致のチャンス・レベルが考慮されるべきである点である。

次に上記に掲げた問題の例証を続けるために妥当性の問題に移ろう。Silverman（1985）の指摘によれば、妥当性の評価は、なされた観察が問われた質問に対する答えとして適切であるか否か、そして研究者が望んだものを観察し記述しているか否か、を問うものであるべきである[c]。従って、消費者は述べられた目標を達成するために選ばれた

---

[c] これらのガイドラインでは、上記第3点が被験者選択の妥当性に関係があることが明らかにされるべきである。

治療法とアウトカム測定の選択を吟味すべきである。たとえば、研究の目標が特定の構文についてのある人の知識を評価することにあれば、こうした構文の発話産生を要するテストに依拠するのが適切であろうか？　その人の知識が反応の形成と実行にかかわるほかの問題によって遮蔽されていないことが示されない限り、おそらく適切ではないだろう。治療とアウトカム測定との結びつきの妥当性もまた重要である。例として、音読治療によってアウトカム目標としての読解が改善することが期待されうるかどうかは疑問であろう。したがって検査者は、独立変数と従属変数の関連の正当な理由を示さなければならない。特別にデザインされた測定法の妥当性は、そこに含まれる項目選択にかかわる証拠と論拠を提供し、内的一貫性信頼性を評価し、項目が同じものを測定しているかどうか確かめることで強められる。

最後の記述は古くからの公理を思い起こさせる：信頼性は妥当性を確かめるために必要である（が十分ではない）。治療の妥当性は、方法の信頼性や実験プロトコルの遵守を示すことにも部分的には依存する[d]。Wertz (1992) は、治療研究における遵守の問題を提起しているが、彼の論点はほかの分野の研究にも適用できるだろう。プロトコルからの逸脱、たとえば選択基準を変えてより多くの患者を含めたり、提供する治療や訓練の量を軽減したり、臨床家を替えたりといったことは、研究の妥当性を損なう可能性がある[e]。

神経学的障害患者の研究における特殊な妥当性の問題として、治療効果を評価する際に自然回復をいかに統制するかという問題がある。設問9でこのことを議論する。

7．行動の標本は適切か。　三つの意味での適切性をここでは問題にする。第一は、すでに強調したことであるが、同じ機器または課題を用いて繰り返し測定することである。一般に、1回限りの測定では十分でない。反復測定は、治療前ベースライン成績の安定性を評価したり、治療や実験的操作を開始する前にテスト―再テスト信頼性を見積もるためのデータを収集したり、研究の順序を替えるタイミングやパターンを観察するために必要である。第二に、各課題における観察数にかんする適切性である。概して、1回の測定に含まれる観察数や項目数が増えれば増えるほど、測定の信頼性は増す。BrookshireとNicholas (in press) はこのことを、単一の（短い）発話サンプルに基づいた談話測定はサンプルの組み合わせに基づいた測定より安定性が低いことを示すことで例証した。第三の適切性は、治療行動と条件に加えて非治療行動と条件の指標となる測定を含む複数の指標を各測定時に収集することである。治療研究においてある効果が特別に訓練された行動以外に般化したかどうかを評価するために、複数の測定が必要である。

8．（たとえ知らない検査者の場合も）検査者バイアスの可能性を少なくするための予防措置はとられているか。　研究のアウトカムに対する実験者の期待によってバイアスがもたらされることはよく知られている。バイアスをコントロールする方法として、個々の被験者の群に対して実験者を可能な限りブラインドにすること、治療を提供する者と治療データを評価する者とを別にすることが挙げられる。被験者選択、方法の堅持、結果の得点化、治療効果の存在・程度の判定について観察者間信頼性が高いとき、もう一つのチェックになる。

9．データは適切に解釈されているか。　この設問については二つの面が考えられる。一つは、研究者が興味を持つ因子とは別のものによって結果がもたらされていないかどうかにかかわる。これは内的一貫性の問題である。内的一貫性への脅威はおそらく完全には除外できないであろうが、影響の可能性について指摘し論じるべきであり、解釈は慎重になされるべきである。

内的一貫性へのすべての脅威について概説するのはこの章の範囲を超えるが（CampbellとStanley, 1966やVentryとSchiavetti, 1980に議論されている；代替解釈に基づくより一般的参考書としてHuckとSandler, 1979をみよ）、主要ないくつかの脅威について言語治療研究の観点からここで論じることにしよう。グループ治療試行において重

---

d) 方法の信頼性評価は、治療比較研究にとっても重要と思われる：治療の提供がモニターされてはじめて治療が互いに別物であることが確かめられる。

e) しかしながら本章の後の部分で、修正が分析的になされ系統的に適用されるなら、単一被験者デザインにも柔軟性があることを指摘する。

要な脅威は非治療群の設置である。グループ・スタディにおいて効果を示すためには、ランダムに振り当てられた統制群が不可欠である（Wertz, 1992）。しかし、一般に治療を断るのは非倫理的と信じられているために、この重要な条件はめったに満たされていない[f]。その代わり、自ら選んだ統制群、すなわち遠隔地に住んでいたり、自ら参加しないことを選んだり、治療費用を払えない患者から成り立っている統制群であることが多い。自ら選んだ統制群は、治療群とは決定的違いがある可能性があり、その結果、治療群と統制群とのアウトカムの違いが治療に帰せられないという事態を招く。これに関連した難しさに、研究から途中で脱落した者がある。患者が治療研究から脱落するにはさまざまな理由がある。たとえば、病気や障害が重くて参加できない場合、十分に改善したので治療が不要になる場合、治療継続の必要性を認識できない場合、受けている治療を好まない場合など。こうした因子のどれもが群を非等質にし、研究結果にバイアスを与える。

神経学的研究の内的妥当性にとってもうひとつの難しい問題は、同時になされる他の治療や過去の治療が当該治療と相互作用する可能性である。おそらく他の治療は、被験者が評価の対象となる治療（intervention）から利益を得やすくなるよう準備する効果を持つ。これは順序効果の一例である。順序効果とは、より一般的には、条件が適用される順序が結果に影響を与えるというものである。順序効果は日々の結果にも影響を及ぼすことがある。たとえば、条件が固定した順序で並べられていたら、疲労効果やウォームアップ効果が行動によって逆の影響を及ぼす可能性がある。グループ研究および単一被験者デザインの被験者間反復においては、条件をランダム化し、釣り合わせなくてはならない。

自然回復の影響は、"治療の相互作用"問題の自然版である。生理学的改善は、われわれが治療に帰したいと思っている改善との区別を難しくする行動変化をもたらす。この問題を避けるために、自然回復が想定される期間を超えた神経学的に安定した患者において治療研究をおこなってきた研究者もある。このアプローチの限界は、自然回復がどのくらい続くのかをわれわれが知らないことにある。とりわけ外傷性脳損傷患者については。もう一つの問題は、われわれの治療の多くは発症直後の時期におこなうということであり、神経学的回復（restitution）がまだ続いているかもしれない患者において治療効果を評価せざるを得ないのである。

大集団による治療試行については、治療群と統制群へのランダムな割り振りが一つの解決法である。その場合、自然回復の効果はグループ間で異ならないと考えられる（Wertz, 1992）。しかしながらランダムな割り振りは等質性を保証しない。難易度の点で目標行動と近似的に等しいが治療が効果を及ぼさないことが期待されるようないくつかの行動を測定することもまた重要である。治療行動の回復曲線が非治療機能の回復曲線より勾配が急なとき、変化は治療に帰せられる[g]。多層ベースラインデザイン（McReynolds & Kearns, 1983）は、ある行動を治療している間、非治療行動を測っておくもので、この種の証拠を個人内で提供する。治療が自然回復の影響をしのぐなら、治療していなかった行動に治療を適用するとき、その行動の変化勾配がその分上がらなければならない。同一個人における同一行動に対する治療効果の逆転や再開始を可能にする単一被験者実験デザインは、自然回復をしのぐ治療の影響を裏づける証拠を提供する。

治療研究の結果の解釈において関連する問題として、全般性注意の効果の問題がある。目に見える治療効果が、治療内容やプロセスというよりはその患者に注がれた時間と注意によるのではないかとの主張が考えられる。この問題を解決するためにも治療行動と非治療行動を同時に測定することが役立つ。治療前ベースライン相——この間患者は時間と注意を注がれている——において反復計測をおこなうことで、この脅威を弱めることができる。

結果を実験条件に帰する可能性のあるもう一つ

---

f) Wertz, Weiss, Aten et al., (1986) は、遅延治療群を用い、非治療期の進歩を統制データとして分析することで、このジレンマを解決した。

g) しかしながらもう一つのジレンマは、自然回復の速さ、時期、程度がさまざまな行動や機能において同じかどうかをわれわれが知らないことである。非治療行動において変化が少ないのは、単に回復スケジュールの違いまたは治療行動と非治療行動の複雑さの違いを表しているのかもしれない。

の問題として、神経学的障害のない人において言語・認知行動への関連が示されている因子の効果がある。これらの因子には、年齢、聴力、医学的リスク因子、教育・病前知能、識字度がある（詳細はTompkins, 1992を参照）。大事なのは全ての"誤差"が患者の神経学的条件によるとは限らないことを銘記することである。この点についてよい例がYorkston一派の研究（Yorkston et al., 1990；Yorkston et al., 1993）にあり、非脳損傷成人において単語の使用法や文法的複雑性について測定したところ、社会経済的地位によって成績が異なっていたというものである。同様に、Tompkinsら（1993）は、右半球損傷成人を特徴づけると考えられている連続発話の属性の中には、正常老人の発話サンプルと区別をつけられないものがあることを見いだしている。これらから、神経学的障害を持つ人々は適切な統制データや予想と対照させて評価されるべきであることがわかる。

最後の記述は、「既知の事実を与えられたら解釈が本当らしく聞こえるだろうか？」という解釈上の疑問の第二局面を実証している。このレベルでの解釈を評価するためには、最新の理論やデータについての知識、それにそれらの妥当性と追試可能性についての感覚を必要とする。

10. 治療効果研究において、維持と般化はプログラムされ探査されているか。　このことは、適切な行動サンプルと複数回の測定という先に挙げた点に関連する。治療の汎化を最大限にし（Kearns, 1989；Thompson, 1989参照）、治療効果が実際に非訓練項目やその他のエコロジカルに妥当な測定法・場面・会話の相手に汎化したかどうかを評価するように治療計画を立てることは大事なことである。Kearns(1993)は、汎化計画には、"包括的かつ多面的な評価；汎化の基準を定めること；汎化を促進する治療方略を組み入れること；継続的に測定して機能的・汎化を伴う改善を探ること；必要とあれば目標とする汎化が起こるまで治療場面・対象・条件を拡大すること"も含まれるとしている。治療した課題を超える汎化が明らかでなければ、その治療効果はあまり意味がない。同様に、治療利得の維持も評価すべきである。治療終了後数週間を超えるような長期にわたる維持のデータは少ないが、言語治療研究においては必要である。長い間隔をおいた維持の評価が第一に配慮されるべきである。

11. 個々の被験者特性は報告された結果と関連しているか。　群としてのデータにおける個人の成績を分析し、課題の正否に影響した要因も評価すべきである。多くの臨床的操作では、ポーズの挿入や発話速度の低下が影響する人々もいればしない人々もいる（例、Nicholas & Brookshire, 1986）。得られた知見を他の人々に適用するには、成績の良い人と悪い人を特徴づける要因を明らかにすることが重要である。

12. 実験的操作に属する変化の意義や重要性を評価する試みがみられるか。　ここで臨床的有用性の問題に戻り、これに関連する概念である"効果サイズ"の問題を取り上げる。Metter（1985）は、失語症の治療効果について懐疑論を唱える神経学者がいるのは、治療された障害における特定の改善が実生活における機能的ゴールにとってどれほど関連するかということによるのではないかと述べている。Goldstein（1990）は臨床的有用性を検証するアプローチを概観したが、それには、目標行動の規範的比較、変化の主観的評価が含まれている。この種の評価結果は言語治療研究にも見られるようになってきている。たとえば、失語症の文献においては、規範的比較データが神経学的に健常な成人が見知らぬ相手と会話する際に情報を要求する頻度を評価することで(Doyle et al., 1989)、また非脳損傷成人における社会的慣習の使用を調べることで（Thompson & Byrne, 1984）集められている。Doyle、GoldsteinとBourgeois（1987）の研究、MassaroとTompkins（1993）の研究は、言語治療後にコミュニケーションのいくつかのパラメータの適切性を聞き手が評価することを通じて、主観的評価に2種類あることを例証している。WhitneyとGoldstein（1989）は、失語成人の発話と非脳損傷統制話者の発話を織りまぜて主観的評価をおこなうという混合アプローチを用いた。

臨床的介入が最終的アウトカムに直結することが期待されていないとき、他にいくつかの"重要な"測定手段が報告されることがある。効果サイズの分析は正確な統計学的意味を持つ（例、Cohen, 1977）が、統計学的有意差が実際にどの程

度"大きい"ないし意味があるかを判断するという概念である。Wertz(1991)は、得点群の差のサイズを評価する際に、分布が重なるか分離するかを見ることを示唆している。これは、標準誤差推定値を用いて得点群の95%信頼区間を計算すればできる。実験効果の重要性ないし強さを評価するもう一つの方法は、差の基準値をあらかじめ設定しておくことであり、少なくとも1または2標準偏差の変化、またはベースライン成績の2倍または3倍を臨床的に意味があると定めておく方法である。観察される群効果の強さの指標として、グループ研究の被験者の何人または何パーセントが全体の平均パターンに一致するか、または意味のある変化として定めた基準を達成しているか、を研究者は記載すればよい。

研究者としての臨床家

科学と臨床的意思決定

臨床家の中には"研究をすること"を想像するだけでぞっとする者もあるかもしれないが、効果的な診断と治療は科学的探求を導く原理に従ってなされるものである。研究と臨床の並行的関係は多くの者に指摘されている(例、Kent, 1985b ; Silverman, 1985 ; Warren, 1986)。たとえば、NationとAram(1984, p.54)は注意深い診断は"ミニ研究プロジェクト"をおこなうようなものだとほのめかしている。表31-3はNationとAramによる診断過程の科学的性質を具体的に示したものであり、科学的な問題解決と並行的な診断のステップが挙げられている。このテーマは何も新しいものではない。ずいぶん昔にJohnsonら(1963)が、仮説検証過程としての診断を強調しており、それは批判的思考、特別な観察技術、偏見のない正確な信頼に足る観察の原理に導かれるとしている。

効果的であることが報告されうるような臨床的にもっともな治療も、同様な方法と原理に導かれている。各セッションにおいて、問題を明らかにし、仮説を立案・検証し、よいデータを収集し、結果を評価し、そして次に追求すべき問題を明らかにすることが可能であり、またそうすべきである。仮説検証モデルを用いて、われわれは患者に

表31-3 診断過程における科学的ステップ

1. 問題の意味が明確にされ、範囲が定められている。
2. 検証されるべき仮説が明らかにされている；それを評価するのに必要な証拠が何であるかがわかっている。
3. 仮説を系統的に検証するための方法が明らかにされている。
4. データを収集する：バイアスを最小限に、妥当性を最大限にする。
5. データを解析する：客観的に得点化しまとめる。
6. データを解釈する：意味を評価する；仮説を支持または棄却する。
7. データから一般化する：証拠から仮説的結論を引き出すために論証する。

ついての最初の情報をさまざまな情報源から収集し、機能的に良いところ・悪いところ、それらを解決するためになすべきことについて推定し、これら仮説を検証し、改良していくのである。われわれは、患者の代償能力、病前の技能、環境からの支援などについての知識を背景に、要する情報処理のレベルとタイプといった課題の要求を系統的に操作する。

結論として、Silverman(1985)は、臨床的マネジメントへの科学的アプローチには4つの原則があると述べている。すなわち、明確な目的を特定すること、検証可能な仮説や答えられる設問を立てること、系統的に観察すること、そしてそれら知見の仮説的性質に常に気づいていることである。私は、測定法や治療法の選択が患者のニーズとわれわれの臨床的目標にかなっていることを、5番目の原則に付け加えたい。これらの原則を取り入れるよう励めば、われわれの臨床的努力はもっと的確なものになり、患者の利益にもつながるにちがいない。

科学的データベースへの貢献

臨床家は、たとえさまざまな障壁があっても、専門的文献に意味のある寄与をすることができる(cf. Schumacher & Nicholas, 1991 ; Warren et al., 1987)。興味を持つ臨床家にとって、とくにしっかりした研究助言者との協力関係を求めるならば、おそらくもっとも実行しやすい方法が二つある。一つは、自分自身の治療の効果を評価すると

いうものである。もう一つは、この分野の知識により一般的に貢献するようなもので、オリジナルな研究、あるいは追試やすでにある研究の延長を通して、必要とされるデータを提供するようなものである。

自分自身の治療を評価する臨床家

単一被験者ないし被験者内実験デザイン（e.g., McReynolds & Kearns, 1983）は、自分自身の治療を評価したいと願う臨床家にとっておそらくもっとも適切な方法である。単一被験者実験デザインは、栄光を授かった症例研究ではない。よく練られた単一被験者デザインは、操作的定義、信頼性と妥当性への配慮、無関係の変数の統制といった科学的探求の重要な構成要素に基づいて構築されている。こうしたデザインには、観察可能な操作的に定義された目標行動を、客観性と整合性を示すために、二人以上の実験者によるこれらの行動の一部を独立して採点することを含め、繰り返し測定することが組み込まれている。明確に特定された従属変数に基づいて収集された、安定した治療前ベースラインデータは、よく記述された被験者に対しておこなわれた反復実験可能な治療の効果を評価するための基準点として用いられる。治療効果は、デザインの各期（例、ベースライン期、治療期、ベースライン期、メンテナンス期）、行動、患者を通して常に評価される。このデザインはきっちりと統制され、内的妥当性を最大限にするのに適してはいるものの、治療において修正の必要性が明らかになったら臨機応変な対応をも許容するものである（Connell & Thompson, 1986 ; Kearns, 1986a ; McReynolds & Thompson, 1986）。

単一被験者デザインに馴染んでいない研究者は、テスト前―テスト後デザインと同一視するかもしれないが、この二つはまったく異なる。テスト前―テスト後デザインでは、目標行動（例、読解）を治療前に1回測定し、治療を導入し、そして目標行動を再び測定する。これは治療効果の証拠としては弱い。事実、デザインの内的妥当性に内在する脅威ゆえに、証拠とは認めない者があるだろう（さらに詳細な議論は下記を参照のこと：Campbell & Stanley, 1966 ; Ventry & Schiavetti, 1980）。

単一被験者実験デザインは、他の文献に詳細に論じられている（例、Connell & Thompson, 1986 ; Kearns, 1986a ; McReynolds & Kearns, 1983 ; McReynolds & Thompson, 1986）。Kent (1985a)は、さまざまな研究上の疑問を実例を挙げて説明するうえで役に立つ表を提供しており、それにはその疑問を処理するのに適切な単一被験者デザインもいくつか示されている。このデザインを神経学的障害のある人に用いた研究の例は失語の文献にもみられる（cf., Bellaire et al., 1991 ; Doyle et al., 1991 ; Kearns, 1986b ; Kearns & Potechin Scher, 1989 ; Massaro & Tompkins, 1993 ; Thompson & Byrne, 1984 ; Whitney & Goldstein, 1989）。

治療効果を検証するうえでこのデザインが優れており、臨床的関心も高いにもかかわらず、刊行された研究は比較的少ないものにとどまっている。おそらく臨床的環境の中で統制された研究をおこなうのが難しいことが、この状況をもたらした一因と思われる。臨床家SchumacherとNicholas (1991)は、流暢型失語患者への治療アプローチを評価する努力を記述する中で、臨床の場で研究をおこなうときに直面するさまざまな問題を挙げている。彼らは、臨床家に研究のためのリリースタイムかデータ収集と解析のための補助が与えられないかぎり、臨床の場における単一被験者研究の実行可能性に疑義を呈している。Warren (1987)は、典型的臨床的方法と厳密な研究との最大の違いは、非治療期における行動プローブのために費やす時間にあると示唆している。これに加えて、治療場面外での汎化プローブのデザインと実行のためにも時間とプラニングが必要である。こうした障壁にもかかわらず、SchumacherとNicholas (1991) およびWarren (1987) は、臨床家が一定の条件の下で、値打ちのある研究を生み出せることを確信している。研究課題に取り組む意思のある者、そして始める前に見識のある研究者に相談できる者は、とくに得点化の補助を得て、得点の信頼性を検証できるならば、おそらく臨床における数々の疑問を評価できるであろう。もし同じ職場の複数の臨床家が興味を持つなら、仕事を分担することも可能である。あるいはその地方の大学院生を受け入れて補助者として訓練することも可

能である。臨床家がもっとも容易に実行できそうな研究のいくつかを次に述べよう。

日々の責任と時間的制約のため完全な研究プロジェクトはとてもかなわない場合でも、臨床家はここで述べた科学的原則を自身の治療に組み入れることで、治療をより厳密にすることができる。繰り返しになるがまとめると、これには臨床家の能力と治療プランの性質を操作的に特定すること、測定と治療の実行の信頼性と妥当性を最大にすること、反復測定を含め適切な行動サンプルを収集すること、自然回復といった異質の要因を統制しようと努めること、非治療行動への汎化のためにプログラムし測定すること、治療終了後における行動変化の維持を評価すること、正否に影響する可能性のある要因を検証すること、そして成し遂げられた変化が重要であったかどうかを決める社会的妥当性を評価することがある。こうしたことに多くの臨床家が留意するようになればなるだけ、自身の治療的介入の結果を解釈するうえで確信が抱けるようになり、より適切なサービス提供につながるであろう[h]。

専門的文献により広く貢献する臨床家

臨床データベースへの貢献を望む臨床家にとって、最適であると考えられる研究方法は、確立したプログラムの効果の評価、既存の研究の追試と拡張、評価データの解釈もしくは治療の実施に重要である因子の分析、そして神経学的に障害のない人からの比較行動データの収集である。それぞれの方法について以下に概略する。

確立したプログラムの効果の評価 すでに数多くの治療プログラムが提案され、それらは臨床家に推奨されているが、中には粗略な効果のデータも含まれている。臨床家は、こうしたプログラムを十分に評価する立場にある。この種の研究モデルとして、ConlonとMcNeil (1991) は重度の成人失語症者に対する視覚行為セラピー（Visual Action Therapy；Helm-Estabrooks et al., 1982）の効果を検証した。臨床家はプログラムを評価する際に、一貫した治療を提供する手続きの詳細が

不適切であると感じるかもしれない。その場合刺激の選択、キュー／プロンプトの規準とヒエラルキー、得点化の手続きなどを特定するために、十分な計画と作業によってプロジェクトを遂行しなければならない。しかしその後は、治療プログラムを実行し、それを他の潜在的対象患者に適用することがきわめて容易になる。こうしたアプローチの例としてMassaroとTompkins (1993) は、外傷性の脳損傷患者のための特徴分析プログラム (Szekeres et al., 1987) を施行可能な状態にした。さらにMassaroとTompkinsは、2名の患者に施行してプログラムの効果についてのデータを収集した。

研究の追試と拡張の実施 研究の追試と拡張は、特に言語病理学の研究において欠如している。我々の研究は、限局した特徴を示す被験者の少ない標本によってなされることが多いので、こうした研究は重要である。すでに公表されたプロジェクトから被験者の別の標本を用いて結果を追試する、あるいは異なった被験者、刺激、場面によって研究を拡張する試みは、臨床研究者にとって研究を開始するには優れた方法である。追試や拡張の研究の例としては、BeardとPrescott (1991)、BloiseとTompkins (1993)、KimelmanとMcNeil (1987) がある。KearnsとPotechin Scher (1989) が報告した研究では、オリジナルの研究者による追試と拡張というかなり稀な事例を提供した。報告された研究の中には、追試を実施するには詳細な情報が不十分である場合があり、そのため追試を考える研究者は、特定の材料や手続きについて、オリジナルの著者らに接触を図る必要があるかもしれない。

治療の評価の実施と解釈に影響する因子の分析 評価手段についての内容、手続き、あるいは解釈に関する疑問は、さまざまな臨床研究を動機付ける。一般にこの種の疑問は臨床観察から生じ、興味ある臨床研究者にとっては疑問自体が良い潜在的な対象となるのである。例えばNicholasら (1986) は、多数の読解バッテリーを評価し、質問に対して関連のある節を読まないでも答えられる程度を明らかにした。別の研究でNicholasら (1989) は、それまで適切に設定されていなかったボストン呼称検査の施行法と得点化を改訂し標準

---

h) もちろん、KentとFair (1985) が警告しているように、科学と効果的な臨床問題解決とを同視することは、前者の意味を薄めてつまらなくしてしまい、後者において生ずることを部分的に歪曲したり見逃したりすることになりかねないだろう。

化した。彼らはまた、この改訂版を拡張した基準データを報告した。別の一連の研究では、治療プログラムで重要であると仮定された要素が、実際に効果を持つかどうかに焦点があてられている。例えばある研究では、PACEセラピー（Promoting Aphasics' Communicative Effectiveness ; Davis & Wilcox, 1985）の"新情報"の原理は、成人失語症者の談話にも観察可能な影響があるかどうかが検討されている（Bottenberg & Lemme, 1991 ; Brenneise-Sarshad et al., 1991）。

標準比較データの収集 患者の能力や行動を判断する際には、言語と認知の課題遂行に影響する非神経学的因子についての知識を考慮しなければならない。始めに記したように、影響する可能性があるのは、年齢、教育、社会経済的地位、身体状態、聴力障害のような因子である。しかしこうした因子に関して利用できる適切なデータはわずかしかない。この問題をいく分か解決するために、臨床家はグループのデータを収集し、プロトコルを作成することができる。いくつかの例のうち、Parr（1992）は健常成人の毎日の読み書き訓練を調べた。HansenとMcNeil（1986）は非利き手で書く研究を行った。Elmanら（1991）は神経学的障害のない成人の書字と描画を判定し、教育の影響を調べた。Tompkinsら（1993）は健常老人による描画行為の特徴を評価した。そしてYorkstonら（1990, 1993）は"典型的な"外傷性の脳損傷患者と社会経済的地位の点で類似した非脳損傷の被験者の談話行動を報告した。

当然のことながら研究可能な疑問点や問題の領域は、実際的な事柄によって影響を受ける。時間の要請や相談と支援の必要性はすでに強調した。手近に備品や設備があることも重要である。グループデータの収集において、被験者の利用可能性は主要な問題である。資金供給も関心事であるが、いくつかの研究、とりわけ確立した治療を評価する研究では、おそらくルーチンの臨床行為の一部として実施することができる（例えばKearns, 1986b ; Massaro & Tompkins, in press）。終わりに研究の個人的興味や容認された価値は、臨床家にとって研究の企画の開始を決める最良の動機付けとなるであろう。

臨床―研究者の適性

臨床―研究者は、実際的な重要性を持つ解答可能な疑問を明確化し、十分なレベルの妥当性と信頼性で必要な観察を行い、仮説的な答えを提示しなければならない。それには研究を評価するための指針に精通することと同様に、問題の範囲内で現在の知識（例えば神経学的障害とその治療；正常の言語と認知の特徴）を有することが前提となる。また不完全さに対する粘り強さと寛容さは、重要なパーソナリティであろう。というのはWarren（1986）が我々に指摘しているように、どのような研究にも"完全なデザイン"はないのである。臨床的努力と同様に、研究においても妥協は常に必要である。大多数の臨床家は、専門家と相談した後には、研究計画での特別な妥協の効果について、さらに確信を持つであろう。

研究プロジェクトの開始

臨床家に適切な興味、適性、援助が備われば、研究プロジェクトを展開できるようになる。始めの段階では、研究への興味を刺激するアイデアを磨くことである。つまり利用可能な文献を吟味し、研究の問題のどのような点が不十分であり、あるいは少しも検討されていないかを見極めるのである。PsycLIT、PsychINFO、Medicineのようなコンピュータのデータベースや、Psychological Abstract、Index Medicusなどの雑誌の抜粋は、臨床家が関連する文献を検索する助力となろう。Clinical Aphasiologyの刊行物（例えばLemme, 1993 ; Prescott, 1989, 1991a, 1991b）は、成人の神経学的コミュニケーション障害の研究者にとって、特に価値ある参考図書である。

臨床家は関連する文献を検討すると同時に、興味の範囲内でさらに研究が必要な因子を見極める試みをすべきである。例えば自然回復のためのコントロールや実験者の偏重の点に疑問があるかもしれない。従属測度の操作性も疑わしい可能性がある。あるいは被験者の標本の大きさと特性によっては結果の一般性は制限される。プロジェクトは、関心事の特別な問題点を調整したり、あるいは本質的に確実な根拠のある研究結果の追試と拡張を実施したりすることで展開できるのである。

計画の立案を進めるには、研究の消費者のために概説された問題点を絞り込むことが必要である。

変数の操作と測定のための最良の方法、あるいは結果を混同する要因を最小限にとどめる方法について、他の研究者とブレインストーミングすることは有効な活動である。先に指摘したように、始めのアイデアや計画を練るために、研究の専門的知識を持つ人は助力となる。また少なくともわずかの被験者で、方法をパイロットテストすることも同様に勧められる。経験豊富な研究者でさえ、通常試行的検査の実施によってアイロンで伸ばすべき皺を見極めるのである。

最後に研究者は、計画立案の段階でプロジェクトの承認を得るための手続きを確認するために、所属の施設にある研究人権委員会（Research and Human Rights Committee）、研究検討委員会（Institutional Review Board）、もしくは類似の委員会に連絡を取るべきである。一般に委員会では、患者の権利を保護するための特定の予防策に加えて、内容、手続きの概略、実施される研究のリスクと恩恵についての記述を求める。またこれらの要素を患者に説明した詳細な同意書も重要である。

資金と相談のための機会

研究資金の問題は、プロジェクトの計画や実行のために勤務を離れることによって生じる部分的な給与の削減をカバーするためにも、さらに研究助手や被験者に支払うためにも十分考慮すべき重要な領域である。臨床―研究者が利用可能な研究資金を得る機会は、専門知識のレベルによってさまざまである。そのいくつかを以下に概説する。興味のある読者は、詳細な情報をこれらの協会に問い合わせてほしい。

(a)アメリカ言語聴覚財団（American Speech-Language-Hearing Foundation；ASHF）は、最終の学位課程を修了後一定期間内の人に対して、数年間新人研究者のための奨学金を提供している。(b)アメリカ言語聴覚協会（American Speech-Language-Hearing Association；ASHA）は定期的に研究資金一覧を編集、出版しており、第4版は1991年に発行された。この刊行物はコミュニケーション障害の研究の援助を沿革とする法人や私設の財団に地理上のガイドを供給する。(c)我々の課程の大学院生は、アルツハイマー病および関連障害協会、アメリカ女子大生協会、シグマXi研究会より、個人的に助成金を受けている。(d)国立健康研究所の小額助成金プログラム（R03）は、研究経験が限られた研究者のためにパイロットプロジェクトや将来性のある研究を支援する目的で2年間の研究資金供給を行っている。言語の研究者は、国立健康研究所の資金供給を聾と他のコミュニケーション障害に関する国立研究所に申し込む場合が多いようだが、プロジェクトによっては加齢についての国立研究所あるいは精神衛生国立研究所からの研究資金供給が可能である。(e)最後に、各自が所属する機関の研究資金供給が利用できる。いくつかの病院やリハビリテーションセンターでは、スタッフの研究への取り組みを推奨するために、資金獲得のスポンサーになったり勤務時間を免除したりしている。退役軍人問題研究部門のプログラムは、研究開始のための資金を供給することで新しく加わった若い研究者を支援している。さらに大規模な研究になると期待されるパイロットプロジェクトのために、多くの大学では助成金を提供している。また教授団のメンバーによる後援によっても、臨床―研究者のプロジェクトは部分的に資金提供を受けることができる。

本章で繰り返し強調してきたが、援助と相談は有用である。相談の関係性の中から最大限を得るためには、プロジェクトを実施した後になって誤りを修正するよりも、むしろ始める前に相談するべきである。しかし案出したプランが最良であれば、実施の後でも適当な相談の援助によって、同様に誤ったプロジェクトのいくつかの要素を修正できる。臨床―研究者は、適切な専門知識を持つ人に接触してプロジェクトの援助を求めることに消極的になるべきではない。

実力のある相談者を見極めるには、さまざまな手段がある。ASHFは、治療効果に関する研究のワークショップを支援している。こうしたカンファレンスに出席することは、教育を継続しネットワークを広げる目的で有用であるが、カンファレンスの会報を読むだけでも、研究の相談者として貢献したいと願う専門家に臨床家の目を向けさせることができる。研究を公表している大学関係者や熟達した臨床家にも、同様に接触を試みるとよい。専門雑誌には著者と評論家のリストが掲載されており、ASHAの研究部が分類した助成金名簿

には、助成金を受けた言語の研究者が記載されている。これらも専門知識を持つ相談者に関する最適な情報源となる。

研究プランの管理者への売り込み

多くの臨床場面で、研究者が彼らの研究努力に対して所属機関の管理者側からの支援を獲得することは必要である。Silverman (1985, p.269) は、管理者に研究が有益であると確信させるために以下の点を主張している。

1. 責任があることは考慮すべき重要な事柄である。コミュニケーション障害者へのあなたの臨床プログラムの効果を評価する研究（治療効果の研究）は、あなた自身の管理者が利用することができ、また管理者は以下に述べるさまざまなグループに研究の価値を示すこともできる。(a)プログラムが設置される研究所の管理者、(b)提供されるサービスの潜在的消費者、すなわちコミュニケーション障害者とその家族、(c)サービスに対して支払いを行う第三者、例えば任意の組織、政府機関、保険会社、(d)助成金を与える政府機関と私設財団、(e)地域社会。
2. あなたの臨床プログラムを体系的に評価することで、効果を最大限にする必要性への認識を確認するであろう。患者への臨床プログラムの効果を体系的に評価することなしに、あなたはどのように目標を達成したか明言できるであろうか。
3. 進行中の臨床研究プログラムがあることは、研究所に対して地域、州、国家、国際社会の認識をもたらし、個人や私設財団、政府からの助成金や贈与を引き出すことに研究所が協力しやすくなるようである。

臨床家であり管理者でもあるWarrenは、優良の保険評定者や第三者の支払人に対して責任を示すために、効果のデータの価値を指摘している(Warren et al., 1987)。経費は提供された治療と効果に関連性があるとの確固とした信念を強調することによって、費やされた経費を正当化することができるのである。

研究原理の治療への適用における将来の動向

成果と臨床的意義のレベル

本章で繰り返されているテーマは、臨床の意義と成果の有効性である。これらの関心事は、償還の見地からも重要性を持つ。将来は治療がもたらす変化の臨床的意義を実証することに、より注意が向けられることであろう。

大多数の臨床失語症学者の間でおそらく一致している点は、我々の最終的な目標は実生活でのコミュニケーションの効果や適切性を高めることであろう。しかしながら我々は、終局の臨床的意義を持つ成果への道のりには典型的に多くの段階があることも周知している。CampbellとBain (1991)は最終的な成果を終局の目標に向かうためには除外できないと確信される中間の成果、および補足的な治療なしで他の成果に至る道具的成果と比較した。例えば流暢性失語に対する中間の目標は、最終的に言語の理解と生成を最大限にするためには除外できない過度の言語表出のコントロールであるかもしれない。潜在する道具的目標は外的な記憶補助を参考にする場合のように、機能的コミュニケーションへの適応性が広いとされる代償手段を確立することである[i]。別の観点では、SchwartzとWhyte (1992)は世界保健機構 (1980)が提案した機能障害、能力障害、社会的不利の枠組みで治療を論じている。機能障害は、例えば失文法的表出のような特定の障害を指す。能力障害は、特定の能力の障害による影響を示す（例えば失文法、発語失行、構音障害は話す能力に影響するであろう）。社会的不利は、能力障害によってもたらされた社会のルールへの影響である。例えばもし重度の構音障害によって、その人が日常生活上の役割を担う能力に影響を受けるのであれば社会的不利となる。したがって"社会的不利"の概念は、機能的コミュニケーションの適切性、あるいは最終的な成果に関連する。

失語症における研究と臨床的治療の焦点は、社

---

i) 補足的な治療なしで認知や言語の能力が他の目標に達することを認めるような情報はほとんどないので、言語治療における道具的成果を同定するのは難しい (Campbell & Bain, 1991)。道具的成果によって仮説を検証するために、般化のデータが必要である。

会的コミュニケーション機能よりは、むしろ機能障害もしくは能力障害のレベルにある傾向を持つ(Schwartz & Whyte, 1992)。前に指摘したように、その一因は我々の専門に関する貧しい見解が、一部の神経学者や他の医学関係者によって支えられていることにあるのかもしれない。我々にとって重要であるのは、必要な時はいつでも会話のやりとりのようなより生態学的に有効な成果を目標とする治療を実施し、それを評価することである。しかしひとつの明白なジレンマは、中間あるいは道具的な目標、そして機能障害あるいは能力障害は、特に発症から早い段階では正当な治療目標となることである。治療が即座に臨床的に重要な利益をもたらすと意図されない、もしくは予期されない場合、治療者はその治療の焦点から望ましい最終結果への起こりうる進路を特定し、なぜ、どのようにその時の治療目標がより意義深い成果に至る重要なステップであるかを示す責任がある。もうひとつの問題は、最終の成果の定義や操作が難しく、成果を測定しにくいことである。日常場面や仕事への般化を達成すること、そして社会的妥当性を証明することは、特に効果が持続するのであれば、成果の機能性を示す有効な方法である。臨床的に意義のある効果の持続性を検査するために、治療者は維持期のデータも含めた治療研究のいくつかの段階からのデータを用いて、臨床的意義あるいは社会的妥当性の評価に着手する必要がある。

社会的妥当性の評価はまだ端緒についたばかりであり、評価実施のための標準や規準が明確であるとは言いがたい。将来的には、社会的妥当性を決定するための厳密な技術を開発する試みが盛んになるであろう。あらゆる尺度化の努力をしてこそ、信頼性、妥当性、一般性は高められるのである。質問事項と評価尺度は、結果のデータが確実な根拠を持つように構成する必要がある。Silverman (1985) は、社会的妥当性の課題のデザイン、すなわち被験者グループに関する評価者の認識や標本抽出の時間を含む評価者の人数と特性、および尺度法の選択などの別の重要な因子について議論した。顕著な問題 (Campbell & Dollaghan, 1992; Goldstein, 1990; Tompkins, 1992) は、臨床的意義を決定するための標準比較アプローチに対して、"金本位制"を選択することに関係がある。患者が重度の障害である場合の規準はより寛大で、失語症の機能的なコミュニケーション行動に近づくように選択されるであろう。軽度の範疇の患者にとっては、健常者の規準が適切であろう。どのような対照群であれ、被験者をマッチングする際に、我々が関連すると考える因子を特定するには十分な注意が必要である。対照群と治療する被験者群の日常行動を検討するには、ただ年齢と性別を対応させるだけでは不十分である。手続き上の問題が解決すればさらに多くの研究によって、この種の社会的妥当性と自然な環境におけるコミュニケーション行動の別の尺度との間の相関を評価することも必要であろう。

近年機能的状態を明記することは、さらに実際的な緊急性を帯びている (Warren et al., 1991)。急速に高まった健康管理の経費や経費の責任についての関心事は、リハビリテーションの出費を削減するために適用できる成果の評価研究に拍車をかけている。さまざまな一般的評価尺度が"機能的成果"の量を測るために提案されている (Warren et al., 1991参照)。これらの尺度は、サービスや償還の料金の質を明示するためだけではなく、サービスの適切性を測定するためにも必要性が主張されている。不幸にも、信頼性、妥当性、変化への鋭敏さの問題の多くは、これらの尺度の適用や開発において適切に扱われていない (ASHA, 1990; Kearns, 1993)。ASHAは、より拡大する成人の機能的コミュニケーション尺度の妥当化を進めているが (Frattali, 1991)、もし"機能的成果"への焦点が臨床と償還の両方の問題を包含していく可能性があれば、こうした研究は重要なステップであろう。

コミュニケーションパートナーに焦点をあてた治療

患者と同様にコミュニケーションのパートナーの行動を目標に定めることは、治療研究において比較的未開発で、しかしながら潜在的に重要な方向である。言うまでもなくコミュニケーションは相互作用のプロセスであり、その成功は参加者同士の相互的関わりによって決定される。コミュニケーションに関わる二人のうち、神経学的に障害

のないメンバーに注意を転じることは、前に強調した意味で重要な生態学的妥当性を持つ。近年のコミュニケーションパートナーを目標とする興味は文献上に現れている。例えば、Simmonsら(1987)は失語症の参加者に、応答する時間を与えずに遮るといったパートナーの不適切な行動を減少させる治療を実施し評価した。FlowersとPeizer (1984)はパートナーの方略を量的に測り、そのうちコミュニケーションのやりとりにおおむね成功した方略を同定するように企画されたシステムを報告し、実際にそれらの方略を治療で利用することができた。

さらに将来は、コミュニケーションパートナーを治療の主体として訓練する試みもみられるかもしれない(Bourgeois, 1991参照)。こうしたアプローチは、いくつかの目標を同時に達成する。すなわち治療を自然な環境に置き、臨床家の時間の幾分かを開放し、適切性あるいは有益性というよりはより多くの治療を提供できるのである。またコミュニケーションの崩壊の場面で行う特定的な事柄をコミュニケーションパートナーに教えることで、彼らに権限を与えられるかもしれない。

確かにいずれのアプローチにも、多くの落とし穴があるであろう。臨床家はコミュニケーションパートナーを訓練する時間を費やし、治療の提供と、もしくは反応の評価をモニターしなければならない。またパーソナリティや、コミュニケーションパートナー間の相互作用の病前からのパターンによっては、訓練の方法の緩和を余儀無くされ、あるいは効果が減じるかもしれない。さらに成果の独創的な評価を用いない限り、コミュニケーションパートナーを目標と定めるサービスに対して償還を求めるのは難しいであろう。もちろんあらゆる言語治療のアプローチと同様に、効果の厳密な評価は必要である。こうした起こりうる問題があるにもかかわらず、神経学的に障害のないコミュニケーションパートナーを目標とする治療に潜在する恩恵は、将来さらなる探求を促進するであろう。

結　論

本章では研究と臨床的意思決定の間の対等性を強調し、臨床家が臨床マネージメントへの科学的方向付けを取り入れることを推奨した。科学的アプローチによって、我々の臨床的試みはより説明可能でより正確な、そしてより興味あるものとなり、我々は継続して受ける教育の経験から多くを学ぶことができる。患者への最良のサービスの提供に打ち込むならば、臨床家にとってそれ以上にやりがいのある目標を見つけるのは難しいであろう。

謝　辞

本章の準備にあたって、聾と他のコミュニケーション障害に関する国立研究所の助成金DC00453の一部の支援を受けた。Kristie SpencerとMaura Mullane Timkoにも貴重な援助を受けた。

References

American Speech-Language-Hearing Association. (1990). *Report of the advisory panel to ASHA's functional communication measures project.* Rockville, MD: American Speech-Language-Hearing Association.

American Speech-Language-Hearing Association. (1992). Code of Ethics. *ASHA, 34* (March, Suppl. 9), 1–2.

Beard, L. C., and Prescott, T. E. (1991). Replication of a treatment protocol for repetition deficit in conduction aphasia. In T. E. Prescott (Ed.), *Clinical aphasiology* (Vol. 19, pp. 197–208). Austin, TX: Pro-Ed.

Bellaire, K. J., Georges, J. B., and Thompson, C. K. (1991). Establishing functional communication board use for nonverbal aphasic subjects. In T. E. Prescott (Ed.), *Clinical aphasiology* (Vol. 19, pp. 219–227). Austin, TX: Pro-Ed.

Bloise, C. G. R., and Tompkins, C. A. (1993). Right brain damage and inference revision, revisited. In M. L. Lemme (Ed.), *Clinical aphasiology* (Vol. 21, pp. 145–155). Austin, TX: Pro-Ed.

Bottenberg, D., and Lemme, M. L. (1991). Effect of shared and unshared listener knowledge on narratives of normal and aphasic adults. In T. E. Prescott (Ed.), *Clinical aphasiology* (Vol. 19, pp. 109–116). Austin, TX: Pro-Ed.

Bourgeois, M. S. (1991). Communication treatment for adults with dementia. *Journal of Speech and Hearing Research, 34,* 831–844.

Bourgeois, M. S. (1992). Evaluating memory wallets in conversations with patients with dementia. *Journal of Speech and Hearing Research, 35,* 1344–1357.

Brenneise-Sarshad, R., Nicholas, L. E., and Brookshire, R. H. (1991). Effects of apparent listener knowledge and picture stimuli on aphasic and non-brain-damaged speakers' narrative discourse. *Journal of Speech and Hearing Research, 34,* 168–176.

Brookshire, R. H. (1983). Subject description and generality of results in experiments with aphasic adults. *Journal of Speech and Hearing Disorders, 48,* 342–346.

Brookshire, R. H., and Nicholas, L. E. (in press). Test-retest stability of measures of connected speech in aphasia. In M. L. Lemme (Ed.), *Clinical aphasiology* (Vol. 22). Austin, TX: Pro-Ed.

Campbell, D. T., and Stanley, J. C. (1966). *Experimental and quasi-experimental designs for research.* Chicago: Rand McNally.

Campbell, T. F., and Bain, B. (1991). How long to treat: A multiple outcome approach. *Language, Speech, and Hearing Services in Schools, 22,* 271–276.

Campbell, T. F., and Dollaghan, C. (1992). A method for obtaining listener judgments of spontaneously produced language: Social validation through direct magnitude estimation. *Topics in Language Disorders, 12,* 42–55.

Chial, M. R. (1985). Scholarship as process: A task analysis of thesis and dissertation research. In R. D. Kent (Ed.), *Seminars in speech and language: Vol. 6. Application of research to assessment and therapy* (pp. 35–54). New York: Thieme-Stratton.

Cohen, J. (1977). *Statistical power analysis for the behavioral sciences.* New York: Academic Press.

Conlon, C. P., and McNeil, M. R. (1991). The efficacy of treatment for two globally aphasic adults using visual action therapy. In T. E. Prescott (Ed.), *Clinical aphasiology* (Vol. 19, pp. 185–195). Austin, TX: Pro-Ed.

Connell, P. J., and Thompson, C. K. (1986). Flexibility of single-subject experimental designs. Part III: Using flexibility to design or modify experiments. *Journal of Speech and Hearing Disorders, 51,* 214–225.

Darley, F. L. (1972). The efficacy of language rehabilitation in aphasia. *Journal of Speech and Hearing Disorders, 37,* 3–21.

Davis, G. A., and Wilcox, M. J. (1985). *Adult aphasia rehabilitation: Applied pragmatics.* San Diego: College Hill Press.

Doyle, P. J., Goldstein, H., and Bourgeois, M. S. (1987). Experimental analysis of syntax training in Broca's aphasia: A generalization and social validation study. *Journal of Speech and Hearing Disorders, 52,* 143–155.

Doyle, P. J., Goldstein, H., Bourgeois, M. S., and Nakles, K. (1989). Facilitating generalized requesting behavior in Broca's aphasia: An experimental analysis of a generalization training procedure. *Journal of Applied Behavior Analysis, 22,* 157–170.

Doyle, P. J., Oleyar, K. S., and Goldstein, H. (1991). Facilitating functional conversational skills in aphasia: An experimental analysis of a generalization training procedure. In T. E. Prescott (Ed.), *Clinical aphasiology* (Vol. 19, pp. 101–241). Austin: Pro-Ed.

Elman, R. J., Roberts, J. A., and Wertz, R. T. (1991). The effect of education on diagnosis of aphasia from writing and drawing performance by mildly aphasic and non-brain-damaged adults. In T. E. Prescott (Ed.), *Clinical aphasiology* (Vol. 20, pp. 101-110). Austin, TX: Pro-Ed.

Flowers, C. R., and Peizer, E. R. (1984). Strategies for obtaining information from aphasic persons. In R. H. Brookshire (Ed.), *Clinical aphasiology: Conference proceedings 1984* (pp. 106–113). Minneapolis, MN: BRK.

Franzen, M. D. (1989). *Reliability and validity in neuropsychological assessment.* New York: Plenum.

Fratalli, C. (1991). *Functional communication scales for adults.* Rockville, MD: American Speech-Language-Hearing Association.

Goldstein, H. (1990). Assessing clinical significance. In L. B. Olswang, C. K. Thompson, S. F. Warren, and N. J. Minghetti (Eds.), *Treatment efficacy research in communication disorders* (pp. 91–98). Rockville, MD: American Speech-Language-Hearing Foundation.

Hansen, A. M., and McNeil, M. R. (1986). Differences between writing with the dominant and nondominant hand by normal geriatric subjects on a spontaneous writing task: Twenty perceptual and computerized measures. In R. H. Brookshire (Ed.), *Clinical aphasiology* (Vol. 16, pp. 116–122). Minneapolis, MN: BRK.

Helm-Estabrooks, N., Fitzpatrick, P. M., and Barresi, B. (1982). Visual action therapy for global aphasia. *Journal of Speech and Hearing Disorders, 47,* 385–389.

Huck, S. W., and Sandler, H. M. (1979). *Rival hypotheses: Alternative interpretations of data based conclusions.* New York: Harper & Row.

Johnson, W., Darley, F. L., and Spriestersbach, D. C. (1963). *Diagnostic methods in speech pathology.* New York: Harper & Row.

Kearns, K. P. (1986a). Flexibility of single-subject experimental designs. Part II: Design selection and arrangements of experimental phases. *Journal of Speech and Hearing Disorders, 51,* 204–214.

Kearns, K. P. (1986b). Systematic programming of verbal elaboration skills in chronic Broca's aphasia. In R. C. Marshall (Ed.), *Case studies in aphasia rehabilitation* (pp. 225–244). Austin, TX: Pro-Ed.

Kearns, K. P. (1989). Methodologies for studying generalization. In L. V. McReynolds and J. Spradlin (Eds.), *Generalization strategies in the treatment of communication disorders,* Toronto: B. C. Decker.

Kearns, K. P. (1990). Reliability of procedures and measures. In L. Olswang, C. Thompson, and S. Warren (Eds.), *Treatment efficacy research in communication disorders* (pp. 71–90). Rockville, MD: American Speech-Language-Hearing Foundation.

Kearns, K. P. (1993). Functional outcome: Methodological considerations. In M. L. Lemme (Ed.), *Clinical aphasiology* (Vol. 21, pp. 67–72). Austin, TX: Pro-Ed.

Kearns, K. P. (1992). Methodological issues in treatment research: A single-subject perspective. *Aphasia treatment: Current approaches and research opportunities* (pp. 1–16). Washington, D.C.: National Institute on Deafness and Other Communication Disorders.

Kearns, K. P., and Potechin Scher, G. (1989). The generalization of response elaboration training effects. In T. E. Prescott (Ed.), *Clinical aphasiology* (Vol. 18, pp. 223-245). Boston, MA: College Hill Press.

Kearns, K. P., and Simmons, N. N. (1988). Interobserver reliability and perceptual ratings: More than meets the ear. *Journal of Speech and Hearing Research, 31,* 131–136.

Kent, R. D. (1985a). Science and the clinician: The practice of science and the science of practice. In R. D. Kent (Ed.), *Seminars in speech and language: Vol. 6. Application of research to assessment and therapy* (pp. 1–12). New York: Thieme-Stratton.

Kent, R. D. (Ed.). (1985b). *Seminars in speech and language: Vol. 6. Application of research to assessment and therapy.* New York: Thieme-Stratton.

Kent, R. D., and Fair, J. (1985). Clinical research: Who, where, and how? In R. D. Kent (Ed.), *Seminars in Speech and Language: Vol. 6. Application of Research to Assessment and Therapy*(pp. 23–34). New York: Thieme-Stratton.

Kimelman, M. D. Z., and McNeil, M. R. (1987). An investigation of emphatic stress comprehension in adult aphasia: A replication. *Journal of Speech and Hearing Research, 30,* 295–300.

Lemme, M. L. (Ed.). (1993). *Clinical aphasiology* (Vol. 21). Austin, TX: Pro-Ed.

Massaro, M., and Tompkins, C. A. (in press). Feature analysis for treatment of communication disorders in traumatically brain-injured patients: An efficacy study. *Clinical aphasiology* (Vol. 22). Austin, TX: Pro-Ed.

McReynolds, L., and Kearns, K. P. (1983). *Single-subject experimental design in communicative disorders.* Baltimore, MD: University Park Press.

McReynolds, L. V., and Thompson, C. K. (1986). Flexibility of single-subject experimental designs. Part I: Review of the basics of single-subject designs. *Journal of Speech and Hearing Disorders, 51,* 194–203.

Metter, E. J. (1985). Issues and directions for the future: Speech pathology - A physician's perspective. In R. H. Brookshire (Ed.), *Clinical aphasiology* (Vol. 15, pp. 22–28). Minneapolis, MN: BRK.

Nation, J. E., and Aram, D. M. (1984). *Diagnosis of speech and language disorders* (2nd ed.). Boston, MA: College Hill.

Nicholas, L. E., and Brookshire, R. H. (1986). Consistency of the effects of rate of speech on brain-damaged adults' comprehension of narrative discourse. *Journal of Speech and Hearing Research, 29,* 462–470.

Nicholas, L. E., Brookshire, R. H., MacLennan, D. L., Schumacher, J. G., and Porazzo, S. A. (1989). Revised administration and scoring procedures for the Boston Naming Test and norms for non-brain-damaged adults. *Aphasiology, 3*(6), 569–580.

Nicholas, L. E., MacLennan, D. L., and Brookshire, R. H. (1986). Validity of multiple-sentence reading comprehension tests for aphasic adults. *Journal of Speech and Hearing Disorders, 51,* 82–87.

Parr, S. (1992). Everyday reading and writing practices of normal adults: Implications for aphasia assessment. *Aphasiology, 3,* 273–284.

Perkins, W. H. (1985). From clinical dispenser to clinical scientist. In R. D. Kent (Ed.), *Seminars in speech and language: Vol. 6. Application of research to assessment and therapy* (pp. 13–22). New York: Thieme-Stratton.

Prescott, T. E. (Ed.). (1989). *Clinical aphasiology* (Vol. 18). Boston, MA: College Hill.

Prescott, T. E. (Ed.). (1991a). *Clinical aphasiology* (Vol. 19). Austin, TX: Pro-Ed.

Prescott, T. E. (Ed.). (1991b). *Clinical aphasiology* (Vol. 20). Austin, TX: Pro-Ed.

Rosenbek, J. C. (1987). Unusual aphasias: Some criteria for evaluating case studies in aphasiology. In R. H. Brookshire (Ed.), *Clinical aphasiology* (Vol. 17, pp. 357–361). Minneapolis, MN: BRK.

Rosenbek, J. C., LaPointe, L. L., and Wertz, R. T. (1989). *Aphasia: A clinical approach.* Austin, TX: Pro-Ed.

Schumacher, J. G., and Nicholas, L. E. (1991). Conducting research in a clinical setting against all odds: Unusual treatment of fluent aphasia. In T. E. Prescott (Ed.), *Clinical aphasiology* (Vol. 19, pp. 267–277). Austin, TX: Pro-Ed.

Schwartz, M. F., and Whyte, J. (1992). Methodological issues in aphasia treatment research: The big picture. *Aphasia treatment: Current approaches and research opportunities* (pp. 17–23). Washington, D.C.: National Institute on Deafness and Other Communication Disorders.

Shewan, C. M. (1986). The history and efficacy of aphasia treatment. In R. Chapey (Ed.), *Language intervention strategies in adult aphasia* (2nd ed., pp. 28–43). Baltimore, MD: Williams & Wilkins.

Silverman, F. H. (1985). *Research design and evaluation in speech-language pathology and audiology* (2nd ed.). Englewood Cliffs, NJ: Prentice-Hall.

Simmons, N. N., Kearns, K. P., and Potechin, G. (1987). Treatment of aphasia through family member training. In R. H. Brookshire (Ed.), *Clinical aphasiology* (Vol. 17, pp. 106–116). Minneapolis, MN: BRK.

Szekeres, S. F., Ylvisaker, M., and Cohen, S. B. (1987). A framework for cognitive rehabilitation therapy. In M. Ylvisaker and E. R. Gobble (Eds.), *Community re-entry for head injured adults* (pp. 87–136). Boston, MA: College Hill Press.

Thompson, C. K. (1989). Generalization research in aphasia: A review of the literature. In T. E. Prescott (Ed.), *Clinical aphasiology* (Vol. 18, pp. 195–222). Boston: College Hill Press.

Thompson, C. K., and Byrne, M. E. (1984). Across setting generalization of social conventions in aphasia: An experimental analysis of "loose training." In R. H. Brookshire (Ed.), *Clinical aphasiology: Conference proceedings 1984* (pp. 132-144). Minneapolis, MN: BRK.

Tompkins, C. A. (1992). Improving aphasia treatment research: Some methodological considerations. *Aphasia treatment: Current approaches and research opportunities* (pp. 37–46). Washington, D.C.: National Institute on Deafness and Other Communication Disorders.

Tompkins, C. A., Boada, R., McGarry, K., Jones, J., Rahn, A. E., and Ranier, S. (1993). Connected speech characteristics of right hemisphere damaged adults: A re-examination. In M. L. Lemme (Ed.), *Clinical aphasiology* (Vol. 21, pp. 113–122). Austin, TX: Pro-Ed.

Tompkins, C. A., Jackson, S. T., and Schulz, R. (1990). On prognostic research in adult neurogenic disorders. *Journal of Speech and Hearing Research, 33*, 398–401.

Ventry, I. M., and Schiavetti, N. (1980). *Evaluating research in speech pathology and audiology: A guide for clinicians and students.* Reading, MA: Addison-Wesley.

Warren, R. L. (1986). Research design: Considerations for the clinician. In R. Chapey (Ed.), *Language intervention strategies in adult aphasia* (2nd ed., pp. 66–80). Baltimore, MD: Williams & Wilkins.

Warren, R. L., Gabriel, C., Johnston, A., and Gaddie, A. (1987). Efficacy during acute rehabilitation. In R. H. Brookshire (Ed.), *Clinical aphasiology* (Vol. 17, pp. 1–11). Minneapolis, MN: BRK.

Warren, R. L., Loverso, F. L., and DePiero, J. (1991). The relationships among level of measurement, generalization, and reimbursement. In T. E. Prescott (Ed.), *Clinical aphasiology* (Vol. 19, pp. 163–170). Austin, TX: Pro-Ed.

Wertz, R. T. (1991). Predictability: Greater than $p < .05$. In T. E. Prescott (Ed.), *Clinical aphasiology* (Vol. 19, pp. 21–30). Austin, TX: Pro-Ed.

Wertz, R. T. (1992). A single case for group treatment studies in aphasia. *Aphasia treatment: Current approaches and research opportunities* (pp. 25–36). Washington, D.C.: National Institute on Deafness and Other Communication Disorders.

Wertz, R. T., Shubitowski, Y., Dronkers, N. F., Lemme, M. L., and Deal, J. L. (1985). *Word fluency measure reliability in normal and brain damaged adults.* Paper presented at the American Speech-Language-Hearing Association convention, Washington, DC.

Wertz, R. T., Weiss, D. G., Aten, J. L., Brookshire, R. H., Garcia-Bunuel, L., Holland, A. L., Kurtzke, J. F., LaPointe, L. L., Milianti, F. J., Brannegan, R., Greenbaum, H., Marshall, R. C., Vogel, D., Carter, J., Barnes, N. S., and Goodman, R. (1986). Comparison of clinic, home, and deferred language treatment for aphasia: A Veterans Administration cooperative study. *Archives of Neurology, 43*, 653–658.

Whitney, J. L., and Goldstein, H. (1989). Using self-monitoring to reduce disfluencies in speakers with mild aphasia. *Journal of Speech and Hearing Disorders, 54*, 576–586.

World Health Organization. (1980). International classification of impairments, disabilities and handicaps. Geneva.

Yorkston, K. M., Farrier, L., Zeches, J., and Uomoto, J. M. (1990). *Discourse patterns in traumatically brain injured and control subjects.* Paper presented at the American Speech-Language-Hearing Association convention, Washington, DC.

Yorkston, K. M., Zeches, J., Farrier, L., and Uomoto, J. M. (1993). Lexical pitch as a measure of word choice in narratives of traumatically brain injured and control subjects. *Clinical aphasiology* (Vol. 21, pp. 165–172). Austin, TX: Pro-Ed.

第32章

さまざまな職種の提携によるチーム治療

MICHAEL L. KIMBAROW

　失語症の授業の一環としてこの包括的テキストを読んでいる学生にとっては、失語症患者が呈するコミュニケーション障害が、患者本人と家族にとってもっとも大きな問題であると感じられるかもしれない。もしかすると、コミュニケーション障害についての理論や臨床を集中的に学んだことで、言語病理学の職は、失語症患者の障害の評価と治療にとって唯一絶対の職業であると考えるようになるかもしれない（Rothberg, 1981）。

　修士課程を卒業した新人臨床家の多くは、失語症を扱うことになった場合、言語病理学に基づくサービスが他のあらゆる部門に優先すると信じて最初の仕事に就くことになる。しかしこの考えは、臨床の場での現実に直面するやいなや、考え直さざるをえなくなるであろう。新人臨床家は、自分が失語症患者のケアの責任を負う複数の専門家のうちの一人にすぎないことを、ただちに思い知らされるのである。

　失語症患者の治療は大変困難の多い仕事である。勤務先が救急病院、リハビリテーションセンター、老人ホーム、患者の自宅のいずれであっても、コミュニケーション障害に加えて、身体の障害や感情の障害をも併せ持つ失語症患者を成功裡に治療するためには、高いレベルの技術や知識、トレーニングが要求される。あるいは新人臨床家は「どうしたら患者のすべての問題に答えられるのか」、「患者と過ごす毎日の限られた時間の中で、どうしたら治療目標が達成できるのか」というもっともな疑問を持つかもしれない。これに対しては幸いなことに、訓練の場に失語症患者のリハビリテーションを担当する専門家のチームがあることが多い。失語症の人と関わる「チームによる」アプローチでは、患者のコミュニケーション、認知、感情、身体などの障害の相互関係が把握されている。チームは失語症患者を「全人的な人間」として扱うのであって、複数の障害が集合した人として扱うのではない。

　治療チームの定義を一つに決めてしまうことは事実上不可能である。個々の訓練の設定が独自のチーム性を持っており、臨床プログラムの特定のゴールと組み立てに従ってチームメンバーの責任が決定されるからである。したがってこの章では、読者が失語症患者と共に働く場合に遭遇する専門的な状況を提示して、チームマネージメントの一般的な原則や問題について述べていくことにしたい。

チームマネージメントの概観

慢性疾患を持つ患者のチームケアの概念は、長年リハビリテーションの理論と訓練の基礎としての役割を果たしてきた（Halstead, 1976）。しかしこの概念は、以前からあったとはいえ、失語症患者の治療方法として継続的に用いられてきたわけではない。言語病理学における望ましい訓練パターンとしてチームアプローチが明確に支持されて採用されるようになったのは、最近のことである。訓練パターンは、制度上の問題と財政上の問題に左右されるが、もっとも重要なのは患者と家族のニーズによって決定されることである。

望ましい訓練パターン

失語症患者は言語障害に加え、多くの関連障害を合併している。それはたとえば、(a)不全麻痺や麻痺、(b)ADL障害、(c)視知覚障害、(d)心理社会的適応の問題、(e)抑うつ、(f)嚥下障害、(g)認知の問題（注意、記憶、問題解決の障害）などである。この中の一つでも言語障害と合併していると、改善過程が複雑になってしまう。たとえば、抑うつが合併すると、患者は動機づけが低下し、訓練への参加が妨げられる。また、微細な運動のコントロールの障害は、書字によるコミュニケーションの妨げとなる。このような関連障害の評価とマネージメントに精通している他部門の専門家から提供される情報をまとめて、患者のために適切な治療プランを計画することは、STに任された職務と言える（Brookshire, 1992；Wertz et al., 1984）。

アメリカ聴能言語士協会（ASHA）は、チームアプローチの採用を推奨している。"重度障害者のコミュニケーションニーズのためのナショナルジョイントコミティー（The National Joint Committee for the Communicative Needs of Persons with Severe Disabilities、ASHAはそのメンバー）"は、「訪問治療サービス……は、多くの点で家族と専門家、関連職種の人たちの協力と能力を必要としている」と述べている（1992, p.5）。ASHAは、言語障害あるいは言語障害に認知ーコミュニケーション障害を合併した患者のマネージメントのガイドラインとして、STが「他部門のサービスと協調した、統合的治療プランを計画して実施できる」ことが望ましいとしている（ASHA, 1991, p.23）。

ヘルスケア財源問題

ヘルスケア資金の出資者は、投資の収益を最大にするために、リハビリテーションサービスが財政的に責任ある方法で提供されることを期待し、またそうあるように要求する権利を有する。失語症のリハビリテーションは、労力の面でも時間の面でも集中的に行われる。そのため、政府あるいは民間の保険会社は、訓練を援助することに同意すると、多額の金銭的負担を負う結果となる。近年、ヘルスケアのための費用の増大を抑制することが強調されている。その結果、リハビリテーションの訓練パターンが直接の影響を受け、慢性期の患者に働きかけるチームアプローチが有効な方法として推奨されるようになった。一般的には、チームアプローチを採用すると治療の期間が短縮されると信じられており、また実際にプログラムが効率よく有効に行われていることを示す記録もあると考えられている（Diller, 1990）。

リハビリテーションのプログラムの効果をどのように測定するのかについては、最近までほとんど合意が得られていなかった。現在は、患者の機能的な反応を測定することによってプログラムの効果の有無を判断する方向で、研究が進められている。さまざまな種類の観点からの機能的反応の評価は、長期のリハビリテーションを支える保険金額を決める際の指標となりうるであろう（Frattali, 1992；Wilkerson et al., 1992）。失語症患者の機能の評価と治療に関しては、それぞれのチームメンバーが別個に治療するよりも協調して行うほうが、セラピーの期間が短縮されてより良い結果を生むと考えられている（Griffin, 1990）。

患者と家族の観点

患者とその家族は、言語治療サービスの第一線の消費者である。彼らは、リハビリテーションの全過程を通じて、最も効果的で最も効率の良い治療法が採用されることを期待する権利がある。チームで協力して訓練を行う場合、患者にとって一番必要なのは、一貫性とそれがもたらす効果である。患者の行動変容は、訓練担当者全員が同一の

反応を引き出そうとする場合に、起こりやすい (Olson and Henig, 1983)。

患者と家族の生活は、脳卒中の後は永久に変化したままというのが現実である。だからこそ、サービスを提供する者は、可能なかぎり家族にかかる負担を最小限にし、障害に適応するという重荷を軽くしていくという義務がある。少なくともチームアプローチでは、家族が患者のプログラムの個々の訓練に立ち会う必要がないようにするべきである。情報は医者かケースマネジャーを通じて伝えるようにし、家族が、脳卒中の後に直面しなければならない数多くの問題に対処するための時間とエネルギーを残しておけるように図らう。

チームのメンバー

リハビリテーションのチームは、患者の生活の質（QOL）を向上させるために機能的能力を改善する、という特別の目的のもとに集められた人々で成り立っている。個々のプログラムによって差異もあるが、実際のチームは、患者と家族、主たる専門家たち、さらにそれらを支える職種の人たちで構成されている。

患者と家族

どんなリハビリテーションチームであっても、必ずメンバーに加わるのは、患者と家族である。患者の抱える問題とニーズによって、チームの存在と目的が決まるので、患者と家族の参加は、チームマネージメントの流れにとって不可欠である。患者と家族は、訓練プログラムのゴールに関する決定を下す際には、必ず参加するようにする。リハビリテーションプログラムの認定にあたっては、患者あるいはその代理人が治療計画について概要を理解して承認したことを示さなければならないので、このことは非常に重要である (Commission on Accreditation of Rehabilitation Facilities, 1991 ; Health Care Finance Administration, 1989 ; Joint Commission on Accreditation of Health Care Organization, 1991)。

規則で必要となる事項はともかくとしても、治療計画のどの側面にもどうしても患者に参加してもらったほうが良いという根拠がある。患者と家族が流れに加わって、プログラムの実施にあたっての自分たちの責任を理解すれば、機能的ゴールはよりいっそう達成されやすくなるからである (Bach-y-Rita and Bach-y-Rita, 1990)。患者と家族が能動的にチームに参加すると、自分たちのコントロール感覚の回復が助けられセラピーへの動機が増大する結果を生むことが多い（Tanner, 1980)。

主要な専門職種

リハビリテーションのプログラムでは、患者の生活を改善するという普遍的な目的のための訓練が、数多く行われる。主要な専門職種はほぼ必ず何らかの形で患者のケアに参加している。しかしこの節では個々のチームメンバーの責任と技能について詳しくは言及しない。まずSTに対して治療チームの他部門の訓練を紹介し、リハビリテーションの流れの中で、それぞれのチームが果たしている伝統的な役割の意味を述べてみたい。

理学療法士

理学療法士（PT）は、機能的自立性と健康的なライフスタイルを最大限にするという目的をもって、人間の運動障害を評価し、訓練し、管理する。たとえば伝統的には、体幹、上下肢の筋の筋力や運動範囲の改善などを行う。また、患者の移動能力の回復を目指す。具体的には患者に車椅子の使い方を指導したり、トランスファー（移乗）の仕方や杖歩行の指導などを行う。

作業療法士

作業療法士（OT）は、伝統的に患者の感覚ー運動機能、知覚機能、神経筋機能の改善にかかわってきた。また、料理、整容、食事のようなADLにおける機能的な自立性の促進も図っていく。たとえばADLを援助する適切な自助具を開発し、患者にその使用法を指導する。あるいはまた、患者の機能的自立を援助して達成させる。患者の家庭を訪問して調査し、必要な環境調整を行う（例：車椅子で自立している患者のため、キッチンカウンターを低くし、シャワールームに手すりをつけて椅子を置く、など）。

神経心理学者

神経心理学者は、高次レベル・低次レベルの認知及び精神機能検査を施行して、解釈する専門家

である。たとえば、患者の注意能力、記憶機能、訓練での学習効果の可能性などの情報をチームに提供する。検査では、注意、記憶、視覚的知覚、非言語的・言語的知能、さらには言語機能などを評価する（Lezak, 1976）。また、プログラムのゴールを達成するためには、患者の認知障害をどう扱ったらよいかというアドバイスを与える場合もある。

ソーシャルワーカー

ソーシャルワーカーは、従来患者と家族が脳卒中に対して心理社会的に適応できるようにする援助を行ってきた。まず、家族の支援システムを検討する。その情報は、リハビリテーションチームが、患者の社会的状態と能力障害の相互の影響を知ることや、それが患者の訓練での反応にどう影響を与えるかということを理解する助けとなる。また、患者と家族が回復プロセスに対処するのを支援し、適切なコミュニティ組織を紹介する。そして、扱いの難しい患者やスタッフの燃え尽き症候群の問題では、リハビリテーションチームにカウンセリングを行って援助する。

リハビリテーション医

リハビリテーション医は、リハビリテーション医学専門の医師である。リハビリテーション患者の医学的マネージメントを担当し、患者の回復について最終的責任を担う。場合によっては、他の科の受診をアレンジしたり、リハビリテーションプログラムと内科主治医との橋渡しをする。

リハビリテーションナース

リハビリテーションナースは、患者がこれ以上の障害を被らないように、また失われた能力を回復できるように、直接的あるいは間接的な患者のケアを行なう。彼女らは治療的環境を作って患者の回復を支援する。また、治療を妨げる医学的合併症に注意を払って予防する。彼女らは他のチームメンバーから教えられた活動を強化し、患者の身体的、感情的に不便な点を改善するべく、病棟独自のゴールを設定する（Boucher, 1989 ; Ditmar ; 1989）。

職業リハビリテーションカウンセラー

職業リハビリテーションカウンセラー（VRCs）は、患者の職業能力を評価する。教育適性技能や機能レベルに基づき、患者に合った仕事を見つける。チームやコミュニティと密接に協力しながら、仕事場での患者の進歩をチェックして、患者の職場復帰を支援する。

チームメンバーの支援

リハビリテーションチームを支援するメンバーは、特定の患者に対処する必要がある場合に召集される。だからといって、彼らの貢献度が主要なチームメンバーに劣るわけではない。単に、患者全員が特別の専門技術が必要とされる障害を持つわけではないことを意味しているにすぎない。

オージオロジスト

オージオロジストは、患者に難聴が疑われる場合に評価を行なう。また、補聴器の装着を勧める説明をしたり、患者、家族、チームメンバーに補聴器の取り扱いと手入れの方法を指導したりする。さらに、患者の聴覚的な知覚・理解技能の改善のために、必要に応じて口話リハビリテーションを立案して実施する。

レクリエーションセラピスト

レクリエーションセラピストは、患者に明らかに治療的効果が認められるような余暇活動を計画する。また、退院時には、患者の余暇活動の質が向上するよう、彼らの機能状態に合わせて新しく趣味を広げることを援助する。

教育あるいは読み方の専門家

教育あるいは読み方の専門家は、患者が復学する準備をする場合に依頼を受ける。患者に学習可能な状態を整えたり、特別な読みの障害がある場合はそれに働きかけるプログラムを作成する。

リハビリテーション工学士

リハビリテーション工学士は、障害のある人でも使える工学技術をデザインし、開発する専門家である。援助のための自助具も作るが、拡大・代替コミュニケーションシステムをデザインする場合は、STやOTと共に仕事をすることが多い。

さまざまな職種の提携チームマネージメント

失語症患者に対するさまざまな職種の提携チームマネージメントは、STにとってはチャンスに

も、またチャレンジにもなる。しかし、臨床家にどうしたらチームのメンバーになれるかという方法を教える、決まった枠組みはない場合が多い。そこでこの節では、さまざまな職種が提携するチームケアのモデル、STのチームにおける役割、チームにおけるコミュニケーションプロセスなどを簡単に考察する。

さまざまな職種の提携による治療の哲学

さまざまな職種の提携チームのメンバーは、患者のプログラムのゴールと目的の達成方法を、協力して決定する。チームのゴールは、個々の訓練のゴールよりも優先される。提携チームアプローチは、患者のケアに関して明確な哲学を持つリハビリテーションセンターで目にすることができる。

提携チームは、一旦患者の問題が明確にされたあとは、プログラムのゴール達成のための適切な訓練が一斉に始まるという考え方に基づいている。そこではチームメンバーが専門家の境界線を越えたり、自分の訓練範囲を超えたところで働くということが、時として起こりうる。たとえば、失語症患者の家庭での機能的自立が、チーム全体の目標になったとする。STとしては、喚語が改善すると患者がその望ましい結果により近づくことができると考えたとしよう。その場合、STは、チームメンバー全員が、患者とかかわる時に喚語のヒントを出せるように指導する。同様にPTは、チームメンバー全員に、患者が歩行を再学習するための、筋力とコントロールの改善を促すような姿勢を示す。接する人が誰であっても、患者に対しては常に一貫性のある接し方をすべきである（Cohen and Titonis, 1985）。

提携チームのサービスでは、個別の訓練では、専門家はある程度自分の専門領域を捨てることが要求される。初めてチームのメンバーになる者にとっては、これはもっとも不愉快な点であろう。確かに、訓練が専門的立場で明確に区切られていると快適ではある。しかし先程の不愉快さは、すぐに寛容さにとって替わられる。アプローチの最大の利益を受けるのは患者であるということに気付くにつれて、専門性が曖昧になるのを受容できるようになる。失語症の患者を、さまざまな障害の集合体としてではなく、「全人的な」人間として扱うのは、有意義なことである。

STの役割

STは他のチームメンバーに比べて失語症患者とかかわる時間が長い場合が多い。その結果、自分がケースマネジャーの役を果たしていると気付くことがよくある。ケースマネジャーは、各専門家同士の治療プランを作り上げたり調整したりしてリーダーシップをとる（ASHA, 1991）。また、チームの中で専門家同士の摩擦が起こった場合はそれを軽減し、チームが患者のために相乗効果的に動いているかどうかを確認する。さらに患者あるいは家族と治療チームの間の架け橋ともなる。

STはふつう、失語症患者とうまくコミュニケーションをとることができるので、患者とチームの間で情報を伝えるにはふさわしい。またSTは、患者に指示を与えたりコミュニケーションしたりする方法をチームメンバーに教えて、そのプログラムのゴールが達成できるように、チームを支援したりもする。プログラムが最終的に成功するか否かはこの点にかかっているといっても言い過ぎではない。

チームメンバー同士のコミュニケーション

チームメンバー同士のコミュニケーションを図るために、それぞれの施設にはそれぞれの方法がある。しかし、チームマネージメントアプローチで使われる基本的なコミュニケーションの方法は以下の二つである。

チームミーティング

リハビリテーションのすべての部門をある場所に集めて、時機を得た正確な情報を交換するための効果的な手段は、チームミーティングである。それぞれの施設の方針や手順、あるいは患者のニーズにより、チームミーティングの頻度が異なってくる。

通常、チームミーティングは評価チーム全員が検査を終えてから開かれる。初回ミーティングの目的は、患者の診断名を確認し、予後を予測することである。普通はこの時にプログラムのゴールも設定する。患者の特殊なニーズに応じてケースマネジャーを決めることもある。

患者と家族は、できれば初回のチームミーティ

ングに参加することが望ましいが、患者家族会議を別途開く施設もある。その場合は、リハビリテーションチームは事前に問題解決プロセスに取り組む機会が持てるため、家族に対してさらに説得力のあるプレゼンテーションができるという結果を生むことが多い。

患者を実際にプログラムに組み込んだあとは、チームは1週間に1度、少なくとも1カ月に1度集まる。リハビリテーションの中間期に行なわれるこのミーティングの目的は、患者の改善を確認し、必要に応じてゴールを修正することである。患者がプログラムを終了できるまでになったら退院ミーティングが開かれ、患者と家族をどうフォローアップしていくかの方針が決定される。

記録

患者に関わるチームメンバーは全員、自分の行なった治療とミーティング活動を記録することが求められる。チームメンバー同士が調整のやりとりをした証拠は、審査機関がチェックする。普通は臨床家が、やりとりがあった日付と時間、その内容をチャートノート形式で記録する。

もし他のチームメンバーと直接やりとりすることが難しければ（たとえばサービスが患者の自宅で行われたりする場合）、次善の策は、紙の上に書いて記録を作ることである。チームメンバーは全員、他のメンバーのゴールや目的を確認し、そこにサインすることを求められる。書かれた治療プランに頼るということの短所は、チームメンバー全員が、本当に他のメンバーのゴールと目的を読むかどうかの保証がないことである。そうならないようにするのはチームリーダーの責任である。

専門的問題

理想的な提携治療においては、チームメンバー全員が団結し、失語症患者のニーズに可能な限り答えることが提唱されている。しかしチームモデルをスムーズに実現するためには、臨床の訓練では、例外もあることを知っておくのも大切なことである。

神経心理学者が書いた評価報告書を見て理解できたことは、BDAEやWABを施行したことだけであったという臨床家は、一人や二人ではないであろう。もしSTであったら、同じ検査をもう一度施行するべきか、他の検査を施行するべきか、あるいは神経心理学的報告書に書かれた情報に頼るだけにするか、迷うであろう。神経心理学者によって失語症患者の障害の性質が分析されている場合もあるので、事態はより複雑になる。治療で何をすべきかというアドバイスまで書かれている場合さえある。

この状況を簡単に解決する方法は、残念ながら見当たらない。患者の認知・言語障害の評価のために検査を施行することは、神経心理学の業務範囲に入っている。またこれは、明らかにSTの業務範囲にも含まれている。ここで摩擦を起こさないための、最善かつもっとも効果的な方法は、神経心理学者と直接話し合って、どうしたら患者へのサービスが重複することを避けられるか、について合意することである。STにとっても、失語症患者の評価と治療についての業務範囲を確定するのは重要なことである（ASHA, 1990）。独立したサービスの提供者としては、我々は責任をもって治療プランを立てるが（医者の指示ではなく同意のもとに）、神経心理学者の指示のもとに業務を行ったりはしないのである。

神経学的に障害のある患者の認知訓練の領域でも同様に、業務範囲の摩擦が起こる。認知障害の診断と治療はSTと神経心理そしてOTの業務範囲に入っている。専門領域がこのように重複している問題の解決法について述べるのは、この章の範囲を超えている。しかしGriffin（1990）は、「STとして働くときは、誰がサービスの提供者になるか、という競争をするのではなく、むしろSTも他の専門職の人たちと協力する部門のひとつ、という心構えでやるべきである」（p.34）と述べて、タイムリーなアドバイスを与えてくれている。彼女の考えは、さまざまな職種が提携するモデルの最良の伝統と言えるだろう。つまり専門家同士で摩擦があっても、失語症患者に最善のケアをするということを念頭において摩擦を解消していく限り、どの専門家も勝利したことになるのである。

さまざまな職種の提携する
治療における将来の展望

　自分の仕事の将来がどうなっていくのか、将来を見つめて予測するのは興味ぶかいことである。失語症の治療には今後も常にさまざまな職種が提携するアプローチの場があり、チームには常にSTの存在する場所があるように思える。しかし、今後の10年間に、アメリカにおける健康ケア出張システムには必ず大きな変化が起きるであろう。その変化とともに、STサービスの提供の仕方も大きく変化するであろう。臨床家が患者の自宅で患者に接する場合が増えると予測される（Batey and Horton, 1992；Kurent, 1989）。チームメンバーがめったに顔を合わせられない場合には、チームアプローチを通してケアをコーディネートしようとする試みが行われていくことは、確実であろう。

　アメリカが世界の健康ケアに向かって動くにつれ、コストをコントロールする方法として、HMOs（健康維持組織 Health Maintenance Organizations）や、PPOs（望ましい提供者組織 Preferred Provider Organizations）などの、訪問健康ケアサービス管理システムへの依存度が増大してくる（Cornett, 1988；Kenkel, 1988）。このようなプログラムがどのように長期リハビリテーションにアプローチするのか、どのようにリハビリテーションサービスを利用するのかは、今後の課題である。こういう中で新たに、さらに進んださまざまな職種の提携チームアプローチによる治療というひとつの傾向が出現したのである。

　Melvin（1989）によれば、さらに進んださまざまな職種の提携モデルでは、チームメンバーのある1人がコンサルタントのような役を担いつつ、同時に担当セラピストとして振る舞う。治療プログラムの実施にあたって、専門家を1人しか雇わないことでコストが削減されるのは明らかである。しかし、このケアモデルが患者の機能状態に改善をもたらすかどうかは証明されていない。これは明らかに専門的業務範囲と倫理の問題に対する挑戦であり、さまざまな職種が提携したさらに進んだアプローチが支持されるか否かは今後の課題である（King and Titus, 1993）。

　終りにあたって、リハビリテーションにおいてさまざまな職種が提携したアプローチの効果については、研究の余地がおおいにあると述べておきたい（ASHA, 1992）。著者としては緊急の課題、たとえばさまざまな職種が提携する治療のどの側面が有効なのか、チームアプローチから誰が一番恩恵を受けるのかなどの点について、我々が早急に答を見つけられることを期待している。

References

American Speech-Language-Hearing Association. (1990 April). Major issues affecting the delivery of services in hospital settings: Recommendations and strategies. *ASHA, 32,* 67–70.

American Speech-Language-Hearing Association. (1991). Guidelines for speech-language pathologists serving persons with language, socio-communicative, and/or cognitive communicative impairments. *ASHA, 33* (Suppl. 5), 21–28.

American Speech-Language-Hearing Association. (1992, March). *Report and Research Plan for the National Center for Medical Rehabilitation Research.* Rockville, MD: American Speech-Language-Hearing Association.

Bach-y-Rita, P, and Bach-y-Rita, E. (1990). Hope and active patient participation in the rehabilitation environment. *Archives of Physical Medicine and Rehabilitation, 71,* 1084–1085.

Batey, J. M., and Horton, A. M. (1992, April). Home care: The future is now. *ASHA, 34,* 45–47.

Boucher, J. (1989). Nursing process. In S. Ditmar (Ed.), *Rehabilitation nursing: Process and application.* St. Louis, MO: C. V. Mosby.

Brookshire, R. H. (1992) *An introduction to neurogenic communication disorders* (4th ed). St. Louis, MO: Mosby Year Book.

Cohen, S. B., and Titonis, J. (1985). Head injury rehabilitation: Management issues. In M. Ylvisaker (Ed.), *Head injury rehabilitation: Children and adolescents.* San Diego, CA: College Hill Press.

Commission on Accreditation of Rehabilitation Facilities. (1991). *Standards manual for organizations serving people with disabilities.* Tuscon, AZ: Commission on Accreditation of Rehabilitation Facilities.

Cornett, B. S. (1988, September). Speech-language pathologists and audiologists, and HMOs: Status and outlook. *ASHA, 30,* 64–67.

Diller, L. (1990) Fostering the interdisciplinary team, fostering research in a society in transition. *Archives of Physical Medicine and Rehabilitation, 71,* 275–278.

Ditmar, S. (1989) Rehabilitation team. In S. Ditmar (Ed.), *Rehabilitation nursing: Process and application.* St. Louis, MO: C. V. Mosby.

Fratelli, C. M. (1992). Functional assessment of communication: Merging public policy with clinical views. *Aphasiology, 6,* 63–83.

Griffin, K. M. (1990, Fall/Winter). Interdisciplinary collaboration means professional viability. *Texas Journal of Audiology and Speech Pathology, 16,* 33–35.

Halstead, L. S. (1976). Team care in chronic illness: A critical review. *Archives of Physical Medicine and Rehabilitation 61,* 507–511.

Health Care Finance Administration. (1989). *Medical outpatient physical therapy and comprehensive outpatient rehabilitation facility manual.* Section 502, Transmittal No. 87. Baltimore, MD: Health Care Finance Administration.

Joint Commission on Accreditation of Health Care Organizations. (1991). *Accreditation manual for hospitals.* Chicago, IL: Joint Commission on Accreditation of Health Care Organizations.

Kenkel, P. J. (1988, July 29). Managed care will dominate within a decade—experts. *Modern Healthcare,* p. 31.

King, J. C., and Titus, M. N. (1993). Prescriptions, referrals, and the rehabilitation team. In J. A. Delisa and B. M. Gans (Eds.), *Rehabilitation medicine: Principles and practice.* Philadelphia, PA: J. B. Lippincott.

Kurent, H. (1989, December). Future trends in healthcare. *ASHA, 31,* 40–42.

Lezak, M. (1976). *Neuropsychological assessment.* New York: Oxford University Press.

Melvin, J. L. (1989). Status report on interdisciplinary medical rehabilitation. *Archives of Physical Medicine and Rehabilitation, 70,* 273–277.

National Joint Committee for the Communicative Needs of Persons with Severe Disabilities. (1992, March). Guidelines for meeting the communication needs of persons with severe disabilities. *ASHA 34*(Suppl. 7), 1–8.

Olson, D. A., and Henig, E. (1983). *A manual of behavior management strategies for brain injured adults.* Chicago, IL: Rehabilitation Institute of Chicago.

Rothberg, J. S. (1981). The rehabilitation team: Future directions. *Archives of Physical Medicine and Rehabilitation, 62,* 407–410.

Tanner, D. C. (1980). Loss and grief: Implications for the speech-language pathologist and audiologist. *ASHA, 22*, 916–928.

Wertz, R. T., LaPointe, L. L., and Rosenbek, J. C. (1984). *Apraxia of speech in adults: The disorder and its management*. Orlando, FL: Grune & Stratton.

Wilkerson, D. L., Batavia, A. I., and DeJong, G. (1992). Use of functional status measures for payment of medical rehabilitation services. *Archives of Physical Medicine and Rehabilitation, 73*, 111–120.

第33章

エピローグ：未来—優れたものへの不断の挑戦

ROBERTA CHAPEY

　Albert Schweitzerによれば人生を支え、援助し、高めるのは善である。我々は失語症学者として、自分たちが奉仕する人々の人生に大きな変化を生じさせることができるという希望を持って、常に患者の人生を支え、援助し、高めようとしている。この目標のために我々は、脳卒中の症候学、評価、治療、予防に関して驚くほど詳細な情報を獲得してきた。しかし我々が今日手にしているものは明日にはもはや時代遅れのものとなっているかも知れない。今日最良の臨床実践は明日にはもはや最良のものではなくなっているかも知れない。したがって我々は、分野を超えた多面的なアプローチを用いながら、変化を期待し、またそれを生み出す努力をしなければならない。"進歩"は"我々が生み出す最も重要なもの"であり続けるべきだろう。ヘルスケアの提供者と受領者の双方が、現存する知識の応用範囲を拡大し、また知識の質やすべてのヘルスケア・サービスの質を改善するために協調して努力することも必要である。そこには我々の臨床上の問題解決能力や意思決定能力を高めることも含まれているであろう。我々はまだ以下のような課題をかかえている。

○高齢者や障害者の質の高さ（QOL）の概念の社会における受入れをさらに促進させること。医学的ケアの目標は個人のQOLを改善することにおかれるべきである。

○健康関連のQOLの測定法をさらに発展させること。これは個々人の、身体機能、精神・認知機能、情動・心理的機能、社会的機能や役割、疾病の症状、人生の満足度、知覚される幸福感などを評価するための測定法であり、我々のケアを必要としている人々の変化をモニターするのに必要とされる（Mac KeiganとPathak, 1992）。ヘルスケアの目標は、人々の障害を改善することと同時に不満足感を減じることでなければならない。

○失語症言語治療が**基本的**に重要な人間サービスであることを一般の人々にいっそう認知させること。

○脳卒中リハビリテーションに対する企業、自治体、地域の関与を高めること。

○脳卒中の予防を目ざした研究を開始すること。

○障害者にとっての物理的なバリアを除去していくこと。

○高齢者保護についての哲学を発展させること。

○脳卒中や失語症の犠牲者のためのホスピス・ケアに関して、その数を増大させ、質を高めていくこと。

○失語症者のための高齢者療養所をさらに増やす

こと。
○補装具やリハビリテーションのためのテクノロジーをさらに発展させること。
○コミュニケーション行動の変化をさらに適切・正確に測定する方法を開発すること。
○鑑別診断や治療目標の選択を容易にする効果的・効率的な評価手続きを開発すること。
○長期記憶や作業記憶の構造と機能について、また、それらが認知的・語用論的・言語学的能力に果たす役割について、積極的な研究を開始すること。
○意味、統語、言語使用、認知における処理機構の理解を深めるための研究をふやすこと。
○長期ケアに対して専門分野にこだわらない多面的、革新的な新しいアプローチを開発すること。
○脳卒中や失語症の効果的なリハビリテーションに焦点をあわせてより一層の研究を開始すること。
○日常生活に役立つ新しい治療のモデルを開発すること。
○動機づけとその治療効果への影響についての理解を深めること。
○患者のための社会的ネットワークや支援のための資源について、より信頼性・妥当性の高い測定法を開発すること（Tompkinsら、1990）。
○治療方法と患者の特徴の相互作用や、さまざまなアプローチで最も成功しやすい言語治療士のタイプを分析するための研究を開始すること。
○ASHAは専門職としての責任、また我々の消費者に対する責任を高めること。ASHAは会員が専門職として活躍し続けられるように援助しなければならない。すなわちすでに起きている変化にただ単に適応するだけではなく、来たるべき変化を予測し、創造性をもち、今までと違った新しいことについての思考や感情を刺激し、開拓者精神を失わず、時代に遅れずにその先端をいく必要がある（Melby, 1992, p.2464）（Melbyの論が対象としているのは病院薬剤師だが）。ASHAはまた国レベルの規準を作り、質の持続的な改善方法を我々に教え、我々が専門職として適応し生き残るのに必要な道筋を決定しなければならない（Melby, 1992）。成功のためにASHAが必要としているのは、組織が興奮とエネルギーと変化に満ちあふれていることである。ASHAは未来に対する確かな展望を持ち、対象とする市場を明確にし、それを積極的に追い求める必要がある（Melby, 1992）。さらに、サービス提供の基本事項における競合を越えて、"広い視野から見た未来像"を描き出すことにすぐれていることも必要である（Melby, 1992）。Melby（1992）によれば、

　　将来の成功する組織は、その心構えとして持続的な質的改善を旨とし、消費者、つまり組織自身（メンバー）とそのメンバーが代表する人々（患者）の両方に焦点をおくであろう。また急速な環境変化に反応できる管理構造を持っているであろう。それはまた、組織の方向や優先事項に対して同意しないメンバーたちの関心事にも目を向け、それを対等に扱う、協調的組織だろう。そうした組織こそ国際的な市場で成功するのである（p.2466）。

我々は専門職として、1990年代および21世紀を通じ、すぐれた臨床実践の探求を続けることになる。ヘルスケアは未来において大きな経済的、政治的、社会的問題になるだろう。"我々が社会、ヘルスケア、すべての消費者ひとりひとりにとって価値あるものを与えていることを示すことができないならば、我々は無用のものとして生きていかなくてはならないだろう"（Melby, 1992, p.2466）。我々は集団として、またその構成員として、未来に対する我々のビジョンを創造し、それを押し進めることが必要なのである（Melby, 1992）。

References

Mac Keigan, L., and Pathak, D. (1992). Overview of health related quality-of-life measures. *American Journal of Hospital Pharmacists, 49,* 2236–2245.
Melby, M. (1992). ASHP and its customers. *American Journal of Hospital Pharmacists, 49,* 2462–2466.
Tompkins, C., Jackson, S. and Schulz, R. (1990). On prognostic research in adult neurologic disorders. *Journal of Speech and Hearing Research, 33,* 398–401.

人名索引

A

Aaron, P.G., 633, 639
Abbs, J.H., 664, 665, 668, 669, 671, 672, 681, 684
Abrams, W., 21
Abu-Zeid, H.A.H., 290
Ackerman, R.H., 45
Adair Ewing, S., 446
Adamovich, B.L., 723
Adams, A., 643
Adams, J.H., 764
Adams, M.R., 237
Adams, R.D., 750
Adams, S.G., 676, 682
Adler, E., 57
Agar, M., 362, 400
Agazarian, Y., 392
Agranowitz, A., 439, 448
Ajuriaguerra, J. de, 557
Alajouanine, M.S., 605
Alajouanine, T., 561, 659, 664, 674
Albert, H.L., 622
Albert, M.L., 58, 90 - 92, 118, 130, 182, 199, 224, 225, 302, 515, 537, 545, 551, 552, 557, 562, 619, 620, 622, 637, 691, 692, 718
Alexander, G.E., 666
Alexander, J., 66, 79
Alexander, M.P., 43, 49, 77, 99, 604, 621, 648, 672 - 674, 665, 764 - 766, 769
Allen, C., 654
Allen, R.V., 654
Allison, M., 19, 20
American Heart Association, 410, 445
American Speech-Language-Hearing Associa-tion, 13, 22 - 27, 120, 387, 468, 496, 765, 811, 818, 821, 823

Anderson, D.C., 56
Anderson, J.R., 770, 771, 784, 790
Andreewsky, 566
Andrews, J., 389
Andrews, M., 389
Ansell, B.J., 213, 232, 233, 479
Apel, K., 355, 361, 370, 377 - 379, 594
Apeldoorn, S., 659, 664, 675
Appell, J., 182, 750
Appicciafuoco, A., 220
Aram, D.M., 807
Arbib, M.A., 196, 205
Archibald, T.M., 722, 723
Ardran, G.M., 701
Arissian, K., 669
Armstrong, E., 364, 365, 375, 378
Armus, S.R., 234, 360, 377, 647
Aronson, A.E., 684, 685
Aronson, M., 269, 439, 441, 442
Arrigoni, G., 605
Arwood, E., 480
Asanuma, H., 665, 666, 668, 669, 680
Assal, G., 182, 721
Asslid, R., 46
Aten, J., 198, 355, 387, 427, 433, 439, 440, 446, 451 - 456, 495, 594
Au, R.,185
Aurelia, J., 346
Ausubel, D., 328

B

Bachman, D., 58, 394, 545, 551, 552
Bach-y-Rita, E., 819
Bach-y-Rita, P., 57, 819
Backus, O., 269, 441, 442
Baddeley, A.D., 580
Badecker, W., 579
Baer, D.M., 457, 458, 461, 595
Baggs, T., 186

Bain, B., 812
Baines, K.A., 720
Bakan, P., 535
Baker, B., 470
Baker, C., 633, 639
Baker, E., 94, 95, 228, 359, 534, 555, 556, 623
Ball, M., 373
Ballarger, J., 659
Balota, D., 358
Bandur, D.L., 270, 275, 279, 289 - 291, 636, 637
Bandura, A., 342
Banja, S., 388
Barclay, J., 358
Bard, E., 358
Barer, D.H., 701 - 703
Baribeau, J.M.C., 183
Barlow, S.M., 447, 668
Barnes, C.L., 86, 671
Barnett, H.J.M., 43
Barney, K., 415
Baron, J.C., 52
Barona, A., 754
Barresi, B., 278, 282, 429, 619, 692
Barrett, M., 350
Barsalou, L., 358
Bartlett, C.L., 609
Barton, M.I., 227, 717
Basili, A., 336, 352, 555, 723, 726, 730, 740
Basso, A., 248, 269, 274, 306, 603 - 605, 648
Bates, E., 363, 428, 573
Batey, J.M., 823
Baum, S.R., 233, 236, 361, 672
Bay, E., 664
Bayles, K., 117, 118, 182, 185, 186, 750, 752, 753, 756, 757

Bear, D., 224, 537, 725, 732
Beard, L.C., 562, 809
Beauvois, M.F., 628
Beck, A.T., 754
Beekman, L.A., 234, 357-359, 552, 563
Beeson, P.M., 752
Behrens, S.J., 736
Behrmann, M., 311, 369
Beiser, A., 45
Bell, S., 29
Bell. V., 415
Bellaire, K.J., 621, 808
Bemowski, K., 28, 29
Benjamin, D., 85
Benke, T., 670
Benowitz, L.I., 722, 732, 733
Benson, D.F., 180, 247, 278, 283, 285, 394, 546, 555, 556, 607, 627, 628, 717, 749, 750, 765, 774
Benton, A.L., 109, 218, 284, 608, 615, 722
Ben-Yishay, Y., 784
Berg, E.A., 755
Berger, A., 692
Bergman, P.S., 58
Berhmann, M., 196, 311, 312
Berko, J., 132, 233, 285
Berko, R., 21
Berko-Gleason, J., 362, 363, 365
Berlin, C.I., 686
Berman, M., 132, 143, 346
Berndt, R.S., 196, 216, 222, 311-313, 552, 572, 579, 580, 587, 591, 592
Bernholtz, N.D., 581
Bernstein, J., 444
Bernstein-Ellis, E., 241
Berrol, S., 784
Berry, M., 128
Berry, W.R., 677
Bertrand, I., 661
Besdine, R.W., 754
Bess, F., 120
Bester, S., 106
Beukelman, D.R., 110, 128, 313, 346, 469, 472, 475, 476, 482, 483, 486, 490, 496, 677, 739
Bevington, L.J., 445

Beyn, E.S., 429
Bierwisch, M., 198
Bigler, E., 394, 774
Bihrle, A.M., 730
Billow, B.W., 58
Binder, G.M., 112, 427
Birch, H.G., 217
Bisch, E.M., 701
Bishop, P., 389
Bisiacchi, P., 360
Bisiach, E., 218, 284, 717
Bisset, J.D., 643
Bissett, J., 414
Bjorkland, D., 778
Black, F.W., 631
Blackman, N., 269, 441, 442
Blackwell, P.M., 653
Blake, A., 26
Blake, P., 558
Blakeslee, S., 18, 19
Blanken, G., 605, 692
Blessed, G., 755
Blishen, B.R., 289
Blitzer, A., 712
Bloise, C.G.R., 809
Blomert, L., 427
Blonder, L.X., 732, 733
Blonsky, E., 701
Bloom, L., 114, 123, 126, 329-331, 446-448
Bloom, R.L., 726, 733
Blumstein, S.E., 198, 224, 228, 232, 361, 511, 548, 556
Boden, M., 327
Bogen, G.M., 74
Bogen, J.E., 74
Bogousslavsky, J., 53, 609
Boller, F., 126, 220, 222, 233, 241, 276, 361, 548, 552, 717, 749
Bollier, B., 687
Bollinger, R.L., 242, 243, 266
Bolwinick, J., 338
Bond, S.A., 187, 362-365, 378, 434
Bonder, B., 390
Boning, R., 643
Bonita, R., 40, 41
Bonvillian, J.D., 499
Boone, D.R., 106, 219, 241, 750

Borenstein, P., 439, 442, 443, 447, 448
Bories, J., 69
Borkowski, J.G., 109, 756
Borod, J.C., 732, 733
Borowitz, S., 45
Bosma, J., 701
Bottenberg, D., 235, 364, 365, 367, 372, 810
Boucher, J., 820
Bouillaud, J., 659, 664
Bourgeois, M.S., 803, 806, 813
Bowen, D.M., 748
Bowers, D., 732
Bowles, N., 182
Bowman, J.P., 672
Boyeson, M.G., 58
Boyle, M., 234, 562
Bozarth, J., 395
Bradley, W.G., 47, 48, 67
Bradshaw, J.L., 532
Brassell, E., 142, 506, 615, 631
Braun, C.M.M., 183
Braverman, K.M., 336, 352
Breger, R., 67
Brenneise-Sarshad, R., 235, 366, 368, 372, 810
Bressler, E., 349
Bricker, A.L., 229
Brindely, P., 439, 453
Brindley, P., 69, 270, 690, 692
Brinkman, C., 673
Broca, P., 659, 664
Brocklehurst, J., 389
Broderick, J.P., 40
Brody, J., 3
Broida, H., 269
Brooks, N., 765
Brooks, R.L., 723
Brookshire, R.H., 120, 121, 126, 196, 197, 203, 205, 206, 213, 215, 222, 224, 233-244, 266, 276, 357, 360-363, 424, 440, 443, 449, 451, 452, 505, 551-554, 560, 563, 566, 726, 727, 737, 738, 740, 802-806, 818
Brott, T., 56
Brown, A.L., 768, 778, 788
Brown, G., 750
Brown, J., 318

Brown, J.W., 19, 89, 187
Brown, L.J., 554
Brown, R., 126, 128
Brown, V., 643
Brownell, H.H., 532, 551, 727-731, 740
Brubaker, E., 389
Brubaker, S., 349
Bruininks, R.H., 376
Bruner, J., 326, 328
Brunner, R.J., 49
Brust, J.C., 43, 65-67, 603
Bryan, K., 366, 533, 735, 738
Bryden, M.P., 531, 532
Bub, D., 287, 717
Bucci, E., 27
Buck, M., 552
Buck, R., 280, 366, 733
Buckingham, H.W., 555, 753
Buckwalter, J.A., 703
Buffery, A., 536, 538
Burns, M., 725, 738
Burris, G.A., 439, 441, 442
Burton, A., 536, 538
Busch, C., 370, 553, 563
Buschke, H., 752
Bushnell, D.L., 54
Butcher, R., 712
Butfield, E., 346, 648
Butler, I., 24, 26
Butler, R.W., 784
Butler-Hinz, S., 357
Butters, N., 752
Butterworth, B., 309
Bydder, G.M., 67
Byer, J.A., 55
Byng, S., 104, 111-113, 196, 279, 311, 312, 337, 427, 566, 572, 575, 582
Byrne, M.E., 806, 808

C

California Achievement Tests: Reading, 632
Calkins, M., 415
Callaghan, S., 258
Campbell, D.T., 800, 804, 808
Campbell, T.F., 812, 813
Canadian Cooperative Study Group, 44

Cancelliere, A.E.B., 732, 733
Cannito, M., 234, 357, 358, 360, 583
Canter, G.J., 126, 225, 228-230, 232-234, 272, 276, 283, 287, 552, 558, 605, 615, 619
Caplan, D., 232, 357, 579, 580
Caplan, L.R., 99
Cappa, S.F., 533, 604, 673, 723
Car, A., 702
Caramazza, A., 112, 196, 198, 218, 219, 222, 232, 270, 272, 283, 301, 304, 306-308, 310, 312, 313, 357, 358, 544, 552, 554, 562, 564, 566, 572-574, 579, 582
Carlomagno, S., 287, 311, 312, 433, 564, 566
Carlson, F., 468
Carnegie, 28
Carpenter, M.B., 41
Carrier, J., 534
Carroll, J.B., 128
Carroll, K., 405, 415
Carroll, W.B., 66
Carson, D., 143
Carter, E., 389
Cartwright, G.P., 650
Carver, V., 396
Castro, N., 25
Cavalli, M., 723
Cazden, C.B., 339
Celesia, G.G., 750
Celifarco, A., 702
Chapey, R., 10, 13, 30, 103, 121, 141, 146-148, 180, 198, 317, 319, 336, 341, 352, 422, 427, 430, 564
Chapman, S.B., 55, 179, 182, 183, 185-188, 277, 360, 366, 377, 378, 434
Chauvel, P., 674
Chedru, F., 648
Chen, D.F., 673
Chen, M., 704
Chenery, H.J., 283, 358
Chenven, H., 439, 446, 453
Cherney, L.R., 227
Chial, M.R., 800
Chiarello, C., 531, 532
Chieffi, S., 220
Choi, D., 3

Chomsky, N., 10, 147, 148, 330, 331, 338, 587, 588
Christensen, A., 754
Christopoulou, C., 499
Chumpelik(Hayden), D., 684, 686, 689
Cicone, M., 369, 732, 733
Cimino, C.R., 726, 734
Cimino, M., 727
Clark, A., 359
Clark, A.E., 226, 552
Clark, A.R., 692
Clark, H.H., 333, 363
Clifton, C., 587
Coblentz, J.M., 755
Cochran, R.M., 619
Cochrane, R., 433, 434, 453, 455, 461
Cochrane, R.M., 547
Code, C., 531-533, 536, 538
Coelho, C.A., 26, 198, 280, 281, 459, 497, 498, 503, 621
Coggins, T.E., 355
Cohen, J., 806
Cohen, M.S., 68
Cohen, S.B., 821
Cole, S., 413
Collins, M., 197, 495, 603, 605-607, 610, 611, 613, 617-619, 621, 685
Colombo, A., 634
Colonna, A., 605
Colsher, P.L., 736
Coltheart, M., 283, 301, 311, 312, 533, 627, 628
Commission on Accreditation of Rehabilitation, 819
Conlon, C.P., 620, 809
Connell, P., 458, 808
Cook, I.J., 701
Cook, M., 721
Cooper, E., 25-27
Cooper, J., 205
Cooper, L., 342
Copeland, M., 376
Corbin, M.L., 447, 448
Corlew, M.M., 218
Cormier, L.S., 17, 18
Cormier, W.H., 17, 18
Cornett, B.S., 823
Correia, L., 230, 235, 285, 367

Coslett, H.B., 717
Courville, C.B., 764
Coyle, J.T., 748
Coyne, J., 389
Craig, H., 103, 135, 331, 372
Craik, F.L., 559
Cranford, J., 120
Cranford, R.E., 56
Crary, M., 692
Creary, M.A., 544, 556
Crisostomo, E.A., 58
Critchley, M., 659, 752
Crook, T., 755
Crooks, L., 47, 48, 67
Cropley, A., 121, 321
Crosky, C.S., 237
Cross, T., 391
Crutcher, M.D., 666
Cubelli, R., 8
Cullum, C.M., 394
Cummings, J.L., 749, 750, 753
Curtiss, S., 225, 232
Czvik, P., 547, 548

D

Dabul, B., 269, 443, 687
Dagge, M., 730
Damadian, R., 67
Damasio, A.R., 6, 7, 19, 43, 49, 99, 205, 206, 571, 603, 604, 672 - 674, 720, 774
Damasio, H., 19, 43, 49, 99, 205, 206, 571
Danforth, L.C., 554
Daniloff, J., 279, 369, 497, 498, 501, 506
Daniloff, R.G., 498
Danly, M., 366, 736
Darley, F.L., 14, 58, 103, 104, 119, 126, 133, 134, 141, 142, 144, 180, 185, 186, 196, 206, 209, 210, 217, 219, 228, 230, 234, 243, 244, 247, 270, 319, 360, 425, 434, 440, 552, 553, 635, 636, 659, 664, 672, 676, 680, 684, 685, 750
David, R.M., 111, 112, 114, 270
Davidson and Associates, Inc., 643
Davies, P., 748
Davis, A., 108, 139, 186, 506, 627

Davis, G,A., 198, 209, 284, 319, 334, 355, 356, 361, 362, 366 - 368, 376 - 380, 387, 422, 425, 426, 433, 440 ,443 - 445, 449 - 451, 458, 495, 564, 594, 604, 606, 623, 810
De Bleser, R., 366
De Groot, J., 66
de Partz, M.P., 311
Deal, J., 269, 690, 691, 722
Deal, L.A., 269
DeArmond, S.J., 72
deBlesser, R., 606
Deck, J., 684, 687
Dee, H.L., 717
Defer, G., 53
DeFilipp, G.J., 46
Dejerine, J., 85, 87, 627, 659, 664
DeJong, R.N., 44
DeKosky, S.T., 732, 733
Deleval, J., 609
Delgado, J.J., 702
Delis, D., 728
Deloche, G., 205, 230, 357, 552, 563, 627
DeLong, M.R., 666, 680
DeMarco, S., 371, 376
Dember, W., 328
Dembowski, J., 377
Denes, G., 532, 725, 729, 734
Dennis, M., 362, 552
Denny-Brown, D., 664, 732
DeRenzi, E., 109, 220, 537, 538, 553, 555, 720 - 723, 603, 605, 610, 612, 615
Derman, S., 443
Derousne, J., 628
Des Rosier/DesRosiers, M., 50, 410
Deser, T., 183, 188, 362 - 366, 648
DeStefano, C., 358
DeWitt, L.D., 99
Diggs, C., 336, 352, 723, 726, 730, 740
Diller, L., 818
Ditmar, S., 820
Dixon, M., 144, 559
Dodd, D., 702, 766, 788, 790
Dodds, W.J., 701, 704, 708
Dollaghan, C., 813
Dombovy, M.L., 57
Donner, M., 701

Dore, J., 136, 332, 333
Dorland's Illustrated Medical Dictionary, 44
Douglas, E., 441, 442
Dowden, P.A., 498, 501
Doyle, P.J., 379, 380, 425, 585, 587, 595 - 597, 806, 808
Drachman, D.A., 749
Dressler, W.U., 188
Dubner, R., 669
Duffy, F.D., 443
Duffy, F.H., 48, 55
Duffy, J.R., 182, 185, 198, 220, 317, 369, 498, 672
Duffy, R., 389, 398, 459
Duffy, R.J., 213, 280, 281, 366, 369, 498, 733
Dum, R.P., 665, 670, 673
Dumond, D.L., 237
Dunbar, L., 20
Duncan, J.L., 497
Dunn, H., 441, 442
Dunn, L.M., 109
Dunst, C., 410, 413, 417
Durrand, M., 661
Dworkin, J.P., 684 - 687

E

Early, E.A., 363
Easterbrook, A., 285
Easton, D., 55
Easton, J.D., 44, 55, 56
Eccles, J.C., 213
Edelman, G.M., 18, 617
Edwards, S., 545, 563
Egelko, S., 394
Eggen, P., 350
Eisenberg, H., 41
Eisenson, J., 217, 269, 440, 442, 446, 462, 615, 722
Elbard, H., 106
Elliott, S., 640
Ellis, A.W., 286, 301, 574
Elman, R.J., 810
Elster, A.D., 67, 68
Emerick, 142
English, A.C., 121, 319
English, H.B., 121, 319

Engvik, H., 608, 611
Erickson, R.J., 555
Ernest-Baron, C., 125, 235, 365
Eslinger, P.J., 603, 774
Espir, M., 662
European Carotid Trialists'
　Collaborative Group, 43
Evans, K.L., 232, 357
Evans, R., 144, 342, 399, 409, 410
Evarts, E.V., 666, 668, 669
Everett, K.E., 643
Ewart, C., 16
Ewing, S., 411, 446

F

Faber, M., 433
Faglioni, P., 537, 538, 605
Fair, J., 809
Fairbanks, G., 684
Falck, V., 17
Farah, M.J., 717
Farber, B., 28
Farley, G.R., 668
Fawcus, M., 349, 439, 440, 446, 453, 454, 461
Fedio, P., 752
Fedor, K., 198, 539
Feeney, D., 58
Feher, E., 225
Feigenson, J.S., 57
Fein. D., 4
Fernald, G., 653
Ferrari, C., 109
Ferro, J.M., 604, 609, 612
Fey, M., 140, 335
Feyereisen, P., 366 - 369, 371
Feyerstein, P., 432
Field, S.A., 68
Fields, W.S., 44
Fillmore, C.L., 587, 590
Finitzo, T., 48, 55
Finlayson, A., 106
Fino, M.S., 643
Fitch-West, J., 430
Flavell, J.H., 766, 767, 785
Florance, C., 690, 691
Florence, C., 136
Flower, W., 25

Flowers, A., 643
Flowers, C.R., 226, 233, 359, 370, 552, 554, 726, 735
Fodor, J.A., 198, 424, 427
Foix, C., 661
Foldi, N.S., 234, 361, 366, 729
Foley, J.M., 117
Folger, W.N., 672
Folstein, M., 756
Folstein, M.F., 755, 756
Folstein, M.R., 732
Folstein, S.E., 755, 756
Ford, A.B., 41
Forrest, K., 676
Foss, D., 584
Fowler, C.A., 668
Fox, S., 21
Frady, M., 19, 21 - 24
Franklin, S., 566
Franz, S.I., 269
Franzen, M.D., 800
Frattali, C., 25, 112, 114, 141, 147, 148, 341, 387, 425, 426, 439, 440, 813, 818
Frazier, C.H., 269
Frazier, L., 587
Freedman, M., 674
Freedman-Stern, R., 287, 288
Freeman, F.J., 48, 55
Freeman, S., 25, 391
Freemann, R., 280
Freudenheim, M., 24
Freund, H.J., 669, 671, 674
Freygang, W.H., 50
Fried, I., 673, 674
Friederici, A., 226, 232, 233, 287, 587
Friedland, I., 443, 446, 448
Friedman, H.M., 219
Friedman, M., 391, 405
Friedman, M.H., 442, 443
Friedman, R., 566, 628, 648
Fristoe, M., 497
Fromkin, V., 10
Fromm, D., 183, 606
Frumkin, L.R., 535
Frumkin, N.L., 99
Fry, E., 643
Fuld, P.A., 755
Fulton, J.F., 671

Fusillo, M., 557

G

Gaddie, A., 350
Gaddie-Cariola, A., 461
Gademann, G., 67, 68
Gailey, G.F., 595, 597
Gainotti, G., 366, 532, 533, 556, 560, 605, 716, 723, 725, 732
Gallaher, A.J., 232
Gallagher, D., 754
Gallagher, T., 136, 331, 333
Gamble, M.E., 497
Garcia, J.M., 380
Gardner, B., 237
Gardner, F., 632
Gardner, H., 94, 198, 219, 222, 223, 225, 226, 229, 279, 283, 532, 534, 552, 562, 605, 607, 613, 615, 623, 636, 637, 725, 729, 730, 740
Garrett, K., 469, 475, 476, 483, 485, 486
Garrett, M.F., 583, 584, 591 - 593
Garron, D.C., 749
Gates, A., 632
Gatz, M., 398
Gaynor, F., 125, 134
Gazzaniga, M.S., 534
Gennarelli, T.A., 764
Gentilini, M., 557
Georgopoulos, A.P., 680
Gerber, S., 372, 373, 378
German, D.J., 558
Germani, M., 357 - 359
Gerratt, B.R., 229
Gersten, J.W., 57
Gerstenberger, D., 393
Geschwind, N., 278, 557, 627, 648, 674, 750
Gianotti, G., 605
Gibb, J., 392
Gibbs, R.W., Jr., 379
Gilbert, S., 22
Gilbert, T.P., 449
Gililan, L.A., 42
Gilroy, J., 43
Giordano, G., 653
Giubilei, F., 53

Glaser, R., 217, 220
Glass, A.V., 198, 534
Glasser, L., 693
Gleason, J.B., 580, 585
Glisky, E.L., 784
Glomset, J.A., 42
Glosser, G., 106, 136, 183, 188, 206, 235, 280, 285, 362 - 366, 369
Glozman, J., 414
Godfrey, C.M., 65, 441, 442
Godschalk, M., 670
Godwin, R., 633, 635
Goffman, E., 395
Goldberg, G., 86, 665, 670, 673, 680
Goldberg, H.I., 69
Golden, C.J., 754
Goldman, D., 28
Goldstein, A.P., 376
Goldstein, H., 241, 270, 584, 806, 808, 813
Goldstein, J., 217
Goldstein, K., 4, 5, 114, 128, 129, 230, 346, 664
Goldstein, M., 473
Goldstein, R., 16
Goleman, D., 15, 28
Golper, L.C., 180, 227
Gonzales-Rothi, L., 312
Goodglass, H., 7, 8, 73, 74, 76, 79, 90, 94, 108, 109, 120, 132, 134, 191, 198, 221, 225, 228, 231, 233, 236, 276, 283, 285, 349, 361, 366, 367, 424, 506, 544 - 546, 548, 552, 554 - 556, 571, 572, 580, 581, 584, 585, 604, 605, 610, 615, 616, 631, 648, 649, 659, 672, 673, 688, 727, 739, 752
Goodman, P., 10, 111, 147, 331
Goodman, R.A., 301
Goodman-Schulman, R.A., 312
Goodwin, G.M., 670
Gordon, B., 310
Gordon, C., 701
Gordon, E., 57, 439, 443, 444
Gordon, H.W., 511, 535
Goshorn, E.L., 677
Gottfries, C., 748
Goulet, P., 183
Gourash, M., 413

Gouvier, W.D., 634
Gowan, J., 121, 321
Gracco, V.L., 664, 665, 668, 669, 681, 683, 684, 690
Graetz, P.A.M., 233
Graham, L.F., 230
Grant, D., 342
Gravel, J., 552
Graves, D.H., 645, 652
Graves, R., 609
Gray, C.S., 57
Gray, H., 41
Gray, L., 553, 563
Gray, W., 390
Graybiel, A.M., 666
Green, E., 126, 220, 222, 233, 240, 276, 361, 548, 552, 557, 720
Green, G., 378, 379
Green, J., 568, 759
Green, M., 58
Greenspan, S., 358
Gregory, D.L., 48, 55
Gresham, S.L., 704
Grice, H., 370, 480, 563
Griffin, K.M., 818, 822
Griffith, P.L., 497
Griffiths, K., 721
Grillner, S., 664
Grober, E., 555, 557, 752
Grodzinsky, Y., 205, 580, 589
Grogan, S., 359, 377
Groher, M.E., 774
Grosjean, F., 25
Grossman, M., 233, 555
Gruen, A., 336, 352
Guilford, A., 368, 498
Guilford, J.P., 121, 122, 146, 319 - 326, 328, 335 - 337, 341, 349, 351, 352
Guitierrez-Clellen, V., 131
Gupta, S., 53, 58
Gur, R., 535
Gurland, G., 368, 372, 375, 378

H

Haaland, K.Y., 319
Haberman, S., 233
Habib, M., 604
Hachinski, V.C., 754

Hagberg, B., 754
Hageman, C.F., 239
Hagen, C., 119, 183, 269, 765, 772
Haire, A., 414, 451
Hakim, A.M., 749
Halliday, M., 364
Halligan, P.W., 719
Halm, M., 411, 414
Halper, A., 643
Halpern, H., 222, 225, 230, 231, 633, 750, 765
Halstead, L.S., 818
Halstead, W.C., 754
Hamilton, M., 13, 754
Hammill, D., 649
Hammons, J., 121
Hanaway, J., 66, 72
Hand, R., 378
Handelman, D., 26
Hanlon, R.E., 240, 620
Hansen, A.M., 269, 810
Hanson, B.R., 554
Hanson, W.R., 677
Harlow, H., 327
Harndek, A., 349
Harris, K., 134, 664
Harris, M., 342
Harrison, R.P., 139, 334
Hart, J., 306, 532, 574, 575
Hart, S., 556
Hartje, W., 730
Hartley, L.L., 188, 775
Hartman, D.E., 672
Hartman, E.C., 3, 12, 13
Hartman, J., 609
Hasan, R., 364
Haskins, S., 648, 650, 652
Hatfield, M.F., 312
Hatten, J., 142
Haviland, S.E., 333, 363
Hawes, A., 609
Hayden(Chumpelik), D., 686, 687, 689 - 691
Hayman, L.A., 53
Hayward, R.W., 49
Head, H., 4, 337, 659, 685
Health Care Finance Administration, 819

Hécaen, H., 278, 302, 557, 627, 721
Heilman, K.M., 183, 361, 499, 648, 716, 717, 732 - 735, 765
Heimlich, H., 710
Heir, D.B., 79
Held, J.P., 41, 57
Helfer, K., 120
Hellerstein, D., 18, 19
Helm, N., 241, 278, 282, 619, 677, 684, 686, 688, 692
Helm-Estabrooks, N.A., 73, 90, 91, 93, 94, 98, 109, 198, 218, 247, 278, 280, 283, 429, 469, 502, 515, 578, 585, 603, 614, 616, 618 - 620, 622, 686, 688, 692, 809
Helmick, J.W., 223
Henderson, V.L., 290
Hendrick, D.L., 243
Henig, E., 819
Henri, B., 274
Herbers, H., 4
Herdan, S., 311
Herman, E., 643
Herrmann, M., 369, 376, 606
Hewer, R., 702, 703
Hier, D.B., 301, 628, 634
Hier, H., 720, 723
Hilebrandt, Dr., 579
Hill, R., 401
Hill, T.C., 53
Hillis, 430
Hillis, A., 726
Hillis, A.E., 144, 198, 283, 301, 306 - 308, 310, 312 - 314, 572, 577, 579
Hillis, A.G., 557, 559, 561
Hillis Trupe, A.E., 312
Hinckley, J., 372
Hintzman, D.L., 767, 788
Hirano, A., 72, 749
Hirst, W., 278, 729
Hobbs, J.R., 362
Hoepfner, R., 121, 321 - 323, 326, 335 - 337, 349
Hoffman, D.S., 670
Hoffman, E.J., 50
Holland, A., 90, 94, 109, 112, 119, 131, 142, 180, 182, 183, 185, 186, 198, 206, 213, 216, 242, 243, 247, 270, 339, 355, 356, 361, 364, 370 - 372, 380, 387, 422, 423, 426 - 428, 435, 439, 440, 449, 451, 453, 455, 496, 499, 501, 515, 518, 520, 521, 544, 556, 563, 607 - 609, 612, 615, 617, 685
Holley, S., 26
Holloran, S., 349
Holmes, M.D., 45
Hoodin, R., 578, 620
Hoops, H.R., 219, 225, 231
Hoops, R., 180
Horenstein, S., 606
Hornabrook, R.W., 749
Horner, J., 109, 195, 197 - 199, 427, 430, 432, 461, 497, 501, 504, 505, 538, 616, 620, 631, 705, 709, 716, 719
Horner, R.H., 457
Horton, A.M., 823
Horwitz, B., 446
Hough, M.S., 234, 235, 357, 360, 362, 365, 371, 376, 433, 727, 728, 730, 738, 740
Houghton, P., 376
House, A., 399, 732
Hovda, D.A., 58
Howard, D., 311, 559, 566, 577
Howes, D., 126, 557, 717
Hresko, W.P., 784
Huang, C., 669, 670
Hubbard, D.J., 244
Huber, M., 448
Huber, W., 188, 357, 360, 361
Huck, S.W., 804
Hudson, A.J., 753
Huff, F.J., 182
Hughes, C.V., 704
Hughes, D.L., 457, 461
Hughy, J., 337
Huijbers, P., 557
Huisingh, R., 350
Hummelsheim, H., 671, 673
Humphreys, G.W., 302, 304, 306
Humphries, G.W., 720
Hunt, J., 233
Hunt, M.I., 452
Huntley, R.A., 284
Hyde, M.K., 581
Hyman, M., 389

I

Iglesias, A., 131
Illes, J., 674
Ingham, D., 269
Ingham, R.J., 686
Ingstad, B., 391
Ingvar, D.H., 52
Innes, I.R., 749
Inskip, W.M., 439, 441, 442
Irwin, J.W., 647
Itoh, M., 676
Ittelson, W., 391

J

Jack, C.R., 68
Jackendoff, R., 306, 575, 587
Jackson, H., 337, 511
Jackson, S., 109
Jacob, P., 701
Jacobs, B., 579
Jacobs, R., 132
Jacobson, R., 198
James, M., 720, 721
James, S., 356
Jarrett, I., 35
Jean, A., 702
Jelinek, J., 723
Jenike, M., 394
Jenkins, J., 210 - 212, 220, 221, 328, 440, 659
Jennings, E., 317
Jensen, P.J., 188, 342
Jernigan, T.L., 74
Jinks, A.F.G., 228
Joanette, Y., 183, 531, 532, 557, 562, 723, 726, 728
Johannsen-Horbach, H., 621
Johansson, R.S., 682
Johns, D., 134
Johnson, A., 337
Johnson, D., 632
Johnson, J., 220
Johnson, R., 468
Johnson, W., 649, 807
Johnson-Laird, P.N., 306, 575
Johnston, J., 180
Johnston, J.M., 447

Johnston, M.V., 206
Johnstone, S., 668
Joint Commission on Accreditation of Health, 819
Joint Committee for Stroke Facilities, 43
Jonas, S., 674
Jones, C., 643
Jones, D., 229
Jones, E.G., 668
Jones, E.V., 582
Jones, K., 389, 398, 402, 403, 418
Jones, L., 7, 8, 104, 109
Jones, L.V., 226, 615
Jonkman, E.J., 55
Jorgensen, C., 350
Juncos-Rabadan, O., 357
Jurgens, U., 86, 89, 673
Just, M.A., 552

K

Kaczmarek, B.L.J., 727
Kagan, A., 452
Kagen, A., 597
Kahn, P., 755
Kahrilas, P., 701, 702, 710
Kaplan, E., 7, 8, 73, 74, 76, 79, 90, 94, 108, 109, 120, 134, 191, 349, 366, 367, 506, 544, 545, 553, 571, 572, 584, 585, 604, 605, 610, 615, 616, 631, 649, 659, 688, 727, 739
Kaplan, J., 720, 723, 730, 740
Karlsen, B., 632
Karnes, M., 349
Kaszniak, A.W., 750, 752, 754
Kates, B., 468
Katsuki-Nakamura, J., 235, 277, 360
Katz, D.I., 764
Katz, M., 65
Katz, R., 371, 427, 430, 433, 648
Katz, S., 41
Kavale, K., 784
Kavanagh, K., 391
Kay, J., 111, 126
Kay, T., 772
Kay, Y., 130
Kazzari, A., 350
Kearns, K.P., 16, 196-198, 206, 311, 350, 351, 435, 440, 446, 450, 453-458, 461, 462, 564, 573, 576, 578, 584, 594, 595, 612, 620, 623, 799, 805, 806, 808-810, 813
Keenan, J., 142, 346, 631
Keenan, J.S., 506, 615
Keith, R., 11, 14, 684, 685
Kellar, L.A., 276
Kellas, G., 358
Keller, C., 394
Kelly-Hayes, M., 399
Kemp, F., 701
Kempczinski, R.F., 46
Kempen, G., 557
Kemper, S., 182
Kempler, D., 229, 361, 675, 725, 729
Kenin, M., 613
Kenkel, P.J., 823
Kennedy, J.L., 545
Kennedy, M., 672
Kennedy, P., 391
Kent, J., 133
Kent, R., 133, 665, 676, 682, 736, 737, 801, 807, 809
Kerlinger, F., 111, 800
Kerr, P., 13
Kertesz, A., 8, 49, 76, 109, 110, 112, 142, 199, 248, 269, 287, 427, 482, 499, 500, 544, 556, 572, 603-609, 611, 615, 617, 631, 649, 670, 691, 720, 732, 733
Kety, S.S., 52
Kieffer, S.A., 46
Kilpatrick, K., 350
Kim, Y., 721, 722
Kimbarow, M., 362, 363
Kimelman, M.D.Z., 236, 361, 809
Kimmel, 142
Kimura, D., 675
King, J.C., 823
King, P.S., 238
Kinkel, P.R., 68, 70
Kinkel, W.R., 68, 70
Kinsella, G., 389, 398, 443
Kintsch, W., 362
Kirchner, D., 135, 148, 331, 332, 355, 372, 373, 377, 427-429, 435, 776
Kirschner, A., 497
Kirshner, H.S., 368, 628, 629, 752, 759
Kirzinger, A., 89
Kisley, C.A., 443
Klein, K., 605, 619
Kneeland, J.B., 67
Kneipp, S., 792
Knighton, K., 516
Knopman, D.S., 53
Koenigsknecht, R.A., 424, 576
Kohn, S.E., 228, 231, 561, 591
Kolata, G., 19, 20, 24, 25
Kolk, H.H., 232, 572, 580
Koller, J., 505
Kosslyn, S.M., 732
Kovach, T., 26
Kraemer, I., 627
Krefting, D., 400
Krefting, L., 400
Kremin, H., 278, 627
Krinsky, R., 20
Kucera, H., 128
Kucharczyk, W., 69, 70
Kuchinskas, G.A., 643
Kudo, T., 230, 357, 552
Kuhl, D.E., 50, 52, 53, 749
Kupke, T., 755
Kurata, K., 673
Kurent, H., 823
Kurtzke, J.F., 25, 40, 290
Kussmaul, A., 659, 664
Kutas, M., 358
Kutzke, J., 25
Kuypers, H.G.J.M., 669
Kwan, H.C., 668

L

Laakman, R.W., 68
Laborde, Dr., 660
Labovitz, G., 28, 30, 32
Lahey, M., 114, 123, 329-331
Laine, M., 283
Lalande, S., 735
Lamarre, Y., 672
Lambrecht, K.J., 222
Landis, T., 533, 609
Lang, W., 54
Lange, G., 778
Langenbrunner, J., 387
Langmore, S.E., 287, 708

LaPointe, L.L., 57, 109, 220, 223, 243, 244, 266, 430, 440, 538, 552, 555, 616, 627, 631, 635, 650, 664, 680, 683, 687
Lapointe, S.G., 584
Larkins, P., 369, 500
Larsen, B., 52
Larsen, S., 649
Larson, C.R., 672
Lasky, E.Z., 223 - 225, 233
Lasnik, H., 205, 587
Lassen, N.A., 52
Laugbach Literacy, 643
Lauterbur, P.C., 67
Lavy, S., 41
Law, P., 336, 352
Lawson, I.R., 634
Lawton, M., 389
Lawton, R., 31
Layman, S., 720
Lazarus, C., 701
Lazerson, A., 326, 327
Lazzara, G., 710
Lazzari, A., 350
Leavitt, J., 749
Lebrun, Y., 25, 180, 685
Lecky, B.R.F., 682
Lecours, A.R., 278, 561, 672
LeDorze, G., 582
Lee, M., 217
Lee, R.G., 53
Lees, A.J., 747
Lefrancois, G., 328
Legatt, A.D., 609
Lehmann, J.F., 57
Lehner, L.H., 198, 227, 576
Leith, W., 3, 17
Lemme, M.L., 131, 364, 367, 372, 810
Lenzi, G.L., 52
Leonard, L.B., 132, 139, 140, 335
Lesser, R., 198, 231, 233, 355, 555, 557, 561
Levin, H.S., 119, 183, 763, 765, 768, 778
Levine, B.A., 587, 589
Levine, D.N., 672
Levine, J., 44, 45
Levine, R., 701, 721
Levita, E., 79, 98, 603, 607 - 609, 612 - 614, 617, 619
Levy, C.B., 272, 747
Lewis, D.L., 224
Lewis, N., 639
Lewis, R., 754
Lewy, D.M., 747
Ley, R.G., 531, 533
Lezak, M., 772, 774, 820
Lhermitte, F., 561, 672
Li, E., 228, 231, 284, 564
Lichtheim, L., 664
Lieberman, A., 749
Lieberth, A.K., 497
Lieberthal, T., 312
Liederman, J., 557
Liepmann, H., 659
Light, J., 473
Liles, B., 139
Limberg, M., 53
Lin, N., 410
Lindblom, B.E.F., 682
Linden, P., 705
Lindfors, J.W., 339 - 341
Linebarger, M., 579, 582
Linebaugh, C.W., 198, 221, 227, 311, 361, 370, 371, 380, 576, 595, 728, 729, 739, 740
Linn, L., 58
Lissauer, H., 629
Litman, T., 408
Little, J.R., 46
Livingston, M.G., 765
Lloyd, L., 497, 501
Locke, S., 85, 87
Lockhart, R.S., 559
Loeb, D., 132
Löfquist, A., 684
Logemann, J., 701, 702, 704, 705, 709 - 711
Logue, P., 754
Logue, R.D., 559
Lomas, J., 106, 138, 376, 425, 427, 453, 455, 607, 617
Lommel, M., 237
Lorenze, E.J., 57
Lorge, I., 128, 229
Love, R.G., 225, 633, 636
Love, R.J., 3, 117, 225, 365, 723
LoVerne, S.R., 43, 49
Loverso, F.L., 136, 195 - 199, 238, 454, 455, 503, 552, 590, 620, 621
Lovett, M.W., 362
Low-Morrow, D., 486
Lubinski, R., 136, 317, 322, 336, 339, 352, 368, 378, 387, 398, 402, 403, 405, 408, 415, 418, 430, 436, 496
Lucas, E., 135, 331, 332
Lüders, H., 604
Ludlow, C.L., 285
Lund, J.P., 672
Luria, A.A., 687
Luria, A.R., 198, 319, 430, 609, 753
Luschei, E.S., 670, 672
Luterman, D., 409, 414
Luzzatti, C., 182, 759
Lyon, J., 387, 388, 422, 430, 433, 436, 469
Lyon, J.G., 206, 439, 440, 460, 578, 622
Lyons, J.G., 380, 381

M

McBride, K.E., 659
McCabe, P., 142, 544, 605, 607 - 609, 611, 612, 617
McCarthy, R.A., 306
McCleary, C., 278
McClure, E., 35
McColl, M., 443, 446, 448
McConnel, F.M.S., 708
McConnell, F., 342
McCormick, L., 330, 414
McCubbin, H., 402, 403
McDearmon, J.R., 219, 226
McDonald, S., 737
MacGinite, W., 632
McGoldrick, M., 389
Mack, J.L., 159, 232, 721
McKeever, W.F., 535, 536
MacKeigan, L., 825
McKenna, P., 605
McKhann, G., 756
McKinely, W.W., 183
McKinley, W.W., 119
Mackisack, E.L., 720, 721, 727, 728, 740

McLaurin, D., 29
McLean, M.D., 664
MacLennan, D.L., 59
McNaughton, S., 468
McNeil, M.R., 109, 180, 217, 220, 236, 239, 358, 422, 427, 430, 555, 580, 616, 620, 646, 649, 651, 664, 672, 676, 723, 809, 810
MacNeilage, P.F., 677
McNeny, R., 417
McNulty, G., 48, 55
McPeek, B., 462
McReynolds, L.V., 196, 206, 457, 458, 573, 585, 803, 805, 808
McRoberts, H.A., 290
MacWhinney, B., 363
Magnussen, S., 722
Main, J., 350
Maitz, E., 390
Makenzie, C., 446, 449, 453
Malkmus, D., 119
Malone, R.L., 443
Maly, J., 53
Mammucari, A., 733
Manaster, H., 443
Mandler, G., 779
Mann, L., 784
Mao, C.C., 673
Marge, 4
Margolin, D.I., 205, 286, 544, 557, 561, 566
Marie, P., 659, 664
Marin, O.S.M., 628
Mark, V.W., 717
Marquardsen, J., 41
Marquardt, T.P., 279, 281, 440, 442, 446, 453
Marsden, C.D., 680
Marshall, J., 231, 559, 577, 628, 629, 633, 648, 719
Marshall, R.C., 112, 130, 198, 222, 227, 238-240, 248, 455, 467, 544-546, 549, 552-563, 609, 618, 692
Marslen-Wilson, W., 553
Martin, A.D., 111, 114, 134, 196, 198, 214, 318, 319, 337, 422, 430, 511, 546, 563, 564, 752
Martin, J.H., 65-67

Martin, R.C., 225
Martin, W.R.W., 52
Martinoff, J., 643
Martinoff, R., 643
Marx, M., 328
Maslach, C., 417
Massaro, M., 559, 803, 806, 808-810
Mateer, C., 675, 719, 720, 774, 784
Matelli, M., 671
Mathews, C., 27
Mathieson, G., 749
Matthews, B.A., 27
Mattis, S., 755
Mattson, P., 784
May, F.B., 640
May, J., 405
Mayberg, M.R., 43
Mayes, A., 769
Mayo, N.E., 40
Mazziotta, J.C., 50
Mazzocchi, F., 49, 604
Mazzucchi, A., 572
Meadows, J., 702
Meerwaldt, J.D., 634
Meichenbaum, D., 788
Meikle, M., 270
Melby, M., 826
Melvin, J.L., 823
Mendelsohn, D., 185
Mentis, M., 776
Mergler, N., 473
Merrill, M.A., 755
Mesulam, M., 20, 182, 716-718, 736
Metter, E.J., 49, 50, 52, 112, 205, 665, 675-677, 806
Metzler, N., 723
Meyer, J.S., 43
Miceli, G., 306, 358, 572, 579
Milberg, W., 556
Miller, A.J., 672, 702
Miller, C., 24
Miller, E., 754
Miller, G.A., 306, 575
Miller, J.D., 479
Miller, W.R., 754
Millikan, C.H., 56
Mills, C.K., 269
Mills, R.H., 221

Milroy, L., 375
Milton, S.B., 433, 434, 453, 455, 461, 619
Minifie, F., 16, 17
Mirenda, P., 472
Miron, M., 134
Mitchell, R.A., 692
Mitchum, C., 196, 311-313, 591-593
Mitsos, S., 395, 396
Mlcoch, A.G., 59, 659, 664
Moehle, J.A., 204
Moffat, N., 790
Mogil, S., 443
Mohr, J.P., 89, 301, 613, 628, 672, 673, 692
Moore, S., 26
Moore, W.S., 56
Moos, R., 391
Morgan, A., 58, 98, 198, 622
Morgan, F., 342
Morganstein, S., 643
Morreau, L.E., 376
Morrow, D., 359
Morrow, L., 717
Morton, J., 572
Moscovitch, M., 533
Moseley, I., 70
Moss, A.J., 55
Moss, S., 312, 632, 635
Most, S., 20
Mostellar, 462
Moster, M.L., 44
Mountz, J.M., 53
Moya, K.L., 722
Mross, E., 359
Muakkassa, K.F., 665, 668, 670, 671
Mufson, E.J., 87
Muma, J.R., 10, 103, 111, 112, 135, 140, 148, 196, 325, 331, 335, 337, 594
Mumby, K., 25
Muratoff, W., 85, 87
Murdoch, B.E., 99, 604, 672
Murray, G.M., 669, 670
Mushiake, H., 670, 671, 673
Musselwhite, C.R., 449
Myers, J.S., 443
Myers, P.S., 116, 117, 182, 198, 430, 535, 720-729, 737, 739, 740

Myklebust, H.R., 649

N

Naeser, M.A., 43, 49, 74, 76-79, 87, 89, 90, 93, 94, 99, 205, 232, 233, 357, 603, 610, 612, 624, 686-688, 692
Nagafuchi, M., 674
Nagata, K., 55
Nagy, V.T., 648
Namerow, M.D., 784
Naremore, R., 331
Nash, M., 703
Nathan, P.W., 661
Nation, J.E., 218, 807
National Institutes of Health, 446
Neary, D., 182
Neisser, U., 103, 121, 318, 319
Nelson, M.J., 616
Nespoulous, J.L., 572
Netsu, R., 279, 281
Nettleton, N.C., 532
Neuburger, S., 198
Newcombe, F., 231, 627, 628, 633, 648, 721, 764
Newhoff, M., 335, 370, 377-380, 389, 430, 436, 443-445, 594
Newton, M., 336, 352
Nicholas, L.E., 26, 224, 225, 233-235, 241, 242, 360, 361, 552, 566, 616, 631, 737, 739, 740, 804, 806-809
Nicholas, M., 95, 109, 623
Nickerson, N., 749
Nicklay, C.K., 361, 431, 553, 605, 619
Nielsen, J.M., 77, 439, 448, 750
Noel, G., 49
Noll, J.D., 228, 231, 284
Norlin, P., 389, 409
North, A.J., 182
North, B., 222
Nuwer, J., 55

O

Obler, L.K., 118, 182, 753
Obrist, W.D., 52
Ochipa, C., 774
Ochs, E., 103, 135, 331
O'Connor, J., 368
O'Connor, M., 350

Odell, K., 134
Oden, G., 358
Odendorf, W.H., 46
Ogden, J.A., 716
Ojemann, G., 532, 676
Oldendorf, W.H., 46, 66
Olson, D.A., 403, 819
Ombredane, A., 661
Oradei, D.M., 441-443
Orchik, D., 120
Osborne, D.P., 755
Osgood, 134
Osheron, D.N., 205
Osiejek, E., 451, 453
Osnes, P.P., 459-461
Ostrove, J.M., 737
Ott, K.H., 43

P

Pachalska, M., 439, 446-448, 454-456
Paivio, A., 535, 633
Palumbo, C.L., 99
Pandya, D.N., 87, 670, 671
Papanicolaou, A.C., 609
Paradis, M., 25
Parisi, D., 232, 233, 357, 552
Parisi, P., 272
Parr, S., 810
Pashek, G.V., 224, 234, 236, 276, 361, 544, 553, 556, 607-609, 612
Pasquarello, M., 414
Pate, D.S., 591
Pathak, D., 825
Patrick, H.T., 747
Patterson, J., 360, 402
Patterson, K., 196, 301, 314, 559, 572, 577
Paul-Cohen, M.S., 792
Pavlak, S.A., 643
Pavlicek, W., 68
PBS, 23
Peach, R.K., 198, 232, 357, 617, 618, 659
Peak, T., 534
Peelle, L., 132, 143, 346
Pei, M., 125, 134
Peizer, E., 370

Pellat, J., 672
Penfield, W., 668, 673, 674
Penn, C., 361, 369, 373, 377, 726, 739
Pennington, B.F., 774
Pennypacker, H.S., 447
Perani, D., 716
Perecman, E., 8, 9, 19, 531
Perkell, J.S., 665
Perkins, L., 375
Perkins, W.H., 801
Peters, P.M., 350
Peters, T., 30
Peterson, H.O., 46
Peterson, L.N., 368
Peterson, S.E., 50
Pettit, J.M., 380
Pfalzgraf, B., 411, 446
Pfeiffer, E., 755
Phelps, M.E., 49, 50, 675
Phelps, T., 653
Phelps-Gunn, T., 653
Phelps-Teraskaki, D., 653
Phillips, D.S., 609
Pick, A., 661
Pickard, L., 106
Piedniadz, J.M., 609, 610
Piehler, M., 131, 363
Pierce, R., 232-235, 276, 277, 357-360, 362, 377, 433, 552, 553, 563, 637
Piercy, M., 605
Pieres, E., 342
Pietron, H., 223
Pincock, J.G., 41
Pizzamiglio, L., 220, 232, 233, 272, 357, 552
Pleh, C., 188
Plum, F., 42
Podraza, B.L., 228, 425
Poeck, K., 99, 182, 223, 248, 270, 366, 606, 759
Pogacar, S., 759
Pollack, A., 68
Pollock, M., 749
Poncet, M., 99
Pool, K.D., 48, 50
Poole, E., 8, 109, 290
Poon, L., 182
Porch, B.E., 95, 191, 197-199, 217,

218, 239, 241, 255 - 258, 279, 280, 426, 427, 450, 451, 501, 538, 610, 615, 631, 649
Porter, J.L., 443
Porter, R., 673
Posner, J.B., 42
Posner, M.I., 717
Post, J., 17
Potechin, G., 350, 367, 595
Potechin Scher, G., 808, 809
Potter, R.E., 219, 226
Power, P., 409
Prather, P., 589
Premack, D., 534
Prescott, T.E., 109, 197, 217, 238, 552, 562, 580, 616, 723, 809, 810
Pressley, M., 785, 788
Price, T.R., 606
Prigatano, G.P., 765, 784
Pring, T., 559, 577
Prins, R.S., 269, 607
Prinz, P., 368
Priven, J., 643
Prutting, C.A., 103, 135, 148, 331, 332, 355, 367, 372, 373, 377, 425 - 429, 435, 776
Pulvermuller, F., 564, 594
Purcell, S., 139
Puskaric, N., 359
Puts-Zwartes, R.A., 443

R

Rabin, P., 721
Rabinowitz, H., 395, 396
Radonjic, V., 439, 446 - 448, 453, 454
Raichle, M.E., 42, 52
Rakuscek, N., 439, 446 - 448, 453, 454
Ramsberger, G., 94, 585, 620
Rao, P., 98, 198, 460, 497 - 505, 508, 620
Rapcsak, S.Z., 717, 718
Raphael, T.E., 639
Rapp, B., 574
Rascol, O., 674
Rasley, A., 709
Rasmussen, P., 668
Ratcliff, G., 531, 721
Rau, M.T., 227, 409, 564

Raven, J.C., 109, 290, 605
Raymer, A., 311, 577, 620
Raynaud, C., 53
Redinger, R.A., 441 - 443
Reed, R.L., 56
Regard, M., 533
Rehak, A., 726, 737
Reid, D.K., 784
Reinvang, I., 608, 611
Reisberg, B., 755, 756
Reisine, T.D., 748
Reitan, R.M., 318, 754
Repo, M., 447, 454
Reuterskiöld, C., 230
Rice, B., 443, 445, 448
Richardson, J., 535, 633
Riddoch, M.J., 302, 304, 306, 720
Rigrodsky, 511
Rigrodsky, A., 134
Rigrodsky, S., 229, 240, 342
Ringel, R., 17
Rinnert, C., 130, 555
Ripich, D., 182, 374, 375, 377, 378
Risse, G.L., 752
Rivers, D.L., 117, 365, 723
Rizzo, M., 717
Rizzolatti, G., 671
Robbins, J., 701
Roberts, J., 229, 366
Roberts, L., 674
Robin, D.A., 676, 717, 735
Robins, J., 20
Robinson, R., 393
Robinson, R.G., 58, 606, 607, 732
Robinson, R.L, 720
Robinson, S., 566
Rodda, M., 396
Rodman, R., 10
Roeltgen, D.P., 648
Rogers, C., 17
Rogers-Warren, A.K., 16, 341, 457
Roland, P.E., 665
Rolland, J., 396, 398, 400, 409
Rollin, W., 389, 409
Rolls, E., 666
Rolnick, M., 215, 225
Roman, M., 726, 737
Romano, M., 400

Rosch, E., 779
Rosen, I., 669
Rosen, W.G., 752, 754
Rosenbaum, P., 132
Rosenbek, J.C., 145, 181, 187, 196, 198, 244, 247, 318, 421, 425, 436, 471, 472, 501, 605, 614, 619, 620, 646, 649, 651, 655, 664, 676, 680, 683, 684, 686 - 691, 736, 737, 801 - 803
Rosenfield, N.M., 139, 334
Rosenthal, T., 319, 327
Rosenthal, V., 360
Ross, E.D., 87, 533, 736
Ross, R., 42
Roth, V.M., 564
Roth, V.R., 594
Rothberg, J.S., 817
Rothenburger, R., 415
Rothi, L.G., 575, 632, 635
Rothi, R.J., 199
Roy, C.S., 50, 368
Ruberg, M., 749
Rubow, R.T., 677, 684
Rueckl, J., 358
Ruggeri, P.M., 46
Russell, E.N., 755
Russell, W., 721
Ryalls, J.H., 366
Ryalls, R., 736

S

Sachs, M.B., 682
Saddy, J.D., 723, 731
Saffran, E.M., 572, 579, 580, 582, 592, 628
Safilios-Rothchild, C., 393, 396, 399
Sahs, A.L., 3, 12, 13
St. Louis, K.W., 499
Sakiey, E., 643
Salford, L.G., 50
Salmon, S., 584
Saltz, E., 326
Salvatore, A.P., 223, 224, 318, 616, 619
San Pietro, M.J., 229, 240
Sanders, S.B., 446
Sandler, M.H., 804
Sandok, B.A., 44
Sands, E.S., 141, 142

Sarno, M., 515
Sarno, M.R., 607 - 609, 612 - 614
Sarno, M.T., 79, 98, 109, 183, 185, 209, 243, 249, 269, 346, 372, 421, 425 - 427, 436, 440, 462, 566, 603, 607 - 609, 614, 616, 617, 619, 690, 692, 723, 765
Sartori, G., 306
Sasaki, C.T., 703
Sasanuma, S., 609
Scarpa, M., 603, 604
Schacter, D.L., 784
Schatz, C.J., 68
Schechter, I., 723
Scheerer, M., 5
Schell, G.R., 665, 666, 668, 670, 671, 673, 674
Scher, G., 461, 564
Scheuerle, J., 409
Schiavetti, N., 206, 800, 801, 804, 808
Schiefelbush, R., 330
Schieffelin, B., 103, 135, 331
Schienberg, S., 361, 370, 563
Schiff, H., 659, 664, 672, 692
Schlanger, B., 361, 439, 441, 442, 735
Schlanger, P., 280, 361, 439, 441, 442, 735
Schmidt, C.F., 52
Schneider, W., 630
Schneiderman, E.I., 723, 731
Schnitzer, M., 357
Schönle, P.W., 270
Schoonen, R., 206
Schow, R.L., 182
Schuell, H., 6, 104, 108, 111, 132, 142, 145, 146, 196, 209 - 215, 217, 219 - 221, 223, 225, 229, 231, 239, 240, 242 - 244, 247, 258, 269, 317, 338, 341, 346, 367, 422, 423, 446, 512, 515, 543, 553, 575, 603, 627, 631, 635, 637, 649, 650, 659
Schuell, H.M., 615
Schulte, E., 240
Schulz, M.L., 86, 87
Schumacher, J.G., 807, 808
Schwab, R.S., 755
Schwanenflugel, P., 359
Schwartz, M., 112, 424, 544, 566, 579, 580, 582, 589, 591, 750, 812, 813
Schwartz-Crowley, R., 336, 352

Schweickert, J., 232, 358
Scott, C., 279
Scott, W., 327
Searle, J., 135, 137, 148, 332, 333, 368, 375, 480
Searleman, A., 532
Seeram, E., 65, 66
Sefer, J.W., 269
Segalowitz, S.J., 532
Seligman, M., 754
Selley, W.G., 710
Selnes, O.A., 49
Seltzer, B., 670, 671
Seron, X., 205, 230, 357, 361, 368, 424, 563, 576
Sessle, B.J., 669, 670
Sgaramella, T.M., 648
Shadden, B.B., 366, 372
Shallice, R., 628
Shallice, T., 286, 304, 306, 562, 574, 648
Shanahan, T., 709
Shane, H.C., 684, 685
Shankweiler, D., 134, 664
Shapiro, B., 366, 736
Shapiro, J., 68
Shapiro, L.P., 587, 589, 590
Shawker, T.H., 708
Sheehan, V.M., 447, 448
Shellock, F.G., 68
Sheppard, A., 603
Sherman, D.G., 44, 55, 56
Sherman, J.C., 232, 358
Sherratt, S.M., 726, 739
Sherrington, M.B., 50
Shewan, C.M., 26, 109, 110, 126, 128, 225, 229, 233, 248, 269, 270, 272, 275, 276, 279, 282, 289 - 291, 423, 552, 580, 616, 636, 637, 802, 803
Shiffrin, R.M., 630
Shipley, K., 409
Shokhor-Trotskaya, M.K., 429
Shuaib, A., 99
Siebens, A., 705
Siegel, G., 126, 225, 229, 231, 457
Siegenthaler, B.M., 217
Siegler, R., 766
Signer, M., 26

Signer, S., 606, 607
Siirtola, M., 607, 608, 612
Siirtola, T., 607, 608, 612
Silberman, E.K., 725, 732
Silbiger, M., 701
SiliconGraphics: Computer Systems, 99
Silveri, M.C., 359, 556
Silverman, F.H., 497, 620, 621, 801, 803, 807, 812, 813
Simmons, K., 704
Simmons, N.N., 197, 198, 206, 380, 446, 450, 454 - 456, 462, 597, 677, 681, 684, 688, 691, 803, 813
Simon, A., 392
Simpson, M.B., 692
Sims, E., 622
Singley, M.K., 770, 771, 784, 790
Sinyor, D., 732
Sipponen, J.T., 70
Sirisko, M.A., 669
Skelly, M., 98, 237, 280, 281, 449, 460, 469, 496, 497, 499, 501 - 505, 507, 508, 578, 620, 689
Skelly-Hakanson, M., 496
Sklar, M., 615
Slobin, D., 328 - 331
Slominski, T., 14, 15, 28
Smirnov, A., 767
Smith, A., 142, 213, 269, 446, 453, 664, 668, 682
Smith, A.M., 89
Smith, D.S., 702
Smith, E., 747, 768, 779
Smith, F., 326 - 328, 340
Smith, M.C., 643
Smith, R., 356
Smith, V.O.G., 605
Smithpeter, J.V., 221, 222
Snead, N.S., 501
Snedden, M., 350
Snowden, J.S., 182
Snyder, M., 111, 144, 145
Soh, K., 53, 675
Sohlberg, M., 719, 720, 784
Sokoloff, L., 50
Solomon, S.J., 501
Sonderman, J.C., 213, 242

Sooy, C., 25
Soren, R., 704
Sorgato, P., 604
Southwood, H., 684, 686
Sparks, R., 90, 94, 198, 424, 449, 453, 511, 512, 515, 518, 520, 521, 535, 684, 686-688
Speedie, L.J., 366
Spetzler, R.F., 48
Spinnler, H., 605, 720
Spradlin, J., 457
Spreen, O., 109, 128, 230, 608, 615
Springer, L., 270, 424, 452, 454, 455, 564
Square, P., 659, 664, 685-687, 689-691
Square-Storer, P., 659, 664, 675-677, 683, 686, 687, 689-691
Squire, L.R., 752
Staats, A., 327
Stachowiak, F.J., 553
Stachowiak, F.K., 234, 737
Stanley, J.C., 800, 804, 808
Stapleton, J.H., 604, 605
Starkstein, S., 393
Stauffer, R.G., 654
Steele, R., 94, 534, 603, 623
Steger, H., 394
Stein, M., 58
Steiner, R.E., 67
Stengel, E., 752
Stern, P.H., 57
Stern, R., 394
Stevens, E.R., 693
Stimley, M.A., 228, 284
Stockel, S., 58
Stoicheff, M.L., 238, 242
Stokes, T., 457, 458, 460, 461, 595
Stokke, V., 643
Stone, M., 708
Stout, C.E., 242, 243, 266
Straub, W.H., 65
Streng, A., 132
Strick, P.L., 665, 666, 668, 670, 671, 673, 674
Strub, R., 562, 631
Stuart, S., 473, 474
Stuss, D., 424, 765, 774

Styker, S., 643
Subirana, A., 609
Sue, D., 391, 400
Sullivan, M.P., 562
Sundt, T.M., 44
Swanson, P.D., 44, 45
Swindell, C., 112, 121, 721
Swinney, D.A., 236
Swisher, L.P., 613, 723
Szekeres, S., 766, 775, 809

T

Tabossi, P., 358
Tal, E., 57
Talland, G.A., 755
Tanner, D., 393-395, 409, 411, 819
Taylor, A.M., 720, 721
Taylor, M., 411
Taylor, M.T., 214
Taylor, O.L., 272
Tegner, R., 719
Terent, A., 41
Terman, L.M., 755
Terrell, B., 182, 374, 375, 377, 378, 380
Terrell, S., 25
Teuber, H.L., 721
Thach, W.T., 680
Thistlethwaite, N., 552
Thompson, C.K., 196, 198, 228, 311, 440, 457, 536, 573, 574, 576-580, 582, 583, 585-590, 594, 597, 616, 619, 620, 806, 808
Thompson, R.F., 213
Thomsen, I.V., 765
Thomson, D., 789
Thorndike, E., 128, 229
Thorngren, M., 41
Tiffin, J., 318
Tikofsky, R., 54, 216
Tilke, B., 27, 28
Titonis, J., 821
Titus, M.N., 823
Tomlin, K., 350
Tomlinson, B.E., 747, 748
Tomoeda, C.K., 182, 752, 756, 757
Tompkins, C.A., 109, 141, 142, 144, 227, 235, 546, 548, 557, 559, 561,

726, 735-737, 738, 801-803, 806, 808-810, 813, 826
Tonkonogy, J., 672, 673
Tonkovich, H., 138
Tonkovich, J.D., 378, 503, 620, 659
Torrance, E.P., 336, 342
Towey, M.P., 380
Tracy, J., 704
Tracy, K., 362
Traendly, C., 643
Tranel, D., 99, 609
Trapnell, D.H., 65
Trivette, C., 413
Trosset, M.W., 752, 756
Trousseau, A., 660
Truax, R.C., 41
Trupe, E., 112, 311, 726
Truscott, B.L., 41
Tseng, C-H., 646, 649, 651
Tsvetkova, L.S., 439
Tucker, D.M., 732, 734-736
Tulving, E., 789
Tuomainen, J., 283
Tureen, L., 269, 441, 442
Turnblom, M., 443
Turnbull, A., 389, 390
Turnbull, H.R., 389, 390
Twitchell, T.E., 57
Tyler, L.K., 553
Tzortzis, D., 562

U

Ulatowska, H.K., 182, 186-188, 277, 318, 360, 362-366, 368, 370, 377, 378, 430, 434
Ulrich, S.R., 213
Underhill, B., 28
Urayse, D., 726, 739
Urbanczyk, B., 766

V

Vacca, J.L., 637
Vacca, R.T., 637
Valdois, S., 562
Vallar, G., 53, 54, 533, 716
Van Allen, M.W., 717
Van Demark, A.A., 279, 363
van Dijk, T., 362

Van Grunsven, M., 572, 580
Van Harskamp, F., 143, 145, 146, 440, 544
Van Hoesen, G.W., 52, 85, 674
Van Horn, G., 609
Van Lancker, D., 229, 361, 432, 553, 605, 619, 725, 729
Van Pelt, D., 104
Van Petten, C., 358
Van Riper, C., 683
Varian, T., 29
Varney, N.R., 279
Vaughn, G., 648
Vegara, D., 498, 506
Veis, S., 701
Ventry, I.M., 120, 206, 800, 801, 804, 808
Veterans Administration, 446
Victor, M., 750
Vignolo, L.A., 49, 220, 269, 346, 553, 604, 605, 615, 722, 723
Villa, G., 721
Villafana, T., 66
Visch-Brink, E., 143, 145, 146
Visch-Brink, E.G., 544
Visch-Brink, F.E.G., 440
Vogel, D., 583
Voice, P.D., 350
Von Stokert, T.R., 558
VonCramon, D., 634

W

Wade, D., 702, 703
Wagner, C., 357, 358
Wahrborg, P., 394
Waite, J.S., 441 - 443
Wales, R., 737
Walker-Batson, D., 54, 58
Wallace, G., 25, 230, 276, 283, 553, 604, 605, 619, 645, 650, 652
Waller, M.R., 234, 360, 425, 434, 553
Wallesch, C.W., 611, 674
Walshe, T.M., 49
Walters, R., 342
Wambaugh, J.L., 106, 366, 368, 372, 585 - 588, 594
Wanamaker, W.M., 750
Wang, A.M., 69

Wapner, W., 117, 532, 533, 605, 607, 613, 615, 725, 727
Ware, J., 35
Waring, D., 359
Warner, M.S., 634
Warren, L., 144
Warren, R.L., 807, 808, 810, 812, 813
Warren, S., 16, 341, 457
Warrington, E.K., 302, 306, 562, 574, 605, 628, 720, 721
Watanabe, M., 671
Waterman, R., 30
Watkins, L.B., 220
Watson, N., 675
Watson, P., 409
Watzlawick, P., 389
Wayne State Univerty Press, 411
Weaver, C., 632, 637
Webb, W., 225, 628, 633, 636, 639
Webster, E., 335, 369
Webster, E.J., 389
Webster's Dictionaries, 39
Wechsler, D., 318, 538, 754, 756
Wegner, M., 360, 553, 554
Wehrli, F.W., 68
Weidner, W.E., 223, 225, 228
Weigl, E., 198, 228
Weinberg, J., 634
Weingartner, H., 725, 732
Weinrich, M., 94, 534, 621, 623
Weinstein, B., 120
Weinstein, G.W., 24
Weinstein, S., 217
Weintraub, S., 735, 736
Weisberg, L., 66, 69
Weisenberg, T., 659
Weisenburg, T, 269
Weismer, B., 133
Weiss, D., 805
Weisskoff, R.M., 68
Welch, K., 673, 674
Welch, M.V., 709
Wells, C.E., 754
Wells, C.R., 607
Welsh, M.C., 774
Welt, C., 668, 671
Weniger, D., 111, 112, 421, 533, 566
Wepman, J.M., 8 - 11, 14, 104, 109, 142,

198, 209 - 211, 214 - 216, 226, 229, 238, 269, 318, 338, 341, 346, 349, 350, 422, 430, 432, 439, 447, 448, 544, 558, 560, 563 - 566, 651, 722, 723
Wernicke, C., 8, 659, 664
Wertz, R.T., 144, 185, 186, 196, 197, 206, 217, 229, 240, 247, 248, 270, 309, 366, 387, 421, 423, 424, 426, 439, 446, 450, 453, 455, 573, 610, 611, 648, 664, 676, 677, 680, 681, 683, 684, 686, 691, 692, 804, 805, 807, 818
West, J., 413
West, J.A., 552
West, J.F., 451, 452, 456, 535
West, R., 58
Westby, C., 405
Westling, B., 41
Weylman, S.T., 355, 356, 729
Whisnant, J.P., 40, 43
Whitaker, H., 112, 130, 511, 544, 555, 750
White, R.M., Jr., 766, 788, 790
Whitehouse, P., 218, 555, 748
Whitney, J., 241, 270, 432, 546, 806, 808
Whitney, P., 359
Whitty, C.W.M., 664
Whyte, J., 424, 812, 813
Wiederhold, J., 643
Wiegel-Crump, C., 424, 576
Wiesendanger, M., 665, 668 - 670, 673
Wiesendanger, R., 665, 668, 673
Wiig, E., 124, 350
Wilber, L., 120
Wilcox, J., 234, 623
Wilcox, M., 198, 361, 387, 429, 433
Wilcox, M.H., 451
Wilcox, M.J., 284, 334, 355, 368, 376 - 380, 427, 428, 440, 453, 458, 506, 553, 563, 564, 594, 810
Wilkerson, D., 387, 818
Williams, D., 774
Williams, J., 414
Williams, J.M., 792
Williams, P., 414
Williams, R.S., 759
Williams, S.E., 219, 228, 229, 231, 284, 558

Wilson, B., 196, 314
Wilson, R.S., 142, 754
Winner, E., 283, 729, 740
Winslow, R., 15
Wipplinger, M., 223
Wirz, S.L., 375
Wise, S.P., 665, 666, 670, 673, 674
Wittrock, M., 635, 637
Wolf, P.A., 41
Wolfe, U., 318
Wong, P.K., 48, 55
Woodcock Reading Mastery Tests, 632
Woods, E., 643
Wright, A., 703
Wright, W., 35
Wulfeck, B.B., 232
Wyrick, L., 754

Y

Yakovlev, P.I., 85, 87
Yamadori, A., 535, 557
Yamaguchi, F., 53
Yang, B.J., 604
Yardley, A., 328
Yarnell, P., 49
Yedor, K., 350, 461, 564, 623
Yekovich, F., 359
Yeterian, E.H., 52
Ylvisaker, M., 765, 766, 770, 774, 775, 777, 792
Yock, D.H., 66
Yorkston, K.M., 110, 128, 313, 346, 368, 376, 498, 677, 680, 683, 739, 806
Yoshioka, H., 684
Young, A.W., 531, 574
Young-Charles, H., 595

Z

Zachman, L., 317, 336
Zangwill, O., 346, 648
Zasler, N.D., 773
Zatorre, 50
Zealear, D.L., 670
Zihl, J., 634
Zimmerman, B., 319, 327
Zimmerman, H.M., 749
Zingeser, L., 231, 587
Zivin, J., 3
Zoghaib, C., 106
Zraich, R.J., 106
Zulch, K.J., 66
Zurif, E., 230, 232, 270, 279, 283, 357, 555, 572, 582, 587, 589

事項索引

AAC →拡大・代替コミュニケーション参照
Aphasia Diagnostic Profiles　109
Auditory Comprehension Test for Sentences　109
BDAE　108
Boston Assessment of Severe Aphasia　109
Boston Diagnostic Aphasia Examination (BDAE)　108
Boston Naming Test　109
Broca 失語　571～598
　　損傷部位　571
　　治療哲学　573～574
　　語彙的障害　574～575
　　治療
　　　［アクセス障害］　575
　　　［キュー］　576
　　　［モダリティ間の促通法］　577
　　　［文理解訓練］　582～583
　　　［マッピングセラピー］　582～583
　　　［文産生訓練］　583～585
　　　［文法的形態素産生］　583～585
　　　［統語刺激法］　585
　　　［直接的産生訓練］　585～587
　　　［神経言語学的アプローチ］　587
　　　［言語学的-特定治療］　587～590
　　　［キューイング動詞訓練］　590～591
　　　［機能的アプローチ］　593～598
　　　［PACE］　594～598
　　　［訓練の今後］　598
　　文レベルの障害　579
　　　［評価］　580
Brodmann の領野　666
　　Brodmann の 4 野（一次運動野 MI）　665, 666 図
　　Brodmann の 6 野（非一次運動皮質）　665, 666 図
　　Brodmann の 44 野　670
Coloured Progressive Matrices　109
Communicative Abilities in Daily Living　109
Communicative Effectiveness Index (CETI)　106
CT（X 線 CT）　46, 49, 53
　　→コンピュータ断層撮影法参照
Functional Communication Profile　109

Functional Independence Measure (FIM)　113
Language Modalities Test for Aphasia　109
Minnesota Test for Differential Dianognosis of Aphasia (MDDA)　108
MRI →磁気共鳴画像法参照
MTDDA　108
Neurosensory Center Comprehensive Examination for Aphasia　109
Peabody Picture Vocabulary Test-Revised　109
PICA　108
Porch Index of Communicative Ability (PICA)　108, 255～267
　　多段階採点法　256
　　採点システム　256
　　内的一貫性　257
　　治療計画の立案　258
　　　［患者の選択］　258
　　　［治療過程の選択］　259
　　　［治療刺激の選択］　260
　　　［治療フォーマット］　262
　　　［適応期］　263
　　　［全般的活性化］　263
　　　［固定化］　264
　　　［修正］　264
　　治療原則　265
　　　［患者と臨床家のチーム］　265
　　　［治療前の設定］　265
　　　［課題変換の規準］　266
　　将来の傾向　267
Reading Comprehension Battery for Aphasia　109
Reporter's Test　109
Revised Token Test　109
Shewan Spontaneous Language Analysis (SSLA) System　110
SOI (Structure of Intellect)　324, 326
SPECT　47, 52, 53, 54
　　多検出器キセノン法　53
　　失語症　53
　　心理生理学的賦活テスト　53

System for Analyzing a Language Sample (SSLA) 167
Test of Oral and Limb Apraxia 109
Western Aphasia Battery 109

あ

アメリンドコード 495〜510
　非言語的ジェスチャーシステムとしての — 496
　基礎 496
　利点 497
　透明性 497
　対象者 497〜498
　妥当性 498
　コミュニケーションの代替手段としての — 499
　発話の促通法としての — 501
　訓練 501〜504
　　［核となる語彙］ 501〜502
　効果 504〜505
　予後 504〜505
　PACE 訓練への適用 505〜507
　今後の動向 507〜508
アルツハイマー型痴呆（AD） 182, 185
　対失語症 182
意思決定 324
一過性脳虚血発作（TIA） 43
　内頚動脈領域の — 43
　　［症状］ 43
　椎骨脳底動脈領域の —
　治療 43
うつ的症候
　失語症者における — 394
運動回路 666, 667
　被殻 666
　淡蒼球 666
　黒質 666
運動前野（PM） 665, 666
運動皮質
　皮質運動領域 665, 666
　一次運動野（MI） 665〜670
　非一次運動皮質 665
嚥下障害（脳卒中後の） 701〜713
　研究の歴史 701
　損傷部位
　　［脳幹部］ 702
　　［皮質下］ 702
　　［大脳皮質］ 702
　　［多発性脳卒中］ 703
　回復 703

　評価 704
　　［口腔運動］ 704
　　［放射線学的評価］ 705
　　［超音波］ 708
　　［内視鏡検査］ 708
　　［咽頭内圧］ 708
　　［表面筋電図］ 708
　治療 709〜711
　　［代償的マネージメント］ 709
　　［治療的技法］ 710
　　［嚥下手技］ 711
　　［学際的訓練］ 712
　　［患者／家族のカウンセリング］ 712
　　［将来の方向］ 713
応答精緻化訓練 350
対認知療法 350

か

外傷性脳損傷 → 閉鎖性頭部外傷参照
外側運動前野（PM） 670
　入力と出力 670
　感覚入力の役割 671
　PM 病変 671
　口部顔面機能 671
改訂版エジンバラ機能的コミュニケーションプロフィール 375
学習 326〜328
拡大・代替コミュニケーション 467〜494
　定義 468
　歴史的概観 468
　治療の候補者 471
　評価 472
　　［候補者の選定］ 472
　　［コミュニケーション・パターンと目的の同定］ 472
　　［コミュニケーションの目的］ 473
　　［制約］ 476
　症例概説
　　［拡大されたメッセージ開始及び形成］ 481
　　［拡大された言語理解］ 483〜485
　　［自立した拡大コミュニケーション］ 485〜489
　　［拡大言語再構築］ 489〜491
　　［拡大された文脈理解］ 491〜492
　将来的展望 492
環境
　システムとしての — 389
　外的 — 390
　物理的 — 391

社会文化的・経済的 ― 391
　　コミュニケーションの相互関係 392
環境システムアプローチ 387～418
　　個人 389
　　家族 389
　　システムへの介入 406
　　　［目標計画］ 406
　　　［個人の側への介入］ 408
　　　［家族の側への介入］ 409
　　　　家族の重要性 409
　　　　家族の協力 410
　　　［リハビリテーション］ 412
　　　［社会文化的環境への介入］ 413
　　　　社会文化的環境 415
　　　［物理的環境への介入］ 415
　　　　照明 415
　　　　音環境の調整 416
　　　　家具の配置 416
　　　　環境内の小道具 417
　　拡大システム 413
　　臨床家の役割 417
　　将来の方向 418
鑑別診断 179～193
　　― における表面的な類似点 185
　　― における重要な類似点 185
　　失語症の有無の決定 180
　　問題点 181
　　共通の神経生物学的基盤 184
　　方法論的アプローチ 186
　　標準化された言語検査 186
　　談話の評価 187
　　認知の重要性 187
　　将来の動向 191
記憶
　　知能の成分としての ― 320～321
　　操作としての ― 325
　　長期 ― 325
　　チャンク化 325
記憶障害
　　アルツハイマー病における ― 572
　　失語症における ― 572
吃音
　　失語性 ― 661
基底核
　　運動皮質との線維結合 665～666
機能的コミュニケーション訓練
　　定義 422～423
　　対伝統的なリハビリテーションアプローチ 423

　　有効性 425～426
　　評価 426～428
　　原則 428
　　語用論 428
　　文法能力 429
　　非言語面の障害 430
　　治療対象候補の選択 431
　　ネガティブなコミュニケーション行為の排除 432
　　相互関係 433
　　物語 434
　　談話 434
　　トピックやテーマの開発 435
　　教材 435
　　コミュニケーションスキルの転移 435
　　今後の動向 436
機能的コミュニケーションプロフィール 165
グループ訓練
　　歴史 439～440
　　目的 440
　　アプローチ 440～455
　　　［心理社会的グループ訓練］ 440
　　　［家族のカウンセリングと支援グループ訓練］ 443
　　　［発話－言語治療グループ訓練］ 446
　　　［直接的な言語治療グループ訓練］ 449
　　　［間接的な言語治療グループ訓練］ 450
　　　［社会言語学的なグループ訓練］ 450
　　　［移行グループ訓練］ 451
　　　［維持グループ訓練］ 452
　　　［発話－言語治療グループ］ 453
　　　［多目的グループ訓練］ 454
　　臨床的な責任 455
　　訓練終了の問題 456
　　ガイドとなる原則 456
　　般化の促進 457
　　機能的な仲介の参入 460
　　将来の方向 462
研究
　　― と臨床家 801～812
　　言語治療への応用 799～814
　　定義 799～801
　　臨床家にとっての価値 801
言語
　　言語
　　定義
　　　［知能構造モデル（Guilford）における ―］ 328
　　内容 329
　　形成 330
　　使用 331

要素
　　［言語的要素］ 103
　　［認知的要素］ 103
　　［コミュニケーション的要素］ 103
言語障害　182
　健常な高齢者　182
　失語症患者　182
　アルツハイマー型痴呆（AD）　182
　進行性失語症　182
　右半球損傷　182～183, 189～190
　閉鎖性頭部外傷　183, 186
言語障害者　30
言語治療　10
　理論的根拠　10
　最終目標　11
　実施する場所　11
　　［病院］　11
　　［特殊養護施設］　12
　　［老人ホーム］　12
　　［独立した言語聴覚センター］　12
　　［言語臨床家のオフィス］　12
　　［患者の家］　12
　失語症　11
　サービス提供者の役割　13
　　［患者の鑑別と選択］　13
　　［評価］　13
　　［言語治療］　13
　　［管理業務］　14
　　［記録と報告］　14
　　［スケジュールの作成］　15
　　［チーム内コミュニケーション］　15
　　［協調的援助］　15
　　［カウンセリングと教育］　15
　　［研究］　16
　環境システムアプローチ　387～418
　実用的アプローチ　388
言語的コミュニケーション　496
言語領野の局在性　72
　コンピュータ断層撮影所見　72～73
言語を主体とした訓練法（LOT）　269～295
　――による失語症の定義　270
　発展　270
　原理　270
　論理的解説　270
　目的　270
　内容　271
　方法論　272
　　［難易度のレベル］　272

　　［手がかり］　274
　　［反応の基準］　274
　　［枝わかれ］　274
　　［反応の得点化］　274
　　［フィードバック］　274
　　［訓練の順序］　274
　　［データの記録］　275
　　［患者－治療士の相互関係］　275
　――における聴覚的情報処理の障害　275
　　［聴覚的知覚］　276
　　［聴覚的理解］　276
　――における視覚的情報処理の障害　278
　　［視覚的知覚］　278
　　［視覚的理解］　279
　　［読解］　279
　――におけるジェスチャーによるコミュニケーション　280
　　［社会的なサイン］　280
　　［ジェスチャー］　281
　　［発語行為］　281
　――における口語表出の障害　282
　　［自動的なスピーチ］　282
　　［音韻－構音の生成］　282
　　［復唱］　283
　　［音読とスペリング］　283
　　［語の想起］　283
　　［文の生成］　285
　　［会話と談話］　285
　――における書くことによる表出　286
　　［身体運動的な文字コード］　287
　　［音素から書記素への変換と語彙の情報処理］　287
　　［意味－統語の言語学的情報処理］　287
　効果　288
　　［統計学的データ］　289
　　［方法と手続き］　290
　　［効果のデータ］　290
　　［失語症のタイプ］　291
　　［失語症の重症度］　293
　質的な恩恵　294
　将来の展望　294
語唖性失語　660
構音言語の障害
　対失語症　659～664
高齢脳卒中患者　183
呼称
　――の認知モデル　299～309
　　［構造的／視覚的表象］　302
　　［意味処理］　304

事項索引　847

　　［音韻出力辞書］ 307
コミュニケーション
　　支持的コミュニケーション 29
　　防衛的コミュニケーション 29
　　ネットワーク 29
　　コミュニケーション環境 135
　　　　［定義］ 135
　　コミュニケーション相手 136
　　意図的なコミュニケーション 136
　　役割交換 139
　　　　［依存的発話］ 140
　　　　［近接的発話］ 140
　　　　［記号切り替え］ 140
　　相手の変数 333
　　意図 333
　　役割交替規則 333
　　維持 334
　　内容・形式・使用 335
　　実用的 ― 387
　　成立に関連する外的要因 392
　　成立に関係する個人の側の特徴 392
語用論 331～332, 355～382
　　定義 355
　　― における理解 356～357
　　　　［統語］ 357～358
　　　　［意味論］ 358～359
　　　　［談話］ 359～360
　　　　［字義どおりでない意味の理解］ 360～361
　　　　［パラ言語的要素］ 361
　　　　［会話的やりとり］ 361
　　― における表出面 362
　　　　［言語的文脈］ 362
　　　　［ミクロストラクチャー］ 362
　　　　［マクロストラクチャー］ 364
　　　　［パラ言語的文脈］ 366
　　　　［プロソディ］ 366
　　　　［イントネーション］ 366
　　　　［外言語的文脈］ 367
　　　　［セッティングの影響］ 367
　　　　［参加者の影響］ 367
　　　　［ジェスチャー］ 367
　　　　［パントマイム］ 369
　　　　［模倣］ 369
　　　　［会話］ 370
　　　　［社会的文脈］ 370
　　　　［語用論的適切さ］ 370
　　　　［社会的技能］ 371
　　― 的技能の評価 371

　　［機能的コミュニケーションプロフィール（FCP）］ 372
　　［日常的コミュニケーション能力検査（CADL）］ 372
　　［語用論的プロトコル（PP）］ 372
　　［コミュニケーションの適切性のプロフィール（PCA）］ 373
　　［談話能力プロフィール（DAP）］ 374
　　［改訂版エジンバラ機能的コミュニケーションプロフィール］ 375
　　［適応的生活技能チェックリスト］ 376
　　［コミュニケーション有効性指標］ 376
　　［成人社会的コミュニケーション評価スケール］ 376
　　［ロールプレイによる評価］ 376
　　［情報交換の有効性］ 376
　　失語症治療における ― 377
　　　　［成功するコミュニケーション］ 378
　　　　［成功しないコミュニケーション］ 378
　　　　［目標］ 378
　　　　［訓練手続き］ 378
　　　　　　ロールプレイ活動 378
　　　　　　スクリプトの開発 378
　　　　　　コミュニケーション能力促進法（PACE） 378
　　　　　　模擬的状況の利用 379
　　　　　　発話行為訓練 379
　　　　　　会話的ストラテジー 380
　　　　　　会話コーチ法 380
　　　　　　標準的な言語訓練の強化 380
　　　　　　コミュニケーションの相手の訓練 380
　　　　［将来的な動向］ 381
コンピュータ断層撮影法（CT）
　　歴史 65～66
　　原理 65～66
　　造影法 65
　　失語症病変部位 71～73
　　臨床研究
　　　　［Wernicke 失語の口頭言語理解，回復］ 74～76
　　　　［全失語患者の聴覚的理解，回復］ 76～79
　　　　［自発語の回復］ 79～89
　　　　［失語症治療における治療決定］ 89
　　　　［メロディックイントネーションセラピー］ 90
　　　　［非言語的コンピュータ視覚伝達プログラム］ 94～98
　　　　［スライス厚］ 67
　　　　［対 MRI］ 68～
　　将来の傾向 98～
　　失語症研究に対する応用 98～

さ

錯語
　全錯語　6
　語性錯語　6
　意味性錯語　6
　語新性錯語　6
　音素性錯語　6
　字性錯語　6
　ジャーゴン　7
視覚性失認　628
　統覚型視覚性失認　629
　連合型視覚性失認　629
磁気共鳴画像法（MRI）　65, 67
　歴史　67
　原点　67
　対 CT　67
　T 1 緩和時間　70
　T 2 緩和時間　70
　T 1 強調画像　70, 71
　T 2 強調画像　70, 71
刺激アプローチ　317
刺激法（Schuell）　209〜249
　―― と失語の重症度　214
　失語症の定義　210
　失語症の基底的特徴　210
　定義　213
　理論的根拠　213
　他のアプローチの違い　214
　適する患者の特徴　214
　一般原則　215
　　［強力な聴覚刺激の使用］　215
　　［適切な刺激の使用］　215
　　［感覚刺激の反復使用］　215
　　［反応を生起させる刺激の使用］　216
　　［強制や矯正を受けない反応の生起］　216
　　［最大限の反応の生起］　216
　　［フィードバック］　216
　　［体系的で強力な働きかけ］　216
　　［やさしくなじみ深い課題からの開始］　216
　　［種々の刺激の大量使用］　216
　　［なじみのある材料と手続きから新しい材料と
　　　手続きへの発展］　216
　治療計画　216
　刺激の構造　216
　　［聴知覚の明瞭性］　217
　　［非言語的な視知覚の明瞭性］　217
　　　［言語的視知覚（文字）の明瞭性］　219
　　　［聴覚刺激を与える方法］　219
　　　［弁別性］　220
　　　［感覚様式の結合］　221
　　　［刺激の反復］　223
　　　［刺激提示の速度と休止］　223
　　　［長さと冗長性］　225
　　　［手がかり］　226
　　　［ヒント］　226
　　　［前刺激］　226
　　　［頻度と意味性］　229
　　　［抽象性］　230
　　　［品詞と語の意味カテゴリー］　231
　　　［文法と統語規則］　231
　　　［文脈］　234
　　　［強勢］　236
　　　［難易度の順位］　236
　　　［心理的要因と生理的要因］　237
　　　［聴覚障害のパターン］　238
　　　［立ち上がり時間の遅延］　238
　　　［雑音の増加］　239
　　　［把持の障害］　239
　　　［情報容量の障害］　239
　　　［浮動的な聴覚失認］　239
　反応についての考察　239
　　　［反応様式］　239
　　　［刺激と反応の時間的関係］　240
　　　［反応特性］　241
　　　［結果（フィードバック）］　241
　　　［治療プログラムにおける段階の系列化］　242
　　　［目標達成の規準］　243
　　　［プログラム学習との関係］　243
　訓練課題の例　244
　　　［聴覚能力を強化する課題］　244
　　　　指さし課題　244
　　　　指示に従う　245
　　　　質問に対する"はい－いいえ"応答と内容の正
　　　　誤の判定　245
　　　［口頭表出能力と聴覚能力を強化する課題］　245
　　　　復唱課題　245
　　　　文あるいは句の完成　245
　　　　語の連想　246
　　　　wh- 疑問文に答える　246
　　　　与えられた単語を使って文を言う　246
　　　　内容を言う　246
　　　　自発的に話す課題と会話場面での口頭表出　246
　　　［読み書きの能力に関連する課題］　247
　　　　読む課題　247

書く課題　247
　　効果　247
　　将来の展望　248
思考過程療法　350
　　対認知療法　350
システム
　　環境システムアプローチにおける ─　389
　　失語症の衝撃　389
システム論　390
失認　104
　　対失認　104
　　対失行　104
失行
　　対失語　104
　　発語失行
　　　［マネージメント］　677
失構語　660
失語症
　　定義　4, 180
　　　［命題の概念に基づく定義］　4
　　　　命題言語　4, 5
　　　［具像－抽象の概念による定義］　4
　　　　抽象的態度　4, 5
　　　　具体的態度　4
　　　［単一次元による定義］　6
　　　［多次元による定義］　6
　　　［微小発生の概念に基づく定義］　8
　　　［思考過程を重視した定義］　9
　　　［言語心理学的定義］　10
　　　［成人失語（症）の定義］　4, 103
　　　［失語］　103
　　　［一次的障害］　180
　　　［LOTによる ─ ］　270
　　分類
　　　［Schuell］　212
　　　　単純失語　212
　　　　視覚障害を伴う失語　212
　　　　非流暢性発話を伴う失語　212
　　　　散在病巣性失語　212
　　　　感覚運動障害を伴う失語　212
　　　　断続的聴覚失認を伴う失語　212
　　　　不可逆性失語　212
　　　［流暢性失語］　7
　　　　伝導失語　7
　　　　ウェルニッケ失語　7
　　　　超皮質性感覚失語（TSA）　7
　　　［非流暢性失語］　7
　　　　ブローカ失語　7

　　　　超皮質性運動失語　7
　　　　全失語　7
　　　［プラグマティック失語］　8
　　　［意味性失語］　8
　　　［統語性失語］　8
　　　［ジャーゴン失語］　8
　　　［全失語］　8
　　病変（巣）部位　49, 72
　　　［CTによる所見］　49, 70 〜 73
　　　── の病理解剖モデル　52
　　痴呆　117
　　　── における認知能力　180
　　　行動的特徴　180
　　　関連障害　181
　　　障害の合併　183
　　　処理過程の障害としての ─　255 〜 257
　　　Schuellの概念　210 〜 212
　　対構音言語の障害　659 〜 664
　　　単純失語　660
　　　運動失語　660
　　　運動失調性失語　660
　　　皮質下性運動失語　660
　　　皮質性運動失語　660
　　対痴呆　750
失語症言語モダリティ検査　164
失語症検査
　　Minnesota Test for Differential Dianognosis of Aphasia (MDDA)　108
　　Boston Diagnostic Aphasia Examination (BDAE)　108
　　Porch Index of Communicative Ability (PICA)　108
　　Neurosensory Center Comprehensive Examination for Aphasia　109
　　Language Modalities Test for Aphasia　109
　　Western Aphasia Battery　109, 110
　　Functional Communication Profile　109
　　Communicative Abilities in Daily Living　109
　　Boston Naming Test　109
　　Reading Comprehension Battery for Aphasia　109
　　Coloured Progressive Matrices　109
　　Revised Token Test　109
　　Peabody Picture Vocabulary Test-Revised　109
　　Auditory Comprehension Test for Sentences　109
　　Reporter's Test　109
　　Boston Assessment of Severe Aphasia　109
　　Aphasia Diagnostic Profiles　109
　　Test of Oral and Limb Apraxia　109
　　Shewan Spontaneous Language Analysis (SSLA) System　110

内容妥当性　111
　　Functional Independence Measure (FIM)　113
失語症治療　269〜270
　歴史　269
　効果　269
　影響する主な問題　18
　　［脳機能についての研究］　18
　　　言語野　19
　　　収束領域　19
　　　言語局在論　19
　　［老人学］　19
　　　健常高齢者の研究　19
　　　　加齢によるプラスの変化　19〜21
　　　　加齢による機能低下　21
　　［人口と社会の動向が及ぼす影響］　21
　　　退職　21
　　　ヘルスケア　22, 30
　　　ヘルスケア保険の償還　22〜23
　　　ヘルスケアにおける倫理的決定　23
　　　長期ケア　23〜24
　　［サービス対象からはずれてきた人々］　24
　　　AIDSによる痴呆患者　24
　　　肝炎，HIVおよびAIDS　25
　　　複数の文化や言語をもつ患者　25
　　　差異についての感受性　25
　　　偏見　25
　　　複数言語を使う臨床家　25
　　　疫学　25
　　　聾と難聴　26
　　［専門職としての地位］　26
　　［燃えつき症状］　27
　　［給料］　26
　　［マーケティング］　27
　　［女性問題］　26
　　［個人開業］　27
　　［サービスの質の保証］　28
　　　品質管理（TQM）　28〜32
失語症の患者　188
失語症臨床家　17
失読症
　歴史的展望　627
　失書を伴わない失読　627
　失読失書　628
　前頭葉性失読　628
　失語性失読　628
　音韻性失読　628, 630
　深層性失読　628, 630
　表層性失読　628, 630

　評価　630〜632
　治療
　　［刺激のパラメーター］　633
　　［コンピュータや各種機器の利用］　633
　　［感覚訓練］　634
　　［単語レベル］　635
　　［単語の音読］　635〜636
　　［句や文のレベル］　636
　　［段落や文章のレベル］　637
　　［軽度な患者の訓練］　639
　　［代償的方法］　640〜641
　　［今後の展望］　641
失認　104
　対失語　104
失名詞
　アルツハイマー病における ―　572
収束的思考　321
　知能の成分としての ―　321
小脳
　運動皮質との線維結合　665〜666
情報処理　324
　知能構造モデル（Guilford）　324
　定義　318〜319
　　［失語症の文献における ―］　318〜319
情報の内容　322
　知能の成分としての ―　322
所産　322
　知能の成分としての ―　322
書字
　定義　645
　前書字段階　645
　書字段階　646
　後書字段階　646
書字障害→失書症参照
　失語症における ―　645
　マクロ処理−ミクロ処理アプローチ　646〜647
　分類アプローチ　648
　失行性 ―　648
　評価　648〜650
　治療　650〜654
　　［言語への全体的介入］　651
　　［前書字段階における ―］　651〜652
　　［書字段階における ―］　652〜654
　　［後書字段階における ―］　654
　　［言語経験アプローチ］　654
　　［書字運動の考察］　655
　　［コンピュータ］　655〜656
　　［将来の動向］　656

書字段階
    書字における ―　645〜646
    治療における ―　651〜654
神経運動性発話障害　659〜699 → 失行参照
    関連する用語
        ［語啞性失語］　660, 663
        ［失構語］　660, 663
        ［単純失語］　660
        ［運動失語］　660
        ［運動失調性失語］　660
        ［皮質下性運動失語］　660
        ［皮質性運動失語］　660
        ［失語性吃音］　661
    失構音（構音不能）　661
        ［Phonetic disintegration of speech］　661
        ［Apraxic dysarthria］　661
        ［構音失行］　662
        ［運動失行］　662
    力動失語　662
        ［皮質性構音障害］　662
        ［感覚運動（体性感覚）障害を伴う失語］　662
        ［発語失行］　663
    一次運動野（MI）　665〜670
        ［機能的構成］　668
        ［入力と出力］　668
        ［感覚入力の役割］　669
        ［病変の影響］　669
        ［口部顔面機能を制御する ―］　669
    神経解剖学・神経生理学
        ［一次運動野］　668
        ［外側運動前野（PM）］　670
        ［外側中心前回皮質の役割］　672〜673
        ［補足運動野］　673
        ［構造病変の機能への影響］　675
        ［頭頂葉］　674〜675
        ［病変部位］　660〜663
    モデル　676
        ［発語失行］　676
        ［構音障害］　676
    マネージメント　677〜693
        ［発語失行対構音障害］　677〜680
        ［伝統的アプローチ］　677, 679
        ［治療目標設定のための枠組み］　680〜681
        ［感覚入力の神経生理学的制御と感覚運動統合］　682
        ［機能的単位の再確立］　682
        ［運動感覚の促進］　682
        ［リズム的基盤を促進し，発話をゆっくりに

        すること］　684〜685
        ［ミクロ構造的アプローチ］　687〜692
        ［マクロ構造的アプローチ］　687〜692
        ［将来への指針］　693
    病変部位　660〜663, 678
        ［一次運動皮質］　678
        ［非一次運動皮質］　678
        ［補足運動野］　678
        ［大脳基底核］　678
        ［Broca 野］　678
        ［帯状回］　678
        ［島］　678
        ［内包］　661, 678
        ［頭頂葉］　661, 678
進行性失語　185
心理言語学　328
全失語　603〜624
    発症率　603〜604
    損傷部位　604
    言語障害　604〜605
    認知障害　605
    コミュニケーション障害　606
    感情障害　606〜607
    原因疾患　607
    回復　607〜608
    予後　608
    片麻痺　609
    放射線医学的知見　609〜610
    Porch Index of Communicative Ability (PICA)　610
    臨床的治療　611〜615
        ［目的］　612〜613
        ［行動目標］　614〜615
    評価　615〜619
    治療
        ［刺激法］　618
        ［聴覚理解］　618
        ［発話］　619
        ［代償的アプローチ］　620
        ［ジェスチャープログラム］　620
        ［アメリンドコード］　620
        ［ビジュアル・アクション・セラピー］　620
        ［ジェスチャー援用プログラム］　621
        ［コミュニケーションボード］　621
        ［ブリスシンボル］　621〜622
        ［描画］　622
        ［コンピュータによる視覚的コミュニケーション］　623
    今後の傾向　623〜624
側性化転移仮説　533

た

単位　122
談話
　構造　332, 332
　サンプル
　　［アルツハイマーの患者］　187, 190
　　［失語症患者］　187, 188
　　［進行性失語］　187
　　［右半球損傷患者］　189
談話能力プロフィール（DAP）　374
チーム治療　817〜823
　望ましい訓練パターン　818
　ヘルスケア財源問題　818
　患者と家族の観点　818
　チームのメンバー　819
　　［患者と家族］　819
　　［主要な専門職種］　819〜820
　哲学　821
　STの役割　821
　専門的問題　822
　将来の展望　823
知覚　325
知能
　定義　319
　　［知能の構造モデル（Guilford）］　319〜324
　心的操作　320
痴呆　182, 186, 747〜759
　アルツハイマー病（AD）　747〜753
　　［神経病理学的異常］　748
　　［神経化学的異常］　748
　　［神経斑］　748
　　［コリン作動性システム］　748
　　［記憶障害］　752
　　［失名詞］　752
　　［保続］　753
　　［非流暢性］　753
　　［ジャーゴン］　753
　　［迂言］　753
　パーキンソン病（PD）　747〜753
　血管性痴呆　749
　　［対失語症］　750
　評価　753〜757
　　［神経心理学的検査］　754
　　［言語検査］　755
　マネージメント　757
　将来の展望　759

抽象
　学習における —　327
　— 的態度のテスト　5
　　［物品分類テスト］　5
　　［色彩分類テスト］　5
　　［色・形テスト］　5
　　［スティック・テスト］　5
治療
　— のモデル　195〜208
　　［定義］　195
　　［重要性］　195
　　［対理論的根拠に基づく方法論］　196
　　［文献調査］　196〜206
　　［明示的モデル対暗示モデル］　197, 201
　　　刺激-促進モデル　197, 198, 202
　　　言語モダリティモデル　197, 198, 202
　　　言語学モデル　197, 198, 202
　　　処理モデル　197, 198, 202
　　　劣位半球媒介モデル　197, 198, 202
　　　実用的コミュニケーションモデル　198, 199, 202
　　［失語症のタイプ］　199, 200, 202
　　［急性期失語症対漫性期失語］　199
　　［失語症の重症度］　199
　　［明示的モデル］　200, 201
　　［今後の方向性］　205
　　［科学的方法］　206
　　［生態学的妥当性］　206
転移
　学習における —　327
統語構造の困難度の断層モデル　177
頭部外傷（閉鎖性）　118
読字
　正常な過程　629〜630
　　［直接ルート］　630
　　［語彙ルート］　630
　　［音韻ルート］　630
読字障害　627〜641 →失読症参照
ドップラー法　45

な

内側梁下線維束領域（MScF）　85
日常生活コミュニケーション能力（CADL）　166, 372
認知
　定義　318
　　［失語症の文献における —］　318
　　［心理学の文献における —］　319
　知能の成分としての —　320

事項索引　853

収束的思考　321
発散的思考　321
評価的思考　321
操作の評価　335
　　［意味的-意識／認識の検査］　335〜336
　　［意味的-記憶の検査］　336
　　［意味的-収束的思考の検査］　336
　　［意味的-発散的思考の検査］　336
　　［意味的-評価的思考の検査］　336
　　［行動検査］　336
　閉鎖性頭部外傷と —　766〜770
　知能の成分としての —　320
認知的不協和の理論　328
認知モデル
　言語処理過程の —　299〜309
　呼称の —　299〜309
　　［構造的／視覚的表象］　302
　　［意味処理］　304
　　［音韻出力辞書］　307
　臨床的な有効性　309
　　［障害の理解］　309
　　［集中的治療］　311
　　［汎化に関する予測］　311
　　［モデルの限界］　312
　将来の動向　315
　正書入力／出力辞書　300
　構造／視覚性表象　300
　音韻入力／出力辞書　300
　転換機構　300
　意味システム　300
認知療法　317〜352
　言語治療
　　［理論的根拠］　337〜338
　　［成績責任］　339〜341
　　［目的］　341〜346
　　［対思考過程療法］　350
　　［対応答精緻化訓練］　350
　将来の動向　352
脳
　血液循環　41
　　［内頚動脈］　41, 42
　　［椎骨動脈］　41
　　［ウィリス輪］　41
　　［側副循環］　41
脳画像　66〜99 → CT, MRI 参照
　比較　51
　診断　65
脳血管障害（CVA）→ 脳卒中参照

脳血管障害による失語症　185
脳梗塞　42
　血栓　42
　塞栓　42
　臨床像　42
脳室周囲白質中 1/3 領域　86
脳出血　42
　脳実質内出血　42, 43
　　［臨床症状］　43
　視床出血　43
　被殻出血　43
　臨床像　42
脳卒中　3, 39〜60
　— によるコミュニケーション障害　3
　— による失語症　3
　発症原因　3
　リハビリテーションのためのチーム　39
　言語療法士の役割　39〜40
　疫学　40
　病因　41〜44
　　［脳梗塞］　42
　　［脳出血］　42
　　［一過性脳虚血発作］　43
　診断　44〜55
　　［病歴］　44〜45
　　［理学的検査］　44
　　［定義］　44
　　［診断的検査］　45
　　［臨床検査］　45
　　［非侵襲性頚動脈検査］　45
　　　ドップラー法　45
　　　Ｂモードウルトラソノグラム　45
　　［脳血管撮影］　46
　　　digital subtraction angiography　46
　　［脳画像（Brain Imaging）］　46
　　　トランスミッション断層法　46
　　　単純 X 線撮影　46
　　　CT　46, 49
　　　エミッション法　47
　　　MRI　47, 48
　　　PET　47, 48, 49〜52
　　　SPECT　47, 52
　　　脳電気活動地図 BEAM（Brain activity electrical mapping）　48
　　　比較　51
　治療　55〜
　　［薬物療法］　57
　　［急性期治療］　55〜56

［慢性期治療］ 56〜
　　　　　リハビリテーションプログラム 57
　　将来の動向 59
　　コンピュータ断層撮影所見 69
　　磁気共鳴画像所見 69〜70
　　―― による失語 393
　　発症直後の身体状況への危機 393
　　長期にわたる病的状態 393
　　―― における困難なコミュニケーション 395
　　リハビリテーションにたちはだかるハードル 395
　　家庭とコミュニティへの再統合 396
　　ミクロシステムへの衝撃 396
　　マクロシステムへの衝撃 399
　　リハビリテーション・セッティング 400
脳電気活動地図（BEAM） 48, 55
脳波 48

　　　　　　　は

発語失行 133
発語と言語のチェックリスト（Chapey） 149〜150
発散的思考 321
　　知能の成分としての ―― 321
汎化
　　学習における ―― 327
評価 103〜176
　　定義 104
　　目標 105
　　　［病因論的 ――］ 105
　　　［認知的 ――］ 105
　　　［言語的 ――］ 105
　　　［障害の持続要因とその除去］ 119
　　　［合併している障害の解明］ 120
　　　［口頭言語の内容の理解］ 122
　　　［聴覚的把持力］ 123
　　　　　個々の単語の内容の聴覚的理解 123
　　　　　文およびパラグラフの内容の聴覚的理解 123
　　　　　自発言語中の内容の聴覚的理解 125
　　　［認知的行動の分析］ 121
　　　　　心理的操作 121
　　　　　認知 121
　　　　　記憶 121
　　　　　収束的な思考 121
　　　　　拡散的な思考 121
　　　　　評価的な思考または判断 121
　　　［コミュニケーション的目標］ 105
　　　［治療目標］ 105
　　　［口頭言語の形式を理解する能力］ 125

　　　　単語の理解 125
　　　　統語構造の理解 125
　　　　聴覚的理解を制限したり促進したりする状況 126
　　　［口頭言語の内容を産出する能力の分析］ 126
　　　　高度に構造的な課題での呼称 126
　　　　　対象の定義 128
　　　　　対面呼称 128
　　　　　文完成方法による呼称 128
　　　　　自動的系列呼称 128
　　　　　認知 128
　　　　　復唱 128
　　　　関連する言語内容の評価 128
　　　　　カテゴリー 128
　　　　　反応の分析 130
　　　　　一般的記述 130
　　　　　結合分析 131
　　　　言語内容の産出を促進あるいは妨害する変数 131
　　　［口頭言語の形式を産出する能力の分析］ 132
　　　　統語 132
　　　　使用可能性と複雑性 132
　　　　頻度 132
　　　　一貫性 132
　　　　音韻 132
　　　　　分節的音韻 133
　　　　超分節的音韻 134
　　　　イントネーション 134
　　　　強勢 134
　　　　間（ま） 134
　　　［さまざまな機能のために意志伝達したり言語を使用したりする能力］ 135
　　　　発話行為 135
　　　［治療の適応と予後の見極め］ 141
　　　　自伝的変数 141
　　　　　年齢 141
　　　　　性別 142
　　　　　教育歴と病前の知能 142
　　　　医学的変数 142
　　　　　病因／卒中のタイプ 142
　　　　　発症からの時間経過 142
　　　　　損傷の部位と程度 142
　　　　　重症度 142
　　　　言語変数 142
　　　　　聴覚処理 142
　　　　　自己修正 142
　　　　注意／動機 142
　　　　動機づけ 143
　　　　パーソナリティ／社会的変数 143

　　　　　患者の態度　144
　　　　　家族の態度　144
　　　　　セラピーの終了　144
　　　［治療目標の特定と優先順位］　144
　　　［今後に向けて］　146
　　　　責務　147
　　　　障害志向的アプローチ　147
　　　　能力アプローチ　147
　　　　深層構造　147, 148
　　　　表層構造　147, 148
　インタビュー前質問書式　170
　　　［医学的状態］　170
　　　［家族歴・家族の状態］　170
　　　［患者に対する ―］　170
　内容
　　　［意味的内容］　122
　　　［行動的内容］　122
　右半球機能　120
　聴覚的感受性　120
　聴覚性失認　120
　卒中後の臨床的うつ病　121
　認知　122
　環境システムアプローチにおける ―　400～406
　　　［患者個人］　401
　　　［ミクロシステム］　401
　　　［ABCX モデル］　402
　　　［外的環境］　405
　　　［社会文化的・経済的］　405
　　　［物理的環境］　405
評価過程
　仮説の形式　112
　仮説の特徴づけ　112
　要素
　　　［データ収集］　105
　　　［報告された観察］　105
　　　［直接的な観察］　106
　　　［非構造的な自発言語の観察］　106
　　　［やや構造的な自発言語の観察］　107
　　　［高度に構造的な自発言語の観察］　107
　　　［非標準的な観察］　110
　　　［仮説の検証］　114～116
　目標
　　　［失語症の有無の決定］　116
評価的思考　321
　知能の成分としての ―　321
非流暢性失語　7
　→ Broca 失語，超皮質性運動失語，全失語参照
複合能力　323

　知能の成分としての ―　323
分類　122
閉鎖性頭部外傷　763～792
　対外傷性脳損傷　763
　定義　763
　二次性損傷　764
　病理生理学的メカニズム　764
　― におけるコミュニケーション障害　764
　　　［失語］　764～765
　　　［非失語性コミュニケーション障害］　765
　　　［発現機序］　764～765
　　　［前頭前野損傷の影響］　765～766
　　　［受傷年齢］　766
　認知障害　766～770
　注意障害　767
　知覚障害　767
　記憶／学習障害　767～768
　組織化の障害　768
　推論の障害　768
　問題解決の障害　768～769
　ワーキングメモリーの障害　769
　遂行障害　769～770
　機能的‐統合的行為の障害　770
　治療
　　　［認知発達］　770
　　　［認知技能の転移］　771
　　　［構造、技能、知識］　771～772
　　　［一般原則］　773
　回復の段階　772
　評価　774～776
　　　［言語理解］　775～776
　　　［言語表出］　776
　　　［統合的言語と言語性推論］　776
　　　［言語性記憶と新規学習］　776
　中期の治療　776～780
　　　［環境的介入］　777
　　　［構造化された活動］　777～778
　　　［認知‐コミュニケーション活動］　778～779
　　　［特徴分析］　779～780
　錯乱　781
　後期の治療　783～791
　　　［代償的方略の教示］　784
　　　［記憶］　788
　　　　外的補助手段の使用　789
　　　　エピソード記憶対意味記憶　789
　　　　無意識的記憶対意図的記憶　789
　　　　ワーキングメモリー　789～790
　　　　組織化　790

［問題解決と実際的推理］　790
ポジトロンCT（PET）　47, 49, 50
　健常人の発話や言語機能　50
　フルオロデオキシグルコース（FDG）　50
　感覚遮断のない安静状態　50
　感覚を遮断した研究　50
　視覚入力　50
　聴覚刺激　50
　言語刺激　50
　脳賦活法　50
　失語症患者　52
　ウェルニッケ失語　52
　ブローカ失語　52
　伝導失語　52
ボストン失語症診断検査　163
補足運動野（SMA）　665, 666, 673
　機能的構成　673
　発話運動制御における役割　674

ま

右半球
　失語症治療における役割　531〜540
　　［代償］　531, 534〜539
　　［基本的な仮定］　531
　　［直接的な側性化の再訓練］　536〜539
　　［催眠術］　535〜536
　　［今後の傾向］　539
　障害→右半球障害参照
　　──における言語処理　531〜533
　　──と失語症の回復　533
右半球障害　116
右半球損傷
　コミュニケーション障害　715〜741
　非言語学的障害　716
　　［無視］　716〜720
　　［注意］　716〜720
　視知覚障害　720
　物体認知　720
　構成失行　721
　空間定位障害　721
　評価　722
　治療　722
　言語学的障害　722
　　［聴覚的理解］　723
　　［語列挙］　723
　　［評価］　723
　　［治療］　723

　外言語学的障害　724
　　［推理］　724〜725
　　［情報価値のある内容の産生］　726
　　［情報の統合］　727〜728
　　［代替的な意味の産生］　729
　　［情動の理解と表出］　732〜734
　　［プロソディの理解と産生］　734〜737
　　［コミュニケーションに対する影響］　737〜738
　　［評価］　738
　　［治療］　739
ミネソタ失語症鑑別診断検査　162
無視
　右半球損傷における ──　716〜720
　評価　718〜719
　　［両側同時刺激］　718
　　［抹消課題］　718
　　［走査課題］　719
　　［線分二等分課題］　719
　治療　719〜720
メロディックイントネーションセラピー（MIT）　511〜528
　── に影響する言語治療の原理　512
　── に適用される言語病理学の原理　512
　── に含まれる言語治療の8つの原理　512
　目的　512
　検査　512
　適するグループ　513
　　［聴覚的理解力］　513
　　［言語表出］　514
　　［終了後の言語プロフィール］　514
　適しないグループ　515
　　［ウェルニッケ失語］　515
　　［超皮質性失語］　515
　　［全失語］　515
　── と歌　515
　形式　515
　言語学的内容　517
　階層　518
　　［レベルⅠ］　520
　　［レベルⅡ］　520
　　［レベルⅢ］　521
　　［レベルⅣ］　523
　得点化　520
　家族の参加　526
　今後の展望　527
問題解決　323

や、ら

誘発電位　48
理解
　語用論における ―　356 ～ 357
　聴覚
　　［メロディックイントネーションセラピーに
　　　おける聴覚的理解］　513
流暢性失語　543 ～ 566
　マネージメント
　　［セラピー前の期間における ―］　544 ～ 551
　　［初期治療］　545
　　［臨床家の役割］　545
　　［停止方略］　546
　　［ユーモア］　547
　　［視覚的な補助］　548
　　［パラ言語的な情報］　548
　　［構成された治療］　551
　　［聴覚的理解］　551
　　［冗長性］　552
　　［注意］　552
　　［文脈の利用］　553
　　［保持の問題］　554
　　［統語構造の理解］　554
　　［談話の理解］　555
　　［語想起］　555, 557 ～ 558
　　［意味的／認知的体系］　555
　　［シャッター開放］　558
　　［意味的障害］　558
　　［音韻語彙目録］　560
　　［復唱］　562
　　［音読］　562
　　［将来の方向性］　566
　損傷されている脳の領域　545
臨床失語症学（Clinical Aphasiology）　196, 198
　文献調査　196 ～ 206

失語症言語治療の理論と実際　第3版

1984年10月25日	第1版第1刷
1992年 7月10日	第1版第2刷
2003年11月30日	第3版第1刷

監　訳　河内十郎・河村 満
発行者　社会福祉法人 新樹会　創造出版
代　表　秋元 波留夫
　　　　〒151-0053 東京都渋谷区代々木1-37-4　長谷川ビル
　　　　tel 03-3299-7335　　fax 03-3299-7330
　　　　http://www.artlink.gr.jp/souzou/　E-mail sozo@alles.or.jp
　　　　振替 00120-2-58108
印刷所　社会福祉法人 新樹会　創造印刷

乱丁・落丁はお取りかえいたします。
ISBN4-88158-2-287-9